Morgan & Mikhail's Clinical Anesthesiology

摩根临床麻醉学

（第 6 版）

U0233487

Morgan & Mikhail's Clinical Anesthesiology

摩根临床麻醉学

（第 6 版）

原著主编　John F. Butterworth
David C. Mackey
John D. Wasnick

主　　译　王天龙　刘　进　熊利泽

主译助理　肖　玮　吴佩玲　聂　煌

北京大学医学出版社

MOGEN LINCHUANG MAZUIXUE（DI 6 BAN）

图书在版编目（CIP）数据

摩根临床麻醉学：第 6 版 /（美）约翰·巴特沃斯
（John F. Butterworth）原著；王天龙，刘进，熊利泽主
译 . —北京：北京大学医学出版社，2020.8（2021.12 重印）
　书名原文：Morgan & Mikhail's Clinical
Anesthesiology
　ISBN 978-7-5659-2220-6

　Ⅰ.①摩… 　Ⅱ.①约… ②王… ③刘… ④熊… 　Ⅲ.
①麻醉学 – 教材　Ⅳ.① R614

　中国版本图书馆 CIP 数据核字（2020）第 108053 号

北京市版权局著作权合同登记号：图字：01-2018-7686

John F. Butterworth， David C. Mackey， John D. Wasnick
Morgan & Mikhail's Clinical Anesthesiology
ISBN 978-1-259-83442-4

摩根临床麻醉学（第 6 版）

主　　译：王天龙　刘　进　熊利泽
出版发行：北京大学医学出版社
地　　址：（100191）北京市海淀区学院路 38 号　北京大学医学部院内
电　　话：发行部 010-82802230；图书邮购 010-82802495
网　　址：http://www.pumpress.com.cn
E-mail：booksale@bjmu.edu.cn
印　　刷：北京金康利印刷有限公司
经　　销：新华书店
策划编辑：王智敏
责任编辑：王智敏　张李娜　　责任校对：靳新强　　责任印制：李　啸
开　　本：889 mm×1194 mm　1/16　　印张：62.75　　字数：2100 千字
版　　次：2020 年 8 月第 1 版　2021 年 12 月第 2 次印刷
书　　号：ISBN 978-7-5659-2220-6
定　　价：299.00 元

版权所有，违者必究
（凡属质量问题请与本社发行部联系退换）

译者名单

（按章节顺序）

空军军医大学西京医院

王 淼　杨 岑　贺 晨　陈梦媛　邢 东　王永徽　钟海星　成丹丹
柴 薪　方宗平　范倩倩　张 慧　吴志新

首都医科大学宣武医院

卜 丹　尹 橙　安欣璨　段庆芳　冯 帅　刘海霞　安 奕　邹璐雯
魏晶晶　张 莹　赵 萌　田 甜　王 蕊　杜淑卉　刘 扬　杨舒怡

四川大学华西医院

刘海贝　张渝俊　徐龙明　刘 波　曾宪政　吴文知　李 佳　郑碧鑫
代月娥　谭灵灿　周红玉　徐 艳　张 璐　吴佳慧　陈泓羊　黄 佳
王 琦　岳建明　韩 莉　杨 希　李军祥

审校者名单

（按章节顺序）

空军军医大学西京医院

朱正华　雷　翀　苏斌虓　聂　煌　张昊鹏　侯武刚　邓　姣　路志红
侯丽宏　胡　胜

首都医科大学宣武医院

阚敏慧　肖　玮　王天龙　金　笛

四川大学华西医院

罗　贞　杜　彬　尹芹芹　廖　刃　郑剑桥　王儒蓉　刘光跃　刘　进
华玉思　杨　静　聂鸿飞　叶　菱　吕小兰　李　茜　蔡晶晶　梁　鹏
李方舟　姜春玲　江盈盈　杜桂芝　滕　翼　刘　斌　周　莉　金晓东
罗金凤　陈　果　方利群　李　崎　张亚军　刘　飞　廖雪莲　邓一芸
基　鹏　尹万红　赵雨意　朱　涛

原著名单

Chapter Authors

Gabriele Baldini, MD, MSc
Associate Professor
Medical Director, Montreal General Hospital
    Preoperative Centre
Department of Anesthesia
McGill University Health Centre
Montreal General Hospital
Montreal, Quebec, Canada

John F. Butterworth IV, MD
Professor and Chairman
Department of Anesthesiology
Virginia Commonwealth University School of Medicine
VCU Health System
Richmond, Virginia

Charles E. Cowles, Jr., MD, MBA, FASA
Associate Professor/Assistant Clinical Director
Department of Anesthesiology and
    Perioperative Medicine
University of Texas MD Anderson
    Cancer Center
Houston, Texas

Michael A. Frölich, MD, MS
Professor and Associate Vice Chair for Research
Department of Anesthesiology and
    Perioperative Medicine
University of Alabama at Birmingham
Birmingham, Alabama

N. Martin Giesecke, M.D.
Professor and Vice Chairman for Administrative Affairs
Department of Anesthesiology
McGovern Medical School
University of Texas Health Science Center at Houston
Houston, Texas

Brian M. Ilfeld, MD, MS (Clinical Investigation)
Professor of Anesthesiology, In Residence
Division of Regional Anesthesia and Pain Medicine
Department of Anesthesiology
University of California at San Diego
San Diego, California

David C. Mackey, MD
Professor
Department of Anesthesiology and
    Perioperative Medicine
University of Texas MD Anderson Cancer Center
Houston, Texas

Sarah Madison, MD
Assistant Professor
Department of Anesthesiology,
    Perioperative & Pain Medicine
Stanford University
Stanford, California

Edward R. Mariano, MD, MAS
Professor
Department of Anesthesiology, Perioperative
    & Pain Medicine
Stanford University School of Medicine
Chief, Anesthesiology & Perioperative Care Service
Associate Chief of Staff, Inpatient Surgical Services
Veterans Affairs Palo Alto Health Care System
Palo Alto, California

Brian P. McGlinch, M.D.
Assistant Professor
Department of Anesthesiology
University of Minnesota
Minneapolis, Minnesota
Colonel, Medical Corps, United States Army Reserve
Command Surgeon
84th Training Command
Fort Knox, Kentucky

Timothy Miller, MB ChB FRCA
Associate Professor
Chief, Division of General, Vascular and
    Transplant Anesthesia
Department of Anesthesiology
Duke University School of Medicine
Durham, North Carolina

Michael Ramsay, MD, FRCA
Chairman, Department of Anesthesiology
Baylor University Medical Center
Baylor Scott and White Health Care System
Professor
Texas A&M University Health Care Faculty
Dallas, Texas

Richard W. Rosenquist, MD
Chairman, Department of Pain Management
Cleveland Clinic
Cleveland, Ohio

Bruce M. Vrooman, MD, MS, FIPP
Chief, Section of Pain Medicine
Dartmouth-Hitchcock Medical Center
Associate Professor of Anesthesiology
Geisel School of Medicine at Dartmouth
Lebanon, New Hampshire

John D. Wasnick, MD, MPH
Steven L. Berk Endowed Chair for Excellence
    in Medicine
Professor and Chair
Department of Anesthesia
Texas Tech University Health Sciences Center
School of Medicine
Lubbock, Texas

George W. Williams, MD, FASA, FCCP
Vice Chair for Critical Care Medicine
Associate Professor of Anesthesiology and Neurosurgery
Program Director, Critical Care Medicine Fellowship
University of Texas Health Science Center at
    Houston–McGovern Medical School
Houston, Texas

Contributors

Kallol Chaudhuri, MD, PhD
Professor
Department of Anesthesia
West Virginia University School of Medicine
Morgantown, West Virginia

Swapna Chaudhuri, MD, PhD
Professor
Department of Anesthesia
Texas Tech University Health Sciences Center
Lubbock, Texas

Lydia Conlay, MD
Professor
Department of Anesthesia
Texas Tech University Health Sciences Center
Lubbock, Texas

Johannes De Riese, MD
Assistant Professor
Department of Anesthesiology
Texas Tech University Health Sciences Center
Lubbock, Texas

Suzanne N. Northcutt, MD
Associate Professor
Department of Anesthesia
Texas Tech University Health Sciences Center
Lubbock, Texas

Aschraf N. Farag, MD
Assistant Professor
Department of Anesthesia
Texas Tech University Health Sciences Center
Lubbock, Texas

Pranav Shah, MD
Assistant Professor
Department of Anesthesiology
VCU School of Medicine
Richmond, Virginia

Robert Johnston, MD
Associate Professor
Department of Anesthesia
Texas Tech University Health Sciences Center
Lubbock, Texas

Sabry Khalil, MD
Assistant Professor
Department of Anesthesiology
Texas Tech University Health Sciences Center
Lubbock, Texas

Sanford Littwin, MD
Assistant Professor
Department of Anesthesiology
St. Luke's Roosevelt Hospital Center and Columbia
    University College of Physicians and Surgeons
New York, New York

Alina Nicoara, MD
Associate Professor
Department of Anesthesiology
Duke University Medical Center
Durham, North Carolina

Nitin Parikh, MD
Associate Professor
Department of Anesthesia
Texas Tech University Health Sciences Center
Lubbock, Texas

Cooper W. Phillips, MD
Assistant Professor
Department of Anesthesiology
UT Southwestern Medical Center
Dallas, Texas

Elizabeth R. Rivas, MD
Assistant Professor
Department of Anesthesiology
Texas Tech University Health Sciences Center
Lubbock, Texas

Bettina Schmitz, MD, PhD
Associate Professor
Department of Anesthesia
Texas Tech University Health Sciences Center
Lubbock, Texas

Christiane Vogt-Harenkamp, MD, PhD
Assistant Professor
Department of Anesthesia
Texas Tech University Health Sciences Center
Lubbock, Texas

Denise J. Wedel, MD
Professor of Anesthesiology
Mayo Clinic
Rochester, Minnesota

Research and Review

Chase Clanton, MD
Formerly Resident, Department of Anesthesiology
Texas Tech University Health Sciences Center
Lubbock, Texas

Aaron Darais, MD
Formerly Resident, Department of Anesthesiology
Texas Tech University Medical Center
Lubbock, Texas

Jacqueline E. Geier, MD
Formerly Resident, Department of Anesthesiology
St. Luke's Roosevelt Hospital Center
New York, New York

Brian Hirsch, MD
Formerly Resident, Department of Anesthesiology
Texas Tech University Health Sciences Center
Lubbock, Texas

Shane Huffman, MD
Formerly Resident, Department of Anesthesiology
Texas Tech University Medical Center
Lubbock, Texas

Rahul K. Mishra, MD
Formerly Resident, Department of Anesthesiology
Texas Tech University Medical Center
Lubbock, Texas

Cecilia N. Pena, MD
Formerly Resident, Department of Anesthesiology
Texas Tech University Medical Center Hospital
Lubbock, Texas

Spencer Thomas, MD
Formerly Resident, Department of Anesthesiology
Texas Tech University Health Sciences Center
Lubbock, Texas

Trevor Walker, MD
Formerly Resident, Department of Anesthesiology
Texas Tech University Medical Center
Lubbock, Texas

Charlotte M. Walter, MD
Formerly Resident, Department of Anesthesiology
Texas Tech University Medical Center
Lubbock, Texas

Karvier Yates, MD
Formerly Resident, Department of Anesthesiology
Texas Tech University Medical Center
Lubbock, Texas

Shiraz Yazdani, MD
Assistant Professor
Department of Anesthesiology
Texas Tech University Health Sciences Center
Lubbock, Texas

主译简介

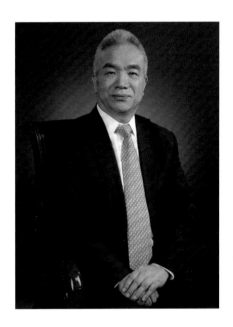

王天龙，首都医科大学宣武医院麻醉手术科主任，主任医师，教授，博士生导师。1989 年毕业于北京大学医学部，2000 年赴蒙特利尔大学圣母医院接受博士后训练。现兼任中华医学会麻醉学分会副主任委员，国家老年麻醉联盟（NAGA）主席，中国研究型学会麻醉专业委员会副主任委员，中国医师培训学院毕业后教育麻醉专业委员会副主任委员，北京医学会麻醉学分会候任主任委员，《中华麻醉学杂志》副总编辑等职务。主要研究方向：围术期脆弱脏器功能保护的基础与临床研究，主攻老年患者麻醉与神经外科麻醉。已获得国家及省部级课题 10 余项；累计科研经费超过 800 万元，发表 SCI 论文 60 余篇，核心期刊论文 300 余篇，执笔 10 余部麻醉与围术期管理指南 / 专家共识。先后获得"北京市优秀共产党员"及"北京市师德先锋"等称号。

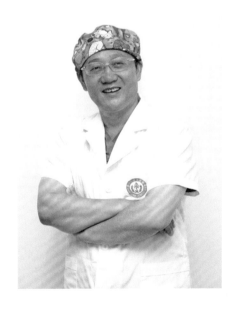

刘进，1956 年 8 月出生于湖北省恩施县。1988 年在中国医学科学院获医学博士学位，1989—1994 年在美国先后做博士后和访问助理教授。现任四川大学华西医院麻醉手术中心主任。中国医师协会麻醉学医师分会首任会长（2005—2008），中华医学会麻醉学分会第十一届委员会主任委员（2012—2015）。国家自然科学基金杰出青年基金获得者（1996），教育部"长江学者特聘教授"（2003）。

2003—2012 年担任全国人大代表期间，连续 10 年提出"建立国家住院医师规范化培训制度，并将其费用纳入国家财政预算"的议案和建议，并最终为国家采纳。主持"重大新药创制"等国家级研究课题 20 余项。获国家科技进步二等奖 1 项和省部级奖一等奖 1 项（均排名第一）。发表 SCI 论文 280 余篇。拥有发明专利的麻醉新药转化 3.37 亿元。主编《中华输血学》等专著 6 部。领导的麻醉科连续 10 年排名复旦大学最佳专科榜全国第一。

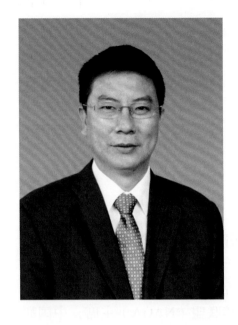

熊利泽，1962 年 12 月出生，湖北枣阳人。同济大学医学院脑功能与人工智能转化研究所所长，同济大学附属上海市第四人民医院院长；空军军医大学（第四军医大学）西京医院麻醉与围术期医学科教授、主任医师、博士生导师，全军麻醉研究所所长。973 首席科学家，长江学者特聘教授，国家杰出青年基金获得者。中华医学会麻醉学分会前任主任委员，世界麻醉医师学会联盟亚澳区前主席，国务院学科评议组（临床医学）专家，国家自然科学基金委医学科学部咨询委员会专家，《中华麻醉学杂志》总编辑，*Perioperative Medicine* 副主编。

培养博 / 硕士研究生 150 余名，毕业研究生已成为大学附属医院主任、中华麻醉学会常委、委员、省级学会主任委员、博士生导师等核心骨干，主编 *Textbook of Anesthesiology and Perioperative Medicine* 多部教材。主要研究方向为围术期脑保护，先后获得 973、国家自然科学基金重点项目、国家自然科学基金杰出青年基金、国际重大合作等 27 项课题。以第一完成人获国家科技进步一等奖 1 项，陕西省科学技术一等奖 3 项，荣立一等功、二等功各 1 次，2013 年荣获陕西省教学成果特等奖。在 *J Am Coll Cardiol*、*Am J Respir Crit Care Med*、*J Clin Invest*、*Anesthesiology*、*Stroke* 等杂志发表 SCI 论文 232 篇。

中文版序

人才是学科发展的关键。住院医师规范化培训制度是培养合格的临床医师的重要举措，也是提高基层医务人员诊疗水平，实现医疗均质化的重要保障。高质量的培训教材则是确保住院医师培训质量的前提基础。《摩根临床麻醉学》是美国麻醉住院医师规范化培训（规培）的基础教材，该书在过去几十年中不断再版，与时俱进，以适应临床医学的不断发展，使得规培住院医师能够及时了解最新的麻醉知识和理论。《摩根临床麻醉学》（第 6 版）中文版再版，正是对这一理念的最好诠释。

与现代医学发展的脉搏同频共振，麻醉学科发展正朝着"安全、学术、品质、人文"目标迈进。多学科融合发展，优化临床细节，改善患者预后，已经成为临床多学科的共识和追求。临床麻醉从术后转归到围术期管理的重心转移，临床安全与麻醉品质已经成为当代麻醉学科努力的新方向。麻醉学科更多融入围术期医学，麻醉医师正演变为围术期医师的角色。2020 年麻醉医师在新冠肺炎疫情中的责任担当更是明证。《摩根临床麻醉学》（第 6 版）涵盖了这些新兴的内容和理念，为刚刚迈入麻醉学科大门的住院医师们提供了启蒙引导和学科发展的风向标。

临床麻醉需要实战的本领。随着精准医学理念的提出，精准麻醉已成为麻醉学科的重要内涵和创新之源。可视化技术、精准监测技术与个体化管理技术是推动和实现精准麻醉的重要措施。《摩根临床麻醉学》（第 6 版）设置专门版块重点介绍临床新技术和新实践，为实现安全麻醉和品质麻醉提供了更好的机遇和体验。

既往，《摩根临床麻醉学》（第 5 版）中文版被列为中国麻醉医师规范化培训推荐教材，在推动中国麻醉医师的培养与成长方面发挥了重要作用。我们有理由相信，第 6 版中文版的出版将在麻醉学科的专业人才培养中体现应有的价值。谨此，我代表中华医学会麻醉学分会衷心感谢各位翻译和审校专家的辛勤付出！广大读者的认可和从中获益则是对审译者更好的回报，为此，让我们期待。

黄宇光

2020 年 7 月 10 日

译者前言

值此《摩根临床麻醉学》（第 6 版）中文版再版之际，也正值 COVID-19 全球大流行之时。全世界医务工作者以及各国政府部门、医学管理机构、社会组织和民众皆投入到抗疫之中，全球新冠肺炎患者和受感染的医务工作者在此过程中均付出惨烈的代价。中国在此次抗疫之中所展现的举国体制、生命至上、全民参与、医护工作者的"逆行"与大爱精神、科研人员的创新实力和无数志愿者的默默奉献，成就了伟大中国的抗疫胜利。

创新抗疫、科学抗疫、人文抗疫成为这次抗疫的时代特征。这种特征也与培养一名合格的住院医师所要求的标准相契合。《摩根临床麻醉学》作为美国住院医师规范化培训的经典教材，着眼于不断推动麻醉学的理论、实践与技术的创新，不断加快其再版速度以满足围术期医学发展的需要，这也是时隔 5 年《摩根临床麻醉学》再版的缘由。

中国住院医师规范化培训自 2014 年全面启动以来，已历经 6 年，培训教材、培训组织、培训过程、培训监管、培训考核逐年完善，住院医师的培训质量不断提升，为我国医疗质量的改善和人民健康做出了突出贡献。麻醉学作为基本生命功能监测与调控以及重要脏器保护与支持的主流学科，其合格的麻醉医师的培养对于手术患者的安全、质量和舒适化医疗的推进均发挥着至关重要的作用。不断更新住院医师的培训教材无疑是培养合格医师的前提和基础。《摩根临床麻醉学》（第 6 版）中文版的再版，无疑在助力中国麻醉医师的规范化培养方面将发挥重要作用。

《摩根临床麻醉学》（第 6 版）融入了当前围术期医学的诸多进展，主要包括：（1）将加速术后康复（enhanced recovery after surgery，ERAS）理论和实践方法融入到章节之中，体现了当今围术期医学的方向，以及麻醉学临床实践的新目标，即以患者术后转归和快速康复作为麻醉安全和质量的评价标准；（2）新技术不断融入住院医师的基本培养内容之中，主要表现在将可视化技术用于改进麻醉安全和麻醉质量，如可视化气管插管术，超声引导外周神经阻滞术，超声引导深静脉穿刺置管术等，结束了以解剖、经验完成这些操作的时代；（3）先进的麻醉监测技术不断纳入患者的麻醉监测项目，精准监测、个体化监测以实现患者脏器功能异常的早期预警，以降低围术期重要脏器并发症，改进患者术后转归，如连续无创近红外光谱脑氧饱和度监测，目标导向液体管理指导个体化容量管理。这些监测技术使我们对患者的管理更加精准化，特别是面对老年、小儿、急危重症患者的麻醉，以确保我们的患者始终处于安全之中。

　　一本高质量的经典英文医学教材的翻译，需要大家付出巨大努力才能完成。值此《摩根临床麻醉学》（第 6 版）再版之际，再次对各位参译人员所付出的努力表示诚挚的感谢。由于时间所限，翻译中难免有不足之处，敬请各位读者指正，以不断提高我们的翻译质量。

王天龙　刘进　熊利泽
2020 年 5 月于北京

原 著 序

2006 年卢旺达开始一项新的麻醉住院医师培训项目时，我们曾想为受训者们推荐一部合适的教科书。当时我们选择了《摩根临床麻醉学》。12 年过去了，我很开心地看到，时至今日，他们依然在选用这部书。上一版超过 1/3 的销量来自北美以外的地区，可见其在全球均享有盛誉。

第 5 版《摩根临床麻醉学》在主编和编者方面发生了较大的变化，但很显然他们延续了原主编的理念。2018 年，第 6 版呈现在我们眼前。其内容依然延续了简洁、精准、易懂的风格。每个章节开始的"要点"部分非常有用，能将读者的注意力吸引到这些重点上来。编者们非常努力地更新书本的内容而不增加书本的篇幅。新增的重症医学、麻醉后加速康复及超声应用等章节对于读者非常实用。该书依然全面地展现了麻醉的艺术与科学（the art and science of anesthesia）。

祝贺主编及编者们完成了如此优秀的作品！

Angela Enright MB，FRCPC
世界麻醉医师协会联合会前任主席

原著前言

时光飞逝！我们上次编写这部书居然已经是 5 年前了。麻醉领域在这 5 年中也发生了很多变化。非常感谢第 5 版《摩根临床麻醉学》的读者。这部书的广泛传播让我们确信为第 6 版付出时间和努力是值得的。

如同第 5 版一样，第 6 版也做出了重大的修订。以下内容敬请注意：

- 熟悉第 5 版的读者会发现章节顺序有所调整，一些章节被重新整合或删除，以使全书内容更紧凑、更连贯或避免冗余。
- **危重症医学**部分内容增加了，反映了我们关注的重症患者数量的增加。
- 加速术后康复（enhanced recovery after surgery）已经从一个重要的概念转变为一个常用的缩写（**ERAS**）、一个专业领域，并且很快将会成为医疗的标准。
- **超声**对于麻醉愈发重要，书中提及的多种操作均强调了超声的应用。

一些内容依旧不变：

- 我们没有列举大量的不必要的**参考文献**。我们希望教科书末尾列举冗长的参考文献能成为过去式。我们认为读者和我们一样喜欢使用 Google Scholar 和 PubMed，在需要的时候可以生成属于他们自己的参考文献清单。我们依然只是提供临床指南和实践建议的网址。
- 在每章的开始我们依然强调"**要点**"部分，根据编号，可在章节中找到要点具体阐述讨论的内容。每章最后，都有"**病例讨论**"。
- 我们尝试使用**示意图和影像图**来帮助读者更好地理解内容。

同样的，我们的目标仍和第 1 版一样："以简洁、连贯的方式陈述现代麻醉学必不可少的基本原理"。同样的，尽管我们尽了最大的努力，但是第 6 版仍可能出现错误。非常感谢帮助我们改进上一版内容的读者们。欢迎您将发现的错误通过 mm6edition@gmail.com 告知我们，这样我们可以在重印或者再版时加以纠正。

John F. Butterworth，IV，MD
David C. Mackey，MD
John D. Wasnick，MD，MPH

目　录

第 1 章
麻醉学实践　　　　　　　　　1

第一部分　麻醉设备和监测

第 2 章
手术室环境　　　　　　　　　7

第 3 章
通气系统　　　　　　　　　　23

第 4 章
麻醉工作站　　　　　　　　　33

第 5 章
心血管系统监测　　　　　　　57

第 6 章
非心血管系统监测　　　　　　83

第二部分　临床药理学

第 7 章
用药原则　　　　　　　　　　97

第 8 章
吸入性麻醉药　　　　　　　　103

第 9 章
静脉麻醉药　　　　　　　　　119

第 10 章
镇痛药　　　　　　　　　　　131

第 11 章
神经肌肉阻滞剂　　　　　　　139

第 12 章
胆碱酯酶抑制剂和其他神经肌肉
阻滞剂的拮抗药物　　　　　　155

第 13 章
抗胆碱药物　　　　　　　　　163

第 14 章
肾上腺素激动药和拮抗药　　　167

第 15 章
降压药　　　　　　　　　　　179

第 16 章
局部麻醉药　　　　　　　　　185

第 17 章
麻醉辅助用药　　　　　　　　195

第三部分　麻醉管理

第 18 章
术前评估、术前用药和围术期记录　211

第 19 章
气道管理　　　　　　　　　　219

第 20 章
心血管生理与麻醉　　　　　　245

第 21 章
合并心血管疾病患者的麻醉　271

第 22 章
心血管手术的麻醉　313

第 23 章
呼吸生理学与麻醉学　349

第 24 章
呼吸系统疾病患者的麻醉　377

第 25 章
胸科手术的麻醉　389

第 26 章
神经生理学与麻醉　409

第 27 章
神经外科手术的麻醉　421

第 28 章
神经、精神疾病患者的麻醉　435

第 29 章
神经肌肉疾病患者的麻醉　447

第 30 章
肾生理与麻醉　457

第 31 章
肾病患者的麻醉　475

第 32 章
泌尿生殖系统手术的麻醉　489

第 33 章
肝生理与麻醉　503

第 34 章
肝脏疾病患者的麻醉　515

第 35 章
内分泌疾病患者的麻醉　529

第 36 章
眼科手术的麻醉　543

第 37 章
耳鼻咽喉-头颈外科手术的麻醉　553

第 38 章
骨科手术的麻醉　565

第 39 章
创伤和急诊手术麻醉　577

第 40 章
孕妇及胎儿生理和麻醉　593

第 41 章
产科麻醉　605

第 42 章
小儿麻醉　629

第 43 章
老年患者的麻醉　651

第 44 章
手术室外麻醉（门诊和非手术室麻醉）　661

第四部分　区域麻醉和疼痛管理

第 45 章
蛛网膜下腔、硬膜外和骶管阻滞　673

第 46 章
周围神经阻滞　701

第 47 章
慢性疼痛管理　737

第 48 章
加速康复计划和优化围术期结局　781

第五部分　围术期和危重症医学

第 49 章
水电解质失衡患者的管理　**797**

第 50 章
酸碱平衡　**823**

第 51 章
液体管理和输血　**837**

第 52 章
体温调节、低体温和恶性高热　**855**

第 53 章
围术期及重症治疗的营养　**861**

第 54 章
麻醉并发症　**865**

第 55 章
心肺复苏　**887**

第 56 章
麻醉后管理　**909**

第 57 章
危重症医学常见临床问题　**923**

第 58 章
呼吸治疗及机械通气在麻醉后恢复室和重症监护病房中的应用　**941**

第 59 章
临床麻醉安全、质量和实施的改进　**959**

索引　**965**

第1章 麻醉学实践

要 点

① 1846 年，Oliver Wendell Holmes 首先将"麻醉"描述为一种包含了遗忘、镇痛、意识消失的状态，以使手术操作在无痛条件下进行。

② 乙醚曾用于娱乐（"乙醚狂欢"）而不是作为麻醉剂用于医学。直到 1842 年，Crawford W. Long 和 William E. Clark 才单独将乙醚用于患者。1846 年 10 月 16 日，William T.G. Morton 在波士顿首次公开演示了在手术中使用乙醚进行全身麻醉。

③ 现代局部麻醉始于一名叫 Carl Koller 的眼科医师，1884 年他演示了将可卡因用于眼科手术表面麻醉。

④ 箭毒的应用极大地方便了气管内插管操作，并且可为外科手术提供良好的肌肉松弛。这也是第一次，手术操作无须使用大剂量的吸入麻醉药就能达到理想的肌肉松弛效果。

⑤ John Snow 被公认为是麻醉学之父，他也是对乙醚和全身麻醉生理学进行科学研究的第一人。

⑥ 随着麻醉医师的出现，外科医师作为"一船之长"，负责患者围术期所有问题（包括麻醉）的理念已成为过去。

公元一世纪，希腊学者 Dioscorides 首先使用"麻醉"一词来描述曼陀罗植物所引起的麻痹样作用。随后，Bailey 所编写的《通用英语词源大辞典》（1721）将其描述为"一种知觉的缺失"，而《大英百科全书》（1771）则将其定义为"意识的丧失"。1846 年，

① Oliver Wendell Holmes 首先将"麻醉"描述为一种包含了遗忘、镇痛、意识消失的状态，以使手术操作在无痛条件下进行。20 世纪 20 年代，美国首先提出"麻醉学"一词，意指麻醉的实施及研究，以强调该学科的理论科学依据得到不断积累和发展。

虽然现代麻醉与其他学科一样，都建立在科学基础之上，但麻醉的实施在很多方面仍然是科学与艺术的结合。此外，麻醉已远远超越了仅使患者在手术或分娩中保持无痛这一单纯的范畴（表 1-1）。这门学科特别需要对大量相关专业知识熟练掌握，包括外科学及其分支学科、内科学、儿科学、临终医疗、产科学、影像学（特别是超声影像）、临床药理学、应用生理学、安全科学、流程改进及其生物医学技术。随着麻醉相关科学技术的发展，使得麻醉学继续成为充满活力、快速发展的学科。近年来，许多申请麻醉科住院医师职位的医生都需具备多年毕业后医学教育经历，甚至可能已获得其他医学专业的资格认证。

表 1-1 麻醉学在医学中应用的范畴[1]

手术患者术前评估和准备
手术、产科、治疗或诊断性操作过程之中和之后出现疼痛的预防、诊断和处理
围术期患者生理功能监测与维护
危重症患者管理
急慢性疼痛和癌痛的诊断和治疗
终末期患者及姑息治疗患者的管理
心肺脑复苏的临床操作与教学
呼吸功能的评估及呼吸治疗的实施
参与临床、临床相关及基础科学研究
对医疗人员和医疗辅助人员参与的围术期管理、终末期和姑息治疗、重症管理、疼痛诊疗行为，进行监督、培训和评估
根据美国麻醉医师协会要求，参与医疗机构、医疗组织和医学院校的管理，履行相应职责

[1] Data from the American Board of Anesthesiology Primary Certification Policy Book（Booklet of Information），2017

本章主要回顾麻醉学发展的历史，重点介绍其在英国和美国的起源，以及当今麻醉学的概况。

麻醉学发展史

麻醉学的创立始于 19 世纪中期，并在随后的数

个世纪建立起稳固的学科基础。在古文明时期，人们曾使用罂粟、可可叶、曼陀罗根、酒精甚至是放血疗法（使患者意识消失）以使外科手术能够进行。古埃及人则用罂粟（含吗啡成分）和黑莨菪干叶（含东莨菪碱成分）复合制剂进行麻醉；另一种类似的组合——吗啡和东莨菪碱注射使用至今仍被作为术前用药应用。而使用神经干压迫（导致神经缺血）或冷冻（冷止痛法）在古代曾被误认为是局部麻醉。古印加人则将嚼碎的可可叶敷于手术伤口，特别是在治疗头痛的钻孔手术前施用，以达到局部麻醉的效果。

近代外科学发展之所以受到制约，不仅是因为对疾病病程、解剖和外科无菌操作知识的匮乏，缺少安全可靠的麻醉技术也是原因之一。在麻醉技术的发展中，最早出现的是吸入麻醉，而后有了局部和区域麻醉，最后出现的是静脉麻醉。外科麻醉学的创立和发展被认为是人类历史上最重要的发现之一，且曾在未经随机临床研究的情况下在临床实施。

▌吸入麻醉

由于皮下注射针直到 1855 年才被发明，因此，第一种全身麻醉药注定是吸入麻醉剂。1540 年，Valerius Cordus 首先制备出了乙醚（当时称为"硫酸乙醚"，因其是由乙醇和硫酸通过简单的化学反应而产生的）。乙醚曾用于娱乐（"乙醚狂欢"）而不是作为麻醉剂用于医学。1842 年，Crawford W. Long 和 William E. Clark 才单独将乙醚分别用于手术和拔牙患者。然而，他们并没有公开这一发现，直到 4 年后，1846 年 10 月 16 日，William T.G. Morton 在波士顿首次公开演示了手术中使用乙醚进行全身麻醉。这次演示获得巨大成功，使得施行手术的外科医师对持怀疑态度的观众大声说"先生们，这不是骗局！"

1831 年，von Leibig、Guthrie 和 Soubeiran 制备出了氯仿。虽然氯仿在 1847 年就由 Holmes Coote 首先开始使用，但却是由苏格兰 James Simpson 爵士首次引入临床，用来缓解患者的分娩痛。具讽刺意味的是，在使用氯仿前，Simpson 医生因为不忍目睹患者未经麻醉而接受手术所承受的巨大痛苦，而差点放弃了行医。

1772 年 Joseph Priestley 制备了氧化亚氮，1800 年 Humphry Davy 首先发现了氧化亚氮的镇痛作用。而 Gardner Colton 和 Horace Wells 于 1844 将其用于拔牙患者，被认为是首先将氧化亚氮作为麻醉剂使用的人。但氧化亚氮的效能较低（浓度为 80% 的氧化亚氮仅具有镇痛作用而非手术麻醉作用），临床证明其麻醉镇痛作用弱于乙醚。

由于氧化亚氮效能低，并且单独使用时容易导致缺氧（见第 8 章），所以在早期出现的三种吸入麻醉剂中最不常使用。直到 1868 年，Edmund Andrews 将其与 20% 氧气混合使用，才重新唤起人们对氧化亚氮的关注。然而在当时，其使用仍然没有乙醚和氯仿普遍。讽刺的是，氧化亚氮却是这三种麻醉剂中，唯一在当今仍被广泛使用的一种。起初，氯仿的出现在很多地区取代了乙醚（尤其是在英国），但随着关于氯仿导致心律失常、呼吸抑制和肝毒性的报道增多，使得许多医生放弃氯仿而转向乙醚，尤其是在北美地区。

尽管后来出现了许多其他吸入麻醉药［氯乙烷、乙烯、二乙烯醚、丙环烷（环丙烷）、三氯乙烷、氟乙烯醚］，但是直到 20 世纪 60 年代初，乙醚一直是被公认的吸入麻醉药。唯一在安全性和应用普遍性上能与乙醚匹敌的是环丙烷（1934 年开始使用）。但因二者均具有易燃性，而后被不易燃的强效氟化烃（氟碳烃）取代，包括氟烷（1951 年合成，1956 年推广使用），甲氧氟烷（1958 年合成，1960 年推广使用），恩氟烷（1963 年合成，1973 年推广使用）和异氟烷（1965 年合成，1981 年推广使用）。

如今，七氟烷成为发达国家最常用的吸入麻醉药。其刺激气味较异氟烷小，且血浆溶解度低。因对其降解产物潜在毒性的顾虑，直到 1994 年才得以在美国推广使用（见第 8 章），这些顾虑后来证明是被夸大。七氟烷非常适用于吸入诱导，在儿科麻醉中基本取代了氟烷。地氟烷（1992 年推广使用）具有许多异氟烷的理想特性，并且其摄取更为迅速、消除时间更短（几乎与氧化亚氮相当）。七氟烷、地氟烷和异氟烷是当今世界范围内发达国家最常用的吸入麻醉药。

▌局部麻醉和区域麻醉

在欧洲人首次发现古柯的药用价值之前，它已经被印加人使用了几个世纪。1855 年 Gaedicke 从古柯叶中分离出可卡因成分，并在 1860 年由 Albert Niemann 将其提纯。现代局部麻醉始于一名叫 Carl Koller 的眼科医师，1884 年他演示了将可卡因用于眼科手术表面麻醉。1884 年末，William Halsted 使用可卡因进行了皮内浸润和神经阻滞（阻滞包括面神经、臂丛、阴部神经和胫后神经）。1898 年，August Bier 施行了第一例脊髓麻醉，并在 1908 年首次描述了局部静脉麻醉（Bier 阻滞）的使用。1904 年，Alfred Einhorn 合成了普鲁卡因，在之后的一年内，普鲁卡因就作为局部麻醉药由 Heinrich Braun 使用于临床。Braun 是首个在局麻药中加入肾上腺素以延长药物作用时间的医生。1901 年，Ferdinand Cathelin 和 Jean Sicard 开展了骶管麻醉。腰部硬膜外麻醉则是 Fidel Pages 在 1921 年首次描述的，并在 1931 年由 Achille Dogliotti 再次报道。此外，新的局部麻醉药物也在不断产生，包括二丁卡因（地布卡因）（1930 年）、丁卡因（1932 年）、利多卡因（1947 年）、氯普鲁卡因（1955 年）、甲哌卡因（1957 年）、丙胺卡因（1960 年）、布比卡因（1963 年）和依替卡因（1972 年）。最新出现的罗哌卡因和左布比卡因，具有与布比卡因相当的作用时间，但其心脏毒性却较布比卡因小（见第 16 章）。另一种化学结构不同的局麻药，阿替卡因，已被广泛用于牙科麻醉。

静脉麻醉

诱导药物

1855 年 Alexander Wood 发明了皮下注射器和针头，静脉麻醉也随之出现。早期对于静脉麻醉的尝试包括使用水合氯醛（1872 年 Oré），氯仿和乙醚（1909 年 Burkhardt），以及吗啡和东莨菪碱的联合使用（1916 年 Bredenfeld）。1903 年，Fischer 和 von Mering 合成了巴比妥酸盐。第一种用于麻醉诱导的巴比妥类药物是二乙基巴比妥酸（巴比妥），但直到 1927 年环己烯巴比妥开始使用之后，巴比妥类药物诱导才得到广泛应用。1932 年，Volwiler 和 Tabern 合成了硫喷妥钠，并在 1934 年由 John Lundy 和 Ralph Waters 首先引入临床使用。在之后的许多年，硫喷妥钠一直是最常用的静脉麻醉诱导药。1957 年，V. K. Stoelting 在临床上首次使用美索比妥。美索比妥仍被广泛用于电休克治疗中的短小麻醉。从 1955 年氯氮䓬被发现，并于 1960 年应用于临床之后，苯二氮䓬类药物，如地西泮、劳拉西泮、咪达唑仑，被广泛用于术前用药、镇静以及全麻诱导。1962 年 Stevens 合成的氯胺酮，于 1965 年由 Corssen 和 Domino 首次用于临床，并在 1970 年推广使用。至今氯胺酮仍在临床广泛应用，特别是与其他药物联合使用或小剂量静脉注射用于接受有创操作的清醒患者。1964 年依托咪酯合成，并于 1972 年推广使用。最初，人们对于依托咪酯的推崇，是因其相对较弱的循环和呼吸抑制作用。但后来有证据显示，即使单次使用依托咪酯也会引起肾上腺功能抑制，才使得这股热潮冷却下来。对于门诊手术麻醉，1986 年丙泊酚的推广使用（美国始于 1989）是一个巨大的进步，因为它具有更短的作用

时间（见第 9 章）。丙泊酚也是目前世界范围内应用最广的静脉麻醉诱导药。

神经肌肉阻滞剂

④ 1942 年，Harold Griffith 和 Enid Johnson 对箭毒的使用是麻醉学的一个里程碑。箭毒的应用极大地方便了气管内插管操作，并且可为外科手术提供良好的肌肉松弛。这也是第一次，手术操作无需使用大剂量的吸入麻醉药就能达到理想的肌肉松弛效果。而如此大剂量的麻醉药物常常引发呼吸、循环的过度抑制和苏醒延迟，尤其体质虚弱的患者通常不能耐受。

琥珀胆碱于 1949 年由 Bovet 合成后，于 1951 年推广使用。随后，它成为快速顺序诱导中气管插管的标准用药。直到现在，仍未有药物可媲美琥珀胆碱起效快速、肌松效果强的特性，但是其副作用也促使人们不断寻找另一种类似的替代药物。其他神经肌肉阻滞剂（NMBs，见第 11 章）如加拉明（碘铵）、十烃季铵、甲筒箭毒、阿库氯铵、泮库溴铵也在随后出现。遗憾的是这些药物常伴有一些副作用（见第 11 章），寻找理想肌松药的研究仍在继续。近来出现的一些肌松药，如维库溴铵、阿曲库铵、罗库溴铵、顺式阿曲库铵则更加接近于理想的肌松药的标准。

阿片类药物

1803 至 1805 年间，Sertürner 从鸦片中分离出吗啡成分，之后吗啡也被作为静脉麻醉药使用。早期一些关于吗啡所引发的不良事件，使得许多麻醉医师不愿使用阿片类药物，而更倾向于单纯吸入麻醉。1939 年，哌替啶的出现才使人们开始重新关注阿片类药物。1926 年 Lundy 等人提出了"平衡麻醉"的概念，并将其逐渐发展为包括硫喷妥钠诱导，氧化亚氮提供遗忘，阿片类药物镇痛，箭毒提供肌松的麻醉方案。1969 年，Lowenstein 重新提出的大剂量阿片类药物全凭麻醉的概念，再次引发人们对单纯阿片类药物麻醉的兴趣。吗啡是第一种被广泛应用的阿片类药物，而后，芬太尼和舒芬太尼单独使用则被更多人青睐。随着这种麻醉实践的增多，人们逐渐意识到其存在的许多局限性，如预防患者术中知晓不确切、抑制自主神经反射不完全和持久的呼吸抑制作用。瑞芬太尼是一种可快速通过血浆和组织非特异性酯酶代谢的阿片药物，它的出现，使人们在使用大剂量阿片类药物镇痛的同时，不必顾虑术后是否可以拔管的问题，虽然其存在快速阿片耐受的风险。

麻醉学的发展

英国麻醉学起源

⑤　乙醚麻醉在美国首次公开演示之后，很快就传到英国。被公认为麻醉学之父的 John Snow，成为第一位专门研究这一新型麻醉药的医生。他也是对乙醚和全身麻醉生理学进行科学研究的第一人。同时，Snow 也是一位流行病学先驱，他通过证明霍乱病原体是通过饮用污染井水传播而不是通过呼吸道传播，从而帮助制止了伦敦的霍乱流行。1847 年，Snow 出版了第一部关于全身麻醉的专著——《乙醚吸入麻醉》。当氯仿的麻醉特性得到公认之后，他迅速研究并发明出适用于氯仿的吸入装置。他相信，在使用乙醚或氯仿时，应该利用吸入装置来控制麻醉药的剂量。1858 年，在 Snow 去世后，他的第二部专著——《氯仿与其他麻醉药》得以出版。

Snow 去世后，Joseph T. Clover 接替了他在英国麻醉界领军人物的地位。Clover 强调麻醉期间应持续监测患者脉搏，这一方法在当时还没有普遍使用。他是第一位采用双手提下颌法解除气道梗阻、第一位坚持在麻醉期间准备急救复苏装置，同时也是第一个使用环甲膜置管（以此挽救了一位因口腔肿瘤而发生完全气道阻塞的患者的生命）的医生。19 世纪 90 年代，Frederic Hewitt 成为继 Clover 之后英国最杰出的麻醉医师。Hewitt 拥有包括口咽通气道在内的多项发明，他也撰写了被许多人认为是第一部真正意义上的麻醉学教科书，并先后五次再版。Snow、Clover 和 Hewitt 创建了英国麻醉学传统，Hewitt 则是为专业麻醉医师培训发声最久且最具影响力的人。1893 年，J. F. Silk 在英国成立了第一个麻醉医师组织——伦敦麻醉医师协会。

19 世纪末，苏格兰 William MacEwen 爵士、美国的 Joseph O'Dwyer 和德国的 Franz Kuhn 三位外科医师，首次实施了麻醉中选择性气管插管（elective tracheal intubations）。20 世纪 20 年代，Ivan Magill 爵士和 Stanley Rowbotham 使得麻醉中气管插管技术在英国得到广泛使用。

北美麻醉学起源

直到 20 世纪初，美国只有一小部分医生专门从事麻醉工作。麻醉任务常常被委派给一些低年资外科住院医师、医学生或非专职人员。

美国第一个麻醉医师组织成立于 1905 年，名为长岛麻醉师协会，随着该协会的发展，1911 年更名为纽约麻醉师协会。1922 年，国际麻醉研究学会（IARS）成立，并于同年主办并出版了科学期刊——《Current Researches in Anesthesia and Analgesia》（现更名为《Anesthesia and Analgesia》）。1936 年，纽约麻醉师协会更名为美国麻醉师协会（American Society of Anesthetists），又于 1945 年更名为美国麻醉医师协会（American Society of Anesthesiologists）（ASA）。科学期刊《Anesthesiology》于 1940 年首次出版。

1943 年，Harold Griffith 与其他创建者共同成立了加拿大麻醉医师学会，Griffith（因推广使用箭毒被熟知）担任首任主席。12 年后，后来被称为《Canadian Journal of Anesthesia》的期刊首次出版。20 世纪初，美国麻醉学早期发展中贡献尤为突出的五位医生分别是：James Tayloe Gwathmey、F.H. McMechan、Arthur E. Guedel、Ralph M. Waters 和 John S. Lundy。1914 年，Gwathmey（与 Charles Baskerville）出版了美国首部麻醉专科教材，并且，他还是纽约州麻醉学会第一任主席，影响力巨大。McMechan 在妻子的协助下，成为 IARS 成立和《Current Researches in Anesthesia and Analgesia》杂志出版的背后驱动力，并且，直到 1939 年去世前，他都孜孜不倦地参与组建各种国内和国际的麻醉医师组织。Guedel 是第一个描述全身麻醉征象及其四阶段分期的医生。他主张使用带套囊的气管导管，并在乙醚麻醉中实施人工通气（后来被 Waters 称为"控制呼吸"）。Ralph Waters 为麻醉学做出了巨大的贡献，其中最重要的是他极力主张对麻醉学专业人员进行专门培训。Waters 在麦迪逊市威斯康辛州立大学建立了第一个麻醉医学系。Lundy 就职于明尼苏达梅奥医学中心，对美国麻醉学委员会的成立起到了极大的推动作用（1937 年），并担任美国医学会麻醉学分会主席 17 载。

20 世纪初，因为美国专业麻醉医师的稀缺，梅奥医学中心和克利夫兰医学中心的外科医师开始雇用和训练护士来从事麻醉工作。1932 年，随着麻醉护士队伍的壮大，一个国家麻醉护士组织诞生了，该组织现名为美国麻醉护士协会（AANA）。1945 年，该协会首先开始进行资格认证考试。1969 年，两个麻醉助理培养项目开始招生，并于 1989 年进行了第一次麻醉助理资格认证考试。在美国和其他国家，经过认证并注册的麻醉护士和麻醉助理在全体麻醉从业者中扮演了重要角色。

官方认可

1889 年，牙科医生 Henry Isaiah Dorr 被费城口腔医学院任命为口腔医学和麻醉学教授。因此，他成为世界范围内第一个麻醉学教授。1905 年，Thomas D.

Buchanan 被纽约医学院任命为麻醉学教授，他是第一个临床医生出身的麻醉学教授。1938 年，美国麻醉学委员会成立，Buchanan 医生出任第一任主席。1946 年，加拿大首次出现麻醉医师执照。在英国，1935 年举行了首次麻醉学学位考试，1937 年 Rorbert Macintosh 爵士被牛津大学授予首个麻醉学教授职位。直到 1947 年，英国皇家外科学院麻醉学系成立，标志着麻醉学成为官方正式认可的医学专业。1992 年，独立的皇家麻醉学院获准成立。20 世纪 50 年代，德国麻醉界发生了巨大转变。从第一次世界大战开始一直到第二次世界大战结束，由于德国医学工作者与其他国家同行的隔离，其发展进程受到延搁。第一本期刊《Der Anaesthetist》于 1952 年出版。翌年，德国麻醉专科医师资格培训认定获批，德国麻醉学会成立。

麻醉学的范畴

　　与 John Snow 的年代相比，麻醉的实施已经发生了巨大的变化。现代麻醉医师不仅参与患者围术期会诊，同时也是围术期诊疗的主要施行者。总体来说，麻醉医师需要管理围术期除手术操作外的几乎所有医疗问题。随着麻醉医师的出现，外科医师作为 **6** "一船之长"，负责患者围术期所有问题（包括麻醉）的理念已成为过去。外科医师与麻醉医师必须作为一个团队，共同承担职责，并最终对患者负责，而不是互相推卸责任。

　　现代麻醉的实施不只是限于使患者无痛（表 1-1）。麻醉医师还要对手术室外各种影像学检查、内镜检查、电休克治疗和心脏介入操作提供监护、镇静以及全身或区域麻醉。麻醉医师，如 Peter Safar 是心肺复苏治疗的先驱，而现在麻醉医师依然是复苏团队不可或缺的成员。

　　越来越多的麻醉从业者在专门从事心胸外科麻醉（见第 22 章）、重症医学（见第 57 章）、神经外科麻醉（见第 27 章）、产科麻醉（见第 41 章）、儿科麻醉（见第 42 章）、临终医疗、局部麻醉和急性疼痛诊疗（见第 45、46、48 章）或慢性疼痛诊疗（见第 47 章）等麻醉亚专业工作。在美国，已出现专门针对重症医

学、小儿麻醉和疼痛医学的执业资格认证。而成人心胸外科麻醉、重症医学、小儿麻醉、产科麻醉、区域麻醉和急性疼痛诊疗、睡眠医学、临终医学和疼痛介入诊疗的专科培训项目对申请人的资格也有特殊要求。具有麻醉学的教育背景和资格证书也将是通过睡眠医学和临终医学资格认证的基本要求。

　　麻醉医师积极参与日间手术室、手术室、重症监护室和呼吸治疗科的医疗指导和管理工作。他们还担任着许多医院或日间病房的人员管理和领导职务。同时，他们也在医学院校或医疗机构担任系主任或科室主任。在美国，他们还就职于国家立法机关、美国国会，担任卫生部部长。麻醉学的未来从未如此光明。

（王 淼　译　朱正华　审校）

推荐阅读

American Board of Anesthesiology Primary Certification Policy Book (Booklet of Information), 2017. Available at: http://www.theaba.org/ABOUT/Policies-BOI (accessed January 19, 2018).

Bacon DR. The promise of one great anesthesia society. The 1939–1940 proposed merger of the American Society of Anesthetists and the International Anesthesia Research Society. *Anesthesiology*. 1994;80:929.

Bergman N. *The Genesis of Surgical Anesthesia*. Schaumberg, IL: Wood Library-Museum of Anesthesiology; 1998.

Eger EI II, Saidman L, Westhorpe R, eds. *The Wondrous Story of Anesthesia*. New York, NY: Springer; 2014

Keys TE. *The History of Surgical Anesthesia*. Tulsa, OK: Schuman Publishing; 1945.

Reves JG, Greene NM. Anesthesiology and the academic medical center: Place and promise at the start of the new millennium. *Int Anesthesiol Clin*. 2000;38:iii.

Shepherd D. *From Craft to Specialty: A Medical and Social History of Anesthesia and Its Changing Role in Health Care*. Bloomington, IN: Xlibris Corporation; 2009.

Sykes K, Bunker J. *Anaesthesia and the Practice of Medicine: Historical Perspectives*. London: Royal Society of Medicine Press; 2007.

第 2 章　手术室环境

Charles E. Cowles，Jr.，MD，MBA，FASA

要　点

1 当 E 型储气瓶压力为 1000 psig 时，提示其容量大约为总量的一半，相当于 330 L 氧气。

2 确定氧化亚氮剩余容量的唯一可靠方法是通过气瓶称重。

3 为了避免气瓶连接错误，气瓶生产厂家采用了针孔阀安全系统。

4 辐射安全的一项基本原则是保持辐射暴露在"最低合理可行性原则（ALARP 原则）"之内。ALARP 原则是从辐射暴露时间、距离以及防护措施等方面防护辐射暴露。

5 漏电电流的强度在正常情况下难以察觉（一般小于 1 mA，显著低于可以引发心室颤动的 100 mA 阈值）。但是，如果电流绕过电阻较高的皮肤，直接作用于心脏（微电击），那么即使是 100 μA 的电流也可能致命。手术室设备所允许的最大漏电电流是 10 μA。

6 为了降低两类错误同时发生的概率，可使用电源线绝缘监测仪测定绝缘的电源与地面形成的电流电压。总体来讲，电源线绝缘监测仪可以判定两

个电源线与地面绝缘的程度，并且预测万一形成短路时可能产生的电流量。

7 几乎所有的手术室火灾都是可以预防的。与医疗并发症不同，火灾只是单纯的物理和化学因素所引起的。火灾的发生是多种危险因素的结合，只要懂得火灾的基本规律，几乎所有可引起火灾的因素都可以被排除。

8 引起手术室火灾最常见的危险因素与开放式氧气输送密切相关。

9 使用大于 30% 氧浓度的指征，应该根据患者的临床表现，而不是单纯凭借治疗方案或临床习惯。

10 与顾虑断掉气流或移除气管导管的先后顺序相比，在气道起火时，能否快速完成这两种操作显得更为重要。

11 在激光手术开始前，应保证激光设备置于手术室内，并在手术室门外放置警告标识，配备护目镜。由于针对不同类型激光的保护设施不同，麻醉医师应确保警告标识和护目镜类型与激光设备标识上特定的激光保护措施相符。

与其他各科室医生相比，麻醉医师在手术室的工作时间更长，并且担负着手术过程中保护患者和手术室全体人员免受多种伤害的职责。其中有些危险是手术室环境中所独有的。因此，麻醉医师对维护手术室内医用气体、消防及管理、环境因素（如温度、湿度、通气和噪音）以及用电安全的正常运转负有基本责任。同时，麻醉医师常常还协助手术间布局的规划和设计，包括工作流程的改进。本章阐述了与麻醉医师工作密切相关的手术室环境的主要特点及其潜在的风险。

安全文化

患者常认为手术室是以保护患者为中心的一个非常安全的地方。麻醉医师、外科医师和护士等医疗参与者，常常需要高效、安全地完成一系列高风险操作。除非手术室每个成员都保持警惕，否则引起患者及手术室工作团队损害的差错就可能发生。而使患者及手术室工作团队免遭伤害的最好方法，就是建立完善的**安全文化**（culture of safety）。当安全文化在手术室内得到积极实施，不安全行为就会在产生危害前被制止。

一种促进患者安全的有效方法是使用手术安全核查单。在每次手术切皮前，应使用核查单进行核对，确认手术各方面严格核查无误。许多安全核查单是以世界卫生组织（WHO）所发布的手术安全核查单为蓝本的。要保证核查单的有效性，首先必须保证常规使用，其次，在核查过程中必须保证手术团队所有成员参与核对，而最有效的核查方式是交互式核查。由一位成员读完核查单所有项目，而后由外科医师询问是否每个人都确认，这样的方式使潜在问题不易被发现，不是一种理想方式。更好的方法应该是由一位成员对每个项目进行提问，如"所有人都确认该患者是 John Doe 吗？"而后是"所有人都确认手术方式为左肾切除术吗？"等等。理想的术前安全核查不是覆盖所有细节，而在于突出关键项目，以便于安全核查可在 90 秒内完成。

一些执业者抱怨核查单浪费了太多时间，但他们却没有意识到，往往是为了节约时间而导致问题随之产生，反而浪费更多时间。如果安全核查单在每个患者都得到应用，那么像手术部位错误、患者错误、体内异物遗留、对已知过敏史患者使用致敏药物等问题就会显著减少。麻醉医师作为保护患者安全的主导者，应积极主动地完成安全核查和其他可促进安全文化养成的行为。

医用气体系统

手术室常用的医用气体包括氧气、氧化亚氮、空气和氮气。虽然严格来讲，用于麻醉废气处理和外科吸引的真空排气系统不是必备装置，但却是手术室医用气体系统的重要组成部分。医用气体系统，尤其是氧气，一旦发生设定错误或故障，将会给患者带来危险。该系统的主要特征在于气源及其向手术室的输送途径。麻醉医师必须对气源及气体在手术室内的输送方式充分了解，才能预防和发现医用气体耗竭或供气管道连接错误等问题。对于特定医院，最大气体需求量的估算决定了该医院所需供气系统的种类。在美国，医用供气系统的设计和建造标准必须遵守美国消防协会（National Fire Protection Association，NFPA）99 的防火规范，在英国则需遵守 HTM2022 规定。

医用气源

氧气

在任何手术区域，可靠的氧源都是至关重要的。医用级别的氧气（浓度达 99% 或 99.5%）是由液态空气分馏制成。氧气在室温下以压缩气体的形式储存或冷冻成液态贮存。多数小型医院将氧气贮存在两组高压气瓶（H 型储气瓶）内，并由汇流管连接（图 2-1）。每次只使用一组气瓶，每组气瓶的数量取决于预计每日氧气需求量。多分支管上设有减压阀可使气瓶内压力［约 2000 磅/平方英寸（psig）］降低到供气管道所用压力（55±5 psig），并在一组气瓶的气体

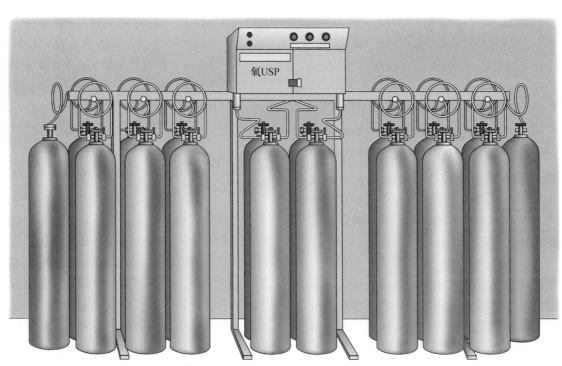

图 2-1   由汇流管连接的一组压缩氧气瓶

耗尽时自动转换至另一组气瓶。

对于大型医院来讲，液态氧贮存系统（图 2-2）则更为经济。液态氧必须在临界温度−199℃以下妥善保存，因为**只有**在临界温度以下才能通过加压方法使气体液化。大型医院可配备较小型的液态氧供系统或一组可供一日氧气需求量的压缩气瓶作为氧气储备。为了防备医院供气系统发生故障，麻醉医师在麻醉期间必须常规配备一套紧急氧供系统（E 型储气瓶）。

1 多数麻醉机可与 E 型储气瓶适配（表 2-1）。氧气逐渐被消耗时，氧气瓶内压力随着容量减少而成比例下降。当压力为 1000 psig 时，提示氧气瓶容量大约为总量的一半，相当于在大气压下 20℃时，330 L 氧气。如果氧流量为 3 L/min，那么半瓶氧气将在 110 分钟内用完。在使用前和使用过程中，应定期检测氧气瓶压力。麻醉机通常也适配紧急医用空气和氧化亚氮的 E 型气瓶，并且可以连接氮气气瓶。使用压缩医用气体时，常在气瓶上安装针孔阀安全系统，以防止疏忽导致不同气体交叉连接。E 型气瓶具有一个"安全栓"，由**伍德合金**制造。这种合金熔点低，在发生火灾时可逸散气瓶压力，防止气瓶温度过高发生爆炸。这种压力释放"活瓣"会在 3300 psig 时断裂，这远低于气瓶壁能够承受的压力（大于 5000 psig），以防气瓶充气过量。

氧化亚氮

氧化亚氮通常被保存在较大的 H 型储气瓶中，并由具有自动切换功能的汇流管连接。大量贮存液态氧化亚氮只在大型医疗机构才较为经济。

由于氧化亚氮的临界温度（36.5℃）高于室温，所以无需复杂的制冷设备即可以液态形式保存。液态氧化亚氮达到临界温度以上，即可恢复其气体状态。由于氧化亚氮并非理想气体，并且具有易压缩性，所以其气化过程不会伴随气瓶内压力明显升高。虽然如此，所有氧化亚氮 E 型气瓶都和氧气一样，配有伍德合金安全阀，以防在气体压力意外升高时（如，意外

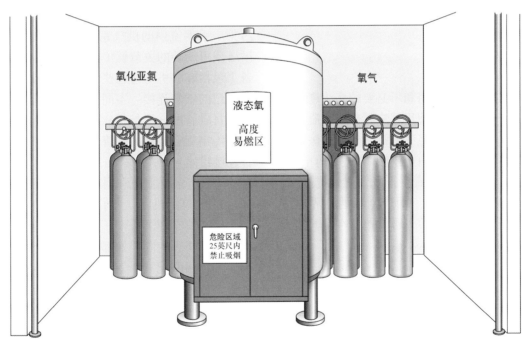

图 2-2　液态氧贮存罐，其后为储气瓶

表 2-1　医用储气瓶的特性

气体	E 型储气瓶容量[1]（L）	H 型储气瓶容量[1]（L）	压力[1]（20℃时 psig）	颜色（美国）	颜色（国际）	储存形式
氧气	625～700	6000～8000	1800～2200	绿色	白色	气体
空气	625～700	6000～8000	1800～2200	黄色	黑、白	气体
氧化亚氮	1590	15 900	745	蓝色	蓝色	液体
氮气	625～700	6000～8000	1800～2200	黑色	黑色	气体

[1] 规格取决于生产厂家

的气体过度充盈或失火）发生爆炸。

尽管氧化亚氮气源发生故障通常不会导致灾难性后果，但是多数麻醉机仍备有氧化亚氮紧急气源。由于这些较小的气瓶内包含有液态氧化亚氮，因此瓶内残留气体容积与气瓶压力不成正比。当液态氧化亚氮耗尽，气瓶压力开始下降时，气瓶内剩余氧化亚氮量仅有约 400 L。**液态氧化亚氮在恒温下（20℃），其挥发速度与消耗量一致，并且在液体耗尽前一直维持恒定的压力（745 psig）。**

❷ 确定氧化亚氮剩余容量的唯一可靠方法是通过气瓶称重。因此，装有液化压缩气体（如，氧化亚氮）的气瓶臂上，往往贴有气瓶的皮重（TW）或称为空重。在 20℃温度下，氧化亚氮气瓶的压力表不应高于 745 psig。压力过高则提示压力表故障、气瓶过度充盈（液态充盈）或是气瓶内混入非氧化亚氮的其他气体。

由于液体在向气体转化过程中需要消耗能量（挥发热），因此液态氧化亚氮挥发过程中会发生冷却。温度降低可导致蒸汽压和气瓶内压力下降。高流量使用时，其冷却作用十分明显，气瓶上常会结霜，甚至可能使压力调节阀冻结。

医用空气

由于氧化亚氮的普遍使用和不必要的高浓度氧的使用减少，空气在麻醉中的使用越来越普遍。瓶装空气是符合医用级别的氧气和氮气的混合气体。医院管道系统通过气体压缩泵供应干燥但是非无菌的空气。气体压缩泵的接口必须远离真空排气装置及排气孔，以最大限度地减少气体污染。由于空气的临界温度为 $-140.6℃$，所以在气瓶内以气体状态储存，其压力随着容量的减少成比例降低。

氮气

尽管压缩氮气不被用于患者，但其却可为一些手术室内设备，如电锯、电钻和外科钻头提供动力。氮气供应系统可以为汇流管连接高压气瓶组成，也可为压缩机驱动的壁式中心供气系统。

真空吸引

医院中心真空系统通常由数个独立的吸引泵组成，每个吸引泵都可以满足最大工作需求。在每个使用端口都有过滤器以避免该系统被异物污染。只要不影响真空系统工作，手术用的负压吸引系统可被用于麻醉废气处理（waste anesthetic gas disposal,

WAGD）。医用负压吸引接口常常是黑底白字标记。现代化的麻醉机需配备专用的 WAGD 系统。WAGD 出口处需配置带有浮标的吸引调节装置，使用时，浮标应保持在特定的上下限之间。如果吸力过大，会导致患者通气不足，而吸力不足则会使 WAGD 效率下降。WAGD 的容器及管路通常是淡紫色的。

二氧化碳

许多手术操作需要借助腔镜或机器人技术支持，而这些操作需要向体腔内充入无色、无味、不易燃并且微酸性的二氧化碳。大的二氧化碳气瓶，如 M 型储气瓶或 LK 型储气瓶，在手术室非常常见。这些气瓶的接口和螺纹规格与氧气相同，可能会因疏忽而导致接错。

医用气体输送

医用气体从中央气源经过管网系统输送至各个手术间。管道的尺寸特定，而使整个系统内的压力不会超过 5 psig。气体管道往往采用特殊焊接技术制成的无缝铜质管道。必须避免管道内被灰尘、油脂或水汽污染。手术室内的供气系统从外形上可为下垂软管、吊塔或可旋转的关节臂（图 2-3）。手术室内的医疗设备（包括麻醉机）与这些管道系统的出口通过带有颜色标记的软管连接。不同生产厂家采用不同快速连接接头将软管的一端与相应的气体出口连接。另一端则采用固定直径规格的软管系统与麻醉机相连，以免软管连接错误。

❸ 氧气、氧化亚氮和空气的 E 型储气瓶则可直接连接到麻醉机上。为了避免气瓶连接错误，气瓶生产厂家都采用了针孔阀安全系统。每种气瓶（大小从 A ～ E）的阀门处都有两个孔，可与麻醉机上相应的轴针相匹配（图 2-4）。每种气体的轴针和针孔位置各不相同。储气瓶与悬挂臂之间的多层垫圈可影响轴针和针孔对合，可无意间破坏该安全系统，因此不得使用。如果轴针被破坏或气瓶内充入错误气体则会导致针孔阀安全系统失灵。

医用气源和管道系统的性能受到中央或区域报警系统的持续监测。在更换至备用气源时及管道内压力过高（如压力调节装置失灵）或过低（如气体耗竭）时，会出现指示灯和声音报警（图 2-5）。

现代麻醉机和麻醉气体分析仪会持续监测吸入氧浓度（FiO_2）。分析仪都具有可调节的最低吸入氧浓度报警阈值，但调节时应防止分析仪失灵。吸入氧浓度监测不是反映监测器接口末梢的氧浓度，也不能作

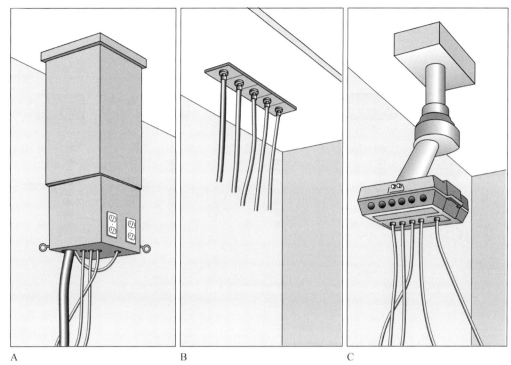

图 2-3　图示为吊塔（A）、下垂的软管（B）和可旋转的关节臂（C）。带有颜色标记的软管一端通过快速连接接头与医用气体系统相应的气体出口连接，另一端则采用固定直径的软管系统与麻醉机连接。

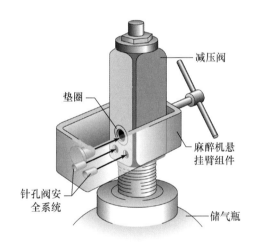

图 2-4　连接麻醉机与储气瓶的针孔阀安全系统

为气管导管内或导管末端氧浓度的参照。由于气体交换、流速和分流的影响，会使监测吸入氧浓度与真实的组织水平氧浓度产生显著差异。

手术室的环境因素

温度

大多数手术室温度都比较低，对于清醒患者甚至有时对于麻醉医师来讲都不够舒适。但是洗手护士和手术医生要在炙热的无影灯下长时间站立。一般来讲，手术室工作人员的舒适度必须与患者护理要求相适应，成人患者手术室温应保持在 68℉（20℃）至 75℉（24℃）之间。患者低体温常常伴有切口感染、凝血功能受抑、术中失血增多以及住院时间延长等危害（见第 52 章）。

湿度

过去的几十年中，在充斥着可燃性麻醉气体的手术室内，静电是一种可怕的失火诱因。而今，手术室内湿度调控则更是为了控制感染。手术室内最佳湿度应保持在 20% 到 60% 之间。低于此湿度，干燥空气会促进某些特殊物质在空气中的运动，这可能会成为引发感染的因素。而湿度较高时，潮湿会影响无菌措施的屏障作用，如无菌铺单对皮肤边缘的屏障作用。

通风

手术室内的高速气流可减少手术部位的污染。气流通常由 80% 重复循环空气与新鲜空气混合而成，这种通风设计是单向的，并可减少空气湍流。虽然气流重复循环可减少因使用暖气和空调所带来的能量消耗，但此方法并不适用于麻醉废气处理。因此，手术室通风设备中必须设置独立的麻醉气体清除系统。手术室内必须保持轻度正压，这样利于未进入层流系统的气体排出手术室，并且应设计为新鲜空气从天花板

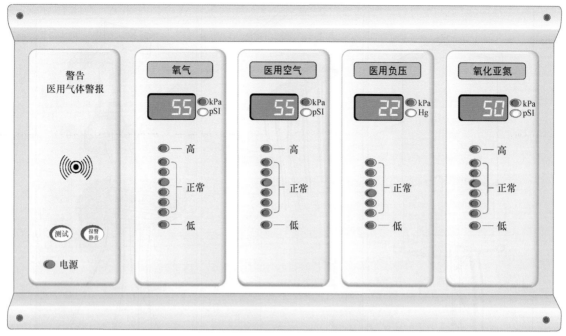

图 2-5　图示监测气体管道内压力的报警仪面板

附近进入，而空气回收则接近于楼板平面。通风必须注重空气质量和通风容积的变化。美国国家消防协会（NPFA）建议保持每小时 20 倍气体容积的空气交换量，以减少空气停滞和细菌滋生的风险。空气应由 90% 过滤器进行适当过滤以保证空气质量，这种过滤器可滤过空气中 90% 的微粒。高效微粒过滤器（HEPA）的应用十分广泛，但并不是设计或感染控制所需的必要标准。

噪音

许多研究表明，噪音暴露对人类认知功能有不利影响，长时间噪音暴露可造成听力损伤。手术室噪音强度大约为 70 ～ 80 分贝（dB），而噪音峰值常常超过 80 分贝。作为参考，如果讲话超过交谈所需音量时，那么环境噪音大约为 80 分贝。手术室内噪音水平须接近职业安全与卫生管理局（OSHA）为保护听力所要求的时间加权平均值（TWA）。骨科所用的气钻和神经外科使用的电钻，可使噪音水平达到 125 分贝，而这种噪音可使多数人开始感到疼痛。

电离辐射

不管是在影像诊断还是放射治疗中，麻醉者常常都会受辐射。例如，X 线透视、线性加速器、计算机断层扫描、定向射线治疗、质子疗法和影像诊断。人体辐射反应是根据其所吸收的辐射剂量的单位来测量的，如格雷（Gy）和拉德（RADs），或是等效剂量单位，如西弗特（Sv）和人体伦琴当量（REM）。电离辐射下，眼睛、甲状腺和生殖腺这类辐射敏感器官，必须受到保护，当然还包括血液、骨髓和胎儿。当人体暴露在大于 40 REM 的辐射中时，就必须对辐射水平进行监测。最常用的测量方法是使用胶片式射线计量器。该计量器数据库，可将佩戴者终身所有暴露剂量数据整理成表保存。

❹ 辐射安全的一项基本原则是保持辐射暴露在"最低合理可行性原则（ALARP 原则）"之内。ALARP 原则是从辐射暴露**时间**、**距离**以及**防护措施**等方面保护辐射安全。对于单纯是 X 线摄片（如胸片），暴露时长并不是问题，但在反复 X 线检查过程中（如介入治疗中的常规操作、C 臂使用和胃肠病诊断中心中），暴露时长问题就得以显现。辐射暴露可通过增加射线与工作人员之间的距离来减低。辐射暴露与距离遵循平方反比定律。举例说明，辐射强度可表示为 $1/d^2$（d 代表距离），那么距离为 1 英寸时强度为 100 mrads 的辐射，在距离为 100 英寸时将变为 0.01 mrads。屏蔽措施是最可靠的辐射保护形式；典型的个人屏蔽措施是使用铅衣、颈围和护目镜。物理屏障常用于放射性房间内，有时可简单到一面可躲避的墙壁或可以滑动到射线与工作人员之间的铅屏。虽然许多现代化设施已经设计得非常安全，但工作人员还是会暴露于散射辐射（如从屏蔽设施上反弹出的原子微粒）。因此，在电离辐射设备使用时，必须使用辐射保护措施。

随着可靠的放射屏蔽措施的使用，敏感器官的辐射相关疾病发病率已经下降，但辐射诱发的白内障除外。主要是由于，与其他类型的个人防护措施相比，护目镜并没有得到同等程度的使用，因此，介入治疗室内因辐射诱发白内障的工作人员正在增加。工作在这些环境中的麻醉医师应该考虑使用铅护目镜或铅玻璃来降低这些风险。

用电安全

触电的风险

电力医疗设备的使用使患者和医务人员面临触电的危险。麻醉医师必须了解最基本的电器损害及预防知识。

身体同时接触两个不同电位的导体时，可能形成电流回路从而导致触电。通常情况下，一个部位接触110 V 或 240 V 的带电导体，即可与接触的地面形成回路。例如，站在地面上的人只要接触一个带电导体即可形成回路导致触电。此时，人体与输电线（通过电力公司电线杆变压器接地）连通，电流通过受害者身体，再返回地面形成闭合回路（图 2-6）。电流所产生的生理效应取决于电击的部位、持续时间、频率和强度（确切地说是电流密度）。

出于电容耦合、内部电气原件传导或绝缘不完善的原因，所有电气设备都可能存在**漏电**。两个导电物体（如电路板及其外壳）之间即使没有物理连接，由于电容耦合的存在也可产生电流。一些监护仪使用双重绝缘以减弱电容耦合作用。另外一些监护仪则设计与低阻抗的地面相连接（安全地线），从而将人体触摸仪器表面产生的漏电电流转移。漏电电流的强度在正常情况下难以察觉［小于 1 mA，并且远远低于可以引发心室颤动（室颤）的 100 mA 阈值］。但是，如果电流绕过电阻较高的皮肤，直接作用于心脏（**微电击**），那么即使是 100 μA 这样小的电流也可能致命。手术室设备所允许的最大漏电电流是 10 μA。

心脏起搏器导线和有创监测导管可提供直接通往心内膜的导电通路。事实上，血液和生理盐水也可作为导电物质。能够引发室颤的确切电流量取决于电击发生时间，相对应于心脏复极易损伤期（心电图上的T 波）的时相。在同一间手术室内，两个接地的电源插座间即使只存在微小的电压差，也可能使患者面临微电击的危险。

触电事故的预防

多数患者的触电事故是由于接地的带电导体产生的电流经患者身体再返回地面而造成的（图 2-6）。如

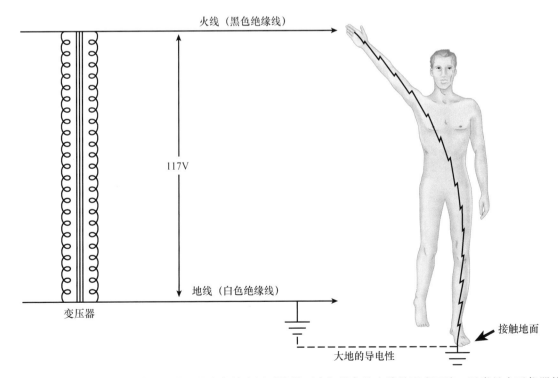

图 2-6 大多数触电事故的模式图。站立于地面的人意外中同时接触了电气设备的火线并形成回路，通常是由于仪器故障，使得火线与导电物体裸露的表面连接造成。完整的电流回路发自次级变压器（电压的来源），后流经火线、接地的人体、大地、电源插座中的地线，并经零线（或地线）返回至变压器（Modified with permission from Bruner J, Leonard PF. Electricity, Safety, and the Patient. St Louis, MO: Mosby Year Book; 1989.）

果手术室内除了患者外，其他所有物品都接地良好，就可避免这种情况发生。虽然要避免患者直接接地，但在手术期间患者与地面完全隔绝是不太可能的。取而代之的是将手术室电源通过**绝缘变压器**与地面隔绝（图 2-7）。

与电力公司杆式变压器不同，绝缘变压器的次级线路没有接地，可为手术室仪器提供两条未接地的带电线路。仪器外壳（而不是内部电路）通过三相插头最长的一端（安全地线）接地。如果与地面接触的患者意外触碰到带电线路，因为没有形成闭合回路，所以不会有电流通过患者身体（图 2-8）。

当然，如果人体同时接触同一设备的两条电源线，就会形成闭合回路，可能导致触电。此外，如果一个设备的任一电源线被错误地接地，那么接触地面

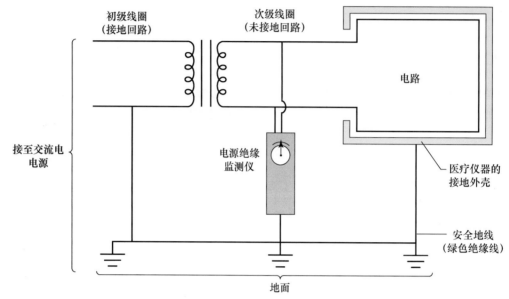

图 2-7 绝缘变压器与监护仪电路图

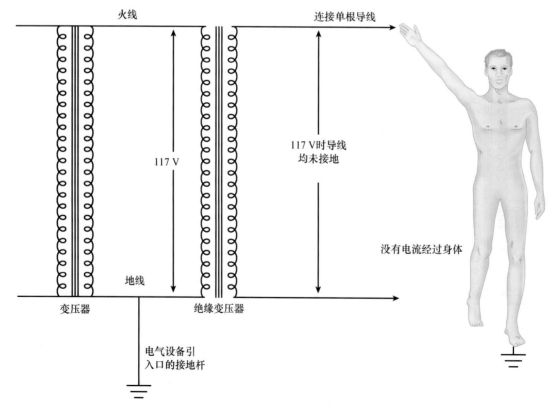

图 2-8 即使患者已经接地，如果接触绝缘回路的一根导线也不会发生触电事故。人体同时接触了两个互相独立的电源，但不会形成闭合回路（Modified with permission from Bruner J, Leonard PF. Electricity, Safety, and the Patient. St Louis, MO: Mosby Year Book; 1989.）

的患者就可通过触碰另一电源线而形成闭合回路。为了降低两类错误同时发生的概率，可使用**电源绝缘监测仪**测定绝缘的电源与地面形成的电流电压（图 2-9）。总体来讲，电源绝缘监测仪可以判定两个电源线与地面绝缘的程度，并且预测万一形成短路时可能产生的电流量。如果与地面之间可能形成难以接受的高电流时（通常为 2 mA 或 5 mA），即可触发报警装置，但如果没有同时激活接地错误回路开关，那么电源就不会被切断。这种住宅用开关（通常用于浴室和厨房，通常不会安装在手术室之类的地方，因为手术室断电造成的生命支持系统（如体外循环机）停止工作所带来的危害比触电更为严重。电源隔离监测仪报警仅仅表明电源被部分转换为接地系统。换句话说，当电源隔离检测仪报警时，提示有一处故障存在（一根电源线与地面连通），而发生触电事故则需要同时存在两处故障。当漏出电流总量超过预设报警限而引起电源隔离监测仪报警时，最后一个接插仪器通常就是问题所在。但是，如果该仪器为生命支持系统，那么电路中的其他接插设备将被移除，以评估故障是否真的存在于生命支持仪器上。

即使是良好绝缘的电源也不能完全避免小电流引发的微电击而致室颤。此外，电源绝缘监测仪并不能发现所有的故障，例如某个仪器中的安全地线断裂。尽管如此，还有设计更先进的医疗仪器可降低微电击风险。包括，双绝缘底架和外壳、非接地蓄电池供电装置以及将患者与仪器接地环路中隔离开的光学开关或变压器。

最新版美国消防协会（NPFA）99 卫生设施应急预案，要求对卫生设施进行风险评估，其中也包括了卫生设施中的电力系统。该风险评估由卫生设施的工作人员执行，其中也包括医护人员。风险评估按等级分类如下：

1 类：设施内的仪器或系统故障可导致患者或医护人员严重损伤或死亡。

2 类：设施内的仪器或系统故障可导致患者或医护人员轻微损伤。

3 类：设施内的仪器或系统故障不会导致患者或医护人员损伤，但可引起患者不适。

4 类：设施内的仪器或系统故障不影响患者医疗过程。

分级为 1 类的区域或系统设施建设需要具有最大的投入和最高的可靠性。其他分类级别的要求则相对较低。按照 2012 版 NPFA99 法案，医疗设施应急预案都应由风险评估分级决定。根据电气系统预案，手术室属于潮湿区域，需要通过电气安全系统减少电击损伤风险。如果手术室仅用于非液体暴露手术操作（译者注：操作中无需液体冲洗，procedure without liquid exposure），如中心静脉置管或眼部操作，那么该区域可重新进行风险评估，将其划分为非潮湿区域。

外科电切设备（电刀、电工作站）

外科电工作站（electrosurgical units，ESUs）可产生一个超高频电流，并通过一个小的作用电极（电刀头）使电流流经患者身体，而后通过一片大的电极片（负极板或返回电极）流出。电刀头的高强度电流可用于组织切割或凝血，而其转换取决于电流的波形。与电线（50 ～ 60 Hz）相比，超高频电流（0.1 ～ 3 MHz）可以避免室颤的发生。大面积的低阻抗负极板可以降低电流强度，防止体表电流出口发生灼伤（使用"出口"这个概念并不十分准确，因为电流是交流电而不是直流电）。高功率的 ESUs（高达 400 W），可与监护仪电缆产生电耦合，对监护仪产生电干扰。

负极板失灵可能由电刀连接脱落、与患者接触不良或导电糊过少引起。在这些情况下，电流将会从其他途径泄漏（如心电图电极片或手术台的金属部分），从而引起灼伤（图 2-10）。预防电灼伤的方法包括恰当的负极板放置位置，应避免接触假肢或骨骼隆起部位，以及避免患者接地。电流流经心脏可能导致心脏起搏器或心内除颤器失灵。将负极板尽可能放置在接近手术的区域并且尽可能远离心脏部位，可使起搏器受到的干扰降至最低。

新型外科电工作站与地面绝缘，其原理与绝缘电源相同（绝缘输出电路与接地装置）。由于这种二层保护的存在，可为工作站提供绝缘电源，手术室内线

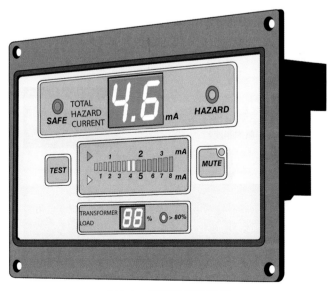

图 2-9 电源绝缘监测仪

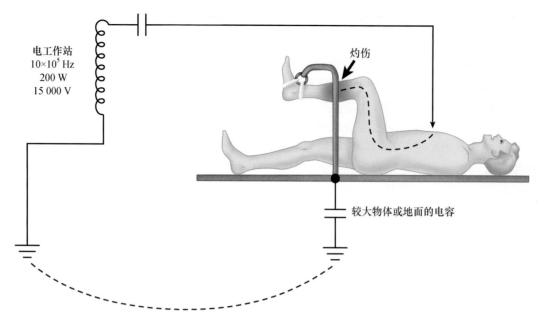

电工作站
10×10⁵ Hz
200 W
15 000 V

灼伤

较大物体或地面的电容

图 2-10   电灼伤。如果正常的电流通路遭到破坏，电流就会经其他途径形成完整的回路。由于电流是高频的，并不一定需要通常意义上的导体，电容也可以填补电路中的缺口。流经患者身体的电流接触一小片区域即可产生电灼伤。（在这种情况下，即使将下肢悬吊起来也不能起到任何保护作用。）接地电工作站（ESU）比绝缘 ESU 更容易引起远隔部位的电灼伤。此处地面输出指的是 ESU 的输出信号，与前述绝缘电源和接地电源系统无关（Modified with permission from Bruner J，Leonard PF. Electricity，Safety，and the Patient. St Louis，MO：Mosby Year Book；1989.）

路绝缘保护器可能探测不到线路故障。尽管某些工作站可以通过测定电阻监测到负极板与患者连接不良，但一些老式工作站只有在负极板与机器连接脱落时才会触发报警。双极电刀可将电流传导控制在几毫米范围内，因此无需使用负极板。由于电刀使用时可对起搏器和心电图产生干扰，因此必须严密监测脉搏和心音变化。在使用单极电刀时，可能需要暂停使用自动植入式心脏复律除颤仪。并且，植入式心内装置应该在单极电刀使用后进行重新调试。

手术室火灾和烧伤

防火与消防预备

手术室火灾较为罕见，其发生率与术后体内残留异物和手术部位错误的发生率相近，大约为 1∶87 000。
⑦ 几乎所有的手术室火灾都是可以预防的（图 2-11）。与医疗并发症不同，火灾只是单纯的物理和化学变化所引起的。火灾的发生是多种危险因素的结合，只要懂得火灾的基本规律，几乎所有可引起
⑧ 火灾的因素都可以被排除。引起手术室火灾最常见的危险因素与开放式氧气输送相关。

在氧化剂附近使用火源被认为是手术室火灾的高危因素。引起火灾必备的化学组合被归纳为火灾三因素或火灾三角。这三种因素分别是**燃料**、**氧源**和**火源**。表 2-2 列出了手术室内火灾或爆炸的潜在危险因

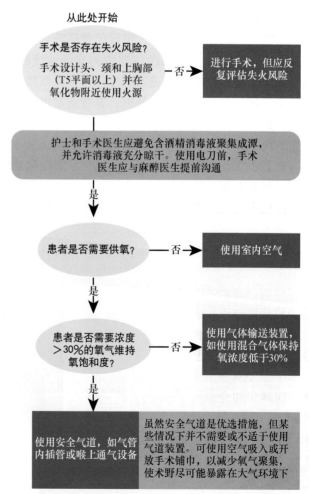

从此处开始

手术是否存在失火风险？
手术设计头、颈和上胸部（T5平面以上）并在氧化物附近使用火源 —否→ 进行手术，但应反复评估失火风险

护士和手术医生应避免含酒精消毒液聚集成潭，并允许消毒液充分晾干。使用电刀前，手术医生应与麻醉医生提前沟通

患者是否需要供氧？ —否→ 使用室内空气

患者是否需要浓度＞30% 的氧气维持氧饱和度？ —否→ 使用气体输送装置，如使用混合气体保持氧浓度低于30%

使用安全气道，如气管内插管或喉上通气设备

虽然安全气道是优选措施，但某些情况下并不需要或不适于使用气道装置。可使用空气吸入或开放手术铺巾，以减少氧气聚集，使术野尽可能暴露在大气环境下

图 2-11   手术室火灾预防流程（©Anesthesia Patient Safety Foundation. Used with permission.）

表 2-2　可能引起手术室火灾或爆炸的物品

可燃物（燃料）
液体、气溶胶、油膏
乙醇
氯己定
安息香
Mastisol（一种医用液态黏合剂）
丙酮
凡士林制品
手术巾（纸质或布料）
手术衣
手术纱布和敷料
手术缝线和筛网
塑料、聚（氯）乙烯、橡胶制品
气管导管
面罩
引流管
输液管路
肠道内气体
助燃气体（氧化剂）
氧气
氧化亚氮
火源（热源）
激光
电工作站
光纤光源（远端）
电钻和磨具
体外除颤仪

素。手术室火灾可通过对手术室工作人员进行防火教育、火灾演练、预备、预防和参与必要的培训项目来应对，甚至可完全避免。

对麻醉医师来说，应将开放式给氧相关的危险因素，作为火灾预防教育的重点。麻醉患者安全基金会从麻醉医师角度，开发了一套教育视频和在线教学模块，来提供火灾安全教育。

手术室火灾演练有助于提高手术相关火灾危险意识。与常规的火灾演练相比，手术室火灾演练应专门针对手术室，并重点强调与手术室环境相关的特殊风险。例如，外科手术患者应同时考虑使用垂直与平行的两种疏散通道、患者转运需要的呼吸支持、某些特殊情况如患者处于俯卧或侧卧位，或转运可能使用神经外科头钉固定的患者。

手术室火灾预防应包含在常规的术前核查程序中。应规定和介绍一旦火灾发生，手术团队成员各自的职责。用于应对火灾风险的物品应集中摆放或事先确认（如，准备适用于激光手术患者的气管导管；术野附近准备水或盐水；确认灭火器、关气阀和逃生通道的位置）。使用海报或流程图展示标准化预防方案会更加有利。

预防手术室火灾惨剧，需从手术团队所有成员间

紧密的交流做起。火灾三因素中，不同方面都由手术团队中特定的成员所掌控。一些燃料（如含酒精的溶液）、黏性清洁剂、外科无菌巾和消毒巾通常由巡回护士控制。一些起火源，如电刀、激光、电钻、电磨具，以及头灯和腹腔镜的光源则一般由外科医师控制。而麻醉医师则主要控制氧化物，如氧气和氧化亚氮的浓度。手术室工作人员间的沟通交流尤为重要，例如当外科医师使用电刀在气道内操作前确认氧浓度，或麻醉医师为防止手术中使用鼻导管时引起氧气蓄积，可要求巡回护士调整无菌巾单。

9 使用大于 30% 氧浓度的指征应该是根据患者的临床表现，而不应单纯凭借治疗方案或临床习惯。使用鼻导管或面罩输送高浓度氧气具有潜在风险。当需要增加吸入氧浓度时，通气策略应改为气管导管或声门上通气才更为安全，尤其是操作部位在剑突以上的手术。

如果手术部位在气道或易燃性管道内或附近时，在使用可燃设备前（如激光或电凝刀），应减小氧浓度并等待充足的时间，以使术野氧浓度确实降低。气道激光手术应使用不插管喷射通气或适用于激光波长的特殊保护性气管导管。激光手术的注意事项将在后面讲到。

含酒精的皮肤消毒剂极度易燃并需要有足够的干燥时间，使用时须防止消毒剂在患者体表聚积。患者头颈部使用含酒精溶液的棉签时，应防止棉签溶液过度饱和，避免遗留过多可燃残余物。产品信息卡是消毒剂信息的可靠来源。医用纱布和海绵在接近起火源使用前，须用无菌水或盐水湿润。

手术室内是否会发生火灾，重要的是确定起火点位置，如患者身体、气道内或手术室其他位置。如果发生在患者气道内，那么必须停止继续向患者输送新鲜气体。有效停止新鲜气体输送的方法包括关掉气体流量阀、断开回路与呼吸机的连接或断开回路与气管导管的连接。并且应拔除气管导管，并将无菌水或盐水注入气道，以扑灭余火。与顾虑断掉气流或移除气管导管的先后顺序相比，在气道起火时，能否快**10** 速完成这两种操作显得更为重要。这两种操作通常可以由一个人在同一时间内完成。如果是由团队不同成员共同执行，那么不应等待确定操作的先后顺序。以上操作完成后应重新开始通气，气源最好是室内空气，而不是富含氧气和氧化亚氮的气体。应检查移除气管导管的完整性，并重新建立气道，如有指征，应行气管镜检查。同时也应考虑处理患者烟雾吸入伤，必要时转入烧伤病房。

如果患者身体起火，应停止氧化气体输送、移除

外科无菌单并用水或覆盖法扑灭火源。而后应评估患者受伤情况。如果第一次灭火尝试没有成功，应使用二氧化碳灭火器进行灭火。进一步的措施还包括转移患者以及触发最近的火警报警器。如前叙述，在真正的火警形成前，手术团队就应事先确认灭火器、紧急出口、新鲜气体关闭阀门的具体位置。

火灾如导致损伤甚至死亡，则必须向对该机构负有管辖权的消防局进行报告。由于各地的上报标准各异，报告者应该对当地上报标准具有基本的了解。

在手术室火灾中，使用额外的氧气输送及手术部位高于剑突平面是最经常引起火情的情况。累及面部及气道烧伤经常出现，并引起危及生命的损伤或严重毁容。而其中大部分都可因限制开放式供氧而避免。

灭火器

当最初的灭火尝试失败，或撤离途中被起火点或火势所阻碍时，使用手提式灭火器是必需的。手术室内，患者身体起火，使用二氧化碳灭火器是安全的。二氧化碳消散快速、无毒，且在明火发生时使用不易造成热损伤。由 DuPont 生产的 EF-36，也可用于灭火。

A 类灭火器含有水分，在具有大量电器设备的手术室内使用时存在隐患。相较之下，水雾式 AC 类灭火器就很适用于手术室，但其需要时间和充足的水雾容量，并经过数次尝试才能将火扑灭。此外，这类设备体积较大不易操作。将这两类灭火材料生产为非磁性灭火器的成本较低，因此是最适用于磁共振室的灭火器。卤化物灭火器虽然十分有效，但因其可破坏臭氧层，并可导致使用者周围环境低氧而被淘汰了。Halotrons 灭火器是一种"绿色"卤化物灭火器，它对臭氧层影响较小。

激光安全

激光在手术室和治疗室的使用非常常见。当在气道手术或头颈部操作中使用激光时，应将其定义为外科火灾高风险因素，并应进行术前讨论。激光的类型［二氧化碳激光、钕钇铝红宝石激光（NG：YAG）或磷酸氧钛钾激光（KTP）］、波长和焦距都是手术室医用激光使用安全的关注点。如果没有这些至关重要的信息，手术室工作人员很难保证自身和患者免受损害。在激光手术开始前，应保证激光设备置于手术室内，并在手术室门外放置警告标识，室内人员应配带护目镜。麻醉医师应保证警告标识和护目镜类型，与激光设备标签上特定的激光保护措施相符。

美国国家标准协会（ANSI）规定，护目镜和激光设备必须标明提供保护和所发射的激光波长。一些眼科学激光和血管显影激光因其焦距较短而无需使用眼部保护措施。而在使用其他一些激光设备时，手术室工作人员必须全程配带护目镜。另外，也应使用护目镜或保护性眼贴保护患者双眼。

激光气管导管的选择应基于激光的类型和波长。每种导管的产品信息卡和标签需要与所使用的激光类型进行比对。直径小于 4 mm 的导管不适用于 ND：YAG 或氩激光，而适用于 ND：YAG 的导管却没有"半号"的规格。使用金属缠绕传统气管导管的方法也应避免使用。这种过时的方法被证明会引起导管破损且金属易松脱，并且也不能提供完全的抗激光渗透保护，因此不被制造商或美国食品药品监督管理局认可。作为另一种选择，不使用气管导管的喷射通气可减小气道起火的风险。

团队资源管理：创造手术室内安全文化

团队资源管理（crew resource management，CRM）起源于航空工业，是允许全体工作人员在发现任何不安全情况时进行阻止并要求调查的安全机制。它包括七项基本准则，目的是避免发生人为因素引起的差错。在航空领域中，CRM 给予全体工作人员在发现不属于正常情况时，提出异议的权利。在 CRM 实施前，除了机长外其他成员很难参与飞机运行操作。CRM 实施后，任何人在发现安全问题后都可以采取措施以保证问题得到妥善解决。而 CRM 在手术室内应用的益处显而易见，是为了防止潜在的致命性错误发生。

CRM 的七项基本准则是：①适应性或灵活性，②果断，③交流，④决策，⑤领导力，⑥综合分析，⑦情景意识。**适应性或灵活性**在于新的信息出现时，能够转变行为方式的能力。例如，在手术过程中，如果大血管被意外切断，麻醉医师必须立刻意识到应改变麻醉策略进行液体复苏，即使患者病情不允许大量输液。

果断是指具有积极的意愿和心理准备去参与、制定并保持某种决策，直到有事实证明其他选择可能更优。而这种行为需要主动性和魄力。例如，当一位资深外科医师告诉麻醉医师，患者的主动脉狭窄是慢性病程并且手术操作时间相对较短，不会出现问题。这时，麻醉医师应该向外科医师声明患者管理存在的风险，并在一个更加安全的麻醉及手术计划制订之前，不采取进一步的操作。

交流简单的定义为简洁且准确地发送和接收信

息、指令或命令，并建立有效的反馈。交流是一个双向的过程，并且应是一个闭环过程。

决策是根据现有的信息，利用逻辑和合理的判断做出决定的能力。决策常发生在临床经验不足的医生向经验较为丰富的医生寻求建议时，或医生因为疲劳而使重要的临床决策发生延误时。好的决策基于对个人局限性的认识。

领导力是指导和协调其他成员的活动并鼓励所有成员像团队一样工作的能力。**综合分析**是制定短期、长期及应急预案的能力，还包括协调、分配和监管团队和手术室资源。

最后也是最重要的一条准则是**情景意识**，是指个人对现实环境的认识与客观事实是否相符。在手术室内，缺乏情景意识可能会浪费宝贵的时间，比如一个可能发生栓塞的患者，其监护仪读数（二氧化碳分析或动脉血压）突然发生变化，而术者却只关注监护仪而不是患者本身。这时必须做的是确定监护仪数值是否可信，患者是否真的处于垂危状态。在解决问题时，应考虑到两种可能性，并快速排除其中一个。在这种情况下，视野狭隘可导致惨痛的错误。此外，当二氧化碳采样管松动和呼末二氧化碳数值偏低同时出现时，也不能就此排除患者因肺栓塞而导致呼末二氧化碳下降的可能。

如果手术室工作团队所有成员都遵循这七条准则，那么几乎有所人为性差错都可以避免。要将手术室建成一个更安全的场所，必须具有手术室安全文化。而在一个压抑性的手术环境中，这七条准则是无法发挥作用的。任何人发现问题必须告知其他成员，而不能惧怕后果。第 59 章会更加深入地讨论与患者安全相关的问题。

认证及监管机构的作用

在美国，医疗中心和医疗服务机构（the Centers for Medicare and Medicaid Services，CMS）推动许多涉及医疗机构的强制性政策和规章制度。为减少欺诈性索赔及医疗服务级别差异，医疗机构需接受认证机构的鉴定，这些认证机构包括 Joint Comission、Det Norske Veritas/Germanischer Lloyd（DNV GL）。

这些认证机构检查医疗机构运营流程，也需保证机构具有适宜政策，并且这些政策被实际执行。认证过程包括医疗机构呈递自查报告，并由综合医疗专家组进行实地考察，考查内容包括视察机构、观摩手术，并将考察结果与机构政策、自查报告做对比。

认证专家通过法律、规章和标准，确定一所医疗机构所提供服务是否与现阶段最优服务相匹配。麻醉医师应知悉，认证专家通常不会以指南、专家推荐及建议的标准来确定最优服务。指南、专家推荐及建议的证据级别不如行业标准，这些标准通常为教科书意见。许多认证机构只使用标准或行业规范进行评估。医疗机构应当注意的是，有时认证专家可能会给出不当的认证结果。所有认证机构都保留上诉流程，如果机构管理者认为认证结果不当，可以采用上诉流程。

实地考察经常会对麻醉医师未上锁的麻醉车进行检查，并故意穿戴有感染风险的着装。但是，这些检查通常没有基本规律。关于麻醉车上锁，其实更是为了评估麻醉车是否安全。由于多数手术室都具有门禁系统，因此认为其为安全区域。只要手术室不是无人监管的，那么该场所就应该遵循药品安全管理制度。

关于手术室着装，认证专家会根据围术期注册护士协会（AORN）的推荐手术室着装规定，限制个人洗手衣和外套进入，并要求手术服在医疗机构进行清洗消毒。但是，此项推荐仅仅是专家意见，缺少临床证据。如果有研究显示医院洗消与手术部位感染具有直接相关性，那么这就不仅是一项推荐，而变成了有证据支持的标准。当认证结果与临床证据相抵触（或缺乏临床证据）时，美国麻醉医师学会（ASA）和美国外科医师学会（ACS）会有立场声明和重点委员会协助澄清。

规章和制度与此类认证专家意见没有从属关系。认证结果与规章或制度相抵触经常是合规的。但是，规章制度会定期修订，但实地考察专家不一定使用最新版的规章制度作为检查依据。

安全由文化驱动，仅通过制定政策来控制安全行为应当被舍弃。假如医疗机构工作人员不仅追求不犯错，更是为了帮助他人，那么许多过失或安全纰漏就可能归因于工程问题、工作压力、流程矛盾或上述原因的综合。与单纯制定政策相比，设计的改进及检查、系统错误补救，对促进患者及手术团队安全更加有效。

未来的手术室设计

安全连锁技术

即使手术室工作人员安全意识提高，安全教育也得到加强，但患者危害事件仍然存在，且其发生率在多数产业或公众眼中被视为是不可接受的。同样地，尽管已经设立了罚金预付机制、医疗人员与医院公众评分系统、供应商评级网站和惩罚性的法律后果等措施，但人为因素引起的医疗过失仍未被完全避免。未来，安全工程设计可能对降低医疗过失有所帮助。一个正在发展的领域是手术室内连锁装置。连锁装置是一种在触发预设事件之前，使设备不能运转的简单装置。麻醉医师在使用挥发罐时，为了防止同时打开多种麻醉药物，就会用到连锁技术。这种技术的延伸还包括，在使用药物自动输注装置时，只有在患者腕带上的条形码被扫描后或至少是患者的药物过敏信息被输入设备数据库后，药物才会开始释放。其他应用还包括，在氧浓度大于30%时，外科电工作装置或激光不能使用，以防火灾发生。同样地，电脑、监护仪和其他设备也可能被设计为，在患者信息确认前不能使用。

工作流程设计

协调外科医师、麻醉医师和手术室护士的活动，是手术室日常运转的必不可少的工作。不管是一两间的日间手术室还是有多手术间的手术中心，都应该由临床主管来协调需要不同时长、不同外科技能和效率的手术，以备突然的、未计划的或急诊手术需要。由于监控工作流程及优化流程和人员配置数据统计的需要，促进了参与和记录外科事件时间的软件系统的发展，并且这些系统也在持续升级中。

手术室为改进工作流程，也设计了独立的麻醉诱导区域，以减少手术室内非手术操作时间。麻醉诱导室的设计和人员配置有多种模型，虽然在美国不是非常普遍，但是在英国麻醉诱导室已经使用了许多年。

一种麻醉诱导室模型是循环使用麻醉团队。一组成员被指定负责当天第一个患者，第二组成员在手术室翻台期间，在毗邻诱导室麻醉诱导下一名患者。将患者转运至手术室后，第二组麻醉医师继续负责管理该患者，而留下第一组麻醉医师在手术翻台时诱导第三名患者。这种模型的优点体现在连续性的麻醉管理，而其缺点是每个手术室都需要配备两组麻醉医师。

另一种模型是使用独立的诱导团队和麻醉团队。诱导团队负责麻醉诱导当天所有的患者，然后将患者管理交由每个手术室配备的麻醉团队负责。这种模型的优点是减少了麻醉诱导室内麻醉工作人员的配置，而缺点则包括不能对患者进行连续性管理，以及同时有多名患者需要诱导时的工作人员缺乏问题。这种模型可用于配有独立诱导室的手术间，也可用于一个公共麻醉诱导室服务多个手术间。

最后一种模型是使用多个配备工作人员的手术室，并使其中一间始终保持开放状态。当该日第一名患者被转入最初的房间，其后续患者始终被转入开放的房间，因此可节约等待手术室翻台和人员准备的时间。

所有这些模型都是以麻醉人员增加的间接成本可被手术率的增长所弥补为前提的。

精益方法

许多医院正在需求将精益方法应用于手术室环境。精益监测系统致力于寻找并排除无用的重复性行为。应用精益方法最著名的企业是日本丰田公司，他们甚至开发了一套名为丰田生产体系（TPS）的精益系统，被许多医疗机构用于围术期管理。TPS以三个理念为中心：muda、muri、mura。"muda"（"浪费"的日文发音）由"muri"和"mura"产生。"muri"是指由于过劳和生产压力所引起的浪费，而"mura"是指由不均衡的工作模式或缺乏负荷定量所引起的浪费。

TPS还包含5套步骤用以提高流程，被称为5S。

- Sort——消除超量、移除不在使用状态的物品、移除无用物品
- Set in Order——整理正在使用的物品，使其有序便于拿取。使工作流程简洁自然
- Shine——工作场所应保持清洁
- Standardize——工作区设置应保持相似，减少或消除工作区设置变化。每项工作应有一个标准。
- Sustain——工作应当由目标驱动；不应该有人被告知要做某事，而是所有人主动完成工作。

消除浪费并应用5S方法，日常手术可以更加安全、标准，也更加高效。

无线射频识别（RFID）（亦称电子标签）

无线射频识别技术是使用带有芯片的发射器，每个芯片发射不同的信号，其信号可被阅读器识别。这项技术在现代手术室中有许多应用潜力。在员工身份识别（ID）卡中使用RFID技术，可以使外科控制室与护士、外科医师以及麻醉医师保持联系，以淘汰传呼调度系统和通过电话定位关键人员的需要。将该技术运用于患者ID腕带和医院推床上，可使患者在整个医院的流动信息被定位。该技术可向医院系统发射可识别信号，为无法与医院工作人员取得联系的患者提供了更高级别的安全保护。最后，RFID技术还可被用于外科器械和手术纱布，以便在物品进入和离开手术区域时进行识别式的外科计数。当前后计数不匹配时，可使用扫描笔对患者进行扫描，以定位遗留物品。

病例讨论

吸氧环境下的监护麻醉

你被要求给一名进行单纯面部病损切除的患者实施监护麻醉。该患者属于病态肥胖且有睡眠呼吸暂停病史。患者声明"在我的面部进行操作会令我感到烦躁"并且表明他不想对有关手术的事留下任何记忆。外科医师向你保证，手术过程不会超过 5 分钟。患者的妻子提及他们来自乡下，需要在手术结束后尽快乘飞机返回。

这一病案中的哪些因素预示着存在高度手术室火灾的风险？

有阻塞性睡眠呼吸暂停病史的患者常常对镇静药物非常敏感，特别是阿片类麻醉药。即使使用很小剂量阿片类药物也会导致上呼吸道梗阻和低通气，引起高碳酸血症和低氧血症。对于肥胖患者，上呼吸道梗阻、低通气和 FRC 降低可导致氧饱和度快速下降。大多数麻醉医师都会选择使用面罩或鼻导管对患者进行氧气输送。而开放式的氧气输送浓度大于 30%就是火灾三因素中的一种。另一个关注点则是该手术的解剖定位。该患者剑突以上的操作部位，会在开放性输送的氧气附近存在火源（一旦使用的话）。

手术中采取哪些措施才最安全？

在该病例中，有三种方案可以增加安全性：避免给予患者氧气输送；使用气管导管或声门上通气措施；或者是避免使用火源。

对于气道管理或输氧方式的选择有何注意？

如前所述，该患者由于阻塞性睡眠呼吸暂停和肥胖，可能导致气道变化。在输氧方式的选择上，应该考虑到避免使用开放式输氧。

手术时间的长短对麻醉管理有何影响？

实际上，如果患者手术时间较长，局部麻醉效果会逐渐消失，这时阿片类药物的追加可能会使患者阻塞性睡眠呼吸暂停加重并延长苏醒时间。此外，越复杂的外科切除术越容易引起出血，这时就会使用到电刀。

患者希望术后能尽快出院的想法是否会影响你的麻醉计划？

当患者需要进行全身麻醉或使用大剂量的阿片类药物时，要快速恢复出院是不可行的。美国麻醉医师协会（ASA）已发布了一个关于阻塞性睡眠呼吸暂停的患者术后和出院评估的临床实施建议。见 www.asahq.org

如果外科医师认为你的麻醉计划过于小题大做你应如何应对？

解决争议首选也是最有效的方法是与外科医师就你认为的特殊关注点进行沟通。如果沟通失败，那么手术就不能进行，直至团队成员达成合理安全共识。ASA 发布的许多安全相关的指南和建议，也同时被其他专业协会所认同，如美国外科医师学会（ACS）。在事件发生前，麻醉医师也必须熟悉该机构的争端解决方式。

（王淼 译 朱正华 审校）

推荐阅读

Dorsch JA, Dorsch SE. *Understanding Anesthesia Equipment.* 5th ed. Philadelphia, PA: Williams & Wilkins; 2008. A detailed discussion of compressed gases and medical gas delivery systems.

Macdonald MR, Wong A, Walker P, Crysdale WS. Electrocautery-induced ignition of tonsillar packing. *J Otolaryngol.* 1994;23:426. An examination of factors that can decrease the risk of airway fire including lower oxygen concentration (using a cuffed tracheal tube), completely soaked tonsil packs, and avoidance of contact between electrocautery and bismuth subgallate.

National Fire Protection Association (NFPA): *Standard for Health Care Facilities.* Quincy, MA: NFPA; 2002. An updated version of NFPA 99 standards.

网址

The American National Standards Institute is the reference source for laser standards and many other protective engineering standards. http://www.ansi.org

The Anesthesia Patient Safety Foundation provides resources and a newsletter that discusses important safety issues in anesthesia. The web site also contains a link to view or request the video *Prevention and Management of Operating Room Fires*, which is an excellent resource to gain information concerning the risks and prevention of surgical fires. http://www.apsf.org

The American Society of Anesthesiologists (ASA) web site contains the ASA practice parameters and advisories. Many are oriented around patient safety issues and all can be printed for review. http://www.asahq.org

The Compressed Gas Association and its web site are dedicated to the development and promotion of safety standards and safe practices in the industrial gas industry. http://www.cganet.com

The ECRI (formerly the Emergency Care Research Institute) is an independent nonprofit health services research agency that focuses on health care technology, health care risk and quality management, and health care environmental management. http://www.ecri.org

The U.S. Food and Drug Administration (FDA) has an extensive web site covering many broad categories. Two major divisions address patient safety: the Center for Devices and Radiological Health (CDRH), which regulates and evaluates medical devices, and the Center for Drug Evaluation and Research (CDER), which regulates and evaluates drugs. http://www.fda.org

The National Fire Protection Association (NPFA) has a web site with a catalog of publications on fire, electrical, and building safety issues. Some areas require a subscription to access. http://www.nfpa.org

The Patient Safety Authority maintains data collected from the mandatory reporting of incidents of harm or near harm in the Commonwealth of Pennsylvania. Some data such as surgical fires data can be extrapolated to determine the likely incidence for the entire United States. http://patientsafetyauthority.org

The Virtual Anesthesia Machine web site has extensive interactive modules to facilitate understanding of many processes and equipment. The site, which contains high-quality graphic illustrations and animation, requires free registration. http://vam.anest.ufl.edu/

The Society of American Gastrointestinal and Endoscopic Surgeons (SAGES) has created an educational program, the Fundamental Use of Surgical Energy (FUSE) which is an educational and certification program for all surgical personnel. The educational content is (as of 2018) available without charge, and the certification and continuing education process is available for a reasonable fee. The course covers all types of electrical surgical units in the operating room and makes recommendation for their correct use and safety precautions. http://www.fuseprogram.org/

第 3 章 通气系统

要 点

1 因为吹气法避免与患者直接接触，若气体流量足够大时不会发生呼出气体的重复吸入。但这种技术不用于控制通气，且吸入气体中混入空气的量不可估计。

2 顺应性高的长呼吸管路会增加由贮气囊或呼吸机输送到回路的气体容量与实际到达患者体内的气体容量之间的差别。

3 自主呼吸时 APL 阀应该完全开放，此时回路内气体压力在吸气和呼气时可忽略不计。

4 由于新鲜气体流量等于分钟通气量就足以防止重复吸入，所以麦氏 A 型是所有麦氏回路中最适于自主通气的设计。

5 麦氏 D 型回路可有效用于控制通气，因为新鲜气流推动肺泡气远离患者并向 APL 阀方向移动。

6 通过添加二氧化硅增加碱石灰硬度可减少吸入氢氧化钠粉尘的风险同时降低气流阻力。

7 回路系统中任何一个单向活瓣发生故障都有可能导致二氧化碳重复吸入，引起高碳酸血症。

8 带有吸收器的回路系统可在新鲜气体流量低（新鲜气体流量＜1 L）或新鲜气流量仅等于患者和呼吸回路摄取的麻醉气体和氧气量（闭合回路麻醉）时，防止二氧化碳重复吸入。

9 循环回路系统中设有单向活瓣，所以其机器无效腔仅存在于吸入和呼出气于 Y 型管处混合的远端。与麦氏回路不同的是，回路系统中呼吸管路长度不影响无效腔大小。

10 急救通气系统中患者吸入氧浓度与供给呼吸器的混合气体（通常是 100% 氧气）中的氧浓度和气流量成正比，与供给患者的分钟通气量成反比。

通气系统（breathing systems）是将麻醉气体输送至患者的最终管道。通气回路（breathing circuits）连接患者与麻醉机（图 3-1）。现已有不同的回路设计，每一种设计的效用、便利度和复杂程度存在不同程度的差异。本章将回顾最重要的几种通气系统：吹气法、抽吸型系统（draw-over）、麦氏（Mapleson）回路、循环回路系统和急救通气系统。

大多数通气系统的分类都人为地将功能特征（如：重复呼吸的程度）和物理特征（如：存在单向活瓣）结合起来。因为这些看起来相互矛盾的分类

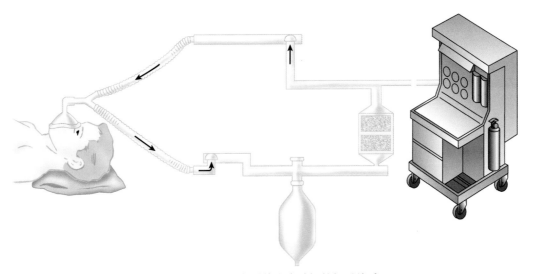

图 3-1 患者、通气系统和麻醉机的相互关系

（如：开放的、紧闭的、半开放的和半紧闭的）容易引起混乱，不利于理解，在本次讨论中将避免使用这种分类。

吹气法

"吹气"（insufflation）通常是指是将麻醉气体吹到患者面部。尽管吹气法被划分为一种通气系统，但更应该将其看成是一种避免呼吸回路与患者气道直接接触的技术。小儿在放置面罩（或开放静脉通路）时

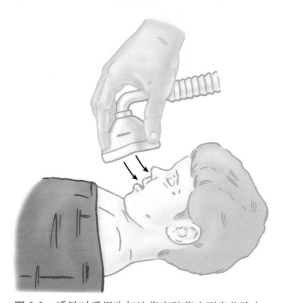

图3-2 诱导时采用吹气法将麻醉药吹到患儿脸上

经常挣扎，所以吹气法特别适用于小儿吸入麻醉诱导（图3-2）。此外，吹气法也适用于其他一些情况。局麻下行眼科手术的患者头颈部的铺单下存在二氧化碳蓄积的风险。采用吹气法在患者面部给予高流量空气（> 10 L/min）可以有效避免上述问题，同时不增加由于氧气蓄积引发的火灾风险（图3-3）。

1 因为吹气法避免与患者直接接触，若气体流量足够大时不会发生呼出气体的重复吸入。但这种技术不用于控制通气，且吸入气体中混入空气的量不可估计。

吹气法还可以在短时间呼吸暂停时（如：支气管镜检查时）用以维持动脉氧合。通过放置于气道内的装置将氧气直接吹入肺部，而不是将气体吹向面部。

开放点滴麻醉

尽管现代医学已不再使用开放点滴法进行麻醉，在此仍以少量篇幅介绍以示其重要的历史地位。过去，开放点滴麻醉就是将高浓度的吸入麻醉药乙醚或氟烷，滴注在纱布覆盖的面罩上（Schimmelbusch面罩），覆于患者面部。患者吸气时，空气通过纱布将液态麻醉剂蒸发后将高浓度的麻醉药带入患者体内。蒸发作用降低面罩温度，使蒸汽凝集并降低麻醉药的蒸汽压（蒸汽压与温度成比例）。

随着现代麻醉发展，开放点滴麻醉衍生出的抽吸

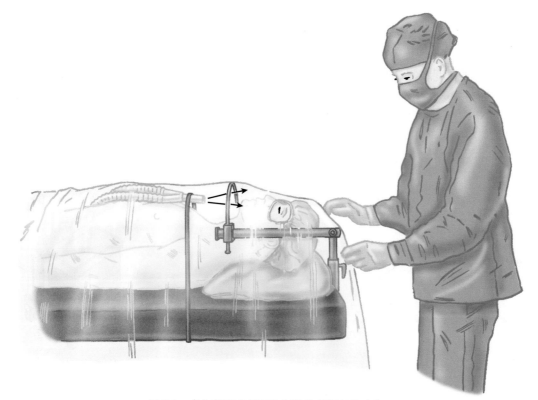

图3-3 在头部手术单下吹气法给予氧气和空气

型挥发罐（draw-over vaporizers），依靠患者吸气作用抽吸使环境空气通过挥发罐。这项技术可以用于无法使用压缩医用气体的环境和场地（如：战场）。

抽吸型麻醉

抽吸型装置包含无重复呼吸回路，虽然可以补充氧气，但通常采用环境空气作为载体。此装置适配于允许间歇正压通气（intermittent positive-pressure ventilation，IPPV）和被动清除的设备和接口，也可与持续正压通气（continuous positive airway pressure，CPAP）和呼气末正压通气（positive expiratory pressure，PEEP）装置连接。

在大部分基础装置中（图 3-4），患者吸气时空气进入低阻力蒸发器。患者自主呼吸时吸入空气和挥发性卤族麻醉药，常表现为氧饱和度（SpO_2）低于90%，需要使用 IPPV 和（或）氧气支持治疗。吸入氧浓度（FiO_2）可由一根末端开放容量约 400 ml 储气管补充，连接在蒸发器上升气流端 T 型接头处。在临床使用的潮气量和呼吸频率范围内，1 L/min 氧流量可以提供 30% ～ 40% FiO_2，4 L/min 氧流量可以提供60% ～ 80% FiO_2。目前市面上几种抽吸型系统具备相同的特征（表 3-1）。

抽吸型麻醉系统最大的优势在于简单和便携，在没有压缩气体和呼吸机时特别实用。

麦氏（Mapleson）回路

吹气法和抽吸型系统存在诸多缺点：包括难以控制吸入气体浓度（因此难以控制麻醉深度），头颈部手术时机械缺点，产生大量废气污染手术室等。麦氏系统通过在呼吸回路中增加组件〔如：呼吸管路、

表 3-1 抽吸型麻醉装置的特点
便携
气流阻力低
可适用于任何麻醉药[1]
麻醉气体输出可控

[1] 氟烷不能用于 Epstein Mackintosh Oxford 装置

新鲜气体入口、可调节限压阀（adjustable pressure-limiting，APL）和贮气囊〕解决了部分问题。这些组件的相对位置决定了回路性能，并构成麦氏系统的分类基础（表 3-2）。

麦氏回路组成

A. 呼吸管路

螺纹管——由橡胶（可重复使用）或塑料（一次性使用）制成——将患者和麦氏回路连接在一起（图 3-5）。管路直径大（22 mm）形成低阻力通路有利于降低回路阻力，并对麻醉气体有潜在储存作用。为减少对新鲜气流的需求，大多数麦氏回路的呼吸管路容量都应至少等于或者大于患者的潮气量。

呼吸管路的顺应性很大程度上决定了回路的顺应性（顺应性定义为压力变化产生的容量变化）。 ❷ 顺应性高的长呼吸管路会增加由贮气囊或呼吸机输送到回路的气体容量与实际到达患者体内的气体容量之间的差别。例如：顺应性为 8 ml 气体 /cmH_2O 的呼吸管路在输送潮气量使压力达到 20 cmH_2O 时，潮气量中的 160 ml 在回路中损失。这 160 ml 包括气体的压缩以及呼吸管路的膨胀。无论何种回路，在通过呼吸管路进行正压通气都必须考虑这一问题（如：循环回路系统）。

B. 新鲜气体入口

麻醉机中的气体（麻醉气体与氧气或空气的混合气）持续通过经新鲜气体入口进入回路。以下将讨论，新鲜气体入口的相对位置是不同麦氏回路重要的区分因素。

C. 可调节压力限制阀（减压阀，溢气阀）

麻醉气体进入呼吸回路后，如果气体入量大于患者吸入和呼吸回路摄取总量回路压力会增高。气体可以通过 APL 阀溢出回路，维持设定压力不变。溢出的气体被排放到手术室空气中，或者最好经废气清除系统清除。所有的 APL 阀可以设置不同的排气压力阈 ❸ 值。自主呼吸时 APL 阀应该完全开放，此时回路内气体压力在吸气和呼气时可忽略不计。辅助

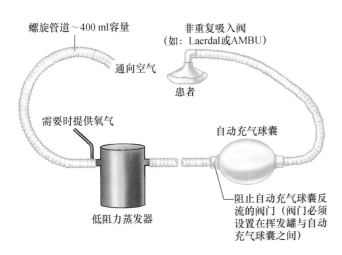

螺旋管道～400 ml 容量
非重复吸入阀（如：Laerdal 或 AMBU）
通向空气
患者
需要时提供氧气
自动充气球囊
低阻力蒸发器
阻止自动充气球囊反流的阀门（阀门必须设置在挥发罐与自动充气球囊之间）

图 3-4 抽吸型麻醉装置 / 回路示意图

表 3-2　麦氏回路分类及其特征

麦氏分类	其他名称	结构[1]	新鲜气流需要量		备注
			自主呼吸	控制通气	
A 型	Magill 连接		等于分钟通气量 [$\approx 80\ ml/(kg \cdot min)$]	非常高，难以预计	控制通气时不是好的选择。改良的闭合 Magill 系统提高了效率。共轴麦氏 A 型（缺乏通气系统）提供了废气清除装置
B 型			2× 分钟通气量	（2～2½）× 分钟通气量	
C 型	Water 往返回路		2× 分钟通气量	（2～2½）× 分钟通气量	
D 型	Bain 回路		（2～3）× 分钟通气量	（1～2）× 分钟通气量	Bain 共轴改良型：新鲜气流管在呼吸管路内部（见图 3-7）
E 型	Ayre's T 型管		（2～3）× 分钟通气量	3× 分钟通气量（I：E＝1：2）	呼出管路的容积应大于潮气量以防止重复吸入。废气清除困难
F 型	Jackson-Ree 改良回路		（2～3）× 分钟通气量	2× 分钟通气量	麦氏 E 型回路在呼吸管路末端带有贮气囊可控制通气并清除废气

[1] FGI，新鲜气体入口；APL，可调节限压（阀）

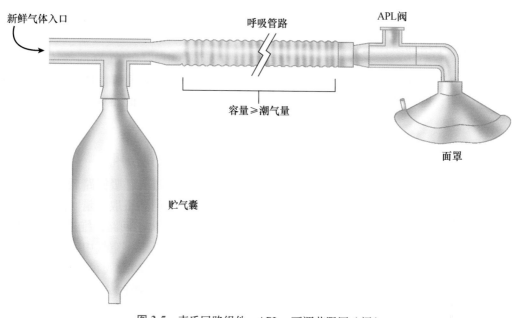

图 3-5　麦氏回路组件。APL，可调节限压（阀）

和控制通气时要求吸气正压使肺膨胀。在挤压贮气囊时部分关闭 APL 阀限制气体排出，产生回路正压。

D. 贮气囊（呼吸囊）

贮气囊的可储存麻醉气体，并能用于正压通气。贮气囊设计使容量增加时其顺应性也增加。贮气囊充盈时有三个时相（图 3-6）。当成人贮气囊容量达到 3 L 标准值（时相 I）后，压力迅速升至顶峰（时相 II）。容量继续增加，则形成平台或轻微的压力降低（时相 III）。这种天花板效应的天花板效应可最低限度保护患者肺免受高压损伤，如在新鲜气体持续进入呼吸回路却忘记打开限压阀的情况下。

麦氏回路运行特点

麦氏回路轻便、便宜、简单。呼吸回路效率可以通过减少 CO_2 重复吸入至可忽略不计程度所需的新鲜气流量来测量。因为麦氏回路中无单向活瓣和 CO_2 吸

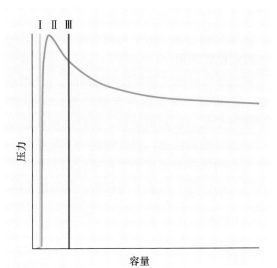

图 3-6　贮气囊充盈时三个时相（见正文）的顺应性和弹性变化［Reproduced with permission from Johnstone RE, Smith TC. Rebreathing bags as pressure limiting devices. Anesthesiology. 1973 Feb；38（2）：192-194］

收罐，只能通过给予足够的新鲜气流在再次吸入前通过 APL 阀排出呼出气体来防止重复呼吸。任何麦氏回路都存在某种程度的重复吸入。回路中的新鲜气体流量决定了重复呼吸量。减少重复吸入需要高流量的新鲜气体。APL 阀在麦氏 A、B、C 型回路中位于面罩附近，而贮气囊则在回路另一末端。

请参看图 3-5 中的麦氏 A 型回路。在自主呼吸期间，含有 CO_2 的肺泡气呼出进入呼吸回路或直接通过开放的 APL 阀排出。吸气发生之前，如果新鲜气体流量超过肺泡分钟通气量，流入的新鲜气体迫使残留在呼吸管路中的肺泡气体通过 APL 阀排出。如果呼吸管路的容量等于或大于患者潮气量，下一次吸入气体中只含新鲜气体。由于新鲜气体流量等于分钟通气量就足以防止重复吸入，所以麦氏 A 型是所有麦氏回路中最适于**自主通气**的设计。

然而**控制通气**时的正压需要部分关闭 APL 阀。尽管在吸气相会有部分肺泡气体和新鲜气体通过 APL 阀排出，但呼气相不会有气体排出，因为正压通气的呼气相呼出气体是停滞的。因此在使用麦氏 A 型回路进行控制通气时需要非常高流量的新鲜气体流量（超过 3 倍于分钟通气量）来避免重复呼吸。由于新鲜气体入口靠近 APL 阀门，因此麦氏 B 型回路很容易获得新鲜气流。

将麦氏（Mapleson）A 型的 APL 阀和新鲜气流入口位置互换就成为了**麦氏（Mapleson）D 型回路**（表 3-2）。麦氏 D 型回路可有效用于控制通气，因为新鲜气流推动肺泡气远离患者并向 APL 阀方向流动。因此，只需要简单改变组件位置就完全改变了麦氏回路新鲜气体需要量。

Bain 回路系统是麦氏 D 型系统的共轴版，将新鲜气流入口管整合置于呼吸管路中（图 3-7）。这一调整减少了回路内容量，吸入气体被反向流动的温热呼出气体部分加温，与传统的麦氏 D 型回路相比更好

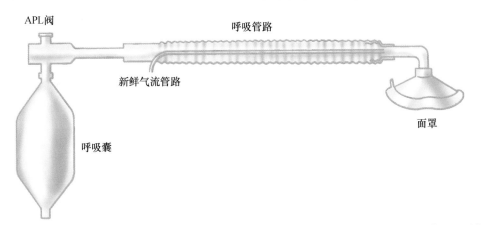

图 3-7　Bain 回路是麦氏 D 型回路设计的一种，将新鲜气流管整合放置于呼吸管路中。APL，可调节限压（阀）［Reproduced with permission from Bain JA，Spoerel WE. Flow requirements for a modified Mapleson D system during controlled ventilation. Can Anaesth Soc J. 1973 Sep；20（5）：629-636.］

地维持了气体的温度和湿度。这个共轴回路的缺点是新鲜气流入口管路可能会打结或者脱落。必须定期检查呼吸回路内管及时发现这一不良事件，如未及时发现，可能会造成严重的呼出气体重复吸入。

循环回路系统

虽然麦氏系统克服了吹气和抽吸型通气系统的部分缺点，但其需要高流量的新鲜气体以防止 CO_2 重复吸入会导致麻醉药物浪费、手术环境污染以及患者热量和水分流失的问题（表 3-3）。为避免这些问题，**循环回路系统**（circle system）在呼吸系统中加入了更多组件。

循环回路系统组件包括：（1）含有 CO_2 吸收剂的 CO_2 吸收装置，（2）新鲜气体入口，（3）吸气单向阀和吸气管路，（4）Y 型接口，（5）呼气单向阀和呼气管路，（6）APL 阀，（7）贮气囊（图 3-8）。

表 3-3　呼吸回路的特点

	吹气和开放点滴	麦氏	循环回路
复杂性	很简单	简单	复杂
麻醉深度控制	差	不定	好
废气排除能力	很差	不定	好
温度和湿度保存能力	无	无	有[1]
呼出气体重吸入	无	无[1]	有[1]

[1] 这些特性取决于新鲜气流量

循环回路系统的组成

A. 二氧化碳吸收器和吸收剂

重复吸入肺泡气可以维持温度和湿度，但呼出气体内的 CO_2 必须清除防止高碳酸血症。CO_2 和水结合成碳酸。CO_2 吸收剂（如：钠石灰或氢氧化钙石灰）包含碱基，可以中和碳酸。反应终产物包括热量（中和热），水和碳酸钙。**钠石灰**是一种吸收剂，每 100 g 可吸收 23 L CO_2。钠石灰由氢氧化钙（80%）、氢氧化钠、水以及一小部分氢氧化钾组成。化学反应式如下：

$$CO_2 + H_2O \rightarrow H_2CO_3$$
$$H_2CO_3 + 2NaOH \rightarrow Na_2CO_3 + 2H_2O + 热量$$
（快反应）
$$Na_2CO_3 + Ca(OH)_2 \rightarrow CaCO_3 + 2NaOH$$
（慢反应）

最开始需要的水和氢氧化钠是再生的。另一种吸收剂，氢氧化钡石灰，由于可能会增加呼吸系统着火风险，目前已经不用。

当氢离子浓度增加和吸收剂耗尽时，pH 指示剂染料（如，乙基紫）颜色由白变紫。当 50% ～ 70% 的吸收剂颜色变化时就必须更换。耗尽的颗粒放置一段时间后颜色可能会恢复，但吸收能力不能恢复。吸收剂颗粒大小的选择需要在小颗粒吸收面积较大，大颗粒气流阻力较小两个因素之间权衡。常用的 CO_2 吸收

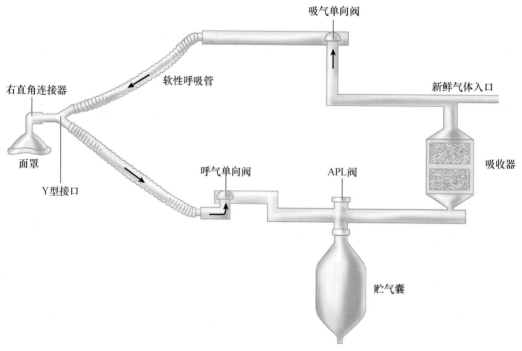

图 3-8　循环回路系统。APL，可调节限压（阀）

剂有 4 ～ 8 个筛孔径，筛孔径的数目依据每平方英寸中所含小孔的数目决定。氢氧化物对皮肤和黏膜有刺激性。**⑥** 在钠石灰中加入硅增加硬度可减少碱石灰粉尘吸入的危险，同时也降低气流阻力。吸收剂在封装过程中会加入水，为碳酸形成创造有利条件。市售的钠石灰水含量约为 14% ～ 19%。

吸收颗粒可以吸收并继而可释放挥发麻醉效应浓度的挥发性麻醉药。这一特点可以导致轻度诱导和苏醒延迟。钠石灰越干燥就越容易吸收和降解挥发性麻醉药。挥发性麻醉剂可以被干燥的吸收剂（如：氢氧化钠，氢氧化钾）分解为一氧化碳，其浓度足以导致临床可检测的碳氧血红蛋白浓度。地氟烷降解产生的一氧化碳最多；七氟烷只有在高温情况下才发生这一情况。

Amsorb 是一种二氧化碳吸收剂，含有氢氧化钙和氯化钙（加入硫酸钙和聚乙烯比咯酮以增加硬度）。此种吸收剂的惰性比钠石灰更强，对挥发性麻醉药的降解更少（如，七氟烷被降解为复合物 A，地氟烷被降解为一氧化碳）。

复合物 A 是七氟烷被吸收剂降解后的一种副产物。高浓度的七氟烷长时间暴露，和低流量的麻醉技术会增加复合物 A 的产生。在动物实验中已证实复合物 A 会产生肾毒性，但在人体未见相关不良反应。

吸收剂颗粒被装在一个或两个上下有盘片承托的罐子里。这个装置称为吸收罐（图 3-9）。双罐结构尽管体积较大，但可以实现更完善的 CO_2 吸收，不需要那么频繁更换吸收剂，同时气流阻力也较低。为确保完全吸收，患者的潮气量不应超过吸收剂颗粒间空隙的空气容积，大约相当于吸收罐容积的 50%。可以通过吸收罐的透明外壁观察指示剂颜色变化。吸收罐呼出气体入口处以及靠近罐内壁附近的吸收剂首先被消耗。利用阻隔系统将吸收剂颗粒间隙最小化，使气流从吸收剂中间流过，最大化利用吸收剂。吸收罐底部有一个底座可以收集粉尘和水分。

B. 单向活瓣

单向活瓣有检验活瓣的功能，内含一个静止时水平位于环状瓣底座上的陶瓷片或云母片（图 3-10）。前向气流将阀门片上抬，使气流可以在回路中通过；反向气流将活瓣顶在底座上，阻止逆流发生。单向活瓣功能失常常由阀门片弯曲或底座变形引起。呼气活瓣暴露在潮湿的肺泡气体。冷凝水和水雾形成将阻止阀门向上移动，导致不能完全释出呼出气体和重复吸入的发生。

吸气相吸气活瓣开放，患者可吸入新鲜气体和通

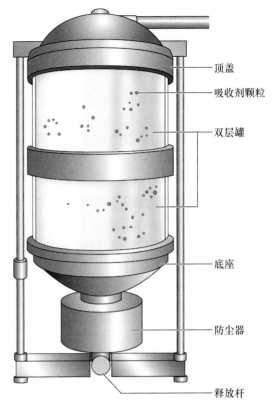

图 3-9　二氧化碳吸收罐

顶盖
吸收剂颗粒
双层罐
底座
防尘器
释放杆

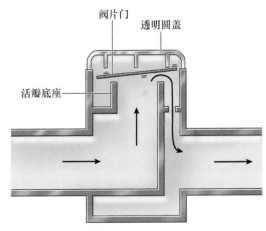

图 3-10　单向活瓣

阀片门
透明圆盖
活瓣底座

过 CO_2 吸收罐的呼出气体混合气体。同时呼气活瓣关闭，防止含有 CO_2 的呼出气体重复吸入。后续呼气相患者体内呼出的气体使呼气活瓣开放。呼出气通过 APL 阀排出或通过吸收罐后被患者重复吸入。呼气相吸气活瓣关闭避免呼出气体与吸气管中的新鲜气流混**⑦** 合。任何一个单向活瓣发生故障都有可能产生 CO_2 重复吸入，导致高碳酸血症。

优化循环回路系统设计

尽管循环回路系统中的主要组件（单向活瓣、新鲜气流入口、APL 阀、CO_2 吸收罐和贮气囊）可以有不同的安装位置，但推荐按下述结构（图 3-8）：

- 如果循环回路发生漏气，单向活瓣会相对靠近患者以阻滞逆流气体进入吸气管中。但单向活瓣不置于 Y 型管路中，因为这不利于保证和维持合适的开放方向和术中功能正常。

- 新鲜气体入口位于吸收罐和吸气活瓣之间。如果位于吸气活瓣下游，新鲜气流在呼气相绕过患者而造成浪费。新鲜气体进入呼气活瓣和吸收罐之间会被重新循环的气体稀释。此外，挥发性麻醉药会被钠石灰颗粒吸收或释放，减慢诱导和觉醒。

- APL 阀通常放置在吸收罐和呼气活瓣之间，接近贮气囊（图 3-11）。将 APL 阀放置于这个位置（即吸收罐之前）有助于保持其吸收功能并减少新鲜气体排放。APL 阀调节从回路的呼气端进入气体清除系统的气流量。

- 将贮气囊置于呼气端，可降低呼气阻力。

循环回路系统的性能特点

A. 新鲜气体需要量

⑧ 循环回路系统带有一个吸收罐，在新鲜气流量很低（≤1 L）或仅等于患者和回路摄取的麻醉气体和氧气量（闭合回路麻醉系统）时，也可以防止 CO_2 重复吸入。新鲜气流量大于 5 L/min 时重复吸入量会非常小，此时通常不需要二氧化碳吸收罐。

新鲜气流量很低时，在新鲜气体（即新鲜气体入口的气体）和吸入气体（即呼吸管吸气肢内的气体）之间氧浓度及挥发性麻醉药浓度会差异很大。后者是新鲜气体和通过吸收罐的呼出气体的混合气体。新鲜气体流量越大，新鲜气体内的麻醉药浓度变化反映在吸入气内的麻醉药浓度变化的时间就越短。提高气体

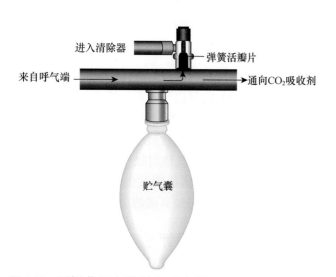

进入清除器
弹簧活瓣片
来自呼气端
通向 CO_2 吸收剂
贮气囊

图 3-11　可调节压力限制（APL）阀（Reproduced with permission from Rose G，McLarney JT，eds. Anesthesia Equipment Simplified. New York，NY: McGraw-Hill Education，Inc；2014.）

流量可以加速诱导和恢复，同时可以补偿回路漏气并降低无法预知的气体混合的风险。

B. 无效腔

潮气量中不参与肺泡通气的部分被称为无效腔。因此，任何无效腔的增加，就必须相应增加潮气量维 **⑨** 持肺泡通气量不变。由于含有单向活瓣，循环回路系统的机器无效腔仅存在于吸入气和呼出气混合的 Y 型管远端。与麦氏回路不同，循环回路系统呼吸管路长度不影响无效腔大小。与麦氏回路相同，呼吸管路的长度会影响回路的顺应性和正压通气时损失在回路中的潮气量。小儿循环回路系统可以在 Y 型管中放置隔膜，分隔吸入气体和呼出气体，并使用顺应性低的呼吸管路进一步减少无效腔，且重量也更轻。

C. 阻力

单向活瓣和吸收罐会增加循环回路系统的阻力，特别是在通气频率较快以及潮气量较大时。不过，即便是早产儿也可成功使用循环回路系统进行通气。

D. 维持温度和湿度

医疗气体输送系统输送室温下的非湿化气体进入麻醉回路。另一方面，呼出气体则饱含带体温的水分。因此，吸入气体的温度和湿度取决于重复吸入的气体占新鲜气体的比例。气体流量高时湿度相对较低，而气体流量低时湿度则相对较高。在循环回路系统中，吸收颗粒是温度和湿度的重要来源。

E. 细菌污染

滞留在循环回路组件内的微生物在理论上存在导致患者呼吸系统感染的轻度风险。鉴于此，有时将细菌过滤器置于吸气管路或呼气管路或 Y 型管路内。

循环回路系统的缺点

尽管循环回路系统解决了麦氏回路系统的大部分问题，但同时也带来了一些其他缺陷：体积较大，便携性差；复杂性增加，脱落或机器故障的风险较高；吸收罐相关的不良反应；以及在低流量时难以预估吸入气体浓度。

急救通气系统

急救呼吸囊（AMBU 囊或贮气囊-面罩系统）因其简单、便携和几乎可以传送 100% 纯氧的功能常用于紧急通气（图 3-12）。急救通气装置不同于麦氏回

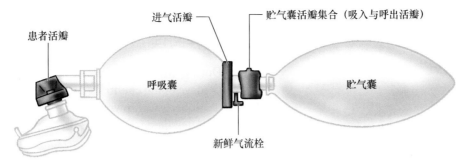

图 3-12　Laerdal 急救呼吸囊（Reproduced with permission from Laerdal Medical Corp.）

路系统和循环回路系统，它含有一个**无重复呼吸活瓣**（麦氏系统虽然带有 APL 阀，但仍被认为是**无活瓣系统**，而循环回路系统虽然带有单向活瓣使气流通过吸收罐，但允许呼出气的重复吸入）。

进气接口与高流量气源相连后，就可以通过自主呼吸或控制通气的方式向面罩或气管导管输送高浓度氧气。在控制通气或自主呼吸吸气相时患者活瓣开放，呼吸囊内气体吹向患者。该活瓣的排气孔可以使呼出气体排入大气以避免重复呼吸。可压缩，自充气呼吸囊还带有吸入活瓣，该活瓣在呼吸囊压缩时关闭，允许正压通气。气体通过新鲜气体入口和进气活瓣使呼吸囊充气。将贮气囊和进气活瓣连接可以避免混入室内空气。贮气囊活瓣集合由两个单向活瓣组成：进气活瓣和出气活瓣。进气活瓣在新鲜气流不足时可以让周围空气进入贮气囊以维持充盈。当新鲜气流过量时，贮气囊正压可以使出气活瓣开放，排出多余氧气。

急救通气系统存在许多缺点。首先，需要高流量的新鲜气体获得高 FiO_2。FiO_2 与供给急救呼吸囊的混合气体氧浓度（通常是 100% 纯氧）以及氧流量成正比，与患者的分钟通气量成反比。最后，虽然正常功能的患者瓣膜吸气和呼气阻力很低，但呼出的水分会导致瓣膜黏着。

⑩

病例讨论

原因不明的浅麻醉

一个极度肥胖但其他方面健康的 5 岁女孩拟行腹股沟疝修补术。在平稳的全身麻醉（全麻）诱导和插管后，呼吸参数设置为潮气量 6 ml/kg，通气频率 16 次 / 分。尽管使用高浓度七氟烷与 50% 氧化亚氮混合气，患者仍然出现心动过速（145 次 / 分）和轻微高血压（144/94 mmHg）。为增加麻醉深度，给予芬太尼 3 μg/kg。心率和血压仍持续上升并伴有频发室性期前收缩（早搏）。

对患儿心血管变化做鉴别诊断时需要考虑什么？

全麻时出现心动过速和高血压，麻醉医师需要考虑高碳酸血症和缺氧，这两者都会使交感兴奋性增加。这一危及生命的情况应立即使用呼气末二氧化碳、脉搏氧饱和度或动脉血气分析以鉴别诊断。

术中心动过速和高血压的一个常见原因是麻醉深度不足。通常可由患者肢体运动证实。如果患者处于肌肉松弛状态，则很少有明确可靠的指标来证实麻醉过浅。如果患者对阿片类药物反应较差则提醒麻醉医师可能存在其他更为严重的原因。

恶性高热虽然罕见，但在出现不能解释的心动过速时必须考虑，尤其在伴有房性早搏或室性早搏时。麻醉中使用的某些药物（如氯胺酮、麻黄碱）可以刺激交感神经系统导致或加重心动过速和高血压。糖尿病患者接受胰岛素注射或口服长效降糖药后出现低血糖状态时也会发生类似的心血管改变。此外还需要考虑其他一些内分泌紊乱（如：嗜铬细胞瘤、甲状腺危象、良性肿瘤）。

这些问题与设备功能异常有关吗？

气体分析可以确定向患者输送的麻醉气体。

呼吸管路连接错误会导致缺氧或高碳酸血症。此外，单向活瓣功能异常会增加回路无效腔和呼出 CO_2 重复吸入。钠石灰耗尽在新鲜气流量低时也导致重复吸入。二氧化碳分析仪可检测出吸气相 CO_2 重复吸入。如果因麻醉机问题导致重复吸入，应断开患者与麻醉机连接，用急救呼吸器通气直至设备修复完毕。

高碳酸血症的其他后果是什么？

高碳酸血症会产生许多影响，其中绝大部分都被全麻所掩盖。脑血流量与动脉 CO_2 含量升高成正比。这一效应对颅内压增高的患者非常危险（如：颅内肿瘤）。二氧化碳水平极度升高（> 80 mmHg）

会导致脑脊液 pH 降低，引起意识丧失。CO_2 抑制心肌，但这个直接效应通常会被交感神经系统激活所掩盖。在全麻过程中，高碳酸血症通常会被交感神经系统激活所掩盖。在全麻过程中，高碳酸血症通常导致心输出量增加，动脉压升高，出现心律失常倾向。

血清 CO_2 浓度升高超过血液的缓冲能力，导致呼吸性酸中毒。这导致其他阳离子，如 Ca^{2+} 和 K^+ 向细胞外移位。酸中毒也可使氧合血红蛋白解离曲线右移。

二氧化碳是较强的呼吸刺激因素。实际上 $PaCO_2$ 从基线每升高 1 mmHg，正常清醒患者分钟通气量就增加 2 ～ 3 L/min。全麻显著降低这一反应，而肌肉松弛会完全消除此反应。最后，严重的高碳酸血症可使肺泡内氧浓度降低而导致缺氧。

（杨岑 译 雷翀 审校）

推荐阅读

Dobson MB. Anaesthesia for difficult locations—developing countries and military conflicts. In: Prys-Roberts C, Brown BR, eds. *International Practice of Anaesthesia*. Oxford: Butterworth Heinemann; 1996.

Dorsch JA, Dorsch SE. *Understanding Anesthesia Equipment*. 5th ed. Philadelphia, PA: Lippincott, Williams & Wilkins; 2008.

Gegel B. A field expedient Ohmeda Universal Portable Anesthesia Complete Draw-over vaporizer setup. *AANA J*. 2008;76:185.

Rose, G, McLarney JT. *Anesthesia Equipment Simplified*. New York, NY: McGraw-Hill; 2014.

第 4 章　麻醉工作站

要　点

① 由于设备功能故障导致的设备相关不良事件发生非常罕见；而在结案的索赔案例中，由于麻醉气体输送系统操作不当所带来的设备相关不良事件发生率是设备本身故障的三倍。可预防的麻醉机器操作不当通常都是由于操作者对设备的不熟悉和（或）使用前未检查机器功能所导致的。这些事故占 1990 到 2011 年美国麻醉医师协会（ASA）结案投诉项目数据库病例数的 1%。

② 麻醉机通过供气源接入医用气体，控制气流量并将气体压力降至安全水平，将挥发性麻醉药蒸发至最终气体混合物中，将气体通过呼吸回路输送给患者。机械通气机连接在呼吸回路上，但可以在自主呼吸或手动（皮球）通气时由转换开关关闭。

③ 氧气可以直接到达流量控制阀，但氧化亚氮、空气和其他气体在到达各自流量控制阀前则必须首先通过安全装置，这些安全装置仅在有足够氧气压力时允许其他气体通过，从而避免氧气供应失常时输出低氧混合气体。

④ 麻醉机的另一个安全性能是将氧化亚氮气流与氧气流连接，这一设计确保最低氧浓度不低于25%。

⑤ 所有现代挥发罐都是挥发性麻醉药物专用的，且进行了温度校准，能够不受温度或经过挥发罐的气流影响持续输出恒定浓度的麻醉气体。

⑥ 气道压的增高可能提示肺顺应性下降，潮气量增大，或呼吸回路、气管插管或患者气道阻塞。气道压的下降可能提示肺顺应性增高、潮气量降低，或回路泄漏。

⑦ 传统麻醉机上的呼吸机具有双回路系统设计，气动和电控。较新型的麻醉机也整合了微处理控制器和精密的压力和流量传感器，实现多种通气模式、PEEP、精确潮气量调节和提升安全性能。有些麻醉机的呼吸机采用了单回路活塞设计。

⑧ 活塞呼吸机的主要优点在于可向肺顺应性极差的患者或很小的患者输送精准的潮气量。

⑨ 使用呼吸机时，必须被动激活"回路断开警报"。麻醉工作站至少应有三项断开警报：低吸气峰压、低呼出潮气量及低呼出二氧化碳。

⑩ 呼吸机的溢气阀在吸气相关闭，呼吸机气体总出口的新鲜气流一般提供输送至患者的潮气量。

⑪ 吸气相溢气阀关闭，APL 阀不在回路中，所以必须避免在吸气相使用快速充氧按钮；这种情况下氧气急流（600 ～ 1200 ml/s）和回路压力会被直接传导至患者肺部。

⑫ 在手术室采用容量控制通气模式时，常可以观察到潮气量设定值与患者实际接受的潮气量存在很大差异。导致这一现象的原因包括呼吸回路顺应性、气体压缩、呼吸机-新鲜气流偶联，以及麻醉机、呼吸回路或患者气道漏气。

⑬ 废气排出系统清除呼吸回路通过 APL 阀和呼吸机溢气阀排出的气体。麻醉废气污染手术间会对手术工作人员的健康造成危害。

⑭ 每次使用前设备的例行检查可增加使用者的熟悉程度并确保机器运行功能正常。美国食品与药物管理局制定了麻醉机和呼吸系统的检查程序。

　　麻醉机是与麻醉临床工作关系最为密切的设备（图 4-1）。最基本来说，麻醉医师通过麻醉机控制患者通气，确保氧供并给予吸入性麻醉剂。机器的正常工作对患者安全至关重要。现代麻醉机已经非常精良，整合了许多植入式的安全特性和设备、监护仪，以及整合和监测所有组件的多重微处理器。此外，模块式的设计使得同系列产品可以实现多种多样的配置和特性。因此现代麻醉机常被称为"麻醉工作站"（anesthesia workstation）。美国有两家主要的麻醉机制造商——通用医疗（Datex-Ohmeda）和德尔格医疗（Dräger）设备占市场份额最大，其他制造商（如：Mindray，Maquet，Spacelabs）也生产麻醉给药系统。

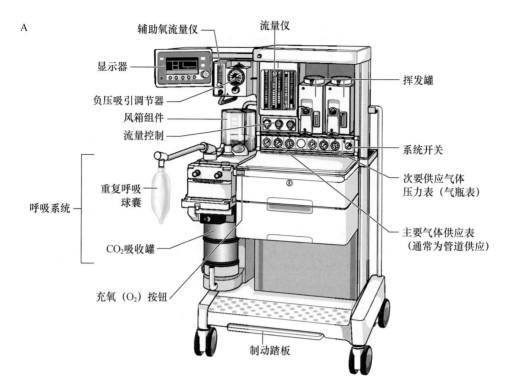

A

辅助氧流量仪
流量仪
显示器
揮发罐
负压吸引调节器
风箱组件
流量控制
系统开关
次要供应气体
压力表（气瓶表）
呼吸系统
重复呼吸
球囊
CO_2吸收罐
主要气体供应表
（通常为管道供应）
充氧（O_2）按钮
制动踏板

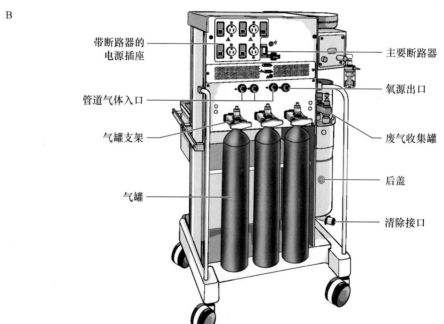

B

带断路器的
电源插座
主要断路器
管道气体入口
氧源出口
气罐支架
废气收集罐
气罐
后盖
清除接口

图 4-1　现代麻醉机（Datex-Ohmeda Aestiva）。A. 正面；B. 背面

麻醉实施者必须熟悉临床工作中所用机型麻醉机的使用手册。

在减少麻醉气体输送系统不良事件的发生上已经取得了长足的进步。由于设备功能故障导致的设备相关不良事件发生非常罕见；而在结案的索赔案例中，由于麻醉气体输送系统操作不当所带来的设备相关不良事件发生率是设备本身故障的三倍。设备操作不当主要包括准备、维护或调配机器的失误。可预防的麻醉机器操作不当通常都是由于操作者对设备

的不熟悉和（或）使用前未检查机器功能所导致的。这些事故占 1990 到 2011 年美国麻醉医师协会（ASA）结案投诉项目数据库病例数的 1%。严重的损伤与供气错误有关，特别是临时供氧系统和呼吸回路故障、手术室外的辅助供氧问题和麻醉呼吸机的问题。35%的索赔中，进行适当的麻醉前机器检查（参见"ASA 2008 年麻醉前检查推荐"）可能可以预防不良事件发生。幸运的是，在过去的 20 年里，麻醉设备导致的患者损伤在数量和严重程度上都有所减少。然而，全

身麻醉术中知晓的索赔增加了。

美国国家标准协会与随后 ASTM 国际（前美国测量与材料协会，F1850-00）发布了麻醉机和组件的标准规范。表 4-1 列举了现代麻醉工作站的主要特点。

概述

❷ 通常情况下，麻醉机由供气源接入医用气体，控制气体流量并将气体压力降至安全水平，将挥发性麻醉剂蒸发至最终气体混合物中，最终将气体混合物通过呼吸回路输送给患者（图 4-2、4-3）。机械通气机与呼吸回路连接，但自主呼吸或手动（皮球）通气时，可通过转换开关断开连接。麻醉工作站通常还配有辅助供氧装置和吸气压力调节阀。除标准安全装置外（表 4-1），高端麻醉机还有附加的安全装置和植入式计算机处理器，该处理器可整合并监测所有组件，实施机器自检，提供自动记录以及联网外接监护仪和医院信息系统。部分麻醉机采用便携设计，或与磁共振成像（MRI）设备兼容。

气体供应

多数麻醉机具有氧气、氧化亚氮及空气入口。集合式麻醉机通常没有空气入口，还有一些麻醉机有第四个入口连接氦气、氦氧混合气、二氧化碳或一氧化氮。对于医疗机构墙内的主要管道供气和次要钢瓶供气，麻醉机上提供有不同的接口。因此每种气体有两个气体入口压力表：一个管道供气压力表，另一个是钢瓶压力表。

管道气入口

氧气与氧化亚氮（和空气）是由中心气源通过管道网络输送至手术室的，管道由颜色编码并通过一个不能交叉匹配的**直径指数安全系统**（diameter-index safety system，DISS）连接入麻醉机，避免错误连接。通过特殊直径和接头形状匹配保证每种气体的特异性连接，使不同的气体管道不能通用。过滤器过滤腔管道供气可能含有的杂质，还有一个单向防反流阀防止气体反流入管道。应该注意的是大多数现代麻醉机具

表 4-1　现代麻醉工作站的主要安全特性

主要特性	目的
不可互换的气体特异性管道入口（DISS）[1] 连接，有压力表、过滤器和单向阀	防止管道气体错接；发现故障、气体耗竭或压力波动
在有压力表的钢瓶气体上装置指针安全系统，备有至少一个钢瓶氧气	防止钢瓶气体错接；提供备用气体；检测气体耗竭
低氧压力报警	在总气体入口发现氧供故障
最低氧气 / 氧化亚氮比例控制装置（低氧警戒）	避免供氧浓度低于 21%
氧供失灵安全装置（切断或比例控制装置）	氧供故障时避免给予氧化亚氮或其他气体
氧气必须由其他气体下游进入合流管道	近端气体泄漏时避免低氧
氧浓度监测与报警	在低压系统泄漏时避免提供低氧的混合气体；精确控制氧浓度
自动启动的必要报警与监测（如，氧浓度）	避免在无必要监测时使用机器
挥发罐内锁装置	避免同时给予多种挥发性麻醉剂
二氧化碳图及麻醉气体测量	指导通气；避免麻醉药过量；帮助减少术中知晓
不通过挥发罐的充氧机制	快速充盈或冲洗呼吸回路
呼吸回路压力监控及报警	防止肺气压伤，发现持续气道正压、高峰压和负压
呼气量监测	评估通气，防止过度通气或通气不足
脉搏氧、血压及心电图监测	提供最基本的监测
机械通气机	长时间肌松下精确控制肺泡通气
备用电池	在断电时为监护仪及报警装置提供短暂电力供应（> 30 min）
清除系统	防止麻醉废气污染手术室

[1] DISS，直径指数安全系统

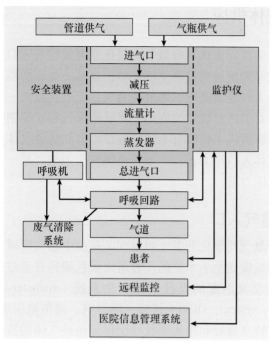

图 4-2   麻醉机 / 麻醉工作站的功能示意图

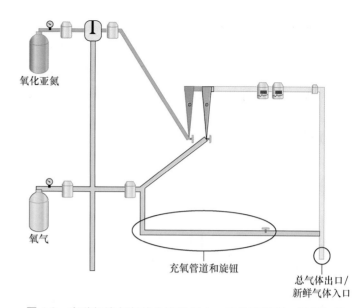

图 4-3   麻醉机降低气体供应的压力，蒸发麻醉剂，并将气体混合物输送到总气体出口。快速预充氧通路绕过蒸发器，将氧气直接输送到总气体出口（Reproduced with permission from Rose G, McLarney JT, eds. Anesthesia Equipment Simplified. New York, NY: McGraw-Hill Education, Inc; 2014.）

有一个氧源（气动）出口，用来驱动呼吸机或提供辅助氧气流量计。氧气入口与氧源出口的 DISS 接头一样，应避免混淆。供给麻醉机合适的管道气体压力为 50 psig。

钢瓶气入口

　　钢瓶气通过麻醉机上的悬挂支架组件与麻醉机连接，使用**指针指示安全系统（pin index safety system）**以防止钢瓶气意外错误连接。支架组件包括了指针、洗涤器、气体过滤器以及防止气体逆流的单向阀。气体钢瓶气罐也采用不同色彩标记以易于辨认。北美色彩标记系统为：氧气＝绿色，氧化亚氮＝蓝色，二氧化碳＝灰色，空气＝黄色，氦气＝褐色，氮气＝黑色。在英国，氧气被标记为白色，而空气为黑白混合色。连接着麻醉机的 E 型钢瓶气罐是高压医用气源，通常用作管道供气故障时备用。由钢瓶气罐向麻醉机提供的气体压力是 45 psig。有些机器有两个备用氧气罐，这样对其中一个进行更换时还有另一个可供使用。在 20℃条件下，一满罐 E 型钢瓶气罐含有 600 L 压力为 1900 psig 的氧气，和 1590 L 压力为 745 psig 的氧化亚氮。

▌流量控制回路

压力调节器

　　不同于压力相对稳定的管道供气，钢瓶气罐的供气压力高而不稳定，使流量控制比较困难并存在

潜在风险。为增强安全性，确保钢瓶气体的合理应用，麻醉机安装有压力调节器，将钢瓶气体压力降至 45 ～ 47 psig[①]。该压力稍低于管道供气压力，使即使在钢瓶气罐开放时，机器也会优先使用管道气体（除非管道供气压力低于 45 psig）。通过压力表和防反流单向阀后，管道气和钢瓶气走共同的通道。每一气体都有高压安全阀，当供气压力高于麻醉机的最高安全限制时（95 ～ 110 psig），如在钢瓶气体压力调节器失灵时，高压安全阀即开启。有些机器还会加用一个调节器，进一步降低管道供气与钢瓶供气的压力（双相压力调节）。对于辅助氧气流量计、快速充氧机械装置或压力驱动呼吸机的动力气体，也需要第二相压力调节。

氧供失灵保护装置

❸　氧气可以直接到达流量控制阀，但氧化亚氮、空气（某些麻醉机）和其他气体在到达各自的流量控制阀之前必须先通过安全装置。另外一些麻醉机，空气直接到达流量控制阀；这样即使在没有氧气的状态下可以供应空气。这些装置确保只有安全装置中的氧气压力充足的条件下才允许其他气体流入，以此避免氧供失灵的时候供应低氧混合气。因此除供应氧流控制阀外，总气源入口来源的氧气还用来给安全装置、快速充氧阀和呼吸机气动出口（某些机型）加压。安全装置通过一个来自气体入口或二级调节器的小的"先驱压力"管路探测氧气压力。在某些麻醉机设计中（如 Datex-Ohmeda Excel 机型），若先驱压力管中的压力低于阈值（如：20 psig），关闭阀即关闭，防止任何

其他气体的流入。以往氧化亚氮关闭阀曾被称为"故障保险"（fail-safe）或"氮终止"（nitrous cut-off）。

大部分现代麻醉机采用的是一种配比安全装置，而不是阈值关闭阀。这些设备，有的叫做氧供失灵保护装置（Dräger），有的叫做平衡调节器（Datex-Ohmeda），除空气外可成比例地降低氧化亚氮和其他气体的压力〔只有当低于设定的最低氧气压力（如氧化亚氮设定为 0.5 psig 和其他气体设定 10 psig 时）完全关闭相应的氧化亚氮和其他气体〕。

所有麻醉机还有一个氧供低压感受器，当流入气体压力下降低于设定阈值（通常为 20 ～ 30 psig）时激活警报。必须强调这些安全装置不能预防其他原因引起的低氧事件（如：气体管路误接），这种情况下仍能够维持阈值以上的压力，但是气体中氧气不足或完全不含氧。

流量阀与流量计

一旦压力降至安全范围，每一种气体必须经过流量控制阀，在与其他气体混合前通过流量计测量流量，然后进入挥发罐，由麻醉机的气体出口输出。**流量阀近端的气体管道是高压回路，而在流量阀与气体共同出口之间的气体管道则属于麻醉机的低压回路。**触控式和颜色编码控制旋钮使得气体错误开关的可能性下降。氧气旋钮的一个安全特征是具有开关凹槽，比其他旋钮更大，更突出一些。氧流量计放置于最右侧，在其他气体的下游；这一设计避免上游流量计发生泄漏时发生低氧。

流量控制旋钮通过调节栓控制着进入流量计的气体。麻醉机上的流量计分为两种：恒压可变节流孔流量计（转子流量计）或电子流量计。在恒压可变节流孔流量计，气流经过锥形孔的玻璃管（Thorpe 玻璃管）时可托起指示球、线轴或浮标。接近玻璃管底部内径较小，低流量的气体即可产生足够的压力使浮标上升。随其上升，管道孔径逐渐增大，允许更多气体通过浮标。当上下压力差正好等于浮标重力时，浮标将停止上升。若流量增加，浮标底部的压力上升，浮标上移，直到压力下降到仅够支持其重量。这一压力的下降是恒定的，不受流量或浮标位置影响，仅依赖于浮标的重量和流量筒的横截面积。

流量计是针对特定气体进行校准的，因为在狭窄空间的气体的流速取决低层流（泊肃叶定律）下气体的黏度和高速湍流下气体的密度。为尽量减轻浮标转

子与管壁之间的摩擦力，浮标转子被设计为持续不停转动，保持始终位于管道中心。流量计管道内面覆有导电涂层，使系统接地，减少静电效性。有些流量计有两根玻璃管道，一根指示低流量，另一根指示高流量（图 4-4A）；两根管道串联，由一个阀门控制。双锥形体设计使一个流量计能同时实现低流量和高流量读数（图 4-4B）。**流量计故障的原因包括：流量计玻璃管的污垢、玻璃管未垂直放置、浮标转子粘连或卡在玻璃管顶部。**

若在氧气流量计内或其下游出现泄漏，可能向患者输送低氧混合气体（图 4-5）。为降低该风险，氧气流量计**总是**设计位于其他流量计的下游（最靠近挥发罐）。

有些麻醉机有电子流量测量与控制装置。在这种情况下，通常会提供备用的传统（Thorpe）辅助氧流量计。还有一些机型具有传统流量计，但同时配装电子流量测定和 Thorpe 管，或采用数字 / 图形读数显示。在这些系统中，限流器引起的压力下降程度是测定气体流量的基础。在这些机器中，形成混合气体前的流量控制单元中，氧气、氧化亚氮与空气均有各自特异的电子流量测量装置。数字化自动麻醉记录单上若需要显示气体流量数据，那电子流量计就是麻醉工作站不可缺少的组件。

A. 最小氧流量

麻醉机开启时，氧气流量阀被设计为输送最小氧流量。一种方法是使用最低氧流量限流器。这一安全性能确保即使在操作者忘记打开氧气开关的情况下，也有一些氧气进入回路。

B. 氧气 / 氧化亚氮比例控制器

❹ 麻醉机的另一个安全性能是氧化亚氮气流与氧气气流连接；这一设计确保最低氧浓度不低于 25%。氧气 / 氧化亚氮比例控制器通过气动或机械的方法连接两个流量阀。为维持最低氧浓度，Datex-Ohmeda 麻醉机的系统（Link-25）增加氧流量，而 Dräger 麻醉机的氧比例监测控制器（oxygen ratio monitor controller，ORMC）降低了氧化亚氮的浓度。应当注意的是，这一安全装置并不影响第三种气体（如：空气、氦气或二氧化碳）的流量。

挥发罐

挥发性麻醉剂（如：氟烷、异氟烷、地氟烷、七

---

① 压力单位转换：1 千帕斯卡（kilopascal，kP）= kg/m · s² = 1000 N/m² = 0.01 bar = 0.1013 大气压 = 0.145 psig = 10.2 cm H₂O = 7.5 mmHg

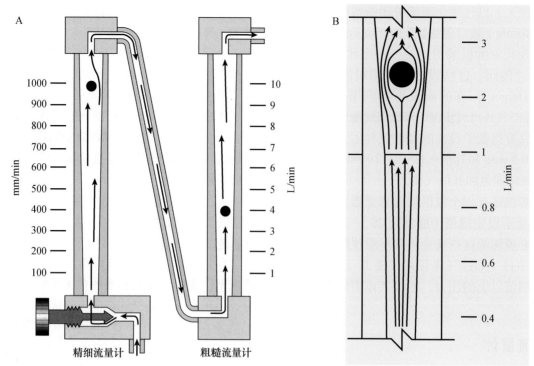

图 4-4 恒压变孔流量计（Thorpe 型）。A. 双管设计；B. 双锥形设计

氟烷）在供给患者前必须挥发成气态。挥发罐的刻度盘经过浓度校准，可准确供应特定浓度的麻醉剂进入各种气体的混合气流。挥发罐必须位于流量计与混合气体出口之间。此外，除非麻醉机只能使用一种挥发罐，所有麻醉机必须具有内锁或者排除装置，防止同时使用两个或以上挥发罐。

A. 蒸发的物理特性

在手术室内的温度环境下，密闭挥发罐中的麻醉气体分子分布在液相与气相之间。气体分子撞击挥发罐内壁，产生该麻醉剂的饱和蒸汽压。蒸汽压由挥发性麻醉剂的特性与环境温度决定。温度越高，液体分子转换成气体分子的倾向越大，蒸汽压越高（图 4-6）。蒸发需要能量（潜在的蒸发热），导致液体热量丢失。随着蒸发过程进展，余下的液体麻醉剂的温度会下降，蒸汽压也会下降除非可以给系统补充热量。

挥发罐内有一蒸发室，挥发性麻醉剂使蒸发室内载气饱和。

液体的沸点是指蒸汽压与大气压达到平衡时的温度。随着大气压的下降（海拔上升），沸点下降。低沸点的麻醉气体较高沸点的麻醉气体更容易受气压变化的影响。在常用的麻醉气体中，地氟烷的沸点最低（760 mmHg 时为 22.8℃）。

B. 铜罐

临床麻醉现已不使用铜罐蒸发器，但了解其工作原理对于理解挥发性麻醉药的输送有很大帮助（图 4-7）。铜罐蒸发器属于计量流量蒸发器（流量计控制挥发罐）。在铜罐内，吹向挥发性麻醉药形成气泡的载气受流量计控制。蒸发器回路不使用时阀门关闭。采用铜质罐体主要是因其比热（1 g 物质升高 1℃所需要的热量）相对较高，导热性（热在该物质中传导的

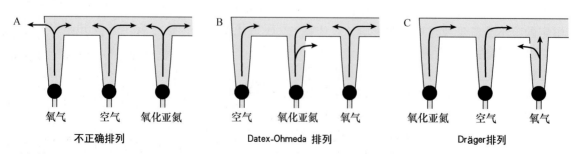

图 4-5 三种气体流量计排列。A. 不安全排列；B. 典型的 Datex-Ohmeda 排列；C. 典型的 Dräger 排列。注意，无论如何排列，氧气管或更下游的泄漏都可能导致低氧混合物的输送

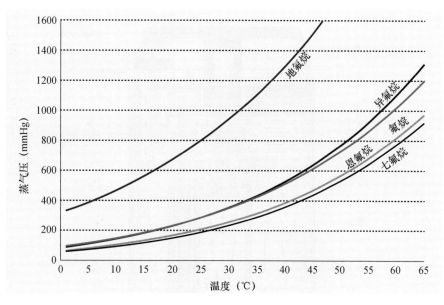

图 4-6 麻醉气体的蒸气压

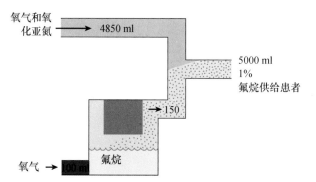

图 4-7 铜罐蒸发器示意图。注意，100 ml/min 氧流量通过蒸发器会增加 50 ml/min 的氟烷蒸汽

速度）较好，可增强蒸发器维持恒定温度的能力。所有进入蒸发器的气体都经过液态麻醉剂成为饱和蒸汽。1 ml 液态麻醉剂相当于约 200 ml 麻醉蒸汽。由于挥发性麻醉气体的蒸汽压高于麻醉所需要的分压，离开铜罐的饱和气体必须经稀释后用于患者。

举例说明，氟烷的蒸汽压在 20℃时是 243 mmHg，那么在 1 个标准大气压下，由铜罐释出的氟烷浓度应该为 243/760，或 32%。若 100 ml 氧气进入铜罐，大约有 150 ml 混合气体会释出（最初的 100 ml 氧气加 50 ml 饱和氟烷蒸汽），其中 1/3 是饱和氟烷蒸汽。若想输送 1% 氟烷（MAC 0.75%），离开铜罐 50 ml 氟烷蒸汽与 100 ml 载气必须由 5000 ml 新鲜气流稀释。因此，如果进入呼吸回路的总流量是 5 L/min，则每 100 ml 经过氟烷蒸发器的氧气使氟烷输出浓度增加 1%。因此总流量恒定时，经过挥发罐的气体流量决定了最终的麻醉剂浓度。异氟烷的蒸汽压与氟烷基本相同，因此经过铜罐的气体流量、总气体流量，以及铜罐出口的麻醉气体浓度的相互关系与氟烷也基本相同。但如果气体总流量降低，而经过铜罐气流不作调整

（如，氧化亚氮钢瓶气耗尽），输出的麻醉药浓度很可能迅速升高形成潜在危险。

C. 现代常用挥发罐

❺ 所有现代挥发罐都是麻醉气体特异性并经过温度校正，可以供应恒定浓度的麻醉气体，不受温度变化或经过挥发罐气流的影响。逆时针转动校正的控制旋钮至所需百分浓度，适当将少部分总气流变成载气，通过蒸发器中的液态麻醉剂，使得离开蒸发器的麻醉气体浓度几乎不变（图 4-8）。由于部分进入的气体没有与液态麻醉剂接触，这种麻醉剂特异性蒸发器也称为可变旁路蒸发器。

温度补偿可以由两种不同金属焊接形成的金属片实现。金属片受温度影响发生膨胀或收缩。温度下降时，两种金属收缩程度的不同可导致金属片弯曲，使更多气体通过挥发罐。这种双金属片设计在家用恒温控制器中也很常见。温度上升时，两种金属不同的膨胀程度金属片向另一方向弯曲，限制通过挥发罐的气流。在很大一个范围内调整总新鲜气流量不显著影响麻醉气体浓度，因为暴露于液态麻醉剂的相对气体量没有变化。但如果新鲜气流量非常大（ > 15 L/min），实际输出的最终麻醉气体浓度可能低于刻度盘设定值；相反，若流量低于 250 ml/min 时输出浓度可能高于刻盘设定。将气体构成由 100% 氧气转换为 70% 氧化亚氮可短暂地降低挥发麻醉药的浓度，因为氧化亚氮在挥发性麻醉剂中的溶解度更高。

考虑到蒸发器与各自的挥发性麻醉剂相匹配，应避免错误灌装麻醉药品。例如，误将氟烷倒入七氟烷蒸发器可导致麻醉药过量。首先，氟烷的蒸汽压较高

A

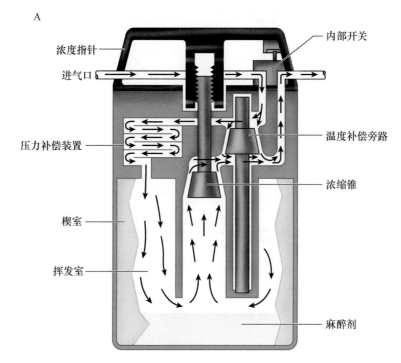

浓度指针
进气口
内部开关
压力补偿装置
温度补偿旁路
浓缩锥
楔室
挥发室
麻醉剂

B

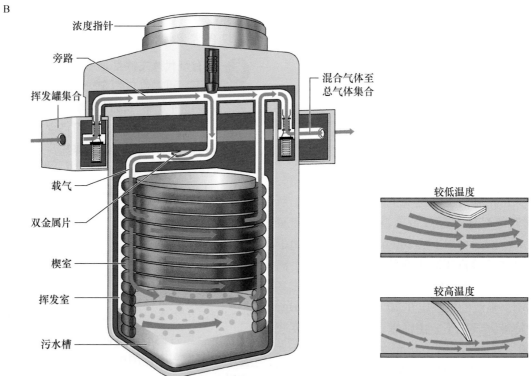

浓度指针
旁路
混合气体至总气体集合
挥发罐集合
载气
双金属片
楔室
挥发室
污水槽
较低温度
较高温度

图 4-8　麻醉剂特异的可变旁路蒸发器示意图。A. Dräger 蒸发器 19.n；B. Datex-Ohmeda Tec 7

（243 mmHg *vs.* 157 mmHg），可导致多释放 40% 的麻醉蒸汽。其次，氟烷的麻醉效能几乎是七氟烷的两倍（MAC 0.75 *vs.* 2.0）。与此相反的是，错误将七氟烷灌入氟烷的蒸发器则会导致麻醉药量不足。现代蒸发器都设有灌装麻醉剂特异锁定的对合接口，以免灌入错误麻醉剂。

老式蒸发器（Tec 4、Tec 5 和 Vapor 19.n）在运输过程中若过度倾斜，可能灌入旁路区域导致麻醉药

物浓度增高至危险水平。若发生倾斜和溢出时，应关闭挥发罐，用高流量氧气蒸发和洗脱旁路中的液体麻醉剂。老式麻醉机正压通气时的压力波动可能导致瞬时气流逆流通过蒸发器，不可预测地改变麻醉气体输送。这一"泵注效应"在低流量时更显著。新的麻醉工作站中蒸发器与充氧阀（Datex-Ohmeda）之间的防反流单向阀以及其他一些设计的改进限制了这类危险的发生。可变旁路蒸发器可补偿大气压力的变

化（例如，海拔改变时可维持相对稳定的麻醉气体分压）。麻醉药物的分压决定了其浓度依赖的生理效应。因此，在高海拔地区使用可变旁路蒸发器时，由于麻醉剂的分压基本不变，所以不需要增加所用的麻醉浓度。虽然在较低的环境压力下，通过蒸发器的气体暴露在蒸发器输出增加的环境中，但由于道尔顿分压定律，与海平面上的分压相比，麻醉剂蒸汽分压基本上不受影响。

D. 电子蒸发器

地氟烷必须采用电子控制蒸发器。有些设计复杂的麻醉机，所有麻醉气体都采用电子控制蒸发器。

1. 地氟烷蒸发器 地氟烷蒸气压很高，在海平面，室温下就可以蒸发（图 4-6）。**这种高挥发性，加之麻醉效能仅是其他麻醉气体的 1/5，产生了独特的输送问题。**首先，全身麻醉所需麻醉剂蒸发产生冷却效应，超过了常规蒸发器维持恒定温度的能力。其次，由于地氟烷蒸发非常剧烈，需要很大流量的新鲜气流来稀释载气以达临床麻醉浓度。这些问题随着特制的氟烷蒸发器的产生得到解决。地氟烷的储存器经电子加热（地氟烷储槽）至 39℃（远高于其沸点）可产生 2 个大气压的蒸汽压。不同于可变旁路蒸发器，地氟烷的储槽中没有新鲜气流通过。纯地氟烷蒸汽在出蒸发器之前与新鲜气流混合。储槽释放地氟烷蒸汽量取决于刻度盘设定的浓度以及新鲜气流量。虽然 Tec 6 Plus 型麻醉机在较宽的新鲜气流量范围内可维持相对稳定的地氟烷浓度，但不能像可变旁路蒸发器一样对高度变化进行自动代偿。气压下降（如高海拔）不影响输出麻醉剂的浓度，但却降低了它的分压。因此，在高海拔，麻醉医师必须手控上调地氟烷浓度。

2. Aladin（GE）盒式蒸发器 流量控制器中的气流分为旁路气流和药液室气流。后者导入麻醉剂特异的、色彩编码的盒内（Aladin 盒），麻醉药物在此盒中被蒸发。麻醉机一次只能安装一个盒子，通过磁力标签识别。盒内不含任何旁路气流通道，因此不像传统挥发罐，搬运时液态麻醉剂不会逸出，盒子在任意位置摆放。离开盒子后，被麻醉剂饱和的药液室气流和旁路气流在从新鲜气流出口排出前重新汇合。旁路气流附近的流量限制阀可帮助调节通向盒子的新鲜气流量。调整旁路气流和药液室气流的比例可改变向患者输出的挥发性麻醉剂浓度。盒内的感受器可测量压力和温度，从而决定离开盒子气体中麻醉药的浓度。准确的药液室气流可通过所需新鲜气体浓度计算和确定的盒式蒸发器内气体浓度计算。

总（新鲜）气体出口

与多个气体入口不同，麻醉机只有一个总气体出口向呼吸回路供气。因其在向呼吸回路中输入固定成分的新鲜气流中发挥了重要作用，我们也常称其为**新鲜气体出口**。不同于旧麻醉机，一些新型麻醉机可测量和报告总出口的气流量。防断开固定装置的应用可防止气体总出口与麻醉机呼吸回路连接意外断开。

快速充氧阀可向气体总出口直接提供高流量氧气（35 ～ 75 L/min），绕过流量计与挥发罐。可快速充满和冲洗呼吸回路。但由于氧气供应管道压力是 45 ～ 55 psig，有造成肺气压伤的可能。因此，当呼吸回路与患者连接时，需小心使用快速充氧阀。此外，不适当使用充氧阀（或充氧阀被卡住）可能造成气体反流入低压回路，稀释吸入麻醉药物浓度。有些麻醉机采用二级调节器来将充氧压力降低。为防止快速充氧按钮的意外启动，在其周围使用一圈保护轮缘。

呼吸回路

对成年人来说，呼吸回路系统是最常用的麻醉通气系统（图 4-9）；偶尔也应用 Bain 回路。回路系统组成和的使用之前已经探讨过（见第 3 章）。值得注意的是，流量计和蒸发器可快速而准确地控制气体总出口处的气体组成。相反的，呼吸回路的气体成分，尤其是挥发性麻醉气体浓度，明显受到其他因素的影响，包括患者肺对麻醉气体的吸收、分钟通气量、新鲜气体总流量、呼吸回路容积和发生气体泄露。诱导和觉醒期间使用高流量气体可降低这些因素的影响，减少新鲜气流出口和回路系统之间麻醉药浓度的差异。测量吸气相与呼气相麻醉气体浓度有助于麻醉管理。

多数麻醉机气体总出口连接于呼吸回路的位置在呼气阀之后，以避免出现人为的高呼出潮气量测定。在 Y 型接头处测量肺活量，新鲜气流可由吸气阀的患者端进入回路。后者可促进 CO_2 的排出，并降低 CO_2 吸收剂的干燥程度。

较新的麻醉机整合有内置呼吸回路组件（图 4-10）。这一设计的优点在于降低呼吸回路错接、断开、扭折和泄漏的风险。紧凑型麻醉机容量较小能保存气流和挥发性麻醉药浓度，使呼吸回路气体浓度发生快速变化。集气管的内部加热功能也可减少蒸汽的凝集。

氧分析仪

呼吸回路中没有氧分析仪不宜进行全麻。**有三种**

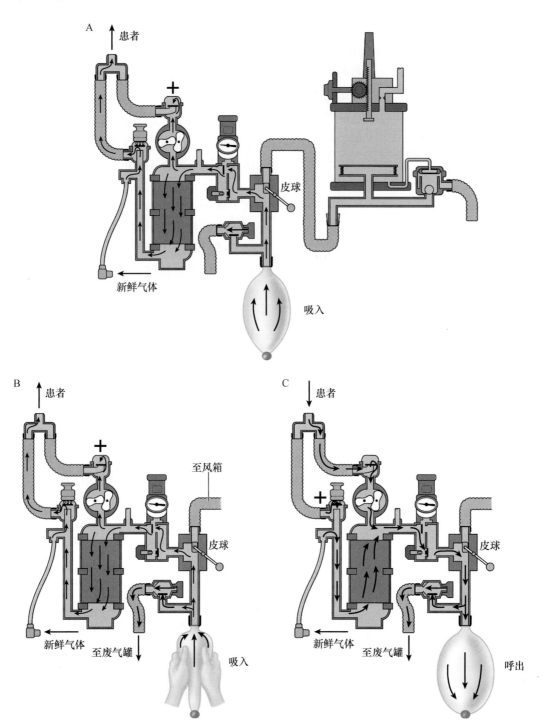

图 4-9　经典呼吸回路示意图（Dräger Narkomed）。注意：A. 自主呼吸，B. 手动辅助通气（捏皮球）；C. 呼气（自主呼吸或气囊通气）时的气流

氧分析仪可供选择：极谱型（Clark 电极），电偶型（燃料电池）以及顺磁型。 前两种采用包含阴极和阳极两个电极的电化学传感器，电极嵌入由透氧膜（通常为聚四氟乙烯薄膜）将采样气体分隔的电解质凝胶中。当氧气与电极反应时，产生的电流与采样器中的氧分压成正比。极谱型与电偶型感应器的差别在于电极与电解质凝胶的成分。电偶型分析仪的成分可以产生足够的化学能量，因此该反应不需要外接电源。

虽然顺磁感应器的初始成本高于电化学电极，顺磁反应器可以自检，并且没有耗材组件。此外，其反应速度快可以快速区分吸入与呼出气的氧浓度。

所有氧分析仪都具有低氧报警装置，在麻醉机启动时自动激活。感应器应置于呼吸回路循环的吸入端或呼出端，而不应该置于新鲜气流管道。由于患者对氧气的消耗，呼出端的氧分压应该比吸入端低，特别是在低新鲜气流量时尤为明显。呼出气体的湿度增加对现代分析仪探头的影响并不明显。

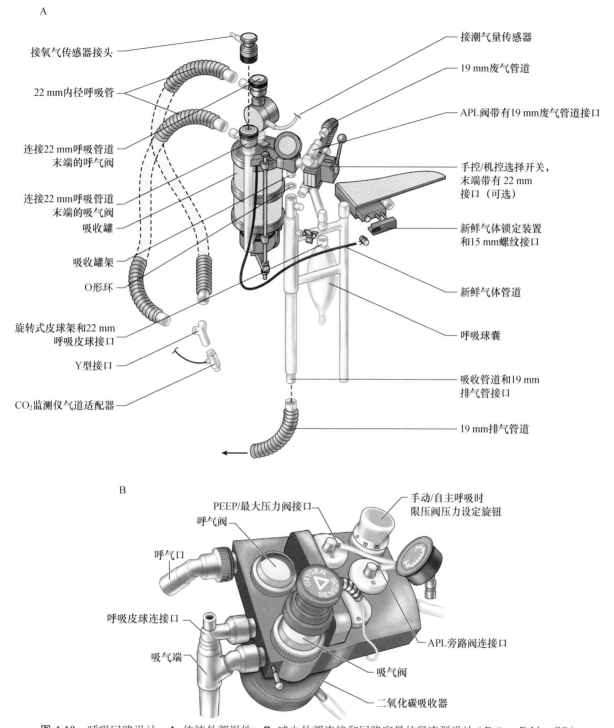

A

接氧气传感器接头

22 mm内径呼吸管

连接22 mm呼吸管道
末端的呼气阀

连接22 mm呼吸管道
末端的吸气阀
吸收罐

吸收罐架

O形环

旋转式皮球架和22 mm
呼吸皮球接口

Y型接口

CO₂监测仪气道适配器

接潮气量传感器

19 mm废气管道

APL阀带有19 mm废气管道接口

手控/机控选择开关，
末端带有 22 mm
接口（可选）

新鲜气体锁定装置
和15 mm螺纹接口

新鲜气体管道

呼吸球囊

吸收管道和19 mm
排气管接口

19 mm排气管道

B

PEEP/最大压力阀接口

呼气阀

呼气口

呼吸皮球连接口

吸气端

手动/自主呼吸时
限压阀压力设定旋钮

OXYGEN SENSOR

APL旁路阀连接口

吸气阀

二氧化碳吸收器

图 4-10　呼吸回路设计。A. 传统外部组件；B. 减少外部连接和回路容量的紧凑型设计（Dräger Fabius GS）

肺活量计

　　肺活量计又称呼吸测定计，在所有麻醉机的呼吸回路中测定呼出潮气量，一般位于呼气阀附近。有些麻醉机也在吸气阀附近测量吸入潮气量或在接入患者气道的 Y 型管处测量实际输送或呼出的潮气量。

　　常用的方法是在循环回路系统内呼气阀前方的呼气管道内配备一个轻质叶轮（叶轮风速计或 Wright 呼吸测定计，图 4-11A）。

　　呼吸测定计内的气流经过叶轮使其旋转，通过电子、光电或机械方法测量转速。容量计或位移计是利用这种涡轮原理的另一种方式，可以测量离散气体的流速（图 4-11B）。

　　在正压通气过程中，呼出潮气量的变化一般反映的是呼吸机设定的变化，但有时也由回路漏气、错接或呼吸机功能失常引起。在发生惯性、摩擦力或水汽凝结时这些肺活量计容易产生问题。例如，Wright 呼

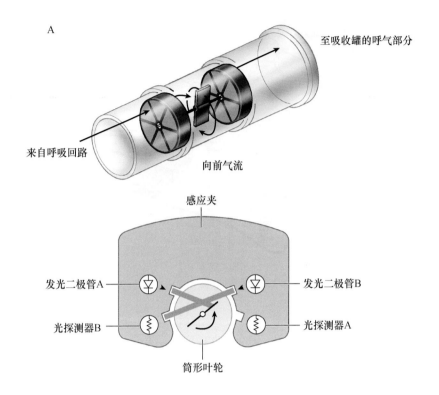

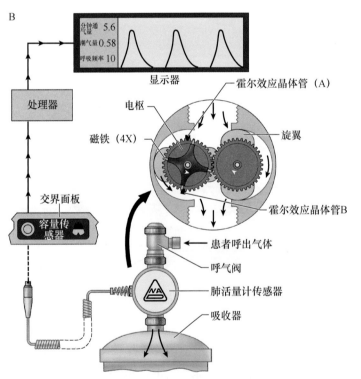

图 4-11　肺活量计的设计。A. 叶片式风速计（Datex-Ohmeda）；B. 容量计（Dräger）；C. 可变节流孔流量计（Datex-Ohmeda）；D. 固定节流孔流量计（Pitot 管）

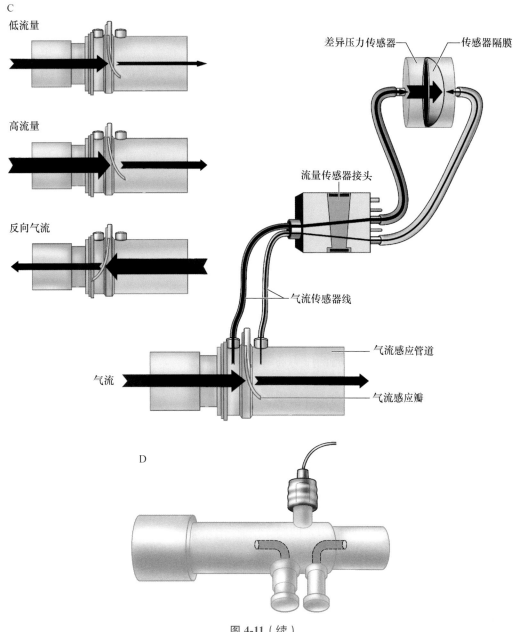

图 4-11（续）

吸计在低流量时读数偏低，而在高流量时读数过高。此外，在呼气端测量呼出的潮气量，包括已经丢失在回路中的气体（并没有输送到患者的气体；讨论见下文）。通过长和顺应性好的呼吸管路、快速呼吸率和增加气道压力都会使输送到回路的气体量与实际到达患者体内的气体量之间差异非常显著。通过测量与患者气道连接的 Y 形接口处的潮气量，至少部分地克服了这一问题。

热线式风速计采用非常精细的铂丝，在气流内部恒定温度下进行电加热。电极丝上增加的气流引起的冷却效应会导致电阻变化。在恒定风速计中，气流量由维持导丝恒定温度（电阻）所需的电流决定。该装置的缺点在于：无法检测反向气流，高流量时精确度

下降，以及加热导丝在呼吸集气管内可能成为潜在着火点。

超声流量探头的原理是基于气流中的涡旋湍流可以引起气流中断。压电晶体产生的上游及下游超声束以一定的角度传导至气流。超声束的多普勒频移与呼吸回路中的气流速度成正比。这一流量计的主要优势在于没有可移动的组件，而且由于装置不受气体密度影响，准确性更高。

装配有可变节流孔流量计的麻醉机通常具有两个传感器（图 4-11C）。一个测量呼吸系统吸入端的气流，另一个测量呼出端的气流。这些流量计利用内径的变化产生与流经传感器的气流成正比的压力下降。吸入相与呼出相的气流变化可辅助呼吸机调整并提供

一个相对稳定的潮气量。但加热潮湿的呼吸回路会产生过量的冷凝水而使流量计失灵。

气速计是一种固定孔流量计，可作为肺量计使用。室内一束平行的小直径管（Fleisch 气速计）或筛网对气流形成微小阻力。阻力导致的压力下降被压差传感器识别且与气流量成正比。整合一段时间内的气流量形成潮气量的读数。此外，分析压力、容量和时间的关系可获得关于气道和肺动力方面非常有价值的信息。水汽冷凝和温度变化可能引起读数不准确，因此需要改进。有一项改进在 Y 型接口的 Pitot 管处设置了两条压力感应线（图 4-11D）。流经 Pitot 管（流量感应管）的气流在两个流量感应线之间产生压力差。这一压力差可用来测量气流、气流方向以及气道压。对呼吸气进行持续采样以校正密度与黏度变化后的气流读数。

回路压力

呼气与吸气单向活瓣之间某处呼吸回路的压力通常由压力表或电子传感器测量；其具体位置取决于麻醉机的型号。若呼吸回路压力测量位置非常接近患者气道，那么呼吸回路压力通常可反映患者气道压。同时测量吸气压和呼气压最精确的位置在 Y 型管处。气道压的增高可能提示肺顺应性下降，潮气量增大，或呼吸回路、气管插管或患者气道阻塞。气道压的下降可能提示肺顺应性增高、潮气量降低，或回路泄漏。但若在 CO_2 吸收罐处测量回路压力，回路压力便不能反映患者气道压。例如，在呼气时夹闭呼吸回路的呼气端可阻止患者肺内气体的呼出。此时尽管气道压力升高，但由于单向阀的干扰，吸收罐处的压力计仍显示为零。

一些麻醉机整合有机械通气时启动的自动压力变化反馈。

可调节压力限制阀

可调节限压（adjustable pressure-limiting，APL）阀，有时也称为减压阀或溢气阀（pop-off valve），通常在自主呼吸时完全打开，但在人工通气或球囊辅助通气时必须部分关闭。APL 阀经常需要微调。如果关闭不严，漏气产生的回路容量丢失就会妨碍人工通气。同时，如果关闭过严或完全闭合，压力逐渐增加可能导致肺气压伤（如：气胸）和（或）血流动力学异常。作为一个附加的安全特性，现代麻醉机的 APL 阀实际就是作为限压装置，不可能完全闭合，压力上限为 70 ～ 80 cmH_2O。

湿化器

绝对湿度是指 1 L 气体中水蒸汽的重量（即，mg/L）。相对湿度指在特定温度下一定容积气体内实际含水量与可能最高含水量的比值。在 37℃和相对湿度 100% 条件下，绝对湿度为 44 mg/L，而在室温（21℃，相对湿度 100%）则为 18 mg/L。手术室的吸入气体一般在室温下输送，很少或没有进行湿化。因此吸入气体必须经由上呼吸道加温至体温并进行湿化达到水饱和。气管插管与高流量新鲜气体绕过这一湿化系统，使得下呼吸道暴露于干燥（< 10 mg H_2O/L）的室温气体。

下呼吸道长期暴露于未经湿化的气体会导致黏膜脱水，改变纤毛功能，若暴露时间过长还会导致分泌物浓缩、肺不张甚至通气 / 血流失调，在具有潜在肺部疾病的患者尤为明显。在加热气体和蒸发水分湿化干燥气体时，体热也会丢失。水蒸汽的蒸发热是 560 cal/g。幸运的是，这种热量损失仅占术中失热的 5% ～ 10%，在短小手术中（< 1 h）并不明显，通常采用鼓风加热毯就可以代偿。对于小的儿科患者以及有严重肺部疾病的老年患者（如：囊性纤维化），吸入气体的湿化与加热可能更为重要。

A. 被动湿化器

在呼吸回路中加入湿化器，可大大降低水和热量的丢失。最简单的设计是应用冷凝湿化器或湿热交换器（heat and moisture exchanger，HME）（图 4-12）。这些被动湿化装置不需要额外加入热量或水蒸汽，而是含有一种吸湿材料，吸收呼出气体中的水汽和热量，再释放入吸入气体中。根据设计的不同，该装置可能会增加设备无效腔的容量（超过 60 ml^3），在小儿患者可能导致显著的重复吸入。在自主呼吸时，该装置还可能增加呼吸回路阻力和呼吸功。HME 中水分或分泌物过饱和还可能引起呼吸回路阻塞。有些冷凝式湿化器还可以作为有效的过滤器，保护呼吸回路与麻醉机不受细菌或病毒传播的交叉污染。这一点对呼吸道感染或免疫缺陷患者在进行通气时尤为重要。

B. 主动湿化器

主动湿化器在保存水分与热量方面比被动湿化器更有效。主动湿化器在气体通过水箱（传递式湿化器）、通过饱和芯（芯式湿化器）、通过水面鼓泡（鼓泡式湿化器）或与水蒸汽混合（蒸汽式湿化器）时对气体进行加湿。由于温度升高可以增加气体的携水能力，具有恒温控制元件的加热湿化器最

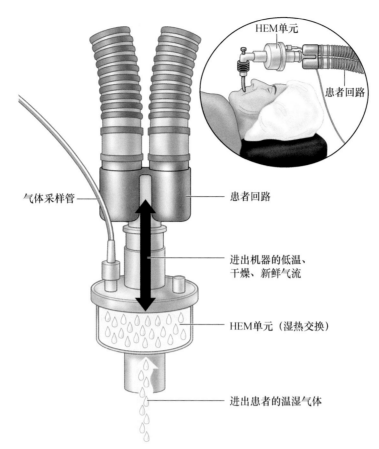

HEM单元

患者回路

气体采样管

患者回路

进出机器的低温、
干燥、新鲜气流

HEM单元（湿热交换）

进出患者的温湿气体

图 4-12　湿热交换器（HME）在气管插管与呼吸回路的直角连接器之间发挥"人工鼻"功能

为有效。

　　湿热交换器的危险包括：高温肺损伤（监测吸入气体的温度，不应超过 41℃），院内感染，呼吸回路过多冷凝水导致气道阻力增加，干扰流量计功能，增加回路断开的风险。这类湿化器对儿童患者特别有价值，因为可以预防低温且避免干燥分泌物堵塞较小的气管导管。当然，小儿患者应避免任何一种增加气道无效腔的设计。与被动湿化器不同，主动湿化器对呼吸气体没有过滤作用。

▌呼吸机

　　所有现代麻醉机均配有呼吸机。过去手术室的呼吸机比 ICU 呼吸机更为简单紧凑。随着科技的进步和重症患者手术需求增多，使手术室内对"ICU 型"呼吸机需求增加，导致手术室与 ICU 呼吸机之间的差异愈来愈小。某些麻醉机型中的呼吸机与 ICU 中配备的呼吸机一样复杂且具有同等功能。关于机械通气在 ICU 的使用将在第 57 章进行详细讨论。

概述

　　呼吸机通过在近端气道与肺泡之间建立压力梯度而产生气流。通过呼吸周期的四个时相来描述呼吸功能：吸气相、吸气-呼气转换相、呼气相、呼气-吸气转换相。尽管存在多种分类方案，最常见的分类方法还是基于吸气相特征与吸气-呼气转换方法。

A. 吸气相

　　在吸气相，呼吸机沿压力梯度形成气流产生潮气量，呼吸机在吸气时可产生恒定气压（恒压发生器）或恒定气流速度（恒流发生器），不受肺机械变化的影响（图 4-13）。非恒定发生器在同一呼吸循环中产生气压或流速有变化，但在每次呼吸之间保持不变。例如，有些呼吸机产生类似半周正弦波的气流模式（如旋转活塞式呼吸机），则可归类为非恒流发生器。气道阻力增加或肺顺应性下降使吸气峰压升高，但不会改变此型呼吸机所产生的气流速度（图 4-14）。

B. 吸气-呼气转换相

　　通过预设时限（定时）、必须达到设定的吸气压力，或必须输送的预设的潮气量等机制可触发吸气相终止。时间转换型呼吸机允许潮气量和吸气峰压随着肺顺应性而变化。设置吸气时间和吸气流量可以调节

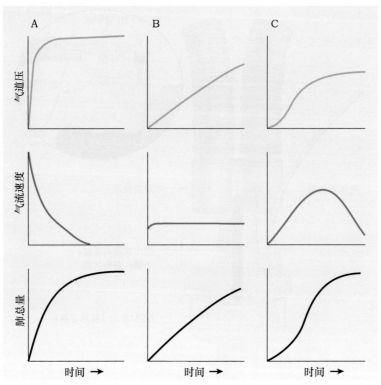

图 4-13　不同类型呼吸机的压力、容量和气流特征。A. 恒压；B. 恒流；C. 非恒定发生器

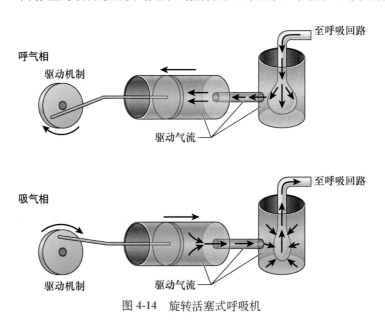

图 4-14　旋转活塞式呼吸机

潮气量。压力转换型呼吸机在达到了预设压力后才能从吸气相转换至呼气相。如果回路漏气严重，峰压明显下降，压力转换型呼吸机可能永远停留在吸气相。另一方面，呼吸回路轻微漏气不会引起潮气量的明显降低，因为转换会发生延迟，直到到达设定的压力。容量转换型呼吸机输送预设的潮气量，其吸气时间和压力是可变的。实际上，现代呼吸机通过整合第二个转换参数或其他限制机制，克服了许多传统呼吸机的设计缺陷。例如，时间转换型与容量转换型呼吸机整合一个压力限制特性，在达到预设的可调节的安全压力限制时，

便终止吸气相。相似的，限制风箱偏差的容量预置控制器使时间转换型呼吸机发挥类似容量转化型呼吸机的功能，依赖于呼吸频率和吸入气体流速的选择。

C. 呼气相

呼吸机的呼气相通常将气道压力降至大气压水平或预先设定的呼气末正压（positive end-expiratory pressure，PEEP）值。呼气是一个被动过程。肺内气体的呼出主要取决于气道阻力和肺顺应性。呼出的气体充满风箱，再由清除系统排出。

D. 呼气-吸气转换相

通过预设时间间隔或压力变化，呼吸机可以转换到下一次吸气相。

基于预先设定的时间间隔或压力的变化就可以过渡到下一个吸气阶段。呼吸机在这一相的工作模式与吸气-呼气转换相的转换模式决定了呼吸机的机型。在所有呼吸机最基本的控制通气期间，达到设定时间间隔便开始下一个呼吸循环。因此容量控制通气的潮气量和呼吸频率都是固定的，而压力控制通气的吸气峰压和流速是固定的（图 4-15）。

呼吸回路设计

7 传统麻醉机上的呼吸机具有双回路系统设计，气动和电控（图 4-16）。较新型的麻醉机也整合了微处理控制器和精密的压力和流量传感器，实现多种通气模式、PEEP、精确潮气量调节和提升安全性能。

有些麻醉机的呼吸机采用了单回路活塞设计。

A. 双回路呼吸机系统

在双回路系统设计中，潮气量是由风箱组件输送的，风箱组件由放置在一个透明硬材料密封罩内的风箱组成（图 4-16）。直立式（上升式）风箱更受欢迎，因为回路断开时风箱下降更容易引起注意。悬挂式（下降式）风箱很少使用，不能加重；较老式呼吸机匹配称重过的悬挂式风箱，即使在呼吸回路断开时，靠重力作用也能继续填充风箱。

双回路设计呼吸机中的风箱代替麻醉回路中的呼吸囊。由呼吸机驱动出口出来的加压氧气或空气（45～50 psig）进入塑料罩内壁和风箱外壁之间的空间。塑料密封罩加压，压缩内部的折叠式风箱，促使风箱内的气体进入呼吸回路和患者体内。反之在呼气时，塑料密封罩内压力下降，风向上升并充满呼出气

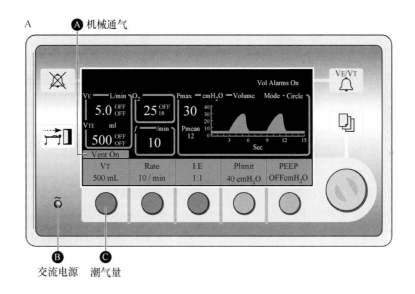

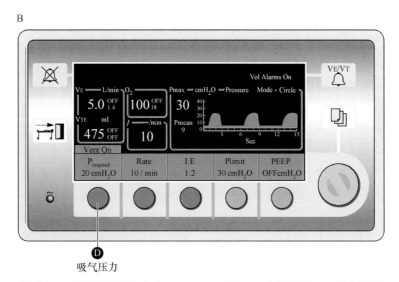

图 4-15　呼吸机控制模式（Datex-Ohmeda）。A. 容量控制；B. 压力控制

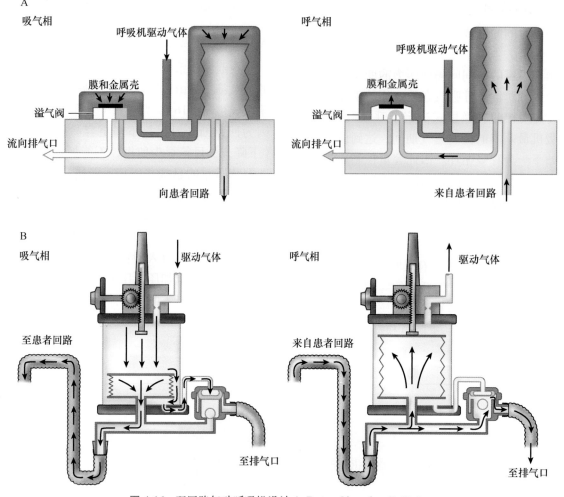

A
吸气相　呼吸机驱动气体
膜和金属壳
溢气阀
流向排气口
向患者回路

呼气相
呼吸机驱动气体
膜和金属壳
溢气阀
流向排气口
来自患者回路

B
吸气相　驱动气体
至患者回路
至排气口

呼气相　驱动气体
来自患者回路
至排气口

图 4-16　双回路气动呼吸机设计 A. Datex-Ohmeda；B. Dräger

体。呼吸机流量控制阀调节驱动气进入加压室。这个流量阀由控制箱中的呼吸机设定所控制（图 4-16）。带有微处理器的呼吸机也利用流量或压力感受器的反馈。如果氧气是呼吸机的气动源，其消耗速度至少等同于分钟通气量。因此若新鲜氧流量设定在 2 L/min，呼吸机向回路的供氧速度为 6 L/min，那么至少总氧耗量 8 L/min。在医院供气系统失灵需要使用钢瓶气供氧时，这一点必须谨记。有些麻醉机通过整合一个可以抽吸室内空气提供空气 / 氧气气动的 Venturi 装置减少氧耗量。新型麻醉机则提供采用压缩空气作为气动源的选择。若风箱有泄漏，可能将高气压传送至患者，导致潜在的肺压力伤。**这时，表现为吸入氧浓度升高超过预计值（若氧气是唯一的加压气体）**。有些麻醉机的呼吸机装配有内置驱动气体调节器，能够降低驱动压（如降至 25 psig），以增加安全保障。

双回路设计呼吸机还包含一个自由呼吸阀，当患者机械通气过程中发生自主呼吸产生负压时允许外界空气进入硬质的驱动室引起风箱塌缩。

B. 活塞呼吸机

在活塞设计中，呼吸机采用电控活塞代替了风箱。此类呼吸机只需要很小甚至不需要气动（氧气）**❽** 动力。活塞呼吸机的主要优点在于可向肺顺应性极差的患者或很小的患者输送精准的潮气量。

C. 溢气阀

当麻醉机的呼吸机工作时，回路系统的 APL 阀功能必须独立于或从呼吸回路中移除。一个皮球 / 呼吸机转换开关即可完成这一功能。当切换至"皮球"时，呼吸机被排除在呼吸回路之外，可进行自主 / 手动（球囊）呼吸。当切换至"呼吸机"，皮球和 APL 阀则被排除在呼吸回路之外。在一些新型麻醉机，呼吸机启动时，APL 阀可自动被关闭。呼吸机具有自己的减压（弹开）阀，称为溢气阀，在吸气时气动关闭以产生正压（图 4-16）。在呼气时，加压气体被呼出，呼吸机的溢气阀不再受压关闭。在呼气时，呼吸机风箱或活塞重新充满气体，回路系统压力升高，多余气体通过溢气阀进入清除系统。若溢气阀粘连，可能导致呼气时气道压异常升高。

压力与容量监测

吸气峰压是在吸气期间产生的最高回路压力，反映动态的顺应性。平台压是在吸气暂停时测量到的压力（此时没有气流），反映静态的顺应性。 在无肺部疾病患者的正常通气期间，吸气峰压等同或略高于平台压。**吸气峰压与平台压同时升高，暗示潮气量增高或肺顺应性下降。吸气峰压增高而平台压不变可能表示气道阻力升高或吸入气流量升高**（表 4-2）。因此，呼吸回路压力的波形可提供有关气道情况的重要信息。许多麻醉机以图形展示呼吸回路的压力（图 4-17）。采用吸引导管可以简便地排除气道分泌物或气管导管扭曲。可弯曲的纤维支气管镜通常能提供明确诊断。

呼吸机报警

　　报警系统是所有现代麻醉机必备部分。只要呼吸
⑨　机工作，"回路断开警报"就会被动启动。麻醉工作站至少要有 3 个断开报警：低吸气峰压、低呼出潮气量及低呼出二氧化碳。第一个报警通常是呼吸机内置，后两者则可能分布在不同元件中。在达到报警阈值之前，吸气峰压、潮气量和呼末二氧化碳的轻微下降，提示存在轻微漏气或呼吸回路部分断开。其他内置呼吸机报警包括高吸气峰压、高 PEEP、持续

表 4-2　引起吸气峰压（PIP）增高，伴或不伴平台压（PP）增高的原因

PIP 及 PP 增高
潮气量增加
肺顺应性降低
肺水肿
Trendelenburg 体位
胸膜渗出
腹水
腹部包块
气腹
张力性气胸
支气管内插管
PIP 增高而 PP 不变
吸入气流增高
气道阻力增高
气管内导管扭折
支气管痉挛
分泌物
异物吸入
气道受压
气管导管套囊疝形成

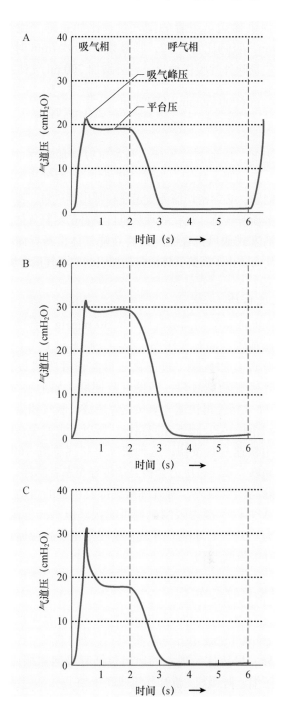

图 4-17　气道压（Paw）可以根据时间以图形表示。A. 在正常人，吸气峰压等同于或稍高于平台压；B. 气道峰压与平台压的增高（两者的差异仍基本一致）可能由于潮气量增加或肺顺应性降低；C. 吸气峰压增高而平台压几乎不变意味着吸入气流量增加或气道阻力增加

高气道压、负压以及低氧供压。大多数现代呼吸机还有肺活量计和氧分析仪，也提供了额外的报警信息。

麻醉呼吸机相关问题

A. 呼吸机-新鲜气流偶联

⑩　通过上面的讨论，应该认识到呼吸机的溢气阀在吸气相关闭，呼吸机气体总出口的新鲜气流

一般提供输送至患者的潮气量。比如新鲜气流量为 6 L/min，吸呼比为 1 : 2，呼吸频率 10 次 /min 时，每次潮气量除外呼吸机输出，额外增加 200 ml 气体：

$$\frac{(6000 \text{ ml/min})(33\%)}{10 \text{ 次 /min}} \approx 200 \text{ ml/ 呼吸}$$

因此，增加新鲜气体流量就可以增加潮气量、分钟通气量和吸入峰压。为避免呼吸机-新鲜气流偶联的相关问题，必须密切监测气道压和呼出潮气量，避免给予过多新鲜气流。现在的呼吸机自动补偿新鲜气体流偶联。活塞式通风机在吸气时将新鲜气体重新导向呼吸囊，从而防止了新鲜气体流量增加引起的潮气量增加。

B. 过度正压

间断或持续的高吸气压（> 30 mmHg）会增加麻醉正压通气期间肺压伤（如：气胸）和（或）血流动力学改变的风险。过度高压可能由呼吸机设置错误，呼吸机功能故障，新鲜气流偶联（如上），或在
⑪ 吸气相使用快速充氧按钮等造成。吸气相溢气阀关闭，APL 阀不在回路中，所以必须避免在吸气相使用快速充氧按钮；这种情况下氧气急流（600 ～ 1200 ml/s）和回路压力会被直接传导至患者肺部。

除高压警报外，所有呼吸机都有内置的自动安全阀或 APL 阀。压力限制机制可能跟阈值阀一样简单，在压力达到一定标准时开放，或应用电子感应器突然中止呼吸机吸气相。

C. 潮气量的差异

⑫ 在手术室采用容量控制通气模式时，常可以观察到潮气量设定值与患者实际接受的潮气量存在很大差异。导致这一现象的原因包括呼吸回路顺应性、气体压缩、呼吸机-新鲜气流偶联（如上），以及麻醉机、呼吸回路或患者气道漏气。

标准成人的呼吸回路顺应性约为 5 ml/cmH$_2$O。因此，如果吸气峰压是 20 cmH$_2$O，大约 100 ml 设定潮气量在扩张回路中被损耗。因此，小儿患者的呼吸回路设计得更加坚硬，顺应性低至 1.5 ～ 2.5 ml/cm H$_2$O。

在呼吸机风箱内的气体压缩产生的压缩损失一般占 3%，可能与呼吸回路的容量有关。因此若潮气量是 500 ml，设定潮气量可能会额外损失 15 ml。二氧化碳图和麻醉气体采样会使潮气量进一步损失，除非采样气体会回到回路中。

准确测量潮气量误差依赖于肺活量计放置的位置。精密呼吸机同时测量吸入和呼出潮气量。值得注意的是，除非肺活量计位于呼吸回路中的 Y 型接口位

置，顺应性损失或压缩容量损失一般不会很明显。

较新的麻醉机已经增加了多种机制来减少潮气量误差。在开机初始的电子自检中，有些麻醉机测量总系统顺应性，并利用这一测量调整呼吸机风箱或活塞的偏移；麻醉机也会检测漏气，但通常不作补偿。潮气量补偿或调节的具体方法因不同的制造商和麻醉机机型各异。其中一种设计，流量传感器在吸气阀处测量最初几次呼吸输送的潮气量，并调节后续计量的驱动气流量来补偿潮气量损耗（反馈调节）。另一种设计，持续测量新鲜气流和蒸发器流量，并从计量驱动气流量中减去这个数量（预先调节）。还有一种情况，使用电控气流量的麻醉机可以通过在呼气相输送新鲜气流，解除潮气量和新鲜气流的偶联。最后，呼吸机-新鲜气流的吸入相可以通过解离阀进入呼吸皮球，通气时排除在回路系统之外的。在呼气相解离阀打开时，允许储存在皮球内的新鲜气流进入呼吸回路。

废气排出系统

⑬ 废气排出系统清除呼吸回路通过 APL 阀和呼吸机溢气阀排出的气体。麻醉废气污染手术间会对手术工作人员的健康造成危害。尽管很难界定暴露的安全水平，国家职业安全健康协会（National Institute for Occupational Safety and Health，NIOSH）推荐将室内氧化亚氮浓度控制在 25 ppm，卤化剂为 2 ppm（与氧化亚氮同时使用时则规定为 0.5 ppm）。只有存在有效的废气清除系统，才有可能把麻醉气体浓度降至所规定的痕量范围内。

为避免增加压力，多余的气体从呼吸回路中的 APL 阀或溢气阀排出。这两个阀通过连接管道与废气排除系统的接口相连，废气排出系统可以安装在麻醉机内部也可以是外部附件。在正常工作状态，废气排出系统接口下方的压力应维持在 0.5 ～ 3.5 cmH$_2$O。废气排出系统的接口可以是开放或关闭。

开放接口与外界大气相通，通常不需要减压阀（图 4-18）。相反，封闭接口与外界环境是不连通的，需要负压和正压减压阀，分别保护患者免受真空系统负压和管道阻塞时的正压影响。废气排出系统的出口应该与外界相通，通过通气管道直接输送至不可能再流通的地方（被动排出），或连接至医院的真空系统（主动排出）。当废气量超过真空吸引系统的能力时，储存室或储存皮球可暂时接受过量的废气。主动排出系统中的真空控制阀应调整至每分钟清除 10 ～ 15 L 废气。这一清除率对于高新鲜流量阶段（即诱导与苏醒期）也足够了，同时又最小化了低流量情况下（维

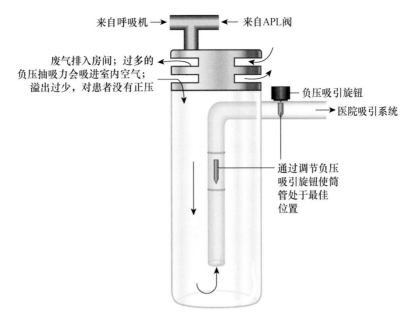

来自呼吸机 →　　　　　← 来自APL阀

废气排入房间；过多的
负压抽吸力会吸进室内空气；
溢出过少，对患者没有正压

负压吸引旋钮

→ 医院吸引系统

通过调节负压
吸引旋钮使筒
管处于最佳
位置

图 4-18　废气排出系统开放接口（Reproduced with permission from Rose G，McLarney JT，eds. Anesthesia Equipment Simplified. New York，NY：McGraw-Hill Education，Inc；2014.）

持期）将负压传送至呼吸回路的风险。除非正确应用，开放式接口对于工作人员的职业暴露风险更高。有些麻醉机可能同时装备主动和被动清除系统。

麻醉机检查清单

⑭　麻醉机气体输送设备误用或故障可造成严重并发症或死亡。每次使用前设备的例行检查可增加使用者的熟悉程度并确保机器运行功能正常。美国食品与药物管理局（Food and Drug Administration，

FDA）制定了麻醉机和呼吸系统的检查程序（表4-3）。这一程序可根据需要进行修改，主要依据使用的特定设备以及生产商的推荐。请注意尽管整个检查程序在一天内不同病例之间不需要全部重复，但是在每一例麻醉之前认真使用检查单还是必要的。因为强制的核对程序增加了麻醉机错误的检出率。有些麻醉机提供系统自检，仅需要不同程度的人工干预。系统检测包括氧化亚氮输送（预防低氧混合气体）、麻醉气体输送、机械与手动通气、管道压力、清除系统、呼吸回路顺应性以及漏气情况。

表 4-3　麻醉设备推荐检查清单 [1-2]

实施麻醉前应该完成麻醉机检查或相应的检查程序。以下推荐程序仅适用于麻醉系统符合当前标准且带有上升式风箱呼吸机，并至少包含以下监测：二氧化碳描计图、脉搏氧饱和度、氧分析仪、呼吸容量检测（肺活量计），以及带有高压及低压报警的呼吸系统压力监测。鼓励使用者根据设备设计差异或当地临床实践情况的不同调整以下检查项目。进行调整后，应该接受同行评议。特殊操作或预防措施应参考相应的操作手册。

紧急通气设备
*1. 检查备用通气设备可用且功能正常

高压系统
*2. 检查钢瓶 O_2 供应
　　a. 打开氧气罐，确保至少半满（约 1000 psig）
　　b. 关闭钢瓶
*3. 检查中心管道气：检查接口连接正常，管道供气压力表读数为 50 psig

低压系统
*4. 检查低压系统的初始状态
　　a. 关闭流量控制阀和蒸发器
　　b. 检查蒸发器麻醉剂填充水平，拧紧蒸发器加药口

*5. 进行麻醉机低压系统的漏气检查
　　a. 确认已关闭麻醉机总开关和流量控制阀
　　b. 总新鲜气体出口连接吸引球管
　　c. 重复挤压吸引球管直至完全压缩
　　d. 确保吸引球管保持完全压扁状态至少 10 s
　　e. 打开蒸发器，重复 c、d 步骤
　　f. 断开吸引球管，再次连接新鲜气体管
*6. 开启麻醉机总开关和其他所有必需电子设备
*7. 测试流量计
　　a. 全范围内调节所有气体流量计，检查转子是否平稳运转，且流量计刻度玻璃管完整
　　b. 尝试造成低氧的 O_2/N_2O 和氧化亚氮混合气体，验证流量变化和（或）报警的正常

（续表）

废气排出系统

*8. 调节和检查废气排出系统
   a. 保证废气排出系统与 APL（溢气）阀和呼吸机减压阀之间正确连接
   b. 调节废气真空吸引（如果可能）
   c. 完全开放 APL 阀，封闭 Y 型管
   d. 使用最小 O_2 流量，使废气排出的储气皮球完全压缩，验证吸收管罐压力表数值约为零
   e. 启动快速充氧按钮，使废气排出系统的储气皮球完全扩张，然后验证吸收罐压力表数值 < 10 cm H_2O

呼吸系统

*9. 校准 O_2 监测仪
   a. 确保在室内空气中监测仪读数为 21%
   b. 确定低 O_2 报警已经启动，且功能正常
   c. 在呼吸回路中重新安装传感器，并快速充氧
   d. 验证此时监测仪读数大于 90%

10. 检查呼吸回路的初始状态
   a. 设置转换开关拨至皮球辅助模式
   b. 检查呼吸回路完整、无损且通畅无阻
   c. 确认二氧化碳吸收剂足够
   d. 安装该病例所需的呼吸回路辅助麻醉剂设备（如湿化器、PEEP 阀）

11. 进行呼吸系统漏气检查
   a. 设置所有气体流量至零（或最小）
   b. 关闭 APL（溢气）阀，封闭 Y 型管
   c. 快速充氧，使呼吸回路增压至约 30 cmH_2O
   d. 保证压力维持稳定至少 10 s
   e. 开启 APL（溢气）阀，确保压力降低

人工和自动通气系统

12. 测试通气系统和单向阀
   a. 在 Y 型管上连接第二个呼吸皮球
   b. 为下一个患者设置合适的呼吸参数
   c. 转换至自动通气（呼吸机）模式
   d. 开启呼吸机，快速充氧以充填风箱和皮球
   e. 设置氧流量至最小，其他气体流量至零
   f. 验证在吸气相风箱输出潮气量适当，在呼气相风箱可完全填充
   g. 设置新鲜气体流量至约 5 L/min
   h. 验证呼吸机风箱和模拟肺充填和排放适当，并在呼气末无持续正压
   i. 检查单向阀处于正常工作状态
   j. 试用呼吸回路辅助设备，保证功能正常
   k. 关闭呼吸机，转换至手动通气模式（皮球 /APL）
   l. 手动辅助呼吸，保证人工肺充气和放气正常，系统阻力和顺应性感觉合适
   m. 从 Y 型管断开第二个呼吸皮球

监护仪最终位置

13. 检查并校准和（或）设置所有监测仪的报警限制：二氧化碳描记图、脉搏氧饱和度、O_2 分析仪、呼吸容量检测仪（肺活量计）和具有气道低 / 高压报警的压力监护

14. 检查机器的最终状态
   a. 挥发器关闭
   b. APL 阀开放
   c. 转换开关切换至手动辅助通气位置
   d. 所有流量计调至零（或最小）
   e. 患者吸引器压力水平适宜
   f. 呼吸回路随时可用

---

[1] 数据来自于美国食品药品管理局，美国健康和人类服务部门
[2] APL，可调节压力限制；PEEP，呼气末正压
* 若麻醉医师在连续病例中使用同一台麻醉机，这些步骤不用重复，或首次检查后可简化步骤

病例讨论

发现漏气

拟行择期手术 70 kg 男性患者，全麻诱导插管后，立式风箱呼吸机潮气量设定 500 ml，呼吸频率 10 次 / 分。几分钟后，麻醉医师注意到在呼气时风箱无法上升至透明罩最顶部。很快，断开警报也被激活。

为什么呼吸机风箱会下降，断开警报会响起？

进入呼吸回路的新鲜气流不足以维持正压通气需要的回路的容量。若没有新鲜气流补充，由于患者对氧的摄取（代谢性氧耗）和呼出 CO_2 被不断吸收，呼吸回路的容量将缓慢下降。无新鲜气流供应可能是由于医院氧供耗竭（记住安全阀的功能）或是忘记打开麻醉机的流量控制阀。这些可能性可以通过检查氧 Bourdon 压力表和流量计排除。一个更可能的情况是系统漏气量超过了新鲜气流量。在闭合回路麻醉漏气尤为重要。

如何评估漏气量？

当进入的新鲜气流量与排出的气流量相等时，呼吸回路容量不变。因此通过增加新鲜气体流量直至两次呼气间风箱的高度没有变化，可估计漏气量。如果新鲜气流量已经很大，而风箱仍然塌缩，则应考虑回路完全断开的可能。必须立刻判断断开的位置并予以修正，避免发生低氧或高碳酸血症。如果不能及时纠正这一情况，可采用急救球囊对患者进行通气。

呼吸回路断开或漏气最可能发生在哪里？

完全断开最常见部位是在直角连接管与气管

插管接口处，而漏气最常发生在 CO_2 吸收器底座部位。在气管插管患者，漏气也较常发生在气管导管套囊未经充气或者充气不足，闭合不严造成漏气。但是麻醉机内部和呼吸回路中也有许多可能发生漏气或者断开的潜在部位。回路每增加一个附属设备，比如湿化器，都会增加潜在漏气位置。

如何检测漏气？

漏气经常发生在新鲜气体出口之前（即麻醉机内部）或新鲜气体入口之后（即呼吸回路内）。麻醉机内严重的漏气比较少见，并可通过简单的测试排除。捏住连接麻醉机新鲜气体出口与回路新鲜气体入口之间的管道会产生向后的压力，堵塞来自于麻醉机新鲜前向气流。表现为流量计转子高度突然下降。松开新鲜气流管后，转子会立即跳回原有高度。若麻醉机内有漏气，阻闭新鲜气流管道不会产生任何向后的压力，转子也不会下降。还有一种检测新鲜气体出口之前微小漏气的更敏感的方式，那就是像表 4-3 步骤 5 中所描述的那样在出口处连接一个吸引球。纠正麻醉机内漏气一般需要首先停止麻醉机工作。

检测呼吸回路尚未与患者连接的漏气方法是，关闭 APL 阀，封闭 Y 型管，开放快速充氧按钮，直至回路压力达到 $20 \sim 30$ cm H_2O。若回路压力逐渐下降，说明呼吸回路有漏气（表 4-3，步骤 11）。

呼吸回路漏气应如何定位？

呼吸回路内的任何连接都是潜在的漏气位置。快速检查呼吸回路可以发现呼吸管道连接松开或氧分析仪适配器破损。另外不太常见的原因包括：报警与监测回路压力的管道管道断开，APL 阀开放或废气排出单元调节不适。一般可以通过听漏气声或在怀疑存在漏气的部位涂抹肥皂水查看有无气泡产生。

如果能够按照程序检查麻醉机或呼吸回路，通常能够检出麻醉机内或呼吸回路的漏气。例如，FDA 推荐程序（表 4-3）的步骤 5 和 11 就可以发现最为明显的漏气。

（杨岑　译　雷翀　审校）

推荐阅读

Baum JA, Nunn G. *Low Flow Anaesthesia: The Theory and Practice of Low Flow, Minimal Flow and Closed System Anaesthesia.* 2nd ed. Oxford, UK: Butterworth-Heinemann; 2001.

Block FE, Schaff C. Auditory alarms during anesthesia monitoring with an integrated monitoring system. *Int J Clin Monit Comput.* 1996;13:81.

Caplan RA, Vistica MF, Posner KL, Cheney FW. Adverse anesthetic outcomes arising from gas delivery equipment: A closed claims analysis. *Anesthesiology.* 1997;87:741.

Dorsch JA, Dorsch SE. *Understanding Anesthesia Equipment.* 5th ed. Philadelphia, PA: Lippincott, Williams & Wilkins; 2008.

Eisenkraft JB, Leibowitz AB. Ventilators in the operating room. *Int Anesthesiol Clin.* 1997;35:87.

Klopfenstein CE, Van Gessel E, Forster A. Checking the anaesthetic machine: Self-reported assessment in a university hospital. *Eur J Anaesthesiol.* 1998;15:314.

Mehta S, Eisenkraft J, Posner K, Domino K. Patient injuries from anesthesia gas delivery equipment. *Anesthesiology.* 2013;119:788.

Somprakit P, Soontranan P. Low pressure leakage in anaesthetic machines: Evaluation by positive and negative pressure tests. *Anaesthesia.* 1996;51: 461.

Rose G, McLarnery J, eds. *Anesthesia Equipment Simplified.* New York, NY: McGraw-Hill Education; 2014.

网址

The Anesthesia Patient Safety Foundation web site provides resources and a newsletter that discusses important safety issues in anesthesia. http://www.apsf.org/

The web site of the American Society of Anesthesiologists includes a link to the 2008 ASA Recommendations for Pre-Anesthesia Checkout (https://www.asahq.org/resources/clinical-information/2008-asa-recommendations-for-pre-anesthesia-checkout). https://www.asahq.org/clinical/fda.aspx

An extremely useful web site of simulations in anesthesia that includes virtual anesthesia machine simulators. http://www.simanest.org/

第 5 章 心血管系统监测

要 点

1. 要避免中心静脉导管尖端进入心腔内。

2. 尽管肺动脉导管在休克状态下能够指导目标导向的血流动力学治疗从而确保器官灌注，其他更为微创的方法也能明确反映血流动力学变化，包括经肺热稀释法心输出量的测定、动脉压力波形脉冲轮廓分析以及经胸生物阻抗测量法。

3. 肺动脉置管的相对禁忌证包括：左束支传导阻滞（因为有引起完全性心脏阻滞的危险）和存在引发心律失常的高危因素。

4. 应持续监测肺动脉压力，以及时发现导管移位造成的过度嵌入。

5. 准确的心输出量测定取决于：快速而平稳的注射；注射液的温度和容量要精准；对特定的肺动脉导管要把正确的校正参数输入电脑（计算心输出量）；避免在电刀使用期间测量。

严密的心血管系统监测是麻醉医师在围术期的主要职责之一。美国麻醉师协会已经制定了麻醉监测基本标准。本章关注麻醉医师用于监测健康和非健康人群的心功能和循环系统的特殊监测设备和技术。

动脉血压

左心室节律性收缩，射血到血管系统产生搏动性动脉血压。左心室收缩末期产生的压力峰值（没有主动脉瓣狭窄时）近似于动脉收缩压（SBP），心室舒张期的最低动脉压力称为动脉舒张压（DBP）。脉压是指收缩压和舒张压的差值。在一个脉搏周期中，动脉压力的时间加权均数称为**平均动脉压（MAP）**。MAP可用下面的公式来估算：

$$MAP = \frac{(SBP) + 2(DBP)}{3}$$

动脉压数值受测量部位的影响很大。**随着脉搏波从大动脉向外周传播，由于波的反射造成压力波形失真，导致收缩压和脉压被放大**（图 5-1）。例如，由于桡动脉更靠近末梢，因此桡动脉收缩压通常高于主动脉收缩压。相反，在低温心肺转流时，因为手部血管阻力改变，桡动脉收缩压通常低估更"中心"的压力。扩血管药物会扩大这种差异。由于重力作用的影

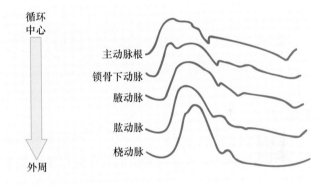

图 5-1　波形向外周传输时形态变化（Reproduced with permission from Lake CL，Hines RL，Blitt CD. Clinical Monitoring：Practical Applications in Anesthesia and Critical Care Medicine. Philadelphia，PA：WB Saunders；2001.）

响，测量部位与心脏的相对位置水平也影响血压测量值（图 5-2）。患有严重外周血管疾病的患者，其四肢的血压可有很大差异，此时应以较高值为准。

因为无创（触诊、多普勒、听诊、振荡法、体表描记法）与有创（动脉置管）动脉测量法有很大不同，因此我们分开阐述。

1. 无创动脉血压监测

适应证

只要使用麻醉药物都是动脉血压测量的适应证。而测量方法和时间间隔取决于患者情况和手术类型。大多数情况下每隔 3 ～ 5 min 测量一次无创血压较

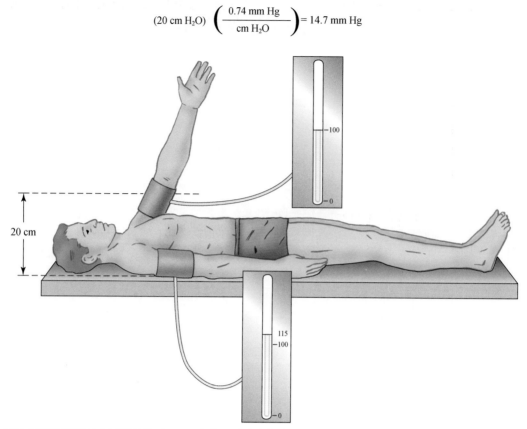

$$(20 \text{ cm H}_2\text{O}) \left(\frac{0.74 \text{ mm Hg}}{\text{cm H}_2\text{O}} \right) = 14.7 \text{ mm Hg}$$

图 5-2　两个不同位置测量血压的差值（mmHg）等于垂直水柱高度（cmH₂O）乘以换算系数（1 cmH₂O = 0.74 mmHg）

为合适。

禁忌证

尽管有时必须选择某种方法测压。但在有血管异常（如透析动静脉瘘）或静脉输液的肢体应尽量避免袖带测压。极少数情况下监测血压几无可能（例如烧伤患者），因为没有测量部位确保动脉血压被可靠记录。

技术和并发症

A. 触诊法

按照下列步骤可以测定收缩压：①摸清外周动脉搏动的位置；②在近端将血压表袖带充气直到血流阻断；③以每次心搏 2 ~ 3 mmHg 的速度慢慢降低袖带压力；④测得脉搏再次可被触及时的袖带压力。但是由于触诊的敏感度低以及从袖带远端到摸脉搏处血流的延迟，使这种方法测得的收缩压偏低。触诊法不能测量舒张压和 MAP，但此种设备简单且便宜。

B. 多普勒探头

当多普勒探头替代麻醉医师用手指触诊以后，对肥胖、小儿以及休克患者动脉血压测量结果精确度有了明显提高（图 5-3）。**多普勒效应**是指声源与观察者

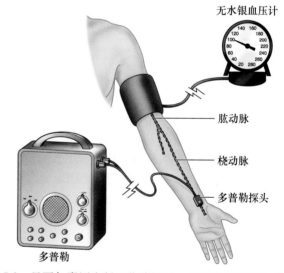

图 5-3　只要气囊压力低于收缩压时，置放于桡动脉的多普勒探头就可以立即监测到红细胞的运动（Reproduced with permission from Parks Medical Electronics. ）

发生相对位移时声波频率的转换。例如，当火车驶来时，汽笛音调升高；而当驶离时，汽笛音调降低。相似的，运动着的物体反射出来的频率也会改变。多普勒探头发出的超声信号可被深部组织反射回来。当红细胞流经某一段动脉，探头即可探测到多普勒信号频率的改变。发出和接受的信号频率的差异产生特征性的嗖嗖声，可以提示血流的存在。因为气体能够反射

超声波，在探头和皮肤之间要用耦合剂（但不是具有腐蚀性的导电胶）。将探头定位于动脉的正上方非常重要，因为超声束必须穿过血管壁。由于探头移动或者电刀干扰会影响测量结果。另外需要注意多普勒技术只对收缩压测量比较准确。

通过一块压电晶体就改进了多普勒技术，其能探测收缩压和舒张压之间因血管开合引起的动脉血管壁侧向的移动，因此可以监测收缩压和舒张压。多普勒效应常规用于围术期的超声心动图，可以帮助检查者了解心脏内和心肌组织内（组织多普勒）血流的方向性和流速。

C. 听诊法

将血压表袖带充气使压力达到舒张压和收缩压之间可使其下面的动脉血管壁部分塌陷，产生湍流及特征性柯氏音。将听诊器放在血压表袖带下面或袖带末端 1/3 的下面可以听到这些声音。临床医生用无液气压计或水银血压表来测量血压。

从收缩压向舒张压过渡的某些时候偶尔会听不到柯氏音，这种听诊无音间隙在高血压患者中较为常见，会导致舒张压测量不准确。在病房环境嘈杂的情况下以及低血压发作期或外周血管严重收缩的情况下很难听到柯氏音。这时可利用麦克风采集与此声音相关的听阈下频率部分，放大后可以指示收缩压和舒张压，但运动位差和电刀干扰限制了该方法的使用。

D. 振荡测量法

动脉搏动能够引起袖带压力的振荡。袖带充气压力超过收缩压时，这种振荡的幅度很小，随着袖带压力下降到收缩压水平，动脉搏动传导到整个袖带，振幅明显增加，到平均动脉压时振幅达到最大，随后又逐渐减弱。因为在高于或低于动脉压力的情况下有时也会产生振荡，所以水银或无液血压计只能粗略测量，其结果并不准确。电子血压计自动测量振幅变化从而得出压力值（图 5-4）。通过一个微处理器根据某种运算法则而得出收缩压、平均压和舒张压。这种仪器要求有连续相同的脉搏波才能测量并确认血压值，在心律失常（如：心房纤颤）的情况下结果可能并不可靠。振荡法监测不能用于心肺转流的患者。即便如此，由于振荡法监测仪无论在测量速度、准确度还是通用性等方面都有了很大改善，在美国和全世界都作为首选的无创血压监测设备。

E. 动脉张力测量法

通过感知使某一浅表动脉（下方要有骨性结构的支持，如桡动脉）因受压而部分变平时的压力，动脉张力计可以测量每次搏动的动脉压。一个张力计含有数个独立的压力传感器，置于覆盖动脉的皮肤区域（图 5-5）。传感器与动脉表面的皮肤直接紧贴接触产生的压力反映了血管腔内的压力。连续的搏动记录产生与有创动脉压力监测十分相似的压力波形。该技术的局限性是对位移产生的假象很敏感，需要经常校准。

临床意义

麻醉期间必须维持重要器官足够氧供，而监测特殊脏器灌注和氧供的设备复杂、昂贵，且并不可靠，因此动脉血压可作为反映器官血流量的指标。然而，血流量还受到血管阻力的影响：

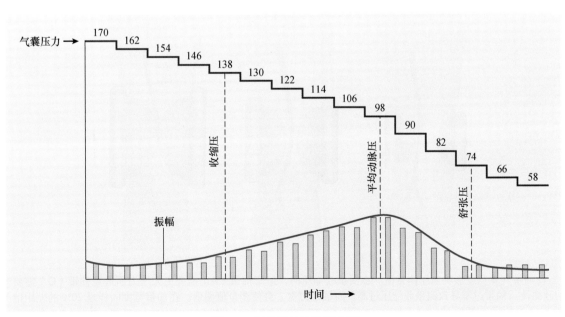

图 5-4　振荡测量法监测血压

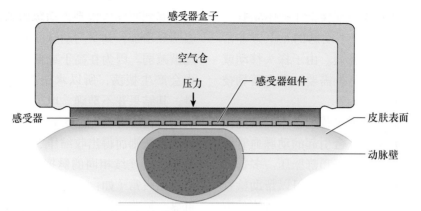

图 5-5　张力测量法是一种持续（每搏）监测动脉壁压力变化的监测方法，传感器必须垂直置于动脉上方

$$血流量 = \frac{血压}{阻力}$$

即使血压很高，但如果血管阻力同样高，血流量仍较低。所以动脉压可作为提示器官灌注的参数，而不能作为器官灌注的指标。

凡是用袖带测量动脉血压的方法，袖带的大小会影响测量结果的准确度（图 5-6）。袖带气囊长度至少能包绕测量部位肢体后再延长一半周长，袖带的宽度应比肢体直径宽 20% ～ 50%。

自动血压计结合上述的一种或数种方法联合来测量血压，已广泛应用于临床麻醉。机器内置的气压泵能按设定的时间间隔自动给袖带充气。但是，错误操作或过于频繁的自动测量会导致神经缺血以及静脉输

液的广泛外渗。一旦仪器出现故障，必须有替代设备可立即使用。

2. 有创动脉血压监测

适应证

动脉置管行有创动脉压监测的适应证包括：麻醉诱导时存在或预期发生低血压或剧烈血压波动，脏器终末期疾病必须精确调整血压时以及需要多次动脉血气分析等。

禁忌证

如果可能，应避免在小的缺乏侧支循环末梢血管

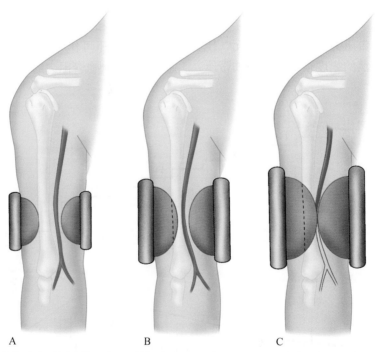

　　　　　A　　　　　　　　　　B　　　　　　　　　　C

图 5-6　血压计袖带气囊宽度影响血压测量值。在测量收缩压时，最窄袖带（A）需要更大压力而最宽袖带（C）需要较低压力才能阻断肱动脉血流。袖带过窄导致测量收缩压过高。而袖带过宽，会使测量值偏低。在袖带宽度同样是 20% 的差距情况下，宽袖带要比窄袖带产生的误差值低（Reproduced with permission from Gravenstein JS，Paulus DA. Clinical Monitoring Practice. 2nd ed. Philadelphia，PA：Lippincott Williams & Wilkins；1987. ）

或怀疑先前存在的血管供血不足的肢体行动脉置管。

A. 动脉置管位置选择

以下动脉可供经皮穿刺置管。

1）桡动脉因位置表浅而且侧支循环丰富（大多数患者尺动脉侧支循环比桡动脉丰富，二者之间通过掌弓联系），最常用于穿刺置管。5% 的患者掌弓发育不完全且侧支循环血流不足。Allen 试验常用于评估桡动脉置管是否安全，虽然简单但并不可靠。试验方法：患者握拳将手部血液驱出，同时试验者用双手手指分别压住桡动脉和尺动脉阻断血流，然后让患者伸开已经变苍白的手掌，松开按压尺动脉的手指，观察侧支循环血流通过掌弓到达桡动脉的情况：如果 5 s 内拇指迅速恢复红润，说明侧支循环丰富；拇指颜色恢复延迟（5～10 s）提示结果可疑；超过 10 s 提示侧支循环不足。因 Allen 试验可靠性存疑，很多医生并未常规实施。桡动脉阻塞后远端侧支循环血流的检测还可采用以下方法：触诊、多普勒探头、体表描记法或氧饱和度监测等。与 Allen 试验不同，这些方法不需要患者配合。

2）尺动脉由于尺动脉位置较深而且走行中有更多弯曲，使得置管较桡动脉困难。由于存在影响手部血供的危险，因此如果同侧桡动脉已经被穿刺而没有置管成功，尽量避免穿刺该侧尺动脉。

3）肱动脉粗大而且在肘窝处容易触及。且与主动脉距离更近，因此波形失真度小。但靠近肘窝而使动脉插管容易打折。

4）股动脉容易形成假性动脉瘤和粥样斑块，但穿刺成功率较高。与股动脉穿刺有关的并发症是感染和动脉血栓形成的发生率增加。另一个罕见且严重的并发症是儿童患者可能发生股骨头无菌坏死。

5）足背和胫后动脉距主动脉弓较远，因此波形失真最大。

6）腋动脉由腋神经丛包绕，穿刺引起的损伤或者血肿能够导致神经损伤。腋动脉的逆行冲洗可导致空气或血栓迅速进入中枢循环。

B. 桡动脉穿刺置管方法

图 5-7 描绘了一种桡动脉穿刺置管技术。仰卧手腕背伸位使桡动脉暴露得最好。压力 - 导管 - 换能器系统预先用盐水冲洗并放于穿刺点附近，以便于置管后能方便迅速连通。麻醉医师用非穿刺手或超声定位找到桡动脉搏动和血流最明显的位置，示指和中指指尖轻轻下压确定动脉血流走行。氯己定（或其他消毒剂）消毒后，采用小号针头的注射器在清醒患者动脉浅表局部注入 1% 利多卡因浸润麻醉。随后可用较大的 18 G 针头破皮，以便于 20 G 或 22 G 的套管针以 45° 角向搏动点方向进入。针尾一旦鲜血闪现，导丝穿过导管进入动脉，随后导管推进超过导丝。另外，也可以将针尖下压成 30° 角，继续向前 1～2 mm，确保针尖完全在管腔内。当导管与针芯进入到血管腔时，拔出针芯。在套管与测压管管路还没有紧密连接前，用中指和无名指尖紧紧压住套管尖端附近的动脉近端，防止血液喷出。用无菌敷料覆盖导管插入部位，而后用防水胶布或者缝线固定导管。

C. 并发症

有创动脉血压监测的并发症包括：血肿、出血（尤其是换能器管路脱落）、血管痉挛、动脉血栓形成、气泡或血栓栓塞、假性动脉瘤、导管下方皮肤坏死、神经损伤、感染、四肢或手指、足趾坏死、药物误注入动脉等。与并发症发生率增加有关的因素包括：置管时间过长、高脂血症、反复穿刺、女性、心肺转流、套管过大及使用血管升压药物。降低风险的方法包括：选择比动脉直径小的套管，以 2～3 ml/h 的速度间断向套管内推注盐水、限制套管冲洗次数并注意无菌操作。桡动脉置管期间，通过在同侧手指放一个脉搏氧饱和度来连续监测末梢灌注是否充足。

临床意义

因为动脉置管可以实现连续动脉血压测量，因此被认为是血压监测技术的金标准。但换能后输出波形的信号质量依赖于导管 - 管路 - 换能器系统的动态特性。错误的读数可能导致不正确的治疗。

像动脉搏动这类复杂的波形可用简单的谐波的总和形式来表示（根据傅立叶定理）。要保证测量结果的准确，导管 - 管路 - 传感器系统必须准确反映动脉压力波形的最高频率部分（图 5-8）。换言之，就是监测系统能够测量的频率范围必须超过动脉搏动的自然频率范围（大约 16～24 Hz）。

大多数的换能器都具有数百赫兹的频率范围（一次性换能器＞200 Hz）。加入的管路、旋塞及管路内气泡均会降低系统的频率。如果反应频率过低，系统阻尼过强，将不能准确地再现动脉压力波形，可能低估收缩压。阻尼过弱也是一个严重问题，会导致超射，产生收缩压过高的假象。

还必须防止导管 - 管路 - 换能器系统**反应过强**，由于压力波形在系统内反射造成的假象。**阻尼系数**（β）在 0.6～0.7 之间最理想。自发频率和阻尼系数可以通过高压冲洗检查示波振荡来判断。

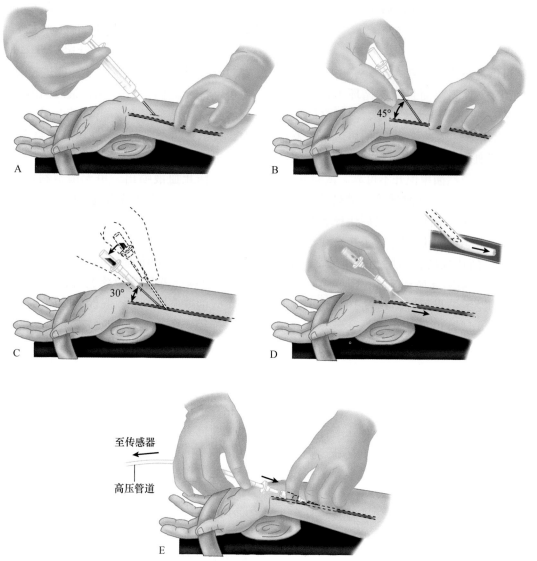

图 5-7 桡动脉置管。A. 正确定位和触及动脉搏动是关键。皮肤消毒完毕后，用 25 G 针头做局部麻醉；B. 20 G 或 22 G 针与皮肤呈 45° 进针；C. 进入动脉后会快速回血，然后调整导管-穿刺针套件成 30° 角，并前进 1～2 mm，以确保导管进入动脉管腔；D. 将导管沿针芯向前推入后，拔出针芯；E. 用中指和环指在近端加压，防止血液丢失，同时将带有 Luer 锁口的动脉管路与动脉内留置导管紧密连接并固定

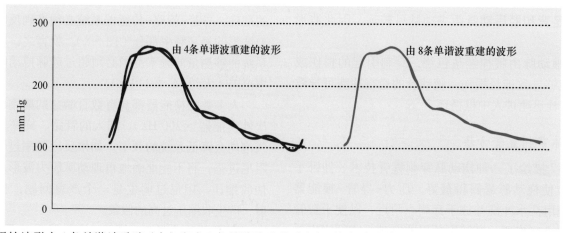

图 5-8 原始波形由 4 条单谐波重建（左）和由 8 条单谐波重建（右）。注意波形越调和说明越接近原始波形（Reproduced with permission from Saidman LS，Smith WT. Monitoring in Anesthesia. Philadelphia，PA：Butterworth-Heinemann；1985.）

改善系统动力学的方法包括：缩短管路长度、去除不必要的旋塞、排气以及应用低顺应性管道。尽管套管直径越小，其自发频率越低，但可以改善弱阻尼系统的表现，并且减少了血管并发症的发生率。如果套管直径大到完全阻断动脉血流，反射波会干扰血压测量。

压力换能器从过去笨重的可重复使用的装置发展到现在小型化的一次性集成电路片。换能器内部含有一个隔膜，可被动脉压力波扭曲，从而将压力波的能量转化成电信号。绝大多数换能器是基于**应变规**（strain gauge）原理制造的电阻型：拉伸一根金属丝或一个硅晶片会改变其电阻。感应单元布置为"惠思通电桥回路"，使输出电压与隔膜受到的压力成正比。

换能器的精确度依赖于正确的校准和调零。调零的步骤为：先将换能器旋塞放在合适的测量位置，一般为腋中线水平，打开旋塞开关，然后激活监护仪上的归零按钮。如果患者随着手术床上升或下降位置改变时，换能器或者跟着手术床升降，要么就得在新的腋中线水平调零。对于坐位患者，其大脑的动脉血压与左心室压力会有很大差异，这种情况下测定脑内动脉压力，需将换能器置于耳朵水平调零，大约位于Willis 环水平。应该经常检查换能器的零点来减少移动对血压测量造成的影响。

换能器的外校准是指将换能器的读数与血压计读数比较，但现在的换能器几乎不需要外校准了。

收缩压和舒张压的数字读数是在特定时间间隔内连续的最高和最低压力的平均值。由于移动或电刀干扰有时会产生错误读数，因此应连续监测动脉波形。动脉波的形状提供了数种血流动力学参数的线索。上升支斜率提示心肌收缩性，下降支斜率提示外周血管阻力，在一个呼吸周期中波形大小变化幅度加剧提示低血容量，整合压力曲线下面积可计算出平均动脉压。

动脉置管同样使间断血气分析变得十分方便。最新的纤维光学传感器可以通过 20 G 套管针置入动脉内，使连续血气监测成为可能，但此类传感器价格昂贵且准确度差，已经很少使用。动脉波形还可评估分析心输出量及其他血流动力学参数。这些仪器将在下文"心输出量"部分中讨论。

▎心电图

适应证和禁忌证

所有患者术中都应监测心电图（ECG），没有禁忌证。

技术和并发症

导联的选择决定 ECG 诊断的敏感性。ECG 导联放置在胸部和四肢可测量心脏产生的电位。在心脏舒张末期，心房收缩产生"P"波，心房收缩后，心室充满血液等待收缩。QRS 复合波始于房室延搁后 120 ~ 200 ms，代表心室除极。心室的除极从房室结经由心内浦肯野纤维传导。正常 QRS 波群大约持续 120 ms，在心肌疾病及心力衰竭患者其时长可被延长。当心脏再次准备收缩时，T 波代表复极化。QT 间期延长见于电解质紊乱和药物影响，可能导致危及生命的心律失常（尖端扭转型室性心动过速）。

Ⅱ 导的电轴从右臂到左腿大约呈 60°，与心房的电轴平行，在所有体表导联中其 P 波电压最高。这一导向提高了对心律失常及下壁心肌缺血的诊断率。V5 导联位于腋前线第 5 肋间，此位置是监测前壁和侧壁心肌缺血较好的折中点。真正的 V5 导联心电图监测只有在手术室配备 5 导联心电监护仪的条件下实现，但通过改变标准三肢体导联的位置可以监测改良的 V5 导联 ECG（图 5-9）。理想的方法是 Ⅱ 导联和 V5 导联同时监测。如果配备的监护仪只能输出一个导联，则要根据患者术前心肌梗死或心肌缺血的位置，以及判断心律失常或心肌缺血孰为优先关注，来选择哪个导

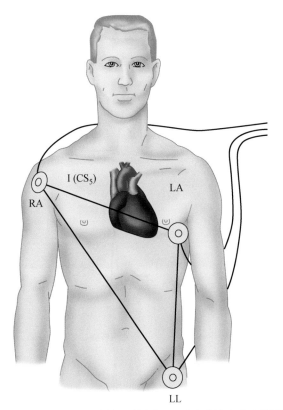

图5-9　重新放置3个肢体导联电极。可以通过改变左臂导联（LA）到 V5 的位置监测前壁和侧壁的心肌缺血。当监护仪显示的是 Ⅰ 导联时，实际显示的是改良 V5 导联（CS5）。Ⅱ 导可以监测心律失常和下壁缺血。RA，右臂；LL 左腿

联优先监测。

电极片置于患者身上来监测 ECG（图 5-10）。导电凝胶能降低皮肤的电阻抗，通过用酒精擦拭，可大大降低皮肤的电阻。针状电极使用有限，除非圆盘状电极不适合（例如：大面积烧伤患者）。

临床意义

心电图是心肌细胞产生电位的记录。常规 ECG 监测可发现心律失常、心肌缺血、传导异常、起搏器故障以及电解质紊乱等心脏异常情况（图 5-11）。由于要测量电位的电压很小，因此易被干扰一直是个严重问题。患者或导联线移动、使用电刀、附近交流电设备 60 Hz 的干扰以及电极片故障都可能产生类似心律失常的 ECG。在信号放大前过滤杂波可减少干扰，但可能致 ST 段失真，妨碍对心肌缺血的诊断。有时监护仪数字显示的心率是错误的，往往是 ECG 受到干扰或 T 波过大与 QRS 波类似，常见于小儿患者。

如果监护仪性能允许，可将患者诱导前的 ECG 波形图打印或冻结显示在监护屏幕上，便于与术中监测的比较。为了更好观察 ST 段改变，必须对 ECG 进行标准化，使 1 mV 的信号刚好在标准监护条带上产生 10 mm 的偏移。新的模块可以进行 ST 段连续分析，便于发现早期心肌缺血。ST 段自动分析技术提高了心肌缺血监测的敏感性，而且不需要医生掌握更多技能或者警惕性，对术中心肌缺血的诊断可能有帮助。

较为公认的心肌缺血的诊断标准在"诊断模式"下 J 点（QRS 复合波的末端）后 80 ms 处的 ST 段变平或向下倾斜压低超过 1 mm，尤其伴有 T 波倒置更能说明问题。ST 段抬高伴有高尖 T 波也可能提示心肌缺血。预激综合征、束支传导阻滞、外部起搏器夺获及地高辛治疗等均可能妨碍 ST 段分析。当麻醉医师的注意力转至别处时，应调整监护仪 QRS 波报警音量至足够大，以监测心率和节律的变化。有的心电监护

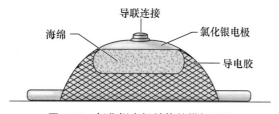

图 5-10　氯化银电极结构的横切面图

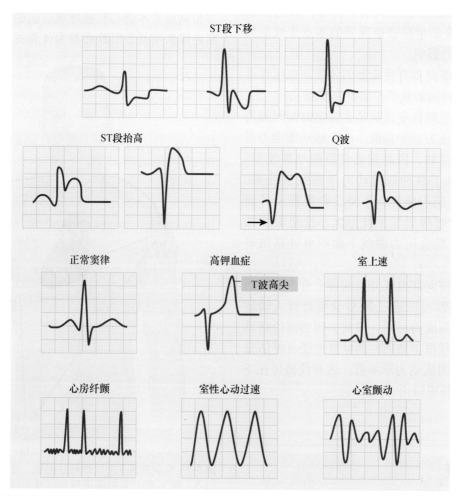

图 5-11　心脏手术时常见的 ECG 表现（Reproduced with permission from Wasnick J，Hillel Z，Kramer D，et al. Cardiac Anesthesia & Transesophageal Echocardiography. New York，NY：McGraw-Hill；2011.）

仪可以储存异常的 QRS 波便于进一步分析, 有的甚至可以分析并诊断心律失常。但电刀设备的干扰, 限制了心律失常自动分析技术在术中的使用。

中心静脉置管

适应证

中心静脉置管适应证有: 监测中心静脉压 (central venous pressure, CVP)、低血容量和休克的液体治疗、输注对外周静脉有刺激的药物、肠外营养、吸除气体栓子、安放经皮起搏电极以及为外周静脉条件差的患者建立静脉通路。某些特殊的中心静脉导管还能用来连续监测中心静脉氧饱和度。中心静脉插管可用于中心静脉血氧饱和度 ($ScvO_2$) 的连续监测, $ScvO_2$ 可作为评估氧供是否充足的指标。$ScvO_2$ 降低 (正常 > 65%) 提示可能有组织氧供不足 (例如, 低心输出量、低血红蛋白、低动脉血氧饱和度、氧耗增加等情况)。$ScvO_2$ 升高 (> 80%) 提示可能有动-静脉分流或细胞氧利用受损 (如氰化物中毒)。

禁忌证

相对禁忌证有: 肿瘤、血栓或三尖瓣赘生物 (在穿刺过程中可能脱落)。其他的禁忌证与穿刺位置有关, 如锁骨下静脉穿刺的相对禁忌证为接受抗凝治疗 (意外损伤动脉无法压迫止血)。基于传统而非科学的考虑, 一些临床医生会避免在接受颈内动脉内膜剥除术的一侧进行穿刺置管 (因为可能意外损伤颈动脉)。存在其他中心静脉导管和起搏器导线可能使供选择的中心静脉穿刺点减少。

技术和并发症

中心静脉导管是把一根导管置入深静脉, 使导管尖端进入胸腔内静脉系统。通常导管尖端理想的位置是处于上腔静脉与右心房的结合处或稍高位置。当导管尖端位于胸腔内时, 不同的通气方式如控制呼吸或自主呼吸决定了吸气时 CVP 分别上升或下降。CVP 的测定可以通过观察水柱 (cmH_2O) 的高度, 最好是用电子传感器 (mmHg)。中心静脉压应在呼气末测定为好。

有多个穿刺点可供置管 (图 5-12), 但是任何部位的置管都可因留置时间延长而增加导管相关感染的风险。同其他穿刺点相比, 锁骨下静脉的气胸风险较高, 但降低了长时间置管的其他并发症 (如危重患者)。右颈内静脉穿刺易成功且安全。左侧颈内静

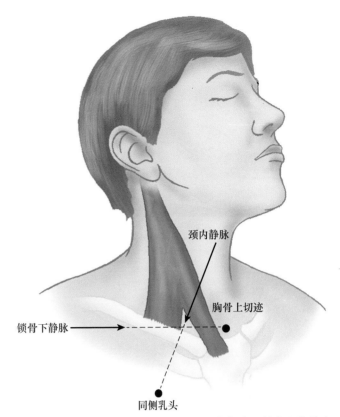

图 5-12　锁骨下静脉和颈内静脉都是围术期常用的中心静脉穿刺通路, 进针方向分别指向胸骨上切迹和同侧乳头 (Reproduced with permission from Wasnick J, Hillel Z, Kramer D, et al. Cardiac Anesthesia & Transesophageal Echocardiography. New York, NY: McGraw-Hill; 2011.)

脉穿刺增加胸腔积液与乳糜胸的风险。颈外静脉同样能穿刺置管, 但因其与胸部大静脉汇合处呈锐角, 所以与颈内静脉相比, 略微增加了进入中心静脉的失败率。股静脉置管也增加了导管相关性脓毒症的发生率。有以下三种置管技术: 套管针法 (类似于外周静脉套管针), 导管经穿刺针芯内通过 (穿刺针内径要大), 导丝法 (Seldinger 法, 图 5-13)。目前几乎绝大多数置管方法都采用 Seldinger 法。

以下是颈内静脉置管的步骤: 患者采取头低脚高体位, 可降低气体栓塞的风险并能使颈内静脉 (或者锁骨下静脉) 充盈。中心静脉置管要求完全无菌, 包括刷手、无菌手套、手术衣、口罩、帽子、消毒液 (酒精性溶液作为首选)、无菌洞巾。胸锁乳突肌的两头与锁骨形成一个三角形 (图 5-13A)。用 25 G 针头在三角的顶点处进行局部浸润麻醉。颈内静脉可采用超声定位, 我们强烈推荐不管任何时候只要有可能都应利用超声 (图 5-14)。很多医疗机构要求使用超声进行颈内静脉置管。另外, 使用改进的 25 G 注射针头或者 23 G (体重较大患者) 沿着胸锁乳突肌外侧头的内侧缘, 朝向同侧乳头与皮肤呈 30° 角进针寻找颈内静脉。穿刺抽吸有静脉血证实静脉定位准确可进行置

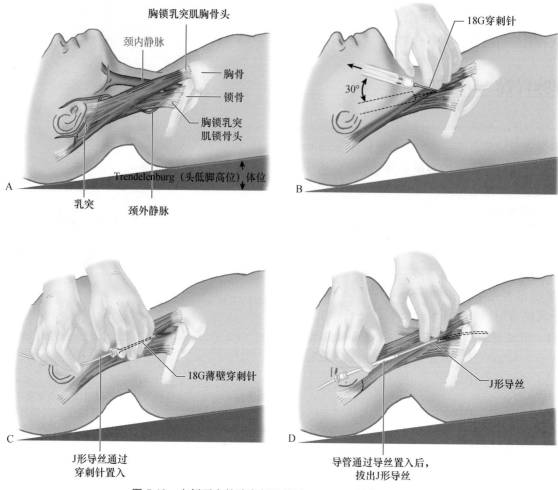

图 5-13 右侧颈内静脉穿刺置管及 Seldinger 技术（见正文）

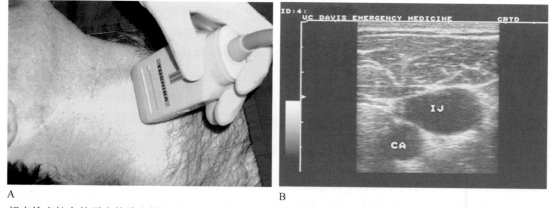

图 5-14 A. 超声检查较大的颈内静脉和较深的颈动脉时的探头位置；B. 相应的超声截图。CA，颈动脉；IJ，颈内静脉（Reproduced with permission from Tintinalli JE, Stapczynski J, Ma OJ, et al. Tintinalli's Emergency Medicine: A Comprehensive Study Guide. 7th ed. New York, NY: McGraw-Hill; 2011.）

管，确认是静脉（而不是动脉）非常必要。颈动脉置管可导致血肿、休克、压迫气道，甚至死亡。用一个18 G 薄壁针头或者套管沿着定位针相同的入路进针（图 5-13B），一旦导管进入到静脉后，将针头从导管拔出。当有血流流出时，先通过使用静脉延长管判断是静脉还是动脉压力再置入导丝（图 5-13C）。建议使

用超声确定导丝的正确位置后，移除针头或者套管，沿导丝置入扩皮器扩开皮肤。导管应预先用盐水冲洗各连接口，连接口用"肝素帽封堵"或者夹闭，但需留出一连接口确保导丝拔出。移除扩皮器，将中心静脉导管沿导丝置入静脉内（图 5-13D）。始终保持控制导丝近端，拔出导丝同时用拇指封堵导管开口防止空

气进入静脉，直到与静脉输液通路连接好以后。固定导管并用无菌敷料覆盖。导管的正确位置需要胸片来确定。要避免中心静脉导管尖端进入心腔内。液体管理装置应参照各医疗中心方案经常更换。

如前所述，置入导丝前，通过穿刺针（或者套管，如果应用了带套管的穿刺针）转换血管压力波形，能减少扩皮器或者导管误入颈动脉的可能性（最简单的是利用无菌静脉延长管作为压力计就可完成）。另外，还可与动脉血比较血色和动脉氧分压来确定穿刺血管是动脉还是静脉，但血色和搏动可能误导或并不可靠，应该采用一种以上的方法确认。利用体表超声或经食管超声心动图（transesophageal echocardiography，TEE）可以在颈内静脉或右心房内看见导丝，从而确认在静脉内（图 5-15）。

中心静脉置管的风险包括：感染、败血症、空气或血栓栓塞、心律失常（提示导管尖端进入右心房或右心室）、血肿、气胸、血胸、胸腔积液、乳糜胸、心脏穿孔、心脏压塞、静脉周围神经或动脉损伤以及血栓形成。

临床意义

正常心功能的维持要求有足够的静脉血充盈心室。CVP 大致等于右心房压。心室容积和压力的关系与心室顺应性相关。顺应性高则心室容积增加时压力变化不大；顺应性差则很小的容积变化导致压力改变很大。因此，单独测量 CVP 对心室容积和充盈情况反映有限。尽管 CVP 过低可能提示患者容量严重不足；中到高的压力可能反应容量超载、心室顺应性差或二者兼有。给予液体负荷时 CVP 的改变联合其他较好反映患者血流动力学的参数（如每搏量、心输出量、血压、心率、尿量）进行分析，可能对患者的液体反应性有更好的提示作用。

中心静脉的压力波形与心脏收缩期间的对应关系（图 5-16）：a 波是心房收缩形成的，心房颤动时消失，而交界性节律（大炮波）时此波放大；c 波是右心室收缩早期三尖瓣上抬产生的；v 波是静脉回心血流对关闭的三尖瓣产生的压力；x 和 y 两个降支可能是收缩期三尖瓣下移和舒张期三尖瓣开放产生的。

肺动脉置管

适应证

20 世纪 70 年代，肺动脉导管（或 Swan-Ganz 导管）被引入到手术室和重症监护病房的常规应用，很快就被用于接受大手术患者的麻醉管理中。肺动脉导管能够同时测量心输出量和肺动脉楔压，尤其对于生命体征不稳定的患者能指导容量治疗。肺动脉阻塞压或肺动脉楔压的测定（在没有二尖瓣狭窄时）能够估算左心室舒张末压（LVEDP），再根据心室顺应性，估算出心室容积。通过这一特性，可推算出患者的心输出量和每搏量。

$$心输出量＝每搏量 \times 心率$$
$$每搏量＝心输出量 / 心率$$
$$血压＝心输出量 \times 全身血管阻力（SVR）$$

因此，对不稳定患者用肺动脉导管监测血流动力学能了解一些基本情况，并针对潜在问题进行治疗。

如果全身血管阻力降低，像血管扩张性休克状态（脓毒血症），每搏量可能增加，相反，每搏量的减少可能间接导致心功能差或者低血容量。通过导管球囊膨胀，可测定肺动脉楔压和肺毛细血管阻闭压（PCOP）估算左心舒张末压。每搏量降低，伴随 PCOP/LVEDP 降低提示低血容量需要补液治疗。如果 PCOP/LVEDP 比值高，而每搏量低提示心脏衰竭，需

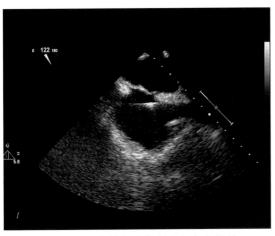

图 5-15　经食管超声发现右心房内导丝

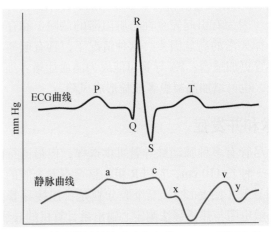

图 5-16　中心静脉描记的波形（上方的 a、c、v 及下方的 x、y）与 ECG 关系

要强心药物治疗。相反，对于低血压，每搏量正常或者增加，应用缩血管药物治疗恢复全身血管阻力。

尽管患者可能同时存在低血容量、脓毒血症和心力衰竭，但是对于围术期重症监护治疗和心脏病接受麻醉的患者来说基础治疗和使用肺动脉导管指导治疗大体相同。然而一些大的观察研究表明，对于同类型的患者，进行 PA 置管的预后比未使用者更差。其他一些研究提示尽管肺动脉导管指导患者管理可能无 ❷ 害，但也没有明显的获益。尽管肺动脉导管在休克状态下能够指导目标导向的血流动力学治疗从而确保器官灌注，其他更为微创的方法也能明确反映血流动力学变化，包括经肺热稀释法心输出量的测定、动脉压力波形脉冲轮廓分析以及经胸生物阻抗测量法。这些方法都可计算出每搏量来指导容量管理。此外，右心房血氧饱和度相对于混合静脉血氧饱和度（正常值为 75%）可作为替代措施来了解组织氧摄取和氧供情况。

尽管出现大量关于肺动脉导管质疑的报道和其他逐渐增加的替代方法，但是在美国围术期肺动脉导管的使用仍较其他地区更加普遍。尽管超声心动图能简单快捷通过成像测定心脏是否充盈、压迫、收缩还是空虚来测定血流动力学状态，但需要有经验的医师获得图像并解释这些图像。其他替代的血流动力学监测方法在欧洲已获得广泛认可，而且在美国的使用越来越多，因此肺动脉导管的使用进一步减少。

当需要了解心指数、前负荷、容量状态、混合静脉血氧饱和度时肺动脉置管都应考虑。对于血流动力学不稳定的高风险外科患者或者在外科手术期间会增加血流动力学并发症的患者（例如胸主动脉瘤修补术）中，这些方法都被证明是相当重要的。

禁忌证

❸ 肺动脉置管的相对禁忌证包括：左束支传导阻滞（因为有引起完全性心脏阻滞的危险）和存在引发心律失常的高危因素。这种情况下，具有起搏功能的导管更加适合；PA 导管可能成为菌血症患者细菌滋生地，也可增加高凝患者血栓形成风险。

技术和并发症

尽管有多种肺动脉导管可供选择，但最流行的设计是一种长 110 cm，7.5 FR 粗，整合有五个腔的聚氯乙烯导管（图 5-17）。五个腔分别是：连接导管尖端的热敏电阻与热稀释法测心输出量计算机的导线腔；为气囊充气的气体腔；距离尖端 30 cm 的近端开口是

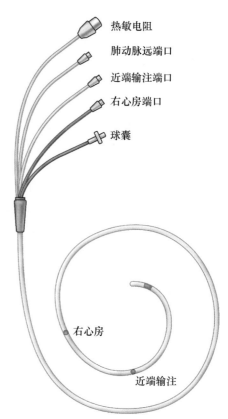

图 5-17 尖端带球囊的肺动脉漂浮导管（Swan-Ganz 导管）

测定心输出量和右心房压并用于输液的通路；距离尖端 20 cm 心室开口用于药物输注；远端开口用于抽取混合静脉血样及肺动脉压测定。

肺动脉导管要求中心静脉通路置入，可采用之前描述的 Seldinger 技术。与中心静脉置管不同，穿过导丝的不是中心静脉导管，而是扩张器和护套，移除扩张器和导丝后，护套的内腔刚好可以容纳肺动脉导管（图 5-18）。

置管前，应充气放气检查气囊，并用盐水冲洗三个血管内开口的管腔。远端开口的管腔要连接换能器并在患者腋中线水平处校零。

肺动脉导管通过穿刺针进入到颈内静脉。置管大约 15 cm 后，远端开口应进入右心房，并可发现中心静脉压随呼吸变化而变化，从而证明在胸腔的位置。根据制造商的建议用空气给气囊充气（通常是 1.5 ml），可保护心内膜免受导管伤害，并使导管随着右心室射血方向前进。退管时应始终保持气囊处于放气状态。置管期间，应持续监测 ECG 以免发生心律失常。导管尖端和气囊对右心室产生的短暂性异位搏动通常不需要处理。远端开口监测到收缩压突然升高提示导管尖端进入到右心室（图 5-19）。导管进入肺动脉的正常深度是 35～45 cm，其前兆一般是舒张压突然升高。

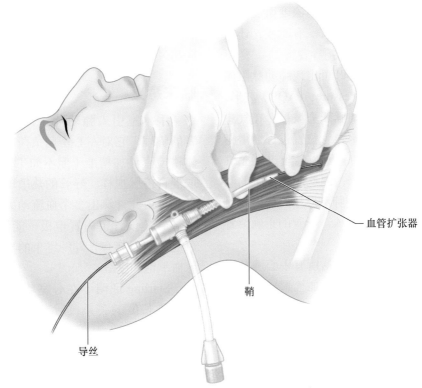

图 5-18　经导丝置入的血管扩张器和鞘构成经皮导入器

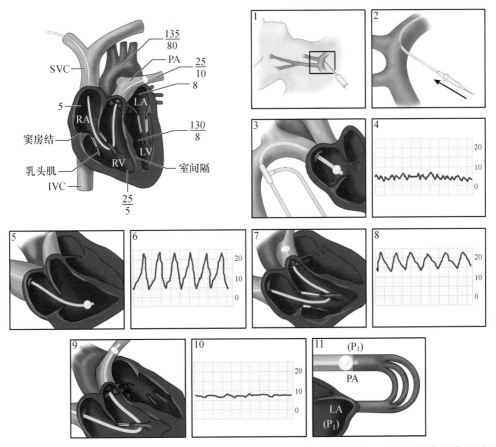

图 5-19　尽管实用性遭到质疑，肺动脉导管始终是心脏手术围术期管理的重要组成部分。在中心静脉通路（图 1 和 2）置入导鞘后，肺动脉导管开始漂浮。中心静脉导管置入过程中要严格执行无菌操作技术，全身覆盖，直至反复确认导管位置正确。压力引导法是确定 PA 导管在静脉循环和心脏中位置的重要方法。进入右心房（图 3 和 4）后，可以记录到中心静脉压力曲线。通过三尖瓣后（图 5 和 6）就可以监测右心室压力。置入深度是 35 ～ 50 cm，具体深度取决于患者身形。导管将通过肺动脉瓣（图 7 和 8）进入肺动脉，跨过肺动脉瓣那一刻，可以通过测舒张压的办法确认。最后，导管尖端的球囊楔入或阻塞肺动脉分支（图 9、10 和 11）。此时，肺动脉压力等于左心房压力，排除二尖瓣病变影响可代表左心室舒张末期压力。IVC，下腔静脉；SVC，上腔静脉
（Reproduced with permission from Soni N. Practical Procedures in Anaesthesia and Intensive Care. Philadelphia，PA：Butterworth Heinemann；1994.）

为了防止导管打折，如果已到预期深度而没有出现压力变化，应抽出气囊气体并退管。有时候，还需要荧光镜或者经食管超声心动图来指导置管。

当到达肺动脉后，稍微前进即可出现肺动脉阻闭压（pulmonary artery occlusion pressure，PAOP）波形，而当气囊放气后又重新出现肺动脉压力波形。在气囊最大充气之前出现楔压波形提示导管位置过深，需稍微退管（当然需要将气囊放气）。因为气囊过度充气可致**肺动脉破裂**导致出血和死亡，因此应将楔压的测量频率最小化。应持续监测肺动脉压力，以及时发现导管移位造成的过度嵌入。导管的正确位置可以通过胸片来证实。

❹

肺动脉置管有很多并发症，包括所有中心静脉置管有关并发症、菌血症、心内膜炎、血栓形成、肺梗死、肺动脉破裂、大出血（特别是服用抗凝药、老年人或女性，或伴有肺动脉高压患者）、导管打折、心律失常、传导异常及肺动脉瓣损伤（表5-1）。即使发现少量咯血也不应忽视，因可能是肺动脉破裂的预兆，如果怀疑肺动脉破裂，立即刻行双腔支气管插管，依靠健侧肺维持足够的氧供。随着置管时间的延长，并发症发生的风险也随之增加，通常留置时间不应超过72小时。

临床意义

手术室引入肺动脉导管彻底改革了术中危重患者的管理，它对左心室前负荷的测量较中心静脉压和体格检查更加精准（但不如TEE精确），同时还可抽取混合静脉血样。导管的热敏电阻可用来测量心输出量，再由此计算出多个血流动力学参数（表5-2）。某些导管还设计了内置电极，能够记录心腔内ECG并可起搏。而装有光导纤维束的导管可连续测量混合静脉血氧饱和度。

Starling证明了左心室功能和左心室舒张末期心肌纤维长度的关系，后者通常与舒张末期容积成比例（参见第20章）。如果没有发生顺应性的异常降低（如心肌缺血、超负荷、心室肥厚或者心脏压塞），那左心室舒张末压应该反映肌纤维长度。在二尖瓣正常时，舒张充盈期间左心房压接近左心室压力。左心房通过肺循环与右心相连。楔入正确位置的肺动脉导管气囊充气后，其远端开口被隔离而不受右侧压力影响。在没有高气道压和肺动脉疾病的情况下，肺动脉导管远端开口仅暴露于肺毛细血管压力下，此时压力等于左心房压力。实际上，当气囊充气时从远端开口抽取的血样为动脉化的血样。肺动脉阻闭压间接反映左心室舒张末期压力，根据心室顺应性，可估算左心室舒张末期容积。

虽然中心静脉压可能反映右心室功能。但如果发生任何一侧心室肌严重抑制，引起左、右心血流动力学分离的情况，就应使用肺动脉置管。中心静脉压对肺动脉毛细血管压的预测非常有限，尤其是左心室功能异常的患者。即使肺动脉阻闭压也并不总能预测左心室舒张末压。当发生左心房或者左心室顺应性改变、二尖瓣功能改变或肺静脉阻力改变等情况时，左心室舒张末期容积（实际前负荷）和肺动脉阻闭压（预估负荷）将不再相关。这种情况常见于心脏或大血管手术后，以及正在使用强心药或感染性休克的危重患者。

最终，从PA所获数据需要临床医生进行正确解读。这种情况下，肺动脉置管只是一种辅助目标导向围术期治疗的工具。鉴于越来越多的微创方法能够获取同肺动脉导管相似的数据，我们猜想，有一天肺动脉置管会成为历史。

表5-1　报道的肺动脉置管不良反应发生率[1]

并发症	报道发生率（%）
中心静脉穿刺	
误穿动脉	0.1～13
切开穿刺点处出血	5.3
术后神经系统疾病	0.3～1.1
气胸	0.3～4.5
空气栓塞	0.5
置入导管	
轻微的心律失常[2]	4.7～68.9
严重心律失常（室速或室颤）[2]	0.3～62.7
轻微的三尖瓣反流	17
右束支传导阻滞[2]	0.1～4.3
完全心脏传导阻滞（术前并发LBBB）	0～8.5
置管有阻力	
肺动脉破裂[2]	0.03～1.5
导管尖端培养阳性	1.4～34.8
导管相关脓毒症	0.7～11.4
血栓性静脉炎	6.5
静脉血栓	0.5～66.7
肺梗死[2]	0.1～5.6
附壁血栓	28～61
瓣膜/心内膜赘生物或心内膜炎[2]	2.2～100
死亡[2]	0.02～1.5

[1] Adapted from Practice guidelines for pulmonary artery catheterization：an updated report by the American Society of Anesthesiologists Task Force on pulmonary artery catheterization.Anesthesiology 2003；99；999.
[2] 肺动脉置管（或相关的）并发症比中心静脉置管更为常见。LBBB，左束支传导阻滞

表 5-2　肺动脉置管衍生血流动力学参数

参数	公式	正常值	单位
心指数	心输出量（L/min）/ 体表面积（m²）	2.2 ～ 4.2	L/（min · m²）
总外周血管阻力	（MAP － CVP）×80/ 心输出量（L/min）	1200 ～ 1500	dynes · s/cm⁵
肺血管阻力	（$\overline{\text{PA}}$ － PAOP）×80/ 心输出量（L/min）	100 ～ 300	dynes · s/cm⁵
每搏量	心输出量（L/min）×1000/ 心率（次 /min）	60 ～ 90	ml/ 每搏
每搏指数（SI）	每搏量（ml/ 每搏）/ 体表面积（m²）	20 ～ 65	ml/ 每搏 /m²
右心室每搏指数	0.0136（$\overline{\text{PA}}$ － CVP）×SI	30 ～ 65	g-m/ 每搏 /m²
左心室每搏指数	0.0136（MAP － PAOP）×SI	46 ～ 60	g-m/ 每搏 /m²

g-m，克米；MAP，平均动脉压；CVP，中心静脉压；$\overline{\text{PA}}$，平均肺动脉压；PAOP，肺动脉阻闭压

心输出量

适应证

　　心输出量的测定可以计算出每搏量，而这也是肺动脉置管的主要目的之一。目前，还有很多替代方法（如微创方法）可以评估心室功能来辅助目标导向治疗。

技术与并发症

A. 热稀释法

　　将一定量（2.5 ml、5 ml 或 10 ml）低于体温（通常为室温或冰水）的液体注射到右心房，改变与肺动脉导管末端的热敏电阻相接触的血液温度，其改变程度同心输出量成反比。血流量越大温度改变越小。相反，血流量越小温度变化越大。注射后，根据时间绘制温度变化图得到**热稀释曲线**（图 5-20）。由计算机程序整合曲线下面积得出的就是心输出量。

⑤　准确的心输出量测定取决于：快速而平稳的注射；注射液的温度和容量要精准；对特定的肺

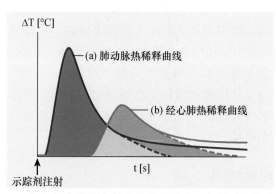

图 5-20　当向上腔静脉注射冰盐水后对比两条热稀释曲线。肺动脉（a）温度峰值到达时间要早于股动脉（b）。两条曲线随后立即恢复到基线水平［Reproduced with permission from Reuter D，Huang C，Edrich T，et al. Cardiac output monitoring using indicator dilution techniques：Basics，limits and perspectives. Anesth Analg. 2010 Mar 1；110（3）：799-811.］

　　动脉导管要把正确的校正参数输入电脑（计算心输出量）；避免在电刀使用期间测量。三尖瓣反流和心脏分流测得的结果是无效的，因为测量的只是右心室的输出量。快速推注冰冻液体很少引起心律失常。

　　一种改良的热稀释法允许使用特殊的导管和监测系统对心输出量实现连续监测。这种导管含有一个加热丝，能释放少量的脉冲热量加热肺动脉瓣近端的血流，同时热敏电阻测量肺动脉血温的变化。监护仪中的计算机根据输入热量的总和与血液温度变化的相关关系计算出心输出量。

　　经肺热稀释法（PiCCO® 系统）同热稀释法原理一致，虽不需要肺动脉置管，但必须要有一根中心静脉导管和一个装有热敏电阻的动脉导管（通常放置于股动脉）。桡动脉置管的加热法是无效的。经肺热稀释法需要经中心静脉导管注入冰冷的指示剂到上腔静脉（图 5-21），随后，热敏电阻记录下被心肺转运到动脉系统冰冷的指示剂的温度变化从而估算出心输出量。

　　经肺热稀释法也可计算出心脏舒张末总容积量（global-end diastolic volume，GEDV）和血管外肺水（extravascular lung water，EVLW）。通过数学分析和推断热稀释曲线，经肺热稀释法计算机有可能计算出指示剂平均转运时间与指数衰减时间（exponential decay time，EDT）（图 5-22）。胸腔内热容量（intrathoracic thermal volume，ITTV）是心输出量和平均转运时间（mean transit time，MTT）的产物，它包括肺血量（pulmonary blood volume，PBV）、EVLW 和心内血液。肺热容量（pulmonary thermal volume，PTV）包含血管外肺水和肺血量，通过心输出量乘以指数衰减时间获得。把肺热容量从胸腔内热容量中减去就是心脏舒张末总容量（图 5-23）。心脏舒张末总容量只是一个假想容量，是假设所有心腔在舒张期同时充盈的血量。在 640 ～ 800 ml/m² 之间正常指数范围内，心脏舒张末总容量能帮助测定容量状况。正常情况下，

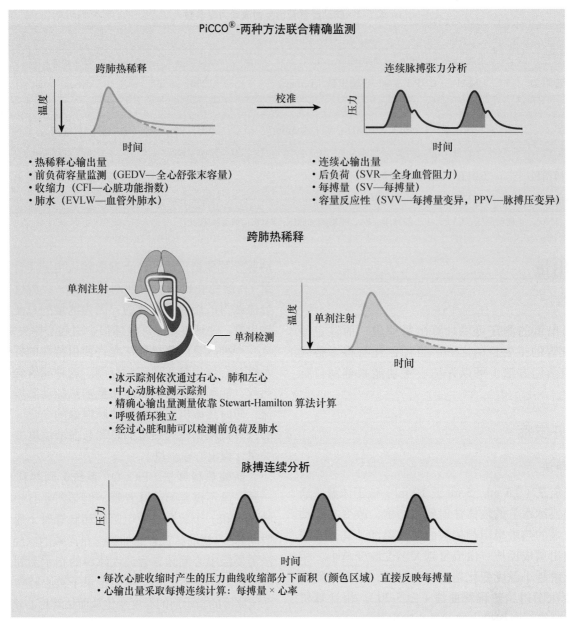

图 5-21　两种方法联合精确监测（Reproduced with permission from Royal Philips Electronics.）

血管外肺水指数小于 10 ml/kg。血管外肺水是由胸腔内热容量减去胸腔内血量（intrathoracic blood volume, ITBV）得出，而胸腔内血量＝心脏舒张末总容量 × 1.25。

　　因此，EVLW ＝ ITTV － ITBV。EVLW 增加提示液体过多。所以通过经肺热稀释曲线的数学分析，就可能获得容量指数来指导容量治疗。而且 PiCCO® 系统是通过脉搏波形分析计算出每搏量和脉压，而这两者都能用于判断液体反应性。在正压通气时，每搏量和脉压都降低，吸气和呼气期二者变异越大，患者通过容量治疗改善血流动力学指标的可能性越大。图 5-24 示，与容积状态足够的患者相比，位于曲线较陡峭部分患者对液体实验反应更灵敏。SV 和脉压变异的动态测量有助于识别可能对液体治疗有反应的个体

（图 5-25 和图 5-26）。

　　脉压变异是指正压通气患者整个呼吸周期中脉压的改变。给予容量负荷后，脉压变异减小。变化大于 12% ～ 13%，说明具备液体反应性。存在心律失常时，动态测量脉压和每搏量变异是不可靠的。遗憾的是，很多关于正压通气期间动态测量的验证性研究都是在如今常规使用低潮气量（6 ml/kg）肺保护性通气策略之前完成的。

B. 染料稀释法

　　青绿染料（或其他示踪剂如锂）通过中心静脉导管注射后，通过合适的探测仪（如靛青绿光密度计）分析动脉血样，能够测定动脉循环中染料出现的时间。得到的**染料示踪剂曲线**下面积与心输出量有关。

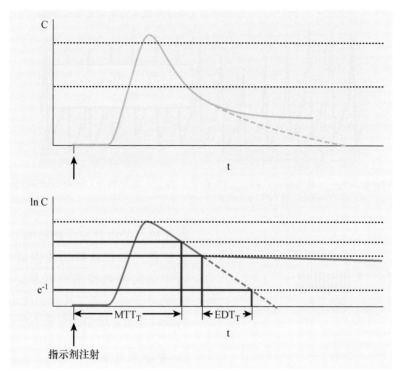

图 5-22 上图曲线代表经典的热稀释曲线，表示在不同监测点监测的指示剂浓度。通过外延曲线（虚线）的办法，可以排除潜在的再循环现象。取对数图（下图曲线）可以确定指示剂的平均输送时间（MTT_T）和指数消退时间（EDT_T）〔Reproduced with permission from Reuter D，Huang C，Edrich T，et al. Cardiac output monitoring using indicator dilution techniques：Basics，limits and perspectives. Anesth Analg. 2010 Mar 1；110（3）：799-811.〕

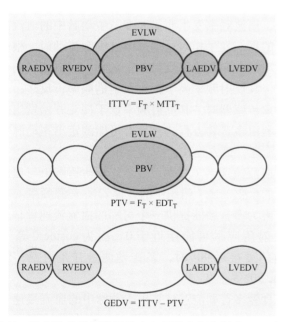

图 5-23 跨心肺热稀释法评估全心舒张末期容积（GEDV）。上行：胸腔内热容量（ITTV）是指全部热指示剂的容量分布，包括右心房舒张末期容量（RVEDV），右心室舒张末期容量（RVEDV），左心房舒张末期容量（LAEDV），左心室舒张末期容量（LVEDV），肺血管容量（PBV），及血管外肺水（EVLW）。计算公式为心输出量（F_T）乘以指示剂平均运输时间（MTT_T）。中间行：肺热容量（PTV）代表系统内指示剂最大的混合仓容积，包括 PBV 和 EVLW，计算公式为 F_T 乘以指数消退时间（EDT_T）。底行：GEDV，包括左心及右心容量，现在可以通过 ITTV 减去 PTV 方法获得〔Reproduced with permission from Reuter D，Huang C，Edrich T，et al. Cardiac output monitoring using indicator dilution techniques：Basics，limits and perspectives. Anesth Analg. 2010 Mar 1；110（3）：799-811.〕

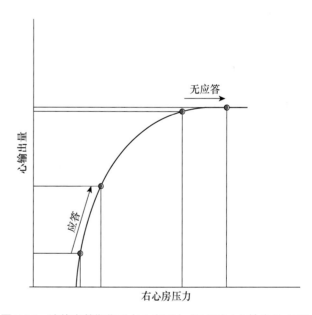

图 5-24 液体应答期位于右心房压力（RAP）/心输出量（CO）曲线陡峭部分，在接受液体实验时 CO 明显增加，而 RAP 变化极小。相反，对液体负荷无应答者则 CO 几乎没有变化而 RAP 可能会增加〔Reproduced with permission from Cherpanath T, Aarts L, Groeneveld J, Geerts B. Defining fluid responsiveness：A guide to patient tailored volume titration. J Cardiothorac Vasc Anesth. 2014 Jun；28（3）：745-754.〕

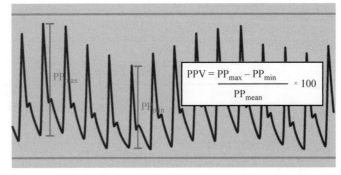

图 5-25 脉压变异（PPV）的计算。PP_{max}，最大脉压；PP_{mean}，PP 均值；PP_{min}，最小脉压［Reproduced with permission from Scott MC, Mallemat H, eds. Assessing volume status. Emerg Med Clin N Am. 2014 Nov；32（4）：811-822.］

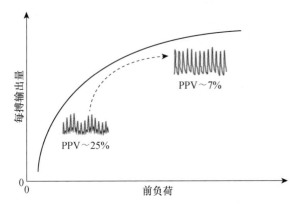

图 5-26 脉搏压力变异（PPV）随着容量增加而减小［Reproduced with permission from Ramsingh D, Alexander B, Cannesson M. Clinical review：Does it matter which hemodynamic monitoring system is used? Crit Care. 2013 Mar 5；17（2）：208.］

通过综合分析动脉血压和心输出量，用锂（LiDCO™）做示踪剂的系统也可计算出每搏量。这个系统是将小剂量氯化锂注射到循环系统，动脉导管上的锂离子敏感电极能测量随时间衰减的锂离子浓度。综合浓度随时间变化曲线图，可用仪器计算出心输出量。LiDCO™ 设备同 PiCCO® 热稀释法设备一样，利用动脉波形分析提供不间断的心输出量和其他参数的测量。锂离子稀释法可用于只有外周静脉通路的患者，但不允许用于妊娠头三个月的孕妇。然而，染料稀释法也产生了一些问题，如示踪剂再循环，需采集动脉血样，示踪剂背景量积累等，可能限制了这些方法在围术期的使用。另外非去极化肌肉阻滞剂也影响锂离子传感器。

C. 脉搏波形设备

脉搏波形设备利用动脉压描绘来估算心输出量和其他动力学参数，如机械通气时的脉压和每搏量。这些参数用于帮助判定低血压时容量治疗的效果。

脉搏波形设备依靠计算测量从舒张末期到心室射血末期的动脉压收缩期面积。为了计算患者血管顺应性，该设备整合了一个校正因子，可以获得动态的

而非静态的血管顺应性数值。某些脉搏波形设备首先要依靠经肺热稀释法或锂离子稀释法校正机器，随后才能对脉搏波进行测量。而 FloTrac（Edwards Life Sciences）并不需要其他的校正方法，其主要依靠自身的统计分析记录当血管张力改变时血管顺应性的变化。

D. 食管多普勒

食管多普勒利用多普勒原理来测量血流在胸降主动脉的速率。多普勒原理是围术期超声心动图的基本原理，正如以下我们要讨论的。多普勒效应在本章前部分已做过描述，当声源与观察者之间产生相对运动时，声波频率发生明显改变。主动脉中的血流同食管中的探头发生相对运动。当红细胞流动时，根据它们运动的方向和速率反射一个频移。当血流朝向传感器时，其反射频率高于探头发射的频率；反之，当血流远离传感器时，其反射频率低于探头开始发出的频率。利用多普勒方程式，就有可能测定出主动脉中的血流流速，该方程式：

血流流速＝（频率改变 / 多普勒超声束与血流入射角的余弦）×（组织中的音速 /2× 声源频率）

因为多普勒能提供一个可靠的血流流速评估，所以入射角应尽可能接近于 0。因为 cosine 0 等于 1，而当角度接近 90° 时，多普勒测量并不可靠，因为 cosine 90° 等于 0。

食管多普勒能够计算出主动脉中的血流流速。由于主动脉中的细胞会以不同的速度在心动周期中移动，机器就能测得随着时间变化所有细胞移动的速度，而这种速度的数学微积分代表血液到达的距离。接下来使用计算图，监护仪可大概计算出降主动脉的面积和血液到达的距离：面积 × 长度＝容量。

因此，降主动脉中的血流搏出量可被计算得出。通过胸降主动脉和心率可计算出心输出量的一部分，大概是总心输出量的 70%。对这 30% 的校正就可评估患者的总心输出量。食管多普勒依赖于众多假设和列

线图，这可能阻碍它在不同临床情况下正确反映心输出量的能力。

E. 胸部生物阻抗法

胸腔容量的变化引起胸部阻力（生物阻抗）变为低振幅、高频电流。随着心室的去极化测量胸部生物阻抗的变化，可以连续测定每搏量。这种无创技术需要 6 个电极来发射微电流并感受胸部两侧的生物阻抗。增加胸部内液体会导致生物电阻抗的减少。数学假设和相关关系可从生物阻抗的变化中计算出心输出量。胸部生物阻抗法的缺点包括：易受电干扰和过度依赖于正确的电极位置。此种方法的准确性在某些患者中值得怀疑，包括患有主动脉瓣疾病、曾经做过心脏手术的患者或者胸交感神经功能急性改变（如接受脊椎麻醉的患者）。

F. Fick 原理

某个体氧耗量（VO$_2$）等于动脉血与静脉血氧含量（C）（CaO$_2$ 和 CvO$_2$）的差值（a − v）乘以心输出量（CO），因此得出：

$$CO = 氧耗量/（动脉血氧含量 − 静脉血氧含量）= \dot{V}O_2/（CaO_2 − CvO_2）$$

放置肺动脉导管和动脉导管后可以很容易测出混合静脉血和动脉血氧含量，根据吸入和呼出气体氧含量的差异也可计算出氧耗量。Fick 原理是所有示踪剂稀释法测定心输出量的理论基础。

G. 超声心动图

围术期没有哪种工具会比经胸超声心动图（transthoracic echocardiography，TTE）和经食管超声心动图（transesophageal echocardiography，TEE）在诊断和评估心功能方面作用更强大。TTE 和 TEE 在术前和术后都可使用。TTE 的优点就是完全无创，然而获取"窗口"观察心脏还是较为困难。在手术室，对胸部的接触受限使 TEE 成为心脏可视化的理想选择，而且一次性 TEE 探头如今在危重患者身上可留置保持数天，在这段时间可实现 TEE 的间断测量。

根据培训程度和资格证书，麻醉医师有两种方式可利用超声心动图。基础的（或者血流动力学）TEE 帮助麻醉医师辨别患者血流动力学不稳定的首要原因。虽然在过去的几十年，肺动脉漂浮导管一直用来判定患者低血压的可能原因，但是现在麻醉医师采用血流动力学 TEE 可以尝试判定心脏是否足够充盈、是否收缩适当、有无外部挤压、有无明显的结构缺陷。

任何时候，从 TEE 获得的信息与其他信息结合，就可反映患者的总体情况。

麻醉医师进行高级（诊断性）TEE 的解读，可以据此对治疗和手术操作提出建议。许多组织和委员会在全世界建立了针对个人围术期超声心动图不同水平的资格证书认证机构。更重要的是，操作者本人要对其所在单位有关超声心动图操作资格的要求非常熟悉。

超声心动图使用广泛，包括：

- 对血流动力学不稳定原因的诊断（包括心肌缺血、收缩期或舒张期心力衰竭、瓣膜异常、低血容量、心脏压塞）；
- 估算血流动力学参数，例如每搏量、心输出量和腔内压力；
- 心脏结构疾病的诊断，例如瓣膜疾病、心内分流、主动脉疾病；
- 指导外科手术，例如二尖瓣修补术。

围术期麻醉医师可利用多种超声心动图模式，包 TTE、TEE、主动脉周超声、心外膜超声和三维超声心动图。不同模式的超声心动图的优点和缺点如下：

- TTE 的优点是无创且基本无风险。在重症监护病房，TTE 检查越来越普遍（图 5-27）。床旁 TTE 检查（如 FAST/FATE）可以轻松帮助进行血流动力学诊断。使用模式识别，可以识别围术期各种常见的心脏病理性改变（图 5-28 和图 5-29）。
- 与 TTE 不同，TEE 是有创操作且有威胁生命的并发症（食管破裂和纵隔炎）（图 5-30）。食管紧挨着左心房的特点消除了观察心脏需要获得"观察窗"这一难题，并可以看到更多心脏的细节。在

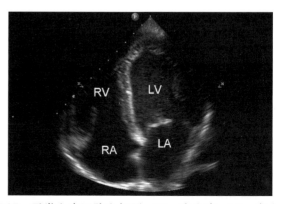

图 5-27　正常心尖四腔心切面。RV，右心室；LV，左心室；RA，右心房；LA，左心房（Reproduced with permission from Carmody KA, et al. Handbook of Critical Care and Emergency Ultrasound. New York, NY: McGraw-Hill; 2011）

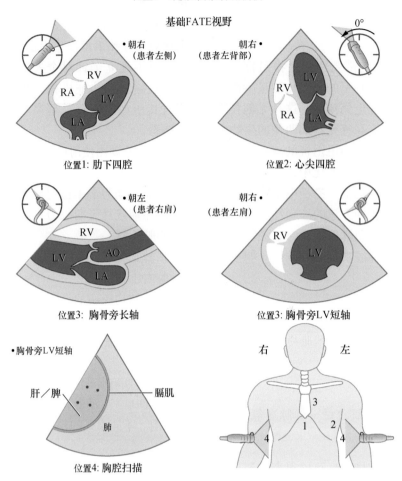

图 5-28 FATE 检查。AO，主动脉；LA，左心房；LV，左心室；RA，右心房；RV，右心室（Reproduced with permission from UltraSound Airway Breathing Circulation Dolor（USABCD）and Prof. Erik Sloth. http：//usabcd.org/node/35.）

过去的几十年，TEE 在心脏外科手术室非常常见，但在指导普通患者治疗中应用受限。一方面是设备的费用昂贵，另一方面是需要对影像的正确解读。TTE 和 TEE 都能产生心脏二维和三维影像。因此有必要通过多个二维平面图像来重建三维解剖观察心脏。而高水平解读这些影像的能力需要很多的培训。

- 主动脉周超声和心外膜超声技术需要一个用无菌保护套包绕的回声探头并由胸外科医生术中操作获得心脏和主动脉的影像。含气的气管阻碍了升主动脉 TEE 呈像，在心脏手术中，经常要对主动脉进行操作，因此对动脉粥样硬化斑块的准确发现，可以帮助外科医生将脑梗死的发生率降到最低。由于食管或胃的病变导致 TEE 操作有禁忌时，可以用心外膜超声的方法，帮助术中获得超声心动图检查影像。

- 三维超声心动图（TTE 和 TEE）在近些年使用越来越多（图 5-31）。这些技术能提供心脏结构的三维影像，尤其还可量化心脏容积，并且能从外科医生的角度产生二尖瓣的视图从而指导二尖瓣修复手术。

　　超声心动图利用 2～10 MHz 的超声波（其声频远高于正常听力范围）进行检查。探头换能器中的压电电极可将释放到探头的电能转换成超声波。这些超声波经过组织，探测到血液、心脏和其他结构。这些声波很轻易地穿过具有相似声阻抗的组织，而当它们碰到不同声阻抗的组织时，一部分发生散射，一部分发生折射，还有一部分反射回超声探头。然后，反射波与超声探头相互作用产生电信号就可使影像重建。机器能识别发射波和反射波之间的时间延迟，通过这些时间延迟的计算，反射波的源头位置就可被测定从而产生影像。TEE 探头含有无数的晶体发出和处理这些超声波，尔后生成回声影像。TEE 探头可以在多个

重要病理

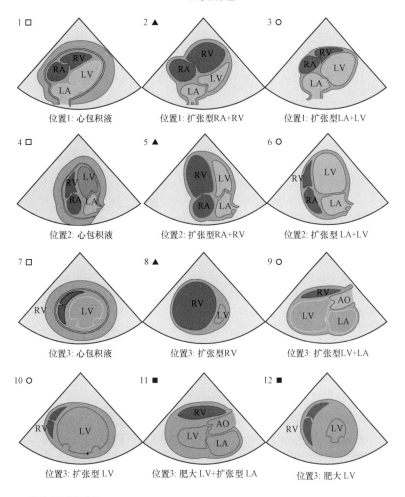

1 □
位置1: 心包积液

2 ▲
位置1: 扩张型RA+RV

3 ○
位置1: 扩张型LA+LV

4 □
位置2: 心包积液

5 ▲
位置2: 扩张型RA+RV

6 ○
位置2: 扩张型 LA+LV

7 □
位置3: 心包积液

8 ▲
位置3: 扩张型RV

9 ○
位置3: 扩张型LV+LA

10 ○
位置3: 扩张型 LV

11 ■
位置3: 肥大 LV+扩张型 LA

12 ■
位置3: 肥大 LV

特别要考虑的病理:
□ 心脏手术后, 后继心脏导管插入, 创伤, 肾衰竭, 感染
▲ 肺栓塞, 右心室梗死, 肺动脉高压, 容量超负荷
○ 缺血性心脏病, 扩张型心肌病, 脓毒症, 容量超负荷, 主动脉功能不全
■ 主动脉狭窄, 动脉高血压, 左心室流出道梗阻, 肥厚型心肌病, 心肌沉积疾病

图 5-29 由 FATE 检查确定的重要病理情况。AO, 主动脉; LA, 左心房; LV, 左心室; RA, 右心房; RV, 右心室。(Reproduced with permission from UltraSound Airway Breathing Circulation Dolor (USABCD) and Prof. Erik Sloth. http: //usabcd.org/node/35.)

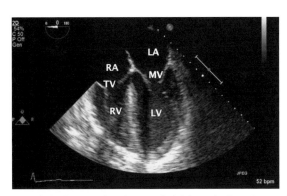

图 5-30 食管中段四腔心切面, 包括右心房 (RA)、三尖瓣 (TV)、右心室 (RV)、左心房 (LA)、二尖瓣 (MV) 及左心室 (LV) (Reproduced with permission from Wasnick J, Hillel Z, Kramer D, et al. Cardiac Anesthesia & Transesophageal Echocardiography. New York, NY: McGraw-Hill; 2011.)

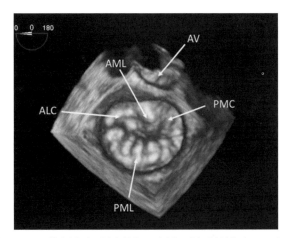

图 5-31 三维超声心动图观察二尖瓣, 显示前瓣 (AML)、后瓣 (PML)、前外侧联合 (ALC) 和后内侧联合 (PMC)。可以看见主动脉瓣 (AV) (Reproduced with permission from Wasnick J, Hillel Z, Kramer D, et al. Cardiac Anesthesia & Transesophageal Echocardiography. New York, NY: McGraw-Hill; 2011.)

切面呈像，例如可以在胃和食管内操作，以帮助观察心脏结构（图 5-32）。这些影像可用来判断心壁是否

有充足的血供（图 5-33）。越来越多的人意识到，心肌缺血并不像传统描述那样清晰（如图 5-33）。在健

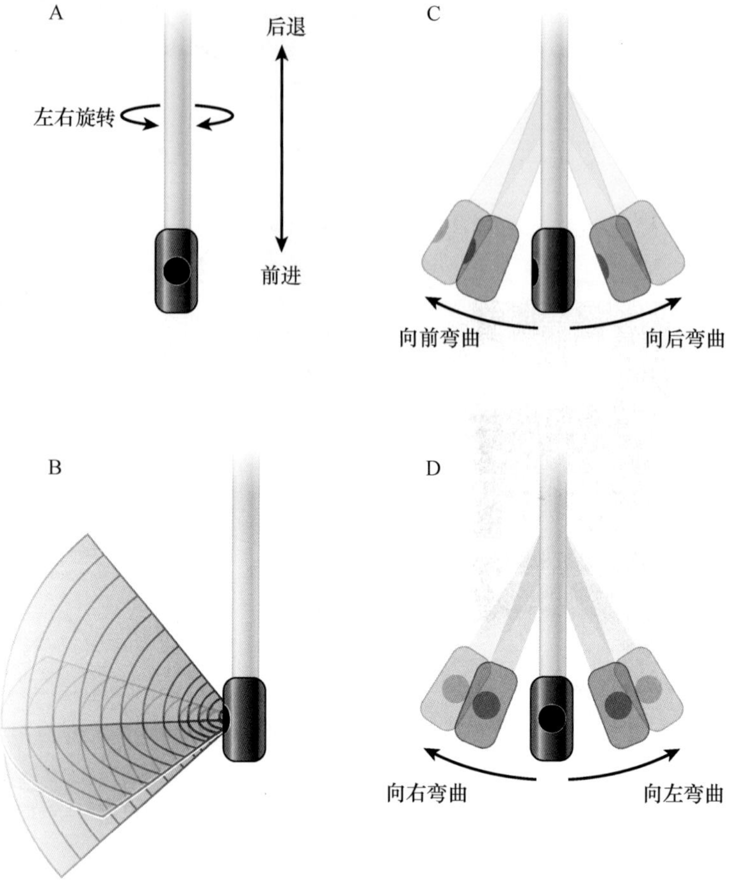

图 5-32 检查者可以多方向调整超声探头以获围术期 TEE 检查的标准切面图像。任何时候都不要对探头加力。检查有阻力就应停止操作。手术中可以通过经心脏或经主动脉表面获得超声心动图信息。探头可以在食管上段、中段和经胃底进行检查。（A）可以从左到右旋转食管内探头以检查左边和右边的结构（A）。使用位于探头上方的按钮，帮助超声医生 180 度地调整超声束方向，以获得三维成像所需的大量二维图像（B）。C 和 D 图说明调整探头尖端改变超声束方向，可以获得更佳的视觉图像［Modifed with permission from Shanewise JS, Cheung AT, Aronson S, et al. ASE/SCA guidelines for performing a comprehensive intraoperative multiplane transesophageal echocardiography examination; recommendations of the American Society of Echocardiography Council for Intraoperative Echocardiography and the Society for Cardiovascular Anesthesiologists Task Force for Certification in Perioperative Transesophageal Echocardiography. Anesth Analg. 1999 Oct; 89（4）: 870-884.］

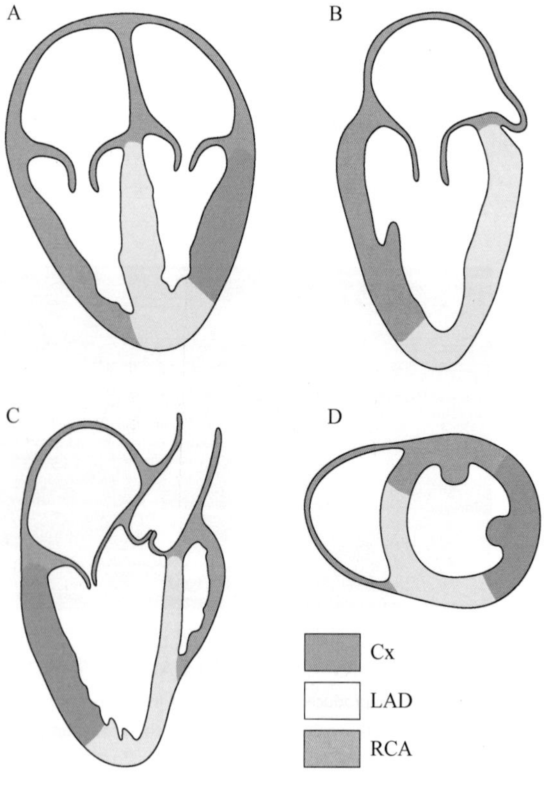

图 5-33 食管中段四腔心切面（A），食管中段两腔心切面（B），食管中段长轴心切面（C）；经胃底短轴心切面（D）。切面不同，可以观察三根冠状动脉血管不同的心肌供血情况，包括左回旋支（Cx）、左前降支（LAD）、右冠状动脉（RCA）。在心室收缩时心肌壁增厚及向内运动能力下降，说明该区域心肌灌注不良。D 切面特别适合手术室内的监测，因为左心室心肌受 3 根血管供血的情况在此切面可以完全展现［Modifed with permission from Shanewise JS, Cheung AT, Aronson S, et al. ASE/SCA guidelines for performing a comprehensive intraoperative multiplane transesophageal echocardiography examination; recommendations of the American Society of Echocardiography Council for Intraoperative Echocardiography and the Society for Cardiovascular Anesthesiologists Task Force for Certification in Perioperative Transesophageal Echocardiography. Anesth Analg. 1999 Oct; 89（4）: 870-884.］

康的心脏，随着每次心搏心壁变厚并向内部移动。而心壁在收缩期不能增厚或者出现运动乏力，就可能提示心肌缺血。

多普勒效应常规用于超声心动图的检查来判血流和组织运动的方向和速度。心脏内的血流遵守质量守恒定律，因此某一点（例如左心室流出道）流出的血量与通过主动脉瓣流出的血量是一样的。当血流流经的通路变窄时（例如主动脉瓣狭窄），血流速度必须增加以维持血流通过。而当血流流速增加，就可被食管内探头测得。伯努利方程（压力改变＝$4V^2$）可帮

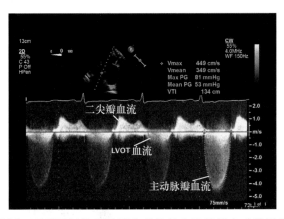

图 5-34 可以通过持续波形多普勒的方法计算主动脉瓣的时间–速率间期（TVI），尤其是在血流流速较低的时候使用脉搏波形多普勒监测是有帮助的。这种持续波形多普勒已经证明与经胃深部切面观察的主动脉瓣血流是一致的。值得一提的是跨过主动脉瓣的血流速度超过了 4 m/s（Reproduced with permission from Wasnick J，Hillel Z，Kramer D，et al. Cardiac Anesthesia & Transesophageal Echocardiography. New York，NY：McGraw-Hill；2011.）

助超声医生测定不同速度区域间的压力梯度，"V"代表区域内最大速度（图 5-34）。使用连续多普勒波形，就有可能测得血流加速通过病理性心脏结构时的最大速度。例如，在流速缓慢的区域（左心室流出道）和流速快的区域（主动脉瓣狭窄）有一个 4 m/s 的血流可说明存在一个 64 mmHg 的压力差。

同样的，如果假设成立，伯努利方程也可让超声心动图估算出肺动脉压和其他腔内压力。

$$假设 P_1 \gg P_2$$

血液从压力高的区域 P_1 流向压力低的区域 P_2。压力梯度＝$4V^2$，V 代表测得的最大速度（m/s），因此

$$4V^2 = P_1 - P_2$$

因此，假设有喷射血流从左心室进入到左心房，而左心室收缩压（P_1）和收缩压一样（无主动脉瓣狭窄），就可能计算出左心房压（P_2）。如此，当存在压力梯度，高压力区域与低压力区域有可测得的流速或者 P_1 或 P_2 了解其中一个时（图 5-35），都有可能测得腔内压力。

超声心动图医生利用多普勒原理也可采用彩色多普勒找到血流异常的区域。彩色多普勒通过对心脏内血流速度分配颜色代码来创建心脏血流直观视图。血流方向远离超声心动图传感器的用蓝色代表，反之朝向探头的用红色代表。血液流速越高，那么颜色色调就越轻（图 5-36）。当血流流速增大超过机器测量时，

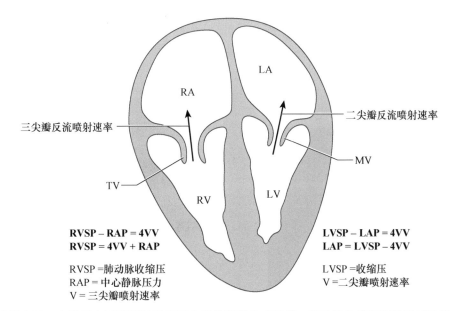

图 5-35 当存在反流射血时，心腔压力可以通过已知压力和伯努利公式计算。肺动脉收缩压可以通过已知的右心房压力和三尖瓣反流进行计算。假定没有肺动脉瓣疾病的情况下，右心室收缩压等于肺动脉收缩压。如果二尖瓣反流存在，左心房压力可以用同样方法计算。同样，在假定没有二尖瓣疾病的情况下，左心室收缩压等于主动脉收缩压。LVSP 减去 $4V^2$ 就约等于左心房压力（Reproduced with permission from Wasnick J，Hillel Z，Kramer D，et al. Cardiac Anesthesia & Transesophageal Echocardiography. New York，NY：McGraw-Hill；2011.）

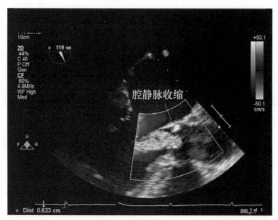

图 5-36 食管中段主动脉瓣长轴切面获得的多普勒图像中的彩色血流证明在主动脉反流时出现腔静脉收缩。腔静脉收缩证明在主动脉瓣存在最小范围的反流射血。本病例中仅仅 6.2 mm 的腔静脉收缩就说明主动脉瓣存在严重的反流（Reproduced with permission from Wasnick J，Hillel Z，Kramer D，et al. Cardiac Anesthesia & Transesophageal Echocardiography. New York，NY：McGraw-Hill；2011.）

流向探头的血流会被错误解读，会形成湍流影像或者影像的"走样"。血流形式的这种改变被超声心动图用来识别病理区域。

多普勒也能用来估算每搏量和心输出量。与之前描述的食管多普勒探头类似，TTE 和 TEE 能用来估算心输出量。假设左心室流出道为圆柱体，其直径就可测量（图 5-37）。知道这点，可通过下面的公式计算出血流流经的面积

$$面积 = \pi r^2 = 0.785 \times 直径^2$$

接下来，测定时间–速度积分。将多普勒超声束与左心室的流出道保持平行（图 5-38），流经左心室流出道的血流的速率会被记录，然后机器分析速率/时间曲线来测定血流流经的距离。

面积 × 长度＝容量

这样，每搏量就可计算了：

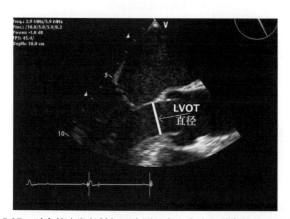

图 5-37 以食管中段长轴切面来测量左心室流出道直径（LVOT）。知道了 LVOT 的直径，就能计算出 LVOT 面积（Reproduced with permission from Wasnick J，Hillel Z，Kramer D，et al. Cardiac Anesthesia & Transesophageal Echocardiography. New York，NY：McGraw-Hill；2011.）

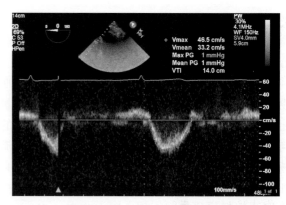

图 5-38 在这个深胃底切面，用 PW 多普勒来观察左心室流出道（LVOT）。血流沿着 LVOT 方向流出食管。因此血流速度低于基线水平。通过 LVOT 的流速是 46.5 cm/s。当没有病理改变的时候，这个流速被视作沿 LVOT 射出的正常流速。描记流速环（虚线）可以获得时间–流速间期（TVI）。本病例中的 TVI 值是 14 cm（Reproduced with permission from Wasnick J，Hillel Z，Kramer D，et al. Cardiac Anesthesia & Transesophageal Echocardiography New York，NY：McGraw-Hill；2011.）

每搏量 × 心率＝心输出量

最后，多普勒还能用于检查心肌组织的运动。心肌组织正常情况下的速率是 8 ～ 15 cm/s（远远小于血流速度，100 cm/s）。利用组织多普勒的回声功能，可了解心脏运动的方向和速率。当舒张期充盈时，心肌侧壁的运动朝 TEE 的探头，而心肌速率减少（< 8 cm/s），可能与舒张功能受损和左心室舒张末压高有关。

归根结底，超声心动图能提供全面的心血管监测。但设备的费用和影像正确解读的培训阻碍了其在心脏手术室外的常规应用。而当这一设备变得简单可用时，麻醉医师就可能对围术期需要血流动力学监测的患者更多地进行超声心动图检查。所有的麻醉学员都应该掌握基本的超声心动图技术。当问题超出血流动力学监测范畴时，需要有高级围术期超声心动图资质人员的解读。

病例讨论

血流动力学监测和复杂患者的麻醉管理

68 岁老年男性，患有继发于憩室炎的结肠穿孔。生命体征：心率 120 次/分、血压 80/55 mmHg、呼吸频率 28 次/分、体温 38℃。拟行急诊剖腹探查术。既往史：两周前行左冠状动脉前降支药物支架置入术，服用药物有美托洛尔和氯吡格雷。

应该采用什么样的血流动力学监测？

该患者目前具有多种内科问题可能导致围术期血流动力学不稳定，既往有冠状动脉疾病并行支架置入术。回顾之前和目前的心电图发现有新 T 波和 ST 段改变，提示缺血。该患者还同时具有心动过速和发热，因此，可能同时存在缺血、血管舒张和低血容量。这些因素都使围术期的管理变得困难。

动脉置管和监护将提供术中实时的血压监测，可能在发生酸中毒和血流动力学不稳定时进行血气检测。中心静脉通路可进行容量复苏和提供跨肺检测心输出量和每搏量时所需的液体入口。另外，如果患者发展为血流动力学不稳定状态，通过动脉波形分析可判断其对容量治疗的反应。超声心动图用来测定心室功能、充盈压、心输出量，并监测缺血所致的心壁运动异常的发展情况。

也可放置肺动脉导管测量心输出量和肺动脉嵌压。然而，若使用有创动脉压监测，CVP 和无创 SV 监护仪仍无法很好地管理患者，建议使用 TEE。

血流动力学监测的选择主要在于医生个人和可提供的监测技术。还有重要的一点是考虑应用术后仍可使用的监测设备，以保证目标导向治疗的连续性。

（贺晨　陈梦媛　译　苏斌虓　聂煌　审校）

推荐阅读

Alhasemi J, Cecconi M, della Rocca G, et al. Minimally invasive monitoring of cardiac output in the cardiac surgery intensive care unit. *Curr Heart Fail Rep.* 2010;7:116.

Beaulieu Y, Marik P. Bedside ultrasonography in the ICU: Part 1. *Chest.* 2005;128:881.

Beaulieu Y, Marik P: Bedside ultrasonography in the ICU: Part 2. *Chest.* 2005;128:1766.

Breukers RM, Groeneveld AB, de Wilde RB, Jansen JR. Transpulmonary versus continuous thermodilution cardiac output after valvular and coronary artery surgery. *Interact CardioVasc Thorac Surg.* 2009;9:4.

Chatterjee K. The Swan Ganz catheters: past, present, and future. A viewpoint. *Circulation.* 2009;119:147.

Cherpanath T, Aarts L, Groeneveld J, Geerts B. Defining fluid responsiveness: A guide to patient tailored volume titration. *J Cardiothorac Vasc Anesth.* 2014;28:745.

Falyar C. Ultrasound in anesthesia: Applying scientific principles to clinical practice. *AANA J.* 2010;78:332.

Funk D, Moretti E, Gan T. Minimally invasive cardiac monitoring in the perioperative setting. *Anesth Analg.* 2009;108:887.

Goepfert M, Reuter D, Akyol D, et al. Goal-directed fluid management reduces vasopressor and catecholamine use in cardiac surgery patients. *Intensive Care Med.* 2007;33:96.

Geisen M, Spray D, Fletcher S. Echocardiography-based hemodynamic management in the cardiac surgical intensive care unit. *J Cardiothorac Vasc Anesth.* 2014;28:733.

Hadian M, Kim H, Severyn D, Pinsky M. Cross comparison of cardiac output trending accuracy of LiDCO, PiCCO, FloTrac and pulmonary artery catheters. *Crit Care.* 2010;14:R212.

Hett D, Jonas M. Non-invasive cardiac output monitoring. *Curr Anaesth Crit Care.* 2003;14:187.

Hung J, Lang R, Flachskampf F, et al. 3D echocardiography: A review of the current status and future directions. *J Am Soc Echocardiogr.* 2007;20:213.

Joshi R, de Witt B, Mosier J. Optimizing oxygen delivery in the critically ill: The utility of lactate and central venous oxygen saturation (SCVO$_2$) as a roadmap of resuscitation in shock. *J Emerg Med.* 2014;47:493.

Leier C. Invasive hemodynamic monitoring the aftermath of the ESCAPE trial. *Cardiol Clin.* 2007;25:565.

Marik P. Noninvasive cardiac output monitors: A state of the art review. *J Cardiovasc Thorac Anesth.* 2013;27:121.

Metzelder S, Coburn M, Fries M, et al. Performance of cardiac output measurement derived from arterial pressure waveform analysis in patients requiring high-dose vasopressor therapy. *Br J Anaesth.* 2011;106:776.

Michard F, Alaya S, Zarka V, et al. Global end diastolic volume as an indicator of cardiac preload in patients with septic shock. *Chest.* 2003;124:1900.

Ramsingh D, Alexander B, Cannesson M. Clinical review: Does it matter which hemodynamic monitoring system is used. *Crit Care.* 2013;17:208

Renner J, Grünewald M, Bein B. Monitoring high-risk patients: minimally invasive and non-invasive possibilities. *Best Pract Res Clin Anaesthesiol.* 2016;30:201.

Reuter D, Huang C, Edrich T, et al. Cardiac output monitoring using indicator dilution techniques: Basics, limits and perspectives. *Anesth Analg.* 2010;110:799.

Rex S. Brose S, Metzelder S, et al. Prediction of fluid responsiveness in patients during cardiac surgery. *Br J Anaesth.* 2004;93:782.

Shanewise J, Cheung A, Aronson S, et al. ASE/SCA guidelines for performing a comprehensive intraoperative multiplane transesophageal echocardiography examination: Recommendations of the American Society of Echocardiography Council for Intraoperative Echocardiography and the Society of Cardiovascular Anesthesiologists Task Force for Certification in Perioperative Transesophageal Echocardiography. *Anesth Analg.* 1999;89:870.

Skubas N. Intraoperative Doppler tissue imaging is a valuable addition to cardiac anesthesiologists' armamentarium: A core review. *Anesth Analg.* 2009;108:48.

Singer M. Oesophageal Doppler monitoring: Should it be routine for high-risk surgical patients? *Curr Opin Anaesthesiol.* 2011;24:171.

Wouters P. New modalities in echocardiography: Tissue Doppler and strain rate imaging. *Curr Opin Anaesthesiol.* 2005;18:47.

Yeates T, Zimmerman J, Cahalan M. Perioperative echocardiography: Two-dimensional and three-dimensional applications. *Anesthesiol Clin.* 2008;26:419.

网址

The American Society of Anesthesiologists (ASA)'s standards for basic anesthesia monitoring can be found on the organization web site. http://www.asahq.org

第6章 非心血管系统监测

要 点

❶ 二氧化碳波形图监测可以快速可靠地显示气管插管误入食管（常见的麻醉致死原因），但对判断气管导管是否进入支气管并不可靠。

❷ 术后肌松残余仍然是麻醉后监护的重要问题，可能导致气道损伤和呼吸功能不全，增加麻醉后监护单元（PACU）住院时间及费用。

前一章我们回顾了麻醉医师常用的血流动力学监测方法。本章讨论多种围术期监测的技术和设备，这些监测包括神经肌肉传递、神经功能状态、呼吸气体交换和体温。

呼吸气体交换监测

心前区和食管听诊

适应证

在常规使用气体交换监测仪之前，麻醉医师曾用心前区或食管听诊器来确保肺脏处于通气状态，判断呼吸回路是否断开，心音听诊确认心脏搏动。尽管出现了越来越多的补充监测方式，但手指触诊脉搏和听诊法仍然是一线监护手段，尤其当仪器出现故障时。即使呼气末 CO_2 监测是排除食管插管的主要方式，胸部听诊仍然是手术室中确认双肺通气的主要方法。

禁忌证

食管内听诊仪和经食管体温探头应避免在食管静脉曲张或狭窄的患者中应用。

技术与并发症

心前区听诊器（Wenger 胸部听筒）是一块较重的钟形金属部件，放置于胸壁或胸骨上凹。虽然凭借重量很少移位，但最好用双面胶把听筒固定在患者皮肤上。有多种型号的胸部听筒可供选择，但对大多数患者来说都可使用儿童型号。钟形胸部听筒通过延长管连接至麻醉医师。

食管听诊器是一根软塑料管（8～24 FR），远端开口周围有气囊包绕（图 6-1）。虽然食管听诊器听诊呼吸音和心音的质量要高于心前区听诊器，但只能用于气管插管的全麻患者。曾经有人尝试将温度探头、心电电极、超声探头，甚至动脉起搏电极整合到食管听诊器上。经口或鼻插管偶尔会引起黏膜刺激和出血。很少会出现听诊器滑入气道导致气囊漏气的情况。

临床意义

心前区或食管听诊器能够提供的信息包括：通气状况、呼吸音性质（如喘鸣音、哮鸣音）、心律是否规则，以及心音的性质（低沉的声音与心输出量降低有关）。气管插管后要用双耳听诊器来确认双侧呼吸音。

脉搏氧监测

适应证与禁忌证

使用任何麻醉方式，包括中度镇静的患者，都必须应用脉搏氧饱和度仪。此监测没有禁忌证。

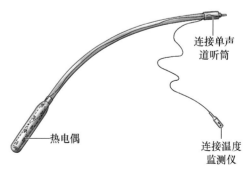

连接单声道听筒

热电偶

连接温度监测仪

图 6-1　食管听诊器

技术与并发症

脉搏氧饱和度仪结合血氧定量法和体积描记法的原理，实现了无创测量动脉血氧饱和度的目的。感受器包含了一个光源（两到三个发光二极管）和一个光检测器（光电二极管），可以夹在手指、脚趾、耳垂，或其他可以透光的有血流灌注的组织。当光源和光检测器朝着灌注的组织彼此相对，就可以使用透射血氧饱和度。当光源和光检测器置于患者同侧时（如额部），光的反向散射（反射比）就被检测器记录下来。

血氧定量法是通过观察氧合和还原血红蛋白对红光和红外线的吸收差异来计算的（Lambert-Beer 定律）。确切地说，氧合血红蛋白（Hbo_2）吸收更多的红外线（940 nm），而还原血红蛋白吸收更多的红光（660 nm），肉眼下呈蓝色或发绀。在动脉搏动周期中光吸收量的变化是血氧定量测量的基础（图 6-2）。用一个微处理器分析在红光和红外线波段吸收的比率，然后按照既定的标准计算出动脉血氧饱和度（SpO_2）。红光/红外线的比率越大，动脉血氧饱和度越低。动脉搏动由体积描记法确定，可以修正因非搏动性的静脉血和组织对光波吸收产生的干扰。如果监护仪探头位置没有定期移动，光源的热量或感受器的压迫有可能造成组织损伤，但极其罕见。脉搏氧饱和度仪不需要使用者校准。

临床意义

除了 SpO_2，脉搏氧饱和度仪还可以提供组织灌注的信息（脉搏幅度），测定心率。根据一个特定患者的氧-血红蛋白解离曲线，90% 的氧饱和度提示 PaO_2 低于 65 mmHg。临床可查觉的发绀需要 5 g 以

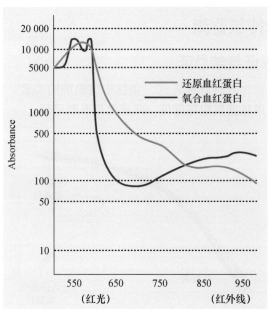

图 6-2 氧合血红蛋白与还原血红蛋白对红光与红外线的吸收的差异

上不饱和血红蛋白并且通常伴有 SpO_2 低于 80%。在没有肺部疾病或者吸入氧浓度（fraction of inspired oxygenconcentrations，FiO_2）较低时，主支气管插管通常无法通过脉搏氧监测发现。

因为碳氧血红蛋白（COHb）与 Hbo_2 在 660 nm 处对光波的吸收是一样的，在一氧化碳中毒的患者，只比较两个波长光吸收率的脉搏氧饱和度仪会产生错误的高饱和度值。高铁血红蛋白在红光和红外线波长的吸收系数是相同的，这种 1 : 1 的吸收比例结果对应的饱和度读数为 85%。**因此，在高铁血红蛋白血症患者，当 SaO_2 实际高于 85% 时，仪器的读数偏低，而如果 SaO_2 实际低于 85% 时，仪器的读数偏高。**

在低 SpO_2 时大多数的脉搏氧饱和度仪器读数都不准确，这预示着 SaO_2 和 SpO_2 之间的转换延迟。**其他人为引起脉搏氧饱和度仪不准确的原因包括：周围光线过强、移动、亚甲蓝染料、受测肢体的静脉搏动、低灌注（如心输出量低、重度贫血、低体温、体循环阻力升高）、感受器位置不准，以及从发光二极管到光电二极管存在漏光、动脉血管床存在旁路（光学分流）。**尽管如此，脉搏氧监测对快速诊断低氧血症能提供极大帮助，如气管插管误入食管而没有发现时，还可进一步实现监测重要器官氧输送的目标。在恢复室，脉搏氧监测有助于鉴别一些术后肺部并发症，如通气不足、支气管痉挛及肺不张。进一步的光电脉搏波分析有助于评估容量反应和机械通气时的血管阻抗。

脉搏氧监测技术的两项拓展应用是混合静脉血氧饱和度（SvO_2）和无创脑氧监测。前者需要放置一根含有光导纤维传感器的肺动脉导管，用与脉搏氧饱和度仪类似的方法测定 SvO_2。因为 SvO_2/$ScvO_2$ 随着血红蛋白浓度、心输出量、动脉血氧饱和度及全身氧耗量的变化而变化，所以对其结果的解释有些复杂。组织氧供降低（动脉血氧饱和度下降，心输出量下降，组织氧需增加）导致静脉血氧饱和度下降。静脉血氧饱和度升高见于组织氧供超过氧需或者发生了动静脉分流。测定中心静脉氧饱和度（$ScvO_2$）常用以代替 SvO_2。SvO_2 测得来自上半身、心脏循环和下半身的静脉血氧饱和度，正常情况下，SvO_2 接近 70%。$ScvO_2$ 不反映心脏循环，通常略高于 SvO_2。

无创脑氧饱和度监测仪监测大脑局部的血红蛋白氧饱和度（regional oxygen saturation，rSO_2）。传感器放置于前额部位，发出特定波长的光线，尔后测量反射回传感器（近红外光谱学）的光线。与脉搏氧监测不同的是，脑氧监测的不仅是动脉血氧饱和度，还有静脉和毛细血管血氧饱和度。因此，脑氧饱和度的读数代表的是大脑局部所有微血管的血红蛋白的平均氧

饱和度（大约 70%）。心脏停搏、脑栓塞或严重的低氧血症等可引起 rSO_2 显著下降。脑氧监测常规用于心肺转流手术的围术期管理（参见"神经系统监测"部分）。

▎二氧化碳波形图

适应证与禁忌证

在所有麻醉过程中，测定呼气末二氧化碳（endtidal CO_2，ET_{CO_2}）浓度来确认通气量是否充足是很有必要的，尤其是全身麻醉。肺泡无效腔通气量的增加（如肺血栓栓塞、静脉空气栓塞、肺灌注减少）导致 ET_{CO_2} 的浓度低于动脉 CO_2 浓度（$Paco_2$）。一般来说，ET_{CO_2} 和 $Paco_2$ 的增加或减少依赖于 CO_2 产生和排出（通气）之间是否平衡。ET_{CO_2} 快速下降是气体栓塞的一个敏感指标，是由无效腔通气增加，心输出量下降造成。二氧化碳波形图监测没有禁忌证。

技术与并发症

二氧化碳波形图对监测肺、心血管及麻醉呼吸系统很有价值。它是根据 CO_2 对红外线吸收的原理来工作的。和血氧定量法一样，二氧化碳吸收红外光也受 Beer-Lambert 定律支配。

A. 非分流型（流经式）

非分流型（主流）二氧化碳波形图测量呼吸回路中流经适配器的气体中 CO_2 浓度（图 6-3）。通过测定流经气体的红外线吸收率从而计算 CO_2 浓度。由于存在漂移的问题，旧的流量模块在吸气阶段自动校零。因此，此类仪器在呼吸回路系统异常（如吸收剂耗尽、单向活瓣黏合）情况下不能测出吸入气 CO_2 浓度。传感器的重量会牵拉气管插管，而产生的辐射热

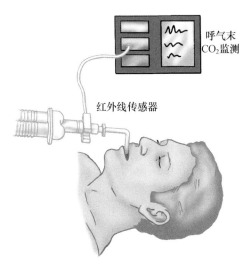

图 6-3　非分流型传感器分析采样部位的 CO_2 浓度

可能酌伤皮肤。新的设计着重解决了这些问题。

B. 分流型（抽吸式）

分流型（旁流）二氧化碳波形图监测能连续抽吸回路内气体到测样室，通过比较测样室和一个没有 CO_2 空室的红外线吸收率来计算 CO_2 浓度。连续地采集麻醉气体相当于回路漏气，除非将吸入的气体清除或者返还呼吸回路，否则会污染手术室内的空气。高吸气频率（可达 250 ml/min）和低无效腔采样管通常可以提高测量敏感度并缩短滞后时间。但是，如果潮气量（V_T）很小（如儿童患者），高频率吸气可能将新鲜气体从环路内夹带至测样室，稀释 CO_2 浓度，使测定的 ET_{CO_2} 偏低。低吸气频率（小于 50 ml/min）使 ET_{CO_2} 测量结果延迟，在快速通气时测量结果偏低。分流型监测仪的采样管和测样室的水容易凝结，可能引起采样管阻塞而导致读数错误。呼气活瓣失灵可以通过吸入气 CO_2 浓度升高检测出来。尽管吸气活瓣失灵也导致 CO_2 重吸入，但不如前者明显，因为部分吸入气体里仍并不含 CO_2，在吸气相的某一阶段监护仪的读数为零。

临床意义

① 二氧化碳波形图监测可以快速可靠地显示气管插管误入食管（常见的麻醉致死原因），但对判断气管导管是否进入支气管并不可靠。尽管由于吞咽呼出气体使得胃内可能有一些 CO_2，但这些 CO_2 经过几个呼吸周期之后就应该被洗出。呼气相 CO_2 波形突然中断可能提示呼吸回路某处脱落。恶性高热引起的代谢率上升使 ET_{CO_2} 显著升高。

Pa_{CO_2} 与 ET_{CO_2} 的差值（正常值为 2 ～ 5 mmHg）反映了肺泡无效腔（有通气但无血流灌注）的大小。任何引起灌注显著下降的因素（如气体栓塞、心输出量减少或血压下降）都会增加肺泡无效腔、稀释呼出气 CO_2，降低 ET_{CO_2}。实时二氧化碳波形图（相对于二氧化碳浓度监测仪而言）能够显示 CO_2 浓度波形，根据波形可以识别许多不同的情况（图 6-4）。

▎麻醉气体分析

适应证

在任何需要吸入麻醉的手术中都要进行麻醉气体分析。麻醉气体分析无禁忌证。

技术

麻醉气体分析的技术包括：质谱仪、拉曼分光镜检查法、红外分光光度法或者压电晶体（石英）振荡

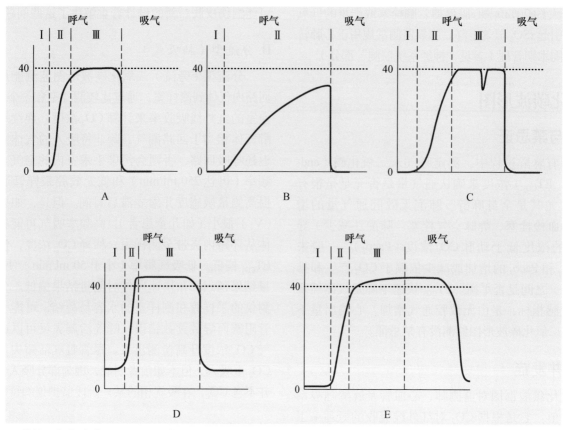

图 6-4 A. 正常的二氧化碳波形图显示了呼气的三个相：Ⅰ相，无效腔；Ⅱ相，无效腔和肺泡气的混合；Ⅲ相，肺泡气体平台期。B. 严重慢性阻塞性肺疾病患者的二氧化碳波形图。在下次吸气前未达到平台期。呼气末 CO_2 和动脉 CO_2 的梯度差增加。C. Ⅲ相的抑制表明出现自主呼吸。D. 吸入相 CO_2 归零失败表明呼气阀功能受损或呼出的 CO_2 被重复吸收。E. 在吸气相存在呼出气体，提示吸气阀功能受损

法。质谱仪和拉曼分光镜检查法是过去使用的主要方法，而现在大多数的麻醉气体监测使用的是红外光吸收分析法。

红外线吸收设备采用了多种与前述二氧化碳波形图类似的技术。这些设备都是基于光密度定律（Beer-Lambert 定律），该定律提供了一个计算吸入气中未知气体的公式，其依据为穿过某种溶媒（吸入或呼出气）的红外线吸收量与该溶媒中未知气体的量成比例。非极性气体如氧气和氮气不吸收红外线。已经有许多采用单束或双束红外光源和阳极或阴极滤波装置的监护仪推向市场。因为氧分子不吸收红外线，所以基于红外线原理的监护仪不能测定氧浓度，必须用其他方法测量（见下文）。

临床意义

A. 氧浓度测定

为了检测吸入气中的 F_IO_2，麻醉机厂家使用不同的技术。

B. 原电池

原电池（燃料电池）包含一个铅阳极和一个金阴极浸在氯化钾溶液内。在金阴极末端产生氢氧离子与阳电极的铅发生反应生成氧化铅（因此铅逐渐被消耗），产生电流，电流大小与被测定的气流中的氧含量成正比。由于铅电极逐渐被消耗，不使用时将其暴露于室内空气中可延长监护仪的使用寿命。许多麻醉机都在吸气端安装此类氧浓度监测仪。

C. 顺磁分析

氧气是非极性气体，但有顺磁性，放入磁场内气体会膨胀，关闭磁场则气体压缩。通过控制磁场的开关，由此产生的气体容积（或压力、流量）的改变与一个已知的标准比较，可以计算出氧含量。

D. 极谱描记电极

极谱描记电极包含一个金（或铂）阴极和一个银阳极，将其都浸在电解液内，通过一个半透膜与要检测的气体隔开。与原电池不同，极谱描记电极只有在两个电极之间释放一个小的电压才开始工作。电压作用于阴极，电子结合氧气形成氢氧离子。两极之间电流的大小与检测气体中的氧含量成正比。

E. 肺量计及压力测量

现代麻醉机能测量气道压力、容量、通过流量计算气道阻力和顺应性，还能以流量容量环或压力-容量环的形式来表示这些变量的相互关系。流量和容量是用安装在呼吸回路吸气端的一个重量很轻的机械装置来测定的。

最基本的测量包括吸气峰压是否过低或过高，相应地提示是否存在呼吸机或环路连接脱落或者气道阻塞等。通过测定潮气量（V_T）和呼吸频率（f），可以计算分钟通气量（V_E），调整这些参数使通气量满足要求。

肺容量环通常用流量-容量曲线和容量-压力曲线的形式来表示（图 6-5）。当存在阻塞、支气管插管、气道反应性疾病时会有特征性改变。如果麻醉诱导后观察到正常的肺容量环，而随后发生变化，麻醉医师要警惕肺或气道顺应性发生改变，或者两者都有。机械通气和呼吸机将在第 57 章详细讨论。

▌神经系统监测

▌脑电图

适应证和禁忌证

脑电图（electroencephalogram，EEG）偶尔用于脑血管手术中以确定大脑有充足的氧合或在心血管手术中循环暂停前确定获得爆发抑制或等电位信号。不需要因为上述目标而使用全脑 16 导联、8 通道的 EEG，应考虑更加简单易行的方法。脑电图监测没有禁忌证。

技术与并发症

EEG 记录的是大脑皮质细胞产生的电位。尽管可以使用标准的 ECG 电极片，但更推荐使用含导电胶的银质盘状电极。铂或不锈钢针状电极可能损伤头皮且阻抗（电阻）较高，但是它们可以消毒并放置于手术区域。按照国际 10-20 系统安放电极位置（装配）（图 6-6）。不同电极组合之间的电位差异经过过滤、放大后用示波器或描记式记录器来显示。脑电活动大多出现在频率 1 ～ 30 Hz。α 波的频率在 8 ～ 13 Hz，通常在成人闭眼休息时出现；β 波在 8 ～ 13 Hz（译者注：此处是否错误，应为 12 ～ 30 Hz）之间，某些个体处于集中精力或麻醉状态下出现；δ 波频率在 0.5 ～ 4 Hz 之间，一般在脑损伤、深睡眠和麻醉中出现；θ 波频率在 4 ～ 7 Hz 间，同样出现在某些睡眠个体和麻醉期间。脑电波形还以振幅为特征，大小与电位相关（高振幅 > 50 μV，中振幅 20 ～ 50 μV，低振幅 < 20 μV）。最后，脑电波形的检查要遵循左右大脑半球对称的原则。

多通道 EEG 检查有时在术中用于检测脑缺血区域，如颈动脉内膜切除术、癫痫的外科治疗等。同样，也可用于检测 EEG 的等位电流，将低温停跳脑保护的作用发挥到最大。条形图 EEG 在手术室显得异常笨重，而其处理过程通常需要功率频谱分析。频率分析在不同频率范围内将 EEG 分成一系列正弦波，然后绘制每个频率的信号强度，并可使脑电活动的表现较回顾原始脑电图更易解读（图 6-7）。

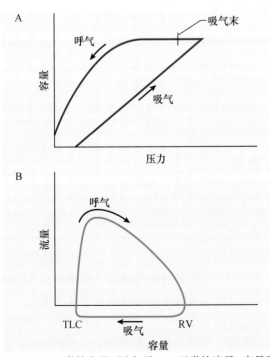

图 6-5　A. 正常的容量-压力环；B. 正常的流量-容量环

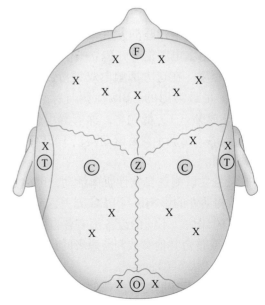

图 6-6　国际 10-20 系统。标注的字母指出了颅骨各部分的定位。F，额部；C，冠状缝；T，颞部；O，枕部；Z，矢状缝

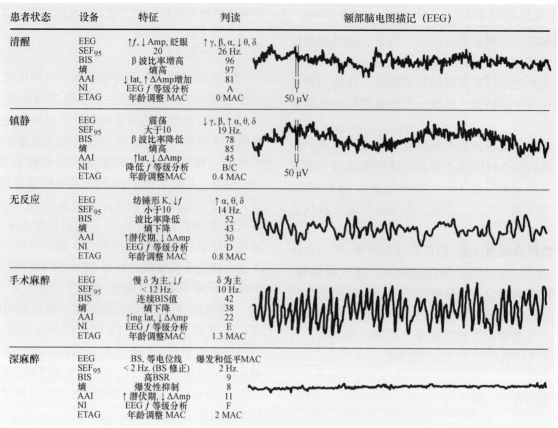

患者状态	设备	特征	判读	额部脑电图描记（EEG）
清醒	EEG SEF95 BIS 熵 AAI NI ETAG	↑f, ↓Amp, 眨眼 20 β波比率增高 熵高 ↓lat, ↑ΔAmp增加 EEG f 等级分析 年龄调整 MAC	↑γ, β, α, ↓θ, δ 26 Hz. 96 97 81 A 0 MAC	
镇静	EEG SEF95 BIS 熵 AAI NI ETAG	震荡 大于10 β波比率降低 熵高 ↑lat, ↓ΔAmp 降低 f 等级分析 年龄调整MAC	↓γ, β, ↑α, θ, δ 19 Hz. 78 85 45 B/C 0.4 MAC	
无反应	EEG SEF95 BIS 熵 AAI NI ETAG	纺锤形 K, ↓f 小于10 波比率降低 熵下降 ↑潜伏期, ↓ΔAmp EEG f 等级分析 年龄调整 MAC	↑α, θ, δ 14 Hz. 52 43 30 D 0.8 MAC	
手术麻醉	EEG SEF95 BIS 熵 AAI NI ETAG	慢δ为主, ↓f < 12 Hz. 连续BIS值 熵下降 ↑ing lat, ↓ΔAmp EEG f 等级分析 年龄调整MAC	δ为主 10 Hz. 42 38 22 E 1.3 MAC	
深麻醉	EEG SEF95 BIS 熵 AAI NI ETAG	BS, 等电位线 < 2 Hz. (BS 修正) 高BSR 爆发性抑制 ↑潜伏期, ↓ΔAmp EEG f 等级分析 年龄调整 MAC	爆发和低平MAC 2 Hz. 9 8 11 F 2 MAC	

图 6-7　患者状态，采取的不同麻醉深度监护设备或手段，不同监测手段的关键监测特征，以及可能的判读麻醉深度的特点。判读结果以连接额部电极的脑电图监测结果为代表。横坐标（x 轴）是 3 s 的脑电监测，纵坐标（y 轴）刻度是 50 μV。AAI, A- 线自动回归指数（一种从脑电监测图中提取中度潜伏期听觉诱发电位的专有方法）；Amp, EEG 波形的振幅；BIS, 脑电双频指数；BS, 爆发抑制（burst suppression, BS）；BSR, 爆发抑制比率；EEG, 脑电图；ETAG, 呼气末麻醉气体浓度（end-tidal anesthetic gas concentration, ETAG）；f, 频率；γ, β, α, θ, δ, EEG 波形频率依次减低（γ, 大于 30 Hz；β, 12 ～ 30 Hz；α, 8 ～ 12 Hz；θ, 4 ～ 8 Hz；δ, 0 ～ 4 Hz）；K, K 复合波；Lat, 发出听觉刺激到诱发 EEG 反应的潜伏期；MAC, 最低肺泡有效浓度；NI, Narcotrend 指数；SEF95, 低于 95% 固有脑电频率的频谱边界频率；Spindles, 睡眠纺锤［Reproduced with permission from Mashour GA, Orser BA, Avidan MS. Intraoperative awareness: From neurobiology to clinical practice. Anesthesiology. 2011 May; 114 (5): 1218-1233.］

在吸入麻醉逐步加深期间，最初的 β 波过后会出现慢波、爆发抑制和等位电流。静脉药物产生多种 EEG 特征，其特征取决于浓度和使用何种药物。

为了减少全麻中知晓的发生率，近些年发展的设备能处理双通道脑电图信号并建立一个无纲变量代表不同的觉醒程度。在这方面脑电双频指数（bispectral index，BIS）是最常用的。BIS 检测与麻醉状态相关的四种 EEG 成分：（1）低频率，深麻醉出现；（2）高频率 β 波激活，出现于浅麻醉期间；（3）EEG 抑制波；（4）爆发抑制。

其他设备尝试测量自发性肌肉活动，因这类活动受皮质下结构活性的影响而与 EEG 无关，可进一步提供麻醉深度的评估。不同的设备都有各自的计算法则来处理 EEG 或整合其他参数判断患者的觉醒，在将来可能会更实用（表 6-1）。

对于 EEG 设备在麻醉深度评估中的确切作用仍然存在争议。一些研究显示当使用这些设备时，可减少知晓的发生率，然而其他研究并没有证实使用这些设备比使用吸入麻醉气体监测来确保麻醉药物最低有效肺泡气浓度的方法更具优势。因为 EEG 对麻醉药物和不同程度手术刺激的反应存在个体差异，依靠 EEG 监测提示的麻醉深度指导调节麻醉药物用量，并不能绝对保证不发生知晓。进一步说，许多监护仪都有延迟效应，也就是说存在患者已经清醒，未被及时发现而发生知晓的危险（表 6-2）。

临床意义

为了进行双频谱分析，EEG 测量的数据通过一系列步骤（图 6-8）来计算一个同麻醉 / 催眠深度相关的数字。

曾经提倡 BIS 值在 65 ～ 85 之间为镇静状态，而 40 ～ 65 为推荐的全身麻醉深度（图 6-9）。双频谱分析能减少公众关注的麻醉期间知晓的发生率。

许多最初关于 BIS 应用的研究都不是前瞻性的随机对照实验，实际上是观察研究。干扰有时是个大问题。监护仪本身耗资数千美元，一次性使用的电极片

表 6-1　商品化麻醉深度监测仪的技术特征参数[1]

参数	机器 / 制造商	耗材	生理信号	推荐的麻醉范围	监测原理
脑电双频指数（BIS）	A-2000/Aspect Medical Systems，Newton，MA	BIS 电极	单通道 EEG	40 ～ 60	BIS 是从 3 个 EEG 参数通过加权求得出的：相对 α/β 波比例；EEG 波形的生物相关性；爆发性抑制。以上参数的贡献依据不同镇静药物而不同。BIS 范围从 0（熟睡）到 100（清醒）
患者意识指数（PSI）	患者意识分析仪（PSA 400）/Physiometrix，Inc.，N. Billerica，MA	PSA 电极	4 通道 EEG	25 ～ 50	PSI 来源于对麻醉敏感的几个脑电图定量参数的分析判断，但是这些参数对于指定麻醉药物并不敏感。包括不同 EEG 频率等级的主频变化；大脑半球的对称性；以及不同脑区和皮质抑制区的同步；PSI 范围从 0（熟睡）到 100（清醒）
Narcotrend 分级 Narcotrend 指数	Narcotrend 监测仪 /Monitor-Technik，Bad Bramstedt，Germany	常规 ECG 电极	1 ～ 2 通道 EEG	Narcotrend 分级 $D_{0 \sim 2}$ 到 C_1，对应指数为 40 ～ 60	Narcotrend 监测仪将 EEG 信号分为不同麻醉阶段（A，清醒；$B_{0 \sim 2}$，镇静；$C_{0 \sim 2}$，浅麻醉；$D_{0 \sim 2}$，全身麻醉；$E_{0 \sim 1}$，深麻醉；$F_{0 \sim 1}$，爆发抑制）。阶段分析主要依靠采集的监测熵和 EEG 频谱参数。近来用非线性回归方法已经将其分级转换为从 0（熟睡）到 100（清醒）的无量纲量
熵	S/5 熵模型，M-ENTROPY/Datex-Ohmeda，Instrumentarium Corp.，Helsinki，Finland	专用熵感受器	单通道 EEG	40 ～ 60	熵描述了不规则的 EEG 信号。随着麻醉药物剂量增加，EEG 变得更加规则，熵值逐渐趋于为 0。M- 熵计算 EEG 的频谱（频谱熵）。为了缩短反应时间，该产品根据不同 EEG 频率选用不同记录时间商。共计算两个频谱参数；状态熵（0 ～ 32 Hz 频率级）和反应熵（0 ～ 47 Hz），后者包括肌肉活性。熵已经被重新量化，转换为从 0（熟睡）到 100（清醒）的数值
直线自动递减指数（AAI）	AEP/2 监测仪 /Danmeter A/S，Odense，Demark	常规 ECG 电极	AEP	10 ～ 25	AAI 从 AEP（20 ～ 80 ms）潜伏期中点衍生而来。AAI 通过外源性输入信号（ARX 模型），从自动回归模型提取数值，因此仅仅 18 个振幅时间（2 ～ 6 s）内就可以产生 AEP 波形。波形可以转换为数值（0 ～ 100），以描述 AEP 形态。AAI > 60 是清醒，0 意味着深麻醉
脑意识指数（CSI）	脑意识指数（CSM），Danmeter A/S，Odense，Demark	常规 ECG 电极	单通道 EEG	40 ～ 60	CSI 是由 α 比例、β 比例、二者比例之差以及爆发抑制四个参数加权求和而来。它与一个"获得性神经 – 睡眠干预系统"得到的镇静深度相关。CSI 范围从 0（熟睡）到 100（清醒）

[1] Reproduced with permission from Chan MTV，Gin T，Goh KYC. Interventional neurophysiologic monitoring. Curr Opin Anaesthesiol. 2004 Oct；17（5）：389-396.
[2] EEG，脑电图；ECG，心电图；AEP，听觉诱发电位

费用大约 10 ～ 15 美元。已证实某些患者 BIS 值低于 65 仍发生了术中知晓。而在其他术中知晓的病例，或者记录出了问题，或者无法确定知晓与任何特定时间或 BIS 值有关。

对觉醒的监测能使觉醒造成的后果最小化。在围术期使用 Brice 问卷调查访视患者可以让麻醉医师充分意识到潜在的觉醒事件发生。请患者回忆以下问题：

- 入睡前你还记得什么？
- 你刚醒来时记得什么？
- 在入睡后和苏醒期间，你记得什么？
- 入睡后有做梦吗？

密切随访和心理健康专家的参与可能避免与觉醒事件发生有关的创伤性应激。随着区域麻醉和丙泊酚镇静

表6-2 预防术中知晓检查清单

✓ 核对所有设备、药物及剂量；确保药物标签明晰，并且已经注入静脉
✓ 考虑术前给予消除记忆药物
✓ 尽量不用或者最小化使用肌松药，术中用外周神经刺激仪指导用药以使用药剂量最小化
✓ 如果提示强烈麻痹，考虑使用孤立前臂技术
✓ 如果可能，采用强效吸入麻醉药物取代全凭静脉麻醉
✓ 至少给予 0.5～0.7 MAC 的吸入麻醉剂
✓ 设置吸入麻醉气体浓度降低的报警界限
✓ 体外循环时要监测麻醉气体浓度
✓ 低血压时要考虑给予其他手段进行治疗而不是一味降低麻醉气体浓度
✓ 如果因为循环衰竭而无法继续给予充分麻醉的情况下，要使用苯二氮䓬类药物及莨菪碱减少术中知晓
✓ 除镇静药外，给予镇痛药物如阿片类药物或局麻药可以减轻患者知晓时的疼痛
✓ 考虑脑功能监测，如原始或衍生数据脑电监测，但是不要试图根据该结果最小化麻醉药物浓度，因为没有临床证据证实这样做的安全性
✓ 全凭静脉麻醉应常规监测脑功能
✓ 要评估已知的可能发生术中知晓的危险因素，如果确定高危因素存在，应增加吸入气体浓度
✓ 当吸入麻醉实施有困难时，要考虑追加静脉麻醉药，如反复尝试插管困难或进行硬质支气管镜检查时

1 Reproduced with permission from Mashour GA, Orser BA, Avidan MS. Intraoperative awareness：from neurobiology to clinical practice. Anesthesiology. 2011 May；114（5）：1218-1233

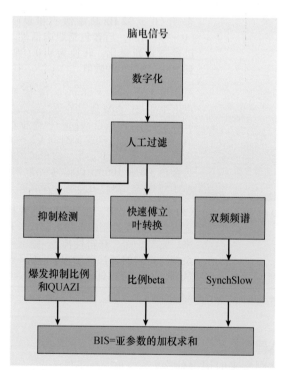

图6-8 脑电双频指数计算。BIS，脑电双频指数测量［Reproduced with permission from Rampil IJ：A primer for EEG signal processing in anesthesia. Anesthesiology. 1998 Oct；89（4）：980-1002.］

越来越多，应该让这类患者明白他们不是接受全身麻醉，有可能回忆起围术期发生的事情。阐明这些技术的应用，可以防止患者认为他们在麻醉中"觉醒"。

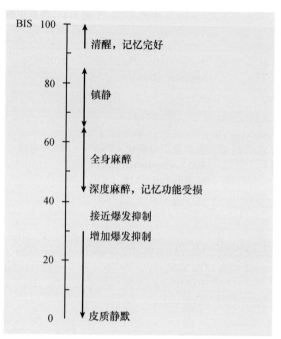

图6-9 脑电双频指数测量（BIS3.0版或更高）是一种从0～100连续数字测量（0是指完全皮质抑制）。BIS值65～85是镇静最佳深度。BIS值低于40，在脑电图监测上显示一行可识别的爆发抑制信号，说明皮质受到抑制［Reproduced with permission from Johansen JW et al：Development and clinical application of electroencephalographic bispectrum monitoring. Anesthesiology. 2000 Nov；93（5）：1337-1344.］

　　BIS 能预测结果吗？一些研究者认为在经历所谓"三低"即低平均动脉压、低双谱指数和低挥发性麻醉剂最低肺泡有效浓度的患者中，住院时间和死亡率都会增加。其他调查未证实这种联系。

诱发电位

适应证

　　术中监测**诱发电位**（evoked potentials，EPs）的适应证包括可能与神经损伤有关的手术：使用器械的脊柱融合手术、脊柱和脊髓肿瘤切除术、臂丛修补术、胸腹主动脉瘤修补术、癫痫手术及脑瘤切除术等。EPs 可以监测脊髓或大脑皮质的缺血。在神经外科立体定位手术过程中使用 EPs 监测仪可以帮助探针定位。听觉诱发电位（auditory EPs）还可用来评估全身麻醉对大脑的效应。与 BIS 相比，中潜伏期听觉诱发电位（the middle latency auditory EP）在麻醉深度监测中是个更加敏感的指标。听觉刺激后，其振幅与潜伏期受到麻醉药物影响。

禁忌证

　　尽管体感诱发电位（somatosensory-evoked potentials，SEPs）监测没有特别的禁忌证，但监测位置的可用

性、设备和专业人员等因素使这种监测方式的使用受到明显限制。对麻醉药物的敏感性是其应用受限的另一因素，尤其是儿童患者。运动诱发电位（motor-evoked potentials，MEPs）监测不能用于下列患者：颅内存留金属异物、颅骨缺损、体内有植入物、癫痫发作后以及任何严重脑损伤的患者。继发于对皮质重复刺激的脑损伤和诱发癫痫都与 MEPs 有关。

技术与并发症

EP 监测是通过刺激感觉或运动神经传导通路，然后测量相应的电生理反应，从而实现无创评估神经功能的方法。常用的 EP 监测包括脑干听觉诱发反应（brainstem auditory evoked responses，BAERs）、SEPs，以及使用越来越多的 MEPs（图 6-10）。

SEPs 监测通过一对电极将一短电流传至一条感觉或混合性外周神经。如果传入电流的神经传导通路完整，神经的动作电位会传导至对侧的大脑感觉皮质产生一个 EP，该电位可被皮质表面电极检测到，但通常要使用头皮电极来监测。为了辨别皮质对特定刺激的反应，多重的反应电位被平均计算，而且要消除背景噪声的影响。EPs 用一个电压–时间曲线来表示，分析产生波形的刺激后潜伏期（从刺激开始到探测到电位发生的时间）和峰值范围，并与监测的基线数值比较。必须区分电位变化是由技术、生理原因还是神经损伤造成的。EP 监测的并发症十分罕见，包括电极安放部位的皮肤刺激和受压缺血。

临床意义

除了神经损伤外，EPs 还受许多其他因素的影响。麻醉药物的影响复杂且不易总结。**总体来说，静脉麻醉药物技术（用或不用氧化亚氮）引起的改变最小，而挥发性麻醉药物（氟烷、七氟烷、地氟烷及异氟烷）最好避免使用或者用稳定的低浓度吸入。**早发（特异性）EPs 比迟发（非特异性）EPs 受麻醉药的影响要小。BAERs 的变化可以用来监测麻醉深度。生理学（如血压、温度及氧饱和度）和药理学因素应尽可能保持稳定。

EPs 持续消失预示术后神经损伤的发生。尽管 SEPs 常被用来鉴别脊髓损伤，但由于不同的解剖通路，感觉诱发电位（脊髓背角）的存在并不能保证运动（脊髓前角）功能也正常（假阴性）。进一步说，从胫后神经引出的 SEPs 不能区分是外周缺血还是中枢缺血（假阳性）。如果神经通路完整，通过使用经颅磁刺激或者电刺激皮质引出 MEPs 的方法，就可以检测肌肉的动作电位。与 SEPs 相比，MEPs 的优点在于其监测脊髓前角功能，如果敏感度和特异度足够，可以预测哪些患者术后可能发展为运动功能受损。与 SEPs 一样，MEPs 也受挥发性麻醉药，大剂量苯二氮䓬类药物及中度低温（体温＜ 32 ℃）的影响。监测 MEPs 的同时要求监测肌松剂的神经肌肉阻滞程度。在开始任何病例之前，同神经生理学家保持密切沟通，借助这些监测仪用来回顾最理想的麻醉方法从而确保监测的完整性是必不可少的。

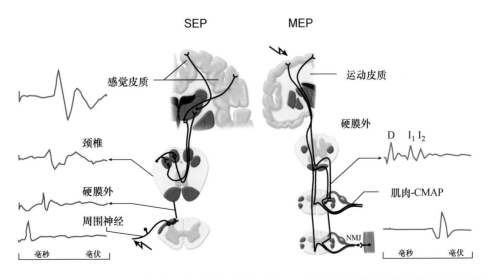

图 6-10　体感诱发电位和运动诱发电位的神经解剖通路。体感诱发电位（SEP）是通过刺激外周神经发生反应而产生。电信号沿脊髓后柱上行，该信号可以在脊髓背侧硬膜外腔监测。该电流跨过颈髓后联合后加入到丘脑系，并在下丘脑产生第二次投射，并投射到皮质初级感觉皮质，在那里可以检测到电信号。运动诱发电位（MEP）是在运动皮质刺激，信号沿皮质脊髓通路下传至脊髓前角运动神经元。在此整合后，通过外周神经并跨过神经肌肉接头（NMJ），产生肌肉收缩。通过直接或间接刺激（通过联络神经元）运动皮质，可以在硬膜外腔监测到 D 和 I 波。该信号也可以在肌肉监测到，称为复合肌肉动作电位（CMAP）［Reproduced with permission from Sloan TB, Janik D，Jameson L. Multimodality monitoring of the central nervous system using motor-evoked potentials. Curr Opin Anaesthesiol. 2008 Oct；21（5）：560-564.］

脑氧监测和其他脑功能监护仪

脑氧监测利用近红外光谱原理（near infrared spectroscopy，NIRS）。利用反射光谱法，头皮上的探头发射近红外光（图6-11）。同样位置的感受器就可探测从深部结构和表浅结构反射回来的红外光。和脉搏血氧饱和度、氧化血红蛋白、还原血红蛋白在不同频率吸收光一样，线粒体中的细胞色素也吸收红外光。NIRS饱和度很大程度上反映了静脉内血红蛋白的吸收量，因为它不具备识别有搏动的动脉血液成分的能力。NIRS测量的局部饱和度小于40%，或者变化大于基础值的25%，可能预示继发于脑氧合降低的神经系统事件。

颈静脉体饱和度测量也能提示脑组织氧摄取增加或脑氧输送的降低。通过放置一个探头来测定脑组织中的氧含量，脑的直接组织氧含量监测就可实现。除维持脑灌注压高60 mmHg，颅内压低于20 mmHg以外，神经外科麻醉医师/危重监护医生将在组织氧分压低于20 mmHg时进行干预以维持脑组织氧合。这些干预措施包括增加吸入氧气浓度、增加血红蛋白、调整心输出量来改善氧供，降低氧需求，或者联合采用上述措施。

其他监测

体温监测

适应证

除短小手术麻醉外，其余接受麻醉的患者必须监测体温。术后体温已越来越多被用作评估麻醉质量的指标。低体温与药物代谢延迟、增加血糖浓度、血管收缩、凝血功能障碍、术后颤抖伴高血压和心动过速以及手术部位外科感染都有关系。体温升高同样带来有害影响，导致心动过速、血管舒张和神经功能损伤。因此，围术期必须监测和记录体温。

禁忌证

体温监测没有禁忌证，尽管在某些患者特殊的监测位置可能并不合适。

技术与并发症

手术过程中通常利用热敏电阻或热电偶来测量体温。热敏电阻是块半导体，其电阻随着温度的升高而下降。热电偶是由两块不同的金属组成的回路，当两块金属的温度不同时，就会产生一个电位差。目前市场上一次性热电偶和热敏电阻探头可以监测鼓膜、鼻咽、食管、膀胱、直肠以及皮肤等部位的温度。红外传感器从产生的红外能量中测出温度。鼓膜温度反映机体深部温度，然而使用监测仪在鼓膜测量温度并不可靠。体温监测的并发症主要与探头造成的损伤有关（如直肠或鼓膜穿孔）。

临床意义

每个体温监测部位都有其优缺点。因为耳道的血供来自颈外动脉，所以理论上鼓膜的温度反映了大脑的温度。鼓膜体温探头置入过程中易造成损伤，以及耵聍的隔离等原因均影响了它的常规使用。直肠温度对中心体温的改变反应很慢。鼻咽探头容易引起鼻出血，但如果探头紧贴鼻咽黏膜则可以准确地测量中心体温。肺动脉导管的热敏电阻也可以测量中心体温。由于皮肤灌注的差异，腋窝温度与中心体温的相关具有可变性，手术过程中把液晶体温计用橡皮膏粘在皮肤上并不能准确地反映中心体温。食管温度传感器通常合成在食管听诊器上，提供了经济与安全的最佳结合。为了避免测量的是气管内气体的温度，应把温度传感器放到食管下段三分之一，心脏后面的位置，在此位置心音也最容易听清。更多关于控制体温的临床

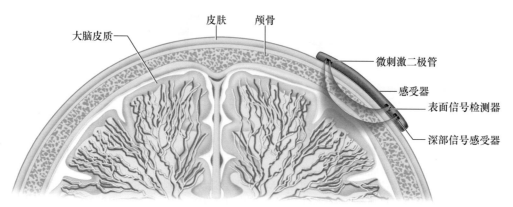

图 6-11　INVOS® 近红外光谱技术工作原理［Reproduced with permission from Rubio A，Hakami L，Münch F，et al. Noninvasive control of adequate cerebral oxygenation during low-flow antegrade selective cerebral perfusion on adults and infants in the aortic arch surgery. J Card Surg. 2008 Sep-Oct；23（5）：474-479.］

意义参见第 52 章。

尿量监测

适应证

膀胱导尿管插管是监测尿量最可靠的方法。导尿术常规用于一些复杂和手术时间长的外科手术。如：心脏手术、主动脉或肾血管手术、开颅手术、腹部大手术或预计有大量液体转移的手术等。其他可能的适应证还有长时间手术及术中应用利尿剂等。有时某些患者全身麻醉或局部麻醉后在恢复室发生排尿困难，也需要膀胱导尿管插管。

禁忌证

导尿管应尽早拔除以避免导管相关的尿路感染。

技术与并发症

导尿置管通常由手术医生或护士完成。对怀疑有尿道解剖异常的患者，为了避免不必要的损伤，应由泌尿外科医生来导尿。经尿道把一根软的橡胶 Foley 导尿管插入膀胱，然后连上一个一次性使用带刻度的尿袋。为了避免尿液倒流以及降低感染的风险，应将尿袋持续置于低于膀胱的水平。插尿管的并发症包括尿道损伤和尿路感染。充盈的膀胱快速减压可能引起低血压。还有另一种非常规的导尿方法，就是用一根大孔针经耻骨上将导管插入膀胱进行导尿。

临床意义

留置导尿的另一个优点是能够在导尿管尖端放置一个热敏电阻，以便监测膀胱温度。只要尿量足够，膀胱温度就能准确反映核心温度。随着集尿袋的广泛使用，电子监控和记录尿量成为一个附加价值。

尿量是肾灌注和功能以及肾、心脏和液体容量状态的不完全反映。心脏功能和输出量（包括超声心动图）的无创监测可提供更可靠评估血管内容量状态的方式。尿量不足（少尿）通常被定义为尿量少于 0.5 ml/（kg·h），但实际上是对患者浓缩能力和渗透负荷功能的反映。尿电解质组成、渗透压和比重有助于鉴别少尿的原因。

外周神经刺激

适应证

由于患者对神经肌肉阻滞剂的敏感性存在差异，因此对所有接受中效或长效神经肌肉阻滞剂的患者都应监测神经肌肉功能。此外，外周神经刺激还可以帮助评估麻醉诱导时肌松起效或者连续输注短效肌肉松弛剂时肌肉麻痹的情况。

禁忌证

神经肌肉监测没有禁忌证，尽管外科手术可能妨碍某些部位的监测。另外，偏瘫肢体的萎缩肌肉和神经损伤导致受体增多，可能会出现对于神经肌肉阻滞的不敏感。使用四肢来测定神经肌肉阻滞的程度可能导致竞争性神经肌肉阻滞剂的使用过量。

技术与并发症

外周神经刺激器将一电流（60 ~ 80 mA）传至放置在一条周围运动神经表面的一对氯化银 ECG 圆盘状电极或皮下针状电极，然后观察该神经支配的肌肉诱发的机械或电反应。尽管肌电图提供了快速准确而且定量的测量神经肌肉传递功能的方法，但是临床实践中通常还是依靠目测或者触觉观察肌肉的收缩。最常用来监测的是刺激尺神经观察拇内收肌，以及面神经观察眼轮匝肌（图 6-12）。需要监测的是神经肌肉接头受体受抑制的情况，所以应当避免直接刺激肌

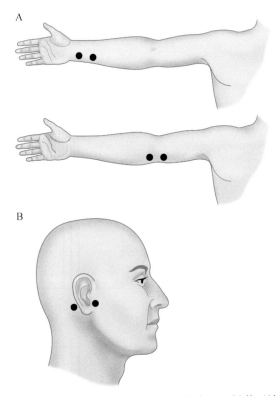

图 6-12 A. 刺激尺神经引起拇内收肌收缩。B. 刺激面神经引起眼轮匝肌收缩。给予神经肌肉阻滞剂后，眼轮匝肌收缩恢复要早于拇内收肌（Reproduced with permission from Dorsch JA, Dorsch SE. Understanding Anesthesia Equipment. 4th ed. Philadelphia, PA: Lippincott Williams & Wilkins; 1999.）

肉,应把电极放在神经走行的表面,而不能放在肌肉上。为了把一个超强刺激传递给其下的神经,外周神经刺激器必须能够产生至少50 mA的电流来穿过1000 Ω的负载。这么大的电流会给清醒的患者带来不适。神经刺激的并发症仅限于电极粘贴部位的皮肤刺激与擦伤。

由于残余神经肌肉阻滞的关系,应该提高对于围术期神经肌肉阻滞程度定量监测的关注度。加速度监测法使用一个压电陶瓷换能器来刺激肌肉,运动的肌肉会产生一个可被定量和显示的电流。实际上,如果在手术时期给予神经肌肉阻滞剂之前就建立基线,与大多数手术间使用的常规4个成串刺激监测法相比,加速度监测法对残余肌松有更好的预示作用。

临床意义

神经肌肉阻滞的程度可以通过使用不同类型的电

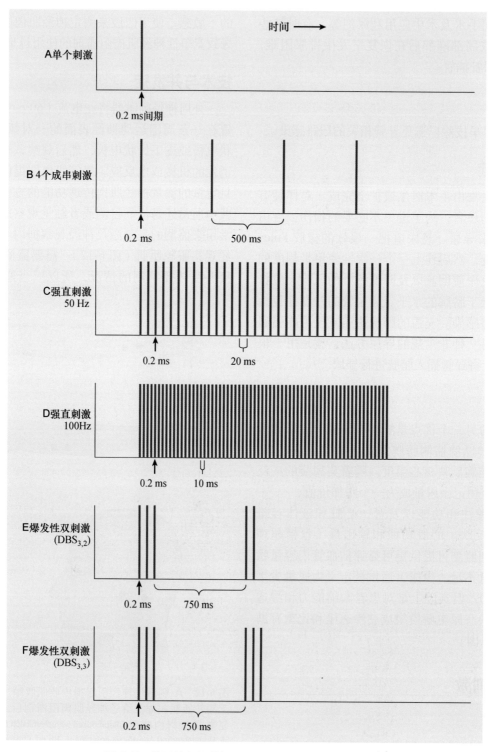

图6-13 外周神经刺激仪可以产生不同形式的电脉冲波

刺激来监测（图 6-13）。所有的刺激都是方波的形式，时程均为 200 μs，电流强度也都一样。从每隔 1 秒到每隔 10 秒发出一个单脉冲（1 ～ 0.1 Hz）刺激诱发一个单颤搐。随着神经肌肉阻滞程度的加深，刺激诱发的反应逐渐减小。

4 个成串刺激（train-of-four stimulation，TOF）是指在 2 秒内发出 4 个连续的 200 μs 刺激（2 Hz）。随着肌肉松弛的加深，TOF 引起的抽搐反应进行性衰减。第一个与第四个抽搐反应的比值是监测非去极化肌肉松弛剂作用的敏感指标。估计 TOF 的比值较为困难，而目测观察相继的抽搐反应的消失更方便，与肌肉松弛剂的作用强度也有相关性。第四个抽搐反应消失表示肌肉阻滞了 75%，第三个消失表示阻滞达 80%，第二个也消失表示阻滞达 90%。满足临床手术要求的肌肉松弛程度为 75% ～ 95%。

50 Hz 或 100 Hz 强直刺激用于神经肌肉功能的敏感试验。肌肉持续收缩达 5 s 提示肌肉松弛足够恢复但未完全恢复。双重爆发刺激（double-burst stimulation，DBS）代表了强直刺激的两种变化，给患者带来的痛苦较小。$DBS_{3,3}$ 神经刺激模式由三个短的（200 μs）高频爆发刺激组成，分别间隔 20 ms（50 Hz），750 ms 之后再来三个相同的爆发刺激。$DBS_{3,2}$ 神经刺激模式是以 50 Hz 的频率给予 3 个 200 μs 的刺激，750 ms 之后再来两个同样的刺激。临床评估（如目测）肌肉抽搐反应的衰减，DBS 比 TOF 更敏感。

因为不同的肌群对神经肌肉阻滞剂的敏感性不同，因此使用外周神经刺激器并不能代替在特定的手术过程中直接观察需要松弛的肌肉（如膈肌）。而且拇内收肌功能的恢复与维持正常呼吸功能的肌肉张力的恢复程度并不一致。膈肌、腹直肌、喉内收肌以及**眼轮匝肌恢复比拇内收肌要快**。其他判断肌力充分恢复的指标包括持续抬头 ≥ 5 秒，吸气压力至少可以达到 − 25 cmH_2O，以及手指抓握有力。监测肌群的温度降低使得肌抽搐张力减小（6%/℃）。判断神经肌肉阻滞是否充分恢复以及拔管时机，应该同时参考患者的

❷ 临床表现和外周神经监测的评估。术后肌松残余仍然是麻醉后监护的重要问题，可能导致气道损伤和呼吸功能不全，增加麻醉后监护单元（PACU）住院时间及费用。神经肌肉阻滞剂的逆转以及使用中效神经肌肉阻滞剂代替长效药物都是必要的。建议对神经肌肉阻滞进行定量检测，以减少 PACU 内患者肌松残余的发生率。

磁共振（magnetic resonance imaging，MRI）检查患者的监护

50 岁男性患者，近来开始癫痫发作，拟行 MRI 检查。在此之前，曾尝试 MRI 检查，但由于患者有严重的幽闭反应而失败。放射科医生请你给患者提供镇静或者全身麻醉。

为什么 MRI 检查会给患者和麻醉医师提出特殊问题？

MRI 检查时间较长（通常超过 1 h），而且大多数扫描探头将患者的身体完全包围，对于原来就已经对自身健康非常担心的患者，诱发幽闭反应的概率较高。要获得良好的成像质量要求患者完全静止不动，但在许多没有镇静或全身麻醉的患者，有时很难做到。

因为 MRI 检查使用强磁场，强磁性物体不能放在扫描探头附近，包括植入的关节假体、人工起搏器、手术钳、电池、普通麻醉机、手表、钢表或信用卡等。脉搏氧饱和度仪或 ECG 使用的普通金属导联线就同天线一样，可以吸引足够的射频能量而歪曲 MRI 的成像，甚至烧伤患者。而且扫描探头的磁场使监护仪严重失真。以特斯拉（Tesla，1T = 10 000 高斯）为单位测量的扫描探头的磁场越强，潜在的问题就越严重。其他问题包括在检查期间难以接近患者（尤其是患者的气道）、儿童患者容易发生低体温、安放患者的隧道内光线暗淡以及噪声很大（达到 100 dB）。

监护仪和麻醉机问题是如何解决的？

设备制造商对监护仪进行改装使其能够适应 MRI 检查的环境。措施包括使用非磁性 ECG 电极、石墨和铜质电线、强化过滤及控制信号、加长血压表袖带充气管以及使用光纤技术等。麻醉机使用无磁性的组件（如使用铝制气瓶），安装 MRI 兼容的呼吸机，以及加长的呼吸回路或采用 Mapleson D 呼吸回路。

选择全身麻醉或者静脉镇静需要考虑哪些因素？

大多数患者采用静脉镇静即可完成 MRI 检查，但对于头部外伤和儿童患者则比较困难，经常需要全身麻醉。由于受到机器和监测的限制，尽可能选择镇静或许更安全。但另一方面，在深

度镇静的情况下，由于麻醉医师远离患者，失去对气道的掌控，不能及时发现问题将导致严重后果。其他需要考虑的重要因素包括特定的设备可以提供的监测方式以及患者的总体情况。

需要使用哪种监护设备？

接受 MRI 检查的患者其监护至少不能低于手术室内接受相似无创检查手术患者的监测水平。因此，美国麻醉医师协会推荐使用全身麻醉基本监护标准（见章末"指南"）。

使用塑料（非金属）心前区听诊器听诊呼吸音可以帮助确定有无过度镇静引起的气道阻塞。而触诊外周脉搏或听诊 Korotkoff 音在这种情况下是不可能的。确保循环稳定依赖 ECG 和振波法血压监测。呼气末二氧化碳波形图监测可用于镇静患者，如果没有带有 CO_2 采样管的鼻导管，可将采样管连在靠近患者口鼻位置。由于夹带了室内空气使得测量结果未必准确，该法只提供了一个定性的通气功能指示。给患者镇静前必须准备好以备紧急更改为全身麻醉的设备（如气管插管、急救呼吸囊）。

麻醉医师是否需要一直在场？

当然需要。镇静患者必须进行连续的麻醉监测以预防许多难以预料的并发症，如窒息或呕吐。

（贺晨　译　苏斌虓　聂煌　审校）

指南

American Society of Anesthesiologists Standards for Basic Anesthetic Monitoring, July 2011. http://www.asahq.org/For-Members/Standards-Guidelines-and-Statements.aspx. Accessed January 9, 2013.

推荐阅读

Avidan M, Zhang L, Burnside B, et al. Anesthesia awareness and bispectral index. *New Eng J Med*. 2008;358:1097.

Bergeron EJ, Mosca MS, Aftab M, Justison G, Reece TB. Neuroprotection strategies in aortic surgery. *Cardiol Clin*. 2017;35:453.

Brull SJ, Kopman AF. Current status of neuromuscular reversal and monitoring: Challenges and opportunities. *Anesthesiology*. 2017;126:173.

Hajat Z, Ahmad N, Andrzejowski J. The role and limitations of EEG-based depth of anaesthesia monitoring in theatres and intensive care. *Anaesthesia*. 2017;72(suppl 1):38.

Kasman N, Brady K. Cerebral oximetry for pediatric anesthesia: Why do intelligent clinicians disagree? *Pediatr Anaesth*. 2011;21:473.

Kertai M, White W, Gan T. Cumulative duration of "triple low" state of low blood pressure, low bispectral index, and low minimum alveolar concentration of volatile anesthesia is not associated with increased mortality. *Anesthesiology*. 2014;121:18.

Kirkman MA, Smith M. Brain oxygenation monitoring. *Anesthesiol Clin*. 2016;34:537.

Lien CA, Kopman AF. Current recommendations for monitoring depth of neuromuscular blockade. *Curr Opin Anesthesiol*. 2014;27:616.

Mashour G, Orser B, Avidan M. Intraoperative awareness. *Anesthesiology*. 2011;114:1218.

Messina AG, Wang M, Ward MJ, et al. Anaesthetic interventions for prevention of awareness during surgery. *Cochrane Database Syst Rev*. 2016;10:CD007272.

Moritz S, Kasprzak P, Arit M, et al. Accuracy of cerebral monitoring in detecting cerebral ischemia during carotid endarterectomy. *Anesthesiology*. 2007;107:563.

Myles P, Leslie K, McNeil J. Bispectral function monitoring to prevent awareness during anaesthesia. The B-Aware randomized controlled trial. *Lancet*. 2004;363:1757.

Naguib M, Koman A, Ensor J. Neuromuscular monitoring and postoperative residual curarization: A meta analysis. *Br J Anaesth*. 2007;98:302.

Nwachuku EL, Balzer JR, Yabes JG, et al. Diagnostic value of somatosensory evoked potential changes during carotid endarterectomy: A systematic review and meta-analysis. *JAMA Neurol*. 2015;72:73.

Rabai F, Sessions R, Seubert CN. Neurophysiological monitoring and spinal cord integrity. *Best Pract Res Clin Anaesthesiol*. 2016;30:53.

Sessler D. Temperature monitoring and perioperative thermoregulation. *Anesthesiology*. 2008;109:318.

Sessler D, Sigl J, Keley S, et al. Hospital stay and mortality are increased in patients having a "triple low" of low blood pressure, low bispectral index, and low minimum alveolar concentration of volatile anesthesia. *Anesthesiology*. 2012;116:1195.

Thirumala PD, Thiagarajan K, Gedela S, Crammond DJ, Balzer JR. Diagnostic accuracy of EEG changes during carotid endarterectomy in predicting perioperative strokes. *J Clin Neurosci*. 2016;25:1.

Tusman G, Bohm S, Suarez-Sipmann F. Advanced uses of pulse oximetry for monitoring mechanically ventilated patients. *Anesth Analg*. 2017;124:62.

第 7 章 用药原则

要 点

① 药物分子遵循质量作用定律。当血浆浓度超过组织浓度时，药物从血浆进入组织。当血浆浓度低于组织浓度时，药物从组织转运至血浆。

② 大多数易于通过血脑屏障的药物（如催眠药和阿片类药物等亲脂性药物）都可被脂肪组织吸收。

③ 生物转化是药物分子在体内转化的化学过程，肝是药物代谢的主要器官。

④ 未结合的小分子可自由地从血浆进入肾小球滤液。药物的非电离（不带电荷）部分在肾小管中被重吸收，而电离（带电荷）部分经尿液排出体外。

⑤ 消除半衰期是药物浓度下降 50% 所需的时间。对于多室药代动力学的药物（如麻醉中使用的所有药物），存在多个消除半衰期。

⑥ 药物效应的消除不能仅由半衰期预测。时量相关半衰期是临床上用来描述药物浓度下降速度的一个非常有用的概念，在比较静脉麻醉药物的药代动力学特性时应使用时量相关半衰期代替半衰期。

麻醉学的临床实践与临床药理学有直接关系。因此在麻醉课程学习和考试过程中，对药物代谢动力学、药效学的学习应和气道评估、麻醉药的选择、神经肌肉阻滞或脓毒症的治疗同样受到重视。然而，药物代谢动力学原理和测量方法常被误识或误用，说明情况并非如我们所愿。

药物代谢动力学

药物代谢动力学定义了药物剂量、体液和组织中的药物浓度和时间之间的关系。它由四个相互联系的过程组成：吸收、分布、生物转化和排泄。

吸收

吸收是指药物从给药部位进入血液的过程。给药的方式众多，包括口服、舌下、直肠、吸入、经皮、经黏膜、皮下、肌内、神经周围、硬膜外、鞘内和静脉给药。吸收受药物的物理特性（溶解度、pKa、稀释剂、黏合剂和剂型）、剂量、吸收部位（如肠道、肺、皮肤、肌肉）以及某些情况下添加剂的影响（如在神经周围或皮下使用局部麻醉药时加入肾上腺素）。

生物利用度是指给药剂量到达体循环的百分比。例如，硝酸甘油经胃肠道吸收良好，但口服时生物利用度较低。究其原因是硝酸甘油在进入体循环前经历了肝大量的首过消除。

口服给药方便、经济且对错误剂量相对耐受。然而，它需要患者的合作，药物会在肝被首过消除，而且胃内 pH 值、消化酶、胃排空、食物及其他药物都是增加最终起效药量难以预测的因素。

非离子型（不带电荷）药物比离子型（带电荷）药物更易被吸收。因此，酸性环境（胃）有利于酸性药物的吸收（$A^- + H^+ \rightarrow AH$），而碱性环境（肠道）有利于碱性药物吸收（$BH^+ \rightarrow H^+ + B$）。大多数情况下，药物是在小肠被吸收而不是胃，因为小肠拥有更大的吸收面积和更长的吸收时间。

所有胃和小肠的静脉血都汇集至肝。因此高代谢药物的生物利用度可能被肝首过消除而显著降低。来自口腔和食管的静脉血主要汇入上腔静脉而非门脉系统，舌下或颊黏膜给药会绕过肝，避免了首过消除。直肠给药可一定程度上绕过门静脉系统，为不能耐受口服给药的患者或儿童提供了另一种选择。然而直肠吸收可能是不稳定的，并且许多药物对直肠黏膜有刺激性。

经皮给药可延长某些药物的连续给药时间。但除小型脂溶性药物（如可乐定、硝酸甘油、东莨菪碱、芬太尼和凝胶局部麻醉剂）可透过角质层起效外，其他所有药物均无效。

胃肠外给药途径包括皮下注射、肌内注射和静脉注射。皮下和肌内吸收依赖于药物从注射部位扩散到血液中。药物进入血液的速度取决于注射部位组织的血流量和药物的剂型。溶解在溶液中的药物比悬浮液中的药物吸收更快。刺激性制剂可引起疼痛和组织坏死（如肌内注射地西泮）。静脉注射没有吸收过程，药物直接进入血液。

分布

药物一旦被吸收，就会通过血液分布到全身。高灌注器官（所谓的血供丰富组）接受心输出量中更高比例的血液（表 7-1）。因此这些组织在用药后的最初几分钟内接受了更多的药物。由于血流量的差异，这些组织内的药物浓度较灌注不良的组织更快地与血浆浓度达到平衡。灌注较差的组织，如脂肪和皮肤，可能有巨大的吸收亲脂药物的能力，因而在长时间输注后大量药物储存其中。

1 药物分子遵循质量作用定律。当血浆浓度超过组织浓度时，药物从血浆进入组织。当血浆浓度低于组织浓度时，药物从组织转运至血浆。

某一器官中药物浓度的升高速率是由该器官的灌注情况以及血液相比器官中相对的药物溶解度来决定的。除非器官可以自行代谢药物，药物在器官和血液中的平衡浓度只依赖于该药物在器官和血液中的相对溶解度。

血液中的分子要么是游离的，要么与血浆中的蛋白质和脂质结合。游离的分子在器官和组织间达平衡。然而，结合或游离态分子间的平衡是瞬时的。当游离态药物分子扩散到组织时，它们立即被先前结合的分子所取代。血浆蛋白结合不直接影响转换速率，

但是可能会影响药物在血和组织中的相对溶解度，某种药物在血液中结合率高，要达到相同的全身效应就需要更高的浓度。如果药物在组织中结合率高，而在血浆中不高，那么相对溶解度有利于药物转移到组织中。换句话说，一种药物在组织中高度结合，而在血液中不是，将会形成一个非常大的游离药物浓度梯度驱使药物进入组织。反之，如果药物在血浆中的蛋白结合程度高，而在组织中结合不高，那么少量药物的转移就足以使血液和组织之间的游离药物浓度达到平衡。因此，血液中与血浆蛋白结合率高的药物在组织中起效更快，因为少量游离态药物分子转移到组织便可产生有效的游离药物浓度。

白蛋白存在两个主要位点与许多酸性和中性药物（包括地西泮和华法林）结合。高结合药物（如华法林）可能被其他竞争相同结合位点的药物（如吲哚菁绿或乙基丙烯酸）取代，从而产生危险的后果。α_1 酸性糖蛋白（AAG）结合碱性药物（局部麻醉药、三环类抗抑郁药）。如果这些蛋白质的浓度降低，那么药物在血液中的相对溶解度就会降低，从而增加组织的吸收。肾病、肝病、慢性充血性心力衰竭和恶性肿瘤均会降低白蛋白生成。超过身体表面 20% 的大面积烧伤会导致白蛋白的流失。创伤（包括手术）、感染、心肌梗死和慢性疼痛会增加 AAG 水平。妊娠与 AAG 浓度降低有关。这些因素都与丙泊酚无关，它由自身的结合分子（乳剂中的脂质）控制。

亲脂分子很容易在血液和器官之间转移。带电分子能够少量地进入大多数器官。然而，血脑屏障是一个特例。电离药物对中枢神经系统的渗透受到脑内毛细血管周围胶质细胞和内皮细胞紧密连接的限制。大

2 多数易于通过血脑屏障的药物（如催眠药和阿片类药物等亲脂性药物）都可被脂肪组织吸收。

药物分布到周围组织的过程是非常复杂的，只能用计算机模型模拟评估。静脉注射后，药物快速从血浆分布到周围组织而导致血浆药物浓度即刻下降。对于每个组织，都存在一个组织表观浓度与血浆浓度相同的时间点。再分布阶段（从每个组织）遵循这一刻的平衡。再分布过程中，药物从组织返回到血浆中。这种药物返回血浆的过程减缓了血浆药物浓度下降的速度。

单次注射麻醉诱导药物数分钟后，分布使得血浆中的浓度降低，导致患者迅速苏醒。随着亲脂性麻醉药物输注时间延长，再分布使组织中蓄积的药物持续进入血浆导致苏醒时间延长。

药物进入组织及从组织中释放是复杂的过程，这也是药物半衰期不能提供可预测苏醒时间的原因

表 7-1 不同组织类型的组成，相对体重及心输出量百分比

组织类型	组成	体重（%）	心输出量
血供丰富	脑、心脏 肝、肾 内分泌腺	10	75
肌肉	肌肉、皮肤	50	19
脂肪	脂肪	20	6
血供贫乏	骨骼、韧带 软骨	20	0

之一。药物临床作用可通过计算机模型运用**时量相关半衰期**（context sensitive half-time）或**递减时间**（decrement time）来补偿性预测。时量相关半衰期是某药物在稳定输注条件下血浆药物浓度下降50%所需的时间（换句话说是通过足够长时间的输注获得接近稳态的浓度）。这里的"时量"就是输注时间。时量相关递减时间是一个更为宽泛的概念，涉及所有组织内任何与临床相关的浓度降低，特别是脑和效应室浓度。

药物的分布容积（V_d）是药物已分布到的表观容积（如混合）。是用给药剂量除以给药即刻药物的血浆浓度。实际上，用来定义 V_d 的浓度通常是推测出后续时刻的浓度，再回溯到药物注射即刻的浓度来获得（假设立即并完全混合），公式如下：

$$分布容积 = \frac{给药的剂量}{给药即刻药物的血浆浓度}$$

单一 V_d 的概念不适用于麻醉中使用的任何静脉药物。所有静脉麻醉药都至少需要用到两室模型：中央室和外周室，其中多数药物需要用到三室模型描述：中央室，快速平衡外周室，慢速平衡外周室。中央室包括血液和任何快速平衡的组织，如肺。外周室由身体其他组织组成。对有两个外周室的药物，快速平衡室包括器官和肌肉，而缓慢平衡室代表药物在脂肪和皮肤中的分布。这些室被定义为 V_1（中央）、V_2（快速分布）和 V_3（缓慢分布）。稳态分布容积（V_{dss}）是这些室容积的代数和，V_1 是由上述公式计算出的表观分布容积、剂量和浓度间的相互关系。其他容积是则通过药代动力学模型计算得到。

药物 V_{dss} 小，表示药物水溶性高，在血管内所占容积大。以维库溴铵为例，成年男性 V_{dss} 约为200 ml/kg，成年女性 V_{dss} 约为 160 ml/kg，说明维库溴铵主要存在于体液中，很少分布于脂肪。

然而经典的麻醉药是亲脂性的，导致 V_{dss} 超过了体内总水分（成年男性约 600 ml/kg）。例如，成人的芬太尼 V_{dss} 约 350 L，而丙泊酚的 V_{dss} 可能超过5000 L。V_{dss} 并不代表实际的容积，而是反映了给予一定剂量药物并达到观测的血药浓度后药物的分布容积。

生物转化

③ 生物转化是药物分子在体内转化的化学过程。肝是大多数药物代谢的主要器官。酯类化合物是一个例外，它在血浆或组织中水解。生物转化的最终产物通常（但不一定）是不活跃且水溶性的，而水溶性终产物可经肾排泄。

生物转化代谢常分为Ⅰ期和Ⅱ期反应。Ⅰ期反应通过氧化、还原或水解将母体化合物转化为极性更强的代谢物。Ⅱ期反应将母体药物或Ⅰ期代谢物与内源性底物（如葡萄糖醛酸）偶联（结合）形成可经尿液或粪便排泄的水溶性代谢物。通常生物转化是一个循序渐进的过程，但Ⅰ期代谢物可能在未经Ⅱ期生物转化的情况下被排出，同时Ⅱ期反应也可能先于或发生在没有Ⅰ期反应的情况下。

肝清除率指单位时间内肝清除药物的血液或血浆的体积（无论测定结果如何）。清除率的单位是流量的单位：单位时间的体积。清除率可用 ml/min、L/h 或其他任何方便的流量单位表示。如果进入肝的每一个药物分子都被代谢，那么肝的清除将等于肝的血流量。尽管丙泊酚的情况非常接近，但很少有药物是这样的。对于大多数药物，仅有小部分进入肝的药物被移除。这部分称为**摄取率**（extraction ratio）。因此，肝清除率可以表示为肝血流量乘以摄取率。如果摄取率为 50%，则肝清除率为肝血流量的 50%。肝有效清除的药物（即具有较高的肝摄取率）与肝血流量成正比。例如，由于肝几乎清除了所有通过它的丙泊酚，如果肝血流量加倍，那么清除丙泊酚的量也加倍。由于肝有效地清除了所有经过它的丙泊酚，故肝酶的诱导对丙泊酚清除没有影响。即使出现如肝硬化等严重的肝组织损耗，肝对丙泊酚的清除也几乎不受影响。丙泊酚等药物表现为对肝血流量依赖性的清除。

肝对许多药物摄取率很低，清除也较慢。对这些药物，清除的限速步骤就不是肝血流量而是肝自身的代谢能力，改变肝血流量对这些药物的清除影响很小。然而如果诱导肝酶活性升高，那么肝清除率就会因为肝代谢这些药物能力的增强而升高。反之如果肝功能受损，代谢药物能力降低，肝清除率就降低。低肝摄取率的药物主要依赖肝药酶功能性清除。美沙酮和阿芬太尼的肝摄取率分别是 10% 和 15%，是典型的功能依赖性清除药物。

排泄

④ 某些药物和许多药物代谢产物由肾排出。肾清除率就是药物通过肾的清除速率。这个概念与肝清除率类似。同样，肾清除率也可以表示为肾血流量与肾摄取率的乘积。未结合的小分子可自由地从血浆进入肾小球滤液。药物的非离子（不带电荷）部分在肾小管中被重吸收，而电离（带电荷）部分经尿液

排出体外。药物电离率与 pH 值有关；因此肾对以电离和非电离形式存在的药物的消除在一定程度上取决于尿液 pH 值。肾可将一些药物分泌到肾小管中。

许多药物及其代谢产物从肝通过胆道系统进入肠道。部分药物排到胆汁中，然后在肠道中被重新吸收，该过程称为**肠肝循环**。偶尔经胆汁排泄的代谢物会再次转化为原型药物。例如，劳拉西泮在肝转化为劳拉西泮葡糖苷酸。在肠道内 β-葡萄糖醛酸酶打破了酯键，将劳拉西泮葡萄糖糖苷酸转化为劳拉西泮。

房室模型

多室模型提供了一个可将药物剂量与浓度随时间变化联系起来的数学框架。从概念上讲，这些模型中的室是具有相似分布时间过程的组织。例如，血浆和肺是中央室的组成部分。器官和肌肉被称为富血管组，可称为二室或快速平衡室。脂肪和皮肤可结合大量亲脂药物，但灌注不良。这些组织可以代表三室或缓慢平衡室。这是一个对室的直观定义，但重要的是要认识到药代动力学模型的室是将剂量与观察到的浓度联系起来的数学抽象。任何"数学上确定的"的室和身体的任何器官及组织间不存在一对一的关系。

许多麻醉药物都可以用两室模型来描述。如果药代动力学研究不包括最初几分钟的快速动脉取样，许多麻醉药都基本符合两室模型（图 7-1）。如果没有快速动脉取样，单次推注药物后血浆浓度快速下降，中央室会与快速平衡室混合。当把快速动脉取样引入药代动力学实验，则三室模型更为适用。这种情况下符合几室模型只与实验设计有关，与药物本身性质无关。

如前所述，房室模型的给药瞬时浓度被假定为给药剂量除以中央室容积是不准确的。如果药物持续

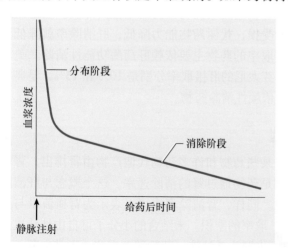

图 7-1　两室模型显示了药物浓度在分布阶段和消除阶段的变化。在药物分布阶段，药物从中心室转移到外周室。在消除阶段，药物从外周室返回中心室并进行代谢和排泄

注射了几秒钟，药物的瞬时浓度应该为 0，因为药物仍在血管内，并未流入心脏。药物在中央室混合还需 1～2 min。在药代动力学模型里常见这种不规范的情况。更多的基于生理学的模型，也称为前端动力学模型，可用来描述最初的浓度延迟。只有在最初几分钟的药物浓度具有重要临床意义时，这些具有额外复杂性的模型才会被引入。

在开始给药的最初几分钟内，随着药物迅速扩散到外周室，其浓度迅速下降，通常会在 10 min 内下降一个数量级。对于肝清除非常快的药物（如丙泊酚）或那些在血液中代谢的药物（如瑞芬太尼），代谢对药物浓度早期的快速下降有重要作用。在这种迅速的下降之后，血浆浓度会缓慢下降。在此期间，药物不再从血浆进入快速平衡室，而是从快速平衡室回到血浆。快速平衡的组织从药物摄取到药物释放的逆转作用导致了中间阶段血浆浓度下降速度减慢。最终，血浆浓度会以一个更慢的速度下降，即浓度以对数-线性下降趋势降低直至最终完全排出体外。这种终末对数-线性下降阶段发生在药物从缓慢平衡室返回血浆的过程中。在终末阶段，排泄器官（通常是肝脏）暴露于全身药物负荷之下，这就解释了在终末阶段血浆药物浓度下降非常缓慢的原因。

以下数学模型分别用来描述两室或三室模型：

$$Cp(t) = Ae^{-\alpha t} + Be^{-\beta t}$$

和

$$Cp(t) = Ae^{-\alpha t} + Be^{-\beta t} + Ce^{-\gamma t}$$

Cp（t）等于 t 时间的血浆药物浓度，α、β、γ 是特征性指数，分别用来描述快速分布半衰期（非常陡峭）、慢速分布半衰期、终末清除半衰期（非常平缓）的血浆浓度。描述为两室、三室模型的药物有 2 个或 3 个生物半衰期，每个半衰期以自然对数 2 的对数（0.693）除以指数来计算，系数 A、B 和 C 代表了每一个指数对总浓度随时间下降的作用。

两室模型使用有两个指数和两个系数的曲线来描述，而三室模型则使用有三个指数和三个系数的曲线来描述。室、清除率、系数及指数之间的数学关系很复杂，每一个系数和指数都是对应的容积和室的函数。

❺ 消除半衰期是药物浓度下降 50% 所需的时间。对于多室药代动力学的药物（如芬太尼、舒芬太尼），存在多个消除半衰期。换句话说消除半衰期是情境依赖的。药物效应的消除不能仅由半衰期预测。也不能仅由系数、指数和半衰期预测药物作 ❻

用多久消失。例如舒芬太尼终末半衰期 10 h，阿芬太尼 2 h，但并不意味着用阿芬太尼者恢复更快，因为临床用药后的恢复会受所有半衰期影响，而不仅仅是终末半衰期。计算机模型很容易证明持续数小时输注舒芬太尼会比阿芬太尼恢复更快。药物浓度下降 50% 所需的时间取决于输注的持续时间或输注的背景量。之前讨论的时量相关半衰期符合该理论，应该在比较静脉麻醉药物药代动力学性质时使用时量相关半衰期替代半衰期的概念。

药物效应动力学

药物效应动力学（药效动力学）是研究药物如何影响机体的科学，包括效能、效力及治疗窗的概念。药代动力学模型的范围包括从经验用药量与机体反应的关系到配体-受体结合理论模型。基本药效动力学概念是药物对器官系统的治疗和毒性效应间的关系，经常被称为**剂量-效应关系**或**浓度-效应关系**。

剂量-效应关系

当给药剂量逐步增加，机体对药物的反应也增加，最后达到封顶效应。药物剂量和机体反应的基本概念通常可以用图表表示，药物因素（通常是剂量或浓度）为 x 轴作为独立变量，而机体反应为 y 轴作为伴随变量。根据具体情况，剂量或浓度可以用线性标度（图 7-2A）或对数标度（图 7-2B）表示，而机体反应通常用实际测量的反应来表示（图 7-2A）或作为基线和最大生理测量值的一部分（图 7-2B）。就目的而言，基本的药效学特性是用来描述浓度的，但任何计量标准的药物（剂量、曲线下的面积等）均可以使用。

量-效关系的曲线通常为 s 形，如图 7-2 所示。反曲的曲线反映了在产生任何可测量的生理反应之前，通常必须存在一定数量的药物。因此，左侧曲线较平坦，直到药物浓度达阈值。右侧也是平坦的，反映了身体最大的生理反应，超出这个范围，机体将无法对额外的药物做出反应。因此，曲线在左右两边都是平坦的。需要一条 s 型曲线来连接基线和渐近线，这就是为什么在药效学建模时，s 型曲线是普遍存在的。

剂量和效应之间的 s 形关系由两种可互换关系中的一种定义：

$$效应 = E_0 = E_{max} \left[C^\gamma / (C_{50}^\gamma + C^\gamma) \right]$$
$$或效应 = E_0 + (E_{max} - E_0) \left[C^\gamma / (C_{50}^\gamma + C^\gamma) \right]$$

在这两种情况，E_0 是没有给药时的基线效应，C 是药物浓度，C_{50} 是最大效应一半时的药物浓度。γ

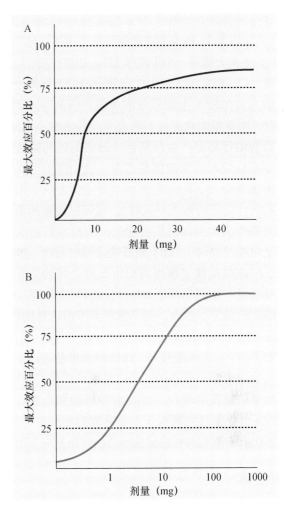

图 7-2　剂量（或浓度）-效应曲线的形状取决于剂量或血浆浓度是在线性（A）或对数（B）刻度上绘制的

代表浓度与效应间关系的陡度（也称为希尔系数）。对第一个等式，E_{max} 是始于基线的最大变化。第二个等式 E_{max} 是最大生理测量值，不是基线的最大变化。一旦以这种方式定义，药效学模型的每个参数都与前面提到的特定概念相对应。E_{max} 与药物自身功效有关。高效药物特点是 E_{max} 大，具有最大的生理效应。对于无效药物，E_{max} 将等于 E_0。C_{50} 是一种药物效能的测量方法。强效药物的 C_{50} 值较低；因此仅少量即可产生药物效应。无效药物 C_{50} 值较高，说明需要大量药物才能有效。参数 γ 表示浓度与效应之间的倾斜度关系。γ 值小于 1 表明随着药物浓度升高，生理效应逐渐增强。γ 值大于 4 表明一旦观察到药物的效应后，微弱的药物浓度升高引起药效的大幅提升，直至达最大效果。

上述曲线表示药物浓度与连续生理反应的关系。同样的关系也可以用来表示对药物剂量二元（是 / 否）反应的概率：

$$概率 = P_0 + (P_{max} - P_0) \left[C^\gamma / (C_{50}^\gamma + C^\gamma) \right]$$

在这种情况下，概率（P）的范围为 0（没有机会）到 1（肯定发生）。P_0 是在未给药情况下回答"是"的概率。P_{max} 是最大概率，小于或等于 1。如前所述，C 是药物浓度，C_{50} 是达 50% 最大生理效应时的药物浓度，γ 则代表药物浓度与生理反应的关系。当 P_0 为 0 且 P_{max} 为 1 时，半量最大效应与 50% 生理反应的概率相同。

药物**治疗窗**是产生预期治疗效果时的药物浓度与药物中毒反应时药物浓度的范围。这个范围可以测量同一条量效曲线上两点之间的差异（当毒副作用表现为所需药物反应的夸大形式时），也可以测量两条不同曲线间的距离（当毒副作用表现出与预期药物反应不同的反应或过程时）。对于硝普钠这样的药物，单一浓度与反应曲线反映了浓度与血压下降之间的关系。治疗窗可能是产生预期降压 20% 的药物浓度和降压 60% 中毒浓度的差异。然而，对于像利多卡因这样的药物，治疗窗可能是抑制室性心律失常的 C_{50} 和利多卡因引起癫痫发作的 C_{50} 之间的差异，这两种效果是通过单独的浓度与反应关系来描述的。治疗指数是中毒剂量的 C_{50} 除以预期治疗效果的 C_{50}。由于存在呼吸和心血管抑制的风险（即使浓度仅略高于产生麻醉的浓度），与其他药物相比大多数吸入和静脉催眠药治疗指数均非常低。

药物受体

药物受体是大分子（通常是蛋白质），它们与药物（激动剂）结合并介导药物反应。药理学拮抗剂逆转激动剂的作用，但不发挥其自身作用。竞争性拮抗发生于拮抗剂与激动剂竞争同一结合位点时，每一种拮抗剂都可能取代另一种。非竞争性拮抗发生在拮抗剂通过共价结合或其他过程永久性地破坏药物对受体的通路时。

药物效应由激动剂所占受体的比例决定。这个比例取决于药物浓度、受体浓度及药物和受体的结合强度。这种结合用质量作用定律来描述，它表明反应速率与反应物的浓度成正比：

$$[D][RU] \underset{k_{off}}{\overset{k_{on}}{\rightleftharpoons}} [DR]$$

$[D]$ 是药物浓度，$[RU]$ 是非结合受体浓度，$[DR]$ 是结合受体浓度，速率常数 k_{on} 定义药物分子结合到受体的速度，速率常数 k_{off} 定义药物分子脱离受体的速度。根据质量作用法则，受体结合速度 $d[DR]/dt$ 是：

$$\frac{d[DR]}{dt} = [D][RU]k_{on} - [DR]k_{off}$$

稳态几乎是瞬间发生的。由于稳态生成速率为 0，

因此可得：

$$[D][RU]k_{on} - [DR]k_{off}$$

在这个方程中，k_d 是解离速率常数，定义为 k_{on}/k_{off}。如果我们定义 f，即部分受体结合率为：

$$\frac{[DR]}{[DR] + [RU]}$$

然后即可得出受体结合率：

$$f = \frac{[D]}{k_d + [D]}$$

当 $[D] = k_d$ 时，受体被占据了一半。因此，k_d 是药物结合一半受体时的浓度。

受体结合只是介导药物效应的第一步。药物与受体结合可引发无数后续步骤，包括开放、关闭或抑制离子通道，G 蛋白活化，细胞内激酶活化，与细胞结构的直接相互作用或直接与 DNA 结合。

与浓度–效应曲线类似，受体结合率与药物浓度之间的曲线形状本质上也是 s 形的。然而与 50% 受体结合相关的浓度和与 50% 最大药物效应相关的浓度不一定相同。最大的药物效应可能出现于非常低的受体结合率或（对于部分激动剂）超过 100% 的受体结合率。

激动剂对受体的长期结合和激活可能导致低反应性（"脱敏"）和耐受性。如果内源性配体的结合长期阻断或减少，则受体可能增殖，导致高反应性和敏感性增加。例如，脊髓损伤后，尼古丁乙酰胆碱受体不受运动神经冲动的刺激，而在去神经支配的肌肉中增殖，这可能导致对琥珀胆碱反应过度（导致高钾血症）。

（邢东　译　张昊鹏　审校）

推荐阅读

Ansari J, Carvalho B, Shafer SL, Flood P. Pharmacokinetics and pharmacodynamics of drugs commonly used in pregnancy and parturition. *Anesth Analg.* 2016; 122:786.

Brunton LL, Knollman BC, eds. *Goodman & Gilman's The Pharmacological Basis of Therapeutics.* 13th ed. New York, NY: McGraw-Hill; 2017: chap 2.

Bailey JM. Context-sensitive half-times: What are they and how valuable are they in anaesthesiology? *Clin Pharmacokinet.* 2002;41:793.

Shargel L, Yu ABC, eds. *Applied Biopharmaceutics & Pharmacokinetics.* 7th ed. New York, NY: McGraw-Hill; 2016.

第 8 章　吸入性麻醉药

要　点

1. 吸入麻醉药被摄取越多，吸入气体与肺泡气体的浓度差值越大，诱导速度越慢。

2. 影响麻醉药摄取的因素有三个：血中溶解度、肺泡血流以及肺泡气和静脉血之间分压差。

3. 低心排量状态时，由于肺泡浓度的升高会显著加快，患者接受溶解度高的麻醉药易过量。

4. 许多加快诱导的因素也加快恢复：减少重复吸收、高新鲜气体流量、低麻醉回路容积、麻醉回路低吸收量、降低溶解度、高脑血流量和加大通气量。

5. 一元论假说认为所有的吸入麻醉药在分子水平有共同的作用机制。之前支持这一观点的证据是吸入麻醉药的效能与其脂溶性直接相关（Meyer-Overton 定律），暗示着麻醉作用产生自溶解在特定脂质层位点的分子；然而相关性只是近似的。

6. 最低肺泡有效浓度（MAC）是指能使50%的患者对标准化的刺激（如切皮）无动作反应的最低吸入麻醉药肺泡浓度。

7. 长期暴露于麻醉浓度的氧化亚氮可导致骨髓抑制（巨幼细胞性贫血），甚至神经系统缺陷（外周神经疾病）。

8. 氟烷诱发肝炎极其罕见。短时间内多次吸入氟烷的患者，中年肥胖妇女，对氟烷毒性敏感家族史的人或有氟烷毒性损害病史的患者被认为有较高的风险。

9. 异氟烷能扩张冠状动脉，但效果不及硝酸甘油或腺苷。理论上，正常冠状动脉的扩张会使流经狭窄部位的血流进一步减少。

10. 地氟烷在血液和组织中的低溶解使其麻醉诱导和苏醒都很快。

11. 地氟烷浓度迅速增高时会导致心率、血压、儿茶酚胺水平的短暂升高。这些变化虽然短暂但比异氟烷产生的变化要显著，尤其对有心血管疾病的患者可产生一定风险。

12. 七氟烷对呼吸道无刺激性和可在肺泡内浓度达到麻醉浓度的特点，使其成为儿童和成人平稳、快速诱导的理想选择。

氧化亚氮、氯仿和乙醚是公认的最早使用的全身麻醉药物。目前广泛应用于临床的吸入麻醉药包括氧化亚氮、氟烷、异氟烷、地氟烷和七氟烷。

全身麻醉的过程可被划分为 3 个阶段：（1）诱导；（2）维持；（3）苏醒。氟烷、七氟烷等吸入性麻醉药，在难以建立静脉通道的小儿患者麻醉诱导中特别有效。尽管成人患者经常采用静脉药物诱导，但是实际上使用无刺激性气味并且起效迅速的七氟烷诱导也是可行的。无论老幼，麻醉的维持经常采用吸入性药物。苏醒主要依靠肺清除药物后，药物在脑中再分布来实现。因其独特的给药途径，吸入麻醉药具有其他麻醉药所不具有的药理作用。

吸入性麻醉药的药代动力学

尽管吸入麻醉药的作用机制很复杂，很可能与众多膜蛋白和离子通道有关，目前认为其最终效应取决于在中枢神经系统（CNS）中达到治疗水平的浓度。从挥发罐给药到药物存留于脑之间有许多步骤（图 8-1）。

影响吸入气体浓度（F_I）的因素

新鲜气体离开麻醉机与呼吸回路中的气体混合后被患者吸入。所以，患者的吸入浓度未必与挥发罐设定的输出浓度一致。吸入混合气体的实际成分主要取决于新鲜气体流量、呼吸回路容积以及机器或呼吸回路对药物的吸收。新鲜气体流量越大，呼吸回路容积越小，回路吸收越少，吸入气浓度越接近新鲜气流浓度。

影响肺泡气体浓度（F_A）的因素

摄取

如果人体不吸收麻醉药物，肺泡气体浓度（F_A）会

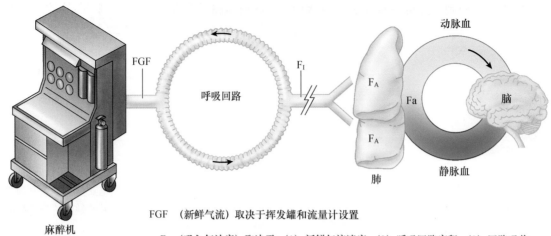

FGF　（新鲜气流）取决于挥发罐和流量计设置

F_I　（吸入气浓度）取决于：(1) 新鲜气流速度，(2) 呼吸回路容积，(3) 回路吸收

F_A　（肺泡气浓度）取决于：(1) 吸收[吸收=λb/g×C(A−V)×Q]，(2) 通气量，
　　　　(3) 浓度效应和第二气体效应：
　　　　　a)浓缩效应
　　　　　b)提高吸入流量效应

Fa　（动脉血浓度）受通气/灌注失调影响

图 8-1　吸入麻醉药从麻醉机到脑必须经过许多屏障

迅速接近吸入气体浓度（F_I）。由于麻醉药在诱导时被肺循环吸收，使肺泡浓度低于吸入浓度（$F_A/F_I < 1.0$）。摄取越多，肺泡浓度升高越慢，F_A 与 F_I 比值越低。

　　由于气体浓度与其分压成正比，肺泡气体分压的上升也是缓慢的。而肺泡气体分压之所以重要，是因为它决定了血液中吸入麻醉药分压以及最终的脑分压。与此类似，吸入麻醉药的脑内分压与其在脑组织内的浓度成正比，而后者决定了药物的临床效应。因此，吸入麻醉药被摄取越多，吸入气体与肺泡气体的浓度差值越大，诱导速度越慢。影响麻醉药摄取的因素有三个：血中溶解度、肺泡血流以及肺泡气和静脉血之间的分压差。

　　相对不可溶性药物（如氧化亚氮）被血吸收的量比易溶性药物（如氟烷）少，所以氧化亚氮的肺泡浓度升高比氟烷快，诱导更迅速。麻醉药在空气、血液和组织中的相对溶解度用分配系数表示（表 8-1）。每个值都是麻醉气体在两种介质中达到平衡时两个浓度的比值。所谓的平衡状态是指气体在两种介质中达到相同的分压。例如，氧化亚氮的血/气分配系数（$\lambda_{b/g}$）在 37℃时为 0.47。换句话说，平衡状态下，尽管此时氧化亚氮的分压是一样的，1 ml 血液中所含氧化亚氮的量为 1 ml 肺泡气中的 0.47 倍。也就是说，血中含氧化亚氮的能力是肺泡的 0.47 倍。氧化亚氮在血液中的溶解度比氟烷小得多，后者 37℃时血/气分配系数为 2.4。因此，必须溶解比氧化亚氮多五倍的氟烷才能使两者在血液中的分压相同。血/气分配系数越高，

表 8-1　吸入麻醉药在 37℃的分配系数 [1]

麻醉药	血/气	脑/血	肌肉/血	脂肪/血
氧化亚氮	0.47	1.1	1.2	2.3
氟烷	2.4	2.9	3.5	60
异氟烷	1.4	2.6	4.0	45
地氟烷	0.42	1.3	2.0	27
七氟烷	0.65	1.7	3.1	48

[1] 这些数据是多个研究的平均值，可以用作比较，而非作为确切数值使用

麻醉药的溶解度就越大，肺循环对该药物的摄取就越多。因此，药物溶解度增加，肺泡分压上升减慢，诱导时间延长。由于脂肪/血液分配系数大于 1，餐后血脂升高可增加血液/气体溶解度，贫血则降低溶解度。

　　第二个影响吸入麻醉药摄取的因素是肺泡血流量，如果没有肺内分流，肺泡血流量和心输出量基本相同。如果心输出量降到 0，则麻醉药摄取也为 0。心输出量升高时，麻醉药摄取也升高，麻醉药在肺泡中的分压升高减慢，诱导越慢。对于不溶性麻醉剂，改变心输出量的影响没那么明显，因为无论肺泡血流量如何，改变心输出量的作用都很小。低心排量状态时，由于肺泡浓度的升高会显著加快，患者接受溶解度高的麻醉药易过量。

　　最后一个影响麻醉药被肺循环摄取的因素是肺泡气和静脉血之间的麻醉药分压差。这一差值取决于组织对药物的摄取。如果麻醉药不进入脑这样的器官，麻醉药的静脉和肺泡分压将一样，麻醉药在肺内也就

没有摄取。麻醉药从组织到血液的转运也和全身吸收类似，由三个因素决定：麻醉药的组织溶解度（组织/血液分配系数）、组织血流以及动脉血和组织间的分压差。

为了更好地理解吸入性麻醉药的摄取和分布，按溶解度和血流量的不同将组织划分为四类（表 8-2）。灌注良好，血管丰富的器官（脑、心脏、肝、肾和内分泌器官）为第一类，这些器官能够摄取较多的麻醉药。中等的溶解度和较小的容积限制了这些器官的容量，所以它们也是最早被"充满"的（即动脉和组织分压相等）。肌肉等组织（皮肤、肌肉）的血液灌注较差，它们对麻醉药的摄取较慢。另外由于它们较大的体积使容积增大，所以对麻醉药的摄取需持续数小时。脂肪组织和肌肉组织的灌注几乎相同，但麻醉药在脂肪组织中巨大的溶解量（组织/血液溶解度 × 组织容积）使得需要数天时间才能使脂肪组织充满麻醉药。缺乏血管的器官（骨骼、韧带、牙齿、头发和关节）灌注也少，它们对麻醉药的吸收微不足道。

麻醉药的摄取可以用肺泡浓度升高与时间相关性

的典型曲线来表示（图 8-2）。曲线的形状取决于不同组织器官对麻醉药的摄取（图 8-3）。开始陡峭的阶段是因为通气时肺泡迅速充满麻醉药，上升趋缓则因为首先是血管丰富的组织——最后是肌肉组织——相继达到稳定的饱和状态。

通气

摄取引起麻醉药的肺泡分压下降可以被增加的肺泡通气抵消。换言之，通过不断补充被肺血流吸收的麻醉药，就能维持肺泡中的药物浓度。对于可溶性麻醉药因其更易被吸收，增加通气的效果在升高 F_A/F_I 上最明显。对于不溶性麻醉药，由于 F_A/F_I 已接近 1.0，增加通气后几乎无效果。与麻醉药抑制心输出量不同，麻醉药和其他药物（如阿片类药物）抑制呼吸会减慢肺泡浓度升高的速度并形成一个负反馈环路。

浓度

提高麻醉药吸入浓度也可以降低肺血摄取的效果。有趣的是，提高吸入浓度不但增加肺泡浓度，而且也加快它上升的速度（即升高 F_A/F_I）。这是由于两种现象（见图 8-1）共同作用产生的浓度效应。其中第一种与浓度效应相关的现象称为浓缩效应。首先，如果 50% 的麻醉药被肺循环摄取，原来 20% 的吸入浓度（100 份气体中有 20 份麻醉药）将变为 11% 的肺泡浓度（90 份气体中还剩 10 份麻醉药）。另一方面，如果吸入浓度增至 80%（100 份气体中有 80 份麻

表 8-2　基于灌注和溶解度的组织分类

特性	血流丰富	肌肉	脂肪	血流少
体重百分比	10	50	20	20
心输出量百分比	75	19	6	0
灌注 [ml/（min · 100 g）]	75	3	3	0
相对溶解度	1	1	20	0

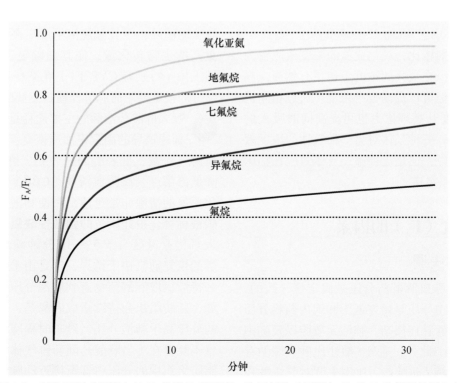

图 8-2　氧化亚氮（不溶）的 F_A 接近 F_I 的速度，快于氟烷（可溶）。F_A 和 F_I 的解释见图 8-1

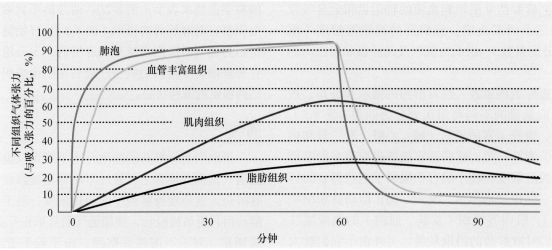

图 8-3　肺泡分压的升高和降低先于其他组织［Modified with permission from Cowles AL，Borgstedt HH，Gillies AJ，et al. Uptake and distribution of inhalation anesthetic agents in clinical practice. Anesth Analg. 1968 July-Aug；47（4）：404-414.］

醉药），肺泡气浓度将变为 67%（60 份气体中有 40 份麻醉药）。这样，虽然都是 50% 的麻醉药被摄取，但更高的吸入浓度会导致超比例的更高肺泡浓度。在以上的例子中吸入药物浓度增加 4 倍，肺泡气药物浓度增加 6 倍。极端的例子是吸入气为 100% 麻醉药，尽管有 50% 被吸收，但肺泡气内的药物浓度仍为 100%（50 份气体中仍有 50 份麻醉药）。

第二种与浓度效应相关的现象是增强流入效应。在上述的例子中，10 份被吸收的气体必须被同样体积的 20% 混合气体替代以避免肺泡塌陷。因此肺泡浓度为 12%（100 份总气体中含 10 加 2 份麻醉药）。相比之下，80% 混合气体被吸收 50% 麻醉药后，必须吸入 40 份 80% 的气体。这样肺泡浓度从 67% 增加到了 72%（100 份总气体中含 40 加 32 份麻醉药）。

与挥发性麻醉剂相比，氧化亚氮的浓度效应更为显著，因为前者可以在更高的浓度下使用。然而，高浓度的氧化亚氮不但可以提高自身浓度（通过相同机制），而且它的浓度升高理论上也可提高同时吸入的挥发性麻醉药浓度。一种气体对另一种气体的浓度效应称为第二气体效应，但是这种第二气体效应在临床麻醉工作中可能微不足道。

影响动脉浓度（F_a）的因素

通气 / 灌注比例失调

通常肺泡和动脉血麻醉药分压被假定是一致的，但实际上动脉血药物分压是始终低于肺泡内药物分压的。其原因可能与静脉血掺杂、肺泡无效腔以及肺泡气体分布不均有关。此外，通气 / 灌注比例失调的存在会提高麻醉药肺泡 / 动脉差。比例失调对气流的作用类似闸门。使闸门之前的压力升高，闸门之后的压力降低，同时减少经过闸门的流量，总的效应是提高肺泡分压（以高溶性麻醉药为甚），降低动脉分压（以难溶性麻醉药为甚）。因此，对于支气管插管或存在心内右向左分流的患者，吸入麻醉药诱导时间会延长，而氧化亚氮诱导速度的降低比七氟烷更明显。

影响清除的因素

从麻醉中苏醒有赖于脑内麻醉药浓度的降低。麻醉药的清除可以通过生物转化，经皮丢失或呼出。生物转化通常对肺泡分压降低的影响很小。它最大的影响是对于体内代谢量大的可溶性麻醉药（如甲氧氟烷）的清除。尽管氟烷溶解度更高，但它较异氟烷有更高的生物转化量，使其消除更快。细胞色素 P450 同工酶（特别是 CYP2E1）在某些挥发性麻醉药的代谢方面很重要。而麻醉药通过皮肤的排出很少。

❹ 吸入麻醉药清除的主要途径是经肺泡呼出。许多加速诱导的因素也加速恢复：减少重复吸入、高新鲜气流量、低麻醉回路容积、麻醉回路低吸收量、降低溶解度、高脑血流量（CBF）和加大通气量。氧化亚氮的清除非常迅速，致使肺泡内的氧气和二氧化碳被稀释。由此所致的**弥散性缺氧**可以通过在停止吸入氧化亚氮后给予 5～10 分钟纯氧通气来缓解。麻醉的恢复通常快于诱导，这是由于未达到平衡的组织会持续摄取麻醉药物直到肺泡分压低于组织分压。例如，脂肪组织会持续摄取麻醉药，直至脂肪中麻醉药的分压高于肺泡分压。经长时程麻醉后，这一再分布将不复存在（当麻醉药随新鲜气体被清除时，药物在脂肪组织中的分压将逐渐接近动脉血中的药物分压），

所以麻醉的恢复速度也取决于麻醉所持续的时间。

吸入麻醉药的药效学

麻醉药作用理论

全身麻醉是一种发生变化了的生理状态，特点为可逆的意识丧失、无痛、失忆和一定程度的肌肉松弛状态。目前已知有许多物质都可以产生显著的全身麻醉作用，如惰性气体（氙气）、简单的无机化合物（氧化亚氮）、卤代烃（氟烷）、醚类（异氟烷、七氟烷、地氟烷）以及复杂的有机物（丙泊酚和氯胺酮）。解释麻醉药物作用的完整理论必须说明结构上存在巨大差异的药物是如何产生全身麻醉作用的。事实上，这些物质可能通过不同分子机制引发麻醉状态。吸入麻醉药与众多的存在于中枢神经系统和周围神经系统内的离子通道相互作用，产生麻醉效应。氧化亚氮和氙气被认为是通过抑制脑内的兴奋性受体——天门冬氨酸（NMDA）受体——而产生麻醉作用。部分吸入性麻醉药还可以与其他的受体相互作用（如 γ-氨基丁酸激活氯通道）产生麻醉效应。另外，一些研究显示吸入性药物持续以非特异性的方式发挥作用，从而影响细胞膜的双层结构。因此吸入麻醉药可能是通过作用于多种蛋白受体，引起非特异性的膜效应，阻断兴奋性通道并活化抑制性通道，从而影响神经活动。

各种吸入麻醉药似乎并无一个共同的作用位点。脑内被不同麻醉药影响的区域包括网状激活系统、大脑皮质、楔叶、嗅觉皮层和海马；然而，很显然全身麻醉药在整个中枢神经系统内发挥作用。全麻药还抑制脊髓的兴奋性传递，尤其是在与痛觉传导有关的背角中间神经元水平。麻醉的不同方面可能和麻醉药作用的不同部位有关。例如无意识和遗忘可能与麻醉药在皮质的作用有关。然而抑制对疼痛的有意躲避可能与麻醉药作用于皮质下结构，如脊髓和脑干有关。有实验表明，去除大鼠大脑皮质不影响麻醉药的效力，实际上，测量最低肺泡有效浓度（MAC）——可以使 50% 的受试者或动物抑制体动的麻醉药浓度——依赖于麻醉药对脊髓，而非大脑皮质的效应。

5 以往关于麻醉药物作用的理论倾向于认为所有的麻醉药机制均基于相同的假说，即"一元论"假说。这一假说认为所有的吸入麻醉药在分子水平上有共同作用机制。之前支持这一观点的证据是吸入麻醉药的效能与其脂溶性直接相关（Meyer-Overton 定律），暗示着麻醉作用产生自溶解在特定脂质层位点

的分子。当然并非所有脂溶性分子均为麻醉药物（一些实际上是惊厥药物），而且麻醉药效能和其脂溶性之间的相关也只是近似的（图 8-4）。

在神经元细胞膜的脂质双分子层中有许多疏水位点。麻醉药和这些位点的结合可以扩张双分子层，使其超过临界体积，进而改变了细胞膜的功能（临界容积假说）。尽管这一假说可能过于简单化，但它解释了一个有趣的现象：通过增加气压可以逆转麻醉作用。在升高气压的环境中，实验动物出现对麻醉药效的抵抗。可能是压力改变了细胞膜上大量分子的位置或影响了膜上麻醉药的结合位点，增加了麻醉药的需要量。在 20 世纪 80 年代的研究已经证明了麻醉药物具有抑制蛋白功能的作用，于是研究者们将可能会影响神经元转运的注意力转移到众多的离子通道，而逐渐摒弃了临界容积假说。

全麻作用可能是细胞系统中的任意一种或几种组合变化而产生的。包括电压门控离子通道，配体门控离子通道，第二信使功能或神经递质受体。例如许多麻醉药物增强 γ-氨基丁酸（GABA）对中枢神经系统的抑制。而且，GABA 受体兴奋剂表现为增强麻醉效应，而 GABA 受体抑制剂逆转某些麻醉效应。由此可见，在麻醉药物效能和对 GABA 受体活性的影响间表现出很强的相关性。因此，麻醉药的作用可能与通道蛋白（GABA 受体）内相对疏水的结构域结合有关。GABA 功能的调节也许是许多麻醉药物作用的主要机制。

甘氨酸受体 α_1 亚基是另一类潜在的麻醉药作用位点，其功能可被吸入性麻醉药增强。

吸入性麻醉药可能通过修改麻醉药结合区域内的氨基酸三级和四级结构，扰乱受体本身而产生直接作用，也可能在远隔位点处产生间接作用。

其他配体-门控离子通道的调节可在麻醉中发挥作用，包括烟碱乙酰胆碱受体和 NMDA 受体。

对麻醉作用机制的研究可能会持续多年，因为许多蛋白质通道可能受到个别麻醉药的影响，而且尚未确定专性的作用位点。而如何在如此众多的目标分子中选择一个（些）满足最优效果及最小不良反应的分子，将会是在设计更好的吸入性药物时面临的挑战。

麻醉药神经毒性

近年来，关于全麻药物对大脑发育的影响引起了人们持续的关注。在大脑发育阶段使用麻醉药物被认为会增加后期患认知障碍性疾病的发生率。已有研究提出使用麻醉药将影响婴儿脑内突触的发育和清除。

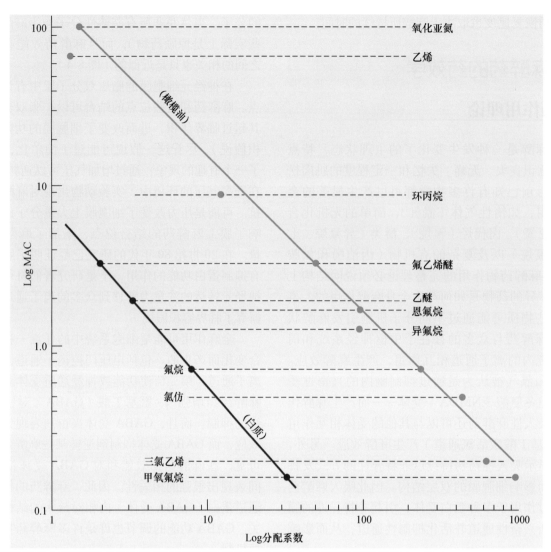

图 8-4　在麻醉药效力和脂溶性之间有良好但非精确的相关性。MAC 为最低肺泡有效浓度（Modified with permission from Lowe HJ，Hagler K. Gas Chromatography in Biology and Medicine. Phladelphia，PA；Churchill Livingstone；1969.）

例如，动物研究已证实使用异氟烷会促使神经元凋亡并造成后期的学习障碍。挥发性麻醉药已被证明通过改变钙离子的平衡机制促进细胞凋亡。

由于进行随机对照试验来验证麻醉药物对发育阶段的人脑有害是违反道德的，因此探索麻醉药是否对儿童有害也就变得十分困难。在比较儿童使用与未使用麻醉药物的区别的研究中，往往由于使用麻醉药物的儿童同时也接受外科手术并得到医学界更多的关注，而使结果变得复杂。因此使用了麻醉药物的儿童更容易首先被诊断出患有学习障碍。一项来自大型研究的数据表明经历过手术与麻醉的儿童更容易被诊断为患有发育障碍。然而，这一结果在一项双胞胎研究中并不成立（双胞胎中接受手术与麻醉的一方发育性残疾的发生率并不高于没有接受手术与麻醉的一方）。Sun 和他的同事报告说，36 个月前接受过一次麻醉的健康儿童与没有接受过麻醉的健康兄弟姐妹相比，儿童时期的智商得分没有显著差异。此外，对于 6 个月

以下接受简单手术的儿童分别选择全身麻醉和椎管内麻醉，初步报告显示两组儿童两岁时的认知发展无明显差异。当然发育变化可能在 2 岁时还不明显。此外，在治疗左心发育不良综合征时发现长期接触挥发性麻醉剂会导致患儿神经系统发育不良。

目前仍有证明或驳斥麻醉神经毒性导致儿童发育障碍的人体、动物和实验室试验正在进行中。Smart Tots，作为国际麻醉研究协会和美国食品和药物管理局（FDA）的合作伙伴，负责协调和资助婴幼儿麻醉方面的研究。正如他们在 2015 年的共识声明中所指出的：目前还不可能知道一个短小手术中的麻醉药物是否对儿童是安全的。同样，也不可能知道使用这些药物是否构成风险，如果是，风险是否大到足以超过所需的手术、试验或其他操作的获益。使用麻醉药物对儿童大脑发育未知风险的担忧，必须与取消或推迟必要手术的潜在危害进行权衡。值得注意的是，FDA 发出警告，三岁以下儿童反复或长期使用全麻或镇静

剂可能会影响大脑发育。

麻醉药物也被认为有助于 tau 蛋白的过度磷酸化。Tau 蛋白过度磷酸化与阿尔茨海默病（AD）有关，使用麻醉药可能导致 AD 进展。然而关于麻醉给药、手术和 AD 发展之间的关系还没有充分的研究给出明确结论。

麻醉药的神经保护和心脏预处理作用

尽管吸入性麻醉药具有神经毒性，但同时它们也可以在对抗缺血-再灌注损伤时起到神经和心肌保护的作用。缺血预处理意味着一个事先给予的短暂的缺血过程可减轻之后更严重的缺血对细胞带来的损害。目前，各种各样的分子机制被认为通过缺血事件本身或继发性的药理机制对细胞产生保护，例如吸入性麻醉药。在心脏，预处理效应部分是来自于腺苷三磷酸（ATP）敏感性钾（K_{ATP}）通道作用。

确切的麻醉药预处理机制可能是多源性的，包括 K_{ATP} 通道的开放，线粒体内钙离子浓度降低和活性氧（ROS）的减少。ROS 与细胞损伤相关。麻醉药预处理可能是最初麻醉暴露后抗氧化剂产生增加的结果。此外，兴奋性 NMDA 受体与神经元损伤的发生有关。NMDA 拮抗剂，如惰性麻醉气体氙，已被证明具有神经保护作用。氙具有抗凋亡作用，这可能是其抑制细胞损伤后钙离子流入的继发性作用。与神经毒性一样，吸入麻醉药在组织保护中的作用是目前正在进行的研究课题。

最低肺泡有效浓度

6 最低肺泡有效浓度（MAC）是指能使 50% 的患者对标准化的刺激（如切皮）无动作反应的最低吸入麻醉药肺泡浓度。MAC 是一个有用的指标，它可以反映脑分压，用来进行不同麻醉药效能的比较，并提供一种实验研究的标准（表 8-3）。然而，在处理具体患者方面价值有限，尤其是肺泡内药物浓度快速变化时（如诱导和苏醒），它应当被认为是一个平均值。

不同麻醉药的 MAC 值大体上是相加作用。例如，吸入 0.5 MAC 的氧化亚氮（53%）和 0.5 MAC 的氟烷（0.37%）抑制外科手术切皮产生的反应与吸入 1.0 MAC 异氟烷（1.2%）或 1.0 MAC 的其他任意一种药物的效果大致相同。与对中枢神经系统的抑制作用不同，心肌抑制的程度在相同 MAC 下却有差异：0.5 MAC 的氟烷比 0.5 MAC 的氧化亚氮对心肌的抑制

表 8-3 现代吸入麻醉药特性

麻醉药	结构	MAC%[1]	蒸汽压力（mmHg, 20
氧化亚氮	N＝N↓O	105[2]	—
氟烷	F Cl / F—C—C—H / F Br	0.75	243
异氟烷	F H F / H—C—O—C—C—F / F Cl F	1.2	240
地氟烷	F H F / H—C—O—C—C—F / F F F	6.0	681
七氟烷	F—C—F / H—C—O—C / H F—C—F	2.0	160

[1] 这些最低肺泡有效浓度（MAC）的数值适于 30 至 55 岁个体，用 1 大气压的百分比表示。高海拔需要吸入更高浓度麻醉药以得到相同的分压。
[2] 超过 100% 的浓度意味着要达到 1.0 MAC 需要高压作为条件

程度更深。MAC 仅表示剂量–反应曲线上的一个点，等价于半数有效剂量（ED50）。如果麻醉药的剂量–反应曲线对于预测麻醉药的作用是平行、线性和连续的，那么 MAC 值的倍数在临床麻醉工作中将会是有用的。大体上 1.3 MAC 的任何吸入麻醉药（如氟烷：$1.3 \times 0.74\% = 0.96\%$）都可以抑制 95% 患者对伤害性刺激的动作反应（近似 ED95）；当仅使用吸入药物维持麻醉（一种罕见的情况），$0.3 \sim 0.4$ MAC 的药物就与麻醉苏醒相关（苏醒 MAC）。

MAC 值可以被几种生理和药理变化所影响（表 8-4）。**最惊人的是无论哪种挥发性麻醉药，患者年龄每增加 10 岁，MAC 值降低 6%。**相对地，MAC 值不受种族、性别或麻醉时间的影响。另外，在切断大鼠脊髓后，MAC 并无改变。因此得出这样的假设：麻醉药抑制运动反应的部位在脊髓。

吸入麻醉药的临床药理学

氧化亚氮

物理性质

氧化亚氮（N_2O、笑气）是一种无色，基本无味

表 8-4 影响 MAC[1] 的因素

变量	对 MAC 值的影响	注解
体温		
低温	↓	
高温	↓	↑ 如果 > 42℃
年龄		
年轻	↑	
年长	↓	
酒精		
急性中毒	↓	
慢性中毒	↑	
贫血		
血细胞比容 < 10%	↓	
PaO_2		
< 40 mmHg	↓	
$PaCO_2$		
> 95 mmHg	↓	因 CSF[2] 的 pH 降低引起
甲状腺		
甲状腺功能亢进	无变化	
甲状腺功能减低	无变化	
血压		
平均动脉压 < 40 mmHg	↓	
电解质		
高钙血症	↓	
高钠血症	↑	因 CSF 变化引起
低钠血症	↓	因 CSF 变化引起
妊娠	↓	孕 8 周时下降 1/3，产后 72 h 恢复正常
药物		
局麻药	↓	可卡因除外
阿片类	↓	
氯胺酮	↓	
巴比妥	↓	
苯二氮䓬类药物	↓	
维拉帕米	↓	
锂	↓	
交感神经阻滞药		
甲基多巴	↓	
可乐定	↓	
右美托咪啶	↓	
拟交感神经药		
安非他明		
慢性	↓	
急性	↑	
可卡因	↑	
麻黄碱	↑	

[1] 这些结论给予人类和动物研究结果。
[2] CSF，脑脊液

的气体。尽管不可燃、不可爆，但和氧气一样具有助燃作用。与强效的挥发性药物不同，氧化亚氮在室温和通常压力下是气体。它气化的临界温度高于室温，因此在高压条件下可以液体形式保存。氧化亚氮相对便宜，但从安全性方面考虑，使人们更倾向于其他替代物，如氙气（表 8-5）。如前所述，氧化亚氮和氙气均为 NMDA 受体拮抗剂。

表 8-5　氙气麻醉的优缺点

优点
惰性气体（无代谢，无毒性）
对心血管影响小
血中溶解度小
诱导及恢复迅速
不诱发恶性高热
无环境污染
不爆炸
缺点
价格昂贵
麻醉效能弱（MAC = 70%）[1]

[1] MAC，最低肺泡有效浓度

对各器官系统的作用

A. 心血管系统

氧化亚氮具有兴奋交感神经的作用。尽管氧化亚氮在体外直接抑制心肌收缩力，由于在体内刺激儿茶酚胺释放，血压、心输出量和心率基本不变或轻度升高（表 8-6）。在冠状动脉疾病或严重低血容量患者可能会表现为心肌抑制。肺血管平滑肌的收缩使肺血管阻力升高，引起右心室舒张末压升高。除皮肤血管收缩外，周围血管阻力无明显改变。

B. 呼吸系统

氧化亚氮刺激中枢神经系统，可能还激活肺牵张受体，所以增加呼吸频率（呼吸加快），降低潮气量，总的效果是分钟通气量变化很小，动脉血 CO_2 水平稳定。即使小剂量的氧化亚氮也可以显著抑制低氧反应。

C. 脑

通过增加脑脊液和脑血流量，氧化亚氮能轻度升高颅内压。同时，氧化亚氮也增加脑氧耗量（$CMRO_2$）。低于 MAC 值的氧化亚氮浓度即可为口腔外科、分娩、外伤及小手术提供良好的镇痛。

D. 神经肌肉

与其他吸入麻醉药不同，氧化亚氮不能产生明显

表 8-6　吸入麻醉药的临床药理学

	氧化亚氮	氟烷	异氟烷	地氟烷	七氟烷
心血管系统					
血压	N/C[1]	↓↓	↓↓	↓↓	↓
心率	N/C	↓	↑	N/C 或 ↑	N/C
血管阻力	N/C	N/C	↓↓	↓↓	↓
心输出量[2]	N/C	↓	N/C	N/C 或 ↓	↓
呼吸系统					
潮气量	↓	↓↓	↓↓	↓	↓
呼吸频率	↑	↑↑	↑	↑	↑
$PaCO_2$					
静息时	N/C	↑	↑	↑↑	↑
应激	↑	↑	↑	↑↑	↑
大脑					
血流量	↑	↑↑	↑	↑	↑
颅内压	↑	↑↑	↑	↑	↑
脑代谢率	↑	↓	↓↓	↓↓	↓↓
癫痫发作	↓	↓	↓	↓	↓
神经肌肉					
非去极化阻滞[3]	↑	↑↑	↑↑↑	↑↑↑	↑↑
肾					
血流量	↓↓	↓↓	↓↓	↓	↓
肾小球滤过率	↓↓	↓↓	↓↓	↓	↓
尿量	↓↓	↓↓	↓↓	↓	↓
肝					
血流量	↓	↓↓	↓	↓	↓
代谢[4]	0.004%	15% ～ 20%	0.2%	< 0.1%	5%

[1] N/C，没有变化。
[2] 控制通气。
[3] 这些药物也可能延长去极化阻滞作用，但通常没有临床显著性。
[4] 被吸收的麻醉药代谢的百分比

的肌肉松弛作用。实际上，在高压室内氧化亚氮高浓度下，引起的是肌肉强直。氧化亚氮不诱发恶性高热。

E. 肾

氧化亚氮增加肾血管的阻力，减少肾血流量，从而减少肾小球滤过滤和尿量。

F. 肝

氧化亚氮麻醉期间，肝血流量减少，但减少的程度低于其他挥发性麻醉药。

G. 胃肠道

成人使用氧化亚氮麻醉会增加术后恶心呕吐的发生率，其原因可能是其兴奋了延髓的化学感受触发区和呕吐中枢。

生物转化和毒性

在麻醉苏醒时，几乎所有的氧化亚氮都经呼出气排出体外。一小部分通过皮肤弥散出体外，仅有不到0.01%通过生物转化，即在胃肠道中被厌氧菌进行还原代谢。

通过不可逆地氧化维生素 B_{12} 中的钴原子，氧化亚氮可以抑制依赖维生素 B_{12} 的酶。这些酶包括甲硫氨酸合成酶，这是髓鞘合成所必需的酶。还有胸腺嘧啶核苷酸合成酶，这是 DNA 合成所必需的酶。长期
（7） 暴露于麻醉浓度的氧化亚氮可导致骨髓抑制（巨幼细胞性贫血）甚至神经缺陷（外周神经疾病），然而现有的证据表明氧化亚氮似乎不影响骨髓单核细胞的活力。但由于存在可能的致畸作用，氧化亚氮通常禁用于未达妊娠晚期的孕妇。氧化亚氮还可能通过影响多形核白细胞的趋化性和活动力来改变机体对感染性疾病的免疫反应。

禁忌证

与其他吸入性麻醉药相比，氧化亚氮虽然在血中溶解度低，但它在血中的溶解度比氮气高 35 倍。因此，氧化亚氮弥散入含气空腔的速度比氮气被血流吸收的速度要快得多。例如，一个有 100 ml 气胸的患者吸入 50% 的氧化亚氮，气胸的含气量会趋于接近血流的含气量。因为氧化亚氮进入空腔的速度要远快于空气，气胸会膨胀直到它含有 100 ml 空气和 100 ml 氧化亚氮。如果空腔扩张程度有限，那么升高的就是空腔内压力而不是容量。**使用氧化亚氮可能造成危险的情况包括：动静脉空气栓塞，气胸，伴有肠扩张的急性肠梗阻，颅内积气（硬膜闭合后的张力性颅内积**

气或气脑造影术），肺囊肿，眼内积气以及鼓膜位移。氧化亚氮甚至可以弥散到气管插管的气囊内，增加气囊对气管黏膜的压力。显然，对于要求吸入高浓度氧气的患者，氧化亚氮的应用是明显受限的。

药物相互作用

由于氧化亚氮的 MAC 值很高，使得单独使用氧化亚氮难以完成全身麻醉，通常需要与更强效的挥发性麻醉药合用。加用氧化亚氮可以减少强效挥发性麻醉药的需要量（吸入 65% 的氧化亚氮可以使挥发性麻醉药的 MAC 值减少近 50%）。尽管不应认为氧化亚氮是一种无害的载体气体，但它确实可以减弱挥发性麻醉药对成人循环及呼吸的影响。氧化亚氮可以加强神经肌肉阻滞效果，但作用比挥发性麻醉药小。通过挥发罐的氧化亚氮浓度可以影响挥发性麻醉药的浓度。例如，尽管使用恒定挥发装置，降低氧化亚氮的浓度（如增加氧浓度），仍可以提高挥发性麻醉药的浓度。这种差别的原因在于氧化亚氮和氧气在液态挥发性麻醉药中的溶解度不同。前面已经讨论过这种第二气体效应。同时，氧化亚氮还是一种可以消耗臭氧，造成温室效应的气体。

▌氟烷

物理性质

氟烷是一种卤代链烷（表 8-3）。碳-氟键与其不易燃及非爆炸特性有关。含麝香草酚的防腐剂和琥珀色的瓶子可以防止氟烷自发降解。氟烷在美国已很少使用。

对各器官系统的作用

A. 心血管系统

可直接抑制心肌，导致剂量依赖性的动脉血压降低；2.0 MAC 的氟烷可使未接受手术的患者血压和心输出量减少 50%。 氟烷通过干扰钠-钙交换和细胞内钙离子的利用而引起心肌抑制，而这又引起右心房压力的增加。尽管氟烷是一种冠状动脉扩张剂，但由于全身动脉压的降低，从而导致冠状动脉血流减少。由于心肌的氧耗会减少，通常可以维持心肌氧供。一般情况下，低血压会抑制主动脉弓和颈静脉窦的压力感受器，从而导致迷走神经抑制和心率的代偿性增加。氟烷能使这种反射变迟钝。窦房结传导减慢可导致交界性心律或心动过缓。对于婴儿，氟烷通过降低心率和心肌收缩力使心输出量下降。氟烷使心脏对肾上腺

素的致心律失常作用敏感，因此在使用氟烷时应避免肾上腺素的剂量超过 1.5 μg/kg。尽管器官血流会被重新分配，但全身血管阻力不会改变。

B. 呼吸系统

氟烷可引起典型的浅快呼吸。呼吸频率的增加不能充分弥补潮气量的减少，所以导致肺泡通气量的下降和静息时 $PaCO_2$ 的升高。**呼吸暂停的阈值**（患者呼吸保持暂停时最高的 $PaCO_2$）也会上升，因为它与静止状态下的 $PaCO_2$ 之间的差异不受全身麻醉的影响。同样，氟烷限制了通常伴随 $PaCO_2$ 的升高而出现的分钟通气量的增加。氟烷的通气效应可能与中枢（延髓抑制）和外周（肋间肌功能障碍）的机制有关。这些作用可以被患者所合并的肺部疾病所加强，也可被手术刺激所减弱。伴随吸入氟烷自主通气所产生的 $PaCO_2$ 的增加和胸内压的降低，可以有限地逆转上述的心输出量、动脉压和心率的降低。甚至低浓度的氟烷（0.1 MAC）也可严重地抑制缺氧时的通气反应。

氟烷被认为是强效的支气管扩张剂，因为它经常能逆转哮喘引起的支气管痉挛。这种作用不会被 β 受体阻滞剂所抑制。氟烷能通过抑制细胞内钙离子活性，减弱气管反射，松弛支气管平滑肌。氟烷同时能减弱呼吸道中的痰液清除能力（黏液纤毛的功能），从而导致术后缺氧和肺不张的发生。

C. 脑

通过扩张脑部血管，氟烷能降低脑部血管阻力并增加脑血容量和 CBF。使自身调节机制（在动脉压变化时用以保持恒定脑血流量的机制）变迟钝。给予氟烷之前的过度通气可防止伴随产生的颅内压的增高。大脑活动减低，导致脑电波变慢和脑氧耗适度减少。

D. 神经肌肉

氟烷能松弛骨骼肌并可能有非去极化神经肌肉阻滞剂（NMBA）的作用。与其他挥发性麻醉药一样，它也可诱发恶性高热。

E. 肾

氟烷能减少肾血流量、肾小球滤过率和尿量，部分原因是氟烷对动脉压和心输出量的降低作用。因为肾血流量的减少幅度大于肾小球滤过率的减少，滤过分数增加。术前增加补液量可减轻氟烷对肾的影响。

F. 肝

氟烷使得肝血流量与心输出量成比例的减少。曾

报道在使用氟烷进行麻醉时发生过肝动脉痉挛。有些药（如芬太尼、苯妥英、维拉帕米）的代谢和清除似乎可被氟烷所抑制。肝细胞功能障碍的其他证据包括磺溴酞钠（BSP）的潴留和轻度地肝转氨酶升高。

生物转化和毒性

氟烷在肝中可被细胞色素 P450（2E1）的特殊异构酶所氧化成其主要的代谢产物三氟乙酸。缺氧情况下，还原代谢可能会产生少量有肝毒性的终产物，这些代谢终产物与组织大分子共价结合在一起。这一过程更容易发生在苯巴比妥酶诱导后。无机氟化物水平的升高是机体发生显著缺氧代谢的标志。

术后肝功能紊乱有很多原因：肝炎病毒、肝灌注受损、术前合并肝疾病、肝细胞缺氧、脓毒血症、溶血、良性术后肝内胆汁淤积和药物诱导的肝炎等。**氟烷诱发肝炎**极其罕见。短时间内多次吸入氟烷的患者，中年肥胖妇女，对氟烷毒性敏感家族史的人或有氟烷毒性损害病史的患者被认为有较高的风险。其迹象包括血清中丙氨酸-天冬氨酸转移酶的增加、胆红素的升高（导致黄疸）和肝性脑病。

人类的肝损害（小叶中心坏死），也可发生在那些被酶诱导剂（苯巴比妥）预处理和在缺氧条件下（$FiO_2 < 14\%$）暴露于氟烷的大鼠上。这些**氟烷缺氧模型**提示肝损害来源于还原性代谢产物或缺氧。

最近的证据更多地倾向于认为是一种免疫机制。例如，该疾病的某些症状表明是一种过敏反应（例如嗜酸性粒细胞增多、皮疹、发热），直到使用氟烷几天后才出现症状。此外，从患有氟烷诱导肝功能紊乱的患者身上分离出一种抗体，这种抗体是在患者以前接触氟烷时附着在肝细胞上的。此种抗体应答可能会包括肝微粒体蛋白，这些蛋白曾被三氟乙酸作为触发抗原修饰过（三氟乙酰化的肝蛋白，例如微粒体羧酸酯酶）。与氟烷类似，其他的吸入性药物在体内氧化代谢时同样可导致肝炎。但是，新型的药物很少或无代谢，因此不形成三氟乙酸蛋白加合物或产生免疫应答，也就不能导致肝炎的发生。

禁忌证

对于使用过氟烷后出现不能解释的肝功能紊乱的患者，应谨慎地避免再次使用氟烷。

与其他所用吸入性麻醉药一样，氟烷须小心应用于存在颅内占位性病变的患者（仅在适度过度通气的情况下使用），因为吸入氟烷具有扩张脑血管，增加脑血流量，升高颅内压的可能性。

低血容量和有严重左心室功能减退的患者可能无法耐受氟烷的负性变力作用。氟烷使心脏对儿茶酚胺敏感性增加，对于使用外源性肾上腺素（如局麻药液中）或有嗜铬细胞瘤的患者，限制了氟烷的使用。

药物相互作用

β 受体阻滞剂和钙通道阻滞剂能加重氟烷引起的心肌抑制。使用三环类抗抑郁药和单胺氧化酶抑制剂不是使用氟烷的绝对禁忌证，但能引起血压波动和心律失常。氟烷和氨茶碱联合应用可导致严重的室性心律失常。

异氟烷

物理性质

异氟烷是一种不易燃的挥发性麻醉剂，有刺鼻的气味。

对各器官系统的作用

A. 心血管系统

在体内异氟烷只轻微抑制左心室心肌，因为异氟烷对颈动脉窦压力反射很少抑制，导致心率增快，使心输出量维持稳定。异氟烷有轻度兴奋 β 肾上腺素能受体的作用，使得骨骼肌内的血流量增加、降低了全身血管阻力，并进一步降低了动脉压。异氟烷浓度的快速升高可导致心率、动脉压、血浆去甲肾上腺素水平的短暂升高。异氟烷能扩张冠状动脉，但效果不及硝酸甘油或腺苷。理论上，正常冠状动脉的扩张会使流经狭窄部位的血流进一步减少，这也就是异氟烷产生心肌窃血作用的基础，而这一作用又往往被人们忽略。

B. 呼吸系统

异氟烷麻醉时对呼吸的抑制与其他挥发性麻醉药相似，但呼吸频率加快不明显。异氟烷可使分钟通气量减少，甚至较低的水平（0.1 MAC）也会抑制正常的通气反应，进而发生组织缺氧和高碳酸血症。尽管对上呼吸道有轻微的刺激作用，但异氟烷依然被认为是很好的支气管扩张剂，但其扩张支气管的效果不如氟烷。

C. 脑

当浓度高于 1 MAC 时，异氟烷增加 CBF 和颅内压。这些作用比氟烷弱，并可被过度通气逆转。与氟烷不同的是，没必要在使用异氟烷前就开始过度通气

以防止颅内高压的发生。异氟烷能减少脑代谢需氧量，且在 2 MAC 时产生静息的脑电图（EEG）。

D. 神经肌肉

异氟烷可以使骨骼肌松弛。

E. 肾

异氟烷减少肾血流量、肾小球滤过率和尿量。

F. 肝

使用异氟烷麻醉时肝血流量（肝动脉和门静脉血流量）会降低。但是异氟烷比氟烷更能保证肝的氧供给，因为异氟烷更好地维持了肝动脉灌注。使用异氟烷对肝功能基本无影响。

生物转化和毒性

异氟烷的代谢产物为三氟乙酸。尽管使用酶诱导剂，血清氟化物的水平可能会增加，但是也不会导致肾毒性。对于危重患者长时间的镇静（> 24 h，0.1% ~ 0.6% 异氟烷），血清氟化物水平升高（15 ~ 50 μmol/L），也没有肾损害的证据。同样，吸入大于 20 MAC 的异氟烷致氟化物水平超过 50 μmol/L，术后也没有显示明显的肾功能不全。异氟烷有限的代谢率也使肝功能损害的风险降至最低。

禁忌证

异氟烷没有绝对禁忌证。严重低血容量的患者可能无法耐受异氟烷的血管扩张作用。异氟烷同样可以引起恶性高热。

药物相互作用

可以安全合用肾上腺素达 4.5 μg/kg。异氟烷可以增强非去极化肌肉松弛药的作用。

地氟烷

物理性质

地氟烷与异氟烷的分子结构非常相似，唯一不同的是一个氟原子代替了异氟烷的氯原子。这一"微小"改变带来了物理性质方面的明显改变。地氟烷在 20℃ 时的蒸汽压是 681 mmHg，在高海拔地区（如丹佛、科罗拉多），室温条件下即可达到沸点。因此地氟烷就需要一个特殊的挥发器。地氟烷在血液和组织中的溶解度很低，使其麻醉诱导和苏醒都很

快。与其他挥发性麻醉药相比其肺泡浓度很快即可接近吸入浓度，这使得麻醉医师对麻醉的可控性更强。**地氟烷苏醒所需的时间是异氟烷的 50%**。这是由血 / 气分配系数决定的，地氟烷的血 / 气分配系数是 0.42，比氧化亚氮的 0.47 还要低。地氟烷的药效是其他吸入麻醉药的 1/4，是氧化亚氮的 17 倍。地氟烷的特性可归结为蒸汽压力高、起效时间短和药效缓和。

对各器官系统的作用

A. 心血管系统

地氟烷的心血管作用与异氟烷相似。随着剂量的增加，全身血管阻力会下降，导致动脉血压下降。在 1～2 MAC 时，心输出量相对不变或轻度下降。心率、中心静脉压和肺动脉压都会轻度升高，但在低剂量时，这些变化均不明显。地氟烷浓度迅速增高时会导致心率、血压、儿茶酚胺水平的短暂升高。这些变化虽然短暂但比异氟烷产生的变化要显著，尤其对有心血管疾病的患者可产生一定风险。芬太尼、艾司洛尔或可乐定可以减弱地氟烷浓度迅速增加所诱发的心血管反应。

B. 呼吸系统

地氟烷可以减少潮气量，使呼吸频率加快。肺泡通气量的整体下降导致 $PaCO_2$ 升高。与其他的新型挥发性麻醉药一样，地氟烷也可以抑制呼吸系统对 $PaCO_2$ 升高的通气反应。地氟烷诱导时对呼吸道有刺激性，表现为流涎、屏气、咳嗽及喉痉挛。地氟烷诱导会增加儿童气道反应敏感性从而导致气道阻力升高。这些问题使地氟烷不能成为理想的吸入诱导药物。

C. 脑

与其他挥发性麻醉药一样，在正常血压和正常二氧化碳分压条件下，地氟烷可以直接扩张脑血管，增加脑血流量及颅内压。另外地氟烷使大脑代谢率（$CMRO_2$）明显下降，脑氧代谢率下降使脑血管收缩，最终结果使脑血流量中度增加。地氟烷麻醉时，脑血流对 $PaCO_2$ 改变的反应仍然存在，过度通气仍可以使颅内压降低。使用地氟烷麻醉可以降低脑组织耗氧量。因此，由地氟烷导致的低血压（平均动脉压 = 60 mmHg）状态，尽管脑灌注压下降，但此时的脑血流量仍可以维持脑有氧代谢的需要。地氟烷对脑电图的影响与异氟烷相同。使用地氟烷的起始阶段，脑电图频率通常是增加的。随着麻醉深度的增加，脑电图频率减慢逐渐变得明显，在较高的吸入浓度时导致爆发抑制。

D. 神经肌肉

地氟烷对外周神经的四个成串刺激和强直刺激的反应呈现剂量依赖的抑制作用。

E. 肾

目前还没有证据显示地氟烷有肾毒性。然而在使用地氟烷和所有其他麻醉药物时，应预计到会发生心输出量下降及尿量和肾小球滤过的减少。

F. 肝

假设围术期器官灌注维持不变，地氟烷对肝功能一般没有影响。由于地氟烷拥有最小的组织代谢率，使得其发生麻醉药物相关性肝炎的风险也最小。与异氟烷和七氟烷相同，使用地氟烷基本可以维持肝的氧供。

生物转化和毒性

地氟烷在人体内被代谢很少。地氟烷麻醉后血清和尿液的无机氟化物水平基本上与麻醉前没有变化。经皮肤挥发不明显。相比其他挥发性麻醉药，地氟烷在干燥的二氧化碳吸收剂（特别是氢氧化钡石灰，还有氢氧化钠或氢氧化钾）中降解程度更高，可生成含量上具有临床意义的一氧化碳。一氧化碳中毒在全麻状态下是难以诊断的，但碳氧血红蛋白可以经动脉血气分析测到，或者脉搏血氧饱和度数值较预期值低（尽管脉搏血氧饱和度读数仍旧虚高）。不使用干燥的二氧化碳吸收剂或使用氢氧化钙能够显著减少一氧化碳中毒的风险。

禁忌证

地氟烷的禁忌证同许多其他挥发性麻醉药：严重血容量不足、恶性高热及颅内压增高。

药物相互作用

地氟烷和异氟烷同样可以增强非去极化肌松剂的作用。地氟烷和肾上腺素共同使用时，肾上腺素可用至 4.5 µg/kg，不会发生肾上腺素致心律失常作用。尽管地氟烷麻醉比异氟烷麻醉清醒更快，但是麻醉中将异氟烷换为地氟烷并不能明显加快患者苏醒，也不能加快离开麻醉恢复室及出院的时间。地氟烷与一些儿科患者苏醒期谵妄的发生相关。

七氟烷

物理性质

与地氟烷相似，七氟烷经氟烷卤化形成。七氟烷血液溶解度略高于地氟烷（$\lambda_{b/g} = 0.65$，地氟烷为 0.42）（见表 8-1）。七氟烷对呼吸道无刺激性以及在肺泡内能迅速达到麻醉浓度，使其成为儿科和成年患者平稳快速吸入诱导的最佳吸入性药物。实际上，吸入 4% ~ 8% 七氟烷和 50% 氧化亚氮与空气的混合气体可以在 1 分钟内完成麻醉诱导。而且，和异氟烷相比，其血液内溶解度低，使肺泡内麻醉浓度快速降低，恢复更迅速（尽管从麻醉恢复室转出并没有提早）。七氟烷的中度蒸汽压允许使用传统的旁路挥发罐。

对各系统器官的影响

A. 心血管系统

七氟烷轻度抑制心肌收缩力。可降低外周血管阻力，使动脉压轻度下降，血压下降的程度比异氟烷和地氟烷轻。因为七氟烷对心率无显著影响，所以心输出量不像地氟烷和异氟烷那样维持稳定。关于七氟烷可能会延长 QT 间期的临床意义尚不清楚。婴幼儿使用七氟烷麻醉后 60 分钟 QT 间期可能出现明显的延长。

B. 呼吸系统

七氟烷抑制呼吸，逆转支气管痉挛，其程度类似于异氟烷。

C. 脑

尽管一些研究显示七氟烷使脑血流量减少，但更多研究证实七氟烷和地氟烷与异氟烷相似，使脑血流量和颅内压轻度增加。高浓度七氟烷（> 1.5 MAC）会损害脑血流的自动调节，这样在出血性低血压时，脑血流会降低。七氟烷对脑血流自动调节的影响没有异氟烷明显。脑代谢需氧量减少，未见引发癫痫发作的报道。

D. 神经肌肉

尽管麻醉医师通常选用丙泊酚、利多卡因和阿片类药物并联合使用肌肉松弛药进行诱导插管，但其实七氟烷单纯的吸入诱导也可以提供满意的插管肌松条件。也可以将二者结合使用。

E. 肾

七氟烷轻度减少肾血流量。其代谢产物与肾小管功能损害有关（如减少肾小管的浓缩能力），相关讨论见后。

F. 肝

七氟烷减少门静脉血流，但增加肝动脉血流，所以可以维持肝总血流量和氧的供给量。通常情况下，七氟烷与免疫介导的麻醉性肝损伤没有相关性。

生物转化和毒性

七氟烷经肝微粒体酶 P450（特别是 2E1 亚型）代谢，其代谢率为氟烷代谢率的 1/4（七氟烷的代谢率为 5%，氟烷为 20%），但是七氟烷的代谢率是地氟烷和异氟烷的 10 ~ 25 倍，乙醇和苯巴比妥预处理能诱导七氟烷被进一步代谢。前面已经讨论过的无机氟化物可能产生肾的毒性。使用七氟烷的患者近 7% 的血清氟化物的浓度超过 50 μmol/L，但是临床上出现显著的肾功能不全并未和七氟烷麻醉相关。七氟烷的总体代谢率为 5%，是异氟烷代谢率的 10 倍。尽管如此，使用七氟烷麻醉后的氟化物峰值水平与肾的浓缩功能异常没有相关性。

碱，如氢氧化钡或钠石灰（而非氢氧化钙）能降解七氟烷，产生复合物 A［氟甲基-2，2-双氟-1（三氟甲基乙烯基）-乙醚］对肾有毒性。这种肾毒性至少已在大鼠体内被证实。随着吸入气体的温度升高、低流量麻醉、使用干燥的氢氧化钡作为二氧化碳吸收剂、高浓度的七氟烷以及长时间持续麻醉，复合物 A 增加。

大多数研究还没有能够证实使用七氟烷麻醉可以引起可检测到的术后肾功能损害。尽管如此，一些临床医生还是建议对于使用七氟烷维持麻醉且持续时间超过几小时的情况，新鲜气体流量至少为 2 L/min，而且不要对肾功能不全的患者使用七氟烷。

七氟烷还可被金属和环境中的不纯杂质如生产器具、玻璃瓶包装、麻醉器具等降解为氟化氢。氟化氢会产生酸而损伤呼吸道黏膜。通过生产过程中对七氟烷中加水、用特殊塑料容器储存可以减少该风险。有报道七氟烷麻醉时，麻醉机呼吸回路中使用干燥二氧化碳吸收剂发生的孤立火灾事故。

禁忌证

包括严重血容量不足、恶性高热易感人群和颅内压升高。

药物相互作用

和其他吸入性麻醉药一样，七氟烷能够增强非去极化肌肉松弛药的肌肉松弛作用。不增加心脏对儿茶酚胺诱导的心律失常的敏感性。

◼ 氙气

氙气是一种很早就被发现具有麻醉效能的惰性气体。作为一种惰性元素，不与其他元素形成化学键。氙气是通过一个造价高昂的蒸馏过程从大气中提取的。它是一种无色无味、不燃不爆、天然存在的气体。氙气的 MAC 值为 0.71，血／气分配系数为 0.115，这使得氙气的起效非常迅速。如前所述，氙气是通过抑制 NMDA 受体而产生麻醉效能的。氙气对心血管、肝、肾系统几乎没有影响，而且已发现对神经元缺血有保护作用。氙气吸入联合低温治疗已作为预防缺血性卒中后脑损伤的一种保护方法。此外，与七氟烷麻醉相比，氙气麻醉在非心肺转流冠状动脉旁路移植术患者术后谵妄发生率更低。氙气作为一个天然存在的元素，与另一个 NMDA 拮抗剂氧化亚氮相比对臭氧层没有影响。目前高昂的提取成本和有限的实用性限制了氙气的广泛使用。

（邢东 译 张昊鹏 审校）

推荐阅读

Alvarado MC, Murphy KL, Baxter MG. Visual recognition memory is impaired in rhesus monkeys repeatedly exposed to sevoflurane in infancy. *Br J Anaesth*. 2017;119:517.

Al Tmimi L, Van Hemelrijck J, Van de Velde M, et al. Xenon anaesthesia for patients undergoing off-pump coronary artery bypass graft surgery: A prospective randomized controlled pilot trial. *Br J Anaesth*. 2015;115:550.

Banks P, Franks N, Dickinson R. Competitive inhibition at the glycine site of the *N*-methyl-D-aspartate receptor mediates xenon neuroprotection against hypoxia ischemia. *Anesthesiology*. 2010;112:614.

Bantel C, Maze M, Trapp S. Neuronal preconditioning by inhalational anesthetics. *Anesthesiology*. 2009;11:986.

Cittanova M-L, Lelongt B, Verpont M-C. Fluoride ion toxicity in human kidney collecting duct cells. *Anesthesiology*. 1996;84:428.

Coburn M, Maze M, Franks N. The neuroprotective effects of xenon and helium in an in vitro model of traumatic brain injury. *Crit Care Med*. 2008;36:588.

De Hert S, Preckel B, Schlack W. Update on inhalational anaesthetics. *Curr Opin Anaesthesiol*. 2009;22:491.

Diaz L, Gaynor J, Koh S, et al. Increasing cumulative exposure to volatile anesthetic agents is associated with poorer neurodevelopmental outcomes in children with hypoplastic left heart syndrome. *J Thorac Cardiovasc Surg*. 2016:152:482.

DiMaggio C, Sun L, Li G. Early childhood exposure to anesthesia and risk of developmental and behavioral disorders in a sibling birth cohort. *Anesth Analg*. 2011;113:1143.

Ebert TJ. Myocardial ischemia and adverse cardiac outcomes in cardiac patients undergoing noncardiac surgery with sevoflurane and isoflurane. *Anesth Analg*. 1997;85:993.

Eger EI 2nd, Bowland T, Ionescu P, et al. Recovery and kinetic characteristics of desflurane and sevoflurane in volunteers after 8-h exposure, including kinetics of degradation products. *Anesthesiology*. 1997;87:517.

Eger EI 2nd, Raines DE, Shafer SL, Hemmings HC Jr, Sonner JM. Is a new paradigm needed to explain how inhaled anesthetics produce immobility? *Anesth Analg*. 2008;107:832.

Ghatge S, Lee J, Smith I. Sevoflurane: An ideal agent for adult day-case anesthesia? *Acta Anaesthesiol Scand*. 2003;47:917.

Hussain M, Berger M, Eckenhoff R, Seitz D. General anesthetic and risk of dementia in elderly patients: Current insights. *Clin Interv Aging*. 2014;9:1619.

Ishizawa Y. General anesthetic gases and the global environment. *Anesth Analg*. 2011;112:213.

Jevtovic-Todorovic V. Pediatric anesthesia neurotoxicity: an overview of the 2011 Smart Tots panel. *Anesth Analg*. 2011;113:965.

Jevtovic-Todorovic V, Absalom A, Blomgren K. Anaesthetic neurotoxicity and neuroplasticity: An expert group report and statement based on the BJA Salzburg Seminar. *Br J Anaesth*. 2013;111:143.

Jordan BD, Wright EL. Xenon as an anesthetic agent. *AANA J*. 2010;78:387.

Laitio R, Hynninen M, Arola O, et al. Effect of inhaled xenon on cerebral white matter damage in comatose survivors of out of hospital cardiac arrest: A randomized clinical trial. *JAMA*. 2016;315:1120.

Loeckinger A, Kleinsasser A, Maier S, et al. Sustained prolongation of the QTc interval after anesthesia with sevoflurane in infants during the first 6 months of life. *Anesthesiology*. 2003;98:639.

Njoku D, Laster MJ, Gong DH. Biotransformation of halothane, enflurane, isoflurane, and desflurane to trifluoroacetylated liver proteins: Association between protein acylation and hepatic injury. *Anesth Analg*. 1997;84:173.

Preckel B, Weber N, Sanders R, et al. Molecular mechanisms transducing the anesthetic analgesic and organ protective actions of xenon. *Anesthesiology*.

2006;105:187.

Seitz D, Reimer C, Siddiqui N. A review of the epidemiological evidence for general anesthesia as a risk factor for Alzheimer's disease. *Prog Neuropsychopharmacol Biol Psychiatry*. 2013:47:122.

Stratmann G. Neurotoxicity of anesthetic drugs in the developing brain. *Anesth Analg*. 2011;113:1170.

Summors AC, Gupta AK, Matta BF. Dynamic cerebral autoregulation during sevoflurane anesthesia: A comparison with isoflurane. *Anesth Analg*. 1999;88:341.

Sun L, Guohua L, Miller T, et al. Association between a single general anesthesia exposure before age 36 months and neurocognitive outcomes in later childhood. *JAMA*. 2016;315:2312.

Sun X, Su F, Shi Y, Lee C. The "second gas effect" is not a valid concept. *Anesth Analg*. 1999;88:188.

Thomas J, Crosby G, Drummond J, et al: Anesthetic neurotoxicity: A difficult dragon to slay. *Anesth Analg*. 2011;113;969.

Torri G. Inhalational anesthetics: a review. *Minerva Anesthesiol*. 2010;76:215.

Wang L, Traystman R, Murphy S. Inhalational agents in ischemic brain. *Curr Opin Pharmacol*. 2008;8:104.

Wei H. The role of calcium dysregulation in anesthetic mediated neurotoxicity. *Anesth Analg*. 2011;113:972.

Whittington R, Bretteville A, Dickler M, Planel E. Anesthesia and tau pathology. *Prog Neuropsychopharmacol Biol Psychiatry*. 2013;47:147.

网址

The SmartTots collaborative research initiative focuses on funding research in pediatric anesthesiology. http://smarttots.org/

第 9 章　静脉麻醉药

要点

❶ 反复给予高脂溶性巴比妥类药物（例如注入硫喷妥钠致巴比妥昏迷和脑保护）可使外周室饱和，再分布作用微乎其微，药物作用维持时间更依赖于清除作用。这是与输注时量等背景相关的一个例子。

❷ 巴比妥类药物可收缩脑血管，引起脑血流、脑血容量和颅内压下降。

❸ 尽管苯二氮䓬类药物诱导后发生呼吸暂停相对少见，但是即使小剂量静脉注射这些药物也可引起呼吸停止。

❹ 不同于其他麻醉剂，氯胺酮可升高动脉血压、增加心率和心输出量，尤其是在快速注射之后。

❺ 诱导剂量的依托咪酯可一过性地抑制皮质醇和醛固酮合成相关的酶。据报道，在重症监护治疗病房进行镇静时，依托咪酯会产生持续的肾上腺皮质功能抑制。

❻ 丙泊酚的配方物质可助细菌生长，所以在准备和使用过程中必须注意无菌技术。丙泊酚必须在打开安瓿后 6 小时之内使用。

全身麻醉起源于乙醚、一氧化二氮和氯仿这些吸入麻醉药，但在目前的实践中，麻醉药可以通过多种途径进入患者体内，以达到麻醉诱导和维持的目的。术前或术中镇静通常采用口服或静脉给药的方式。全麻诱导通常采用吸入或静脉给药的方式。或者，可以通过肌内注射氯胺酮进行全身麻醉的诱导和维持。全身麻醉采用全凭静脉麻醉（TIVA）技术、吸入技术或两者结合来维持。本章重点介绍产生镇静催眠作用的静脉麻醉药，包括巴比妥类、苯二氮䓬类、氯胺酮、依托咪酯、丙泊酚和右美托咪啶。

巴比妥类

作用机制

巴比妥类药物抑制脑干中控制意识的网状激活系统。其主要的作用机制被认为是通过结合 γ - 氨基丁酸 A 型（GABA$_A$）受体实现。巴比妥类药物增强了 GABA 延长氯离子通道开放的作用。

构效关系

巴比妥类是巴比妥酸的衍生物（图 9-1）。其第 5 号碳原子（C$_5$）位置的取代基决定了催眠效能和抗惊厥活性。苯巴比妥中的苯基具有抗惊厥作用，而美索比妥中的甲基则无此作用。因此，当电休克治疗引起抽搐时，美索比妥可用于麻醉。以硫原子（硫代巴比妥酸盐）替换 C$_2$ 的氧原子（含氧巴比妥酸盐）后，脂溶性增加。因此与戊巴比妥相比，硫喷妥钠和硫戊巴比妥具有更强的效能、更快的起效时间和更短的作用时效（在一个单独的睡眠剂量之后）。巴比妥类的钠盐是水溶性的但属强碱性（2.5% 硫喷妥钠 pH > 10）且相对不稳定（2.5% 硫喷妥钠溶液保存期为 2 周）。

药代动力学

A. 吸收

在引入丙泊酚之前，硫喷妥钠、硫戊巴比妥和美索比妥常被用于成人和儿童的全身麻醉诱导。经直肠给予美索比妥用于小儿的诱导。

B. 分布

诱导剂量的硫喷妥钠、硫戊巴比妥和美索比妥的作用时间取决于药物的再分布，而不是药物的代谢或清除。硫喷妥钠的高脂溶性和高非离子化程度（60%），可使脑部达到最大摄取量的时间不到 30 s。如果中央室减少（如低血容量休克）、血浆白蛋白降低（如严重肝疾病或营养不良）或者非离子化部分增多（如酸中毒），在一定剂量下，脑和心脏的药物浓度

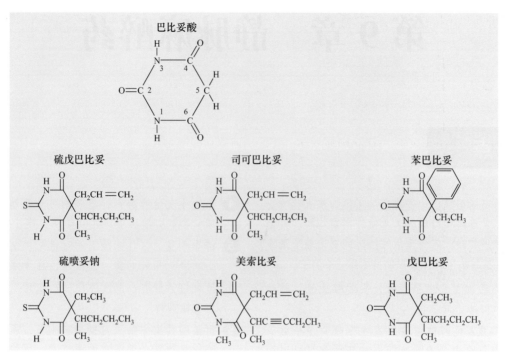

图 9-1　巴比妥类共享巴比妥酸的结构，在 C_2、C_3 和 N_1 取代基不同

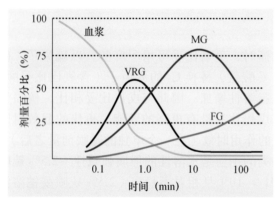

图 9-2　硫喷妥钠在血浆和血流丰富组织（VRG；脑、心、肝、肾、内分泌腺）以及肌肉组织（MG）、脂肪组织（FG）中的再分布。丙泊酚遵循相同的模式，但时间标尺不同［Modified with permission from Price HL，Kovnat PJ，Safer JN，et al. The uptake of thiopental by body tissues and its relation to the duration of narcosis. Clin Pharmacol Ther. 1960 Jan；1（1）：16-22.］

会增高。再分布使血浆和脑部药物浓度在 20 ～ 30 min 内降至峰值的 10%（图 9-2）。此药代动力学特性与临床药效的表现相一致，即患者在给药后 30 s 内失去意识，20 min 内苏醒。

硫喷妥钠的最低诱导剂量取决于体重和年龄。老年患者需要减少诱导剂量。硫喷妥钠的快速初始分布半衰期是几分钟，而其清除半衰期长达 10 ～ 12 h。硫戊巴比妥和美索比妥具有相似的分布相，而低脂溶性巴比妥类单剂睡眠剂量给予后具有更长的分布半衰期和更长的作用时间。反复给予高脂溶性巴比妥类（例如注入硫喷妥钠致巴比妥昏迷和脑保护）可使外周室饱和，再分布作用微乎其微，药物作用维持时间更依赖于清除作用。这是与输注时量等背景相关

的一个例子，其他脂溶性药物也是如此（例如，强力吸入麻醉剂、芬太尼和舒芬太尼；见第 7 章）。

C. 生物转化

巴比妥类药物的生物转化主要包括肝将其氧化成水溶性代谢产物。由于美索比妥的肝摄取率更大，因此美索比妥通过肝清除的速率比硫喷妥钠更快。其精神运动功能的完全恢复也更迅速。

D. 排泄

除了蛋白结合力低和脂溶性低的药物如苯巴比妥外，肾排泄只限于经肝生物转化后的水溶性终末产物。美索比妥经粪便排泄。

对器官系统的影响

A. 心血管系统

巴比妥类的心血管效应在不同患者中的变异较大，最终作用取决于给药速率、药物剂量、容量状态、基础自主神经张力和并存的心血管疾病。在大多数患者中，减慢注射速度和术前充分补充液体可减轻或消除这些循环波动。静脉给予诱导剂量的巴比妥类药物会引起血压下降和心率增快。抑制了延髓的血管舒缩中枢可引起外周容量血管扩张，增加了外周血管床的血液储存，从而引起向右心房的静脉回流减少。心动过速可能是由于中枢的去迷走效应以及对低血压的反射。通过压力感受器反射，代偿性地升高心率和增强心肌

收缩力，心输出量可以维持稳定。交感神经兴奋引起阻力血管收缩（尤其在浅全麻下行气管插管时），从而增加外周血管阻力。然而在压力感受器反射缺失时（如低血容量、充血性心力衰竭和 β 肾上腺素能受体阻滞），由于外周血管的血液储存作用失代偿以及直接的心肌抑制，可引起心输出量和动脉压的剧烈下降。控制欠佳的高血压患者在诱导中更易发生血压的剧烈波动。

B. 呼吸系统

巴比妥类药物可抑制延髓的通气中枢，从而降低了机体对高二氧化碳和低氧的通气反应。给予诱导剂量后常发生呼吸暂停。苏醒期间潮气量和呼吸频率降低。巴比妥类药物不能完全抑制喉镜窥喉或气管插管时的气道反射，哮喘患者发生支气管痉挛和浅麻醉进行气道操作时发生喉痉挛的情况并不少见。

C. 脑

❷ 巴比妥类药物可收缩脑血管，引起脑血流、脑血容量和颅内压下降。颅内压的下降超出了动脉压的降低幅度，脑灌注压（CPP）通常增加（CPP 等于脑动脉压减去较大的颈静脉压或颅内压），因此脑血流下降对于人体并无损害，因为巴比妥类引起脑氧耗量下降的程度更大（正常大于 50%）。大脑活动和需氧量的变化体现在脑电图（EEG）的改变上，即从小剂量引起的低电压快速活动到大剂量引起的高电压慢速活动、暴发抑制甚至脑电静息。巴比妥类药物的这种效应对一过性局灶缺血（如脑栓塞）脑组织有保护作用，但对全大脑缺血（如心脏停搏）可能无保护作用。大量的动物实验数据支持了这一理论，然而临床试验寥寥可数且结果不一。此外，当给予硫喷妥钠的剂量大到致脑电出现暴发抑制或直线时，则常伴有苏醒延迟、拔管延迟，以及需要正性肌力药物维持循环。

巴比妥类诱导引起中枢神经系统的抑制程度从轻度镇静到意识丧失，主要取决于给药剂量（表 9-1）。给予硫喷妥钠诱导时，有些患者感觉有大蒜、洋葱或比萨味。与阿片类药物不同，巴比妥类药物并不选择性地减弱对痛觉的感受。小剂量偶尔产生令人不安的兴奋作用和定向障碍。巴比妥类药物无肌肉松弛作用，有时还可引起不随意的骨骼肌收缩（如美索比妥）。小剂量的硫喷妥钠（50 ～ 100 mg 静注）即可迅速暂时控制癫痫大发作。

D. 肾

巴比妥类药物可降低肾血流量和肾小球滤过率，幅度与血压下降成正比。

表 9-1　巴比妥类药物的常用剂量

药物	用法	给药途径[1]	浓度（%）	剂量（mg/kg）
硫喷妥钠	诱导	IV	2.5	3 ～ 6
美索比妥	诱导	IV	1	1 ～ 2
	镇静	IV	1	0.2 ～ 0.4
	诱导	直肠（儿童）	10	25
戊巴比妥	术前给药	口服	5	2 ～ 4
		IM		2 ～ 4
		直肠栓剂		3

[1] IV，静脉注射；IM，肌内注射

E. 肝

肝血流量是下降的。长期应用巴比妥类药物会导致肝酶的诱导和代谢率的增加。另一方面，巴比妥类药物与细胞色素 P450 酶系的结合干扰了其他药物（如三环类抗抑郁药）的生物转化。巴比妥类药物诱导生成氨基乙酰丙酸后刺激了卟啉（合成血色素的中间产物）的生成，对敏感的个体可引起急性间歇性卟啉症或差异性卟啉症。

F. 免疫系统

过敏和类过敏反应很少见。含硫的硫代巴比妥酸盐在体内可诱发肥大细胞释放组胺，而含氧巴比妥酸盐则不会引起组胺释放。

药物相互作用

造影剂、磺胺类和其他药物与硫喷妥钠的蛋白结合位点相同，给予这些药物可增加游离硫喷妥钠的数量从而强化其器官效应。乙醇、阿片类、抗组胺药和其他中枢神经系统抑制剂可增强巴比妥类的镇静效应。

苯二氮䓬类药物

作用机制

苯二氮䓬类药物与巴比妥类药物作用于中枢神经系统的同一类受体的不同位点。与 GABA_A 受体结合的苯二氮䓬类增加了相关氯离子通道开放频率。激动剂与苯二氮䓬类受体结合能易化 GABA 与其受体的结合。**氟马西尼**（一种咪唑苯二氮䓬）是苯二氮䓬受体拮抗剂，可有效逆转苯二氮䓬类药物的大部分中枢神经系统效应（见第 17 章）。

构效关系

苯二氮䓬类药物的化学结构包括一个苯环和一个由七个分子组成的地西泮环（图 9-3）。这些图上不同

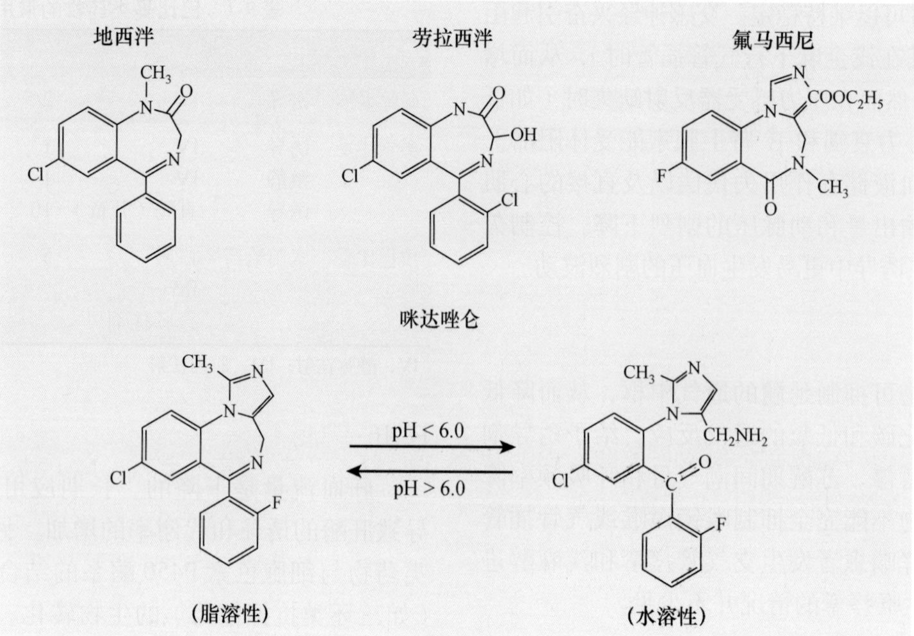

图 9-3 常用的苯二氮䓬类药物和它们的拮抗剂氟马西尼的结构共享一个 7 分子的地西泮环〔Modified with permission from White PF. Pharmacologic and clinical aspects of preoperative medication. Anesth Analg. 1986 Sep；65（9）：963-974.〕

位置的取代基影响了药物的效能和生物转化。咪达唑仑的咪唑环使其在低 pH 值时为水溶性。由于地西泮和劳拉西泮不溶于水，因此其胃肠外剂型需要含有丙二醇，而丙二醇又与静脉注射时引起的血管刺激有关。

药代动力学

A. 吸收

苯二氮䓬类药物通常经口服或静脉给药（肌内注射较少使用），可用于镇静（较少用于全麻诱导）（表 9-2）。地西泮和劳拉西泮经胃肠道吸收良好，分别经 1 h 和 2 h 达到血浆浓度峰值。全身麻醉或局部麻醉前几乎普遍使用咪达唑仑（0.05～0.1 mg/kg）静脉注射，用于缓解术前焦虑。尽管口服咪达唑仑（0.25～1 mg/kg）并未得到美国食品与药品监督管理局的许可，但这种给药方式已广泛用于儿科患者的术前用药。同样，通过鼻内（0.2～0.3 mg/kg）、颊黏膜（0.07 mg/kg）和舌下（0.1 mg/kg）给予咪达唑仑也能

表 9-2 常用苯二氮䓬类药物剂量

药物	用法	给药途径[1]	剂量（mg/kg）
地西泮	术前药	口服	0.2～0.5
	镇静	IV	0.04～0.2
咪达唑仑	术前药	IM	0.07～0.15
	镇静	IV	0.01～0.1
	诱导	IV	0.1～0.4
劳拉西泮	术前药	口服	0.05

[1] IV，静脉注射；IM，肌内注射

提供有效的术前镇静。

肌内注射地西泮可引起疼痛而且效果也不可靠。相比之下，咪达唑仑和劳拉西泮可通过肌内注射，并且吸收良好，分别在 30 min 和 90 min 达到峰值。

B. 分布

地西泮脂溶性高，可快速通过血脑屏障。尽管咪达唑仑在低 pH 值时为水溶性，但其唑仑环在生理 pH 值是关闭的，使其脂溶性增加（见图 9-3）。劳拉西泮脂溶性为中等，大脑摄取和起效时间较慢。苯二氮䓬类药物的再分布相当快，类似巴比妥类药物，决定了苏醒的快慢。尽管咪达唑仑用于麻醉诱导，但目前仍没有一种苯二氮䓬类药具备像丙泊酚或依托咪酯一样起效快、作用时间短的特点。上述三种苯二氮䓬类药物都具有高蛋白结合力（90%～98%）。

C. 生物转化

苯二氮䓬类药物经肝生物转化，最后变成水溶性葡萄醛酸化终产物。地西泮的 I 相代谢产物具有药理学活性。

肝摄取慢和分布容积（V_d 值）大是地西泮清除半衰期长的原因（30 h）。尽管劳拉西泮的肝摄取率也较低，但是其低脂溶性限制了分布容积，因此其清除半衰期较短（15 h）。但是劳拉西泮与受体结合力高，其临床时效也延长。存在于劳拉西泮和地西泮的这些差异说明它们各自药代动力学半衰期对临床应用的指导意义不大（见第 7 章）。咪达唑仑与地西泮 V_d 值相

同，但由于咪达唑仑的肝摄取率高，因此咪达唑仑的清除半衰期最短（2 h）。

D. 排泄

苯二氮䓬类药物的代谢产物主要通过尿液排出。由于肝肠循环，给药后 6～12 h，地西泮血浆浓度可出现第二个峰值。

对器官系统的影响

A. 心血管系统

苯二氮䓬类药物的心血管抑制效应较小，即使在诱导剂量也是如此，但不包括与阿片类药物联合给药的情况（这些药物的相互作用能导致心肌抑制和动脉压降低）。苯二氮䓬类药物使动脉血压、心输出量和外周血管阻力轻微下降，心率有时增加。

B. 呼吸系统

苯二氮䓬类药物抑制机体对二氧化碳的通气反应。这种抑制作用通常不明显，除非是经静脉给药或与其他呼吸抑制剂联合使用。**尽管苯二氮䓬类药物诱③ 导后发生呼吸暂停相对少见，但是即使小剂量静脉注射这些药物也可引起呼吸停止。**与丙泊酚或依托咪酯相比，咪达唑仑的剂量-反应曲线陡峭，起效时间较慢，应用时需要滴定给药以避免药物过量和发生呼吸暂停，尤其是这些药物用于清醒镇静时。所有接受静脉苯二氮䓬类药物的患者都必须监测通气情况（建议进行呼气末二氧化碳监测），并且必须配备复苏设备，要求具有气道技能的医生在场。

C. 脑

苯二氮䓬类药物可降低脑耗氧量、脑血流量和颅内压，但程度不如巴比妥类药物大，可有效控制癫痫大发作。镇静剂常产生顺行性遗忘作用。这些药物轻微的肌肉松弛作用是由脊髓水平介导的。低剂量苯二氮䓬类药物产生抗焦虑、遗忘和镇静效应。麻醉剂量引起昏迷和意识丧失。与丙泊酚或依托咪酯相比，苯二氮䓬类药物诱导时患者意识消失较慢并且恢复时间也较长。苯二氮䓬类药物无直接的镇痛特性。

药物相互作用

西咪替丁与细胞色素 P450 结合可降低地西泮的代谢，红霉素抑制咪达唑仑的代谢。红霉素抑制咪达唑仑的代谢，可使其作用时间和强度延长 2～3 倍。

如前所述，阿片类和地西泮联合使用可降低动脉

血压和外周血管阻力。这种协同作用常见于接受心脏手术的患者，这些患者在麻醉诱导时使用了苯二氮䓬类药物，同时使用了更大剂量的阿片类药物。

苯二氮䓬类药物可降低吸入麻醉药的最低肺泡有效浓度达 30%。乙醇、巴比妥类药物和其他中枢神经抑制剂可增强苯二氮䓬类药物的镇静效应。

▋氯胺酮

作用机制

氯胺酮可对中枢神经系统产生多种效应，它可以抑制 N- 甲基 -d- 天冬氨酸（NMDA）通道和神经元超极化激活阳离子（HCN_1）通道。然而，氯胺酮究竟是如何产生麻醉或镇痛作用仍然存在争议。氯胺酮从功能上将感觉冲动从边缘系统（参与感知）中"分离"出来。临床上这种分离麻醉的作用使患者表现为有意识（如睁眼、吞咽、肌肉挛缩），但不能对感觉传入进行处理或反应。氯胺酮可能对内源性镇痛通路有额外的作用。

氯胺酮对精神有影响。对于严重的、难治的抑郁症，尤其是患者有自杀倾向时，输注氯胺酮目前被广泛使用。小剂量的氯胺酮也被用来作为全身麻醉的补充，可以减少术中和术后阿片类药物的用量。少量输注氯胺酮可用于术后镇痛和其他常规镇痛方法难以控制的患者的镇痛。氯胺酮已被世界卫生组织确定为一种关键的必需药物。

构效关系

氯胺酮（图 9-4）是苯环己哌啶（一种兽医用麻醉药物或被滥用的药物）的结构类似物。它的效力只是苯环己哌啶的十分之一，但保留了苯环己哌啶引发精神症状的作用。氯胺酮被用于静脉麻醉诱导，特别是需要兴奋交感神经系统时（血容量不足，创伤）。当无静脉通道时，氯胺酮可以肌注以用于儿童、不配合成人的全身麻醉诱导。氯胺酮也可与其他药物（如丙泊酚或咪达唑仑）联合小剂量输注或推注，在神经阻滞、内镜检查时产生较深的镇静作用。即使使用亚麻醉剂量的氯胺酮亦可产生致幻作用，但这在临床上很少见，因为许多患者至少联合使用了小剂量咪达唑仑或其代替药品以产生健忘或镇静作用。由于立体专一性，氯胺酮的异构体（S［＋］相对于 R［－］）有更强的麻醉效果和更低的精神方面的副作用。单独的 S（＋）立体异构体制剂在美国没有上市，在世界其他国家可以购买到，相对 N- 甲基 -D- 天（门）冬氨酸

图 9-4　氯胺酮、依托咪酯、丙泊酚和右美托咪啶的结构

的消旋化合物，它有着更强的亲和力和数倍的药效。

药代动力学

A. 吸收

氯胺酮经口服、鼻腔、直肠、皮下和硬膜外给药，但通常临床上是经静脉或肌内注射给药（表9-3）。肌内注射后通常在 10 ～ 15 min 内达到血浆峰值浓度。

B. 分布

氯胺酮脂溶性高，随着氯胺酮引起的脑血流量和心输出量的增加，导致脑摄取和随后的再分布（分布半衰期为 10 ～ 15 min）也加快。苏醒时间取决于其向外周室的再分布过程。

C. 生物转化

氯胺酮经肝生物转化为多种代谢产物，其中有些（如去甲氯胺酮）还保持麻醉活性。多次接受氯胺酮麻醉（如烧伤患者每日换药）的患者产生耐受性，肝药酶的诱导作用只是部分原因。氯胺酮的肝摄取广泛（肝摄取率 0.9），因此清除半衰期相对较短（2 h）。

D. 排泄

生物转化的终产物经肾排泄。

对器官系统的影响

A. 心血管系统

4 不同于其他麻醉剂，氯胺酮可升高动脉血压，增加心率和心输出量（表 9-4），尤其是在快速注

表 9-3　氯胺酮、依托咪酯和丙泊酚的用法和剂量

药物	用法	给药途径[1]	剂量
氯胺酮	诱导	IV	1～2 mg/kg
		IM	3～5 mg/kg
	维持	IV	10～20 μg/（kg·min）
	镇痛或镇静	IV	2.5～15 μg/（kg·min）
依托咪酯	诱导	IV	0.2～0.5 mg/kg
丙泊酚	诱导	IV	1～2.5 mg/kg
	维持输注	IV	50～200 μg/（kg·min）
	镇静输注	IV	25～100 μg/（kg·min）
右美托咪定	诱导	IV	1 μg/kg 输注 10 min
		经鼻	1～2 μg/kg
	维持	IV	0.2～1.4 μg/（kg·h）

[1] IV，静脉注射；IM，肌内注射

表 9-4　非吸入麻醉药器官系统效应的总结[1]

药物	心血管系统		呼吸系统		脑		
	HR	MAP	Vent	B'dil	CBF	CMRO₂	ICP
巴比妥类							
硫喷妥钠	↑↑	↓↓	↓↓↓	↓	↓↓↓	↓↓↓	↓↓↓
美索比妥	↑↑	↓↓	↓↓↓	0	↓↓↓	↓↓↓	↓↓↓
苯二氮䓬类							
地西泮	0/↑	↓	↓↓	0	↓↓	↓↓	↓↓
劳拉西泮	0/↑	↓	↓↓	0	↓↓	↓↓	↓↓
咪达唑仑	↑	↓↓	↓↓	0	↓↓	↓↓	↓↓
氯胺酮	↑↑	↑↑	↓	↑↑↑	↑↑[2]	↑	↑↑[2]
依托咪酯	0	↓	↓	0	↓↓↓	↓↓↓	↓↓↓
丙泊酚	0	↓↓	↓↓↓	0	↓↓↓	↓↓↓	↓↓↓
右美托咪定	↓	↓	0	?	↓	↓	↓

[1] HR，心率；MAP，平均动脉压；Vent，通气驱动；B'dil，支气管扩张；CBF，脑血流；CMRO₂，脑耗氧量；ICP，颅内压；0，没有影响；0/↑，没有改变或轻度增加；↓，降低（轻度，中度，重度）；↑，增加（轻度，中度，重度）；?，影响未知。

[2] 与其他药物联合用药时 CBF 和 ICP 最小变化（见正文）

射之后。这些间接的心血管效应是由于对中枢交感神经系统的刺激作用和对去甲肾上腺素重摄取的抑制作用。伴随着这些改变的是肺动脉压升高和心肌做功增加。正因为这些原因，氯胺酮应慎用于合并冠状动脉疾病、未控制的高血压、充血性心力衰竭和动脉瘤的患者。给予大剂量氯胺酮的**直接心肌抑制**效应很有可能是由于对钙离子转运的抑制作用以及交感阻滞（如脊髓横切）或儿茶酚胺储存的耗竭（如严重的终末期休克）。

B. 呼吸系统

尽管氯胺酮和阿片类药物的联合使用可能会导致呼吸暂停，但常规诱导剂量的氯胺酮对通气驱动的影响程度最低。消旋氯胺酮是很强的支气管扩张剂，对哮喘患者是一种很好的诱导药，而 S（＋）氯胺酮的支气管扩张效应较小。尽管上呼吸道反射仍然保持大致完整，但部分气道梗阻仍可发生，对易发生吸入性肺炎的高危患者（饱胃）行氯胺酮全麻时还是应行气管插管（见"病例讨论"，第 17 章）。预先给予抗胆碱药可缓解氯胺酮引起的流涎。

C. 脑

目前，普遍认为氯胺酮增加了脑耗氧量、脑血流量和颅内压。这似乎使脑外伤引起的颅内占位性病变成为用药禁忌，然而，最近发表的论文以有力的证据证实：在控制通气（非氧化亚氮）的条件下，当与苯二氮䓬（或其他作用于同一 GABA 受体系统的药物）联合应用时，氯胺酮并不会使颅内压升高。皮质下电活动增强时会产生肌阵挛，这在表皮 EEG 的表现并不明显。对于儿童、预先使用苯二氮䓬类药物的患者或氯胺酮复合丙泊酚全凭静脉麻醉（TIVA）技术的患者，在苏醒和恢复过程中较少出现不良的精神方面副作用（如噩梦、谵妄）。在所有非吸入性麻醉剂中，氯胺酮接近"全能麻醉剂"，因为它具有诱导镇痛、记忆消失、遗忘和消除意识等多方面作用。

药物相互作用

氯胺酮与吸入麻醉剂产生协同作用（大于相加作用），而与丙泊酚、苯二氮䓬类药物及其他 GABA 受体介导的药物产生相加作用。动物实验中，去极化肌松剂作用被氯胺酮轻度增强（见第 11 章）。地西泮和咪达唑仑减轻氯胺酮的心血管系统刺激效应，地西泮延长氯胺酮的清除半衰期。

α 肾上腺素和 β 肾上腺素受体拮抗药（以及其他减弱交感刺激的药物和方法）可暴露氯胺酮对于心肌的直接抑制作用，这一效应通常被交感兴奋所掩盖。局麻、区域麻醉和静脉全身麻醉时，通常将氯胺酮和丙泊酚按固定比例 1∶10（mg∶mg）静脉输注，这一方法在诊室麻醉时尤为常用。

依托咪酯

作用机制

依托咪酯可以抑制网状激活系统和模拟 GABA 的抑制效应。依托咪酯（特别是 R ＋异构体）能与 GABA~A~ 型受体的亚单位结合，增强受体与 GABA 的亲和力。依托咪酯对控制锥体外系运动活性的神经系统部位可能产生去抑制作用。这种去抑制作用可能引发肌阵挛（发病率 30%～60%）。

构效关系

依托咪酯包括一个羧化的咪唑环，结构上与其他麻醉药不同（图 9-4）。咪唑环使其在酸性溶液中为水溶性，在生理 pH 值时为脂溶性。依托咪酯可溶于丙二醇用于注射；这种溶液引起注射部位疼痛，可通过预先注射利多卡因来减轻。

药代动力学

A. 吸收

依托咪酯只有静脉制剂，主要用于全麻诱导（见表 9-3），有时用于短暂的深度镇静（无意识的）作用，比如在球后注射之前给予。

B. 分布

尽管依托咪酯的蛋白结合力高，但其具有较高的脂溶性，生理 pH 值时非离子化程度较高，因此起效非常迅速。通过再分布，血浆浓度降至苏醒水平。依托咪酯的血浆动力学符合二室模型。

C. 生物转化

肝微粒体酶和血浆酯酶可迅速将依托咪酯水解为无活性代谢产物。

D. 排泄

水解的终产物经尿排出。

对器官系统的影响

A. 心血管系统

依托咪酯对心血管系统的影响最小。外周血管阻力的轻度降低可使动脉血压轻微下降；心肌收缩力和心输出量通常保持不变。依托咪酯并不引起组胺释放。然而，单独用依托咪酯即使是大剂量，在喉镜窥喉时也无法提供足够的麻醉深度，因此此时行气管插管可见心率和血压的显著升高。

B. 呼吸系统

依托咪酯对通气的影响比巴比妥类药物和苯二氮䓬类药物都小。如果没有同时给予阿片类药物，即使诱导剂量也不会引起呼吸停止。

C. 脑

依托咪酯可降低脑代谢率、脑血流量和颅内压，降低程度与硫喷妥钠相同。由于其心血管效应小，因此脑灌注压维持良好。尽管脑电图的改变类似于巴比妥类，但依托咪酯（类似氯胺酮）可增强体感诱发电位。应用依托咪酯诱导后术后恶心呕吐发生率高于巴比妥类或丙泊酚诱导者。依托咪酯缺乏镇痛作用。

D. 内分泌

5 诱导剂量的依托咪酯可一过性地抑制皮质醇和醛固酮合成相关的酶。据报道，在重症监护治疗病房（ICU）进行镇静时，依托咪酯会产生持续的肾上腺皮质功能抑制，从而增加重症患者（尤其是脓毒症患者）的死亡率。

药物相互作用

芬太尼可增加依托咪酯的血浆浓度，并延长其消除半衰期。阿片类药物可降低依托咪酯诱导时引起的肌阵挛的发生率。

▌丙泊酚

作用机制

丙泊酚的全麻机制可能是由于易化GABA$_A$受体与配体结合，从而增强了抑制性神经传递。丙泊酚同分异构体增加GABA对GABA$_A$受体的亲和性。GABA$_A$受体如前所述，与氯离子通道偶联，活化后导致神经细胞膜超极化。丙泊酚（同多数全身麻醉剂相似）结合多种离子通道受体。丙泊酚作用不能被特

定苯二氮䓬拮抗剂氟马西尼所逆转。

构效关系

丙泊酚（2,6- 二丙泊酚）包括一个酚环连接两个异丙基（见图9-4）。丙泊酚不是水溶性的，但1%的溶液（10 mg/ml）可用于静脉给药，它实际上是一种包含大豆油、甘油和卵磷脂的水包油的乳剂。有鸡蛋过敏史并不是使用丙泊酚的禁忌证，因为大部分鸡蛋过敏者是对蛋白过敏（鸡蛋蛋白质），而卵磷脂主要是从蛋黄中分离出的。这种剂型会引起注射疼痛，可通过预先注射利多卡因或注射前将利多卡因与丙泊酚混合（2 ml 1% 利多卡因与18 ml丙泊酚）注射来减轻疼痛。丙泊酚的配方物质可助细菌生长，所以在 **6** 准备和使用过程中必须注意无菌技术。丙泊酚必须在打开安瓿后6小时之内使用。脓毒症和死亡与丙泊酚准备过程中的污染有关。目前丙泊酚剂型里包含0.005%的依地酸二钠或0.025%的焦亚硫酸钠，它们可阻止微生物的生长；但是这些不是美国药典标准中推荐使用的抗微生物防护产品。

药代动力学

A. 吸收

丙泊酚只能静脉给药，用于全麻诱导和中到深度镇静（见表9-3）。

B. 分布

丙泊酚起效迅速，由于其初始分布半衰期（2～8 min）非常短，因此单次负荷量注射后苏醒也很快。丙泊酚的苏醒时间快于美索比妥、硫喷妥钠、氯胺酮或依托咪酯，而且残余类似"宿醉"作用更少。因此它是比较理想的门诊麻醉药物。因为老年患者的V_d较小，因此推荐老年人使用更低的诱导剂量。年龄也是决定全凭静脉麻醉时丙泊酚输注速率的关键因素。在美国以外的其他国家，Diprifusor™被用于丙泊酚的静脉靶控输注。使用者需输入患者年龄、体重以及靶控浓度。微量泵根据填写的数据，利用微型计算机以及标准药代动力学参数随时调节输注速率。遗憾的是，这种设备在美国是不可用的。

C. 生物转化

丙泊酚的清除速率超过肝血流，预示还存在肝外代谢途径。丙泊酚清除率非常高，有助于连续输注后的快速恢复。通过肝内结合反应产生的非活性代谢产物经肾排出。肥胖、肝硬化，以及肾功能不全对丙

泊酚的药代动力学无明显影响。重症患儿或行神经外科手术的成年患者长期输注丙泊酚镇静时可能出现**丙泊酚输注综合征**，包括高脂血症、代谢性酸中毒甚至死亡。

D. 排泄

尽管丙泊酚的代谢产物主要经尿排出，但终末期肾病并不影响药物的清除。

对器官系统的影响

A. 心血管系统

丙泊酚的主要心血管效应是动脉血压的下降，这是由于体循环血管阻力的降低（抑制交感血管收缩活性）、心肌收缩力和前负荷下降引起的。但通常低血压可经喉镜和插管的刺激逆转。加重低血压的因素包括大剂量、快速注射和高龄。丙泊酚可明显损害机体对低血压的正常压力反射反应。明显前负荷降低可引起迷走反射介导的心动过缓，不过这种情况很少出现。心率和心输出量的改变通常是一过性的，在健康患者不明显，但在高龄患者，给予 β-肾上腺素受体阻滞剂以及心室功能受损患者可致严重下降。尽管心肌氧耗和冠状动脉血流降低程度相似，但在某些患者中，冠状窦乳酸浓度增加，说明局部心肌氧供和氧耗并不匹配。

B. 呼吸系统

丙泊酚是一种可致明显呼吸抑制的药物，诱导剂量常引起呼吸暂停。即使给予亚临床麻醉剂量用于清醒镇静，也可抑制低氧性通气驱动和机体对高二氧化碳的反应。因此只有经过专门培训的人才能使用丙泊酚镇静技术。丙泊酚抑制上呼吸道反射的程度要高于硫喷妥钠，这样有利于在没有肌肉松弛的情况下进行气管插管、内镜检查或放置喉罩。尽管丙泊酚可引起组胺释放，但是相比巴比妥类和依托咪酯，采用丙泊酚诱导引起哮喘或非哮喘患者哮鸣音的发生率均较低。

C. 脑

丙泊酚可降低脑血流量、脑血容量和颅内压。对颅内压升高的患者，如果不采取维持动脉压的措施，丙泊酚可引起脑灌注压严重下降（< 50 mmHg）。丙泊酚和硫喷妥钠在局灶性脑缺血模型中可能提供相似程度的脑保护作用。丙泊酚具有独特的止痒作用。丙泊酚的抗呕吐作用使其更适合用于门诊麻醉。诱导时

偶尔伴随兴奋现象，如肌颤搐、自发性运动、角弓反张或呃逆。丙泊酚具有抗惊厥作用，已成功应用于癫痫持续状态的治疗，可安全地应用于癫痫患者。丙泊酚可降低眼内压。丙泊酚长时间输注后并不产生耐受。丙泊酚很少导致身体依赖性或成瘾，但是麻醉从业人员、社会名流或未经医学训练的人员在非手术区域不当使用丙泊酚催眠均有发生死亡的报道。

药物相互作用

芬太尼和阿芬太尼与丙泊酚联合给药时浓度可能会增加。许多临床医生在使用丙泊酚前给予患者少量的咪达唑仑（例如，30 µg/kg），这样可以减少 10% 以上的丙泊酚用药量。丙泊酚常与瑞芬太尼或氯胺酮合用用于 TIVA。

磷丙泊酚

磷丙泊酚是一种水溶性前体药，在体内代谢为丙泊酚、磷酸盐和甲醛。有研究显示：磷丙泊酚相对于咪达唑仑联合芬太尼用药在内镜手术时能够产生更强的失忆和镇静作用。在此研究的基础上它已在美国（2008）等一些国家上市。磷丙泊酚比丙泊酚起效慢、恢复也慢，麻醉医师几乎没有理由用磷丙泊酚代替丙泊酚。至于磷丙泊酚与其他竞争药物相比孰优孰劣，临床实践中尚未可知。

右美托咪定

右美托咪定是一种 α₂ 肾上腺素受体激动剂，可用于抗焦虑、镇静和镇痛。严格地说，它对于人类并不是一种麻醉剂；然而，麻醉学家已经将它与其他药剂结合使用来产生麻醉。它还与局部麻醉药联合使用，以延长局部阻滞。右美托咪定可用于小儿鼻腔给药（$1 \sim 2$ µg/kg）或口服给药（$2.5 \sim 4$ µg/kg），效果优于口服咪达唑仑。

最常见的是，右美托咪定用于诊疗操作时镇静（例如，在清醒开颅手术中或纤维支气管镜插管期间）、ICU 镇静（例如，从心脏手术后自主呼吸恢复的患者）或作为全身麻醉的补充，以减少术中对阿片类药物的需求或减少吸入麻醉剂后出现谵妄的可能性（最常发生于儿童）。它还被用来治疗酒精戒断和可卡因中毒的副作用。一般情况下，清醒成人静脉注射右美托咪定镇静，开始时负荷量为 1 µg/kg，持续剂量为 $5 \sim 10$ min，然后维持输注 $0.2 \sim 1.4$ µg/（kg·h）。

右美托咪定再分布很快，消除半衰期相对较短。

它通过 CYP450 系统和葡萄糖醛酸化在肝中代谢。几乎所有的代谢物都在尿液中排出。

病例讨论

外科患者的术前用药

一位极度焦虑的患者将要进行门诊手术。患者希望在进入手术室前入睡，不想有任何不愉快的记忆。

术前用药的目的是什么？

焦虑是对即将来临的手术的正常反应。减轻焦虑通常是术前用药的主要目的。对许多患者而言，术前与麻醉医师的谈话和交流对消除恐惧的作用比镇静药更有效。术前用药常常能够减轻术前疼痛、产生围术期失忆。

术前用药也有特定的用药指征：预防术后恶心、呕吐（5-HT$_3$ 受体拮抗剂），预防吸入性肺炎（如抗酸剂），减少上呼吸道分泌物（如抗胆碱药物）。术前用药的目标需要考虑的因素很多，包括患者的健康和情绪状态，所要采取的手术方式及麻醉计划。因此，术前用药必须个性化并遵循一个完善的术前评估。

是否所有的患者需要术前用药？

正常水平的术前焦虑对绝大多数患者没有危害。因此，并不是所有患者都需要术前镇静。有些患者害怕肌内注射，另一些患者发现改变意识状态比神经紧张更不愉快。如果手术时间较短，镇静剂的作用会持续至术后而延长恢复时间。这对门诊手术患者来说非常麻烦。术前镇静药的禁忌证包括：严重肺病，血容量减少，迫近的气道阻塞，颅内压增高，基础精神状态抑制。在没有得到患者的知情同意前不能给予镇静药。

术前用药使哪些患者最受益？

尽管进行了术前访视，一些患者还是很紧张。对所有年龄较小的儿童来说与父母分离是一种情感上的创伤，尤其是经历了多次手术之后。冠心病、高血压患者在心理应激的状态下病情将加重。

术前用药怎样影响全麻诱导？

术前给予一些药物（如阿片类药物）可减少随后的麻醉剂用量，使诱导过程更加平顺。但更可靠且能获得同样效果的方式是诱导前静脉给药。

术前给药常用药物的如何选择？

术前用药的目标一旦确定，药物的疗效将会决定我们的选择。例如，对一名股骨骨折的患者来说，阿片类药物（如芬太尼、吗啡、氢吗啡酮）将会减轻其转运至手术室和在手术床上摆体位时的疼痛。另一方面，阿片类药物可能产生呼吸抑制、体位性低血压和恶心呕吐。

苯二氮䓬类可缓解焦虑，往往产生失忆，相对副作用小，然而它们不是镇痛药。地西泮和劳拉西泮可口服。肌注咪达唑仑具有起效快、持续时间短的特点，但静脉给予咪达唑仑具有更好的药代动力学过程。

哪些因素必须在选择麻醉前用药时加以考虑？

首先，必须让患者明白，在大多数医疗中心，由于必要设施的缺乏和出于患者安全考虑，麻醉诱导不能在手术室外进行。长效药物如吗啡或劳拉西泮不适用于门诊患者。地西泮可以影响精神状态达数小时。一种常见方法是在术前等候区为患者建立静脉通路，滴定咪达唑仑，直至患者说话含糊不清时停药，此时可转运入手术室，同时必须持续监测患者生命体征，特别是呼吸频率。

（王永徽　译　聂煌　审校）

推荐阅读

Absalom AR, Glen JI, Zwart GJ, Schnider TW, Struys MM. Target-controlled infusion: A mature technology. *Anesth Analg.* 2016;122:70.

Mahmoud M, Mason KP. Dexmedetomidine: Review, update, and future considerations of paediatric perioperative and periprocedural applications and limitations. *Br J Anaesth.* 2015;115:171.

Mirrakhimov AE, Voore P, Halytskyy O, Khan M, Ali AM. Propofol infusion syndrome in adults: A clinical update. *Crit Care Res Pract.* 2015;2015:260385. doi: 10.1155/2015/260385. Epub 2015 Apr 12.

Newport DJ, Carpenter LL, McDonald WM, et al; APA Council of Research Task Force on Novel Biomarkers and Treatments. Ketamine and other NMDA antagonists: Early clinical trials and possible mechanisms in depression. *Am J Psychiatry.* 2015;172:950.

Peltoniemi MA, Hagelberg NM, Olkkola KT, Saari TI.

Ketamine: A review of clinical pharmacokinetics and pharmacodynamics in anesthesia and pain therapy. *Clin Pharmacokinet*. 2016;55:1059.

Radvansky BM, Shah K, Parikh A, et al. Role of ketamine in acute postoperative pain management: A narrative review. *Biomed Res Int*. 2015;2015:749837. doi: 10.1155/2015/749837. Epub 2015 Oct 1.

Vanlersberghe C, Camu F. Etomidate and other non-barbiturates. *Handb Exp Pharmacol*. 2008;(182):267.

Vanlersberghe C, Camu F: Propofol. *Handb Exp Pharmacol*. 2008;(182):227.

第10章 镇痛药

要点

❶ 肾衰竭患者吗啡代谢产物（3-葡萄糖醛酸吗啡和6-葡萄糖醛酸吗啡）的蓄积可延长麻醉状态和导致呼吸抑制。

❷ 快速给予大剂量阿片类药物（特别是芬太尼、舒芬太尼、瑞芬太尼和阿芬太尼）可导致胸壁强直，严重时甚至导致面罩球囊辅助通气无法实现。

❸ 长期应用阿片类药物也会产生"阿片类药诱发的痛觉过敏"，患者会对疼痛刺激更为敏感。全麻患者术中输注大剂量（尤其是）瑞芬太尼可产生急性耐受，

导致术后即刻需要更大剂量的阿片类药物镇痛。

❹ 手术刺激引起的神经内分泌应激反应可通过测定特异性激素的分泌来衡量，包括儿茶酚胺、抗利尿激素和皮质醇。与挥发性麻醉剂相比，大剂量芬太尼和舒芬太尼抑制这些手术应激产生的激素更完全。

❺ 阿司匹林独特性在于通过乙酰化环氧合酶-1（COX-1）中丝氨酸羟基来不可逆地抑制COX-1。它抑制作用的不可逆性表现为停药后临床效应（如血小板聚集功能恢复至正常）持续至近一周。

不管手术和麻醉实施得多么完善，能否合理应用术后镇痛药比如局部麻醉药、阿片类药物、氯胺酮、加巴喷丁、对乙酰氨基酚和环氧合酶（COX）抑制剂，将导致患者的术后舒适满意度截然不同。除此之外，研究表明多模式镇痛（特别强调减少阿片类药物）效果良好，这一明确、有序的镇痛方案将成为加速康复外科（ERAS；见第48章）的一部分。

阿片类药物

作用机制

阿片类药物与中枢神经系统和其他组织中的特异性受体结合。已经证实阿片类受体的四个主要类型（表10-1）：mu（μ，亚型有μ1和μ2），kappa（κ），delta（δ）和sigma（σ）。所有的阿片受体都与G蛋白偶联；与阿片受体的激动剂结合可以引起膜的超极化。急性阿片作用是通过抑制腺苷酸环化酶（降低细胞内环磷酸腺苷浓度）和激活磷脂酶C介导的。阿片类药物抑制电压门控钙通道，激活内向整流钾通道。阿片类药作用的多样化在于根据暴露时间、阿片耐受程度不同，机体对阿片药物反应不同。

尽管阿片类药物可提供一定程度的镇静作用，当大剂量给予时在有些物种可产生全身麻醉作用，但其主要用于镇痛。阿片类药物的临床作用取决于其与何

表 10-1　阿片受体分类[1]

受体	临床作用	激动剂
μ	脊髓上镇痛（μ₁）	吗啡
	呼吸抑制（μ₂）	蛋氨酸-脑啡肽[2]
	躯体依赖	β-内啡肽[2]
	肌强直	芬太尼
κ	镇静	吗啡
	脊髓水平镇痛	纳布啡
		布托啡诺
		强啡肽[2]
		羟考酮
δ	镇痛	亮氨酸-脑啡肽[2]
	行为的	β-内啡肽[2]
	致癫痫	
σ	烦躁	喷他佐辛
	幻觉	烯丙吗啡
	呼吸刺激	氯胺酮

[1] 注：受体、临床效应和激动剂之间的关系远比表中显示的复杂。例如喷他佐辛是μ受体拮抗剂、κ受体的部分激动剂和σ受体的激动剂。
[2] 内源性阿片类

种受体结合（蛛网膜下腔和硬膜外给药时，取决于受体位于脊髓节段的部位）、亲和力大小。激动-拮抗剂（纳布啡、烯丙吗啡、布托啡诺和丁丙诺啡）比纯激动剂（如芬太尼或吗啡）的作用弱，某些情况下激动-拮

抗剂会拮抗纯激动剂的作用。纯阿片受体拮抗剂（如纳洛酮或纳曲酮）将在第 17 章讨论。阿片类化合物是模拟内啡肽、脑啡肽和强啡肽这些内源性阿片肽与阿片类受体结合的。

阿片受体的活化可抑制其突触前的释放和痛觉神经元对兴奋性神经递质（如乙酰胆碱、P 物质）的突触后反应。鞘内或硬膜外给予阿片类药物可以通过脊髓背角水平选择性地改变疼痛冲动的传递。阿片类受体也对全身给予阿片类药物有反应。从中脑导水管周围灰质到脊髓背角的下行抑制系统的调节作用在阿片类的镇痛中也起重要作用。尽管阿片类药物主要在中枢神经系统发挥其最大效应，但躯体和外周交感神经中也被证实存在阿片受体。某些阿片类药的副作用（如便秘）正是阿片类药物作用于外周组织（如胃肠壁）受体产生的，现在已有选择性拮抗中枢神经系统以外阿片类作用的药物（爱维莫潘和甲基纳曲酮）。虽然临床上一直有将阿片类药复合局部麻醉药用于外周神经的实践，但阿片受体在初级感觉神经轴突的分布和临床意义（如果存在）尚不明确。

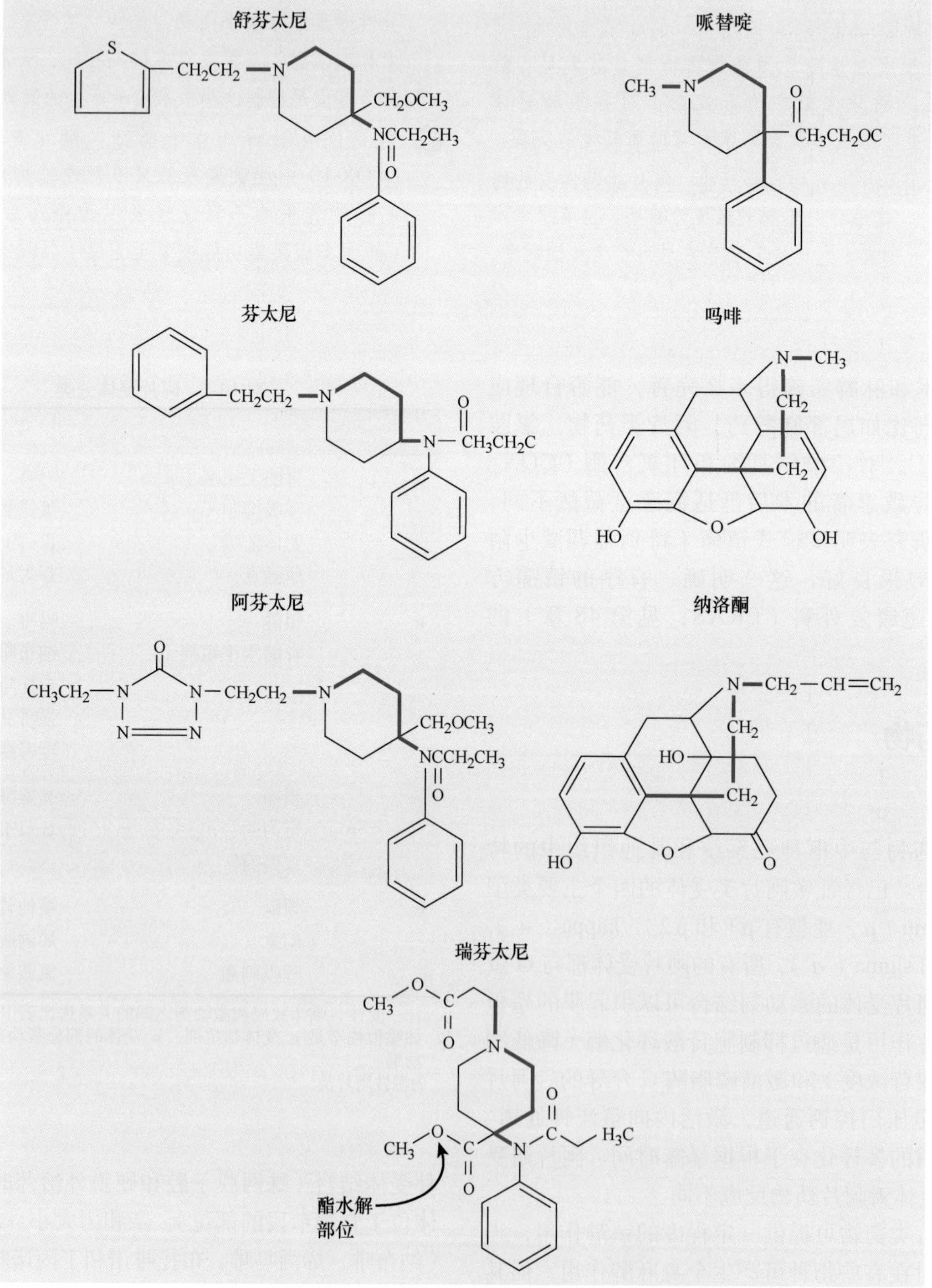

图 10-1　阿片类激动剂和拮抗剂具有共同的部分化学结构，如蓝色线条所标

构效关系

阿片受体可与一系列化学结构上各不相同的化合物结合。这些药物都具有共同的结构特征，如图 10-1 所示。微小的分子改变可将激动剂转变为拮抗剂。通常左旋异构体比右旋异构体的效力更大。

药代动力学

A. 吸收

经肌内注射或皮下注射氢吗啡酮、吗啡和哌替啶可完全迅速吸收，通常 20 ～ 60 min 后达到血浆峰值浓度。多种阿片类药物口服有效，包括羟考酮、氢考酮、可待因、曲马多、吗啡、氢吗啡酮和美沙酮。口服枸橼酸芬太尼（芬太尼"棒棒糖"）经黏膜吸收，可提供迅速起效的镇痛和镇静，适用于那些不适合口服、肌注和静脉用药的患者。

由于芬太尼的分子量低、脂溶性高，故可透皮吸收（芬太尼贴剂）。芬太尼的释放量主要取决于贴剂的表面积，但也可因局部皮肤的状况（如血流）而不同。最初的几个小时芬太尼储存于上层真皮内，相当于一个储蓄池，从而延迟了药物达到有效的血药浓度。使用 14 ～ 24 h 后，芬太尼的血浆浓度达到平台（峰值在老年人比年轻人出现得晚），然后作用维持 72 h。由于机体从真皮的储蓄池持续吸收芬太尼，因此，移除贴剂后血浆浓度仍可维持数小时。芬太尼贴剂常用于门诊患者的慢性疼痛治疗，尤其适于需持续阿片类药物治疗但不能采用相对便宜但等效的长效口服药物患者。

芬太尼通常以小剂量（10 ～ 25 μg）复合局麻药鞘内注射用于蛛网膜下腔麻醉，还可与局麻药合用进行硬膜外镇痛。鞘内给药吗啡 0.1 ～ 0.5 mg 或者氢吗啡酮 0.05 ～ 0.2 mg 可提供 12 ～ 18 h 的镇痛作用。吗啡和氢吗啡酮常复合局麻药进行术后硬膜外镇痛。

B. 分布

表 10-2 总结了决定阿片类镇痛药分布和组织摄取的物理特性。静脉给药后，阿片类药物的分布半衰期都很短（5 ～ 20 min）。吗啡的低脂溶性减慢其透过血脑屏障，因此其起效时间慢而作用时间长。与高脂溶性的芬太尼和舒芬太尼形成对比，**小剂量给药起效迅速作用时间短暂**。有意思的是，尽管阿芬太尼脂溶性低于芬太尼，但是给予静脉负荷量后阿芬太尼比芬太尼的起效更快，作用时间更短。阿芬太尼在生理 pH 值时非电离程度高且分布容积小，增加了阿芬太尼与脑内受体有效结合的药量（占给药剂量的百

表 10-2　决定其分布的阿片类药物理性质[1]

药物	非离子化比例	蛋白结合力	脂溶性
吗啡	++	++	+
哌替啶	+	+++	++
芬太尼	+	+++	++++
舒芬太尼	++	++++	++++
阿芬太尼	++++	+++	+++
瑞芬太尼	+++	+++	++

[1] +，很低；++，低；+++，高；++++，很高

分比）。

肺内储留了大量脂溶性阿片类药物（首过摄取），当全身血药浓度降低时回到体循环。肺摄取量的减少可由于之前其他药物的蓄积以及同时复合吸入麻醉药，吸烟史可增加肺摄取量。阿片类药从受体解离以及重新分布（出效应室），导致其临床效应消失。对脂溶性药物而言（如芬太尼和舒芬太尼），小剂量给药时，再分布是引起血药浓度下降的主要因素；而大剂量时必须依赖生物转化降低血浆浓度。因此，芬太尼和舒芬太尼浓度下降一半（半衰期）所需要的时间是时量相关的。换言之，时量相关半衰期随着药物的输注总量增大或暴露时间延长，或两者俱增而增加（见第 7 章）。

C. 生物转化

除了瑞芬太尼之外，所有的阿片类药物主要经肝进行生物转化，经细胞色素 P（CYP）系统代谢，肝内结合或二者兼有。由于阿片类药物肝摄取率高，其清除主要取决于肝血流量。吗啡和氢吗啡酮通过与葡萄糖醛酸结合，前者形成 3- 葡萄糖醛酸吗啡和 6- 葡萄糖醛酸吗啡，后者形成 3- 葡萄糖醛酸氢吗啡酮。哌替啶经 N- 去甲基作用转变成甲哌替啶，后者有致惊厥性，尤其是大剂量时。芬太尼、舒芬太尼、阿芬太尼的终末代谢产物无活性。去甲芬太尼是芬太尼的代谢产物，即便过了很长时间血中已检测不到芬太尼，在尿中仍可检测到其存在，可依此判断是否存在长期的芬太尼摄入，这对诊断是否存在芬太尼滥用有重要意义。

可待因是一种前体药物，通过被 CYP2D6 系统代谢为吗啡后起效。该药在异常快的代谢者（CYP2D6 基因变异的人）具有更强的药效及副作用；在慢代谢者（包括遗传变异和暴露于 CYP2D6 抑制剂的，如氟西汀和安非他酮）可待因药效降低。同样曲马多也必

须经过 CYP 代谢为氧去甲曲马多而起作用。氢可酮通过 CYP2D6 代谢为氢吗啡酮（一种更有效的化合物），通过 CYP3A4 代谢为去氢可酮（一种较弱的化合物）。羟考酮被 CYP2D6 和其他酶代谢为一系列活性化合物，但这些化合物效能低于母体化合物。

瑞芬太尼的脂类结构（在某种程度上类似于艾司洛尔）使其易于被红细胞和组织中的非特异性酯酶快速水解（见图 10-1），终末清除半衰期小于 10 min。由于瑞芬太尼生物转化迅速，因此其输注时长对苏醒时间基本无影响（图 10-2）。不论输注剂量大小及时间长短，其时量相关半衰期都近似于 3 min。与其他现有的阿片类药物均不同的是，瑞芬太尼不易蓄积（不具备时量敏感性）。肝功能不全患者无需调整瑞芬太尼用量。最后，假性胆碱酯酶缺乏患者对瑞芬太尼反应也正常（类似于艾司洛尔）。

D. 排泄

吗啡和哌替啶生物转化的终末产物经肾排泄，小于 10% 经胆汁排泄。由于 5% ～ 10% 的吗啡以原型经尿液排出，肾衰竭患者其作用时间延长。**❶** 肾衰竭患者吗啡代谢产物（3- 葡萄糖醛酸吗啡和 6- 葡萄糖醛酸吗啡）的蓄积可延长麻醉状态和导致呼吸抑制。实际上 6- 葡萄糖醛酸吗啡是比吗啡更有效、作用时间更长的阿片受体激动剂。如前所述，高浓度去甲哌替啶可诱发惊厥，且不被纳洛酮逆转。肾功能不全增加了去甲哌替啶蓄积导致毒性作用的发生概率。然而，无论吗啡还是哌替啶都已被安全地用于肾功能不全的患者。舒芬太尼的代谢产物经尿和胆汁排出。瑞芬太尼的代谢产物经肾排泄，其代谢产物的药效比本体低几千倍，不会产生任何阿片类临床效应。

器官系统效应

A. 心血管系统

一般来说，阿片类药物对心脏直接影响很小。哌替啶可增快心率（其结构与阿托品相似，合成此药的初衷是寻找阿托品的替代物）。而高剂量的吗啡、芬太尼、舒芬太尼、瑞芬太尼和阿芬太尼与迷走神经兴奋介导的心动过缓相关。除哌替啶外（且仅在极高剂量时），单独给予阿片类药物不抑制心肌收缩力（临床麻醉中几乎从未出现过这种情况）。但由于阿片类药物导致的心动过缓、静脉扩张和交感神经反射降低，可引起动脉血压下降。当与苯二氮䓬类、丙泊酚或吸入麻醉药等其他麻醉药物合用时，阿片类药物所固有的心脏稳定性会大大降低。比如舒芬太尼或芬太尼与苯二氮䓬类合用时，可降低心输出量。单次给予哌替啶、氢吗啡酮和吗啡后可引起组胺释放，导致体循环阻力和动脉血压的明显下降。通过减慢阿片类药物的输注速度或预先给予 H_1 和 H_2 组胺受体拮抗剂，最大限度地降低组胺释放的潜在危害。组胺释放的副作用可通过静脉补液和血管加压素来处理。

术中高血压在阿片类为基础的静脉麻醉或氧化亚氮麻醉时很常见。这种高血压一般归因于麻醉深度不够，通常辅助给予其他麻醉药物（苯二氮䓬类、丙泊酚、强效吸入性麻醉剂）。当麻醉深度足够但血压仍然很高时，可给予降压药而非加深麻醉。

B. 呼吸系统

阿片类药物抑制通气，特别是呼吸频率。因此呼吸频率和呼气末二氧化碳分压（与动脉血氧饱和度相比）为早期发现使用阿片类药物镇痛患者的呼吸抑制提供了简便指标。阿片类药物增加呼气末二氧化碳分

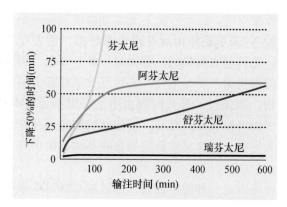

图 10-2　与其他阿片类相比，瑞芬太尼血药浓度下降 50% 的时间（半衰期）非常短，且不受输注时间的影响（无时量相关性）（Reproduced with permission from Egan TD. The pharmacokinetics of the new short-acting opioid remifentanil［GI87084B］in healthy adult male volunteers. Anesthesiology. 1993 Nov；79（5）：881-892.）

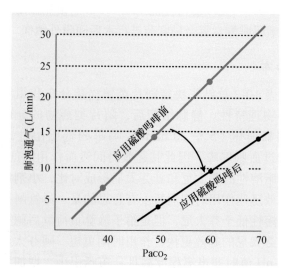

图 10-3　阿片类抑制通气。如图所示 CO_2 曲线向下向右移

压（PaCO₂），且减弱机体对 CO₂ 增加的通气反应，导致 CO₂ 响应曲线向右下方移动（图 10-3）。这些效应是由于阿片类药物与脑干呼吸中枢的神经元结合而产生的。**呼吸暂停阈值（使患者呼吸暂停时的最高 PaCO₂）升高，低氧驱动呼吸的作用减弱。** 吗啡和哌替啶可引起高敏患者出现组胺诱发的支气管痉挛。快速给予大剂量阿片类药物（特别是芬太尼、舒芬太尼、瑞芬太尼和阿芬太尼）可导致胸壁强直，严重时甚至导致面罩球囊辅助通气无法实现。这种中枢介导的肌强直给予神经肌肉阻滞剂可有效缓解。现在这种现象并不多见，心血管手术麻醉已很少再以大剂量阿片类药物为主。阿片类药物可有效抑制气管插管对气道刺激引起的支气管收缩反应。

C. 脑

阿片类药物对脑灌注和颅内压的影响需与阿片类药物对 PaCO₂ 的影响区分开来。一般来说，阿片类药物可降低脑耗氧量、脑血流量、脑血容量和颅内压，但影响程度较丙泊酚、苯二氮䓬类或巴比妥类的轻，且前提是保持人工通气时正常的二氧化碳分压。有研究报道，给予脑肿瘤或颅脑损伤患者阿片类药物负荷量后，脑动脉血流速和颅内压会出现一过性轻度的增加，但这是无关紧要的。如果合并低血压，脑灌注压的下降对于颅内压-脑容积关系异常的患者将是有害的。然而，重要的临床提示是，与麻醉深度不足时

（未使用阿片类药物）进行气管插管导致可预见的颅内压显著增高相比，阿片类药物所引起颅内压的轻微增高是微不足道的。一般阿片类药物对脑电图（EEG）几乎没有影响，仅在大剂量时与慢 - δ 波活动有关。有病例个案报道大剂量芬太尼可能罕见地引起癫痫发作，然而经回顾性分析，一些明显癫痫发作的病例被确认为阿片类药物导致的严重的肌强直。如前所述，哌替啶的代谢产物去甲哌替啶与脑电活跃及癫痫有关联。

阿片类药物刺激延髓的化学感受器触发区，引起恶心和呕吐。奇怪的是，恶心呕吐更常发生于使用小剂量阿片类（镇痛）而非大剂量阿片类（麻醉）时。反复使用阿片类药物（如长期口服），势必导致阿片类药物耐受现象，即产生同等效应需逐渐加大给药剂量。这与身体依赖或成瘾不同，虽然他们同样与反复使用阿片类药物有关。

③ 长期应用阿片类药物也会产生"阿片类药诱发的痛觉过敏"，患者会对疼痛刺激更为敏感。全麻患者术中输注大剂量（尤其是）瑞芬太尼可产生急性耐受，导致术后即刻需要更大剂量的阿片类药物镇痛。阿片类药物需要使用较大剂量时才可使患者意识消失（表 10-3）。即使使用非常大剂量的阿片类药物，也并不能产生可靠的遗忘作用。硬膜外和蛛网膜下腔使用阿片类药使急慢性疼痛治疗发生了革命性变化（见第 47、48 章）。

表 10-3　常用阿片类药物用量

药物	用途	给药途径[1]	剂量[2]
吗啡	术后镇痛	IM	0.05 ～ 0.2 mg/kg
		IV	0.03 ～ 0.15 mg/kg
二氢吗啡酮	术后镇痛	IM	0.02 ～ 0.04 mg/kg
		IV	0.01 ～ 0.02 mg/kg
芬太尼	术中麻醉	IV	2 ～ 50 μg/kg
	术后镇痛	IV	0.5 ～ 1.5 μg/kg
舒芬太尼	术中麻醉	IV	0.25 ～ 20 μg/kg
阿芬太尼	术中麻醉		
	负荷量	IV	8 ～ 100 μg/kg
	维持输注	IV	0.5 ～ 3 μg/（kg·min）
瑞芬太尼	术中麻醉		
	负荷量	IV	1 μg/kg
	维持输注	IV	0.05 ～ 2 μg/（kg·min）
	术后镇痛／镇静	IV	0.05 ～ 0.3 μg/（kg·min）

[1] IM，肌内注射；IV，静脉注射。

[2] 注：阿片类药物治疗剂量的范围较宽，反映其治疗指数较大，且取决于合用的其他麻醉剂。对于肥胖患者，剂量应基于标准体重，而非实际体重。输注速率高时，静脉输注阿片类药物可快速产生耐受性（2 h 内）。除体重外，剂量还与年龄等其他因素相关。芬太尼、舒芬太尼和阿芬太尼的相对效能大约为：1：9：1/7

在常用的阿片类药物中，哌替啶的独特之处在于具有轻微的局麻药特性，尤其经蛛网膜下腔给药时。由于哌替啶效能相对较低，且有典型阿片药物的副作用（恶心、镇静和瘙痒），因此作为局麻药在临床应用上受到限制。然而，**与吗啡和芬太尼相比，静脉注射哌替啶（10 ～ 25 mg）更能有效地减少术后恢复室内寒战的发生，哌替啶似乎是处理这一状况的最佳药物。**

D. 胃肠道

阿片类药物通过与肠道中的阿片类受体结合减少蠕动来减慢胃排空。胆道绞痛可能是由于阿片类药物引起 Oddi 括约肌收缩所致。胆道痉挛，类似于胆管造影时的胆总管结石，可被阿片类拮抗剂纳洛酮或胰高血糖素有效逆转。接受长时间阿片类药物治疗的患者（如癌性疼痛），通常可耐受大部分阿片类药物的副作用，但便秘除外。这是对外周阿片受体拮抗剂甲基纳曲酮、爱维莫潘、纳洛塞醇和 naldemedine 研究的基础，这些研究致力于促进不同适应证患者的胃肠道蠕动，比如治疗阿片类药物肠道综合征、接受慢性阿片治疗癌痛患者的副作用以及腹部手术后静脉给予阿片类药物患者的肠梗阻。

E. 内分泌系统

❹ 手术刺激引起的神经内分泌应激反应可通过测定特异性激素的分泌来衡量，包括儿茶酚胺、抗利尿激素和皮质醇。与挥发性麻醉剂相比，大剂量芬太尼和舒芬太尼抑制这些手术应激产生的激素更完全。阿片类药物减少应激反应所产生的临床实际获益如何，即使在高风险心脏病的患者，仍是有待商榷的（可能是不存在的），而过量使用阿片类药物的许多缺点是显而易见的。

其他效应

A. 癌症复发

回顾性研究表明，与强调不使用阿片类药物的局部麻醉镇痛相比，全身麻醉（包括阿片类药物）增加了术后癌症复发的风险。正在进行的临床试验可能会明确是否全麻、阿片类药物、两者均会或两者均不会影响癌症手术的预后。

B. 药物滥用

在西方民主国家，特别是在美国，阿片类药物滥用的流行已经广为人知。虽然美国人口不到世界人口的 5%，却消耗了世界上 80% 的处方类阿片药（几乎

世界上所有氢可酮的供应）！大量患者承认以娱乐方式使用处方类阿片药，而药物过量（通常是处方药）是美国意外死亡的主要原因。许多阿片类药物成瘾者都可以追溯到因急性或慢性疼痛为他们开出处方类阿片药的医生。这个可怕的问题有很多原因，包括：对医生的过度和误导营销阿片类药物，医生轻易开具处方药物，有关阿片类药物"思想领袖"（许多与制药业有关）不当和误导性的断言，本意是好但考虑欠周、由认证机构发布的疼痛评估和治疗指南。为应对这种局面，美国疾病控制与预防中心和许多其他机构发布了可靠的处方类阿片药物指南。

药物的相互作用

哌替啶与单胺氧化酶抑制剂合用可引起血流动力学不稳定、高热、昏迷、呼吸抑制或死亡。引起这种灾难性的相互作用的原因目前尚不清楚（在具争议的 Libby Zion 案中，由于对这种药物相互作用认识不足，导致美国家庭医生的工作规则发生改变）。

丙泊酚、巴比妥类、苯二氮䓬类药物吸入麻醉药和其他中枢神经系统抑制剂与阿片类药物合用，对心血管、呼吸和镇静作用可产生协同作用。

使用红霉素治疗后，阿芬太尼的清除率降低，消除半衰期延长。

▌环氧合酶抑制剂

作用机制

许多非处方非甾体抗炎药（NSAIDs）通过抑制环氧合酶（COX）发挥作用，这是前列腺素合成的关键步骤。COX 催化花生四烯酸合成前列腺素 H_1。COX-1 和 COX-2 是环氧合酶的两种形式，且在组织中分布不同。COX-1 受体广泛分布于体内，包括内脏和血小板。COX-2 是炎症应答反应产生的。

COX-1 和 COX-2 酶在结合位点的大小上有很大差异：COX-2 的结合位点可以容纳被 COX-1 结合位点限制的大分子。这种差别是造成 COX-2 选择性抑制的部分原因。COX 非选择性抑制剂（如阿司匹林）可以解热、消炎、镇痛和抗血栓。选择性 COX-2 抑制剂（塞来昔布、依托考昔）可在围术期使用，无需担心血小板抑制和胃肠不适。有趣的是，COX-1 抑制剂可以减少血栓形成，而选择性 COX-2 抑制剂却增加心脏病发作、血栓形成和卒中的风险。对乙酰氨基酚抑制 COX 在大脑中的活性而不是结合酶的活性位点（非甾体抗炎药也是如此）来产生退热效应。对乙酰氨基酚可能是通过调控大脑内源性大麻素辣椒素受体系统起

到镇痛作用，但实际作用机制尚不明确。对乙酰氨基酚对大脑外的 COX 无明显作用。

阿司匹林，首个 NSAIDs 药物，以前被用于解热、镇痛。现在几乎仅用于有血栓形成高危风险患者的预防或急性心肌梗死患者的治疗。阿司匹林独特性在于通过乙酰化环氧合酶 -1（COX-1）中丝氨酸羟基来不可逆地抑制 COX-1。它抑制作用的不可逆性表现为停药后临床效应（如血小板聚集功能恢复至正常）持续至近一周。

COX 抑制剂最常见的给药方式是口服。对乙酰氨基酚、布洛芬、双氯芬酸和酮洛酸可用于静脉注射。遗憾的是，静脉注射对乙酰氨基酚的获取成本比口服对乙酰氨基酚高几个数量级；因此它的使用在许多医疗中心受到严格限制。

多模式镇痛包括使用对乙酰氨基酚、COX 抑制剂、可能包含加巴喷丁、区域阻滞技术或局麻，以及其他加强镇痛且减少患者术后阿片类药物需求的方法。多模式镇痛方案是加速康复外科（ERAS）的最佳选择，这一主题在第 48 章中有广泛的讨论。

构效关系

环氧合酶可被多种化合物抑制，他们分为水杨酸（阿司匹林），乙酸衍生物（酮洛酸），丙酸衍生物（布洛芬），杂环类（塞来昔布）以及其他。所以传统构效关系（以及其他因素）的讨论不适于这些化合物。例外的是杂环类是对 COX-2 而非 COX-1 具有最大选择性的化合物。

药代动力学

A. 吸收

COX 抑制剂口服后会在 3 h 之内达到血浆浓度峰值。有些 COX 抑制剂是用于局部使用（如制成凝胶物局部涂于关节或制成液体滴入眼内使用）。酮咯酸已被广泛用作"鸡尾酒"局部麻醉药的一部分，用于手术部位和关节成形术后的注射。

B. 分布

COX 抑制剂在血液中与血浆蛋白高度结合，主要是白蛋白。脂溶性使它们易于透过血脑屏障产生中枢镇痛和解热作用，同时渗入关节腔产生抗炎作用（除外对乙酰氨基酚）。

C. 生物转化

大多数 COX 抑制剂经肝进行生物转化。大剂量

对乙酰氨基酚产生高浓度的代谢物 N- 乙酰对苯醌亚氨会引起肝衰竭。

D. 排泄

几乎所有的 COX 抑制剂经生物转化后从尿液排出。

器官系统效应

A. 心血管系统

COX 抑制剂不直接作用于心血管系统。这些药物引起的任何心血管效应是源于它们对凝血系统的影响。前列腺素维持动脉导管的开放，因此，COX 抑制剂已被用于促进动脉导管持续未闭合的新生儿导管闭合，以及为等待手术治疗而输注前列腺素保持导管开放的导管依赖性先心病新生儿的导管闭合。

B. 呼吸系统

COX 抑制剂在合理使用的临床剂量下对呼吸和肺功能没有影响。阿司匹林过量对酸碱平衡和呼吸有复杂的影响。

C. 消化系统

经典的 COX-1 抑制剂的并发症是肠胃不适。极端情况可能会引起上消化道出血。这两种并发症都是药物直接作用引起的，前一种情况源于药物对保护黏膜的前列环素的影响，后一种情况源于对黏膜的影响和抑制血小板聚集的复合作用。

对乙酰氨基酚的毒性作用，已经取代病毒性肝炎成为急性肝衰竭最常见的原因，是西方社会暴发性肝衰竭需要肝移植的主要原因。

D. 肾

有充分的证据表明，非甾体抗炎药特别是选择性 COX-2 抑制剂，对某些患者肾功能有不良影响。因此对于肌酐清除率降低的患者，以及一些依赖于肾释放前列腺素舒张血管以避免血流动力学引起的急性肾损伤（如低血容量、心力衰竭、肝硬化、糖尿病肾病或高钙血症患者）的患者，一般避免使用非甾体抗炎药。

加巴喷丁和普瑞巴林

加巴喷丁最初是作为一种抗癫痫药物使用的，但后来偶然发现它具有镇痛作用。它最早应用于治疗慢性病理性神经痛，现已获准用于带状疱疹后神经痛。加巴喷丁以及与其密切相关的化合物普瑞巴林也广泛

用于治疗糖尿病神经病变。这些药物构成许多术后多模式镇痛方案的一部分，特别是在全关节置换术后。没有证据表明一种药物比另一种更有效。虽然这些药物已被证明与电压门控钙离子通道和 N- 甲基 -D- 天冬氨酸（NMDA）受体结合，但它们的确切作用机制仍不明确。尽管这些药物与 γ- 氨基丁酸（GABA）结构相似，但临床效果似乎不是与 GABA 受体结合产生的。

当用于治疗慢性疼痛时，通常从这些药物相对小的剂量开始逐渐递增，直到出现头晕或镇静的副作用。加巴喷丁可能需要长达一个月的试验才能达到最佳剂量。确定更强效的普瑞巴林最佳剂量通常需要相对少的时间。当作为多模式术后疼痛方案的一部分使用时，通常这些药物以标准剂量开出，并按规定方案执行维持几天。

（陈梦媛　译　聂煌　审校）

推荐阅读

Angst MS. Intraoperative use of remifentanil for TIVA: Postoperative pain, acute tolerance, and opioid-induced hyperalgesia. *J Cardiothorac Vasc Anesth.* 2015;29(suppl 1):S16.

Brunton LL, Knollmann BC, eds. *Goodman & Gilman's The Pharmacological Basis of Therapeutics.* 13th ed. New York, NY: McGraw-Hill; 2018: chaps 18, 34.

Food and Drug Administration. Acetaminophen overdose and liver injury—background and options for reducing injury. http://www.fda.gov/downloads/AdvisoryCommittees/CommitteesMeetingMaterials/Drugs/DrugSafetyandRiskManagementAdvisory Committee/UCM164897.pdf.

Gordon DB, de Leon-Casasola OA, Wu CL, Sluka KA, Brennan TJ, Chou R. Research gaps in practice guidelines for acute postoperative pain management in adults: Findings from a review of the evidence for an American Pain Society clinical practice guideline. *J Pain.* 2016;17:158.

Shah S, Kapoor S, Durkin B. Analgesic management of acute pain in the opioid-tolerant patient. *Curr Opin Anaesthesiol.* 2015;28:398.

Volkow ND, McLellan AT. Opioid abuse in chronic pain—misconceptions and mitigation strategies. *N Engl J Med.* 2016;374:1253.

Webb CA, Mariano ER. Best multimodal analgesic protocol for total knee arthroplasty. *Pain Manag.* 2015;5:185.

网址

CDC Guideline for Prescribing Opioids for Chronic Pain. http://www.cdc.gov/drugoverdose/prescribing/guideline.html

WHO Treatment Guidelines on Pain. http://www.who.int/medicines/areas/quality_safety/guide_on_pain/en/

American Pain Society Clinical Practice Guidelines. http://americanpainsociety.org/education/guidelines/overview

Practice Guidelines for Chronic Pain Management. https://www.asahq.org/quality-and-practice-management/standards-and-guidelines

Practice Guidelines for Acute Pain Management in the Perioperative Setting. https://www.asahq.org/quality-and-practice-management/standards-and-guidelines

第 11 章　神经肌肉阻滞剂

要　点

1. 必须明确肌松剂并不产生意识消失、遗忘或镇痛作用。

2. 去极化肌松剂可产生乙酰胆碱受体激动剂的作用，而非去极化肌松剂则为乙酰胆碱受体的竞争性拮抗剂。

3. 去极化肌松剂并不被乙酰胆碱酯酶代谢，而是从神经肌肉接头弥散离开后，在血浆和肝中被另一种酶，假性胆碱酯酶（非特异性的胆碱酯酶、血浆胆碱酯酶或丁酰胆碱酯酶）水解。

4. 肌松剂通过模拟乙酰胆碱产生肌肉松弛作用。例如，琥珀胆碱含有两个交联的乙酰胆碱分子。

5. 与假性胆碱酯酶低水平或非典型杂合子的患者所致的阻滞时间延长 2～3 倍不同，非典型纯合子酶患者应用琥珀胆碱后会产生很长时间的阻滞（如 4～8 h）。

6. 琥珀胆碱相对禁忌使用于儿童和青少年的常规麻醉，因为其高血钾和横纹肌溶解的风险，还可能导致未明确病因心肌病患儿的心博骤停。

7. 琥珀胆碱介导的去极化使正常的肌肉释放足量的钾离子，并升高 0.5 mEq/L 血清钾离子。这一升高虽然对于血清钾正常的患者而言影响不大，但对于烧伤、大面积创伤、神经疾病以及一些其他情况的患者可能危及生命。

8. 泮库溴铵和维库溴铵部分经肾排泄，因此在肾衰竭患者中，其作用时间延长。

9. 硬化性肝病和慢性肾衰竭经常导致分布容积增加，以及水溶性药物（如肌松剂）的血浆浓度降低。另一方面，经肝肾排泄药物的清除时间延长。因此，对于这些疾病的患者，应根据药物特性选择较大的初始剂量（负荷剂量），而减少维持剂量。

10. 阿曲库铵和顺式阿曲库铵在生理 pH 值和体温下通过非器官依赖性的霍夫曼降解在血浆中消除。其代谢产物（单四价丙烯酸盐和 N- 甲基四氢罂粟碱）没有内在的神经肌肉阻滞作用。

11. 使用泮库溴铵可引起高血压和心动过速。这些心血管反应是由于迷走神经阻滞和交感神经末梢的儿茶酚胺释放所致。

12. 重症监护治疗病房长期输注维库溴铵的患者在停药后可能出现神经肌肉阻滞时间延长（最长可至数日），其原因可能为具有活性的 3- 羟基代谢产物的蓄积、药物清除率改变或诱发多发性神经病。

13. 罗库溴铵（0.9～1.2 mg/kg）的起效时间很接近琥珀胆碱（60～90 s），使其成为快速序贯诱导的合适替代药物，但代价是作用时间也相应延长。新型的逆转药物舒更葡糖可以快速逆转罗库溴铵诱导的神经肌肉阻滞。

深度的吸入麻醉、局部神经阻滞和神经肌肉阻滞剂（通常称为肌肉松弛药，简称**肌松剂**）均可产生骨骼肌松弛作用。1942 年，Harold Griffith 发表了关于麻醉中使用箭毒（一种南美印第安人涂于箭上的毒药）提取物的研究结果。作为一种"使肌肉松弛的新手段"，琥珀胆碱被发现后迅速成为麻醉医师用药的常规配伍。然而，正如 1954 年 Beecher 和 Todd 的声明所言：不恰当使用肌松剂虽然可以为外科医生提供最佳手术条件，但患者却可能处于清醒但无法活动的状态，这对于患者而言是完全无法接受的。换言之，肌松剂并不能保证意识消失、遗忘或镇痛。本章将回顾神经肌肉传导和产生运动的原理，以及一些肌松剂的物理结构、代谢途径、推荐剂量和副作用。

神经肌肉传导

运动神经元和肌细胞在神经肌肉接头（图 11-1）处相互联系。但神经元和肌纤维的细胞膜之间还存在一狭窄的空隙（20 nm），即突触间隙。当神经元产生动作电位，并导致神经末梢去极化时，钙离子通过电压门控的钙通道内流进入神经元胞质，使得储存的

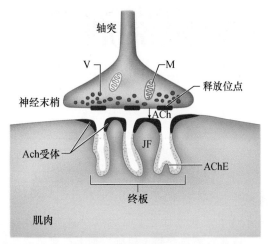

图 11-1　神经肌肉街头。V，递质囊泡；M，线粒体；ACh，乙酰胆碱；AChE，乙酰胆碱酯酶；JF，接头皱褶［Reproduced with permission from Drachman DB. Myasthenia gravis（1st of 2 parts）. N Engl J Med. 1978 Jan 19；298（3）：135-142.］

突触囊泡与突触前膜融合并释放内容物［乙酰胆碱（Ach）］。乙酰胆碱分子通过弥散跨越突触间隙，并结合于肌细胞膜特定部位（运动终板）的烟碱型乙酰胆碱受体。每个神经肌肉接头约含五百万个受体，但只要激活 50 万受体，就可产生正常的肌肉收缩。

在不同的组织以及人体发育的不同阶段中，乙酰胆碱受体的分子结构变化很大。在神经肌肉接头处的乙酰胆碱受体通常包含 5 个蛋白亚单位：2 个 α 亚单位以及 β、δ、ε 亚单位各一。只有两个相同的 α 亚单位能与 ACh 分子结合。当两个 α 亚单位的结合位点都被 Ach 占据时，亚单位短暂变构（1 ms），并开放受体中心的离子通道（图 11-2）。但若 ACh 分子只结合了一个位点，离子通道不会开放。与正常（成熟）的神经肌肉接头处的乙酰胆碱受体不同，当 γ 亚单位取代了 ε 亚单位会形成另一种异构体，称为胎儿型或未成熟乙酰胆碱受体。因其最初表达于胎儿的肌肉中，也被称作神经肌肉接头外受体。因其不同于成熟亚型，可在成年人神经肌肉接头内外的肌细胞膜的任何地方表达。

经开放的乙酰胆碱受体，阳离子流（钠离子和钙离子流入，钾离子流出）产生**终板电位**。单个囊泡内含量子单位的 ACh（10^4 个 ACh 分子），可产生微终板电位。每个去极化的神经末梢可释放 ACh 量子单位的数量（通常至少 200 个），对细胞外的钙离子浓度非常敏感；胞外钙离子浓度升高可增加释放的 ACh 量

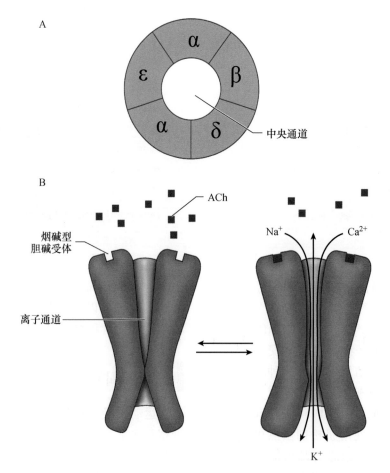

图 11-2　A. 乙酰胆碱受体的结构。注意与 ACh 和中央通道结合的两个 α 亚单位；B. ACh 与肌肉运动终板的受体结合后，导致通道开放和离子流动

子单位的数量。当 ACh 占据足量受体时，其产生的终板电位就可使神经肌肉接头周围的细胞膜去极化。和神经元或心肌中的电压门控钠离子通道一样，这部分肌细胞达到阈电位时，肌膜上的电压门控钠离子通道开放（图 11-3）。钠离子通道在神经肌肉接头周围肌膜上的密度远高于其他部位。因此，产生的动作电位可沿肌膜和 T 管系统传导，导致钠离子通道进一步开放，以及肌浆网的钙离子释放。胞内钙离子浓度的增高使肌动蛋白和肌球蛋白结合，引起肌肉收缩。通常传入神经末梢去极化导致的 ACh 释放及其激活的受体数量远超于触发肌细胞动作电位所需阈值。在 Eaton-Lambert 肌萎缩综合征（ACh 释放量减少）和重症肌无力（受体数目减少）的患者中，此阈值提高了近 10 倍。

ACh 可被紧邻乙酰胆碱受体的运动终板膜上的特异性**胆碱酯酶**快速水解，产物为醋酸盐和胆碱。当失去结合位点的 Ach 后，受体离子通道关闭，引起终板复极化。钙离子被肌浆网重摄取至内质网，从而肌细胞松弛。

去极化和非去极化阻滞的区别

神经肌肉阻滞剂分为两大类：去极化和非去极化（表 11-1）。这两类肌松剂的作用机制，对周围神经刺激的反应，以及阻滞作用的逆转均存在显著差异。

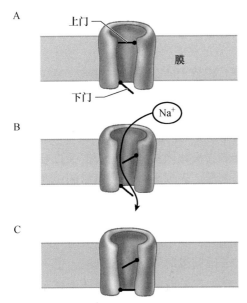

图 11-3　钠通道图示。钠通道可理解为有两个门的跨膜蛋白。两门同时开放，钠离子才能通过。门的开放是电压和时间依赖性的。因此这一通道具有三种功能状态。静息态时下门开放而上门关闭（A）。当肌膜达阈电位去极化，上门开放，钠离子通过（B），不久后，时间依赖性的下门关闭（C）。当膜复极化到静息电位，上门关闭，下门开放（A）

表 11-1　去极化和非去极化肌松剂

去极化	非去极化
短效	短效
琥珀胆碱	米库溴铵
	更他氯铵 [1]
	中效
	阿曲库铵
	顺阿曲库铵
	维库溴铵
	罗库溴铵
	长效
	泮库溴铵

[1] 在美国尚未上市

作用机制

和 ACh 类似，所有的神经肌肉阻滞剂均为季铵类化合物，其带正电荷的含氮部分可以结合烟碱型乙酰胆碱受体。大多数肌松剂含两个季铵基团，少数含一个季铵阳离子和一个在生理 pH 值时质子化的叔胺基团。

去极化肌松剂和 ACh 非常相似，可直接与乙酰胆碱受体结合，产生肌肉的动作电位。但和 ACh 不同，这些药物不被乙酰胆碱酯酶水解，所以在突触间隙的浓度不会快速下降，导致肌肉终板的去极化延长。

因为接头周围钠离子通道的开放具有时限性（持续去极化时钠离子通道迅速失活；图 11-3），所以终板的持续去极化最终导致肌肉松弛。在初始兴奋引起通道开放后（图 11-3B），这些钠离子通道失活（图 11-3C）直至终板再次复极化。只要去极化肌松剂持续作用于乙酰胆碱受体，终板就无法复极化；这种现象被称为 Ⅰ 相阻滞。终板去极化更长时间后，可引起未知的乙酰胆碱受体的构象改变，临床上表现类似非去极化肌松剂产生的肌松作用，从而产生 Ⅱ 相阻滞。

非去极化肌松剂与乙酰胆碱受体结合后并不诱导受体可开放离子通道的构象改变。由于 ACh 无法和被占据的乙酰胆碱受体结合，所以不会产生终板电位。此时，即便肌松剂仅结合了一个 α 亚单位，也可产生神经肌肉阻滞作用。

2　因此，去极化肌松剂可产生乙酰胆碱受体激动剂的作用，而非去极化肌松剂则为乙酰胆碱受体的竞争性拮抗剂。这些基础作用机制的差异就可以解释在特定疾病状态下其作用效果的不同。例如，当 ACh 释放慢性减少时（如肌肉去神经损伤），肌纤维膜上的乙酰胆碱受体会代偿性增多，促进了未成熟（接头外）乙酰胆碱受体亚型的表达，从而导致了离子通道的效能降低伴开放时间延长。上述受体上调会引起去极化肌松剂的效应增强（更多受体去极化），而非去极化肌松剂出现抵抗作用（更多受体需要被阻滞）。反之，乙酰胆碱受体减少时（如重症肌无力患者的受体下调）则表现为去极化肌松剂效果减弱，而非去极化肌松剂的敏感性增强。

神经肌肉阻滞剂的其他作用机制

有些药物虽然可以作用于乙酰胆碱受体，与其结合位点结合并影响受体通道的开放或关闭，但并非受体激动剂或拮抗剂。这些药物包括吸入性麻醉剂、局部麻醉剂和氯胺酮，其作用的重点可能为乙酰胆碱受体与脂膜的交界处。

这些药物还可能阻滞已关闭或开放的通道。在阻滞关闭的通道时，药物物理性地堵塞了离子通道，因此无论乙酰胆碱受体是否激活，阳离子都无法通过通道。开放通道的阻滞是"使用依赖（use dependent）"的，因为只有 ACh 与受体结合通道开放后，药物才可进入并堵塞离子通道。开放通道阻滞的临床意义尚不明确；但实验室研究发现通过胆碱酯酶抑制剂增加 ACh 浓度，并不能逆转这一神经肌肉阻滞作用。在实验室条件下，引起通道阻滞的药物有新斯的明、某些抗生素、可卡因和其他局麻药物，以及奎尼丁。其他药物可能会损害突触前膜 ACh 释放。神经肌肉接头前受体对动员 ACh 释放、维持肌肉收缩具有重要作用，阻滞此受体会导致 4 个成串刺激衰减。

神经肌肉阻滞的逆转

3 琥珀胆碱并不被乙酰胆碱酯酶代谢，而是从神经肌肉接头弥散离开后，在血浆和肝中被另一种酶，假性胆碱酯酶（非特异性的胆碱酯酶、血浆胆碱酯酶或丁酰胆碱酯酶）水解。虽然没有特异性药物可以逆转去极化肌松剂的作用，但幸运的是其代谢通常非常迅速。

除米库氯铵外，非去极化肌松剂既不被胆碱酯酶，也不被假性胆碱酯酶代谢。其阻滞作用的逆转主要依赖于药物与受体分离、重新分布、逐渐代谢、机体排泄，或使用特异性的拮抗药物（如胆碱酯酶抑制剂）抑制乙酰胆碱酯酶的活性。由于胆碱酯酶抑制剂可显著增加神经肌肉接头处的 ACh 浓度，并与非去极化肌松剂竞争性结合受体，因此肌松拮抗药物显然不能逆转去极化药物的 I 相阻滞。事实上，胆碱酯酶抑制剂通过升高神经肌肉接头处 Ach 的浓度、抑制假性胆碱酯酶的水解作用，可延长琥珀胆碱的神经肌肉阻滞时间。因此应用新斯的明逆转琥珀胆碱的神经肌肉阻滞

作用的要求非常严格：即只有在琥珀胆碱产生 II 相神经肌肉阻滞（四个成串刺激衰减），同时循环中琥珀胆碱经过足够长时间，其浓度可忽略不计时，才可应用。

舒更葡糖（Sugammadex）是首个选择性肌松剂结合药。它通过 1∶1 比率与甾体类非去极化成分（维库溴铵、罗库溴铵）形成紧密的复合物，逆转肌松作用。仍在研的神经肌肉阻滞剂，如更他氯铵，为超短效的非去极化阻滞剂。

对外周神经刺激的反应

在第 6 章中，我们探讨了使用外周神经刺激器进行神经肌肉功能监测。一般使用以下 4 种模式的超强方波脉冲进行电刺激：

强直刺激： 通常维持 5 s 的 50 ～ 100 Hz 的持续刺激。

单颤搐刺激： 持续 0.2 ms 的单一脉冲波刺激。

4 个成串刺激： 2 s 内进行由 4 个单刺激（频率 2 Hz）组成的颤搐刺激，每个单刺激持续 0.2 ms。

双重爆发刺激（DBS）： 进行一次成串的间隔 20 ms（50 Hz）的 3 个高频短刺激（0.2 ms），间隔 750 ms 后，再次给予 2 个（$DBS_{3,2}$）或 3 个（$DBS_{3,2}$）高频短刺激。

持续或重复神经刺激后，其诱发的反应可逐渐减小，这种现象被称为衰减，其出现提示非去极化阻滞的发生（图 11-4）或给予琥珀胆碱后出现了 II 相阻滞。衰减可能是非去极化肌松剂的神经肌肉接头前效应：因其通过抑制 Ach 动员，降低了刺激时神经末梢可释放的 Ach 水平。衰减消失时，临床上表现为肌松完全恢复。相较于 4 个成串刺激或重复单个刺激，衰减在持续的强直刺激或双重爆发刺激时更为显著。因此，临床常用持续的强直刺激或双重爆发刺激监测非去极化阻滞的完全消退。

部分非去极化阻滞时，在一次强直刺激后给予一个单颤搐刺激，表现为强直收缩后的单颤搐诱发反应增强，称为**强直后增强**。这一现象可能由于强直刺激后，ACh 动员的短暂增加。

与此相反，琥珀胆碱的 I 相去极化阻滞在强直刺激或 4 个成串刺激时并不出现衰减，也不会诱发强直后增强。然而，长时间的琥珀胆碱暴露，有时会改变阻滞特性，表现为类似于非去极化阻滞（II 相阻滞）的肌松作用。

评价神经肌肉阻滞的新的计量方法（例如加速度法）可测量精确的四个成串刺激，避免了主观影响。加速度法可能会减少意外的术后肌松残余的发生率。

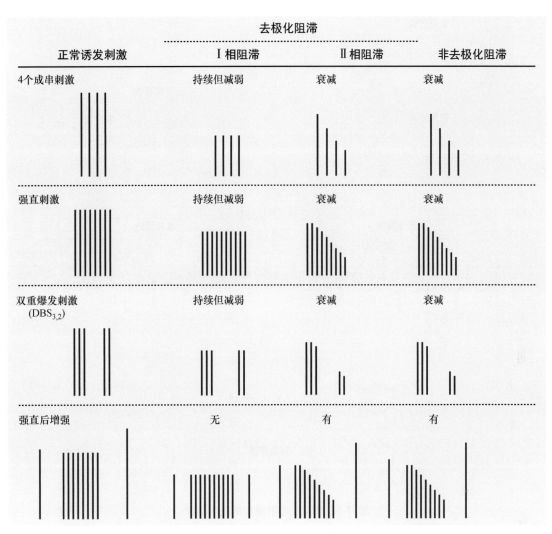

图 11-4　去极化（Ⅰ相和Ⅱ相阻滞）和非去极化阻滞时的诱发刺激

去极化肌松剂

琥珀胆碱

目前，琥珀胆碱是临床上唯一使用的去极化肌松剂。

分子结构

4 琥珀胆碱也叫司可林，由两个乙酰胆碱分子结合而成（图 11-5）。这一结构决定了琥珀胆碱的作用机制、副作用和代谢。

代谢和排泄

由于琥珀胆碱起效快（30 ～ 60 s）、作用时间短（通常短于 10 min），因此仍是临床常用药。相比于其他肌松剂，琥珀胆碱起效快主要因为应用剂量较大；而与所有肌松剂相似，其低脂溶性决定了分布容积小，促进了快速起效。进入循环系统后，大部分琥珀胆碱被假性胆碱酯酶快速高效地分解为琥珀单胆碱，仅有

极少量可到达神经肌肉接头处。随着血浆药物浓度的降低，琥珀胆碱弥散出神经肌肉接头，限制了其阻滞时间。但在给予更高剂量的药物、持续静脉输注或代谢异常时，琥珀胆碱的作用时间延长。代谢异常的原因有低温，假性胆碱酯酶水平低或遗传性的酶缺乏。低温可降低药物的水解速度；妊娠、肝疾病、肾衰竭和特殊药物治疗时可伴有假性胆碱酯酶水平降低（表 11-2）。假性胆碱酯酶水平降低通常仅轻微延长琥珀胆碱的作用时间（2 ～ 20 min）。

拥有正常的和异常（非典型）假性胆碱酯酶基因各一的杂合子患者，阻滞时间轻度延长（20 ～ 30 min）。仅有极少数（1/3000）患者两个基因均异常（非典型纯合子），其合成的酶对琥珀胆碱没有或仅有极低的亲**5** 和性。与假性胆碱酯酶低水平或非典型杂合子的患者所致的阻滞时间延长 2 ～ 3 倍不同，非典型纯合子酶患者在应用琥珀胆碱后会产生很长时间的阻滞（如 4 ～ 8 h）。在已知的异常假性胆碱酯酶基因中，地布卡因抵抗（变异）基因最为常见，其所表达的酶

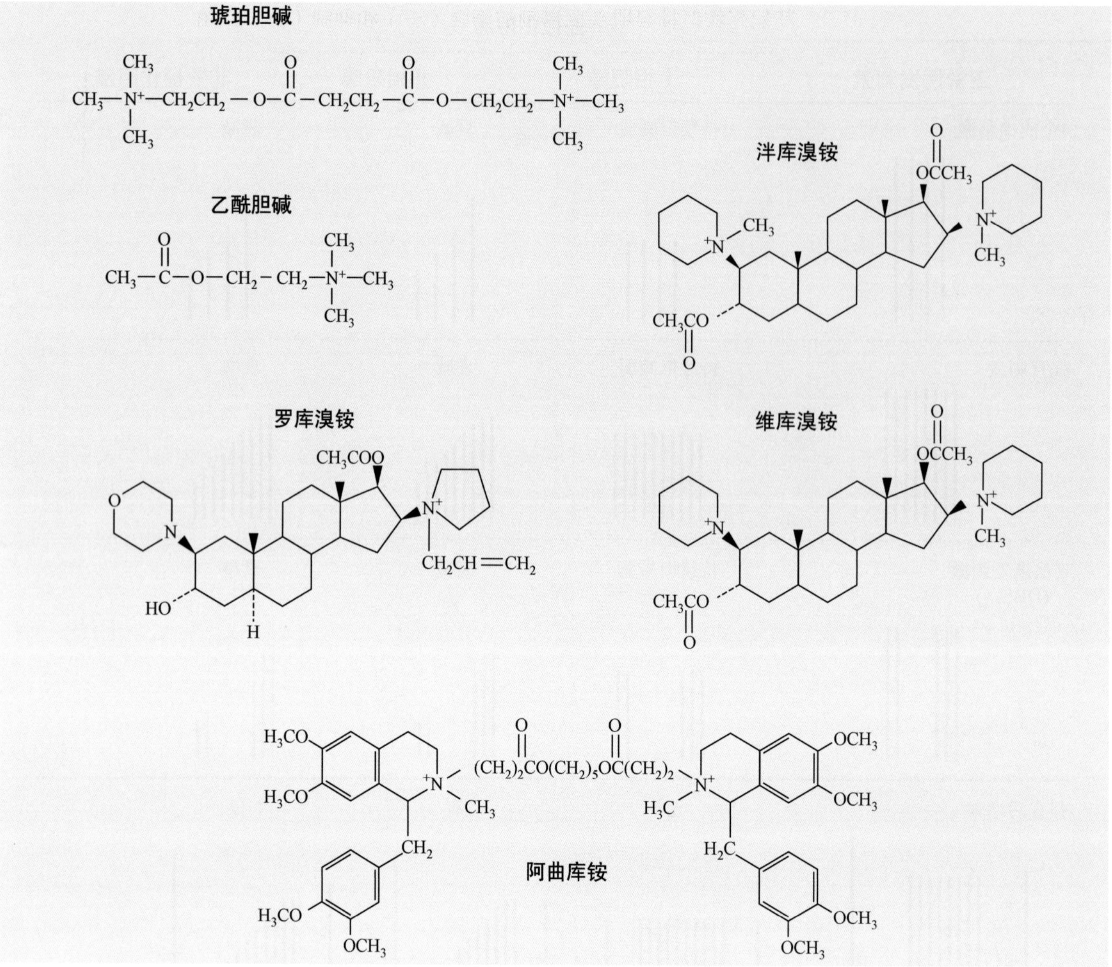

图 11-5 神经肌肉阻滞剂的化学结构

表 11-2 已知可降低假性胆碱酯酶活性的药物

药物	描述
二乙氧膦酰硫胆碱	用于青光眼治疗的有机磷酸酯类
新斯的明，溴吡斯的明	胆碱酯酶抑制剂
苯乙肼	单胺氧化酶抑制剂
环磷酰胺	抗肿瘤药
甲氧氯普胺	止吐／促胃动力药
艾司洛尔	β 受体阻滞剂
泮库溴铵	非去极化肌松剂
口服避孕药	多种药物

对琥珀胆碱的亲和力只有正常的 1/100。其他还包括氟化物抵抗和静止表达（没有活性）基因变异。

地布卡因是一种局麻药，可抑制正常假性胆碱酯酶活性的 80%，但只抑制非典型酶活性的 20%。杂合子患者的血清中，对非典型假性胆碱酯酶的抑制率可达到 40% ～ 60%。假性胆碱酯酶活性抑制的百分比被称为**地布卡因数**。正常假性胆碱酯酶患者的地布卡因的数为 80，最常见纯合子等位基因异常的地布卡因数

为 20。地布卡因数只能衡量假性胆碱酯酶功能，而非数量。因此，假性胆碱酯酶可由实验室检测每升所含的单位数来计量（次要因素）并由地布卡因数评估其质量（主要因素），由此判断其是否充足。**假性胆碱酯酶异常（非典型胆碱酯酶）所致的琥珀胆碱作用时间延长，可通过持续机械通气和镇静进行治疗，直至肌肉功能恢复正常。**

药物的相互作用

肌松剂的作用可受到某些其他药物的影响（表 11-3）。琥珀胆碱有两个药物相互作用需要特别阐述。

A. 胆碱酯酶抑制剂

胆碱酯酶抑制剂虽然可逆转非去极化肌松剂的作用，但通过以下两个机制显著延长了去极化 I 相阻滞时间：通过抑制乙酰胆碱酯酶导致神经末梢乙酰胆碱浓度增加，从而增强了去极化作用；同时通过抑制假性胆碱酯酶减少了琥珀胆碱的水解。如有机磷杀虫剂可导致乙酰胆碱酯酶的不可逆抑制，从而使琥珀胆碱的作用时间延长至 20 ～ 30 min。曾用于青光眼治疗

表 11-3　其他药物对神经肌头阻滞剂的增强（＋）和抑制（－）作用

药物	对去极化阻滞的作用[1]	对非去极化阻滞的作用	备注
抗生素	＋	＋	链霉素，氨基糖苷类，卡那霉素，新霉素，黏菌素，多黏菌素，四环素，林可霉素，克林霉素
抗惊厥药	？	－	苯妥英，卡马西平，扑米酮，丙戊酸钠
抗心律失常药	＋	＋	奎尼丁，钙通道阻滞剂
胆碱酯酶抑制剂	＋	－	新斯的明，溴吡斯的明
丹曲林	？	＋	治疗恶性高热药物（有季氨基团）
吸入麻醉剂	＋	＋	挥发性麻醉剂
氯胺酮	？	＋	
局麻药	＋	＋	只在大剂量时有影响
碳酸锂	＋	？	延长琥珀胆碱的起效和维持时间
硫酸镁	＋	＋	常用于妊娠期先兆子痫或子痫

[1] ？，效果不明

的二乙氧膦酰硫胆碱滴眼液，也可通过同样的机制显著延长琥珀胆碱的作用时间。

B. 非去极化肌松剂

通常，小剂量的非去极化肌松剂可拮抗去极化 I 相阻滞。因其与部分乙酰胆碱受体结合，影响了琥珀胆碱的去极化作用。但在 II 相阻滞时，非去极化肌松剂可以易化琥珀胆碱的作用。

剂量

由于琥珀胆碱作用起效迅速，作用时间短，价格低廉，许多临床医生认为琥珀胆碱仍然是成人常规插管的好选择。通常成人插管，需静脉注射琥珀胆碱 1～1.5 mg/kg；如不进行非去极化肌松剂预注射，小至 0.5 mg/kg 的剂量就可满足插管的需求。短小但对肌松要求高的手术（如耳鼻喉科内镜手术）中，可应用小剂量（5～10 mg）重复追加或持续滴注（1 g 溶解于 500 ml 或 1000 ml 液体，滴定至起效）。使用神经刺激器随时监测肌松程度，防止药物过量并监测 II 相阻滞。中效非去极化肌松剂的使用，减少了琥珀胆碱输注的广泛应用。在美国，琥珀胆碱输注曾是急诊麻醉的主要技术。

由于非脂溶性，琥珀胆碱的分布容积较小。而婴儿和新生儿每千克体重的细胞外容积大于成人，因此小儿所需的千克体重剂量通常大于成人。当小儿**肌注**琥珀胆碱时，高至 4～5 mg/kg 的大剂量也可能产生不完全肌松阻滞。

琥珀胆碱应储存在冰箱内（2～8℃），取出置于室温后应该在 14 天内使用。

副作用和临床应用注意事项

6　鉴于对琥珀胆碱潜在并发症的了解和避免，它是一种相对安全的药物。原则上，琥珀胆碱相对禁忌使用于儿童和青少年常规手术麻醉，因其可导致高血钾、横纹肌溶解和未明确病因心肌病患儿的心脏骤停。许多临床医生也并不使用琥珀胆碱作为成人麻醉的常规用药。但其仍用于快速序贯插管的诱导和短时间的深肌松麻醉，因为尚无可与琥珀胆碱媲美的，兼顾快速起效和作用时间短暂的非去极化肌松剂。

A. 心血管作用

由于肌松剂和 ACh 分子非常相似，它们可同时影响神经肌肉接头外的胆碱能受体也就不足为奇。ACh 分子是所有的副交感神经系统和部分交感神经系统（交感神经节、肾上腺髓质、汗腺）的神经递质。

琥珀胆碱不仅激活神经肌肉接头的烟碱型胆碱能受体，还作用于所有的乙酰胆碱受体。因此，琥珀胆碱的心血管作用非常复杂。作用于副交感和交感神经节的烟碱型胆碱能受体和心脏窦房结的毒蕈碱型胆碱能受体，可以升高或降低血压和心率。小剂量的琥珀胆碱可导致心肌的负性变时和负性肌力作用，但大剂量常增加心率和心肌收缩力，并且增加循环中儿茶酚胺的水平。对于多数患者，这些心血管系统副作用相较于麻醉诱导药物和喉镜检查微不足道。

应用琥珀胆碱后，儿童极易产生严重的心动过缓。在首剂后 3～8 min 给予第二次琥珀胆碱剂量，有时也可诱发成人的心动过缓。一种推测（尚无实证）是琥珀胆碱的代谢产物琥珀酰单胆碱可以增强心脏窦房结毒覃碱型受体对第二剂琥珀胆碱的敏感性，从而导致心动过缓。在儿童第一次和追加剂量前以及成人第二次琥珀胆碱前，应常规预防性静脉给予阿托品（儿童 0.02 mg/kg，成人 0.4 mg）。其他的心律失常也有报道，如结性心动过缓和室性异搏。

B. 肌束震颤

琥珀胆碱开始起效时，通常可见到肌纤维成束收缩的现象称之为肌束震颤。小剂量非去极化肌松剂预注，可预防肌束震颤的发生。因为预注可部分拮抗去极化阻滞作用，所以需增加后续的琥珀胆碱剂量（1.5 mg/kg）。在小儿和老年患者中，通常观察不到肌束震颤。

C. 高钾血症

7 琥珀胆碱诱导去极化时，正常的肌肉释放足量的钾离子，使血清钾升高 0.5 mEq/L。虽然对于血钾正常的患者而言，这一升高无关紧要，但对已存在高钾血症的患者可能致命。对于烧伤、大面积创伤、神经系统疾病以及一些其他疾病的患者，琥珀胆碱所致的血钾升高可能是严重和灾难性的（表 11-4）。高钾血症所致的心脏骤停相对顽固，常规方法难以心肺复苏，需要给予钙剂、胰岛素、葡萄糖、碳酸氢盐、甚至使用心肺转流术以维持循环并降低血清钾离子水平。

去神经支配损伤后（脊髓损伤，大面积烧伤），乙酰胆碱受体的未成熟异构体可在神经肌肉接头内外表达（受体上调）。应用琥珀胆碱时，接头外受体可导致广泛去极化和大量钾离子释放。这一危及生命的钾离子释放并不能被非去极化肌松剂预注所预防。高钾血症风险通常在损伤后 7 ～ 10 天达到高峰，但确切的开始时间和持续时间变化较大；其在脊髓损伤或烧伤后的最初 2 天的风险最小。

表 11-4　琥珀胆碱致高钾血症的易感因素

烧伤
严重创伤
严重的腹腔感染
脊髓损伤
脑炎
卒中
吉兰-巴雷综合征
严重帕金森病
破伤风
身体长期制动
脑动脉瘤破裂
多发性神经病
闭合颅脑外伤
出血性休克伴代谢性酸中毒
肌病（如进行性假肥大性肌营养不良）

D. 肌痛

使用琥珀胆碱的患者术后肌痛的发生率增加。预注非去极化肌松剂能否预防肌痛仍有争议。据报道，应用琥珀胆碱前给予 0.06 ～ 0.1 mg/kg 的罗库溴铵，可以有效地预防肌束震颤的发生并减少术后肌痛。肌束震颤和术后肌痛的发生的相关性也同样存在争议。理论上认为，肌痛是由于药物起效时的肌肉的非同步收缩；琥珀胆碱应用后可检测到肌球蛋白血症和血浆肌酸激酶增加。围术期应用非甾体抗炎药和苯二氮䓬类药物可减少肌痛的发生率及其严重程度。

E. 胃内压增加

腹壁肌肉肌束震颤引起胃内压增加，可以被食管下段括约肌张力增加相抵消。因此，并没有证据显示琥珀胆碱会增加胃食管反流和吸入性肺炎的风险。

F. 眼内压增加

眼外肌和其他的横纹肌不同，其每个细胞上都有多个运动终板。使用琥珀胆碱后，肌膜去极化时间延长伴眼外肌收缩，可导致眼内压短暂升高；理论上这一作用可能眼损伤。但是，尚无琥珀胆碱导致"开放性"眼外伤恶化的证据。非去极化肌松剂预注并不一定能预防眼内压的升高。

G. 咬肌僵直

琥珀胆碱能短暂地增加咬肌张力。因为下颌不够松弛，可能在药物起效时遇到一定程度的张口困难。严重的咬肌张力增加，导致喉镜无法置入是不正常的，通常是恶性高热发生的先兆。

H. 恶性高热

琥珀胆碱是易感人群发生恶性高热的重要诱因，而恶性高热是一种骨骼肌代谢异常增加的疾病（见第 52 章）。虽然神经阻滞剂恶性综合征（neuropleptic malignant syndrome，NMS）的症状和体征与恶性高热相似，但其发病机制完全不同，因此，NMS 患者无需避免琥珀胆碱的使用。

I. 全身肌肉收缩

给予琥珀胆碱后，患有肌强直的患者可能发生肌阵挛。

J. 肌松作用延长

如前文所述，琥珀胆碱对正常假性胆碱酯酶水平降低的患者作用时间比正常延长，而不典型假性胆碱酯酶异常患者的肌松时间显著延长。

K. 颅内压

琥珀胆碱在有些患者中可能引起脑电活动增强、脑血流量轻度增加以及颅内压升高。肌束震颤刺激肌肉的牵张受体，继而增加大脑兴奋性。保持气道通畅并适当过度通气可减轻颅内压升高。预注非去极化肌松剂或插管前 2～3 min 静脉注射利多卡因（1.5～2.0 mg/kg）也可预防颅内压升高。气管内插管所导致的颅内压升高作用要远超琥珀胆碱。因此，对颅内占位性疾病或其他原因所致颅内压升高的患者，琥珀胆碱并非行快速序贯诱导插管的禁用药物。

L. 组胺释放

有些患者使用琥珀胆碱后可见有轻度的组胺释放。

非去极化肌松剂

独特的药理学特性

与去极化肌松剂不同，非去极化肌松剂具有较广的选择范围（表 11-5 和表 11-6）。根据化学结构可分为苄异喹啉类、甾类或其他化合物类。药物的选择通常取决于与其与结构相关的独特药理。但对于多数患者而言，中效肌松剂之间的差别并不重要。甾类化合物具有解迷走作用，但仅有泮库溴铵效果明显，而对维库溴铵和罗库溴铵的临床意义不大。苄异喹啉类化合物易于导致组胺释放。对一种肌松剂过敏常强烈提示对其他肌松剂过敏的可能性，尤其是化学结构相似的同类药物。

A. 适用于插管

至今，没有任何一种非去极化肌松剂可以与琥珀胆碱的起效快和作用时间短相媲美。但加大剂量或预注，可以加快非去极化肌松剂的起效时间。95% 有效剂量（ED_{95}）是药物对 95% 的个体都可产生作用的有效剂量。但对肌松剂而言，ED_{95} 特指可使 50% 的个体产生 95% 的颤搐抑制所需的药物剂量。1～2 倍的 ED_{95} 剂量常被用于诱导完成气管插管。虽然更大的插管剂量可以起效更快，但肌松作用时间也随之延长。舒更葡糖的使用在很大程度上消除了甾类非去极化肌松剂（维库溴铵，见第 12 章）的使用顾虑。

不同的肌群对肌松剂的敏感性不同。如在插管时

表 11-5　非去极化肌松剂的药理学小结

肌松剂	化学结构[1]	代谢	主要排泄	起效[2]	维持[3]	组胺释放[4]	迷走神经阻滞[5]
阿曲库铵	B	+++	不显著	++	++	+	0
顺阿曲库铵	B	+++	不显著	++	++	0	0
泮库溴铵	S	+	肾	++	+++	0	++
维库溴铵	S	+	胆汁	++	++	0	0
罗库溴铵	S	不显著	胆汁	+++	++	0	+
更他氯铵	C	+++	不显著	+++	+	+	0

[1] B，苄异喹啉类；S，甾类；C，氯延胡索酸盐。
[2] 起效：+，慢；++，中等；+++，快。
[3] 维持：+，短；++，中等；+++，长。
[4] 组胺释放：0，无；+，轻微；++，中等；+++，明显。
[5] 迷走神经阻滞：0，无；+，轻微；++，中等

表 11-6　非去极化肌松剂的临床特征

药物	N_2O/O_2/ 静脉麻醉时拇内收肌的 ED_{95} 剂量（mg/kg）	插管剂量（mg/kg）	插管剂量的起效时间（min）	插管剂量的维持时间（min）	单次给予维持剂量	持续输注的维持时间 [mg/（kg·min）]
琥珀胆碱	0.5	1.0	0.5	5～10	0.15	2～15 mg/min
更他氯铵[1]	0.19	0.2	1～2	4～10	N/A	—
罗库溴铵	0.3	0.8	1.5	35～75	0.15	9～12
米库氯铵	0.08	0.2	2.5～3	15～20	0.05	9～12
阿曲库铵	0.2	0.5	2.5～3.0	30～45	0.1	5～12
顺阿曲库铵	0.05	0.2	2.0～3.0	40～75	0.02	1～2
维库溴铵	0.05	0.12	2.0～3.0	45～90	0.01	1～2
泮库溴铵	0.07	0.12	2.0～3.0	60～120	0.01	—

[1] 尚未在美国上市

必须松弛的喉肌的肌松恢复，就比常用于外周神经刺激器监测的拇内收肌的肌松恢复快。

B. 适用于预防肌纤维的成束收缩

在琥珀胆碱前 5 min 给予 10% ～ 15% 插管剂量的非去极化肌松剂，可以预防琥珀胆碱引起的肌束震颤和肌痛。同样，在插管前几分钟先给小剂量的非去极化肌松剂预充（总剂量的 10%），再给予剩下的 90% 药物，可以提前达到插管条件。但应注意，预充或去肌束震颤剂量的非去极化肌松剂偶尔会诱发吞咽困难、复视和患者痛苦。

C. 肌松维持

气管插管后需继续维持肌肉松弛，以满足手术（如腹部手术）需求，适当降低麻醉深度，以及允许控制通气。患者对肌松剂的反应存在很大个体差异。应用神经刺激器监测神经肌肉功能可预防肌松剂的过量或不足，并减少恢复室发生的严重残留肌松作用的可能性。无论间断给药还是持续输注（表 11-6），都需要在神经刺激器**和**临床表现（如自主呼吸或肢体活动）的提示下给予维持剂量。某些情况下，由于不同肌群对肌松剂的敏感性不同还有神经刺激器的技术问题，临床表现可能早于神经刺激时肌肉颤搐的恢复。如果患者在麻醉结束后恢复自主呼吸，则每次给予维持剂量之前都须部分神经肌肉传导的恢复。持续输注维持肌松时，应调节输注速度使其将肌松程度维持在恰好或略高于部分神经肌肉传导恢复的状态，以此监测药物效应。

D. 吸入麻醉剂的增效作用

挥发性麻醉药至少可减少 15% 非去极化肌松剂的剂量需要。这种突触后增强效应的实际程度与吸入麻醉剂的种类相关（地氟烷＞七氟烷＞异氟烷＞氟烷＞氧化亚氮／氧气／麻醉性镇痛药＞全凭静脉麻醉）

E. 其他非去极化肌松剂的增效作用

不同类型非去极化肌松剂的联合使用（如甾类和苄异喹啉类），有时可产生大于相加或协同作用的肌肉松弛。

F. 自主神经系统副作用

临床剂量范围内，非去极化肌松剂对烟碱型和毒蕈碱型胆碱能受体的相对作用不同。过去使用的肌松剂（如简箭毒碱）能够阻断自主神经节，削弱了交感神经系统在低血压和其他术中应激时诱导的心率增快和心肌收缩力增强的能力。与此相反，泮库溴铵能够阻断窦房结内的迷走神经毒蕈碱型受体，导致心动过速。所有新的非去极化肌松剂，包括阿曲库铵，顺阿曲库铵、米库氯铵、维库溴铵和罗库溴铵，在推荐剂量范围内都不产生显著的自主神经作用。

G. 组胺释放

从肥大细胞释放的组胺可以导致支气管痉挛、皮肤潮红和外周血管扩张引起的低血压。阿曲库铵和米库氯铵，尤其较高剂量时可能诱发组胺释放。缓慢静注，以及预先给予 H_1 和 H_2 受体阻滞剂抗组胺处理可减轻这些副作用。

H. 肝清除

只有泮库溴铵、维库溴铵和罗库溴铵在一定程度上经肝代谢。其活性代谢产物可产生临床效应。维库溴铵和罗库溴铵主要依赖胆汁排泄。临床上，肝衰竭会延长阻滞时间。阿曲库铵、顺阿曲库铵和米库氯铵虽然被广泛代谢，但都依赖于肝外代谢机制。严重的肝疾病不会显著影响阿曲库铵和顺阿曲库铵的清除，但是假性胆碱酯酶水平的相对降低可能减慢米库氯铵的代谢。

I. 肾排泄

8 泮库溴铵、维库溴铵和罗库溴铵均部分经肾排泄。泮库溴铵和维库溴铵在肾衰竭患者的作用时间显著延长。阿曲库铵、顺阿曲库铵的消除不受肾功能影响。而罗库溴铵和米库氯铵的作用时间并不受肾功能障碍的影响。

一般的药理学特性

某些因素影响所有的非去极化肌松剂的作用。

A. 温度

低体温因为会降低肌松剂（如米库氯铵、阿曲库铵和顺阿曲库铵）的代谢，并减慢药物（如泮库溴铵和维库溴铵）的排泄，所以会延长阻滞时间。

B. 酸-碱平衡

呼吸性酸中毒对绝大多数非去极化肌松剂的作用，都是增强阻滞作用，拮抗逆转效应。这将影响术后低通气患者神经肌肉传导功能的完全恢复。其他酸碱平衡的改变对神经肌肉传导功能的影响并不一致，可能与细胞内外 pH 值、电解质浓度或者药物结构的不同（如单个四价和两个四价的，甾类和异喹啉类的不同）等共存因素相关。

C. 电解质紊乱

低钾血症和低钙血症都会增强非去极化阻滞作用。但高钙血症患者对非去极化肌松剂的反应无法预知。应用硫酸镁治疗的先兆子痫患者（或在手术室内静脉给予镁剂后）可能会出现高镁血症，因镁离子在运动终板可竞争钙离子通道，会增强非去极化阻滞效果。

D. 年龄

由于神经肌肉接头发育不成熟，新生儿对非去极化肌松剂敏感性增高（表 11-7）。但新生儿的肌松剂用量无需减少，因其细胞外容积较大，药物的分布容积增加。

E. 药物相互作用

如前所述，许多药物可增强非去极化阻滞效果（见表 11-3）。它们有多个作用位点：神经肌肉接头前结构、接头后胆碱能受体和肌细胞膜。

F. 并存疾病

并存的神经或者肌肉疾病会显著影响个体对肌松剂的反应（表 11-8）。硬化性肝病和慢性肾衰竭经常导致分布容积增加，以及水溶性药物（如肌松剂）的血浆浓度降低。另一方面，经肝肾排泄药物的清除时间延长（表 11-7）。因此，对于这些疾病的患者，应根据药物特性选择较大的初始剂量（负荷剂量），而减少维持剂量。

表 11-7　特殊人群的用药注意事项

儿童	琥珀胆碱：不应常规应用 非去极化肌松剂：起效更快 维库溴铵：在新生儿作用时间延长
老年	清除率下降：除顺阿曲库铵外，其余药物作用时间延长
肥胖	剂量比瘦体重计算的值多 20%；起效时间不变 除顺阿曲库铵外，作用时间延长
肝疾病	分布容积增加 泮库溴铵和维库溴铵：经肝代谢和胆汁排泄，因此清除时间延长 顺阿曲库铵：无变化 假性胆碱酯酶降低：严重者应用琥珀胆碱时，作用时间延长
肾衰竭	维库溴铵：作用时间延长 罗库溴铵：相对不变 顺阿曲库铵：最安全的选择
重症患者	肌病，多发性神经病变，烟碱型乙酰胆碱能受体上调

表 11-8　引起肌松剂反应改变的疾病

疾病	对去极化肌松剂的反应	对非去极化肌松剂的反应
肌萎缩性脊髓侧索硬化症	挛缩 / 高钾血症	超敏反应
自身免疫病（系统性红斑狼疮、多发性肌炎、皮肌炎）	超敏反应	超敏反应
烧伤	高钾血症	抵抗
脑性瘫痪	轻度高钾	抵抗
家族周期性瘫痪（高钾）	肌强直和高钾血症	超敏反应？
吉兰-巴雷综合征	高钾血症	超敏反应
偏瘫	高钾血症	患侧抵抗
肌肉去神经（外周神经损伤）	高钾血症和挛缩	正常或抵抗
肌营养障碍（Duchenne 型）	高钾血症和恶性高热	超敏反应
重症肌无力	抵抗	超敏反应
肌无力综合征	超敏反应	超敏反应
肌强直	全身肌肉收缩	正常或超敏反应
重症慢性感染（破伤风、肉毒中毒）	高钾血症	抵抗

G. 肌群

不同肌群之间肌松剂起效时间和阻滞强度不同。这可能是由于肌肉的血流供应、距循环中心的距离或者肌纤维类型的差异所致。此外，肌群对于不同的肌肉松弛剂的敏感性也不尽相同。总体而言，膈肌、颌肌、喉肌和面部肌肉（眼轮匝肌）对肌松剂的反应和恢复速度要快于拇内收肌。虽然这是一个幸运的安全装置，但在拇内收肌完全麻痹时，持续的膈肌收缩可能干扰临床工作。就像喉镜时常见的那样，声门肌肉组织也不易被肌松剂松弛；能使喉肌产生 95% 颤搐抑制的肌松剂剂量几乎两倍于拇内收肌。良好的插管条件通常与可见的眼轮匝肌颤搐反应消失相关。

鉴于肌松剂持续时间和作用强度的影响因素诸多，因此明显应该监测患者个体对肌松剂的反应。推荐剂量（包括本章中的推荐剂量）都应被看做是需要根据患者个体进行调整的用药指南。临床实践中，常会遇见对非去极化肌松剂敏感性的巨大差异。

阿曲库铵

物理结构

与所有的肌松剂一样，阿曲库铵是一个四价化合物；但苄异喹啉结构决定了其独特的降解方式。阿曲库铵是由 10 种立体异构体组成的混合物。

代谢和排泄

阿曲库铵的药代动力学不依赖于肝肾功能，可被广泛水解；仅有不到 10% 的药物以原型形式经由肾和胆汁途径排出。其代谢具体有两条独立途径完成：

A. 酯酶水解

该作用由非特异性的酯酶催化，但不经乙酰胆碱酯酶或假性胆碱酯酶降解。

B. 霍夫曼消除

是一种在生理 pH 值和温度下，发生的自发的非酶性的化学分解作用。

剂量

插管剂量为 0.5 mg/kg 静脉注射。如果是用于琥珀胆碱后术中维持，则起始剂量为 0.25 mg/kg，随后 0.1 mg/kg 每 10 ~ 20 min。也可以 5 ~ 10 μg/（kg·min）的速度持续输注可以有效地代替间断单次给药。

虽然年龄对阿曲库铵剂量的影响并不显著，但其对婴幼儿的作用时间短于成人。

阿曲库铵的剂型是 10 mg/ml 的溶液；须储存于 2 ~ 8℃，如储存于室温下，须于 14 天内使用以保证效能。因为阿曲库铵暴露于室温时，每月效能将丧失 5% ~ 10%。

副作用和临床注意事项

阿曲库铵可触发剂量依赖性的组胺释放，尤其是剂量超过 0.5 mg/kg 时。

A. 低血压和心动过速

除非剂量超过 0.5 mg/kg，阿曲库铵的心血管副作用比较少见。但阿曲库铵也可导致一过性的全身性血管阻力下降和心指数增加，并且这一过程与组胺释放无关。缓慢注射可以减少这种副作用的发生。

B. 支气管痉挛

哮喘患者应当避免使用阿曲库铵。但阿曲库铵诱发的严重支气管痉挛也可偶见于无哮喘病史的患者。

C. N- 甲基四氢罂粟碱毒性

N- 甲基四氢罂粟碱是阿曲库铵经霍夫曼降解所产生的一种叔胺，可增加中枢神经系统的兴奋性，导致

吸入麻醉药的 MAC 值增高甚至诱发癫痫发作。但是，除非患者使用了极大剂量或者患有肝衰竭，否则不用顾虑这一并发症的发生。N- 甲基四氢罂粟碱经肝代谢，并经尿和胆汁排出。

D. 温度和 pH 敏感性

由于独特的代谢方式，哪怕轻度的酸中毒和低温都可显著延长阿曲库铵的作用时间。

E. 化学配伍禁忌

如果注射阿曲库铵的静脉通路中含有碱性溶液（如硫喷妥钠），将会导致其以自由酸的形式沉淀。

F. 过敏反应

阿曲库铵导致的过敏反应少有报道，但其机制可能包括直接的免疫原性和丙烯酸盐介导的免疫激活。据报道，IgE 介导的抗体反应可直接作用于替代铵复合物（包括肌松剂）。作为阿曲库铵的代谢产物和某些渗透膜的结构成分，丙烯酸盐介导的过敏反应也可见于血透患者中。

顺阿曲库铵

物理结构

顺阿曲库铵是阿曲库铵的立体异构体，其作用比阿曲库铵强 4 倍。阿曲库铵中本身也包含约 15% 的顺阿曲库铵。

代谢和排泄

10 与阿曲库铵相同，顺阿曲库铵也在生理 pH 值和体温下通过非器官依赖性的霍夫曼降解在血浆中消除。其代谢产物（单四价丙烯酸盐和 N- 甲基四氢罂粟碱）没有神经肌肉阻滞作用。比阿曲库铵相比，顺阿曲库铵的作用强度更强，产生相同阻滞强度和时间时所需剂量更小，所以其代谢产物 N- 甲基四氢罂粟碱的产量也明显降低。顺阿曲库铵的代谢和清除都不依赖于肝肾功能。年龄虽然会导致药代动力学的细微变化，但并不影响顺阿曲库铵的临床作用时间。

剂量

0.1 ~ 0.15 mg/kg（2 min 内静注）的顺阿曲库铵即可提供良好的插管条件，产生中等作用时间的肌肉松弛。常用静脉输注速度为 1.0 ~ 2.0 μg/（kg·min）。可见，顺阿曲库铵的作用强于阿曲库铵。

顺阿曲库铵应当在冰箱内保存（2 ~ 8℃），从冰

箱内取出暴露于室温后必须在 21 天内使用。

副作用和临床注意事项

与阿曲库铵不同，顺阿曲库铵不会导致持续、剂量依赖性的血浆组胺水平升高。即使是 8 倍的 ED_{95} 剂量，顺阿曲库铵也不影响心率和血压，不产生自主神经系统作用。

在 N- 甲基四氢罂粟碱的产生、pH 值和温度敏感性以及化学配伍方面的特性与阿曲库铵相同。

米库氯铵

米库氯铵是一种短效、苄基异喹啉类的非去极化肌松剂。在退出数年后，米库氯铵近期重新回到了北美市场。

代谢和排泄

米库氯铵和琥珀胆碱一样，经假胆碱酯酶代谢。因此应用米库氯铵后，假胆碱酯酶水平或活性降低的患者的神经肌肉阻滞时间可能延长。但是，和其他去极化肌松剂一样，胆碱酯酶抑制剂可以拮抗米库氯铵的神经肌肉阻滞作用。依酚氯铵与新斯的明相比，对米库氯铵的拮抗作用更强，因为新斯的明会抑制血浆胆碱酯酶活性。

剂量

常用插管剂量为 $0.15 \sim 0.2$ mg/kg。

副作用和临床注意事项

米库氯铵可在使用后 $2 \sim 3$ min 诱发组胺释放，其程度与阿曲库铵类似，但作用时间相对较短（$20 \sim 30$ min）。

泮库溴铵

物理结构

含有两个被修饰的乙酰胆碱分子的甾体环构成了泮库溴铵（双四价肌松剂）。就像所有的甾基肌松剂一样，作为支柱的甾体环隔开了 2 个四价氨基酸。泮库溴铵上被修饰的乙酰胆碱分子可以结合烟碱型乙酰胆碱受体，但无法使通道开放。

代谢和排泄

泮库溴铵在一定程度上经过肝胆（去乙酰化）代谢，其代谢产物有部分神经肌肉传导阻滞活性。而泮库溴铵的排泄则主要通过肾（40%），少量通过胆汁（10%）。因此，肾衰竭患者的泮库溴铵消除减慢，伴有阻滞时间的延长。肝硬化患者因分布容积的增加，可能需要提高初始剂量；又因血浆清除率的下降，而需要降低维持剂量。

剂量

$0.08 \sim 0.12$ mg/kg 的泮库溴铵可在 $2 \sim 3$ min 内提供满意的插管条件。用于维持术中肌松时，起始剂量为 0.04 mg/kg，维持剂量为每 $20 \sim 40$ min 追加 0.01 mg/kg。儿童对泮库溴铵的剂量需要相对较大。

泮库溴铵的剂型是 1 mg/ml 或 2 mg/ml 的溶液，储存于 $2 \sim 8$℃，但在正常室温下可保持稳定达 6 个月。

副作用和临床注意事项

A. 高血压和心动过速

⑪ 迷走神经阻滞和交感神经刺激共同导致了这些心血管效应。其中，心动过速是由于神经节的刺激，肾上腺素能神经末梢儿茶酚胺的释放，以及儿茶酚胺再摄取的减少联合作用。需要特别注意的是，对于某些心脏耐受功能降低的患者（如冠状动脉疾病，肥厚型心肌病和主动脉狭窄），大剂量泮库溴铵所致的心率增加可能导致严重不良后果，需要谨慎使用。

B. 心律失常

房室传导加快和儿茶酚胺释放还会增加易感个体的室性心律失常的发生率。联合应用泮库溴铵、三环类抗抑郁药和氟烷时，心律失常的发生率尤为增高。

C. 过敏反应

对溴化物超敏的患者可能对泮库溴铵（溴化双哌雄双酯）过敏。

维库溴铵

物理结构

与泮库溴铵相比，维库溴铵在结构上减少了一个四价甲基，是单四价肌松剂。这个微小的结构变化在不影响其作用强度的基础上，有效减轻了副作用。

代谢和排泄

维库溴铵只有小部分由肝代谢；主要依靠胆汁排泄，其次是经肾排泄（25%）。虽然维库溴铵可安全地用于肾衰竭患者，但其作用时间会稍微延长。与泮库溴铵相比，维库溴铵的消除半衰期更短、清除速率更快，所以作用时间也较短。ICU 患者长期应用维库溴铵时，会导致神经肌肉传导阻滞时间延长，甚至长达数天，其可能原因是 3- 羟基活性代谢产物的蓄积、药物清除率的改变或者引起了多发性神经病。危险因素包括女性、肾衰竭、长期或高剂量的氢化可的松治疗以及败血症。因此，这些高危患者应用维库溴铵时必须进行严密的监测并小心滴定剂量。长期应用肌肉松弛剂，及其导致的突触后烟碱型乙酰胆碱受体长期无法结合 ACh，可能会模拟慢性的去神经支配状态，并导致长期受体功能异常和无力。长期应用后，非去极化肌肉松弛剂还可诱发耐受。所以最好避免 ICU 患者不必要的肌松药物使用。

剂量

维库溴铵和泮库溴铵效能相当，插管剂量也是 $0.08 \sim 0.12$ mg/kg。用于术中维持时，起始剂量为 0.04 mg/kg，然后每 $15 \sim 20$ min 给予 0.01 mg/kg；或者以 $1 \sim 2$ μg/（kg·min）的速度输注也可维持良好的肌松。

年龄虽然不影响维库溴铵的起始剂量，但新生儿和婴儿所需追加剂量的次数相对较少。与男性相比，女性对维库溴铵（以及泮库溴铵和罗库溴铵）的敏感性增加了约 30%，表现为神经肌肉阻滞的程度增加、作用时间延长。该现象可能与性别导致的脂肪肌肉组织的质量和分布容积差异相关。由于肝血流或肝摄取的改变，产后患者的维库溴铵作用时间可进一步延长。

副作用和临床注意事项

A. 心血管系统

即使剂量高达 0.28 mg/kg，维库溴铵也并不引起显著的心血管系统作用。但在某些患者中，有时维库溴铵可增强阿片类药物诱发的心动过缓。

B. 肝衰竭

虽然依赖于胆汁排泄，但维库溴铵对肝硬化患者的作用时间通常并不延长，除非其剂量过大（ > 0.15 mg/kg ）。肝移植手术的无肝期时，需减少维库溴铵的用量。

▎罗库溴铵

物理结构

同为单四价甾类的肌肉松弛剂，罗库溴铵是维库溴铵的异构体，但设计的结构起效速度较快。

代谢和排泄

罗库溴铵在体内不经代谢，直接以原型主要经肝脏排泄，也有少量经肾清除。其作用时间不受肾疾病影响，但可因严重的肝衰竭和妊娠而轻度延长。由于罗库溴铵没有活性代谢产物，所以在 ICU 需要长期输注时罗库溴铵是比维库溴铵更好的肌松药物选择。老年患者因肝质量下降，可出现罗库溴铵作用时间的延长。

剂量

罗库溴铵比大多数的其他甾类肌松剂作用强度弱（效能似乎与起效时间相反）。插管剂量为 $0.45 \sim 0.9$ mg/kg 静注，维持剂量为 0.15 mg/kg 每次。肌内注射罗库溴铵（婴儿 1 mg/kg，儿童 2 mg/kg）$3 \sim 6$ min（三角肌注射比股四头肌注射起效更快）后，就可诱导充分的声带麻痹和膈肌松弛，满足插管需求。罗库溴铵的输注维持剂量为 $5 \sim 12$ μg/（kg·min）。老年患者中，罗库溴铵可能导致作用时间的意外延长；而对于晚期肝疾病的患者，由于分布容积的增加，罗库溴铵的初始剂量需适当增加。

副作用和注意事项

$0.9 \sim 1.2$ mg/kg 的罗库溴铵的起效时间非常接近琥珀胆碱（ $60 \sim 90$ s ），成为快速序贯诱导插管的合适替代药物，但需付出作用时间也相应延长的代价。这一中度作用时间，与维库溴铵或阿曲库铵相似。舒更葡糖可快速逆转罗库溴铵诱导的深度神经肌肉阻滞。

给予琥珀胆碱前，0.1 mg/kg 的罗库溴铵是一种快速（ 90 s ）、有效的预箭毒化药物，可减少肌束震颤和术后肌痛，还有轻微的解迷走神经的作用。

▎新型肌松剂

更他氯铵（gantacurium）属于氯化延胡索酸盐的一类新的非去极化肌松剂。临床前实验中，更他氯铵具有超短效作用时间，与琥珀胆碱类似。药代动力学显示，它主要通过两种化学机制进行非酶降解：快速形成失活的半胱氨酸内收物，或酯水解。0.2 mg/kg（ED_{95}）的更他氯铵，可在约 $1 \sim 2$ min 内起效，维持时间与琥珀胆碱相似，为 $5 \sim 10$ min 不等。依酚氯铵或外源性半胱氨酸可加速更他氯铵的恢复。3 倍 ED_{95} 剂量时，可引起心血管效应，可能与导致组胺释放有关。

CW002 是另一种在研究中的非去极化肌松剂。它是苯甲基异喹啉反丁烯二酸二酯复合物，作用时间中效，消除与代谢方式与更他氯铵相似。

病例讨论

全麻后恢复延迟

72 岁老年男性患者在全麻下接受机器人辅助腹腔镜前列腺切除术。手术结束 **20 min** 后，患者仍然保留气管插管，没有任何自主呼吸或意识恢复的迹象。

对于该患者的情况，你的主要解决思路是什么？

复杂临床问题的解决线索，通常基于对相关疾病和手术史、用药史、体格检查以及实验室检查结果的细致回顾。在该病例中，还应当考虑围术期麻醉管理。

哪些疾病会使患者易于发生苏醒延迟或者肌松作用延长？

慢性高血压改变了脑血流的自主调节能力，降低了脑对一过性低血压的耐受性。肝疾病减少经肝的药物代谢和胆汁的分泌，导致药物作用时间延长。血浆白蛋白水平降低可使游离的药物（活性药物）增加。肝性脑病可以改变患者意识。肾疾病减少许多药物的经肾排泄。尿毒症也能影响患者的意识。糖尿病患者易发生低血糖和高渗性高血糖性非酮症性昏迷。脑卒中病史和有症状的颈动脉杂音增加了术中脑血管意外的风险。右向左分流，尤其在先天性心脏病的儿童中，可使气栓直接经过静脉循环到达体动脉循环（可能是脑）。反常气栓可以导致永久性脑损害。严重的甲状腺功能低下可导致药物代谢受损以及罕见的黏液水肿性昏迷。

平稳的全麻过程是否会减少该患者的鉴别诊断？

如果应用了琥珀胆碱，那么之前顺利的全麻就可以排除遗传的非典型性假性胆碱酯酶异常。正常假性胆碱酯酶水平的降低并不会导致术后呼吸暂停，除非手术时间过短。虽然苏醒延迟不是恶性高热的典型表现，但是恶性高热的患者长时间的嗜睡并不少见，所以麻醉过程顺利不能排除

恶性高热。对麻醉剂异常敏感的患者（如老年患者）可能有麻醉后苏醒延迟的病史。

患者在家中服用的药物如何影响全麻后苏醒？

减少最低肺泡有效浓度的药物（如甲基多巴），可使患者易于麻醉药过量。急性酒精中毒可减少巴比妥类药物的代谢，而且本身可作为独立镇静剂发挥作用。减少肝血流的药物，如西咪替丁（甲氰咪胍），将会限制肝的药物代谢。抗帕金森病的药物和三环类抗抑郁药都有抗胆碱副作用，能够增强东莨菪碱的镇静作用。长效镇静剂（如苯二氮䓬类药），可以延迟麻醉后的苏醒。

麻醉技术会影响患者苏醒吗？

术前用药可以影响麻醉后的苏醒，尤其是阿片和苯二氮䓬类的药物。

术中过度通气是术后呼吸暂停一个常见原因。挥发性麻醉剂和阿片类药物提高了自主呼吸停止时 $PaCO_2$ 水平，即呼吸暂停的阈值，而术后需要一定的适度低通气以刺激呼吸中枢。术中严重的低血压或高血压可导致脑缺氧和脑水肿。

低温可降低 MAC 值，对抗肌松的逆转作用，并且使药物代谢受限。动脉血低氧或者严重的高碳酸血症（$PaCO_2 > 70$ mmHg）可以改变患者意识。

一些手术操作，如颈动脉内膜切除术、体外循环以及颅内手术，都会增加术后神经功能障碍的发生率。严重凝血机制障碍的患者可发生硬膜下血肿。经尿道前列腺切除术患者还可因大量吸收冲洗液诱发稀释致低钠血症，出现意识障碍。

体格检查可以提供何种线索？

瞳孔大小并不总是反映中枢神经系统功能的可靠指标。但是，在没有抗胆碱药或者神经节阻滞药时，固定散大的瞳孔可能是不祥之兆。对用力推下颌等物理刺激的反应可以区分嗜睡和麻痹。外周神经刺激也能区分麻痹和昏迷。

需要哪些特殊的实验室检查？

动脉血气、血糖和血清电解质分析可能会有助于诊断。如果患者持续没有反应，则最好行 CT 扫描。呼吸气体检测发现麻醉药物浓度，以及脑电监测分析都有助于判断患者是否还处于麻醉状态。EEG 的慢波可以提示麻醉状态或脑部疾病。基于脑电信号的意识状态监测也可应用，如双频

谱指数降低可能由于麻醉药对脑电的抑制作用，也可能源于缺血性脑损伤。

应该考虑哪些治疗性干预？

应给予无反应的患者持续的机械通气。根据麻醉后苏醒延迟的原因，可考虑药物选用纳洛酮、氟马西尼和毒扁豆碱治疗，但要确定抑制和逆转药物作用是安全和值得的。

（钟海星　译　聂煌　审校）

推荐阅读

Brull SJ, Kopman AF. Current status of neuromuscular reversal and monitoring: Challenges and opportunities. *Anesthesiology*. 2017;126:173.

deBacker J, Hart N, Fan E. Neuromuscular blockade in the 21st century management of the critically ill patient. *Chest*. 2017;151:697.

Heerdt PM, Sunaga H, Savarese JJ. Novel neuromuscular blocking drugs and antagonists. *Curr Opin Anaesthesiol*. 2015;28:403.

Madsen MV, Staehr-Rye AK, Gätke MR, Claudius C. Neuromuscular blockade for optimising surgical conditions during abdominal and gynaecological surgery: A systematic review. *Acta Anaesthesiol Scand*. 2015;59:1.

Schreiber JU. Management of neuromuscular blockade in ambulatory patients. *Curr Opin Anaesthesiol*. 2014;27:583.

Tran DT, Newton EK, Mount VA, et al. Rocuronium versus succinylcholine for rapid sequence induction intubation. *Cochrane Database Syst Rev*. 2015;(10):CD002788.

第 12 章　胆碱酯酶抑制剂和其他神经肌肉阻滞剂的拮抗药物

要　点

1. 胆碱酯酶抑制剂临床主要用做拮抗非去极化神经肌肉阻滞剂。

2. 乙酰胆碱是整个副交感神经系统（副交感神经节和效应细胞）、部分交感神经系统（交感神经节、肾上腺髓质和汗腺）、中枢神经系统的部分神经元和支配骨骼肌的躯体神经的神经递质。

3. 当非去极化肌松剂与乙酰胆碱竞争性结合烟碱型胆碱能受体时，神经肌肉传递被阻滞。而胆碱酯酶抑制剂可通过间接增加乙酰胆碱水平，增强与非去极化药物竞争受体的能力，重建神经肌肉间的信号传递。

4. 乙酰胆碱酯酶抑制剂可延长琥珀胆碱的去极化阻滞时间。

5. 任何肝肾功能不全造成的非去极化肌松剂作用时间的延长，均可伴有胆碱酯酶抑制剂作用时间的延长。

6. 完全逆转非去极化阻滞所需的时间取决于以下因素，包括所用胆碱酯酶抑制剂的种类和剂量，需要拮抗的肌松剂的种类，及其拮抗前神经肌肉阻滞的程度。

7. 应在接受非去极化肌松剂的患者中常规应用拮抗药物，除非可以证实肌松已完全恢复，或准备术后保留气管插管并进行持续机械通气。

8. 应用一些评估神经肌肉阻滞恢复的新计量方法（如加速度法），可进一步减少未察觉的术后肌松残余发生率。

9. 舒更葡糖通过与甾类神经肌肉阻滞剂形成 1 : 1 紧密结合而发挥肌松拮抗作用。

10. 半胱氨酸通过代谢性降解和加成化合物形成使更他氯铵失活。

神经肌肉阻滞剂的不完全逆转和术后药物残留导致的肌肉麻痹都与术后并发症密切相关。因此，对应用过肌松剂的患者，强烈推荐仔细评估神经肌肉阻滞**1**程度，并适当应用药物拮抗。胆碱酯酶抑制剂临床主要用做拮抗非去极化神经肌肉阻滞剂。其中一些药物也可用于重症肌无力的诊断和治疗。最近，一些可以强效、特异性拮抗某些肌松剂的新药物，如环糊精和半胱氨酸正在进行临床应用和观察。本章回顾了胆碱能的药理学以及乙酰胆碱酯酶抑制剂的作用机制，并介绍了常用胆碱酯酶抑制剂的临床药理学，包括新斯的明（neostigmine）、依酚氯铵（edrophonium）、溴吡斯的明（pyridostigmine）和毒扁豆碱（physostigmine）。最后简要描述并总结了一些新拮抗剂的作用机制。

胆碱能药理学

胆碱能（cholinergic）是指神经递质乙酰胆碱的作用。乙酰胆碱是由神经末梢中的胆碱乙酰转移酶催化乙酰辅酶 A 和胆碱反应所合成的（图 12-1）。乙酰胆碱释放后，迅速被乙酰胆碱酯酶（真正的胆碱酯酶）水解为乙酸和胆碱。

2乙酰胆碱是整个副交感神经系统（副交感神经节和效应细胞）、部分交感神经系统（交感神经节、肾上腺髓质和汗腺）、中枢神经系统的部分神经元和支配骨骼肌的躯体神经的神经递质（图 12-2）。

根据对毒蕈碱和烟碱的反应，胆碱能受体可以分为两大类（图 12-3）。烟碱（nicotine）可激动自主神经节和骨骼肌上的烟碱受体，而毒蕈碱（muscarine）可激动支气管平滑肌、唾液腺和窦房结等终末器官效

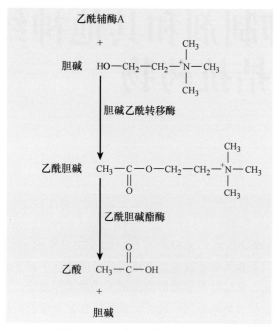

图 12-1　乙酰胆碱的合成与水解

应细胞上的毒蕈碱受体；中枢神经系统中同时具有烟碱受体和毒蕈碱受体。肌松剂（或神经肌肉阻滞剂）可阻滞烟碱受体，而抗胆碱药物（如阿托品）可阻滞毒蕈碱受体。虽然对一些激动剂（如烟碱、毒蕈碱）和拮抗剂（如维库溴铵、阿托品）的反应不同，但烟碱受体和毒蕈碱受体对乙酰胆碱的反应相同（表12-1）。临床应用的胆碱能激动剂可以不被胆碱酯酶所水解。其中，醋甲胆碱（methacholine）和氯贝胆碱（bethanechol）主要激动毒蕈碱受体，而卡巴胆碱（carbachol）可同时激活毒蕈碱和烟碱受体。吸入醋甲胆碱已经用于哮喘的激发试验，氯贝胆碱曾用于治疗膀胱弛缓，而卡巴胆碱可作为开角型青光眼的局部用药。

拮抗神经肌肉阻滞时，主要目标是使烟碱型受体的传递最大化，而将毒蕈碱的副作用降至最小。

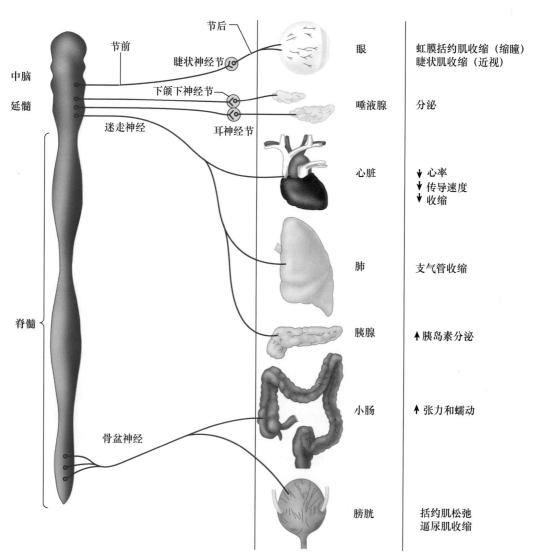

图 12-2　乙酰胆碱是副交感神经系统的节前和节后神经递质

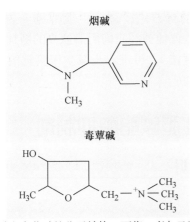

图 12-3　烟碱和毒蕈碱的分子结构。可将二者与乙酰胆碱相比较

表 12-1　胆碱受体的特征

	烟碱	毒蕈碱
定位	自主神经节 交感神经节 副交感神经节 骨骼肌	腺体（泪腺、唾液腺、胃） 平滑肌（支气管、胃肠、膀胱、血管） 心脏（窦房结、房室结）
激动剂	乙酰胆碱 烟碱	乙酰胆碱 毒蕈碱
拮抗剂	非去极化肌松剂	抗毒蕈碱药物（阿托品、东莨菪碱、格隆溴铵）

作用机制

❸　正常的神经肌肉传递主要依赖于乙酰胆碱与运动终板上烟碱型乙酰胆碱受体的结合。应用非去极化肌松剂时，肌松剂通过与乙酰胆碱竞争结合位点，阻断神经肌肉传递而发挥肌松作用。神经肌肉阻滞的恢复主要依赖于非去极化肌松剂的扩散、再分布、代谢和排泄（**自主恢复**），往往还辅以特定拮抗药物的应用（**药物恢复**）。胆碱酯酶抑制剂可间接增加乙酰胆碱数量，与非去极化肌松剂竞争结合位点，从而重建正常的神经肌肉传递。

胆碱酯酶抑制剂通过与乙酰胆碱酯酶的可逆结合使之失活，而其与乙酰胆碱酯酶结合的稳定性则影响着胆碱酯酶抑制剂的作用时间。依酚氯铵通过静电吸引和氢键结合乙酰胆碱酯酶，则作用时间较短；新斯的明和溴吡斯的明与乙酰胆碱酯酶通过共价键结合，则作用时间较长。

可用于眼科或作为作杀虫剂的**有机磷酸盐**（organophosphates），作为一类特殊的胆碱酯酶抑制剂，可与酶形成牢固不可逆的结合，其作用甚至持续至药物被排泄后。化学战争的神经毒气（如乙基毒气和沙林毒气）也是一种可以产生胆碱酯酶抑制作用的有机磷盐。过度刺激烟碱型和毒蕈碱型受体可导致继发性死亡。

然而，麻醉所应用的胆碱酯酶抑制剂的临床作用时间，则主要取决于其血浆清除速度。调整给药剂量则可以弥补作用时间的差异。因此，短效胆碱酯酶抑制剂——依酚氯铵的作用时间可通过增加剂量而得以延长。胆碱酯酶抑制剂也可用于重症肌无力的诊断和治疗。

❹　乙酰胆碱酯酶抑制剂可以延长琥珀胆碱的去极化阻滞时间，其机制可能有二：乙酰胆碱水平升高增加了运动终板去极化的程度并导致受体脱敏，同时还抑制了假性胆碱酯酶的活性。新斯的明以及某种程度上溴吡斯的明表现出一些对假性胆碱酯酶的抑制活性，但它们对乙酰胆碱酯酶的效应更强。依酚氯铵对假性胆碱酯酶几无作用。大剂量应用时，新斯的明产生微弱的去极化神经肌肉阻滞。

临床药理学

一般药理学特性

胆碱酯酶抑制剂导致的乙酰胆碱增加不仅仅影响骨骼肌的烟碱受体，也可作用于其他包括心血管系统和胃肠道系统等多个器官系统的胆碱能受体（表 12-2）。

心血管受体——对心脏的毒蕈碱作用主要表现为心动过缓，甚至发展为窦性停搏。

肺受体——毒蕈碱刺激可引起支气管痉挛（平滑肌收缩），以及呼吸道分泌物的增加。

脑内受体——作为胆碱酯酶抑制剂之一的毒扁豆碱可以穿过血脑屏障，激活中枢神经系统（CNS）的毒蕈碱和烟碱受体，逆转东莨菪碱或大剂量阿托品的脑内作用。与毒扁豆碱不同，临床上用于拮抗肌松的胆碱酯酶抑制剂并不能通过血脑屏障。

胃肠道受体——毒蕈碱刺激促进食管、胃和肠道的蠕动；增加唾液腺等腺体分泌。胆碱酯酶抑制剂还可以导致术后恶心、呕吐和大便失禁。

表 12-2　胆碱酯酶抑制剂的毒蕈碱样副作用

器官系统	毒蕈碱样副作用
心血管	心率减慢，心动过缓
肺	支气管痉挛，支气管分泌物增加
脑	广泛兴奋[1]
胃肠道	肠痉挛，唾液分泌增加
泌尿生殖	膀胱张力增加
眼	缩瞳

[1] 仅为毒扁豆碱的副作用

为减少毒蕈碱的副作用，可提前或同时给予阿托品或格隆溴铵等抗胆碱药物。不同胆碱酯酶抑制剂的作用时间相似，其清除主要依赖于肝代谢（25%～50%）和肾排泄（50%～75%）。因此，任⑤何肝肾功能不全造成的非去极化肌松剂作用时间的延长，均可伴有胆碱酯酶抑制剂作用时间的延长。

⑥完全逆转非去极化阻滞所需的时间取决于以下因素，包括所用胆碱酯酶抑制剂的种类和剂量，需要拮抗的肌松剂的种类，及其拮抗前神经肌肉阻滞的程度。依酚氯铵的肌松逆转作用一般快于新斯的明，大剂量新斯的明的逆转速度较小剂量快，中效肌松剂较长效肌松剂可被更快逆转，而神经肌肉阻滞较浅时比深阻滞（如颤搐高度＞10%）恢复快。因此，在阻滞程度相同的情况下，拮抗中效肌松剂所用的胆碱酯酶抑制剂少于拮抗长效肌松剂；而随着排泄与代谢，短效和中效肌松剂的恢复也相应加快。但当患者患有严重的终末器官疾病或酶缺陷时，短效和中效肌松剂的优势就不复存在，如肝衰竭的患者使用维库溴铵，或纯合子非典型假胆碱酯酶的患者使用米库氯铵。因为长效肌松剂代谢少而且排泄慢，所以随着给药剂量的增加，长效肌松剂自然恢复到可进行药物拮抗的程度可能至少需要 1 h。神经肌肉阻滞恢复快，意味着恢复室内肌肉麻痹残留发生率和术后呼吸道并发症发生率的降低。如果 5 s 强制刺激不能引发任何明显的单次颤搐，则提示神经肌肉阻滞过深，胆碱酯酶抑制剂不可拮抗。

⑦应在接受非去极化肌松剂的患者中常规应用拮抗药物，除非可以证实肌松已完全恢复，或准备术后保留气管插管并进行持续机械通气。如果保留插管，还必须给予患者足量的镇静。

应常规应用外周神经刺激仪监测肌松并确认肌松完全恢复。肌松完全恢复的临床表现的敏感度也不尽相同（持续抬头＞吸气力量＞肺活量＞潮气量）。应⑧用一些评估神经肌肉阻滞恢复的新计量方法（如加速度法），可进一步减少未察觉的术后肌松残余发生率。

特异性胆碱酯酶抑制剂

新斯的明

物理结构

新斯的明由氨基甲酯基团和一个季铵基组成（图12-4）。前者与乙酰胆碱酯酶共价结合，后者使分子为非脂溶性，所以不能穿过血脑屏障。

剂量与包装

新斯的明的最大推荐剂量是 0.08 mg/kg（成人最大剂量为 5 mg）。一般说来，较小的剂量就足以拮抗肌松，但较大剂量也可安全使用（表12-3）。新斯的明最常见的包装是浓度为 1 mg/ml 的 10 ml 的溶液，但也有 0.5 mg/ml 和 0.25 mg/ml 浓度的包装。

临床应用

新斯的明（0.04 mg/kg）一般在 5 min 起效，10 min 效应达到最大，持续时间超过 1 h。在实际应用中，多数临床医生给予轻中度神经肌肉阻滞的患者 0.04 mg/kg（2.5 mg）新斯的明，而重度神经肌肉麻痹时应用 0.08 mg/kg（5 mg）；其他临床医生对所有患者都应用"全量"拮抗。老年患者的作用时间延长。预先或同时给予抗胆碱药物可以将毒蕈碱样副作用降至最低。格隆溴铵与新斯的明的起效时间相似（0.2 mg 格隆溴铵 /1 mg 新斯的明），与阿托品（0.4 mg 阿托品 /1 mg 新斯的明）相比，引起心动过速的发生

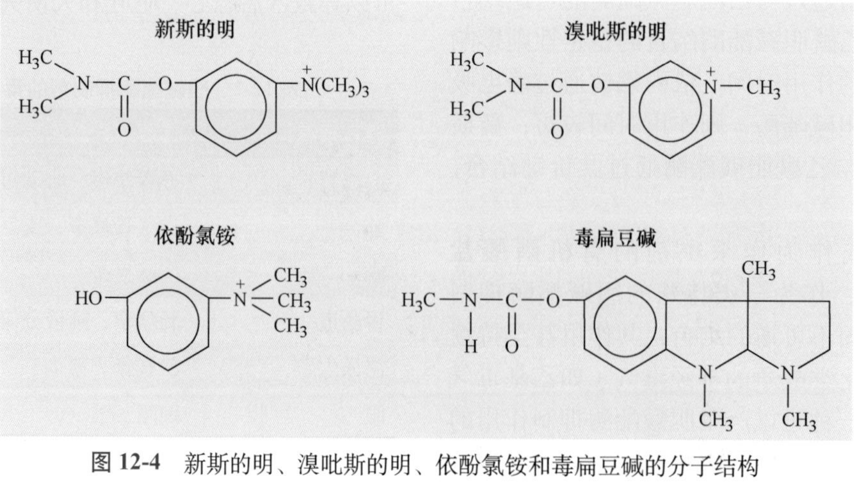

图 12-4　新斯的明、溴吡斯的明、依酚氯铵和毒扁豆碱的分子结构

表 12-3　胆碱酯酶抑制剂的种类和剂量决定抗胆碱药物的选择和剂量

胆碱酯酶抑制剂	胆碱酯酶抑制剂的常用剂量	推荐的抗胆碱药	每毫克胆碱酯酶抑制剂所需的抗胆碱药剂量
新斯的明	$0.04 \sim 0.08$ mg/kg	格隆溴铵	0.2 mg
溴吡斯的明	$0.1 \sim 0.25$ mg/kg	格隆溴铵	0.05 mg
依酚氯铵	$0.5 \sim 1$ mg/kg	阿托品	0.014 mg
毒扁豆碱[1]	$0.01 \sim 0.03$ mg/kg	无需使用	NA

[1] 不用于拮抗肌松

率明显降低。有报道认为新斯的明可透过胎盘导致胎儿心动过缓，但尚无证据支持二者对胎儿预后的影响有差别。新斯的明也用于治疗重症肌无力、输尿管膀胱弛缓和麻痹性肠梗阻。

溴吡斯的明

物理结构

除季铵基植入了苯环内，溴吡斯的明与新斯的明的结构相似。因此溴吡斯的明同样可与乙酰胆碱酯酶共价结合，且具有非脂溶性。

剂量与包装

溴吡斯的明的效能为新斯的明的 20%，其应用剂量可达 0.25 mg/kg（成人总量 20 mg）。溴吡斯的明溶液为 5 mg/ml。

临床应用

与新斯的明相比，溴吡斯的明起效较慢（$10 \sim 15$ min），作用时间稍长（> 2 h）。为预防心动过缓，必须同时给予格隆溴铵（0.05 mg 格隆溴铵 /1 mg 溴吡斯的明）或阿托品（0.1 mg 阿托品 /1 mg 溴吡斯的明）。其中，格隆溴铵因与溴吡斯的明起效时间相近，不易引发心动过速，而更受青睐。

依酚氯铵

物理结构

因缺乏氨基甲酯基团，所以依酚氯铵与乙酰胆碱酯酶形成非共价结合；而季铵基的存在限制了其脂溶性。

剂量与包装

依酚氯铵的效能较低，甚至不足新斯的明的

10%。其推荐剂量为 $0.5 \sim 1$ mg/kg。

临床应用

依酚氯铵在胆碱酯酶抑制剂中起效最快（$1 \sim 2$ min），作用时间最短。因为长效的肌松剂作用时间可能比依酚氯铵更长，所以临床应用时不应减少剂量。大剂量时依酚氯铵的作用时间可延长至 1 h 以上。但对深度的神经肌肉阻滞，依酚氯铵的拮抗作用不如新斯的明。等效剂量时，依酚氯铵的毒蕈碱样作用也弱于新斯的明及溴吡斯的明，因此只需半量的抗胆碱药物。因为依酚氯铵起效快，所以推荐应用阿托品（0.014 mg 阿托品 /1 mg 依酚氯铵）。若应用格隆溴铵（0.007 mg 格隆溴铵 /1 mg 依酚氯铵），则必须提前几分钟给予以预防心动过缓。

毒扁豆碱

物理结构

毒扁豆碱是一种叔胺，含有氨基甲酯基团，但不含季铵基，因此毒扁豆碱具有脂溶性，也是临床上唯一可以自由通过血脑屏障的胆碱酯酶抑制剂。

剂量与包装

毒扁豆碱的推荐剂量为 $0.01 \sim 0.03$ mg/kg，药物规格为 1 mg/ml 的溶液。

临床应用

毒扁豆碱的脂溶性和中枢神经系统穿透性限制了其作为非去极化肌松剂拮抗剂的临床应用，但是可以有效治疗东莨菪碱或阿托品过量引起的中枢抗胆碱毒性。此外，毒扁豆碱还可以拮抗部分由苯二氮草类药物和吸入性麻醉药所引起的中枢神经系统抑制或谵妄。已有研究证明，0.04 mg/kg 的毒扁豆碱可以有效预防术后寒战；毒扁豆碱碱还可部分拮抗吗啡减少大脑内的乙酰胆碱释放所引起的呼吸抑制。因为毒扁豆碱效应短暂，所以在发挥以上治疗作用时需重复给药。虽然在推荐剂量范围内毒扁豆碱很少引起心动过缓，但应备有阿托品。格隆溴铵因不能穿过血脑屏障，所以难以拮抗毒扁豆碱的中枢神经系统效应。毒扁豆碱的其他毒蕈碱样副作用还包括流涎、呕吐和抽搐。与其他胆碱酯酶抑制剂不同，毒扁豆碱几乎完全由血浆酯酶代谢，而不依赖肾排泄。

其他注意事项

神经肌肉阻滞的恢复受多种因素的影响，包括拮抗时的神经肌肉阻滞深度、所用肌松剂的清除率和半衰期，以及如药物和电解质等其他影响神经肌肉阻滞的因素（表 12-4）。此外，一些能够逆转非去极化肌松剂神经肌肉阻滞的特殊药物也值得简要讨论。

非经典的拮抗剂

除了胆碱酯酶抑制剂，目前 calabadion 和 L- 半胱氨酸这两种药物也正在进行临床观察，而舒更葡糖已经在近期引入美国；这些药物都可以选择性地拮抗去极化神经肌肉阻滞。

舒更葡糖可以拮抗氨基甾体类肌松剂的神经肌肉阻滞；半胱氨酸可以拮抗更他氯铵和其他延胡索酸盐类肌松剂；calabadion 可以阻止苄基异喹啉和甾类去极化肌松剂与烟碱型受体的结合。

舒更葡糖

舒更葡糖（sugammadex）是一种新型选择性肌松剂结合剂，近期已在美国上市，并已逐步取代了新斯的明，成为非去极化肌松剂拮抗的首选药物。此药是一种经修饰过的 γ- 环糊精（su 代表糖，gammadex 就代表 γ- 环糊精的结构分子）。

物理结构

环糊精的三维结构类似于空心截锥或甜甜圈，具有疏水空腔，和亲水表面。疏水相互作用将罗库溴铵等肌松药物捕获入其空腔内，形成一个

❾

表 12-4   延长神经肌肉阻滞的因素

药物
挥发性麻醉药
抗生素：氨基糖苷类、多黏菌素 B、新霉素、四环素、克林霉素
丹曲林
维拉帕米
呋塞米
利多卡因

电解质和酸碱失衡
高镁血症
低钙血症
低钾血症
呼吸性酸中毒

温度
低体温

1 : 1 紧密结合的水溶性复合物，从而终止肌松剂的神经肌肉阻滞作用，并将肌松剂限制在了细胞外液中，使其无法与烟碱型乙酰胆碱受体结合。环糊精主要以原型形式从肾排泄，使用时无需同时给予抗毒蕈碱药物。

临床应用

舒更葡糖的应用剂量为 4 ～ 8 mg/kg。应用 0.6 mg/kg 的罗库溴铵 3 min 后，给予 8 mg/kg 的舒更葡糖，可以在 2 min 内将 TOF 比值恢复至 0.9。对于罗库溴铵所导致的神经肌肉阻滞，无论深浅，舒更葡糖都可以提供快速、有效、并且持续的肌松拮抗作用。

应用激素避孕药时，因舒更葡糖对甾类结构的亲和力，可能影响其避孕效果，所以应用舒更葡糖后 7 天应采用替代的、非激素药物的避孕手段。雌激素拮抗剂托瑞米芬对舒更葡糖有高亲和力，可能延迟舒更葡糖对神经肌肉阻滞的逆转作用。因为经肾排泄，所以不推荐有严重肾功能障碍的患者使用舒更葡糖。舒更葡糖还可能延长活化部分促凝血酶原激酶时间。

舒更葡糖是逆转罗库溴铵的最有效药物，但是也可与其他甾类神经肌肉阻滞剂结合。但是，苄基异喹啉肌松剂导致的去极化神经肌肉阻滞效应并不能被舒更葡糖逆转。此外，应用舒更葡糖后，甾类肌松剂的神经肌肉阻滞效果也会大打折扣。此时，可使用苄基异喹啉肌松剂作为替代。

Calabadion

Calabadion 是葫芦脲类分子容器的一员，可通过阻止肌松剂与烟碱型受体的结合，逆转甾类和苄基异喹啉类肌松剂的神经肌肉阻滞效果。目前其正在研究之中。

L- 半胱氨酸

L- 半胱氨酸是一种内源性氨基酸，多在全胃肠外营养方案中添加以提高钙和磷酸盐的溶解度。在体外实验中，更他氯铵和其他延胡索酸盐类超短效神经肌肉阻滞剂，可与 L- 半胱氨酸快速结合并形成低活性的降解产物（加合物）。给予上述神经肌肉阻滞剂 1 min 后，外源性给麻醉猴静脉注射 10 ～ 50 mg/kg 的 L- 半胱氨酸，可以在 2 ～ 3 min 内完全消除肌松作用；并且这种拮抗作用优于抗胆碱酯酶

❿

药物。这种以形成加合物并使药物失活的独特拮抗方式仍在研究阶段，尤其是验证人体应用的安全性和有效性。

病例讨论

恢复室中的呼吸衰竭

女，66 岁，85 kg，腹腔镜胆囊切除术后转入恢复室。麻醉中使用异氟烷和维库溴铵维持肌松。手术结束时，麻醉医师给予患者 6 mg 硫酸吗啡作为术后镇痛，并根据临床判断经验性给予 3 mg 新斯的明和 0.6 mg 格隆溴铵逆转残留的肌松效应。虽然进入恢复室时，患者的呼吸正常，但其潮气量进行性下降。吸入 40% 氧气时，动脉血气显示 $PaCO_2$ 62 mmHg，PaO_2 110 mmHg，pH 7.26。

给予患者的哪种药物可以解释她的通气不足？

异氟烷、硫酸吗啡和维库溴铵都会影响 $PaCO_2$ 升高时患者维持正常通气的能力。

为什么在恢复室中患者的呼吸变差？

可能原因包括硫酸吗啡的延迟起效、恢复室内缺乏感觉刺激、呼吸肌疲劳，神经肌肉功能异常导致的通气不足和高碳酸血症的副作用，以及上腹痛导致的呼吸受限。

患者仍有神经肌肉阻滞残留吗？

如果不是根据患者对外周神经刺激器的反应而决定的新斯的明剂量，或者给予拮抗剂后没有充分检测肌肉功能是否恢复，可能会出现持续的神经肌肉阻滞。例如，假设患者对最初的 100 Hz 的强直刺激反应很小或没有反应，即使给予最大剂量的新斯的明（5 mg）也不能完全拮抗肌肉麻痹。因为患者个体差异很大，当应用肌松剂时必须常规监测患者对外周神经刺激的反应。即使已达到部分逆转肌松作用，患者通气不足时肌肉麻痹仍可能加重。除呼吸性酸中毒外，其他不利于非去极化肌松剂恢复的因素，包括严重的神经肌肉麻痹、电解质紊乱（高镁血症、低钾血症和低钙血症）、低体温（体温 < 32℃）、药物的相互作用（见表 11-3）、代谢性碱中毒（伴有低钾血症和低钙血症）和合并疾病等（见表 11-7）。

怎样检测神经肌肉阻滞恢复程度？

在清醒患者中，强直刺激虽然敏感但会引起不适，相对而言双爆发刺激的耐受度更好。与主观观测的颤搐相比，加速度法等定量测量方法是评估肌松恢复是否充足（TOF > 0.9）的首选。肺活量和潮气量等其他神经肌肉传递的检测则不够敏感，当 70% ～ 80% 的受体被阻滞时，仍可表现正常。事实上，对 TOF 刺激的反应呈现正常时，仍可能有 70% 的受体被阻滞。然而，能够持续抬头 5 s，则提示肌松剂阻滞的受体少于 33%。

你建议采用什么治疗？

应辅助通气以减少呼吸性酸中毒。即使膈肌功能已经恢复完全，残留的神经肌肉阻滞仍可以导致气道阻塞和呼吸道保护功能下降。继续给予新斯的明，至最大推荐剂量 5 mg（同时给予抗胆碱药物）。因为应用了维库溴铵，所以也可使用舒更葡糖进行拮抗。如仍不能完全拮抗神经肌肉阻滞，则应开始机械通气和气道保护，直至神经肌肉功能完全恢复。

（钟海星　译　聂煌　审校）

推荐阅读

Baysal A, Dogukan M, Toman H, et al. The use of sugammadex for reversal of residual blockade after administration of neostigmine and atropine: 9AP1-9 *Eur J Anaesth*. 2013;30:142.

Brull SJ, Kopman AF. Current status of neuromuscular reversal and monitoring: Challenges and opportunities. *Anesthesiology*. 2017;126:173.

Dirkman D, Britten M, Henning P, et al. Anticoagulant effect of sugammadex. *Anesthesiology*. 2016;124:1277.

Haeter F, Simons J, Foerster U, et al. Comparative effectiveness of calabadion and sugammadex to reverse nondepolarizing neuromuscular blocking agents. *Anesthesiology*. 2015;123:1337.

Heerdt P, Sunaga H, Savarese J. Novel neuromuscular blocking drugs and antagonists. *Curr Opin Anesthesiol*. 2015;28:403.

Hoffmann U, Grosse-Sundrup M, Eikermann-Haeter K, et al. Calabadion: A new agent to reverse the effects of benzylisoquinoline and steroidal neuromuscular blocking agents. *Anesthesiology*. 2013;119:317.

Kusha N, Singh D, Shetti A, et al. Sugammadex; a revolutionary drug in neuromuscular pharmacology. *Anesth Essays Res*. 2013;7:302.

Lien CA. Development and potential clinical impact of

ultra-short acting neuromuscular blocking agents. *Br J Anaesth.* 2011;107(S1):160.

Meistelman C, Donati F. Do we really need sugammadex as an antagonist of muscle relaxants in anesthesia? *Curr Opin Anesthesiol.* 2016;29:462.

Naguib M. Sugammadex: Another milestone in clinical neuromuscular pharmacology. *Anesth Analg.* 2007;104:575.

Naguib M, Lien CA. Pharmacology of muscle relaxants and their antagonists. In: Miller RD, Eriksson LI, Fleisher L, Wiener-Kronish JP, Young WL, eds. *Miller's Anesthesia.*

8th ed. London: Churchill Livingstone; 2015.

Savarese JJ, McGilvra JD, Sunaga H, et al. Rapid chemical antagonism of neuromuscular blockade by L-cysteine adduction to and inactivation of the olefinic (double-bonded) isoquinoliniumdiester compounds gantacurium (AV430A), CW 002, and CW 011. *Anesthesiology.* 2010;113:58.

Taylor P. Anticholinesterase agents. In: Brunton LL, Knollmann BC, Hilal-Dandan R, eds. *Goodman and Gilman's Pharmacological Basis of Therapeutics.* 13th ed. New York, NY: McGraw-Hill; 2018.

第 13 章　抗胆碱药物

要　点

1. 抗胆碱药物与乙酰胆碱受体主要通过酯键（ester linkage）实现有效结合，其通过竞争性拮抗乙酰胆碱与受体的结合，从而阻止乙酰胆碱受体激活。因此由第二信使介导的乙酰胆碱的胞内效应被抑制。

2. 抗胆碱药物可以松弛支气管平滑肌，从而降低呼吸道阻力并增加解剖无效腔。

3. 阿托品对心脏和支气管平滑肌的作用特别强，是治疗缓慢型心律失常最有效的抗胆碱药物。

4. 异丙托溴铵溶液（0.5 mg 溶于 2.5 ml）与 β 受体激动剂（如沙丁胺醇）联合应用对治疗慢性阻塞性肺疾病急性发作特别有效。

5. 相较于阿托品，东莨菪碱是更强效的止涎剂，对中枢神经系统的影响也更大。

6. 格隆溴铵因其四级结构，无法通过血脑屏障，因此几乎没有中枢神经系统和眼部效应。

前文已经讨论了一组胆碱能拮抗剂，即主要作用于骨骼肌烟碱受体的非去极化神经肌肉阻滞剂。本章则着重介绍阻滞毒蕈碱受体的抗胆碱药物（anticholinergic drugs）的药理学。虽然传统意义上的**抗胆碱药物**就是指后者，但其更精确的表述应该是**抗毒蕈碱药物**。

本章主要介绍了 3 种常见抗胆碱药物的作用机制和临床药理学：阿托品（atropine）、东莨菪碱（scopolamine）和格隆溴铵（glycopyrrolate）。这些药物在麻醉过程中的临床应用与其对心血管系统、呼吸系统、脑、胃肠和其他器官的影响相关（表 13-1）。

作用机制

1. 抗胆碱药物是芳香酸与有机碱结合而成的酯类（图 13-1）。抗胆碱药物与乙酰胆碱受体主要通过酯键（ester linkage）实现有效结合，其**通过竞争性拮抗乙酰胆碱与受体的结合，从而阻止乙酰胆碱受体激活**。因此由第二信使介导的乙酰胆碱的胞内效应被抑制。不同组织的毒蕈碱受体对抗胆碱药物的敏感性不同。实际上，毒蕈碱受体并非同源的，已经鉴定出的受体亚群包括：神经元受体（M1，4，5）、自主神经节和胃壁细胞受体（M1）、心脏受体（M2）和平滑肌受体（M3）。

临床药理学

一般药理学特性

当使用临床剂量时，本章中所讨论的抗胆碱药物只阻滞毒蕈碱受体，其阻滞程度取决于迷走神经的基础张力。

A. 心血管系统

阻滞窦房结内的毒蕈碱受体可导致心动过速，对于因迷走神经反射（如压力感受器反射、腹膜牵拉或眼心反射）引起的心动过缓尤其有效。曾有报道静脉给予小剂量阿托品（< 0.4 mg）可引起一过性的心率减慢。这种异常反应的机制尚不明确。抗胆碱药物可通过易化房室结传导，从而缩短心电图的 P-R 间期，并常可减轻迷走神经兴奋引起的心脏阻滞。偶尔会引起房性心律失常和结性（交界区）心律。抗胆碱药物

表 13-1　抗胆碱药物的药理学特征[1]

	阿托品	东莨菪碱	格隆溴铵
心动过速	+++	+	++
支气管扩张	++	+	++
镇静	+	+++	0
止涎效果	++	+++	+++

[1] 0，无作用；+，作用最小；++作用中等；+++，作用明显

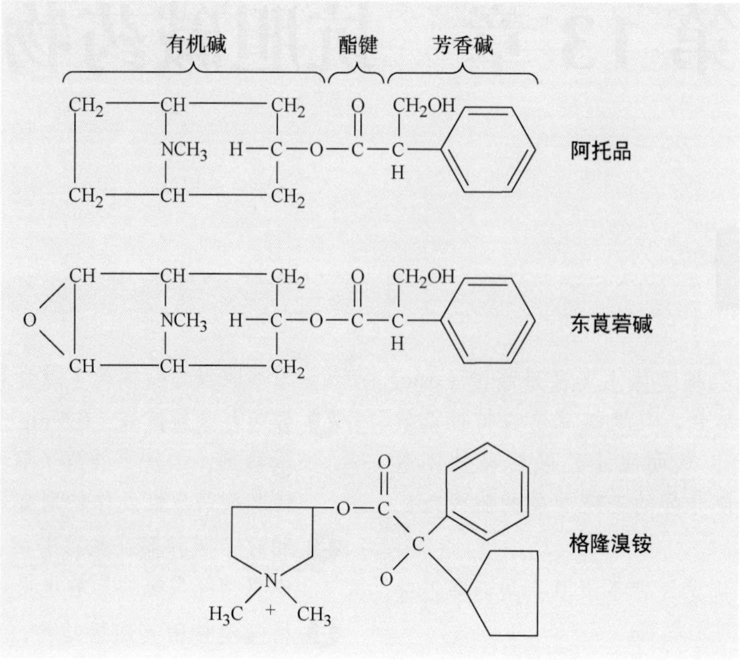

图 13-1　抗胆碱药物的物理结构

通常对心室功能或外周血管几乎没有作用，因为这些区域虽然有胆碱能受体分布但缺乏直接的胆碱能神经支配。肾上腺素能神经末梢的突触前毒蕈碱受体可抑制去甲肾上腺素释放，因此毒蕈碱受体拮抗剂可以适度增强交感活性。而大剂量的抗胆碱药物可导致皮肤血管扩张，称为阿托品潮红（atropine flush）。

B. 呼吸系统

抗胆碱药物可抑制从鼻腔到支气管的呼吸道腺体分泌，这对于气管镜或气道手术尤为重要。松弛支气管平滑肌可以降低呼吸道阻力并增加解剖学无效腔，这种作用在慢性阻塞性肺病或哮喘患者中尤为明显。

C. 脑

抗胆碱药物可以导致一系列从激动到抑制的不同的中枢神经系统效应，具体取决于抗胆碱药物的选择和剂量。中枢激动可表现为兴奋、躁动或幻觉；中枢抑制则表现为镇静和遗忘，东莨菪碱的抑制作用尤为显著。胆碱酯酶抑制剂毒扁豆碱可透过血脑屏障，迅速逆转抗胆碱药物的中枢作用。

D. 胃肠道

抗胆碱药物可明显抑制唾液的分泌；剂量大时也可抑制胃液分泌。抗胆碱药物还可因减少肠动力和蠕动，延长胃排空时间，降低食管下段括约肌张力。因此，抗胆碱药物并不能预防吸入性肺炎。

E. 眼

抗胆碱药物（尤其是大剂量时）可以引起散瞳（瞳孔扩大）和睫状体麻痹（不能调节视近物）。全身应用抗胆碱药物时，虽非一定但有可能诱发急性闭角型青光眼。

F. 泌尿生殖系统

抗胆碱药物松弛平滑肌的作用，可降低输尿管和膀胱的张力，导致尿潴留，尤多见于前列腺增生的老年男性。

G. 体温调节

抗胆碱药物抑制汗腺分泌可能导致体温升高，称为阿托品热（atropine fever）。

特异性抗胆碱药物

阿托品

物理结构

阿托品是一种叔胺，天然左旋体为其活性形式，但阿托品的商品制剂是消旋混合物（图 13-1）。

剂量与包装

作为术前用药，阿托品可经静脉或肌内注射，常用剂量为 0.01 ~ 0.02 mg/kg，成人最大剂量为

0.4～0.6 mg。治疗严重心动过缓时，可静脉应用更大剂量 2 mg 以完全阻滞心脏迷走神经。硫酸阿托品有多种浓度制剂。

临床应用

3 阿托品对心脏和支气管平滑肌的作用特别强，是治疗缓慢型心律失常最有效的抗胆碱药物。患有冠心病的患者可能不能耐受阿托品引起的心动过速，以及与之伴随的心肌需氧增加而氧供减少。阿托品的衍生物之一，异丙托溴铵，用于计量吸入器时可治疗支气管痉挛，其季铵结构显著限制了全身的吸

4 收。异丙托溴铵（ipratropium）溶液（0.5 mg 溶于 2.5 ml）与 β 受体激动剂（如沙丁胺醇）联合应用对治疗慢性阻塞性肺疾病急性发作特别有效。

虽然阿托品可以快速通过血脑屏障，但应用常规剂量对中枢神经系统的影响很小，可能引起术后的轻度记忆损害；中毒剂量则通常可导致兴奋性反应。肌内注射 0.01～0.02 mg/kg 阿托品具有可靠的止涎效果。但在闭角性青光眼、前列腺增生或膀胱颈梗阻的患者，应慎用阿托品。

静脉给予阿托品还可用于治疗有机磷杀虫剂和神经毒气中毒。其中，有机磷抑制乙酰胆碱酯酶引起烟碱型和毒蕈碱型受体被过度刺激，导致支气管黏液增多、呼吸道塌陷和心动过缓；阿托品可以逆转毒蕈碱型受体活化的效应，但无法逆转烟碱型受体激活的肌肉无力。解磷定（2-PAM，1～2 g 静注）可重新激活乙酰胆碱酯酶。

东莨菪碱

物理结构

东莨菪碱类似于阿托品，都是叔胺，但杂环上有一个环氧化物。

临床应用

5 相较于阿托品，东莨菪碱是更强效的止涎剂，对中枢神经系统的影响也更大。临床剂量通常可以导致困倦和健忘，还可能出现烦躁、眩晕和谵妄。作为术前药，东莨菪碱的镇静效果令人满意，但可能影响短小手术的术后苏醒。东莨菪碱还可预防晕动症。东莨菪碱具有脂溶性，所以可透皮吸收；目前透皮东莨菪碱（1 mg/贴）已经用于预防术后恶心呕吐。因为明显的瞳孔放大作用，东莨菪碱最好避免用于闭角型青光眼患者。

格隆溴铵

物理结构

与阿托品不同，格隆溴铵是一种含有环戊烷和吡啶基团的季胺复合物。

剂量与包装

格隆溴铵的常用剂量是阿托品的一半。例如，成人麻醉前用药的剂量为 0.005～0.01 mg/kg，最大剂量 0.2～0.3 mg。格隆溴铵注射液的浓度为 0.2 mg/ml。

临床应用

6 格隆溴铵因其四级结构，无法通过血脑屏障，因此几乎没有中枢神经系统和眼部效应。作为术前用药，格隆溴铵的主要作用是强效抑制唾液腺和呼吸道的分泌。格隆溴铵静脉注射后通常可加快心率，但肌内注射无此效应。格隆溴铵静脉注射的作用时间（2～4 h）明显长于阿托品（30 min）。

病例讨论

中枢抗胆碱综合征（central anticholinergic syndrome）

老年患者，拟行一侧眼球摘除术（已失明且疼痛）。肌内注射东莨菪碱 **0.4 mg** 作为术前用药。在术前准备间，患者出现烦躁和定向力障碍。除 **1%** 的阿托品滴眼外，患者未接受任何其他用药。

一滴 1% 阿托品溶液中含有多少毫克阿托品？

1% 溶液是 1 g 溶质溶于 100 ml 中，或 10 mg/ml。因滴眼药器不同，每毫升的滴数也不同，但平均是每毫升 20 滴。因此，通常 1 滴 1% 阿托品溶液含 0.5 mg 阿托品。

滴眼液是如何全身吸收的？

结膜囊中的血管吸收与皮下注射吸收相似。鼻泪管黏膜吸收可能更快。

抗胆碱药物中毒的症状和体征是什么？

抗胆碱药物过量的反应累及数个器官系统。中枢抗胆碱综合征是指包括意识消失到幻觉的一系列中枢神经系统的改变，老年患者还常见焦虑和谵妄。其他全身性临床表现包括口干、心动过速、阿托品潮红、阿托品热和视力受损。

还有哪些药物具有抗胆碱活性，易使患者出现中枢抗胆碱综合征？

三环类抗抑郁药、抗组胺药和抗精神病药具有抗毒蕈碱的特性，因此可能增强抗胆碱药物的副作用。

抗胆碱药物过量时的有效解毒剂是什么？

胆碱酯酶抑制剂间接增加与抗胆碱药物竞争毒蕈碱受体的乙酰胆碱的数量。因新斯的明、溴吡斯的明和依酚氯铵含有季胺基团，所以不通过血脑屏障。而毒扁豆碱作为一种叔胺类化合物，具有脂溶性，可透过血脑屏障并有效逆转中枢抗胆碱药物的毒性。初始剂量为 0.01 ～ 0.03 mg/kg，15 ～ 30 min 后可重复给药。

（钟海星 译 聂煌 审校）

推荐阅读

Brown JH. Muscarinic receptor agonists and antagonists. In: Brunton LL, Knollmann BC, Hilal-Dandan R, eds. *Goodman and Gilman's The Pharmacological Basis of Therapeutics*, 13th ed. New York, NY: McGraw-Hill; 2018.

Eddleston M, Chowdhury F. Pharmacological treatment of organophosphorous insecticide poisoning: The old and the (possible) new. *Br J Clin Pharmacol.* 2015;81:462.

Howard J, Wigley J, Rosen G, D'mello J. Glycopyrrolate: It's time to review. *J Clin Anesth.* 2017;36:51.

Nishtala PS, Salahudeen MS, Hilmer SN. Anticholinergics: Theoretical and clinical overview. *Expert Opin Drug Saf.* 2016;15:753.

第 14 章　肾上腺素激动药和拮抗药

要　点

❶ 肾上腺素激动药分为直接激动药和间接激动药。直接激动药与受体直接结合，间接激动药通过增加内源性神经递质的活性而发挥作用。

❷ 去氧肾上腺素的主要作用是引起外周血管收缩，从而导致全身血管阻力和动脉血压升高。

❸ 可乐定减少麻醉药和镇痛药的需要量，并产生镇静和抗焦虑作用。

❹ 右美托咪定与可乐定相比，具有更强的 α_2 受体亲和力。它有镇静、止痛和交感神经阻滞作用，因而可以减弱很多围术期的心血管反应。

❺ 长期使用这些药物，尤其是可乐定和右美托咪定，可以导致超敏和受体上调；突然停用任何一种药物，都会引发以高血压危象为主要表现的急性戒断综合征。

❻ 麻黄碱是麻醉中常用的一种血管加压药。但要注意，麻黄碱的使用应视为寻找和处理低血压原因期间的一种暂时性处理措施。

❼ 小剂量多巴胺（DA）[$0.5 \sim 3 \ \mu g/（kg \cdot min）$]主要激活多巴胺受体。刺激这些受体（特别是 DA_1 受体），引起肾血管扩张，产生利尿作用。

❽ 拉贝洛尔同时是 α 和 β 受体阻滞药，因此能降低血压而不引起反射性的心动过速。

❾ 艾司洛尔是一种超短效的选择性 β_1 受体阻滞药，它可以减慢心率，并轻度降低血压。

❿ β 受体阻滞药突然停药后 $24 \sim 48 \ h$ 可能引发戒断综合征，表现为高血压、心动过速和心绞痛。

肾上腺素激动药和拮抗药通过与肾上腺素受体相互作用而产生临床作用。这些药物的临床作用可以通过对肾上腺素受体生理学知识的理解和每种药物具体激活或阻断哪一种受体而做出推断。

肾上腺素受体生理学

肾上腺素这个词最初是指肾上腺素产生的作用，尽管去甲肾上腺素才是交感神经系统中产生大部分肾上腺素能效应的主要神经递质。除汗腺和部分血管外，去甲肾上腺素是由分布在终末效应器官的交感神经节后纤维释放的（图 14-1）。相反，乙酰胆碱由交感神经节前纤维和所有副交感神经纤维所释放。

去甲肾上腺素在交感神经节后神经末梢胞质中合成，储存于囊泡中（图 14-2）。去甲肾上腺素经胞吐作用释放后，通过节后神经末梢再摄取而终止。去甲肾上腺素转运蛋白位于神经元细胞膜上，有助于将去甲肾上腺素从突触中去除。其他转运蛋白促进多巴胺和 5- 羟色胺的摄取。三环类抗抑郁药，可

卡因和安非他明可以抑制这些转运蛋白，从而产生临床效果。去甲肾上腺素可能从受体位点扩散，被非神经细胞吸收，并被儿茶酚胺甲基转移酶代谢（图 14-3）。在神经元中，去甲肾上腺素可以被单胺氧化酶代谢或重新包裹成囊泡。持续的肾上腺素受体激活可以导致其对进一步刺激的敏感性及反应性下降。

肾上腺素受体可分为两大类：α 受体和 β 受体。每类受体又可以进一步分为至少两种亚型：α_1 和 α_2，和 β_1、β_2 和 β_3。应用分子克隆技术进一步将 α 受体划分为 α_{1A}、α_{1B}、α_{1D}、α_{2A}、α_{2B} 和 α_{2C}。这些受体都与 G 蛋白偶联（图 14-4）。G 蛋白是由 α、β 和 γ 三个亚单位组成的异三聚体受体。不同肾上腺素受体与特异的 G 蛋白偶联，具有专一的效应器，但这些受体均使用鸟苷三磷酸（GTP）作为辅因子。α_1 受体与 G_q 蛋白偶联，可以激活磷脂酶；α_2 受体与 G_i 蛋白偶联，可以抑制腺苷酸环化酶（也称为腺苷酸或腺苷酸环化酶）；β 受体与 G_s 蛋白偶联，从而激活腺苷酸环化酶。

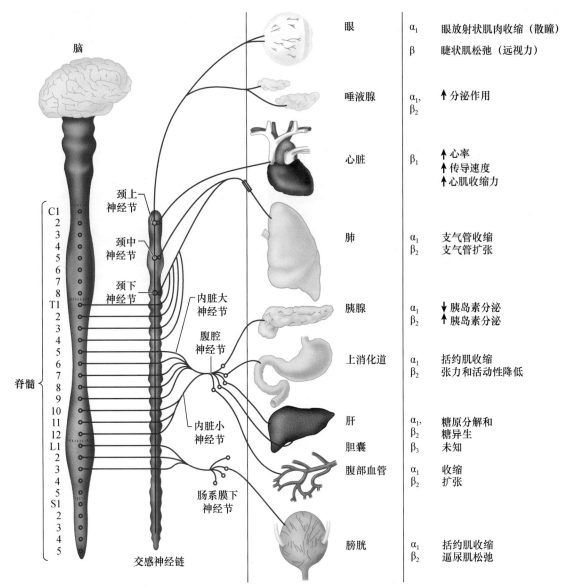

图 14-1 交感神经系统。器官神经支配、受体类型和对刺激的反应。交感神经链起源于胸腰段（$T_1 \sim L_3$）脊髓，不同于副交感神经系统的颅、骶分布。另一个解剖学区别是交感神经节与内脏效应器官之间的距离较长

α_1 受体

α_1 受体是突触后肾上腺素受体，分布于全身平滑肌（眼部、肺部、血管、子宫、肠道和泌尿生殖系统）。激活这些受体可增加细胞内钙离子浓度，从而导致平滑肌收缩。因此，α_1 受体激动剂能引起散瞳（瞳孔散大是由于眼放射状肌肉收缩引起），支气管收缩，血管收缩，子宫收缩，胃肠道和泌尿生殖系统括约肌收缩。刺激 α_1 受体还可抑制胰岛素分泌和脂肪分解。心肌细胞也有 α_1 受体分布，激活这些受体可引起正性肌力作用，这种作用可能引起儿茶酚胺介导的心律失常。心肌缺血时，α_1 受体与其激动剂的结合力增强。然而，激活 α_1 受体最重要的心血管效应是引起血管收缩，从而增加外周血管阻力、导致左心室后负荷和动脉血压升高。

α_2 受体

与 α_1 受体不同，α_2 受体主要分布于突触前神经末梢。激活这些肾上腺素能受体可以抑制腺苷酸环化酶活性。从而减少进入神经元末梢钙离子的浓度，限制了其后储存着去甲肾上腺素的囊泡发生胞吐作用。因此，α_2 受体建立一个负反馈环路，抑制去甲肾上腺素从神经元的进一步释放。此外，血管平滑肌含有突触后 α_2 受体，产生血管收缩作用。更重要的是，激活中枢神经系统的突触后 α_2 受体可产生镇静和降低交感神经张力作用，从而导致外周血管扩张和血压下降。

β_1 受体

β 肾上腺素能受体分为 β_1、β_2 和 β_3 受体。去

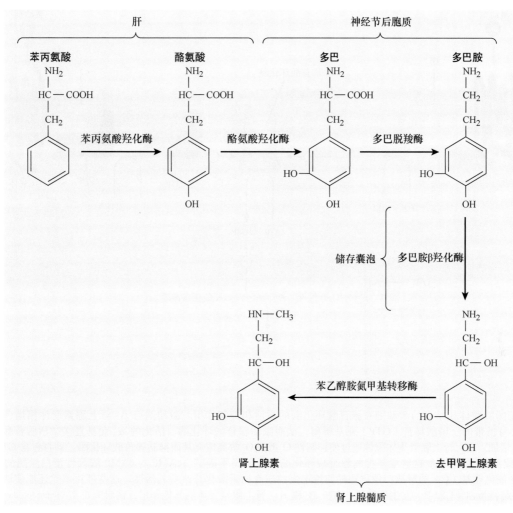

图 14-2　去甲肾上腺素的合成。酪氨酸羟化生成多巴是限速步骤。多巴胺生成后被主动转运到储存囊泡中。去甲肾上腺素在肾上腺髓质中可以转化成肾上腺素

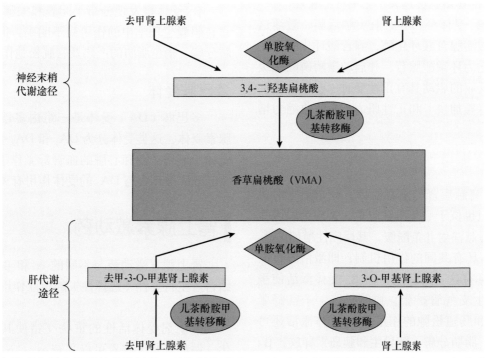

图 14-3　去甲肾上腺素和肾上腺素的代谢过程。单胺氧化酶（MAO）和儿茶酚胺甲基转移酶（COMT）生成共同的代谢终产物——香草扁桃酸（VMA）

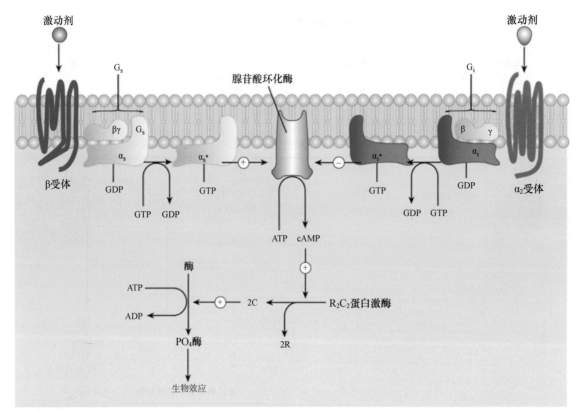

图 14-4　与儿茶酚胺受体相结合的激动剂对腺苷酸环化酶的激活和抑制作用。激动剂与 β-肾上腺素受体相结合，导致刺激性 G 蛋白（G_s）自身携带的三磷酸鸟苷（GTP）亚基解离，从而激活腺苷酸环化酶。活化的 $α_s$ 亚基直接激活腺苷酸环化酶，导致 cAMP 合成速率增加。$α_2$-肾上腺素受体配体通过使抑制性 G 蛋白 G_i 解离成亚基而抑制腺苷酸环化酶。即将包含 GTP 和 α、β-γ 单元的 G_i 解离成活化 $α_i$ 亚基。这些亚基抑制腺苷酸环化酶的机制尚不确定。cAMP 与 cAMP 依赖性蛋白激酶的调节亚基（R）结合，导致活性催化亚基（C）的释放，催化亚基使特定蛋白质底物磷酸化并改变其活性。这些催化单元还能使调节基因表达的 cAMP 反应元件结合蛋白（CREB）发生磷酸化。有关 β 和 $α_2$-肾上腺素受体的其他作用，请参阅正文（Reproduced with permission from Katzung BG，Trevor AJ，eds. Basic & Clinical Pharmacology. 13th ed. New York，NY：McGraw-Hill Education，Inc；2015.）

甲肾上腺素和肾上腺素对 $β_1$ 受体作用等效，但肾上腺素对 $β_2$ 受体的作用强度远大于去甲肾上腺素。

最重要的 $β_1$ 受体分布在心脏突触后膜。激活这些受体，可以激活腺苷酸环化酶，腺苷酸环化酶可使腺苷三磷酸转化为环磷酸腺苷，并启动激酶磷酸化级联反应。级联反应的启动具有正性变时（心率增快）、正性变传导（传导加快）和正性肌力（心肌收缩力增强）效应。

$β_2$ 受体

$β_2$ 受体是突触后肾上腺素受体，分布于平滑肌和腺体细胞，但也位于心室肌细胞中。表现为对慢性心力衰竭患者静脉注射儿茶酚胺，其反应性增加。$β_2$ 受体与 $β_1$ 受体具有共同的作用机制，即激活腺苷酸环化酶。尽管具有这一共同点，但 $β_2$ 受体激活使平滑肌松弛，产生支气管扩张、血管扩张、子宫舒张（安胎）、膀胱和肠道松弛的作用。$β_2$ 受体激活还可促进糖原分解，脂肪分解，糖异生和胰岛素释放。$β_2$ 受体激动剂还可以激活钠钾泵。

$β_3$ 受体

$β_3$ 受体被发现分布于胆囊和大脑的脂肪组织中。它在胆囊生理学中的作用尚不明确，但被认为参与脂肪分解、褐色脂肪的产热及膀胱松弛作用。

多巴胺受体

多巴胺（DA）受体是一组由多巴胺激活的肾上腺素受体，这类受体分为 DA_1 和 DA_2 受体。激活 DA_1 受体引起肾、肠和心脏的血管舒张作用。氟哌利多的止吐效应被认为与 DA_2 的受体作用有关。

肾上腺素激动药

肾上腺素激动药与不同的 α 和 β 肾上腺素受体结合产生特异性（选择性）的相互作用（表 14-1 和表 14-2）。

激动剂受体活性的重叠交错使其临床效应复杂化。例如，肾上腺素可以兴奋 $α_1$、$α_2$、$β_1$ 和 $β_2$ 受体，它对动脉血压的最终效应取决于 $α_1$ 受体的血管

表 14-1 肾上腺素药激动药的受体选择性[1]

药物	α_1	α_2	β_1	β_2	DA$_1$	DA$_2$
去氧肾上腺素	+++	+	0	0	0	0
可乐定	+	++	0	0	0	0
右美托咪定	+	+++	0	0	0	0
肾上腺素[2]	++	++	+++	++	0	0
麻黄碱[3]	++	?	++	+	0	0
非诺多泮	0	0	0	0	+++	0
去甲肾上腺素[2]	++	++	++	0	0	0
多巴胺[2]	++	++	++	+	+++	+++
多巴酚丁胺	0/+	0	+++	+	0	0
特布他林	0	0	+	+++	0	0

[1] 0, 无/极微小效应;+,激动效应(轻度,中度,显著);?,效应不明确;DA$_1$ 和 DA$_2$,多巴胺受体。
[3] 在大剂量时,肾上腺素、去甲肾上腺素和多巴胺的 α_1 受体激动作用更加显著。
[4] 麻黄碱的主要作用方式是间接激动

表 14-2 肾上腺素激动药对不同器官的效应[1]

药物	心率	平均动脉压	心输出量	外周血管阻力	支气管扩张	肾血流
去氧肾上腺素	↓	↑↑↑	↓	↑↑↑	0	↓↓↓
肾上腺素	↑↑	↑	↑↑	↑/↓	↑↑	↓↓
麻黄碱	↑↑	↑	↑↑	↑	↑↑	↓↓
非诺多泮	↑↑	↓↓↓	↓/↑	↓↓	0	↑↑↑
去甲肾上腺素	↓	↑↑↑	↓/↑	↑↑↑	0	↓↓↓
多巴胺	↑/↑↑	↑	↑↑	↑	0	↑↑↑
异丙肾上腺素	↑↑↑	↓	↑↑↑	↓↓	↑↑↑	↓/↑
多巴酚丁胺	↑	↑	↑↑↑	↓	0	↑

[1] 0, 无/极微小效应;↑,激动效应(轻度,中度,显著);↓,减弱效应(轻度,中度,显著);↓/↑,可变的效应;↓/↑↑,轻至中度的增强效应

收缩作用,α_2 和 β_2 受体血管扩张作用及 β_1 受体的正性肌力作用之间的平衡(β_2 正性影响较小)。

1 肾上腺素激动药分为直接激动药和间接激动药。直接激动药与受体直接结合,间接激动药通过增加内源性神经递质的活性而发挥作用。间接作用机制包括增加去甲肾上腺素的释放和减少其再摄取。对于内源性去甲肾上腺素储存异常的患者,如使用某些抗高血压药物和单胺氧化酶抑制剂的患者,直接激动剂和间接激动剂之间的差异显得特别重要。这些患者一旦术中出现低血压,应使用直接激动剂来治疗,因为他们对间接激动剂的反应不可预知。

肾上腺素激动剂的另一个特征是它们的化学结构。具有 3,4-二羟基苯结构的肾上腺素能激动剂被称为儿茶酚胺(图 14-5)。这些药物作用时间短,因为它们很快被单胺氧化酶和儿茶酚胺甲基转移酶所代谢。因此,在服用单胺氧化酶抑制剂或三环类

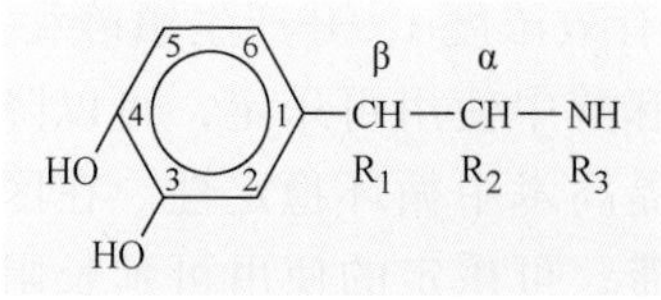

图 14-5 具有 3,4-二羟基苯结构的肾上腺素激动药被称为儿茶酚胺。R$_1$、R$_2$ 和 R$_3$ 位点上不同的取代基将影响儿茶酚胺的活性和选择性

抗抑郁药的患者可能出现对儿茶酚胺的过度反应。体内自然产生的儿茶酚胺是肾上腺素、去甲肾上腺素和多巴胺。通过改变自然存在的儿茶酚胺的侧链结构(R$_1$、R$_2$ 和 R$_3$),产生了人工合成的儿茶酚胺(例如异丙肾上腺素、多巴酚丁胺),它们的受体特异性更强。

下面将单独讨论麻醉中常用的肾上腺素能激动剂。请注意一些持续输注的激动剂的推荐剂量是用 μg/(kg·min)表示,而另一些是用 μg/min 表示。不

论以哪种方式表示，因为个体差异很大，这些推荐的剂量仅仅是指导意见。

去氧肾上腺素

(2) 去氧肾上腺素是一种非儿茶酚胺类药物，主要选择性激动 α_1 受体。去氧肾上腺素的主要作用是引起外周血管收缩，从而导致全身血管阻力和动脉血压升高。由迷走神经介导的反射性心动过缓可使心输出量下降。去氧肾上腺素也可局部应用达到减少血管充血和散瞳作用。

小剂量静脉推注 50 ～ 100 µg（0.5 ～ 1 µg/kg）去氧肾上腺素可迅速扭转外周血管扩张（如蛛网膜下腔麻醉）引起的血压下降。去氧肾上腺素作用时间很短，单次给药后约持续 15 min。去氧肾上腺素持续输注可能会发生快速耐受，需要上调输注剂量。使用去氧肾上腺素，必须将 1% 的溶液（10 mg/ml 的安瓿）稀释成 100 µg/ml 的溶液，并滴定至起效。

α_2 受体激动剂

可乐定是一种 α_2 受体激动剂，通常利用它的降压和负性变时作用。最近，它和其他 α_2 受体激动剂越来越多地被用于镇静作用。各种研究分别检验了可乐定不同给药途径的麻醉效能：口服（3 ～ 5 µg/kg），肌内注射（2 µg/kg），静脉注射（1 ～ 3 µg/kg），经皮（每天释放 0.1 ～ 0.3 mg），鞘内（15 ～ 30 µg）和硬膜外（1 ～ 2 µg/kg）。

(3) 可乐定减少麻醉药和镇痛药的需要量（降低最低肺泡有效浓度），并产生镇静和抗焦虑作用。据报道全身麻醉中使用可乐定，可以降低儿茶酚胺水平，从而提高术中循环稳定性。在区域麻醉包括外周神经阻滞，可乐定的使用可延长阻滞的作用时间。可乐定对脊髓的直接效应可能是由脊髓背角内 α_2 突触后受体介导的。可乐定其他可能的作用包括减少术后寒战，抑制阿片类药物引起的肌肉僵硬，减轻阿片类药物戒断症状，以及治疗一些慢性疼痛综合征。副作用包括心动过缓、低血压、镇静、呼吸抑制和口干。

(4) 右美托咪定与可乐定相比，具有更强的 α_2 受体亲和力。与可乐定相比，右美托咪定对 α_2 受体更具有选择性（可乐定 α_2：α_1 特异性比是 200：1，而右美托咪定特异性比是 1600：1）。右美托咪定的半衰期（2 ～ 3 h）比可乐定（12 ～ 24 h）短。它有镇静、止痛和交感神经阻滞作用，因而可以减弱很多围

术期的心血管反应。它的镇静和止痛作用是通过大脑（蓝斑）和脊髓的 α_2 肾上腺素能受体介导的。术中使用右美托咪定可以减少静脉麻醉药和吸入麻醉药的用量，术后使用右美托咪定，可以同时减少镇痛药和镇静药的用量。对于准备行清醒纤支镜气管插管的患者，右美托咪定有助于患者的镇静。因为右美托咪定没有显著的呼吸抑制作用，它也被有效地应用于麻醉后恢复室和重症监护病房术后患者的镇静。右美托咪定快速使用时可引起血压升高，但随着治疗的继续，可能会出现低血压和心动过缓。尽管临床医生可以通过多种方式使用右美托咪定（包括喷鼻用于儿童镇静），但它的推荐剂量是负荷剂量 1 µg/kg，输注时间超过 10 min，维持剂量以 0.2 ～ 0.7 µg/（kg·h）的速度持续输注。

(5) 虽然这些药物是肾上腺素激动药，但由于可使交感神经张力降低，也被认为是交感神经阻滞剂。长期使用这些药物，尤其是可乐定和右美托咪定，可以导致超敏和受体上调；突然停用任何一种药物，都会引起以高血压危象为主要表现的急性戒断综合征。因为右美托咪定与 α_2 受体的亲和力比可乐定强，使用右美托咪定仅 48 h 后停药即可出现戒断综合征。

肾上腺素

肾上腺素是一种内源性儿茶酚胺，由肾上腺髓质合成。肾上腺素可直接兴奋 β_1 受体，通过增强心肌收缩力和加快心率（加快Ⅳ期自动除极速率）等途径使心输出量和心肌需氧量增高。α_1 受体激活减少内脏和肾血流量，但通过提高主动脉舒张压使冠状动脉灌注压升高。收缩压升高，但骨骼肌 β_2 受体兴奋产生的血管舒张功能可能会降低舒张压。β_2 受体兴奋后还可以松弛支气管平滑肌。

肾上腺素是治疗过敏性反应的主要用药，并且可以用于治疗心室纤颤。并发症包括脑出血、心肌缺血、室性心律失常。挥发性麻醉剂，尤其是氟烷，可能使肾上腺素致心律失常的作用增加。

在紧急情况下（例如，心搏骤停和休克），根据心血管损害的严重程度可给予肾上腺素 0.5 ～ 1 mg 单次静脉推注。对于大部分的过敏性反应，应接着输注肾上腺素 100 ～ 500 µg（必要时重复）。为改善心肌收缩或提高心率，可连续输注肾上腺素 [1 mg 溶于 250 ml（4 µg/ml）] 以 2 ～ 20 µg/min 的速度输注。肾上腺素局部浸润也可以用来减少手术部位出血。局麻药中含浓度为 1：200 000（5 µg/ml）或 1：400 000

（2.5 μg/ml）的肾上腺素，具有全身吸收少和作用持续时间较长的特点。肾上腺素有 1：1000（1 mg/ml）浓度的小瓶装和 1：10 000 ［0.1 mg/ml（100 μg/ml）］浓度的预充式注射器包装。还有浓度为 1：100 000（10 μg/ml）的包装，可用于儿科使用。

麻黄碱

麻黄碱是一种非儿茶酚胺拟交感神经药，它的心血管的作用类似于肾上腺素：可提高血压、心率、心肌收缩力和心输出量。同样，麻黄碱也是一种支气管扩张剂。然而，两者之间仍有重要的差别：麻黄碱作用时间较长，具有间接和直接的兴奋中枢神经系统的作用（它使最低肺泡有效浓度升高）。麻黄碱的间接激动剂特性，可能是由于兴奋中枢、增加外周突触后去甲肾上腺素释放，或抑制去甲肾上腺素再摄取的结果。

6 麻黄碱是麻醉中常用的一种血管加压药。但要注意，麻黄碱的使用应视为寻找和处理低血压原因期间的一种暂时性处理措施。与直接兴奋 α_1 受体的激动剂不同，绵羊实验中麻黄碱不会降低子宫血流量；因此，多年来它是产科麻醉优选的血管加压药。目前，去氧肾上腺素广泛用于进行椎管内麻醉的产科患者，因为它起效更快，作用持续时间更短，更容易滴定，并且与麻黄碱相比，对胎儿 pH 值无不利影响。

对于成人，可单次给予麻黄碱 2.5 ～ 10 mg，儿童的单次剂量为 0.1 mg/kg。随后的给药剂量应增加，以抵消快速耐受的影响，快速耐受的发生可能是由于储存的去甲肾上腺素被排空所引起的。现有的麻黄碱包装为 1 ml 安瓿中含有 25 或 50 mg 药物。

去甲肾上腺素

去甲肾上腺素直接激活 α_1 受体，而不激活 β_2 受体（临床使用剂量），因此可引起动静脉血管的强烈收缩。β_1 受体兴奋可引起心肌收缩力增强，伴随外周血管收缩，导致动脉血压升高。通常收缩压和舒张压都升高，但后负荷增加和反射性的心动过缓可能影响心输出量的增加。尽管使用去甲肾上腺素后，肾脏和内脏血流量减少以及心肌氧需增加的问题引起关注，但其依然是难治性休克（尤其是败血症）的首选药物。静脉注射部位外渗可引起组织坏死。

去甲肾上腺素因其半衰期短，通常以 2 ～ 20 μg/min ［30 ～ 300 ng/（kg · min）］的速度连续输注。每安瓿

中含有具有 4 mg 去甲肾上腺素的溶液 4 ml。

多巴胺

多巴胺（DA）是一种内源性非选择性的直接和间接的肾上腺素能和多巴胺受体激动剂，其临床效应随 **7** 剂量不同而有显著差异。小剂量多巴胺 ［0.5 ～ 3 μg/（kg · min）］主要激活多巴胺受体（特别是 DA₁ 受体），刺激这些受体可以扩张肾血管，促进利尿和尿钠排泄。虽然这种效应会增加肾血流量，但使用这种"肾剂量"的多巴胺并不能改善肾功能。中等剂量 ［3 ～ 10 μg/（kg · min）］多巴胺可以兴奋 β_1 受体，提高心肌收缩力、心率、收缩压和心输出量。心肌耗氧量的增加通常会超过氧供的增加。更高剂量的多巴胺 ［10 ～ 20 μg/（kg · min）］突出表现为激动 α_1 受体，可引起外周血管阻力增加，肾血流量下降。多巴胺这几种作用的确切剂量-效应曲线远比上面描述的更难以预测！多巴胺的间接作用是突触前交感神经节释放去甲肾上腺素产生的。

多巴胺以前是治疗休克的一线药物，它能增加心输出量，维持血压和肾功能。多巴胺增快心率和致心率失常的效应限制了其在部分患者中的使用，在危重疾病的许多情况下它已经被去甲肾上腺素取代。多巴胺通常以 1 ～ 20 μg/（kg · min）的速度持续输注。它最常见的包装是 5 ～ 10 ml 安瓿中含有 200 mg 或 400 mg 的多巴胺。

异丙肾上腺素

异丙肾上腺素的特点在于它是一个单纯的 β 受体激动剂。β_1 受体兴奋可使心率增快，心肌收缩力增强和心输出量增加。但 β_2 受体兴奋使外周阻力下降，舒张压下降，收缩压增加或保持不变。心肌氧耗增加而氧供减少，使异丙肾上腺素或其他任何一种纯 β 受体激动剂在大多数情况下都不作为提高心肌收缩力的理想药物。

多巴酚丁胺

多巴酚丁胺是具有两个异构体的外消旋混合物，与 β_1 受体和 β_2 受体都具有亲和力，与 β_1 受体具有相对较高的选择性。其主要的心血管效应是增加心肌收缩力而使心输出量增加。β_2 受体兴奋使外周血管阻力轻度下降，因而避免了动脉血压的过度升高。左心室充盈压下降，而冠状动脉血流量增加。

多巴酚丁胺会增加心肌耗氧量，除非存在有利于心肺转流停机的特定适应证，否则不应常规使用。它通常用于药理学压力试验。多巴酚丁胺通常以 $2 \sim 20 \ \mu g/(kg \cdot min)$ 的速度持续输注。常见供应为 20 ml 瓶装，含有 250 mg 多巴酚丁胺。

非诺多泮

非诺多泮是一种选择性 DA_1 受体激动剂，它有多巴胺的许多优点，但没有 α 或 β 肾上腺素能受体或 DA_2 受体的激动效应，或者激动效应很弱。有证据显示，非诺多泮可使外周阻力下降从而产生降压作用，同时，它能增加肾血流量，产生利尿和排钠作用。非诺多泮适用于存在围术期肾衰竭高风险的心脏手术患者和主动脉瘤修补术患者。非诺多泮具有抗高血压和维持肾血流量的作用，因此，也适用于严重高血压患者，特别是合并肾功能损害的患者。除了推荐应用于高血压危象，非诺多泮也推荐用于造影剂肾病的预防。非诺多泮起效迅速，因为它的消除半衰期很短，易于滴定。围术期使用非诺多泮能否"保护"肾，仍然是持续争论的主题，但并没有良好的疗效证据。

非诺多泮有 1 ml、2 ml 和 5 ml 的安瓿包装，浓度为 10 mg/ml。持续输注的速度开始为 $0.1 \ \mu g/(kg \cdot min)$，每 $15 \sim 20$ min 可增加 $0.1 \ \mu g/(kg \cdot min)$，直到达到目标血压。低剂量使用时很少引起反射性心动过速。

肾上腺素拮抗药

肾上腺素拮抗药与肾上腺素受体结合，但不激活受体。它们通过预防肾上腺素激动药的激活来发挥作用。与肾上腺素激动药相似，各种肾上腺素拮抗药与各受体的相互作用有所差别。

α 受体阻滞药酚妥拉明

酚妥拉明可产生竞争性（可逆性）α_1 和 α_2 受体阻滞效应。对 α_1 受体的拮抗作用和平滑肌直接松弛作用导致外周血管扩张和动脉血压下降。血压下降可诱发反射性心动过速。对心脏 α_2 受体的阻断作用会加剧这种心动过速，因为 α_2 受体阻断后负反馈机制被消除，从而促进了去甲肾上腺素的释放。这些心血管效应通常在 2 min 内显现，并持续 15 min。所有的肾上腺素拮抗药，对受体阻滞的程度取决于当时的交感神经张力的程度。反射性心动过速和体位性低血

压限制了酚妥拉明用于治疗因 α 受体过度刺激而引起的高血压（例如，嗜铬细胞瘤，可乐定停药反应）。哌唑嗪和酚苄明是其他的 α 受体拮抗药。

酚妥拉明可单次静脉给药（成人剂量：$1 \sim 5$ mg）或持续静脉输注。为预防含有 α 受体激动剂（例如，去甲肾上腺素）静脉输注液体渗漏所致的组织坏死，可将 $5 \sim 10$ mg 酚妥拉明溶于 10 ml 生理盐水中进行局部浸润。酚妥拉明已经与去甲肾上腺素联合，用于心脏手术中的正性肌力支持，它还在嗜铬细胞瘤切除术中用于阻断血压过度升高，并用于儿童先天性心脏病修复术，在患儿心脏停跳前起促进降温作用。

混合型拮抗药拉贝洛尔

拉贝洛尔可以阻断 α_1、β_1 和 β_2 受体。据估计，静脉给予拉贝洛尔后，α 受体与 β 受体被阻断的比率大约是 1：7。这种混合式的阻断作用可降低外周血管阻力和动脉血压。心率和心输出量通常被轻度抑制

⑧ 或保持不变。拉贝洛尔同时是 α 和 β 受体阻滞药，因此能降低血压而不引起反射性的心动过速。对于冠心病患者来说，这是极为有利的。静脉给药后通常在 5 min 内达到药物峰值效应。曾有报道拉贝洛尔会引起左心衰竭、反常性高血压和支气管痉挛。

静脉注射拉贝洛尔的初始推荐剂量为 $2.5 \sim 10$ mg，注射时间超过 2 min。给予初始剂量后，根据机体反应，可以每隔 10 min 给予 $5 \sim 20$ mg，直到达到所需的血压。

β 受体阻滞药

β 受体阻滞药对 β_1 受体有不同程度的选择性。对 β_1 受体选择性高，对支气管、肺和血管的 β_2 受体影响较小（表 14-3）。理论上，选择性 β_1 受体阻滞药对 β_2 受体的抑制作用应该很小，因此适用于合

表 14-3 β 受体阻滞药的药理学特性[1]

	对 β_1 受体的选择性	ISA	对 α_2 受体的阻断作用	经肝代谢
阿替洛尔	+	0	0	0
艾司洛尔	+	0	0	0
拉贝洛尔	0	0	+	+
美托洛尔	+	0	0	+
普萘洛尔	0	0	0	+

[1] ISA，内在拟交感活性；＋，轻微效应；0，没有效应

并慢性阻塞性肺疾病和外周血管性疾病的患者。由于 β_2 受体具有扩张小动脉的作用，因此对伴有外周血管疾病的患者，一旦其 β_2 受体被阻断，便可能出现血流量减少。β 受体阻滞药还可以降低青光眼患者的眼压。

也可按 β 受体阻滞药是否具有内在拟交感活性（ISA）来进行分类。许多 β 受体阻滞药具有轻微的激动剂活性，虽然它们不能产生与完全激动剂（如肾上腺素）类似的效应。

β 受体阻滞药还可进一步分类为经肝代谢消除的（如美托洛尔），经肾以原型排出的（如阿替洛尔）或在血液中水解的（如艾司洛尔）。

艾司洛尔

9 艾司洛尔是一种超短效的选择性 β_1 受体阻滞药，它可以减慢心率，并轻度降低血压。它已成功地用于预防围术期刺激产生的反应，例如气管插管、手术刺激和急救。例如，艾司洛尔（$0.5 \sim 1$ mg/kg）可减弱电休克治疗时经常伴发的血压升高和心率增快，而不影响癫痫发作的持续时间。艾司洛尔在控制房颤或房扑患者的心室率方面与普萘洛尔同样有效。尽管艾司洛尔被认为主要选择性地作用于心脏，然而在较高剂量时也可抑制支气管和平滑肌上的 β_2 受体。

艾司洛尔作用时间短是因为它快速再分布（分布半衰期为 2 min）和被红细胞酯酶快速水解（消除半衰期为 9 min）。艾司洛尔的副作用可以在停止输注数分钟后逆转。艾司洛尔和所有的 β_1 受体阻滞药一样，对合并有窦性心动过缓，一度以上心脏传导阻滞，心源性休克或非代偿性射血分数低的心力衰竭患者，应避免使用。

用于短期治疗时，例如用于减弱喉镜和气管插管的心血管反应，艾司洛尔可单次静脉给药（$0.2 \sim 0.5$ mg/kg）。长期治疗时，典型的用法是先给予 0.5 mg/kg 的负荷剂量，给药时间超过 1 min，然后以 $50\,\mu g/(kg \cdot min)$ 的速度持续输注，以维持治疗效果。如果上述方法在 5 min 内不能产生足够的效果，那么可以重复给予负荷剂量，且每隔 5 min 提高持续输注速度 $50\,\mu g/(kg \cdot min)$，直至 $200\,\mu g/(kg \cdot min)$ 的最大输注速度。

艾司洛尔有可供多次静脉推注的 10 ml（10 mg/ml）瓶装。也有可供持续静脉输注的安瓿包装（10 ml，2.5 g），但在使用前必须稀释至 10 mg/ml 的浓度。

美托洛尔

美托洛尔是一种选择性 β_1 受体阻滞药，无内在拟交感活性。它可用于口服和静脉注射使用。它可用于静脉注射 $1 \sim 5$ mg，每 $2 \sim 5$ min 增加剂量，直到达到目标血压和心率。

普萘洛尔

普萘洛尔非选择性阻断 β_1 受体和 β_2 受体。普萘洛尔通过多种机制降低动脉血压，包括降低心肌收缩力，减慢心率和减少肾素释放。心输出量和心肌耗氧量也下降。普萘洛尔减缓房室传导并降低心室对室上性心动过速的反应性。

普萘洛尔的副作用包括支气管痉挛（β_2 受体阻滞作用），急性充血性心力衰竭，心动过缓，房室传导阻滞（β_1 受体阻滞作用）。同时使用普萘洛尔和维拉帕米（一种钙通道阻滞药）会协同抑制心率、心肌收缩力和房室结的传导。

与艾司洛尔相比，普萘洛尔消除半衰期很长，为 100 min。通常，普萘洛尔以每 $3 \sim 5$ min 0.5 mg 的增量进行滴定。总剂量很少超过 0.15 mg/kg。普萘洛尔是 1 ml 含 1 mg 药物的安瓿包装。

奈必洛尔

奈必洛尔是一种新一代的 β 受体阻滞药，与 β_1 受体具有高度亲和力。该药物的独特性在于，它通过激活内皮型一氧化氮合酶，产生直接的血管扩张作用。

卡维地洛

卡维地洛是一种能同时阻断 α 受体和 β 受体的阻滞药。用于治疗继发于心肌病的心力衰竭，急性心肌梗死后左心室功能不全，以及高血压。卡维地洛用药剂量需个体化，根据需要和耐受程度，可逐渐增加至 25 mg，每日两次。比索洛尔和缓释美托洛尔也用于长期治疗，以减少低射血分数心力衰竭患者的死亡率。

围术期 β 受体阻滞药的应用

围术期 β 受体阻滞药的应用是一项关键的麻醉性能指标，并被各种"质量管理"机构密切监管。尽管关于围术期应用 β 受体阻滞药是否有益的研究存在争议，但对已经使用 β 受体阻滞药的患者，除非出现临床禁忌证，围术期继续应用是很重要的。最初的小样本试验未显示出围术期开始使用 β 受体阻滞药治疗的不良后果。随后的研究表明，围术期开始使用 β 受体阻滞药没有益处或者有伤害（如：卒中）。因此，随着对新证据的评估，指南继续得以修订。

2014 年美国心脏病学会 / 美国心脏协会（ACC/AHA）指南推荐：长期接受 β 受体阻滞药治疗的患者（Ⅰ级，受益＞＞风险），围术期继续使用 β 阻滞剂治疗。术后 β 受体阻滞药治疗应以临床情况为指导（Ⅱa级，受益＞＞风险）。无论何时开始 β 受体阻滞药治疗，都可能需要暂停治疗（例如发生出血，低血压，心动过缓）。ACC/AHA 指南推荐，心肌缺血中或高风险患者，围术期开始使用 β 受体阻滞药可能是合理的（Ⅱb级，受益≥风险）。如果围术期开始使用 β 受体阻滞药，应考虑其他条件，如卒中风险、非代偿性心力衰竭。此外，对于具有三个或更多修正的心脏风险高危因素（见第 21 章）的患者，在手术前开始 β 受体阻滞药治疗可能是合理的（Ⅱb级）。不存在这些风险因素时，术前使用 β 受体阻滞药治疗是否有效或安全，尚不清楚。如果决定开始 β 受体阻滞药治疗，ACC/AHA 指南建议在外科手术之前充分开始治疗，以评估治疗的安全性和耐受性，这种做法是合理的（Ⅱb级）。最后，β 受体阻滞药不应该在手术当天用于初治患者（Ⅲ级：危害）。

⑩ 突然停用 β 受体阻滞药后 24 ～ 48 h 可能引发戒断综合征，表现为反跳性高血压、心动过速和心绞痛。这种效应可能是由 β 肾上腺素受体数量增加引起的（上调）。

病例讨论

嗜铬细胞瘤

一名 45 岁的男性患者，有阵发性头痛、高血压、多汗、心悸病史，拟行择期嗜铬细胞瘤切除术。

什么是嗜铬细胞瘤？

嗜铬细胞瘤是一种起源于嗜铬组织（最常见于肾上腺髓质），能合成和分泌去甲肾上腺素和肾上腺素的血供丰富的肿瘤。循环中异常高水平的内源性肾上腺素激动药对机体产生的影响是嗜铬

细胞瘤进行诊断和处理的基础。

如何通过实验室检查诊断嗜铬细胞瘤？

体内经尿液排泄的香草扁桃酸（儿茶酚胺代谢的终产物）、去甲肾上腺素和肾上腺素通常显著升高。尿液中儿茶酚胺和肾上腺素（图 14-3）水平升高是精确性较高的诊断指标。在诊断方面，测定血浆中游离的肾上腺素水平可能优于尿液检查。通过普通或增强的 MRI 或 CT 检查可进行肿瘤的定位。

去甲肾上腺素和肾上腺素浓度的慢性升高将引起机体发生哪些病理生理改变？

α_1 受体兴奋使外周血管阻力和动脉血压升高。高血压可导致血管内血容量不足（血细胞比容增高）、肾衰竭和脑出血。外周血管阻力升高也会增加心肌做功，这使患者容易发生心肌缺血、心室肥厚和充血性心力衰竭。长时间暴露于肾上腺素和去甲肾上腺素下，可能导致儿茶酚胺性心肌病。糖原分解和糖原异生作用增加，而胰岛素分泌下降，引起高血糖。β_1 受体兴奋会增加心肌自律性和室性心律失常的发生。

哪些肾上腺素拮抗药有助于控制去甲肾上腺素和肾上腺素分泌过多带来的影响？

酚苄明是一种 α_1 受体拮抗药，能有效地逆转血管收缩作用，从而降低动脉血压和增加血容量（血细胞比容下降）。通常还可纠正糖耐量异常。酚苄明可以口服给药，比另一种 α_1 受体酚妥拉明作用时间长。由于这些原因，酚苄明往往用于术前控制症状。

术中经常经静脉给予酚妥拉明来控制高血压的发作。然而，与其他降压药相比，酚妥拉明起效较慢，作用时间长，此外，这种药不再广泛使用。在这种情况下可以使用其他血管扩张剂。

对于使用 α 受体阻滞药伴有心动过速或室性心律失常的患者，建议进行 β_1 受体阻滞药。

为什么使用 β 受体阻滞药之前要先使用酚苄明阻断 α_1 受体？

如果先阻断 β 受体，去甲肾上腺素和肾上腺素产生的 α 受体兴奋作用将不会受到任何抵抗。先阻断 β 受体，β_2 受体介导的血管扩张作用降低，不能抵消 α_1 受体介导的血管收缩作用，外周

血管阻力会升高。这也许可以解释，有报道称少数嗜铬细胞瘤患者，如果术前只使用了拉贝洛尔，会出现反常性高血压。最后，失去了 β_1 受体兴奋产生的正性肌力作用，心肌可能无法承受已经增高了的做功负荷。

应格外注意避免使用哪些麻醉药？

氯胺酮是一种拟交感神经药，可能增加肾上腺素激动药的作用。氟烷使肾上腺素的促心律失常作用更加敏感。松弛迷走神经的药物（如抗胆碱药和泮库溴铵）可能易于出现心动过速。由于组胺能刺激肿瘤分泌儿茶酚胺，因此最好避免使用可引起组胺释放的药物（例如，阿曲库铵）。肌肉松弛剂可以选择维库溴铵和罗库溴铵。

硬膜外或蛛网膜下腔麻醉技术能有效地阻断交感神经功能亢进吗？

大范围的区域阻滞，如硬膜外麻醉或蛛网膜下腔麻醉，可以阻断感觉（传入）神经和交感（传出）神经在手术区域的放电。然而，在手术操作过程中，由嗜铬细胞瘤释放的儿茶酚胺仍能结合并激活全身的肾上腺素受体。

（成丹丹 译 侯武刚 审校）

指南

Fleisher LA, Fleischmann KE, Auerbach AD, et al. 2014 ACC/AHA guideline on perioperative cardiovascular evaluation and management of patients undergoing noncardiac surgery: Executive summary: A report of the American College of Cardiology/American Heart Association Task Force on Practice Guidelines. *Circulation*. 2014;130:2215.

推荐阅读

Brunton L, Knollman B, Hilal-Dandan R, eds. *Goodman and Gilman's The Pharmacological Basis of Therapeutics*. 13th ed. New York, NY: McGraw-Hill Education; 2018.

Gu YW, Poste J, Kunal M, Schwarcz M, Weiss I. Cardiovascular manifestations of pheochromocytoma. *Cardiol Rev*. 2017;25:215.

Katzung BG, Trevor AJ, eds. *Basic and Clinical Pharmacology*, 13th ed. New York, NY: McGraw-Hill Education; 2015.

Lother A, Hein L. Pharmacology of heart failure: From basic science to novel therapies. *Pharmacol Ther*. 2016;166:136.

Nguyen V, Tiemann D, Park E, Salehi A. Alpha-2 agonists. *Anesthesiol Clin*. 2017;35:233.

第 15 章 降 压 药

要 点

1. 吸入性一氧化氮是一种选择性肺血管扩张剂，用于治疗可逆性肺动脉高压。

2. 急性氰化物中毒的特征是出现代谢性酸中毒，心律失常，以及静脉血氧含量增加（机体氧利用障碍的结果）。氰化物中毒的另一个早期征象是在硝普钠剂量增加时，出现降压作用的快速抵抗（快速耐受）。

3. 通过扩张肺血管，硝普钠能抑制肺血管对缺氧产生的正常血管收缩反应（缺氧性肺血管收缩）。

4. 硝酸甘油能降低前负荷，成为缓解心源性肺水肿的理想药物。

5. 肼屈嗪通过多种方式松弛小动脉平滑肌，包括通过激活 3,5- 磷酸环乌苷水平引起毛细血管前阻力血管扩张。

6. 机体对肼屈嗪介导的血压下降产生一系列反应，包括心率增快、心肌收缩力增强及心输出量增加。对于有冠状动脉疾病的患者而言，这些代偿反应是有害的，可以同时使用 β 受体阻滞药将反应最小化。

7. 非诺多泮［临床试验中的输注速度为 $0.01 \sim 1.6\ \mu g/(kg \cdot min)$］能降低恶性高血压患者的收缩压和舒张压，与硝普钠等效。

8. 二氢吡啶类钙通道阻滞药优先扩张动脉血管，能维持或增加心输出量。

许多药物具有降压作用，包括吸入麻醉药、交感神经激动药和拮抗药、钙通道阻滞药、β 受体阻滞药和血管紧张素转化酶抑制剂。本章讨论了有助于麻醉医师围术期控制动脉血压的一些药物。

随着患者年龄的增长，他们的脉管系统也会老化。当心室收缩产生一个脉搏波，这个波通过动脉系统传递。在主动脉分支点，这个波被反射回心脏。年轻患者，反射波能延长心脏舒张期，提高舒张压。而老年患者，波到达更快，顺应性差的血管在收缩末期将反射波传递回来，导致心肌工作负荷增加及心脏舒张压下降（图 15-1）。因此，老年患者常出现收缩压增高，而舒张压下降。实施冠状动脉旁路移植术的患者，术后肾功能不全的发生率和脑血管意外的风险显著增加，被认为与脉压增加（即收缩压与舒张压的差值）有关。

长期应用 β 受体阻滞药治疗的患者，围术期应该持续应用 β 受体阻滞药。应遵循美国心脏病学会 / 美国心脏协会围术期使用 β 受体阻滞药的指南（见第 14 章）。之前讨论过 β 受体阻滞药（艾司洛尔、美托洛尔等）用于治疗暂时性围术期高血压，并且在麻醉期间常规使用。本章讨论围术期使用的肾上腺素拮抗药以外的抗高血压药物。抗高血压药用于治疗伴有器官损伤迹象（例如脑病）的高血压危象（血压 > 180/120 mmHg）至关重要。除急性主动脉夹层患者外，应逐渐减少平均动脉压以防止器官灌注不足（例如，先将平均动脉压降低 20% 或舒张压降至 100 ~ 110 mmHg）。在心脏、颅内手术以及其他担心大量出血的手术后，建议及时治疗高血压。围术期高血压通常继发于疼痛、焦虑、低氧血症、高碳酸血症、膀胱扩张和未能维持血压在基线水平的抗高血压治疗。在治疗围术期高血压时应考虑并解决这些主要病因。

血压是心输出量和全身血管阻力的产物。降压药会降低心肌收缩力或产生动脉和静脉容量血管舒张作用，或二者皆有。β 肾上腺素阻滞药以外的降压药包括硝基血管扩张剂、钙拮抗药、肾上腺素激动药、麻醉剂和血管紧张素转换酶抑制药。

硝普钠

作用机制

硝普钠（和其他硝基血管扩张剂）松弛小动脉和静脉平滑肌。它的主要作用机制与其他硝酸盐类（如肼屈嗪和硝酸甘油）相同。硝基血管扩张剂被代谢会

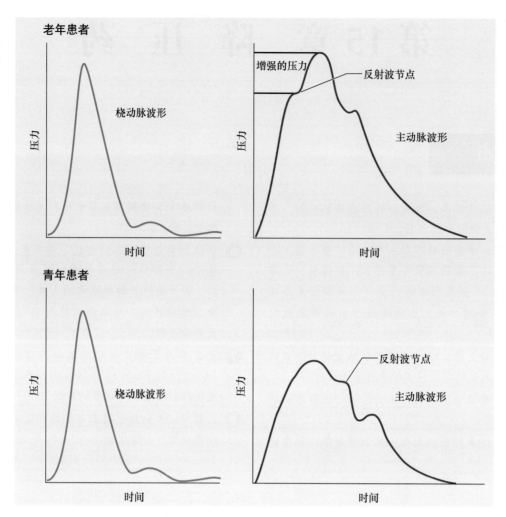

图 15-1　图示说明血管硬度的增加对外周动脉（桡动脉）和中心动脉（主动脉）的影响。如图所示，无论是血管硬度正常的青年人（左下图），还是血管硬度增加的老年人（左上图），桡动脉的压力基本不变。血管硬度正常的青年人，中心动脉的压力低于桡动脉压（下方图）。相反，血管硬度增加的老年患者中心动脉的压力增高，与外周压力相等，这是心收缩期反射波与中心波叠加的结果（上方图）〔Reproduced with permission from Barodka V，Joshi B，Berkowitz D，et al. Implications of vascular aging. Anesth Analg. 2011 May；112（5）：1048-1060.〕

释放**一氧化氮**，从而激活鸟苷酸环化酶。鸟苷酸环化酶是合成 3′、5′环磷酸鸟苷（cGMP）的关键酶，cGMP 调控许多蛋白质的磷酸化过程，其中一些参与细胞内钙离子游离和平滑肌收缩的调控。

　　一氧化氮是一种由内皮细胞释放的，能够有效扩张血管的天然物质（内皮细胞舒血管因子），它对调节全身血管的张力起至关重要的作用。一氧化氮的半衰期极短（小于 5 s），可对局部血流进行灵活的内源性调控。吸入性一氧化氮是一种选择性肺血管扩张剂，用于可逆性肺动脉高压的治疗。

临床应用

　　硝普钠是一种有效可靠的抗高血压药物。通常将硝普钠稀释至 100 μg/ml，持续静脉输注 0.25 ～ 5 μg/（kg·min）。它起效迅速（1 ～ 2 min），作用时间短，所以可通过调节输注速度对动脉血压进行精确调控。硝普钠的降压效能决定了使用时需要频繁地

测血压，最好使用有创动脉测压，持续输注时最好使用微量泵。硝普钠溶液必须避光保存，防止光降解作用。

药物代谢

　　注射给药后，硝普钠进入红细胞，从氧合血红蛋白的铁离子（Fe^{2+}）接收一个电子。这种非酶的电荷转移产生不稳定的硝普钠自由基和高铁血红蛋白（Hgb Fe^{3+}）。硝普钠自由基自发地分解成 5 个氰离子和一个有活性的亚硝基基团（N＝O）。

　　氰离子可以参与以下三种反应之一：（1）与高铁血红蛋白结合形成氰化高铁血红蛋白；（2）在硫氰酸酶催化下在肝和肾中进行反应（硫代硫酸盐＋氰化物→硫氰酸盐）；（3）或与组织细胞色素氧化酶结合，干扰正常组织的氧利用（图 15-2）。

　　上述最后一种反应会引起**急性氰化物中毒**，其特征是：代谢性酸中毒、心律失常和静脉血氧含量

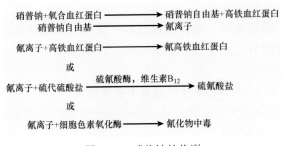

图 15-2 硝普钠的代谢

增加（机体氧利用障碍的结果）。氰化物中毒的另一个早期征象是在硝普钠剂量增加时，出现降压作用的快速抵抗（快速耐受）。如果硝普钠的日累积剂量大于 500 μg/kg，或者药物以大于 2 μg/（kg·min）的速度输注超过几小时，则更可能发生氰化物中毒。氰化物中毒患者应给予 100% 纯氧进行机械通气，以最大程度增加氧供。氰化物毒性的药物治疗，是通过给予硫代硫酸钠（150 mg/kg，给药时间大于 15 min）或 3% 亚硝酸钠（5 mg/kg，给药时间大于 5 min）来提供氰化物离子的替代结合位点，这些药物将血红蛋白氧化成高铁血红蛋白。亚硝酸盐的给药目标是高铁血红蛋白浓度达到 10% ～ 20%。当患者因物体燃烧继发氰化物中毒而引起高铁血红蛋白血症时，应谨慎行事，因为可能同时存在一氧化碳中毒而引起的碳氧血红蛋白血症。另外，羟钴胺素与氰化物结合可形成氰钴维生素（维生素 B_{12}），同样可以用于治疗氰化物中毒。氰钴维生素经肾排泄。

硫氰酸盐经肾清除速度很慢。硫氰酸盐的大量蓄积（如肾衰竭患者）会导致轻度的毒性反应，包括甲状腺功能低下、肌无力、恶心、低氧及急性中毒性精神病。然而，肾衰竭不会增加氰化物中毒的风险。过量使用硝普钠或硝酸钠引起的高铁血红蛋白血症可以用亚甲蓝进行治疗（1 ～ 2 mg/kg，1% 药液，给药时间大于 5 min），亚甲蓝能使高铁血红蛋白转化为血红蛋白。

对各脏器的影响

由于硝普钠能同时扩张静脉和小动脉血管床，所以能降低心脏的前后负荷。外周血管阻力下降导致动脉血压下降。虽然硝普钠通常不会引起正常人心输出量的改变，但是它能减少后负荷，从而增加充血性心力衰竭患者、二尖瓣或主动脉瓣反流患者的心输出量。动脉血压下降反射性地介导心肌氧耗的改变。这些改变包括心动过速和心肌收缩力增加。此外，硝普钠对冠状动脉的扩张作用可能导致**冠状动脉窃血**，使缺血部位血流量反而减少，因为缺血部位的血管已经

最大限度地扩张。

硝普钠可以扩张脑血管，并削弱脑自我调节功能。除非动脉血压显著降低，否则脑血流量维持不变或增加。脑血流增加会导致颅内压增高，特别是那些颅内顺应性降低的患者（如脑肿瘤）。通过减慢硝普钠滴速和形成人造低碳酸血症，能减少颅内压增高的程度。

输注硝普钠也可以扩张肺血管。肺动脉压下降会 **❸** 导致一些正常通气的肺泡组织灌注减少，而增加生理无效腔。通过扩张肺血管，硝普钠能抑制肺血管对缺氧产生的正常血管收缩反应（缺氧性肺血管收缩）。这两种作用会导致肺通气血流比值失调，动脉氧合下降。

硝普钠会降低肾动脉压，导致肾素和儿茶酚胺释放。β 受体阻滞药可以抑制肾素释放。虽然输注硝普钠时动脉血压和肾灌注中度下降，但仍能维持较好的肾功能。

硝酸甘油

作用机制

硝酸甘油松弛血管平滑肌，对静脉扩张作用大于对动脉的扩张作用。它的作用机制类似于硝普钠：代谢生成的一氧化氮能激活鸟苷酸环化酶，导致环磷酸鸟苷（cGMP）上调，降低细胞内钙离子浓度，松弛血管平滑肌。

临床应用

硝酸甘油能缓解心肌缺血、高血压和心室功能衰竭。与硝普钠用法相似，通常将硝酸甘油稀释 100 μg/ml 的浓度，持续静脉输注 [0.5 ～ 5 μg/（kg·min）]。因为硝酸甘油会吸附在聚氯乙烯上，过去推荐使用玻璃容器和特殊静脉导管，但现在已很少使用。硝酸甘油也可以通过舌下（4 min 达峰值效应）或透皮（持续释放 24 h）途径给药。

药物代谢

硝酸甘油在肝和血液中被谷胱甘肽硝酸盐还原酶快速水解。代谢产物之一是亚硝酸盐，它可以将血红蛋白转换为高铁血红蛋白。严重的高铁血红蛋白血症很罕见，可以静脉注射亚甲蓝（1 ～ 2 mg/kg，给药时间超过 5 min）进行治疗。

硝酸甘油通过多种机制降低心肌氧耗，增加心肌氧供：

- 血液在容量血管汇集使静脉回流减少，心脏前负荷降低。伴随的是心室舒张末压下降引起的心肌氧耗降低，心内膜灌注增加。
- 小动脉扩张引起后负荷降低，使心室收缩末压和氧耗下降。当然，舒张压下降可能会降低冠状动脉灌注压，实际上使心肌氧供降低。
- 硝酸甘油可使冠状动脉血流再分配至心内膜下的缺血区。
- 可以缓解冠状动脉痉挛。

❹ 与硝普钠引起的冠状动脉窃血现象相反，硝酸甘油对冠心病患者是有益的。硝酸甘油能降低前负荷，成为缓解心源性肺水肿的理想药物。心率保持不变或略有增加。硝酸甘油停药后血压反跳的概率比硝普钠小。对正进行手术和麻醉的高风险患者，预防性给予小剂量硝酸甘油没有被证明有益。

硝酸甘油对脑血流和颅内压的影响类似于硝普钠。脑血管扩张性头痛是硝酸甘油的一种常见的副作用。硝酸甘油除了扩张肺血管（同上述硝普钠机制），还能松弛支气管平滑肌。

硝酸甘油（$50 \sim 100\ \mu g$，单次注射）已被证明是一种有效的（但作用时间短）的子宫松弛剂。在某些产程中，如果胎盘仍然存在于子宫中可能会用到硝酸甘油（如胎盘残留、子宫内翻、子宫痉挛、臀位取胎术、需要外翻取出双胞胎中第二个胎儿）。硝酸甘油有抑制血小板聚集的功能。

▌肼屈嗪

❺ 肼屈嗪通过多种方式松弛小动脉平滑肌，包括通过激活鸟苷酸引起毛细血管前阻力血管扩张。

控制术中高血压有时可静脉注射 $5 \sim 20\ mg$ 肼屈嗪。通常在 15 min 内起效，降压效果一般持续 $2 \sim 4\ h$。起效慢和持续时间长使得此药在围术期使用的吸引力远低于其他药物。肼屈嗪可用于治疗妊娠高血压综合征。

肼屈嗪在肝中通过乙酰化和羟化作用降解。

对各脏器的影响

❻ 外周血管阻力降低导致动脉血压下降。机体对肼屈嗪引起的降压作用的反应为心率增快、心肌收缩力增强和心输出量增加。这些代偿反应对有冠状动脉疾病的患者是有害的，可以同时使用 β 受体阻滞药将反应最小化。相反，后负荷的下降往往对充血性心力衰竭患者有益。

肼屈嗪是一种强效脑血管扩张剂，抑制脑血流的自身调节。除非血压显著降低，否则脑血流和颅内压将会升高。

肼屈嗪能维持肾血流量不变或增加。

▌非诺多泮

作用机制

非诺多泮通过选择性地激活 D_1 多巴胺受体，引起血管的快速扩张。与 S- 异构体相比，R- 异构体与受体的亲和力更强，所以在外消旋混合剂中 R- 异构体发挥生物学活性。

临床应用

❼ 非诺多泮［临床试验中的输注速度为 $0.01 \sim 1.6\ \mu g/（kg \cdot min）$］能降低恶性高血压患者的收缩压和舒张压，与硝普钠等效。副作用包括头痛、潮红、恶心、心动过速、低血钾症和低血压。降压作用一般在 15 min 内起效，停药后血压迅速恢复，不产生反跳性高血压。持续输注 48 h 可能会出现一定程度的耐药性。围术期具有肾损害高风险的高血压患者，使用非诺多泮是能"保护"还是"维持"肾功能，各种研究结论不同。

药物代谢

非诺多泮未经细胞色素 P450 酶的参与，发生共轭结合，它的代谢产物没有活性。肝衰竭或肾衰竭时，非诺多泮的代谢保持不变，因此，这些患者不需要调整剂量。

对各脏器的影响

非诺多泮能降低收缩压和舒张压。心率通常会增快。初始小剂量［$0.03 \sim 0.1\ \mu g/（kg \cdot min）$］然后缓慢调整，与一开始就采用大剂量相比，反射性心动过速发生率较低。随着时间的推移，心动过速会逐渐减轻，但是在大剂量应用时心动过速仍会很严重。

非诺多泮可导致眼内压升高，所以青光眼或眼内压增高患者用药时应谨慎或避免使用。

按 DA_1 多巴胺受体激动药的性质推断，非诺多泮能显著增加肾血流量。尽管动脉血压下降，肾小球滤过率维持不变。与硝普钠相比，非诺多泮能增加尿量、尿钠的排出和肌酐清除率。

钙通道阻滞药

8 二氢吡啶类钙通道阻滞药（尼卡地平、氯维地平）是选择性动脉血管扩张剂，常规应用于心脏手术患者围术期降压治疗。脂质乳制剂的氯维地平半衰期短，被血液酯酶快速代谢，这有利于其快速滴定。氯维地平以 1 ～ 2 mg/h 的初速度开始输注，剂量加倍直至达到所需效果，最高速度可达 16 mg/h。由于它是脂质乳制剂，因此对大豆或鸡蛋过敏的患者和脂质代谢受损的患者禁忌使用。与维拉帕米和地尔硫䓬不同，二氢吡啶类钙通道阻滞药对心脏传导和心室收缩的影响最小。这些钙通道阻滞药结合到 L 型钙通道，减少钙进入血管平滑肌。L 型受体普遍存在于动脉，静脉容量血管较少。因此，此类药物对心脏充盈和前负荷的影响比硝酸盐小，硝酸盐能同时扩张动脉和静脉系统。二氢吡啶类钙通道阻滞药维持前负荷不变，而血管张力降低，导致心输出量增加。尼卡地平常采用滴定方式给药（5 ～ 15 mg/h）。

另一种可用于围术期降压的静脉用药是血管紧张素转换酶抑制药依那普利（0.625 ～ 1.25 mg）。依那普利因降压作用有限，不是治疗急性高血压危象的首选药物。

病例讨论

控制性降压

一名 59 岁的男子拟在全身麻醉下行全髋关节置换术。外科医师要求术中进行控制性降压。

什么是控制性降压，它的好处是什么？

控制性降压是选择性地降低动脉血压。这项技术主要的好处是尽量减少术中失血，使术野更清晰。

如何进行控制性降压？

控制性降压的主要方法是采用低血压麻醉技术（例如，椎管内麻醉）和应用降压药物。手术部位的抬高可以选择性地降低伤口处的血压。全身麻醉期间，正压通气使胸内压增加，阻碍静脉回流至心脏，心输出量和平均动脉压降低。许多药物能有效地降低血压，包括挥发性麻醉剂、硬腰联合麻醉、交感神经拮抗药、钙通道阻滞药及

本章所讨论的外周血管扩张药。

哪些外科手术中实施控制性降压收益最大？

控制性降压技术已成功用于颅内动脉瘤修复术、颅内肿瘤切除术、全髋关节置换术、根治性颈部病变切除术、根治性膀胱切除术、重大脊柱手术及其他可能大量失血的手术。控制性降压可以保障那些因宗教信仰禁止输血的患者（如耶和华见证人）更安全地进行手术。

控制性降压的相对禁忌证是什么？

以下疾病患者的器官灌注的安全限下降，包括：严重贫血、低血容量、冠心病、肝肾功能不全、脑血管疾病和未经治疗的青光眼。

控制性降压的可能并发症是什么？

如上述禁忌证清单所示，控制性降压引起低血压的风险包括：脑血栓、偏瘫（由于脊髓灌注减少所致）、急性肾小管坏死、大面积肝坏死、心肌梗死、心搏骤停和失明（视网膜动脉血栓形成或缺血性视神经病变所致）。贫血患者更容易出现这些并发症。因此，诱导或控制性降压的使用越来越少。肩部手术需要沙滩椅位的患者或坐位手术的患者，特别容易发生脑灌注不足和围术期脑梗死。

低血压的安全范围是什么？

这一点因人而异。健康的青年患者可能耐受平均动脉压低至 50 ～ 60 mmHg，却不出现并发症。相反，慢性高血压患者脑血流的自主调节已发生改变，所能耐受的平均动脉压水平不能低于基线的 20% ～ 30%。曾经有过短暂性脑缺血发作病史的患者可能不能耐受任何程度脑灌注的下降。最近的研究表明在较高的平均动脉压下，大脑具有比长期以来我们假定的下限更低的自我调节能力。

实施控制性降压期间，需要什么特殊监测吗？

建议正确放置动脉测压传感器的位置，以确定大脑的平均动脉压。同样，如果考虑实施低血压麻醉技术，可以采用脑血氧监测技术。

（成丹丹 译 侯武刚 审校）

推荐阅读

Barodka V, Joshi B, Berkowitz D, Hogue CW Jr, Nyhan D. Implications of vascular aging. *Anesth Analg.* 2011;112:1048.

Espinosa A, Ripollés-Melchor J, Casans-Francés R, et al; Evidence Anesthesia Review Group. Perioperative use of clevidipine: A systematic review and meta-analysis. *PLoS One.* 2016;11:e0150625.

Gillies MA, Kakar V, Parker RJ, Honoré PM, Ostermann M. Fenoldopam to prevent acute kidney injury after major surgery—a systematic review and meta-analysis. *Crit Care.* 2015;19:449.

Hottinger DG, Beebe DS, Kozhimannil T, Prielipp RC, Belani KG. Sodium nitroprusside in 2014: A clinical concepts review. *J Anaesthesiol Clin Pharmacol.* 2014;30:462.

Jain A, Elgendy IY, Al-Ani M, Agarwal N, Pepine CJ. Advancements in pharmacotherapy for angina. *Expert Opin Pharmacother.* 2017;18:457.

Moerman AT, De Hert SG, Jacobs TF, et al. Cerebral oxygen desaturation during beach chair position. *Eur J Anaesthesiol.* 2012;29:82.

Pilkington SA, Taboada D, Martinez G. Pulmonary hypertension and its management in patients undergoing non-cardiac surgery. *Anaesthesia.* 2015;70:56.

Oren O, Goldberg S. Heart failure with preserved ejection fraction: Diagnosis and management. *Am J Med.* 2017;130:510.

Williams-Russo P, Sharrock NE, Mattis S. Randomized trial of hypotensive epidural anesthesia in older adults. *Anesthesiology.* 1999;91:926.

Zhao N, Xu J, Singh B, et al. Nitrates for the prevention of cardiac morbidity and mortality in patients undergoing non cardiac surgery. *Cochrane Database Syst Rev.* 2016;(8):CD010726.

第 16 章　局部麻醉药

要　点

① 电压门控钠通道是一种膜相关蛋白，由一个 Na 离子可通过的较大的 α 亚单位和一个或两个较小的 β 亚单位组成。Na 通道（至少）存在三种状态：即静息（不导电），开放（导电）和失活（不导电）状态。当局部麻醉药与 α 亚基的特定部位相结合，就阻止了通道的激活和 Na 离子在此通道的内流。

② 不同的神经纤维对局部麻醉药的敏感性受轴突直径、髓鞘形成和其他一些特点影响。

③ 临床局部麻醉药的效能与其在正辛醇中的溶解度以及局麻药物分子对脂质膜的穿透能力相关。因此，增加烷基可以提高局部麻醉药的效能。但还没有对局麻药物效能的评价方法，如评价吸入麻醉药效能时可用的最低肺泡有效浓度那样。

④ 局部麻醉药的起效时间取决于多种因素，包括其脂溶性、不带电荷的脂溶性结构（B）与带电荷的水溶性结构（BH^+）的浓度比，后者以 pKa 值表示。pKa 是指药物离子及非离子形式比例相等时的 pH 值。效能及脂溶性越低（例如利多卡因或甲哌卡因）的药物比效能和脂溶性较高（如罗哌卡因或布比卡因）的药物起效更快。

⑤ 局部麻醉药的作用时间与其效能和脂溶性相关。高脂溶性者作用时间更长，这可能与其从脂质丰富的组织扩散到水性血流中速度更慢有关。

⑥ 因为局部麻醉药常被用在或注射在离起效部位很近的地方，因此，它们在血液中的药代动力学特征是药物清除及毒性的重要因素，而与它们的临床效果作用时间长短无关。

⑦ 局部麻醉药的全身吸收率和局麻药血药浓度的上升与注射部位的血管分布相关，一般遵循这个顺序：静脉（或动脉）注射＞气管内注射＞肋间注射＞宫颈旁注射＞硬膜外给药＞臂丛阻滞＞坐骨神经阻滞＞皮下注射。

⑧ 酯类局部麻醉药主要通过假性胆碱酯酶代谢。酰胺类局部麻醉药物在肝被微粒体中的 P450 酶代谢（N- 脱烷基化和羟基化）。

⑨ 清醒患者中枢神经系统局麻药物浓度上升可出现局麻药中毒的先兆症状。

⑩ 引起心血管毒性的局麻药物血药浓度是引起癫痫反应的三倍左右。

⑪ 区域麻醉时，布比卡因误入血管会引起严重的心脏毒性反应，包括左心室功能抑制、房室传导阻滞，以及致命的心律失常，如室性心动过速和室颤。

⑫ 真正的局麻药物超敏反应（常由 IgG 或 IgE 抗体介导）——不同于血药浓度过高引起的全身毒性反应——并不常见。酯类局部麻醉药更容易引起过敏反应，尤其当其复合成分为 PABA（对氨基苯甲酸，一种已知过敏原）衍生物时（如普鲁卡因或苯佐卡因）。

局部麻醉和区域麻醉、镇痛技术依赖于局部麻醉药。局部麻醉药注入或在邻近神经组织的区域内应用时，可短暂地分别或共同抑制感觉、运动及自主神经。本章展示了其作用机制、构效关系及其临床药理学特点。区域麻醉技术常用的相关内容详见其他章节（第 45 章和第 46 章）。

局部麻醉药的作用原理

神经元（及其他所有活细胞）静息膜电位维持在 −60 至 −70 mV 水平。产生电荷的钠-钾泵（钠-钾 ATP 酶）通过主动耗能过程在转运三个钠离子出细胞的同时转运两个钾离子进入细胞。由此产生的浓度梯度有利于钾离子向细胞外、钠离子向细胞内弥散。正常情况下，细胞膜对钾的"渗透"优于钠，因此细胞内相对聚集着过量的阴离子。由此产生了负的静息电位。

可兴奋细胞（如神经元和心肌细胞）具有产生**动作电位**的特殊能力。在化学、机械或电刺激下，位于外周神经轴突膜上的电压门控钠离子通道可以产生并传导膜的去极化。电压门控钠离子通道激活后，其结构发生短暂改变（约 1 ms），引起钠离子内流形成动作电位（图 16-1）。钠离子通透性增加，导致膜电位发生短暂去极化改变，达到＋35 mV。钠离子通道会很快失活，关闭钠离子内流。没有钠离子流动时细胞膜恢复到静息电位。当一个刺激足以使一小片膜去极化时，信号可以沿神经膜以去极化波的形式传输（脉冲）。基础浓度梯度由钠钾泵维持，在整个动作电位期间，仅有少量 Na 离子进入细胞。前面提到的电压

① 门控钠通道是一种膜相关蛋白，由一个 Na 离子可通过的较大的 α 亚单位和一个或两个较小的 β 亚单位组成。Na 通道（至少）存在三种状态：即**静息**（不导电），**开放**（导电）和**失活**（不导电）状态（图 16-2）。当局部麻醉药与 α 亚基的特定部位相结

合，就阻止了通道的激活和 Na 离子在此通道的内流。局部麻醉药与 Na 通道结合不改变静息膜电位。但随着局部麻醉药浓度的增加，膜内钠通道与局麻药结合的比例增加，不能通过钠离子。由于更多的通道与局麻药结合，神经兴奋和冲动传导的阈值增加，动作电位的上升速度和幅度减小，冲动传导速度减慢。当局麻药浓度足够高，与钠通道充分结合时，动作电位不能产生，冲动无法传导。与静息状态相比，钠离子通道在开放或失活状态时，与局部麻醉药的亲和力明显增强，去极化引起开放与失活的钠通道增多；因此去极化状态更易结合局麻药物。伴随去极化频率增加（如发生冲动传导时），与钠通道结合的局麻药也增加。这一现象称为**使用依赖性阻滞**。换言之，局麻药的抑制作用具电压（膜电位）和频率依赖性，对快速传导的神经纤维较之不常除极者作用更强。

局部麻醉药还可结合并抑制钙离子通道、钾离子通道以及瞬时感受器电位离子通道蛋白 1（transient receptor potential vanilloid 1，TRPV1）等其他多种通道和受体。相反，其他类别的药物也有钠通道阻滞作用，三环类抗抑郁药（阿米替林）、哌替啶、挥发性麻醉药物、钙通道阻滞药，α₂ 受体激动药及神经毒素。河豚毒素和贝类毒素可以和钠离子通道的细胞膜外位点特异性结合，目前正在利用类似的毒素进行人体实验，以确定这类物质在局部浸润后，特别是与局部麻醉药合用时能否产生长时间的镇痛作用。

② 不同的神经纤维对局部麻醉药的敏感性受轴突直径、髓鞘形成和其他一些特点影响。表 16-1 列举了神经纤维的常用分类。对比同一类神经纤维（有髓鞘或无髓鞘），直径越小对局部麻醉药越敏感。因

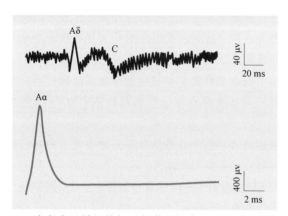

图 16-1　大鼠坐骨神经的超强刺激后复合 Aα、Aδ 和 C 纤维动作电位记录。注意两者的时间单位不同。在周围神经，Aδ 和 C 纤维传导速度慢很多，并且与 Aα 纤维相比，它们的复合动作电位持续时间更长，幅值更小 [Reproduced with permission from Butterworth JF 4th, Strichartz GR. The alpha2-adrenergic agonists clonidine and guanfacine produce tonic and phasic block of conduction in rat sciatic nerve fibers. Anesth Analg. 1993 Feb；76（2）：295-301.]

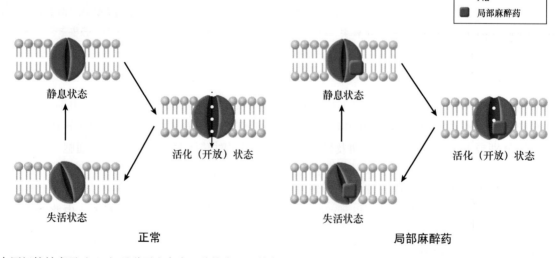

图 16-2　电压门控钠离子（Na_v）通道至少存在三种状态——静息、开放（活化）和失活。静息状态的 Na_v 通道去极化后活化开放，允许钠离子顺离子梯度短暂性流入细胞，然后快速失活。如图，钠离子在细胞膜的胞外侧。胞外钠离子内流只发生在没有与局麻药分子结合的开放 Na_v 通道。Na_v 通道与局麻药的结合位点靠近胞质侧而非胞外侧

表 16-1　神经纤维的种类[1]

纤维种类	作用方式	直径（mm）	传导速度（m/s）	是否有髓鞘
Aα	运动	12～20	70～120	是
Aα	本体感觉	12～20	70～120	是
Aβ	触觉、压觉	5～12	30～70	是
Aγ	运动（肌梭）	3～6	15～30	是
Aδ	痛觉 温度觉 触觉	2～5	12～30	是
B	节前自主神经纤维	＜3	3～14	部分
C 背根	痛觉 温度觉	0.4～1.2	0.5～2	否
C 交感神经	节后交感神经纤维	0.3～1.3	0.7～2.3	否

[1] 有时采用另一种替代性的数字系统进行感觉纤维分类

此，较粗的快速 Aα 纤维局麻药物的敏感性比较细的慢速 Aδ 纤维更低，较粗的无髓鞘纤维要比较细的无髓鞘纤维敏感性低。但另一方面，较细的无髓鞘 C 纤维比较粗的有髓鞘纤维更难被局麻药物阻滞。在人体，外周神经被局部麻醉药抑制的作用顺序通常为自主神经最先被阻滞，然后是感觉神经，接着是运动神经，但在稳定以后，若表现出感觉阻滞，则所有的神经效应均已被抑制。

构效关系

局部麻醉药由一个亲脂基团（通常为苯环）和一个亲水基团（通常为叔胺）组成，两者由酯键或酰胺键相连。根据连接键的不同，将局部麻醉药分为酯类和酰胺类（表 16-2）。但一种在多个欧洲国家牙科常用的局麻药物阿替卡因，虽同样为酰胺类化合物，其主要结构却是噻吩环而不是苯环。局部麻醉药呈弱碱性，在生理 pH 值环境中，叔胺基团通常带正电荷。局部麻醉药的物理化学特性取决于芳香环上的取代基、连接键的类型及连接在氨基氮上的烷基。

❸ 临床局部麻醉药的效能与其在正辛醇中的溶解度以及局麻药物分子对脂质膜的穿透能力相关。因此，增加烷基可以提高局部麻醉药的效能（例如丁卡因比普鲁卡因效能高；布比卡因比盐酸甲哌卡因效能高）。但临床还没有对局麻药物效能的评价方法，如价评吸入麻醉药效能时可用的最低肺泡有效浓度（minimum alveolar concentration，MAC）那样。阻滞神经冲动传导的局部麻醉药最小浓度会受多种因素影响，如纤维的粗细、类型以及是否有髓鞘；pH 值（偏

酸的 pH 削弱阻滞效果）；神经刺激频率；电解质的浓度（低钾血症、高钙血症削弱阻滞效果）。

❹ 局部麻醉药的起效时间取决于多种因素，包括其脂溶性、不带电荷的脂溶性结构（B）与带电荷的水溶性结构（BH$^+$）的浓度比，后者以 pKa 值表示。pKa 是指药物离子与非离子形式比例相等时的 pH 值。效能及脂溶性越低（例如利多卡因或甲哌卡因）的药物比效能和脂溶性较高（如罗哌卡因或布比卡因）的药物起效更快。

当局部麻醉药的 pKa 与生理 pH 值接近时，非离子状态的基团浓度较高，容易通过神经细胞膜，起效快。即脂溶性结构更容易弥散透过神经鞘（神经外膜）和神经细胞膜。但进入细胞后，带电荷的水溶性结构（而非非解离状态的基团）更容易与钠离子通道相结合。例如：利多卡因的 pKa 值大于生理 pH。在生理条件下（pH 7.40），超过半数的利多卡因以解离状态（BH$^+$）的形式存在。

pKa 在理解局部麻醉药差异中的重要性经常被夸大。已有研究表明，局麻药的起效与 pKa 直接相关。但这种理论没有数据支持，事实上，起效最快的 2-氯普鲁卡因，其 pKa 值大于目前临床上应用的所有其他类局麻药物。其他一些因素，如药物在结缔组织中的扩散能力也能够影响其在体内的起效时间。此外，不是所有的局部麻醉药都存在解离状态（如苯佐卡因）。

局部麻醉药解离和非解离结构对存在着两种状态的药物临床作用有非常重要的影响。商品化的局部麻醉药溶液常被制备成盐酸盐水溶液（pH 6～7）。因为肾上腺素在碱性环境中不稳定，商品化的含有肾上腺素的局部麻醉药 pH 较低，为 4～5。这种状态下的局部麻醉药游离基团浓度较低，与使用前立刻加入肾上腺素的局部麻醉药相比，其起效较慢。与此类似，当把局部麻醉药注入偏酸性的组织中时（如感染部位），细胞外（B）与（BH$^+$）的比例降低，起效延迟。一些研究者报道，通过向局部麻醉药（尤其是含有肾上腺素的商品化形式）中加入碳酸氢钠碱化局部麻醉药溶液（如：每 10 ml 利多卡因加入 8.4% 的碳酸氢钠 1 ml），可能由于游离碱基增加，起效加快，阻滞效果提高。人们还发现一有趣的现象，碱化药液可减轻皮下浸润时的疼痛。

❺ 局部麻醉药的作用时间与其效能和脂溶性相关。高脂溶性者作用时间更长，这可能与其从脂质丰富的组织扩散到水性血流中速度更慢有关。另一方面其脂溶性同血浆蛋白结合率相关。在血液中局部麻醉药大多数与 α$_1$ 酸性糖蛋白结合，小部分与白蛋白结合。应用脂质胶囊或微球的缓释系统，能够持续释放

表 16-2　局部麻醉药的物理化学性质

通用名（专利药名）	结构	原型局部麻醉的相对脂溶性	pKa	蛋白结合率（%）
酰胺类				
布比卡因（Marcaine，Sensorcaine）		8	8.2	96
依替卡因（Duranest）		16	8.1	94
利多卡因（Xylocaine）		1	8.2	64
甲哌卡因（Carbocaine）		0.3	7.9	78
丙胺卡因（Citanest）		0.4	8.0	53
罗哌卡因（Naropin）		2.5	8.2	94
酯类				
氯普鲁卡因（Nesacaine）		2.3	9.1	NA[1]
可卡因		NA	8.7	91
普鲁卡因（Novocaine）		0.3	9.1	NA
丁卡因（Pontocaine）		12	8.6	76

* 碳原子旋光异构。
[1] NA，未获得数据

局部麻醉药，明显延长局部麻醉药的作用时间。脂溶性的布比卡因被批准用于手术后局部浸润和镇痛，并已被研究用于延长腹横肌平面（TAP）和周围神经阻滞。

　　在选择局部麻醉药时，有时候需要用药后保留运动功能。目前只有布比卡因和罗哌卡因对感觉神经具有一定的临床有效的选择性（通常在阻滞起效和结束的时候）。然而，手术所需要的麻醉浓度往往会对运动功能产生一定程度的阻滞。

临床药理学

药代动力学

❻　因为局部麻醉药常被用在或注射在离起效部位很近的地方，因此，它们在血液中的药代动力学特征是药物清除及毒性的重要因素，而与它们的临床效果作用时间长短无关。

A. 吸收

局部应用后的吸收取决于部位。大多数黏膜（如球结膜、气管黏膜）对局部麻醉药渗透的屏障作用很弱，故起效迅速。但对于完整的皮肤，需要在表面涂抹整层更高浓度的脂溶性局麻药以穿透皮肤发挥镇痛作用。EMLA（局部麻醉药共晶混合物）乳膏是为克服完整皮肤屏障所设计的配方。它由乳状的利多卡因和普鲁卡因混合物组成。镇痛深度（通常浅于 0.5 cm），持续时间（通常小于 2 h），吸收的药量取决于用药时间、皮肤血流、用药总量。通常，每 10 cm² 皮肤面积涂药 1 ~ 2 g。用于开放静脉通路前的皮肤镇痛时，需用密闭贴膜将乳膏黏附在穿刺皮肤部位至少 1 h。EMLA 乳膏不能用于黏膜、破损皮肤、年龄小于 1 个月的婴儿以及对利多卡因或普鲁卡因有禁忌证的患者。

注射局部麻醉药的全身吸收受局部血流的影响，血流量又受以下因素的影响。

（7） **1. 注射部位：** 局部麻醉药的全身吸收率和局麻药血药浓度的上升与注射部位的血管分布相关。通常遵循以下顺序：静脉注射（或动脉）注射＞气管内注射＞肋间注射＞宫颈旁注射＞硬膜外给药＞臂丛阻滞＞坐骨神经阻滞＞皮下注射。

2. 添加剂的使用： 局部麻醉药中加入肾上腺素（有时加入去氧肾上腺素），可引起注药局部血管收缩。这样可以减少全身吸收，降低血中药物浓度峰值，增加神经对局部麻醉药的摄取，提高阻滞效果，延长局部麻醉药作用时间，减少毒副作用。血管收缩药物对短效局部麻醉药应用的影响更为明显。比如，肾上腺素可以使利多卡因的作用时间至少延长 50%，而对布比卡因的周围神经阻滞作用不明显。肾上腺素和可乐定也可通过激活 α_2 肾上腺素受体增加镇痛效果。地塞米松或其他类固醇与局部麻醉剂合用可使阻滞时间延长 50%。局部麻醉剂的混合物（如罗哌卡因和甲哌卡因）产生起效时间和持续时间介于两种母体化合物之间的神经阻滞。

3. 局部麻醉药的特性： 脂溶性高的局部麻醉药与组织结合能力高，吸收较慢。不同的局部麻醉药对血管的扩张作用亦存在差异。

B. 分布

器官对局部麻醉药的摄取决定了该药物的分布情况。以下因素影响器官对局部麻醉药的摄取：

1. 组织灌注： 高血流灌注的器官（如脑、肺、肝、肾和心脏）决定了局部麻醉药入血后的快速分布相；而后较慢地再分布到更广泛的组织。特别要指出的是，在"首过效应"过程中，肺可以摄取大量局部麻醉药；因此，当利多卡因作为抗心律失常药物应用时，

有右向左分流的患者也更易发生毒副作用。

2. 组织 / 血流分配系数： 脂溶性高的局部麻醉药与血浆蛋白的结合力更强，也更容易被组织从水相环境中摄取。

3. 组织质量： 肌肉组织质量很大，是局部麻醉药最大的储存库。

C. 生物转化及体内清除

局部麻醉药的生物转化与排泄因其化学结构上的差异有所不同。对于所有化合物来说，肾排出的非代谢局部麻醉剂非常少。

（8） **1. 酯类药：** 酯类局部麻醉药主要通过假性胆碱酯酶（血浆胆碱酯酶或丁酰胆碱酯酶）代谢。酯的水解速度快，其水溶性的代谢产物通过尿液排泄。普鲁卡因和苯佐卡因代谢后形成对氨基苯甲酸（PABA），该物质与罕见的过敏反应的发生有关。合并遗传性假性胆碱酯酶异常的患者，理论上由于药物代谢减慢，发生毒性反应的风险增大，但目前还没有临床证据支持，最有可能的是肝中可能有其他代谢途径。与其他酯类局部麻醉药不同，可卡因主要在肝内代谢（酯水解）。

2. 酰胺类药： 酰胺类局部麻醉药在肝被微粒体中的 P450 酶代谢（N- 脱烷基化和羟基化）。不同的药物代谢速度不同，丙胺卡因＞利多卡因＞甲哌卡因＞罗哌卡因＞布比卡因，但代谢速度通常低于酯类局麻药的水解反应。肝功能降低（如肝硬化）或肝血流减少（如充血性心力衰竭、应用 β 或 H_2 受体阻滞剂）会降低代谢速度，增加血药浓度，患者更易出现系统性毒性反应。水溶性局麻药代谢物依赖于肾清除能力。

在局麻药物代谢中，丙胺卡因是唯一可以产生 O- 甲苯胺衍生物的，后者可剂量依赖性地将血红蛋白转化为大量的高铁血红蛋白。经典的教材曾认为丙胺卡因造成高铁血红蛋白血症是有一最小剂量的（＞ 10 mg/kg），但最新的研究表明，相对健康年轻患者在低于此剂量应用丙胺卡因后就可以发生具有临床后果的高铁血红蛋白血症（在虚弱老年患者，使用比所需剂量更低剂量时也可产生同样问题）。普鲁卡因目前在北美使用有限，但在其他地区使用更为普遍。**作为局部麻醉药喷雾剂的常用成分——苯佐卡因，也可引起较危险的高铁血红蛋白血症。** 因此，很多医院在内镜手术时，不允许应用苯佐卡因喷雾剂。对于需要临床处理的高铁血红蛋白血症，可静脉给予 1% 亚甲蓝 1 ~ 2 mg/kg，给药时间大于 5 min。亚甲蓝可使高铁血红蛋白（Fe^{3+}）还原成血红蛋白

（Fe^{2+}）。

对全身脏器的影响

由于循环中的局部麻醉药通过电压门控钠离子通道不仅可以影响全身神经元的动作电位，也可以影响心脏电流的产生及传导。因此不难想象，若局部麻醉药的血药浓度过高，可能造成全身毒性反应。虽然在讨论对全身脏器的影响时，将此类药物视为一个整体，但必须认识到不同药物间存在差异。

毒性程度通常与局部麻醉药的神经阻滞强度成正比。最大安全剂量见表 16-3，但要认识到所谓的最大安全剂量取决于患者情况，阻滞的神经，注射的速度，以及一系列其他因素。因此，传说的最大安全剂量列表基本毫无意义。局部麻醉药混合应用时，应默认其毒性作用累加。因此若同时经静脉误入 50% 毒性剂量的利多卡因和 50% 毒性剂量的布比卡因，就很有可能产生毒性作用。

A. 神经系统

9 中枢神经系统易受局部麻醉药毒性的影响，清醒患者在血药浓度上升后可出现先兆和预警症状。这些症状可表现为口周麻木、舌感觉异常、头晕、耳鸣、视物模糊和濒死感。肌肉抽搐先于强直性阵挛发作。更高血药浓度可能会导致中枢抑制（如昏迷和呼吸停止）。通常认为兴奋症状是局部麻醉药选择性地阻滞了抑制性通路的结果。与作用较弱的药物相比，强效、脂溶性更高的局麻药物诱发癫痫的血药浓度更低。苯二氮䓬类、丙泊酚和过度通气可提高局部麻醉药引发癫痫发作阈值，而呼吸和代谢性酸中毒可降低该阈值。丙泊酚（0.5 ～ 2 mg/kg）可迅速有效地终止癫痫发作（相应剂量的苯二氮䓬类或巴比妥类药物也可以）。一些临床医生应用脂肪乳剂静脉注射来治疗局麻药物引起的癫痫发作（见下文）。但最重要的是保持气道通畅，给予足够的通气和氧合。

局部麻醉药的静脉注射有多种作用。注射利多卡因被用于抑制室性心律失常。全身给予局部麻醉药物如利多卡因（1.5 mg/kg），可降低脑血流量，在颅内顺应性降低的患者，可逆转插管可能引起的颅内压升高。静脉输注利多卡因和普鲁卡因也是一种全身麻醉的辅助技术，它们能够将吸入麻醉药的 MAC 值降低达 40%。输注利多卡因还可抑制炎症反应、减轻术后疼痛。一些研究显示，输注利多卡因可降低术后阿片类药物的需求乃至缩短术后住院时间。

表 16-3　局部麻醉药的临床应用

药物	用法	浓度	最大剂量（mg/kg）	作用时间[1]
酯类				
苯佐卡因	表面麻醉[2]	20%	NA[3]	NA
氯普鲁卡因	硬膜外麻醉，浸润，周围神经阻滞，脊椎[4]	1%，2%，3%	12	短
可卡因	表面麻醉	4%，10%	3	NA
普鲁卡因	脊髓，局部浸润	1%，2%，10%	12	短
丁卡因	脊髓，表面麻醉（眼）	0.2%，0.3%，0.5%，1%，2%	3	长
酰胺类				
布比卡因	硬膜外麻醉，脊髓，浸润，周围神经阻滞	0.25%，0.5%，0.75%	3	长
利多卡因	硬膜外麻醉，脊髓，浸润，周围神经阻滞，静脉区域注射，表面麻醉	0.5%，1%，1.5%，2%，4%，5%	4.5 7（加肾上腺素）	中
甲哌卡因	硬膜外麻醉，浸润，周围神经阻滞，脊髓	1%，1.5%，2%，3%	4.5 7（加肾上腺素）	中
丙胺卡因	EMLA（表面麻醉），硬膜外麻醉，静脉区域注射（北美外）	0.5%，2%，3%，4%	8	中
罗哌卡因	硬膜外麻醉，脊髓，浸润，周围神经阻滞	0.2%，0.5%，0.75%，1%	3	长

[1] 神经阻滞的时效差异较大，取决于浓度、给药部位、用法，以及是否合并有血管收缩剂（肾上腺素）。一般脊髓麻醉作用时间最短，外周神经阻滞作用时间最长。

[2] 不再推荐用于表面麻醉。

[3] NA，不适用。

[4] 最近的文献描述了本剂用于短时脊椎麻醉方法

可卡因在中等剂量即刻刺激中枢神经系统，引起欣快感。过量使用可出现不安、呕吐、震颤、抽搐、心律失常、呼吸衰竭及心搏骤停。

过去，不慎将大量氯普鲁卡因注入蛛网膜下腔（硬膜外麻醉时）可引起了全脊髓麻醉，导致严重的低血压和延迟的神经功能缺陷。 引起神经毒性的原因可能是直接的神经毒性作用，也可能是氯普鲁卡因的低 pH 值与其防腐剂——硫酸氢钠的共同作用。氯普鲁卡因硬膜外给药后偶可引起无法解释的严重背痛，现在有不含防腐剂的氯普鲁卡因剂型，已经安全有效地应用于几千例短时间的脊髓麻醉。

在连续脊髓麻醉时，使用 5% 利多卡因也可能具有神经毒性（马尾综合征）。这可能是由于围绕马尾形成药物池所致。动物实验发现未稀释的 5% 的利多卡因可造成永久性的神经元损伤。在使用多种局部麻醉药进行脊髓麻醉后曾报道过短暂的神经症状（包括感觉障碍、烧灼痛、下肢和臀部疼痛），其中在门诊以截石位手术的男性患者利用 5% 利多卡因行蛛网膜下腔麻醉者最常见。这些症状（有时被称为"神经根刺激"）通常在 4 周内恢复。为避免这些瞬时的症状，许多临床医师放弃利多卡因，替代使用 2- 氯普鲁卡因、盐酸甲哌卡因或小剂量的布比卡因实施蛛网膜下腔麻醉。

B. 呼吸系统

利多卡因能够抑制机体对低 PaO_2（低氧驱动）时的通气反应。在膈神经和肋间神经阻滞时或局部麻醉药直接作用于延髓呼吸中枢时（如：球后神经阻滞；参考第 36 章），可引起呼吸暂停。然而，高位脊髓及硬膜外麻醉后，低血压通常是导致呼吸暂停的主要原因，而非膈神经阻滞。局部麻醉药可松弛支气管平滑肌。静脉注射利多卡因（1.5 mg/kg），有时可有效抑制气管插管时引起的支气管收缩反射。

C. 心血管系统

心血管刺激征（心动过速和高血压）可能是由可诱发中枢神经系统兴奋的局麻药浓度，或注射或吸收肾上腺素（通常与局部麻醉药混合）引起。浓度越高，心肌收缩力和传导速度也越低。所有的局部麻醉药均能抑制心肌自主节律（抑制 IV 期自动除极）。引发这些作用的原因在于局部麻醉药作用后，直接引起心肌细胞膜改变（如阻滞心脏钠通道），以及对整体自主神经系统的抑制作用。所有局部麻醉药物在低剂量时均抑制一氧化氮，导致血管收缩。除可卡因外的所有局部麻醉药物在高浓度时引起平滑肌松弛和动脉舒张，包括小动脉。血药浓度升高时，心律失常、心脏传导阻滞、心室收缩无力和低血压的集合反应可能

⑩ 最终导致心脏骤停。发生严重的心血管毒性反应时，其血药浓度通常是导致癫痫发作时的三倍左右。心律失常或循环衰竭通常是全麻时局部麻醉药过量的标志。

在气管插管前 1 ～ 3 min，静脉给予利多卡因（1.5 mg/kg）可减弱置入喉镜和气管插管引起的高血压反应。但利多卡因过量可导致显著的左心室收缩功能障碍。

⑪ 区域麻醉时，布比卡因误入血管可引起严重的心脏毒性反应，包括左心室功能抑制、房室传导阻滞，以及致命的心律失常，如室性心动过速和室颤。怀孕、低氧血症、呼吸性酸中毒患者以及较小的儿童发生毒性反应的风险增大。很多研究显示等效剂量的布比卡因对电传导及心律失常的影响明显大于利多卡因。甲哌卡因、罗哌卡因、布比卡因含有手性结构，因此存在两种光学异构体（旋光异构体）。同等剂量的 R（+）布比卡因相较于其 S（-）异构体（左布比卡因或罗哌卡因）作用更强，更易阻滞心肌钠通道，且解离速度更慢。一旦其发生毒性反应，复苏困难，对标准的复苏药物反应不佳。大量研究表明：在发生布比卡因毒性反应时，对于标准治疗手段无效的患者，按 1.5 ml/kg 推注营养脂肪乳具有复苏效果。我们提倡脂肪乳剂作为治疗局麻药心血管毒性反应的一线用药。我们也担忧，尽管美国区域麻醉和疼痛医学学会（ASRA）关于局部麻醉全身毒性的指南已经可以通过印刷、在线和移动应用程序多种渠道获取，但病例报告显示，这种几乎无风险的治疗方法的使用却持续被拖延。

罗哌卡因的理化特性与布比卡因相近。二者起效时间和作用时间相似，但同等浓度和剂量时罗哌卡因对运动功能的阻滞弱于布比卡因（在一定程度上反映出其各种效能要低于后者）。罗哌卡因相比消旋布比卡因具有较高的治疗指数，这种安全性与其化学构成有关。罗哌卡因仅由 S（-）旋光异构体组成，而布比卡因由消旋混合体构成。左布比卡因，即布比卡因 S（-）异构体，与消旋混合体相比对心血管和大脑的副作用较小，但美国已无此药应用。

可卡因的心血管反应与其他局部麻醉药不同。可卡因通过肾上腺素神经末梢抑制去甲肾上腺素的正常重吸收，从而增强肾上腺素刺激的作用。可卡因的心血管反应包括高血压和室性异位心律。可卡因全身毒性的初始治疗应包括苯二氮䓬类药物，以减少中枢刺激。可卡因诱发的心律失常可应用 α 肾上腺素拮抗

药和胺碘酮治疗。表面麻醉时应用可卡因还可引起血管收缩，在清醒患者鼻插管时能够显著减轻疼痛，减少鼻出血。

D. 免疫系统

⑫ 真正的局麻药物超敏反应（常由 IgG 或 IgE 抗体介导）——不同于血药浓度过高引起的全身毒性反应——并不常见。酯类局部麻醉药更容易引起过敏反应，尤其当其复合成分为 PABA（对氨基苯甲酸，一种已知过敏原）衍生物时（如普鲁卡因或苯佐卡因）。商用多剂量酰胺类局部麻醉药制剂中常含有**甲基对羟苯甲酸酯**，其化学结构与 PABA 有相似之处。因此，多年来麻醉医师一直怀疑许多酯类麻醉药的过敏反应就是由这种物质造成的，特别是当皮试不能确认对局麻药过敏时。

E. 肌肉骨骼系统

无论有意或无意将局部麻醉药直接注入骨骼肌（如为治疗肌筋膜痛进行扳机点注射），均可产生轻度的肌肉毒性。通常在 4 周内恢复。复合注射类固醇或肾上腺素会加重肌肉坏死。当长期注入关节时，局部麻醉药可导致严重的软骨软化。

F. 血液系统

血栓弹力图测量显示：利多卡因可轻度抑制正常的凝血功能（抑制血栓形成和降低血小板聚集），增强全血纤维蛋白溶解作用。这些干预可能是接受硬膜外麻醉的患者血栓栓塞发生率较低的基础（早先研究显示：在未行深静脉血栓预防措施的受试对象中，硬膜外麻醉患者栓塞事件发生率相对降低）。

药物的相互作用

基础实验显示局部麻醉药可增加非去极化肌松剂的作用，但这可能没有临床意义。

如前所述，琥珀胆碱和酯类局部麻醉药都依赖于假性胆碱酯酶代谢。没有证据表明酯类局部麻醉剂和琥珀胆碱之间对这种酶的潜在竞争具有任何临床意义。地布卡因是一种酰胺类局部麻醉药，可抑制假性胆碱酯酶，其抑制程度能够用来检测一种遗传性假性胆碱酯酶异常（参考第 11 章）。假性胆碱酯酶抑制剂（如有机磷）可降低酯类局部麻醉药的代谢（见表 11-2）。

如前所述，降低肝血流的药物［如组胺（H_2）受体阻滞药及 β 受体阻滞药］，降低酰胺类局麻药物的清除。阿片类药物能够增强局部麻醉药物的硬膜外

和椎管内镇痛作用。类似的 α_2 肾上腺素受体激动药（如可乐定）也可增强局部麻醉药的硬膜外或周围神经阻滞效果。硬膜外给予氯普鲁卡因可影响椎管内吗啡的镇痛作用，在剖宫产手术中常见。

病例讨论

局部麻醉药过量

女性，18 岁，于分娩的活跃期要求行硬膜外镇痛。硬膜外给予复合 1∶200 000 肾上腺素的 1.5% 利多卡因 2 ml 和 5 ml 试验剂量后即刻，产妇主诉口唇麻木，并出现不安症状，心率从每分钟 85 次增加到每分钟 105 次。

你认为应是什么诊断？

应用利多卡因后患者出现暂时性的麻木和不安，提示局部麻醉药意外注射入血。突发性心动过速强烈提示血管内注射肾上腺素。这些症状和体征在相对较小的测试剂量后通常不会随后发生癫痫。

此时应采取哪些预防措施？

患者此时应充分供氧。并密切监视可能的（但通常不会出现）癫痫发作，并且再次确认症状和体征很快消失。

如患者出现全身抽搐症状，应给予何种治疗？

通常来说产妇发生误吸的风险较高（见第 41 章），因此，最重要的是保护好气道。应立即给予琥珀胆碱，并行气管插管（见第 17 章"病例讨论"）。琥珀胆碱能阻止强直-阵挛发作，但不能解决潜在的大脑过度兴奋。因此我们推荐在给予琥珀胆碱之前或同时给予抗惊厥药物，如：咪达唑仑（1～2 mg）或丙泊酚（20～50 mg）。因此，无论在哪里应用麻醉药物，都应如全身麻醉一样备有所需的复苏药物和相关设备。

如果误入静脉的是大剂量的布比卡因（如 0.5% 的布比卡因 15 ml）而非利多卡因，可能会发生哪些问题？

"等效麻醉剂量"下，布比卡因比利多卡因更易产生心脏毒性。急性酸中毒（癫痫发作后几乎都会发生）会进一步增加局部麻醉药的毒性作用。室性心律失常和心脏传导功能障碍可导致心脏骤停和患者死亡。心脏的钠离子通道与布比

卡因的解离速度比利多卡因慢。胺碘酮可用于局麻药引起的室性心动过速。但我们更倾向于在癫痫发作时立即使用脂肪乳剂，一旦出现心脏毒性相关症状时，则必须使用脂肪乳剂。可能需要血管收缩药物，建议逐渐增加小剂量肾上腺素，0.5 ～ 1 μg/kg。血管加压药可给予肾上腺素和血管加压素。孕妇明显具有更高的心血管毒性反应性，其机制尚不清楚。尽管局部麻醉药的总剂量（而非其浓度）决定着其毒性作用，美国食品与药品监督管理局推荐对孕妇及老年患者不要使用0.75% 的布比卡因，其他患者中，在任何没有必要的情况下都不要使用这个浓度。

哪些措施可防止上述的毒性反应？

通过以下方法可降低硬膜外麻醉时局麻药意外注射入血的风险：给予试验剂量，并将麻醉剂量分成若干个安全的小剂量，分次给予；最后，应给予局部麻醉所需的最低总剂量。

（柴薪 译 邓姣 审校）

推荐阅读

Brunton LL, Knollmann BC, Hilal-Dandan R, eds. *Goodman and Gilman's The Pharmacological Basis of Therapeutics*. 13th ed. New York, NY: McGraw-Hill; 2018.

Cousins MJ, Carr DB, Horlocker TT, Bridenbaugh PO, eds. *Cousins & Bridenbaugh's Neural Blockade in Clinical Anesthesia and Pain Medicine*. 4th ed. Philadelphia, PA: Lippincott, Williams & Wilkins; 2009.

El-Boghdadly K, Chin KJ. Local anesthetic systemic toxicity: Continuing professional development. *Can J Anaesth*. 2016;63:330.

Hadzic A, ed. *Textbook of Regional Anesthesia and Acute Pain Management*. New York, NY: McGraw-Hill; 2016. Includes discussions of the selection of local anesthetic agents.

Kirksey MA, Haskins SC, Cheng J, Liu SS. Local anesthetic peripheral nerve block adjuvants for prolongation of analgesia: A systematic qualitative review. *PLoS One*. 2015;10:e0137312.

Liu SS, Ortolan S, Sandoval MV, et al. Cardiac arrest and seizures caused by local anesthetic systemic toxicity after peripheral nerve blocks: Should we still fear the reaper? *Reg Anesth Pain Med*. 2016;41:5.

Matsen FA 3rd, Papadonikolakis A. Published evidence demonstrating the causation of glenohumeral chondrolysis by postoperative infusion of local anesthetic via a pain pump. *J Bone Joint Surg Am*. 2013;95:1126.

Neal JM, Bernards CM, Butterworth JF 4th, et al. ASRA practice advisory on local anesthetic systemic toxicity. *Reg Anesth Pain Med*. 2010;35:152.

Neal JM, Woodward CM, Harrison TK. The American Society of Regional Anesthesia and Pain Medicine Checklist for managing local anesthetic systemic toxicity: 2017 version. *Reg Anesth Pain Med*. 2018;43:150-153.

Vasques F, Behr AU, Weinberg G, Ori C, Di Gregorio G. A review of local anesthetic systemic toxicity cases since publication of the American Society of Regional Anesthesia recommendations: To whom it may concern. *Reg Anesth Pain Med*. 2015;40:698.

网址

This web site provides up-to-date information about the use of lipid for rescue from local anesthetic toxicity. http://www.lipidrescue.org

The American Society of Regional Anesthesia and Pain Medicine (ASRA) web site provides access to all ASRA guidelines (all of which are related to local anesthetics, regional anesthesia, or pain medicine). http://www.asra.com

第17章 麻醉辅助用药

要 点

1. 苯海拉明是众多竞争性阻断 H_1 受体药物中的一种。许多 H_1 受体拮抗剂还具有显著的抗毒蕈碱或类阿托品效应（如口干），或抗 5- 羟色胺效应（止吐）。

2. H_2 受体拮抗剂通过减少胃液容量，提高胃内容物的 pH 值，从而降低围术期吸入性肺炎的风险。

3. 甲氧氯普胺可增加食管下段括约肌的张力，加速胃的排空，通过增强乙酰胆碱对肠道平滑肌的刺激作用，减少胃液容量。

4. 昂丹司琼、格拉司琼和多拉司琼选择性地阻断 5- 羟色胺受体（ $5-HT_3$ 受体），但对多巴胺受体的作用很少或没有。位于外周和中枢的 $5-HT_3$ 受体，在呕吐反射的发生中起重要作用。

5. 酮咯酸是一种经胃肠外给药的非甾体抗炎药，通过抑制前列腺素的合成产生镇痛作用。

6. 可乐定通常被用于治疗高血压。但在麻醉中，它被用作硬膜外或外周神经阻滞麻醉和镇痛的辅助用药。在慢性神经性疼痛患者的治疗中，用以提高硬膜外阿片类药物输注的效能。

7. 右美托咪定是经胃肠外给药的选择性的 α_2 受体激动剂，具有镇静效果。与可乐定相比，右美托咪定对 α_2 受体的选择性更强。

8. 小剂量的多沙普仑作用于颈动脉化学感受器，可激活低氧反射，使潮气量增加，轻度增加呼吸频率。然而，多沙普仑不具有特异性的逆转作用，不是特异性的拮抗药，因此并不能代替标准的支持治疗措施（如机械通气）。

9. 纳洛酮可拮抗内源性或外源性阿片复合物的激动药活性。

10. 氟马西尼用于拮抗苯二氮䓬类的镇静作用和治疗苯二氮䓬类药物过量。

11. 误吸并不一定导致吸入性肺炎。肺损伤的严重程度取决于吸入物的量和成分。胃内容物超过 25 ml（0.4 ml/kg）、胃液 pH 值低于 2.5 的患者被认为是危险的。

许多药物通常由麻醉医师在围术期应用，以防止围术期吸入性肺炎，防止和减少围麻醉期恶心、呕吐的发生率，或拮抗继发于麻醉药或苯二氮䓬类药物引起的呼吸抑制。本章将讨论这些药物和其他一些麻醉或镇痛中经常使用的辅助用药。另外，围术期开具的用来加强术后康复的非麻醉类药物也逐渐增多（见第48 章）。

误吸

胃内容物误吸是一种罕见的、潜在致命的事件，常常使麻醉复杂化。基于动物实验数据，通常认为吸入 25 ml pH 值小于 2.5 的胃液将足以导致吸入性肺炎。许多因素使患者处于误吸的风险，包括饱胃、肠梗阻、食管裂孔疝、肥胖、妊娠、胃食管反流病、急诊手术和麻醉深度不足。

许多方法被用来减少围术期患者误吸的可能。很多干预措施，如压迫环状软骨（Sellick 手法）和快速序贯诱导，可能只能提供有限的保护。环状软骨压迫时可能因操作失误而不能闭塞食管，即使是正确操作也仍未被证实对结局有任何益处。麻醉剂可以降低食管下段括约肌张力和减少或抑制咽反射，理论上增加被动误吸的风险。此外，麻醉不充分的患者可以发生呕吐，在气道未受保护的情况下可能导致胃内容物误吸。不同组合的麻醉前用药都主张减少胃容量，增加胃液 pH 值，或增加食管下段括约肌张力。这些药物包括抗组胺剂、抑酸剂和甲氧氯普胺。

组胺受体拮抗剂

组胺的生理作用

组胺存在于中枢神经系统、胃黏膜和其他外周组织中，通过组胺酸的脱羧基作用合成。组胺能神经元主要位于下丘脑后部，但是广泛投射于整个大脑。正常情况下，组胺在胃壁细胞分泌胃酸中起到重要的作用（图 17-1）。高浓度的组胺主要存在于循环血液中的嗜碱性粒细胞和全身肥大细胞的存储颗粒中。肥大细胞主要位于上皮或黏膜表面下的结缔组织中。化学、机械或免疫刺激会激发这些细胞（脱颗粒）释放组胺。

多种受体可介导组胺的效应。H_1 受体激活磷脂酶 C，H_2 受体激活后增加细胞内环磷腺苷（cAMP）的浓度。H_3 受体主要位于分泌组胺的细胞表面，介导负反馈作用，抑制组胺的过量合成和释放。H_4 受体存在于造血细胞、肥大细胞和嗜酸性粒细胞，在过敏和炎症反应中活化。组胺 -N- 甲基转移酶将组胺代谢分解为无活性的代谢物，经尿排泄。

A. 心血管

组胺降低动脉血压但增加心率和心肌收缩力。H_1 受体激活的生理效应是增加毛细血管通透性和心室兴奋性；H_2 受体激活的生理效应是增加心率和心肌收缩力。两种类型的受体被激活后都会导致外周小动脉扩张和一些冠状动脉血管舒张。

B. 呼吸系统

H_1 受体被组胺激活后产生收缩支气管平滑肌的效应。H_2 受体激活则产生轻度的支气管舒张作用。组胺对肺血管产生不同的作用；组胺作用于 H_1 受体使部分肺血管舒张，而作用于 H_2 受体可能介导肺血管收缩。

C. 胃肠道

激活壁细胞表面的 H_2 受体增加胃酸的分泌。激活 H_1 受体导致肠道平滑肌收缩。

D. 皮肤

经典的皮肤风团和红肿反应主要是通过组胺激活 H_1 受体，导致毛细血管通透性增加和血管扩张的结果。

E. 免疫系统

组胺是 I 型高敏反应的重要介质。H_1 受体激活可吸引白细胞，诱导前列腺素的合成。相反，H_2 受体活化则表现为激活抑制性 T 淋巴细胞。

1. H_1 受体拮抗剂

作用机制

1 苯海拉明（一种氨基乙醇）是众多竞争性阻断 H_1 受体药物中的一种（表 17-1）。许多 H_1 受体拮抗药还具有显著的抗毒蕈碱或类阿托品效应（如口干），或抗 5- 羟色胺效应（止吐）。异丙嗪是酚噻嗪衍生物，有 H_1 受体拮抗剂作用，此外还有抗多巴胺能作用和 α 肾上腺素阻断作用。

临床应用

与其他 H_1 受体拮抗剂相似，苯海拉明有多种治疗用途：抑制过敏反应以及上呼吸道感染症状（例如荨麻疹、鼻炎、结膜炎）；眩晕、恶心和呕吐（例如晕动病、梅尼埃病）；镇静；镇咳；运动障碍（例如帕金森病、药物引起的锥体外系副作用）。对组胺生理作用的理解可以帮助我们推断苯海拉明的部分药理作用，而其他药理作用则基于药物的抗毒蕈碱和抗 5- 羟色胺作用（表 17-1）。尽管 H_1 受体阻滞剂可抑制组胺导致的支气管收缩作用，但是它们对于治疗支气管哮喘是无效的，因为哮喘主要是由一些其他因素所诱发。同样，H_1 受体阻滞剂不能完全预防组胺引起的低血压，除非同时给予 H_2 受体阻滞剂。

尽管许多 H_1 受体拮抗剂有明显的镇静作用，但如果不合并使用其他镇静药物，H_1 受体拮抗剂通常不影响通气功能。异丙嗪和羟嗪常与阿片类药物合用以增强镇痛作用。新型（第二代）的抗组胺药因其很少通过血脑屏障，故很少或没有镇静作用。这些药物

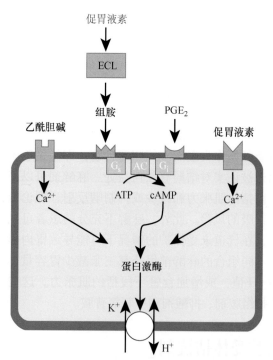

图 17-1　胃酸通常是由促胃液素诱导，使肠嗜铬细胞样细胞（ECL）释放组胺，由组胺介导分泌产生的。此外，乙酰胆碱（AC）刺激胃黏膜壁细胞 M_3 受体可间接促进胃酸的分泌，促胃液素通过直接增加细胞内 Ca^{2+} 离子浓度可直接促进胃酸分泌。前列腺素 E2（PGE2）通过降低 cAMP 活性可抑制胃酸分泌。ATP，腺苷三磷酸；Gi，G 抑制蛋白；Gs，G 刺激蛋白

表 17-1　常用的 H_1 受体拮抗剂特性 [1]

药物	给药途径	剂量（mg）	持续时间（h）	镇静	止吐
苯海拉明（Benadryl）	PO，IM，IV	$25 \sim 50$	$3 \sim 6$	+++	++
茶苯海明（Dramamine）	PO，IM，IV	$50 \sim 100$	$3 \sim 6$	+++	++
氯苯那敏（Chlor-Trimeton）	PO， IM，IV	$2 \sim 12$ $5 \sim 20$	$4 \sim 8$	++	0
羟嗪（Atarax，Viataril）	PO，IM	$25 \sim 100$	$4 \sim 12$	+++	++
异丙嗪（Phenergan）	PO，IM，IV	$12.5 \sim 50$	$4 \sim 12$	+++	+++
西替利嗪（Zyrtec）	PO	$5 \sim 10$	24	+	
赛庚啶（Periaclin）	PO	4	$6 \sim 8$	++	
非索非那定（Allegra）	PO	$30 \sim 60$	12	0	
美克洛嗪（Antivert）	PO	$12.5 \sim 50$	$8 \sim 24$	+	
氯雷他定（Claritin）	PO	10	24	0	

[1] 0，无作用；++，作用中等；+++，作用强

主要用于治疗过敏性鼻炎和荨麻疹。它们包括氯雷他定、非索那汀和西替利嗪。用于过敏性鼻炎的许多药物制剂常常也包含血管收缩剂，比如伪麻黄碱。美克洛嗪和茶苯海明主要用于止吐，特别是晕车和眩晕的治疗。赛庚啶有明显的 5- 羟色胺拮抗剂活性，已经被用于治疗库欣病、类癌综合征和血管性头痛（丛集性头痛）。

剂量

苯海拉明的成人常用剂量：$25 \sim 50$ mg（$0.5 \sim 1.5$ mg/kg）口服、肌内注射或静脉注射，每 $3 \sim 6$ h 1 次。其他 H_1 受体阻滞剂的剂量见表 17-1。

药物相互作用

H_1 受体拮抗剂可增强其他药物的中枢神经系统抑制作用，比如巴比妥、苯二氮䓬类和阿片类药物。

2. H_2 受体拮抗剂

作用机制

H_2 受体拮抗剂包括西咪替丁、法莫替丁、尼扎替丁和雷尼替丁（表 17-2）。这些药物竞争性地抑制组胺与 H_2 受体的结合，因此减少胃酸的分泌，增加胃液 pH 值。

临床应用

所有的 H_2 受体拮抗剂用于治疗十二指肠和胃部溃疡、高胃酸分泌状态（Zollinger-Ellison 综合征）和胃 - 食管反流疾病（gastroesophageal reflux disease，GERD）都是有效的。静脉制剂也用于预防危重患者的应激性溃疡。十二指肠和胃溃疡通常与幽门螺旋杆菌感染有关，需要联合使用铋剂、四环素和甲硝唑。

❷ 通过减少胃酸的分泌量和 H^+ 含量，H_2 受体拮抗剂降低了围术期吸入性肺炎的风险。这些药物只能影响给药后分泌的胃液的 pH 值。

联合应用 H_1 和 H_2 受体拮抗剂可对药物导致的过敏反应（如静脉造影剂、治疗腰间盘病的木瓜凝乳蛋白酶注射、鱼精蛋白、用于前哨淋巴结活检的活性蓝染料）提供一定程度的保护作用。尽管预先给予这类药物不能减少组胺的释放，但可减少随后的低血压发生率。

副作用

快速静脉注射西咪替丁或雷尼替丁很少会导致低血压、心动过缓、心律失常和心搏骤停。H_2 受体拮抗剂由于改变胃内 pH 值，从而也改变胃内菌群分布。长期使用西咪替丁治疗的并发症包括肝毒性（血清转氨酶升高）、间质肾炎（血清肌酐升高）、粒细胞减少和血小板减少。西咪替丁也可与雄激素受体结合，因此偶尔会导致男子乳腺发育和阳痿。最后，西咪替丁可能导致精神改变，尤其是老年患者，症状包括嗜睡、幻觉，甚至癫痫发作。与西咪替丁不同，雷尼替丁、尼扎替丁和法莫替丁不影响雄激素受体，也很少通过血脑屏障。

剂量

作为减少吸入性肺炎发生率的术前用药，H_2 受体

表 17-2　预防吸入性肺炎药物的药理学[1]

药物	给药途径	剂量	起效时间	持续时间	胃液 pH 值	胃液量	LES 张力
西咪替丁（Tagamet）	PO	300 ～ 800 mg	1 ～ 2 h	4 ～ 8 h	↓↓↓	↓↓	0
	IV	300 mg					
雷尼替丁（Zantac）	PO	150 ～ 300 mg	1 ～ 2 h	10 ～ 12 h	↓↓↓	↓↓	0
	IV	50 mg					
法莫替丁（Pepcid）	PO	20 ～ 40 mg	1 ～ 2 h	10 ～ 12 h	↓↓↓	↓↓	0
	IV	20 mg					
尼扎替丁（Axid）	PO	150 ～ 300 mg	0.5 ～ 1 h	10 ～ 12 h	↓↓↓	↓↓	0
非颗粒状抗酸剂（Bicitra, Polycitra）	PO	15 ～ 30 ml	5 ～ 10 min	30 ～ 60 min	↓↓↓	↑	0
甲氧氯普胺（Reglan）	IV	10 mg	1 ～ 3 min	1 ～ 2 h	0	↓↓	↑↑
	PO	10 ～ 15 mg		30 ～ 60 min[2]			

[1] 0，无效；↓↓中度降低；↓↓↓，显著降低；↑，轻度升高：↑↑，中度升高；LES，食管下段括约肌。
[2] 口服甲氧氯普胺起效时间和持续时间变异性很大

拮抗剂应在术前晚上睡前给药一次，并在手术前至少 2 h 再给药一次（表 17-2）。因为这四种药物都主要在肾清除，因此有明显肾功能不全的患者应该减量给药。

药物相互作用

西咪替丁可能减少肝血流，并与细胞色素 P450 混合功能氧化酶结合。这种效应会减慢多种药物的代谢，包括利多卡因、普萘洛尔、地西泮、茶碱、苯巴比妥、华法林和苯妥英。雷尼替丁是一种弱的细胞色素 P450 抑制剂，药物相互作用不明显。法莫替丁和尼扎替丁不影响细胞色素 P450。

▌抑酸剂

作用机制

抗酸剂（一般包括氢氧化物、碳酸盐、碳酸氢盐、柠檬酸盐或三硅酸盐），其含有的碱基可以和氢离子反应生成水，从而中和胃酸。

临床应用

抗酸剂常应用于胃和十二指肠溃疡、胃食管反流病的治疗。在麻醉领域，抗酸剂的保护作用主要是通过提高胃内容物 pH 值，以对抗吸入性肺炎的损害。与 H_2 受体拮抗剂不同，抗酸剂起效迅速。但它们使胃内容量增加。误吸入颗粒状抗酸剂（氢氧化铝或氢氧化镁），会使肺功能产生与误吸入酸性物质后类似的异常。非颗粒状抗酸剂（柠檬酸钠或碳酸氢钠）如果被误吸，对肺泡的损伤小得多。此外，非颗粒状抗

酸剂与胃液的混合比颗粒状制剂好。用药时间非常关键，因为非颗粒状抗酸剂在摄入后 30 ～ 60 min 即失效。

剂量

成人剂量为 0.3 M 的柠檬酸钠溶液–二柠檬酸盐（含柠檬酸钠和柠檬酸）或多柠檬酸盐（含柠檬酸钠、柠檬酸钾和柠檬酸），通常为 15 ～ 30 ml，诱导前 15 ～ 30 min 口服（表 17-2）。

药物相互作用

因其改变胃和尿的 pH 值，故抗酸剂改变许多药物的吸收和消除。使地高辛、西咪替丁和雷尼替丁的吸收速率减慢，而苯巴比妥的消除速率加快。

▌甲氧氯普胺

作用机制

甲氧氯普胺在外周具有拟胆碱能药物作用（例如选择性易化乙酰胆碱在毒蕈碱受体的传递），在中枢有多巴胺受体拮抗作用。其促进上消化道蠕动的作用不依赖于迷走神经支配，但这种作用可以被抗胆碱药物消除。它不促进消化液的分泌。

临床应用

❸ 通过增强乙酰胆碱对胃肠道平滑肌的刺激作用，甲氧氯普胺可增加食管下段括约肌张力，加速胃排空，减少胃液容量（表 17-2）。这些特性使它在治疗糖尿病性胃轻瘫和胃食管反流病时很有效，并可预防患这类疾病的患者发生吸入性肺炎。甲氧氯普胺不

影响胃酸的分泌和胃液的 pH 值。

甲氧氯普胺通过阻断中枢神经系统化学感受区的多巴胺受体，产生止吐作用。然而其围术期所用剂量对于预防术后恶心、呕吐作用微乎其微。

副作用

快速静脉注射可能会产生腹部绞痛，甲氧氯普胺禁用于完全性肠梗阻患者。甲氧氯普胺可能会诱发嗜铬细胞瘤患者的瘤体释放儿茶酚胺，从而导致高血压危象。镇静、紧张和对抗多巴胺受体所导致的锥体外系症状（如静坐不能）等副作用不常见并且是可逆性的。但无论如何，甲氧氯普胺最好不用于帕金森病的患者。长期甲氧氯普胺治疗可导致迟发性运动障碍。短期应用甲氧氯普胺，其诱导增加醛固酮和催乳素分泌的副作用可忽略不计。甲氧氯普胺极少导致低血压和心律失常。

剂量

成人有效剂量为 10 ～ 15 mg（0.25 mg/kg）口服，肌内注射，或静脉注射（注射时间大于 5 min）。更大的剂量（1 ～ 2 mg/kg）被用于治疗化疗所导致的呕吐。胃肠外给药起效时间（3 ～ 5 min）要快于口服给药（30 ～ 60 min）。因甲氧氯普胺通过尿液排泄，故肾功能不全的患者剂量应酌减。

药物相互作用

抗胆碱药物（如阿托品、格隆溴铵）可阻断甲氧氯普胺的胃肠道效应。甲氧氯普胺可减少西咪替丁口服后的吸收。与吩噻嗪或氟哌利多共用时，会增加锥体外系症状的发生率。

▌质子泵抑制剂

作用机制

这些药物包括奥美拉唑（洛赛克）、兰索拉唑（兰索拉唑）、雷贝拉唑（Aciphex）、埃索美拉唑（耐信）和泮托拉唑（Protonix）。它们与胃黏膜壁细胞表面的质子泵结合，抑制 H^+ 的分泌。

临床应用

质子泵抑制剂（PPIs）用于治疗十二指肠溃疡、胃食管反流病和 Zollinger-Ellison 综合征。它们可以比 H_2 受体拮抗剂更快地促进消化性溃疡和胃食管反流病

的侵蚀愈合。对于服用氯吡格雷（波立维）的患者同时服用 PPIs 的安全性一直受到质疑，因为 PPIs 可不同程度地抑制肝酶 CYP2C19，从而不能有效激活氯吡格雷，导致抗血小板治疗疗效不足。

副作用

质子泵抑制剂耐受性很好，通常很少引起副作用。其副作用主要是胃肠道反应（恶心、腹痛、便秘和腹泻）。极少数情况下，会发生肌痛、过敏反应、血管神经性水肿和严重的皮肤反应。长期使用可能会导致胃肠嗜铬细胞样细胞的过度增生和 pH 增高环境下细菌定植继发肺炎的风险。

剂量

成人推荐的口服剂里是奥美拉唑 20 mg，兰索拉唑 15 mg，雷贝拉唑 20 mg，泮托拉唑 40 mg。因为这些药物主要经肝代谢，严重肝功能不全的患者重复使用时剂量应减少。

药物相互作用

质子泵抑制剂干扰肝 P450 酶代谢系统，可能降低地西泮、华法林和苯妥英的清除率。合并用药可降低氯吡格雷（波立维）的有效性，因为后者依赖于肝酶的激活。

▌术后恶心呕吐（PONV）

在没有任何预防措施的情况下，PONV 在普通外科患者的发生率为 30% 以上，有易感风险因素的患者增加至 70% ～ 80%。随着麻醉时间的延长，PONV 的风险增加。美国门诊麻醉学会（SAMBA）提供了详尽的 PONV 管理指南，表 17-3 指出了具体危险因素和评估风险评分的证据。当风险足够大时，应预防性使用止吐药物和实施降低发病率的方案。Apfel 评分提供了一种预测 PONV 风险因素的简化评估工具（图 17-2 和图 17-3）。（肥胖、焦虑、神经肌肉阻滞拮抗不是 PONV 独立的风险因素。）

预防和治疗 PONV 的药物包括 5-HT₃ 受体拮抗剂、丁酰苯类、地塞米松、神经激肽-1 受体拮抗剂（阿瑞吡坦）；并且也可以使用抗组胺药和经皮给予东莨菪碱。高危患者常受益于一个或多个预防性措施。因为所有药品均有副作用，SAMBA 算法有助于指导 PONV 的预防和治疗（图 17-4）。

表 17-3 PONV 的危险因素 [1-3]

证据	危险因素
正相关	女性（B1） PONV 或晕车史（B1） 不吸烟（B1） 年龄小（B1） 全身麻醉和局部麻醉（A1） 使用吸入麻醉药和一氧化氮（A1） 术后阿片类用药（A1） 麻醉时间（B1） 手术类型（胆囊切除术、腹腔镜手术、妇科手术）（B1）
负相关	ASA 分级状态（B1） 月经周期（B1） 麻醉医师的经验（B1） 肌松剂拮抗（A2）
不明确或临床意义有限的	BMI（B1） 焦虑（B1） 鼻胃管（A1） 吸氧（A1） 围术期禁食（A2） 偏头痛（B1）

[1] Reproduced with permission from Gan TJ, Diemunsch P, Habib AS, et al. Consensus guidelines for the management of postoperative nausea and vomiting. Anesth Analg. 2014 Jan; 118（1）: 85-113.

[2] ASA, 美国麻醉医师协会; BMI, 体重指数; MO, 晕动病; PONV, 术后恶心呕吐。

[3] 风险评分: A1, 有 meta 分析支持的随机临床试验; A2, 有随机临床试验, 但数量不足以进行 meta 分析; B1, 病例对照研究或队列研究等观察性研究

5-HT₃ 受体拮抗剂

5-HT 的生理作用

血清素, 即 5- 羟色胺（5-HT）, 在血小板和胃肠道（肠嗜铬细胞和肠肌丛）中大量存在。在中枢神经系统的许多区域, 5-HT 也是一种重要的神经递质。5-HT 是体内的色氨酸通过去羟基化和脱羧作用后合成的。单胺氧化酶灭活 5-HT 成 5- 羟吲哚乙酸（5-HIAA）。5-HT 至少有 7 种受体类型, 而且很多受体还有亚型, 因此它的生理学作用非常复杂。5-HT₃ 受体介导呕吐反应, 被发现存在于胃肠道和脑（极后区）。5-HT₂ₐ 受体与平滑肌收缩和血小板凝集作用有关。胃肠道内的 5-HT₄ 受体介导分泌和蠕动, 5-HT₆ 和 5-HT₇ 受体主要位于边缘系统, 与抑郁症有关。除 5-HT₃ 受体外, 其他受体都与 G 蛋白偶联, 影响腺苷酸环化酶或磷脂酶 C; 5-HT₃ 受体作用通过离子通道介导。

A. 心血管

除心脏和骨骼肌系统效应外, 5-HT 是一种强有力的动静脉血管收缩剂。其对心脏的血管扩张效应精确地依赖于内皮细胞。当心肌内皮细胞在损伤中被破坏时, 5-HT 产生血管收缩作用。肺和肾的血管对 5-HT 的动脉血管收缩作用非常敏感。5-HT 释放后可引起中等程度的、短暂的心肌收缩力增加和心率的增快; 反射性心动过缓也很常见。骨骼肌血管舒张会进一步导致低血压。过量 5-HT 产生**血清素综合征**, 表现为高血压、高热和躁动。

B. 呼吸系统

平滑肌收缩增加气道阻力。血清素释放引起支气管收缩通常是类癌综合征的显著特征。

C. 胃肠道

直接的平滑肌收缩（通过 5-HT₂ 受体）和 5- 羟色胺导致的肠肌丛乙酰胆碱释放（通过 5-HT₃ 受体）使胃肠道蠕动增强。胃肠道分泌不受影响。

D. 凝血

激活 5-HT₂ 受体引起血小板聚集反应。

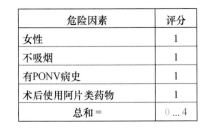

危险因素	评分
女性	1
不吸烟	1
有PONV病史	1
术后使用阿片类药物	1
总和 =	0 … 4

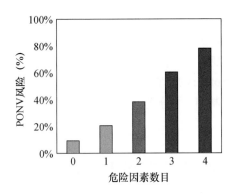

图 17-2 成人 PONV 危险因素评分。Apfel 等预测患者 PONV 风险评分的简化版, 当存在 0、1、2、3 或 4 项危险因素时, PONV 的相对风险约分别为 10%、20%、40%、60% 或 80%。PONV, 术后恶心呕吐 [Reproduced with permission from Gan TJ, Diemunsch P, Habib A, et al. Consensus guidelines for the management of postoperative nausea and vomiting. Anesth Analg. 2014 Jan; 118（1）: 85-113.]

危险因素	评分
手术时长≥30 min	1
年龄≥3岁	1
斜视手术	1
亲属中有POV或PONV病史	1
总和 =	0 ... 4

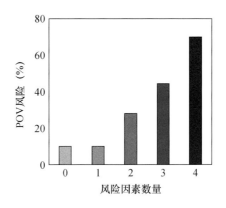

图 17-3　儿童术后呕吐简化评分。Eberhartd 等预测儿童 POV 评分的简化版。当出现 0、1、2、3 或 4 项独立预测因素时，相应 PONV 风险约分别为 10%、10%、30%、50% 或 70%。POV，术后呕吐；PONV，术后恶心呕吐［Reproduced with permission from Gan TJ, Diemunsch P，Habib A，et al. Consensus guidelines for the management of postoperative nausea and vomiting. Anesth Analg. 2014 Jan；118（1）：85-113.］

作用机制

❹ 昂丹司琼、格拉司琼、托烷司琼和多拉司琼选择性地阻断 5-HT$_3$ 受体，而对多巴胺受体的作用很少或没有。位于外周（腹部迷走传入神经）和中枢神经系统（极后区的化学感受器触发区和孤束核）的 5-HT$_3$ 受体，在引发呕吐反射中起重要作用（图 17-5）。5-HT$_3$ 受体化学感受器的触发区位于血脑屏障外的延髓。感受器被麻醉药物、阿片类药物和孤束核的信号激活引起 PONV。胃肠道刺激同样会引起术后恶心呕吐。

临床应用

5-HT$_3$ 受体拮抗剂通常在手术结束时给药。所有这些药物在术后都是有效的止吐药。一个新的药物，帕洛诺司琼（palonosetron），作用时间延长，并可能降低出院后恶心和呕吐（post-discharge nausea and vomiting，PDNV）的发生率。SAMBA 指南中 PDVN 危险因素包括：

- 女性
- 恶心病史
- 50 岁及以下
- 麻醉恢复室（PACU）中阿片类药物的使用
- 麻醉恢复室（PACU）中发生恶心

副作用

5-HT$_3$ 受体拮抗剂基本上没有严重的副作用，即使在超过推荐剂量数倍的情况下。此类药物不引起镇静、锥体外系反应或呼吸抑制。最常见的副作用报道是头痛。昂丹司琼、格拉司琼和多拉司琼都可使心电图 QT 间期轻度延长。多拉司琼的 QT 间期延长作用

更常见一些（美国已不使用），尽管其不导致恶性的心律失常。无论如何，这些 5-HT$_3$ 受体拮抗剂特别是多拉司琼应该慎用于正在服用抗心律失常药物或者 QT 间期延长的患者。

通过细胞色素 P-450 酶的羟基化和结合，昂丹司琼广泛经肝代谢。肝衰竭导致对药物的清除多倍降低，故剂量应相应减少。

▌丁酰苯类

氟哌利多（0.625 ~ 1.25 mg）之前常规用于预防 PONV。术毕给药可阻断引起 PONV 的多巴胺受体。尽管有效，很多医生也已不再常规使用，因为美国食品和药品监督管理局（FDA）已经发出"黑盒子"警告，指出该产品说明书中所描述的剂量可能导致 QT 间期延长和尖端扭转型室性心动过速的心律失常。然而，美国 FDA 警告相关的剂量，是那些用于神经外科麻醉的剂量（5 ~ 15 mg），而不是用于 PONV 的小很多的剂量。当使用大剂量药物时，需进行心脏监测。没有任何证据表明，常规使用氟哌利多用于治疗 PONV 会增加围术期患者心源性猝死的危险。

和其他拮抗多巴胺的药物类似，对于帕金森病患者和具有锥体外系症状的患者，使用氟哌利多应慎重考虑。

吩噻嗪类药物丙氯拉嗪（Compazine）作用于多种受体（组胺、多巴胺能、毒蕈碱），可用于治疗 PONV。它可引起锥体外系反应和抗胆碱副作用。异丙嗪（非那根）主要是作为抗胆碱剂和抗组胺剂，同样可以用于治疗 PONV。和其他此类药物一样，抗胆碱作用（镇静、谵妄、神志不清、视力变化）可使术后管理复杂化。

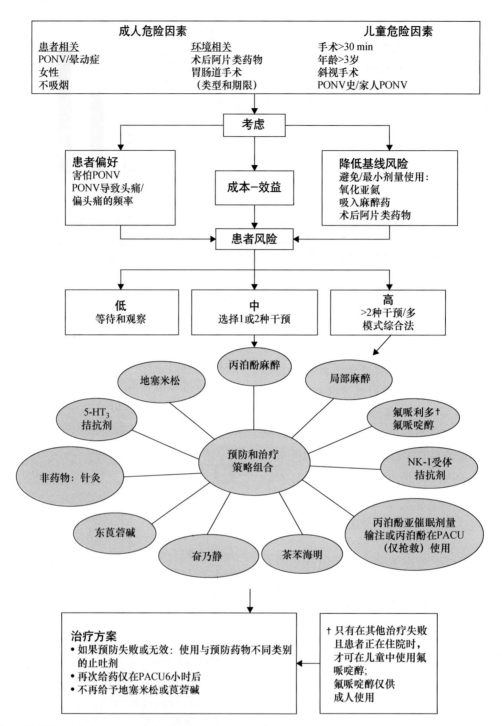

图 17-4　术后恶心呕吐管理法则。PACU，麻醉后恢复室；PONV，术后恶心呕吐；POV，术后呕吐［Reproduced with permission from Gan TJ，Diemunsch P，Habib A，et al. Consensus guidelines for the management of postoperative nausea and vomiting. Anesth Analg. 2014 Jan；118（1）：85-113.］

地塞米松

已证明小剂量地塞米松（Decadron）4 mg 在减少 PONV 的发生率上等同于昂丹司琼。地塞米松应在诱导期给药而不是术毕，其作用机制尚不清楚。其可以产生镇痛和欣快感，提升围术期血糖浓度。一些医生认为地塞米松可增加围术期感染风险。然而，大多数研究并未证实为预防呕吐而使用地塞米松会增加术后伤口感染。

神经激肽 -1 受体拮抗剂

P 物质是一种作用于神经激肽 -1（NK₁）受体的神经肽。NK₁ 受体拮抗剂抑制中枢和外周受体的 P 物质。阿瑞匹坦为 NK₁ 受体拮抗剂，已发现可减少围术期恶心呕吐，适于与昂丹司琼联用。

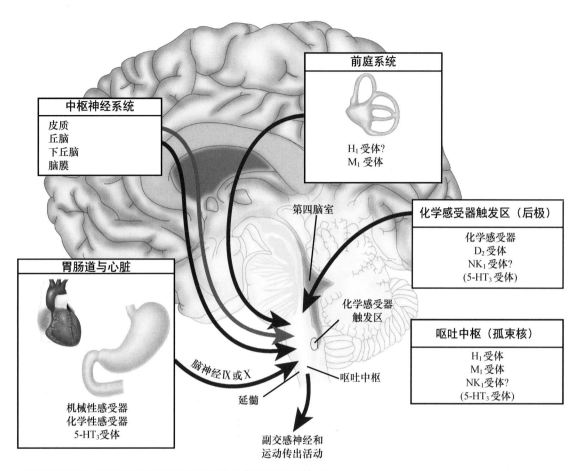

图 17-5 恶心和呕吐病理生理过程相关的神经通路（参见正文描述）〔Reproduced with permission from Krakauer EL, Zhu AX, Bounds BC, et al. Case records of the Massachusetts General Hospital. Weekly clinicopathological exercises. Case 6-2005. A 58-year-old man with esophageal cancer and nausea, vomiting, and intractable hiccups, N Engl J Med. 2005 Feb 24; 352（8）: 817-825.〕

其他 PONV 策略

　　几项其他药物和技术已被用于减少 PONV 的发生率。东莨菪碱透皮贴剂得到了有效的使用，虽然它可能会产生中枢抗胆碱作用（神志不清、视力模糊、口干等）。针灸，穴位按压和 P6 穴位经皮电刺激可降低 PONV 发生率及用药需求。

　　没有单一的药物可以同时治疗和预防 PONV，围术期管理的重点在于识别高风险患者，采取多种药物的预防。由于全身阿片类药品的使用与 PONV 相关，无阿片治疗策略（如使用局麻和非阿片类药品镇痛）可以显著减轻 PONV 风险。

其他麻醉辅助用药

酮咯酸

作用机制

5 酮咯酸是一种经胃肠外给药的非甾体抗炎药（NSAID），通过抑制前列腺素的合成产生镇痛作用。作为一种作用于外周的药物，酮咯酸因其极小的中枢神经系统副作用，已经作为吗啡的替代药物被广泛用于手术后疼痛治疗。

临床应用

　　酮咯酸通常被建议用于疼痛的短期治疗（不超过 5 天），尤适用于术后早期。相同途径给药，酮咯酸标准剂量提供的镇痛效果等效于 6 ～ 12 mg 吗啡。其起效时间也和吗啡相似，但酮咯酸的药效持续时间更长（6 ～ 8 h）。

　　酮咯酸不引起呼吸抑制、镇静和恶心呕吐。酮咯酸没有血脑屏障透过作用。大量的研究已经证明，通过胃肠外和口服给予 NSAIDs 类药物，可减少阿片类药物的用量，这对于有术后呼吸抑制或呕吐危险的患者尤为有益。

副作用

　　与其他 NSAIDs 药物相同，酮咯酸抑制血小板的聚集，延长出血时间。因此，酮咯酸和其他 NSAIDs 药物应该慎用于术后有出血倾向的患者。长期使用

NSAIDs 药物，可能有肾毒性（如肾乳头坏死）或导致胃肠道溃疡出血和穿孔。酮咯酸依赖肾进行消除，故不能用于肾衰竭患者。酮咯酸也不适用于对阿司匹林或 NSAIDs 药物过敏的患者。哮喘患者服用阿司匹林会增加过敏反应的发生率（大约 10%），如果同时有鼻息肉病史，则发生率更高（大约 20%）。

剂量

酮咯酸已经被批准使用的剂量：肌内注射 60 mg，或静脉注射 30 mg；推荐的维持剂量是每 6 h 给予 15～30 mg。老年患者酮咯酸的清除率减慢，应减量使用。

药物相互作用

阿司匹林减少酮咯酸的蛋白结合量，增加未结合的活性药物的血浆浓度。酮咯酸不影响吸入性麻醉药的最低肺泡有效浓度，不影响麻醉患者的血流动力学。酮咯酸减少术后阿片镇痛药的需要量。

其他 NSAIDs 辅助药物

其他 NSAID 药物也用于围术期。酮咯酸及其他 NSAIDs 药物抑制环氧化酶（COX）同工酶。COX-1 稳定胃黏膜和刺激血小板聚集。COX-2 在炎症过程中表达。双氯芬酸和布洛芬可以静脉内给药。而酮咯酸、双氯芬酸和布洛芬是非选择性 COX 抑制剂。其他试剂如塞来昔布（西乐葆）是特异性的 COX-2 抑制剂。COX-2 抑制剂不影响胃黏膜和血小板功能。然而，它们的使用与心血管血栓栓塞事件的风险增加相关。事实上，FDA 警告除外阿司匹林的所有非甾体抗炎药都会增加心肌梗死和卒中的风险。

在美国静脉注射对乙酰氨基酚（Ofirmev）最近已可在围术期使用。对乙酰氨基酚是一种中枢作用镇痛药，主要抑制中枢 COX，有微弱的外周 COX 抑制作用，其确切作用机制仍有争议，但不导致胃刺激和凝血异常。成年人（＞50 kg）最大单次注射剂量 1 g，最大总剂量 4 g/d。患者体重 50 kg 及以下应该接受的单次最大剂量是 15 mg/kg，最大总剂量 75 mg/（kg·d）。过量可导致肝毒性，肝疾病或接受肝切除手术的患者应谨慎使用该药物。对乙酰氨基酚口服或直肠给药与静脉途径一样有效，且同样剂量更加经济。

▌可乐定

作用机制

可乐定是咪唑啉衍生物，具有较强的 α₂ 肾上腺

素受体激动剂活性。可乐定的脂溶性很高，能够迅速地通过血脑屏障和胎盘屏障。研究显示可乐定与受体的结合在脑干的前腹侧髓质（交感传出的最终共同通路）最多，可乐定可激活这一区域的抑制性神经元。可乐定总的效应是降低交感活性，增加副交感神经张力，减少循环中儿茶酚胺。此外有证据表明，可乐定的抗高血压作用主要是通过与非肾上腺素（咪唑啉）受体结合而起作用的。反之，可乐定的镇痛效应，特别是在脊髓，主要是通过兴奋突触前，可能也有突触后的 α₂ 肾上腺素受体，阻断伤害性感受的传导。当可乐定作用于外周神经，常与局麻药复合应用，还具有局部麻醉效应。

临床应用

6 可乐定通常被用于治疗高血压，它可以降低交感神经张力，降低全身血管阻力、心率和血压。在麻醉学领域，可乐定用于硬膜外、骶管以及外周神经阻滞麻醉和镇痛的辅助用药。它常用于慢性神经性疼痛患者，以增强硬膜外阿片类药物输注的药效。当硬膜外给药时，可乐定硬膜外的镇痛范围呈节段性，即位于穿刺点或给药部位的脊髓节段支配的区域。当被添加于局部麻醉剂（例如，甲哌卡因或利多卡因）用于硬膜外给药或周围神经阻滞时，可乐定会明显延长麻醉药的麻醉和镇痛作用。

可乐定未获批准登记的 / 研究性质的应用包括术前辅助用药，控制戒断症状（尼古丁、阿片、酒精和绝经期的血管舒缩症状）和治疗青光眼，以及各种精神疾病。

副作用

镇静、头晕、心动过缓和口干是常见的副作用。少见的副作用有体位性低血压、恶心和腹泻。长期服用可乐定（＞1 个月）后突然停药，会产生戒断症状，表现为反跳性高血压、情绪激动和交感过度兴奋。

剂量

硬膜外给予可乐定通常与一种阿片类药物和（或）局部麻醉药组成混合液，以 30 μg/h 的剂量开始输注。口服可乐定吸收迅速，起效时间为 30～60 min，持续 6～12 h。在高血压起始治疗时，可以每天 2 次口服 0.1 mg 可乐定，并调整剂量直至血压得到控制；维持剂量为每天两次，每次 0.1～0.3 mg。

可乐定的透皮贴剂可用于维持治疗。可用剂型包括 0.1 mg/d、0.2 mg/d、0.3 mg/d 三种，每隔 7 天更换

一贴。可乐定经肝代谢，肾排泄。肾功能不全的患者应该减少剂量。

药物相互作用

可乐定增强并延长硬膜外局部麻醉药对感觉和运动神经的阻滞。增强催眠药、全身麻醉药和镇静药的药效，可能会导致镇静、低血压和心动过缓。使用 β 受体阻滞剂，合并有明显的心脏传导系统异常的患者，应该慎用可乐定。此外，可乐定会掩盖糖尿病患者的低血糖症状。

右美托咪定

作用机制

7 右美托咪定是一种选择性 α_2 受体激动药，具有镇静效应。它比可乐定对 α_2 受体的选择性更强。更大剂量时，它的选择性消失，也会激动 α_1 肾上腺素受体。

临床应用

右美托咪定产生剂量依赖的镇静抗焦虑效应，有一定程度的镇痛作用，并且可减弱外科手术和其他应激产生的交感反应。更重要的是，右美托咪定可减少阿片类药物的使用量，但不明显抑制呼吸驱动力；然而，过度的镇静会引起气道阻塞。右美托咪定可短期（少于 24 h）用于机械通气患者的静脉镇静。长期用药后突然停药，右美托咪定与可乐定一样会产生戒断症状。右美托咪定可用于术中镇静，并可作为全麻药的辅助用药。

副作用

主要的副作用是心动过缓、心脏传导阻滞和低血压，也可能会引起恶心。

剂量

推荐的初始剂量是 1 μg/kg，在 10 min 内静脉注射，维持输注速率是 0.2 ～ 0.7 μg/（kg·h）。右美托咪定起效迅速，终末半衰期是 2 h。该药在肝代谢，其代谢物通过尿液排除。在肾功能不全或肝功能不全患者剂量应该酌减。

药物相互作用

右美托咪定与血管扩张药、心脏抑制药和减慢心率的药物合用时需慎重。相应减少镇静药 / 麻醉药用量有助于预防严重低血压。

加巴喷丁和普瑞巴林

加巴喷丁最初用于抗惊厥。加巴喷丁和普瑞巴林抑制电压门控钙离子通道，减少谷氨酸释放。众多研究证实，两种药均可能减少围术期多模式镇痛管理时阿片类药物的使用。加巴喷丁用于成人术前剂量为 600 mg，术后继续使用（1200 mg/d）。这两种药常被用于慢性（尤其是神经病理性）疼痛。

辣椒素

辣椒素是一种 TRPV-1 受体激动药，可消除 P 物质并抑制痛觉传导。在手术切口局部注射辣椒素可减少阿片类药物用量并改进围术期镇痛。

多沙普仑

作用机制

8 多沙普仑是外周和中枢神经系统激动剂。小剂量的多沙普仑选择性地激活颈动脉化学感受器，增强低氧反射，从而增加潮气量及小幅度地增加呼吸频率。加大用药剂量可激活延髓的呼吸中枢。

临床应用

多沙普仑不是一个特异性的拮抗药，不能替代标准的支持治疗（机械通气）。药物导致的呼吸和中枢神经系统抑制，包括手术后即刻的呼吸恢复不良，可暂时性地被多沙普仑拮抗。多沙普仑不能逆转肌松药导致的呼吸肌麻痹或解除气道阻塞。

副作用

多沙普仑对中枢神经系统的刺激可导致多种副作用：精神状态改变（精神错乱、眩晕，癫痫发作）、心脏异常（心动过速、心律不齐、高血压）和肺功能障碍（哮喘、呼吸急促）。手术后，呕吐和喉痉挛是麻醉医师特别关注的问题。多沙普仑禁用于有癫痫病史、脑血管疾病、急性脑外伤、冠心病、高血压或支气管哮喘患者。

剂量

静脉单次注射（0.5 ～ 1 mg/kg）可产生暂时性的分钟通气量增加（起效时间 1 min；作用持续 5 ～ 12 min）。

持续静脉注射（1～3 mg/min）产生更加持久的效果（最大剂量为 4 mg/kg）。

药物相互作用

多沙普仑激活交感系统，因而会增强单胺氧化酶抑制剂或肾上腺素药物的心血管效应。

纳洛酮

作用机制

纳洛酮是阿片受体的竞争性拮抗剂。它对 μ 受体的亲和性远大于 κ 或 δ 受体。纳洛酮没有明显的激动剂活性。

临床应用

9 纳洛酮可拮抗内源性（内啡肽、脑啡肽）或外源性阿片复合物的激动药活性。最明显的例子是，纳洛酮可逆转服用阿片药物过量患者的无意识状态。因此，纳洛酮经常为急救人员和滥用阿片类药人员的亲属所用。围术期过量使用阿片药物引起的呼吸抑制可迅速被纳洛酮拮抗（1～2 min）。只要将纳洛酮的剂量局限在维持通气所需最小剂量，就可以保留一定的阿片类镇痛效应（成人 40～80 μg 静脉注射，必要时重复使用）。小剂量静脉注射纳洛酮可拮抗硬膜外输注阿片类的副作用而不影响镇痛效果。

副作用

阿片药物镇痛作用的突然、完全逆转，会因严重的急性疼痛，或阿片依赖患者的急性戒断综合征而产生强烈的交感刺激（心动过速、心室易激惹、高血压、肺水肿）。

剂量

在术后治疗因使用过量阿片药物导致的呼吸抑制患者时，可静脉输注纳洛酮（由 0.4 mg/ml 稀释至 0.04 mg/ml）以 0.5～1 μg/kg 的剂量，每 3～5 min 递增，直到恢复足够的通气量和恢复清醒的意识状态。静脉纳洛酮用量很少超过 0.2 mg。静脉注射纳洛酮的作用时间短暂（30～45 min），其原因是从中枢神经系统再分布至外周室。而阻止长效阿片药物导致的呼吸抑制再次出现需要更长的作用时间。因此，推荐肌注纳洛酮（两倍于静脉注射纳洛酮的剂量）或持续静脉输注。阿片药物成瘾的母亲的婴儿如果给予纳洛

酮，也会出现戒断症状。

药物相互作用

纳洛酮对非阿片类镇痛药比如氧化亚氮和可乐定的作用不明显。

纳曲酮

纳曲酮也是纯阿片受体拮抗剂，对 μ 受体的亲和力很高。半衰期长于纳洛酮。纳曲酮常口服用于治疗阿片药物成瘾者或嗜酒者。第 48 章会讲述外周阿片受体拮抗剂爱维莫潘和甲基纳曲酮用于加速围术期康复，可以预防和治疗术后肠梗阻。

氟马西尼

作用机制

氟马西尼是一种咪唑苯二氮䓬类药物，是苯二氮䓬类药物的特异性和竞争性拮抗剂。

临床应用

10 氟马西尼用于拮抗苯二氮䓬类药物的镇静作用和治疗苯二氮䓬类药物过量。尽管其可迅速（起效时间小于 1 min）拮抗苯二氮䓬类药物的催眠效果，但消除遗忘作用的效果却不可靠。一些证据表明，尽管拮抗后患者处在清醒状态下，但仍可能有呼吸抑制存在。特别是，潮气量和分钟通气量回到正常范围，但 CO_2 反应曲线的斜率仍然是压低的。老年患者使用苯二氮䓬类药物后很难被氟马西尼完全拮抗，易于出现再度镇静。

副作用和药物相互作用

快速注射氟马西尼可能会导致先前被镇静的患者出现焦虑反应，长期服用苯二氮䓬类药物的患者会出现戒断症状。氟马西尼拮抗后会导致颅脑损伤患者和颅内顺应性异常患者的颅内压升高。在苯二氮䓬类药物被用作抗惊厥或与三环类抗抑郁药联合使用的情况下，使用氟马西尼拮抗苯二氮䓬类类药物的作用可能会诱发癫痫发作。咪达唑仑-氯胺酮麻醉后使用氟马西尼拮抗可能会增加烦躁不安和幻觉出现的概率。氟马西尼注射后，恶心呕吐现象并不少见。氟马西尼的拮抗效应是由于其对苯二氮䓬类受体有很强的亲和力。氟马西尼不影响吸入麻醉药的最低肺泡有效浓度。

剂量

通过静脉以 0.2 mg/min 的速度缓慢静滴氟马西尼，直至达到所要求的拮抗程度。常用的总剂量是 0.6 ～ 1.0 mg。因为氟马西尼通过肝清除较快，需在 1 ～ 2 h 后重复给药以避免患者出现再度镇静和过早离开恢复室或门诊患者过早离院。肝衰竭会延长氟马西尼和苯二氮䓬类药物的清除时间。

病例讨论

吸入性肺炎高风险患者的管理

58 岁男性，拟行择期腹股沟疝修补术。既往有持续烧心、胃内容物反流至咽部病史。内科医生诊断为食管裂孔疝。

为什么食管裂孔疝病史要受到麻醉医师关注？

围术期胃内容物误吸（Mendelson 综合征）是潜在的致命性麻醉并发症。食管裂孔疝常发于有症状的胃-食管反流疾病（GERD），被认为是误吸的高罹患因素。轻度或偶发的烧心不会明显增加误吸的危险。反之，被动性的胃内容物反流症状，如口腔内酸感或胃内容物反流至口腔内的感觉，警示临床医生此类患者吸入性肺炎发生的危险高。突发咳嗽或哮喘，特别是在夜间或患者平躺时，表明可能存在有慢性误吸。误吸可发生在麻醉诱导、麻醉维持或麻醉苏醒时。

哪些患者易于罹患误吸？

气道反射改变（如药物中毒、全身麻醉、脑病、神经肌肉疾病），咽或食管解剖不正常［如大的食管裂孔疝、Zenker 室（胃肠道压出性憩室）、硬皮病、妊娠、肥胖症、食管切开术后］的患者有发生吸入性肺炎的倾向。

⑪ 误吸必然会导致吸入性肺炎吗？

不是必然的。肺损伤的严重程度取决于吸入物的量和成分。通常，胃内容物超过 25 ml（0.4 ml/kg）并且胃液 pH 值低于 2.5 的患者被认为是危险的。一些研究者认为控制胃液酸碱度比控制胃液容量更重要，因此将标准修改为胃液 pH 值小于 3.5，胃液容量超过 50 ml。

急诊手术前刚进食过的患者误吸的危险高。传统观点要求患者午夜后禁食（NPO after midnight），这意味着禁食至少 6 h。通常成年患者应禁食固体食物 6 h，目前的观点认为禁清饮可至麻醉前 2 h。根据美国麻醉医师协会指南，禁母乳可在麻醉前 4 h；婴儿配方奶粉、非人乳和少量饮食在麻醉前 6 h；而食用不易消化的食物包括肉、脂肪和油炸食品应在 8 h 后进行麻醉。

特别是以下几种患者必然会有大量的酸性胃液：急性腹部疾病或消化性溃疡病、儿童、老年人、糖尿病患者、孕妇和肥胖患者。此外，疼痛、紧张或使用阿片类药物会延迟胃排空。特别提醒，孕妇和肥胖患者误吸（腹内压增加和下段食管括约肌变形）和发生吸入性肺炎（增加胃液酸度和容量）的概率成倍增加。误吸也常见于进行食管、上腹部或急诊腹腔镜手术的患者。

哪些药物可降低吸入性肺炎的危险？

H_2 受体拮抗剂降低胃酸分泌。尽管它们不影响胃内已存在的胃液，但它们可抑制此后胃酸的生成。胃液的 pH 值和总量都受到影响。此外，长效的雷尼替丁和法莫替丁在恢复室仍可提供保护作用。

甲氧氯普胺缩短胃排空时间，增加食管下段括约肌的张力。它不影响胃液 pH 值，不能在几小时内排空大量胃内食物。虽然如此，对于有高误吸危险的患者复合应用甲氧氯普胺与雷尼替丁仍不失为一个好的措施。抗酸剂通常可增加胃液 pH 值，但是，同时增加胃液容量。尽管服用抗酸剂可通过提升 pH 值，使患者不再属于高危患者，但大量颗粒物质的吸入会导致严重的生理损伤。因此，推荐使用液体抗酸剂（如柠檬酸钠）。相对于 H_2 受体拮抗剂，抗酸剂起效迅速，可立即改变胃内容物的 pH 值。因此，可用于急诊患者或最近刚刚进食过的患者。

抗胆碱药物，特别是格隆溴铵，大剂量时可减少胃分泌；但却降低食管下段括约肌的张力。总之，抗胆碱药物在减少吸入性肺炎的发生方面并不可靠，并有可能拮抗甲氧氯普胺的保护效果。质子泵抑制剂的作用尚不清楚，其效果可能与 H_2 受体拮抗剂相同。

美国麻醉医师协会推荐仅在具有危险因素的患者预防使用抗胃内容反流的药物。

针对饱胃患者可使用什么麻醉技术？

如果是近期进食的饱胃患者，而手术为择

期手术，则手术应该推迟。如果危险因素不可逆转（如，大的食管裂孔疝）或急诊患者，正确的麻醉技术可减少吸入性肺炎发生的危险。此类患者可考虑采用局部麻醉复合少量镇静药物。如果局部麻醉不合适，则必须保护好患者的气道。通过面罩或喉罩施行麻醉是不适当的选择。每一例麻醉诱导前必须准备好吸引装置。此外，减少误吸的麻醉技术还有快速顺序诱导技术。

快速顺序诱导与常规诱导有什么不同？

- 诱导前通常进行给氧去氮。患有肺部疾病的患者可能需要 3～5 min 的给氧去氮。
- 应该事先准备好不同喉镜、视频喉镜、气管导管等。
- 诱导前由助手压迫环状软骨（Sellick 手法）。因为环状软骨是一个不易被压缩、闭合的环形骨。压迫它的压力可传递至下方的食管，使其被压迫变扁，被动反流的胃液即不能到达咽部。为控制正在发生的胃内容物反流，在快速反流期间用力压迫环状软骨（超出清醒患者所能承受的程度），可能会导致食管后壁破裂。Sellick 手法的有效性被质疑。
- 通常使用丙泊酚单剂推注诱导。显然，如果有迹象表明患者的心血管状态不稳定，则必须调整诱导剂量，或选择其他能施行快速诱导的麻醉药物替代（如，依托咪酯、氯胺酮）。
- 给予诱导剂量后，立即静注琥珀胆碱（1.5 mg/kg）或罗库溴铵（0.9～1.2 mg/kg），即使患者还没有完全失去意识。
- 不对患者施行人工辅助通气，以避免胃涨气而增加呕吐发生的概率。一旦自主呼吸消失或肌肉对神经刺激的反射消失即可迅速进行气管插管。应压迫环状软骨直至气管导管气囊充气完毕，导管位置确认。对经典的快速顺序诱导插管方法的改进是：只要保持着对环状软骨的压迫即可轻缓地施行通气。
- 如果插管困难，应该继续按压环状软骨并轻柔地进行通气给氧，直至开始尝试实施另一种插管方法。如果插管仍不成功，应该设法恢复患者的自主呼吸，实施清醒插管。舒更葡糖可用于拮抗罗库溴铵所致的肌肉松弛。
- 手术后，应该保留气管导管直至气道反射恢复和意识恢复。

快速顺序诱导插管的相对禁忌证有哪些？

快速顺序诱导插管会使颅内压、动脉血压和心率增加。

描述吸入性肺炎的病理生理学和临床表现。

病理生理学改变与吸入物的组成成分有关。酸性液体会导致肺不张、肺泡水肿、表面活性物质丢失。颗粒状吸入物会导致小气道阻塞和肺泡坏死。在食物和抗酸剂颗粒周围会形成肉芽肿。误吸后早期的生理改变是肺内分流并由此导致缺氧。其他改变包括肺水肿、肺动脉高压和高碳酸血症。

哮喘、干啰音、心动过速和呼吸急促是常见的临床表现。肺顺应性降低会使通气困难。低血压表明有大量的液体渗入肺泡，并与大面积的肺损伤有关。在误吸后的几小时内，胸部 X 线片可能都不会显示双侧肺弥漫性渗出。动脉血气可显示低氧、高碳酸血症和呼吸性酸中毒。

如何治疗吸入性肺炎？

一旦怀疑有反流，就应该将患者置于头低位以便将胃内容物引流至口腔而非进入气管。如果可能，应该彻底地吸引咽和气管。如果患者发生低氧血症，主要的治疗措施是正压通气。通常需要进行气管插管、实施呼气末正压通气或无创通气。颗粒状物质误吸发生时，需行支气管镜检查、肺泡灌洗。类固醇通常不推荐使用，抗菌药物根据细菌培养结果选择使用。

（柴薪　译　邓姣　审校）

指南

Gan TJ, Diemunsch P, Habib A, et al. Consensus guidelines for the management of postoperative nausea and vomiting. *Anesth Analg.* 2014;118:85.

Practice guidelines for preoperative fasting and the use of pharmacologic agents to reduce the risk of pulmonary aspiration: Application to healthy patients undergoing elective procedures. An updated report by the American Society of Anesthesiologists Committee on Standards and Practice Parameters. *Anesthesiology.* 2011;114:495.

推荐阅读

Dahl J, Nielsen V, Wetterslev L, et al. Postoperative effects of paracetamol, NSAIDs, glucocorticoids, gabapentinoids and their combinations: A topical review. *Acta Anaesthesiol Scand.* 2014;58:1165.

De Souza D, Doar L, Mehta S, et al. Aspiration prophylaxis and rapid sequence induction for elective cesarean delivery; time to reassess old dogma. *Anesth Analg.* 2010;110:1503.

Doleman B, Read D, Lund JN, Williams JP. Preventive acetaminophen reduces postoperative opioid consumption, vomiting, and pain scores after surgery: Systematic review and meta-analysis. *Reg Anesth Pain Med.* 2015;40:706.

Fabritius M, Geisler A, Petersen P, et al. Gabapentin for postoperative pain management—a systemic review with meta-analyses and trial sequential analyses. *Acta Anaesthesiol Scand.* 2016;60:1188.

Glass P, White P. Practice guidelines for the management of postoperative nausea and vomiting: Past, present and future. *Anesth Analg.* 2007;105:1528.

George E, Hornuss C, Apfel C. Neurokinin 1 and novel serotonin antagonists for postoperative and postdischarge nausea and vomiting. *Curr Opin Anesth.* 2010;23:714.

Kaye A, Ali S, Urman R. Perioperative analgesia: Ever changing technology and pharmacology. *Best Pract Res Clin Anaesthesiol.* 2014;28:3.

Kelly CJ, Walker RW. Perioperative pulmonary aspiration is infrequent and low risk in pediatric anesthetic practice. *Paediatr Anaesth.* 2015;25:36.

Lipp A, Kaliappan A. Focus on quality: Managing pain and PONV in day surgery. *Curr Anaesth Crit Care.* 2007;18:200.

Priebe HJ. Evidence no longer supports use of cricoid pressure. *Br J Anaesth.* 2016;117:537.

Sanchez Munoz MC, De Kock M, Forget P. What is the place of clonidine in anesthesia? Systematic review and meta-analyses of randomized controlled trials. *J Clin Anesth.* 2017;38:140.

Young A, Buvanendran A. Multimodal systemic and intra articular analgesics. *Int Anesth Clin.* 2011;49:117.

第18章 术前评估、术前用药和围术期记录

要点

1 有效的术前评估是以既往史和体格检查为基础的，包括患者术前完整的用药史，所有相关药物和接触物过敏史，以及既往对麻醉药的反应。

2 麻醉医师不应对拟行的手术或操作进行风险−获益评估；这是主管手术医师或"操作者"的责任和权限。

3 长久以来许多国家的医师都采用美国麻醉医师协会分级来定义患者在清醒镇静和手术麻醉前的风险。

4 择期手术患者心血管系统检查的适应证通常和其他类似情况非手术患者是一样的。

5 可通过测定糖化血红蛋白 A_{1C} 来简便快速地评估长期血糖控制是否有效。

6 对于血栓高风险患者（植入心脏机械瓣膜者、房颤或既往血栓性卒中史者），应肌内注射低分子肝素替代华法林，或静脉注射普通肝素，以降低血栓形成的风险。

7 当前指南建议，除急诊手术外，冠状动脉介入治疗后所有手术需推迟至少一个月。如果介入治疗后12个月内需行择期手术者，建议采取除药物释放支架（因其需长时间双联抗血小板治疗）以

外的治疗措施。

8 对于健康的择期手术患者，尚无好的数据支持全麻诱导前需限制液体摄入超过 2 h（任何种类和剂量）。此外，有强有力的证据表明，与禁食时间较长的患者相比，在麻醉诱导前 2 h 饮用含碳水化合物和蛋白质的液体的非糖尿病患者，围术期的恶心和脱水现象较少。

9 要实现其价值，对术前检查就必须进行甄别，有价值的检查体现在：当检查结果不正常时，围术期风险增加（如果未行检查则风险未知）。如检查结果无异常（或异常已行纠正），则风险降低。

10 检查的实用性有赖于其敏感性和特异性。敏感性高的检查假阴性率低，不易忽略存在的异常；特异性高的检查假阳性率低，很少出现患者无异常而检查结果异常的情况。

11 术前用药应该有目的地使用，而不是无意识的例行公事。

12 医疗记录不完善、不准确、不清晰，将导致医师在面对不公正的医疗不当诉讼时情况不必要地复杂化。

术前评估

1 有效的术前评估是以既往史和体格检查为基础的，包括患者术前完整的用药史，所有相关药物和接触物过敏史，以及既往对麻醉药的反应。此外，术前评估还应包括诊断性化验、影像学检查或必要时其他医师的会诊意见。理想情况下，患者初次接触围术期患者之家或加速康复外科（ERAS）项目应

该在术前评估环节。ERAS 可能需要通过以下一项或多项措施实现"预康复"：戒烟，营养补充，运动方案和调整药物。术前评估可科学指导麻醉计划的拟定，不充分的术前计划和不完善的患者准备通常会导致可避免的手术延误、取消，增加并发症和费用。

术前评估可达到诸多目的。其中之一是识别那些通过某些医疗干预使预后得到改善的患者（某些情况下可能需要重新安排手术）。例如，一例拟行全髋关节置

换术的 60 岁患者，患有左主冠状动脉疾病引起的不稳定型心绞痛，若对此患者在择期手术前进行了冠状动脉旁路移植术，则该患者存活的概率将大大增加。另外一个目的是识别情况很差、手术可能不能提高生活质量而是加速死亡的患者。例如对于一位患有严重慢性肺部疾病、终末期肾衰竭、肝衰竭和心力衰竭的患者，进行 8 h 的复杂脊柱关节融合后患者可能不能存活，更毋庸讲获益。术前评估可识别合并对拟订麻醉计划有影响的特殊情况的患者（表 18-1）。例如，对于预计有插管困难的患者、有恶性高热家族史或拟行区域麻醉部位有感染的患者，麻醉计划可能需要加以调整。

术前评估的另一个目的是评估患者的麻醉风险。**②** 但麻醉医师不应对拟行的手术或操作进行风险–获益评估；这是主管手术医师或"操作者"的责任和权限。例如，与放疗或"观察等待"相比，机器人辅助前列腺切除术的风险和获益分析讨论需要外科医师细述目前医学文献和个人能力。最后，术前评估时麻醉医师可以告知患者麻醉方案，结合手术和术后管理方案，患者可以得到心理上的支持，并在此时让患者签署对麻醉方案的知情同意书。

③ 长久以来许多国家的医师都采用美国麻醉医师协会（American Society of Anesthesiologists，ASA）分级来定义患者在清醒镇静和手术麻醉前的风险（表 18-2）。ASA 分级与其他分级工具相比有很多优势：

它更省时、简单、可重复，而且更重要的是它与术前风险密切相关。但也有许多其他的风险评估工具可供使用，特别是在心血管风险评估方面（见第 21 章）。

术前病史要点

拟行手术麻醉的患者需要关注术前病史，特别是运动耐量是否异常；营养和功能状况；心脏和肺功能、肾疾病、内分泌代谢疾病、与气道管理和区域麻醉有关的骨骼肌肉和解剖问题。患者既往对麻醉药物的反应和恢复亦有重要意义。ASA 出版了术前评估的指南，并定期进行更新（见章节末的"指南"部分）。

A. 心血管问题

术前心脏评估通常采用美国心脏病学会（American College of Cardiology，ACC）/ 美国心脏协会（American Heart Association，AHA）和欧洲心脏病学会更新的指南（见"指南"部分）。第 21 章对心血管评估会进行更全面的讨论。术前心脏评估的重点应该在于确定择期手术患者是否能在术前从进一步的心脏评估或干预中受益。但是，相同的方法并不适合所有患者。例如，关节手术的患者和胰腺癌切除术的患者指征就不同，因为前者手术推迟有利于患者，而后者手术推迟可能会缩短患者的生存时间。**④** 择期手术患者心血管系统检查的适应证通常和其他类似情况非手术患者是一样的。换句话说，拟行择期手术不会改变诊断冠状动脉疾病的测试指征。

B. 肺部问题

围术期肺部并发症最明显的是术后呼吸抑制和呼吸衰竭，随着重度肥胖和呼吸睡眠暂停综合征发病率的增加，这些并发症也越来越常见。最近美国医师协会指定的指南中将患者年龄 ≥ 60 岁，合并慢性阻塞

表 18-1   麻醉计划

术前使用镇静催眠药是否有用?
实施哪种类型麻醉?
全身麻醉[1]
气道管理
诱导用药
维持用药
区域麻醉
技术
药物
镇静监测麻醉
供氧
特定镇静药物使用
是否存在术中特殊管理?
非标准监测
非仰卧体位
针对某些麻醉药物的相对或绝对禁忌证
液体管理
特殊技术
位置（麻醉定位）
术后患者如何管理?
急性疼痛的管理
重症监护
术后通气
血流动力学监测

[1] 包括需要使用（或需要避免使用）肌松药

表 18-2   ASA 患者健康状况分级[1]

级别	定义
1	正常健康患者
2	合并轻度系统疾病患者（功能不受限）
3	合并严重系统疾病患者（功能部分受限）
4	合并严重系统疾病，威胁生命（功能受限）
5	濒危，不做手术则无法存活
6	脑死亡，准备器官捐献
E	若为急诊手术，则状况分级加标"E"（如"2E"）

[1] Data from Committee on Standards and Practice Parameters，Apfelbaum JL，Connis RT，et al. Practice advisory for preanesthesia evaluation：An updated report by the American Society of Anesthesiologists Task Force on Preanesthesia Evaluation. Anesthesiology. 2012 Mar；116（3）：522-538

性肺疾病，运动耐量明显下降和功能依赖，以及合并心力衰竭确定为可能需要术前术后进行干预以预防呼吸相关并发症的因素。术后肺部并发症与以下因素密切相关：ASA 分级（3 和 4 级患者相对于 1 级患者肺部并发症风险明显增高），吸烟，长时间手术（＞4 h），手术类型（腹部、胸部、主动脉瘤、头颈部和急诊手术），全麻（与非全麻相比）。

　　肺部并发症的预防应关注对高风险患者术前戒烟和术后肺复张（如诱发性肺量测定法）。哮喘患者特别是未经良好控制者在气道操作中更易发生支气管痉挛。合理的镇痛和监测是避免睡眠呼吸暂停患者术后呼吸抑制的关键。第 44 章将对此进行进一步讨论。

C. 内分泌和代谢问题

　　适当的目标血糖浓度已成为一些著名临床试验的研究热点。糖尿病控制和并发症试验表明，"严密"控制血糖到正常范围可改善 1 型糖尿病门诊患者的预后。在重症患者中进行的其他较新的试验表明，不应严格控制血糖。

　　择期手术于术晨测血糖虽然已经很常用；但不幸的是，许多择期手术糖尿病患者血糖并没有达到需要的范围。还有一些可能并不知道自己患有 2 型糖尿病的患者也会表现出血糖高于正常值。可通过测定糖化血红蛋白 A_{1c} 来简便快速地评估长期血糖控制是否有效。对糖化血红蛋白 A_{1c} 异常升高的患者进行宣教，教育其对疾病有所认识，指导其通过饮食控制和用药来改善其代谢，可能对这些患者有益。明显高血糖的患者择期手术应延期；在原本管理良好的 1 型糖尿病患者中，这一延期可能只是改变手术顺序，以给患者输注胰岛素从而在手术前将患者血糖控制至正常。对糖尿病和其他围术期内分泌问题将在第 35 章进行更全面的讨论。

D. 凝血问题

　　术前评估中必须解决的三个重要凝血问题是：（1）如何长期管理服用华法林或其他长效抗凝剂的患者；（2）服用氯吡格雷或相关药物的冠心病患者如何管理；（3）是否可以安全地为接受长期抗凝治疗或即将接受围术期抗凝治疗的患者提供椎管内麻醉。对于第一类患者，若接受的不是小手术，都需要在手术前停止抗凝治疗，以防止失血过多。对此需要解决的关键问题是应提前停药多长时间，以及患者是否需要与另一种短效药物进行过渡治疗。对于血栓高风险患者（植入心脏机械瓣膜者、房颤或既往血栓性卒中史者），应肌内注射低分子肝素（如，依诺肝素）

替代华法林，或静脉注射普通肝素，以降低血栓形成的风险。关于这些药物的停用以及是否需要桥接过渡的问题，可能需要咨询开处方的医生和外科医生。接受过渡治疗的高血栓风险患者死于大量出血的风险要远远低于不进行过渡治疗因脑卒中而致死或致残的风险。血栓低风险患者可停用抗凝药，术后再恢复用药。

　　氯吡格雷和相关血小板抑制药常常与阿司匹林一起用于冠状动脉内植入支架的冠心病患者（称为双联抗血小板治疗）。这类患者若为了手术而突然停用氯吡格雷（或相关药物）和阿司匹林，则急性心肌梗死的风险大大增加。因此，当前指南建议对冠状动脉介入治疗后患者应推迟所有手术（必须进行的急诊手术除外）至少一个月。而且若患者在冠状动脉介入治疗后 12 个月内需要进行手术的话（例如可行手术切除的结肠癌患者），则应选择除药物释放支架（需长时间进行双联抗血小板治疗）以外的治疗措施。因为可供选择的药物、治疗措施和专家共识指南都在不断更新，我们建议服用此类药物的拟行手术患者去咨询心脏科医师。

　　第三个问题：对正在或将要接受抗凝治疗的患者进行区域麻醉（特别是椎管内麻醉）是否安全，目前也是争论的焦点。美国区域麻醉学会发表了针对这一问题的定期更新的专家共识指南，其他相关学会（如欧洲麻醉医师学会）也有针对这方面的指南。第 45 章将对此进行详细讨论。

E. 胃肠道问题

　　自 1946 年 Mendelson 首次报道以来，胃内容物的误吸一直被认为是手术麻醉可能发生的严重肺部并发症。而且人们也早已认识到一些特殊人群误吸的风险较高：妊娠中晚期的孕妇，最近一次用餐后胃没有排空者，和患有严重的胃食管反流性疾病（gastroesophageal reflux disease，GERD）的患者。

　　尽管已经就孕妇和最近（6 h 内）饱餐的患者应按饱胃处理有了共识，但很少有共识指出择期手术前患者到底应该禁食多长时间。缺乏共识的证据之一是，在正式发表并得到大众认可前，ASA 对这一问题的指南在几年前曾被 ASA 委员会否决。最终通过的指南中，在液体摄入方面比许多麻醉医师倾向的指征要更宽，而许多医院对禁饮食的规定也比 ASA 指南要更严格。事实上对于健康的择期手术患者，尚无好的数据支持全麻诱导前需限制液体摄入超过 2 h（任何种类和剂量）。此外，有强有力的证据表明，与禁食时间较长的患者相比，在麻醉诱导前 2 h 饮用含碳水化合物和蛋白质的液体的非糖尿病患者，围术期的恶心和脱水现象较少。

有胃食管反流病史的患者管理较棘手。其中的一些人误吸的风险明显增加，其他人可能通过电视广告或与朋友家属交流而"自我诊断"，或者被一个不遵循标准诊断指征的医师诊断为患有该病。我们的方法是，对于只是偶有症状的患者，按无 GERD 处理；对于症状持续（一周数次）的患者采用药物治疗（非颗粒性抗酸药如柠檬酸钠），而在麻醉技术的选择上都按误吸的风险增加处理（如选择气管插管而非喉罩）。

术前体格检查的要点

术前病史和体格检查互为补充：体格检查可能会发现病史中表现不明显的异常，而病史也有助于进行有重点的体格检查。对健康无症状患者的检查应当包括测定生命体征（血压、心率、呼吸频率和体温），采用视触叩听的标准技术进行气道、心脏、肺和肌肉骨骼系统检查。在神经阻滞、区域麻醉或有创监测等操作前应对相关解剖结构进行检查；操作部位的感染或解剖异常可能是某些操作的禁忌证（详见第 5、45 和 46 章）。简要、集中的神经系统检查可证明在进行区域麻醉之前是否存在任何神经系统缺陷。

在实施任何麻醉前，麻醉医师都必须检查患者气道。应明确患者是否存在牙齿松动、缺损、人造牙冠、桥或假体。对于无牙齿或面部畸形的患者应考虑到面罩可能无法贴合面部。小颌畸形（颏至下颌骨之间距离缩短），上门牙突出，大舌头，颞颌关节或颈椎活动受限，颈短或粗都提示直接喉镜下气管插管困难（见第 19 章）。通常记录 Mallampati 评分作为判断依据。

术前实验室检查

当患者健康无症状时不建议进行常规实验室检查。应根据病史和体格检查来确定检查项目。"常规"检查花费高，且对围术期管理没什么影响。此外，无关紧要的异常值可能会导致进一步不必要的测试，手术延迟和医疗花费增加。虽然没有证据证明常规检查有益，但许多医师会让所有患者进行血液、心电图和胸片检查，也许是希望藉此减少受诉讼的风险。

理想情况下，检查应以病史和身体检查为指导。

9　要实现其价值，对术前检查就必须进行甄别，有价值的检查体现在：当检查结果不正常时，围术期风险增加（如果未行检查则风险未知）。如检查结果无异常（或异常已行纠正），则风险降低。这就要求检查结果假阳性率和假阴性率较低（表 18-3）。**检**

10　**查的实用性有赖于其敏感性和特异性。敏感性高的检查假阴性率低，不易忽略存在的异常；特异**

表 18-3　根据被测人群中疾病的存在与否，计算灵敏度和特异性

真阳性（TP）既有阳性测试结果，也有接受测试的疾病
假阳性（FP）有阳性测试结果，但没有接受测试的疾病
真阴性（TN）测试结果阴性，并且没有要测试的疾病
假阴性（FN）测试结果阴性，但有要测试的疾病

$$敏感性 = TP/（TP + FN）$$
$$特异性 = TN（TN + FP）$$

阳性测试的预测值（PV＋）表示患者测试阳性时患病的可能性

$$（PV＋）= TP/（TP + FP）$$

阴性测试的预测值（PV－）表示患者测试阴性时未患病的可能性

$$（PV－）= TN/（TN + FN）$$

性高的检查假阳性率低，很少出现患者无异常而检查结果异常的情况。

疾病或异常检查结果的发生率因被检查人群的不同而不同。因此当特异和敏感的检查用在有异常且能被发现的患者身上才最有效，才能平衡化验检查的费用和给患者带来的不便。相应的，实验室检查项目应当根据病史、体格检查和拟行手术操作确定。因此，对于拟行可能大量失血而需要输血的手术的患者，应当测定基础血红蛋白值或血细胞比容，特别是在术前有充足时间可纠正贫血（如补铁）的情况下。

对育龄妇女是否需要进行早孕测试尚存争议（但在许多中心都按常规进行），若患者不同意的话则不应进行；妊娠检查包括血或尿促绒毛膜性腺激素的化验。不建议对 HIV 和血凝进行常规检测。对于无症状的健康患者常规凝血检查和尿液分析性价比不高。但是，在至少一个美国司法管辖区，州法律要求进行术前尿液分析。

▌术前用药

一项经典的研究表明，麻醉医师的术前访视比使用术前镇静药物更能减轻患者焦虑。然而，几乎每一个患者在进入术前准备室等待手术的时候都会被给予术前用药。人们认为，所有患者均能从术前镇静和抗胆碱药（通常与阿片类药物联合使用）中受益。随着门诊手术和"当天"入院的出现，在患者到达术前准备室前已经几乎不给予镇静催眠药和阿片类药物了（除之前在重症监护病房接受镇静的带管患者之外）。儿童患者，特别是 2～10 岁的患者可能会在离开父母的时候有分离恐惧，在术前准备区给予术前用药可能有好处。这一内容将在第 42 章讨论。静脉注射或口服咪达唑仑是常用的术前用药。成人可在建立静脉通路后给予静脉注射咪达唑仑（2～5 mg）。若在患者清醒时要进行可能引起疼痛的操作（如区域阻滞或放

置中心静脉导管），常常可给予小量的阿片类药物（常用芬太尼）。拟行气道手术或长时间气道操作的患者术前可给予抗胆碱药（格隆溴铵或阿托品）以减少气道分泌物。预期会有严重术后疼痛的患者通常会在术前保留区接受"多模式"镇痛，包括非甾体抗炎药、对乙酰氨基酚、加巴喷丁类和抗恶心药的各种组 **⑪** 合。这里的基本思想是，术前用药应该有目的地使用，而不是无意识的例行公事。

▌文书

医师的首要任务是提供优质和高效的医疗服务；其次，医师必须对自己所提供的医疗服务进行记录。充分的记录可以为将来可能接诊这名患者的医师提供指导。它使得他人可以对医疗的质量进行评价，并对预后进行风险调整。如果没有文档证明，医生将无法获得报酬；不完整的文档可能无法证明原本应得的"全额"付款。不完整的文档可能使医院系统难以收回其成本，并且可能得出错误结论，认为患者的住院时间被不适当地延长了。最后，完整而层次清晰的医疗文书（与不完整而混乱的文书相反）对医疗不当诉讼中的辩护也可能起到作用。

术前评估记录

术前评估报告应出现在患者永久医疗记录中，应当对相关的结果进行描述，包括：既往病史，麻醉史，当前用药史（以及是否在手术当天服用），体格检查，ASA 分级，实验室结果，影像学结果，心电图和所有会诊建议。如果不按照会诊建议进行处理的话，则特别注意要给予说明。

术前记录应当简要描述麻醉计划，并包含一份由患者（或其监护人）签署的知情同意书。该麻醉计划应说明采用区域麻醉还是全身麻醉（或镇静），是否采用有创监测或其他高级的技术。对知情同意讨论的记录有时候需要签字说明患者对麻醉计划、备用方案、它们的利弊（包括相关风险）都已获悉、理解和接受。或者，患者可能需要单独签署一份包含相关信息的特别的麻醉知情同意书。

在美国，联合委员会（TJC）要求麻醉前即刻对患者再次进行评估，以确定术前评估以来患者状态有没有发生改变。如果患者最近一次就诊是在另一个日期，重新评估包括对病历进行审查，以寻找任何新的实验室结果或咨询报告。即便时间过去不超过 1 min，也依然要进行这一刻板的做法：对"盒子"必须进行检查以确认在上一时间间隔内没有发生变化。

术中麻醉记录

术中麻醉记录可达到诸多目标。它是术中监测的记录，将来对患者实施麻醉的参考，也是质量保证的数据来源。这份记录应当简洁、相关且准确。目前，麻醉记录中的一些部分都是自动生成并电子化记录的了。这些麻醉信息管理系统（通常缩写为 AIMS）从理论和操作上都比传统的纸质记录更具优势，但也带来了计算机系统所有的常见漏洞。包括可能记录人工数据而不被识别，医务工作者可能发现接触电脑比接触患者更有趣，以及难以避免的设备和软件关闭。无论记录为纸质或是电子的，手术室内的麻醉管理文书都应包括以下要点：

- 麻醉机和相关设备术前是否已检查；
- 麻醉诱导前是否再次评估患者（联合委员会的要求）；
- 术中给药的时间、剂量、途径；
- 术中失血和尿量估计；
- 手术期间获得的实验室测试结果（当有与电子病历链接的 AIMS 时，此类测试可能会记录在其他位置）；
- 静脉输注液体和血制品；
- 相关操作的记录（如气管插管或有创监测）；
- 术中特别技术如降压麻醉、控制性低压、单肺通气、高频喷射通气或体外循环；
- 术中事件的时间和实施情况，如诱导、体位、手术切皮和拔管；
- 不良事件和并发症（如心律失常）；
- 患者转至术后恢复室或重症监护病房时的状况。

传统而言（在美国依据实践指南）动脉血压和心率记录间隔不超过 5 min。其他一些监测数据也常常以图形表示，但有关技术或并发症的描述则以文字体现。

不幸的是，传统的手写术中麻醉记录常常无法完善地记录某些严重事件，例如心搏骤停。在这种情况下，有必要在患者病历内加入一份单独的文本记录。详细记录事件的各个时间点有助于避免各种记录不一致（麻醉记录、护理记录、心肺复苏记录和其他医师的记录）。这些不一致常常会被医疗诉讼的律师抓住 **⑫** 作为不称职、不准确或者欺骗的证据。医疗记录不完善、不准确、不清晰，将导致医师在面对不公正的医疗不当诉讼时情况不必要地复杂化。

术后记录

在将患者送至术后恢复室（PACU）后，麻醉医师应等到患者生命体征正常、状况稳定再离开。不稳定的患者可能需要"移交给"另一位医生。在离开PACU前，麻醉医师应填写有关患者麻醉恢复、所出现的麻醉并发症、术后即刻期患者情况，以及患者去向（转至门诊、病房、重症监护室或回家）的记录。在美国，2009年医疗保险与医疗补助服务中心（Center for Medicare and Medicaid Services，CMS）提出要求，所有的术后记录中都应包含某些要点（表18-4）。对于所有住院患者从PACU转出后应至少48 h评估一次麻醉恢复情况。术后记录还应包含患者的一般情况、有无麻醉相关并发症，以及对处理这些并发症所采用的措施。当麻醉医师介入功能良好的围术期手术或为术后疼痛提供治疗时，可能会持续到术后恢复的早期（见第48、59章）。

表18-4　医疗保险与医疗补助服务中心要求的术后记录应包含的要点[1]

呼吸功能，包括呼吸频率、气道开放情况、氧饱和度
心血管功能，包括脉率、血压
意识状态
体温
疼痛
恶心呕吐
术后补液

1 Data from the Centers for Medicare and Medicaid Services（CMS）. Revised Anesthesia Services Interpretive Guidelines, issued December 30, 2009. Available at: http://www.kdheks.gov/bhfr/download/Appendix_L.pdf（accessed December 15, 2017）

病例讨论

医疗不当（参见第54章）

一例健康45岁男性患者在择期腹腔镜下腹股沟疝修补术中发生心搏骤停。尽管心肺复苏成功，但患者留下了永久的意识状态改变，无法重返工作岗位。一年后，患者起诉了麻醉医师、外科医师和医院。

原告（患者）证实被告（医师或医院）过失必须证实的四个要点是什么？

1. 职责：一旦医师与患者建立职业关系，医师就对患者负有某些义务，如遵循"医疗标准"。

2. 失职：如果没有履行这些义务，医师就违反了他对患者的职责。

3. 伤害：必须有伤害发生。伤害可能导致整体性损害（如疼痛和痛苦）或特定伤害（如收入

减少）。

4. 因果关系：原告必须证明失职和伤害有因果关系。但对失职而言，伤害本不应当发生。这一可能原因不一定是伤害的最重要或最直接原因。

医疗标准是怎样定义和建立的？

每位医师个体都应当在类似的医疗情况下表现得同样谨慎和理智。这并不需要医疗达到"最好"或最优化，只需要满足谨慎和理智的医师最低标准就可以。作为一名专科医师，麻醉医师比全科医师或其他专业的医师具备更高的专业知识和技能水平。在法律诉讼时，通常由专家证人提供证词来定义医疗标准。尽管大多数司法管辖区都已经将"当地规则"拓展到了包含国家级医疗标准，但医疗不当案例依然是由发生地司法机构管辖的，这些可能导致州与州之间标准不同。例如，某些州要求专家证人最近在该州或相邻的州内执业；有些州对专家证人则没有"住所"要求。应考虑到各个案例所处的特定情况。法律也认识到在医疗行业内存在不同观点和不同思想流派。

如何判定因果关系？

通常由原告承担举证责任，证明该伤害不会"只是"因医师的过失而发生，或者医师的行为是造成伤害的"实质性因素"。但例外的是事实自证（事件本身为自己说明问题），这允许人们仅仅根据证据就发现是否有过失。例如，如果开胸术后的患者胸部X线片显示体内有一串车钥匙，就可以应用事实自证。事实自证不适用于本病例，因为原告将需要证实在没有医疗过失的情况下就不会发生心搏骤停，以及心搏骤停不会由麻醉医师掌控范围外的因素引起。一个重要的概念是民事案件的因果关系只需被优势证据（更有可能）证实即可，这与刑事案件相反，后者所有辩护的证据都必须"排除合理怀疑"。

影响医疗事故诉讼的可能性的因素是什么？

1. 医患关系：这对于麻醉医师来说特别重要，因为通常直到术前麻醉医师才能见到患者。另一个问题是在麻醉医师的医疗服务期间患者是意识消失的。因此，术前和术后访视往往是麻醉医师与患者建立良好关系的唯一机会。在访视患者时家庭成员也应在场（假如患者不反对），尤其是在术中有并发症的术后访视时。

2. **充分的知情同意**：未经有民事能力的患者同意就施行医疗行为将构成伤害罪。但仅仅同意还不够。应当告知患者整个操作过程，包括它可能引起的风险、可能的受益和可供选择的其他治疗措施。一旦陪审团认定若患者对可能发生的并发症充分知情的话原本会拒绝治疗，那么即使伤害与操作中的失误无关，医师也会被判对并发症负责。当然这并不代表签署知情同意书后医师就可以违反医疗标准而不用负责。

3. **文书的质量**：对围术期访视、知情同意书、其他专科医师的会诊、术中事件和术后管理的认真记录是至关重要的。许多法院和陪审团的观点，也是原告辩护律师强调的一点，是"没有记录就等于不存在"。无须多言，绝对不允许故意毁坏或改动病历。

（方宗平　译　路志红　审校）

指南

http://www.asahq.org/quality-and-practice-management/standards-and-guidelines

https://www.asra.com/advisory-guidelines/article/1/anticoagulation-3rd-edition

Fleisher LA, Fleischmann KE, Auerbach AD, et al. American College of Cardiology; American Heart Association. ACC/AHA guideline on perioperative cardiovascular evaluation and management of patients undergoing noncardiac surgery: A report of the American College of Cardiology/American Heart Association Task Force on practice guidelines. *J Am Coll Cardiol*. 2014;64:e77.

Horlocker TT, Wedel DJ, Rowlingson JC, et al. Regional anesthesia in the patient receiving antithrombotic or thrombolytic therapy: American Society of Regional Anesthesia and Pain Medicine evidence-based guidelines (third edition). *Reg Anesth Pain Med*. 2010;35:64.

Kristensen SD, Knuuti J, Saraste A, et al. 2014 ESC/ESA Guidelines on non-cardiac surgery: Cardiovascular assessment and management: The Joint Task Force on non-cardiac surgery: cardiovascular assessment and management of the European Society of Cardiology (ESC) and the European Society of Anaesthesiology (ESA). *Eur J Anaesthesiol*. 2014;31:517.

Lambert E, Carey S. Practice guideline recommendations on perioperative fasting: A systematic review. *JPEN J Parenter Enteral Nutr*. 2015;pii:0148607114567713.

Practice advisory for preanesthesia evaluation: An updated report by the American Society of Anesthesiologists Task Force on Preanesthesia Evaluation. *Anesthesiology*. 2012;116:522.

Practice guidelines for preoperative fasting and the use of pharmacological agents to reduce the risk of pulmonary aspiration: Application to healthy patients undergoing elective procedures: An updated report by the American Society of Anesthesiologists Committee on Standards and Practice Parameters. *Anesthesiology*. 2011;114:495.

推荐阅读

Ayoub K, Nairooz R, Almomani A, et al. Perioperative heparin bridging in atrial fibrillation patients requiring temporary interruption of anticoagulation: Evidence from meta-analysis. *J Stroke Cerebrovasc Dis*. 2016;pii:S1052.

Centers for Medicare & Medicaid Services (CMS). CMS Manual System. Pub 100-07 State Operations Provider Certification. DHHS. Available at: http://www.kdheks.gov/bhfr/download/Appendix_L.pdf (accessed December 16, 2017).

Egbert LD, Battit G, Turndorf H, Beecher HK. The value of the preoperative visit by an anesthetist. A study of doctor-patient rapport. *JAMA*. 1963;185:553.

Jeong BH, Shin B, Eom JS, et al. Development of a prediction rule for estimating postoperative pulmonary complications. *PLoS One*. 2014;9:e113656.

Mendelson CL. The aspiration of stomach contents into the lungs during obstetric anesthesia. *Am J Obstet Gynecol*. 1946;52:191.

第 19 章　气道管理

要　点

1 若面罩通气方法不当，即使麻醉机压力限制阀关闭也会导致麻醉机贮气囊不断漏气，通常提示面罩周围大量漏气。相反，呼吸回路压力很高，胸廓活动度和呼吸音却很微弱则提示气道阻塞或管路阻塞。

2 喉罩能一定程度上保护喉部不受咽部分泌物的影响，但对胃反流没有保护作用。

3 插入气管内导管（endotracheal tube，ETT）后，采用在正压通气时产生密闭的最小气量给套囊充气，以减少对气管黏膜的压迫。

4 虽然确认导管在气管内的最好方法是能持续监测到 CO_2 波形，但其并不能排除支气管插管。支气管插管的早期表现是吸气峰压增高。

5 插管后，ETT 的套囊不应在环状软骨水平以上

触及，因为套囊长时间位于喉部会导致术后声音嘶哑并增加意外脱管的风险。

6 未识别的插管误入食管可导致严重后果。预防气管导管意外插入食管的方法主要是依据直视下将导管前端插过声门，仔细听诊双肺有呼吸音及胃内无气过水声，呼出气 CO_2 监测（最可靠的方法），胸透以及用纤维支气管镜进行确认。

7 诊断插管误入支气管的根据包括听诊仅单肺闻及呼吸音，不明原因的脉搏氧饱和度降低（吸入高浓度氧时该方法不可靠），ETT 套囊充气时在胸骨上窝不能触及，呼吸囊的顺应性降低（吸气峰压高）。

8 喉痉挛烦躁的患者会产生很大的胸内负压，引起负压性肺水肿，这在健康患者中尤为常见。

熟练的气道管理是麻醉实践中的一项基本技能。本章将回顾上呼吸道的解剖，介绍必需的气道设备，展现各种管理技术，并将讨论喉镜检查、插管和拔管的并发症。对每项内容透彻的理解才能保证患者安全。

解剖

上呼吸道由口、咽、鼻、喉、气管和主支气管组成。口和咽也是上消化道的一部分。喉部结构可在一定程度上预防误吸。

人的气道有两个开口：鼻通向鼻咽部，口通向口咽部。两个通道在前部由上腭分开，后部在咽部汇合（图 19-1）。咽部呈 U 型纤维肌肉结构，从颅底延伸到食管入口处的环状软骨。咽部向前分别开口于口、鼻部、喉以及口咽、鼻咽和喉咽。鼻咽通过一个向后延伸的假想的平面与口咽分开。在舌根部，会厌从功能上将口咽部和喉咽部（或下咽部）分开。会厌在吞咽时盖住声门-喉的入口以防止误吸。喉是由韧带和肌肉共同组成的软骨结构，由九个软骨组成（图 19-2）：

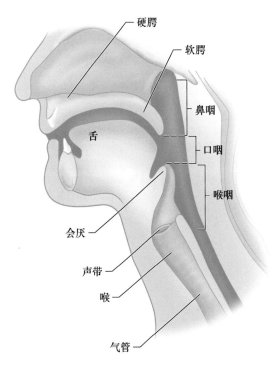

图 19-1　呼吸道的解剖

甲状软骨，环状软骨，会厌软骨，和（成对的）杓状软骨、角状软骨和楔形软骨。甲状软骨保护着形成声带的弹性圆锥。

上呼吸道的感觉支配来源于脑神经的分支（图19-3）。三叉神经（V）分出的眼神经（V_1）分支（筛前神经）支配鼻黏膜前部，上颌神经（V_2）分支（蝶腭神经）支配鼻黏膜后部。三叉神经分出的腭神经支配软腭和硬腭表面的感觉。**嗅神经**（第Ⅰ脑神经）支配鼻黏膜的嗅觉。舌神经［三叉神经下颌支（V_3）的分支］和**舌咽神经**（第Ⅸ脑神经）分别支配舌前2/3和舌后1/3的大体感觉。面神经（第Ⅶ脑神经）分支和舌咽神经分别支配上述部位的味觉。**舌咽神经**还支配咽顶、扁桃体及软腭黏膜下部分。**迷走神经**（第Ⅹ脑神经）支配会厌以下呼吸道的感觉。迷走神经的喉上支分为外侧支（运动神经）和内侧支（感觉神经），支配会厌和声带之间喉的感觉。声带以下喉部和气管

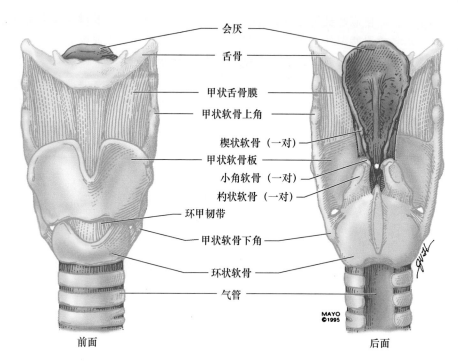

图 19-2 喉的软骨组成（With permission from The Mayo Foundation.）

会厌
舌骨
甲状舌骨膜
甲状软骨上角
楔状软骨（一对）
甲状软骨板
小角软骨（一对）
杓状软骨（一对）
环甲韧带
甲状软骨下角
环状软骨
气管

前面　　　　　　　　　　后面

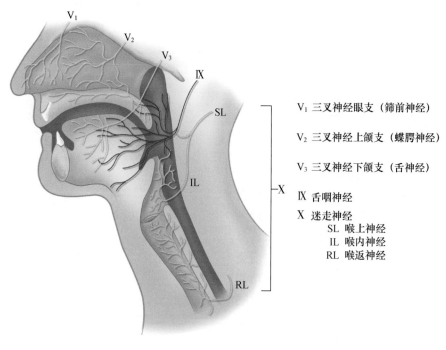

V_1 三叉神经眼支（筛前神经）

V_2 三叉神经上颌支（蝶腭神经）

V_3 三叉神经下颌支（舌神经）

Ⅸ 舌咽神经

Ⅹ 迷走神经
　　SL 喉上神经
　　IL 喉内神经
　　RL 喉返神经

图 19-3 呼吸道的感觉神经分布

由迷走神经的另一分支**喉返神经**支配。

除环甲肌由喉上神经的分支喉外侧（运动）神经支配外，喉部所有肌肉均由喉返神经支配。环杓后肌的功能是外展声带，而环杓侧肌是内收声带的主要肌肉。

发音是由几个喉部肌肉同时进行的复杂动作。支配喉部的运动神经受损导致一系列发音障碍（表 19-1）。单侧环甲肌去神经支配会引起轻度的临床症状。双侧喉上神经麻痹会导致声音嘶哑或发声疲劳，但不会影响对气道的控制。

单侧喉返神经损伤引起同侧声带麻痹，导致音质退化。假设喉上神经完好，由于剩余的环甲肌张力不足，急性双侧喉返神经麻痹会由于环甲肌的持续紧张而导致喘鸣和呼吸窘迫。由于各种代偿机制的出现（如喉肌萎缩），慢性双侧喉返神经损伤时很少出现气道问题。

双侧迷走神经损伤对喉上和喉返神经均有影响。双侧去迷走神经支配会使声带位置居中而运动无力，和给予琥珀胆碱后情况相似。这类患者发声会受到严重影响，但很少会出现气道的问题。

喉的血供来源于甲状腺动脉的分支，环甲动脉从颈外动脉的第一分支甲状腺上动脉分出，穿过位于甲状软骨和环状软骨之间的环甲膜（cricothyroid membrane，CTM）上部，甲状腺上动脉则从环甲膜外侧缘走行。

气管起源于环状软骨下缘止于隆嵴（左主支气管和右主支气管的分界点）（图 19-4）。气管前部由软骨环组成，后部是膜性结构。

气道管理流程

与全身麻醉相关的气道管理流程包括：

表 19-1　喉神经损伤对发声的影响

神经	受损神经的影响
喉上神经	
单侧	影响小
双侧	声嘶、发声疲劳
喉返神经	
单侧	声嘶
双侧	
急性	喘鸣、呼吸窘迫
慢性	失声
迷走神经	
单侧	声嘶
双侧	失声

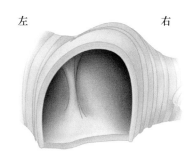

左　　　　　　　右

图 19-4　气管隆嵴

- 气道评估
- 设备检查与准备
- 患者体位
- 预充氧（给氧去氮）
- 呼气囊和面罩通气（BMV）
- 插管或放置喉罩（如果有指征）
- 确认通气道或导管放置位置正确
- 拔管

气道评估

每一次麻醉前进行麻醉前气道评估非常必要。可使用一些解剖和功能上的方法来评估气管内插管困难程度；要想避免并发症和死亡，麻醉医师必须能够成功实施通气（插管或不插管）。评估内容包括：

- 张口度：成人门齿间距 ≥ 3 cm。
- Mallampati 气道分级：是常用的判断舌相对于口腔大小的测试方法。舌阻挡咽部结构越严重，有可能插管越困难（图 19-5）。
  - I 级：可见整个腭部，包括双侧咽峡弓，可以看到咽峡弓的基底部。
  - II 级：可见咽峡弓上部和大部分悬雍垂。
  - III 级：只可见软腭和硬腭。
  - IV 级：仅可见硬腭。
- 甲颏距离：颏部（下巴）至甲状软骨上切迹的距离，正常应大于 3 横指。
- 颈周径：颈周径大于 17 英寸提示声门暴露困难。

尽管出现这些检查指标还不能十分灵敏地检测困难插管，但这些指标阴性预示着气管插管相对容易。

病理性肥胖及体重指数 ≥ 30 kg/m² 的患者越来越多，尽管有些病理性肥胖患者的头颈部解剖正常，但也有一些咽部组织较多、颈周径增加的患者。这些患者不仅有可能气管插管困难，呼气囊及面罩通气也可

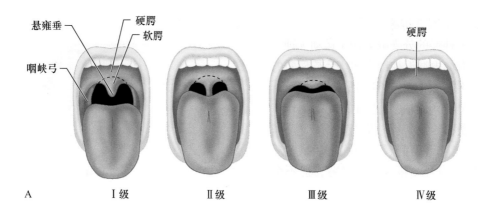

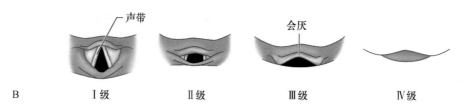

图 19-5　A. Mallampati 张口度分级；B. 喉暴露程度分级。坐位患者术前检查不能直视下看到某些咽部结构（Mallampati 分级 Ⅲ ～ Ⅳ）可能预示着该患者经口插管困难（喉暴露程度Ⅲ～Ⅳ级）〔Reproduced with permission from Mallampati SR，Gatt SP，Gugino LD，et al. A clinical sign to predict difficult tracheal intubation：A prospective study. Can Anaesth Soc J. 1985 Jul；32（4）：429-434〕

能存在问题。

　　超声检查气道也被认为有助于气道的评估和管理（图 19-6 至 19-8）。超声可作为辅助手段来确定 ETT 的位置，并可在紧急环甲膜切开时帮助识别环甲膜。

设备

　　应常规提供以下设备用于气道管理：

- 氧气源

- 呼气囊和面罩通气设备
- 喉镜（直视和可视）
- 不同型号的气管内导管并有导丝和探条
- 其他（非 ETT）通气设备（如口、鼻、声门上通气道）
- 吸引装置
- 脉搏氧和 CO_2 监测
- 听诊器
- 胶带

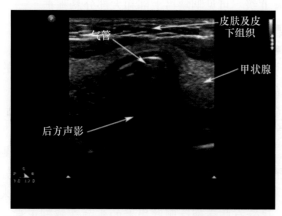

图 19-6　有标识的气管横切面。气管后方的无回声阴影是由于超声束通过致密的软骨环衰减造成的（Reproduced with permission from Carmody KA，Moore CL，Feller-Kopman D. Handbook of Critical Care and Emergency Ultrasound. New York，NY：McGraw-Hill Education；2011）

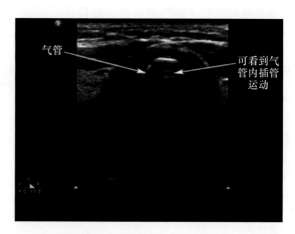

图 19-7　气管插管时导管经过探头下方。箭头所指的是气管软骨远端一个小的回声增强区。这一区域是插管过程中最常实时观察到的运动区域（Reproduced with permission from Carmody KA，Moore CL，Feller-Kopman D. Handbook of Critical Care and Emergency Ultrasound. New York，NY：McGraw-Hill Education；2011.）

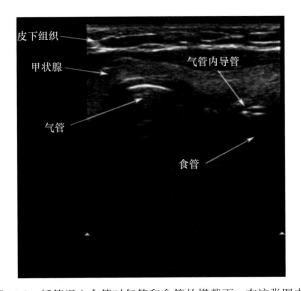

图 19-8　插管误入食管时气管和食管的横截面。在这张图中，食管在气管的外后方。在食管近端可见到两条平行的回声线，代表气管导管穿过食管腔时的内外侧壁（Reproduced with permission from Carmody KA，Moore CL，Feller-Kopman D. Handbook of Critical Care and Emergency Ultrasound. New York，NY：McGraw-Hill Education；2011.）

- 血压和心电图（electrocardiography，ECG）监测仪
- 静脉通路

　　当预计插管困难时，应立即使用纤维支气管镜，但不需要在所有常规插管时使用。

经口和经鼻通气道

　　麻醉后患者上气道的肌张力消失（如颏舌肌张力减弱），使得舌和会厌后坠于咽后壁，开放气道的首选做法是重新摆放头的位置或上提下颌。为维持对外开放，通过口或鼻放入人工通气道以保证舌和咽后壁之间有气体通道（图 19-9）。有完好喉反射的清醒或浅麻醉的患者在放置通气道时可出现咳嗽甚至喉痉挛，抑制气道反射并辅助使用压舌板压舌有时有利于放置口咽通气道。成人口咽通气道有大［100 mm（Guedel

No.5）］、中［90 mm（Guedel No.4）］、小［80 mm（Guedel No.3）］三个型号。

　　鼻咽通气道的距离可用鼻孔到耳孔的距离来估计，大约比口咽通气道长 2～4 cm。因为有鼻出血风险，在抗凝治疗或血小板减少患者中不宜使用鼻咽通气道。同样，对于颅底骨折的患者应慎用鼻咽通气道（或鼻胃管），因为曾经有鼻胃管插入颅顶的报道。任何经鼻管道（如鼻咽通气道、鼻胃管、经鼻气管导管）在沿鼻腔底部置入前均应润滑。

面罩设计及手法

　　使用面罩时通过在患者面部建立一个紧闭的空间，可便于将氧气或麻醉气体从呼吸回路输送给患者（图 19-10）。面罩的边缘设计可与不同的面部轮廓相吻合。面罩上 22 mm 通气孔能通过一个直角接头与麻醉机的呼吸环路相连。面罩有多种设计：透明面罩可观察到呼出的气雾且可迅速发现呕吐物；通气孔四周有连接头带的固定钩，可避免长时间手扣面罩；一些儿科面罩是专门设计的，可减少设备的无效腔量（图 19-11）。

▌体位

　　在进行气道操作时，正确摆放患者的位置是很有帮助的。为使口和咽轴线接近重叠可使患者处于"嗅物"体位。怀疑有颈椎疾病的患者在进行所有气道操作时必须确保头处于正中位。除非已经看过颈部影像资料并已经过专家明确没有颈椎疾病，这些患者气道操作时必须确保颈部轴向稳定。病理性肥胖患者需置于 30° 头高斜坡位（见图 41-2），因为平卧位时肥胖患者功能残气量（functional residual capacity，FRC）减少，导致缺氧耐受能力减弱。

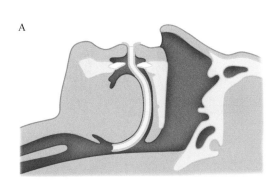

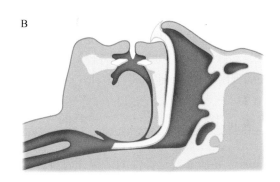

图 19-9　A. 口咽通气道的位置。通气道顺应舌的弯曲度将舌和会厌从咽喉壁抬起从而形成气体通道；B. 鼻咽通气道的位置。通气道穿过鼻腔正好位于会厌上方（Modified with permission from Dorsch JA，Dorsch SE. Face masks and airways. In：Understanding Anesthesia Equipment. 4th ed. Philadelphia，PA：Lippincott Williams & Wilkins；1999.）

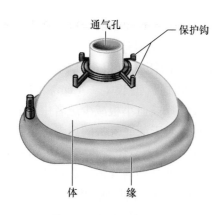

图 19-10 透明成人面罩

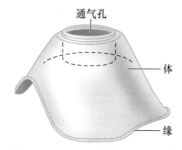

图 19-11 Rendell-Baker-Soucek 儿童面罩，罩体浅，无效腔小

预充氧

如果条件允许，气道管理干预前均使用面罩预充氧。麻醉诱导前几分钟经面罩给患者输送氧气，通过这种方式，患者的功能残气量即氧储备量增加。预充氧后，超过 90% 的正常的功能残气腔（2 L）可充满氧气，达到了去氮的目的。鉴于正常的氧需求量是 200 ～ 250 ml/min，预充氧的患者可能有 5 ～ 8 min 氧储备，这可在麻醉诱导后通气延迟的情况下使饱和度下降前的窒息耐受时间增加。氧需求量增加（如脓毒血症、妊娠）或功能残气量减少（如病理性肥胖、妊娠、腹水）的情况将使饱和度下降前的窒息耐受时间缩短。假设气道通畅，向咽腔输送氧气可能会延长患者的缺氧耐受性。由于氧气从 FRC 进入血液的速度比 CO_2 离开血液的速度快，肺泡内会产生负压，可将氧气吸入肺（无呼吸氧合）。通过输送 100% 的氧和通畅的气道，即使没有通气，动脉氧饱和度也可以维持较长时间，这就保证了即使遇到困难气道，也可进行多种气道干预。

经呼气囊面罩通气

除了快速诱导插管或选择性的清醒插管外，经呼气囊面罩通气是多数情况下气道管理的第一步。快顺序诱导避免面罩通气以最大程度减少胃胀气，降低胃禁食或胃排空延迟患者胃内容物反流的可能性。紧急

情况下，在气管插管时需面罩通气以维持患者氧供，但必须明白这具有误吸的潜在风险。

有效的面罩通气需要密封合适的面罩和通畅的气道。面罩通气手法不正确可导致即使在可调节压力限制阀关闭的情况下麻醉储气囊仍无法充气，这通常提示着面罩周围大量漏气。相反，呼吸回路压力较高，胸廓起伏和呼吸音微弱则提示有呼吸道阻塞或管道阻塞。

如果用左手握面罩，可用右手挤压呼吸囊进行正压通气，用左手拇指和示指握住面罩体扣在脸部（图 19-12）。中指和无名指提下颌以便伸展寰枕关节，这种手法在人体模型或患者身上进行教学比描述更容易。手指压力应施于下颌的骨性组织，而不是软组织。小指应放置于下颌角下，可向前抬伸下颌，这是开放气道的关键。

在有困难的情况下，需要两只手充分托下颌才能保证面罩密闭，此时需要一个助手挤压呼吸囊通气，或者用呼吸机通气。这种情况下，用拇指向下压住面罩，指尖和指节将下颌向前抬（图 19-13）。呼气时气道阻塞可能是由于下压面罩力度过大或抬下颌用力过度形成球瓣效应，前者减少扣压面罩的力度即可，而后者在呼气时放松抬起的下颌即可。通常面罩很难贴合缺齿患者的面颊，一般情况下正压通气的压力应限制在 20 cmH_2O 内以免胃部胀气。

大多数患者均可用面罩、口咽或鼻咽通气道维持通气。长时间面罩通气可能会压伤三叉神经和面神经的分支。自主呼吸时没有气道正压，只需在面罩上微微施压就可充分封闭。如果长时间使用面罩和面罩头带，应定期改变面罩位置防止损伤。注意勿压到眼睛，并需用胶布封住眼睛以减少角膜擦伤风险。

如果气道通畅，挤压呼吸囊将会看到胸廓起伏。如果通气无效（无胸廓起伏，未检测到呼气末 CO_2，

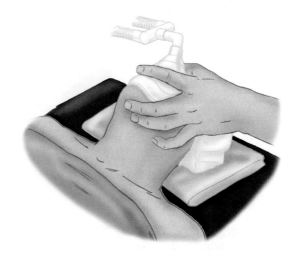

图 19-12 单手面罩通气技术

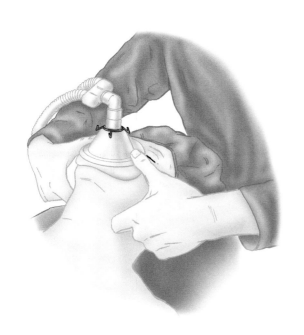

图 19-13　困难气道通常用双手操作

在透明的面罩上没有气雾），可放置口咽或鼻咽通气道以解除上呼吸道肌张力不足或咽部过多组织引起的气道阻塞。面罩通气困难在病理性肥胖、留胡须及颅面部畸形患者中较常见。有时没牙的患者也会出现面颊部密封困难。

过去，通常只能通过面罩或气管导管给麻醉剂。近年来，在气道急救（如足够的面罩通气无法实施时）和日常麻醉气道管理（如无需插管时）中，已涌现出多种声门上气道管理设备。

声门上气道设备

声门上气道设备（supraglottic airway devices，SADs）在麻醉期间有自主呼吸或机控呼吸的患者中均可应用，也可作为面罩通气或气管内插管失败时辅助气管内插管的管道。所有的声门上气道设备都有管道与呼吸回路或气囊相连，且连接着一个能够密封并引导气流到达声门、气管和肺的下咽部设备。此外，这些气道设备能够有效地不同程度地封闭食管，减少胃胀气，也有各种密封设备能防止气体从口腔溢出，其中一些配备有胃内容物吸引端口。所有的声门上气道设备都无法像带有套囊、能够准确定位的气管内导管一样预防吸入性肺炎。

喉罩

喉罩（laryngeal mask airway，LMA）由一个口径较粗的管组成，其近端是连接呼吸回路的标准的 15 mm 的连接口，远端连接一个可以通过引导管充气的椭圆形

气囊。抽除气体的气囊润滑好后盲探插入下咽部，一旦将气囊充气，就在喉的入口周围形成低压封闭。插入喉罩需要的麻醉深度和肌肉松弛程度比插入口咽通气道略深。插入喉罩很简单（图 19-14），但注意一些细节有助于提高成功率（表 19-2）。理想的喉罩气囊的位置上面是舌底，两侧是梨状窝，下边是食管上括约肌。如果食管位于喉罩气囊边缘内，则极可能造成胃扩张和反流。解剖上的变异使得喉罩在某些患者无法充分发挥其作用，但是，如果几次试插均不能使喉罩位置十分合适，大多数医师就需要更换大一号或小一号的喉罩。喉罩可用胶带固定于脸上。喉罩能部分保护喉部不受口咽分泌物（而不是胃反流物）刺激，必须保留到患者气道反射恢复，即看到患者咳嗽并呼之张口。喉罩有多种不同的型号（表 19-3）。

喉罩提供了能替代面罩和气管导管的通气方式（表 19-4）。其相对禁忌证包括有咽部病变（如脓肿）、咽部阻塞、饱胃（如妊娠、裂孔疝）或肺顺应性低（如限制性气道疾病）需要超过 30 cmH$_2$O 吸气峰压的患者。与气管插管相比，喉罩发生支气管痉挛的概率较低。很显然喉罩并不会替代气管内插管，但因其插入简单和成功率相对较高（95% ～ 99%），使得喉罩在困难气道的患者（不能通气和插管）中成为非常有用的急救措施。喉罩也被用作插管管芯（如弹性橡胶探条）、高频通气管芯、可弯曲纤维支气管镜（纤支镜）或小号（6.0 mm）气管导管的通道。有几种改良喉罩在用或不用纤支镜的情况下均能较容易地置入较大的气管导管。如果需要在患者清醒时保护气道，可以在表面麻醉和双侧喉上神经阻滞下插入喉罩。

不同类型喉罩包括：

- ProSeal 喉罩：有插胃管进行胃减压的通道。
- I-Gel 喉罩：封堵部分为凝胶状而不是充气的套囊。
- 插管型喉罩：是为方便用喉罩进行气管内插管而设计的。
- 可视喉罩：有一个显示屏与喉罩相连，便于引导气管内插管。

咽喉痛是声门上气道设备使用中常见的副作用，已有报道称可损伤舌神经、舌下神经及喉返神经。合适的型号、充分的润滑、放置时轻柔地移动下颌可能会减少此类损伤。

食管 - 气管联合导管

食管 - 气管联合导管有两个融合在一起的管子，近端均有 15 mm 的连接头（图 19-15）。较长的蓝色管

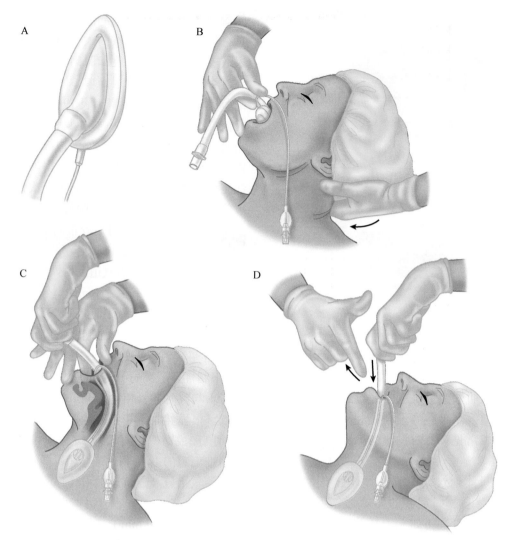

图 19-14 A. 准备好插入的喉罩。气囊应完全放气使边缘向喉罩口反面翘起。在顶端附近不应有皱褶；B. 刚插入的喉罩。在直视下看，喉罩顶端向上压在硬腭上，中指可以用来向下推下颌。置入喉罩时向前将其推入咽腔以避开舌体并保持顶端平整。一旦喉罩已置入口中，下颌就不必保持张开。非插管的手可以用来固定头枕部位置；C. 撤出其他手指，手掌稍微向下顺势将喉罩充分推置入位。注意颈部保持屈曲，头部后伸；D. 另一只手握住喉罩，撤出示指。握住喉罩的手轻轻向下推压直至碰到阻力（Reproduced with permission from LMA North America.）

表 19-2 成功插入喉罩取决于注意几个细节
1. 选择合适的型号（表 19-3），并在插入前检查漏气
2. 气囊放气后周边应无皱褶且向喉罩口反方向翘起（图 19-14A）
3. 只润滑气囊的背面
4. 插入前保证有足够的麻醉深度
5. 将患者头部置于嗅物体位（图 19-14B 和图 19-26）
6. 用示指引导气囊通过硬腭向下插入下咽直至感觉到阻力增加（图 19-14C）。纵向的黑线标志**始终**指向头部（即对着患者的上唇）
7. 用适量的空气充气（表 19-3）
8. 患者摆体位时应确保有足够的麻醉深度
9. 插入后有阻塞通常是由于会厌向下折叠或短暂的喉痉挛
10. 患者清醒之前（例如能按指令张口）要避免口咽部吸引、气囊放气或喉罩拔出

表 19-3 不同的患者可使用不同气囊容量的喉罩			
喉罩大小	患者	体重（kg）	气囊容量（ml）
1	婴儿	< 6.5	2 ～ 4
2	小儿	6.5 ～ 20	< 10
2.5	小儿	20 ～ 30	< 15
3	瘦小成人	> 30	< 20
4	普通成人	< 70	< 30
5	体大成人	> 70	< 30

末端是封闭的，迫使气体从侧边一系列小孔溢出，较短的透明管末端开放，没有侧孔。食管-气管联合导管一般经口盲插并向前直到管上标记的两道黑线位于上下门齿之间。食管-气管联合导管有两个可充气套

表 19-4　喉罩通气与面罩通气或气管插管相比的优缺点

	优点	缺点
与面罩通气比较	无需双手操作 对有胡须患者密封更好 在耳鼻喉科手术中较简易 通常更容易维持气道 防止呼吸道分泌物 减少面神经和眼部损伤 手术室污染少	创伤大 气道损伤风险增加 需要新技术 需要较深的麻醉 需要颞下颌关节可活动 氧化亚氮可弥散到气囊 存在若干禁忌证
与气管插管比较	创伤小 在插管困难时非常有用 减少牙和咽喉损伤性 较少的喉痉挛和支气管痉挛 无需肌肉松弛 无需颈部活动性 没有误插入食管或支气管的风险	胃肠道误吸风险增加 在俯卧位或折刀位时安全性降低 正压通气有最大压力限制 气道安全性相对较差 气体漏气和污染的风险较大 能引起胃胀气

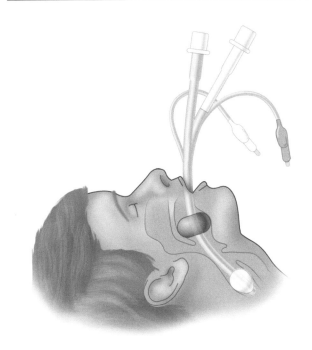

图 19-15　联合导管

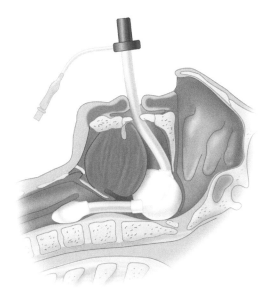

图 19-16　King 喉通气管

囊，即近端 100 ml 的套囊和远端 15 ml 的套囊，两者在插入后要充气。食管 - 气管联合导管的远端管腔通常有 95% 的可能会插入食管中，此时通气会通过蓝色管的侧孔将气体吹入声门，较短的透明管则可以用于胃减压。相反，如果食管 - 气管联合导管插入气管，则是通过透明管在气管内直接通气。

King 喉通气管

　　King 喉通气管由带两个球囊的管子组成，一个较小的食管球囊和一个较大的位于下咽部的球囊（图 19-16）。两个球囊可以通过一个充气管路充气，空气由两个球囊之间溢出引起肺膨胀。有一个到食管球囊

的远端吸引端口，可进行胃减压。King 喉通气管插入后将球囊充气，如果通气困难，可能是插入过深，可将通气管轻轻地拔出少许直到顺应性改善。

气管内插管

　　气管内插管既可用于实施全身麻醉，也会便于危重患者通气管理。

气管导管（endotracheal tubes，ETTs）

　　气管导管的制造有专门的管理标准（在美国为美国国家麻醉器械标准：ANSI Z-79）。气管导管大多由聚氯乙烯制成。气管导管的形状或硬度可以由插入管芯而改变。导管的患者端有斜面，有利于直视下插入

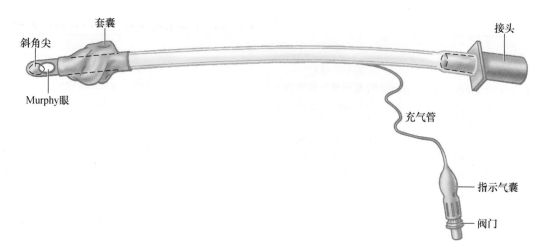

图 19-17 Murphy 气管导管

声门。Murphy 管有一侧孔（Murphy 眼）能降低导管远端开口被气管或隆嵴堵塞的风险（图 19-17）。

管径是影响气流阻力的主要因素，也与管长和弯曲度有关。气管导管的大小一般指内径的毫米数，少数情况下用法式型号（外径毫米数乘以 3）表示。大号导管能增加最大气流量，而小号导管能使气道损伤降至最小，选择导管直径应将两者综合考虑（表 19-5）。

大多数成人气管导管都有充气套囊系统，包括活瓣、导气球囊、充气管和套囊（图 19-17）。活瓣可以防止充气后气体外溢，导气球囊可以大体显示套囊充气程度，充气管和套囊的活瓣相连并一体化嵌入导管壁。气管导管的套囊在气管内形成封闭，可允许正压通气并可减少误吸。无套囊气管导管常用于婴幼儿及小儿，然而近年来，带套囊的小儿气管导管越来越受欢迎。

主要有两种类型的套囊：高压（低容）和低压（高容）套囊。高压套囊常引起气管黏膜缺血性损伤，不适合长时间插管；低压套囊可能会增加咽喉痛（较大的黏膜接触面积）、误吸、自动脱管和插入困难（因为有套囊皱褶）的可能性。尽管如此，由于低压套囊对黏膜损伤概率小而常被使用。

套囊压力取决于以下几个因素：充气容量、套囊相对于气管的直径、气管和套囊的顺应性，以及胸膜腔内压（套囊压力随咳嗽而增加）。全麻下套囊压力会因氧化亚氮从气管黏膜弥散到套囊而增加。

气管导管可被改良用于各种用途。经钢丝螺旋缠绕制成的可弯曲气管导管（加强管）能避免打折，在一些头颈手术操作和俯卧位患者中非常有价值。但是如果有外力压迫这种加强管使其打折后（如苏醒患者咬管），管腔就会永久堵塞而需要重新换管。其他特殊管包括微喉管、双腔气管内导管（便于肺隔离及单肺通气）、配备有支气管封堵器的气管内导管（便于肺隔离及单肺通气）、为减少激光气道手术火灾危险而专门设计的金属管及在头颈部手术中可经口或鼻插管的预成型可弯曲导管。

表 19-5 经口气管插管型号参考指南

年龄	内径（mm）	插入深度
足月儿	3.5	12
小儿	$4 + \dfrac{年龄}{4}$	$14 + \dfrac{年龄}{2}$
		（译者注，原文 $4 + \dfrac{年龄}{2}$）
成人		
女性	7.0 ～ 7.5	24
男性	7.5 ～ 9.0	24

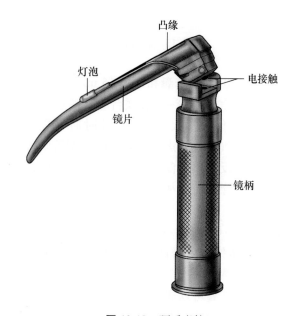

图 19-18 硬质喉镜

喉镜

喉镜是用于喉部检查和便于气管插管的工具。镜柄一般带有电池可以点亮镜片前端的灯泡（图 19-18）或给终止于镜片前端的光纤束提供光源。镜片上带有纤维光束的喉镜还适用于磁共振成像。Macintosh 镜片和 Miller 镜片分别是美国最为常用的弯镜片和直镜片。镜片的选择取决于个人喜好和患者的解剖。任何一种镜片都无法适用于所有情况，因此临床医生需要熟悉和精通各种镜片的设计（图 19-19）。

可视喉镜

近年来，大量运用可视化技术的喉镜检查设备给气道管理带来了变革。用 Macintosh 镜片或 Miller 镜片进行喉镜检查时要求口、咽、喉部的结构接近于一条直线以利于声门。经常需运用各种方法改善视野，如摆"嗅物"体位，或普通喉镜检查时压迫环状软骨促使表面的喉头移动。可视化或称光学喉镜在插管镜片的远端有一个视频芯片（DCI 系统，商品名：GlideScope，麦格拉斯，气道）或透镜／棱镜（Airtraq），可将声门部结构传递给操作者。这些喉镜的镜片弯曲角度不同，有一个可引导气管导管进入声门的通道，具有一次性使用及多用途的特性。

在非复杂气道的患者中，可视或非普通喉镜可能优势不明显。但是，在对学生进行培训指导时，特别是在实习生运用可视喉镜进行喉镜检查操作时教员能够在可视屏幕上看到声门，对患者运用可视喉镜就显得比较有价值。另外，在非复杂气道患者中运用可视化喉镜有利于不断熟悉设备，而普通喉镜无法办到这一点。

通常，非普通喉镜可提高困难气道中喉部结构的可视度。但是，可视度提高并不表示气管插管总能成功。运用可视喉镜时推荐使用气管导管管芯。一些可视喉镜带有设备专用的便于气管插管的管芯。将气管导管及其管芯弯曲成和镜片相似的曲线可便于气管导管插入气管内。有时，即使声门清晰可见，气管导管也可能很难插入气管内。

与普通喉镜相比，可视喉镜或许可减少颈椎活动，但对于所有可能有颈椎骨折的患者，在进行气道操作前均应使用预防措施。

非普通喉镜包括以下几种：

- 在 Storz DIC 系统中，小儿和成人的各种 Macintosh 式和 Miller 式镜片均有视频功能。这个系统还包含一种可视插管管芯（图 19-20）。镜片与传统的插管镜片相似，可进行普通喉镜检查及视频喉镜检查，指导老师或助理可以看到操作者取得的影像，纠正他们的操作手法从而便于气管插管，也可单独提供指导。

- McGrath 喉镜是一种便携式视频喉镜，它的镜片可以调整长度以适应 5 岁小孩到成人不同年龄阶段的气道（图 19-21）。对某些病理性肥胖的患者，即

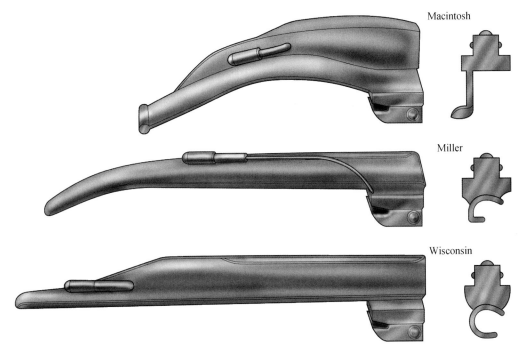

Macintosh

Miller

Wisconsin

图 19-19　各种各样的喉镜片

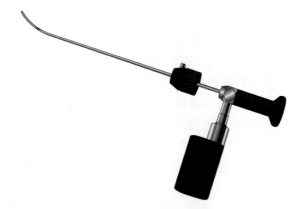

图 19-20 可视插管管芯

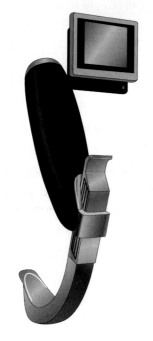

图 19-21 McGrath 喉镜

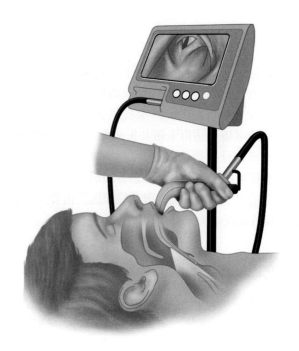

图 19-22 视频喉镜

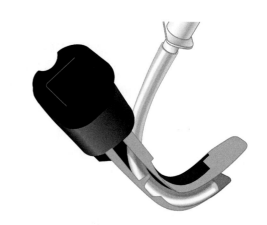

图 19-23 Airtraq 可视喉镜

头和上胸部空间减少的患者，镜片可以从镜柄上卸下来以便于插管。镜片从中间插入后，可从一定距离以外看到喉部结构，有利于气管插管成功。

- GlideScope 视频喉镜可提供一次性的成人及儿童型镜片（图 19-22）。镜片从中线插入，向前直至看到声门部结构。GlideScope 有 60° 角，无法直接看到喉部，必须使用弯成和镜片相似形状的管芯。

- Airtraq 是一次性使用可视喉镜，有小儿和成人不同的型号（图 19-23）。喉镜上有一个可引导气管导管进入声门的卡槽，喉镜需从口腔正中插入。当喉镜放置的位置距离声门不是太近时更有可能气管插管成功。

- 可视插管管芯具有视频能力和光源，插入后可识别声门。相比其他插管技术，气管插管时运用可视插管管芯可减少颈椎移位。

可弯曲纤维支气管镜

在某些情况下，比如患者颈椎不稳定、颞下颌关节运动受限或一些先天性或继发性上呼吸道异常，用普通喉镜或可视喉镜进行喉镜检查可能会效果不理想或无法实施，那么在这些病例中或其他所有计划清醒插管的情况下（图 19-24），用可弯曲纤维支气管镜（flexible fiberoptic bronchoscope，FOB）就能间接看到喉部。支气管镜由带包膜的玻璃纤维丝组成，这些玻璃纤维丝能通过内反射传递光线和影像，也就是说光束被裹在纤维丝内并从另一端毫无变化地射出。插入镜管包括两束纤维，每一束都包含 10 000 ～ 15 000 根纤维。其中一束纤维从光源（光源束或非相干束）传递光线，这束纤维可以在仪器外或包含在手柄内（图 19-24B），而另一束纤维用来传递高分辨率影像（图

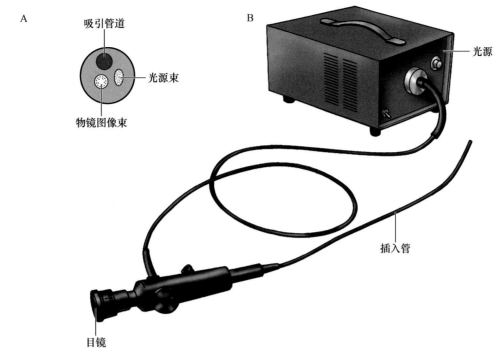

图 19-24　A. 纤维支气管镜横断面；B. 带固定光源的可弯曲纤维支气管镜

像束或相干束）。变角导丝可以改变插入镜管的方向性。吸引通道用于吸引分泌物、给氧或喷入局麻药，但吸引通道较难清洗，使用之后如果没有彻底清洗和消毒，容易成为感染源。

普通和非普通喉镜检查术与插管

插管适应证

气管插管已成为全麻的常规操作。插管并不是没有风险的操作，而且并非所有接受全身麻醉的患者均需要插管。通常放置气管导管可以保护气道及行气道操作。一般来说，有误吸风险、头颈和腹部手术以及摆放体位后气道不易接近（例如正在进行俯卧位手术或是头部远离麻醉工作站放置的情况）的患者是插管的适应证。面罩或喉罩通气对短小手术如膀胱镜检查、麻醉下检查以及腹股沟疝修补术、四肢手术等通常能获得满意效果。

普通喉镜检查的准备

插管准备包括检查器械和正确摆好患者的体位。检查好气管导管，用注射器给套囊充气来检测导管套囊，**撤除注射器后**套囊压力应保持不变，以确保套囊和活瓣的性能正常。有些麻醉医师将气管导管剪到预设的长度以减少无效腔量、插管误入支气管风险或导管打折风险（表 19-5），此时应将导管接头尽力塞入导管以减少脱管的可能性。如果用管芯，需要将管芯放入管腔内然后弯成曲棍球棒样的形状（图 19-25），

这种形状在喉头位置靠前的患者中有利于插管。将需要的喉镜片锁定在镜柄上，并测试灯泡是否发亮，应保证即使灯泡有轻微晃动时，光的亮度也能保持稳定。灯光闪烁不定提示接触不良，而灯光昏暗表示电池电量不足，需要立即备好另一套镜柄和镜片、气管导管（比预计合适的管号小一号的气管导管）、管芯以及插管探条。万一有分泌物、血或呕吐物时需要吸引器工作正常以便清理气道。

喉镜检查时声门暴露充分往往取决于患者体位正确。患者的头应该与麻醉医师的腰部水平一致或略高，以免在喉镜检查时引起背部不必要的疲劳。

普通喉镜可以拨开咽部软组织，形成从口到声门的直视线。适度抬高头部（高于手术台 5 ～ 10 cm）并外展寰枕关节可使患者处于理想的嗅物体位（图 19-26）。头放在枕头上或其他柔软的支撑物上即可使低位颈椎弯曲。

如前所述，诱导及插管的准备也包括常规的预充

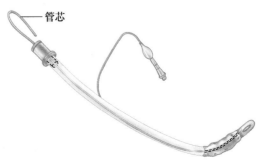

图 19-25　将带管芯的气管导管弯曲成曲棍球形状

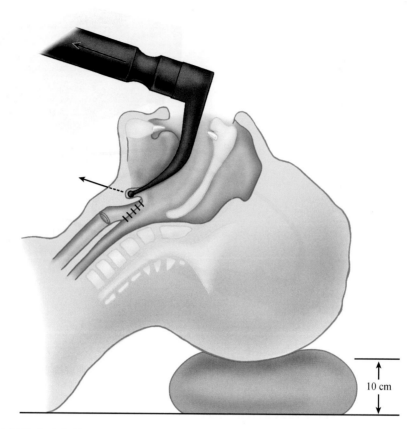

10 cm

图 19-26   用 Macintosh 镜片插管和嗅物体位（Modified with permission from Dorsch JA，Dorsch SE. Understanding Anesthesia Equipment：Construction，Care，and Complications. Philadelphia，PA：Lippincott Williams & Wilkins，1991.）

氧。对不愿面罩通气的患者可以省略预先给氧，但无预充氧会增加呼吸停止后脉氧迅速下降的风险。

因为麻醉后角膜保护反射消失，这期间要特别注意不要无意中摩擦角膜而损伤患者眼睛。因此，在进行气道操作前，双眼要常规涂上眼药膏并用胶布贴合。

经口气管插管

左手持喉镜，将患者口张大，镜片从口咽右侧置入，注意避开牙齿。用镜片的凸缘将舌挤向左侧并往上到达咽腔底部，成功地将舌挤向左侧可以使气管导管位置的视野清晰。弯喉镜片尖端通常应插在会厌谷内，而直喉镜片的尖端应压住会厌。无论用哪一种镜片都需要将手柄向垂直患者下颌骨的方向提起以便暴露声门（图 19-27）。避免将口唇卷入牙齿与镜片之间或像杠杆一样在牙齿上翘镜片。用右手拿起气管导管并将其前端通过外展的声带。在外部应用"向后、向前、向右、加压"［"backward，upward，rightward，pressure"（BURP）］的手法可使位置靠前的声门向后移动以便于看见声门。导管套囊应该位于气管上段及喉头下方。喉镜取出时同样需注意避免牙齿损伤。使

3 用最小量的气体给套囊充气，在正压通气时能封闭即可，以减少对气管黏膜的压迫。过度充气会

影响毛细血管血供，损伤气管。用手指感觉导气球囊压力并非判断套囊压力充足还是过度的可靠方法。

插管后，要立即听诊胸部及上腹部，监测 CO_2 波形（金标准）以确认导管在气管内（图 19-28）。如果对导管是在食管内还是气管内存有疑问，需重新进行喉镜检查确定位置。如果没有心输出量，将没有呼末 CO_2 产生，可将纤维支气管镜通过导管，可视下见到气管环及隆嵴同样可确定位置正确。另外，导管需用

4 胶布固定或捆绑以确保其位置安全。虽然二氧化碳监测仪能持续监测到 CO_2 是确认导管在气管内的最好方法，但其并不能排除插管误入支气管。插管误入支气管的早期表现是吸气峰压增高。通过一只手挤压导气球囊而另一只手触摸胸骨上窝感觉到套囊存

5 在可再次确认导管位置是否正确。在环状软骨水平以上应无法触及套囊，因为套囊长时间在喉部可导致术后声嘶并增加意外脱管的风险。导管位置也可以通过胸部影像学检查来确认。

此处描述的为假定意识丧失的患者，对于一个清醒、健康的患者，经口插管通常很难耐受。静脉镇静、在口咽部喷入局麻药、局部神经阻滞及持续的心理安慰可改善患者耐受。

插管失败后不应使用同样的方法再试插，需要改

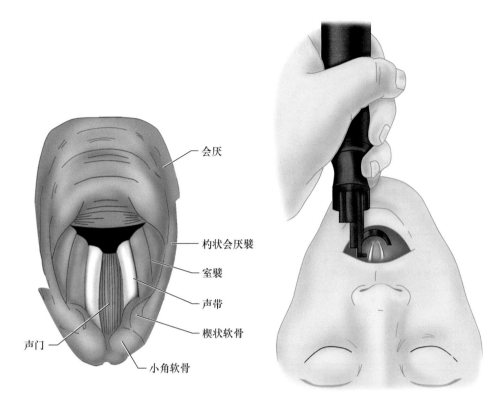

会厌

杓状会厌襞

室襞

声带

楔状软骨

声门

小角软骨

图 19-27 用弯喉镜片进行喉镜检查时所见到的的典型声门图像（Modified with permission from Barash PG. Clinical Anesthesia. 4th ed. Philadelphia，PA：Lippincott Williams & Wilkins；2001.）

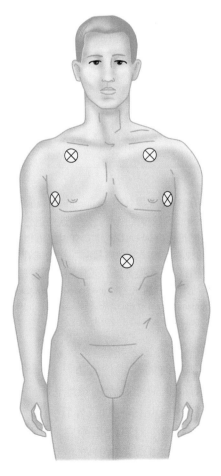

图 19-28 在肺尖和胃上方听诊呼吸音

行成功率更高的方法，比如重新摆放患者体位、减小导管型号、加用管芯、选择不同镜片、使用可视喉镜插管、尝试经鼻插管或寻求其他麻醉医师的帮助。如果患者面罩通气困难，应立即改变气道管理方式（如二代声门上通气装置、环甲膜切开后高频通气或气管造口术）。美国麻醉医师学会制定的困难气道处理指南内有具体的处理流程（图 19-29）。

困难气道协会（Difficult Airway Society，DAS）对未预料到的困难气道管理也提供了有用的方法（图 19-30）。

如果能清晰地暴露喉部而气管内导管却无法进入声门时，联合使用视频喉镜和插管探条通常有利于气管插管（图 19-31）。实施困难气道协会的方案 A 到 D 可以防止麻醉师重复没有必要的同样失败的气道管理方法，并最大限度地在确保气道安全的情况下维持患者氧供。

经鼻气管插管

除了在喉镜检查前需将气管导管经鼻和鼻咽送入口咽腔，经鼻气管插管和经口气管插管类似。事先应选择患者呼吸较通畅侧的鼻孔并加以准备，用去氧肾上腺素（0.5% 或 0.25%）或妥拉唑林滴鼻收缩鼻腔血管和黏膜。如果患者清醒，也可使用局麻药膏（用在

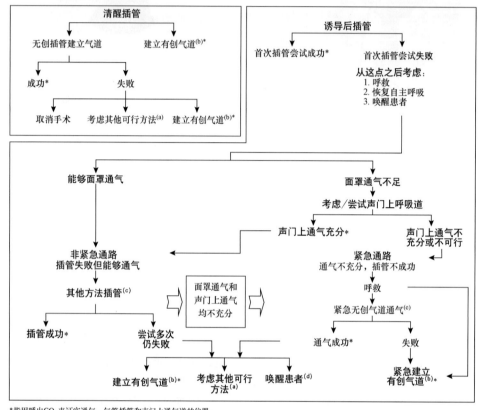

American Society of
Anesthesiologists®
美国麻醉医师协会困难气道处理流程

1. 评估可能要处理的基本问题及其临床影响：
   · 患者合作困难或不同意
   · 面罩通气困难
   · 放置声门上通气道困难
   · 喉镜检查困难
   · 插管困难
   · 气管切开困难

2. 在困难气道管理过程中要尽可能充分给氧

3. 考虑选择的处理方法的优缺点和可行性：
   · 清醒插管   对比   全麻诱导后插管
   · 首次插管采用无创技术   对比   首次插管采用有创技术
   · 可视喉镜作为最初的插管方法
   · 保留自主呼吸   对比   不保留自主呼吸

4. 建立首选和备选策略：

清醒插管

无创插管建立气道   建立有创气道(b)*

成功*   失败

取消手术   考虑其他可行方法(a)   建立有创气道(b)*

诱导后插管

首次插管尝试成功*   首次插管尝试失败

从这点之后考虑：
1. 呼救
2. 恢复自主呼吸
3. 唤醒患者

能够面罩通气   面罩通气不足

考虑/尝试声门上呼吸道

声门上通气充分*   声门上通气不充分或不可行

非紧急通路
插管失败但能够通气   紧急通路
通气不充分，插管不成功

其他方法插管(c)   面罩通气和   呼救
              声门上通气
              均不充分   紧急无创气道通气(e)

插管成功*   尝试多次
          仍失败   通气成功*   失败

建立有创气道(b)* 考虑其他可行 唤醒患者(d)   紧急建立
          方法(a)   有创气道(b)*

*指用呼出CO_2来证实通气、气管插管和声门上通气道的位置。

图 19-29   困难气道处理流程。注意：（a）其他选择包括（但不限于）：手术用面罩或声门上通气道（supraglottic airway，SGA）麻醉［例如喉罩（laryngeal mask airway，LMA），插管型喉罩，喉管］，局部麻醉浸润或区域神经阻滞。选择这些通常意味着面罩通气没有问题。因此，如果已经通过紧急通路到达了流程中的这一步，这些选择可能价值有限。（b）建立有创气道包括手术或经皮气道、喷射通气和逆行插管。（c）其他困难插管的处理方法包括（但不限于）辅助视频喉镜、其他喉镜片、作为插管引导管（有或没有纤支镜引导）的声门上通气道（例如，喉罩或插管型喉罩）、纤支镜插管、插管管芯或换管器、光棒和盲探经口或鼻腔插管。（d）考虑重新为患者做清醒插管或取消手术的准备。（e）紧急无创气道通气包括声门上通气（Reproduced with permission from American Society of Anesthesiologists Task Force on the Management of the Difficult Airway. Practice guidelines for management of the difficult airway：An updated report by the American Society of Anesthesiologists Task Force on the Management of the Difficult Airway. Anesthesiology. 2003 May；98（5）：1269-1277.）

鼻孔处，通过表面润滑的鼻咽通气道）、喷雾（用在口咽部）或神经阻滞。

用水溶性润滑剂润滑气管导管，沿鼻底在下鼻甲下方垂直于面部进入，**导管的斜面要偏向侧面离开鼻甲**。为保证导管沿鼻腔底部送入，气管导管的近端需向头侧牵拉，逐渐向前置入直到在口咽腔能看到导管

尖端，用如前所述的喉镜检查方法显露张开的声带。通常情况下导管尖端能毫无困难地进入气管中，如果有困难，可用 Magill 钳辅助将导管尖端置入气管中，注意不要损坏套囊。对有严重颅底损伤的患者，经鼻插管、置入鼻通气道或鼻胃管都是非常危险的，因为有误入颅内的风险（图 19-32）。

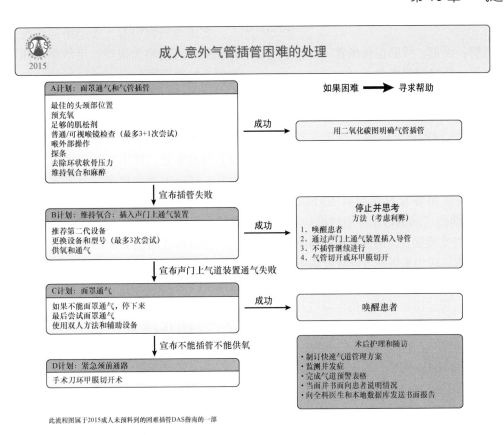

成人意外气管插管困难的处理

A计划：面罩通气和气管插管

最佳的头-颈部位置
预充氧
足够的肌松剂
普通/可视喉镜检查（最多3+1次尝试）
喉外部操作
探条
去除环状软骨压力
维持氧合和麻醉

如果困难 ➡ 寻求帮助

成功 → 用二氧化碳图明确气管插管

宣布插管失败

B计划：维持氧合：插入声门上通气装置

推荐第二代设备
更换设备和型号（最多3次尝试）
供氧和通气

成功 →

停止并思考
方法（考虑利弊）
1. 唤醒患者
2. 通过声门上通气装置插入导管
3. 不插管继续进行
4. 气管切开或环甲膜切开

宣布声门上气道装置通气失败

C计划：面罩通气

如果不能面罩通气，停下来
最后尝试面罩通气
使用双人方法和辅助设备

成功 → 唤醒患者

术后护理和随访
· 制订快速气道管理方案
· 监测并发症
· 完成气道预警表格
· 当面并书面向患者说明情况
· 向全科医生和本地数据库发送书面报告

宣布不能插管不能供氧

D计划：紧急颈前通路

手术刀环甲膜切开术

此流程图属于2015成人未预料到的困难插管DAS指南的一部

图 19-30　困难气道协会困难插管指南：概述 [Reproduced with permission from Frerk C，Mitchell V，McNarry A，et al. Difficult Airway Society 2015 guidelines for management of unanticipated difficult intubation in adults. Br J Anaesth. 2015 Dec；115（6）：827-848.]

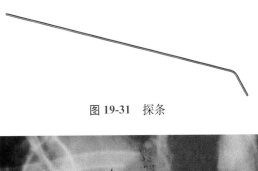

图 19-31　探条

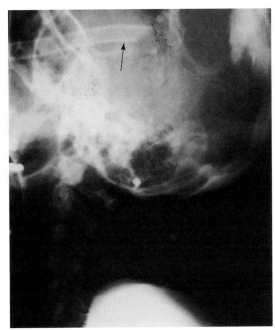

图 19-32　X 线显示一根 7.0 mm 的气管内导管穿过筛状板置入颅底骨折患者的颅顶

尽管现在很少使用经鼻盲探气管插管，但其仍可在有自主呼吸的患者中使用。此方法是在鼻孔和咽腔使用表面麻醉剂后将呼吸管道通过鼻腔，在呼吸音的引导下到达声门。麻醉医师可在呼吸音最强时在吸气相盲探将导管插入气管。

可弯曲纤支镜插管

通常在有气道问题的清醒或镇静患者中使用纤支镜气管插管（fiberoptic intubation，FOI）。纤支镜插管适用于：

- 张口度小
- 创伤或类风湿关节炎引起的颈椎活动受限
- 上呼吸道阻塞，如血管性水肿或肿瘤引起
- 面部畸形、面部创伤

纤支镜插管可在以下清醒或睡眠状态下经口或经鼻入路：

- **清醒状态纤支镜插管**：预计面罩通气困难，上呼吸道阻塞
- **睡眠状态纤支镜插管**：气管插管失败，颈椎活动受限但拒绝清醒插管的患者、预计面罩通气容易但插

管困难
- **经口纤支镜插管**：面部、颅脑损伤患者
- **经鼻纤支镜插管**：张口受限患者

　　当考虑使用清醒插管时，必须认真准备，因为清醒插管很可能增加手术前的麻醉时间。告知患者清醒插管的必要性是知情同意程序的一部分。

　　使用局麻喷雾将气道麻醉，可适当给予患者镇静。右美托咪定可提供镇静且有保留自主呼吸的优势。气道麻醉将在后面的"病例讨论"中讨论。

　　如果拟实施经鼻纤支镜插管，两侧的鼻腔均使用有血管收缩作用的喷雾。应当采用患者呼吸较顺畅侧的鼻腔。氧气可经过纤支镜的吸引端口并通过吸引管道吹入以增加氧合，并可将分泌物从纤支镜末端吹开。

　　或者，可用一个大号的鼻通气道（如 36 F）从另一侧鼻孔插入。呼吸回路可直接与鼻通气道的末端相连以在喉镜检查时提供 100% 氧气。若患者无意识且无自主呼吸，可将口封闭并经单侧鼻孔通气，此时若使用此方法，可以通过二氧化碳波形和脉搏氧饱和度确认通气和氧合是否充分。将经过润滑的纤支镜放入气管导管内腔中，保持纤支镜的杆相对垂直（图 19-33）很重要，因为在这种情况下纤支镜的头端向一侧旋转，其末端也将在同一方向以相同角度旋转。当纤支镜的尖端通过气管导管末端时，就可见会厌或声门，可根据需要调节支气管镜的尖端通过张开的声带。

　　在困难病例中有一个助手向前推下颌或给环状软骨施压有可能增大视野。用纱布裹住舌头向前拉也可能便于气管插管。

　　纤支镜一旦进入气管，再向前进便可看到气管隆嵴，气管环和隆嵴是定位恰当的证据。气管插管可沿纤支镜插入。杓状软骨和会厌之间的锐角可能会妨碍导管顺利前进，使用加强管通常可减少这种问题，因为其向侧方的弯曲度更好且其末端较圆钝。气管导管定位是否准确可通过在纤支镜撤出时目测导管尖端在隆嵴上的距离（成人 3 cm）来确定。

　　经口纤支镜插管和经鼻纤支镜插管类似，即运用各种经口通气装置引导纤支镜通过声门，减少舌引起的视野障碍。

气管切开技术

　　当"不能插管、不能通气"的场景出现时或在选定的患者中预计可能出现此种情形时需要"有创"气道。"有创"气道包括：外科环甲膜切开术，导管或针头环甲膜切开术，经气管壁套管喷射通气及逆向插管。

　　外科环甲膜切开术是指手术切开环甲膜，放入通气管道。近期，已经出现了针/扩张器环甲膜切开包。与外科环甲膜切开术在环甲膜处有一个横向切口不同，这些切开包使用的是 Seldinger 导管/导丝/扩张器技术。将带有注射器的导管插入环甲膜（图 19-34）。当回抽有空气时，将导丝通过导管置入气管（图 19-35）。扩张器通过导丝扩开皮肤后将通气导管放入（图 19-36）。

　　也可使用以套管为基础的救治程序。将 14 或 16 号静脉套管针与注射器相连，朝气管隆嵴方向穿过环甲膜，可回抽出空气。如果有喷射通气机，可将其与套管针连接。套管针**必须**固定牢靠，否则喷射机的压力将把套管针推出气道，引起潜在的致命性皮下气

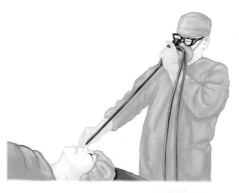

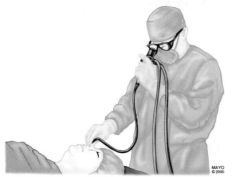

图 19-33　上面的图显示的是操作纤支镜通过气管导管的正确方法；避免弯曲纤支镜，否则会使操作困难

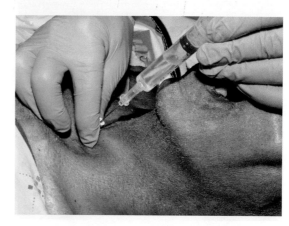

图 19-34　环甲膜切开术。将套管置入气管内（Used with permission from Lawrence B. Stack，MD.）

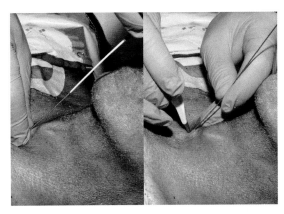

图 19-35　环甲膜切开术。切开导丝入口。将导管取出后切开导丝入口（Used with permission from Lawrence B. Stack，MD.）

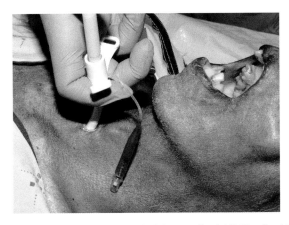

图 19-36　环甲膜切开术。插入气管切开导管／插管器。将两种设备经过导丝插入气管（Used with permission from Lawrence B. Stack，MD.）

肿。喷射机快速（1 s）喷射氧气给患者通气。必须保证足够流量的呼出气流以避免气压伤。用这种方式通气的患者可能会发生皮下或纵隔气肿，尽管供氧充分，也可引起高碳酸血症。经气管喷射通气通常需要换成气管切开或气管插管。

如果没有喷射通气机，可将一个 3 ml 注射器与套管针相连，取出注射器活塞后注射器内可塞入一个 7 mm内径的气管导管接口，再将其与呼吸回路或急救呼气囊相连。在喷射通气系统中，为避免气压伤必须保证充分呼气。

逆行插管是另一种保障气道的方法。导丝穿过环甲膜处的套管，向头侧弯曲，即可在口或鼻中出现，导丝的末端需用夹钳固定以免其完全穿过环甲膜，之后导丝可与一个已经套有气管内导管的纤支镜缠绕以便于定位。逆行将一小号的气管内导管在导丝的引导下进入气管，一旦定位，将钢丝移除。

插管后问题

即使已明确气管插管成功，仍有可能出现一些需

及时关注的情形。气管插管后麻醉医师**必须**立刻听诊双肺呼吸音确保气管导管位置正确。就这一点而言，呼气末 CO_2 监测依然是金标准。警告：呼气末 CO_2 的产生必须有心输出量的存在。

气管插管后可能伴随有氧饱和度的降低，这通常是支气管内插管的并发症，特别是在幼儿和婴儿中容易发生。围术期氧饱和度降低可能是因为供氧不足（氧气未打开，患者未通气）或者是通气血流比例失调（任何肺部疾病均可引起）。当氧饱和度下降时，需听诊患者双肺确定导管位置并听诊双肺内是否存在哮鸣音及干湿啰音。检查呼吸回路，有时可能需要术中胸部 X 线透视以辨别低氧血症原因。也可在术中使用纤支镜来确认气管导管是否处于合适的位置并可清理肺内分泌物。使用支气管扩张剂或增加吸入麻醉浓度可治疗支气管痉挛。肥胖患者发生低氧血症可能是由功能残气量减少或肺不张引起，应用呼气末正压有助于改善氧合。

如果呼气末 CO_2 突然下降，需考虑肺血栓或静脉空气栓塞，同样也应考虑心输出量突然下降或是回路脱落。

呼气末 CO_2 升高可能是由于通气不足或 CO_2 产生过多，可见于恶性高热、感染、CO_2 吸收罐失效或呼吸回路发生故障。

气道压力增加提示气管内导管堵塞或扭曲或者是肺的顺应性降低。需吸引气管内导管确保其通畅，听诊双肺辨别是否有支气管痉挛、肺水肿、插管误入支气管或气胸存在。

气道压力突然降低可能是由于呼吸回路泄漏或意外脱管。

拔管技术

通常来说，当患者仍处于深麻醉或完全清醒时拔管是最好的时机。无论哪种情况，患者在拔管前均应从肌肉松弛剂作用中完全恢复。

应避免在浅麻醉下（即在深麻醉和苏醒之间）拔管，可使喉痉挛风险增加。通常在咽部吸引时就会出现浅麻醉和深麻醉的区别：对吸引有反应者（如屏气、咳嗽）提示浅麻醉状态；而没有反应则是深麻醉的特征。类似的，能睁眼或有反应的体动提示患者苏醒可以拔管。

清醒患者的拔管通常伴有带管咳嗽（呛咳），这种反应会使心率加快，中心静脉压、动脉压、颅内压、腹内压及眼压增加，还可造成伤口裂开和出血增加。对于清醒哮喘患者气管内导管的存在可能

会诱发支气管痉挛。一些医师通过在吸引和拔管前 1 ～ 2 min 静脉给 1.5 mg/kg 利多卡因可以降低上述反应出现的可能性，但是，深麻醉下拔管对这些不能耐受的患者可能是更适合的方法（前提条件是这些患者没有误吸风险且拔管后没有可能难以控制的困难气道）。

不管是深麻醉或清醒时拔管，都应该充分吸引患者咽腔以减少血液和分泌物误吸的可能性。另外，患者应该纯氧通气以防拔管后无法控制气道。在拔管前将气管导管的胶布撕开或解开并将套囊放气。拔除导管要一次性轻柔地拔出，然后用面罩吸氧。在运送患者至恢复室的过程中也应该给患者面罩吸氧。

喉镜检查和插管的并发症

喉镜检查和插管的并发症包括缺氧、高碳酸血症、牙齿和气道损伤、导管移位、插管操作引起的生理反射或导管故障。这些并发症可发生在喉镜检查和插管中，也可见于导管在位或拔管后（表 19-6）。

气道损伤

用金属喉镜片或硬质气管导管操作常常会使娇嫩的气道组织受损。牙齿损伤是麻醉医师所受操作不当（相对较小的）投诉中常见的一项。喉镜检查和插管能引起从咽喉痛到气管狭窄等一系列并发症。大部分并发症是由于对敏感的气道组织施加了过长时间的外压，当压力超过毛细血管-动脉血压（大约 30 mmHg），引起的组织缺血就能导致炎症、溃疡、肉芽形成和狭窄等一系列后果。在常规正压通气将导管套囊充气到刚好能形成封闭的最小压力（一般最小在 20 mmHg）时在套囊位置的气管血流量能减少 75%。套囊充气过度或诱发的低血压能完全阻断黏膜血流。

声门、喉或气管水肿引起的插管后哮吼在小儿尤为严重。糖皮质激素（如地塞米松 0.2 mg/kg，最大量 12 mg）对预防拔管后气道水肿的疗效尚存争议，但仍经常使用这种方法。套囊压迫引起的声带麻痹或喉返神经损伤会引起声嘶并且误吸风险增加。貌似肥胖、插管困难、麻醉时间过长时声嘶的发病率会增加。有趣的是，在导管前端或套囊上涂抹水溶性的润滑剂或含麻醉剂的凝胶并不会减少术后咽痛或声嘶的发生率，实际上在有些研究中其反而增加了这些并发症的发生率。小一号导管（男性 7.0，女性 6.5）术后咽痛并发症较少。困难插管时反复喉镜插管会导致声门周围水肿及无法面罩通气，使情况变得更糟。

表 19-6　插管并发症

| 喉镜检查及插管时 |
| 位置错误 |
| 　食管插管 |
| 　支气管插管 |
| 　套囊位于喉部 |
| 气道损伤 |
| 　牙损伤 |
| 　唇、舌或黏膜撕裂 |
| 　咽痛 |
| 　下颌骨脱位 |
| 　咽后脱位 |
| 生理反应 |
| 　缺氧、高碳酸血症 |
| 　高血压、心动过速 |
| 　颅压增高 |
| 　眼压增高 |
| 　喉痉挛 |
| 导管功能异常 |
| 　套囊破裂 |
| 导管在位时 |
| 位置错误 |
| 　意外脱管 |
| 　支气管插管 |
| 　套囊位于喉部 |
| 气道损伤 |
| 　黏膜炎症和溃疡 |
| 　鼻黏膜损伤 |
| 导管功能障碍 |
| 　燃烧 / 爆炸 |
| 　阻塞 |
| 拔管后 |
| 气道损伤（声门、声门下或气管） |
| 　水肿和狭窄 |
| 　声嘶（声带肉芽肿或麻痹） |
| 　喉功能受损和误吸 |
| 喉痉挛 |
| 负压性肺水肿 |

气管导管位置错误

6 未识别的插管误入食管可导致灾难性的后果。预防此并发症的发生需要插管时在直视下将导管前端置入声门，用气管内导管通气时仔细听诊双肺有呼吸音存在及胃内无气过水声，以及呼出气 CO_2 监测（最可靠的监测方法）、胸部透视、气道超声或使用纤维支气管镜确认。

即使确认导管在气管内，也有可能位置不正确。插入过深会导致气管进入右侧（而不是左侧）主支气管，因为与左支气管相比，右支气管与气管的成角较

7 小。插管误入支气管诊断依据包括单侧呼吸音、不明原因的脉搏氧饱和度降低（吸入高浓度氧气

时此方法不可靠）、套囊充气时不能在胸骨上窝处摸到套囊及呼吸囊的顺应性降低（吸气峰压高）。

相反，插管深度不足会使套囊处于喉部，使患者容易出现喉损伤，可以通过在甲状软骨处就能触摸到套囊来判断插管深度不足。任何技术都不能避免气管内导管位置不当，至少应该通过胸部听诊、常规二氧化碳监测以及不定期触摸导管套囊来判断。

再次给患者摆体位后，应重新确认导管位置。颈部过仰或侧卧位扭曲会使导管远离隆嵴，而颈部过屈则会使导管接近隆嵴。

任何时候插管都不可过度用力。气管插管误入食管可能导致食管破裂及纵隔炎。纵隔炎表现为严重的咽喉痛，发热，感染及征象为捻发音的皮下气肿，必须早期干预以免死亡。如果怀疑食管穿孔，推荐请耳鼻喉科专家或胸外科医生会诊。同样的，声带损伤可能是由于反复暴力地尝试气管插管引起的。

气道操作的生理性反应

喉镜检查和气管插管激发了患者的气道保护反射，可想而知在浅麻醉状态下操作时会引起血压升高和心率增快。插喉罩时通常血流动力学反应较小。喉镜检查前几分钟静脉注射利多卡因、阿片类药物、β受体阻滞药或吸入较深的吸入麻醉剂可减少血流动力学改变。降压药包括硝普钠、硝酸甘油、艾司洛尔、尼卡地平和氯维地平，均能有效减少喉镜检查和插管引起的短暂的高血压反应。有时在插管时会出现心律失常，特别是室性早搏，常常提示麻醉过浅。

喉痉挛是喉上神经受刺激导致喉部肌群不自主的强有力的收缩。痉挛的诱因包括咽部分泌物或拔管时气管内导管对喉部的刺激。可通过在深麻醉下拔管或让患者完全清醒后再拔管来预防喉痉挛。虽然极为少见，喉痉挛也可能在清醒患者中也发生。喉痉挛的治疗包括用麻醉呼吸囊和面罩给予纯氧正压通气及静脉给予利多卡因（$1 \sim 1.5$ mg/kg）。如果喉痉挛持续存在且出现低氧，可使用小剂量琥珀胆碱（$0.25 \sim 0.5$ mg/kg）（可复合小剂量的丙泊酚或其他麻醉剂）来松弛喉部肌肉

❽ 以控制通气。喉痉挛时患者用力吸气引起大的胸内负压会导致负压性肺水肿，特别是在年轻患者中容易出现。

喉痉挛是感觉反射异常的表现，长时间插管和全身麻醉抑制了喉反射可造成误吸。

支气管痉挛是对插管的另一种反射反应，在哮喘患者中最常见。支气管痉挛有时提示插管误入支气管。其他与插管有关的病理生理影响包括颅内压和眼内压升高。

气管导管故障

气管内导管并不总如预期的总能起作用，在富含氧气 / 氧化亚氮的环境中聚氯乙烯管有可能被电刀或激光点燃。活瓣或套囊的损坏并不少见，应该在插管前仔细检查气管内导管。气管内导管阻塞可由于打折、误吸异物或管腔内有黏稠的分泌物造成。

病例讨论

困难气道的评估和管理

男性，47 岁，长期吸烟和酗酒史，急诊行右颌下脓肿引流术。

气道异常患者术前评估有哪些主要的麻醉关注点？

在某些情况下，全麻诱导后用普通喉镜经口插管并非不可能，但是非常危险（表 19-7）。要决定最适合的插管方法，麻醉医师必须了解气道的病史并仔细检查患者的头颈部。气道管理时应回顾尚存的既往麻醉记录，以了解既往气道管理方面出现过的问题。如果患者面部畸形严重引起面罩密封不良，则可能无法进行正压通气。另外，下咽疾病的患者更依赖于清醒时肌肉的张力来保持气道通畅。在确保气道之前，这两类患者一般不能用药引起呼吸抑制，包括进行麻醉诱导、镇静或肌肉松弛。

如果颞颌关节活动异常受限，即使用肌肉松弛也会无济于事，此时应考虑使用纤支镜经鼻插管。口腔底部的局限性感染通常不是经鼻插管的禁忌，但是如果下咽感染涉及舌骨水平，则任何经喉插管都会很困难。其他可能引起喉镜检查困难的因素还包括头后仰受限（< 35°），患者下颌骨前端距舌骨距离小于 7 cm，头极度后仰闭口时胸骨–颏距离小于 12.5 cm，自主伸舌时悬雍垂暴露困难。必须要强调的是，没有一种检查时是万无一失的，困难气道的表征也可能很隐匿，麻醉医师必须时刻准备面对无法预知的困难气道。

麻醉医师还应评估患者是否存在呼吸道阻塞（如胸廓被动运动、喘鸣）和缺氧（躁动、不安、焦虑、嗜睡）的迹象。吸入性肺炎更有可能发生在患者近期进食或有脓液从脓肿流入口腔的情况下。不管哪种情况均应避免使用降低患者喉反射（如表面麻醉）的方法。颈部外伤或疾病是普通喉

表 19-7　可能引起困难插管的疾病

肿瘤
　　囊性瘤
　　血管瘤
　　血肿 [1]
感染
　　下颌骨脓肿
　　扁桃体周脓肿
　　会厌炎
先天异常
　　Pierre Robin 综合征
　　Treacher Collins 综合征
　　喉闭锁
　　Goldenhar 综合征
　　颅面骨发育不全
异物
创伤
　　喉部骨折
　　上颌骨或下颌骨骨折
　　吸入性烧伤
　　颈椎损伤
肥胖
头后仰受限
　　风湿性关节炎 [2]
　　强直性脊柱炎
　　颅骨牵引
解剖变异
　　小颌畸形
　　下颌前突
　　巨舌
　　拱状腭
　　颈短
　　上牙外凸

[1] 任何颈部手术的患者术后都可能发生这种情况。
[2] 也影响杓状软骨，使其不能活动

镜检查前需要评估的因素之一。颈关节炎或既往有颈部融合的患者很难将头置于"嗅物位"。如前所述这些患者可以使用支气管镜建立气道。颈部不稳定或结构不清晰的创伤患者也是使用支气管镜进行气管插管的适应证，或者，也可使用"线性固定"插管法插管（图 19-37）。

在本病例中，体格检查显示下颌骨下方肿胀，且牙关紧闭限制了患者的张口度。面罩密闭不受影响。头颈部 CT 提示感染已经沿组织平面扩散，气道受压偏移至左侧。

应该用何种插管方法？

清醒患者可以进行经口或经鼻插管。无论患者是清醒还是睡眠状态，插管时经口腔或是经鼻腔，均可以通过普通喉镜检查、纤支镜或是可视

喉镜检查技术进行。

但是，由于张口受限和声门变形/移位，这名患者可能插管困难。因此应在建立气道后再行麻醉诱导。可选插管方法包括清醒纤支镜插管，清醒视频喉镜，或清醒光棒插管。选哪种方法取决于拥有哪种设备，以及麻醉者的经验和喜好。

无论选择哪种插管方法，都可能需要紧急气管切开。一个经验丰富的团队，包括一名外科医生最好能在手术间内，所有必备的物品要准备妥当并且打开备用，患者的颈部要消毒并铺好无菌单。

此患者适合使用何种术前用药？

意识消失或气道反射受影响都会导致气道阻塞或误吸。格隆溴铵可能是术前药较好的选择，因为它能抑制上呼吸道的分泌物且不通过血脑屏障。胃肠外给予镇静药应小心滴定，右美托咪定和氯胺酮可保留患者自主呼吸，可作为镇静剂使用。帮助患者进行心理准备，包括解释确保气道安全而计划的每一步，可能会有利于患者的合作。

清醒插管时哪些神经阻滞会有帮助？

舌咽神经的舌支和一些咽支支配舌后三分之一和口咽的感觉，这些神经可以通过用 25 G 腰麻针将 2 ml 局麻药注入舌腭弓底部（即所谓的扁桃体前体）来阻滞（图 19-38）。

双侧**喉上神经阻滞**和经气管的阻滞会麻醉会厌以下的气道（图 19-39）。定位好舌骨，用 2% 利多卡因 3 ml 在舌骨大角下 1 cm 浸润，在此有喉上神经穿过甲状软骨膜的内侧支。

经气管阻滞时应采用颈后仰位，识别并穿透

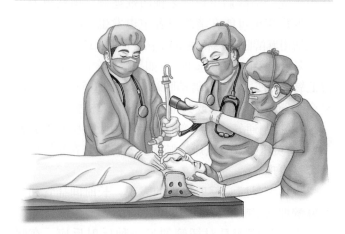

图 19-37　怀疑脊髓损伤患者的气道管理方法。一人把患者的头部牢牢地固定在平板上，如果颈圈位置适当就不要动颈圈，确保在普通喉镜检查时均不会移动头部和颈部。第二个人实施环状软骨压迫，第三个人进行喉镜检查和插管

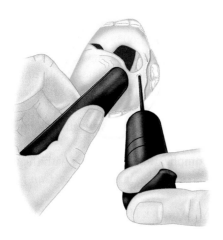

图 19-38 神经阻滞。用压舌板将舌压向一侧，用局麻药在舌腭弓底部浸润阻滞舌咽神经的舌支和咽支。注意舌咽神经的舌支和舌神经不同，后者是三叉神经的一个分支

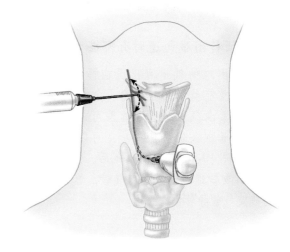

图 19-39 喉上神经阻滞和经气管阻滞

环甲膜。抽吸有气体确认进入气管内，在呼气时注入 4% 利多卡因 4 ml。注射后深吸气和咳嗽能使麻醉药在气管扩散。尽管这些阻滞能使患者更好地耐受插管，但也会减轻咳嗽反射，抑制吞咽反射，甚至有可能引起误吸。咽部表面麻醉可由于声门处的反射调节丧失而导致短暂的气道阻塞。

相对简单的替代选择是让患者在插管前吸入气雾状利多卡因，正如门诊纤支镜检查时所用的方法。

因为本例患者误吸风险增加，局麻应限制在鼻道。4% 可卡因与 4% 利多卡因和 0.25% 的去氧肾上腺素混合液相比没有什么优势而且增加心血管副作用。应计算局麻药的最大使用量避免过量。使用棉签对鼻黏膜进行局麻，直到将利多卡因凝胶挤入鼻腔时无不适感。苯佐卡因经常用于局部麻醉气道，但可引起高铁血红蛋白血症。

为什么需要做气管切开的准备？

对于未用肌松剂的患者，即使患者保持清醒，

喉痉挛经常是插管可能的并发症之一。喉痉挛使面罩正压通气很困难，如果用琥珀胆碱解除喉痉挛，随后的咽部肌肉松弛可能导致上呼吸道阻塞且持续不能通气。这种情况下，紧急气管切开则是救命之举。

有哪些替代方法可能会成功？

其他可能的方法包括用长导丝或硬膜外导管通过针头插入环甲膜的逆行插管法。硬膜外导管向头侧置入咽部，从口或鼻穿出，将一个气管套管在硬膜外导管的引导下进入咽部，之后将硬膜外导管抽出。该方法的改良做法包括将逆行导丝穿过纤支镜的吸引孔或带气管导管的插管探条的管腔。这些较粗的管芯能使气管导管更容易通过喉头的弯曲。显然，管理困难气道必须要有大量专门的气道管理设备并随时可用（表 19-8）。由于下颌下脓肿而引起的颈部肿胀和解剖变形，这两种技术中的任何一种对于本病例中描述的患者来

表 19-8 用于困难气道管理的便携式存储车里的推荐设备[1, 2]

- 各种款式和型号的常用普通喉镜片
- 各种型号的气管导管（ETT）
- ETT 管芯，包括（但不限于）具有或不具有中空喷射通气的半硬质管芯、用于操控 ETT 远端部分的光棒和管钳
- 各种型号的喉罩
- 纤支镜插管设备及各种视频或非普通喉镜插管设备
- 逆行插管设备
- 至少有一套能行紧急非手术气道通气的设备，例子包括（但不限于）经气管喷射通气机、中空喷射通气管芯和食管-气管联合导管
- 适用于建立紧急手术气道通路的设备（如环甲膜切开术）
- 呼出 CO_2 检测仪

[1] Modified with permission from the American Society of Anesthesiologists Task Force on Management of the Difficult Airway. Practice guidelines for management of the difficult airway：A report by the American Society of Anesthesiologists Task Force on Management of the Difficult Airway. Anesthesiology. 2003 May；98（5）：1269-1277.

[2] 表中所列为建议内容。便携式存储车的物品准备应根据从业者和医护人员的特殊需要、习惯和技能而定制

说都是困难的。

当面临未预料困难气道时有哪些方法？

　　未预料困难的气道可出现在择期手术患者，也可出现在重症监护治疗病房、急救中心或综合医院病房的紧急气管插管。如果可视喉镜插管失败后运用插管探条仍不能成功，可以尝试使用插管型喉罩（图 19-40）。充分通气后，使用已装有气管导管的纤支镜通过喉罩进入气管，看到气管隆嵴后即可确定气管导管位置正确。

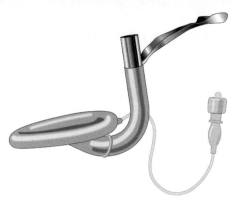

图 19-40　插管型喉罩

（范倩倩　译　路志红　审校）

指南

Apfelbaum J, Hagberg C, Caplan RA, et al. Practice guidelines for management of the difficult airway: An updated report by the American Society of Anesthesiologists Task Force on the Management of the Difficult Airway. *Anesthesiology*. 2013;118:1.

Frerk C, Mitchell V, McNarry A, et al. Difficult Airway Society 2015 guidelines for management of unanticipated difficult intubation in adults. *Br J Anaesth*. 2015;115:827.

推荐阅读

Armstrong J, John J Karsli C. A comparison between the GlideScope Video Laryngoscope and direct laryngoscope in paediatric patients with difficult airways—a pilot study. *Anaesthesia*. 2010;65:353.

Aziz M, Healy D, Kheterpal S, et al. Routine clinical practice effectiveness of the GlideScope in difficult airway management. *Anesthesiology*. 2011;114:34.

Bercker S, Schmidbauer W, Volk T, et al. A comparison of seal in seven supraglottic airway devices using a cadaver model of elevated esophageal pressure. *Anesth Analg*. 2008;106:445.

Brain A. Pressure in laryngeal mask airway cuffs. *Anaesthesia*. 1996;51:603.

Cheney FW, Posner KL, Lee LA, Caplan RA, Domino KB. Trends in anesthesia-related death and brain damage. A closed claims analysis. *Anesthesiology*. 2006;105:1081.

Cook TM. A new practical classification of laryngeal view. *Anaesthesia*. 2000;55:274.

Cooper R. Complications associated with the use of the GlideScope video laryngoscope. *Can J Anesth*. 2007;54:54.

El-Orbany M, Woehlck H, Ramez Salem M. Head and neck position for direct laryngoscopy. *Anesth Analg*. 2011;113:103.

Galvin E, van Doorn M, Blazques J, et al. A randomized prospective study comparing cobra perilaryngeal airway and laryngeal mask airway classic during controlled ventilation for gynecological laparoscopy. *Anesth Analg*. 2007;104:102.

Hagberg C, Johnson S, Pillai D. Effective use of the esophageal tracheal Combitube TN following severe burn injury. *J Clin Anesth*. 2003;15:463.

Hohlrieder M, Brimacombe J, Von Goedecke A, et al. Postoperative nausea, vomiting, airway morbidity, and analgesic requirements are lower for the ProSeal laryngeal mask airway than the tracheal tube in females undergoing breast and gynaecological surgery. *Br J Anaesth*. 2007;99:576.

Holst B, Hodzovic I, Francis V. Airway trauma caused by the Airtraq laryngoscope. *Anaesthesia*. 2008;63:889.

Houston G, Bourke P, Wilson G, et al. Bonfils intubating fiberscope in normal paediatric airways. *Br J Anaesth*. 2010;105:546.

Hurford WE. Orotracheal intubation outside the operating room: Anatomic considerations and techniques. *Respir Care*. 1999;44:615.

Jaeger JM, Durbin CG Jr. Special purpose endotracheal tubes. *Respir Care*. 1999;44:661.

Jefferson M, Riffat F, McGuinness J, et al. The laryngeal mask airway and otorhinolaryngology head and neck surgery. *Laryngoscope*. 2011;121:1620.

Kaplan M, Ward D, Hagberg C, et al. Seeing is believing: The importance of video laryngoscopy in teaching and in managing the difficult airway. *Surg Endosc*. 2006;20:S479.

Kim ES, Bishop MJ. Endotracheal intubation, but not laryngeal mask airway insertion, produces reversible bronchoconstriction. *Anesthesiology*. 1999;90:391.

Kristensen MS. Ultrasonography in the management of the airway. *Acta Anaesthesiol Scand*. 2011;55:1155.

Langeron O, Masso E, Huraux C, et al. Prediction of difficult mask ventilation. *Anesthesiology*. 2000;92:1217.

Maharaj C, Costello J, McDonnell J, et al. The Airtraq as a rescue airway device following failed direct laryngoscopy: A case series. *Anaesthesia.* 2007;67:598.

Malik M, Maharaj C, Harte B, et al. Comparison of Macintosh, Trueview EVO2, GlideScope, and Airwayscope laryngoscope use in patients with cervical spine immobilization. *Br J Anaesth.* 2008;101:723.

Malik M, Subramanian R, Maharaj C, et al. Randomized controlled trial of the Pentax AWS, GlideScope, and Macintosh laryngoscopes in predicted difficult intubations. *Br J Anaesth.* 2009;103:761.

Noppens R, Möbus S, Heid F, et al. Use of the McGrath Series 5 videolaryngoscope after failed direct laryngoscopy. *Anaesthesia.* 2010;65:716.

Osman A, Sum KM. Role of upper airway ultrasound in airway management. *J Intensive Care.* 2016;4:52.

Patel A, Nouraei SAR. Transnasal humidified rapid insufflation ventilatory exchange (THRIVE): A physiological method of increasing apnoea time in patients with difficult airways. *Anaesthesia.* 2015;70:323.

Robitaille A, Williams S, Trembaly M, et al. Cervical spine motion during tracheal intubation with manual in-line stabilization direct laryngoscopy versus GlideScope video laryngoscopy. *Anesth Analg.* 2008;106:935.

Russi C, Hartley M, Buresh C. A pilot study of the King LT supralaryngeal airway use in a rural Iowa EMS system. *Int J Emerg Med.* 2008;1:135.

Shelly MP, Nightingale P. ABC of intensive care. Respiratory support. *BMJ.* 1999;318:1674.

Stauffer JL. Complications of endotracheal intubation and tracheostomy. *Respir Care.* 1999;44:828.

Stix MS, O'Connor CJ Jr. Depth of insertion of the ProSeal laryngeal mask airway. *Br J Anaesth.* 2003;90:235.

Tanoubi I, Drolet P, Donati F. Optimizing preoxygenation in adults. *Can J Anesth.* 2009;56:449.

Thompson AE. Issues in airway management in infants and children. *Respir Care.* 1999;44:650.

Ting J. Temporomandibular joint dislocation after use of a laryngeal mask airway. *Anaesthesia.* 2006;61:190.

Verghese C, Ramaswamy B. LMA-Supreme—a new single-use LMA with gastric access: A report on its clinical efficacy. *Br J Anaesth.* 2008;101:405.

Watson CB. Prediction of a difficult intubation: Methods for successful intubation. *Respir Care.* 1999;44:777.

Windpassinger M, Plattner O, Gemeiner J, et al. Pharyngeal oxygen insufflation during AirTraq laryngoscopy slows arterial desaturation in infants. *Anesth Analg.* 2016;122:1153.

第 20 章　心血管生理与麻醉

麻醉医师必须透彻理解心血管生理。麻醉的成功或失败通常与实施者掌握心血管生理的能力直接相关。本章回顾了心脏生理、体循环生理以及心力衰竭的病理生理。

循环系统由心脏、血管和血液组成。其功能是为组织提供氧和营养物质，并带走代谢产物。心脏推动血液在两套顺序连接的血管系统里流动。在正常情况下低压的肺循环中，静脉血流经肺泡-毛细血管膜，摄取氧气并排出二氧化碳。在高压的体循环中，氧合的动脉血被泵至组织，同时将代谢副产物带离组织，经肺、肾或肝清除。

心脏

心脏在功能上可以被分为右侧泵和左侧泵，每一侧由一个心房和一个心室组成。心房作为血液流通的通道和起始泵，而心室则作为主泵室。右心室接收体循环静脉血（去氧合血），并将其泵入肺循环。左心室接收肺静脉血（氧合血），并将其泵入体循环。心脏的四个瓣膜在正常情况下保证血液单方向流过各个心腔。心脏正常的泵功能是一系列复杂的电活动和机械活动的结果，并且电活动早于机械活动。

心脏由附着在结缔组织骨架上的特殊的横纹肌组成。心肌可以分为心房肌细胞、心室肌细胞以及专门分化的起搏细胞和传导细胞。心肌细胞自我兴奋的特性和它们独特的组织结构使心脏具有高效率的泵功能。心肌细胞之间串联的低电阻连接（闰盘）保证了去极化在每个泵室快速有序的传播。电活动可以通过专门的传导途径轻易地从一个心房传播到另一个心房，从一个心室传播到另一个心室。除房室结外，心房和心室之间在正常情况下没有直接的连接，这使得心室除极存在延迟，保证了心房除极发生在心室除极之前。

心脏动作电位

　　静息状态下，心肌细胞膜对 K^+ 有较高的通透性，而对 Na^+ 的通透性相对较低。细胞膜上的 Na^+-K^+-ATP 酶能够增加细胞内 K^+ 浓度，同时将 Na^+ 排出细胞外。相对于细胞外浓度，细胞内 Na^+ 浓度较低，而细胞内 K^+ 的浓度较高。细胞膜对 Ca^{2+} 相对较弱的通透性使得细胞外液和细胞质之间存在相对较高的钙离子浓度

阶差。K^+ 向细胞外的转移可降低细胞内外 K^+ 的浓度阶差，造成细胞内正电荷净丢失。而同时细胞内阴离子并不随 K^+ 一同流出，使得细胞内的电极性相对于细胞外为负值，从而产生跨膜电位。因此，静息膜电位代表两种相反力量之间的平衡：K^+ 依赖浓度阶差的向外转移和细胞内阴离子对带有正电荷的 K^+ 的电荷引力。

　　正常心室肌细胞静息膜电位为 -80 至 -90 mV。与其他可兴奋组织（神经、骨骼肌和一些内分泌细胞）一样，当细胞膜电位负值减少并达到一定阈值时，将产生特征性的动作电位（除极）（图 20-1 和表 20-1）。

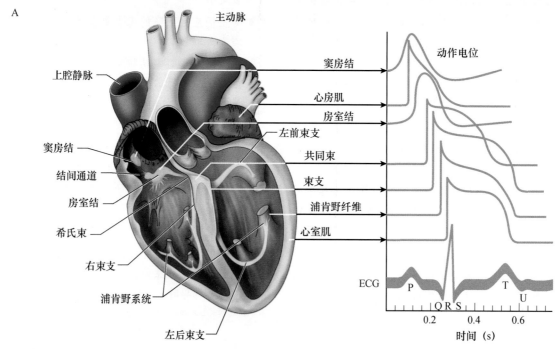

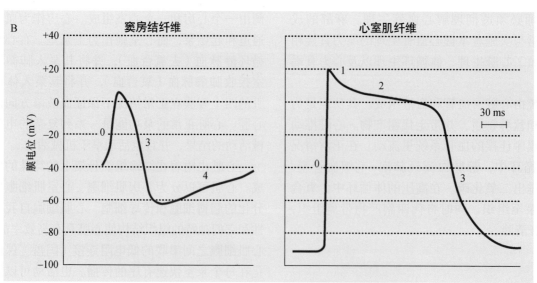

图 20-1　心脏动作电位。A. 注意心脏不同部位动作电位的特征；B. 窦房结起搏细胞缺乏心房、心室肌细胞特征性的时程，而表现为显著的自发性舒张去极化。表 20-1 所示为动作电位的不同阶段（Modified with permission from Barrett KE. Ganong's Review of Medical Physiology. 24th ed. New York, NY: McGraw-Hill; 2012.）

表 20-1　心脏动作电位

阶段	名称	事件	细胞的离子运动
0	上升支	电压门控 Na^+ 通道的激活	Na^+ 进入，降低了 K^+ 的通透性
1	早期快速复极化	Na^+ 通道失活，K^+ 通透性短暂增加	K^+ 流出细胞（I_{T0}）
2	平台期	慢 Ca^{2+} 通道激活	Ca^{2+} 进入细胞
3	复极晚期	Ca^{2+} 通道关闭，K^+ 通透性增加	K^+ 流出细胞
4	静息期 舒张期复极化	恢复正常的通透性（房、室细胞） 缓慢的 Ca^{2+} 内流入细胞引起自发去极化	Na^+-K^+ ATP 酶将 K^+ 泵入细胞内，Na^+ 泵出细胞 Ca^{2+} 进入细胞

动作电位可使心肌细胞膜电位暂时升到 + 20 mV。与神经细胞动作电位不同，心脏动作电位的峰电位后跟随一个持续 0.2 ~ 0.3 s 的平台期。骨骼肌和神经细胞动作电位仅由细胞膜电压门控钠通道的开放而产生，而心肌细胞的动作电位则由电压门控钠通道启动（峰电位），由电压门控钙通道的开放来维持（平台期）。起搏细胞的除极化由电压门控钙通道启动，而不是钠通道；平台期由钙内流和钾外流维持。电压门控钠离子通道在开放后几毫秒内失活并停止传导。随后钙离子通道通透性失活以及几种形式的电压门控钾离子通道激活使得膜电位恢复至静息状态。

除极后至 4 期之前，细胞对随后的除极刺激没有应答。**绝对不应期**是能够产生动作电位的两个最大刺激之间的最短间隔。**相对不应期**是绝对不应期之外的额外时间，此时最大刺激而非正常强度的刺激将产生去极化。

表 20-2 列出了心肌细胞膜上多种离子通道中的部分类型。一些由细胞膜电压的改变而激活，另一些则只有与配体结合才能开放。T 型（瞬时型）电压门控

表 20-2　心脏离子通道 [1, 2]

电压门控通道
Na^+
T Ca^{2+}
L Ca^{2+}
K^+
短暂外流
向内整流
缓慢（延迟）整流
配体门控 K^+ 通道
Ca^{2+} 激活
Na^+ 激活
ATP 敏感性
乙酰胆碱激活
花生四烯酸激活

[1] Reproduced with permission from Ganong WF. Review of Medical Physiology. 21st ed. New York, NY: McGraw-Hill Education; 2003.

[2] ATP，三磷酸腺苷

钙通道在除极 0 期中扮演重要角色（电压门控钙通道更为现代的术语 Cav1、Cav2、Cav3 正逐渐出现于科学文献，但在临床应用中仍然不常见）。在平台期（2 期），钙离子通过 L 型（持久型）电压门控慢钙通道内流。多种类型的 K^+ 通道负责复极过程，对该主题的充分讨论不在本书关注范围之内。

心脏冲动的形成和传导

正常心脏冲动起源于窦房结，那里是一组位于上腔静脉和右心房交界处后方界沟内的特异性起搏细胞。Na^+ 通过所谓的超极化激活环核苷酸门控（HCN）通道缓慢流入，导致较低的静息膜电位（- 50 至 - 60 mV）。这会产生三种重要的结果：电压门控钠通道的几乎持续失活；一种主要由于离子通过慢型钙通道而产生的动作电位，其阈值为 - 40 mV；以及规律地自发去极化。在每一周期中，钠离子通过 HCN 通道导致细胞膜电位负值逐渐减少，当达到阈电位时，钙通道开放，形成一次动作电位。L 型钙离子通道失活以及钾离子通道激活使窦房结细胞恢复至正常的静息膜电位。

窦房结产生的冲动正常情况下可以迅速通过心房传导，并到达房室结。特异性心房纤维可以加快冲动向左心房和房室结的传导。房室结位于右心房的间隔壁，冠状静脉窦口的前方，三尖瓣隔瓣嵌入点的上方。房室交界区细胞自发除极的速度正常情况下较慢（40 ~ 60 次 / 分），使得速度较快的窦房结细胞可以控制心率。任何减慢窦房结除极速率或增强房室交界区自律性的因素，都可以使得交界区成为心脏的起搏点。

窦房结发出的冲动正常情况下约 0.04 s 后到达房室结，但需要 0.11 s 才能从房室结传出。这一延迟是房室结内小的心肌纤维传导速度较慢的结果，这种心肌纤维依赖于 L 型钙通道传播动作电位。相反，动作电位在心房和心室内毗邻细胞之间的传导主要依赖于

钠通道的激活。房室结的低位纤维合在一起形成希氏束的共同束支，这组特殊分化的纤维进入室间隔并分为左、右束支，最后形成复杂的浦肯野纤维网对两个心室进行除极。与房室结组织形成鲜明对比的是，希氏束-浦肯野纤维具有心脏中最快的传导速率，可以使两侧心室的全部心内膜几乎同时除极（正常在0.03秒以内）。左心室的侧壁和间隔壁的同步除极促进心室的有效收缩。当左心室的侧壁和间隔壁的同步收缩受损时（如心衰患者），心室功能可以通过双心室起搏和心脏同步化治疗得以改善。冲动从心内膜通过心室肌扩散到心外膜需要额外的0.03 s。因此，正常情况下窦房结产生的冲动使整个心脏去极化需要不到0.2 s的时间。

② 强效吸入麻醉药可抑制窦房结自律性，但对于房室结仅有轻度的直接作用，表现为延长传导时间，增加不应期。这种对窦房结和房室结的不同作用或许可以解释在吸入麻醉中使用抗胆碱药纠正窦性心动过缓时发生交界性心动过速的原因，主要是由于交界区起搏细胞自律性的增强要大于窦房结细胞。挥发性麻醉药对于浦肯野纤维和心室肌的电生理效应由于自律性的相互作用而变得比较复杂，既有抗心律失常作用，又有致心律失常作用。前者可能源于对钙离子内流的直接抑制，后者主要由于对儿茶酚胺的增效作用，尤其是现在很少使用的氟烷。临床常用剂量静脉诱导麻醉药的电生理效应有限。阿片类药物，尤其是芬太尼和舒芬太尼可以抑制心脏传导，延长房室结传导时间和不应期，增加浦肯野纤维动作电位时长。

局部麻醉药在达到引起全身毒性反应的血药浓度时，对心脏可产生重要的电生理效应。以利多卡因为例，低血药浓度时的电生理效应具有治疗作用。较高血药浓度时，局部麻醉药抑制传导；极高浓度时，还可以抑制窦房结功能。效力最强的局部麻醉药布比卡因、依替卡因，以及次之的罗哌卡因，似乎对心脏尤其是浦肯野纤维和心室肌也具有最强的效应。和所有局麻药一样，布比卡因更易与开放或未活化的钠通道结合，其解离速度比毒性弱一点的局麻药物要慢。这种效应可导致严重的窦性心动过缓、窦房结停搏和恶性室性心律失常；更甚者，可能抑制左心室收缩性。20%脂肪乳被用来治疗局部麻醉药的心脏毒性。其机制尚不清楚，最大可能是脂肪乳作为循环中布比卡因的储存器而降低了心肌中布比卡因的含量。

临床上使用的钙通道阻滞药是一种有机化合物，通过L型而不是T型钙通道，阻断钙内流。局部麻醉药作用于钠通道，而维拉帕米等药物，以及效力次

之的地尔硫䓬，在去极化失活状态下优先结合钙通道（使用依赖性阻断）。钙通道阻滞药在围术期用作抗高血压和抗心律失常药物。

心脏收缩机制

心肌细胞收缩是两种相互重叠的刚性收缩蛋白——肌动蛋白和肌球蛋白——相互作用的结果。抗肌萎缩蛋白，一种细胞内大分子蛋白，连接肌动蛋白与细胞膜（肌纤维膜）。肌动蛋白和肌球蛋白能够充分相互作用并相互滑动时，出现细胞缩短。正常情况下这种相互作用可以被两种调节蛋白——肌钙蛋白和原肌球蛋白所阻止。肌钙蛋白由肌钙蛋白I、肌钙蛋白C和肌钙蛋白T三个亚单位构成。肌钙蛋白有规律地、间歇地附着于肌动蛋白，原肌球蛋白则位于肌动蛋白结构的中心部位。细胞内钙离子浓度升高（从大约10^{-7} mol/L 至 10^{-5} mol/L）时，钙离子通过与肌钙蛋白C结合而促进心肌收缩。调节蛋白的构象改变使肌动蛋白的活性位点暴露出来，使之可以与肌球蛋白桥（重叠位点）相互作用。肌球蛋白的活性位点发挥了镁离子依赖性ATP酶的作用，这种酶的活性可以被细胞内钙离子浓度增高所增强。当每一个肌球蛋白桥滑动过连续的肌动蛋白活性位点时，可发生一系列的结合与解离，每次结合都要消耗ATP。当钙离子被Ca^{2+}-Mg^{2+}-ATP 酶主动泵回内质网时，心肌细胞发生舒张。细胞内钙离子浓度的下降促使肌钙蛋白-原肌球蛋白复合体再次阻止肌动蛋白和肌球蛋白之间的相互作用。

兴奋-收缩偶联

引发心肌收缩所需要的钙离子数量超过在动作电位2期通过L型钙通道进入细胞内的钙离子数量。通过慢钙通道进入细胞内的少量钙离子可触发肌质网内储存的钙离子的大量释放（钙依赖的钙释放）。

肌细胞动作电位通过L型电压门控钙通道使其T管系统去极化，T管是细胞膜的管状延伸，横断细胞，与肌纤维紧密相连。细胞内钙离子的初始增加通过雷诺丁受体触发了更大量的钙离子内流，雷诺丁受体是一种在肌质网中发现的非电压依赖性钙离子通道。收缩力直接取决于初始钙离子流入的多少。

在松弛过程中，当L型通道关闭时，细胞膜结合的Ca^{2+}-Mg^{2+}-ATP 酶主动将Ca^{2+}转运回肌质网。因此，心脏的放松也需要ATP。Ca^{2+}也可通过细胞膜上的Na^+-Ca^{2+}交换体排出细胞外，该交换体以1∶3的

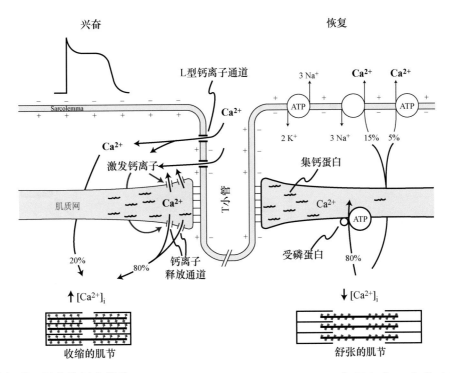

图 20-2　兴奋-收缩偶联、肌节缩短和松弛（Reproduced with permission from Mohrman DE，Heller LJ. Cardiovascular Physiology. 8th ed. New York，NY：McGraw-Hill Education；2014.）

比例将细胞内的 Ca^{2+} 与细胞外钠离子进行交换（图 20-2）。

细胞内可用的钙离子数量、钙离子的转运速率以及清除速率分别决定了心肌收缩的最大张力、收缩速率和舒张速率。交感刺激可兴奋 β_1 肾上腺素受体，通过激活兴奋性 G 蛋白而增加细胞内环磷酸腺苷（cAMP），从而增加细胞内钙离子浓度，增强心肌收缩力。环磷酸腺苷的增加可引起更多的钙离子通道开放。此外，肾上腺素受体激动剂通过增加肌质网对钙离子的再摄取，加快心肌的舒张速率。磷酸二酯酶抑制剂如米力农，可通过阻止细胞内环磷酸腺苷的降解产生相似的效应。米力农具有明显的松弛作用，有助于心肌舒张，改善舒张功能。洋地黄糖苷类通过抑制细胞膜 Na^+-K^+-ATP 酶来增加细胞内钙离子浓度，因为细胞内相对少量的钠离子增多可通过钠钙交换机制减少细胞内钙离子的正常泵出，因此增加了细胞内的 Ca^{2+} 浓度。胰高血糖素通过激活一种特异性受体增加细胞内环磷酸腺苷水平，从而增强心肌收缩力。新型药物左西孟旦是一种钙离子增敏剂，通过与肌钙蛋白 C 结合而增加心肌收缩力。正在研制中的药物 omecamtiv mecarbil 是一种肌球蛋白激活剂，可增加心肌收缩的持续时间。Istaroxime 有正性肌力和舒张作用，能改善收缩和舒张功能（表 20-3）。

与之相反，迷走神经兴奋可释放乙酰胆碱，通过增加细胞内环磷酸鸟苷（cGMP），抑制腺苷酸环化酶而降低心肌收缩力，这些效应通过抑制性 G 蛋白介导。酸中毒抑制 L 型钙通道，可对细胞内钙动力学造成不利影响，因此也导致心肌收缩力减弱（图 20-3）。

❸ 研究证实，挥发性麻醉药通过减少除极过程中的钙离子内流（影响 T 型和 L 型钙通道），改变钙离子释放和被肌质网摄取的动力学，以及降低收缩蛋白对钙离子的敏感性来抑制心肌收缩力。在没有已知

表 20-3　正性肌力药物：作用机制与效果[1,2]

药物	机制
地高辛	Na-K 泵抑制剂，增加肌质网钙浓度
多巴胺	剂量依赖性 D_1 受体、α_1 和 β_1 肾上腺素受体激动剂
去甲肾上腺素	α_1、β_1 肾上腺素受体激动剂
多巴酚丁胺	β_1、β_2 肾上腺素受体激动剂
米力农	磷酸二酯酶抑制剂，增加肌质网内钙浓度
左西孟旦	钙离子增敏剂，磷酸二酯酶-3 抑制剂
Omecamtiv mecarbil	增强肌球蛋白对肌动蛋白的作用以延长收缩期
Istaroxime	Na-K 泵抑制剂，磷酸二酯酶抑制剂
SERCA2a 基因疗法	恢复 SERCA2a 功能，改善肌质网中钙的释放和再摄取

1 Modified with permission from Francis GS，Bartos JA，Adatya S et al. Inotropes. J Am Coll Cardiol. 2014 May 27；63：2069-2078.

2 SERCA，肌质网 / 内质网 Ca^{2+}-ATP 酶

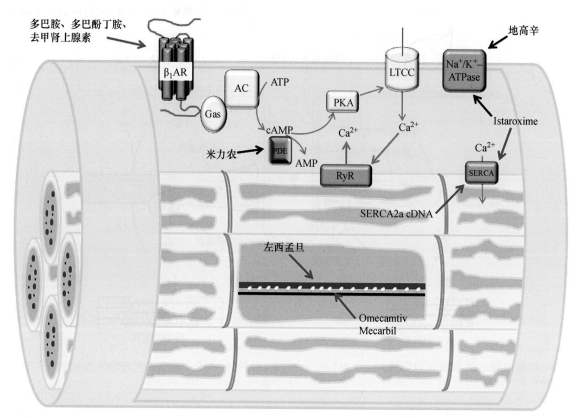

图 20-3 正性肌力药物多巴胺、多巴酚丁胺和去甲肾上腺素激活 β₁ 肾上腺素受体，进而活化 G 蛋白 Gas，随后激活腺苷酸环化酶的心肌细胞内信号通路示意图。腺苷酸环化酶激活时将 ATP 转化为 cAMP。cAMP 可以激活 PKA，活化 PKA 使其他靶点中的 L 型钙通道磷酸化。cAMP 由磷酸二酯酶转换为 AMP。米力农抑制磷酸二酯酶 -3，从而提高 cAMP 的有效浓度。通过 L 型钙通道的钙内流诱导雷诺丁受体激活，导致钙离子诱导的 Ca²⁺ 释放。细胞内游离钙离子与肌钙蛋白 C 相互作用，改变原肌球蛋白的结合特性，使肌动蛋白与肌球蛋白相互作用。左西孟旦增强肌钙蛋白和钙离子之间的相互作用，它也可能具有磷酸二酯酶 -3 抑制剂活性。Omecamtiv mecarbil 增加 ATP 的转换速度，减缓 ADP 的释放速度，在给药后可增加与肌动蛋白结合的肌球蛋白分子数量。SERCA 负责肌质网摄取钙离子，而 Na⁺-K⁺-ATP 酶参与膜电位的重置。Istaroxime 抑制 Na⁺-K⁺-ATP 酶，同时也增强 SERCA 作用。地高辛抑制 Na⁺-K⁺-ATP 酶。蓝色箭头表示激动剂，而黑色箭头表示拮抗剂。AC，腺苷酸环化酶；ADP，二磷酸腺苷；ATP，三磷酸腺苷；β₁AR，β₁- 肾上腺素受体；cAMP，环磷酸腺苷；LTCC，L- 型钙通道；PDE，磷酸二酯酶；PKA，蛋白激酶 A；RyR，雷诺丁受体；SERCA，肌质网 / 内质网 Ca²⁺-ATP 酶（Reproduced with permission from Francis GS，Bartos JA，Adatya S，et al. Inotropes. J Am Coll Cardiol. 2014 May 27；63：2069-2078. ）

舒张功能障碍的患者中，吸入麻醉药对舒张早期舒张功能的影响似乎很小。然而，它们确实降低了心房功能，可能导致舒张末期充盈减少。麻醉药引起的心肌抑制可以被低钙血症、β 肾上腺素受体阻滞剂和钙通道阻滞药增强。氧化亚氮通过降低收缩时细胞内钙离子的利用度产生剂量依赖性心肌收缩力减弱。静脉麻醉药直接抑制心肌的作用机制尚不明确，但也可能包含相似的机制。在所有典型的静脉诱导麻醉药中，氯胺酮对心肌收缩力的直接抑制作用似乎最小，因为它具有中枢神经系统激活效应。

心脏的神经支配

副交感神经纤维支配心房和传导组织。乙酰胆碱作用于特异性的心脏毒蕈碱样受体（M₂ 受体），产生负性变时、负性传导和负性肌力作用。相反，交感神经纤维更广泛地分布于心脏各处。心脏交感神经纤维起源于脊髓胸段（T₁~T₄），经颈交感神经节（星状神经节）和心脏神经节到达心脏。在心脏处释放的去甲肾上腺素主要通过激活 β₁ 肾上腺素受体引起正性变时、正性传导和正性肌力作用。心脏的 β₂ 肾上腺素受体数量通常较少，主要分布在心房，激活后心率增快，心肌收缩力的增加程度较弱。心力衰竭时 β₂ 与 β₁ 肾上腺素受体的相对比例增加。

心脏的自主神经支配有明显的"侧重性"，右侧的交感神经和右侧的迷走神经主要影响窦房结，而左侧的交感神经和迷走神经主要影响房室结。迷走效应经常快速开始并快速消除，而交感神经作用则通常逐渐开始，逐渐消除。窦性心律不齐是与呼吸相对应的周期性心率改变（吸气期增快，呼气期减慢），这是由于迷走神经张力的周期性改变。

心脏周期

　　心脏周期可以从电活动和机械活动两方面分别定义（图 20-4）。**收缩**指心肌发生缩短，**舒张**是心肌出现松弛。在心房收缩前，舒张心室的大部分充盈是被动的。正常情况下心房的收缩对心室充盈产生 20% ～ 30% 的贡献。**通常有 3 个波形可以在心房压力或中心静脉压曲线上辨别出来**（图 20-4）。α 波产生于心房收缩。c 波与心室收缩一致，被认为产生于心室收缩时房室瓣向心房侧的隆起。v 波是房室瓣再

次开放前，静脉回流产生的压力所致。x 降支是位于 c 波和 v 波之间的压力下降，被认为是由心室收缩对心房产生的拖拽引起的。任何一侧房室瓣的关闭不全都会使那一侧的 x 降支消失，导致显著的 cv 波。y 降支出现在 v 波之后，代表房室瓣开放时的心房压力下降。主动脉压力曲线上的切迹代表主动脉瓣关闭前血液向左心室的短暂回流。

心室功能的决定因素

　　对心室功能的讨论通常是指左心室，但相同概念

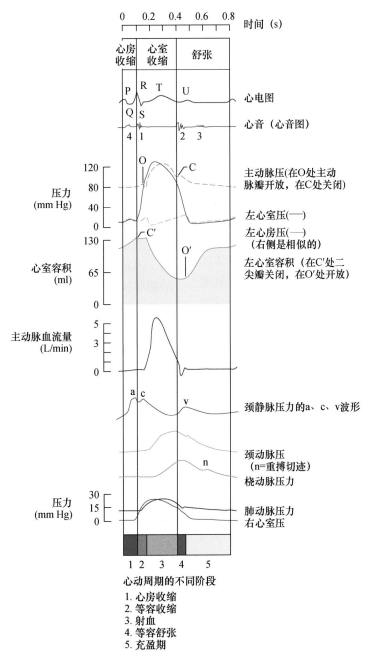

图 20-4　正常心动周期。注意电-机械活动中的对应关系（Modified with permission from Barrett KE. Ganong's Review of Medical Physiology. 25th ed. New York, NY：McGraw-Hill Education；2016.）

也适用于右心室。尽管两个心室通常被认为是功能独立的，但它们的相互依赖已经被清楚证明。此外，影响收缩和舒张功能的因素可以被区分开来：收缩功能包括心室射血分数，而舒张功能与心室充盈有关。

心室收缩功能通常等同于心输出量（这点是错误的），可以定义为心脏每分钟泵出的血容量。由于两个心室的功能是连续的，正常情况下它们的心输出量是相等的。心输出量（CO）可以通过下面的等式表示：

$$CO = SV \times HR$$

其中 SV 是每搏量（每次收缩泵出的血容量），HR 是心率。为了校正个体大小所造成的差异，心输出量经常根据体表面积来表示：

$$CI = \frac{CO}{BSA}$$

其中 CI 是心指数，BSA 是体表面积。BSA 通常可以从基于身高和体重的列线图获得。正常心指数为 $2.5 \sim 4.2$ L/（min·m²）。

4 因为心指数的正常值范围很宽，所以它是反映心室功能的一个相对不敏感的指标。心指数异常通常表明广泛性的心室功能受损。如果对运动时心输出量的反应进行评价，可获得心室功能的更准确评估。在这种情况下，如果心输出量不能增加以满足机体的氧耗量，可表现为混合静脉血氧饱和度下降。在氧需量增加的情况下，混合静脉血氧饱和度下降通常说明组织灌注不足。

5 因此，在不存在低氧血症或严重贫血的情况下，混合静脉血氧张力（或饱和度）测定可评估心输出量是否足够。

1. 心率

当每搏量维持不变时，心输出量与心率成正比。心率是窦房结内在的功能（自发除极），但受到自主神经、激素和局部因素的影响。青年人窦房结正常的固有频率大约为 $90 \sim 100$ 次/分，并随着年龄的增加而减慢，这可以通过下面的公式计算：

正常固有心率＝118 次/分－（0.57× 年龄）

迷走神经活性增强通过兴奋 M_2 胆碱能受体减慢心率，交感神经活性增强主要通过激活 β_1 肾上腺素受体增加心率，β_2 肾上腺素受体激活也可以增快心率，但程度较小（见上文）。

2. 每搏量

正常情况下每搏量决定于三个主要因素：前负荷、后负荷和收缩力。这一分析与在实验室对骨骼肌制备物的观察相类似。前负荷是指收缩前的肌肉长度，后负荷是指肌肉收缩所必须对抗的张力。收缩力是肌肉的固有特性，与肌肉收缩的力量有关，但不依赖于前负荷和后负荷。由于心脏是一个三维的多腔室泵，心室的几何构型和瓣膜的功能障碍都可以影响每搏量（表 20-4）。

前负荷

心室前负荷是指舒张末容积，通常依赖于心室充盈。Starling 定律最早描述了心输出量与左心室舒张末容积之间的关系（图 20-5）。当心率和收缩力保持不变时，心输出量随着前负荷的增加而增加，直到舒张末容积过多，此时，心输出量不会再有明显改变，甚至出现降低。任何一侧心室的过度膨胀都会导致心室扩大和房室瓣关闭不全。

A. 心室充盈的决定因素

心室充盈可以被多种因素影响（表 20-5），其中最重要的是静脉回流。心脏没有接收到容量时，就无法泵出，因此，静脉回流正常情况下等于心输出量。由于影响静脉回流的其他因素多数是固定不变的，因此正常时血管内容量是主要决定因素。代谢活动增强可减少血管内容量，因此当静脉系统容量下降时，回流入心脏的容量和心输出量增加。血容量和血管内容积的变化是引起手术中和手术后心室充盈和心输出量改变的重要原因。正常的小静脉压力阶差有利于血液回流，任何影响小静

表 20-4　影响心脏每搏量的主要因素

前负荷
后负荷
收缩力
室壁运动异常
瓣膜功能障碍

表 20-5　影响心室前负荷的因素

血容量
血容量的分布
体位
胸内压
心包压
静脉张力
节律（心房收缩）
心率

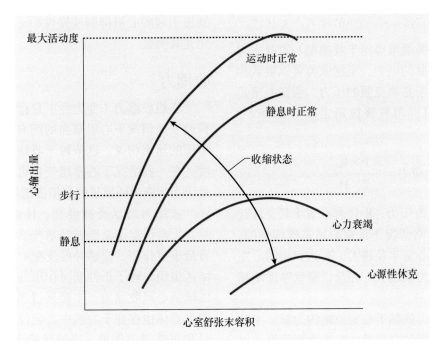

图 20-5　心脏 Starling 定律（Reproduced with permission from Braunwald E，Ross J，Sonnenblick EH. Mechanisms of contraction of the normal and failing heart. N Engl J Med. 1967 Oct 12；277（15）：794-800.）

脉压力阶差的因素都会影响心脏充盈。这些因素包括胸内压的改变（正压通气或开胸手术）、体位（手术中患者的摆放）、心包腔压力（心包疾病）。

右心室前负荷的最重要决定因素是静脉回流。**在没有严重的肺功能和右心室功能不全的情况下，静脉回流也是左心室前负荷的主要决定因素。**

心率和节律都可以影响心室前负荷。心率增快时，舒张期缩短的比例要大于收缩期。所以心室充盈在心率增快（成年人＞120 次 / 分）的情况下会逐渐受损。心房收缩消失（心房颤动）、心房收缩无效（心房扑动）以及心房收缩时效性的改变（低位心房或交界性心律）都可以使心室充盈减少 20% ～ 30%。

❻　与心室顺应性正常人相比，心室顺应性下降的患者更容易受到心房节律性收缩丧失的影响。

B. 舒张功能和心室顺应性

只有当左心室容积和压力（心室顺应性）的关系恒定时，左心室舒张末压力（LVEDP）才可以作为前负荷的评价指标。但是，正常情况下心室顺应性也是非线性的（图 20-6）。受损的舒张功能降低心室顺应性，因此，相同的左心室舒张末压对于一个正常患者等于正常前负荷，而在舒张功能受损的患者，可能相当于一个降低的前负荷。许多因素可以影响心室舒张功能和顺应性。虽然如此，左心室舒张末压或其他接近左心室舒张末压的压力（如肺动脉嵌压）的测量仍

然是评估左心室前负荷的常用手段。在大多数正常的个体，中心静脉压的变化可以作为右心室和左心室前负荷改变的粗略指数。

影响心室顺应性的因素可以分为影响心室的松弛速率（舒张早期顺应性）和导致心室被动僵直（舒张晚期顺应性）。心肌肥厚（源于高血压或主动脉瓣狭窄）、缺血以及运动不同步可以降低舒张早期顺应性，而肥厚和纤维化可以降低晚期顺应性。外在因素（如心包疾病、对侧心室的过度膨胀、气道压或胸腔内压升高、肿瘤、外科压迫）也可以降低心室顺应性。由于正常右心室的心室壁相对较薄，因此它的顺应性要大于左心室。

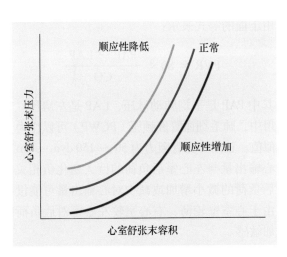

图 20-6　正常和异常的心室顺应性

后负荷

正常心脏的后负荷通常等同于收缩期心室壁张力或心室射血时来自动脉的阻力。室壁张力可以被认为是心室为减小其容积所必须克服的压力。假设心室是球形的，室壁张力可以用拉普拉斯定律（Laplace's law）来表示：

$$周向应力 = \frac{P \times R}{2 \times H}$$

其中 P 代表心室内压力，R 代表心室半径，H 代表室壁厚度。尽管通常情况下正常心室是椭圆形的，这一公式仍然有用。心室半径越大，要达到相同心室压力所需要的室壁张力就越大。相反，室壁厚度增加可降低室壁张力。

收缩期心室内压力依赖于心室收缩的力量、主动脉及其近端分支和血液的黏弹性（黏滞度和密度）以及**体循环血管阻力（SVR）**。小动脉张力是体循环血管阻力的主要决定因素。由于黏弹性在特定患者一般是固定的，左心室后负荷在临床上通常等同于体循环血管阻力，SVR 可以用下面的公式计算：

$$SVR = 80 \times \frac{MAP - CVP}{CO}$$

其中 MAP 是平均动脉压，单位是 mmHg；CVP 是中心静脉压，单位是 mmHg；CO 是心输出量，单位是 L/min。正常体循环血管阻力为 900 ~ 1500 dyn·s/cm^5。在不存在心脏大小、形态、室壁厚度的慢性改变或体循环血管阻力的急性变化时，收缩压也可以作为左心室后负荷的近似值。一些临床医生更愿意用心指数（CI）代替心输出量来计算体循环血管阻力指数（SVRI），所以 SVRI = SVR×BSA。

右心室后负荷主要依赖于肺血管阻力（PVR），可以用下面的等式表示：

$$PVR = 80 \times \frac{PAP - LAP}{CO}$$

其中 PAP 是平均肺动脉压，LAP 是左房压。在实际应用中，肺毛细血管嵌顿压（PCWP）可以作为 LAP 的近似值。正常肺血管阻力为 50 ~ 150 dyn·s/cm^5。

心输出量与左心室后负荷的巨大变化负相关。但是，后负荷的微小增加或减少对心输出量可能没有影响。由于心室壁较薄，右心室较左心室对后负荷的改变更加敏感。

右心室或左心室功能明显受损的患者，其心输出量对于后负荷的急性增加非常敏感。存在药物或缺血引起的心肌抑制或慢性心衰时，左心室的这种变化尤其明显。

收缩力

心肌收缩力（变力性）是指在没有前负荷或后负荷改变的情况下心肌泵血的固有能力。收缩力与心肌缩短的速率相关，这依赖于收缩期细胞内的钙离子浓度。在一些情况下心率增快也可以增强收缩力，可能是因为细胞内钙离子的利用度增加。

收缩力可以受神经性、体液性、药物因素等影响。正常情况下交感神经系统活性对于心肌收缩力具有最重要作用。交感神经支配心房肌、心室肌，以及结区组织。除了正性变时作用外，去甲肾上腺素也可以增强心肌收缩力，主要通过激活 β$_1$ 受体。α 肾上腺素受体也存在于心肌中，但仅表现出微弱的正性变时和正性变力作用，当静脉给予 α 肾上腺素激动剂时，其心脏反应被血管效应所淹没。拟交感类药物和肾上腺分泌的肾上腺素也可以通过激活 β$_1$ 受体增强心肌收缩力。

缺氧、酸中毒、心脏儿茶酚胺储备耗竭以及缺血或梗死引起的有功能心肌组织减少，都可以减弱心肌收缩力。剂量足够大时，多数麻醉药物和抗心律失常药物都具有负性肌力作用（即降低心肌收缩力）。

室壁运动异常

局部室壁运动异常破坏了正常心脏与骨骼肌制备物之间的相似性。这种异常可能由于缺血、瘢痕形成、肥厚或传导改变所致。当心室腔不能同步或完全地萎陷时，心室排空受到损害。收缩期心室运动减弱（收缩力下降）、运动失能（收缩障碍）以及反向运动（反常隆起）反映了收缩功能异常的进展程度。尽管心室肌某些区域收缩力正常甚至增强，其他异常的区域仍会损害心室排空，降低每搏量。损害的严重程度取决于收缩力异常区域的大小和数量。

瓣膜功能障碍

瓣膜功能障碍可以涉及心脏四个瓣膜的任何一个，病变包括狭窄、反流（关闭不全）或两者同时存在。房室瓣狭窄（三尖瓣或二尖瓣）主要由于心室前负荷降低而减少每搏量。半月瓣狭窄（肺动脉瓣或主动脉瓣）则主要由于心室后负荷增加而减少每搏量。相反，瓣膜反流也降低每搏量，同时没有前、后负荷或收缩力改变，没有室壁运动异常。有效每搏量由于每次收缩时反流的血量而减少。当房室瓣关闭不全时，心室舒张末容积的一部分在收缩期可以向后反流入心房，每搏量由于反流量而减少。与此相似，当半月瓣关闭不全时，一部分舒张末容积在舒张期向后反流入心室。

心室功能评价

1. 心室功能曲线

依据前负荷的变化为心输出量或每搏量描点作图在评估病理状态和掌握药物疗效方面可能有用。正常左、右心室功能曲线见图 20-7。

心室压力–容量曲线图将收缩力从前、后负荷中剥离出来。在图中可以确定两个点，即收缩末点（ESP）和舒张末点（EDP）（图 20-8）。ESP 反映

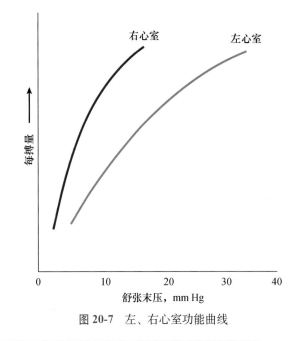

图 20-7 左、右心室功能曲线

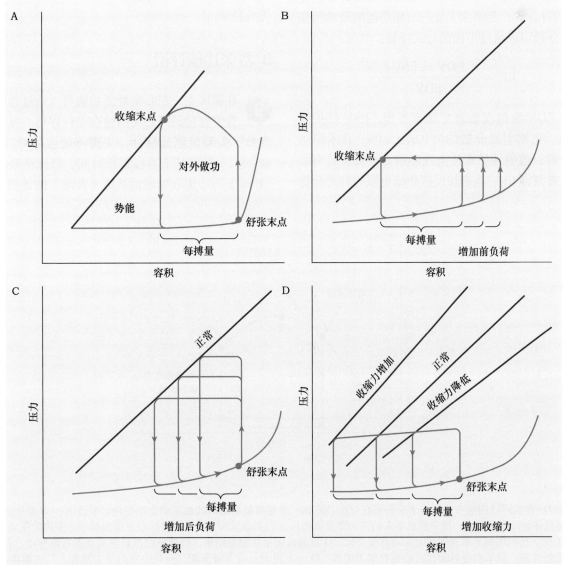

图 20-8 心室压力-容量图。A. 单一心室收缩。注意：每搏量代表 x 轴上容量的改变（收缩末容量与舒张末容量的差值）。环形曲线下的面积表示心室的实际做功；B. 收缩力和后负荷不变的情况下前负荷逐渐增加；C. 收缩力和前负荷不变的情况下，后负荷逐渐增加；D. 前、后负荷都不变时收缩力逐渐增加

收缩功能，而 EDP 更多反映舒张功能。在任何一个给定的收缩力状态，所有的收缩末点都在同一条线上（即收缩末容积和收缩末压力之间的关系是固定的）。图 20-9 描述了每一心动周期中左心室发生的事件。

2. 收缩功能评价

收缩期心室压力随时间的变化（ dP/dt ）可以通过心室压力曲线的一阶导数确定，可用来评估收缩力。收缩力与 dP/dt 呈正相关，但是精确地测量这一数值需要高精度的（"Millar"）心室导管。通常可以通过超声心动图评估心室收缩功能。

射血分数

8　心室射血分数（EF），即搏出量占心室舒张末容量的百分数，是临床上反映收缩功能的最常用指标。射血分数可以通过下面的公式计算：

$$EF = \frac{EDV - ESV}{EDV}$$

其中 EDV 是指左心室舒张末容积，ESV 是指收缩末容积。正常射血分数约为 0.67 ± 0.08。在术前可通过心导管、放射性核素检查或经胸及经食管超声心动图检查来测得 EF。具有快反应热敏电阻的肺动脉导

管可以用来测量右心室射血分数。但是当肺血管阻力增加时，右心室射血分数的降低反映的是后负荷的变化，而不是收缩力。当有二尖瓣关闭不全时，左心室射血分数不能精确地反映心室收缩力。

心肌变形分析通过评估超声心动图上斑点的运动，提供了另一种量化心室功能的方法。心脏变形发生在三个维度上：周向、径向和纵向（图 20-10）。应变是测量两点之间长度的变化。通过应变分析，超声心动图可以确定心肌不同部位长度变化的百分比（图 20-11）。在收缩期和舒张期测量不同节段的纵向应变；整体应变为 − 21%，反映了所有节段的平均变形。麻醉下的正常应变估计值尚未确定；然而，来自健康患者经胸心脏超声结果所确定的正常纵向应变范围是− 19% 至 − 22%。纵向应变是一种负性变化，因为在收缩期心室变短，导致 L 小于 L_0。心肌变形性分析能多大程度上纳入围术期管理，仍有待确定。

3. 舒张功能评价

9　在临床上，左心室舒张功能可以通过经胸或经食管多普勒超声心动图检查进行评估。可在舒张期测量二尖瓣流速或结合二尖瓣环的运动（"组织多普勒"）。一般可基于等容舒张时间、舒张早期峰值流速（E 峰）与心房收缩峰值流速（A 峰）的比值、以及 E

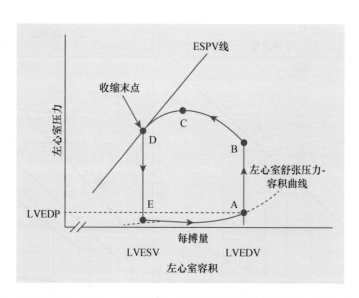

图 20-9　压力-容积环以图形方式描述了左心室在一次心搏和一个每搏量射出时的血流动力学变化。节段 A ～ B 发生在二尖瓣关闭后的收缩期开始阶段。A 点：图中舒张期末的左心室舒张末压。当主动脉瓣开放，血液从心室排出时，心室内的压力逐渐增大，直至达到 B 点。在收缩期末射血完成时主动脉瓣关闭。D 点的线表示收缩期结束。将这条线的斜率向读者右侧移动，表示向收缩力减小的状态改变。斜率向左移动代表心室收缩力增强。D ～ E 段表示等容舒张期。一旦心室内压力降低，二尖瓣再次开放（E点），舒张期充盈恢复，为心脏下一次收缩做准备。C 点反映收缩压峰值。ESPV，收缩末压力-容积；LVEDP，左心室舒张末压；LVEDV，左心室舒张末容积（Reproduced with permission from Hoffman WJ, Wasnick JD. Postoperative Critical Care of the Massachusetts General Hospital. 2nd ed. Boston, MA: Little, Brown and Company; 1992.）

$$\varepsilon = (L - L_0)/L_0 = \Delta L/L_0$$

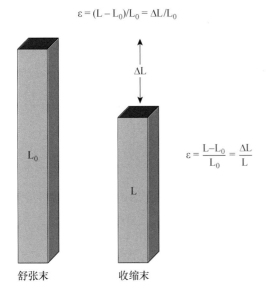

$$\varepsilon = \frac{L - L_0}{L_0} = \frac{\Delta L}{L}$$

舒张末　　　　　　收缩末

图 20-10　应变描述了心肌节段长度与其初始长度（舒张末期）相比的分数变化。ε，心肌应变；L，收缩期结束时的长度；L_0，初始长度（Reproduced with permission from Cleveland Clinic Center for Medical Art & Photography © 2013. All Rights Reserved.）

峰减速时间（DT_E）来确定三种舒张功能障碍（图 20-12）。组织多普勒经常被用来区分正常舒张功能和"假性正常化"舒张功能。组织多普勒识别心脏周期内心肌组织的运动速度。收缩期二尖瓣环向心尖移动，远离食管内的超声探头。产生的负偏转 s′ 波，反映远离探头的收缩运动。舒张充盈期二尖瓣环朝向食管超声探头移动，产生正的 e′ 波。e′ 波峰值速度小于 8 cm/s 与舒张功能受损有关。E/e′ 比值大于 15 表明左心室舒张末压升高（图 20-13 和 20-14）。

体循环

体循环血管在功能上可分为大动脉、小动脉、毛细血管和静脉。大动脉是供养各个器官的高压管道，小动脉则是直接滋养和控制血液流经毛细血管床的小血管，毛细血管是提供组织和血液之间营养交换场所的薄壁血管，静脉则是使血液从毛细血管床回流到心脏的通道。

血液在循环系统不同部位的分布见表 20-6。可以看出血容量的大部分都存留在体循环中，尤其是体

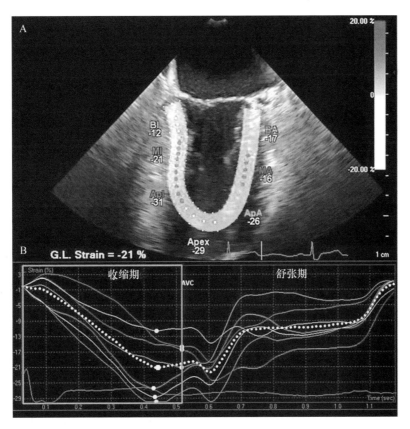

彩图 20-11　用心脏运动量化（CMQ）评估纵向应变分析（Philips Medical Systems，Andover，MA）。A. 食管中段双腔超声心动图切面显示左心室，其中心肌壁被分成六段，用彩色标记和点来区分。节段应变测量显示邻近每个节段。心肌呈红色，与右上侧红蓝比例尺测量的纵向缩短百分比（应变）相对应。B. 纵向应变曲线显示收缩期缩短，舒张末期回到基线。其颜色编码与 A 中的心肌节段相对应，X 轴上的时间与心动周期相对，Y 轴为缩短百分比（应变）。例如，粉红色曲线代表心尖前壁，在收缩期缩短峰值为 − 26%（黄点表示收缩应变峰值）。相反，主动脉瓣关闭时测得的收缩末期应变为 − 23%，表明峰值应变可能与收缩末期应变不同。白色虚线代表整体纵向应变。BA，基底前；MA，中前；ApA，心尖前；Bl，基底下；Ml，中下；Apl，心尖下壁；G.L.Strain，整体纵向应变；AVC，主动脉瓣关闭（Reproduced with permission from Cleveland Clinic Center for Medical Art & Photography © 2013. All Rights Reserved.）

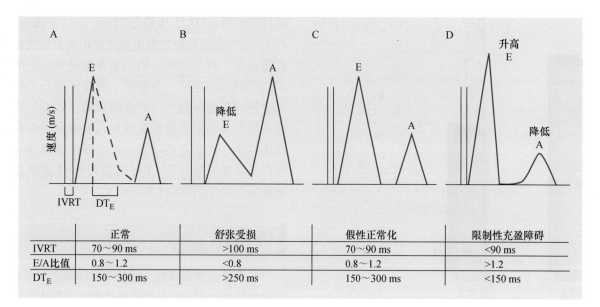

	正常	舒张受损	假性正常化	限制性充盈障碍
IVRT	70~90 ms	>100 ms	70~90 ms	<90 ms
E/A比值	0.8~1.2	<0.8	0.8~1.2	>1.2
DT_E	150~300 ms	>250 ms	150~300 ms	<150 ms

图 20-12　舒张期跨二尖瓣血流的超声多普勒图。A~D（从左到右）表示舒张功能障碍逐渐加重。E，舒张早期峰值血流；A，心房收缩峰值血流；IVRT，等容舒张时间；DT_E，E峰减速时间。

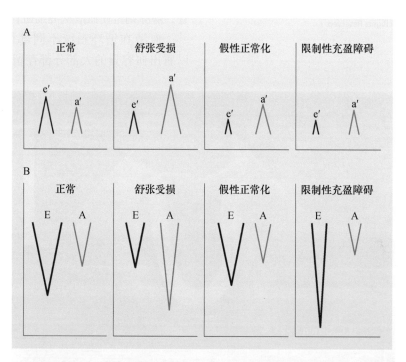

图 20-13　组织多普勒。A. 二尖瓣环侧壁的组织多普勒。在舒张过程中，二尖瓣环向食管中的经食管超声探头移动。因此，舒张充盈的 e′ 波和 a′ 波为基线以上的正偏转波。B. 经食管检查跨二尖瓣舒张期血流时，由于血流偏离食管内的多普勒探头，所以早期和晚期充盈的 E 波与 A 波低于基线。组织多普勒可以用来区分正常和假性正常化舒张血流，因为随着舒张功能障碍的进展，e′ 波保持压低（Reproduced with permission from Wasnick JD，Hillel Z，Kramer D，et al. Cardiac Anesthesia and Transesophageal Echocardiography. New York，NY：McGraw-Hill Education；2011.）

循环静脉中。体循环静脉张力的变化使其可以发挥储血池的作用。当出现显著的血液或液体丢失时，交感调节使静脉张力增加，减少静脉血管容积，使得血液转移到血管系统的其他部位。相反，容积增加（静脉扩张）可以保证这些血管适应血容量的增加。静脉张力的交感神经调控是静脉血回流至心脏的重要决定因素。麻醉诱导引起的静脉张力下降经常造成静脉中储

存了大量血液，因而心输出量降低、低血压。

许多因素影响血管床内的血流，包括代谢产物、内皮衍生因子、自主神经系统以及循环中的激素。

▌自体调节

大多数组织的血管床可以调节自身的血流（自体

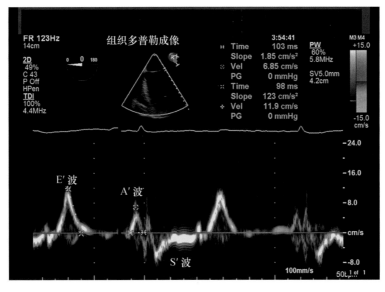

图 20-14　组织多普勒描记显示 E′ 舒张早期充盈波。早期充盈发生在舒张期心室舒张和二尖瓣开放时。A′ 波反映了心房收缩对舒张充盈的贡献。最后，S′ 波显示二尖瓣环侧壁在收缩期远离 TEE 探头的运动（Reproduced with permission from Wasnick JD，Hillel Z，Kramer D，et al. Cardiac Anesthesia and Transesophageal Echocardiography. New York，NY：McGraw-Hill Education；2011.）

表 20-6　血容量的分布	
心脏	7%
肺循环	9%
体循环	
动脉	15%
毛细血管	5%
静脉	64%

调节）。当灌注压下降或组织需要增加时，小动脉通常会扩张。相反，当灌注压升高或组织需要减少时，小动脉收缩。这种现象可能是由于血管平滑肌对牵张的内在反应和引起血管扩张的代谢副产物的集聚，后者可包括 K^+、H^+、CO_2、腺苷和乳酸。

内皮衍生因子

血管内皮细胞具有代谢活性，能够合成或调节某些物质，这些物质在调控血压和血流方面直接或间接地扮演着重要角色。其中包括血管扩张因子［如一氧化氮（NO）、前列环素（PGI_2）］，血管收缩因子（如内皮素、血栓素 A_2），抗凝血因子（如凝血酶调节蛋白、蛋白 C），纤维蛋白溶解因子（如组织纤溶酶原激活物），以及抑制血小板聚集的因子（如 NO、PGI_2）。一氧化氮由一氧化氮合酶从精氨酸合成而来，具有多种功能。一氧化氮与鸟苷酸环化酶结合，增加环磷酸鸟苷水平，产生有力的血管扩张效应。内皮衍生的血管收缩因子（内皮素）通过对凝血酶和肾上腺素的反应释放出来。

体循环血管的自主神经调控

尽管副交感神经可以对循环产生重要影响，但血管的自主神经调控主要来自于交感神经。分布于循环系统的交感传出纤维来自于全部胸段和第 1、2 腰段脊髓。这些神经纤维通过特殊的自主神经或与脊神经伴行到达血管。除毛细血管外，交感神经支配血管床的所有部分。它们的主要功能是调节血管张力。动脉血管张力的变化可以调节血压和不同器官的血流分布，而静脉张力的变化则影响血管床的容量及回心血量。

血管系统有交感缩血管纤维和扩血管纤维，前者对于大多数组织血管床有更为重要的生理作用。交感性血管收缩（通过 α_1 肾上腺素受体）主要发生在骨骼肌、肾、肠道和皮肤，在脑和心脏的活性最弱。最重要的扩血管纤维主要分布于骨骼肌，使运动时血流量增加（通过 β_2 肾上腺素受体）。血管减压性（血管迷走神经性）晕厥可发生于高度情绪紧张时，与高交感神经张力有关，是迷走和交感扩血管纤维反射性激活的结果。

延髓和脑桥下部网状结构内的血管运动中枢控制着心脏的血管张力和自主调节。明确的血管收缩区和血管扩张区已经被确定。血管收缩由脑桥下部前外侧和延髓上部控制，这些区域也支配肾上腺分泌儿茶酚胺以及增加心脏自律性和收缩力。血管扩张区域位于延髓下部，也属于肾上腺素神经，但通过上行至血管收缩区域的抑制性纤维发挥作用。血管运动中枢的传出信号受到整个中枢神经系统，包括下丘脑、大脑皮质以及脑干其他部位的传入信号的调节。延髓后外侧区接收来自迷走神经和舌咽神经的传入信号，在多种循环反射的调节中扮演重要角色。正常情况下交感神经系统使血管床保持一定的紧张性收缩，麻醉诱导和交感神经切除术可使这种张力丧失，导致围术期低血压。

动脉血压

由于心脏运动的周期性，大动脉内的血流是搏动性的。当血液流至体循环毛细血管时，血流变为持续性（层流）。较大的体循环静脉将血液回流至心脏，其平均压力降至 20 mmHg 以下。最大的压力下降（接近 50%）发生于血液经过小动脉时，小动脉是形成体循环阻力的主要血管。

平均动脉压（MAP）与体循环阻力（SVR）和心输出量（CO）的乘积成比例。这一关系是欧姆定律用于循环时的一个类推：

$$MAP - CVP \approx SVR \times CO$$

由于中心静脉压相对于平均动脉压来说数值很小，因此在公式中通常被忽略。从这种关系可以看出，低血压是 SVR、CO 或者两者都降低的结果。为了保证动脉血压，其中一个降低必须依靠另一个升高来代偿。平均动脉压可以通过下面的公式进行估算：

$$平均动脉压 = 舒张压 + \frac{脉压}{3}$$

其中脉压是收缩压和舒张压的差值。动脉脉压与每搏量直接相关，但与动脉顺应性呈负相关。因此，脉压下降可能由于每搏量下降、体循环阻力升高或两者兼有。脉压增加使血管壁剪切应力增加，可能导致动脉粥样硬化斑块破裂、血栓形成或动脉瘤破裂。心脏手术患者的脉压增加与肾脏和神经系统不良事件的发生相关。

动脉压力波形从大动脉至外周小血管的传播非常快，要超过实际血流的速度。主动脉内压力波的传播速度是血流速度的 15 倍。而且，脉搏波形于非常小的动脉内完全衰减前，从动脉壁反射回来的扩散波可以增大脉压。因此，股动脉或足背动脉处测得的脉压通常大于主动脉处的。

动脉血压的调节

动脉血压受一系列即刻的、中期的、长期的调节因素影响，其中包含复杂的神经、激素和肾脏机制。

A. 即时调控

血压的即时调控是自主神经系统反射的主要功能。血压的变化既可以被中枢神经（在下丘脑和脑干区域），也可以通过特殊的感受器（压力感受器）被外周神经感知。动脉血压下降增加交感张力，刺激肾上腺分泌肾上腺素，并且抑制迷走神经活性。**这些反应导致体循环血管收缩、心率增快以及心肌收缩力增强，从而升高血压。**

外周压力感受器位于颈总动脉分叉处和主动脉弓。血压升高增加压力感受器放电，抑制体循环血管收缩，并增强迷走张力（**压力感受器反射**）。血压降低减少压力感受器放电，使血管收缩，并降低迷走张力。颈动脉压力感受器发出传入信号，通过 Hering 神经（舌咽神经分支）到达脑干循环中枢；而主动脉弓压力感受器的传入信号与迷走神经伴行。在这两个外周感受器中，颈动脉压力感受器在生理上更为重要，主要负责减轻急性事件，如体位变化时的血压波动。血压在 80 ～ 160 mmHg 之间时，颈动脉压力感受器对平均压最为敏感。这种对血压急性改变的适应性调整要持续 1 ～ 2 天，所以对长期血压调控机制无效。所有挥发性麻醉药都抑制正常的压力感受器反射，但异氟烷和地氟烷效力似乎更低。位于心房、左心室和肺循环的心肺牵张感受器具有相似的效应。

B. 中期调节

动脉血压持续降低几分钟后，降低的血压和增强的交感传出激活了肾素-血管紧张素-醛固酮系统，增加精氨酸血管加压素（AVP）的分泌，并改变正常的毛细血管液体交换。血管紧张素 II 和精氨酸血管加压素都是有力的小动脉血管收缩因子。它们的即刻作用都是增加体循环血管阻力。血压相对微小的变化增加血管紧张素 II 的生成，严重低血压才可以使足够的 AVP 分泌而产生血管收缩作用。血管紧张素通过血管紧张素 1 受体（AT_1 受体）收缩小动脉，AVP 则通过 V_1 受体产生血管收缩，通过 V_2 受体产生抗利尿作用。

动脉血压的持续变化可以通过它们对毛细血管的继发效应改变组织的液体交换。高血压增加血管内液体向组织间隙的转移，而低血压则增加组织间隙液体的重吸收。这种血管内容量的代偿性改变可以减少血压的波动，尤其是在肾功能不全时（见下文）。

C. 长期调节

在动脉血压持续改变几小时内，较慢的肾脏机制开始起效。结果是肾脏改变体内总钠和水平衡以使血压恢复正常。低血压导致钠（和水）潴留，而高血压通常增加正常个体钠的排泄。

冠状动脉循环的解剖和生理

1. 解剖

心肌的血液供应完全来自于左、右冠状动脉（图

20-15）。血液从心外膜流至心内膜血管。在灌注心肌后，血液经冠状静脉窦和心前静脉回流至右心房，还有少部分血液通过心小静脉直接回流至心腔。

右冠状动脉（RCA）通常供应右心房、大部分右心室、一部分左心室（下壁）。85% 的人由右冠状动脉发出后降支（PDA）供应室间隔上后侧和心室下壁，属于右优势型冠状动脉循环。剩余 15% 的人，后降支由左冠状动脉发出，属于左优势型冠状动脉循环。

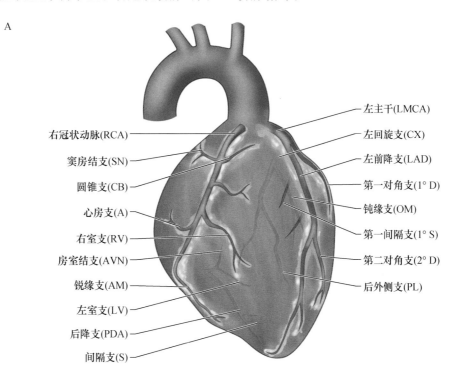

图 20-15　右优势型患者的冠状动脉解剖。A. 右前斜视图；B. 左前斜视图。

左冠状动脉通常供应左心房、大部分室间隔和左心室（间隔、前壁和侧壁）。左冠状动脉主干很短，其后便分为左前降支（LAD）和回旋支（CX）。左前降支供应室间隔和心室前壁，回旋支供应心室侧壁。在左优势型，回旋支绕房室沟移行为后降支，供应大部分室间隔后部和心室下壁。

窦房结血液供应可来自于右冠状动脉（60% 人群）或左前降支（40% 人群）。房室结血液供应通常来自右冠状动脉（85%～90% 人群），小部分人（10%～15%）血液供应来自于回旋支。希氏束由双重血液供应，分别来自于左前降支和后降支。二尖瓣前乳头肌也具有双重血液供应，分别来自于左前降支发出的对角支和回旋支发出的边缘支。但是二尖瓣后乳头肌的血液供应通常只来源于后降支，因此更容易发生缺血性损害。

2. 冠状动脉灌注的决定因素

冠状动脉灌注的独特性在于其灌注是间歇性的，而不是像其他器官一样是持续性的。在收缩期，左心室心肌内压力接近于体循环动脉血压，左心室收缩的力量几乎完全阻断了冠状动脉的心肌内部分。**因此，冠状动脉灌注压通常由主动脉压力与心室内压力之间的差值决定。** 左心室几乎在整个舒张期得到灌注，而右心室可以在收缩期和舒张期均得到灌注（图 20-16）。此外，作为左侧心肌血流的决定因素，动脉舒张压比平均动脉压更重要。因此，左冠状动脉灌注压由舒张压与左心室舒张末压之差决定。

冠状动脉灌注压＝动脉舒张压－左心室舒张末压

主动脉血压下降或心室舒张末压升高可以降低冠状动脉灌注压。心率增快也可以减少冠状动脉灌注，主要是由于心率增快后舒张期缩短得更明显（图 20-17）。由于心内膜容易受到收缩期最大室壁内压力的影响，因此当冠状动脉灌注压下降时，最容易发生缺血性损伤。

⑩

冠状动脉血流的调控

冠状动脉血流量通常与心肌代谢需求相适应。成年人静息时平均冠状动脉血流量约为 250 ml/min。冠状动脉灌注压在 50～120 mmHg 范围内时，心肌可以密切调控其冠状动脉血流，超出这一范围则冠状动脉血流主要依赖于灌注压力。

正常情况下，冠状动脉血流的变化完全由于冠状

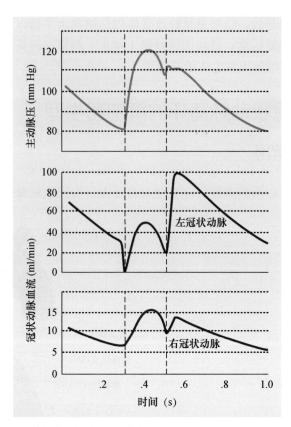

图 20-16 心脏周期中冠状动脉血流（Modified with permission from Berne RM，Levy MD，Pappao A，et al. Cardiovascular Physiology. 10th ed. Philadelphia，PA Mosby；2013.）

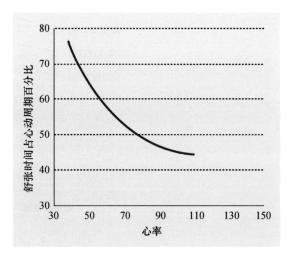

图 20-17 舒张时间与心率的关系

动脉张力（阻力）应对代谢需要所发生的改变。缺血可直接或间接（通过腺苷释放）促使冠状动脉扩张。自主神经的影响一般较弱。α_1 和 β_2 肾上腺素受体都存在于冠状动脉。α_1 受体主要位于较大的心外膜血管，而 β_2 受体则主要位于较小的心肌内和心内膜下血管。交感刺激通常增加心肌血流，主要因为代谢需要增加和 β_2 受体激活占优势。副交感神经对冠状动脉的作用一般很小，可引起微弱的血管扩张。

3. 心肌氧平衡

心肌氧需通常是冠状动脉血流最重要的决定因素。与氧需有关的包括基础需要（20%），电活动（1%），容量做功（15%）和压力做功（64%）。心肌通常要摄取动脉血中 65% 的氧气，而大多数其他器官仅摄取 25%。冠状静脉窦血氧饱和度通常为 30%。因此，心肌不能像其他组织一样从血红蛋白中摄取更多的氧来代偿血流量的减少。任何心肌代谢需求增加的情况都必须要求冠状动脉血流的相应增加。表 20-7 列出了影响心肌氧供、氧需最重要的因素，从中可以看出，心率以及其次的心室舒张末压既是心肌氧供也是心肌氧需的重要决定因素。

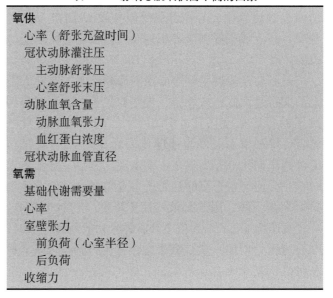

表 20-7　影响心肌氧供需平衡的因素

氧供
心率（舒张充盈时间）
冠状动脉灌注压
主动脉舒张压
心室舒张末压
动脉血氧含量
动脉血氧张力
血红蛋白浓度
冠状动脉血管直径
氧需
基础代谢需要量
心率
室壁张力
前负荷（心室半径）
后负荷
收缩力

麻醉药的作用

大部分挥发性麻醉药都具有冠状动脉扩张作用，但是对冠状动脉血流的影响不确定，因为它们具有直接扩张血管、降低心肌代谢所需以及影响动脉血压的综合作用。

在实验室心肌缺血和心肌梗死研究中，挥发性麻醉药表现出有益的效应。它们可以降低心肌氧需，保护心肌抵抗再灌注损伤，这些效应与 ATP 敏感的 K^+ 通道（K_{ATP}）激活有关。一些证据还显示挥发性麻醉药可帮助"顿抑"心肌（心肌缺血后低收缩力但可恢复的状态）恢复。此外，尽管挥发性麻醉药抑制心肌收缩力，但也可能对心力衰竭患者具有潜在的益处，因为大多数药物可以降低前负荷和后负荷。

心力衰竭的病理生理

当心脏不能泵出足够的血液来满足机体代谢所需时，就是发生了心脏收缩功能衰竭。临床表现通常是低心输出量对组织的影响（如疲劳、呼吸困难、氧债及酸中毒），血液在衰竭的心室后淤滞（如坠积性水肿或肺静脉淤血，或二者均有）。左心室最常发生衰竭，经常伴发继发性右心室衰竭。单纯右心室衰竭可出现于肺实质疾病或肺血管疾病的晚期。左心室衰竭是心肌功能障碍的最常见结局，通常源于冠状动脉疾病，也可发生于病毒性疾病、中毒、未治疗的高血压、瓣膜功能障碍、心律失常或心包疾病。

在没有心力衰竭症状或体征时可能已经存在舒张功能障碍，例如高血压或主动脉瓣狭窄的患者。舒张功能障碍的症状源于心房压力增高和肺淤血（图 20-18）。舒张期心脏不能舒张导致左心室舒张末压增高，并影响左心房和肺血管。舒张功能障碍常见原因包括高血压、冠状动脉疾病、肥厚型心肌病、瓣膜疾病和心包疾病。舒张功能障碍与舒张性心力衰竭不同。在收缩性心力衰竭患者中，心脏通过扩张进行补偿，从

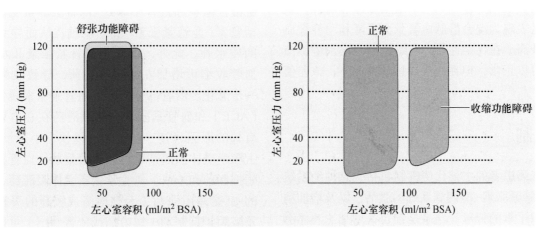

图 20-18　单纯性收缩功能障碍和舒张功能障碍时心室压力-容量关系

而导致舒张末心室容积的增加以保证每搏量。在舒张功能衰竭患者中，心室舒张受限导致 LVEDP 升高的程度，高于那些舒张末容积相同、但没有舒张功能障碍的患者。

舒张功能障碍由超声心动图诊断而来。在左心室充盈期将超声探头放置于二尖瓣瓣尖水平，可以得到典型的舒张血流图形（图 20-13）。舒张功能正常的患者，E 波和 A 波峰流速的比值为 0.8 ～ 2。舒张功能障碍早期，舒张受损是主要表现。左心室舒张延迟时，左心房与左心室的初始压力阶差将会降低，导致早期充盈下降，因此 E 波峰流速降低。相对于 E 波，A 波流速增加，E/A 比值下降。舒张功能障碍进展时，左心房压力增加，左心房和左心室压力阶差恢复，E/A 比值恢复正常。这种模式叫做"假性正常化"。单独用 E/A 比值不能区分舒张功能正常和假性正常化。当舒张功能进一步恶化时，将会出现限制性图形。在这种情况下，左心室僵硬导致左心房压力增高，早期充盈压峰值剧增，将会出现高、窄的 E 波。因为心室的顺应性很差，心房收缩对充盈几乎没有作用，将会导致 A 波降低以及 E/A 比值大于 2 : 1。

肺静脉的多普勒超声可以鉴别假性正常化和正常的 E/A 比值。现在，多数超声科医生采用组织多普勒检测心室充盈期二尖瓣环侧壁的运动（图 20-13）。组织多普勒可以同时检测心脏运动时的速度和方向。在收缩期，心脏向心尖方向收缩，远离食管内 TEE 探头。这一运动产生了收缩期的 s′ 波。在舒张充盈的早期和晚期，心脏向探头方向移动产生了 e′ 波和 a′ 波。正如脉搏波多普勒测得的内向波，舒张功能障碍的特异性波形可以用组织多普勒获得。e′ 波小于 8 cm/s 表示舒张功能障碍。值得注意的是，组织多普勒并不能产生假性正常化波形，因此超声科医生可以很容易鉴别正常和异常舒张功能。

心力衰竭时静息状态下心输出量可能降低，但重点是心脏无法根据身体需求增加心输出量和氧供。组织氧供不足表现为混合静脉血氧张力下降和动静脉血氧含量差升高。在代偿性心力衰竭，静息时动静脉血氧含量差可以正常，但在应激或运动情况下，该差值迅速增大。

代偿机制

心力衰竭患者的主要代偿机制包括交感神经系统和肾素-血管紧张素-醛固酮系统的激活，以及增加精氨酸血管加压素的释放。结果是前负荷增加（液体潴留）。尽管这些机制最初可以代偿轻度到中度心功能

不全，但随着心功能不全的严重程度增加，它们实际会加重心功能受损。许多治疗慢性心力衰竭的药物都是拮抗这些机制的。

前负荷增加

心室大小的增加不但说明其无法继续承受循环血容量的增加，也是为了心脏遵循 Starling 曲线增加每搏量（图 20-5）。即使射血分数减少时，心室舒张末容积增加也可以保持正常的每搏量。心室衰竭后血液淤积引起的静脉充血加重和心室过度扩张可以很快引起临床症状恶化。左心室衰竭可以导致肺血管淤血和渐进性液体漏出，首先漏出至肺间质，然后是肺泡（肺水肿）。右心室衰竭导致体循环静脉高压，引起外周水肿、肝淤血和功能不全以及腹水。心室扩张导致的房室瓣瓣环扩大可引发瓣膜反流，进一步损害心室输出量。

交感张力增加

交感活性增强可增加心脏内神经末梢释放去甲肾上腺素和肾上腺分泌肾上腺素至循环中。尽管增强的交感活性通过增快心率和增强心肌收缩力可以在初期维持心输出量，但是逐渐恶化的心室功能导致血管收缩加剧才能维持动脉血压。后负荷的增加最终将减少心输出量，加重心力衰竭。

心力衰竭患者长时间的交感活性增强最终将使肾上腺素受体对儿茶酚胺的敏感性下降（受体解偶联）、受体数量减少（下调）、儿茶酚胺储备耗竭。

(11) 然而，衰竭的心脏对循环中儿茶酚胺的依赖会逐渐增强。突然的交感活性抑制或循环中儿茶酚胺水平下降，如麻醉诱导时，可以导致急性心脏功能失代偿。M_2 受体密度的减少也降低了副交感神经对心脏的影响。

交感激活趋向于使体循环血液再分布，可以使皮肤、肠道、肾脏、骨骼肌的血流转移到心脏和脑。肾脏灌注减少和近肾小球处 β_1 肾上腺素受体活化可激活肾素-血管紧张素-醛固酮轴，从而导致钠潴留和间质水肿。此外，继发于血管紧张素 II 水平升高的血管收缩可增加左心室后负荷，导致收缩功能的进一步恶化。后者部分解释了血管紧张素转化酶抑制药（ACE）和血管紧张素受体阻滞药在心力衰竭治疗中有效的原因。在一些患者，谨慎、小剂量使用 β 肾上腺素受体阻滞剂也可以改善症状。血管紧张素转化酶抑制药和（或）血管紧张素受体阻滞药、一些长效的 β 受体阻滞药（卡维地洛或缓释的美托洛尔）以及醛固酮抑制剂（螺内酯或依普利酮）可以改善心力衰竭的预后。

严重心力衰竭患者循环中精氨酸加压素的水平常明显升高，将增加心室后负荷，使得自由水的清除受限，通常发生低钠血症。

当心肌细胞扩张时心脏中产生脑钠肽（BNP）。BNP 浓度升高（> 500 pg/mL）通常提示心力衰竭。测定 BNP 浓度可以用来区分心力衰竭与肺部疾病引起的呼吸困难。作为血管扩张剂的重组 BNP 和肾素–血管紧张素–醛固酮系统抑制剂可用于严重失代偿心力衰竭患者，但其预后并无改善。

心室肥厚

心室肥厚可伴有或不伴有心室扩大，这取决于心室接收的应激类型。当心脏遭受压力或容量过负荷时，最初的反应是增加肌原纤维长度，优化肌动蛋白和肌球蛋白的交叠。随着时间的延长，心室肌肉组织开始增加，以应对异常的应激。

在容量过负荷的心室，存在的问题是舒张期心室壁应力增加。增加的心室肌肉组织仅仅能够代偿心室直径的增加：心室半径和室壁厚度的比值没有改变。肌原纤维的复制主要是串联性的，导致离心性心室肥厚。尽管心室射血分数下降，但增加的舒张末容积可以保持正常的静息时每搏量（和心输出量）。

压力过负荷心室的问题是收缩期室壁应力增加。在这种情况下，肌原纤维的复制主要是并行性的，导致向心性心室肥厚：室壁厚度和心室半径的比率增加。根据拉普拉斯定律，收缩期室壁应力可以校正至正常。心室肌肥厚，尤其是压力过负荷引起的，通常导致进行性舒张功能障碍。单纯左心室肥厚的最常见原因是高血压和主动脉狭窄。

病例讨论

一例伴有短 P-R 间期的患者

38 岁男性，因近期发生的头痛拟择期行内镜下鼻窦手术。病史显示至少在一次头痛时发生了晕厥。除存在 P 波形态正常的 P-R 间期缩短（0.116 s）外，术前心电图（ECG）检查正常。

短 P-R 间期的意义是什么？

P-R 间期是从心房除极（P 波）开始至心室除极（QRS 复合波）开始，通常代表两侧心房、房室结以及希氏束–浦肯野纤维全部除极所需的时间。尽管 P-R 间期可随着心率的变化而不同，正常值通常在 0.12 ～ 0.2 s 之间。

什么是预激？

预激通常是指来自于心房的异常传导途径导致心室的过早除极。这种异常传导途径很少超过一条。最常见的预激是由于存在一条连接某个心房和某个心室的额外传导途径（Kent 束）。这一异常的心房心室之间的连接使电冲动绕过房室结（因此也称为旁路）。沿旁路传导冲动的能力非常多变，可以仅仅是间歇性的或心率依赖性的。旁路可以在两个方向上传导电活动：仅逆行性（心室到心房）传导或罕见的仅顺行性（心房到心室）传导。Wolff-Parkinson-White（WPW）综合征经常用来表示伴有心动过速的室性预激。

预激怎样缩短 P-R 间期？

存在预激的患者，起源于窦房结的正常心脏冲动可以同时经正常途径（房室结）和异常途径（旁路）传导。由于冲动经异常途径的传导要明显快于经房室结传导，心脏冲动很快到达并除极旁路末端所在心室区域。这种心室的过早除极表现为 P-R 间期缩短和 QRS 复合波起始部出现顿挫（δ 波）。异常冲动扩散至心室其他部分会延迟，因为它必须由普通心室肌传导，而不是由快得多的浦肯野纤维。因此心室其他部分被来自房室结的正常冲动所除极，与预激冲动衔接。尽管 P-R 间期缩短，但最终的 QRS 波却轻度延长，代表正常和异常的心室除极发生融合。

预激患者的 P-R 间期依赖于房室结途径和旁路之间的相对传导时间。如果经前者的传导速度快，则预激波（δ 波）不明显，QRS 波也相对正常。如果传导在房室结发生延迟，预激就会非常显著，更多的心室会被异常传导的冲动所除极。当房室结途径被完全阻断时，整个心室都被旁路除极，就会产生非常短的 P-R 间期、非常明显的 δ 波和宽大畸形的 QRS 波。其他可影响预激程度的因素包括心房间的传导时间、旁路的心房端至窦房结的距离以及自主神经的紧张性。左侧旁路（最常见的位置）的 P-R 间期通常正常或仅轻微缩短。在心率较快时，由于经房室结的传导速度减慢，预激可以更加明显。因为心室复极的异常，继发的 ST 段和 T 波改变也很常见。

预激的临床意义是什么？

一般人群预激的发生率接近 0.3%。多至 50% 受影响的患者会出现阵发性快速心律失常，典型的是阵发性室上性心动过速（PSVT）。尽管大多数患者在其他方面正常，但预激可能与其他心脏异常有关，其中包括三尖瓣下移畸形（Ebstein畸形）、二尖瓣脱垂、心肌病。依赖于其传导方面的特性，一些患者的旁路使他们易于发生快速型心律失常甚至猝死。这些快速型心律失常包括阵发性室上性心动过速、心房颤动以及不太常见的房扑。特定时间的房性早搏经旁路下传，并在易损期夺获心室，则可能发生心室颤动。另外一种情况是，心房颤动时冲动经旁路非常快速地传导至心室，可以很快引起心肌缺血、低灌注和缺氧，并以心室颤动告终。

对于预激的识别很重要，因为预激患者的体表心电图中QRS波形与束支传导阻滞、右心室肥厚、心肌缺血、心肌梗死以及室性心动过速（当房颤时）等的QRS波非常相似。

这例患者晕厥病史的意义是什么？

这例患者术前应该用电生理检查进行评估，可能需要治疗性旁路射频消融术以及抗心律失常药物治疗。电生理检查可以确定旁路的位置，通过程控起搏合理预测恶性心律失常的可能性，以及在不能进行射频消融时评估抗心律失常药物的有效性。据报道，射频消融对超过90%的患者有效。晕厥病史是不祥的预兆，因为它可能提示旁路可以非常快速地传导冲动，导致体循环低灌注，患者也许易于发生猝死。

快速型心律失常一般是如何发生的？

快速型心律失常的发生可能是异常冲动形成或异常冲动传播（折返）的结果。异常冲动可源于自律性增强、自律性异常或触发活动。通常，只有窦房结、特异性心房传导通路、房室结区域以及希氏束-浦肯野纤维的细胞能够自发除极。因为窦房结的舒张期复极（4期）速度最快，其他区域的自律性被抑制。然而其他区域的自律性增强或异常，可以从窦房结夺取起搏功能，导致快速型心律失常。触发活动是提前的后去极化（2期或3期）或延迟的后去极化（3期后）的结果。它由小幅度的除极波组成，这种波形在一些情况下可以跟随心房、心室或希氏束-浦肯野纤维的动作电位之后。如果这些后去极化达到阈电位水平，可以引起期外收缩或反复的持续性快速型心律失常。可以促使异常冲动形成的因素包括儿茶酚胺水平升高、电解质异常（高钾血症、低钾血症和高钙血症）、缺血、缺氧、

机械牵张以及药物毒性（尤其是地高辛）。

快速型心律失常的最常见发生机制是折返。产生和维持折返需要四个条件（图20-19）：（1）心肌两个区域的传导性或不应期不一致，可以形成闭合的电回路；（2）在一条传导途径上存在单向阻滞（图20-19A和B）；（3）回路的传导速度慢或长度足够，使得第一条途径的传导阻滞得以恢复（图20-19C）；（4）最初被阻滞的途径的兴奋，完成了回路的闭合（图20-19D）。折返通常由提前的心脏冲动促成。

WPW综合征患者发生阵发性室上性心动过速的机制是什么？

如果一个心脏冲动，例如一个非常特殊时间点的房性期前收缩，在顺行性传导中旁路处于不应期，冲动便经房室结向下传导，那么这一冲动就可能经过旁路从心室逆向传导回心房。逆行传导的冲动可以使心房除极，然后再次经房室结向下传导，这就建立起一个持续的反复的环路（环形运动）。由此冲动往复于心房和心室之间，传导交替于房室结和旁路之间。因为这种心律失常没有预激，所以QRS波形正常，缺少δ波，经常被称为"隐匿性传导"。

在环形运动中，冲动经旁路顺行性传导而经房室结逆行性传导不常见。发生这种情况时，QRS波具有δ波并且完全异常；这种心律失常容易被误认为室性心动过速。

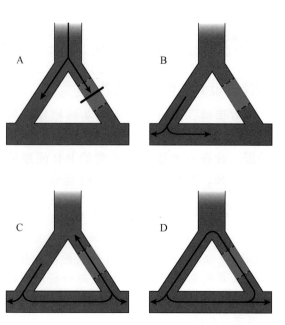

图20-19　A～D. 折返的机制。见文中描述

还有什么其他机制也可能引起阵发性室上性心动过速？

　　除 WPW 综合征外，阵发性室上性心动过速也可由房室折返性心动过速、房室结折返性心动过速以及窦房结和心房折返性心动过速引起。房室折返性心动过速的患者存在结外旁路，与 WPW 综合征患者类似，但是旁路传导只能是逆向的，没有预激和 δ 波。

　　房室结、窦房结或者心房内也可能发生传导和不应期的功能差异，大的旁路不是必需的。因此，环形运动可以分别发生在房室结、窦房结或心房内的较小区域。

如何区别 WPW 综合征患者的心房颤动与其他患者的心律失常？

　　当心脏冲动快速逆传回心房，此时心房的不同部位正离开冲动后的恢复期，就可以引发心房颤动。一旦形成心房颤动，仅通过旁路传导至心室最常见；由于旁路的传导速度非常快（不像房室结通路），心室率通常非常快（180～300 次 / 分）。多数 QRS 波是畸形的，但是一些冲动可以周期性经房室结下传，因此偶尔也会出现看上去正常的 QRS 波。心房颤动时冲动主要经房室结下传（大部分 QRS 波形态正常），或同时经旁路和房室结下传（出现混杂

的正常、融合及畸形的 QRS 波形态）的情况不多见。如前所述，WPW 综合征患者的心房颤动是非常危险的心律失常。

什么麻醉药可以安全地用于预激患者？

　　对比不同麻醉药物或麻醉技术在预激患者中应用的资料很少。几乎所有的挥发性麻醉药和静脉麻醉药都在使用。挥发性麻醉药可以增加正常与异常传导通路的顺行不应期。丙泊酚、阿片类以及苯二氮䓬类药物基本没有直接的电生理效应，但可以改变自主神经张力，一般是减少交感传出。易于引起交感刺激及增强心脏自律性的因素是不利的。浅麻醉、高碳酸血症、酸中毒甚至一过性缺氧都将激活交感神经系统，应予避免。当预激患者行电生理检查和射频消融而需要麻醉时，阿片类、丙泊酚以及苯二氮䓬类药物可能是对传导特征影响最小的麻醉药物。

如何选择抗心律失常药物治疗快速型心律失常？

　　大多数抗心律失常药物都是通过改变心肌细胞传导（0 期）、复极（3 期）或者自律性（4 期）起作用。复极时间延长增加细胞的不应期。许多抗心律失常药物也具有直接或间接的自主神经效应。抗心律失常药物通常根据广泛的作用机制或电生理效应分类（表 20-8），但由于一些药物的作用机制不止一种，因此这种最常用的分类方法并

表 20-8　抗心律失常药物总结 [1]

分类，药物　作用机制	效应	临床应用	给药途径，药代动力学，毒性，相互作用
1A 类			
普鲁卡因胺　阻滞 I_{Na}（一级）和 I_{Kr}（二级）	减慢传导速度和自律性 延长动作电位时程，与 I_{Na} 通道以中间动力学解离 对窦房结和房室结有直接抑制作用	多数房性和室性心律失常 合并急性心肌梗死的多数持续性室性心律失常的第二选择	口服、静脉、肌注 经肝代谢为 N- 乙酰普鲁卡因胺（NAPA）清除、肾清除 NAPA 与肾衰竭患者尖端扭转型心动过速有关 **毒性：**低血压。长期使用会产生可逆的狼疮相关症状
奎尼丁：与普鲁卡因胺相似，但毒性更强（奎尼丁中毒，扭转型心动过速）；很少用于心律失常			
丙吡胺：与普鲁卡因胺相似，但有显著的抗毒蕈碱作用；可导致心力衰竭；不常用			
1B 类			
利多卡因　I_{Na} 阻滞药	快速动力学阻断激活和未激活通道 不会延长或可能缩短动作电位时程	终止室性心动过速，防止电复律后心室颤动	静脉 肝首过代谢 心力衰竭或肝病患者减量使用 **毒性：**神经症状
美西律：口服有效的利多卡因同类物；用于室性心律失常、慢性疼痛综合征			

（续表）

分类，药物	作用机制	效应	临床应用	给药途径，药代动力学，毒性，相互作用
1C 类				
氟卡尼	I_{Na} 阻滞药	以慢动力学与通道解离；动作电位时程无变化	正常心脏患者的室上性心律失常 不要在缺血性疾病中使用（心肌梗死后）	口服 肝和肾代谢 半衰期：约 20 h **毒性**：致心律失常
普罗帕酮：口服有效，弱 β 阻断作用；室上性心律失常，肝代谢 莫里西嗪：吩噻嗪衍生物，口服有效；室性心律失常，致心律失常。在美国撤回				
2 类				
普萘洛尔	β 受体阻滞药	直接膜效应（钠通道阻滞），延长动作电位时程 减缓窦房结自律性和房室结传导速度	房性心律失常，复发性梗死和猝死的预防	口服、胃肠外 持续时间 4 ～ 6 h **毒性**：哮喘，房室传导阻滞 急性心力衰竭 **相互作用**：与其他心脏抑制剂及降压药
艾司洛尔：短效，仅静脉注射；用于术中及其他急性心律失常				
3 类				
胺碘酮	阻滞 I_{Kr}、I_{Na} 和 I_{Ca-L} 通道，β 受体阻滞药	延长动作电位时程和 QT 间期 减慢心率和房室结传导 尖端扭转型心动过速发生率低	严重室性心律失常和室上性心律失常	口服，静脉注射 多种组织吸收和蓄积，肝代谢，清除复杂且缓慢 **毒性**：心脏疾病患者出现心动过缓和传导阻滞、外周血管扩张、肺和肝毒性；甲状腺功能亢进或低下； **相互作用**：许多，与 CYP 代谢相关
多非利特	阻滞 I_{Kr}	延长动作电位和有效不应期	心房颤动患者窦性心律的维持或恢复	口服 肾排泄 **毒性**：尖端扭转型心动过速（在医院发生） **相互作用**：与其他 QT 延长药物
索他洛尔：β 肾上腺素和 I_{Kr} 阻滞药，直接延长动作电位，用于室性心律失常与心房颤动 伊布利特：钾通道阻滞药，可激活内向电流；静脉注射用于心房扑动和心房颤动的逆转 决奈达隆：胺碘酮衍生物；多通道作用，降低心房颤动患者死亡率 维纳卡兰：美国仍在研究的药物，多通道作用于心房，延长心房不应期，对心房颤动有效				
4 类				
维拉帕米	钙通道（I_{Ca-L} 型）阻滞	减慢窦房结自律性和房室结传导速度 降低心脏收缩力 降低血压	室上性心动过速、高血压、心绞痛	口服，静脉注射； 肝代谢； 肝功能不全患者谨慎使用
地尔硫䓬：相当于维拉帕米				
其他				
腺苷	激活内向整流器 I_K，阻滞 I_{Ca}	非常短暂，通常是完全的房室传导阻滞	阵发性室上性心动过速	仅静脉注射 持续时间 10 ～ 15 s **毒性**：面部潮红，胸部发紧，头晕 **相互作用**：最小
镁	不清楚，与 Na^+-K^+-ATP 酶、K^+ 和 Ca^{2+} 通道相互作用	使血浆 Mg^{2+} 正常化或升高	尖端扭转型心动过速，洋地黄诱发的心律失常	静脉注射 持续时间取决于剂量 **毒性**：过量时肌肉无力
钾	增加 K^+ 渗透性，K^+ 电流	减缓异位起搏点，减慢心脏传导速度	洋地黄诱发的心律失常，与低钾血症相关的心律失常	口服，静脉注射 **毒性**：折返性心律失常，过量使用导致纤颤或心搏骤停

[1] Data from Trevor AJ，Katzung BG，Kruidering-Hall M. Katzung & Trevor's Pharmacology Examination and Board Review. 11th ed. New York，NY：McGraw-Hill Education；2015

不理想。

抗心律失常药物的选择通常依赖于心律失常是室性的还是室上性的，以及需要紧急治疗还是长期治疗。静脉药物通常用于心律失常的紧急处理，而口服药物则用于长期治疗（表 20-9）。

什么药物对 WPW 综合征患者的快速型心律失常最有效？

血流动力学不稳定患者可以选择电复律。小剂量去氧肾上腺素（100 μg）联合迷走神经刺激法（在没有颈动脉梗阻性疾病这一禁忌的情况下行颈动脉按摩），有助于维持动脉血压并可能终止心律失常。最有效的是 I a 类药物（例如普鲁卡因胺）。普鲁卡因胺增加不应期，可减少经旁路的传导。而且 I a 类药物经常可以终止阵发性室上性心动过速和心房颤动，并抑制它们复发。不推荐使用胺碘酮。腺苷、维拉帕米和地高辛在这些患者出现心房颤动或扑动时是禁忌证，因为它们会危险地促进室性反应。这些药物都会减少经房室结的传导，有助于冲动沿着旁路传导。冲动经旁路传导到心室要比经房室结传导快得多。地高辛缩短不应期和增强旁路传导，因此也可能增加心室反应。尽管维拉帕米可以终止阵发性室上性心动过速，但在这类患者使用是危险的，因为患者随之可能发生心房颤动或心房扑动。此外，如果这些患者出现 QRS 波宽大畸形的心动过速，他们的心房颤动可能不容易与室性心动过速区分开。

表 20-9　抗心律失常药物的临床药理学特性[1]

药物	对窦房结速率的作用	对房室结不应期的作用	PR 间期	QRS 波时间	QT 间期	对心律失常的有效性		半衰期
						室上性	室性	
腺苷	↓↑	↑↑↑	↑↑↑	0	0	++++	?	< 10 s
胺碘酮	↓↓[2]	↑↑	不确定	↑	↑↑↑↑	+++	+++	（数周）
地尔硫䓬	↑↓	↑↑	↑↑	0	0	+++	−	4～8 h
丙吡胺	↑↓[2,3]	↑↓[3]	↑↓[3]	↑↑	↑↑	+	+++	7～8 h
多菲利特	↓（?）	0	0	0	↑↑	++	无	7 h
决奈达隆				↑		+++	−	24 h
艾司洛尔	↓↓	↑↑	↑↑	0	0	+	+	10 min
氟卡尼	无，↓	↑	↑	↑↑↑	0	+[4]	++++	20 h
伊布利特	↓（?）	0	0	0	↑↑	++	?	6 h
利多卡因	无[2]	无	0	0	0	无[5]	+++	1～2 h
美西律	无[2]	无	0	0	0	无	+++	8～20 h
普鲁卡因胺	↓[2]	↑↓[3]	↑↓[3]	↑↑	↑↑	+	+++	3～4 h
普罗帕酮	0，↓	↑	↑	↑↑↑	0	+	+++	5～7 h
普萘洛尔	↓↓	↑↑	↑↑	0	0	+	+	5 h
奎尼丁	↑↓[2,3]	↑↓[3]	↑↓[3]	↑↑	↑↑	+	+++	6 h
索他洛尔	↓↓	↑↑	↑↑	0	↑↑↑	+++	+++	7～12 h
维拉帕米	↓↓	↑↑	↑↑	0	0	+++	−	7 h
维纳卡兰		↑	↑			+++	−	2 h

[1] Data from Trevor AJ，Katzung BG，Kruidering-Hall M. Katzung & Trevor's Pharmacology Examination and Board Review. 11th ed. New York，NY：McGraw-Hill Education；2015.

[2] 可以抑制病态的窦房结。

[3] 抗胆碱作用和直接抑制剂作用。

[4] 尤其是在 Wolff-Parkinson-White 综合征。

[5] 在地高辛引起的房性心律失常可能有效

（张慧　译　侯丽宏　审校）

推荐阅读

Bollinger D, Seeberger M, Kasper J, et al. Different effects of sevoflurane, desflurane, and isoflurane on early and late left ventricular diastolic function in young healthy adults. *Br J Anaesth*. 2010;104:547.

Colson P, Ryckwaert F, Coriat P. Renin angiotensin system antagonists and anesthesia. *Anesth Analg*. 1999;89:1143.

de Baaij JH, Hoenderop JG, Bindels RJ. Magnesium in man: Implications for health and disease. *Physiol Rev*. 2015;95:1.

De Hert S. Physiology of hemodynamic homeostasis. *Best Pract Res Clin Anesthesiol*. 2012;26:409.

Duncan A, Alfirevic A, Sessler D, Popovic Z, Thomas J. Perioperative assessment of myocardial deformation. *Anesth Analg*. 2014;118:525.

Epstein AE, Olshansky B, Naccarelli GV, et al. Practical management guide for clinicians who treat patients with amiodarone. *Am J Med*. 2016;129:468.

Forrest P. Anaesthesia and right ventricular failure. *Anaesth Intensive Care*. 2009;37:370.

Francis G, Barots J, Adatya S. Inotropes. *J Am Coll Cardiol*. 2014;63:2069.

Groban L, Butterworth J. Perioperative management of chronic heart failure. *Anesth Analg*. 2006;103:557.

Harjola VP, Mebazaa A, Čelutkienė J, et al. Contemporary management of acute right ventricular failure: A statement from the heart failure association and the Working Group on Pulmonary Circulation and Right Ventricular Function of the European Society of Cardiology. *Eur J Heart Fail*. 2016;18:226.

Jacobsohn E, Chorn R, O'Connor M. The role of the vasculature in regulating venous return and cardiac output: Historical and graphical approach. *Can J Anaesth*. 1997;44:849.

Ross S, Foex P. Protective effects of anaesthetics in reversible and irreversible ischemia-reperfusion injury. *Br J Anaesth*. 1999;82:622.

Shi WY, Li S, Collins N, et al. Peri-operative levosimendan in patients undergoing cardiac surgery: An overview of the evidence. *Heart Lung Circ*. 2015;24:667.

Van Gelder IC, Tuinenburg AE, Schoonderwoerd BS, et al. Pharmacologic versus direct-current electrical cardioversion of atrial flutter and fibrillation. *Am J Cardiol*. 1999;84:147R.

Woods J, Monteiro P, Rhodes A. Right ventricular dysfunction. *Curr Opin Crit Care*. 2007;13:535.

Yost CS. Potassium channels. Basic aspects, functional roles and medical significance. *Anesthesiology*. 1999;90:1186.

第 21 章 合并心血管疾病患者的麻醉

要　点

❶ 据估计 25% ~ 50% 的非心脏手术患者术后死亡是由于心血管并发症所致。围术期心肌梗死（Ml）、肺水肿、收缩性和舒张性心力衰竭（CHF）、心律失常、卒中和血栓栓塞是有心血管病病史患者最常见的诊断。

❷ 无论术前血压控制到什么程度，大部分高血压患者在麻醉诱导后表现出明显的血压降低反应，对随后的气管插管表现出剧烈的血压升高反应。

❸ 重症冠状动脉疾病（CAD）、心肌梗死病史或心室功能不全的患者，出现心血管并发症的风险最大。

❹ 围术期突然停用抗心绞痛药物，特别是 β 受体阻滞药，可导致心肌缺血事件风险骤然反跳性升高。

❺ 缺血性心脏病患者的麻醉管理，最重要的是维持良好的心肌氧供需平衡。应该通过加深麻醉、应用肾上腺素受体阻滞剂、血管扩张剂或联合使用，来控制自主神经介导的心率增快和血压升高。

❻ 严重 CAD 和存在高危或多种心脏危险因素的患者，除非拟进行微小手术，均应采用动脉内直接测压。对于手术持续时间较长或操作较复杂及液体变化较大或失血较多的 CAD 患者应监测中心静脉压或肺动脉压（相对少）。

❼ 二尖瓣狭窄的血流动力学管理的首要目标是维持窦性心律（若术前存在窦性心律）和避免心动过速，并通过合理的液体治疗，避免心输出量大幅度增加、容量不足和容量过多。

❽ 二尖瓣反流患者的麻醉管理应根据反流的严重程度及左心室功能而定。应避免加重反流的因素，如心率减慢和后负荷急剧增加。

❾ 维持正常的窦性心律、心率、外周血管阻力及血管内容积对主动脉瓣狭窄患者至关重要。失去正常的同步心房收缩常导致病情迅速恶化，尤其当伴有心动过速时。

❿ 心动过缓或外周血管阻力（SVR）增加都会使主动脉瓣关闭不全患者的反流量增加，而心动过速则会导致心肌缺血。也应避免过度心肌抑制。应维持心脏前负荷代偿性增加，但过度的液体治疗易导致肺水肿。

⓫ 对于先天性心脏病患者，SVR 相对于肺血管阻力（PVR）升高，有利于左向右分流；而 PVR 相对于 SVR 升高则有利于右向左分流。

⓬ 只要右心和左心之间存在分流，无论血流的方向如何，都应仔细清除静脉输注液体中的气泡和小颗粒，以防止反常栓塞进入脑或冠状动脉循环。

⓭ 法洛四联症患者的麻醉管理原则是维持血管内容量和 SVR。避免可使 PVR 增高的因素，如酸中毒和气道压过高。分流程度轻的患者通常能够耐受吸入麻醉诱导。右向左分流会减慢吸入麻醉药的摄取；反之，则可能使静脉药的起效加快。

⓮ 由于移植心脏是完全去神经的，所以缺乏直接的自主神经支配。此外，心率反射性增加的缺失会使患者对快速血管扩张特别敏感。间接血管升压素（如麻黄碱），作用不如直接型药物，因为心肌神经元中没有储存儿茶酚胺。

　　心血管疾病——特别是高血压、缺血性心脏病、先天性心脏病和心脏瓣膜疾病——是麻醉工作中最常见的医学疾病之一，也是围术期病死的主要原因。手术刺激引起的交感反应、麻醉药物对循环系统的作用、气管内插管、正压通气、失血、液体转移和体温变化等更加重了已受损的心血管系统的负担。大多数麻醉药会引起心脏抑制、血管扩张或二者兼有。心功能严重受损的患者依赖于增强的交感活性，即便没有直接循环效应的麻醉药物，也会引起明显的循环抑制，表现为心力衰竭和急性失血的特点。麻醉状态引起患者交感活性降低，可导致急性循环衰竭。

　　对心血管疾病患者实施麻醉管理需要全面掌握

正常心脏的生理知识、各种麻醉药物的循环效应和心血管疾病的病理生理与治疗方面的相关知识。心血管疾病患者围术期处理原则与非围术期相同。多数情况下，选用何种麻醉药物并不至关重要；懂得如何使用此类药物并正确理解心脏病的基础病理生理及其与麻醉药物之间的相互影响才是关键。

严重心血管疾病患者常常经受心脏和非心脏手术。美国心脏病学会（ACC）和美国心脏协会（AHA）已经联合发布了大量的心脏病患者的治疗指南，其中许多建议与心脏病患者镇静和麻醉相关。随着新的循证医学证据的发现，指南也经常更新，建议麻醉医师要经常登录 AHA 网站，寻找最新的循证医学证据，从而更好地管理心脏病患者。

非心脏手术围术期心血管评估及术前准备

心血管疾病的患病率随年龄增长而升高。此外，未来 20 年，年龄 65 岁以上的患者数预计将增加 25%～35%。

1 据估计，非心脏手术后 25%～50% 的患者死于心血管并发症。围术期心肌梗死（MI）、肺水肿、收缩性和舒张性心力衰竭、心律失常卒中、和血栓栓塞是有心血管病病史患者最常见的诊断。由于手术患者心血管疾病的患病率相对较高，所以有必要明确心脏危险因素及术中、术后发生严重或致命性心脏并发症的可能性。

ACC/AHA 工作组报告为围术期心血管评估提供了指南。指南指出患者病史是决定术前心脏评估是否需要的关键依据；除急诊外，某些情况下（如不稳定型心绞痛和失代偿型心力衰竭）应首先进行心脏干预

治疗。术前病史评估时还需注意既往治疗情况，如心律转复除颤器的植入，冠状动脉支架以及其他介入治疗。此外，患者能否自行完成日常起居是评估心功能的一项指标。与极轻微体力活动后出现呼吸困难的类似患者相比，具有良好运动耐受能力的老年心脏病患者发生围术期危险的可能性较低（表 21-1）。

应询问患者是否具有通常伴发心脏病的其他疾病的征象。心脏病患者常常伴发阻塞性肺疾病、肾功能减退和糖尿病。

所有患者都应进行体格检查和心肺听诊。体格检查对某些患者特别有用。例如，若择期手术患者听诊提示主动脉狭窄的严重收缩期杂音，则需要进一步行超声评估，因主动脉狭窄大大增加了非心脏手术患者的风险。

下列情况会增加风险：

- 缺血性心脏病（MI 病史、心电图异常、胸痛）。
- 充血性心力衰竭（呼吸困难，肺水肿）。
- 脑血管疾病（卒中）。
- 高危手术（血管、胸部）。
- 糖尿病。
- 术前肌酐大于 2 mg/dl

最新的 ACC/AHA 指南指出，有下列心脏风险时应在手术前进行密切治疗（除非急诊手术），包括不稳定的冠脉综合征（新近 MI，不稳定型心绞痛）、失代偿型心力衰竭、严重心律失常以及严重心脏瓣膜疾病。ACC/AHA 指南指出，MI 7 天内或者近一个月内有心肌缺血风险，视为"活动性"心脏病情况。此外，循证医学证据提示，既往有 MI 病史但无心肌缺血风险的患者在非心脏手术后发生围术期心肌梗死的风险较低。ACC/AHA 指南将建议分为四类：Ⅰ级：

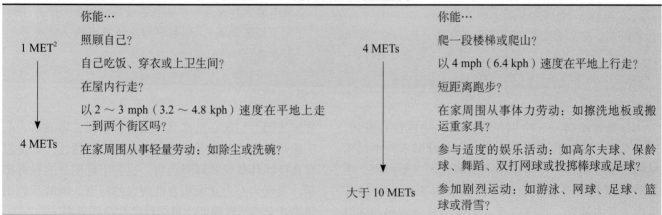

表 21-1　评估不同活动的能量需求[1]

	你能…		你能…
1 MET[2]	照顾自己？	4 METs	爬一段楼梯或爬山？
	自己吃饭、穿衣或上卫生间？		以 4 mph（6.4 kph）速度在平地上行走？
	在屋内行走？		短距离跑步？
	以 2～3 mph（3.2～4.8 kph）速度在平地上走一到两个街区吗？		在家周围从事体力劳动：如擦洗地板或搬运重家具？
4 METs	在家周围从事轻量劳动：如除尘或洗碗？		参与适度的娱乐活动：如高尔夫球、保龄球、舞蹈、双打网球或投掷棒球或足球？
		大于 10 METs	参加剧烈运动：如游泳、网球、足球、篮球或滑雪？

[1] Modified with permission from Hlatky MA，Boineau RE，Higginbotham MB，et al. A brief self-administered questionnaire to determine functional capacity（the Duke Activity Status Index）. Am J Cardiol. 1989 Sep 15；64（10）：651-654.

[2] kph，千米／小时；MET，代谢当量；mph，英里／小时

获益＞＞＞风险；Ⅱa级：获益＞＞风险；Ⅱb级：获益≥风险；Ⅲ级：无利无害。此外，按照其依据将证据分为不同强度：A（多个随机试验）、B（有限试验、非随机研究）和C（专家共识，案例研究）。

Ⅰ级推荐如下：

- 需行急诊非心脏手术的患者，应送至手术室密切进行围术期监测及预防管理术后危险因素。
- 具有活动性心脏病症状的患者，需请心脏病专家进行评估并依据ACC/AHA指南进行治疗。
- 低风险手术可以实施。
- 运动耐量差（低于METs 4）但不具已知危险因素的患者可进行手术。

ACC/AHA指南通过算法途径来识别主要不良心脏事件（MACE；如围术期死亡或心肌梗死）的风险。相较于手术的性质和患者的特点，风险是次要的。ACC/AHA推荐使用各种在线风险计算器（例如，美国外科医师学会风险计算器，www.Surgicalriskcalculator.com）来评估患者围术期发生主要不良心脏事件的风险（图21-1）。

ACC/AHA指南针对围术期可能遇到的已发心脏状况（例如，心力衰竭、瓣膜病、心律失常）给出具体建议。关于术前评估的建议列于（表21-2）。

冠状动脉疾病

ACC/AHA指南建议，对于未接受冠状动脉介入治疗的患者，非心脏手术应在MI 60天后或更长时间之后进行。此外，MI后6个月内进行手术与围术期死亡率增加相关。患者年龄增加和身体虚弱也与急性冠脉综合征和卒中的风险增加有关。研究发现，手术后肌钙蛋白水平升高的无症状患者数量惊人。尽管没有其他证据提示心肌梗死，这些发现也表明存在心肌损伤。这些患者的风险大大增加，且对这些患者的具体管理仍然存在争议。

高血压

临床上经常遇到需要行择期手术的高血压患者。有些患者病情得到控制，但遗憾的是，多数患者却没有。高血压是大多数西方社会致死和致残的主要原因，也是手术患者术前最常见的异常情况，总患病率是20%～25%。长期未控制的高血压会加速动脉粥样硬化和高血压性器官损伤的形成。高血压是心、脑、肾和血管疾病的一个主要危险因素。**其并发症包括心肌梗死、充血性心力衰竭、卒中、肾衰竭、周围血管闭塞性疾病和主动脉夹层。**高血压患者出现左心室肥厚（LVH）可能是预示患者发生心源性死亡的重要指标。然而，收缩压低于180 mmHg、舒张压低于110 mmHg时并不增加围术期风险。患者的收缩压超过180 mmHg且舒张压高于110 mmHg时，麻醉医师将会面对一个两难的处境：如果延期手术，可优化口服降压药物治疗以改善患者术前状况，但延迟手术相应风险增加；如果手术正常进行，需使用速效静脉药物控制血压。直接接受治疗或手术的患者与为了更好地长期控制血压而延迟治疗的患者相比，不良心脏事件的发生率相似。值得注意的是，术前高血压的患者比其他患者更容易发生术中低血压。

血压测量受多种因素影响，包括体位、测量时间、患者情绪状态、近期活动量和药物摄取以及所使用的设备和技术。高血压的诊断不能仅凭术前一次测量结果而定，需要根据血压持续升高的病史来确诊。尽管血压正常的患者由于术前紧张焦虑或疼痛，也会引起不同程度的血压升高，但是有高血压病史的患者术前血压升高常更为显著。

流行病学研究表明，舒张压和收缩压均与死亡率之间存在直接且持续相关的关系。系统性高血压的定义为：舒张压持续高于90 mmHg或收缩压高于140 mmHg。表21-3列出了高血压常用分级标准。当舒张压为80～89 mmHg或收缩压为120～139 mmHg时，称为临界高血压。临界高血压患者心血管并发症的风险是否会增加尚不清楚。急进型高血压或重度高血压被定义为近期持续的、进行性血压升高，通常舒张压超过110至119 mmHg。此类患者常伴有肾功能不全。高血压亚急症指血压高于180/120 mmHg，无器官损伤迹象（如高血压脑病、心力衰竭）。高血压急症的特点为严重高血压（＞180/120 mmHg），常伴乳头水肿、脑病或其他器官损伤。

病理生理学

高血压可以是原发性（特发性）的，也可能是继发于其他疾病，如肾疾病、肾动脉狭窄、原发性醛固酮增多症、库欣病（Cushing disease）、肢端肥大症、嗜铬细胞瘤、妊娠或雌激素治疗，但一般并不常见。原发性高血压占80%～95%，这些患者可能合并有基础心输出量、全身血管阻力（SVR）或两者均异常升高。在整个疾病过程中存在一种常见的演变模式：心输出量恢复（或保持）正常，但SVR变得异常高。心脏后负荷的慢性增加导致向心性左心室肥厚和舒张功能改变。在血压升高的状态下，为维持正常的脑血流，脑血管的自主调节能力也发生变化；其自主调节范围可能在平均压 110 ～ 180 mmHg 内。

高血压患者发生这些变化的机制可能包括血管增厚、高胰岛素血症、细胞内钙离子增多以及血管平滑肌细胞和肾小管上皮细胞内钠离子浓度升高。有些患者存在交感神经系统活性过高及对交感激动剂反应增强。高血压患者有时对血管升压类药物和血管扩张剂表现出过度敏感的反应。肾素-血管紧张素-醛固酮系统活性过高在急进型高血压患者的发病中可能起重要作用。

长期治疗

有效的药物治疗可以减缓高血压的进展，降低卒中、充血性心力衰竭、冠心病（CAD）和肾损害的发生率；还可以延缓甚至逆转伴随的病理生理变化，如左心室肥厚和脑血管自主调节改变。

一些轻度高血压患者仅需单一药物治疗，包括噻

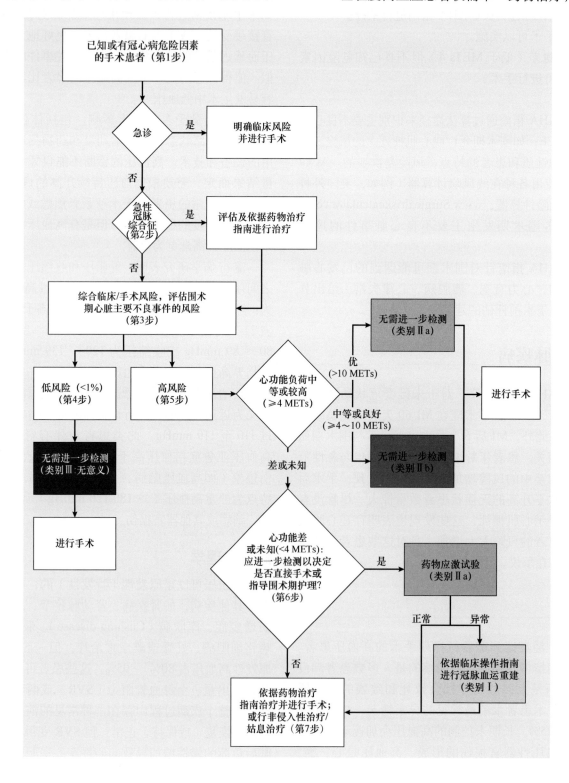

嗪类利尿剂、血管紧张素转换酶抑制药（ACE）、血管紧张素受体阻滞药（ARB）、β 受体阻滞药或钙通道阻滞药，虽然许多指南和一些研究结果推荐前三种药物。应根据伴发疾病情况选择治疗药物。所有有心肌梗死病史的患者，无论是否存在高血压，均应接受 β 受体阻滞药和一种 ACE 抑制药（或 ARB）治疗来改善预后。对许多患者而言，"指南指定的"药物对于控制其高血压也绰绰有余。

中、重度高血压患者通常需要 2 种或 3 种药物合用。单一药物治疗无效时，以利尿剂、β 受体阻滞药和 ACE 抑制药联合使用常有效。如前所述，ACE 抑制药（或 ARB）可延长充血性心力衰竭、左心室功能不全或先前心肌梗死患者的生存期。熟悉常用抗高血压药物的名称、作用机制和副作用对麻醉医师来说是很重要的（表 21-4）。

术前处理

临床麻醉中反复遇到有一个问题：择期手术患者，术前高血压控制到什么程度可以接受？除血压控制比较理想的患者外，大部分高血压患者进入手术室后有不同程度的高血压。虽然有资料显示，即便术前中度高血压（舒张压＞ 90 ～ 110 mmHg），与出现术后并发症之间也并没有确切的统计学相关性，但也有资料显示，未经治疗或控制较差的高血压患者，术中更容易出现心肌缺血、心律失常或高血压和低血压事件。对术前控制较差的高血压患者，术中通过调节麻醉深度和使用血管活性药物可减少术后并发症。

虽然，理想情况是患者在血压正常的情况下接受择期手术，但通常无法在短时间内使血压达到正常，甚至是不可取的，因为高血压患者的大脑自我调节已发生改变。血压过低会影响脑灌注。此外，推迟或继续手术应依据术前血压升高的严重程度；合并心肌缺血、心室功能不全、脑血管或肾并发症的可能性；以及手术的性质和紧迫性而进行个体化决策。除极少数特例外，抗高血压治疗应持续至手术。一些临床医生在手术当日早晨停用 ACE 抑制剂和 ARB，因其与术中低血压的发生率增加有关；然而，不使用这些药物会明显增加围术期高血压的风险和对胃肠外抗高血压药物的需求。这也要求手术团队记得在手术后重新开始药物治疗。对于术前舒张压持续高于 110 mmHg 的患者，当延迟手术的益处超过风险时再决定推迟择期手术。但不幸的是，可指导决策的研究很少。

病史

术前病史应了解高血压的严重程度和持续时间，

图 21-1　围术期冠状动脉疾病（CAD）患者心脏评估步骤。不同颜色对应不同推荐类别：Ⅰ类（浅蓝色）；Ⅱ a 类（浅灰底）；Ⅱ b 类（深灰色）；Ⅲ类（深蓝色）。

第 1 步：对患冠心病或有冠心病危险因素的患者，首先确定手术的迫切性。若是急诊，则确定可能影响围术期管理的临床风险因素，并依据临床评估采取恰当监测和管理策略来进行手术（有关冠心病的更多信息，请参见 ACC/AHA 指南第 2.1 节）。［对于有症状的心力衰竭（HF）、瓣膜性心脏病（VHD）或心律失常的患者，请参阅评估和管理信息指南第 2.2、2.4 和 2.5 节。］

第 2 步：若是限期或择期手术，先确定患者是否存在急性冠脉综合征（ACS）。若存在，则依据 UA/NSTEMI 和 STEMI 临床实践指南（CPGs）中的药物治疗指南（GDMT），对患者进行心脏病学评估和管理。

第 3 步：如果患者有稳定型冠心病危险因素，那么根据合并的临床 / 手术风险评估围术期发生心脏主要不良事件（MACE）的风险。这项评估可以使用美国外科医师学会的 NSQIP 风险计算器（http://www.surgicalriskcalculator.com）或结合修订的心脏风险指数（RCRI）来评估手术风险。接受极低风险手术（如眼科手术）的患者，即使有多个风险因素，发生 MACE 的风险也较低，而接受大血管手术且风险因素很少的患者发生 MACE 的风险较高（见 ACC/AHA 指南第 3 节）。

第 4 步：如果患者有较低的 MACE 风险（＜ 1%），则不需要进一步的检测，患者可以进行手术（参见指南第 3 节）。

第 5 步：如果患者有较高的 MACE 风险，则使用客观的测量方法或量表［如杜克活动状态指数（DASI）］来确定心功能负荷。如果患者具有中等、良好或优秀的心功能负荷（≥ 4 METs），则无需进一步评估即可进行手术（见 ACC/AHA 指南第 4.1 节）。

第 6 步：如果患者心功能较差（＜ 4 METs）或未知，则临床医生应咨询患者和手术团队，以确定进一步的检测是否会影响患者的决策（例如，根据检测结果决定执行原手术或接受冠状动脉旁路移植或经皮冠状动脉介入治疗）或围术期护理。如果是，那么做药物应激实验恰当。对于心功能负荷未知的患者，进行运动耐量检测较为合理。如果检测结果异常，应根据异常程度考虑行冠状动脉造影和血运重建。然后，患者可依据 GDMT 治疗并进行手术，或考虑其他治疗策略，例如为了手术而进行的非侵入性治疗（例如，癌症的放射治疗）或姑息治疗。如果检测结果正常，根据 GDMT 治疗并进行手术（参见指南第 5.3 节）。

第 7 步：如果检测结果不会影响决策或护理，那么根据 GDMT 治疗并进行手术或考虑其他治疗策略，例如为了手术而进行的非侵入性治疗（例如，癌症的放射治疗）或姑息治疗。

MET，代谢当量；NSQIP，国家外科质量改善计划；STEMI，ST 段抬高型心肌梗死；UA/NSTEMI，不稳定型心绞痛 / 非 ST 段抬高型心肌梗死。

［Reproduced with permission from Fleisher LA，Fleischman KE，Auerbach AD，et al. 2014 ACC/AHA guideline on perioperative cardiovascular evaluation and management of patients undergoing noncardiac surgery：A report of the American College of Cardiology/American Heart Association Task Force on practice guidelines. J Am Coll Cardiol. 2014 Dec 9；64（22）：e77-e137.］

表 21-2 术前评估建议汇总[1]

建议	推荐类别	证据水平
12 导联心电图		
除低风险手术外，术前静息 12 导联心电图可合理反映已知冠心病或其他重要结构性心脏病患者	IIa	B
除低风险手术外，术前静息 12 导联心电图可用于无症状患者	IIb	B
常规术前静息 12 导联心电图不适用于接受低风险手术的无症状患者	III：无意义	B
左心室功能评估		
不明原因呼吸困难患者术前行左心室功能评估是合理的	IIa	C
对于伴有呼吸困难加重或其他临床状态改变的心力衰竭患者，术前进行左心室功能评估是合理的	IIa	C
临床稳定患者可考虑重新评估左心室功能	IIb	C
术前无需常规行左心室功能评估	III：无意义	B
运动负荷试验检测心肌缺血及心功能负荷		
对于风险高但心功能好的患者，放弃进一步行运动试验而直接进行手术治疗是合理的	IIa	B
对于风险高且心功能未知的患者，应进行运动测试以评估心功能负荷以决定对患者的管理	IIb	B
对于风险高、心功能处于中等至良好水平之间的患者，放弃进一步行运动试验并继续手术可能是合理的	IIb	B
对于风险高、心功能较差或未知的患者，应以心脏成像技术监测下行运动试验以评估是否存在心肌缺血。	IIb	C
无创的运动负荷实验筛查对于低风险心脏手术无意义	III：无意义	B
心肺运动试验		
对于拟接受高风险手术的患者，可以考虑进行心肺运动试验	IIb	B
非心脏手术前无创药物应激试验		
对于心功能较差、风险高的患者拟行非心脏手术应进行多巴酚丁胺负荷超声心动图（DSE）或心肌灌注显影（MPI），以决定对患者的管理	IIa	B
无创药物应激试验对于低风险非心脏手术患者无意义	III：无意义	B
术前冠状动脉造影		
不推荐术前常规行冠状动脉造影	III：无意义	C

[1] Reproduced with permission from Fleisher LA, Fleischman KE, Auerbach AD, et al. 2014 ACC/AHA guideline on perioperative cardiovascular evaluation and management of patients undergoing noncardiac surgery: A report of the American College of Cardiology/American Heart Association Task Force on practice guidelines. J Am Coll Cardiol. 2014 Dec 9；64（22）：e77-e137

表 21-3 血压水平分级（成人）

血压分级	收缩压（mmHg）	舒张压（mmHg）
正常	< 120	< 80
临界高血压	120 ～ 139	80 ～ 89
高血压		
轻度	140 ～ 159	90 ～ 99
中度	≥ 160	≥ 100
高血压亚急症 / 高血压急症	> 180	> 120

目前接受的药物治疗，以及是否存在高血压并发症。应了解是患者否存在心肌缺血、心室功能衰竭、脑灌注受损或周围血管疾病的症状，以及对药物治疗方案的依从性。应询问患者是否出现过胸痛、运动耐受性、呼吸短促（特别是在夜间）、依赖性水肿、体位性头晕、晕厥、间歇性视觉障碍或间歇性神经症状以及跛行。也应确定目前抗高血压药物治疗的不良反应（表 21-5）。

体格检查与实验室检查

眼底镜检对高血压患者有益。明显的视网膜血管改变，通常与高血压的严重程度、动脉粥样硬化的进展和高血压对其他器官的损害呈正相关。S_4 心音奔马律常见于 LVH 患者。其他体检结果，如肺部啰音和 S_3 心音奔马律见于病程晚期，常提示充血性心力衰竭。仰卧位和直立位血压均应测量。血压随体位改变而改变可能是容量不足、血管过度扩张或应用交感神经阻滞剂治疗的结果。手术前一天晚上及手术当天早上饮用碳水化合物饮料可以促进麻醉诱导后血流动力学稳定。虽然无症状的颈动脉杂音通常无血流动力学

表 21-4　高血压用药汇总[1]

药物亚类	作用机制	效应	临床应用	药代动力学、毒性、相互作用
利尿剂				
噻嗪类：氢氯噻嗪、氯噻酮	阻断肾远曲小管 Na/Cl 转运体	减少血容量和尚不明了的血管效应	高血压 轻度心力衰竭	
髓袢利尿剂：呋塞米	阻断肾亨利氏袢 Na/K/Cl 转运体	类似噻嗪类；效应更强	重度高血压 心力衰竭	
螺内酯：依普利酮	阻断肾小管醛固酮受体	保钾排钠 降低心力衰竭死亡率但机制不清	醛固酮增多症 心力衰竭 高血压	
中枢性交感神经阻滞剂				
可乐定，甲基多巴	激活 α_2- 肾上腺素受体	减少中枢交感神经输出 减少去甲肾上腺素神经末梢释放去甲肾上腺素	高血压 可乐定也用于药物成瘾的戒断	口服；可乐定也可是贴剂 **毒性**：镇静；甲基多巴溶血性贫血
外周交感神经阻滞剂				
利血平	阻断去甲肾上腺素神经中胺的囊泡转运体，耗尽递质储存	减少所有交感神经对心血管的作用，并降低血压	高血压但很少使用	口服；长效（天）。 **毒性**：精神抑郁，胃肠紊乱
胍乙啶	干扰胺释放及取代小泡中的去甲肾上腺素	同利血平	同利血平	严重体位性低血压 性功能障碍
α 受体阻滞剂				
哌唑嗪 特拉唑嗪 多沙唑嗪	选择性阻断 α_1- 肾上腺素受体	抑制交感性血管收缩 减少前列腺平滑肌张力	高血压 良性前列腺增生	口服 **毒性**：体位性低血压
β 受体阻滞剂				
美托洛尔，其他 卡维地洛 奈必洛尔	阻断 β_2 受体；卡维地洛还可阻断 α 受体；奈比洛尔还能释放一氧化氮	抑制交感的心脏刺激 减少肾素分泌	高血压 心力衰竭 冠心病	
普萘洛尔：非选择性 β 阻滞剂 美托洛尔和阿替洛尔：应用非常广泛的 β_1 选择性阻滞剂				
血管扩张剂				
维拉帕米 地尔硫䓬	非选择性 L 型钙通道阻滞	降低心率和心输出量 降低血管阻力	高血压 心绞痛 心律失常	
硝苯地平、氨氯地平、其他二氢吡啶类	阻断血管钙通道＞心脏钙通道	降低血管阻力	高血压 心绞痛	
肼屈嗪 米诺地尔	促一氧化氮释放 代谢产物开放血管平滑肌 K 通道	血管扩张 降低血管阻力 小动脉比静脉敏感 反射性心动过速	高血压 米诺地尔也用于治疗脱发	口服 **毒性**：心绞痛、心动过速 肼屈嗪：狼疮样综合征 米诺地尔：多毛症
胃肠外药				
硝普钠 非诺多巴 二氮嗪 拉贝洛尔	释放一氧化氮 激活 D1 受体 开放 K 通道 α、β 阻滞剂	强力扩张血管	高血压急症	胃肠外给药；短效 **毒性**：过度低血压、休克

（续表）

药物亚类	作用机制	效应	临床应用	药代动力学、毒性、相互作用
血管紧张素转换酶抑制剂				
卡托普利及其他	抑制血管紧张素转换酶	降低血管紧张素 II 水平 减少血管收缩和醛固酮分泌 增加缓激肽	高血压 心力衰竭 糖尿病	口服 **毒性**：咳嗽、血管水肿、高钾血症、肾损害 致畸
血管紧张素受体阻滞剂				
洛沙坦及其他	阻断血管紧张素 AT1 受体	与 ACE 抑制剂相同，但不增加缓激肽	高血压；心力衰竭	口服 **毒性**：与 ACE 抑制剂相同，但咳嗽较少
肾素抑制剂				
阿利吉仑	抑制肾素酶活性	降低血管紧张素 I 、II 和醛固酮	高血压	口服 **毒性**：高血钾，肾损害潜在致畸

[1] Reproduced with permission from Katzung BG，Trevor AJ. Basic & Clinical Pharmacology. 13th ed. New York，NY：McGraw-Hill Education；2015.

表 21-5　长期抗高血压治疗的副反应

分类	副反应
利尿剂	
噻嗪类	低钾、低钠、高血糖、高尿酸血症、低镁血症、高脂血症、高钙血症
髓袢	低钾、高血糖、低钙、低镁、代谢性碱中毒
保钾类	高钾血症
交感神经阻滞剂	
β 受体阻滞剂	心动过缓、传导阻滞、心肌抑制、支气管张力增加、嗜睡、疲劳、抑郁
α 受体阻滞剂	体位性高血压、心动过速、液体潴留
中枢 α_2 受体激动剂	体位性低血压、镇静、口干、抑郁、麻醉用药减少、心动过缓、反跳性高血压、Coombs 试验阳性和溶血性贫血（甲基多巴）、肝炎（甲基多巴）。
神经节阻滞剂	体位性低血压、腹泻、液体潴留、抑郁（利血平）
血管扩张剂	
钙通道阻滞剂	心肌抑制、心动过缓、传导阻滞（维拉帕米、地尔硫䓬）、外周性水肿（硝苯地平）、心动过速（硝苯地平）、强化非去极化肌松药作用
ACE 抑制剂[1]	咳嗽、血管神经性水肿、反射性心动过速、液体潴留、肾功能不全、高钾血症、骨髓抑制（卡托普利）
血管紧张素受体拮抗剂	低血压、双侧肾动脉狭窄者肾衰竭、高钾血症
直接血管扩张剂	反射性心动过速、液体潴留、头痛、系统性红斑狼疮样综合征（肼屈嗪）、胸腔或心包腔积液（米诺地尔）

[1] ACE，血管紧张素转换酶

意义，但是常提示患者有动脉粥样硬化性血管疾病，有可能影响到冠状动脉循环。发现颈动脉杂音后应根据拟行手术的紧迫性和进一步检查的可行性安排检查，以调整治疗方案。使用多普勒超声检查颈动脉可明确其病变程度。

高血压患者心电图（ECG）往往正常，但病史较长者 ECG 常常提示有缺血、传导异常、陈旧性梗死、LVH 或劳损。心电图正常并不能排除冠状动脉疾病或

LVH。同样，胸片示心影大小正常也不能排除心室肥厚。超声心动图检查对 LVH 非常敏感，对有心力衰竭症状的患者可用来评价心室收缩和舒张功能。胸部平片检查对无症状的患者几无意义，但可显示心影明显扩大或肺血管充血。

肾功能通常通过测量血清肌酐水平来评估。服用利尿剂、**地高辛或肾功能**受损的患者，应检查血清电解质水平（K）。服用利尿剂的患者常有轻度到中度低

血钾（3 ～ 3.5 mEq/L），但并无不良影响。只有当患者出现症状或服用地高辛时，才需考虑补钾。有时患者会出现低血镁症，这可能导致围术期心律失常。服用保钾利尿剂或 ACE 抑制剂的患者，特别是肾功能受损的患者，可能出现高血钾症。

术前用药

给予抗焦虑药如咪达唑仑可减缓轻到中度的术前高血压。

术中管理

目标

高血压患者麻醉管理原则是在适当的范围内维持血压相对稳定。临界高血压患者的治疗与血压正常的患者相同。但是，长期高血压或血压控制欠佳的患者，由于脑血流自主调节发生改变，可能需要维持较高的平均动脉压以保证足够脑血流。高血压，特别是合并心动过速时，可突发或加重心肌缺血和（或）心室功能不全。一般情况下，动脉压变化范围应维持在术前血压 20% 范围内。

监测

大部分高血压患者术中不需要特殊监测。直接动脉内测压仅用于血压波动较大和术中心脏前负荷、后负荷变化较快较明显的大手术。心电图主要用于监测心肌缺血。预计手术将超过 2 h 且肾功能受损的患者，应留置尿管密切监测尿量。心室肥厚患者的心室顺应性（见第 20 章）通常降低。在心室顺应性降低的患者中，过量的静脉输液也会导致肺动脉压升高和肺充血。

诱导

❷ 高血压患者麻醉诱导和气管内插管期间，血流动力学往往不稳定。无论术前血压控制到什么程度，大部分高血压患者在麻醉诱导后表现出明显的血压降低反应，对随后的气管插管表现出剧烈的血压升高反应。许多抗高血压药物和麻醉药物具有扩血管和（或）心肌抑制作用。另外，许多高血压患者麻醉诱导时往往容量不足。交感神经阻滞剂可削弱正常的保护性循环反射，降低交感神经张力，增强迷走神经活性。

高血压患者在气管插管操作过程中可能表现出严重的高血压。插管前可以使用以下方法之一来减轻高血压反应：

- 使用强效挥发性麻醉药，加深麻醉。
- 阿片类药物（芬太尼 2.5 ～ 5 μg/kg；阿芬太尼 15 ～ 25 μg/kg；舒芬太尼 0.5 ～ 1.0 μg/kg；瑞芬太尼 0.5 ～ 1 μg/kg）。
- 静脉、气管内或局部涂抹利多卡因 1.5 mg/kg。
- 使用 β 受体阻滞剂艾司洛尔 0.3 ～ 1.5 mg/kg；美托洛尔（1 ～ 5 mg/kg）或拉贝洛尔 5 ～ 20 mg。

麻醉用药选择

A. 诱导用药

没有哪种降压药物或技术比另外一种药物或技术具有更确切的优势。全麻诱导时，丙泊酚、巴比妥类、苯二氮䓬类和依托咪酯对于大多数高血压患者而言，都同样安全。虽然几乎从不单独使用，氯胺酮本身可引起明显的高血压。合用小剂量其他药物如苯二氮䓬类或丙泊酚，可阻断或减弱其交感兴奋作用。

B. 维持用药

麻醉可安全地维持与挥发性或静脉药物。无论主要的维持技术是什么，添加挥发性药物或静脉血管扩张剂一般允许方便的术中血压控制。

使用挥发性麻醉药或静脉麻醉药物可安全地维持麻醉。无论哪种方法，加用挥发性麻醉药或静脉扩血管药物，术中通常可将血压控制得较为满意。

C. 血管加压素

若发生低血压，选用小剂量的直接缩血管药物如去氧肾上腺素（25 ～ 50 μg）有益。术前服用交感神经阻滞剂的患者，可能对麻黄碱的反应性减弱。血管加压素也可以用来恢复低血压患者的血管张力。

术中高血压

对加深麻醉（特别是挥发性麻醉药物）无反应的术中高血压，可选用的静脉药物很多（表 21-6）。使用抗高血压药物治疗前，首先应排除一些很容易纠正的因素，如麻醉深度不够、低氧或高碳酸血症等。应根据高血压的严重程度、急性程度和原因、基础心室功能、心率和是否存在支气管痉挛性肺部疾病、麻醉医师对药物的熟悉程度等情况选择降压药物。对于心室功能较好、心率较快的患者，单独使用 β 受体阻滞剂或联合应用其他药物是较好的选择，但反应性气道疾病患者相对禁忌。美托洛尔、艾司洛尔或拉贝洛尔都可选用。尼卡地平或氯维地平较 β 受体阻滞剂更适用于支气管疾病患者。术中治疗中重度高血压最

表 21-6　紧急处理高血压静脉用药

药物	剂量范围	起效时间	持续时间
硝普钠	0.5～10 μg/（kg·min）	30～60 s	1～5 min
硝酸甘油	0.5～10 μg/（kg·min）	1 min	3～5 min
艾司洛尔	0.5 mg/kg 超过 1 min； 50～300 μg/（kg·min）	1 min	12～20 min
拉贝洛尔	5～20 mg	1～2 min	4～8 h
美托洛尔	2.5～5 mg	1～5 min	5～8 h
肼屈嗪	5～20 mg	5～20 min	4～8 h
氯维地平	1～32 mg/h	1～3 min	5～15 min
尼卡地平	5～15 mg/h	1～5 min	3～4 h
依那普利	0.625～1.25 mg	6～15 min	4～6 h
非诺多泮	0.1～1.6 mg/（kg·min）	5 min	5 min

快、最有效的药物仍然是硝普钠。硝酸甘油的效应虽然稍差，但在治疗和预防心肌缺血方面非常有效。多巴胺受体激动药非诺多巴胺也是一种很有用的降压药物；还可增加肾血流。肼屈嗪控制血压作用持久，但起效缓慢，并可引起反射性心动过速。联合使用拉贝洛尔后，由于 α 受体和 β 受体作用均被阻断，反射性心动过速消失。

术后管理

术后高血压较常见，尤其术前血压控制不满意的患者更常见。无论是在恢复室还是在术后早期恢复阶段，均应严密监测血压。术后血压持续升高可能导致伤口血肿形成和血管缝线断裂。

恢复期的高血压通常是多因素的，呼吸异常、焦虑和疼痛、容量超负荷、膀胱过度充盈等均可加重高血压。如有必要，应纠正病因，并给予肠外抗高血压药物。静脉注射拉贝洛尔对控制高血压和心动过速特别有效，而心率慢的患者可用血管扩张药控制血压。当患者可进食时，应恢复术前抗高血压药物治疗。

缺血性心脏病

术前评估

心肌缺血的特点是氧代谢需求超过了氧供给。缺血可能是由于心肌代谢需求增加、心肌氧供减少或两者皆有。常见原因包括冠状动脉痉挛或血栓形成；严重高血压或心动过速（特别是心室肥厚者）；严重低血压、低氧血症或贫血；以及严重的主动脉瓣狭窄或反流。

目前，心肌缺血最常见的原因是冠状动脉粥样硬化。西方社会四分之一的死亡原因是 CAD，也是围术期并发症和死亡的主要原因。据估计，手术患者中 CAD 总体发病率 5%～10%。CAD 的主要术前危险因素有高脂血症、高血压、糖尿病、吸烟、高龄、男性患者和阳性家族史。其他危险因素包括肥胖、脑血管或周围血管疾病史、更年期、服用高雌激素口服避孕药（吸烟的妇女）以及久坐不动的生活方式。

冠心病可表现为：症状、特征性心电图或超声心动图及生化证据提示心肌坏死（梗死）；症状（通常为心绞痛）或特征性超声心动图或心电图提示心肌缺血；或心律失常（包括猝死）、症状（直立性呼吸困难、劳力性呼吸困难）、体征（啰音、体位性水肿、休克）或超声心动图改变提示心功能不全。具有冠心病危险因素和新症状的非卧床患者通常应接受某种形式的负荷检测，以明确诊断。

不稳定型心绞痛

不稳定型心绞痛的定义是：（1）心绞痛的严重程度、发作频率（每天 3 次以上）或持续时间突然增加（渐进性心绞痛）；（2）静息状态下有心绞痛发作；（3）新发心绞痛：过去 2 个月内严重或频繁的发作（每天 3 次以上）。不稳定型心绞痛可能发生在心肌梗死（MI）后，也可能是稳定型心绞痛的患者因大手术或非心脏疾病引起，包括严重贫血、发热、感染、甲状腺功能亢进、低氧血症和情绪刺激。

不稳定型心绞痛，特别是静息状态下伴有 ST 段明显改变者，通常表明有严重的基础冠状动脉疾病，而且常发生于 MI 之前。病理上，斑块破裂后血小板聚集或血栓形成与血管痉挛常密切相关。80% 有症状的患者存在一支或多支主要冠状动脉严重狭窄。不稳定型心绞痛患者需收住冠心病监护病房进行评估和治疗，有的可能需要进行一些冠状动脉介入治疗。

慢性稳定型心绞痛

胸痛呈阵发性，常位于胸骨后，呈劳力性，可放射到颈部或手臂，并可通过休息或服用硝酸甘油来缓解。症状常有变异，包括上腹痛、背痛或颈痛，或心室功能不全（类似心绞痛）引起的一过性呼吸短促。非劳力性心肌缺血和静息性（无症状）心肌缺血常见，尤其是术后。糖尿病患者静息性心肌缺血的发病率较高。

只有当动脉粥样硬化导致冠状动脉循环 50% ~ 75% 闭塞时，才出现临床症状。当冠状动脉狭窄段闭塞达 70% 时，狭窄远端的血管代偿性扩张已达极限；血流在静息状态下可能充足，但代谢需求增加时则不足。丰富的侧支循环血流可使某些病情很严重的患者仍能保持相对无症状。冠状动脉痉挛也是某些患者发生一过性透壁性心肌缺血的原因；大多数血管痉挛发生在心外膜血管先前存在的狭窄病变处，可能是由多种因素引起的，包括情绪不安和过度通气（Prinzmetal 心绞痛，又称变异型心绞痛）。冠状动脉痉挛主要见于不同程度劳累或情绪刺激（阈值不定）引起心绞痛的患者；典型劳力性（阈值固定）心绞痛患者较少见。

冠心病患者预后不仅与冠状动脉阻塞的数量和严重程度有关，还与心室功能不全的程度有关。

缺血性心脏病的治疗

缺血性心脏病患者的总体治疗方法有 5 步：

- 纠正危险因素，以期减缓疾病进展。
- 改变患者生活方式，减轻压力和提高运动耐量。
- 纠正可能加重缺血的并发症（如高血压、贫血、低氧血症、甲状腺功能亢进、发热、感染或药物不良反应）。
- 应用药物，调控心肌氧供需平衡。
- 抗凝。
- 经皮冠状动脉介入（使用或不使用支架型冠状动脉成形或斑块切术）或冠状动脉旁路移植手术。

稳定型缺血性心脏病最常用的药理学药物是硝酸盐类、β 受体阻滞剂、钙通道阻滞剂和血小板抑制剂。表 21-7 对这些具有循环作用的药物进行了比较。

A. β 肾上腺素受体阻断剂

这类药物是治疗稳定型缺血性心脏病的一线药物。它们通过减慢心率和降低心肌收缩力，某些情况下，还能降低后负荷（通过其降压作用），来减少心肌耗氧量。与其他药物相比，它们增加了左心室功能受损患者的存活率，增加了 MI 后的存活率，并降低了随后发生梗死的可能性。理想的用药效果是安静状态下心率 50 ~ 60 次 / 分。并且可防止活动时可感知的心率增快（活动时心率增快不超过 20 次 / 分）。这类药物在受体选择性、内在的拟交感活性（部分激动剂）作用和膜稳定特性方面的区别见表 21-8。膜稳定作用使其具有抗心律失常作用。轻中度心室功能不全的患者对具有内在拟交感活性的药物耐受性较好。某些 β 受体阻滞剂（比索洛尔、卡维地洛和长效美托洛尔）可以改善慢性心力衰竭患者的生存率。β₂ 肾

表 21-7　抗心绞痛药物比较[1]

| 心脏参数 | 硝酸盐类 | 钙通道阻滞剂 | | | β 受体阻滞剂 |
		维拉帕米	硝苯地平 尼卡地平 尼莫地平	地尔硫䓬	
前负荷	↓↓	—	—	—	—/↑
后负荷	↓	↓	↓↓	↓	—/↓
心肌收缩力	—	↓↓	—	↓	↓↓↓
窦房结自律性	↑/—	↓↓	↑/—	↓↓	↓↓
房室传导	—	↓↓↓	—	↓↓	↓↓
血管扩张					
冠状动脉	↑	↑↑	↑↑	↑↑	—/↓
全身血管	↑↑	↑↑	↑↑	↑↑	—/↓

↑：增加；—：无变化；↓：减少

表 21-8 β 肾上腺素阻滞剂的比较

药物	β1 受体选择性	半衰期	拟交感作用	α 受体阻断作用	膜稳定作用
醋丁洛尔	+	2～4 h	+		+
阿替洛尔	++	5～9 h			
倍他洛尔	++	14～22 h			
艾司洛尔	++	9 min			
美托洛尔	++	3～4 h			±
比索洛尔	+	9～12 h			
氧烯洛尔		1～2 h	+		+
阿普洛尔		2～3 h	+		+
吲哚洛尔		3～4 h	++		±
喷布洛尔		5 h	+		+
卡替洛尔		6 h	+		
拉贝洛尔		4～8 h		+	±
普萘洛尔		3～6 h			++
噻吗洛尔		3～5 h			
索他洛尔[1]		5～13 h			
纳多洛尔		10～24 h			
卡维地洛		6～8 h		+	±

[1] 还具有独特的抗心律失常作用

上腺素受体阻滞剂可掩盖糖尿病患者的低血糖症状、延缓低血糖的代谢恢复过程，而且影响机体对钾超负荷的处理。虽然心脏选择性（β₁ 受体特异性）药物比非选择性药物对气道敏感的患者较为适宜，但也应谨慎使用，因这些药物的心脏选择性往往有剂量依赖性。长期服用 β 受体阻滞剂治疗的患者围术期应继续用药。围术期急性停用 β 受体阻滞剂可显著增加心脏病发病率和死亡率。长期服用这些药物的患者围术期应继续进行 β 受体阻滞剂治疗。

B. 钙通道阻滞剂

当患者不能服用 β 阻滞剂或 β 阻滞剂疗效不佳时，可选择这类药物。最常用的钙通道阻滞剂的作用及用法见表 21-9。钙通道阻滞剂通过降低心脏后负荷减少心肌耗氧量和通过冠状动脉扩张增加心肌供氧。维拉帕米和地尔硫䓬通过减慢心率而降低氧需。

硝苯地平对全身血压的有效作用可能导致低血压、反射性心动过速或两者兼而有之。它减少后负荷的作用通常可抵消任何负性肌力作用。长效维拉帕米、地尔硫䓬、氨氯地平或非洛地平是首选。尼卡地平和氯维地平的作用一般与硝苯地平相同，但作用时间较短，而氯维地平作为血管扩张剂静脉输注效果

好。尼莫地平主要用于预防蛛网膜下腔出血后脑血管痉挛。

所有的钙通道阻滞剂均可增强去极化和非去极化肌松药的作用，加强挥发性麻醉剂的循环系统效应。维拉帕米和地尔硫䓬可加强挥发性麻醉剂对心肌收缩力和房室结传导的抑制作用。硝苯地平和其他同类药物可加强挥发性麻醉药和静脉麻醉药的全身血管扩张作用。

C. 硝酸盐类

硝酸盐类降低静脉和小动脉血管张力，增加血管容量，降低心室壁张力。这些效应可减少心肌耗氧量。硝酸酯类药物显著扩张静脉，使其在治疗充血性心力衰竭时效果较好。

此外，硝酸盐类还可扩张冠状动脉。由于血流量与血管半径的四次方成正比，所以狭窄的冠状动脉即使非常轻微的扩张也足以使血流量增加。硝酸盐类引起冠状动脉扩张，首先使缺血区心内膜下的血流增加。冠状动脉血流重新分布到缺血区，有赖于冠状动脉侧支循环的存在。

硝酸盐类既可用于治疗急性心肌缺血，也可用于预防频发的心绞痛事件。

表 21-9　钙通道阻滞剂的比较

药物	给药途径	剂量[1]	半衰期	临床应用			
				心绞痛	高血压	脑血管痉挛	室上性心动过速
维拉帕米	口服	40 ～ 240 mg	5 h	+	+		+
	静脉	5 ～ 15 mg	5 h	+			+
硝苯地平	口服	30 ～ 180 mg	2 h	+	+		
	舌下	10 mg	2 h	+	+		
地尔硫䓬	口服	30 ～ 60 mg	4 h	+			+
	静脉	0.25 ～ 0.35 mg/kg	4 h	+			+
尼卡地平	口服	60 ～ 120 mg	2 ～ 4 h	+	+		
	静脉	0.25 ～ 0.5 mg/kg	2 ～ 4 h	+	+		
尼莫地平	口服	240 mg	2 h			+	
苄普地尔[2]	口服	200 ～ 400 mg	24 h	+	+		
伊拉地平	口服	2.5 ～ 5.0 mg	8 h		+		
非洛地平	口服	5 ～ 20 mg	9 h		+		
氨氯地平	口服	2.5 ～ 10 mg	30 ～ 50 h	+	+		

[1] 除非另有说明，每日口服总剂量分为三个剂量。
[2] 还具有抗心律失常作用

D. 抗凝剂

长期服用阿司匹林可减少冠心病患者的冠状动脉意外，并可预防高危患者的冠状动脉和脑缺血性意外。经皮冠状动脉支架置入术后患者的治疗还包括其他血小板拮抗剂。仔细审查抗凝 / 抗血小板药物是麻醉术前评估的必备项，特别是考虑采用椎管内麻醉时（见第 45 章）。

E. 其他制剂和其他治疗

ACE 抑制剂可延长充血性心力衰竭或左心室功能不全患者的生存期。伴有复杂室性异位节律的明显 CAD 和左心室功能不全患者的抗心律失常治疗应依据电生理检查结果进行。可诱发的持续室性心动过速或心室颤动患者适宜放置植入式自动复律除颤器（ICD）。对于心室功能良好的患者，进行室性异位节律（持续室性心动过速除外）治疗并不能提高生存率，而且有可能增加死亡率。相反，即使不存在明显的心律失常，已证明 ICDs 可提高晚期心肌病患者（EF < 30%）的存活率。

F. 综合疗法

中到重度心绞痛常常需要联合应用两种或两种以上药物联合治疗。心室功能不全的患者可能不能耐受 β 受体阻滞剂和钙通道阻滞剂联合应用的负性肌力作用；对 ACE 抑制剂或 ARB 的耐受较好，似乎能提高生存率。同样，β 受体阻滞剂和钙通道阻滞剂对房室结的叠加作用，有可能引起敏感患者心脏传导阻滞。

术前管理

缺血性心脏病（特别是 MI 病史）是围术期并发症和死亡率的危险因素，有重要的临床意义，已在本章前文讨论过。大多数研究证实，患者的围术期转归与疾病的严重程度、心室功能及手术类型相关。重症 **③** CAD（左主干或三支病变）、近期 MI 病史或心室功能不全的患者，出现心血管并发症的风险最大。如前所述，最新指南推荐有指征的患者应进行血运重建，无论是否是手术要求。

慢性稳定型（轻至中度）心绞痛似乎并不真正增加围术期风险。同样，单独冠状动脉旁路移植或冠状动脉成形术史似乎并不真正增加围术期危险。某些研究证明，围术期继续使用 β 受体阻滞剂可降低围术期死亡率和术后心血管并发症的发生率；然而，其他一些研究提示，高危患者术前给予 β 受体阻滞剂治疗可能增加卒中和死亡的风险。因此，对于计划行手术的高危患者，不再推荐使用 β 阻滞剂进行治疗。和 β 受体阻滞剂类似，术前规律使用他汀类药物治疗的围术期应继续使用，因为围术期急性停用他汀类药物与不良预后相关。ACC/AHA 的建议总结为一套指南，指南还对经皮冠状动脉介入治疗及冠状动脉支架置入术后的手术时机提供了指导（表 21-10）。

表 21-10　围术期治疗建议摘要[1]

建议	推荐等级[2]	证据水平
非心脏手术前冠状动脉血运重建		
现有临床实践指南建议，应在非心脏手术前进行冠状动脉血运重建	I	C
若仅为减少围术期心脏事件，不建议在非心脏手术前进行冠状动脉血运重建	III：无意义	B
患者 PCI 术后择期行非心脏手术的时机选择		
PCI 术后应推迟非心脏手术	I	C：球囊成形术后 14 天
		B：裸金属支架植入后 30 天
非心脏手术最好推迟至药物洗脱支架植入 365 天后	I	B
权衡停止或继续抗血小板治疗的相对风险，并决定是否继续	IIa	C
药物洗脱支架植入术 180 天后，可考虑行择期非心脏手术	IIb[3]	B
对于需要在裸金属支架植入后 30 天内或药物洗脱支架植入后 12 个月内终止联合抗血小板治疗的患者，不应进行择期非心脏手术	III：有害	B
对于围术期需要停用阿司匹林的患者，在球囊血管成形术后 14 天内不应进行择期非心脏手术	III：有害	C
围术期 β 阻滞剂治疗		
长期应用 β 阻滞剂的患者继续使用	I	B[SR4]
术后依据临床表现指导 β 阻滞剂使用	IIa	B[SR4]
术前检查显示中度或高风险的患者，开始使用 β 阻滞剂是合理的	IIb	C[SR4]
心脏危险指数 ≥ 3 的患者，应于术前开始 β 阻滞剂治疗	IIb	B[SR4]
对于有长期适应证但无其他心脏危险因素的患者来说，围术期开始使用 β 阻滞剂作为降低围术期风险的方法，其意义不确切	IIb	B[SR4]
评估围术期使用 β 阻滞剂的安全性和耐受性，其时间应足够长，最好于术前 1 天开始使用	IIb	B[SR4]
β 阻滞剂不应在手术当天才开始使用	III：有害	B[SR4]
术前他汀类药物治疗		
正在使用他汀类药物的患者继续应用	I	B
行血管手术的患者围术期应用他汀类药物是合理的	IIa	B
临床风险较高且拟行高风险手术的患者，围术期应使用他汀类药物	IIb	C
α₂ 激动剂		
不推荐使用 α_2 激动剂预防心脏事件	III：无意义	B
ACE 抑制剂		
围术期继续应用 ACE 抑制剂或 ARB 是合理的	IIa	B
若术前停用 ACE 抑制剂或 ARB，术后临床允许时应尽快重新开始应用	IIa	C
抗血小板药物		
裸金属支架或药物洗脱支架植入后 4 到 6 周内急诊行非心脏手术的患者应继续进行联合抗血小板治疗治疗，除非出血的风险大于预防支架血栓形成意义	I	C
放置支架的患者若因手术需停用 $P2Y_{12}$ 抑制剂，应继续服用阿司匹林并于术后尽快重新开始应用 $P2Y_{12}$ 血小板受体抑制剂	I	C
围术期抗血小板治疗策略应由临床医生和患者共同决定	I	C
无冠状动脉支架的患者拟行非急诊非心脏手术时，若心脏事件风险增加大于出血风险增加时，继续服用阿司匹林是合理的	IIb	B
未放置冠状动脉支架的患者行非心脏、非颈动脉手术时开始或继续服用阿司匹林无意义	III：无意义	B
		C：若缺血风险大于手术出血风险
心血管电子设备植入患者围术期管理		
患者 ICD 停用期间应持续进行心脏监护，并应配备体外除颤设备。启用 ICD 治疗时务必重新编程	I	C

[1] Reproduced with permission from Fleisher LA，Fleischman KE，Auerbach AD，et al. 2014 ACC/AHA guideline on perioperative cardiovascular evaluation and management of patients undergoing noncardiac surgery：A report of the American College of Cardiology/American Heart Association Task Force on practice guidelines. J Am Coll Cardiol. 2014 Dec 9；64（22）：e77-e137.

[2] ACE，血管紧张素转换酶；ARB，血管紧张素受体阻滞剂；ICD，植入性心脏复律除颤器；PCI，经皮冠状动脉介入治疗；SR，系统评价。

[3] 这是自 2011 年 PCI 临床实践指南公布以来的一项新建议。

[4] 这些建议被指定为系统评价，以强调证据评价委员会系统评价所提供的严格支持

病史

必须询问的最重要的症状包括：是否有胸痛、呼吸困难、运动耐力差、晕厥或黑矇。明确症状与活动强度之间的关系。活动量应按日常活动情况进行描述，如行走或爬楼梯。若患者有久坐的生活习惯，即使有严重 CAD 也可能没有症状。糖尿病患者特别容易出现无症状性心肌缺血。易疲劳或呼吸短促提示心室功能受损。

不稳定型心绞痛或 MI 病史应包括发作时间和是否合并有心律失常、传导障碍或心力衰竭。心律失常和传导阻滞多见于既往有 MI 的患者和心室功能较差的患者。心室功能较差的患者常常已置入 ICD。

体检与常规实验室检查

CAD 患者的检查与高血压患者类似。有近期不稳定型心绞痛病史拟急诊手术的患者，其实验室检查应包括心肌酶谱。血清肌钙蛋白、肌酸激酶同工酶（MB 同工酶）和乳酸脱氢酶（Ⅰ型同工酶）的血清水平正常对排除 MI 非常有用。

25% ～ 50% 的 CAD 患者基础 ECG 正常，但发生 MI 前会有异常。胸痛期间，心电图提示缺血改变较明显。心电图最基本和最常见的改变是非特异性 ST 段和 T 波异常。心梗前在心电图最靠近心梗区的导联会出现 Q 波或 R 波丢失。可能出现 Ⅰ 度房室传导阻滞、束支传导阻滞或半束支阻滞。MI 后 ST 段持续抬高往往提示左心室室壁瘤。较长的 QT 间期（QTc > 0.44 s）可能反映潜在的心肌缺血、药物中毒（通常是 Ⅰa 类抗心律失常药物、抗抑郁药物或吩噻嗪类药物）、电解质异常（低钾或低镁）、自主神经功能紊乱、二尖瓣脱垂或比较少见的先天性异常。长 QT 间期的患者出现室性心律失常的危险较大——特别是多形性室性心动过速（尖端扭转型），可能发展为心室纤颤。长 QT 间期提示心室复极化不均匀延长，易出现折返现象。QT 间期正常的多形性室性心动过速对传统抗心律失常药物的反应较好；而长 QT 间期的多形性快速心律失常对起搏器或镁剂反应非常好。

胸片可用来排除因心功能不全引起的心脏扩大或肺血管充血。

特殊检查

A. Holter 监测

连续的动态心电图（Holter）监测在评估心律失常、抗心律失常药物疗效和缺血事件的严重程度与发作频率方面非常有用。静止性（无症状）缺血性发作常见于冠心病患者。术前 Holter 监测频繁缺血发作与术中及术后缺血密切相关。Holter 监测显示无缺血发作，对术后心脏并发症有很好的阴性预测价值。

B. 运动心电图

该检查仅限于基础心电图 ST 段异常和因疲劳、呼吸困难或药物治疗后心率不能增快（超过最大预测值的 85%）的患者。其总敏感性是 65%，特异性是 90%。该检查在左主干或三支病变的 CAD 患者最敏感（85%）。病变仅局限于左回旋支者可能会漏诊，因为该区域缺血在标准体表心电图上可能缺乏明显证据。检查结果正常并不能排除 CAD，但提示病情并不严重。ST 段压低程度、严重性和形态、开始出现的时间和消退需要的时间等均很重要。小运动量即出现心肌缺血，说明发生围术期心脏并发症和远期心脏事件的风险显著增加。其他有意义的检查结果包括血压变化和出现心律失常。运动诱发的频发室性异位心律，提示严重的 CAD 伴心室功能不全。心肌缺血可能会导致心肌细胞电活动不稳定。既然风险与心肌潜在缺血程度相关，术前检查常包括灌注扫描或超声心动图评估；然而，门诊患者仅检测运动心电图即有用，因其既评估了心功能储备并可检测心肌缺血。

C. 心肌灌注扫描和其他成像技术

铊 201 或锝 99m 心肌灌注扫描，用于评价不能活动的患者（如周围血管疾病）或基础心电图异常而运动心电图无法解释（如左束支传导阻滞）的患者。如果患者不能活动，可静脉注射一种冠状动脉血管扩张剂（如双嘧达莫或腺苷），获取注射前、后图像，形成一种类似运动的充血性反应。运动或注射双嘧达莫或腺苷后的心肌灌注试验，敏感性非常高，但仅限于特异性地识别 CAD。该试验用于检测两支或三支血管病变最好。该试验可以定位和量化缺血或瘢痕形成的区域，并可区分两者。灌注可发现在再分布相代表心肌缺血的充盈缺损征象，而不能发现陈旧性心梗。正常灌注扫描的阴性预测值约为 99%。

MRI、PET 和 CT 扫描被越来越多地用于明确冠状动脉的解剖结构和测定心肌存活性。

D. 超声心动图

超声技术可提供的信息包括局部和全心室的功能，可在安静状态下、运动后或给予多巴酚丁胺后进行。探测到的局部室壁运动异常和左心室射血分数与造影结果相关性很好。另外，对不能活动的患者，多巴酚丁胺负荷超声心动图检查似乎是心脏并发症的一个可靠指标。使用多巴酚丁胺后出现新的室壁运动异常或原有的异常加重，提示心肌缺血严重。射血分数低于 50% 的患者，病情可能较严重，且围术期并发症发生率较高。然而，多巴酚丁胺负荷超声心动图检查对于左束支传导阻滞患者可能不可靠，因为即使某些 CAD 患者不存在左前降支病变，若其室间隔运动也可能存在异常。

E. 冠状动脉造影

冠状动脉造影仍然是评估 CAD 的金标准，且并发症发生率很低（< 1%）。造影可明确血管闭塞的部位和严重程度，也可观察到冠状动脉血管痉挛。在评估固定的狭窄性病变时，闭塞超过 50% ~ 75% 即认为有意义。疾病的严重程度通常根据受累的主要冠状动脉数量来表示（一支、二支或三支血管疾病）。左冠状动脉主干明显狭窄往往是致命的，必须非常重视，因为血流中断产生的不利作用几乎影响到整个左心室。

血管造影、射血分数测量以及心内压测量，也提供了重要的信息。明显心室功能不全的指标包括射血分数低于 50%、左心室舒张末压大于 18 mmHg、心指数小于 2.2 L/（min·m²）和明显或多处室壁运动异常。

术前用药

术前应尽量减轻 CAD 患者的恐惧、焦虑和疼痛。交感神经系统激活后不利于心肌氧供需平衡，满意的术前用药能够防止交感神经被激活。不过，用药过量同样有害，可导致低氧血症、呼吸性酸中毒和低血压，应该避免。目前，大多临床医生限制术前用药，仅于手术开始前或即将进入手术室时静注小剂量咪达唑仑（或其他药）。

④ 围术期突然停用抗心绞痛药物，特别是 β 受体阻滞药，可导致心肌缺血事件突然反弹性增加。围术期也应继续使用他汀类药物。围术期给 CAD 患者预防性经静脉或经皮使用硝酸酯类药物，对于原先没有长期使用硝酸酯类药物治疗且无持续心肌缺血证据的患者没有任何益处。围术期硝酸甘油经皮肤吸收可能不稳定。

术中管理

术中常有诸多不利因素和不良事件会影响心肌氧供需平衡。交感神经系统的激活起很重要的作用。血压升高、心肌收缩力增强会增加心肌耗氧量，而心动过速则增加心肌耗氧量和减少氧供。虽然心肌缺血常常与心动过速有关，但也可在无任何明显血流动力学

紊乱的情况下发生。

目标

⑤ 缺血性心脏病患者的麻醉管理，最重要的是维持良好的心肌氧供需平衡。应该通过加深麻醉、应用肾上腺素受体阻滞剂、血管扩张剂或联合使用，来控制自主神经介导的心率增快和血压升高。同时避免冠状动脉灌注压或动脉血氧含量过度降低。冠状动脉闭塞分级较高的患者，应维持相对较高的舒张压。应避免左心室舒张末压过度升高（如容量超负荷引起的），因为其会增加心室壁张力（后负荷），而减少心内膜灌注（第 20 章）。输血本身就存在风险，因此目前尚无针对 CAD 患者的输血指南，大多数临床医生不会等血红蛋白水平降到 7 g/dl 以下才处理。但是，贫血可能导致心动过速，进一步恶化心肌氧供需平衡。ACC/AHA 对冠心病患者行非心脏手术时的麻醉管理建议见表 21-11。

监测

⑥ 严重 CAD 和存在高危或多种心脏危险因素的患者，除非拟进行微小手术，均应采用动脉内直接测压。对于手术持续时间较长或操作较复杂及液体变化较大或失血较多的 CAD 患者应监测中心静脉压或肺动脉压（相对少）。前文已对非侵入性心输出量测定和容量评估的方法进行了描述，我们推荐使用这些方法。经食管超声心动图（TEE）和经胸超声心动图（TTE）可提供围术期心肌收缩力和心室腔大小（前负荷）的有价值的定量和定性信息。

A. 心电图

心肌缺血早期变化不明显，包括 T 波形态改变，如 T 波倒置和（或）高尖（图 21-2）。发生比较明显的心肌缺血时，可以见到 ST 段进行性压低。ST 段向下倾斜和水平压低相较于 ST 段向上倾斜压低，对诊断心肌缺血更具有特异性。非心脏手术中出现新的 ST 段抬高较少见，常提示严重的心肌缺血、血管痉挛或心肌梗死。

应该注意，年轻患者心前区中间导联（V_3 和 V_4）出现的孤立的、轻微的 ST 段抬高可能是正常变异。心肌缺血也可能表现为术中出现的原因不明的房性或室性心律失常，或出现新的传导异常。ECG 监测发现心肌缺血的敏感性与监测的导联数目有关。研究显示，V_5、V_4、Ⅱ、V_2 和 V_3 导联（敏感性逐渐降低）最有用。至少同时监测两个导联比较理想。通常 Ⅱ 导联用于监测下壁心肌缺血和心律失常，V_5 用于监测前

表 21-11　麻醉评估和术中管理建议摘要[1]

建议	推荐类别[2]	证据等级
吸入麻醉与全凭静脉麻醉		
对于接受非心脏手术的患者，无论是使用吸入麻醉药还是全凭静脉麻醉都是合理的	Ⅱa	A
围术期疼痛管理		
椎管内麻醉用于腹主动脉术后镇痛可有效减少心肌梗死	Ⅱa	B
术前行硬膜外镇痛可减少髋部骨折患者手术前心脏事件的发生	Ⅱb	B
术中预防性使用硝酸甘油		
预防性静注硝酸甘油不能有效减少非心脏手术患者的心肌缺血	Ⅲ：无意义	B
术中监护		
患者非心脏手术术中出现血流动力学不稳时，若具备专业技能，可紧急使用 TEE 监测	Ⅱa	C
不建议在非心脏手术中常规使用 TEE	Ⅲ：无意义	C
体温维持		
维持正常体温有利于减少围术期心脏事件	Ⅱb	B
血流动力学辅助装置		
急诊非心脏手术时若出现急性严重心功能不全，可以考虑使用血流动力学辅助装置	Ⅱb	C
围术期肺动脉导管应用		
会显著影响血流动力学的潜在医疗问题若不能在手术前纠正，可考虑使用肺动脉导管	Ⅱb	C
不建议常规使用肺动脉导管	Ⅲ：无意义	A

[1] Reproduced with permission from Fleisher LA，Fleischman KE，Auerbach AD，et al. 2014 ACC/AHA guideline on perioperative cardiovascular evaluation and management of patients undergoing noncardiac surgery：A report of the American College of Cardiology/American Heart Association Task Force on practice guidelines. J Am Coll Cardiol. 2014 Dec 9；64（22）：e77-e137.

TEE，经食管超声心动图

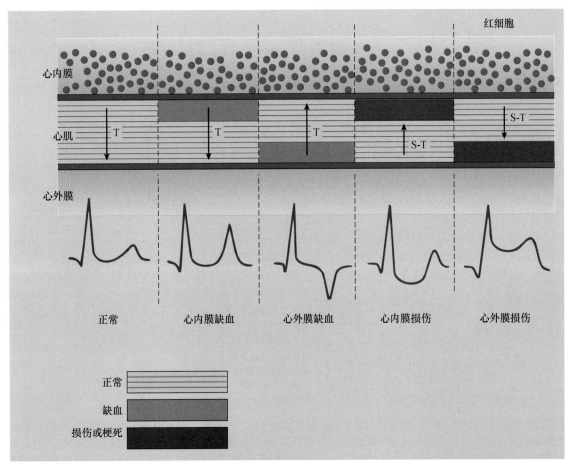

图 21-2　心肌缺血的心电图表现。心肌缺血和损伤的形式（Data from Schamroth L. The 12 Lead Electrocardiogram. Oxford，UK：Blackwell；1989.）

壁心肌缺血。如果只能监测一个导联，则改良 V_5 导联敏感性最高。

现在越来越多的患者接受药物洗脱支架治疗，而这可能导致围术期问题的发生，特别是在手术需要停止抗血小板治疗的时候（如急症脊柱手术）。这类患者发生血栓和围术期 MI 的风险非常高。麻醉医师绝不能因为非手术原因（如想实施脊椎麻醉），在不与患者及心脏专科医生先行讨论预期麻醉方案需要中止抗血小板治疗的风险和益处的情况下，在围术期停止抗血小板或抗血栓治疗。ACC/AHA 指南提供了以下方面的建议：经皮冠状动脉介入治疗后患者接受手术的方式，以及随后进行手术时的干预措施类型（图 21-3）。

B. 血流动力学监测

心肌缺血发作期间最常见的血流动力学异常是高血压和心动过速，而它们往往是导致心肌缺血的原因而非后果。低血压则是进行性心室功能不全的晚期表现，往往预后很差。TEE 易发现心肌缺血相关的心室功能紊乱和心室壁运动改变。心肌缺血常常但并不总是伴有肺动脉毛细血管楔压突然升高，但全麻期间很少测量肺毛细血管楔压。

C. 经食管超声心动图

对手术患者来说，TEE 既有助于发现全心或局部心功能不全，还可监测瓣膜功能。另外，相较于 ECG

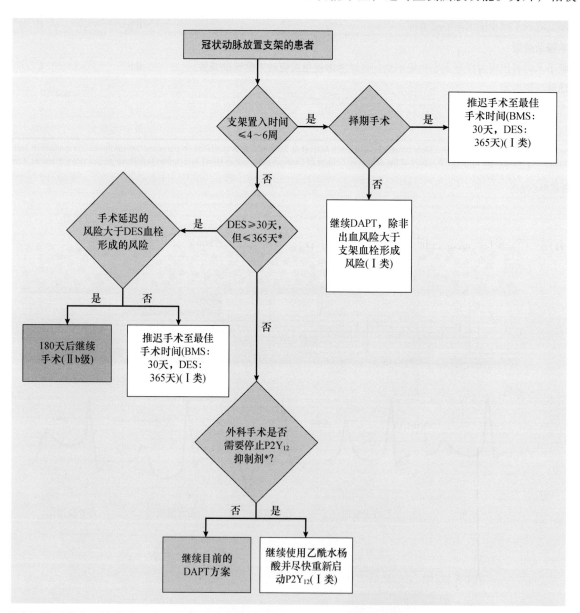

图 21-3　经皮冠状动脉介入治疗（PCI）后行非心脏手术时患者抗血小板治疗策略。颜色对应于推荐类别：Ⅰ类（白底）；Ⅱb 类（灰色）。[*假设患者目前正在接受双重抗血小板治疗（DAPT）]。BMS，裸金属支架；DES，药物洗脱支架；P2Y，腺苷二磷酸受体拮抗剂[Reproduced with permission from Fleisher LA，Fleischman KE，Auerbach AD，et al. 2014 ACC/AHA guideline on perioperative cardiovascular evaluation and management of patients undergoing noncardiac surgery：A report of the American College of Cardiology/American Heart Association Task Force on practice guidelines. J Am Coll Cardiol. 2014 Dec 9；64（22）：e77-e137.]

监测，TEE 发现新的局部室壁运动异常方面更敏感，也可更早显示心肌缺血。动物研究显示，逐渐减少冠状动脉血流，局部室壁运动异常出现早于 ECG 改变。虽然有研究提示术中异常与术后并发症相关，但并非所有异常均是缺血。心率、传导功能、前负荷、后负荷变化或药物引起的心肌收缩力改变，均可引起局部或全心运动异常。收缩期心室壁增厚程度的减少可能比单纯心内膜室壁运动是更可靠的缺血指标。

心律失常、起搏器和心脏复律−除颤器管理

电解质紊乱、心脏结构缺陷、炎症、心肌缺血、心肌病以及传导异常均可导致围术期心律失常和心脏传导阻滞的发生。因此，麻醉医师必须做好处理慢性和新发心律异常的准备。

室上性心动过速（SVTs）可使房室同步紊乱和舒张期充盈时间缩短，从而引起血流动力学改变。快速心室反应伴随心电图 P 波消失是 SVTs 的特征性表现。大多数 SVTs 的出现继发于一种折返机制。折返式心律失常是因为心脏传导组织间的去极化或复极化速率不同步。这种情况下，在传导路径和（或）房室结将出现一个可自我持续的去极化复极化环路。围术期可采用同步心脏电复律处理 SVTs 引发的血流动力学崩溃。腺苷可用来减慢房室结传导，有效消除折返环路。没有附加旁路（预激综合征）的患者可使用 β 阻滞剂和钙通道阻滞剂治疗。确诊预激综合征的患者可使用普鲁卡因胺或胺碘酮治疗。静脉应用胺碘酮、腺苷、地高辛或非二氢吡啶类钙通道阻滞剂是 AHA/ACC 推荐的 Ⅲ 类药物，因为这些药物可能会增加预激综合征患者的心室反应。有时，SVTs 也出现和室性心动过速（VT）类似的宽 QRS 综合波。除非明确排除，

一旦出现该节律，应按照 VT 的处理原则进行治疗。

心房颤动（AF，简称房颤）可使围术期复杂化（图 21-4）。高达 35% 的心脏手术患者术后发生房颤。

ACC/AHA 指南还推荐对有长期房颤的患者给予抗血栓治疗，以预防血栓栓塞性缺血性卒中。因此，许多房颤患者入手术室后都会进行抗血栓治疗（例如，华法林、直接凝血酶或 Xa 因子抑制剂）。患者可能需要在有创手术前停止口服抗凝治疗。肝素桥治疗接常用于血栓栓塞症高危患者（如机械心脏瓣膜患者）。

围术期发生房颤时，可使用 β 受体阻滞剂控制心率。药物心脏复律考虑胺碘酮或普鲁卡因胺。需要注意的是，如果房颤持续超过 48 h 或未知时，ACC/AHA 指南推荐在电复律或药物复律前 3 周以及复律后 4 周进行抗凝治疗。此外，TEE 检查可用来排除左心房或左心耳血栓。

术后可能出现房颤，除非有禁忌，均可用房室结阻断剂控制心室率。若房颤导致血流动力学不稳定，可尝试同步心脏电复律。心脏术后房颤高危患者可预防性给予胺碘酮。许多中心例行给所有冠状动脉手术患者使用 β 阻滞剂或胺碘酮，以降低新发房颤的风险。

房颤最常见的原因是心房肌受损和纤维化发展。纤维化后去极化 / 复极化多相性可能参与了房颤的折返机制。房颤也可源于局部病灶点，通常位于肺静脉。存在附加旁路的患者，房颤可导致快速性心室反应和血流动力学崩溃。减慢房室结传导的药物（例如洋地黄、维拉帕米、地尔硫䓬）不能减慢附加旁路的传导，这可能导致血流动力学崩溃。ACC/AHA 指南同样也建议，在对有预激综合征的患者使用 β 受体阻滞剂处理房颤时要特别谨慎。

室性心律失常是 AHA 讨论较多的问题（表 21-12）。

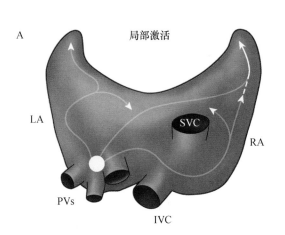
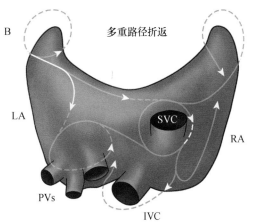

图 21-4 心房颤动的主要电生理机制的后位视图。**A.** 局部激活。初始中心（圆点指示）通常位于肺静脉区域内。合成小波代表纤颤传导路径，类似多重路径折返。**B.** 多重路径折返。小波（如箭头所示）随机折返入预先被相同或不同小波激活的组织。小波传导的路径各异。LA，左心房；PV，肺静脉；ICV，下腔静脉；SCV，上腔静脉；RA，右心房〔Reproduced with permission from Konings KT, Kirchhof CJ, Smeets JR, et al. High-density mapping of electrically induced atrial fibrillation in humans. Circulation. 1994 Apr；89（4）：1665-1680.〕

表 21-12 室性心律失常分类[1]

依据临床表现分类		
血流动力学稳定	无症状	无心律失常引起的症状
	症状极微，如心悸	患者主诉胸部、咽喉或颈部发生心悸，常描述如下： ● 心跳的感觉像在重击或跑步 ● 一种不舒服的心跳感觉 ● 感觉到漏跳或暂停
血流动力学不稳定	晕厥前期	患者主诉晕厥前期症状，描述如下： ● 眩晕 ● 头晕目眩 ● 感觉到无力 ● "灰色眩晕"
	晕厥	与麻醉无关的突发性意识丧失伴随肢体瘫软，患者（或目击者）主诉可自发恢复。仰卧位时患者会发生晕厥
	心源性猝死	循环意外骤停导致的死亡，常因心源性心律失常所致，发生于症状出现后 1 小时内
	突发心脏停搏	循环意外骤停导致的死亡，常因心源性心律失常所致，发生于症状出现后 1 小时内，医疗干预（如除颤）常可逆转停搏
依据心电图分类		
非持续性 VT		发作期间存在 3 个或更多的心律失常，在 30 s 内自发中止 VT 是三个或更多的连续复合的心律失常，从心室发出，频率超过 100 次／分（周期长度小于 600 ms）
	单形性	具有单一 QRS 形态的非持续性 VT
	多形性	具有 QRS 形态不断变化的非持续性 VT，周期长度在 600 ～ 180 ms 之间
持续性 VT		持续时间大于 30 s 的 VT 和（或）由于影响血流动力学稳定需要中止的小于 30 s 的 VT
	单形性	具有稳定的单一 QRS 形态的持续性 VT
	多形性	具有变化的或多种 QRS 波形态的持续性 VT，周期长度在 600 和 180 ms 之间
束支折返性心动过速		希氏束-浦肯野系统内折返导致的 VT，常伴随左束支传导阻滞（LBBB）形态；该病常伴发于心肌病
双向 VT		在 QRS 额面轴，VT 伴随节拍交替。常与洋地黄中毒有关
尖端扭转型室性心动过速		特征性表现为长 QT 间期或 QT 间期相关的 VT；心电图特征性表现是，心律失常时 QRS 波群的峰值围绕等电位线发生扭转： ● "典型的"，按"短-长-短"配对间期出现 ● 通过正常-短配对间期出现，短时配对间期
心室扑动		周期性室性心律失常（周期长度变化 ≤ 30 ms），心率大约 300 次／分（周期长度 200 ms）呈单形性，连续的 QRS 波群之间无等电间隙
心室纤颤		快速，通常超过 300 bpm/200 ms（周期长度 ≤ 180 ms），极不规律的室性心律，伴随 QRS 周期长度、形态和波幅显著改变
依据疾病分类		

慢性冠心病
心力衰竭
先天性心脏病
神经系统疾病
结构正常心脏
婴儿猝死综合征
心肌病：
　　扩张型心肌病
　　肥厚型心肌病
　　致心律失常性右心室心肌病

[1] Reproduced with permission from Zipes DP，Camm AJ，Borggrefe M，et al. ACC/AHA/ESC 2006 guidelines for management of patients with ventricular arrhythmias and the prevention of sudden cardiac death—executive summary. Circulation. 2006 Sep 5；114（10）：1088-1132.
VT，室性心动过速

围术期室性期前收缩（VPCs）可继发于电解质异常（低血钾、低血镁、低血钙）、酸中毒、缺血、栓塞、中心静脉导管的机械性刺激、心脏手术操作以及药物作用。任何可导致心律失常的潜在因素都应纠正。患者同样可表现为继发于各种心肌病的 VPCs。

心源性猝死（SCD）的发生率估计在每年（1 ～ 2）/1000。因此，有些患者在围术期将遭遇意外死亡。所有麻醉医师都必须准备好复苏和管理室性心律失常的患者，包括室性心动过速（VT，简称室速，包括非持续的和持续的）和心室纤颤。

非持续的室性心动过速表现为短时的（持续时间 ＜ 30 s）室性早搏，可自发终止，而持续性 VT 持续时长超过 30 s。VT 可以是单形性的也可以是多形性的，取决于 QRS 波群。QRS 波形发生改变即定义为多形性 VT。尖端扭转型室性心动过速是一种伴 QT 间期延长，心电图呈正弦波形式的 VT。心室纤颤必须立即进行复苏并除颤。

出现室性早搏和非持续性室性心动过速的患者需要进行术前评估，然而，这种节律异常患者围术期发生非致死性心肌梗死或心源性死亡的风险可能不大。室上性和室性心律失常统称进展性心脏病，需在行择期非心脏手术前进行正确评估和治疗。电生理检查可确定对室性心动过速患者进行心导管消融的可能性。

如果发生围术期室性心动过速，一旦发生血流动力学改变，推荐行心脏电复律。否则尝试使用胺碘酮或普鲁卡因胺治疗。治疗必须总是在确定心律失常的形成因素的前提下进行。β 受体阻滞剂是治疗 VT 的有效药物，尤其当缺血是导致心律失常的疑似诱因时。心肌梗死后使用 β 受体阻滞剂治疗可降低心梗后室颤的发生率。

尖端扭转型室性心动过速与 QT 间期延长相关。如果心律失常伴随心搏暂停，心脏起搏通常有效。同样的，静脉应用异丙肾上腺素对心搏暂停型尖端扭转型室速患者可能有益。硫酸镁对长 QT 综合征和尖端扭转型室速患者可能有用。

围术期心室纤颤需要进行除颤和心脏复苏处理。胺碘酮可用于成功除颤后稳定心律。

有心源性猝死经历的幸存患者，MI 后心室功能降低的患者以及左心室射血分数 ＜ 35% 的患者建议行 ICD 植入术。此外，ICD 植入同样可用来治疗扩张型、肥厚型、致心律失常性右心室以及遗传性心肌病患者的心源性猝死。ICD 通常具有双心室起搏功能，可提高左心室收缩效能。心力衰竭患者 QRS 波增宽，常超过 120 ms。由于传导滞后导致左心室外侧壁和中隔壁不能有效收缩，此类患者心室收缩能力低下。心脏再同步治疗（CRT）已经被证实可改善心力衰竭患者的心功能状态。

ICD 植入术以及其他电生理过程（如心导管消融术）的麻醉管理取决于患者的基本情况。许多伴有收缩期和舒张期心力衰竭的患者依赖交感紧张维持血压。很多行 ICD 植入的患者需要用深度镇静替代全身麻醉。然而，心导管类的电生理手段通常耗时很长，患者可能发生肺不张或气道阻塞。因此，全麻常用于电生理检查。如果电生理治疗过程中突然血压下降，应首先排除心脏压塞。可能需要紧急行心包引流。

很多手术患者携带有 ICD 起搏装置。美国麻醉医师协会发布的指南针对这类患者的管理提供了建议。麻醉管理分三步，具体如下：

1. 术前：确定设备类型并确定其是否用于抗心动过缓。术前咨询患者的心脏医生，了解该设备功能及其使用情况。

2. 术中：检查术中可能出现的电磁干扰并建议尽可能使用双极电凝。确保有临时起搏和除颤设备，必要时使用保护垫。对依赖起搏器的患者可将设备调成非同步模式以减少电磁干扰。磁场可能使 ICD 设备的抗心动过缓功能失效，但不影响异步起搏器。建议咨询患者的心脏医生并查询设备说明。大多数患者有一张卡片，上面提供了设备型号及制造商。手术前必须联系该设备制造商以确保最好的设备管理方式（如重设程序或使用磁场）。目前在使用的 ICD 型号非常多；但是大多数起搏器在磁场干扰时抗心动过缓功能都会中止。

3. 术后：必须检查设备状况，确保其治疗功能恢复正常。在设备抗心动过缓功能恢复正常并得到确认前，患者必须处于持续监护中。

手术中，ICD 设备在使用电凝器时最易出现问题。有四点原因：（1）电凝会被错误识别为室颤；（2）人工电凝会抑制起搏器功能；（3）心率应答传感器激活会增加起搏率；（4）暂时甚至永久性重新设定至备份状态或重启模式。在使用双极电凝时，接地踏板要远离 ICD 设备，尽量使用短脉冲，这样有助于减少问题的发生，但不能完全避免。

当电凝引起不定向电流风险较大时，ICD 设备应可于手术前设置关闭除颤功能，并于术后重调程序后可立即开启。术中应使用外部除颤踏板并将其连接到外部除颤器上。必须使用脉搏氧或动脉波形记录仔细监测动脉搏动，以确保起搏器未被抑制和电凝造成心电图干扰期间存在动脉灌注。

心力衰竭

越来越多的手术患者出现收缩性或舒张性心力衰竭。心力衰竭（心衰）可继发于心肌缺血、瓣膜性心脏病、感染和多种心肌病。随着射血分数持续减少，患者可能会出现心衰症状。大多数患者以呼吸困难和疲乏为主诉而寻求治疗。心衰常随时间而进展，表现为症状越来越严重（图21-5）。患者一般采用超声心动图检查，诊断结构性心脏病、检测心脏重塑体征、测定左心室射血分数以及评估心脏舒张功能。实验室测定脑利钠肽（BNP）浓度同样可以用来把心力衰竭从其他呼吸困难的病因中区分出来。BNP自心脏释放，其浓度升高与受损的心室功能密切相关。

人体试图通过激活交感神经和肾素–血管紧张素–醛固酮系统来代偿左心室收缩功能衰竭。因此，患者常出现盐潴留、容量扩张、交感兴奋和血管收缩。尽管收缩力降低，心脏仍会扩张以维持每搏输出量。随时间推移，代偿机制失效并导致心衰相关症状的发生（如体位性水肿、心动过速以及组织灌注减少）。需要手术的收缩性心衰患者可能以前已经接受了利尿剂、血管紧张素转换酶（ACE）抑制剂、血管紧张素受体阻断剂（ARBs）或许还有醛固酮拮抗药的治疗。因为频繁使用利尿剂可导致低钾血症，所以必须监测电解质。血管紧张素受体阻断剂或ACE抑制剂的使用，可于插管期间诱发心衰患者低血压。ACE抑制剂很少导致需要紧急气道管理的血管性水肿。

心肌舒张是一个动态的非被动过程。具有舒张功能的心脏可在舒张期调节容量，伴随极轻微的左心室舒张末期压力的增加。相反，舒张功能不全的心脏舒张不佳，导致左心室舒张末期压力升高。左心室舒张末期压力被传递到左心房和肺血管，引起充血的症状。任何形式的心力衰竭都会增加围术期发病率。

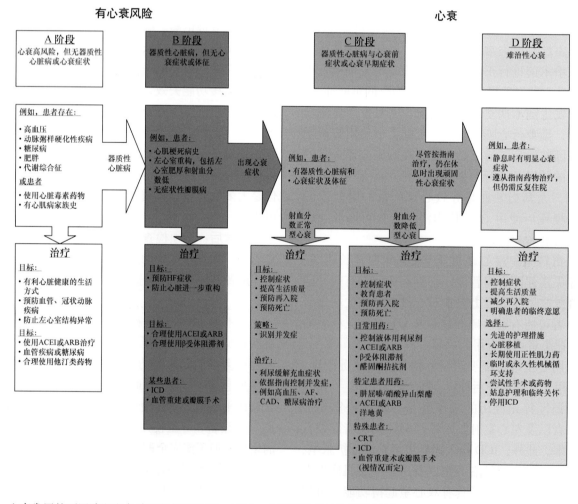

图21-5　心衰发展的不同阶段和各阶段的推荐治疗。ACEI，血管紧张素转换酶抑制剂；AF，心房纤颤；ARB，血管紧张素受体阻滞剂；CAD，冠心病；CRT，心脏再同步化治疗；HF，心力衰竭；HFpEF，保留射血分数的心衰；ICD，植入型心律转复除颤器
[Reproduced with permission from Yancy C, Jessup M, Bozkurt B, et al. 2013 ACCF/AHA guideline for the management of heart failure: A report of the American College of Cardiology Foundation/American Heart Association Task Force on Practice Guidelines. J Am Coll Cardiol. 2013 Oct 15; 62 (16): e147-e239.]

肥厚型心肌病

肥厚型心肌病（HCM）是一种常染色体显性遗传疾病，成人发病率为 1/500。大部分患者并无明显不适，少数以心源性猝死为初始表现。症状包括呼吸困难、运动不耐受、心悸和胸痛。临床上，HCM 是通过收缩晚期左心室流出道（LVOT）梗阻的动态杂音来检测。有症状的患者常有 20 ～ 30 mm 的室间隔增厚。已明确与各种遗传变异相关。许多室间隔的心肌异常，很多患者直接发展为舒张功能障碍和心源性猝死，而没有出现明显的逐渐加重的梗阻症状。在收缩期，二尖瓣的前叶紧邻室间隔（图 21-6），产生阻塞和晚期收缩期杂音。

围术期管理旨在减轻左心室流出道（LOVT）梗阻的程度。通过维持足够的血容量，避免血管扩张及使用 β 受体阻滞剂降低心肌收缩力来达到此目的。

心脏瓣膜病

1. 患者一般情况评估

心脏瓣膜损害本身或其病因并不重要，术前评估应首先明确瓣膜损害严重程度及其造成的血流动力学改变、残存的心室功能及其对肺、肾和肝功能的继发性影响。不要忽略伴发的冠心病，尤其是老年人和具有上述已知危险因素（见上文）的患者。重度主动脉瓣狭窄或关闭不全者，即使没有明显的冠状动脉阻塞，也可能发生心肌缺血。

病史

注意询问患者运动耐受情况，是否容易感到疲劳，有无下肢水肿，平时有无出现呼吸急促（呼吸困难），平躺时是否有呼吸困难（端坐呼吸）或夜间呼吸短促（夜间阵发性呼吸困难）。可根据纽约心脏病协会（NYHA）心功能分级方法（表 21-13），对患者心脏衰竭严重程度进行临床分级并评估预后。询问患者有无胸痛或神经症状。一些瓣膜病变还可能会导致血栓栓塞。详细记录既往相关手术史，如瓣膜切开术或瓣膜置换术，并写明手术效果。

心脏瓣膜病患者常用的药物包括：利尿剂、血管扩张剂、血管紧张素转换酶抑制剂、β 受体阻滞剂、抗心律失常药及抗凝药。术前扩血管疗法可减小前负荷、后负荷或使两者均降低，但过度扩张血管，会使患者运动耐受力变差，常首先表现为体位性（直立性）低血压。

体格检查

体检时最重要的是注意观察有无充血性心力衰竭的体征。左心衰（S3 奔马律或肺部啰音）和右心衰（颈静脉怒张、肝颈静脉回流、肝脾肿大或下肢水肿）的体征都可能存在。尽管听诊结果可提示瓣膜功能不全，但超声心动图检查更加可靠。ACC/AHA 指南指出对怀疑有瓣膜疾病的患者进行初步评估时应行经胸超声心动图，此为 I 类建议。此外，ACC/AHA 建议，症状或体检结果发生任何改变都应再次行经胸超声心动图检查。神经功能缺损常继发于血管栓塞，应予记录。

实验室检查

除了前面讨论过的对高血压和 CAD 患者所进行的实验室检查外，肝功能检查有助于评估重度或慢性右心衰竭患者肝淤血导致的肝功能异常。术前应测定凝血酶原时间及国际标准化比值（INR）或活化部分凝血酶原时间，以了解华法林或肝素等抗凝血药的停药情况。

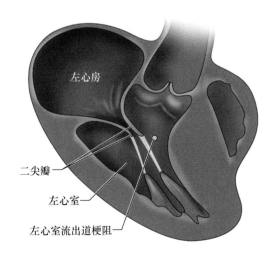

图 21-6　食管中段心脏长轴切面观。室间隔肥大使心脏内的血流模式发生改变，使得二尖瓣前叶在心室收缩时被拖入左心室流出道（LOVT），产生梗阻。即二尖瓣的收缩期前运动（Reproduced with permission from Wasnick J，Hillel Z，Kramer D，et al. Cardiac Anesthesia & Transesophageal Echocardiography. New York，NY：McGraw-Hill Education；2011.）

表 21-13　修正后的纽约心脏病协会心脏病功能分类

分级	临床表现
I	干重体力活动时才有明显症状
II	中等体力活动时有症状
III	轻度活动时有症状
IV	休息时即有症状

心电图检查通常缺乏特异性。胸部 X 线片可有效评估心脏大小及反映肺血管充血情况。

特殊检查

只有必要时才进行超声心动图、影像学研究和心导管检查。多数情况下，无创检查已足够，不需要进行心脏导管检查，除非有关于 CAD 的顾虑。高级影像学检查通常会解决以下问题：

- 哪个病变瓣膜对血流动力学影响最大？
- 确定每个瓣膜病变的严重程度？
- 心室功能受损严重程度？
- 对血流动力学有无其他影响？
- 是否存在 CAD ？

ACC/AHA 针对心脏瓣膜病的管理制定了详细的指南。心脏杂音评估一般是由心脏科医师来完成，但麻醉医师在进行麻醉前检查时偶尔也会发现之前未被发现的杂音。麻醉医师特别担心严重的主动脉瓣狭窄未被确诊，因为进行区域麻醉或全身麻醉时这种狭窄可能会导致血流动力学崩溃。以往大多数心脏瓣膜疾病是风湿性心脏病所致；然而，随着手术人口老龄化，越来越多患者存在退行性瓣膜问题。年龄超过 75 岁的患者中，约有 1/8 以上的人至少患有一种中度至重度心脏瓣膜病。在荷兰进行的一项研究报告指出，年龄 60 岁以上的择期手术患者中患有主动脉瓣狭窄的概率为 2.4%。

杂音是血流通过狭窄或反流处加速而引起。尽管收缩期杂音可能与血流速度增加有关，ACC/AHA 指南还指出所有舒张期杂音和持续性杂音都反映存在病理性改变。术前评估时若发现新的杂音，应先与患者的私人医生讨论以决定是否需要做超声心动图检查。许多医院可在术前准备区进行实时超声心动图检查，通常由麻醉科的另一名成员进行。

2. 特殊心脏瓣膜病

▌二尖瓣狭窄

术前评估

二尖瓣狭窄几乎都是风湿热的延迟性并发症，也可发生于长期透析的患者。二尖瓣狭窄患者中有三分之二是女性。心脏瓣膜从开始发生病变，瓣叶融合及钙化，到狭窄的过程估计至少需要 2 年时间。当二尖瓣瓣口面积由正常的 $4 \sim 6 \ cm^2$ 减小至不足 $1.5 \ cm^2$ 时，

才开始出现症状，这一过程大概需要 20 ～ 30 年。仅有不足 50% 的患者为单纯二尖瓣狭窄，其他患者还合并有二尖瓣关闭不全，此外 25% 的患者还会合并主动脉瓣狭窄或关闭不全。

病理生理学

风湿导致瓣叶增厚、钙化并形成漏斗形；有些还可能形成环形钙化。二尖瓣瓣叶结合处融合、腱索融合缩短、且瓣膜变得僵硬；其结果是，超声心动图可见舒张期瓣叶呈典型的弓状或穹隆状。

血流通过二尖瓣时明显受阻而形成跨瓣压，其大小取决于心输出量、心率（舒张期）及心律。心输出量增加或心率加快（使舒张期缩短），均会增加通过二尖瓣的血流量，使跨瓣压升高。患者左心房明显扩大，易发生室上性心动过速，特别是房颤。血液在心房淤积易导致血栓形成，通常在左心耳处。房颤导致心房无法正常收缩（正常心房收缩形成的心室主动充盈量占心室充盈量的 20% ～ 30%），为维持同样的心输出量，心脏必须增加舒张期的血流量，从而增加了跨瓣压。

左心房压力急剧升高会快速传导至肺毛细血管。若平均肺毛细血管压急剧上升，会使毛细血管内液体渗出，形成肺水肿；若肺毛细血管压升高不快，可通过增加肺淋巴回流而部分代偿，但最终也会导致肺血管变化，引起不可逆性肺血管阻力（PVR）增加，形成肺动脉高压。肺顺应性降低和继发性的呼吸做功增加均会导致慢性呼吸困难。急性或慢性右心室后负荷增加通常会加速右心衰。右心室明显扩张可导致三尖瓣或肺动脉瓣反流。

二尖瓣狭窄合并房颤患者易发生血栓栓塞。血栓从左心房脱落可在全身形成栓塞，以脑栓塞最常见。也可形成肺栓塞，表现为肺梗死、咯血及反复性支气管炎。二尖瓣狭窄患者即使没有合并冠状动脉粥样硬化，也有 10% ～ 15% 的人有胸痛症状；其病因尚不明确，可能是血栓栓塞了冠状动脉循环或急性右心室压力过高所致。增大的左心房会压迫喉返神经而表现为声嘶。

大多数单纯二尖瓣狭窄患者左心室功能正常（图 21-7），但约有 25% 患者左心室功能受损，还可能合并有风湿性心肌炎、高血压或缺血性心脏病的后遗症。

二尖瓣狭窄的患者左心室容量长期不足，会减少心搏出量。同时左心房、右心室及右心房也经常处于扩张和功能异常状态。椎管内麻醉及全身麻醉均会扩张外周血管，导致外周静脉血淤滞，进一步减少左心室血流量，导致患者血流动力学崩溃。

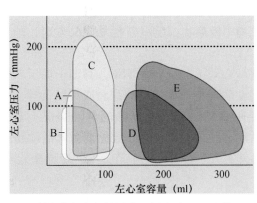

图 21-7　心脏瓣膜病患者的压力 - 容量环。A. 正常；B. 二尖瓣狭窄；C. 主动脉瓣狭窄；D. 二尖瓣关闭不全（慢性）；E. 主动脉瓣关闭不全（慢性）（Reproduced with permission from Jackson JM, Thomas SJ, Lowenstein E. Anesthetic management of patients with valvular heart disease. Semin Anesth. 1982；1：239.）

治疗

从开始出现症状到丧失行为能力平均需要 5 ～ 10 年。大多数患者在出现心衰后 2 ～ 5 年死亡。因此，一旦出现明显的心衰症状要立即进行手术治疗。经皮室间隔球囊成形术适用于某些年轻人、孕妇及某些不能耐受开胸手术的老年患者。内科治疗主要是对症支持治疗，包括限制体力活动、限钠及使用利尿剂。轻中度症状患者可用小剂量 β 肾上腺素受体阻滞剂控制心率。有栓塞史或栓塞高危者（年龄＞ 40 岁或心房增大合并慢性房颤），通常需要抗凝治疗。

麻醉管理

A. 目标

7 血流动力学管理的首要目标是维持窦性心律（若术前存在窦性心律）和避免心动过速，并通过合理的液体治疗，避免心输出量大幅度增加、容量不足和容量过多。

B. 监测

重要的外科手术，特别是液体量变化较大的手术，都必须进行有创血流动力学监测。经食管超声心动图（TEE）和非侵入性心输出量监测仪也可以用来指导围术期管理。补液过多会导致病情严重的患者发生肺水肿。二尖瓣狭窄患者监测肺毛细血管楔压可反映跨瓣压差，而不一定是反映左心室舒张末压。窦性心律患者，肺毛细血管楔压监测波形上可见到突起的 a 波和下降的 y 波。中心静脉压波形上出现明显的 CV 波通常提示继发性三尖瓣反流。窦性心律患者心电图典型表现是出现带切迹的 P 波。

C. 药物选择

患者可能对蛛网膜下腔阻滞和硬膜外麻醉产生的血管舒张作用非常敏感。由于硬膜外麻醉对交感神经的阻滞作用起效稍缓慢，比蛛网膜下腔阻滞可能更易于麻醉管理。没有"理想"的全身麻醉药物，用药物主要是为了达到延长舒张期、增加左心室容量负荷的目的。为了维持麻醉诱导后血管张力，通常需要预防性使用升压药。

术中心动过速可通过使用阿片类药物（不包括哌替啶）加深麻醉或使用 β 受体阻滞剂（艾司洛尔或美托洛尔）来控制。房颤患者应控制心室率。**阵发性室上性心动过速引起明显的血流动力学紊乱时需要行电复律**。作为血管收缩剂，去氧肾上腺素优于麻黄碱，因为去氧肾上腺素无 β 肾上腺素激动剂活性。血管加压素通过提高血管张力可以用来处理麻醉诱导引起的低血压。

▌二尖瓣关闭不全 / 反流

术前评估

二尖瓣关闭不全可急性发病或作为很多疾病的结局隐匿形成。慢性二尖瓣关闭不全通常源于风湿热（常同时合并有二尖瓣狭窄），二尖瓣先天性发育不全，二尖瓣环扩张、断裂或钙化。急性二尖瓣关闭不全通常由心肌缺血或梗死（乳头肌功能不全或腱索断裂）、感染性心内膜炎或胸部外伤所致。ACC/AHA 指出，二尖瓣结构中的一个或多个成分导致瓣膜功能不全时，为原发性二尖瓣关闭不全。进行二尖瓣结构修复可纠正潜在的疾病过程。因心室扩张而使二尖瓣瓣叶无法缩窄时，为继发性二尖瓣关闭不全。这种情况下，行瓣膜修复无法治愈，因为除了瓣膜功能的恢复外，还必须处理潜在的疾病过程。

病理生理学

主要的功能障碍为因收缩期血液回流到左心房而导致的正向心搏输出量减少。通过左心室扩张和增加舒张末期容积来代偿（图 21-7）。尽管舒张末期容积增加，但在二尖瓣反流初期尚可维持收缩末期容积正常。然而，随着疾病的进展，收缩末期容积逐渐增加。通过增加舒张末期容量，容积超负荷使左心室即使有血液反流入左心房也可以维持正常的心输出量。随着时间的推移，慢性二尖瓣反流患者最终发展为左心室离心性肥厚、进行性心肌收缩功能障碍。重症二尖瓣反流患者，其反流量甚至可能超过每搏输出量。

随着时间的推移，室壁张力增加，心肌耗氧量增加。

　　二尖瓣的反流量取决于二尖瓣瓣口面积的大小（随左心室腔大小而变化）、心率（收缩时间）及收缩期左心室–左心房压力阶差。左心室–左心房压力阶差受左心室流出道的相对阻力影响，即外周血管阻力（SVR）与左心房顺应性。SVR 减小或左心房平均压升高都可减少反流量。因此，左心房顺应性也能决定患者的主要临床表现。左心房顺应性正常或降低（急性二尖瓣反流）的患者，临床表现主要为肺血管充血和肺水肿。左心房顺应性增加的患者（长期二尖瓣反流导致左心房扩张），主要表现为心输出量减少。大多数患者介于两者之间，表现出肺淤血和低心输出量的症状。反流量与每搏量比值（反流分数）小于 30%

的患者，仅有轻微症状；反流分数在 30% 到 60% 之间者，为中度症状；反流分数大于 60% 时，则有严重临床症状。

　　超声心动图，特别是 TEE，有助于揭示二尖瓣反流的潜在病理生理和指导治疗。通常以正常、脱垂或运动受限来描述二尖瓣瓣叶的活动情况（图 21-8）。过度活动或脱垂的定义为：收缩期瓣叶活动超过二尖瓣平面并突入左心房（见下节：二尖瓣脱垂）。

治疗

　　降低外周血管阻力（SVR），可增加前向每搏量且减少反流量。外科手术仅适用于治疗有中度至重度症状的患者。首选瓣膜成形术或瓣膜修复术，以避免

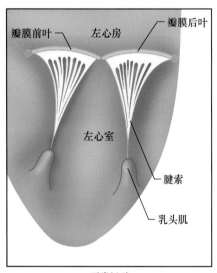

正常运动

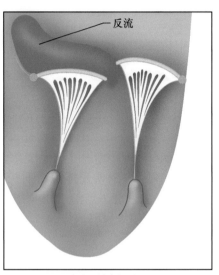

脱垂（过度运动）

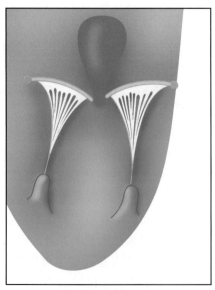

运动受限

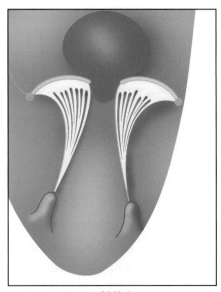

双瓣脱垂

图 21-8　二尖瓣瓣叶活动分类（经食管超声心动图所见）。瓣叶的游离缘超出瓣膜环平面产生了离心喷射血流。由于活动受限，瓣膜不能闭合而产生中心性喷射血流

瓣膜置换术相关并发症（血栓栓塞、出血及瓣膜失灵等）。通过微创介入方法进行瓣膜修复手术正不断完善，减少了"开放式"手术。麻醉医师应预先熟悉围术期超声心动图，以识别要进行修复手术的瓣膜及判断修复手术是否成功。三维超声心动图也逐渐应用于对二尖瓣的评估（见图 5-31）。

麻醉管理

A. 目标

8 二尖瓣反流患者的麻醉管理应根据反流的严重程度及左心室功能而定。应避免加重反流的因素，如心率减慢和后负荷急剧增加。心动过缓会增加左心室舒张末期容积并使二尖瓣环急性扩张而增加反流量。理想心率应控制在 80 ～ 100 次 / 分之间。左心室后负荷急性增加时（如气管插管或浅麻醉下手术刺激）应迅速处理。

B. 监测

要依据心功能不全的严重程度及其手术进程进行监测。重度二尖瓣关闭不全患者，经食管彩色多普勒超声心动图在定量反映其严重程度及指导治疗方面起关键作用。多普勒超声可检测收缩期由左心室反流至左心房的血流加速度（图 21-9）。

C. 治疗方案

心功能尚可的患者可耐受大多数的麻醉操作。在有效避免心动过缓的情况下，患者对脊椎麻醉和硬膜外麻醉耐受性较好。有创监测（动脉，TEE）可指导重度二尖瓣反流、心室功能不全患者的围术期管理。对于心室功能不全、二尖瓣重度反流的患者，可应用

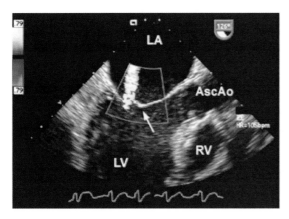

彩图 21-9 经食管超声心动图检测到彩色血流提示存在二尖瓣反流。LA，左心房；LV，左心室；RV，右心室；AsoAo，升主动脉。箭头标示二尖瓣反流。（Reproduced with permission from Mathew JP，Swaminathan M，Ayoub CM. Clinical Manual and Review of Transesophageal Echocardiography. 2nd ed. New York，NY：McGraw-Hill Education；2010.）

米力农等扩张剂改善心室功能，降低全身血管阻力，增加左心室前向血流，而不是反流性血流。

二尖瓣脱垂

术前评估

二尖瓣脱垂（Barlow 综合征）特征为听诊时可在心尖部闻及收缩中期咔嗒音，伴或不伴收缩晚期杂音。二尖瓣脱垂是一种相对常见疾病，发病率为 1% ～ 2.5%。一般通过听诊检查来筛查，超声心动图检查显示收缩期二尖瓣瓣叶脱垂入左心房而确诊。心脏听诊发现有杂音的患者大多还会伴有二尖瓣关闭不全。二尖瓣后叶脱垂比前叶脱垂更常见。二尖瓣瓣环还可能会扩大。病理检查发现，大多数患者二尖瓣有增生或黏液瘤样变性。二尖瓣脱垂可散发或呈家族性，患者其他方面往往正常。结缔组织病患者（特别是马方综合征）中二尖瓣脱垂的发病率较高。

绝大多数二尖瓣脱垂患者无明显症状，但少数患者瓣叶会逐渐发生黏液瘤样变性。二尖瓣脱垂患者的症状有胸痛、心律失常、血栓栓塞、二尖瓣反流、感染性心内膜炎及罕见的猝死。术前可通过听诊闻及典型咔嗒音进行诊断，但必须进一步通过超声心动图检查确诊。降低心室容量（前负荷）会加重二尖瓣脱垂。二尖瓣脱垂患者，房性和室性心律失常都较常见。尽管报道说二尖瓣脱垂患者也会出现慢性心律失常，但阵发性室上性心动过速仍是其最常见的持续性心律失常。据报道，二尖瓣脱垂患者存在异常的房室折返性通路的概率增加。

大多数患者寿命正常。约 15% 的患者会逐渐发展为二尖瓣反流。少数患者会逐渐出现血栓栓塞或感染性心内膜炎。听诊即闻及收缩期咔嗒音又伴有其他收缩期杂音的患者出现并发症的风险更大。有栓塞病史的患者应进行抗凝或抗血小板治疗，而存在心律失常的患者应使用 β 肾上腺素受体阻滞剂。

麻醉管理

应基于患者的病程进行麻醉管理。大多数患者无症状，并不需要特殊处理。术中可能会出现室性心律失常，尤其是受到交感神经刺激后，一般以利多卡因或 β 肾上腺素受体阻滞剂治疗。二尖瓣脱垂引起的二尖瓣反流常会因心室缩小而加重病情，应避免低血容量、增加心室排空或降低后负荷等因素。血管升压用纯 α 肾上腺素受体激动剂（如去氧肾上腺素）优于主要作用是 β 肾上腺素受体激动剂的药物。

主动脉瓣狭窄

术前评估

主动脉瓣狭窄是导致左心室流出道阻塞的最常见原因。其他原因有肥厚型心肌病、先天性主动脉瓣下狭窄或少见的主动脉瓣上狭窄。主动脉瓣狭窄通常是先天性、风湿性或退行性病变所致。瓣叶数量异常（最常见的是二瓣化畸形）或瓣环变异产生湍流损伤瓣膜从而导致狭窄。单纯风湿性主动脉瓣狭窄很少见，多合并有主动脉瓣关闭不全或二尖瓣病变。主动脉狭窄最常见的退行性变为：钙化的主动脉瓣狭窄、磨损、撕裂及钙化物沉积于瓣膜，最终使瓣膜无法完全打开（图 21-10）。

病理生理学

由主动脉瓣狭窄引起的左心室流出道梗阻几乎总是渐进性的，这至少允许左心室在梗阻初期发生相应改变来代偿和维持心搏出量。左心室向心性肥厚使心室足以产生所需的跨瓣压差和降低室壁压力，从而可以维持每搏量。

当主动脉瓣口缩小至 0.5 ～ 0.7 cm² （正常值为 2.5 ～ 3.5 cm²）时，称为临界主动脉狭窄。这类患者在静息状态时跨瓣压约为 50 mmHg（心输出量正常），但活动量增加时无法增加心输出量。此外，进一步增加跨瓣压并不会显著增加心搏出量。随着主动脉狭窄时间延长，心肌收缩力逐渐下降，左心室功能受损。

主动脉瓣狭窄患者晚期会表现为心力衰竭、心绞痛和晕厥三联征。现代医学可在疾病发展早期诊断，典型症状为运动性呼吸困难、眩晕或心绞痛。心肌肥厚所导致的左心室顺应性降低是主动脉瓣狭窄的显著

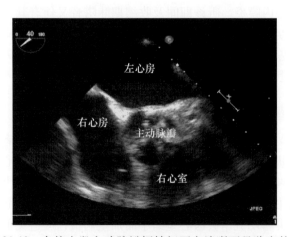

图 21-10 食管中段主动脉瓣短轴切面上清晰可见狭窄的主动脉瓣。主动脉瓣钙化通常与老年退行性变有关。然而，先天性异常（双瓣）和风湿病后遗症也会发生。（Reproduced with permission from Wasnick J, Hillel Z, Kramer D, et al. Cardiac Anesthesia & Transesophageal Echocardiography. New York, NY: McGraw-Hill; 2011.）

特征。左心室舒张功能障碍是由心肌肥厚、心肌纤维化或心肌缺血所致。左心室舒张末压在疾病早期便开始升高，而左心室舒张末容积可维持正常，直到病程晚期才会发生改变。左心房和左心室间的舒张压之差减小会影响心室充盈，这使得心室充盈主要依赖于心房的正常收缩。心房收缩功能不全时，主动脉瓣狭窄患者极易发生充血性心衰或低血压。此类患者特点为：在静息状态下心输出量可能正常；但活动后心输出量并不能相应增加。患者即使没有冠状动脉疾病史，也会有心绞痛。其原因一方面是心肌肥厚使心肌需氧量增加；另一方面心肌收缩时心室腔内收缩压很高（可达 300 mmHg），使心肌内冠状动脉血管明显受压而减少了心肌血供。患者不能耐受运动时肌肉组织中血管舒张而发生劳力性晕厥。心律失常导致严重低血压可能是某些患者晕厥和猝死的原因。

治疗

患者一旦出现症状，若不进行瓣膜置换手术治疗将于几年内死亡。经皮球囊成形术适用于先天性主动脉瓣狭窄的年轻患者，也可用于主动脉狭窄钙化不能耐受主动脉瓣置换手术的老年患者。但对于后者，其疗效短暂，往往于 6 ～ 12 个月内会再次发生狭窄。通过微创介入方式行主动脉瓣置换手术得到不断改进与完善，被越来越多地应用于主动脉瓣疾病的治疗。手术置换狭窄瓣膜仍然是治疗主动脉瓣狭窄的主要手段。

麻醉管理

A. 目标

9 维持正常的窦性心律、心率、外周血管阻力及血管内容积对主动脉瓣狭窄患者至关重要。失去正常的同步心房收缩常导致病情迅速恶化，尤其当伴有心动过速时。两种心律失常（房颤伴快速心室反应）会严重影响心室充盈，需立即进行电复律。幸运的是，房颤在主动脉狭窄患者中并不常见。心室顺应性下降也使得患者对血管内容积的突然变化非常敏感。在临床上，很多患者虽然血容量充分，但是心输出量（SV）似乎是固定的；这种情况下，心输出量主要依赖于心率改变。患者对心动过缓（< 50 次 / 分）耐受性很差，心率应维持在 60 ～ 90 次 / 分之间。

B. 监测

主动脉瓣狭窄患者心电图常呈现提示有心肌缺血的 ST 段基线和 T 波异常。很多重度主动脉瓣狭窄的患者即使出现短暂的低血压都不能耐受，应进行动

脉内直接测压监测。患者对扩血管药物非常敏感，应谨慎应用血管扩张剂。经食管超声心动图对此类患者非常有用，可监测心肌缺血、心室前负荷、心肌收缩力、瓣膜功能和判断治疗效果。

C. 用药选择

轻度至中度主动脉狭窄（一般无症状）患者可耐受蛛网膜下腔阻滞或硬膜外麻醉。但操作时应严密监测血压，因麻醉时可能降低前负荷、后负荷或两者均降低，从而极易发生低血压。必须立即使用血管收缩药物。由于硬膜外麻醉起效慢而产生低血压速度稍慢，便于及时纠正，因此硬膜外麻醉比单次蛛网膜下腔阻滞更为常用。连续蛛网膜下腔阻滞也可逐步增加麻醉区域，从而减少低血压发生。

对于重度主动脉狭窄患者，处理其血流动力学紊乱比选择全麻药物更重要。大多数全麻药都既可扩张血管也会降低血压，诱导后需做相应处理。若使用吸入麻醉药，应严格控制吸入浓度，以避免过度血管扩张、抑制心肌收缩或丧失正常心房收缩功能。心动过速和严重高血压会加重心肌缺血，应立即通过加深麻醉或使用 β 肾上腺素阻断剂处理。大多数主动脉瓣狭窄患者可耐受中度高血压，对扩血管药物较敏感。主动脉狭窄患者麻醉期间，使用血管收缩剂（如血管加压素、去氧肾上腺素、去甲肾上腺素）维持全身血压是必要的。此外，由于患者本身心肌氧供需极不平衡，其对轻度低血压都难耐受。术中出现室上性心动过速影响血流动力学稳定时，应立即进行同步电复律。频发室性心律失常（常提示心肌缺血）的患者在血流动力学上耐受性很差，应及时治疗。

主动脉瓣关闭不全 / 反流

术前评估

慢性主动脉瓣关闭不全可由主动脉瓣病变、主动脉根部病变或两者的病变引起。主动脉瓣膜病变通常是先天性的（二瓣化）或因风湿热引起。某些疾病侵犯升主动脉导致主动脉瓣环扩张而引起反流，这些疾病包括梅毒、主动脉瓣环扩张症、主动脉中层囊性坏死（伴或不伴马方综合征）、强直性脊柱炎、类风湿关节炎、银屑病性关节炎以及多种结缔组织病。急性主动脉瓣关闭不全最常见于感染性心内膜炎、创伤或主动脉夹层。

病理生理学

无论原因为何，主动脉瓣关闭不全都会导致左心室容量超负荷。舒张期血液反流回左心室，导致有效前向每搏量降低。全身动脉舒张压和外周血管阻力（SVR）均降低。心脏后负荷下降有助于心室射血。总每搏量等于有效每搏量与反流量的总和。反流量取决于心率（舒张时间）和舒张期跨主动脉瓣压差（舒张期主动脉压-左心室舒张末压）。心率减慢时，舒张期不成比例地延长，动脉舒张压升高，跨动脉瓣膜压力升高，进一步使反流量增加。

慢性主动脉瓣关闭不全时，左心室逐渐扩张，形成离心性肥厚。重度主动脉瓣关闭不全患者的左心室舒张末期容积在所有心脏疾病中是最大的。由此形成的舒张末期容积增加是为了尽可能维持每搏量。任何因素导致反流量增加，均通过增加舒张末期容积来代偿。病程初期，左心室顺应性增加，左心室舒张末压力可维持正常或仅轻微升高。但病程进展至晚期，心室功能逐渐恶化，射血分数逐渐降低，心室排空能力受损，表现出左心室舒张末期压力和收缩末期容积逐渐增加。

突发性主动脉瓣关闭不全患者，左心室并不能立即代偿性扩张或肥厚。由于正常大小的心室无法适应突然增加的反流量，使有效每搏量迅速下降。突然升高的左心室舒张末压传导至肺循环，引起急性肺静脉淤血。

急性主动脉瓣反流通常表现为肺水肿和低血压的突然发作，而慢性反流最终表现为充血性心力衰竭。当反流量维持在每搏量的 40% 以下时，慢性型的症状一般没有或极少，但当大于 60% 时，症状变得严重。即使在没有冠状动脉疾病的情况下，心绞痛也会发生。心肌肥厚和扩张导致心肌耗氧量增加，而反流导致主动脉舒张压降低，心肌血供减少，心肌血流峰值出现在收缩期而不是舒张期。

治疗

大多数慢性主动脉瓣关闭不全患者，发病后 10 ～ 20 年间并无症状。一旦出现明显的症状，如不进行瓣膜置换术，预计存活期大约为 5 年。慢性主动脉瓣关闭不全晚期患者应用利尿剂和降低后负荷的药物（特别是 ACE 抑制剂）后，病情会明显缓解。动脉血压降低，使引起反流的舒张压差减小。慢性主动脉瓣关闭不全的患者，应在发生不可逆的心室功能障碍之前进行瓣膜置换术。经皮主动脉瓣置换术越来越多地用于主动脉瓣关闭不全的高危患者。

急性主动脉瓣关闭不全患者通常需要静脉应用变力性药物和血管扩张剂治疗。急性主动脉瓣关闭不全患者应及早进行手术，单纯内科药物治疗往往死亡率较高。

麻醉管理

A. 目标

心率应维持在正常上限（80～100次/分）。心动过缓或外周血管阻力（SVR）增加都会使主动脉瓣关闭不全患者的反流量增加，而心动过速则会导致心肌缺血。也应避免过度心肌抑制。应维持心脏前负荷代偿性增加，但过度的液体治疗易导致肺水肿。

B. 监测

急性主动脉瓣关闭不全或严重慢性主动脉关闭不全患者都应进行有创血流动力学监测。急性主动脉瓣关闭不全时常发生二尖瓣关闭不全，可能引起肺毛细血管楔压过高，导致左心室舒张末压力过高。主动脉瓣关闭不全患者的动脉压波具有脉压很宽的特征。中度至重度主动脉瓣关闭不全患者可能出现双波脉，可能是由于每搏量很大，射血速度很快所致。彩色血流多普勒超声心动图 TEE 对定量反映反流严重程度和指导治疗方面非常有意义（图 21-11）。

严重的主动脉瓣反流使左心室舒张期压力迅速升高。重度主动脉瓣关闭不全时，超声心动图可以检测到患者舒张期主动脉口反向血流。探查到舒张期反向血流的位置离主动脉口位置越远，提示反流越严重。

C. 用药选择

只要维持足够的血管内容量，大多数主动脉瓣关

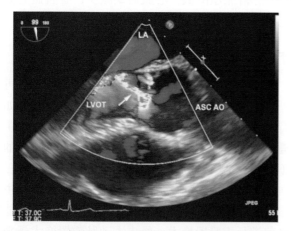

彩图 21-11　经食管超声心动图使用彩色多普勒显示主动脉瓣反流。可见左心室流出道（LVOT）、左心房（LA）和升主动脉（ASCAO）。箭头指示偏心方向的主动脉反流（Reproduced with permission from Mathew JP，Swaminathan M，Ayoub CM. Clinical Manual and Review of Transesophageal Echocardiography. 2nd ed. New York，NY：McGraw-Hill Education；2010.）

闭不全患者都可耐受蛛网膜下腔阻滞和硬膜外麻醉。全身麻醉时，吸入麻醉药因具有血管扩张作用，是较理想的选择。去氧肾上腺素（25～50 μg），可用于治疗麻醉诱导后血管舒张所引起的继发性低血压。大剂量的去氧肾上腺素会增加外周血管阻力（SVR）和动脉舒张压，可能会加重返流。

三尖瓣关闭不全／反流

术前评估

大多数患者的超声心动图检查结果都存在轻微三尖瓣反流，反流量很小。临床上明显的三尖瓣关闭不全主要是由于慢性左心衰竭导致肺动脉高压进而引起右心室扩张所致。三尖瓣关闭不全也可继发于感染性心内膜炎、风湿热、类癌综合征、胸部创伤或 Ebstein 心脏畸形（三尖瓣瓣叶附着异常导致瓣膜向下移位）。

病理生理学

慢性左心衰竭常导致肺血管压力持续升高。右心室室壁薄，其后负荷慢性升高导致右心室逐步扩张，三尖瓣瓣环过度扩张而最终导致反流。右心室舒张末容积增加，不仅代偿了反流量，还能保持有效的前向血流。右心房和腔静脉顺应性较好，容易适应容量超负荷，平均右心房压和中心静脉压通常仅略有升高。肺动脉压急性或明显升高会使反流量增加，中心静脉压升高可反映这些问题。此外，右心室后负荷突然显著升高可明显降低右心室有效输出量，降低左心室前负荷，造成全身性低血压。

慢性静脉压升高使肝被动充血，并逐步导致肝功能障碍。严重右心衰伴左心容量不足的患者，其血流还可能会通过未完全闭合的卵圆孔，造成右向左分流，出现明显的低氧血症。

超声心动图直视下可见正常右心室并不会延伸到心尖部。右心扩张的患者，其心脏呈球形，右心室延伸到心尖部，并且室间隔变平。这些变化会影响左心功能。

治疗

大多数患者可很好地耐受三尖瓣反流。因患者的基础疾病通常比三尖瓣关闭不全对患者影响更大，应重点治疗其基础疾病。最新研究表明，中度至重度关闭不全患者，可在做其他瓣膜置换手术的同时行三尖瓣成形术，以纠正三尖瓣反流、改善病情。

麻醉管理

A. 目标

血流动力学管理目标应该主要针对患者基础疾病。应避免会导致低血容量或增加右心室后负荷的因素（如缺氧或酸中毒），以维持有效的右心室每搏输出量和左心室前负荷。机械通气期间，避免呼气末正压通气及平均气道压力增高，因为它们均会减少静脉回流及增加右心室后负荷。

B. 监测

对三尖瓣关闭不全患者进行有创血压监测可能有用。大量血液反流可能使肺动脉导管在通过三尖瓣处时产生困难，所以不一定能进行肺动脉压监测。中心静脉压（CVP）升高提示右心功能不全加重。CVP 波形上 x 降波消失时，常会出现一个大的 cv 波。由于三尖瓣反流，温度稀释法测得的心输出量常比实际偏高。彩色血流多普勒 TEE 可评估反流严重程度及检测有无伴发其他畸形。

C. 用药选择

选择麻醉药物时应首先考虑患者的基础疾病。大多数患者可耐受蛛网膜下腔阻滞和硬膜外麻醉。实施任何区域阻滞前，均应排除有无肝功能受损所造成的凝血功能障碍。

心内膜炎预防

近年来，ACC/AHA 对于人工心脏瓣膜置换术后及其他结构性心脏异常患者预防性抗生素治疗方案的

指南发生了巨大变化，减少了抗生素使用的适应证。通常认为，使用抗生素的危险性大于围术期患心内膜炎的风险。目前，ACC/AHA 指南仅建议对心内膜炎高危人群预防性使用抗生素，如牙科手术涉及牙龈操作或口腔黏膜穿孔（Ⅱa）的患者；见表 21-14。

这些条件包括：

- 患者体内有人工心脏瓣膜或人工心脏材料。
- 患者有心内膜炎病史。
- 患者有部分修复或未修复的先天性心脏病。
- 患者患有先天性心脏病，行修复手术后留有后遗症。
- 先天性心脏病患者行修复手术后 6 个月内（介入或开胸术）。
- 存在瓣膜结构异常的心脏移植患者。

Ⅲ级推荐对非牙科手术没有必要进行抗生素预防治疗，如经食管超声和食管胃十二指肠镜检查，除非存在活动性感染。

心内膜炎发生于心血管内皮损伤部位，在菌血症情况下，细菌可沉积和繁殖在这些部位。心脏血流速度增加会导致内皮细胞受损，从而为细菌的黏附和生长提供了位点。指南不断更新，尚未确立"标准护理"方法。然而，不按指南操作时仍需提供该做法的循证学证据。如遇高危患者，建议回顾 ACC/AHA 指南寻求办法。

抗凝

机械人工心脏瓣膜患者需进行抗凝治疗，目前主要使用华法林抗凝。阿司匹林也可用于机械人工心脏

表 21-14　牙科手术抗生素用药方案[1]

用药途径	药物	方案：术前 30 ~ 60 min 单次剂量	
		成人	儿童
口服	阿莫西林	2 g	50 mg/kg
无法口服药物者	氨苄西林	2 g IM 或 IV[2]	50 mg/kg IM 或 IV
	头孢唑啉或头孢曲松	1 g IM 或 IV	50 mg/kg IM 或 IV
青霉素或氨苄西林过敏-口服	头孢氨苄[3,4]	2 g	50 mg/kg
	克林霉素	600 mg	20 mg/kg
	阿奇霉素或克拉霉素	500 mg	15 mg/kg
青霉素或氨苄西林过敏，且无法口服药物者	头孢唑啉或头孢曲松	1 g IM 或 IV	50 mg/kg IM 或 IV
	克林霉素	600 mg IM 或 IV	20 mg/kg IM 或 IV

[1] Reproduced with permission from Nishimura RA，Carabello BA，Faxon DP，et al. ACC/AHA 2008 guideline update on valvular heart disease：Focused update on infective endocarditis prophylaxis. J Am Coll Cardiol. 2008 Aug 19；52（8）：676-685.

[2] IM，肌内注射；IV，静脉注射。
[3] 或使用其他相当剂量的第一代或第二代口服头孢菌素。
[4] 有过敏、血管性水肿或荨麻疹病史的患者不应使用头孢菌素或氨苄西林

瓣膜及生物瓣膜置换术后患者，以防止血栓形成。华法林有时也用于二尖瓣人造生物瓣膜置换术后早期抗凝。

人工瓣膜置换术后患者需行非心脏手术时，需暂时中止抗凝治疗。ACC/AHA 指南指出，围术期血栓形成风险较低的患者，如为主动脉的双叶机械瓣患者，且无其他问题时（无房颤或无高凝状态），术前可停用华法林 48～72 h 以使 INR 降至 1.5 以下。对于血栓风险较高的患者，若术前 INR 低于 2.0，必须停用华法林，以肝素（无论是普通肝素或低分子量的）替代。术前 4～6 h 停用肝素，一旦手术无出血顾虑即可重新使用肝素，要不断检测调节直至患者可继续华法林治疗。如有必要，紧急情况下可使用新鲜冰冻血浆或凝血酶原复合物拮抗华法林的抗凝作用。麻醉医师在围术期调整抗凝或抗血小板治疗方案之前应始终与患者的外科医生及负责抗凝治疗的内科医师沟通，以调整抗凝方案。

先天性心脏病

术前评估

先天性心脏疾病种类繁多，可在婴儿期、幼儿期或成年期（较少）被发现。在所有活产新生儿中，先天性心脏病发病率接近 1%。存在某些心脏缺陷的患者按自然病程常可存活至成年（表 21-15）。随着外科手术和医疗技术的进步，越来越多的先天性心脏疾病患者可存活至成年。因此，在非心脏手术或产科手术时会遇到越来越多的先天性心脏病患者。因此，麻醉前了解先天性心脏病（CHD）患者的原始心脏结构缺陷及已行何种修复手术至关重要。

先天性心脏病种类繁多，病理生理进程复杂，造成其分类困难。表 21-16 列出了常用的分类方法。大多数先心病患者表现为发绀、充血性心衰，或无症状。当患者存在不正常心内交通，使未氧合血液进入全身动脉循环时（右向左分流），患者的典型表现为发绀。心脏异常使左心室流出道梗阻或肺血流量显著增加时，患者最突出表现为充血性心衰。肺血流量增加是氧合血经非正常通路反流回右心（左向右分流）所致。尽管右向左分流通常使肺循环血流量减少，但某些复杂病变会增加肺血流量——即使存在右向左分流。有些患者同时存在多种缺损。实际上，某些先天性心脏异常（如大动脉转位、完全性肺静脉畸形、肺动脉闭锁）的患者正是依赖同时存在的其他分流性缺损（如动脉导管未闭、卵圆孔未闭、室间隔缺损）而存活。发绀型先心病患者因慢性缺氧，表现为典型的红细胞增多症。同时，肾也可增加促红细胞生成素的分泌，使红细胞数量增多，从而有利于组织氧浓度恢复正常。但也会使血液黏度升高，甚至可能影响氧气输送。组织氧合恢复正常，且血细胞比容稳定（通常小于 65%），无高黏滞综合征表现，此类患者的表现被称为代偿性红细胞增多症。若患者体内红细胞过度增多，则无法维持氧供与血液黏稠度之间的平衡；他们具有血液高黏滞的症状并可能发生血栓栓塞，尤其是卒中。脱水会增加卒中风险。小于 4 岁患儿发生脑卒中风险似乎最大。若无高黏血症的症状，且血细胞比容 < 65%，一般不建议放血治疗。

发绀型先心病患者凝血功能异常较常见。血小板计数往往较正常偏低，很多患者存在凝血级联反应障碍。肾灌注不足导致尿酸盐重吸收增加，患者常伴发高尿酸血症，并可导致进行性肾功能损害。

术前多普勒超声心动图检查非常重要，有助于观

表 21-15　不经治疗可存活至成年的常见的先天性心脏病

主动脉瓣二瓣化畸形
主动脉缩窄
肺动脉瓣狭窄
继发孔型房间隔缺损
室间隔缺损
动脉导管未闭

表 21-16　先天性心脏病的分类

引起流出道梗阻的病变
左心室
主动脉缩窄
主动脉瓣狭窄
右心室
肺动脉瓣狭窄
引起左向右分流的病变
室间隔缺损
动脉导管未闭
房间隔缺损
心内膜垫缺损
部分性肺静脉回流异常
引起右向左分流的病变
使肺血流量减少的病变
法洛四联症
肺动脉瓣闭锁
三尖瓣闭锁
使肺血流量增加的病变
大动脉转位
永存动脉干
单心室
右心室双出口
完全性肺静脉异位回流
左心发育不良

察先心病缺损的解剖结构、确诊或排除并存其他畸形或并发症、评估其生理学意义及治疗措施的效果。

麻醉管理

患者分为四种：（1）已接受心脏矫治手术不需进行心脏手术的患者；（2）仅进行姑息性手术减轻了症状的患者；（3）尚未进行心脏矫治手术患者；（4）不适宜进行心脏矫治手术在等待心脏移植的患者。虽然第一种患者的麻醉管理可能同一般患者一样（除外预防性应用抗生素治疗），但仍需熟悉其余心脏缺陷患者的复杂病理生理过程（表 21-17 和 21-18）。

为便于麻醉管理，先心病异常可分为梗阻性、左向右为主的分流或右向左为主的分流。而实际工作中所见患者的分流多为双向，并且在一定条件下会发生逆转。

1. 梗阻性病变

肺动脉瓣狭窄

肺动脉瓣狭窄造成右心室流出道梗阻，并导致右心室向心性肥厚。严重的梗阻在新生儿期即表现出来；而对于轻微的梗阻，可能要到成年才被发现。瓣膜形态通常存在异常，呈二叶瓣或三叶瓣。瓣叶常常部分融合，超声心动图显示收缩期突起。右心室逐渐肥厚，肺动脉常呈狭窄后扩张。患者有右心衰的症状。由于到达肺的

表 21-17 先心病患者术后常见问题

心律失常
低氧血症
肺动脉高压
残存分流
反常栓塞
细菌性心内膜炎

表 21-18 先心病患者行非心脏手术时的风险性[1]

高风险
肺动脉高压（原发性或继发性）
发绀型先天性心脏病
心功能Ⅲ级或Ⅳ级（纽约心脏病协会）
严重的全心功能不全（射血分数＜35%）
严重左心梗阻
中度风险
人工瓣膜或导管
心内分流
中度左心梗阻
中度全心功能不全

[1] Reproduced with permission from Warnes C, Williams R, Bashore T, et al. ACC/AHA 2008 guidelines for the management of adults with congenital heart disease. Circulation. 2008 Dec 2; 118（23）: 2395-2451

血流有限及组织氧摄取增加，有症状的患者容易感到疲劳、活动后呼吸困难及周围性发绀。肺动脉瓣狭窄严重时，肺动脉瓣压差会超过 60 ~ 80 mmHg，这常取决于患者的年龄。卵圆孔未闭或房间隔缺损的患者也会出现右向左分流。心输出量非常依赖于心率加快，但是心率过快会影响心室充盈。大多数有症状的肺动脉瓣狭窄患者初始治疗通常首选经皮球囊瓣膜成形术。手术治疗的患者，麻醉管理应维持正常或稍快的心率、充足的前负荷及避免增加 PVR 的因素（如低氧血症或高碳酸血症）。

2. 左向右为主的（简单）分流

简单分流特指右心和左心之间存在的异常交通。因为正常情况下左心压力较高，所以血液通常从左侧向右侧分流，使右心和肺的血流量增加。根据交通的大小和位置，右心室还会遭受来自左侧的高压，导致压力和容量都超负荷。正常情况下，右心室后负荷仅为左心室的 5%，所以即使是微小的左向右压差，也会造成肺血流大量增加。使用肺血流量（Qp）与全身血流量（Qs）的比值来判断分流的方向是十分有帮助的。

比值大于 1 通常提示左向右分流，比值小于 1 提示右向左分流，比值等于 1 提示无分流或双向等量分流。

肺血流大量增加导致肺血管充血和血管外肺水增多。后者会影响肺内气体交换、降低肺顺应性，并增加呼吸做功。左心房的扩张会压迫左侧支气管，而肺血管扩张会压迫较小的支气管。

这样的情况持续几年之后，由于肺血流量的慢性增加导致肺血管发生变化，使 PVR 出现不可逆的增加。右心室后负荷增加导致右心室肥厚，并使右心压力逐渐增加。到了疾病晚期，右心内的压力将超过左心内的压力。此时，心内分流方向发生变化，成为右向左分流（艾森门格综合征）。

当交通较小时，分流量主要取决于交通的大小（限制性分流）。当交通量较大时（非限制性分流），分流量取决于 PVR 和 SVR 之间的相对平衡。SVR 相对于肺血管阻力（PVR）升高，有利于左向右分流；而 PVR 相对于 SVR 升高则有利于右向左分流。心腔共有畸形（如单心房、单心室、主肺动脉共干）是非限制性分流的极端类型。该类畸形呈双向分流，且完全取决于心室后负荷的相对变化。

只要右心和左心之间存在分流，无论血流的方向如何，都应仔细清除静脉输注液体中的气泡和小颗粒，以防止反常栓塞进入脑或冠状动脉循环。

房间隔缺损

最常见的类型是继发孔房间隔缺损（ASD），通常是位于卵圆窝附近的孤立缺损。此缺损有时与部分性肺静脉畸形回流并存，最常见的是右上肺静脉。继发孔型 ASD 可能在左右心房间有一个或多个（孔型）开口。其次常见的是静脉窦和原发孔 ASD，它们常与其他心脏畸形并存。静脉窦缺损位于房间隔上部接近上腔静脉；一根或多根右肺静脉多经过异常回流进入上腔静脉。与此相反，原发孔 ASD 位于房间隔下部并覆盖于二尖瓣和三尖瓣上；大多数患者还有二尖瓣前叶裂，某些患者则有三尖瓣隔叶异常。

大多数 ASD 患儿仅有轻微症状；而某些患儿则出现反复的肺部感染。充血性心力衰竭和肺动脉高压在成年 ASD 患者更为常见。原发孔缺损的患者常有大的分流，并且还能发展成重度二尖瓣反流。如果没有心衰，ASD 患者对吸入和静脉麻醉药的麻醉反应通常没有明显变化。**由于 SVR 升高会使左向右分流进一步加重，因此应避免 SVR 的升高。**

室间隔缺损

室间隔缺损（VSD）是一种常见的先天性心脏病，占先天性心脏病的 25% ~ 35%。缺损最常见于室间隔的膜性部分（膜部或嵴下室 VSD），位于三尖瓣隔叶的后部和前部。肌部 VSD 是第二种常见类型，位于室间隔中部或顶部，可能有一个缺损或多个开口（类似瑞士奶酪）。肺动脉下（嵴上）室间隔缺损，由于主动脉瓣右冠瓣能脱垂入 VSD，所以常并发主动脉瓣关闭不全。心室流入道的间隔缺损通常与房室间隔缺损的病程进展和部位相似（见下文）。

VSD 导致的功能异常取决于缺损的大小、PVR 以及有无其他异常。缺损较小的 VSD，尤其是肌部 VSD 常于儿童期自行关闭。限制性缺损仅有小量左向右分流。缺损较小的 VSD 患者在给予内科药物治疗的同时，行心电图（监测右心室肥厚）和超声心动图随诊即可。缺损较大的 VSD 患者通常在肺血管病变和艾森门格综合征引起生理改变之前进行手术治疗以闭合缺损。与 ASD 患者相同，没有心衰症状的 VSD 患者，对吸入和静脉麻醉药的麻醉作用通常没有明显变化。同样，SVR 增加会加重左向右分流。**当出现右向左分流时，患者将难以耐受 PVR 的突然增加或 SVR 的骤降。**

房室间隔缺损

心内膜垫（AV 管）缺损产生邻近心房和心室间隔的缺损，常伴发 AV 瓣膜严重异常。此为唐氏综合征患者常见的畸形。缺损可导致心房和心室水平的大量分流。二尖瓣和三尖瓣关闭不全导致的反流可加重心室容量超负荷。最初，分流以左向右为主；然而随着肺动脉高压逐渐加重，逐渐形成艾森门格综合征伴明显发绀。

动脉导管未闭

肺动脉主干和主动脉之间持续存在的交通能产生限制性或非限制性左向右分流。动脉导管未闭（PDA）通常是早产儿心肺退化的结果，偶见于成年阶段。可使用胸腔镜手术治疗。麻醉管理原则与 ASD 和 VSD 相同。

部分异常静脉回流

当一条或多条肺静脉回流入右心时，就出现此缺损；异常的静脉通常来自右肺。可能存在的异常入口包括右心房、上腔或下腔静脉及冠状窦。由此导致的畸形产生程度不等的左向右分流。其临床过程和预后通常较好，与继发孔 ASD 类似。完全性异常静脉回流应在出生后立即纠正。

3. 右向左为主的（复杂）分流

本组缺损（某些被称为**混合性缺损**）经常产生心室流出道梗阻和分流。梗阻导致血液分流到无梗阻的一侧。当梗阻相对较轻时，分流量受 SVR/PVR 比值的影响，但随着梗阻程度增加，分流的方向和大小则固定不变。任一心脏瓣膜闭锁都代表最严重的梗阻。闭锁瓣膜的附近存在分流且完全固定；患者的存活有赖于其他形式的远处分流（通常是 PDA、ASD 或 VSD），在这些缺损处，血流进入相反方向。还可以根据肺血流是否增加或减少对本组缺损进行分类。

法洛四联症

法洛四联症主要包括右心室流出道梗阻、右心室肥厚、VSD 及主动脉骑跨。大多数患者右心室流出道梗阻是由于肺动脉瓣下肌肉（心室嵴部）肥厚导致漏斗部狭窄所致。至少 20% ~ 25% 的患者合并有肺动脉瓣狭窄，仅小部分患者存在瓣上梗阻。肺动脉瓣通常是二瓣型或闭锁（少见）。漏斗部梗阻可因交感神经张力升高而加重，所以是动力性的；由此导致的梗阻可能是某些低龄患者出现重度发绀缺氧发作的原因。**由于同时存在右心室流出道梗阻和 VSD，所以不**

仅有氧合的左心室内的血液进入主动脉，还有部分未经氧合的右心室内的血液也被射入主动脉。通过 VSD 的右向左分流包括固定的和可变的两种成分。固定的成分取决于右心室流出道梗阻的严重程度，而可变的成分取决于 SVR 和 PVR。

可行外科手术改善或根治左向右分流。前者采用改良 Blalock-Thomas-Taussig（体肺动脉）分流术来增加肺血流量，以一根人工血管联通锁骨下动脉和同侧肺动脉。根治术包括修补 VSD、切除漏斗部造成梗阻的肌肉，必要时行肺动脉瓣切开或肺动脉瓣成形术。

⑬ 法洛四联症患者的麻醉管理原则是维持血管内容量和 SVR。避免可使 PVR 增高的因素，如酸中毒和气道压过高。氯胺酮（肌内注射或静脉注射）是常用的诱导药物，因为它能维持或增加 SVR，因此不会加重右向左分流。分流程度轻的患者通常能够耐受吸入麻醉诱导。右向左分流会减慢吸入麻醉药的摄取；反之，则可能使静脉药的起效加快。麻醉诱导后，氧合通常会得到改善。应该避免使用释放组胺的肌松药。重度发绀缺氧发作时可以行扩容治疗及注射去氧肾上腺素（5 μg/kg）。β 受体阻滞剂（如普萘洛尔）也可有效缓解漏斗部痉挛。

三尖瓣闭锁

当三尖瓣闭锁时，血液只能通过未闭的卵圆孔（或 ASD）流出右心房。此外，必须有 PDA（或 VSD）存在才能使血液从左心室流入肺循环。三尖瓣闭锁的患儿出生时通常发绀明显，其严重程度取决于肺内血流量。患儿的早期存活依赖于输注前列腺素 E₁ 及是否实行经皮球囊房间隔造口术。严重发绀的患儿需要尽早行改良 Blalock-Thomas-Taussig 分流术。首选的外科治疗是将静脉回流导向肺循环，即改良的 Fontan 手术。一些医学中心在 Fontan 术前，选择先做将上腔静脉与肺动脉主干吻合（双向 Glenn）的分流术或直接采取双向 Glenn 术取代 Fontan 手术。在这两种方法中，静脉系统的血液通过肺循环进入左心房，而无需经过右心室。因此手术的成功取决于相对较高的全身静脉压以及维持较低的 PVR 和左心房压。Fontan 术失败的患者可能需要行心脏移植术。

大动脉转位

大动脉转位的患者，肺循环和体循环内的静脉血分别按正常途径回流入左心房和右心房，但是主动脉发自右心室，而肺动脉发自左心室。所以未氧合的血流进入体循环而氧合的血流返回肺。只有通过卵圆孔或 PDA，氧合血与未氧合血混合，患儿才可能存活。

如果存在 VSD 使血液混合增加，低氧程度可减轻。对于大动脉转位的患者通常需要输注前列腺素 E₁。根治术即动脉调换，即将主动脉离断再吻合到左心室、肺动脉离断再吻合到右心室，同时还需将冠状动脉再移植到以前的肺动脉根部。如果存在 VSD，则需要封闭。少数情况下，如果动脉调转困难，则行心房调转（Senning）术。Senning 术中，从心房壁重建心房内障板，使来自肺静脉的血流经 ASD 进入右心室再从右心室射入体循环。

大动脉转位可合并 VSD 和肺动脉瓣狭窄。这种联合缺损类似法洛四联症；但梗阻影响的是左心室而非右心室。根治术包括用补片修补 VSD、将左心室流出道与主动脉相连、结扎近端肺动脉及使用带瓣管道将右心室流出道和肺动脉连接（Rastelli 术）。

主肺动脉共干

主肺动脉共干时，仅有一条主动脉干供给肺循环和体循环。动脉干总是骑跨于室间隔缺损处，接受两个心室射入的血流。由于出生后 PVR 逐渐降低，所以肺血流明显增加，最终导致心衰。如果不经治疗，PVR 会增加，随之出现艾森门格综合征进而表现为发绀。外科矫治术包括关闭室间隔缺损、从主动脉干分离出肺动脉，并用管道将右心室与肺动脉连接（Rastelli 修补术）。

左心发育不全综合征

此综合征描述了一组以主动脉瓣闭锁和左心室明显发育不良为特征的缺损。右心室是为体循环和肺循环提供泵动力的主要心腔。一般情况下，右心室将血液射入肺动脉，而进入主动脉的所有（或几乎全部）血液通常来自于 PDA。手术治疗包括 Norwood 修补术和混合术式姑息疗法。在 Norwood 手术中，从原先发育不全的主动脉和肺动脉主干中创建新的主动脉，肺血流则通过 Blalock-Thomas-Taussig 分流输送。右心室变为心脏的体循环泵室。目前还提倡使用混合术式姑息疗法治疗左心发育不全综合征。在这种方法中，结扎肺动脉以减少肺血流，扩张 PDA 以提供体循环血流。

心脏移植的患者

术前评估

随着移植频率增加及移植存活率的提高，心脏移植患者的数量逐渐增加。这些患者可能在术后早期入手术室进行纵隔探查或再次移植，也可能于稍晚些时间行感染切开引流、整形手术或其他非心脏手术。

14 由于移植的心脏是完全去神经的，所以缺乏直接的自主神经支配。心脏神经冲动的形成和传导正常，但是由于没有迷走神经的影响，导致静息心率相对较高（100～120次/分）。尽管交感神经同样离断，但是由于去神经后敏化（受体密度增加），心脏对儿茶酚胺反应性正常，甚至增强。心输出量呈正常低限，而且对体力活动的反应性增加相对缓慢，这是因为反应依赖于循环儿茶酚胺浓度增加。由于移植心脏的舒张末期容积和心输出量之间的关系仍正常，所以移植心脏具有前负荷依赖性。冠状动脉自主调节功能仍存在。

术前应以评估移植心脏的功能状态及检查应用免疫抑制剂的并发症为重点。患者出现心律失常（移植后6个月内）或心肌功能进行性恶化导致的运动耐量下降都提示可能存在排斥反应。临床上常通过定期超声心动图检查，监测是否发生排斥反应；但最可靠的检测方法则是进行心内膜心肌活检。移植心脏广泛的动脉粥样硬化是非常常见且严重的问题，而广泛的动脉粥样硬化将限制移植心脏的寿命。此外，由于心脏的去神经化，心肌缺血和心肌梗死几乎总是没有症状。因此，患者必须定期进行包括血管造影在内的相关检查，以明确是否存在冠状动脉粥样硬化。

免疫抑制疗法包括环孢素、他克莫司和泼尼松。主要副反应包括肾毒性、骨髓抑制、肝毒性、机会性感染及骨质疏松。高血压和液体潴留很常见，通常需要应用利尿剂和血管紧张素转化酶抑制剂进行治疗。

麻醉管理

几乎所有的麻醉技术，包括局部麻醉都已成功地用于心脏移植患者。由于移植的心脏具有前负荷依赖性的作用特点，所以需要维持正常或偏高的心脏前负荷。此外，由于缺乏反射性心率加快，使患者对快速血管扩张特别敏感。由于心肌神经元内缺乏对儿茶酚胺的储备，所以间接缩血管药物如麻黄碱，不如直接作用的药物有效。应提前准备静脉使用的异丙肾上腺素或肾上腺素，在需要时用来提升心率。

为了观察是否有心肌缺血存在，需要密切监测心电图。ECG通常显示两组P波，一组代表受体自身的窦房结（完好保留），另一组代表供体的窦房结。受体的窦房结可能仍受自主神经的影响，但并不影响心功能。创伤较大的手术过程中，应行动脉内直接测压。操作过程中应严格遵守无菌操作。

刚接受心脏移植的患者，其移植心脏的右心室可

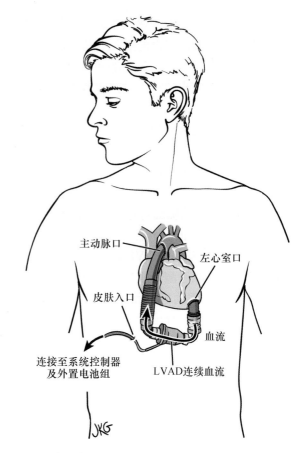

图21-12　植入式LVAD装置示意图（Reproduced with permission from Wasnick JD，Hillel Z，Kramer D，et al. Cardiac Anesthesia & Transesophageal Echocardiography. New York，NY：McGraw-Hill Education；2011.）

能无法克服肺血管阻力。对于围术期发生的右心室衰竭而言，需要使用一氧化氮吸入、强心药物或右心室辅助装置。

由于可移植心脏的数量有限，越来越多患者使用左心室辅助装置（LVADs）治疗。LVADs从左心室的心尖部排出血液，并以非搏动的方式将含氧血液泵入主动脉，恢复向组织的血液供应（图21-12）。患者需抗凝以防止泵内血栓形成。为保证左心有充足血液泵出，必须维持右心功能。低血容量、肺动脉高压和右心衰竭都可导致左心负荷不足，导致LVADs泵血量减少。接受非心脏手术的LVADs患者应由熟悉LVADs手术并精通围术期超声心动图的心脏麻醉医师管理。

病例讨论

老年女性患者摔伤致髋关节骨折一例

71岁老年女性，因左髋关节骨折需行切开复位内固定术。患者自诉摔伤几天前曾两次感到头晕。当被问及摔伤的具体细节时，患者只回忆起

站在盥洗室刷牙及醒来后躺在地上感到左侧髋部疼痛。术前 ECG 显示窦性心律，P-R 间期 220 ms 以及右束支传导阻滞（RBBB）。

为什么麻醉医师应关注晕厥病史？

老年患者有晕厥病史往往提示其可能有心律失常和潜在的器质性心脏病。尽管没有器质性心脏病的患者也可能有心律失常，但两者通常是相互关联的。心源性晕厥通常是由于突发性心律失常骤然影响心输出量和减少脑灌注的缘故。头晕、黑矇可提示轻度脑损伤。缓慢性心律失常和快速性心律失常（见第 20 章）都可能导致晕厥。表 21-19 列出了导致心源性和非心源性晕厥的各种原因。

缓慢性心律失常通常是如何形成的？

缓慢性心律失常是由于窦房结功能障碍或心

表 21-19　晕厥原因

心源性
　心律失常
　　快速性心律失常（通常＞ 180 次 / 分）
　　缓慢性心律失常（通常＜ 40 次 / 分）
　左心室射血障碍
　　主动脉狭窄
　　肥厚型心肌病
　　大面积心肌梗死
　　心房黏液瘤
　右心室射血障碍
　　法洛四联症
　　原发性肺动脉高压
　　肺动脉栓塞
　　肺动脉瓣狭窄
　双心室受损
　　心脏压塞
　　大面积心肌梗死
非心源性
　神经反射增强
　　血管减压反射（如血管迷走神经性晕厥）
　　颈动脉窦超敏
　　神经痛
　体位性低血压
　　低血容量
　　交感神经切除术
　　自主神经功能障碍
　持续瓦氏动作
　脑血管病
　惊厥
　代谢性
　　缺氧
　　严重低碳酸血症
　　低血糖症

脏冲动房室传导异常所致。窦房结与远端的希氏束-浦肯野系统之间的任何部位都可能发生冲动传导延迟或阻滞。可逆性异常可能是由于迷走神经张力异常、电解质异常、药物中毒、低温或心肌缺血。在不可逆性异常成为永久性异常之前，最初可能只是阵发性的，提示可能仅仅只是传导系统异常或潜在心脏疾病（最常见的是高血压性、冠状动脉性或瓣膜性心脏病）。

窦房结功能障碍的病理生理学是什么？

窦房结功能障碍患者基础 12 导联心电图可能是正常的，但是会有窦房结电活动突发暂停（窦性停搏）或窦房结冲动向周围组织传导发作性传导阻滞（传出阻滞）。当窦性停搏时间过长（＞ 3 s）或有效心室率低于 40 次 / 分时，患者通常会出现相应症状。患者可能出现发作性头晕、晕厥、黑矇、疲劳或呼吸短促。有症状的窦房结功能障碍或病态窦房结综合征患者通常在应用 β 肾上腺素受体阻滞、钙通道阻滞剂、地高辛或奎尼丁后表现被掩盖。当患者在窦性停搏或心动过缓之后出现阵发性快速性心律失常（常为房扑或房颤）时，常被称为快-慢综合征。心动过缓可能提示窦房结功能能被快速性心律失常抑制后不能恢复其正常的自主性。

房室传导异常如何体现于 12 导联心电图上？

房室传导异常通常表现为心室去极化异常（束支传导阻滞）、P-R 间期延长（Ⅰ度房室传导阻滞）、部分心房冲动不能引起心室去极化（Ⅱ度房室传导阻滞）或房室分离（Ⅲ度房室传导阻滞；也被称为完全性心脏传导阻滞）。

哪些因素决定了这些传导异常的临床意义？

心脏传导系统异常的临床意义取决于其部位、发展成为完全性心脏阻滞的可能性、更远处的起搏位点成为能够维持稳定而足够的逸搏心率（＞ 40 次 / 分）的可能性。正常情况下希氏束是传导系统中能够维持稳定心率（通常 40 ～ 60 次 / 分）的最低位点。当高于希氏束的任何位点发生传导异常时，正常的希氏束就能取代心脏的起搏功能，并维持正常的 QRS 波群，除非发生远端心室内传导异常。当逸搏心率来自比希氏束-浦肯野系统更远的位点时，节律通常更慢（＜ 40 次 / 分）而且常不稳定，形成宽大的 QRS 复合波。

P-R 间期正常的孤立性束支传导阻滞的临床意义是什么？

右束支传导延迟或阻滞在体表 ECG 中产生的典型的 RBBB 的 QRS 型（V_1 呈 M 形或 rSR′ 形），可能提示先天性异常或潜在的器质性心脏病。相反，左束支传导延迟或阻滞产生左束支传导阻滞（LBBB）的 QRS 波形（V_5 导联 R 波增宽且粗钝），而且几乎总是提示潜在的心脏疾病。如果左束支的两个分支中仅有一支发生传导阻滞，通常使用"分支传导阻滞"一词来描述——左前或左后分支传导阻滞。当 P-R 间期正常——而且没有急性心肌梗死时——左或右束支传导阻滞几乎都不会导致完全性心脏阻滞。

房室（AV）传导阻滞的部位总能依据 12 导联心电图确定吗？

不能。Ⅰ度房室传导阻滞（P-R 间期 > 200 ms）可以提示心房和远端希氏束－浦肯野系统之间的任何位点传导异常。莫氏Ⅰ型Ⅱ度 AV 传导阻滞的特点是 P-R 间期逐渐延长，直到一个 P 波消失（QRS 波之前没有 P 波），通常是由于 AV 结本身传导阻滞造成的，也可以是洋地黄中毒或心肌缺血所致；发展成为Ⅲ度 AV 传导阻滞的并不常见。

莫氏Ⅱ型Ⅱ度房室传导阻滞的患者，其心房冲动周期性不能传导至心室，没有 P-R 间期逐渐延长。传导阻滞几乎总是在希氏束或希氏束以下，常逐渐发展成为完全性（Ⅲ度）AV 传导阻滞，尤其是急性前间隔心肌梗死。QRS 波特征性地增宽。

Ⅲ度 AV 传导阻滞的患者，由于来自心房的冲动完全不能到达心室，所以心房率和心室除极频率各不相干（房室分离）。如果阻滞的位点在 AV 结内，稳定的希氏束节律会产生正常的 QRS 波，而且应用阿托品后心室率常会增加。如果阻滞位点包括希氏束，使得产生心室节律的起始位点更远了一些，就会产生宽大的 QRS 波。QRS 波增宽并非代表希氏束不正常，可能提示希氏束远端的某一束支传导阻滞。

在没有房室传导阻滞的情况下会发生房室分离吗？

会。当没有 AV 传导阻滞的患者应用吸入麻醉药时，由于窦性心动过缓或 AV 交界性心律的频率加快，常会发生 AV 分离。等位节律分离期间，心房和心室几乎以相同的频率互不干扰地搏动。P 波通常只是在 QRS 波群之前或之后，它们之间的关系通常保持不变。相反，干预交界性心律导致的 AV 分离时，由于交界性心律比窦性心律快，所以窦性冲动总是落在 AV 结的不应期内。

双束支传导阻滞和三束支传导阻滞的表现是什么？

当三个大的希氏束支（右束支、左前或左后）中的两支被部分或完全阻滞时，就会发生双束支传导阻滞。如果一个束支被完全阻滞而其他束支仅被部分阻滞时，束支传导阻滞的类型则为Ⅰ度或Ⅱ度房室传导阻滞。如果所有的三大束支都被阻滞，则称为三束支传导阻滞。所有的三大束支都发生传导阻滞或部分阻滞时，导致 P-R 间期延长（Ⅰ度 AV 传导阻滞）或 LBBB 及 RBBB。所有的三大束支完全阻滞时，导致Ⅲ度 AV 传导阻滞。

此患者的心电图结果有何临床意义？

心电图结果（Ⅰ度房室传导阻滞及 RBBB）提示双束支传导阻滞。可能有传导系统的广泛病变。此外，该患者存在的发作性晕厥和黑矇病史提示她可能有威胁生命的心动过缓（Ⅲ度 AV 传导阻滞）的危险。需要行心内心电图检查来确定传导延迟的位点。

应如何正确管理该患者？

由于该患者有双束支传导阻滞的症状，所以需要进行心脏专项评估。现推荐两种方法，可根据手术的紧急程度择其一。如果手术确实非常紧急，需要在全麻诱导前或局麻开始前经静脉起搏器导管安装临时起搏器。如果手术可以推迟 24 ～ 48 h（如本病例），则行动态心电图监测、连续 12 导联心电图监测，并需要检测心肌同工酶水平，以排除可能存在的心肌缺血或梗死、瓣膜心脏病或充血性心力衰竭，以及其他病理改变。

围术期安装临时起搏器的适应证是什么？

建议安装临时起搏器的适应证如下：任何记录在案的有症状的缓慢性心律失常；Ⅱ度（Ⅱ型）AV 传导阻滞；Ⅲ度 AV 传导阻滞以及顽固性室上

性快速心律失常。前三个适应证通常需要心室起搏，而第四个适应证则需要心房起搏电极及可编程的快速心房脉冲发生器。

如何安装临时起搏器？

可以经静脉、经皮、心外膜或经食管电极来植入起搏器。通常最可靠的方法是经静脉置入起搏导线或尖端为球囊的漂浮电极导管。应该在 X 线全程监视下植入起搏导线，或在压力监测下，随血流方向将漂浮电极导管置入右心室。如果患者本身有心搏，当电极进入右心室与心内膜接触时，心内心电图记录显示 ST 段抬高，证明电极已经置入。当经静脉起搏器短时间内不能使用时，还可以通过贴附于胸前的大电极板使用经皮心室起搏器。心脏手术过程中通常应用心外膜电极。经食管电极起搏左心房是一种简单的、相对无创的技术，但是仅对有症状的窦性心动过缓和终止某些室上性快速心律失常有用。

起搏器一经安置好，就将起搏电极连到电脉冲发生器上，电脉冲发生器将按设置好的频率和大小周期性发放冲动。大多起搏器发生器还能感知心脏的自发（通常来自心室）电活动：当感知到电活动时，发生器抑制其下一个冲动。通过改变发生器的感知阈值，起搏器发生器能够以固定的模式（非同步）或需要的模式（通过增加灵敏度）来发挥作用。通过起搏电极能引起心肌除极的最低电流被称为阈值电流（经静脉电极通常 < 2 mA）。

什么是 AV 顺序起搏？

心室起搏时由于心房对心室的充盈作用消失，心输出量常减小。当出现 AV 传导系统病变时，可分别于心房和心室放置电极，通过顺序刺激心房—心室而维持心房收缩。通过调节心房和心室冲动的延迟时间（通常设置为 150 ~ 200 ms）而改变 P-R 间期。

起搏器如何分类？

起搏器按 5 个字母的代码分类，根据起搏心腔、感知心腔、感知心脏自身电活动后的反应方式、可编程性及抗快速心律失常的功能进行分类（表 21-20）。目前最常用的两种起搏方式是 VVI 和 DDD（最后两个字母常省略）。

如果本例患者体内安装了临时起搏器，如何评估其功能？

如果患者自身的心率比设定的起搏器心率慢，ECG 上应该能看到起搏波峰。起搏波峰的频率应该与程序控制（永久起搏器通常为 72 次 / 分）或设置的（临时）起搏器心率保持一致；如果心率慢，则提示电池电量不足。每个起搏波峰后应该有 QRS 波（100% 夺获）。而且每个冲动后都应该能摸到一次动脉搏动。如果患者安装有临时起搏器，可以通过暂时减慢心率或减小输出电流来发现逸搏心率。

如果患者的心率比设定的起搏心率快，只要发生器感知正常，就看不到起搏波峰。在这种情况下只有增加起搏器的心率或患者的自发心率减慢，才能评估心室夺获的情况。

术中哪些情况可能导致起搏器故障？

手术电刀系统产生的电干扰会被误认为是心脏的电活动，而且能抑制起搏发生器。使用电刀时仅限于采用点射，限制电刀的输出功率，接地板尽量远离起搏器发生器，应用双极电刀等措施，可以最大限度地弱化使用电刀所带来的问题。此外，必须连续监测动脉脉搏波（压力、容积曲线或血氧饱和度信号），以确保使用电刀期间有连续灌注。

血钾过低或过高都能改变起搏电极引起心肌去极化的阈值，并导致起搏脉冲不能引起心室去极化。心肌缺血、梗死以及瘢痕形成也会使起搏电极的阈值升高并导致心室不能被夺获。

表 21-20　起搏器分类

起搏心腔	感应心腔	感应方式	程控功能	抗心律失常功能
O ＝无	O ＝无	O ＝无	O ＝无	O ＝无
A ＝心房	A ＝心房	T ＝触发	P ＝简单	P ＝起搏
V ＝心室	V ＝心室	T ＝抑制	M ＝多功能程控	S ＝电复律
D ＝双腔（心房和心室）	D ＝双腔（心房和心室）	D ＝两种（触发和抑制）	C ＝遥测 R ＝频率调节	D ＝两种（起搏和电复律）

术中如果起搏器失灵应采取哪些措施?

术中如果临时起搏器失灵,首先应将吸入氧浓度增加至100%,并检查所用的连接点及发生器电池。大多数起搏器都有电池电量指示,而且每个脉冲信号都伴随一次灯闪。将发生器调整至非同步模式,心输出量调整至最大。经静脉临时起搏电极不能发生心室夺获通常是由于电极移位,离开了心室的心内膜。在电极起搏的时候仔细而缓慢地将导管或导线向前推进,常能成功夺获。使用药物治疗(阿托品、异丙肾上腺素、肾上腺素)可能有用直至问题解决。如果使用肾上腺素受体激动药仍不能维持有效的动脉血压,就应当立即开始行心肺脑复苏,直到置入另一个起搏电极或取来一个新的起搏器发生器。这种情况下也可采用经皮起搏。

如果永久起搏器失灵(例如应用电刀),通常应该将起搏器转换至非同步模式。有的起搏器如果发现故障,能自动重新编程为非同步模式,其他的起搏器必须再加放一块磁铁;或更好的办法是,在发生器上安装一个编程装置用于重新编程。某些起搏器上再加一块磁铁的效果——尤其在使用电刀期间——尚不能完全确定,而且通常应该在术前即作出决定。

哪些麻醉药物适用于安装起搏器的患者?

所有的麻醉药均已安全地应用于安装了起搏器的患者。甚至连可能对起搏电极的阈值有影响的吸入麻醉药也已成功应用。对于安装永久性起搏器目前多采用局部麻醉复合中度至深度的静脉镇静。

(吴志新　译　胡胜　审校)

指南

Fleisher L, Fleischman K, Auerbach A, et al. 2014 ACC/AHA guideline on perioperative cardiovascular evaluation and management of patients undergoing noncardiac surgery: A report of the American College of Cardiology Guidelines. *J Am Coll Cardiol*. 2014;64:e77.

James PA, Oparil S, Carter BL, et al. 2014 evidence based guidelines for the management of high blood pressure in adults: Report from the panel members appointed to the Eight Joint National Committee (JNC8). *JAMA*. 2014;311:507.

January C, Wann L, Alpert J, et al. 2014 AHA/ACC/HRS guideline for the management of patients with atrial fibrillation: A report of the American College of Cardiology/American Heart Association Task Force on Practice Guidelines and the Heart Rhythm Society. *J Am Coll Cardiol*. 2014;64:e1.

Nishimura R, Otto C, Bonow R, et al. 2014 AHA/ACC guideline for the management of patients with valvular heart disease: a report of the American College of Cardiology/American Heart Association Task Force on Practice Guidelines. *Circulation*. 2014;129:e1.

Strickberger S, Conti J, Daoud E, et al. Patient selection for cardiac resynchronization therapy: From the Council of Clinical Cardiology Subcommittee on Electrocardiography and Arrhythmias and the Quality of Care and Outcomes Research Interdisciplinary Working Group in Collaboration with the Heart Rhythm Society. *Circulation*. 2005;111:2146.

Warnes C, Williams R, Bashore T, et al. ACC/AHA 2008 guidelines for the management of adults with congenital heart disease: A report of the American College of Cardiology/American Heart Association Task Force on Practice Guidelines (writing committee to develop guidelines on the management of adults with congenital heart disease). *Circulation*. 2008;118:e714.

Yancy C, Jessup M, Bozkurt B, et al. 2013 ACCF/AHA guideline for the management of heart failure: A report of the American College of Cardiology Foundation/American Heart Association Task Force on Practice Guidelines. *J Am Coll Cardiol*. 2013;62:e147.

Zipes D, Camm A, Borggrefe M, et al. ACC/AHA/ESC 2006 guidelines for management of patients with ventricular arrhythmias and the prevention of sudden cardiac death—executive summary. *Circulation*. 2006;114:1088.

推荐阅读

Amar D. Perioperative atrial tachyarrhythmias. *Anesthesiology*. 2002;97:1618.

Atlee JL, Bernstein AD. Cardiac rhythm management devices (part I). Indications, device selection, and function. *Anesthesiology*. 2001;95:1265.

Atlee JL, Bernstein AD. Cardiac rhythm management devices (part II). Perioperative management. *Anesthesiology*. 2001;95:1492.

Braunwald E, Zipes DP, Libby P. *Heart Disease*. 9th ed. Philadelphia, PA: W.B. Saunders; 2011.

Chassot PG, Delabays A, Spahn DR. Preoperative evaluation of patients with, or at risk of, CAD undergoing non-cardiac surgery. *Br J Anaesth*. 2002;89:747.

Howell SJ, Sear JW, Foex P. Hypertension, hypertensive heart disease and perioperative cardiac risk. *Br J Anaesth*. 2004;92:570.

James PA, Oparil S, Carter BL, et al. 2014 evidence based guidelines for the management of high blood pressure in adults: Report from the panel members appointed to the Eight Joint National Committee (JNC8). *JAMA*. 2014;311:507.

Lake CL. *Pediatric Cardiac Anesthesia*. 4th ed. Philadelphia, PA: Lippincott Williams and Wilkins; 2004.

Otto CM. *Valvular Heart Disease*. 3rd ed. Philadelphia, PA: W.B. Saunders; 2009.

Otto CM. *Textbook of Clinical Echocardiography*. 4th ed. Philadelphia, PA: W.B. Saunders; 2009.

Park KW. Preoperative cardiac evaluation. *Anesth Clin North Am*. 2004;22:199.

Wasnick J, Hillel Z, Kramer D, et al. *Cardiac Anesthesia & Transesophageal Echocardiography*. New York, NY: McGraw-Hill; 2011.

第 22 章　心血管手术的麻醉

❶ 心肺转流术（CPB）是一种把回到心脏的静脉血引流出来（通常是通过一根或两根置于右心房的导管），经氧合与排除二氧化碳后，返回到大动脉（通常是升主动脉或者股动脉）的技术。因此，几乎所有流经心脏和肺的血液都被中止了。

❷ 贮血器内的血液平面很关键：一旦滚轴泵贮血器的血液排空，空气将进入主泵并输入患者体内，导致器官损伤或死亡。

❸ CPB 一开始即伴有体内各种应激激素水平显著升高，以及全身炎症反应。

❹ 根据以下指标综合判断术前患者的心脏储备能力：运动耐量、反映心肌收缩功能的指标如射血分数、冠状动脉狭窄的严重程度及部位、室壁运动异常、心脏舒张末压力、心输出量、瓣口面积以及跨瓣压差等。

❺ 对于既往有过心脏手术史（再次心脏手术）的患者应准备好库存血以备紧急输注。这类患者的右心室以及冠状动脉桥血管可能与胸骨粘连，再次开胸时可能会被意外撕裂。

❻ 经食管超声心动图（TEE）在术中能对术中心脏解剖及功能提供非常有价值的信息。二维多平面 TEE 能监测术中节段性及整体室壁运动异常，测量心腔直径，判断瓣膜解剖情况以及心室内是否残留有空气。

❼ 患者对麻醉药物的需求量变异极大。危重患者应少量、缓慢、分次给药。随着患者心功能降低，对吸入麻醉药的耐受性下降。

❽ CPB 前必须充分抗凝，以免发生弥散性血管内凝血以及 CPB 管道内凝血块形成。

❾ 以下患者术中应考虑给予抗纤溶治疗：再次手术者；拒绝使用血液制品的患者，如耶和华见证会信徒；近期使用了糖蛋白 Ⅱ b/ Ⅲ a 抑制剂如阿昔单抗、埃替巴肽、替罗非班，导致具有术后高危出血风险者；并存凝血功能障碍者；手术时间长且复杂的患者。

❿ 腔静脉和心脏内手术操作时常常发生心室充盈受损导致的低血压。

⓫ 低温（低于 34℃）能够增强全麻药的效能，但如果不追加麻醉药，尤其在 CPB 复温时，常导致麻醉过浅，甚至发生术中知晓。

⓬ 鱼精蛋白可导致许多血流动力学副反应，其中一部分是免疫源性的。尽管鱼精蛋白缓慢注射时（5～10 min）其副反应通常很轻微，但如果快速给药则可引起血管持续扩张，可通过氧合器的血液回输或者给予少量去氧肾上腺素处理；严重的副反应包括心肌抑制和肺动脉高压。使用含鱼精蛋白的胰岛素（如中性鱼精蛋白锌胰岛素，NPH）维持治疗的糖尿病患者发生鱼精蛋白过敏反应的风险可能会增加。

⓭ CPB 后持续出血不止通常发生于长时间 CPB（>2 h），并且多数情况是由于多种因素造成的，如外科止血不彻底，肝素中和不充分，血小板减少，血小板功能异常，低温导致的凝血异常，术前未诊断清楚的凝血功能缺陷，或新获得的凝血因子缺乏或低纤维蛋白血症。

⓮ 如果术后第一个 2 h 内胸腔引流量超过 250～300 ml/h [10 ml/（kg·h）]，排除凝血功能障碍，则为引流量过多，通常需要再次手术止血。如果胸腔内某个出血点没有得到充分引流，可能导致心包填塞，需要立即再次开胸止血。

⓯ 右向左分流的患者应避免可导致肺血管阻力（PVR）增加的因素发生，如酸中毒、高碳酸血症、低氧血症、交感张力过高和平均气道压过高。使用 100% 氧气过度通气（低碳酸血症）常能有效降低 PVR。相反，血管扩张和 PVR 增加能使左向右分流患者获益，通常不需要进行特殊处理。

⓰ 心脏压塞患者在全麻诱导时可突然发生严重低血压和心搏骤停。

⓱ 主动脉手术时主动脉被阻断后左心室后负荷骤然增加，可导致急性左心室衰竭和心肌缺血，特别是有潜在心室功能受损或冠状动脉疾病的患者。主动脉开放是血流动力学最不稳定的时刻，由于后负荷突然降低、手术出血以及缺血肢体释放血管扩张性酸性代谢产物，可诱发严重的体循环低血压。

⓲ 颈动脉手术的麻醉管理重点在于维持大脑和心脏足够的灌注。

心血管手术的麻醉要求麻醉医师全面掌握心血管生理学、药理学以及病理学知识，并对心肺转流术（CPB）的泵、滤器和各种管道，经食管超声心动图（TEE）以及心肌保护非常熟悉。由于手术步骤常常对循环功能具有严重的影响，因此麻醉医师必须了解外科操作的基本原理并预测每一步操作可能发生的问题。

本章对心血管手术麻醉以及 CPB 的原理、技术及生理进行概述。主动脉、颈动脉以及心包手术导致的问题需要特殊的麻醉处理，本章也将对其进行讨论。

心肺转流术

1 心肺转流术（CPB）是一种把回到心脏的静脉血引流出来（通常是通过一根或两根置于右心房的导管），经氧合与排除二氧化碳后，返回到大动脉（通常是升主动脉或者股动脉）的技术。因此，几乎所有流经心脏和肺的血液都被阻断了。当 CPB 完全建立起来后，CPB 管道系统就与体循环串联在一起，既提供人工通气，也提供人工血流灌注。因为平均动脉压一般低于正常水平，而且血流通常是非搏动性的，因此这种技术完全是非生理性的。为减轻此应激反应期间的器官损伤，通常采用不同程度的全身低温技术。表面低温（冰屑溶液）和心脏停跳液（一种能使心肌电活动静止的化学溶液）也可用于保护心脏。

CPB 的操作非常复杂，转机时需要灌注师（一类专业认证的技师）精神高度集中。理想的转机效果需要外科医生、麻醉医师与灌注师之间密切交流与配合。

基本管道系统

一个经典的 CPB 机由 6 个基本部件构成：静脉贮血器、氧合器、热交换器、主泵、动脉滤器和将静脉血输送到贮血器的管道以及将氧合后的血回输给患者的管道（图 22-1）。现代 CPB 机使用一次性装置，包括静脉贮血器、氧合器和热交换器。大多数 CPB 机还有独立的辅助泵用来回收血液（心外吸引），左心室吸引（引流）和灌注停跳液。还经常使用其他滤器、报警装置，以及管道压力、氧饱和度和温度监测装置。

使用之前，CPB 管道系统必须预充好液体（成人 1200 ~ 1800 ml）并排除气泡。通常使用平衡盐溶液，如乳酸林格液，但一般还要加入其他物质，包括胶体（白蛋白或羟乙基淀粉）、甘露醇（促进利尿）、肝素（500 ~ 5000 U）和碳酸氢钠。转机开始后，由于使用平衡盐溶液预充导致血液稀释，多数患者的血细胞比容降至 22% ~ 27%。较小的患儿和重度贫血的成人可使用血液预充以防止血液严重稀释。

贮血器

CPB 机的贮血器通过一根或者两根置于右心房、上腔静脉和下腔静脉或者股静脉的插管接收患者的血液。血液靠重力引流到贮血器。由于 CPB 时静脉压通常比较低，所以，血液流入泵的驱动压力则直接与患者和贮血器的高度差成正比，而与静脉套管和管道的阻力成反比。适当预充的 CPB 机像虹吸管一样吸收血液。如果管道里夹杂空气，将形成一个空气闸门而阻碍血液引流。某些回路（如使用偏细的静脉插管）可能需要辅助静脉引流，这时可以给贮血器的硬质外壳

2 安装真空负压吸引，或使用离心泵。贮血器内的血液平面很关键：一旦滚轴泵的贮血器的血液排空，空气将进入主泵并输入患者体内，导致器官损伤或死亡。贮血器的血液平面过低会有警报提示。离心泵不会泵入空气，但有一个缺点：与滚轴泵不同，离

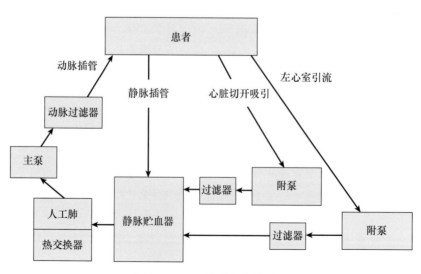

图 22-1 CPB 的基本设计原理

心泵每转一次所推动的血液的量并不十分精确。

氧合器

血液通过重力作用从贮血器的底部引流入氧合器，后者有一个血-气界面允许血液和混合气体（主要是氧气）达到平衡。吸入麻醉药也通常从氧合器的气体入口加入到混合气中。现代膜式氧合器的血-气界面是一层非常薄且能透气的硅胶膜。CPB 时的动脉血 CO_2 分压依赖于通过氧合器的总气流量。通过调节吸入氧浓度和气体流量，膜氧合器可以独立地对 PaO_2 和 $PaCO_2$ 进行调节。

热交换器

血液从氧合器进入热交换器，被降温或加温，取决于流经交换器的水温，通过热传导方式进行热交换。因为气体的溶解度随着血液温度增高而减小，所以套件中加入一个滤器，可以将复温时可能产生的气泡过滤。

主泵

现代 CPB 机使用电动双臂滚轴泵（正压驱血），或者使用离心泵，驱动血液流经 CPB 管道系统。

A. 滚轴泵

滚轴泵靠滚轴头转动压迫主泵腔内大口径的泵管产生血流。泵管不完全闭塞可以避免过多的红细胞破坏。滚轴泵血时无论遇到的管道阻力有多大，可以产生连续的非搏动性血流。流量直接与每分钟的转数成正比。有些滚轴泵配备有紧急备用电池以备停电时使用。所有的滚轴泵都备有手柄可以手动转泵，但手动转泵毕竟不适于电力故障后的长时间操作。

B. 离心泵

离心泵由一个塑料壳里的一系列圆锥体组成。圆锥体转动时产生离心力驱使血液从位于中心的入口流向外周。与滚轴泵不同的是，离心泵产生的血流对压力敏感，必须使用电磁流量计监测血流。远端压力升高会导致流量下降，必须通过增加泵速来补偿。与滚轴泵相比，离心泵不是闭塞的，所以对血液的破坏性较小。离心泵正常应放在静脉贮血器与氧合器之间，而滚轴泵则放在氧合器之后（图 22-1）。且离心泵有不会泵入空气的优点。

C. 搏动性血流

有些滚轴泵可以产生搏动性血流，搏动可以由滚轴头的转速瞬时变化而产生，也能在血流产生后再加上搏动性。离心泵不能产生搏动性血流。尽管对搏动性血流仍有争议，有些医生认为，搏动性血流能提高组织灌注，增强氧气的摄取，减少应激激素的释放，降低 CPB 期间体循环血管阻力。

动脉滤器

颗粒物质（如栓子、脂肪颗粒、组织碎片）可以通过心外吸引管进入 CPB 管道系统。在动脉终端的管道内必须串联一个动脉滤器（能通过小于 27 ~ 40 μm 的分子）以防体循环栓塞。过滤后的动脉血通常通过一个升主动脉插管或者股动脉（少见）泵回体内。正常的主动脉瓣能防止血液反流进入左心室。

动脉泵压是在滤器之前测量，用来监测滤器是否堵塞。动脉滤器通常与一个（正常夹闭着的）旁流管道组装在一起以防动脉滤器被堵或者阻力过高。动脉滤器也可以去除空气，通过一个内置活塞将空气排放出去。

辅助泵及其他设备

A. 心外吸引

CPB 时通过心外吸引将术野出血吸回主泵的静脉贮血器。这也是一个可能将脂肪和其他组织碎片吸回泵里然后引起器官栓塞的潜在通道。可能会使用血液回收机将术野的血液回收，这样血液将被吸到另外一个独立的贮血器。当吸引了足够量的血液时（或者手术结束时），回收到洗血球机的血液经离心和洗涤后再输给患者。理论上吸引压力过高会导致红细胞损伤。如果失血较快，转机时过多使用血液回收机（而不是心外吸引）会把 CPB 管道内的容量吸空。普通墙壁吸引装置的负压较高，导致大量红细胞破坏，妨碍了血液回收。

B. 左心室引流

随着时间延长，甚至在 CPB 全流量后，左心室会再次逐渐积满血液，这是来源于支气管动脉（其直接起源于主动脉或肋间动脉）的残存肺血流或心细小静脉（见第 20 章），有时是主动脉瓣反流所致。主动脉瓣反流可因主动脉瓣结构异常或者手术操作所致。左心室膨胀会降低心肌保护效果（见下文），故需要左心室减压（引流）。大多数外科医生通过一根经右上肺静脉、左心房，穿过二尖瓣进入左心室的导管来完成左心室引流。还可以通过左心尖或主动脉瓣置管实现。通常左心室引流血需先通过一个滤器后再回到静脉贮血器。

C. 停跳液灌注泵

灌注师常常使用 CPB 机的辅助泵来灌注停跳液。这一技术可对灌注压力、转速和温度进行最佳调节。停跳液的温度通过一个单独的热交换器控制。另外，停跳液还可以通过一个低温静脉输液袋靠重力或者加压给予。

D. 超滤

CPB 时可以使用超滤而不用通过输血以提高患者的血细胞比容。血液超滤由中空毛细纤维管组成，其功能相当于一个透析膜，可以把血液中的水分与细胞及其蛋白质成分分离出来。血液进入中空纤维的方式是通过与主泵的动脉端相连，或者使用辅助泵将静脉贮血器的血液泵入，依靠静水压驱使水和电解质通过纤维膜，其排液能力可达到 40 ml/min。

全身低温

CPB 开始后常规使用人工低温，中心温度通常降到 20 ～ 32℃。近几年，浅低温灌注被用于 CPB，它可以使患者的体温降至 30 ～ 35℃。体温每降低 10℃，机体代谢对氧气的需求将减少一半。深低温的不良反应为：血小板功能异常、凝血功能异常和心肌收缩功能抑制。在手术结束后，通过热交换器复温，使患者体温恢复至正常水平。

对于复杂的修复手术，常使用深低温将体温降至 15 ～ 18℃，这样可以允许完全停循环达 60 min。在此期间，心脏与 CPB 机均处于停止状态，以利于手术操作。

心肌保护

心脏手术的最佳结局不仅要求在 CPB 期间以最小的心脏创伤快速而完美地修复心脏病变，同时还要防止心肌损伤，并维持心肌细胞的正常结构和功能完整。几乎所有的心脏病患者在手术中均承受了某种程度的心肌损伤。使用适当的心肌保护技术后，大多数心肌损伤通常均是可逆性的。尽管术中心肌损伤与血流动力学不稳定或手术技术相关，但最常见的原因似乎是 CPB 中心肌没有得到最佳保护。血流动力学不稳定引起的心肌损伤是由于心肌氧供与氧耗不平衡，导致心肌细胞缺血。另外，缺血后再灌注损伤也可能是一个主要原因。经过一段时间缺血后，再灌注导致过多的氧自由基生成、细胞内钙超载、白细胞与内皮细胞非正常黏附以及心肌细胞水肿。心室功能差（术前测量）（见表 21-13）、心室肥厚和弥漫性的冠状动脉疾病的患者手术风险最大。术中心肌保护不完善通常在停机时表现为持续低心输出量，TEE 显示心室功能恶化，或心律失常。由于频繁使用电起搏，心电图显示的心肌缺血通常很难被检测。缺血与再灌注损伤导致的心肌顿抑可以产生心室收缩期或舒张期功能异常，但随时间的延长能自行恢复。顿抑的心肌可以对正性肌力药起反应。但心肌坏死则不同，其损伤为不可逆的。

CPB 中主动脉钳夹后冠状动脉血流被完全阻断。由于患者对缺血的耐受程度不同和心肌保护技术的不同，所以很难估测主动脉阻断或体外循环的安全时限。CPB 时间超过 120 min 时（通常是不可避免的）风险将增加。CPB 中的心肌缺血不仅可以发生在主动脉钳夹期间，还可发生在主动脉开放之后。动脉压过低、移植血管不通畅、冠状动脉栓塞（如栓子、血小板血栓、空气、脂肪或粥样硬化斑块）、再灌注损伤、冠状动脉或移植血管痉挛，以及心脏扭曲（引起冠状动脉受压或者扭曲等），均可导致术中心肌损伤。严重狭窄的冠状动脉供血远端的心肌受累的机会最大。

缺血导致高能磷酸键化合物耗竭并使细胞内钙堆积。当冠状动脉血流停止后，无氧代谢成为心肌的主要能量来源，此时细胞脂肪酸氧化能力受损。不幸的是，这些高能磷酸盐储备很快会被耗竭，产生进行性加重的酸中毒。

要维持 CPB 中细胞结构和功能的完整，可以通过减少能量消耗，保存可供利用的高能磷酸键化合物。尽管采用了在灌注液中以葡萄糖或谷氨酸盐的形式直接增加或补充能源底物的措施，心肌保护的重点仍然一直在于把细胞能量需求降到最低水平上。这种措施首先是通过使用含钾停跳液来实现（见下文）。初始停跳液可以采取冷停跳液或者温血灌注（"hot shot"）再变冷的方式。全身低温和心脏表面低温（冰屑）有助于心肌保护。心脏低温可以减少基础氧耗，含钾停跳液则可以同时抑制心肌电活动和机械运动相伴随的能量消耗。术中能直接监测心肌温度，通常认为 10 ～ 15℃较为合适。停跳液可以通过一根顺行置于主动脉夹和主动脉瓣之间的近端主动脉的导管进行灌注，也可以通过一根逆行放置的经过右心房到冠状动脉窦的导管灌注。

室颤和心室扩张（见前文）是导致心肌损伤的重要因素。室颤可使心肌氧耗成倍增加，而心室扩张不仅增加心肌氧耗，还可以影响到心内膜下层的血流灌注使心肌氧供减少。如两者同时发生将极其有害。其他可能导致围术期心肌损伤的因素还有使用过量的正性肌力药或钙剂。心脏直视手术中，在心脏射血之前和之后充分排出心腔内气体及左心室引流对防止大脑或冠状动脉空气栓塞（以及卒中，见下文）起着非常重要的作用。冠状动脉旁路移植术中桥血管排气也非常重要。冠状动脉栓子依其数量以及阻塞的部位不同，即使很小的气泡也能在 CPB 结束时导致不同程度的心室功能障碍。在某种程度上来说，由于右冠状动脉开口位于主动脉根部的高处，空气栓子更容易进入右冠状动脉。

含钾停跳液

目前应用得最广泛的使心肌电活动停止的方法，是使用高钾晶体或含血晶体停跳液。CPB 开始和主动脉阻断后，则使用心脏停跳液（通常是冷停跳液）间断灌注冠状动脉循环。由于细胞外钾浓度增加使跨膜电位变小。最终，心脏停止于舒张状态。由于手术时停跳液不断被冲走以及心肌温度逐渐恢复，通常冷停跳液必须反复灌注（大约每 30 min 灌注一次）。心脏温度不断升高是因为接触邻近降主动脉的血液和手术周围温暖的空气。而且，反复多次灌注停跳液能防止代谢产物过多堆积而抑制心肌无氧代谢，从而起到心肌保护作用。

尽管各个医疗中心具体的配方不一样，心脏停跳液的基本成分是相同的，即初始灌注时钾浓度 10 ～ 40 mEq/L。钾浓度保持低于 40 mEq/L 的原因是，更高的钾浓度可使钾负荷过重，使 CPB 再灌注结束时钾浓度过高。停跳液的钠离子浓度通常低于血浆水平（< 140 mEq/L），因为缺血时细胞内钠离子浓度有升高趋势。停跳液中需添加少量钙离子（0.7 ～ 1.2 mmol/L）有利于维持细胞结构完整。而镁离子（1.5 ～ 15 mmol/L）通常用来控制过多的钙内流。缓冲物质的使用（最常用的是碳酸氢钠）对防止过多的酸代谢产物堆积很有必要，据报道，碱性停跳液的心肌保护效果较好。其他缓冲物质包括组氨酸和氨丁三醇（即"THAM"）。停跳液的其他成分可能还包括用于控制细胞水肿的高渗物质（甘露醇）和可能具有膜稳定作用的物质（利多卡因或糖皮质激素）。还包括一些能源底物如葡萄糖、谷氨酸盐或天冬氨酸盐。尽管含血停跳液在北美使用非常广泛，选择晶体停跳液还是选用含血停跳液目前仍有争议。有证据表明至少在某些高危人群，含血停跳液的效果可能更好。当然，氧合血停跳液比晶体停跳液能提供更多的氧气。

由于停跳液可能达不到重度梗阻冠状动脉的远端区域（此区域最需要停跳液），因此许多外科医生从冠状静脉窦插管逆行灌注心肌停跳液。有些中心已经报道，停跳液顺行灌注和逆行灌注联合应用比两者单独使用的效果更好。还有人认为，连续温血灌注停跳液比间断灌注冷停跳液具有更好的心肌保护效果，但很多外科医生不愿使用连续温血灌注，因为他们需要一个"无血的"术野进行操作。而且，当 CPB 中使用正常体温维持（而不是浅低温）时，常温心脏手术可能没有低温的潜在脑保护效应。

前面讨论过，当心肌缺血时间（阻断时间）延长，心肌再灌注可导致广泛的细胞损伤，细胞内钙快速堆积和潜在不可逆性细胞坏死。这些过程与氧自由基堆积相关。自由基清除剂，如甘露醇，可能有助于减轻再灌注损伤，也是停跳液和预充液的重要成分。主动脉开放之前可以采取一些有助于减少再灌注损伤的措施。如在再灌注前，可以使用低钾停跳液灌注心脏，冲走堆积的代谢产物。还可以采用温血灌注的方式，即采用温血停跳液冲走代谢产物并补充代谢底物。再灌注时期应避免高钙血症。因为冠状动脉自身调节能力发生改变，要严格控制再灌注压力。在主动脉开放即刻要降低主动脉压力，然后逐步提高主动脉压力，从 40 mmHg 开始逐渐增加并维持在约 70 mmHg 水平。为了进一步减少代谢需求，在撤离 CPB 之前，要保证心脏有 5 ～ 10 min 的时间处于空跳状态进行恢复，并纠正酸中毒和低氧血症。

如果缺乏足够的心肌保护或者停跳液冲洗不完全可以导致 CPB 结束时心搏骤停，房室传导阻滞或心脏收缩不良。灌注过多的高钾停跳液可导致持久的高钾血症。虽然钙剂可以部分地拮抗高钾血症，但过多的钙可以促进和加重心肌损伤。通常随着时间延长，停跳液逐渐被清除，心功能会逐步改善。

CPB 对生理的影响

激素、体液与免疫反应

③ CPB 一开始即伴有体内应激激素水平显著升高，以及各种全身炎症反应。儿茶酚胺、皮质激素、精氨酸血管加压素和血管紧张素水平升高。这些神经体液反应都不同程度地与麻醉深度、血压、手术类型或是否使用搏动性灌注有关。

CPB 同时也激活多种体液系统，包括补体、凝血、纤溶和激肽释放酶系统。血液和 CPB 管道内壁接触后，通过替代途径（C3）以及经典途径激活补体系统，后者再激活凝血级联反应、血小板、血纤维蛋白溶酶原和激肽释放酶系统。血液和 CPB 机的接触产生的机械性损伤也能激活血小板和白细胞。氧自由基的产生也增加。全身炎性反应综合征与脓毒血症以及创伤导致的症状类似。当这些反应过于强烈或者持续存在时，患者可产生与脓毒血症或创伤相同的并发症，包括全身水肿、急性呼吸窘迫综合征、凝血功能障碍和急性肾衰竭。

CPB 也能改变并耗竭血小板表面糖蛋白受体，导致血小板功能障碍，使围术期出血增加，并加重其他的凝血功能异常（如激活纤溶酶原，以及上述的炎性反应）。

有许多方法可以调节 CPB 导致的炎症反应。滤除白细胞能减轻炎症反应，也同样能减少并发症。有研究表明使用滤除白细胞的含血停跳液能增加心肌保护效果。据称 CPB 时使用血液滤过（超滤）能清除炎性因子，对小儿患者可能有益。有报道使用氧自由基清除剂如大量维生素 C、维生素 E 及甘露醇能改善患者的预后，但仍需进一步研究。在 CPB 前及 CPB 过程中全身使用皮质激素可调节炎症反应，但并无足够的证据表明能改善预后。随机临床试验未能证实经历 CPB 的患者常规全身使用糖皮质激素或他汀类药物能改善预后。

抑肽酶，一种蛋白酶抑制剂，一个曾经大有前途的药物，可以减少 CPB 后的炎症反应和手术出血。不幸的是，它能增加围术期死亡率，北美地区已经不再使用了。

CPB 对药代动力学的影响

CPB 开始后大多数水溶性药物（如非去极化肌松剂）的血浆与血清浓度急剧降低，但大多数脂溶性药物（如芬太尼和舒芬太尼）的变化却很微小，其改变基本没有临床意义。CPB 对药代动力学的影响非常复杂，因为血液稀释后，药物的分布容积骤然增加，蛋白结合率降低，并使中央室和外周室的血流灌注以及再分布发生改变。有些药物如阿片类能被 CPB 管道吸附（但这也是很小量的，可以忽略不计），肝素能改变药物和离子与蛋白的结合，通过释放并激活脂蛋白酯酶，使血浆甘油三酯水解为游离脂肪酸，后者能与药物竞争性结合血浆蛋白和游离钙离子。CPB 中持续输注药物（即根据不行 CPB 患者的数据资料将药物调节到能维持效应室浓度保持不变，即靶控输注）一般导致血药浓度进行性增加，这是由于肝、肾血流灌注减少（药物消除减少）以及低温（药物代谢减少）所致，但是丙泊酚可能是个例外。

心脏手术的麻醉管理

成人患者

常见心血管疾病的术前病情评估以及麻醉管理请参阅第 21 章。其麻醉原则不仅适用于心脏手术，而且适用于心血管疾病患者的非心脏手术。两者的重要区别在于，心脏手术患者的病情一般更重，强调保证 **❹** 充足的心脏储备能力很有必要。根据以下指标综合判断术前患者的心脏储备能力：运动耐量、反映心肌收缩功能的指标如射血分数、冠状动脉狭窄的严重程度及部位、室壁运动异常、心脏舒张末压力、心输出量、瓣口面积以及跨瓣压差等。与非心脏手术不同，大部分心脏手术患者在手术后心功能得到改善且术前评估较为细致。术前病情评估也应重点评价肺、神经系统以及肾功能，因为术前这些器官功能受损的患者在术后易患并发症。

1. 诱导前期

术前用药

既往由于患者一般对心脏手术非常害怕，因此心脏手术患者一般需要给予更多的术前药（第 21 章）。术前药常用苯二氮䓬类镇静催眠药（地西泮 5～10 mg，口服）单独使用或与阿片类（吗啡 5～10 mg，肌注或氢吗啡酮 1～2 mg，肌注）联用。目前，多数患者进入手术室前不给予镇静催眠药，进入手术室后大多静脉注入小剂量咪达唑仑。大多数麻醉医师避免使用长效术前药（如劳拉西泮）以使患者术后迅速恢复。

术前准备

心脏麻醉有必要制订一个清晰的麻醉方案并做好充分的应急事件准备工作。许多患者病情很重，术中没有时间去寻找某类药物与设备。有组织有计划并细心观察术中病情的细微变化，对处理术中出现的异常问题极为重要。在患者到达之前，麻醉机、监护仪、输液泵以及血液加温器都应该检查完毕。各种药物，包括麻醉药及血管活性药，应能随手可用。许多医生在麻醉开始前已准备好一种血管扩张药和一种血管收缩剂。

静脉通道

心脏手术常常发生大量、快速的失血，并需要输注多种药物。理想情况下要放置两个大管径静脉套管

（16 号或更粗）。其中一个应放置在中心静脉，通常为颈内静脉、颈外静脉或锁骨下静脉。中心静脉置管可在患者处于清醒镇静状态下或麻醉诱导后进行。研究表明，在心脏手术中，在患者清醒状态下（与麻醉状态相比）放置中心静脉或肺动脉导管对患者没有益处。各种药物最好是经中心静脉给予，直接注入导管或注入离导管最近的注射孔（目的是减少无效腔）。使用多腔中心静脉导管以及肺动脉导管可以输注多种类型的药物，同时还可监测多种压力。一条静脉通道专用于输注药物不能用作它用，并留另一条通道进行单次给药和快速补液。

⑤ 对于既往有过心脏手术史（再次心脏手术）的患者应准备好库存血以备紧急输注。这类患者的右心室以及冠状动脉桥血管可能与胸骨粘连，再次开胸时可能会被意外撕裂。

监测

A. 心电图

术中一般连续监测两个导联的心电图（ECG），通常为 II 导联与 V_5 导联。可以把全部导联的基础心电图记录下来供以后分析时参照。自动 ST 段分析技术和术中使用 TEE，大大提高了缺血事件的监测水平。

B. 动脉血压

除了基本监测，应在麻醉诱导前或麻醉诱导之后立即进行动脉插管。胸骨撑开时由于挤压位于锁骨和第一肋之间的锁骨下动脉，桡动脉血压的读数偶尔假性偏低。由于复温过程中房室开放分流术，CPB 后桡动脉血压的读数也可能显示虚假低值。不要使用之前肱动脉切开侧的桡动脉来穿刺测压，因为其动脉栓塞及波形失真的发生率较高。显然，如果取桡动脉作为冠状动脉旁路管道，则不能用于动脉压监测。其他能供动脉置管的部位还有：肱动脉、股动脉和腋动脉等。在动脉测压的对侧肢体放置一个手工袖带或者自动测压袖带，以便与直接测压数值相比较。

C. 中心静脉压与肺动脉压

在诊断低血容量时，中心静脉压并非必要，但是心脏手术患者均常规监测中心静脉压。肺动脉压力可以帮助评估左心室充盈压，但由于缺乏对患者治疗效果良好的证据，除了成人心脏外科手术，其他情况下肺动脉导管的应用大幅度下降。理论上，是否放置肺动脉导管应视患者及手术情况而定，然而在大多数中心，是根据麻醉医师、外科医师和重症团队的习惯而定。在有些中心，大多数甚至每一台心脏手术患者都不放置肺动脉导管。一般而言，心室功能受损、肺动脉高压以及复杂手术的患者更多地放置肺动脉导管。最有价值的数据是肺动脉压力、肺毛细血管楔压以及热稀释法测得的心输出量值。特殊的肺动脉导管还提供额外的输液通道，可以连续测量混合静脉血氧饱和度以及心输出量，并能进行右心室或房室顺序起搏。考虑到放置肺动脉导管相关的风险，一些医生认为如果有其他设备可提供这些高级监测功能时可以限制肺动脉导管置入术。如术中和术后无法测量肺动脉楔压，可由外科医师在转机时插入一根左心房插管来测量左心室充盈压。

中心静脉置管首选右颈内静脉，尤其是 1～2 天后拔除导管。其他位置，尤其是左侧颈内静脉，在胸骨撑开后易于扭曲（原因见上），且不像右侧颈内静脉那样进入上腔静脉。CPB 时肺动脉导管易于向远端移动，在气囊没有充气的情况下自发嵌顿。此时如果给气囊充气可能撕裂肺动脉导致致命性的大出血。如果使用了肺动脉导管，其在 CPB 期间应常规后撤导管（2～3 cm），随后气囊缓慢充气。如果气囊充气量少于 1.5 ml，导管会被嵌住，应再进一步后撤导管。

D. 尿量

患者麻醉后应置入留置导尿管以监测每小时尿量。经常监测膀胱温度，但尿流量低时可影响其读数。尿液颜色突然变红提示 CPB 导致红细胞溶解过多，或者出现了输血反应。

E. 温度

患者麻醉后一般要监测多个部位的温度，通常同时监测膀胱（或直肠）温度、食管温度，以及肺动脉（血）温度。由于在降温与复温期间各个部位的温度读数不一致，一般把膀胱和直肠温度作为平均体温，而食管温度代表核心温度。而肺动脉温可提供准确的血温，也可代表降温与复温期间之外的核心温度。鼻咽温与鼓膜温度可能更能反映脑部温度。心肌温度可在灌注停跳液时直接测量。

F. 实验室检查

心脏手术中必须实时监测实验室检查指标——血气、血细胞比容、血钾、离子钙以及血糖。**活化凝血时间**（ACT）近似试管凝血时间（LWCT）用于评估肝素抗凝和鱼精蛋白中和。有些中心也常规使用血栓弹力图（TEG）确定 CPB 后出血的原因。

G. 术野

观察术野是术中最重要的监测项目之一。胸骨一旦打开后，可通过胸膜看清肺膨胀程度；心包打开后，可以看到心脏（主要是右心室），因此可以对心脏节律、容量及心肌收缩力进行直接观察。必须密切监视术野失血、手术操作，及相关的血流动力学以及心率变化。

H. 经食管超声心动图（TEE）

6 TEE 在术中能对术中心脏解剖及功能提供非常有价值的信息。二维多平面 TEE 能监测术中节段性及整体室壁运动异常，测量心腔直径，判断瓣膜解剖情况以及心室内是否残留有空气。TEE 可帮助证实为灌注心脏停跳液进行的冠状静脉窦插管的位置是否到位。可以从食管上段、食管中段以及胃底获得横断面、矢状面以及此两平面之间的许多非标准平面上的多个切面图像（图 22-2）。术中最常用的两个切面是四腔心切面（图 22-3）和经胃底（短轴）切面（图 22-4）。应用实时三维超声心动图可更好地看清复杂解剖畸形，尤其是瓣膜情况。以下是术中经食管超声心动图最有价值的几个应用。

1. 评价瓣膜功能——多平面或三维 TEE 可评价瓣膜形态学。多普勒超声心动图和彩色血流成像可测量跨瓣压差，瓣口狭窄面积，狭窄程度以及瓣膜反流的

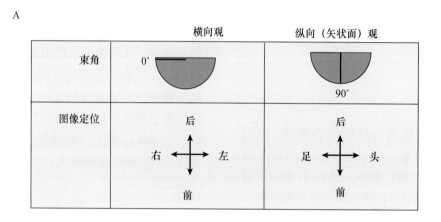

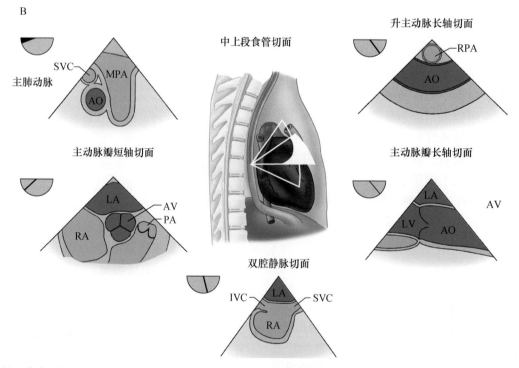

图 22-2 TEE 的一些有用切面。A. 超声束角度与超声图像的方位与患者的对应关系；B ~ D. 示从食管中部的上段与下段，及经胃底切面获得的图像（C）。注意，每个部位当探头向上（前屈）或者向后（后屈）倾斜，以及超声束的角度在 0°～180°之间变化时，均可获得不同的切面。超声束的角度显示在每张图像的左上角，探头也要顺时针或逆时针旋转以获得不同组织结构的最佳图像。AO，主动脉；AV，主动脉瓣；CS，冠状静脉窦；IVC，下腔静脉；LA，右心房；LAA，左心耳；LUPV，左上肺静脉；LV，左心室；MPA，主肺动脉；MV，二尖瓣；PA，肺动脉；RA，右心房；RPA，右肺动脉；RV，右心室；SVC，上腔静脉

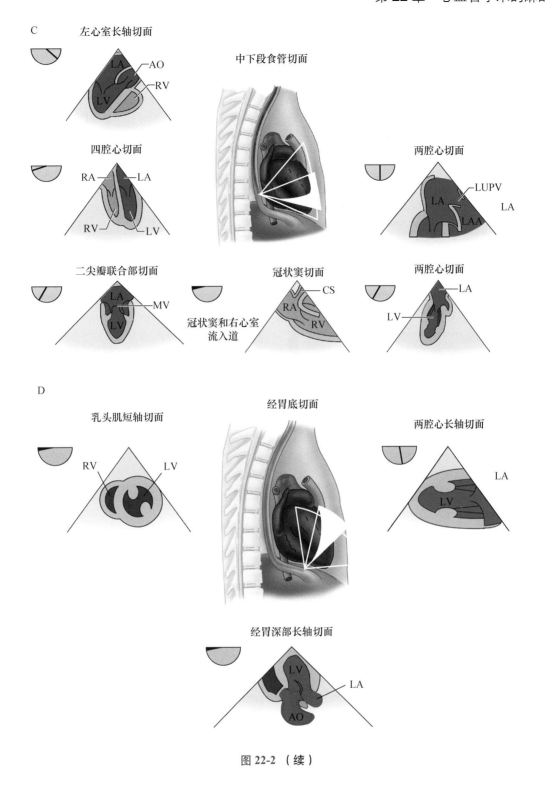

图 22-2 （续）

严重程度（图 22-5）。一般调整色彩使面向探头的血流显示为红色，而背向探头的血流显示为蓝色。TEE 也能探测到人工瓣膜的功能异常，如阻塞、反流、瓣周漏以及心内膜疣状赘生物等。食管中段的上部切面 40°～60° 以及 110°～130° 可用于观察主动脉瓣与升主动脉（图 22-6），其估测的瓣环直径也较准确。多普勒测量主动脉瓣的血流速度必须使用经胃底切面探头，使其往上翘（图 22-7）。与 TEE 相关的二尖瓣的

解剖特点见图 22-8。二尖瓣检查部位在食管中段，选取 0°～180° 切面用或不用彩色图像寻找二尖瓣结构（图 22-9）。TEE 对二尖瓣修复手术完整性的指导和评估帮助极大，尤其是二尖瓣前后瓣膜交界处切面（大约 60° 平面），因为此切面能把二尖瓣切割成几个部分。

2. 评价心室功能——评价心室功能可以用整体收缩功能，其指标为射血分数（通常采用 Simpson 法计

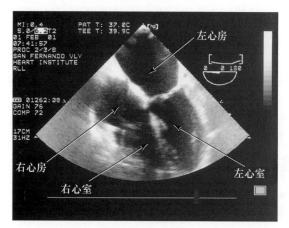

图 22-3　食管中段四腔心切面，显示左、右心室与心房

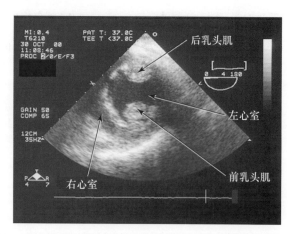

图 22-4　在食管下段 / 胃底水平向上，显示左心室乳头肌水平切面

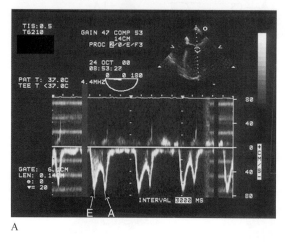

图 22-5　经食管超声心动图多普勒与彩色血流成像。A. 脉冲多普勒示经二尖瓣的双峰血流，E 峰（早期充盈）和 A 峰（心房收缩期充盈）。B. 彩色血流显像示收缩期越过二尖瓣（二尖瓣反流）的后向血流（反流束喷射）

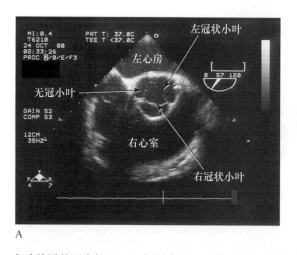

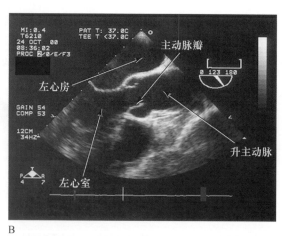

图 22-6　主动脉瓣的两个切面。A. 切面在 40°～ 60°之间，可显示主动脉瓣的三个瓣叶。B. 切面在 110°～ 130°之间，可看到左心室流出道、主动脉瓣以及升主动脉

算）、左心室舒张末容积、舒张功能（用组织多普勒技术测量二尖瓣环的运动或二尖瓣流速来判定舒张功能异常和限制性舒张功能异常）以及通过室壁运动及增厚程度的改变来判断局部收缩功能。心肌缺血后节段性室壁运动异常一般出现在心电图异常表现之前。节段性室壁运动异常依其严重程度（图 22-10）可分为三种：运动减弱（室壁运动减低）、无运动（室壁无运动）以及反常运动（室壁运动矛盾）。节段性室

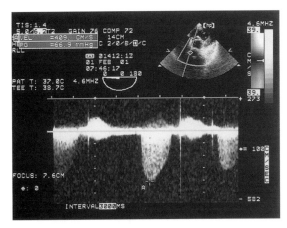

图 22-7 经胃切面看主动脉瓣，显示主动脉瓣的连续波多普勒经食管超声心动图。图示主动脉瓣重度狭窄。峰值流速 409 cm/s，示跨瓣压差 66.9 mmHg

壁运动异常的位置可以提示具体哪根哪支冠状动脉缺血。左心室心肌由三支主要冠状动脉供血：左前降支、左回旋支和右冠状动脉（图 22-11）。这三支动脉的分布区域在超声心动图切面上的表现见图 22-12。有越来越多的观点认为左回旋支供血的经典区域也可能接受来自右冠状动脉或左前降支的血液。乳头肌中部水平的左心室短轴中部切面能显示这三个主要冠状动脉的供血区域。

3. 检测其他的心脏结构与异常——对于择期手术的成年患者，TEE 也能发现先天性心脏病，如房间隔缺损、室间隔缺损，心包疾病如心包积液与缩窄性心

包炎，以及心脏肿瘤。彩色多普勒血流成像有助于描述心内异常血流与分流。TEE 可辅助决定肥厚型心肌病患者（原发性肥厚性主动脉瓣下狭窄）的心肌切除范围。食管上段、中段及下段切面对诊断主动脉病变具有非常大的价值，如主动脉夹层、主动脉瘤样扩张及主动脉粥样斑块（图 22-13），还能准确测量升主动脉和降主动脉夹层动脉瘤的范围，但由于气道组织的阻挡而不能看到主动脉弓的全貌。升主动脉内突出的粥样斑块明显增加了术后脑卒中的风险，一旦发现应立即在主动脉周围扫描，以确定在无动脉粥样斑块部位进行插管或改变手术计划。

4. 检查空气残留——心脏直视手术均会有空气进入心腔，如瓣膜手术。即使采用最好的排气策略，仍会有少量的空气残留在左心室心尖部分。TEE 可以确定残留空气量，以决定是否需要采取额外的外科措施，以避免大脑与冠状动脉空气栓塞。

I. 脑电图

在心脏手术中监测脑电图（EEG）可评估麻醉深度，无论原始 EEG 或处理后 EEG 均可帮助确认在停循环之前脑电信号是否处于药物诱发的完全静止状态（大脑保护），但无法监测 CPB 期间神经系统损伤。因为人工低温（或深麻醉）伴有 EEG 频率减慢，爆发性抑制，最终变成一条等电位直线。而且，CPB 中的脑卒中患者多数是由于小栓子引起，不易被 EEG 发

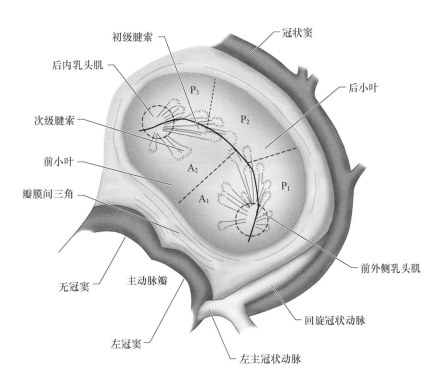

图 22-8 二尖瓣的解剖及其与主动脉瓣和左回旋支的关系。后叶分为三份——P1，P2，P3；前叶通常分为两份——A1，A2；有的分法把前叶也分成三份（A1，A2，A3），与后叶相对应

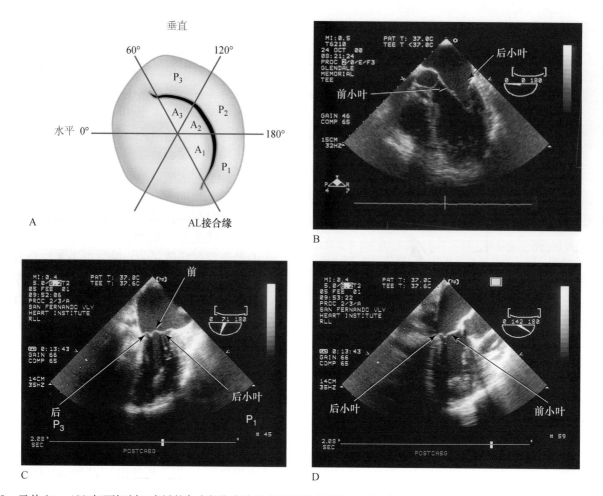

图 22-9　示从 0°～180°切面切割二尖瓣的各个部位产生的多平面超声图像（A）。在 0°（B）、71°（C）、142°（D）切面获得的二尖瓣图像

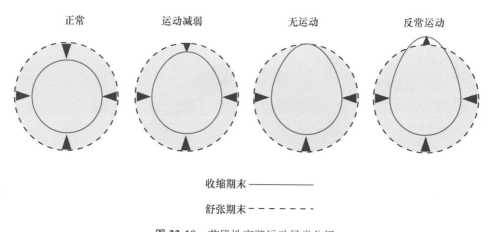

图 22-10　节段性室壁运动异常分级

现。CPB 滚轴泵可在原始 EEG 上产生人工伪迹（源自压动泵管时产生的压电效应），但在计算机处理时能被鉴别出来。

J. 经颅多普勒（TCD）

TCD 是使声波传过颞骨而测量大脑中动脉血流流速的无创方法。TCD 和颈动脉多普勒超声有助于检测脑内栓子，栓子的增多与术后神经行为功能障碍风险增加相关。

K. 近红外脑氧饱和度测定（NIRS）

脑氧饱和度监测（见第 6 章）越来越多地在心脏手术中应用。每个患者预给氧前测量一个基线值。$PaCO_2$ 降低、贫血、动脉血氧饱和度下降、心输出量降低导致氧供减少时，可观察到脑氧饱和度下降。

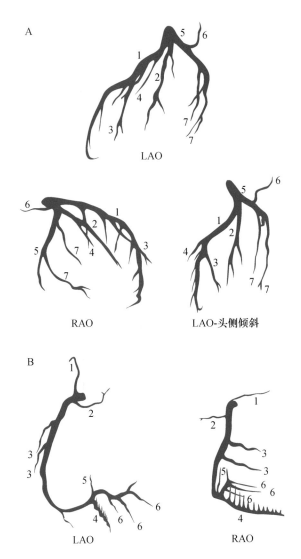

图 22-11　左（A）、右（B）冠状动脉的血管造影的标准图像。注意左主干迅速分成左前降支和左回旋支。A.（1）左冠状动脉前降支间隔支，（2）正中支，（3）对角支动脉，（4）第一间隔支，（5）左回旋动脉，（6）左心房回旋动脉，（7）钝缘支动脉，B.（1）圆锥动脉，（2）窦房结动脉，（3）锐缘支动脉，（4）有间隔支的后降动脉，（5）房室结动脉，（6）左心室后动脉；LAO，左前斜位；RAO，右前斜位

麻醉诱导

　　心脏手术一般需用全麻、气管内插管及控制通气。对于不需要 CPB 的微创手术，有些心脏中心采用胸段硬膜外麻醉，对于其他手术采用高位胸段硬膜外麻醉复合气管内插管浅全麻。在北美，由于顾忌到肝素化后硬膜外血肿的风险及随之而来的医疗纠纷及有助于预后的证据并不充分，限制了椎管内麻醉在心脏手术中的应用。其他中心在术前使用一次性阿片类药物鞘内注射以提供术后镇痛。

　　对择期心脏手术，其全麻诱导通常应平稳，可控（并不单单是缓慢），常常在其他非心脏手术中称之为"心脏诱导"，其原则在第 21 章讨论过。给药的方法比选择何种的麻醉药物更重要。实际上，研究表明，

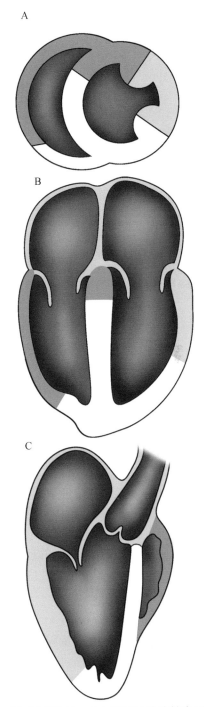

图 22-12　三个切面的左、右心室冠状动脉供血区：短轴切面（A），四腔心切面（B），及三腔心切面（C）。灰色，右冠状动脉；白色，左前降支；蓝色，左回旋支

各种麻醉方法对患者的长期预后并无显著不同。患者对麻醉药物的需求量变异极大。危重患者应少量、分次给药。随着患者心功能降低，对吸入麻醉药的耐受性下降。患者意识消失时、放置口咽通气道、导尿时、气管插管时持续监测血压、心率变化。如果血压或者心率突然增加，说明麻醉尚浅，在进行下一步操作前需要追加麻醉药。如果血压或心率下降或者无变化，则说明患者适合接受下一项操作。如果血压下降超过 20%，一般需要给予血管收缩药维持血

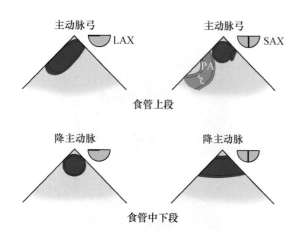

图 22-13　显示主动脉弓和降主动脉的食管上段 TEE 切面。升主动脉能在食管中段上部主动脉瓣水平探头前屈选取 110°～130° 切面看到（见图 22-2B 和图 22-6B）；LAX，长轴；PA，肺动脉；SAX，短轴

压（见下文）。需要采取一系列措施判断麻醉深度是否适合插管，既不引起显著的血压增高，同时也要避免过多麻醉药导致的低血压。

麻醉诱导后短时期的特点是血压逐渐降低，这是由于患者处于麻醉状态（常伴有血管扩张以及交感张力下降）以及缺乏外科刺激所致。患者通常对快速输液及血管收缩药有反应，但 CPB 前输入大量的液体会加重 CPB 的血液稀释（见下文）。必要时可使用小剂量的去氧肾上腺素（25～100 μg）、血管加压素（1～3 U）或麻黄碱（5～10 mg）以避免血压过低。在气管插管及控制呼吸后，通常要再检查血流动力学，动脉血气、血细胞比容、血清钾以及血糖值，最好在切皮后测量 ACT 基础值（正常 < 130 s）。

麻醉药物的选择

从最开始的吸入麻醉到大剂量阿片类全凭静脉麻醉，心脏手术的麻醉技术在不断进步。近年来，采用短效药物的全凭静脉麻醉和静吸复合麻醉最受欢迎。

A. 大剂量阿片类麻醉药

大剂量阿片类麻醉药的应用最初是为了避免吸入麻醉药对心肌的抑制，尤其是氟烷。但是单纯大剂量阿片类麻醉药（如芬太尼 50～100 μg/kg、舒芬太尼 15～25 μg/kg），往往导致术后长时间呼吸抑制（12～24 h），不能让人接受的高术中知晓发生率（苏醒），而且常常不能控制左心功能良好的患者对手术刺激的高血压反应。其他不良反应包括诱导时骨骼肌僵直、术后肠梗阻时间延长。而且，同时使用苯二氮䓬类药物可以产生低血压及心肌抑制。接受舒芬太尼（和其他短效药物）麻醉的患者一般要比芬太尼麻醉

的患者苏醒早及拔管早。

B. 全凭静脉麻醉（TIVA）

心脏外科需要控制成本是使用短效药物发展麻醉技术最主要的动力。尽管这些药物较贵，但患者从早拔管，早转出 ICU，早下床活动，以及早出院（"快通道"管理）可以获得更大的经济实惠。其中一种方法是联合应用丙泊酚［负荷量 0.5～1.5 mg/kg，随后 25～100 μg/（kg·min）维持］和适量的芬太尼［总剂量 5～7 μg/kg］或瑞芬太尼［负荷量 0～1 μg/kg 单次推注，随后 0.25～1 μg/（kg·min）维持］。靶控输注（TCI）是指使用计算机软件与硬件（计算机控制的靶控输液泵），根据药代动力学模型输注药物，并使效应室达到设定的血药浓度值。对丙泊酚，医生只需设定患者的年龄与体重以及想要的血药浓度。TCI 设备在北美以外的国家广泛应用。在心脏手术中，丙泊酚靶浓度设定在 1.5～2 μg/ml。由于瑞芬太尼半衰期很短，手术结束停药后必须提供术后镇痛。

C. 静吸复合麻醉

麻醉药选择的原则是维持血流动力学稳定，实现早期拔管（1～6 h）。诱导时最常用丙泊酚（0.5～1.5 mg/kg）与依托咪酯（0.1～0.3 mg/kg）。诱导通常在小剂量的咪达唑仑（0.05 mg/kg）镇静后进行。挥发性麻醉药再度引起人们兴趣的原因是：许多研究证实吸入麻醉药对心肌缺血具有保护效应及这些药物在心脏病患者快速康复中的应用。小剂量阿片类药物与吸入麻醉［0.5～1.5 最低肺泡有效浓度（MAC）］联合用于麻醉维持以及抑制手术刺激引起的交感反应。阿片类药物的给药方式，包括小量分次静注，连续输注，以及两者结合起来使用（表 22-1）。快通道管理时芬太尼和舒芬太尼的总剂量一般分别不要超过 15 μg/kg 与 5 μg/kg，有些临床医生在 CPB 结束之前将更小剂量的芬太尼或舒芬太尼和镇痛药氢吗啡酮或吗啡联合应用。有些医生应用小剂量丙泊酚输注［25～

表 22-1　心脏手术中早期拔管的阿片类药物剂量

阿片类	负荷剂量（μg/kg）	持续输注剂量	单次推注剂量（μg/kg）
芬太尼	1～5	1～3 μg/（kg·h）	0.5～1
舒芬太尼	0.25～1.25	0.25～0.75 μg/（kg·h）	0.125～0.25
瑞芬太尼	0.5～1	0.1～1 μg/（kg·min）	0.25～1

50 μg/（kg·min）］或 TCI 输注（1.5 ～ 2.0 μg/ml）维持麻醉。使用吸入麻醉药物与静脉输注瑞芬太尼或丙泊酚的主要优点是能迅速调节药物浓度和麻醉深度。异氟烷、七氟烷与地氟烷是应用最广泛的吸入麻醉药。早期报道异氟烷可诱发冠状动脉窃血，但后续研究证实其具有心肌保护的作用。异氟烷是普遍常用的挥发性麻醉药物。但通常不用氧化亚氮麻醉，尤其是在插管和拔管间隔期间，因为其可使产生的气泡在血管内变大，此外 CPB 期间不方便给予。

D. 其他技术

联合应用氯胺酮与咪达唑仑（或丙泊酚）进行麻醉诱导与维持特别有效，尤其是对循环功能受损的虚弱患者。其优点是血流动力学相对稳定、遗忘与镇痛效果良好、术后呼吸抑制轻，而且精神副作用少见。麻醉诱导采用氯胺酮 1 ～ 2 mg/kg 与咪达唑仑 0.05 ～ 0.1 mg/kg 缓慢静脉注射，麻醉维持采用氯胺酮 1.3 ～ 1.5 mg/（kg·h）与咪达唑仑 0.065 ～ 0.075 mg/（kg·h）静脉输注或更简单的吸入药物。诱导以及手术刺激产生的高血压，可用丙泊酚、β 受体阻滞剂或吸入麻醉药处理。

E. 肌松药

肌松药有助于气管插管、胸骨撑开、防止患者体动和寒战。除非预计气管插管困难者，一般采用非去极化肌松药施行气管插管。以往对肌松药的选择主要是基于预期的血流动力学。如今，短效药物如罗库溴铵、维库溴铵、阿曲库铵是常用的，而且他们几乎没有血流动力学副作用。然而，有报道使用大剂量的阿片类药（尤其是舒芬太尼）诱导时，维库溴铵使心动过缓的发生率明显增加。泮库溴铵由于有解迷走神经效应，经常用于服用 β 受体阻滞剂有明显心动过缓的患者。对于快速顺序诱导，应选择琥珀胆碱气管内插管。合理的剂量、使用神经刺激仪及肌松拮抗（如有需要）可使任何一种肌松药用于"快通道"管理方案。

2. 转机前期

麻醉诱导插管后的特点一般是，开始为一段刺激很轻的时期（皮肤消毒与铺单）常常伴有低血压；随后是几段可以导致心动过速与高血压反应的手术刺激强烈的时期，包括切皮、劈胸骨、胸骨撑开、打开心包、分离主动脉等，麻醉用药应根据不同时期预先进行适当调整。

胸骨撑开以及心包打开时迷走神经反射增强，导致明显的心动过缓与低血压。服用 β 受体阻滞剂、地尔硫草的患者其迷走反应可能更加严重。

转机前心肌缺血很常见，但并不总是伴有血流动力学紊乱，如心动过速、高血压或低血压。许多中心仍在使用预防性输注硝酸甘油［（1 ～ 2 μg/（kg·min）］，但许多研究并没有发现它可以降低缺血的发生率并改善预后。

抗凝

8 CPB 前必须充分抗凝，以免发生弥散性血管内凝血以及 CPB 管道内凝血块形成。而且，许多医疗中心通过测定 ACT 判断抗凝是否充分。ACT ＞ 400 ～ 480 s 是安全的。通常在主动脉插管前给予肝素 300 ～ 400 U/kg。许多外科医生喜欢把肝素直接注入右心房。如果由麻醉医师给予，应通过可靠的静脉通路（通常是中心静脉）注入，并在 3 ～ 5 min 后测量 ACT 值。如果 ACT 值小于 400 s，应追加肝素 100 U/kg。一些药物（如抑肽酶）可以使硅藻土 ACT 延长，但是不影响高岭土 ACT。因此应使用高岭土 ACT 而不是硅藻土 ACT 指导肝素抗凝。肝素分析仪能监测肝素水平（参见"抗凝作用的逆转"，见下），但不一定有效。因此，当使用抑肽酶治疗并应用硅藻土 ACT 时，这些肝素分析仪测得的抗凝水平并不可靠，但可以用作参考。对于 CPB，肝素全血浓度 3 ～ 4 U/ml 通常已可以转机。大剂量凝血酶时间（HiTT）不受抑肽酶的影响，但操作起来比高岭土 ACT 复杂。且 HiTT 不能提供肝素化前的基础值，也不能作为鱼精蛋白中和是否充分的指标（见下文）。

偶尔遇到患者对肝素抵抗，他们大多具有抗凝血酶Ⅲ因子缺陷（获得性或先天性）。抗凝血酶Ⅲ因子是一种循环系统的丝氨酸蛋白酶，能与凝血酶不可逆结合并使凝血酶（还有凝血因子 X、XI、XII 以及VIII的活化形式）失活。当肝素与抗凝血酶Ⅲ因子结合成复合物以后，抗凝血酶Ⅲ因子的抗凝活性可加强 1000 倍。抗凝血酶Ⅲ因子缺陷的患者，在输注抗凝血酶Ⅲ因子（或新鲜冰冻血浆）后，即可获得足够的抗凝水平。轻度的肝素抵抗可以适当给予比正常剂量大的肝素。

对既往有肝素诱导的血小板减少症（HIT）病史的患者需要特别注意。这些患者生成的肝素依赖性抗体（血小板因子 4）使血小板凝集，导致血小板减少症伴或不伴血栓栓塞症状。如果患者的 HIT 病史较长并且目前体内检测不到肝素依赖性抗体，则在 CPB 中可安全地使用肝素。当检测到显著的抗体滴度时，可考虑用其他抗凝替代物包括水蛭素、比伐卢定、安克洛酶（蝮蛇抗栓酶）、阿加曲班。

预防出血

抗凝前或抗凝后都可使用抗纤溶药物预防出血。有些医生倾向在肝素化之后应用抗纤溶药物，以减少可能的血栓发生率，其他医生则担心应用太晚疗效可能会降低。以下患者术中应考虑给予抗纤溶治疗：再次手术者；拒绝使用血液制品者，如耶和华见证会信徒；近期使用了糖蛋白 II b/ III a 抑制剂如阿昔单抗（RheoPro）、埃替巴肽（Intigrilin）、替罗非班（Aggrastat），导致术后有高危出血风险的患者；并存凝血功能障碍者；手术时间长且复杂的患者。阿昔单抗的抗血小板效应一般可持续 24 ～ 48 h，而埃替巴肽与替罗非班则分别为 2 ～ 4 h 及 4 ～ 8 h。阿司匹林与腺苷二磷酸（ADP）受体拮抗剂氯吡格雷（Plavix）联合应用后患者出血也增多。

目前可以使用的抗纤溶药物 ε - 氨基己酸、氨甲环酸，并不影响 ACT，也较少诱发过敏反应。通常 ε - 氨基己酸负荷剂量 50 ～ 75 mg/kg，随后 20 ～ 25 mg/（kg·h）持续输注（有些医生使用标准的负荷剂量 5 ～ 10 g，随后 1 g/h 持续输注）。尽管药代动力学研究表明，大剂量氨甲环酸可维持有效的血药浓度，但建议氨甲环酸的初始剂量为 10 mg/kg，随后 1 mg/（kg·h）。一些中心在 CPB 前通过提取收集术中富含血小板的血浆，于 CPB 后输回体内，以减少出血以及输血量。

插管

CPB 中行静脉和动脉插管很关键。肝素化后，通常首先行主动脉插管，因为静脉插管时常伴随有血流动力学紊乱，且必要时可以通过主动脉插管从氧合器迅速补液。升主动脉是最常用的插管部位。大多数主动脉插管的开口较小，在 CPB 中会产生喷流性血流，如果插管位置不恰当，可以导致主动脉夹层，或者血液优先灌注至无名动脉。降低体循环动脉压至收缩压 90 ～ 100 mmHg 有助于主动脉插管并防止主动脉夹层形成。主动脉插管和流入管道系统内的气泡应完全排尽，在 CPB 开始之前，必须确认动脉流入管道与患者之间的连接是否充分。如果气泡没有完全排尽，将导致空气栓塞，通常进入冠状动脉或脑循环。如果主动脉插管并未完全进入主动脉内，将导致主动脉夹层血肿形成。有些医生在主动脉插管时常规用手压迫颈动脉以减少脑栓塞发生的可能性，但并不明确是否有效。

右心房一般放置一根或两根静脉插管，通常经右心耳置入。冠状动脉旁路移植术与主动脉瓣手术通常只插一根静脉管就已足够。单根管通常有两个孔（两级管）。当放置好以后，其中一个孔位于右心房，另一个孔位于下腔静脉内。

独立的上腔静脉和下腔静脉插管用于其他种类的开胸手术（其他种类的瓣膜手术或先天性疾病修补术）。腔静脉和心脏内手术操作时常常发生心室充盈受损导致的低血压。静脉置管也常诱发房性心律失常，偶见室性心律失常。房性早搏以及短期阵发性室上性心动过速较常见，不是持续存在不需特殊处理。持续的阵发性房性心动过速或房颤时使血流动力学状态恶化，必须立即处理，可使用药物、电除颤或者立即开始 CPB（已充分抗凝）。静脉插管位置不正确可影响静脉血回流，或者阻碍头颈部静脉血回流（上腔静脉综合征）。在开始 CPB 后，前者表现为静脉血回流到贮血室不畅，而后者产生头颈部水肿。

3. 转机中

CPB 开始

一旦各种插管放置完毕并固定牢靠，ACT 时间达标，灌注师准备就绪后，就可开始体外循环转机。先松开夹在静脉管道上的阻断钳，然后开启主泵。确定静脉血充分回流到贮血器很重要。正常情况下，贮血器内的血平面上升，CPB 泵速逐渐增加。如果静脉血回流不好，贮血器血平面不断下降，空气则会进入泵管。贮血器内液面下降时应检查插管的位置是否恰当，是否忘了松开管道上的阻断钳，管道是否打折，或者存在空气阻塞。此时应减少 CPB 泵速至问题解决为止。必要时应向贮血器里增添容量（血液或者胶体液）。CPB 达到全流量且静脉回流通畅后，心脏应逐渐排空；如果心脏没有排空，或者逐渐发胀，意味着静脉插管位置不当或者存在主动脉瓣反流。主动脉严重充盈不足，导致外周灌注受限，需要立即进行主动脉阻断（和心脏停搏）。

流量与泵压

密切监测体循环动脉压，使泵流量逐渐增加到 2 ～ 2.5 L/（min·m²）。CPB 开始后，通常体循环动脉压会突然下降。开始时体循环平均动脉压（桡动脉压）为 30 ～ 40 mmHg 并不少见。其原因通常为血液突然被稀释，导致血液黏度降低以及 SVR 明显下降所致，此时可增加流量或给予血管升压药物。

如果血压持续过低（小于 30 mmHg），应马上检查是否存在未发现的主动脉夹层。如果存在主动脉夹层，CPB 应暂时中止直到主动脉管插入远端"真实的"

主动脉腔内为止。其他导致低血压的原因包括静脉血回流欠佳导致的不合适的泵流量，泵功能障碍，或者压力-传感器误差。当采用右侧桡动脉压力监测而主动脉插管直接对向无名动脉时可以发生人为的高血压。

泵流量、SVR 以及体循环平均动脉压之间的关系如下：

$$平均动脉压 = 泵流量 \times SVR$$

因此，如果 SVR 恒定，平均动脉压与泵流量成正比。同样，如果泵流量固定，平均动脉压与 SVR 成正比。通过调节泵流量与 SVR，以维持满意的动脉压与血流。多数中心努力维持流量 2 ～ 2.5 L/（min·m²）[50 ～ 60 ml/（kg·min）]，平均动脉压在 50 ～ 80 mmHg 之间。对流量的需求随着中心温度降低而下降。有证据表明，深低温时（20 ～ 25℃），平均血压低到 30 mmHg 仍能提供充足的脑血流及脑氧供。提升 SVR 可用去氧肾上腺素、血管加压素或去甲肾上腺素。

体循环压力过高（＞ 150 mmHg）会有害，可导致主动脉夹层或者脑出血。通常情况下，当平均动脉压超过 100 mmHg 时，即被认为是高血压。其处理是降低泵流量，或者在氧合器的进气口端增加挥发性麻醉药的浓度。如果这些措施无效，或者泵流量已经很低了，可用血管扩张药如氯维地平、尼卡地平或硝普钠降压。

监测

CPB 中的其他监测项目包括泵的转速、静脉贮血室的血平面、动脉泵管压力（见上）、血液（包括灌注液和静脉血）和心肌的温度以及泵管内（动脉血及静脉血）血氧饱和度。也可应用各种探头监测管道内血液的 pH 值、二氧化碳分压以及氧分压。血气与 pH 值应以直接测量为准。在无低氧血症的情况下，静脉血氧饱和度低（＜ 70%）、酸中毒进行性加重或者尿少都意味着灌注流量不足。

转机中的动脉泵管压力几乎总是高于桡动脉测得的平均动脉压，甚至高于主动脉插管的压力值，这种压差反映了压力通过动脉滤器、动脉管道以及主动脉插管的狭窄开口后不断衰减。尽管如此，监测动脉压力对发现动脉管道异常仍很重要。动脉泵压力应维持在小于 300 mmHg 的水平，泵压过高意味着可能存在动脉滤器堵塞、动脉管道或者主动脉插管的梗阻或主动脉夹层。

CPB 中应连续监测 ACT、血细胞比容以及血钾浓度。即使患者没有糖尿病病史的患者也应检测血糖。CPB 开始后立即测量 ACT，然后每隔 20 ～ 30 min 测量一次。通常温度降低后肝素的半衰期与效应延长。肝素剂量-反应曲线常用来计算肝素残余量以及中和肝素所需的鱼精蛋白剂量（图 22-14）。血细胞比容通常保持在不低于 22%，必要时可向贮血器内加入红细胞。血钾浓度太高时（由停跳液引起）通常使用呋塞米处理。

低温与心脏停跳

大多数心脏手术常规使用中低温（26 ～ 32℃）或

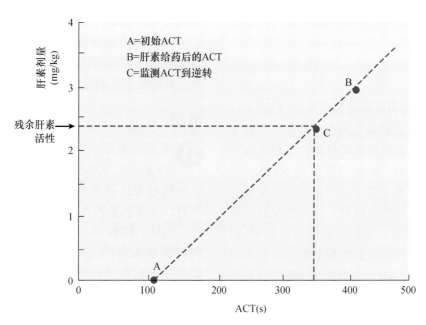

图 22-14　肝素剂量-反应曲线。ACT（秒）vs. 肝素总剂量（mg/kg）。（1）把初始 ACT 值描在 x 轴。（2）再把肝素化后的 ACT 值描在图上。（3）经此两点画一直线。（4）如果抗凝不足，在直线上找到所要的 ACT 值，需要追加的肝素的剂量就是预计的 ACT 值与目前的 ACT 值在 y 轴上对应的肝素剂量的差值。（5）如果第三点没有落在第一条线上，就以基础 ACT 值为起点，描一条经过其余两点中间的线。（6）逆转抗凝时，鱼精蛋白的剂量基于残留肝素活性，由最后一次测得的 ACT 值所对应的肝素值估计

者深低温（20～25℃），尤其是涉及主动脉根部和大血管手术。温度越低，降温与复温时间越长。然而温度越低，CPB 流量也可以安全地降低。20℃时流量低至 1.2 L/（min·m²）就已足够。

低温在心电图产生特性的变化，包括出现奥斯本波（QRS 和 ST 段之间出现的正向偏移）。室颤通常在温度低于 28～29℃时发生。此时应使心脏立即停跳，因为室颤能使高能磷酸化合物快速消耗并对心肌有害。心脏停跳是通过主动脉插管的近端钳闭升主动脉，并在主动脉钳闭的近端通过主动脉上的一个小管灌注心脏停跳液（见上文）实现。也可在主动脉切开后通过冠状动脉开口直接灌注心脏停跳液（如主动脉瓣置换）。许多外科医生常规通过冠状静脉窦插管逆行灌注停跳液（见上）。主动脉冠状动脉旁路移植术中如果外科医生先吻合桥血管远端时，也可通过桥血管灌注停跳液。

机械通气

机械通气通常持续至 CPB 达到足够的泵流量并且心脏停止射血时为止。CPB 达到全流量后心室仍会继续短暂射血直到左心室容量达到一个临界低值为止。提前停止机械通气会使残存的肺血流产生右向左分流，引起低氧血症。这种作用取决于残存肺血流与泵流量的比值。在有些中心，一旦机械呼吸停止后，就通过麻醉机持续给氧来维持一个较低的持续气道正压状态（5 cmH₂O），以预防术后发生呼吸功能障碍。多数中心会关闭麻醉机的所有气体或者持续给予低流量的氧气（1～2 L/min）。预期心脏开始射血，CPB 要结束的时候恢复机械通气。

血气的管理

成人低温 CPB 时是使用温度校正（pH 稳态）还是未校正（α 稳态）的动脉血气仍有一些争议。此争论来源于如下事实：即温度降低时气体的溶解度及中性 pH 值（H^+ 浓度与 OH^- 浓度相等时的 pH 值）会增加。尽管 CO_2 的总含量未变（在一个紧闭系统里），CO_2 分压会随血液温度降低而降低。这种情况对动脉血 CO_2 分压的影响最显著，因其能影响动脉血 pH 值与脑血流。由于温度下降后血浆碳酸氢根浓度并未发生改变，但是，动脉血 CO_2 分压降低使 pH 值升高至常温下碱中毒的水平。当温度为 37℃，CO_2 分压为 40 mmHg，pH = 7.40 的血液冷却到 25℃时，其 CO_2 分压大约为 23 mmHg，pH = 7.60 左右，H^+ 和 OH^- 离子的比例不变。

正常情况下——不考虑患者的温度——在测量气体的压力之前，血样在血气分析仪里被加热到 37℃。如果想要温度校正的读数，血气分析仪里储存的一个表或者一套程序能用来估计患者实际体温状态下的气体分压以及 pH 值。**pH 稳态管理**指在低温时对气体分压使用温度校正并维持"正常"CO_2 分压在 40 mmHg 及 pH 值 7.40。在低温 CPB 时，pH 值稳态管理可能需要向氧合器的进气口加入 CO_2，提高血液总的 CO_2 含量。在这种情况下，脑血流量增加（CO_2 分压增加与 α 稳态管理有关），相较于脑氧耗量更多地依赖 CO_2 分压。脑血流量增加在对深低温循环骤停之前增加大脑冷却均匀性有用（更常用于儿童）。另一方面，增加脑血流量也可以更大比例地将动脉粥样硬化血栓碎片带入大脑，这是在成人心脏手术比大脑冷却均匀性更令人担忧的问题。

在低温时，未校正气体分压的方式——**α 稳态管理**，是成人患者手术管理的原则，也常用于不涉及循环骤停的儿童患者。此方法的理论基础是，正常蛋白质功能的保持依赖于维持恒定的细胞内电中性状态（蛋白质所带的电荷达到平衡）。在生理 pH 状态下，这些电荷主要位于组氨酸残基的咪唑环上（所谓 α-残基）。而且，当温度降低时，K_w（即水的解离常数）也随之下降（pK_w 增加），则低温时水溶液的电中性（此时 $[H^+] = [OH^-]$）就会随着 $[H^+]$ 降低（较高的 pH）而相应变化。因此低温性碱中毒并不一定反映 $[OH^-] > [H^+]$，而反映 $[H^+]$ 及 $[OH^-]$ 绝对降低。低温 CPB 时使用 α 稳态管理，通常不需要向氧合器内加入 CO_2，因此不会改变血液总的 CO_2 含量以及电中性。与 pH 稳态管理相反，α 稳态管理似乎可以保留脑血流的自动调节功能。尽管这两种技术具有理论与实际的区别，但除对循环骤停的儿童患者外，其对患者结局的影响并无明显差别。

麻醉

⑪ 低温（低于 34℃）能够增强全麻药的效能，但如果不追加麻醉药，尤其在 CPB 复温时，常导致麻醉过浅，甚至发生术中知晓。通常发生高血压，并且，如果肌松药作用也快速消失，患者可有肢体活动。因此，CPB 中必要时须追加麻醉药。常用低浓度的挥发性麻醉药（0.5%～0.75% 异氟烷）通过氧合器给予。但是通常在 CPB 结束之前降低吸入麻醉药浓度以免残留心肌抑制。对于 CPB 期间用阿片类药物及苯二氮䓬类药物麻醉者，需要追加剂量或输注丙泊酚。许多医生在开始复温时常规使用苯二氮䓬类药物（如咪达唑仑）。另外也可在整个 CPB 过程中用丙泊酚、阿片类药物或氯胺酮-咪达唑仑混合液持续输注。

复温期间，患者出汗是常见的，通常表明下丘脑对灌注温血液的反应（不一定反映麻醉浅）。在复温期间，血液温度不应超过核心温度 2℃。

脑保护

CPB 后神经功能缺损的发生率变化很大，取决于术后多久进行检查和诊断标准。术后 1 周神经系统并发症的发病率高达 80%。幸运的是，多数病例只是短暂的。术后 8 周以上仍有神经精神障碍（20%～25%）或发生脑卒中（2%～6%）的病例很少见。已知与神经功能缺损有关的因素包括脑内栓子数量的增加，心内直视手术（瓣膜）复合冠状动脉手术、高龄以及术前并存脑血管疾病。

心脏直视手术中，心腔排气、头低位引流、在心脏射血之前及射血初始时排气对预防栓塞非常重要。一些中心在术野内充满 CO_2，如果夹带或栓塞气体，则被迅速地吸收。TEE 有助于发现残存气体并指导进一步排气。冠状动脉旁路移植时，尽量减少主动脉操作，减少主动脉钳夹次数，使用无缝合近端吻合器可能有助于减少粥样硬化斑块栓子脱落的概率。主动脉触诊、TEE，尤其是主动脉表面超声心动图有助于确认高风险患者，并指导治疗。主动脉表面超声心动图是敏感度与特异度最高的技术。

尽管大多数神经功能缺损似乎可以用栓塞来解释，然而脑血流量灌注压力过低对神经系统的影响尚不明确。尽管还有些争议，但有报道说在心脏直视手术之前或手术过程中（打开心室），预防性输注某些药物可以降低神经功能缺损的发生率以及严重程度。在深低温停循环之前，一些医生使用皮质类固醇激素（甲泼尼龙，30 mg/kg，或等效剂量的地塞米松）和甘露醇（0.5 g/kg）。头部也要戴上冰帽（避开眼部）。表面冷却会延迟复温，也可以促进大脑冷却充足。研究发现许多药物预防性给予均未能改善心脏手术后神经功能。人体心脏手术试验也未能发现预防性使用钙通道阻滞剂（尼莫地平）、N- 甲基 -D- 天冬氨酸（NMDA）拮抗剂（瑞马西胺）、自由基清除剂（培戈汀）以及镇静催眠药（丙泊酚、硫喷妥钠，或氯美噻唑），或拉扎洛依（替拉扎特）能改善心脏手术患者的神经功能。

4. CPB 的终止

在停止 CPB 之前必须完成一系列必要的过程及条件，第一个就是充分复温。外科医生决定复温的时机很重要，完全复温需要时间，但复温过快会削弱低温

的保护效果。快速复温通常导致在灌注良好的器官与外周血管处于收缩状态的组织之间形成较大的温差，在 CPB 停止后由于随后发生的温度平衡，会使中心温度再次降低。在热交换器及患者核心温度间形成较大温差将导致恶性的脑组织高温。输注血管扩张药（如异氟烷）通常使泵流量增大、复温加速。搏动性血流（如心室射血）也能使复温加速。然而复温过快会因气体的溶解度迅速降低，而导致血流中气泡生成。如果复温时发生室颤，则需要除颤（5～10 J）。在移除主动脉阻断钳之前给予利多卡因（100～200 mg）和硫酸镁（1～2 g）能减少室颤发生的可能性。许多医生在心腔排气时建议采取头低位以减少脑栓塞的可能性。膨肺时挤压肺血管驱使血液回到左心系统，有助于排除心腔（左心）内气体。TEE 对检测心腔内残留气体极其有用。膨肺时需要使气道压力暂时高于正常气道压，一般要求膨肺时能在术野直接观察肺，因为过度的膨肺能影响乳内动脉桥血管血流。

撤离 CPB 时的一般指南如下：

- 核心温度至少应达 37℃。
- 心律必须稳定。可能需要安装好房室起搏器，其好处是能提供有效的心房收缩。房室传导阻滞持续存在时应立即测血钾浓度。如果高血钾，可用钙剂、$NaHCO_3$、呋塞米或者葡萄糖加胰岛素处理。
- 心率要适当（一般 80～100 次/min）。心率慢时，最好用起搏器。正性肌力药可使心率增快。室上性心动过速一般需要电复律处理。
- 各项实验室检查结果必须在可接受范围内。对显著的酸中毒（pH < 7.20）、低钙血症（离子钙）以及高钾血症（> 5.5 mEq/L）必须处理。理想的血细胞比容应至少超过 22%。然而，仅凭血细胞比容 < 22% 本身并不能作为红细胞输血指标。当贮血室的血液量以及流量均充足时，可使用超滤提高血细胞比容。
- 必须使用 100% 的氧气进行充分的机械通气。
- 应对所有的监测做再次检查，以确认工作状态良好，必要时应再次校准。

撤离 CPB

应对体循环动脉压、心室容积与充盈压力以及心功能（TEE）进行评估后逐步停机。可以直接测量主动脉根部压力，并与桡动脉压力以及袖带压力（如对桡动脉低血压有怀疑）相对比。撤离 CPB 即刻可能看到正常的体循环压力梯度发生逆转，压差变为主动脉压力高于桡动脉压力。这主要是由于复温使手部动静

脉连接开放。主动脉根部压力也可由有经验的外科医生直接触诊来估测。

右心室容积与收缩力靠直视估计，而心室充盈压力则由中心静脉、肺动脉或左心房置管直接测定。心输出量由热稀释法测定。TEE为评价心室舒张末期容积、左右心室收缩力以及瓣膜功能提供非常有价值的信息。

逐步钳夹静脉引流管后，即可完成CPB撤离。当跳动的心脏充血后，心室射血功能恢复。在动脉压力上升时，逐步减少泵流量。一旦静脉管道被完全阻断，动脉收缩压力良好（＞80～90 mmHg），停止泵流量，并对患者进行评估。**一些外科医生通过钳夹静脉管道，采用动脉插管辅助患者，使心脏"充盈"后逐步撤离CPB。**

大多数停机后患者可被分四组（表22-2）。心室功能良好的患者通常迅速表现为良好的血压及心输出量，并能立即撤离CPB。高血流动力学状态患者也能迅速脱机。这类患者脱机时SVR很低，表现为收缩力良好，血容量充足，但动脉压力低；其血细胞比容通常也很低（＜22%）。利尿（停机后）或输注红细胞能增加动脉压力。

低血容量组的患者情况较复杂，既包括心室功能正常患者，也包括那些具有不同程度心功能损害的患者。对于心功能良好的患者，对经主动脉插管输注血液迅速有反应，且每次注射后血压与心输出量均能升高，并且这种升高变得越来越能维持住。这类患者大多数均能维持良好的血压与心输出量，并且左心室充盈压低于10～15 mmHg。低血容量组患者如果扩容后左心室充盈压上升而血压或心输出量变化不明显时，或者那些需要左心室充盈压高于10～15 mmHg的患者，应怀疑有心室功能受损（当不应用TEE时）。TEE轻松确诊心室功能受损。

泵衰竭患者停机后会表现心肌收缩迟缓无力并逐渐扩张。此时，需要重新转机同时开始正性肌力药物治疗；或者，如果患者病情相对稳定，应用正性肌力药（肾上腺素、多巴胺、多巴酚丁胺）并观察。如果患者应用上述药物的合理剂量没有反应，则加入米力农。如果患者术前心功能差，则米力农可以作为一线选择药物在撤离CPB之前使用。SVR增加比较少见，可以尝试用硝普钠或米力农降低后负荷。应评估患者是否存在未知的缺血（移植血管扭结或冠状动脉痉挛），心脏瓣膜功能不全，血液分流，或右心室衰竭（心室扩张一般都是右侧）。TEE有助于诊断上述异常。

药物治疗后仍难以脱机时，应启用**主动脉内球囊反搏（IABP）。**IABP的效果取决于气囊充气与放气的适当时机（图22-15）。**理想的气囊充气时机应在主动脉瓣关闭后，即主动脉内压力波形描记出现重搏波切迹后立即充气，以增加舒张压和冠状动脉血流量。**充气过早增加后负荷并加重主动脉瓣反流；而充气过晚则舒张压增加减少。放气时间应正好位于左心室射血之前，以减轻后负荷。放气过早会削弱主动脉舒张压增加幅度和减轻左心室后负荷降低的效果。采用左心室或右心室辅助装置（LABP或RABP），可能对顽固性泵衰竭患者有必要。如果心肌顿抑是泵衰竭的主要原因，或者部分心肌处于冬眠状态，心功能恢复延迟，可能在药物和辅助装置治疗12～48 h后完全撤离CPB。心室辅助装置可以作为心脏移植前的过渡。

许多医生认为CPB停止后不应常规使用正性肌力药，原因是增加心肌氧耗。同样常规使用钙剂可能会加重缺血损伤，并导致冠状动脉痉挛（特别是那些术前服用钙通道阻滞剂的患者）。然而，也有中心在患者撤离CPB时常规应用钙剂和（或）正性肌力药物

表22-2　CPB停机后血流动力学分组[1]

	组Ⅰ：正常	组Ⅱ：低血容量	组ⅢA：左心室泵衰竭	组ⅢB：右心室泵衰竭	组Ⅳ：血管扩张（高动力状态）
血压	正常	低	低	低	低
中心静脉压	正常	低	正常或高	高	正常或低
肺毛细血管楔压	正常	低	高	正常或高	正常或低
TEE显示	正常	充盈不良RV/LV	LV功能下降	RV扩张	正常或充盈不良RV/LV
心输出量	正常	低	低	低	高
体循环阻力	正常	低、正常或高	低、正常或高	正常或高	低
处理	无	扩容	正性肌力药；主动脉内球囊反搏，左心室辅助装置	正性肌力药，肺血管扩张剂，右心室辅助装置	血管收缩剂，扩容

[1] CPB，心肺转流术；LV，左心室；RV，右心室；TEE，经食管超声心动图

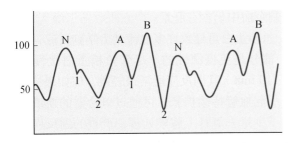

图 22-15 1：2 主动脉内球囊反搏时中心动脉压波形。理想状态下，球囊应位于降主动脉内、左锁骨下动脉开口的远端，在主动脉切迹时充气（1），恰好在左心室开始射血之前完全放气（2）。注意球囊增压后舒张末压减低以及随后的一个心搏的收缩压轻度降低。N，未增压的心跳；A，增压的心跳；B，球囊增压

（如多巴酚丁胺）。常用的正性肌力药与升压药列在表 22-3 中。肾上腺素、多巴胺与多巴酚丁胺为最常用的药物。临床上，肾上腺素是最强的正性肌力药，在其他药物无效时，通常能有效地使心输出量与体循环血压同时增加。低剂量时肾上腺素以激动 β 受体活性为主。与多巴胺相比，多巴酚丁胺不增加心脏充盈压，较少发生心动过速；其缺点是心输出量增加而血压并无明显的改变。另一方面，多巴胺提升血压的作用强于提升心输出量的作用，有趣的是，与多巴酚丁胺比，提升相同程度的心输出量，肾上腺素几乎不增加（甚至降低）心率。氨力农、依诺昔酮、米力农与奥普力农均为选择性磷酸二酯酶 Ⅲ 抑制剂，是具有使动脉与静脉血管明显扩张特性的正性肌力药物。在北美只有氨力农和米力农可以使用。在慢性心衰患者的研究中发现，与其他正性肌力药不同，氨力农和米力农没有明显增加心肌氧耗。一种正性肌力血管扩张药（通常米力农）与一种 β 肾上腺素受体激动剂联合应用，可导致协同的正性肌力作用。去甲肾上腺素对提高 SVR 有用，但大剂量时损害内脏及肾血流灌注。有些医生联合应用去甲肾上腺素与磷酸二酯酶抑制剂以防止体循环动脉压过度降低。顽固性低血压、SVR 低以及对去甲肾上腺素耐药患者可使用精氨酸血管加压素。有实验报道亚甲蓝或维生素 C 可以成功拮抗对去甲肾上腺素和（或）血管加压素无效的血管扩张。吸入一氧化氮与前列腺素 E_1（甚至是吸入米力农）也可能对顽固性肺动脉高压及右心室衰竭有用（表 22-4）。一氧化氮的另一个好处是不降低体循环动脉压力。研究尚未证实使用甲状腺激素（T_3）或葡萄糖-胰岛素-钾输注用于 CPB 后血管活性 / 正性肌力支持的疗效。

5. 转机后

CPB 结束后进行止血、撤除 CPB 管道、逆转抗凝作用以及关胸。体循环动脉压一般维持在 140 mmHg 以下以减少出血。检查出血点时，尤其是检查心后壁需要抬起心脏时可导致严重低血压。此时，应通知外科医生低血压的程度与持续时间。心房插管的拔除在主动脉插管拔除之前，一旦有问题，可以通过后者快速扩容。多数患者在停机后需要补充血容量，是输注血液还是胶体液或晶体液，应根据左心室 TEE 的

表 22-3 升压药与正性肌力药[1]

	单次静注	连续输注	肾上腺素活性			磷酸二酯酶抑制剂
			α	β	间接	
肾上腺素	2 ～ 10 μg	0.01 ～ 0.03 μg/（kg · min）	+	+++	0	0
		0.04 ～ 0.1 μg/（kg · min）	++	+++	0	0
		> 0.1 μg/（kg · min）	+++	+++	0	0
去甲肾上腺素		0.01 ～ 0.1 μg/（kg · min）	+++	++	0	0
异丙肾上腺素	1 ～ 4 μg	0.01 ～ 0.1 μg/（kg · min）	0	+++	0	0
多巴酚丁胺		2 ～ 20 μg/（kg · min）	0	++	0	0
多巴胺		2 ～ 10 μg/（kg · min）	+	++	+	0
		10 ～ 20 μg/（kg · min）	++	++	+	0
麻黄碱	5 ～ 25 mg		+	++	+	0
去氧肾上腺素	50 ～ 200 μg	10 ～ 50 μg/min	+++	0	0	0
氨力农	0.5 ～ 1.5 mg/kg	5 ～ 10 μg/（kg · min）	0	0	0	+++
米力农	50 μg/kg	0.375 ～ 0.75 μg/（kg · min）	0	0	0	+++
血管加压素	1 ～ 2 U	2 ～ 8 U/h	0	0	0	0

[1] ＋，活性弱；＋＋，活性一般；＋＋＋，活性明显

表 22-4　血管扩张药

药物	剂量
氯维地平	1 ～ 16 mg/h
非诺地平	0.03 ～ 0.6 μg/（kg·min）
尼卡地平	2.5 ～ 10 mg/h
一氧化氮	10 ～ 60 ppm（吸入）
硝酸甘油	0.5 ～ 10 μg/（kg·min）
硝普钠	0.5 ～ 10 μg/（kg·min）
前列腺素 E_1	0.01 ～ 0.2 μg/（kg·min）

观测、充盈压与停机后血细胞比容决定，最终达到 25% ～ 30% 较理想。剩余血液可通过主动脉插管输回体内（如有剩余），或由自体血回收机洗涤后从静脉输回体内。频发室性异位节律则反映可能有电解质紊乱，或有残留缺血，应使用胺碘酮处理。低钾血症与低镁血症应及时纠正。如果不纠正，室性心律失常可能迅速恶化为室速与室颤。

抗凝作用的逆转

一旦止血工作基本完成并且患者病情稳定，可用鱼精蛋白中和肝素。**鱼精蛋白**是一种带有大量正电荷的蛋白质，能与肝素结合并使之有效灭活（肝素是一种带大量负电荷的多糖）。肝素-鱼精蛋白复合物在网状内皮系统清除。鱼精蛋白可以通过不同的方式给药，均应在给药 3 ～ 5 min 后反复检查 ACT，以确定抗凝作用是否足够。必要时追加鱼精蛋白用量。

一种计算鱼精蛋白剂量的方法是根据产生所需 ACT 的初始肝素剂量计算决定，然后每 100 U 肝素给予鱼精蛋白 1 ～ 1.3 mg。一种更加简单的办法是给成年患者注入定量（如 3 ～ 4 mg/kg）后检查逆转的充分性。另一种方法是根据肝素的剂量-反应曲线来计算鱼精蛋白的剂量（图 22-14）。自动化肝素-鱼精蛋白滴定分析仪能有效测量肝素的残余浓度，还能计算鱼精蛋白的剂量。使用这种方法的原因是当鱼精蛋白过量时可能有抗凝血活性，虽然这从未在临床实验中被证实。这种方法认为注入的鱼精蛋白可在循环系统中保持一段时间（已在心脏手术患者群中证明该假设是错误的）。这种方法是预先把已知不同剂量的鱼精蛋白加入几个含有血样的实验板孔中。鱼精蛋白浓度与肝素浓度最匹配的孔将最先凝固，而鱼精蛋白过多过少的孔均将出现凝血延迟。这样鱼精蛋白的剂量就可由那个最先凝血的试管的鱼精蛋白的浓度乘以患者的估计血容量来计算。CPB 停止后如果输注贮血器内未被清洗的余血，应考虑追加鱼精蛋白（50 ～ 100 mg），因为剩余血中仍含有肝素。

⑫ 鱼精蛋白可导致许多血流动力学副反应，其中一部分是免疫源性的。尽管鱼精蛋白缓慢注射时（5 ～ 10 min）其副反应通常很轻微，但如果快速给药则可引起血管持续扩张，可通过氧合器的血液回输或者给予少量去氧肾上腺素处理；严重的副反应包括心肌抑制和肺动脉高压。使用含鱼精蛋白的胰岛素（如 NPH）维持治疗的糖尿病患者发生鱼精蛋白不良反应的风险可能会增加。

持续出血

⑬ CPB 后持续出血不止通常发生于长时间 CPB（> 2 h），并且多数情况是由于多种因素造成的，如外科止血不彻底，肝素中和不充分，血小板减少，血小板功能异常，低温导致的凝血异常，术前未诊断清楚的凝血功能缺陷，或新获得的凝血因子缺乏或低纤维蛋白血症。表现为术野中可能见不到（或没有）血凝块。在给予鱼精蛋白后 ACT 值应恢复到基础水平，必要时应追加鱼精蛋白（25 ～ 50 mg）。在抗凝作用确实已充分逆转后发生的再肝素化现象（肝素反跳）可以用再分布作用来解释：或者是由于鱼精蛋白再分布到了外周室，或者是由于外周的肝素又回到了中央室。低温（< 35℃）加重凝血功能障碍，应予以纠正。血小板与凝血因子的使用一般要有其他凝血功能检查作指导，但如果相关实验室检查结果并不是随时可以得到，或者是在大量输血时有必要根据临床经验应用血小板及凝血因子。另一方面，无论是否存在出血，多次凝血试验也可出现异常，因此这些测试的诊断特殊性和可靠性经常被夸大。

如果术野渗血不止，而外科止血充分，并且 ACT 正常，或肝素-鱼精蛋白滴定反应表明无肝素残留，则最大的可能是血小板减少或血小板功能低下所致。将普通 ACT 和肝素酶（一种清除和失活肝素的酶）法测量的 ACT 值对比，如结果相同，即可以确认无肝素残余，无需鱼精蛋白中和。血小板功能低下被认为是 CPB 相关并发症，必要时可输注血小板。CPB 中明显的凝血因子缺乏特别是 V 因子与Ⅷ因子缺乏导致的出血并不太常见；但如有，应使用新鲜冰冻血浆治疗，此时凝血酶原时间与部分凝血活酶时间通常均延长。低纤维蛋白原血症（纤维蛋白原 < 100 mg/dl，不伴肝素残留凝血酶原时间仍延长）应输注冷沉淀物。去氨加压素（DDAVP）0.3 μg/kg（静注超过 20 min）能促使血管内皮细胞释放Ⅷ因子、Ⅻ因子以及 vW 因子并增加这些因子的活性。DDAVP 可能有效逆转某些患者的血小板质量缺陷，但并不推荐常规应用。偶

尔在 CPB 后会碰到纤溶亢进，应使用 ε- 氨基己酸或者氨甲环酸。其诊断应该由纤维蛋白降解产物升高（$\geqslant 32$ mg/ml）或者血栓弹力图显示血凝块溶解的证据来证实。Ⅶ因子浓缩物或凝血酶原复合物日益成为心脏手术后凝血异常所致出血的"终极措施"。

麻醉

除非采用连续输注的方式，CPB 中有必要追加一些麻醉药。此时麻醉药物的选择取决于患者对 CPB 的血流动力学反应。我们发现多数患者均可耐受中等剂量的挥发性麻醉剂或丙泊酚输注。对静脉输注麻醉性镇痛药和吸入麻醉药和（或）丙泊酚没有反应的高血压患者应给予硝酸甘油或者硝普钠、氯维地平或尼卡地平（表 22-4）。也可使用非诺多巴，其优点为增加肾血流量，并有可能促进术后早期肾功能恢复。

推荐使用阿片类药物（吗啡或二氢吗啡酮）复合丙泊酚或右美托咪定，以便在转运患者到重症监护治疗室（ICU）的时候提供镇静镇痛作用，以及在患者清醒时提供镇痛作用（此时已停用丙泊酚或右美托咪定）。

转送患者

把危重患者从手术室转运到 ICU 是一段危险的时期，途中由于没有监护仪，药物可能输注过量或者输注中断，以及血流动力学不稳定而使病情复杂化。手术结束前应准备好便携式监护仪、输液泵、氧气筒以及供通气用的简易呼吸囊。转运患者时的最低监护标准包括心电图、动脉血压以及脉搏血氧饱和度。还应准备好气管导管、麻醉喉镜、琥珀胆碱和急救药物与患者一起转运。到达 ICU 后，应给患者接上呼吸机，听诊双侧呼吸音，然后有次序地转换监护仪与输液泵（一次转换一个）。应该向 ICU 工作人员简要介绍手术过程、术中遇到的问题、目前应用的药物治疗方案以及预料可能会出现的问题等。许多中心具有标准的"交接"流程，我们强烈推荐这样做。

6. 手术后期

依据患者病情、手术种类以及当地习惯的不同，多数患者术后会继续用机械通气 $1 \sim 12$ h。术后镇静可以输注丙泊酚及右美托咪定。术后前几个小时应重点维持血流动力学稳定，监测是否存在术后出血。在无凝血功能障碍的情况下，第一个 2 h 的胸腔引流量大于 $250 \sim 300$ ml/h [10 ml/（kg·h）] 即为引流量过多，通常需要再次手术止血。以后的引流量超过 100 ml/h 也非常危险。如果胸腔内某个出血点

没有得到充分引流，可能导致心脏压塞，需要立即再次开胸止血。

除了镇痛与镇静问题，术后高血压也是常见问题，并应该积极处理，以免加重出血以及心肌缺血。常用硝普钠或硝酸甘油、氯维地平或尼卡地平。应该根据充盈压、ECG 或对输液的反应指导输液，多数患者术后最初几个小时需要继续补充容量。术后多发生低钾血症（源自术中利尿作用）并需纠正。若患者术中未接受镁剂治疗术后也易发生低镁血症。

只有在肌松药作用已经消退（或已经被拮抗），并且血流动力学稳定时才考虑拔除气管导管。肥胖、老年以及肺脏疾病的患者拔除气管导管时应注意。心脏手术操作一般伴有功能残气量明显降低以及术后膈肌功能障碍。

不停跳冠状动脉旁路移植手术

心脏稳定装置的不断更新（如 Octopus，见图 22-16），进一步推动了非 CPB 技术辅助下进行的冠状动脉旁路移植手术的发展，即所谓的不停跳冠状动脉旁路移植术（OPCAB）。这种装置不是压迫心脏吻合部位达到固定效果，而是通过负压吸引的作用固定并提起吻合点，从而使血流动力学更趋于稳定。术中通常给予全剂量（转机剂量）肝素，并预充 CPB 机随时备用。

有时在吻合远端桥血管时有必要加快输液速度，并间断推注或连续输注小剂量血管收缩药物维持收缩压。与此相反，在行近端吻合而将主动脉部分钳夹时，常需使用血管扩张药使收缩压降到 $90 \sim 100$ mmHg。其中因硝酸甘油具有改善心肌缺血的作用，故常被静脉应用。

尽管 OPCAB 最初只推荐用于左心室功能良好的

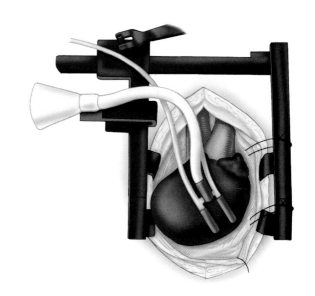

图 22-16　不停跳冠状动脉旁路移植术中应用心脏牵开器示意图

患者实施 1～2 支血管的冠状动脉旁路移植手术，但可能病情更重、年龄更大的患者能从 OPCAB 中得到更多的益处。一些外科医生会在远端吻合时使用冠状动脉腔内分流器以维持冠状动脉血供。吸入麻醉药和吗啡对随后更长时间的缺血具有心肌保护作用，因此麻醉维持时使用吸入麻醉药可能较理想。熟练的外科医生做 OPCAB，其血管桥远期通畅率可能与停跳冠状动脉旁路移植手术相似。对于冠状动脉广泛病变，特别是那些靶血管条件差的患者，OPCAB 可能不是最佳选择。和传统停跳冠状动脉旁路移植术相比，OPCAB 可能降低术后神经系统并发症的发生率及术中输血的需求。

小儿患者

小儿的心血管功能与成人不同，由于每搏量相对固定，故心输出量主要依靠心率维持。新生儿和婴幼儿的心脏发育相对不成熟，对压力与容量负荷的耐受性较差。而且，两个心室功能之间依赖性更强，以致一个心室发生衰竭常常加速另一个心室的衰竭，即**双心室衰竭**。新生儿从胎儿循环到成人循环的转变在第 40 章讨论。

术前评估

对小儿先心病复杂程度的评估及手术修补方案的实施需要麻醉医师、灌注师以及外科医生之间相互密切的沟通交流。我们应关注确切的解剖异常及其生理改变、之前是否有手术修复、是否合并其他先天畸形。必须十分清楚术前病变引起的血流动力学改变以及手术方案。应控制好充血性心力衰竭和肺部感染。对依赖于动脉导管生存的患儿，术前输注前列腺素 E_1 ［0.05～0.1 μg/（kg·min）］以防止动脉导管闭塞。先天性心脏外科急诊手术很少见，主要是纠正全肺静脉回流异常、术后大量出血或需使用体外膜肺氧合（ECMO）。

对病变严重程度的评估依赖于临床与实验室检查。婴幼儿病情恶化时会出现呼吸急促、发绀以及出汗等表现，尤其在喂食时明显；较大儿童可能会主诉容易疲乏。对婴幼儿而言，体重通常是反映总体病情严重程度的良好指标。例如病情较重的患儿可能出现发育迟缓或体重低于同龄标准值。充血性心力衰竭的体征包括发育迟缓、心动过速、第三心音奔马律、脉搏细弱、呼吸急促、肺部啰音以及肝大。患儿可能有发绀表现，但最好通过动脉血气分析及血细胞比容来判断是否有低氧血症。通常在不缺铁的情况下，红细胞增多的程度与低氧血症的严重程度以及发生时间直接相关。发绀患儿常常有杵状指。术前评估时也应注意检查是否合并其他系统畸形，调查显示这些异常在多达 30% 的先天性心脏病患者中存在。

术前应查阅超声心动图、心导管、心电图以及 X 线胸片的检查结果，实验室检查应包括全血细胞计数（含血小板计数）、凝血功能、电解质、血尿素氮及血清肌酐。对新生儿及重症患儿钙离子和血糖浓度检查也非常重要。

诱导前期

A. 禁食

对禁食时间的要求会因患儿的年龄而有所不同，并应参考最新的指南进行。对容易脱水、重度红细胞增多症以及手术前等待时间过长的患儿，术前应给予静脉输液以补充生理需要量。

B. 术前用药

术前用药应根据患儿的年龄以及心肺储备功能而定。通常习惯给予心脏病患儿阿托品（0.02 mg/kg 肌注，最小剂量为 0.15 mg）来拮抗增高的迷走张力。新生儿与小于 6 个月的婴幼儿可不予术前用药或只用阿托品。有时较大的患儿需要镇静药，特别是发绀患儿（如法洛四联症），因为激惹与哭闹会加重心内右向左分流。大于 1 岁的患儿可使用咪达唑仑 0.5～0.6 mg/kg 口服或 0.08 mg/kg 肌注。

麻醉诱导

A. 麻醉中血流动力学标准

1. 梗阻型病变——麻醉管理应注意避免发生低血容量、心动过缓、心动过速以及心肌抑制。需根据年龄来决定术中所需维持的最佳心率，心率过慢会降低心输出量，而心率过快又会影响心室的充盈。有时轻度地抑制心脏对高血流动力学状态是有益的，如主动脉狭窄患者。

2. 分流型病变——存在分流时要维持肺血管阻力（PVR）与体循环阻力（SVR）的比值在一个理想的范围。右向左分流的患者应避免可导致肺血管阻力（PVR）增加的因素发生，如酸中毒、高碳酸血症、低氧血症、交感张力过高和气道压过高。使用 100% 纯氧过度通气（低碳酸血症）通常能有效降低 PVR。体循环血管扩张（SVR 下降）也会加重右向左分流，故应注意避免，可用去氧肾上腺素提升 SVR。吸入一氧化氮对体循环动脉压无影响。与右向左分流患者相反，适当降低 SVR 与升高 PVR 对左向右分流患者有益处。

B. 监测

一些常规的监测可能在吸入诱导过程中首先使用，大部分患儿则是在麻醉后实施标准的术中监测。由于麻醉后无效腔量增加，对右向左大量分流的患儿，应意识到呼末 CO_2 分压与动脉血 CO_2 分压存在较大差异。对开胸手术以及需要 CPB 的手术，麻醉诱导后需监测动脉压及中心静脉压力。桡动脉穿刺宜选用 22 号或 24 号导管，对较小的新生儿或早产儿选用 24 号导管更为理想，有时甚至需要动脉切开置管。中心静脉置管一般选用颈内静脉或锁骨下静脉，如果穿刺不顺利，可由外科医生在术中放置一右心房管。TEE 对儿科患者非常有价值，特别是在 CPB 后评价手术修补效果。目前已有适用于体重 3 kg 的最小超声探头，且随着科技的发展小探头也能呈现较好的分辨率。术中心外膜超声心动图常用来补充 TEE 的不足或已可将其替代。

C. 静脉通道

诱导之前最好建立静脉通道，但也不是必须的。因为对于发绀患儿来说，激惹和哭闹易导致右向左分流量增加，故应尽量避免刺激。多数患儿可在诱导后但插管前建立静脉通道。随后至少应建立两个静脉输液通道，其中一个一般为中心静脉。要特别小心的是，即使很小的气泡也不要进入体内，因为分流型病变可允许静脉内气体进入动脉循环，甚至在无明显右向左分流的患者中也可出现通过卵圆孔导致的反常性栓塞的发生。每次注射前抽吸能防止潴留在注射孔里的空气进入体内。

D. 诱导途径

在很大程度上，术前药的效果以及是否有静脉通道决定了诱导方法的选择。

1. 经静脉途径——静脉诱导可使用丙泊酚（2 ～ 3 mg/kg）、氯胺酮（1 ～ 2 mg/kg）、芬太尼（25 ～ 50 µg/kg）或舒芬太尼（5 ～ 15 µg/kg）。大剂量阿片类药物的应用，尤其适合那些预计术后需机械通气维持的重症患儿。有右向左分流的患儿其静脉药物起效迅速，要缓慢给药以避免动脉血药浓度过高；与此相反，存在大量左向右分流的患儿，其血流反复循环会稀释动脉血药浓度，导致静脉药物起效延迟。

2. 经肌注途径——最常用的是氯胺酮 4 ～ 10 mg/kg 肌注，起效时间 5 min，同时给予阿托品可防止分泌物过多。对于哭闹、不合作以及心脏储备功能降低的

患儿应选用氯胺酮，其对发绀患儿（尤其是法洛四联症患儿）的安全性已得到公认，同时并不会增加小儿患者的 PVR。

3. 经吸入途径——目前应用最为广泛的是七氟烷。除了要避免麻醉剂量过大使心脏过度抑制外，其麻醉诱导方法与非心脏手术相同。七氟烷特别适用于心功能储备良好的患者。不常应用氧化亚氮，除非需要诱导时快速失去意识。右向左分流会减慢患儿对吸入性麻醉药的摄取，与此相反，左向右分流则一般无明显影响。使用非去极化肌松药（罗库溴铵 1.2 mg/kg，或维库溴铵 0.1 mg/kg）或已不太常用的琥珀胆碱（1.5 ～ 2 mg/kg）有助于气管插管。

麻醉维持

诱导后，采用阿片类或吸入麻醉药维持麻醉。静脉麻醉最常用芬太尼和舒芬太尼，吸入麻醉则最常用异氟烷和七氟烷。麻醉医师一般会根据患者的血流动力学反应选择麻醉药物。在过去的一段时间里，氟烷曾是最常用的吸入麻醉药，但似乎异氟烷和七氟烷更适合于大多数患者，在等效剂量的情况下，后两者的心肌抑制与心率减慢作用比前者轻，且血管扩张作用更强。然而对于法洛四联症以及类似梗阻性病变如肥厚性主动脉瓣下狭窄的患者，理论上则更倾向于选用心肌抑制强于血管扩张作用的氟烷，以避免加重分流，引起血流动力学进一步紊乱。

心肺转流术

用于小儿的心肺转流术（CPB）管道系统及 CPB 技术与成人相同。由于 CPB 所用管道系统的最低容量仍然是小儿血容量的 3 倍，故新生儿与婴幼儿的 CPB 需要使用血液预充，以避免血液过度稀释。心内与心外分流的存在以及动脉系统顺应性好（在非常小的患儿）的特点可使 CPB 过程复杂化；两者都容易造成平均动脉压降低（20 ～ 50 mmHg），从而影响全身组织的血流灌注。对极小的患儿有必要采用高流量［达到 200 ml/（kg·min）］来保证全身组织充足的灌注。如前所述，有些证据表明，小儿在 CPB 中使用 pH 稳态管理可能有利于神经系统的预后。手术修补完全，则患儿一般都可以顺利停机，左心衰少见。停机困难时应提示外科医生检查手术修补是否彻底，并查找是否合并有尚未诊断的病变。必要时应使用术中超声心动图，联合心腔各部位的压力与氧饱和度测量。正性肌力药的使用与成人相同。氯化钙对极危重的幼儿非常有用，这些患者常常合并有钙离子紊乱，故钙离子浓度测量非常有价值。要密切监测血糖变化，因为

无论是高血糖或是低血糖都有可能发生。多巴胺和肾上腺素是小儿最常用的正性肌力药。在 PVR 或 SVR 增高时，加用磷酸二酯酶抑制剂也很有用。低碳酸血症、全身血液碱化以及吸入高浓度氧气可用来降低肺动脉高压患者的 PVR。其他辅助药物包括前列腺素 E_1 [0.05～0.1 µg/（kg·min）] 或前列环素 [1～40 µg/（kg·min）]。吸入一氧化氮对重度肺动脉高压也有效果。

小儿在 CPB 过程中的炎性反应非常强烈，可能与血液暴露于与其身材相比非常大的人工物质表面有关，常用皮质类固醇激素抑制此类反应。此外，在停机后进行改良超滤大有益处，不但可以部分纠正血液稀释，而且可以去除炎性血管活性物质（细胞因子）。该技术是从主动脉插管或者储血器取血，然后使血液通过一个超滤器，再把过滤后的血液回输到右心房。

复杂性先天畸形的矫正手术有时需要在深低温的条件下使循环完全停止（深低温停循环，DHCA）。CPB 开始后降温由表面降温与冷血灌注联合完成。在中心温度降到 15℃时，完全停循环的安全时限为 60 min。头部周围裹上冰块用来给脑部表面降温，延迟复温。药物性脑保护通常使用甲泼尼龙 30 mg/kg 和甘露醇 0.5 g/kg。手术修补完成后，恢复 CPB 流量，开始复温。

停机后

由于 CPB 预充量大（常常是患儿血容量的 200%～300%），因此停机后由于凝血因子以及血小板稀释导致的凝血功能障碍在婴幼儿常见。除了中和肝素作用，常常还需要输注新鲜冰冻血浆和血小板。

实施较大而复杂手术的患儿一般应保留气管插管，而相对健康的年龄较大的患儿实施相对简单手术，如动脉导管闭合术、房间隔缺损修补或主动脉缩窄修复术，可以考虑手术间拔管。

心脏移植

术前注意事项

对预计生存期不超过 6～12 个月的终末期心脏病患者来说，心脏移植是一种治疗选择。术后 1 年生存率约为 80%～90%，5 年生存率为 60%～90%。并且心脏移植显著提高了患者的生活质量，大多数患者恢复到相对正常的生活方式。不幸的是，心脏移植受到心脏供体数量的限制。供体主要来源于脑死亡患者，最常见的病因为颅内出血或脑外伤。

难治性心力衰竭患者的射血分数低于 20%，纽约心脏协会心功能分级为 IV 级（见第 21 章），心衰分级为 D 级。多数患者的主要诊断是心肌病。严重先天性病变、缺血性心肌病、病毒性心肌病、围产期心肌病、心脏移植失败及瓣膜病均可导致难治性心力衰竭。药物治疗与心衰的标准治疗相同，包括血管紧张素转化酶抑制剂（或用血管紧张素受体阻滞剂，二者亦可同时使用）及 β 受体阻滞剂（常用卡维地洛）。许多患者使用植入式自动除颤器进行电起搏。其他药物包括利尿药、血管扩张药，甚至口服正性肌力药；必要时口服华法林等抗凝药物。患者在等待心脏移植时可能会依赖于静脉输注正性肌力药支持。必要时也会使用主动脉内球囊反搏、左心室辅助装置，甚至全心机械辅助治疗。

预行心脏移植的患者必须无广泛的终末期器官损害或重大系统性疾病。由于慢性低灌注及静脉淤血，常合并可逆性肝肾功能障碍。PVR 必须正常或至少对氧气和血管扩张药有反应。不可逆性肺血管病变通常 PVR 大于 6～8 Wood 单位（1 Wood 单位＝80 dyn·s·cm^{-5}），是原位心脏移植的禁忌证，因右心室衰竭是造成术后早期死亡的主要原因。然而，长期肺动脉高压患者可能适合心肺联合移植。

心脏移植通常不做组织交叉配型，供体-受体的适配性是基于身材大小，ABO 血型系统，以及巨细胞病毒血清学分型。还要排除乙肝、丙肝、艾滋病患者提供的供体器官。

麻醉管理

供体器官采集小组与移植中心之间需要合理的时间安排和密切配合。麻醉诱导过早会不必要地延长受者麻醉状态下的时间；而诱导过晚会延长供体器官缺血时间致其功能损害。

患者不能预先获知有合适供体的消息，故许多患者可能刚进食不久，应当作饱胃处理。术前须口服环孢素，考虑给予抗酸药（枸橼酸钠），组胺 H_2 受体阻滞剂以及甲氧氯普胺。诱导前可经静脉注射镇静药物。

麻醉监测与其他的心脏手术相似，通常在麻醉诱导之前建立完善。有创操作时应严格无菌。右颈内静脉作为中心通路似乎不影响其将来作为术后心肌活检通路的应用。许多心脏旁路术后治疗中心常规应用肺动脉导管，但在 CPB 前不需将其放入肺动脉。

麻醉诱导可以选用快速顺序诱导。麻醉管理的主要目标是维持器官灌注，直到 CPB 开始为止。诱导可给予小剂量阿片类药物（芬太尼 5～10 µg/kg）和

（或）依托咪酯（0.2 ～ 0.3 mg/kg），也可给予小剂量氯胺酮和咪达唑仑诱导。舒芬太尼 5 μg/kg 及琥珀胆碱 1.5 mg/kg 的应用能够进行快速顺序诱导插管。麻醉维持方式与其他心脏手术相似。诱导后放置 TEE 探头，并予抗排斥药物。

既往有心脏手术史的患者，劈胸骨和 CPB 插管过程可能会因为瘢痕和组织粘连而复杂化。给予氨基己酸或氨甲环酸可减少术后出血。完成主动脉插管和上下腔静脉插管后 CPB 即可开始。如果放置了肺动脉导管，则必须把它从心脏里完全撤回并使其尖端位于上腔静脉内。CPB 后若需将肺动脉导管再次漂到肺动脉里，导管必须保持在无菌保护鞘内。然后切除受体心脏，但保留左右心房后壁（包括上下腔静脉与肺静脉开口）。将供体的心房与受体心房残端相吻合（先吻合左侧），再依次端端吻合主动脉与肺动脉，然后用生理盐水冲洗心脏，排尽心腔内所有气体。在主动脉开放前给予甲泼尼龙。

通常在 CPB 撤离前开始使用正性肌力药物支持，以抵消去交感神经化作用导致的心动过缓。移植心脏缺血时间过长可导致短暂的心肌抑制。缓慢性交界区心律较常见，可能需要心外膜起搏。尽管移植心脏已经完全去神经化了，直接的自主神经系统影响已不存在，但是其对循环系统儿茶酚胺的反应通常正常。CPB 后可将肺动脉导管再次漂入肺动脉，与 TEE 一起用来评估病情。CPB 后常见的问题是肺动脉高压导致的右心室功能衰竭，可采取过度通气，应用前列腺素 E_1［0.025 ～ 0.2 μg/（kg·min）］、一氧化氮（10 ～ 60 ppm）、米力农等处理，必要时使用右心辅助装置。出血也是一个常见的问题。

和其他心脏大手术一样，心脏移植患者术后应保留气管插管直到满足拔管条件。急性排斥反应、肝肾功能不全以及感染常常使术后恢复过程变得复杂化。

许多心力衰竭患者因为没有条件接受心脏移植，需长期接受 LVAD 治疗。而且也没有足够的心脏满足心力衰竭患者的需求。接受 LVAD 治疗的患者围术期管理与心力衰竭患者类似，都是通过外科手术治疗心力衰竭。择期安排放置 LVAD 可作为患者的一种选择方案。这些患者通常可以在等待心脏移植手术期间，在家给予米力农改善心肌收缩力和静脉输注呋塞米促进利尿。理想情况下，应在肝肾功能恶化之前放置 LVAD 和进行心脏移植手术。

围术期需要进行 TEE 检查以排除卵圆孔未闭或其他可能如 LVAD 放置后导致右向左分流（例如房间隔缺损）的情况。LVAD 激活时，左心室以非脉冲方式将血液泵入主动脉（图 22-17），左心压力下降。如果右心压力大于左心压力，静脉血将通过房间隔缺损或未闭的卵圆孔进入左心房，使动脉血氧饱和度降低。

此外，TEE 检查是围术期评估右心功能所必需的。右心室必须充分对抗任何肺动脉高压，为左心提供足够的血容量，通过 LVAD 泵入主动脉。如果左心充盈不当，LVAD 装置将左心室壁"吸入"，导致 LVAD 泵流量急剧减少。

如果随之发生右心室衰竭，围术期可能需要临时安装 RVAD。应用肺动脉血管扩张剂（例如，一氧化氮）降低肺动脉压力，从而降低右心室泵血的阻力。

各种临时辅助装置可暂时支持心室功能。在心脏导管室，经皮放置装置将血液从左心室通过主动脉瓣泵入主动脉来维持左心室功能。通常经皮冠状动脉介入治疗期间应用这些装置维持心室功能。若经皮介入治疗失败，患者常规安排在可以放置经皮心室辅助装置的手术室进行紧急冠状动脉旁路移植术（图 22-18）。

心包疾病

壁层心包是一层包绕心脏的坚韧纤维组织膜，正常情况下不会粘连。心包内有相对固定的心包内容积，包括少量的心包液（成人 20 ～ 50 ml）、心脏以及血液。由此，心包在正常时可限制两心室急性扩张，以及促进两心室的舒张偶合（一个心室的膨胀会影响另一个心室的充盈）。后者同样受到室间隔的影响。此外，心包疾病或较大量的心包积液可严重降低心输出量。

引起心包积液的原因有：病毒、细菌或真菌感染；恶性肿瘤；心脏手术后出血；外伤；尿毒症；心肌梗死；

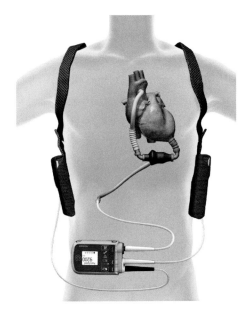

图 22-17　HeartMate Ⅱ 左 心 室 辅 助 装 置。（HeartMate Ⅱ and St. Jude Medical are trademarks of St. Jude Medical，LLC or its related companies. Reproduced with permission of St. Jude Medical，©2018. All rights reserved. ）

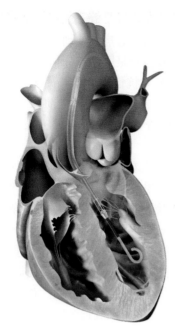

图 22-18　Impella 经皮微轴血泵（Reproduced with permission from Abiomed, Inc, Danvers, MA.）

主动脉夹层；过敏症或自身免疫性疾病；药物；或粘液水肿。

1. 心脏压塞

术前注意事项

当心包压力增加导致心脏舒张期充盈受损时可发生心脏压塞，心脏充盈与各个心腔的透壁压力（膨胀压力）相关，任何与心腔内压有关的心包压力增加均可减少心室充盈。若由于心包积液增多，压力则均匀地作用于各心腔；或者可能出现"选择性"压迫，如孤立的心包血块压缩左心房。一般而言，薄壁心房和右心室比左心室对压力引起的充盈异常更敏感。

心包压力通常与胸膜腔压力相似，随呼吸波动在 −4 ～ +4 mmHg 之间。心包压力增加最常见的原因是心包腔液体容量增加（如心包积液或出血），压力增加的幅度取决于液体容量和积聚速度。心包腔液体迅速增加 100 ～ 200 ml 时，心包压力会突然升高；而如果液体非常缓慢地积聚，即使达到 1000 ml，心包压力增加也很小。

心脏压塞的主要血流动力学变化特征是：由于每搏量减少和中心静脉压增加而导致的心输出量减少。在没有严重左心室功能不全的情况下，各心腔内压力在舒张期均衡 [右心房压（RAP）= 右心室舒张末压（RVEDP）= 左心房压（LAP）= 左心室舒张末压（LVEDP）]。

心脏压塞时具有特征性的中心静脉压波形，舒张期充盈与心房排空受损导致 y 波消失，而 x 波（收缩期心房充盈）正常甚至变得更加明显。反射性交感活动增加是心脏压塞典型的代偿反应，心率与心肌收缩力的增加有助于维持心输出量。动脉血管收缩（增加 SVR）对体循环血压起支持作用，而交感兴奋降低血容量起到自身输血的效果。由于每搏量相对固定，因此心输出量主要取决于心率。

急性心脏压塞通常表现为突发性低血压、心动过速和呼吸急促。体征包括颈静脉怒张、动脉压差小、心音遥远。患者无法平躺，通常存在很明显的奇脉（吸气时收缩压降低超过 10 mmHg）。后者实际上是吸气时导致胸膜腔内压降低的正常现象（明显的奇脉也可见于重度气道梗阻或右心室心肌梗死）。胸片显示心影正常或扩大，心电图一般为非特异性改变，常常局限于全导联低电压以及非特异性 ST 段与 T 波改变。大量心包积液时可见心脏电交替（即 P 波、QRS 波群与 T 波的交替变化），被认为是由于心脏在心包腔内摆动所致。心包炎早期可在 V_2 ～ V_6 导联及两至三个肢体导联中见到 ST 段广泛抬高。超声心动图对诊断和测量心包积液和心脏压塞具有很大价值，并且可以指导心包穿刺定位。心脏压塞的超声表现包括右心房或右心室舒张期受压或塌陷，室间隔左移，以及在吸气时右心室明显增大而左心室相应变小。

麻醉注意事项

有症状的心脏压塞患者需要通过手术或心包穿刺引流出心包积液。后者有划破心脏、冠状动脉以及气胸的风险。创伤手术后（开胸手术后）心脏压塞一般采用手术方式处理，而其他原因导致的心脏压塞则更适于心包穿刺。然而反复发作的大量心包积液（感染性、恶性、自身免疫性、尿毒症或放射性导致的）也常常需要手术处理，以防止心脏压塞。简单的心包引流可以通过剑突下置管的方式，而心包引流同时进行心包活检或心包切除则可能需要通过左前开胸或正中开胸来进行。心包引流与心包活检也可以通过左侧胸腔镜完成。

麻醉方式的选择须根据患者的具体情况而定。紧急情况下，对于术后保留气管插管的心脏病患者，可立即在 ICU 重新开胸。而对清醒患者实施经左侧或正中开胸手术，则有必要进行全身麻醉及气管插管。对于经剑突下进行简单心包引流的患者可行局部麻醉。即使引流出少量的积液，也会使心输出量明显提高，有利于全麻诱导时的安全平稳。小剂量氯胺酮（每次静脉注射 10 mg）也可提供良好的镇痛。

⑯　心脏压塞患者在全麻诱导时可突然发生严重低血压和心搏骤停。我们发现输注肾上腺素会有所帮助，有时可在诱导前开始输注。

必须准备大口径静脉通路。最好监测有创动脉血压，如果患者病情不稳定，这些操作不能延误心包引流的实施。此类患者的麻醉要点是在心脏压塞解除之前，维持较高的交感神经张力，换言之麻醉不宜太"深"，尽量避免心脏抑制、血管扩张以及心率减慢。同样，平均气道压的增高会严重影响静脉回流。保留自主呼吸进行清醒插管理论上是可实施的，但很少应用，呛咳、肌肉僵硬、低氧血症以及呼吸性酸中毒同样有害，应予避免。胸腔镜检查需要麻醉下单肺通气。

氯胺酮是诱导和维持的首选药物，使用至心脏压塞解除。使用小剂量的肾上腺素（ $5 \sim 10\ \mu g$ ）可临时发挥正性变时、变力作用。足量的液体管理有助于维持心输出量。

2. 缩窄性心包炎

术前注意事项

缩窄性心包炎可以是急性心包炎或心包炎反复发作导致。病理表现为心包膜变厚、纤维化，并常有钙化。壁层心包与脏层心包相粘连附着在心脏上，导致心包腔常常消失。坚硬的心包限制了心脏舒张期充盈，仅允许一个固定的、减少的容量充盈。与急性心脏压塞相比，其舒张早期充盈一般较快，在中心静脉压波形上表现为 y 波显著的降低。

缩窄性心包炎患者的临床表现为颈静脉怒张、肝大，常伴腹水，可有肝功能异常。与急性心脏压塞相比，缩窄性心包炎限制了心包压力随呼吸波动；由于吸气时静脉回心血量并不增加，故奇脉不常见。事实上吸气时静脉压力并不下降甚或反常性升高（Kussmaul 征）。胸片可显示出心包钙化的情况，心电图通常显示 QRS 低电压以及弥漫性 T 波改变，可伴有房颤和传导阻滞，超声心动图可辅助诊断。

麻醉注意事项

中到重度缩窄性心包炎通常需要进行心包切除手术，此手术常采取正中开胸的方式。由于必须在心脏上广泛操作，影响心脏的充盈与射血，导致频发出现心律失常以及心脏穿孔的风险，故手术较为复杂，可能需要 CPB 辅助。

没有特定的麻醉药物选择，原则上应避免过度的心功能抑制、血管扩张及心动过缓。心输出量特别依赖于心率。必须准备好足够粗的静脉通路以及建立有创动静脉压力监测。心包切除后心功能一般可立即改善，但有些患者仍表现出持续性低心输出量症状，需要临时使用正性肌力药支持。

血管手术的麻醉管理

主动脉手术的麻醉

术前注意事项

主动脉开放手术对麻醉医师是巨大挑战。不管涉及哪一部分血管，术中需要阻断主动脉以及可能出现大量失血的潜在风险使麻醉复杂化。非 CPB 下进行主动脉阻断，将使左心室后负荷急剧增加，并严重损害甚或阻断远端器官的血液灌注。可突发严重高血压、心肌缺血、左心室衰竭或主动脉瓣关闭不全。脊髓、肾以及肠道的血供受阻，可分别导致截瘫、肾衰竭及肠梗死。此外，急性低血容量的危重患者常需紧急行主动脉手术，这些患者通常合并有心、肾、肺部疾病，以及高血压和糖尿病。目前随着外科技术的进步，使用支架来处理许多主动脉病变，从而避免了开放手术带来的许多挑战。

主动脉手术的适应证包括：主动脉夹层、主动脉瘤样扩张、主动脉阻塞性疾病、主动脉创伤以及缩窄。升主动脉病变位于主动脉瓣与无名动脉之间，而主动脉弓病变位于无名动脉与左锁骨下动脉之间。左锁骨下动脉远端，但膈肌水平以上的主动脉病变涉及胸降主动脉；膈肌水平以下的主动脉病变涉及腹主动脉。

主动脉病变的特殊类型

主动脉夹层

主动脉夹层是由于内膜撕裂，血液通过内膜破口进入主动脉壁（中层），形成了一条新的血流路径。许多病例中，原发性囊状中层退行性坏死易发生夹层。遗传性结缔组织病如 Marfan 综合征及 Ehlers-Danlos 综合征的患者会最终发展为囊性中层坏死，具有发生主动脉夹层的危险。夹层的发生被认为是血流动力学剪切力作用于内膜破口的结果，事实上高血压在主动脉夹层患者中确实常见。主动脉粥样硬化斑块内出血以及心脏手术后的主动脉插管部位也可发生主动脉夹层。

主动脉夹层可直接阻断主动脉的任何分支动脉的开口；可延伸至主动脉根部，导致主动脉瓣功能不全；或破入心包或胸膜，分别导致心脏压塞或血胸。TEE

对诊断和描述主动脉夹层的特征具有重要作用。最常见的是累及升主动脉的近端型夹层（Stanford 分型为 A 型，De Bakey 分型为 I 和 II 型）。II 型夹层不超过无名动脉的范围。远端夹层（Stanford B 型，DeBakey III 型）起源于左锁骨下动脉远端并且只向远端发展。近端夹层几乎只能通过手术治疗，而远端夹层可选择内科治疗。然而无论是哪种情况，从怀疑为主动脉夹层起就应采取措施降低收缩压（通常降至 90 ～ 120 mmHg）以及降低血流对主动脉壁的剪切力。一般选择静脉注射血管扩张剂（尼卡地平或硝普钠）和 β 受体阻滞剂（艾司洛尔或长效药物），后者对于降低与主动脉压力上升速率（dP/dt）有关的剪切力具有重要作用，单纯使用硝普钠会导致 dP/dt 增加。

主动脉瘤

通常腹主动脉瘤比胸主动脉瘤更加常见。绝大多数的主动脉瘤由动脉粥样硬化引起，囊性中层坏死也是胸主动脉瘤的一个重要病因。梅毒性动脉瘤的特征是累及升主动脉。其他病因包括各种结缔组织病以及创伤。主动脉根部扩张常常导致主动脉瓣关闭不全。膨大的胸主动脉瘤也能导致气管或支气管受压或移位、咯血以及上腔静脉综合征。压迫左侧喉返神经导致声音嘶哑及左侧声带麻痹。正常解剖结构变化也可能使气管插管或支气管插管以及颈内静脉和锁骨下静脉置管变得更加困难。

未治疗的主动脉瘤最大危险是破裂与大出血。如果内膜层和中膜层已破裂而仅有外膜层完整或者由血凝块形成了瘤肿的外层，则形成假性动脉瘤。如果动脉瘤（从破口）急性扩大，表现为突发性剧烈疼痛，预示着动脉瘤可能要破裂，发生致命性破裂的可能性与动脉瘤大小相关。正常成年人主动脉直径为 2 ～ 3 cm（头侧宽些）。有数据明确显示腹主动脉瘤的瘤体直径 ≥ 6 cm 时，50% 的患者会在 1 年内发生破裂。患者动脉瘤直径在 5 cm 或更大时通常进行择期治疗，绝大多数情况下可通过放置血管内支架完成，开放手术和人工血管移植应用略少。高危患者的手术死亡率约为 2% ～ 5%，如果动脉瘤变大或已经破裂，则死亡率超过 50%。血管内支架植入的风险明显小于开放性手术，故在解剖条件允许的情况下已成为首选的治疗手段。

主动脉阻塞性疾病

主动脉粥样硬化闭塞常发生于主动脉分叉（Leriche 综合征）。主动脉闭塞为主动脉粥样硬化与血栓形成两者联合作用的结果。动脉粥样硬化过程通常是全身性的，并影响动脉系统的其他部分，包括脑动脉、冠状动脉以及肾脏的动脉系统。治疗可选择血管内支架植入，或选择开放手术主动脉-双侧股动脉旁路转流术，必要时也可行近端血栓动脉内膜切除术。

主动脉创伤

主动脉创伤可以是穿透性的，也可以是非穿透性的。二者均可导致大出血而需要立即手术治疗。主动脉穿透伤症状明显，而主动脉钝挫伤，如果不怀疑到此病并仔细检查，则很容易被忽略。非穿透性主动脉创伤一般为高速运动时突然减速的结果，例如车祸（司机胸部撞击方向盘）或者高处坠落所致。损伤程度可从部分撕裂一直到主动脉横断。由于主动脉弓相对固定而降主动脉相对活动，所以剪切力最大，最易损伤部位最常见于锁骨下动脉的远端。一致的表现为胸部 X 线片上纵隔影增宽。可通过磁共振、计算机断层扫描成像或 TEE 明确诊断。

主动脉缩窄

主动脉缩窄是一种先天性心脏病，可根据狭窄段相对于动脉导管的位置进行分型，一般分为两种类型。**导管前型**（婴儿型），主动脉狭窄段位于动脉导管之前。此型常伴有其他先天性心脏畸形，由于血流灌注对比上半身与下半身明显不同，故在婴儿期即被确诊；患儿的下半身呈青紫色的原因是上半身由主动脉灌注，而下半身的血流供应主要来自肺动脉。**导管后型**主动脉缩窄可能直到成人后才被发现，其症状与血流动力学意义取决于狭窄的程度以及远端肢体的侧支循环情况（乳内动脉、肩胛下动脉与胸廓外动脉到肋间动脉），常表现为上半身高血压，伴或不伴左心室衰竭。在胸片上可能会显示出所谓的"肋骨切迹"，是由于肋间动脉侧支扩张所致。

麻醉管理

升主动脉手术

升主动脉手术常规经正中开胸以及使用 CPB，也可能 DHCA。麻醉管理与其他需要 CPB 的心脏手术类似，但长时间的主动脉阻断，以及术中大量失血，使麻醉过程变得相当复杂。TEE 对主动脉手术极其有用，可应用 ε-氨基己酸或氨甲环酸减少出血。通常需要同时进行主动脉瓣置换和冠状动脉再植术（Bentall 手术）。因术中可能会阻断锁骨下动脉或无名动脉，故常规选择左侧桡动脉穿刺测压。尼卡地平和硝普钠可用于术中精确控制血压。存在主动脉夹层时也可使用 β 受体阻滞剂。另一方面，心动过缓可加重主动脉反流，应予以避免。夹层动脉瘤患者建立 CPB 选取股动脉插管。可考虑在劈胸前建立部分 CPB（使用股动脉与股静脉），以防在胸骨劈开时可能导致动脉瘤破裂。

主动脉弓手术

主动脉弓手术通常采取 DHCA 下正中开胸（CPB 开始后）。麻醉管理重点是使用全身或局部低温（如上所述）实现最佳脑保护。温度降至 15℃，药物输注以维持较平的脑电图，也可用甲泼尼龙或地塞米松、甘露醇以及苯妥英钠等（但也有证据表明这些药物的疗效甚微）。必要的长时间复温可能促进术中大量失血，这在 CPB 后常见。

降主动脉手术

局限于降主动脉的手术一般通过左侧开胸，无需 CPB，可用或不用肝素涂层管道从左心室心尖部到股动脉分流（"简单阻断"技术）；或行右心房到股动脉的部分转流。或者，支架植入可以避免复杂的开放手术。对于同时累及腹主动脉的病变，有必要行胸腹联合切口。单肺通气有利于术野暴露，但解剖关系改变后可能导致支气管插管不易准确到位（即使使用纤维支气管镜），必要时可使用双腔导管或者常规气管插管联合应用支气管阻塞器。

主动脉必须阻断在病变血管之上与之下。阻断水平以上部位会发生急性高血压，而在没有分流或部分分流时阻断水平以下部位则发生低血压。因为有时会对左锁骨下动脉进行阻断，应常规选择右侧桡动脉进行血压监测。术中主动脉被阻断后左心室后负荷骤然增加，可导致急性左心室衰竭和心肌缺血，特别是有潜在心室功能受损或冠状动脉疾病的患者；同时可能加重之前存在的主动脉瓣反流。心输出量降低，左心室舒张末压力及容积增加，这些变化的程度与心功能呈负相关，可通过分流或行部分分流而改善。此外，阻断部位越低，这些不良作用就越不明显。术中需输注血管扩张药物来避免血压过高。心功能良好的患者，在主动脉阻断前加深麻醉也有效。

降主动脉手术主要挑战是术中大量出血，可预防性给予抗纤溶药物。术中常规使用血液回收装置（细胞保护器）行自身输血。足够的静脉通路以及术中监测齐全很重要，必须穿刺多个大口径（14 G）静脉套管针（最好备有血液加温器）。术中经常使用 TEE。主动脉阻断钳开放时血流动力学最不稳定，由于后负荷突然降低，同时术野出血，以及缺血肢体远端释放致血管扩张的酸性代谢产物，可诱发严重低血压和高

钾血症（后者不太常见）。减浅麻醉深度，加快输液，部分开放或缓慢开放阻断钳有助于避免严重低血压的发生，必要时可使用单次小剂量血管收缩药。持续的严重酸中毒（pH < 7.2）并伴有低血压时应使用碳酸氢钠，大量输注枸橼酸库存血时，可能需要补充氯化钙。

A. 截瘫

胸主动脉阻断可导致脊髓缺血。术后短暂神经功能障碍与截瘫的发生率分别是 11% 和 6%。阻断时间超过 30 min、手术剥离过于广泛以及急诊手术的发生率会更高。典型症状为发生脊髓前动脉综合征，运动觉与针刺浅感觉消失，但保留震动觉与本体感觉。脊髓皮质血供的解剖变异使此并发症的发生率具有不可预料和可变性。椎动脉以及胸主动脉和腹主动脉提供脊髓皮质的血供，分为一支脊髓前动脉和两支脊髓后动脉沿脊髓皮质下行，起源于上段胸主动脉的肋间动脉供应脊髓前动脉与脊髓后动脉。教科书上描述下胸段与腰段皮质的脊髓前动脉由 Adamkiewicz 动脉的胸腰段动脉供血。事实上独立供血的动脉通常不易识别。此动脉的主动脉开口变异较大，起源于 $T_5 \sim T_8$ 为 15%，$T_9 \sim T_{12}$ 为 60%，$L_1 \sim L_2$ 为 25%；一般都是起自主动脉的左侧。术中在分离以及阻断主动脉时有可能会将其损伤。运动与体感诱发电位监测可能有助于预防截瘫的发生，但无可否认手术操作技术和速度才是最重要的因素。

正如之前所述，临时采用肝素涂层分流器或者部分 CPB 以及低温来维持被阻断的远端组织的灌注，可减少截瘫、高血压以及心室衰竭的发生率。部分 CPB 因需肝素化会增加术中出血，使用肝素涂层分流器可不需全身肝素化。它通常是将近端置入左心室心尖部，远端置入股动脉。其他可能保护脊髓的治疗措施包括甲泼尼龙、轻度低温、甘露醇、脑脊液（cerebrospinal fluid，CSF）引流等；镁在一些动物实验中也有保护作用。甘露醇的作用似乎与其减少 CSF 生成从而降低脑脊液的压力有关。脊髓皮质的灌注压力等于平均动脉压减去 CSF 压力，实验中阻断主动脉后 CSF 压力升高，可以解释为什么甘露醇能够通过降低 CSF 压力而增加脊髓皮质的灌注压力，通过腰池引流 CSF 可能具有类似的机制。

过度使用血管扩张药来控制阻断后的反跳性高血压也可能是导致脊髓缺血的原因之一，此降压效应同样也能作用于阻断部位的远端。因此，应避免阻断水平以上过度降压，防止阻断水平以下血供不足和低血压。

B. 肾衰竭

主动脉急诊手术、阻断时间过长、低血压时间过长，特别是那些既往有肾疾患的患者，主动脉手术后急性肾衰竭的发生率可增加。已有一系列的"鸡尾酒"疗法用于降低肾衰竭的发生率，包括主动脉阻断前输注甘露醇（0.5 g/kg）、呋塞米、非诺多泮（或小剂量多巴胺）等；然而并没有令人信服的证据表明这些治疗能够改变肾功能的转归。

腹主动脉手术

支架通常都是通过导管经由股动脉置入。当准备行外科手术时，可选择前路经腹方式以及侧前路腹膜后入路进行。根据病变部位不同，腹主动脉阻断部位可以在腹腔上、肾上或肾下主动脉水平。阻断前必须进行肝素化，两侧上肢均可用作直接动脉测压。总之，主动脉阻断水平越低，其对左心室后负荷的影响越小。实际上，肾下水平阻断腹主动脉常常对血流动力学无明显影响。相反，主动脉开放后却常常导致低血压，可采取之前提到的措施来避免开放性低血压。由于手术切口大和腹膜后广泛游离，除了需补充手术失血量外，还需要积极补充液体，建议联合应用胶体和晶体维持血容量。可根据中心静脉压、无创每搏量的监测或 TEE 指导液体治疗。

肾下腹主动脉阻断能使肾血流量降低，可能导致术后肾衰竭。硬膜外阻滞以及阻断肾素-血管紧张素系统并不能防止肾血流减少。一些中心选用连续硬膜外麻醉联合全身麻醉进行腹主动脉瘤手术。此联合麻醉使全麻药物用量降低，并似乎能抑制应激激素的释放，同时也为术后硬膜外镇痛提供了良好途径。缺点是术中全身肝素化后可能继发硬膜外血肿，从而增加了术后截瘫的危险。然而一些可信的研究表明，在全身肝素化前放置好硬膜外导管，并且在抗凝后凝血功能正常时再拔除，并不会增加硬膜外血肿发生的风险。

术后注意事项

放置支架的介入手术，术中、术后通常均无需进行气管插管。多数升主动脉、主动脉弓或胸主动脉手术的患者术后应保留气管插管辅助呼吸 1 ~ 24 h。与心脏手术相同，术后早期的重点应放在维持血流动力学稳定以及监测术后出血情况。腹主动脉手术患者的气管导管常在手术结束时拔除。

颈动脉手术的麻醉

术前注意事项

缺血性脑血管疾病占脑卒中的 80%，其余 20% 由脑出血引起。缺血性脑卒中通常是由于某支供应脑部的血管栓塞或血栓形成（不常见）导致，也可能继发于蛛网膜下腔出血后引起的严重血管痉挛。习惯上，脑卒中的定义为神经系统功能障碍持续超过 24 h；病理学上一般与脑组织的局部梗死灶相关。而短暂性脑缺血发作（transient ischemic attacks，TIAs）的神经系统功能障碍在 24 h 以内自动消退，其可能是由于血管腔狭窄导致的一种低血流状态，或者是由于来自颅外血管或者心脏的栓子栓塞所致。当脑卒中的症状和体征进行性恶化时，常称之为脑卒中进展期。另外，也根据受累区域是完全累及还是部分区域有局灶脑缺血的风险（如半身不遂 vs. 偏侧不全麻痹），常将脑卒中分为完全性脑卒中与不完全性脑卒中。动脉粥样硬化斑块最常见于颈总动脉分叉（颈内动脉起始段），也是导致 TIAs 与脑卒中最常见的部位。其机制可能是血小板-纤维蛋白或粥样硬化斑块导致的栓塞、狭窄或完全堵塞。血管完全堵塞可能是血栓形成或粥样斑块内出血导致的结果。临床症状取决于侧支循环的充足程度，在缺乏侧支循环供血区域远端栓塞更易产生临床症状。眼动脉分支的小栓子可导致短暂性单眼视觉消失（一过性黑矇）。较大的栓子通常进入大脑中动脉，导致对侧运动与感觉障碍，主要影响手臂和面部。如果优势半球受累则产生失语症。大脑前动脉供血区域的栓子一般导致对侧运动与感觉功能障碍，且腿部的症状更严重。大多数脑卒中发生前，都具有 TIAs 发作史或轻微脑卒中。

外科手术适应证包括 TIAs 发作伴有同侧颈动脉重度狭窄（狭窄率 > 70%）；同侧颈动脉重度狭窄的轻度脑卒中患者（不完全性脑卒中）；狭窄率为 30% ~ 70% 但具有同侧症状的脑卒中患者（通常是溃疡性斑块）。过去一段时间，外科医生也建议对具有明显狭窄病变（> 60%）而无症状的患者实施颈动脉内膜剥脱术。目前则更多推荐进行支架术治疗。外科开放性手术死亡率 1% ~ 4%，主要是由于心脏并发症（心肌梗死）。围术期并发症的发生率为 4% ~ 10%，主要是神经系统并发症；既往有神经系统疾患的患者其神经系统并发症发生率更高。**有研究表明，年龄大于 75 岁、具有症状的病变、未经控制的高血压、心绞痛、颈动脉血栓形成以及接近颈动脉分叉处的梗阻，均可使手术风险显著增加。**

术前评估和麻醉管理

拟行颈动脉内膜剥脱术的患者多为老龄、合并高血压以及全身广泛动脉粥样硬化者，大部分还合并糖尿病。术前评估与麻醉管理的重点，除了需调整患者病情到最佳状态外，还应仔细判断患者既往是否具有神经系统功能障碍。一般情况下多数的术后神经系统并发症与外科手术操作有关，术前未控制的高血糖也会因其增加缺血性脑损伤而增加并发症发生率。

患者应继续按时服用平时治疗心脏的药物，直至手术当日，血压与血糖应在术前得到满意控制，心绞痛症状得到稳定的控制，无明显充血性心力衰竭的体征。由于多数患者为老年人，应考虑到术前耐药性差的问题。

全身麻醉

⑱ 颈动脉手术的麻醉管理重点在于维持大脑和心脏足够的灌注。习惯的做法是通过监测有创动脉血压，随时调节血压并避免心动过速。心电图应包括 V_5 导联以监测心肌缺血，最好能进行连续自动化 ST 段分析。颈动脉内膜剥脱手术通常不伴有明显的手术失血或者液体转移。

不管选用哪一种麻醉药，术中平均动脉压应维持在患者基础血压或略高于基础血压的水平。丙泊酚或依托咪酯因其降低脑代谢率的作用大于对脑血流的影响，是较受欢迎的诱导药。小剂量阿片类药物或 β 受体阻滞剂可用于抑制气管插管引起的高血压反应。理论上异氟烷可能是吸入麻醉药的首选，因其对脑缺血的保护作用最强，但是我们并不认为吸入麻醉药之间的神经保护作用差异具有临床意义。瑞芬太尼作为短效阿片类药物更被一些临床医生青睐。

颈动脉手术中发生高血压较常见，通常需要输注血管扩张药。硝酸甘油对于冠状动脉循环有益，通常适合于轻至中度高血压的治疗。血压过高时需使用更强效的血管扩张药如尼卡地平、硝普钠或氯维地平。β 受体阻滞剂可用来处理术中高血压及血管扩张后带来的反射性心动过速，但需谨慎使用。低血压时可根据情况使用血管收缩药，有些医生习惯选用去氧肾上腺素，注意每次小剂量静脉静滴以免血压过高。

手术操作刺激颈动脉压力感受器可引起明显的或持续的心动过缓或者心脏传导阻滞，可使用阿托品治疗。为阻止此反应，有些外科医生在术中使用利多卡因浸润颈动脉窦区域，但是局部浸润麻醉本身即可导致心动过缓。高碳酸血症可导致颅内窃血，而过低碳酸血症则使脑灌注减少，故应调整通气量维持 CO_2 分压在正常范围。高血糖具有潜在的副反应，静脉输液应使用无糖溶液。在颈动脉阻断前需要使用肝素（5000～7500 U，静脉用）。有些外科医生会常规使用分流管（见后）。通常在缝皮前给予鱼精蛋白以中和肝素。

通常建议术后快速清醒以利于尽早评价神经系统功能，但临床医生必须准备好治疗高血压与心动过速。**术后高血压可能与手术去除了同侧颈动脉压力感受器的神经支配有关，去除了颈动脉体的神经支配将削弱机体对低氧血症的反应。**拔除气管导管后应密切注意切口的血肿是否扩大，当伤口血肿扩大压迫气道，可能需要立刻打开伤口清除血肿。术后可能会有短暂的声音嘶哑和舌头偏向手术侧，其原因多为手术牵拉喉返神经与舌下神经所致。

脑功能监测

除非使用区域麻醉，颈动脉阻断时必须使用间接方法来评估脑血流灌注是否充足。许多外科医生术中常规使用分流管，但插分流管时造成栓子脱落使得术后神经系统并发症发生率增加。有些中心监测阻断远端的颈动脉压力、脑电图、体感诱发电位（somatosensory evoked potentials，SSEPs）以及脑氧饱和度来决定是否需要使用分流管。传统上，阻断远端的颈动脉压力 < 50 mmHg 为使用分流管的适应证。阻断后电生理学显示有缺血的征象（或脑氧饱和度显著下降）原则上必须放置分流管；如果持续时间超过 10 min，术后可能会出现新的神经系统症状。尽管脑电图采用多导联记录以及计算机加工处理，但脑电图与 SSEPs 监测均没有足够的敏感度和特异性以准确地预测是否需要分流管，以及术后是否会发生神经系统并发症（见第 26 章病例讨论）。其他技术，包括使用放射性氙-133 测量局部脑血流量、经颅多普勒测量大脑中动脉的血流速度、监测脑血氧饱和度、颈静脉氧饱和度以及经球结膜氧分压，同样也不够可靠。

区域麻醉

颈动脉手术可以在区域麻醉下进行。颈浅丛神经阻滞能有效地阻滞 C_2～C_4 神经，使患者在术中保持清醒且舒适。并不需要阻滞颈深丛神经阻滞。术中大部分患者都需要外科医生在颈动脉鞘行局部麻醉（无论是否已进行颈深丛神经阻滞）。区域麻醉的主要优势（这是一个巨大的优势）是可以在术中随时检查患者，因此可以判断患者是否需要临时分流，并可以及时发现术中新发的任何神经系统症状。事实上，术中即时神经系统检查可能是评价颈动脉阻断时脑血流灌注是否充足的最可靠方式。其检查内容应至少包括意识水平、言语以及对侧手臂握力。有经验的医师会使用最小剂量的镇静剂，与患者交流实现"鸡尾酒会话"以监测其神经系统功能状况。有些研究也表明，与全身麻醉相比，区域麻醉的术中血流动力学更稳定，但患者的结局相似。颈动脉手术的区域麻醉要求患者与医生通力配合。

病例讨论

心脏电复律患者

一名 55 岁男性患者新近发生房颤，拟行选择性心脏复律。

选择性心脏复律的适应证是什么？

直流电（direct current，DC）心脏复律可以终止折返导致的室上性与室性快速性心律失常，其对自律性增强（多源性房性心动过速）或者触发活动（洋地黄中毒）导致的心律失常无效。通过同时使整个心肌去极化，可能还使心肌的不应期延长，DC 心脏复律能终止心房颤动与扑动，房室结折返，预激综合征的往返性心动过速，以及室性心动过速或室颤。

房颤患者心脏复律的适应证具体指有症状、新近发生的房颤以及药物治疗无效者。慢性房颤、心房增大、慢性阻塞性肺疾病、充血性心力衰竭或者二尖瓣反流患者心脏复律后复发率较高。通常在心脏复律前使用 TEE 以排除在心房血栓的存在，这种血栓一般位于左心耳内，并且可以因为心脏复律或窦性心律造成血栓脱落。

紧急心脏复律适用于伴有低血压、充血性心力衰竭或者心绞痛的所有类型的快速性心律失常。

怎样实施心脏复律？

尽管心脏复律通常由心血管病医生实施，但在手术室、重症监护室以及心脏复苏时可能需要紧急心脏复律。因此，麻醉医师应该熟悉此技术。在进行深度镇静或者浅麻醉，以及放置好自黏性电极板或者 8～13 cm 除颤板后即可进行 DC 电击。大的电极板能使电流分布在一个较大的区域，从而减轻电击导致的心肌坏死。能量输出应维持在最低有效水平以避免心肌损伤。电极可以放置在前外方向或者前后方向。前者的一个电极放于胸骨旁右侧第 2 肋间隙，另一个电极放置于左侧第 5 肋间隙锁骨中线上。当电极为前后方向放置时，前面的电极放于第 5 肋间隙心尖部，另一个放置于患者身体下面左侧肩胛下区域。

对于室上性心动过速，能量选用 25～50 J 即可成功恢复正常窦性心律，但特别注意房颤除外。除了室颤外，所有的快速性心律失常均应选用同步电除颤，同步时电能在心电图的 QRS 期间释放。如果电击发生在 ST 段或者 T 波上（非同步），将可能诱发更加严重的心律失常，包括室颤。电击时所有的医务人员不能与患者或病床接触。

房颤心脏复律时通常至少需要 50～100 J，通常使用更高水平的能量进行心脏复律。血流动力学稳定的室性心动过速常常使用 25～50 J 即可终止，但室颤以及血流动力学不稳定的室性心动过速则需要 200～360 J。不管哪种心律失常，如果第一次电击无效，则应选用更高的能量。

心脏病科医师想在麻醉恢复室（postanesthesia care unit，PACU）行心脏复律。那么，在 PACU 进行心脏复律合适吗？

选择性心脏复律可以在任何达到立即进行心肺复苏要求的地方进行，包括可以进行心脏起搏。熟悉呼吸道管理的医生应该在场。实施心脏复律最常见的地方是重症监护室、急诊室、PACU、手术室以及心脏导管室。

怎样进行病情评估？

与在手术室接受全身麻醉一样，应要求患者禁食及对病情评估和治疗。在术前进行 12 导联心电图以确认心律失常仍然存在，手术开始后马上再描记一个心电图以证实是否有新的心律失常发生。术前的实验室检查应在正常范围，因为代谢性疾病，特别是电解质和酸碱平衡紊乱，可以导致心律失常。如果术前没有纠正，在电复律后可能再次发生心动过速。抗心律失常药物常在房颤患者心脏复律前 1～2 天开始服用，以助于维持正常窦性心律。房颤持续时间超过数小时的患者在心脏复律前需抗凝足够长时间以降低左心房出现血栓的可能性。在恢复窦性心率后这种血凝块可能会形成栓子。

心脏复律的监测与麻醉设施的最低标准是什么？

心脏复律的最低监测标准包括心电图、血压以及脉搏血氧饱和度。心前区放置听诊器用于监测呼吸音。持续与患者保持言语交谈可能是评估是否给予足够遗忘剂量丙泊酚（最常用）的一种最好方式。

除了要配备一台能释放 400 J（同步或非同步）电能并具备经皮起搏功能的 DC 电除颤仪以外，麻醉设施的最低标准为：

- 可靠的静脉通道；
- 一个功能良好能提供 100% 氧气吸入的呼吸囊－面罩设备（见第 3 章）；
- 具备墙壁氧气接口或者满的氧气罐提供氧气；
- 配备口咽通气道与鼻咽通气道，合适的喉镜片与气管导管；
- 功能良好的吸引设备；
- 麻醉药盒包括至少一种镇静催眠药以及琥珀胆碱；
- 急救车应配备所有必需的药物，以及心肺复苏设备（见第 55 章）。

哪种麻醉方法合适？

不需要使用术前用药。心脏复律仅需要短时间的（1 ～ 2 min）遗忘或浅麻醉即可，可使用短效药物如丙泊酚或美索比妥。也可以使用依托咪酯，但需要与患者交流同时使用。预先吸 60% ～ 100% 氧气 3 ～ 5 min 后，每 30 ～ 60 s 给予一次小剂量的镇静安眠药，同时与患者保持交流。当患者不再回应时就可以电击了。有些医生使用眼睑反射消失作为患者意识消失的标准。电击常常能唤醒患者。患者可能出现短暂的气道阻塞或者呼吸暂停，特别是需要多次电击时。

心脏复律的并发症是什么？

心脏复律的并发症包括短暂的心肌抑制、电击后心律失常以及动脉栓塞。心律失常通常是由于同步除极不充分，但即使是心脏复律的时机掌握得很好，也可能偶尔导致室颤。多数的心律失常发作时间短暂并自行消失。尽管患者的 ST 段可以抬高，但血清磷酸肌酸激酶水平（CK-MB）通常可正常。术后发生的苏醒延迟可能是左侧血凝块栓塞所致。

心脏复律后应该如何照顾患者？

尽管术后患者一般会很快清醒，但仍应同其他接受全麻的患者一样治疗（见第 56 章）。恢复时也要特别注意监测患者是否有复发的心律失常以及脑栓塞的症状。

（卜丹　尹橙　译　阚敏慧　肖玮　校
　　　　　　　　　王天龙　审）

指南

Hiratzka LF, Bakris GL, Beckman JA, et al. 2010 ACCF/AHA/AATS/ACR/ASA/SCA/SCAI/SIR/STS/SVM Guidelines for the diagnosis and management of patients with thoracic aortic disease: Executive summary: A report of the American College of Cardiology Foundation/American Heart Association Task Force on Practice Guidelines, American Association for Thoracic Surgery, American College of Radiology, American Stroke Association, Society of Cardiovascular Anesthesiologists, Society for Cardiovascular Angiography and Interventions, Society of Interventional Radiology, Society of Thoracic Surgeons, and Society for Vascular Medicine. *Anesth Analg.* 2010;111:279.

American Society of Extracorporeal Technology Standards and Guidelines for Perfusion Practice (11/08/2013). http://www.amsect.org/page/standards-and-guidelines-1117

See www.guidelines.gov for additional guidelines from multiple organizations related to these topics.

推荐阅读

Engelman R, Baker RA, Likosky DS, et al. The Society of Thoracic Surgeons, The Society of Cardiovascular Anesthesiologists, and The American Society of ExtraCorporeal Technology: Clinical Practice Guidelines for Cardiopulmonary Bypass— Temperature management during cardiopulmonary bypass. *J Extra Corpor Technol.* 2015;47:145.

Fedorow CA, Moon MC, Mutch WA, Grocott HP. Lumbar cerebrospinal fluid drainage for thoracoabdominal aortic surgery: Rationale and practical considerations for management. *Anesth Analg.* 2010;111:46.

Fudulu D, Benedetto U, Pecchinenda GG, et al. Current outcomes of off-pump versus on-pump coronary artery bypass grafting: Evidence from randomized controlled trials. *J Thorac Dis.* 2016;8(suppl 10):S758.

Hosseinian L, Weiner M, Levin MA, Fischer GW. Methylene blue: Magic bullet for vasoplegia? *Anesth Analg.* 2016;122:194.

Murphy GS, Hessel EA 2nd, Groom RC. Optimal perfusion during cardiopulmonary bypass: An evidence-based approach. *Anesth Analg.* 2009;108:1394.

Parissis H, Lau MC, Parissis M, et al. Current randomized

control trials, observational studies and meta analysis in off-pump coronary surgery. *J Cardiothorac Surg.* 2015;10:185.

Ramakrishna H, Rehfeldt KH, Pajaro OE. Anesthetic pharmacology and perioperative considerations for heart transplantation. *Curr Clin Pharmacol.* 2015;10:3.

Scully M, Gates C, Neave L. How we manage patients with heparin induced thrombocytopenia. *Br J Haematol.* 2016;174:9.

Seco M, Edelman JJ, Van Boxtel B, et al. Neurologic injury and protection in adult cardiac and aortic surgery. *J Cardiothorac Vasc Anesth.* 2015;29:185.

Smilowitz NR, Berger JS. Perioperative management to reduce cardiovascular events. *Circulation.* 2016;133:1125.

van Veen JJ, Makris M. Management of peri-operative anti-thrombotic therapy. *Anaesthesia.* 2015;70 (suppl 1):58.

Wilkey BJ, Weitzel NS. Anesthetic considerations for surgery on the aortic arch. *Semin Cardiothorac Vasc Anesth.* 2016;20:265.

Wong WT, Lai VK, Chee YE, Lee A. Fast-track cardiac care for adult cardiac surgical patients. *Cochrane Database Syst Rev.* 2016;(9):CD003587.

第 23 章　呼吸生理学与麻醉学

① 气管具有通气和清除支气管分泌物功能，平均长度 $10 \sim 13$ cm。气管分叉处位于隆嵴，分成左、右主支气管。右主支气管相对于气管的方向更垂直，而左主支气管相对于气管的角度更大。

② 肺泡内气体可与上呼吸道的新鲜气体进行周期性交换，使血液氧合并排除二氧化碳。这种交换是由气道内形成的小循环压力梯度所产生的。自主呼吸时，这种压力梯度是由胸内压力变化引起的；机械通气时，它们是由上呼吸道间歇性正压所产生的。

③ 在正常呼气末的肺容量称为功能残气量（functional residual capacity，FRC）。此时，肺的内向弹性回缩力与胸廓的外向弹性回缩力（包括静息状态下的膈肌张力）相近。

④ 闭合容量通常远低于功能残气量，但随着年龄增长闭合容量会逐渐增加，因此可能是动脉血氧分压随年龄增长而下降的原因。

⑤ 第 1 秒用力呼气量（FEV_1）和用力肺活量（FVC）与主动呼气的力量有关，用力呼气中期流量（$FEF_{25\% \sim 75\%}$）却与呼吸力度无关，是评估阻塞程度的更可靠的指标。

⑥ 全身麻醉引起的肺功能改变在诱导后立刻出现。仰卧位使功能残气量降低 $0.8 \sim 1.0$ L，而全麻诱导使功能残气量进一步下降 $0.4 \sim 0.5$ L。功能残气量减少的原因是吸气肌张力受损、胸壁弹性改变和膈肌上移所致的肺泡萎陷和压缩性肺不张。

⑦ 与自主神经系统相比，局部因素对肺血管张力具有更加重要的影响作用。缺氧是刺激肺血管收缩的强大诱因（与其对全身的作用相反）。

⑧ 正常肺泡通气量（$\dot{V}_A$）约为 4 L/min，肺毛细血管灌注（$\dot{Q}$）约为 5 L/min，总体通气 / 血流比值约为 0.8。

⑨ 分流是指从右心流出的脱氧混合静脉血未经肺的氧合而回流至左心的过程。分流的总效应是降低（稀释）动脉血氧含量；这种分流称为右向左分流。

⑩ 全身麻醉时，由于相关区域的肺不张和气道萎陷，静脉血掺杂通常会增加 $5\% \sim 10\%$。

⑪ 需要注意的是，在吸入室温空气下，$PaCO_2$ 显著增加（> 75 mmHg）容易导致缺氧（$PaO_2 < 60$ mmHg），而在吸入高浓度氧气的情况下不会缺氧。

⑫ O_2 与血红蛋白的结合是 O_2 从肺泡气转运至血液过程中主要的限速因素。

⑬ 分流量越大，越难通过增加吸入氧浓度（FiO_2）的方法纠正低氧血症。

⑭ 氧-血红蛋白解离曲线右移会降低与 O_2 的亲和力，使 O_2 从血红蛋白上解离出来，向组织释放更多 O_2；曲线左移会增加 O_2 与血红蛋白的亲和力，减少释放到组织的 O_2。

⑮ 碳酸氢盐是血液中 CO_2 最主要的存在形式。

⑯ 中枢化学感受器位于延髓的前外侧表面，感受脑脊液（CSF）中氢离子 $[H^+]$ 浓度的变化。这种机制可以有效地调控 $PaCO_2$，因为血脑屏障允许溶解的 CO_2 通过，而碳酸氢根离子却无法通过。

⑰ 随着麻醉深度的增加，$PaCO_2$/分钟通气量曲线的斜率减小，呼吸暂停阈值增加。

　　肺生理学在麻醉实施过程中的重要性显而易见。常用的吸入麻醉药物依赖于肺的吸收和消除。使用的吸入麻醉药和静脉麻醉药物都会对呼吸产生明显的副作用。此外，肌肉松弛、特殊手术体位以及一些操作技术如单肺通气和心肺转流，会明显地改变正常的肺生理状态。

　　本章回顾了实施麻醉所必须掌握的基础肺生理学概念。本章还将回顾全身麻醉对肺功能的整体影响作用，本书的其他章节也会讨论不同的麻醉药物对肺功能的影响。

功能性呼吸系统解剖

1. 胸廓和呼吸肌

胸廓内容纳两侧肺脏，每侧肺均有胸膜包绕。胸廓的顶较小，只允许气管、食管和血管通过，胸廓的底部由膈肌组成。膈肌——最主要的呼吸肌，其收缩导致胸腔底部下降 1.5 ～ 7 cm，从而使其内容物（双肺）扩张。75% 的胸腔容积变化是膈肌运动的结果。辅助呼吸肌也能通过对肋骨的作用增加胸腔容积（肺膨胀）。每根肋骨（除了最后两根外）向后与脊椎形成关节，向前与胸骨相连并向下成角。肋骨向上和向外的运动使胸腔扩张。

在正常呼吸时，膈肌以及较少肋间外肌负责吸气过程；呼气过程通常是被动的。随着呼吸的增强，胸锁乳突肌、斜角肌和胸肌也可参与吸气的过程。胸锁乳突肌协助提升胸廓，斜角肌防止吸气时上方的肋骨内向移位。当手臂被固定时，胸肌可以辅助胸廓的扩张。呼气过程在仰卧位时通常为被动的，但在直立体位时变为主动用力。呼气过程可能会由腹部肌肉（腹直肌、腹外斜肌、腹内斜肌和腹横肌）辅助，肋间内肌辅助肋骨向下移动。

咽部肌群虽通常不被认为是呼吸肌，但在维持呼吸道通畅方面十分重要。颏舌肌的紧张性和反射性吸气活动能保持舌体远离咽后壁。腭帆提肌、腭帆张肌、腭咽肌和腭舌肌的紧张性活动能预防软腭下垂堵塞后咽部，特别是在仰卧位时。

2. 气管支气管树

1 气管具有通气和清除支气管分泌物功能。气管始于环状软骨下缘，延伸至气管隆嵴，平均长度 10 ～ 13 cm。气管由 C 形软骨环组成，形成了气管的前壁和侧壁，后壁则以膜性组织相连。环状软骨是气管最狭窄的部分，平均直径男性为 17 mm，女性为 13 mm。

气管在延续至隆嵴的过程中逐渐变窄，并在胸骨角水平分叉成为左、右主支气管。右主支气管相对于气管的方向更垂直，而左主支气管相对于气管的角度更大。右主支气管在发出右肺上叶支气管后延续为支气管中间部。自气管隆嵴至右上叶支气管开口的距离在男性平均为 2.0 cm，女性约为 1.5 cm。在一般人群中，每 250 人可能有一人会出现右肺上叶支气管发出不正常的情况，表现为自气管隆嵴以上部位的右侧发出。左主支气管要比右主支气管长，男性平均值为 5.0 cm，女性平均值为 4.5 cm。左主支气管进而分为左肺上叶支气管和左肺下叶支气管。

上呼吸道（鼻腔、口腔和咽）的功能是湿化和过滤吸入的空气。气管支气管树是气体流入和流出肺泡的通道。从气管到肺泡囊，以两分法分级（每个分支分成两个更小的分支）估计有 23 级（图 23-1）。每分级一次，气道的数目大约增加了一倍。每一个肺泡囊

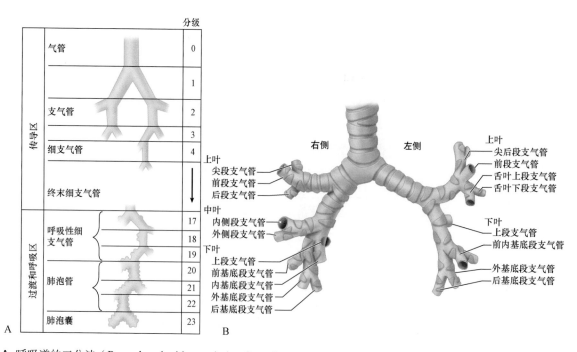

图 23-1　A. 呼吸道的二分法（Reproduced with permission from Guyton AC. Textbook of Medical Physiology. 7th ed. Philadelphia，PA：WB Saunders；1986.）；B. 肺段支气管（Reproduced with permission from Minnich DJ，Mathisen DJ. Anatomy of the trachea，carina，and bronchi. Thorac Surg Clin. 2007 Nov；17（4）：571-585.）

平均有 17 个肺泡。正常成年人的肺内约有 3 亿～ 5 亿个肺泡，其组成了一个巨大面积的呼吸交换膜（50 ～ 100 m²）供气体交换。

随着气管树的连续分级，黏膜上皮的形态从纤毛柱状上皮过渡为立方上皮，最终变为扁平肺泡上皮。气体交换仅仅出现在扁平肺泡上皮细胞层，始于呼吸性细支气管（17 ～ 19 级）。气道壁逐渐失去其软骨的支撑（在细支气管部位）和平滑肌的支持。失去软骨支撑后，小气道的开放需依赖周围组织的弹性回缩力的牵引；因此，气道直径也依赖于肺总量的变化。

柱状上皮和立方上皮的纤毛通常以同步的方式摆动，使得气道内由分泌腺所产生的黏液（及其裹挟的细菌或碎屑）向口腔移动。

肺泡

肺泡的大小是重力和肺容积作用的结果。在直立位时，最大的肺泡位于肺尖部，而最小的肺泡往往是在肺底部。在吸气阶段，肺泡大小的差异会减小。

每一个肺泡均与肺毛细血管网紧密接触。每个肺泡的壁均是不对称排列的（图 23-2）。气体交换通常先发生在肺泡毛细血管膜较薄的一侧，通常小于 0.4 μm。较厚的一侧（1 ～ 2 μm）为肺泡提供结构支撑。在薄的一侧，肺泡上皮细胞和毛细血管内皮细胞由它们各自的细胞膜和基底膜相分隔；在厚的一侧，发生液体和溶质的交换，肺间质将毛细血管内皮细胞和肺泡上皮细胞分隔开来。肺间质组织主要含有弹性蛋白、胶原蛋白以及神经纤维。

肺上皮含有至少两种类型的细胞。Ⅰ 型肺泡细胞是扁平的，相互之间形成紧密连接（1 nm）。这些紧密连接是为了防止具有膨胀活性的大分子通过并进入肺泡，如白蛋白。Ⅱ 型肺泡细胞（比 Ⅰ 型肺泡细胞数量更多，但由于它们的体积只占据肺泡空间不足 10%），是圆形的细胞，包含明显的胞质包涵体（板层小体）。这些包涵体内具有表面活性物质，是维持正常肺生物力学所必需的重要物质。不同于 Ⅰ 型肺泡细胞，Ⅱ 型肺泡细胞具有细胞分裂能力，当 Ⅰ 型肺泡细胞被破坏后，可以产生 Ⅰ 型肺泡细胞。下呼吸道存在其他细胞，包括肺泡巨噬细胞、肥大细胞、淋巴细胞和氨基前体摄取与脱羧（APUD）细胞。中性粒细胞通常存在于吸烟者和患肺炎或急性肺损伤的患者。

3. 肺循环和淋巴管

肺由两套循环系统供应——肺循环和支气管循环。支气管循环源于左心并维持气管支气管树的代谢需要。支气管循环只提供了一小部分血流量（即小于 4% 的心输出量）。支气管动脉的分支供应支气管壁，并随气道走行直至终末细支气管。沿着气管的分级，

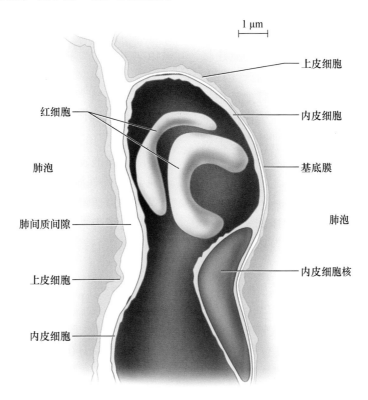

图 23-2　肺间质间隙，毛细血管在两个肺泡之间穿过。毛细血管包含在右侧肺泡较薄（气体交换）的一侧。间质间隙包含在左侧肺泡较厚的一侧（Reproduced with permission from Nunn JF. Nunn's Applied Physiology. 4th ed. Oxford，UK：Butterworth；2000.）

支气管血管与肺动脉循环汇合并继续走行至肺泡管。低于这个水平时，肺组织是由肺泡气和肺循环共同供应的。

肺循环通常经肺动脉接受右心所有的排血，并分为左、右分支供应单侧肺。脱氧的血液流经肺毛细血管，在这里获得氧合，排除二氧化碳。氧合后的血液经四条主要的肺静脉（每侧肺发出两条）返回到左心。尽管体循环和肺循环的血流量是相等的，但肺血管阻力较低，导致肺循环压力也低于体循环；因此，肺动脉和肺静脉的血管壁比体循环的血管壁薄，而且血管平滑肌更少。

在支气管循环和肺循环之间存在相互连结。直接的肺动静脉交通支，使肺毛细血管短路，在正常情况下是微不足道的，但在某些病理状态下非常重要。支气管循环在促进正常的静脉混流中的重要意义将在下文中讨论。

肺毛细血管

肺毛细血管分布在肺泡壁内。这些毛细血管的平均直径（约 10 μm）仅允许单个红细胞通过。由于每个毛细血管网供应不止一个肺泡，在到达肺静脉之前，血液可通过多个肺泡进行氧合。因为肺循环压力低，流经特定毛细血管网的血流量受重力和肺泡大小的影响。较大肺泡的毛细血管横截面积较小，从而血流阻力增加。当机体处于直立位时，肺尖部的毛细血管的血流量减少，而肺底部毛细血管的血流量增加。

肺毛细血管内皮细胞具有相对较大的缝隙连接（5 nm 宽），允许大分子物质如白蛋白通过。因此，肺间质液体是相对富含白蛋白的液体。循环血液中的巨噬细胞和中性粒细胞能够通过肺毛细血管内皮细胞和较小的肺泡上皮细胞连接处。肺巨噬细胞常见于组织间隙和肺泡内，它们能清除细菌和异物。

肺淋巴系统

肺淋巴管起源于较大的肺泡隔膜间质区，靠近支气管动脉。支气管淋巴管回收液体、蛋白质以及从支气管血管旁间隙进入血液循环的各种细胞。由于肺毛细血管内皮细胞连接缝隙较大，肺淋巴液中收集到的蛋白质含量较高，肺总淋巴回流量可高达 20 ml/h。较大的淋巴管沿着呼吸道向上走行，形成气管支气管淋巴结链。来自两肺的淋巴液沿着气管形成交汇。

4. 神经支配

膈肌由膈神经支配，由 $C_3 \sim C_5$ 颈神经根组成。

单侧膈神经阻滞或麻痹仅轻度降低正常人肺功能指标（约 25%）。虽然双侧膈神经麻痹会产生更严重的肺功能损害，在某些患者中辅助的呼吸肌活动仍然可以保持足够的通气。肋间肌是由各自的胸神经根支配的。颈髓损伤在 C_5 水平以上时，无法维持自主呼吸，因为膈神经和肋间神经都受到影响。

迷走神经支配气管支气管树的感觉传导。支气管平滑肌和腺体分泌受交感和副交感自主神经支配。迷走神经兴奋会通过毒蕈碱受体引起支气管收缩和支气管分泌物增加。交感神经兴奋（$T_1 \sim T_4$）会通过 β_2 受体引起支气管扩张和分泌物减少。喉的神经支配在第 19 章进行回顾。

α 和 β 肾上腺素受体存在于肺血管，但交感神经系统通常对肺血管张力的影响很小。α_1 受体激动引起血管收缩；β_2 受体激动引起血管舒张。副交感神经所引起的血管舒张反应可能是通过一氧化氮的释放来调节的。

呼吸机制

2 肺泡内气体可与上呼吸道的新鲜气体进行周期性交换，使血液氧合并排除二氧化碳。这种交换是由气道内形成的小循环压力梯度所产生的。自主呼吸时，这种压力梯度是由胸内压力变化引起的；机械通气时，它们是由上呼吸道间歇性正压所产生的。当呼吸暂停时，气体交换依赖于气体随浓度梯度发生的大量运动。

自主通气

在自主呼吸过程中，正常的压力变化可参见图 23-3。肺泡内的压力始终大于周围环境（胸内）的压力，除非肺泡发生塌陷。肺泡内压力在吸气末和呼气末通常为大气压力（零点）。在传统的肺生理学中，胸膜腔压力通常被用来测定胸内压力。尽管用一个潜在空间的压力来表示可能不完全正确，但是使用这个概念可以进行跨肺压的计算。跨肺压，或 $P_{跨肺压}$，定义为：

$$P_{跨肺压} = P_{肺泡压} - P_{胸膜内压}$$

在呼气末，胸腔内压力一般平均约为 $-5\ cmH_2O$，因为肺泡内压为 0（无流速），跨肺压是 $+5\ cmH_2O$。

吸气时，膈肌和肋间肌的收缩使胸腔扩张，胸膜内压从 $-5\ cmH_2O$ 降到 $-8\ cmH_2O$ 或 $-9\ cmH_2O$。肺泡压也同时降低了，从而建立了肺泡与上呼吸道之间的压力梯度；气体从上呼吸道进入肺泡（图 23-4）。

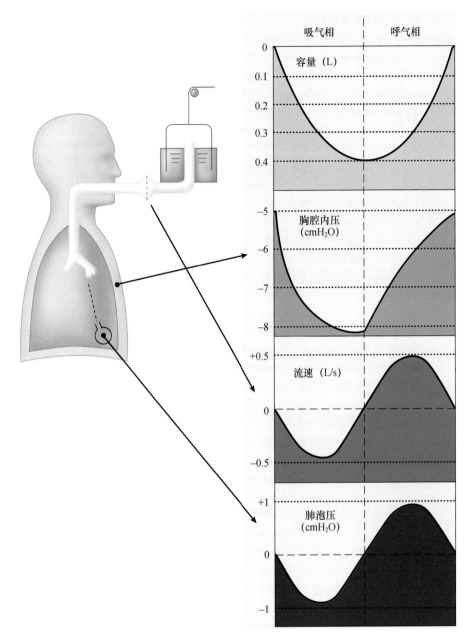

图 23-3　正常呼吸时胸腔内和肺泡的压力变化。注意在吸气末，肺容量最大；气体流速为零；肺泡压力为大气压（Adapted with permission from West JB. Respiratory Physiology—The Essentials，6th ed. Philadelphia，PA：Williams & Wilkins；2000.）

呼气时，膈肌松弛使胸膜内压变回为 −5 cmH₂O。此时，跨肺压不能继续维持新的肺容积，肺的弹性回缩力逆转了先前建立的肺泡-上呼吸道压力梯度；气体流出肺泡，恢复原始的肺容积。

机械通气

大多数机械通气模式间断提供上呼吸道正压。在吸气过程中，气体流入到肺泡直到肺泡内压达到气体在上呼吸道的压力水平。在呼吸机的呼气相，气道正压降低；压力梯度的逆转促使气体从肺泡排出。

肺的机制

肺的运动是被动的，由呼吸系统的阻力来调控，包括组织的弹性阻力和气-液交界面以及影响气体流动的非弹性阻力。弹性阻力决定静态条件下（无气体流动时）肺的容积和相关压力。而气流阻力与气体流动和组织变形产生的摩擦阻力有关。

1. 弹性阻力

肺和胸廓均具有弹性。胸廓具有向外扩张的趋势，而肺则有萎陷的趋势。当胸腔暴露于大气压力下

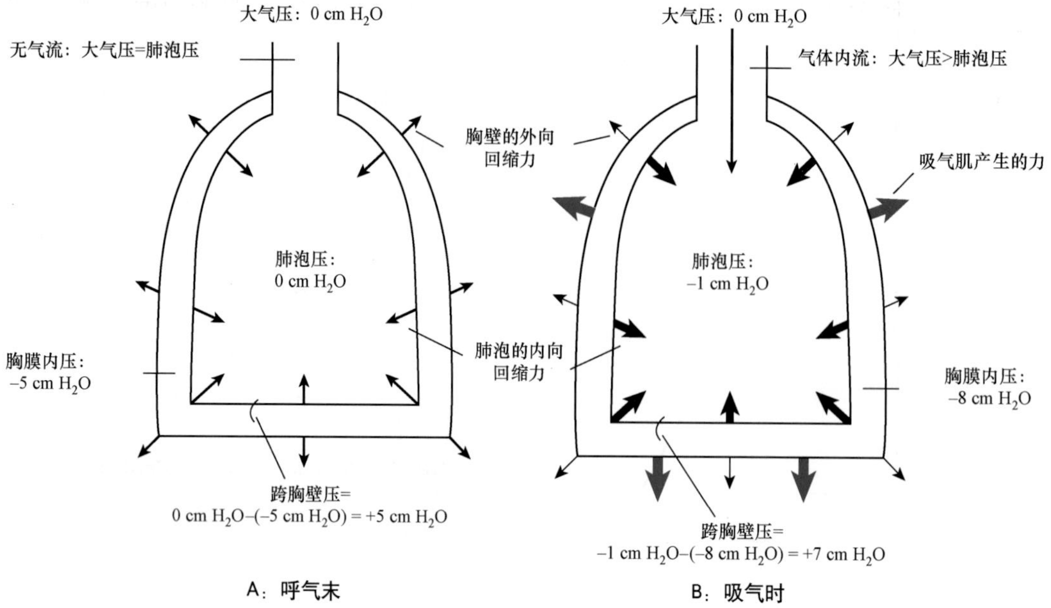

图 23-4 肺和胸壁的相互作用。A. 在呼气末时，呼吸肌松弛，肺的内向弹性回缩力与胸壁的外向弹性回缩力相平衡。胸膜内压为 − 5 cmH$_2$O，肺泡压为 0。肺泡的跨壁压差为 0 cmH$_2$O-（− 5 cmH$_2$O），或 5 cmH$_2$O。因肺泡压与大气压相等，没有气流产生。B. 在吸气时，吸气肌收缩导致胸膜内负压增加，跨壁压差增大，肺泡膨胀，肺泡压力低于大气压，使空气流向肺泡内（Reproduced with permission from Levitzky MG. Pulmonary Physiology. 8th ed. New York，NY：McGraw-Hill Education；2013.）

时（开放性气胸），成年人的胸廓通常能扩增 1 L 的容积。相反，当胸腔暴露于大气压力下，肺部会完全萎陷并排出所有的气体。胸廓的回缩性是由于其具有抵抗变形的结构成分以及胸壁肌肉张力的作用。肺的弹性回缩力是源于肺组织的弹性纤维含量较高，而且更重要的是，在肺泡的气-液交界面存在表面张力的结果。

表面张力

气-液交界面使肺泡维持球形。表面张力趋向于减小交界面的表面积并使肺泡萎陷。可以用 Laplace 定律来计算力的大小：

$$压力 = \frac{2 \times 表面张力}{半径}$$

上述公式得出的压力是肺泡内压，其与表面张力成正比。**幸运的是，肺表面活性物质能降低肺泡表面张力，其降低的程度与其在肺泡内的浓度成正比。**当肺泡变小时，肺泡内的表面活性物质浓度会更高，从而更加有效地降低了表面张力。相反，当肺泡过度扩张后，表面活性物质浓度降低，表面张力就会增大。这种综合效应是稳定肺泡大小：小肺泡不会变得更小，而大肺泡也不会变得更大。

顺应性

弹性回缩力通常以顺应性（C）来评价，定义为容积变化值除以压力变化值。顺应性的测量包括胸廓、肺或两者共同之和。在仰卧位时，由于膈肌受到腹腔内容物的压迫，胸廓顺应性（Cw）减小。顺应性的测量通常是在静态下（即在平衡状态下）。[动态肺顺应性（$C_{dyn, L}$），是在规律的呼吸过程中测得的，也取决于气道阻力。]**肺顺应性（C_L）**定义为：

$$C_L = \frac{肺容积的变化}{跨肺压的变化}$$

C_L 通常为 150 ～ 200 ml/cmH$_2$O。包括肺容积、肺血容量、肺血管外液体和病理过程（如炎症和纤维化）在内的多种因素都会影响肺顺应性。

$$C_W = \frac{胸廓容积的变化}{跨胸壁压的变化}$$

其中跨胸壁压等于大气压力减去胸膜腔内压。

正常胸壁顺应性为 200 ml/cmH$_2$O。总顺应性（肺和胸壁）为 100 ml/cmH$_2$O，可以通过下式表示：

$$\frac{1}{C_{总}} = \frac{1}{C_W} + \frac{1}{C_L}$$

2. 肺容积

肺容积是呼吸生理学和临床实践中的重要参数（表 23-1 和图 23-5）。所有被命名的肺容量之和相当于肺可以容纳的最大气体量。各种肺容量指标可以代

表 23-1　肺容积和肺容量

测量值	定义	成人平均值（ml）
潮气量（V_T）	每次正常呼吸气量	500
补吸气量（IRV）	在潮气量基础上所能吸入的额外最大气量	3000
补呼气量（ERV）	在潮气量之后所能呼出的最大气量	1100
残气量（RV）	最大呼气后肺内残留的气量	1200
肺总量（TLC）	RV + ERV + V_T + IRV	5800
功能残气量（FRC）	RV + ERV	2300

表两个或多个容量的组合值，在临床上十分有意义。

功能残气量

3 在正常呼气末，肺内所含气体量称为功能残气量（functional residual capacity，FRC）。此时，肺的内向弹性回缩力与胸廓的外向弹性回缩力（包括静息状态下的膈肌张力）相近。因此，胸廓和肺的弹性是产生呼吸动作的基础。功能残气量可以通过氮气洗出法、氦洗入法，或人体体积描记法进行测定。已知影响功能残气量的因素包括：

- **体型**：FRC 与身高成正比。肥胖可显著减少 FRC（主要是由于胸廓顺应性下降）。
- **性别**：女性 FRC 比男性低约 10%。怀孕也会使 FRC 减少。
- **体位**：患者由直立位变为仰卧位或俯卧位时 FRC 减少，这是由于腹腔内容物推挤膈肌上抬，引起胸

廓顺应性下降。当倾斜角度在 0° ～ 60° 之间时变化最明显，当头低位达到 30°，FRC 不再继续降低。

- **肺部疾病**：肺和胸廓的顺应性下降，及其特有的限制性肺功能障碍均与 FRC 降低有关。
- **膈肌张力**：通常与 FRC 有关，并且与膈神经麻痹明显相关。

闭合容量

如上所述，小气道缺乏软骨的支撑，依赖周围组织的弹性回缩力所产生的放射性牵拉保持开放状态。这些气道的通畅，尤其是肺底部位，很大程度上依赖于肺容积。依赖性区域的小气道开始关闭时的肺容量称为**闭合容量**。在较低肺容量时，依赖性区域的肺泡仍有血流灌注但不能通气，由此导致未经氧合的血液在肺内分流（静脉血掺杂），可促使低氧血症的发生。

通常采用 100% 氧气测量闭合容量。在接近残气量时吸入，然后在肺总量时呼出。测量的是吸入氧气之后的呼出气体中氮气浓度的变化。自肺底部肺泡呼出的氮气浓度较肺尖部低，因为肺组织在残气量时所含的气体均存在于非依赖性肺泡内。当呼出气中氮气浓度升高时的容量为闭合容量，提示依赖性肺组织中的小气道关闭，导致其肺泡气无法继续呼出（图 23-6）。

4 闭合容量通常远低于 FRC（图 23-7），但随着年龄增长闭合容量会逐渐增加（图 23-8）。这可能是动脉血氧分压随着年龄增长而下降的原因。平均年龄在 44 岁时，闭合容量在仰卧位时与 FRC 相等；到 66 岁时，大多数人在直立位的闭合容量等于或超过 FRC。与 FRC 不同的是，闭合容量不受体位的影响。闭合容量在病态肥胖患者中也接近或超过 FRC。

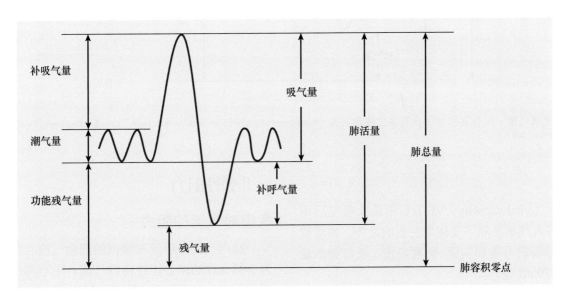

图 23-5　呼吸描记图显示静态肺容量（Modified with permission from Lumb A. Nunn's Applied Respiratory Physiology. 8th ed. St. Louis, MO: Elsevier；2017.）

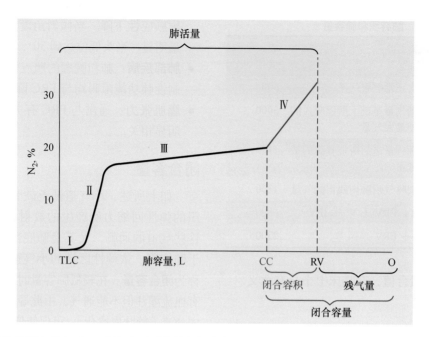

图 23-6　从残气量至肺总量单次吸入 100% 氧气之后呼出的氮气浓度，受试者呼气至残气量。Ⅰ期：从解剖学无效腔呼出的氮气浓度为 0%；Ⅱ期：从解剖学无效腔和肺泡呼出的混合气；Ⅲ期：从肺泡呼出的"肺泡平台期"气体，Ⅲ期出现陡坡提示肺泡气不均匀分布；Ⅳ期：闭合容积，Ⅳ期的转折点（闭合容量）处表示肺的依赖性部分气道开始闭合（Reproduced with permission from Levitzky MG. Pulmonary Physiology. 8th ed. New York，NY：McGraw-Hill Education；2013.）

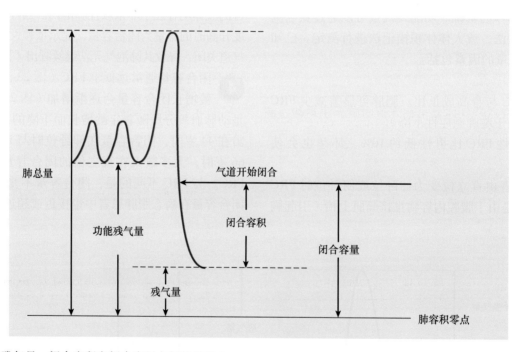

图 23-7　功能残气量、闭合容积和闭合容量之间的关系（Reproduced with permission from Lumb A. Nunn's Applied Respiratory Physiology. 8th ed. St. Louis，MO：Elsevier；2017.）

肺活量

　　肺活量（vital capacity，VC）是指最大吸气后可以呼出的最大气量。除了受体型的影响之外，肺活量还取决于呼吸肌力量和胸廓-肺顺应性。正常肺活量约为 60 ～ 70 ml/kg。

3. 非弹性阻力

气道对气流的阻力

　　肺内气流是层流和湍流的混合气流。层流可想象为不同速度的同心圆柱体样气流；中心部位的气体流速最大，外周部位流速减慢。层流时：

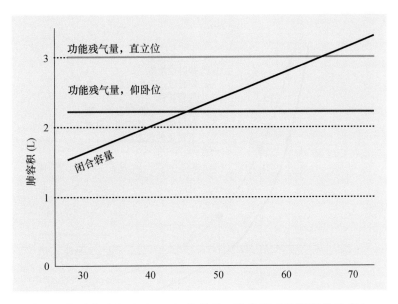

图 23-8　年龄对闭合容量的影响及其与功能残气量（FRC）的关系。注意 FRC 不随年龄改变（Reproduced with permission from Lumb A. Nunn's Applied Respiratory Physiology. 8th ed. St. Louis，MO：Elsevier；2017.）

$$流速 = \frac{压力差}{R_{AW}}$$

R_{AW} 是气道阻力。

$$R_{AW} = \frac{8 \times 长度 \times 气体黏度}{\pi \times (半径)^4}$$

湍流的特点是气体分子在气道内做无序运动。湍流的数学公式更复杂：

$$压力差 \approx 流速^2 \times \frac{气体密度}{半径^5}$$

气道阻力并不恒定，与气流速度成比例增长。此外，阻力与气体密度成正比，而与半径的五次方成反比。因此，湍流速度对气道的直径极其敏感。

湍流经常发生于高流速、锐角或分支点，以及气道直径突然改变时。湍流或层流的发生可通过 Reynold 值来预测，Reynold 值可通过下述公式获得：

$$Rdynold 值 = \frac{线速度 \times 直径 \times 气体密度}{气体黏度}$$

Reynold 值低时（< 1000）与层流相关，而值高时（> 1500）可产生湍流。层流通常只发生在细支气管（< 1 mm）的远端，大气道内的气流则可能是湍流。临床应用的气体中，只有氦气的密度 / 黏度比更低，当发生严重湍流时（由上呼吸道梗阻引起的）可以使用。当湍流存在时，氦-氧混合气体不仅减少湍流发生，而且能降低气道阻力。

正常气道阻力约为 0.5 ～ 2 cmH₂O/（L·s），主要是来自中等大小的支气管（第 7 级之前）。大支气管直径大、阻力低，而小支气管阻力低是由于它们总横断面积大。导致气道阻力增加的最重要因素包括：支气管痉挛、分泌物、黏膜水肿，以及容量和气流相关的气道塌陷。

A. 容量相关气道塌陷

在肺容量较低、失去辐射性牵引力时，小气道的阻力增加；气道阻力与肺容量成反比（图 23-9）。使用呼气末正压（positive end-expiratory pressure，PEEP）可使肺容量增加至正常水平，从而降低气道阻力。

B. 气流相关气道塌陷

用力呼气时，正常的气道跨壁压的逆转可引起小气道的萎陷（动力性气道压缩）。由两种因素引起：胸膜腔内正压形成和气道阻力增加所致的胸内气道跨壁压明显下降。后者是由于气流量增大（湍流）和肺容量下降引起。因此，流量-容量曲线的终末部分与呼气力度无关（图 23-10）

气道中发生动力性压缩的部位称为等压点，通常位于没有软骨支撑的 11 ～ 13 级细支气管的远端（见上文）。当肺容量减小时，等压点移向更小气道。肺气肿或哮喘患者易发生动力性气管塌陷。肺气肿时支撑小气道的弹性组织被破坏；而对哮喘患者，支气管收缩和黏膜水肿加重气道塌陷，引起气道跨壁压力梯度的逆转。患者可提前终止呼气或撅起嘴唇增加呼气阻力。提前终止呼气可增加 FRC，使空气滞留形成自

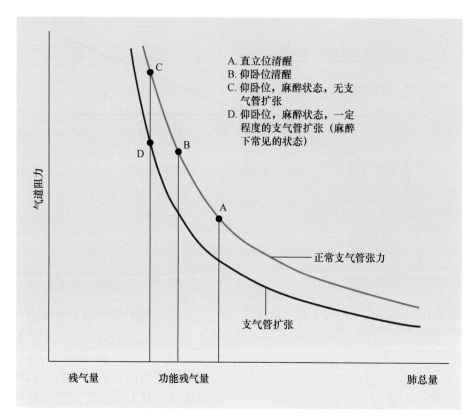

图 23-9　气道阻力和肺容积的关系（Reproduced with permission from Lumb A. Nunn's Applied Respiratory Physiology. 8th ed. St. Louis，MO：Elsevier；2017.）

图中标注：

A. 直立位清醒
B. 仰卧位清醒
C. 仰卧位，麻醉状态，无支气管扩张
D. 仰卧位，麻醉状态，一定程度的支气管扩张（麻醉下常见的状态）

纵轴：气道阻力

横轴：残气量　功能残气量　肺总量

曲线标注：正常支气管张力　支气管扩张

动 PEEP。

C. 用力肺活量

　　测量肺活量要尽量快速用力呼气（图 23-11），提供气道阻力相关的重要信息。第一秒用力呼气量（FEV_1）和用力肺活量（FVC）的比值与气道阻塞的程度成正比。正常情况下 $FEV_1/FVC \geqslant 80\%$。鉴于 FEV_1 和 FVC 都与主动呼气的力量相关，而用力呼气中期流量（$FEF_{25\%\sim75\%}$）与呼气力度无关，可能是评估阻塞程度更可靠的指标。

组织阻力

　　这部分非弹性阻力通常被低估和忽视，但此因素可占到总气道阻力的一半。主要是由于组织黏弹性阻力（摩擦）对气流的影响。

4. 呼吸做功

　　正常情况下呼气过程是完全被动的，吸气相和呼气相做功的均是吸气肌（主要是膈肌）。在通气时必须克服三个因素：胸廓和肺的弹性回缩力、气道内气流的摩擦阻力和组织摩擦阻力。

　　呼吸做功可以表示为容积和压力的乘积。吸气时，需克服气道阻力和肺弹性回缩力，所耗的能量中约 50% 转化为肺弹性回缩势能。呼气时，储存的弹性回缩势能释放用以克服呼气相气道阻力。吸气或呼气阻力增加可通过增强吸气肌力量来补偿。当呼气阻力增加时，通常以增加肺容量来补偿，如反常地在高于 FRC 时开始 V_T。肺容量增多时，储存的弹性回缩势能也越多，可克服增加的呼气阻力做功。呼气阻力过度增加也可激活呼气肌运动。

　　呼吸肌通常只占 2%～3% 的氧耗，但占工作效能的 10%。90% 的做功以热量的形式散发（由于弹性阻力和气流阻力）。病理状态下，膈肌的负荷增加，呼吸肌的效率进行性下降，其收缩可能与呼吸力的增加不协调。此外，通过增加 O_2 的摄取（增强通气）来满足呼吸肌自身消耗的状态。

　　随着潮气量增加，克服弹性回缩力所需做功也增加；而克服气流阻力做功是随着呼吸频率（必要时呼气气流）的增加而增加。面对这种情况，患者尽量通过改变呼吸频率和潮气量来减少呼吸做功（图 23-12）。**顺应性下降的患者更倾向于浅快呼吸，而气流阻力增加的患者倾向于深漫呼吸。**

5. 麻醉对呼吸力学的影响

　　麻醉对呼吸的影响较复杂，与体位和麻醉药物均有关。

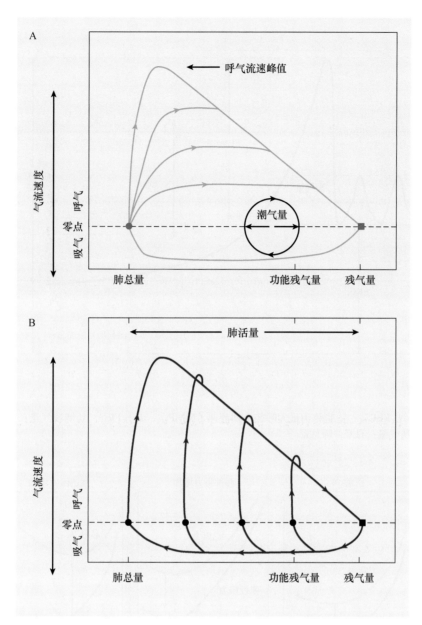

图 23-10　在肺总量时以不同力量用力呼气（A）以及在不同肺容积以最大力量呼气（B）的气流变化。注意，无论初始肺容积或呼气力量多大，呼气末气流速度与呼气力量无关（Reproduced with permission from Lumb A. Nunn's Applied Respiratory Physiology. 8th ed. St. Louis，MO：Elsevier；2017.）

对肺容积和顺应性的影响

6　全身麻醉引起的肺功能改变在诱导后立刻出现。仰卧位使功能残气量降低 0.8 ～ 1.0 L，而全麻诱导使功能残气量进一步下降 0.4 ～ 0.5 L。功能残气量减少的原因是吸气肌张力受损、胸壁弹性改变和膈肌上移所致的肺泡萎陷和压缩性肺不张。其机制可能更加复杂：例如，仰卧位时只有膈肌的相关部位（背侧）移向头侧。另外，还可能与肺血容量增加和胸壁形态变化引起的胸内容物的改变有关（图 23-13）。背侧膈肌位置升高以及胸腔容积自身的改变均使肺容量减小。FRC 的减少与麻醉深度无关，并可能在麻醉后持续数小时或数天。大角度头低脚高位时（＞ 30°），

由于胸内血容量增加，FRC 可进一步减少。相比而言，坐位下麻醉诱导似乎对 FRC 的影响很小。麻醉后的患者肌肉松弛也不会显著改变 FRC。

麻醉对闭合容量的影响不稳定。然而，麻醉后功能残气量和闭合容量通常降低的幅度相当。因此，麻醉状态下引发肺内分流增加的风险与清醒状态相似；老年人、肥胖患者和存在潜在肺疾病的患者风险最大。

对气道阻力的影响

全麻引起的 FRC 的减少会使气道阻力增加。但由于吸入性麻醉药的扩张支气管作用，气道阻力的增加常难以观察到。气道阻力增加更常见于病理因素（舌

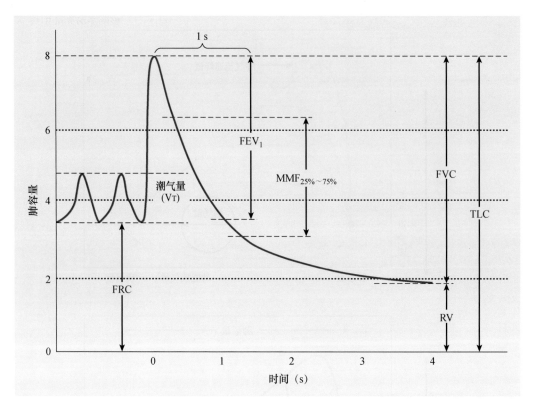

图 23-11　正常用力呼气曲线。$FEF_{25\%\sim75\%}$ 也称为最大呼气中期流速（$MMF_{25\%\sim75\%}$）。FRC，功能残气量；FEV_1，第一秒用力呼气量；FVC，用力肺活量；RV，残气量；TLC，肺总量

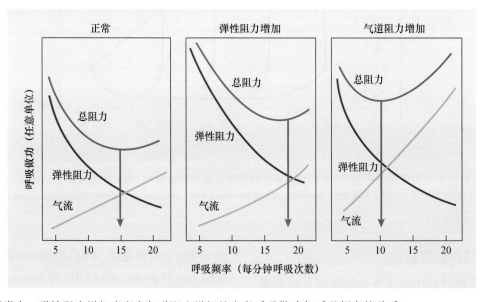

图 23-12　对于正常人、弹性阻力增加患者和气道阻力增加的患者呼吸做功与呼吸频率的关系（Reproduced with permission from Lumb A. Nunn's Applied Respiratory Physiology. 8th ed. St. Louis，MO：Elsevier；2017.）

后坠；喉痉挛；支气管收缩；气道内分泌物、血液或肿瘤）或设备原因（气管插管或连接管过细、活瓣故障，或呼吸回路阻塞）。

对呼吸做功的影响

　　麻醉状态下呼吸做功增加主要由于肺和胸壁顺应性降低，其次是气道阻力增加（见上文）。通常控制性机械通气可避免呼吸做功增加。

对呼吸模式的影响

　　无论选择哪种药物，浅麻醉常引起不规则呼吸和呼吸抑制。加深麻醉后呼吸变的规律。吸入性麻醉药通常可产生浅快呼吸，而氧化亚氮-阿片类药物联合应用可引起深漫呼吸。

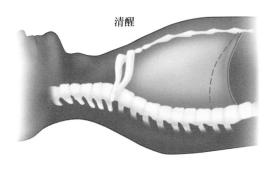

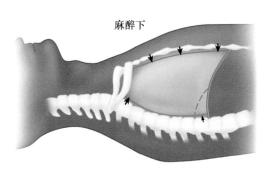

图 23-13　仰卧位麻醉诱导后，腹腔内容物对膈肌施以向头侧的压力。在呼气末，相较清醒状态下，背侧膈肌更凸向头端，腹侧膈肌更靠近尾侧，胸椎更凸向前，胸廓内收，都是继发于运动张力的丧失

通气 / 血流关系

1. 通气

通气常以测量 1 分钟内呼出的总气量来反映（分钟通气量，或 $\dot{V}$）。

$$分钟通气量＝呼吸频率 × 潮气量$$

成人静息时，分钟通气量约为 5 L/min。

不是所有吸入的混合气体都可以到达肺泡，一部分停留在气道中，没有经过肺泡的气体交换而直接呼出体外。V_T 中没有参与肺泡气体交换的部分称为无效腔（V_D）。肺泡通气量（$\dot{V}_A$）是指 1 分钟内实际参与气体交换的气量：

$$\dot{V}_A ＝呼吸频率 ×（V_T － V_D）$$

无效腔实际由非呼吸性气道（**解剖无效腔**）和无血流灌注的肺泡（**肺泡无效腔**）中的气体组成，两者之和称为生理性无效腔。直立位时，大多数成人的无效腔约为 150 ml（约 2 ml/kg），且几乎均为解剖无效腔。个体的体重（磅）与无效腔（毫升）大致相等。无效腔的大小受多种因素的影响（表 23-2）。

由于成人平均潮气量约为 450 ml（6 ml/kg），正

表 23-2　影响无效腔的因素

因素	效应
体位	
直立位	↑
仰卧位	↓
气道位置	
颈部伸展	↑
颈部屈曲	↓
年龄	↑
人工气道	↓
正压通气	↑
抗胆碱药物	↑
肺血流灌注	
肺栓塞	↑
低血压	↑
肺血管疾病	
肺气肿	↑

常 V_D/V_T 为 33%。此比值可以通过 Bohr 公式推出：

$$\frac{V_D}{V_T} = \frac{P_ACO_2 － P_ECO_2}{P_ACO_2}$$

P_ACO_2 是肺泡 CO_2 分压，P_ECO_2 是呼出气 CO_2 分压。当以动脉血 CO_2 分压（$PaCO_2$）粗略估计肺泡中浓度，且呼出气 CO_2 分压是几分钟内测量的平均值，该公式具有重要临床意义。

通气分布

无论何种体位，肺泡通气在肺内是不均匀分布的。右肺比左肺的通气量大（分别为 53% 和 47%），由于重力引起的胸廓内压力梯度（跨肺压）使双肺下部（依赖区域）较上部更易通气。肺组织高度每降低 3 cm，胸腔压力减少约 1 cmH₂O（负值减少）。这些差异使来自不同部位的肺泡对应肺顺应性曲线上的不同点（图 23-14）。由于跨肺压高，上肺部肺泡接近最大程度扩张，相对缺乏顺应性，吸气时扩张的程度很小。相反，依赖性区域的小肺泡拥有较低的跨肺压，顺应性好，吸气时扩张明显。

气道阻力也可引起不同部位肺通气的差异。只有在吸气时间无限长时，终末肺泡容量完全取决于顺应性。实际上，吸气时间必然受限于呼吸频率和呼气时间，吸气时间明显缩短会妨碍肺泡充盈。此外，肺泡充盈与顺应性和气道阻力呈指数关系，因此，即使吸气时间正常，异常的肺顺应性或气道阻力也会阻碍肺泡的充盈。

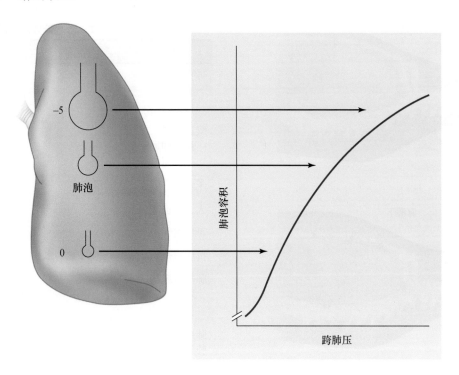

图 23-14   直立位时重力对肺泡顺应性的影响

时间常数

肺扩张可通过公式时间常数（τ）来表示：

$$\tau = 总顺应性 \times 气道阻力$$

局部阻力或顺应性的改变不仅可以干扰肺泡充盈，还可导致吸气时肺泡充盈不同步；一些肺泡尚未充盈的情况下，其他肺泡可能持续地充盈。

正常个体在异常高的自主呼吸频率下可以显示正常肺组织时间常数的变化。浅快呼吸会改变正常的通气分布，优先对上肺部（非依赖区域）进行通气。

2. 肺灌注

大约 5 L/min 的血液流经肺脏，任一时间点只有 70 ～ 100 ml 血液在肺毛细血管内进行气体交换。在肺泡-毛细血管膜上，这些血液形成厚约一个红细胞、面积为 50 ～ 100 m² 的血管床。为保证最佳的气体交换，每条毛细血管灌注多个肺泡。

虽然毛细血管容量相对恒定，总的肺血容量可在 500 ～ 1000 ml 范围内变化。由于开放血管的被动扩张和塌陷肺血管的募集作用，显著的心输出量或血容量增加几乎不引起肺血管压力的改变。每次正常吸气（自主呼吸）和心脏收缩时，肺血容量轻度增加。体位从仰卧到直立位变化时，肺血容量减少（可达 27%）；Trendelenburg 体位则使之增加。体循环血容量的变化也会影响肺血容量：体循环静脉血管收缩使血液从体循环进入肺循环，而血管扩张会引起肺循环血液向体循环重新分布。肺通过这种方式为体循环提供储备。

7 与自主神经系统相比，局部因素对肺血管张力具有更加重要的影响作用。缺氧是刺激肺血管收缩的强大诱因（与其对全身的作用相反）。肺动脉（混合静脉血）和肺泡低氧均引起血管收缩，但后者的作用更强。这种反应可能是缺氧对肺血管的直接作用或者与扩血管性前列腺素相关的白三烯生成增加有关。抑制一氧化氮的产生也起到一定作用。缺氧性肺血管收缩是减少肺内分流并预防低氧血症发生的重要生理机制。高氧对正常人的肺循环几乎没有影响。高碳酸血症和酸中毒有血管收缩作用，低碳酸血症可引起肺血管扩张，而在体循环的作用则相反。

肺血流分布

肺血流的分布也是不均匀的。无论何种体位，肺依赖区域的血流量要多于非依赖区域。这种分布是由于 1 cmH₂O/cm 肺组织高度的重力梯度的作用。正常肺循环的低压力使重力对血流的影响更为显著。另外，体内灌注扫描显示正常个体存在"洋葱样"分层灌注分布，即肺外周的血流减少而肺门处血流增加。

尽管肺组织各部的灌注压不相同，但是肺泡扩张压力相对恒定。这些压力的相互作用把肺组织分为四个区（即 West 分区）（图 23-15）。在 1 区（$P_A > P_a > P_v$），肺泡压（P_A）大于肺动脉压（P_a）和肺静脉压

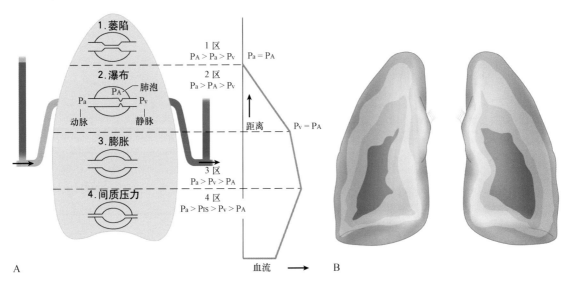

图 23-15　在不同重力水平肺泡压（P_A）、肺动脉压（Pa）、肺静脉压（P_V）及间质压力（Pis）对肺血流分布的影响。A. 直立位下肺血流分布的经典 West 分区。（Modified with permission from West JB. Respiratory Physiology：The Essentials. 6th ed. Philadelphia，PA：Williams and Wilkins；2000.）B. 体内灌注扫描显示，直立位下除重力作用之外，中央至外周的肺血流分布（Reproduced with permission from Lohser J. Evidence based management of one lung ventilation. Anesthesiol Clin. 2008 June；26（2）：241-272.）

（P_V），引起血流受阻和肺泡无效腔的产生。West 1 区在自主呼吸的个体占比很小，但在正压通气时体积增大。在肺依赖区域，由于距心脏的距离减少，Pa 进行性升高。在 2 区（Pa > P_A > P_V），肺动脉压大于肺泡，而肺静脉压低于肺动脉压和肺泡压，血流灌注取决于肺动脉压与肺泡压的差值。大部分的肺组织属于 3 区（Pa > P_V > P_A），肺动脉压和肺静脉压均大于肺泡压，使得血流不受肺泡压力影响。4 区是肺组织依赖性最强的部分，易发生肺不张和间质性肺水肿，其血流取决于肺动脉压和肺间质的压力差。

通气 / 血流比值

❽　正常肺泡通气量（$\dot{V}_A$）约为 4 L/min，肺毛细血管灌注（$\dot{Q}$）约为 5 L/min，总体通气 / 血流比值（$\dot{V}/\dot{Q}$）约为 0.8。单个肺单位（单个肺泡及其毛细血管）的 $\dot{V}/\dot{Q}$ 可从 0（无通气）到无穷大（无血流）；前者即为**肺内分流**，而后者则为**肺泡无效腔通气**。$\dot{V}/\dot{Q}$ 通常范围为 0.3 ～ 3.0，而大部分肺组织的 $\dot{V}/\dot{Q}$ 接近 1.0（图 23-16A）。由于血流灌注增长速率较通气增长速率快，非依赖区域（肺尖部）较依赖区域（肺底部）的 $\dot{V}/\dot{Q}$ 比值高（图 23-16B）。

$\dot{V}/\dot{Q}$ 比值的重要性在于其与肺单位使静脉血再氧合和排除 CO_2 的效能有关。**来自低 $\dot{V}/\dot{Q}$ 区域的肺静脉血氧分压低而二氧化碳分压高，类似于体循环混合静脉血**。流经此区域的血液可使动脉 O_2 分压降低以及动脉 CO_2 分压升高。对动脉 O_2 分压的作用较 CO_2 分压更为显著；实际上，动脉 CO_2 分压降低常见于低

氧血症诱发的反射性肺泡通气增加。因肺终末毛细血管内血液已达最大 O_2 饱和，故在其他 $\dot{V}/\dot{Q}$ 正常区域，并无明显的代偿性 O_2 摄取增加（见下文）。

3. 分流

❾　分流是指从右心流出的脱氧混合静脉血未经肺的氧合而回流至左心的过程（图 23-17）。分流的总效应是降低（稀释）动脉血氧含量；这种分流称为右向左分流。左向右分流（不存在肺淤血时）并不引起低氧血症。

肺内分流常分为**绝对分流**与**相对分流**。绝对分流指解剖分流和肺单位 $\dot{V}/\dot{Q}$ 值为零。相对分流是指 $\dot{V}/\dot{Q}$ 比降低的肺区域。临床上，通过提高吸入氧浓度可在一定程度上改善相对分流所致的低氧血症，但对于绝对分流所致的低氧血症无效。

静脉血掺杂

静脉血掺杂是指混合了肺终末毛细血管血液的混合静脉血的量，这可以解释动脉血与肺终末毛细血管血中氧分压的差异。通常认为肺终末毛细血管血液中的气体浓度与肺泡内气体浓度相同。静脉血掺杂可表示为与总心输出量之间的分数（$\dot{Q}_S/\dot{Q}_T$）。$\dot{Q}_S/\dot{Q}_T$ 的公式可由 O_2 跨越肺血管床遵循的质量守恒定律推导出来：

$$\dot{Q}_T \times CaO_2 = (\dot{Q}_S \times C\overline{v}O_2) + (\dot{Q}_{C'} \times \dot{C}_{C'}O_2)$$

其中，

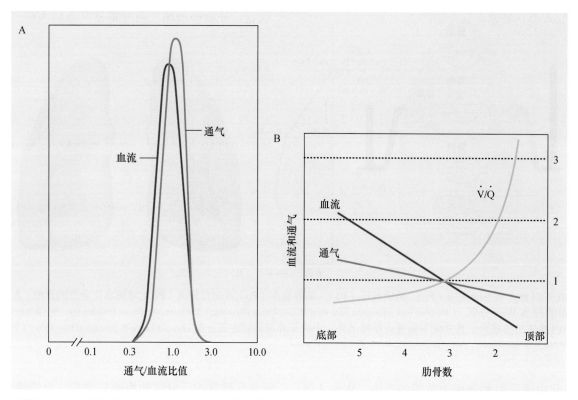

图 23-16　全肺的 V/Q 比值分布（A）及直立位时与肺高度的关系（B）。注意肺依赖区域的血流增长较通气的增加更快（Reproduced with permission from West JB. Ventilation/Blood Flow and Gas Exchange. 3rd ed. Oxford，UK：Blackwell Science Ltd；1977.）

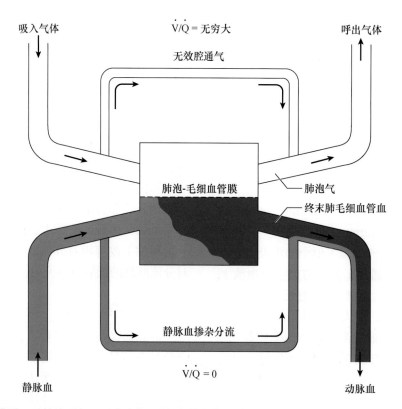

图 23-17　肺换气的三室模型：无效腔通气、正常肺泡-毛细血管气体交换及分流（静脉血掺杂）（Reproduced with permission from Lumb A. Nunn's Applied Respiratory Physiology. 8th ed. St. Louis，MO：Elsevier；2017.）

Q_S ＝流经生理分流区的血流量

Q_T ＝总心输出量

$\dot{Q}_{C'}$ ＝流经正常通气的肺毛细血管血流量

$\dot{Q}_T = \dot{Q}_{C'} + \dot{Q}_S$

$C_{C'}O_2$ ＝理想肺终末毛细血管血液氧含量

CaO_2 ＝动脉血氧含量

$C\bar{V}O_2$ ＝混合静脉血氧含量

简化后的公式为：

$$\dot{Q}_S/\dot{Q}_T = \frac{C_{C'}\,O_2 - CaO_2}{C_{C'}\,O_2 - C\bar{V}O_2}$$

O_2 含量计算公式见下文。

临床上可通过采集混合静脉血和动脉血行血气分析计算 $\dot{Q}_S/\dot{Q}_T$ 值；而前者的采集需要放置肺动脉导管。由肺泡气体可推算肺终末毛细血管血氧分压。当 $FiO_2 \geq 0.21$ 时，可假定肺毛细血管血达到 100% 氧合。

计算静脉血掺杂的前提是：所有的分流均为肺内分流，且是绝对分流（$\dot{V}/\dot{Q} = 0$）。实际上，事实并非如此；尽管这样，这个概念仍具有临床意义。正常 $\dot{Q}_S/\dot{Q}_T$ 主要与远端支气管静脉与肺静脉的交通支、心最小静脉循环及肺部低 $\dot{V}/\dot{Q}$ 区域相关（图 23-18）。正常人群的静脉血掺杂（生理分流）一般小于 5%。

4. 麻醉对气体交换的影响

麻醉过程中气体交换异常的现象普遍存在。它们

包括：无效腔增加、通气不足以及肺内分流增加。$\dot{V}/\dot{Q}$ 比值离散更加显著。肺泡无效腔增加最常见于控制通气，但自主呼吸时也可发生。全身麻醉时，由于相关区域的肺不张和气道萎陷，静脉血掺杂通常会增加 5% ～ 10%。吸入性麻醉药还可抑制**缺氧性肺血管收缩**；吸入性麻醉药的 ED_{50} 约为最低肺泡有效浓度（MAC）的 2 倍。老年患者 $\dot{Q}_S/\dot{Q}_T$ 值增加更大。吸入氧浓度为 30% ～ 40% 时可预防低氧血症，提示麻醉可能增加相对分流。在心输出量稳定的状态下，使用 PEEP 可有效减少全麻引起的静脉血掺杂和预防低氧血症。长时间吸入高浓度 O_2 可能造成肺不张的发生和绝对分流的增加。此种情况下的肺不张被认为是吸收性肺不张，出现在低 $\dot{V}/\dot{Q}$ 通气且吸入氧浓度接近 100% 的区域。血流灌注使 O_2 被转运出肺泡的速度快于进入肺泡的速度，从而导致肺泡的排空与萎陷。

肺泡、动脉与静脉的气体分压

混合气体中，每种气体分压之和为气体总压力，而每种气体分压与其浓度成正比。空气中 O_2 浓度约

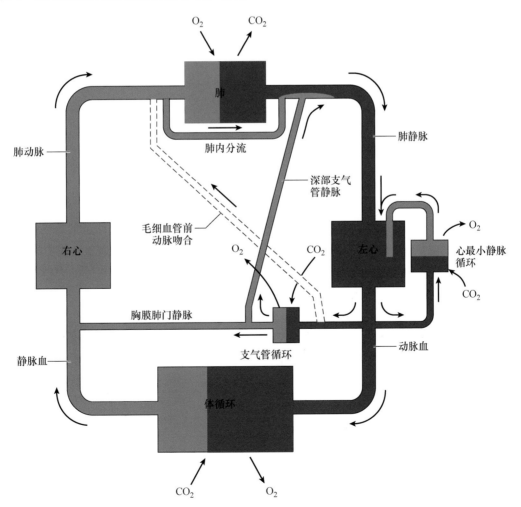

图 23-18　正常静脉血掺杂的组成（Reproduced with permission from Lumb A. Nunn's Applied Respiratory Physiology. 8th ed. St. Louis, MO: Elsevier; 2017.）

为21%；因此，若大气压力为760 mmHg（海平面），则空气中的氧分压（PO_2）通常为 159.6 mmHg：

$$760 \text{ mmHg} \times 0.21 = 159.6 \text{ mmHg}$$

通常此公式可表述如下：

$$PiO_2 = P_B \times FiO_2$$

其中，P_B ＝大气压力，FiO_2 ＝吸入氧浓度。

1. 氧气

肺泡氧分压

每次呼吸时，吸入的混合气体在37℃的上呼吸道被湿化。因此，吸入气中的氧分压（PiO_2）因水蒸气的加入而有所降低。水蒸气压力取决于温度，其在37℃时的压力为 47 mmHg。在湿润的空气中，海平面水平的正常 O_2 分压为 150 mmHg：

$$(760 - 47) \times 0.21 = 150 \text{ mmHg}$$

其计算公式为：

$$PiO_2 = (P_B - P_{H_2O}) \times FiO_2$$

其中，P_{H_2O} ＝体温下的水蒸气压力。

在肺泡内，吸入气体与肺泡内前次呼吸的残余气体混合，O_2 被摄取，CO_2 增加。最终肺泡内氧分压（P_AO_2）取决于所有这些因素并可通过以下公式估算：

$$P_AO_2 = PiO_2 - \frac{PaCO_2}{P_Q}$$

其中，$PaCO_2$ ＝动脉血 CO_2 分压，R_Q ＝呼吸熵。**11** R_Q 并非测量所得。需要注意的是，在吸入室温空气下，$PaCO_2$ 显著增加（＞ 75 mmHg）容易导致缺氧（$PaO_2 < 60$ mmHg），而在吸入高浓度氧气的情况下不会缺氧。

肺终末毛细血管氧分压

为便于临床应用，可将肺终末毛细血管氧分压（$P_{C'}O_2$）视为与 P_AO_2 一致；P_AO_2-$P_{C'}O_2$ 差值通常很小。$P_{C'}O_2$ 取决于 O_2 透过肺泡–毛细血管膜的扩散速度，以及肺毛细血管血液容量和通过时间。巨大的毛细血管表面积和仅为 0.4 ～ 0.5 μm 厚的肺–毛细血管膜极有利于 O_2 的弥散。在氧饱和度达到80%以上时，提高 O_2 与血红蛋白结合力也可增强 O_2 的弥散（见下文）。血液流经毛细血管的时间可由肺毛细血管血容

量除以心输出量（肺血流量）进行估算，即：正常毛细血管血液通过时间 = 70 ml ÷ 5000 ml/min（0.8 s）。通常在 0.3 s 后 $P_{C'}O_2$ 达到最大值，具有较大的安全范围。

12 O_2 与血红蛋白的结合是 O_2 从肺泡气转运至血液过程中主要的限速因素。因此，肺弥散能力不仅反映了肺泡–毛细血管膜的面积和通透性，同时也反映了肺血流量。而且，O_2 摄取一般受限于肺血流量，而不是 O_2 透过肺泡–毛细血管膜的弥散速度；后者在高海拔活动的正常人群以及伴有广泛肺泡–毛细血管膜损害的患者中，可能存在一定意义。

O_2 通过肺泡–毛细血管膜的转运可表示为氧弥散能力（D_LO_2）：

$$D_LO_2 = \frac{氧摄取量}{P_AO_2 - P_{C'}O_2}$$

因 $P_{C'}O_2$ 无法准确测得，故通过测量一氧化碳弥散能力（D_LCO）来评估气体经肺泡–毛细血管膜的弥散。因为一氧化碳与血红蛋白具有极高的亲和力，所以肺毛细血管血中几乎不含一氧化碳，因而在给予低浓度 CO 吸入时，可认为 $P_{C'}CO$ 等于 0。因此，

$$D_LCO = \frac{一氧化碳摄取量}{P_ACO}$$

D_LCO 降低提示气体通过肺泡–毛细血管膜转运障碍。其原因可能是 $\dot{V}/\dot{Q}$ 值异常、肺泡–毛细血管膜广泛受损以及毛细血管血液通过时间过短。氧耗量及心输出量的增加，如体力活动，亦可加重这些异常现象。

动脉血氧分压

PaO_2 不能像 P_AO_2 那样由计算得出，而必须在室内空气下测量。肺泡–动脉氧分压差（A-a 梯度）一般小于 15 mmHg，但可随年龄的增长而增大到 20 ～ 30 mmHg。动脉氧分压可由以下公式进行估算（单位：mmHg）：

$$PaO_2 = 120 - \frac{年龄}{3}$$

PaO_2 变化范围为 60 ～ 100 mmHg。其降低可能是由于与 FRC 相关的闭合容量逐渐增加（见上文）所致。表 23-3 列出了低氧血症（$PaO_2 < 60$ mmHg）的发生机制。

低氧血症最常见的机制为肺泡–动脉血氧分压差增大。A-a 氧分压差取决于右向左的分流量、$\dot{V}/\dot{Q}$ 比值离散以及混合静脉血的氧分压（见下文）。最终取

表 23-3　低氧血症的发生机制

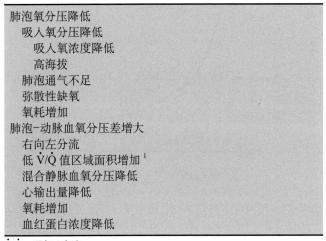

肺泡氧分压降低
吸入氧分压降低
吸入氧浓度降低
高海拔
肺泡通气不足
弥散性缺氧
氧耗增加
肺泡-动脉血氧分压差增大
右向左分流
低 $\dot{V}/\dot{Q}$ 值区域面积增加[1]
混合静脉血氧分压降低
心输出量降低
氧耗增加
血红蛋白浓度降低

$\dot{V}/\dot{Q}$，通气 / 血流

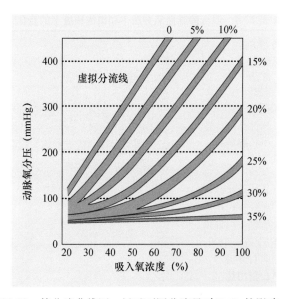

图 23-19　等分流曲线图，显示不同分流量对 PaO_2 的影响。注意提高吸入氧浓度对伴有大量分流的患者无改善效果［Modified with permission from Benatar SR，Hewlett AM，Nunn JF. The use of isoshunt lines for control of oxygen therapy. Br J Anaesth. 1973 July；45（7）：711-718.］

决于心输出量、氧耗量及血红蛋白浓度。

　　A-a 氧分压差与分流量成正比，而与混合静脉血氧分压成反比。只有维持其他变量恒定不变，才能判断每个变量对 P_AO_2（以及 A-a 氧分压差）的影响。图 23-19 显示了不同程度的分流对 PaO_2 的影响。值得注意的是，分流量越大，越难通过增加吸入氧浓度（FiO_2）的方法纠正低氧血症。此外，等分流线在氧浓度为 35% ～ 100% 时最为有用。氧浓度小于 35% 时则需要修改的等分流线方可解释 $\dot{V}/\dot{Q}$ 离散的影响。

　　心输出量对 A-a 氧分压差的影响（图 23-20），不仅在于心输出量对混合静脉血氧分压的继发作用，亦在于心输出量与肺内分流之间呈正相关的关系。由图可见，心输出量降低可增加分流对 PaO_2 的影响。心输出量较正常降低时，可以观察到静脉血掺杂减少，混合静脉血氧分压降低导致肺血管收缩增强。而另一方面，高心输出量可通过提高混合静脉血氧分压而增加静脉血掺杂，进而抑制缺氧性肺血管收缩。

　　氧耗量和血红蛋白浓度可通过其对混合静脉血氧分压的继发作用影响 PaO_2（见下文）。高氧耗率和低血红蛋白浓度可增加 A-a 氧分压差，并可降低 PaO_2。

混合静脉血氧分压

　　正常混合静脉血氧分压（$P\bar{v}O_2$）约为 40 mmHg，反映了氧耗和氧供的总体平衡状态（表 23-4）。真正的混合静脉血样包含由上腔静脉、下腔静脉和心脏回流的血液，需通过肺动脉导管采集。

2. 二氧化碳

　　二氧化碳是线粒体内有氧代谢的产物。所以，从线粒体到细胞质、细胞外液、静脉血到最终消除 CO_2 的肺泡，存在一系列微小的 CO_2 分压梯度。

混合静脉血二氧化碳分压

　　正常混合静脉血二氧化碳分压（$P\bar{v}CO_2$）约为 46 mmHg，是来自不同代谢活性组织的血液混合所致。静脉 CO_2 分压在低代谢活性组织中（如皮肤）相

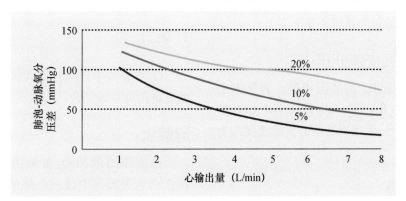

图 23-20　不同分流程度下心输出量对肺泡-动脉氧分压差的影响（$\dot{V}O_2 = 200$ ml/min，$PaO_2 = 180$ mmHg. ）（Reproduced with permission from Lumb A. Nunn's Applied Respiratory Physiology. 8th ed. St. Louis，MO：Elsevier；2017.）

表 23-4 混合静脉血氧分压（和氧饱和度）的变化

$P\bar{v}O_2$ 降低
氧耗增加
发热
寒颤
运动
恶性高热
甲状腺危象
氧供减少
缺氧
心输出量降低
血红蛋白浓度降低
血红蛋白异常
$P\bar{v}O_2$ 升高
左向右分流
高心输出量
组织摄氧量减少
氰化物中毒
氧耗降低
低体温
联合作用机制
脓毒症
采样错误
肺动脉导管夹闭

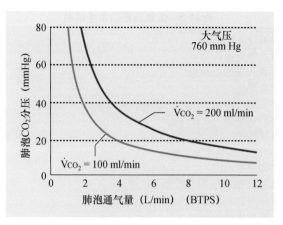

图 23-21 在两种不同 CO_2 产生速率下，肺泡通气对肺泡 CO_2 分压的影响（Reproduced with permission from Lumb A. Nunn's Applied Respiratory Physiology. 8th ed. St. Louis, MO: Elsevier; 2017.）

对较低，而在高代谢活性组织（如心脏）中则较高。

肺泡二氧化碳分压

肺泡二氧化碳分压（$PaCO_2$）一般认为反映了 CO_2 产生总量（$\dot{V}CO_2$）与肺泡通气量（CO_2 消除）之间的平衡：

$$P_ACO_2 = \frac{\dot{V}_{CO_2}}{\dot{V}_A}$$

其中 $\dot{V}_A$ 为肺泡通气量（图 23-21）。在急性低通气或者急性低灌注期间，机体二氧化碳含量增加。临床上，P_ACO_2 与肺泡通气量的变化比其与 CO_2 产生的关系更密切，因为 CO_2 的产生在大多数情况下不会发生剧烈变化。然而，恶性高热可以导致 CO_2 的生成急剧增加，从而击垮体内的缓冲系统（见下文）。

肺终末毛细血管二氧化碳分压

与 O_2 分压章节中所讨论的原因相似，肺终末毛细血管二氧化碳分压（$P_{C'}CO_2$）实际上与 P_ACO_2 相等。另外，CO_2 通过肺泡－毛细血管膜的弥散速度约为 O_2 的 20 倍。

动脉血二氧化碳分压

动脉血二氧化碳分压（$PaCO_2$）易于测量，与 $P_{C'}CO_2$ 或 P_ACO_2 的值相等。$PaCO_2$ 正常值为 38 ± 4 mmHg（5.1 ± 0.5 kPa）；临床上通常以 40 mmHg 作为正常值。

尽管 $\dot{V}/\dot{Q}$ 降低示 $PaCO_2$ 升高，而 $\dot{V}/\dot{Q}$ 升高使 $PaCO_2$ 降低，但只有在出现明显的 $\dot{V}/\dot{Q}$ 比值异常（静脉血掺杂 > 30%）时，动脉-肺泡 CO_2 分压差才会显著增加；即使这种情况分压差也极小（$2\sim3$ mmHg）。而且，该压差稍微增加即可在 $\dot{V}/\dot{Q}$ 相对正常的情况下明显地促进 CO_2 进入肺泡。因为伴随的低氧血症可以反射性增加通气，所以即便是中-重度的 $\dot{V}/\dot{Q}$ 比值失调，亦不会导致 $PaCO_2$ 的显著变化。

呼气末二氧化碳分压

因呼气末气体主要为肺泡气体，而 P_ACO_2 实际上等于 $PaCO_2$，临床上常以呼气末二氧化碳分压（$P_{ET}CO_2$）来评估 $PaCO_2$。正常情况下 P_ACO_2-$P_{ET}CO_2$ 压差小于 5 mmHg，是由于肺泡气体被来自无灌注区域肺泡（肺泡无效腔）中不含 CO_2 的气体稀释所致。

呼吸性气体在血液中的转运

1. 氧气

O_2 在血液中以两种形式转运：溶解于血浆中及与血红蛋白可逆地结合。

溶解氧

血液中溶解的 O_2 量可由 **Henry 法则**计算出来，该法则认为溶剂中任何气体的浓度与其分压成正比。数学表达式如下：

$$气体浓度 = \alpha \times 气体分压$$

其中，α = 某一温度下气体在某种溶剂中的溶解系数。

O_2 在正常体温下的溶解系数为 0.003 ml/(dl·mmHg)。即使 PaO_2 在 100 mmHg 时，相较于与血红蛋白结合的量，溶于血液的 O_2 量也极少（0.3 ml/dl）。

血红蛋白

血红蛋白是由四个亚铁血红素和四个亚基组成的复杂分子。亚铁血红素是铁卟啉化合物，是与 O_2 结合位点中的关键部分；只有 2 价铁离子可与 O_2 结合。正常的血红蛋白分子（血红蛋白 A_1）含有两条 α 链和两条 β 链（亚基）；这四个亚基通过氨基酸残基之间的弱键进行聚合。理论上每克血红蛋白可携运 1.39 ml 的 O_2。

血红蛋白解离曲线

每个血红蛋白分子可携带 4 个 O_2 分子。血红蛋白亚基之间的复杂作用导致其与 O_2 的结合为非线性关系（呈 S 形曲线）（图 23-22）。血红蛋白氧饱和度是指结合的 O_2 量占其可结合的 O_2 总量的百分比。血红蛋白与 4 个 O_2 结合，涉及四个不同的化学反应。前 3 个 O_2 分子与血红蛋白结合后导致其分子构象的改变，并极大地加速了第 4 个 O_2 分子与之结合。当氧饱和度在 25% ~ 100% 之间时，最后一步反应加速了氧气与血红蛋白的结合。当氧饱和度达到 90% 左右，可结合 O_2 的受体数量减少，使解离曲线趋于平坦，直至达到血红蛋白完全饱和。

影响血红蛋白解离曲线的因素

临床上影响 O_2 与血红蛋白结合的主要因素包括：氢离子浓度、CO_2 分压、温度和 2,3- 二磷酸甘油酸（2,3-DPG）的浓度。它们对血红蛋白 -O_2 相互作用的影响可用 P_{50} 进行描述，即：血红蛋白氧饱和度达到 50% 时的氧分压（图 23-23）。每种因素均影响解离曲线，使之右移（P_{50} 升高）或者左移（P_{50} 降低）。氧-血红蛋白解离曲线右移会降低与 O_2 的亲和力，使 O_2 从血红蛋白上解离出来，向组织释放更多 O_2；曲线左移会增加 O_2 与血红蛋白的亲和力，减少释放到组织的 O_2。正常成人的 P_{50} 为 26.6 mmHg（3.4 kPa）。

血液中氢离子浓度的升高可降低 O_2 与血红蛋白的结合（Bohr 效应）。因为**血红蛋白解离曲线**的形状，该效应在静脉血中较动脉血更为重要（见图 23-23）；其最终结果为促进 O_2 向组织的释放，且并不影响 O_2 的摄取（除非存在严重的缺氧）。

CO_2 分压对血红蛋白与 O_2 亲和力的影响具有重要的生理学意义，其机制为 CO_2 分压升高继发引起氢离子浓度升高。静脉毛细血管血液中 CO_2 含量升高，可降低血红蛋白与 O_2 的亲和力，促进向组织释放 O_2；反之，肺毛细血管血中 CO_2 含量低，可增加血红蛋白

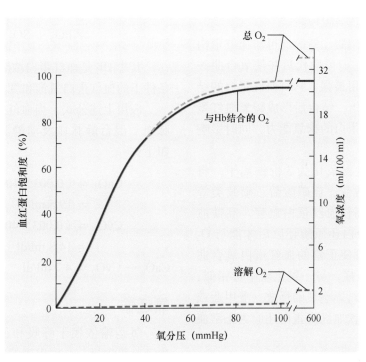

图 23-22　正常成人血红蛋白－氧解离曲线（Modified with permission from West JB. Respiratory Physiology—The Essentials. 6th ed. Philadelphia，PA：Williams & Wilkins；2000.）

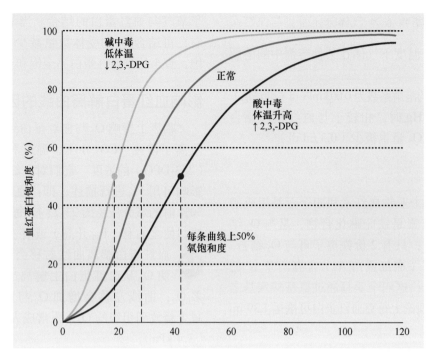

图 23-23   酸碱状态、体温和 2,3-DPG 浓度改变对血红蛋白-氧解离曲线的影响

与 O_2 的亲和力，促进血液从肺泡中摄取 O_2。

2,3-DPG 为糖酵解的副产物，并在无氧代谢过程中逐渐累积。理论上，虽然在无氧代谢条件下它对血红蛋白的作用有益，但其生理学上的意义却极其微小。然而，对慢性贫血患者来说，2,3-DPG 水平可能起到了重要的代偿作用，能够明显影响输注血液的携氧能力。

血红蛋白配体异常及构型异常

一氧化碳、氰化物、硝酸、氨等均可与血红蛋白上的 O_2 结合位点结合。它们可取代氧并使氧合曲线左移。其中一氧化碳的作用最强，它对血红蛋白的结合力是氧气的 200 ～ 300 倍，结合后形成碳氧血红蛋白。一氧化碳可降低血红蛋白的携氧能力，同时影响氧气向组织释放。

当亚铁血红素中的铁被氧化为 3 价铁离子，将形成高铁血红蛋白。硝酸盐、亚硝酸盐、磺胺类等药物很少能导致明显的高铁血红蛋白血症。高铁血红蛋白只有被高铁血红蛋白还原酶还原后才能与 O_2 结合；高铁血红蛋白还可使正常的血红蛋白氧合曲线左移。高铁血红蛋白血症，与一氧化碳中毒相似，在降低血液携氧能力的同时影响氧的释放。亚甲蓝或抗坏血酸等药物可促使高铁血红高蛋白还原为正常血红蛋白。

蛋白亚基构成的变异同样可导致血红蛋白的异常。每种变异均伴有其自身的氧合特点，其中包括胎儿血红蛋白、血红蛋白 A_2，以及镰状血红蛋白。

氧含量

血液中的总氧含量为溶解氧及血红蛋白结合氧的和。实际上，与血红蛋白结合的氧从未达到理论上的最大值，但接近于 1.31 ml/（dl·mmHg）。总氧含量的表达式如下：

$$氧含量 = [0.003 \, ml/（dl·mmHg）] \times PO_2 + SO_2 \times Hb \times 1.31 \, ml/dl$$

其中 Hb 是血红蛋白浓度（g/dl），SO_2 为特定 PO_2 条件下的血红蛋白氧饱和度。

应用上述公式，当血红蛋白含量为 15 g/dl 时，动脉血、混合静脉血及动静脉氧含量的差值可以计算如下：

$$CaO_2 = （0.003 \times 100）+（0.975 \times 15 \times 1.39）$$
$$= 19.5 \, ml/dl$$
$$C\bar{v}O_2 = （0.003 \times 40）+（0.75 \times 15 \times 1.31）$$
$$= 14.8 \, ml/dl$$
$$CaO_2 - C\bar{v}O_2 = 4.7 \, ml/dl$$

氧运输

氧运输依赖于呼吸和循环功能。总氧供（$\dot{D}O_2$）为动脉氧含量与心输出量的乘积：

$$\dot{D}O_2 = CaO_2 \times \dot{Q}_T$$

注意动脉氧含量不仅依赖于 PaO_2，而且与血红蛋白浓度有关。**因此，氧供不足的原因可能是 PaO_2 过低、血红蛋白浓度降低或心输出量不足所致。**正常氧供可被计算如下：

$$氧供 = 20\ ml\ O_2/dl\ 血液 \times 50\ dl\ 血液/min$$
$$= 1000\ ml/min$$

Fick 公式表达了耗氧量、氧含量和心输出量之间的关系：

$$氧耗 = \dot{V}O_2 = \dot{Q}_T \times (CaO_2 - C\bar{v}O_2)$$

重排后的公式为：

$$CaO_2 = \frac{\dot{V}O_2}{\dot{Q}_T} + C\bar{v}O_2$$

因此，动静脉血氧差值是反映体内实际供氧量的良好指标。

如上计算，动静脉血氧含量差值（$CaO_2 - C\bar{v}O_2$）约为 5 ml O_2/dl 血液（20 ml/dl ～ 15 ml/dl）。注意正常的氧摄取分数 [（$CaO_2 - C\bar{v}O_2$）/CaO_2] 为 5 ml÷20 ml，或 25%；因此，机体正常氧耗仅为血红蛋白携氧的25%。当氧需大于氧供时，摄取分数将超过25%。相反，如果氧供大于氧需时，摄取分数将低于25%。

当 $\dot{D}O_2$ 一定程度下降时，由于氧摄取率的增加（混合静脉血氧饱和度降低），$\dot{V}O_2$ 通常保持不变；$\dot{V}O_2$ 不依赖于氧供。当 $\dot{D}O_2$ 进一步降低，到达一个临界点时，$\dot{V}O_2$ 与 $\dot{D}O_2$ 呈正相关。**这种氧供依赖的状态与细胞缺氧导致的进行性乳酸酸中毒相关。**

氧储备

氧储备的概念在麻醉中至关重要。当在正常氧流下突然发生窒息时，储备的氧可被细胞代谢消耗；一旦储备氧耗竭后，随之而来的是缺氧，最终导致细胞死亡。理论上，成人正常的氧储备量为 1500 ml，包括肺内残余氧、与血红蛋白（及肌红蛋白）结合的氧以及体液中溶解的氧。不幸的是，由于血红蛋白与 O_2 的高亲和力（肌红蛋白与氧的亲和力更高），以及数量极其有限的溶解氧，限制了这些储备氧的利用。因此，肺内 FRC（发生窒息时的初始肺容量）中所含的 O_2 成为最重要的 O_2 来源。然而，其中可利用的氧仅有80%。

呼吸空气的患者发生窒息时，其肺内残留的 O_2 约为 480 ml（假设 $FiO_2 = 0.21$，FRC = 2300 ml，氧含量 = $FiO_2 \times$ FRC）。但组织的代谢活动会很快耗竭这些储备氧（假设以 VO_2 的速率）；通常在 90 s 内发生严重的低氧血症。在窒息之前提高吸入氧浓度，可延迟低氧血症发生的时间。采用 100% O_2 通气，则 FRC 含氧 2300 ml，可使低氧血症在窒息后 4 ～ 5 min 出现。这也是麻醉诱导前预充氧的理论基础。

2. 二氧化碳

二氧化碳在血液中以三种形式运输：溶解状态、碳酸氢盐，及以氨甲酰化合物的形式与蛋白结合（表 23-5）。三种形式的 CO_2 之和即为血液中二氧化碳的总量（常通过电解质测量得到结果）。

表 23-5　1 L 全血中二氧化碳的运输形式 [1,2]

形式	血浆	红细胞	结合	比例（%）
混合静脉全血				
溶解的 CO_2	0.76	0.51	1.27	5.5
碳酸氢盐	14.41	5.92	20.33	87.2
氨甲酰 CO_2	忽略不计	1.70	1.70	7.3
总 CO_2	15.17	8.13	23.30	
动脉全血				
溶解的 CO_2	0.66	0.44	1.10	5.1
碳酸氢盐	13.42	5.88	19.30	89.9
氨甲酰 CO_2	忽略不计	1.10	1.10	5.1
总 CO_2	14.08	7.42	21.50	

[1] Data from Nunn JF. Nunn's Applied Physiology. 4th ed. Philadelphia, PA: Butterworth; 2000.
[2] 数值以 mmol 表示，另行标注者除外

溶解的二氧化碳

二氧化碳与氧气相比更易溶于血液，37℃时溶解系数为 0.031 mmol/（L·mmHg），即 0.067 ml/（dl·mmHg）。

碳酸氢盐

在水溶液中，CO_2 缓慢地与水结合，形成碳酸和碳酸氢盐，参考以下反应式：

$$H_2O + CO_2 \leftrightarrow H_2CO_3 \leftrightarrow H^+ + HCO_3^-$$

在血浆中，即使小于 1% 的溶解性 CO_2 也会发生该反应，红细胞和内皮细胞中的碳酸酐酶极大地促进了此反应的发生。因此，碳酸氢盐是血液中 CO_2 最主要的存在形式（见表 23-5）。应用碳酸酐酶抑制剂乙酰唑胺可阻止 CO_2 在组织和肺泡间的转运。

在体循环毛细血管的静脉端，CO_2 进入红细胞并转化为碳酸氢盐，后者可从红细胞弥散至血浆；氯离子则从血浆移至红细胞内，以维持细胞内外的电平衡。在肺毛细血管中则出现相反的现象：氯离子移出红细胞，同时碳酸氢盐再次进入红细胞以转化为 CO_2，最后弥散入肺泡。这个过程称为氯离子交换或 Hamburger 交换。

氨甲酰化合物

二氧化碳可与蛋白质表面的氨基发生如下反应：

$$R - NH_2 + CO_2 \rightarrow RNH - CO_2^- + H^+$$

在生理 pH 状态下，仅有少量 CO_2 以此形式转运，且主要以氨甲酰血红蛋白的形式存在。去氧合的血红蛋白（脱氧血红蛋白）与 CO_2 的亲和力强于氧合血红蛋白（3.5 倍）。所以，静脉血较动脉血携带了更多的 CO_2（Haldane 效应；见表 23-5）。正常情况下，PCO_2 对以氨甲酰血红蛋白形式携运 CO_2 的影响轻微。

血红蛋白对二氧化碳转运的缓冲作用

血红蛋白的缓冲作用亦在一定程度上解释了 Haldane 效应。在生理 pH 条件下，血红蛋白由于富含组氨酸，故可作为缓冲剂。此外，血红蛋白的酸碱程度受其氧合状态的影响：

$$H^+ + HbO_2 \rightarrow HbH^+ + O_2$$

在组织毛细血管中，O_2 从血红蛋白解离使血红蛋白分子表现出偏碱的特性；通过与氢离子结合，血红蛋白使 CO_2-碳酸氢盐的平衡趋于生成更多的碳酸氢盐：

$$CO_2 + H_2O + HbO_2 \rightarrow HbH^+ + HCO_3^- + O_2$$

作为直接作用的结果，脱氧血红蛋白亦可增加静脉血中以碳酸氢盐形式携带的 CO_2 的含量。由于 CO_2 从组织中释放出来并转化为碳酸氢盐，血液中总 CO_2 含量增加（见表 23-5）。

在肺内，情况正好相反。氧合血红蛋白表现为酸性，释放出氢离子并使平衡移向生成更多 CO_2：

$$O_2 + HCO_3^- + HbH^+ \rightarrow H_2O + CO_2 + HbO_2$$

随着 CO_2 的生成并排出体外，碳酸氢盐的浓度降低，使肺血中 CO_2 的总量降低。注意，全血（见表 23-5）和血浆（表 23-6）中的 CO_2 含量（每升的浓度）存在差异。

二氧化碳解离曲线

以血液总 CO_2 含量对 PCO_2 作图可绘出 CO_2 解离曲线。通过这种方法亦可量化每种 CO_2 存在形式的比例（图 23-24）。

二氧化碳储备

二氧化碳在体内的储备量巨大（成人约为 120 L），且主要以溶解状态的 CO_2 和碳酸氢盐的形式存在。当 CO_2 的产生和消除失衡时，建立新的平衡需要 20 ～ 30 min（而 O_2 少于 4 ～ 5 min；见上文）。二氧化碳分别储存于快速、中速和慢速平衡室中。由于中、慢速平衡室的容量较大，在迅速改变通气后，动脉血 CO_2 分压的升高速度通常慢于其降低的速度。

呼吸的调控

自主呼吸是脑干呼吸中枢节律性神经活动的结果。这种神经活动控制着呼吸肌的运动，以维持机体正常的 O_2 和 CO_2 分压。基本的神经活动还受到来自大脑其他区域、意志和自主神经系统以及不同中枢和外周受体（感受器）传入信息的调节。

表 23-6　血浆中 CO_2 的含量（mmol/L）[1, 2]

	动脉血	静脉血
溶解的 CO_2	1.2	1.4
碳酸氢盐	24.4	26.2
氨甲酰 CO_2	忽略不计	忽略不计
总 CO_2	25.6	27.6

[1] Data from Nunn JF. Nunn's Applied Physiology. 4th ed. Philadelphia, PA: Butterworth；2000.
[2] 数值以 mmol 表示，另行标注者除外

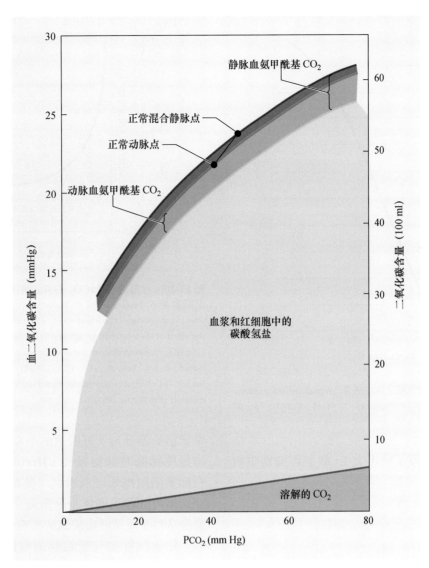

图 23-24　全血 CO_2 解离曲线（Reproduced with permission from Lumb A. Nunn's Applied Respiratory Physiology. 8th ed. St. Louis，MO：Elsevier；2017.）

1. 中枢性呼吸中枢

基础的呼吸节律产生于延髓。通常认为有两个延髓神经元核团与呼吸有关：背侧呼吸核团，主要在吸气时兴奋；以及腹侧呼吸核团，在吸气和呼气时均兴奋。

延髓背侧呼吸核团（吸气中枢）的活动受到两个脑桥区的影响。下脑桥中枢（长吸式呼吸中枢）使之兴奋，而上脑桥中枢（调节中枢）则使之抑制。脑桥中枢主要负责调节呼吸的频率和节律。

2. 中枢感受器

最重要的感受器是感受氢离子浓度变化的化学感受器。中枢化学感受器位于延髓的前外侧表面，感受脑脊液（CSF）中氢离子 [H^+] 浓度的变化。这种机制可以有效地调控 $PaCO_2$，因为血脑屏障允许溶解的 CO_2 通过，而碳酸氢根离子却无法通过。

CSF 可反映出 $PaCO_2$ 而非动脉血 [HCO_3^-] 的急性改变，而 CO_2 的改变必然导致 [H^+] 的变化：

$$CO_2 + H_2O \longleftrightarrow H^+ + HCO_3^-$$

经过数天的时间，CSF [HCO_3^-] 可以代偿性适应动脉血 [HCO_3^-] 的任何改变。

$PaCO_2$ 的升高可提高 CSF 中氢离子浓度并兴奋化学感受器，继发地刺激延髓呼吸中枢，使肺泡通气量增加（图 23-25），并使 $PaCO_2$ 恢复正常。反之，继发于 $PaCO_2$ 降低的 CSF 中氢离子浓度下降则使肺泡通气量减少并升高 $PaCO_2$。值得注意的是，$PaCO_2$ 与分钟通气量之间呈近似线性的关系，但是过高的动脉血 $PaCO_2$ 可抑制通气反应（CO_2 麻醉）。通气量为 0 的 $PaCO_2$（x 截距）被称为**呼吸暂停阈值**。在麻醉状态下，当 $PaCO_2$ 降至呼吸暂停阈值以下时，自主呼吸功能常丧失。（清醒状态下，大脑皮质的作用可防止呼吸暂停的发生，所以正常情况下呼吸暂停阈值并不常见。）

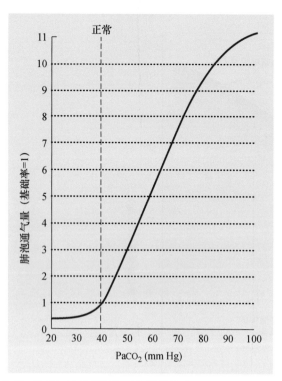

图 23-25　$PaCO_2$ 和分钟通气量之间的关系（Reproduced with permission from Guyton AC. Textbook of Medical Physiology. 7th ed. Philadelphia，PA：WB Saunders；1986.）

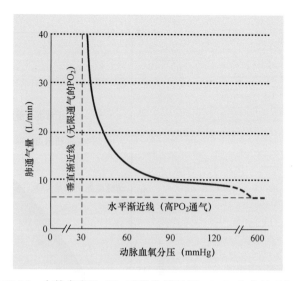

图 23-26　在静息和 $PaCO_2$ 正常的情况下，PaO_2 和分钟通气量之间的关系［Data from Weil JV，Byrne-Quinn E，Sodal IE，et al. Hypoxic ventilatory drive in normal man. J Clin Invest. 1970；49：1061-1072；Dripps RD，Comroe JH. The effect of the inhalation of high and low oxygen concentration on respiration，pulse rate，ballistocardiogram and arterial oxygen saturation（oximeter）of normal individuals. Am J Physiol. 1947；149：277-291；Cormac RS，Cunningham DJC，Gee JBL. The effect of carbon dioxide on the respiratory response to want of oxygen in man. Q J Exp Physiol. 1957；42：303-316.］

与外周化学感受器相反（见下文），缺氧可抑制中枢化学感受器的活动。

3. 外周感受器

外周化学感受器

　　外周化学感受器包括**颈动脉体**（位于颈总动脉分叉处）和**主动脉体**（位于主动脉弓周围）。颈动脉体是人类最主要的外周化学感受器，对 PaO_2、$PaCO_2$、pH 以及动脉灌注压的变化敏感。它们通过舌咽神经与中枢性呼吸中枢相互作用，从而在 PaO_2、动脉灌注压降低或［H^+］和 $PaCO_2$ 升高时反射性引起肺泡通气量增加。外周化学感受器亦接受氰化物、多沙普仑和大剂量尼古丁的刺激。与主要对 $PaCO_2$（更具体地说是［H^+］）变化发生反应的中枢化学感受器不同，颈动脉体对 PaO_2 的变化最为敏感（图 23-26）。值得一提的是在 PaO_2 降至 50 mmHg 之前，感受器的兴奋性不会明显增加。颈动脉体的细胞（球细胞）主要为多巴胺能神经元。抗多巴胺能药物（如吩噻嗪类）、大多数全麻药和双侧颈动脉手术均可阻断低氧血症引起的外周性通气反应。

肺内感受器

　　由肺内感受器发放的冲动经迷走神经传入中枢。

牵张感受器分布于呼吸道的平滑肌；它们主要负责当肺过度膨胀时抑制吸气（**Hering-Breuer 牵张反射**），在肺萎陷时缩短呼气时间（**萎陷反射**）。牵张感受器在人体内的作用通常十分微弱。实际上，双侧迷走神经阻滞对于正常呼吸模式的影响甚微。

　　位于气管支气管黏膜的刺激性感受器对有毒气体、烟、尘和寒冷气体较为敏感；兴奋后可引起呼吸频率反射性增加、支气管收缩和咳嗽。毛细血管旁（J）感受器位于肺泡壁内的间质中；这些感受器受间质容积的增加和组织损伤释放的各种化学介质的影响，可诱发呼吸困难。

其他感受器

　　这些感受器包括位于呼吸肌和胸壁的各种肌肉和关节感受器。从这些感受器发出的冲动在运动时，以及伴有肺或胸廓顺应性降低的疾病状态下可能起到十分重要的作用。

4. 麻醉对呼吸调控的影响

　　大多数全身麻醉药对呼吸最重要的影响是导致通气不足。其机制可能是双方面的：中枢化学感受器受到抑制和肋间外肌的活动受抑制所致。通气不足的程度通常与麻醉深度成正比。随着麻醉深度的增加，$PaCO_2$/分钟通气量曲线的斜率减小，呼吸

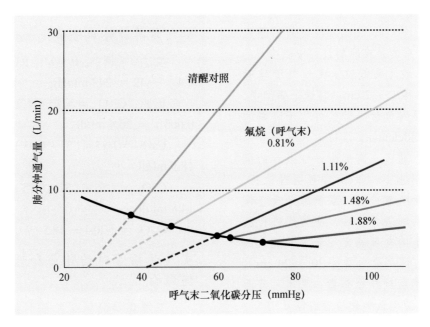

图 23-27 吸入性麻醉药（氟烷）对 $P_{ET}CO_2$- 通气反应曲线的影响（见正文）[Data from Munson ES，Larson CP，Babad AA，et al. The effects of halothane，fluroxene and cyclopropane on ventilation：A comparative study in man. Anesthesiology. 1966 Nov-Dec；27（6）：716-728.]

暂停阈值增加（图 23-27）。手术刺激至少可在一定程度上逆转这种效应。

与中枢对 CO_2 所产生的反应相比较，外周感受器对麻醉引起的低氧血症更为敏感，而大多数吸入麻醉药（包括氧化亚氮）和许多静脉麻醉药在亚麻醉剂量即可消除外周感受器对低氧血症的反应。

肺的非呼吸功能

过滤和储存功能

A. 过滤

肺毛细血管在循环中独特的连续性排列结构使其可作为血液中碎片的过滤器。肺内高浓度的肝素和纤溶酶原激活物使裹入的纤维碎片降解。虽然肺毛细血管的平均直径为 7 μm，但仍发现有更大的颗粒流入左心。

B. 储存功能

肺循环作为体循环储备器的作用已在前文中阐述。

代谢功能

肺是十分活跃的器官。除了合成表面活性物质以外，肺泡细胞还承担着大部分肝外混合功能氧化。感染可诱发肺内的中性粒细胞和巨噬细胞产生氧自由基。肺的血管内皮细胞可产生各种血管活性物质，包括去甲肾上腺素、血清素、缓激肽以及多种前列腺素

和白三烯。组胺和肾上腺素一般不在肺内代谢；但事实上，肺是过敏反应中组胺合成和释放的主要部位。

肺还可将血管紧张素 I 转化为具有生理活性的血管紧张素 II。参与此反应的酶是结合在肺内皮细胞表面的血管紧张素转换酶。

病例讨论

全身麻醉下单肺呼吸音消失

一位 67 岁男性肿瘤患者拟在麻醉下接受腹腔镜部分结肠切除术。既往曾有陈旧性前壁心肌梗死和心力衰竭的病史，以依那普利、卡维地洛、呋塞米和螺内酯治疗。手术前放置动脉导管和中心静脉导管以实施术中监测。在平稳的麻醉诱导及无创气管内插管后，以 40% 氧、七氟烷和维库溴铵维持麻醉。手术开始三十分钟后，术者要求使患者处于 Trendelenburg 体位以便于暴露术野。这时，先前 99% 的脉搏氧饱和度突然下降并保持在 93%。脉搏氧饱和度的信号强度和波形未发生改变。听诊发现左肺呼吸音消失。

最可能的发生原因是什么？

全身麻醉时，单侧肺呼吸音消失最常见的原因是气管导管不慎置入或移位至一侧主支气管。其结果是仅有一侧肺通气。其他一些原因（如气

胸、巨大的黏液栓、肺叶不张或未经诊断的肺大泡）较难诊断，但所幸的是在麻醉过程中较少见。

Trendelenburg 体位（头低位）常使气管导管的前端向隆嵴方向前移 1 ～ 2 cm。在这个病例中，很明显在患者仰卧位时气管导管恰好位于隆嵴的上方，当转换为 Trendelenburg 体位时气管导管则移入右侧主支气管。通过在胸部听诊呼吸音的同时将气管导管向外退出 1 ～ 2 cm 即可明确诊断。当气管导管前端退至气管内时，双侧肺呼吸音恢复对称。在初始插入气管导管后，应常规进行胸部听诊，根据导管上的刻度确定气管导管插入的深度（成人门齿对应的刻度通常为 20 ～ 24 cm），以及在胸骨上切迹感触到导管套囊。采用可弯曲纤维支气管镜亦可迅速确认气管导管的位置。

气管导管进入两侧主支气管的概率是否相同？

在大多数气管导管不慎插入支气管的病例中，导管均是插入了右侧支气管。因为右侧支气管自气管分叉的角度小于左侧支气管。

为什么血氧饱和度会降低？

未通气的一侧肺由于仍然接受血流灌注，导致了大量的肺内分流。静脉血掺杂增加使 PaO_2 和血氧饱和度降低。

氧饱和度为 93% 能排除支气管插管的可能性吗？

不能。如果双肺的血流灌注相等，则理论上静脉血掺杂应增加至 50%，导致严重的低氧血症和极低的血氧饱和度。所幸的是，缺氧性肺血管收缩是一种强大的代偿反应，可减少低通气肺的血流灌注并降低预期的静脉血掺杂。实际上，如果患者先吸入高浓度氧气（50% ～ 100%），由于正常血红蛋白氧合曲线的特性，动脉血氧分压的降低则不会被脉搏氧测定仪监测到。例如，在吸入 50% O_2 的患者实施支气管插管，其 P_AO_2 从 250 mmHg 降至 95 mmHg；脉搏氧饱和度的改变则很难被察觉（从 99% ～ 100% 降至 97% ～ 98%）。

动脉血和混合静脉血气体分压如下：

PaO_2 = 69 mmHg；$PaCO_2$ = 42 mmHg；SaO_2 = 93%；$P\bar{v}O_2$ = 40 mmHg；$S\bar{v}O_2$ = 75%；血红蛋白浓度为 15 g/dl。

如何计算静脉血掺杂？

在这个病例中，$P_{C'}O_2 = P_AO_2 = [(760 - 47) \times 0.4] - 42 = 243$ mmHg。

因此，$C_{C'}O_2 = (15 \times 1.31 \times 1.0) + (243 \times 0.003) = 20.4$ ml/dl。

$CaO_2 = (15 \times 1.31 \times 0.93) + (69 \times 0.003) = 18.5$ ml/dl

$C\bar{v}O_2 = (15 \times 1.31 \times 0.75) + (40 \times 0.003) = 14.8$ ml/dl

$\dot{Q}_S/\dot{Q}_T = (20.4 - 18.5)/(20.4 - 14.8) = 34\%$

支气管插管对动脉血和呼气末 CO_2 分压有何影响？

只要保持分钟通气量不变，则 $PaCO_2$ 通常没有明显改变（见"单肺通气"，第 25 章）。在临床上，$PaCO_2$-$P_{ET}CO_2$ 压差通常较大，可能因为增加了肺泡无效腔（通气侧肺的过度膨胀）。所以，$P_{ET}CO_2$ 可降低或保持不变。

（安欣璨　段庆芳　译　阚敏慧　肖玮　校　王天龙　审）

推荐阅读

Baumgardner JE, Hedenstierna G. Ventilation/perfusion distributions revisited. *Curr Opin Anaesthesiol.* 2016;29:2.

Campos J. Update on tracheobronchial anatomy and flexible fiberoptic bronchoscopy in thoracic anesthesia. *Curr Opin Anaesthesiol.* 2009;22:4.

Hedenstierna G, Edmark L. Effects of anesthesia on the respiratory system. *Best Pract Res Clin Anaesthesiol.* 2015;29:273.

Levitsky MG. *Pulmonary Physiology.* 8th ed. New York, NY: McGraw-Hill Education; 2013.

Lohser J. Evidence based management of one lung ventilation. *Anesthesiol Clin.* 2008;26:241.

Lumb AB, Slinger P. Hypoxic pulmonary vasoconstriction: Physiology and anesthetic implications. *Anesthesiology.* 2015;122:932.

Minnich D, Mathisen D. Anatomy of the trachea, carina, and bronchi. *Thorac Surg Clin.* 2007;17:571.

Warner DO. Diaphragm function during anesthesia: Still crazy after all these years. *Anesthesiology.* 2002;97:295.

第 24 章　呼吸系统疾病患者的麻醉

要　点

❶ 对于哮喘急性发作的患者，正常或增高的 $PaCO_2$ 提示患者将无法维持呼吸，并预示即将出现呼吸衰竭。奇脉和右心室劳损的心电图改变（ST 段改变、电轴右偏以及右束支传导阻滞）预示着严重的气道阻塞。

❷ 对行急诊手术的哮喘患者，若存在支气管痉挛表现，则需积极处理。吸氧、β_2 受体激动剂雾化吸入和静脉使用糖皮质激素通常可在数小时内有效改善肺功能。

❸ 术中支气管痉挛发作通常表现为喘鸣音、气道峰压增高（平台压可不改变）、呼气相潮气量减少或者呼气末二氧化碳监测波形的缓慢上升。

❹ 其他诱发支气管痉挛的因素包括：气管导管阻塞（导管打折、分泌物或气囊过度充气）；气管插管进入支气管；过度用力呼气；肺水肿、肺栓塞以及气胸。

❺ 慢性阻塞性肺疾病（COPD）目前被定义为一种呼吸气流受限且不完全可逆的疾病状态。该疾病的慢性气流受限由小气道和大气道病变（慢性支气管炎和细支气管炎）及肺实质破坏（肺气肿）共同导致，其临床表现可因不同患者其上述两种病因所占比重的不同而不同。

❻ 戒烟被证实是延缓患者肺功能减退的一项长期干预措施。

❼ 对于 COPD 患者，实施以纠正低氧血症、缓解支气管痉挛、减少和引流分泌物和治疗感染为目标的术前准备，可以降低术后肺部并发症的发生率。若患者术前肺功能检查值低于预期值的 50%，术后并发症发生风险非常高。

❽ 限制性肺疾病的特征是肺顺应性下降。肺容量下降，呼气流速正常。因此，第一秒用力呼气量（FEV_1）和用力肺活量（FVC）均降低，但 FEV_1/FVC 正常。

❾ 术中肺栓塞通常表现为突发的循环衰竭、低氧血症及支气管痉挛。呼气末二氧化碳浓度的降低也提示肺栓塞，但特异性不高。

　　患者合并的肺部疾病对麻醉及术后呼吸功能的影响是可以预测的：术前肺部损害越严重，术中呼吸功能的改变就越显著，术后肺部并发症的发生率也越高。术前未能识别高危患者将导致这些患者无法得到恰当的围术期治疗。本章将概述手术患者的肺部风险，并阐述合并常见肺部疾病患者的麻醉策略。

肺部危险因素

　　表 24-1 列举了患者出现术后肺部并发症的一些危险因素。术后常见的并发症包括肺不张、肺炎、肺栓塞和呼吸衰竭，但发生概率在不同人群和不同手术间存在较大变化（6% ～ 60%）。在大部分手术中，术后肺部并发症的发生率变化于 2% ～ 5.6%。术后并发症的两个最强的预警因素是手术部位和呼吸困难病史，其中呼吸困难病史与术前存在的肺部疾病的严重程度相关。

　　吸烟与呼吸系统疾病的相关性已相当明确；最大呼气中期流速（MMEF）异常在 COPD 症状出现前就已经表现出来。大多数吸烟患者术前未进行肺功能检查（PFTs），因此，最好假设这类患者存在一定程度的肺功能受损。即使是其他无合并症患者，随着年龄的增加，其肺部疾病的发生率和闭合气量也会逐渐增加。虽然肥胖本身不会增加术后肺部并发症发生率，但是阻塞性睡眠呼吸暂停却会增加围术期不良转归。

　　胸部和上腹部手术对肺功能有显著影响。膈肌附近的手术常常导致膈肌功能障碍和限制性的通气不足（见下文）。上腹部手术（> 30%）显著降低功能残气量（FRC）。这种影响在术后第一天最为显著，且一般持续 7 ～ 10 天。疼痛（或外部固定）所致的浅快呼

表 24-1 术后肺部并发症的危险因素 [1]

患者相关因素 [2]	手术相关因素 [2]
具有较强的证据支持	
老年主动脉瘤	修补手术
ASA[3] Ⅱ级或以上	胸科手术
充血性心力衰竭	腹部手术
生活不能自理	上腹部手术
慢性阻塞性肺疾病（COPD）	神经外科手术
	长时间手术
	头颈部手术
	急诊手术
	血管手术
	采用全身麻醉
具有一定证据支持	
体重下降	围术期输血
感觉障碍	
吸烟	
饮酒	
胸部体检异常	
充分证据支持不是危险因素	
控制良好的哮喘	髋关节手术
肥胖	泌尿生殖道／妇科手术
数据不足	
阻塞性睡眠呼吸暂停 [4]	食管手术
活动耐量差	

[1] Data from Smetana GW, Lawrence VA, Cornell JE, et al. Preoperative pulmonary risk stratification for noncardiothoracic surgery: Systematic review for the American College of Physicians. Ann Intern Med. 2006 Apr 18; 144（8）: 581-595.

[2] 在下面每一个分类里，危险因素根据证据的强弱排序，即第一个因素具有最强的证据。

[3] ASA，美国麻醉医师协会。

[4] 后续研究提示这是一个可能的危险因素

吸及无效咳嗽，以及叹气样呼吸次数减少、呼吸道黏膜纤毛清除功能受损，导致了微小肺不张以及肺容量的丧失。继而产生的通气／血流比例失调（分流），导致出现低氧血症。麻醉药物残留作用、平卧位、阿片类药物镇静、腹胀以及包扎的限制，也加重了低氧血症。采用区域麻醉缓解疼痛，可以减少但不能完全逆转上述情况。持续的微小肺不张和分泌物的滞留则容易导致术后肺炎的发生。

虽然全身麻醉对肺功能不良影响已被报道，但区域麻醉和全身麻醉哪种更适合肺功能受损的手术患者，目前仍无定论。快速外科康复方案常规联合应用区域阻滞，以提供多模式镇痛、减少术后镇痛的阿片类药物用量。

当既往合并呼吸困难病史、却未进行诊治的患者出现呼吸困难时，其鉴别诊断范围大，既包括原发的肺部疾病，也包括心脏疾患。图 24-1 总结了这类患者的诊断评估策略。

阻塞性肺部疾病

阻塞性肺疾病和限制性肺疾病是肺功能检查中最常出现的两种异常情况。目前最常见的是阻塞性肺疾病，包括哮喘、肺气肿、慢性支气管炎、肺囊性纤维化、支气管扩张以及细支气管炎。这些疾病最根本的特征就是气流受阻。而在这些疾病早期，MMEF < 70%［用力呼气流量（$FEF_{25\%\sim75\%}$）］通常是唯一的异常表现。在成年男性和女性中，$FEF_{25\%\sim75\%}$ 正常值分别为大于 2.0 L/s 和 1.6 L/s。随着疾病进展，第一秒用力呼气量（FEV_1）以及 FEV_1/FVC（用力肺活量）比值都小于预期值的 70%。

气道阻力增加和空气潴留增加了呼吸做功；通气／血流比例（$\dot{V}/\dot{Q}$）失调则导致了肺换气功能受损。呼气阻力显著增加导致了空气潴留，以及残气量和肺总量（TLC）的增加。喘鸣是一种常见的体征，是气道内气流出现湍流的表现。轻度气道阻塞起初仅表现为呼气时间延长，而不出现喘鸣。随着阻塞加重，常常先出现呼气相喘鸣，进而表现为呼气相、吸气相喘鸣同时存在。重度气道阻塞时，喘鸣可因气流几乎停止而消失。

哮喘

术前注意事项

哮喘是一种常见疾病，人群发病率在 5% ～ 7% 之间。其主要特点是气道（细支气管）炎症以及各种刺激的气道高反应性。临床上，哮喘表现为间断发作的呼吸困难、咳嗽、喘鸣症状。哮喘时气道梗阻是由气道平滑肌收缩、水肿以及分泌物增加导致的，一般是可逆的。通常，这种气道梗阻由一系列经空气传播的物质诱发，包括花粉、动物毛屑、粉尘、污染物和各种化学物质。部分患者可因口服阿司匹林、非甾体类抗炎药、亚硫酸盐以及其他化合物而出现支气管痉挛。此外，运动、冷空气、情绪激动和病毒感染也能引起部分患者支气管痉挛。哮喘可分为急性和慢性两类。慢性哮喘进一步可分为间歇发作（轻度）以及轻度、中度和重度持续状态。

过去有**外源性**（过敏性）哮喘（发作与环境暴露有关）和**内源性**（特异质）哮喘（发作无诱因）的说法，但这种分法存在不足，因为很多患者同时存在上述两类哮喘的表现。此外，哮喘合并慢性支气管炎（见下文）的患者也很常见。

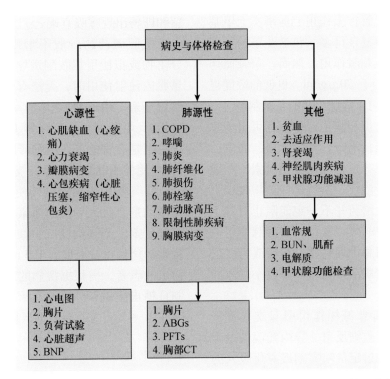

图 24-1　呼吸困难的评估。ABGs，动脉血气；BNP，脑钠肽；BUN，血清尿素氮；COPD，慢性阻塞性肺疾病；CT，计算机断层扫描；PFTs，肺功能检查〔Reproduced with permission from Sweitzer BJ，Smetana GW. Identification and evaluation of the patient with lung disease. Anesthesiol Clin. 2009 Dec；27（4）：673-686.〕

A. 病理生理学

哮喘的病理生理学改变包括气道内多种化学物质的局部释放和可能合并的副交感系统张力过高。吸入性物质可以通过特异或非特异性的免疫机制导致支气管肥大细胞脱颗粒并诱发支气管痉挛。在经典过敏性哮喘中，抗原通过与肥大细胞表面的免疫球蛋白 E（IgE）结合导致细胞脱颗粒。而后释放组胺，缓激肽，白三烯 C、D 和 E，血小板活化因子，前列环素（PG）E_2、$PGF_2\alpha$ 和 D_2，以及中性粒、嗜酸性粒细胞化学趋化因子等，最终导致支气管痉挛。副交感神经系统在维持支气管正常张力中起着重要作用。这种张力在绝大多数人中存在着昼夜节律，其气道阻力峰值出现在清晨（大约早上 6:00）。**支气管壁内的迷走神经传入神经对组胺和多种伤害性刺激敏感，后者包括寒冷的空气、吸入性刺激物以及气管内装置（例如：气管插管）。** 反射性的迷走神经兴奋时，平滑肌细胞内环磷酸鸟苷（cGMP）增加导致支气管痉挛。

哮喘发作时，支气管收缩、黏膜水肿以及分泌物导致各级下呼吸道内气流阻力增加。当哮喘缓解时，大气道（主支气管和叶、段、亚段支气管）的气道阻力先恢复正常，而后才是外周气道。因此，开始时呼气流速在整个用力呼气阶段均减慢；随着哮喘的缓解，呼气流速仅在低肺容量时减慢，而 TLC、残气量（RV）和 FRC 均增加。在急性危重患者中，RV 和

FRC 经常增加分别超过 400% 和 100%。长时间或严重的哮喘发作会显著增加呼吸做功，引起呼吸肌疲劳。低（$\dot{V}/\dot{Q}$）比的肺泡单位增加，最终导致低氧血症。呼吸增快易导致典型的低碳酸血症。正常或增高的 $PaCO_2$ 提示患者无法维持呼吸功能，并预示即将出现呼吸衰竭。奇脉和右心室劳损的心电图改变（ST 段改变、电轴右偏以及右束支传导阻滞）预示着严重的气道阻塞。

B. 治疗

治疗哮喘的药物包括 β 肾上腺受体激动剂、甲基黄嘌呤、糖皮质激素、抗胆碱药、白三烯拮抗剂和肥大细胞稳定剂。色甘酸钠和奈多罗米虽然没有扩张支气管作用，但能够阻止肥大细胞脱颗粒，因而能有效预防支气管痉挛。

拟交感药物（例如：沙丁胺醇）通过激动 β_2 受体扩张支气管，是治疗哮喘急性发作最常用的药物。支气管平滑肌上的 β_2 受体激动会引起腺苷酸环化酶激活，导致细胞内环磷酸腺苷（cAMP）合成增加。这类药物通常以单位剂量吸入或雾化的形式给药。使用特布他林、沙丁胺醇等高选择性 β_2 受体激动剂，可减少不必要的 β_1 受体介导的心脏效应。但大剂量使用时，这种选择性会降低。

以往观点认为，甲基黄嘌呤通过抑制磷酸二酯酶

阻断 cAMP 降解产生支气管扩张作用。但事实上甲基黄嘌呤在肺部作用机制要复杂得多，包括儿茶酚胺释放、阻断组胺释放和膈肌刺激作用。然而，茶碱血药浓度的治疗窗较窄，为 $10 \sim 20 \ \mu g/ml$。更低的浓度也可能有效。氨茶碱是唯一可以静脉给药的茶碱制剂。

糖皮质激素由于其抗炎和膜稳定作用，可用于哮喘患者的急性期处理和维持治疗。倍氯米松、曲安西龙、氟替卡松和布地奈德等是合成糖皮质激素，一般通过定量喷雾剂吸入维持治疗。虽然这些药物较少引起全身性副作用，但吸入给药并不一定能阻止对肾上腺皮质功能的抑制。严重的哮喘发作一般静脉使用氢化可的松或甲泼尼龙控制急性期症状，而后改为泼尼松口服并逐渐减量。糖皮质激素通常需要数小时才能起效。

抗胆碱药通过其抗毒蕈碱样作用引起支气管舒张，同时可能抑制支气管收缩反射。异丙托溴铵是阿托品的同源类药物，可通过定量喷雾剂或雾化吸入的形式给药，具有中等强度的支气管舒张作用且不引起明显的全身抗胆碱作用。

麻醉处理

A. 术前处理

哮喘患者的术前评估重点关注哮喘严重程度和近期的发作情况、以及是否处于最佳的身体状态。若麻醉诱导时患者的哮喘或喘鸣仍未得到良好控制，则围术期并发症的发生风险增高。反之，控制良好的哮喘不增加术中术后并发症的风险。全面的病史回顾和体格检查在哮喘患者的评估中是非常重要的。患者术前应没有或仅有轻微的呼吸困难、气喘及咳嗽症状。医生需通过肺部听诊确定患者最近的发作是否已完全缓解。对于频繁发作或慢性支气管痉挛的患者，应当给予最优的支气管扩张治疗方案。胸片可以发现空气潴留的征象；肺过度膨胀会引起横膈下移、心影缩小、肺野透亮度增高的表现。肺功能检查，尤其是 FEV_1、FEV_1/FVC、$FEF_{25\%\sim75\%}$ 及呼气流速峰值等呼气气流相关检查，可用于评估气道梗阻的严重程度和使用支气管扩张剂后的气流受阻的可逆性。检查结果与原有结果的对比也具有重要意义。

2 对行急诊手术的哮喘患者，若存在支气管痉挛则需积极处理。吸氧、β_2 受体激动剂雾化吸入和静脉使用糖皮质激素通常可在数小时内有效改善肺功能。血气分析检查有助于评估哮喘患者严重程度和治疗效果。低氧血症和高碳酸血症是中重度哮喘的典型表现。即使是轻度的高碳酸血症也提示严重的空气潴留和即将出现呼吸衰竭。

抗胆碱药物一般不常规使用，除非患者有大量分泌物或拟使用氯胺酮诱导麻醉。抗胆碱药物常规剂量肌内注射使用时，无法有效预防气管插管诱发的支气管痉挛。由于 H_2 受体激动能产生支气管扩张作用，使用 H_2 阻断剂（如西咪替丁、雷尼替丁和法莫替丁）理论上是有害的；在组胺释放方面，H_2 受体的阻断使得 H_1 受体激动缺少竞争，支气管收缩增强。

支气管扩张剂应持续使用直至手术，包括 β_2 受体激动剂、吸入糖皮质激素、白三烯拮抗剂、肥大细胞稳定剂、茶碱类及抗胆碱类药物。接受长期糖皮质激素治疗且每日用量大于 5 mg 泼尼松（或等效同类药物）的患者，需根据疾病的严重程度和手术的复杂性制订糖皮质激素分级补充治疗方案。补充的激素用量应在 1～2 天内逐渐减量至基础水平。

B. 术中处理

哮喘患者麻醉中最危险的过程就是气管插管时。无创气道操作的全身麻醉或者区域麻醉可以规避气管插管的风险，但不能消除发生支气管痉挛的可能性。事实上，一些临床医生认为高位脊椎麻醉或硬膜外麻醉由于降低下呼吸道（$T_1 \sim T_4$）的交感张力，使得副交感张力相对增高，最终会加重支气管收缩。疼痛、精神紧张或浅麻醉下的外科刺激均可诱发支气管痉挛。应避免使用易引起组胺释放的药物（如阿曲库铵、吗啡和哌替啶），或使用时缓慢注射。

麻醉诱导药物的选择并非特别重要，前提是在气管插管或外科刺激开始前达到足够的麻醉深度。硫喷妥钠有时会引起组胺大量释放，导致支气管痉挛。丙泊酚和依托咪酯则是合适的诱导药物，前者可能有一定的支气管舒张作用。氯胺酮具有支气管舒张作用，是血流动力学不稳定的哮喘患者的优选药物。由于氯胺酮和茶碱共同作用可诱发癫痫发作，因而不宜用于茶碱血药浓度较高的患者。七氟烷具有支气管扩张作用，可以为哮喘患者提供最平稳的吸入诱导麻醉。异氟烷和地氟烷刺激性较强，诱导时使用可导致患者咳嗽、喉痉挛和支气管痉挛。

插管前给予以下处理，可减少反射性支气管痉挛的发生：增加诱导药物剂量，以 2～3 倍最低肺泡有效浓度（MAC）的吸入麻醉药通气 5 min，静脉或气管内使用利多卡因（1～2 mg/kg）。需注意的是，在未使用足量的诱导药物时，气管内使用利多卡因本身也会引起支气管痉挛。使用抗胆碱药可能阻断反射性支气管痉挛，但也会造成不必要的心动过速。虽然琥珀胆碱有时可引起明显的组胺释放，但其在哮喘患者中的应用通常是安全的。在没有呼气末二氧化碳监护的情况下，医生很难通过胸部听诊来确认严重支气管痉挛患者的气管导管位置是否正确。

吸入麻醉药因其支气管舒张作用常被用于麻醉的维持。机械通气时应尽可能地提供温度和湿度适宜的气体。呼气相气流阻塞在二氧化碳监测图上具有明显的表现，即呼气末二氧化碳值的升高出现延迟（图24-2）。气流阻塞的严重程度通常与呼气末二氧化碳升高的速度成反比。严重支气管痉挛表现为吸气相气道峰压升高以及不完全的呼气过程。使用 6 ml/kg 潮气量和延长呼气时间，有助于气体在双肺的均衡分布和避免气体潴留。$PaCO_2$ 在术中可能升高，若没有心血管或神经系统的禁忌证，这种升高是可以接受的。

③ 术中支气管痉挛发作通常表现为喘鸣音、气道峰压增高（平台压可不改变）、呼气相潮气量减少，或者呼气末二氧化碳监测波形的缓慢上升。其他

④ 诱发支气管痉挛的因素包括：气管导管阻塞（导管打折、分泌物或气囊过度充气）；气管插管进入支气管；过度用力呼气（张力高）；肺水肿、肺栓塞以及气胸。支气管痉挛的处理包括增加吸入麻醉药的浓度和雾化吸入支气管扩张剂。其他处理无效的支气管痉挛，可以考虑静脉给予低剂量肾上腺素。

可以静脉给予氢化可的松治疗哮喘，尤其是对既往糖皮质激素治疗有效的患者。理想状况下，患者在手术结束时应没有喘鸣。在使用抗胆碱酯酶药拮抗非去极化型肌松药的神经肌肉阻滞作用时，只要事先使用了适当剂量的抗胆碱药就不会引起支气管收缩。舒更葡糖钠可以避免乙酰胆碱浓度增高，但是有病例报道，有患者对舒更葡糖钠过敏。深麻醉下（气道反射恢复前）拔管可减少麻醉苏醒时发生支气管痉挛的风险。单次静脉给予 1.5 ～ 2 mg/kg 利多卡因有助于减弱苏醒时的气道反射。

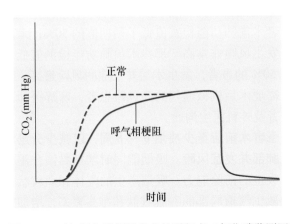

图 24-2　呼气相气道梗阻患者的呼气末二氧化碳监测图

慢性阻塞性肺疾病（COPD）

术前注意事项

COPD 是临床麻醉中最常见的肺部合并症，其发生率随着年龄增加而增高。COPD 与吸烟密切相关，

❺ 且好发于男性。慢性阻塞性肺疾病（COPD）目前被定义为一种呼吸气流受限且不完全可逆的病理状态。该疾病的慢性气流受限由大气道和小气道病变（慢性支气管炎和细支气管炎）及肺实质破坏（肺气肿）共同导致，其临床表现可因上述两种病因所占比重的不同而不同。

多数 COPD 患者可无症状或仅有轻微症状，但肺功能检查时可发现呼气相的气流梗阻。在许多患者中，这种气流梗阻有一定的可逆性，可能是支气管痉挛所致（表现为对支气管扩张剂有反应并得以改善）。随着疾病进展，通气和肺血流的异常分布导致的低 $\dot{V}/\dot{Q}$ 比区域（肺内分流）和高 $\dot{V}/\dot{Q}$ 比区域（无效腔）的出现。

A. 慢性支气管炎

慢性支气管炎的临床诊断定义为：在至少连续的 2 年中每年持续 3 个月以上出现咳嗽咳痰症状。除吸烟以外，空气污染物、粉尘的职业暴露、反复肺部感染以及家族因素都与慢性支气管炎发病相关。肥大的支气管黏膜腺体产生的分泌物以及气道炎症引起的黏膜水肿都是造成气流梗阻的原因。反复的肺部感染（病毒和细菌）常见，并与支气管痉挛关系密切。患者的 RV 增加，但 TLC 保持正常；肺内分流和低氧血症较常见。

在 COPD 患者，慢性低氧血症会导致红细胞增多症和肺动脉高压，最终导致右心室衰竭（肺心病）。上述情况结合在一起就会导致所谓"紫肿型"COPD 的临床表现，但事实上只有不到 5% 的患者完全符合这些典型表现（表 24-2）。在疾病的进展过程中，患者逐渐出现 CO_2 慢性潴留。正常呼吸活动的调节对动脉血 CO_2 分压的敏感性下降，同时，吸氧可能会抑制 CO_2 分压对呼吸活动的调节（见下文）。

B. 肺气肿

肺气肿是一种病理表现，其特征为终末细支气管以远的小气道不可逆性扩张和肺泡间隔的破坏。胸部 CT 检查通常可以明确肺气肿诊断。在老年人中，肺尖部轻度的肺气肿十分常见，但临床意义不大。严重的肺气肿通常与吸烟有关。少见患者出现于较早年龄段发病，则被认为与 α_1 抗胰蛋白酶纯合子的缺乏相

表 24-2　慢性阻塞性肺疾病的症状与体征

临床特征	慢性支气管炎	肺气肿
咳嗽	经常	活动时
痰	大量	较少
血细胞比容	升高	正常
$PaCO_2$（mmHg）	常升高（> 40）	一般正常或 < 40
胸片	肺纹理增多	肺过度膨胀
肺弹性回缩力	正常	减弱
气道阻力	增加	正常或轻度增加
肺心病	较早	较迟

关。α_1 抗胰蛋白酶是一种蛋白酶抑制剂，可防止肺部蛋白水解酶（主要是弹性蛋白酶）过度的活性。这些蛋白水解酶是由感染或空气污染物刺激导致肺部中性粒细胞和巨噬细胞产生的一系列酶类。吸烟导致的肺气肿也与易感人群中类似的蛋白酶和抗蛋白酶活性失衡有关。

肺气肿可分为小叶中央型和全小叶型两种病理类型。小叶中央型（腺泡中央型）肺气肿一般为呼吸性细支气管扩张或破坏所致，与吸烟关系密切且多分布于上肺。全小叶型（全腺泡型）肺气肿表现为所有腺泡的均匀扩张或破坏，与 α_1 抗胰蛋白酶缺乏相关且多分布于下肺。

小气道的弹性回缩力正常情况下有支撑气道的作用；一旦受到破坏，其径向牵引作用消失，将引起小气道在呼气相过早塌陷，最终导致呼出气流受限、气体潴留和肺过度膨胀（见表 24-2）。患者特征性表现是 RV、FRC、TLC 和 RV/TLC 比值均增加。

肺泡-毛细血管结构的破坏以及腺泡结构的丧失，导致了肺弥散功能的下降、$\dot{V}/\dot{Q}$ 失调和气体交换功能受损。同时，正常肺实质也会受到过度膨胀肺组织的压迫，加重了 $\dot{V}/\dot{Q}$ 失调。由于 CO_2 弥散能力较强，其清除在 $\dot{V}/\dot{Q}$ 比例严重异常之前几乎不受影响。慢性的 CO_2 潴留是缓慢发生的，患者血气分析表现为代偿性呼吸性酸中毒。动脉血氧分压通常正常或轻度降低。急性 CO_2 潴留的出现则是呼吸衰竭的征兆。

肺泡间隔中的肺毛细血管破坏，导致轻到中度的肺动脉高压。出现呼吸困难时，肺气肿患者常常会采用缩唇呼吸的方法来延迟小气道的关闭，其表现符合"红喘型"COPD 的描述。然而，如前面所述，多数 COPD 患者都是既有慢性支气管炎又有肺气肿的混合型。

C. 治疗

6 COPD 的治疗主要是支持性治疗。戒烟被证实是延缓患者肺功能减退的一项长期干预措施。多项

指南也建议帮助 COPD 患者进行基本医疗管理。一般用肺量计来评估患者气流受阻的严重程度，以及气流受阻能否被支气管扩张剂缓解。若患者对支气管扩张剂敏感，吸入药物后 FEV_1 > 80% 预计值，则推荐使用短效支气管扩张剂治疗；对于 FEV_1 低于 80% 预计值或者症状更严重的患者，推荐使用长效支气管扩张剂和吸入糖皮质激素。常用药物包括：吸入性 β_2 受体激动剂、糖皮质激素和异丙托溴铵。慢性低氧血症（PaO_2 < 55 mmHg）和肺动脉高压的患者则需要低流量吸氧（1 ~ 2 L/min）。缺氧性通气驱动降低的患者可加重 CO_2 潴留，所以氧疗的目标是血氧饱和度达到 90%。

肺的康复训练是通过改善身体症状和活动耐量来改善患者的功能状态。

麻醉处理

A. 术前处理

COPD 患者在择期手术之前也应接受与哮喘患者同样（见前述）的术前准备。医生需了解这些患者近期有无呼吸困难、咳痰及喘息症状的情况。患者的 FEV_1 低于 50% 预测值（1.2 ~ 1.5 L），通常会在活动时出现呼吸困难；当 FEV_1 低于 25% 预测值（男性＜1 L）在轻微活动时即会出现典型的呼吸困难。后者若合并严重慢性支气管炎，通常会伴有 CO_2 潴留和肺动脉高压。若有肺功能检查、胸部影像学检查或动脉血气分析等结果，应进行详细分析。若影像学上有肺大泡样改变，医生应予以重视。此外，由于很多患者合并心脏方面的问题，心血管系统的评估也是不可少的。

相比哮喘患者，COPD 患者在术前接受一定时间的强化治疗后，仅能获得有限的肺功能改善。然而，**7** 对于 COPD 患者，实施以纠正低氧血症、缓解支气管痉挛、减少和引流分泌物和治疗感染为目标的术前准备，可以降低术后肺部并发症的发生率。若患者术前肺功能检查值低于预期值的 50%，术后并发症发生风险非常高。那些术前肺功能检测值低于预计值 50% 的患者，发生术后并发症的风险最高。对于可能需要术后机械通气的高风险患者，麻醉医师需要与患者及外科医生沟通。

患者术前应至少戒烟 6 ~ 8 周，以减少分泌物和降低肺部并发症风险。吸烟能同时增加黏液分泌和减弱呼吸道的清除能力。吸烟产生的气体和颗粒状物质均能减少气道局部的谷胱甘肽和维生素 C，增加组织的氧化损伤。即便是短至 24 小时的术前戒烟，理论上也有利于增加血红蛋白的携氧能力；而急性吸入香

烟可释放 CO 和 NO/NO$_2$，分别导致碳氧血红蛋白水平升高和高铁血红蛋白形成。

患者使用的长效支气管扩张剂和祛痰药应继续使用，包括手术当天。COPD 急性加重者，应积极治疗。

术前胸部物理治疗和膨肺干预（包括诱发肺量计训练、深呼吸锻炼、咳嗽、胸部叩击和体位引流等）可能减少术后肺部并发症。

B. 术中处理

虽然与全身麻醉相比，区域麻醉对 COPD 患者具有一定优势，但高位脊椎麻醉或硬膜外麻醉可减低肺容量、限制辅助呼吸肌的活动、影响有效咳嗽，从而导致呼吸困难和分泌物潴留。胸部本体感觉的丧失以及手术体位（截石位、侧卧位等）均会加重清醒患者的呼吸困难。由于可能阻滞膈神经引起半侧膈肌麻痹，肌间沟臂丛阻滞通常不是合并肺部疾病患者的较好的麻醉选择。

全身麻醉诱导时，此类患者常出现氧饱和度的快速下降，诱导前预给氧可预防。麻醉药物的选择和总体的术中处理方案应根据不同患者肺部疾病情况的需要和治疗的目标来调整。但是，具有支气管扩张作用的麻醉药物仅能改善患者气道梗阻的可逆部分；而即使在深麻醉下，严重的呼气相梗阻仍然可能存在。呼气相的气流受限，尤其在正压通气情况下，可导致气体潴留、动态肺过度充气和内源性呼气末气道正压（iPEEP）增高。动态肺过度充气可导致肺部气压伤、血流动力学不稳定、高碳酸血症和酸中毒。缓解气体潴留的措施包括：（1）通过调低呼吸频率和吸呼比来延长呼气时间；（2）接受一定程度的高碳酸血症；（3）使用低水平的外源性 PEEP；（4）积极治疗支气管痉挛。

此类患者术中引起低血压的原因（除外常见的诱因）包括气胸以及高碳酸血症、酸中毒引起的右心衰。气胸通常表现为低氧血症、气道峰压升高、潮气量降低以及对补液和升压药物无反应的循环衰竭。

对于有肺大泡或肺动脉高压的患者，一般避免使用 N$_2$O 麻醉。吸入麻醉药在临床剂量使用时，对缺氧性肺血管收缩作用通常没有显著的抑制效果。然而，由于无效腔增大，吸入麻醉药在严重 COPD 患者肺内的摄取和分布情况往往难以估计，因而其测得的呼气末麻醉药浓度是不准确的。

虽然脉搏氧饱和度可准确显示动脉血氧饱和度，直接的动脉血氧分压检测有助于发现肺内分流引起的一些细微改变。此外，由于无效腔增大会增加动脉血-呼气末 CO$_2$ 分压梯度，测量动脉血 CO$_2$ 分压有助于指导术中通气。只要心血管功能储备尚可，患者通常能够耐受短时间的不高于 70 mmHg 的中度高碳酸血症。对于情况较差的患者，则可能需要使用正性肌力药物对血流动力学进行支持。血流动力学监测通常由基础心血管疾病情况、手术大小和当地建立的快速外科康复流程所决定。手术结束时的成功拔管，一般取决于以下因素：足够的镇痛、神经肌肉接头阻滞的恢复、没有明显的支气管痉挛和分泌物、没有高碳酸血症和酸中毒、没有麻醉药物残留引起的呼吸抑制。FEV$_1$ 低于 50% 预测值的患者通常需要一段时间的术后呼吸支持，尤其是接受上腹部和胸部手术的患者。

限制性肺部疾病

8 限制性肺疾病的特征是肺顺应性下降。肺容量下降，呼气流速正常。因此，第一秒用力呼气量（FEV$_1$）和用力肺活量（FVC）均降低，但 FEV$_1$/FVC 正常。

限制性肺疾病包括许多急性和慢性肺自身疾患，也包括肺外因素如胸膜、胸壁、膈肌和神经肌肉功能的改变所造成的疾病。肺顺应性降低导致了呼吸功的增加，造成了典型的浅快式呼吸。在病情严重之前，肺换气通常可以维持。

急性内源性肺病变

急性内源性肺病变包括肺水肿（包括急性呼吸窘迫综合征，ARDS）、感染性肺炎、吸入性肺炎。

术前注意事项

在急性内源性病变中，肺顺应性降低主要是由于肺毛细血管压力升高或者肺毛细血管通透性增加所导致的肺血管外液体的增加。左心衰竭时，肺毛细血管压力升高，而 ARDS 则出现的是液体超负荷和肺毛细血管通透性增加。在误吸和感染性肺炎时，也会发生局部或整个肺毛细血管通透性的增加。

麻醉处理

A. 术前管理

急性肺部疾病的患者择期手术应延期。急诊手术术前应该尽可能使患者的氧合和通气功能达到最佳状态。应用利尿剂对液体超负荷进行治疗，心力衰竭同样需要进行治疗。大量胸腔积液应在麻醉前进行引流。同样的，严重的腹胀也需要通过胃肠减压或腹水引流来缓解。持续的低氧血症应进行机械通气。

B. 术中管理

应该根据不同患者选择适合的麻醉药物。患有急性肺病变如 ARDS、心源性肺水肿、肺炎的手术患者是高危患者，麻醉管理应延续术前重症监护的治疗。可能需要给予患者吸入高浓度氧和应用 PEEP。肺顺应性降低会导致正压通气时吸气峰压的升高，增加气压伤和容量伤的风险。对于这些患者来说，应该把潮气量降低到 4～6 ml/kg，同时可相应地提高通气频率（14～18 次 /min），即使如此仍会造成呼气末 CO_2 分压的升高。气道压力通常来说不应超 30 cmH$_2$O。由允许性高碳酸血症造成的肺血管阻力增加，可能会导致右心室功能受损。

慢性内源性肺病变

慢性内源性肺病变通常也指间质性肺疾病。尽管病因不同，但特点都是隐匿性发病，肺泡壁和肺泡周围组织慢性炎症，进行性的肺组织纤维化。后者最终会影响换气和通气功能。炎症过程可能局限在肺部，也可能是多器官炎症反应的一部分。病因包括职业和环境污染引起的过敏性肺炎、药物毒性（如博来霉素和呋喃妥因）、放射性肺炎、原发性肺纤维化、自身免疫性疾病和结节病。此外，慢性误吸性肺炎、氧中毒和严重的 ARDS 也能够引起慢性肺纤维化。

术前注意事项

患者表现为典型的劳力性呼吸困难，有时伴有干咳。病情严重时会出现肺心病的症状。体格检查可能会发现双肺底的细湿（干）啰音，病程晚期，会发展为右心衰竭。影像学检查早期表现为磨玻璃样，进一步进展为网状结节影，晚期为蜂窝状样改变。动脉血气通常表现为轻度低氧血症，二氧化碳在正常范围内。肺功能检查是典型的限制性通气功能障碍（见上文），CO 弥散能力降低。

治疗的目的是减慢病程进展和远离已知的致病因素。如果患者有慢性低氧血症，氧疗可以预防和减缓右心衰竭。

麻醉处理

A. 术前管理

术前评估主要是评估肺损伤的程度以及潜在的疾病进程。应该通过肺功能检查和动脉血气分析进一步评估患者劳力性（或静息性）呼吸困难的情况。肺活量少于 15 ml/kg（正常大于 70 ml/kg）是严重的呼吸

功能障碍的指标。胸片也有助于评估患者的疾病严重程度。

B. 术中管理

这类患者易于发生低氧血症，且需要控制通气以保证最佳的气体交换状态，故其麻醉管理很复杂。FRC（和氧储备）的减少使得此类患者麻醉诱导后容易迅速出现低氧血症。由于这类患者（尤其是接受博来霉素治疗的患者）可能对于氧中毒更为敏感，因此吸入氧浓度应该在使患者获得适当氧合（SpO$_2$＞90%）的前提下保持最低。机械通气患者，保护性通气策略应从 ICU 延续至手术间。可以应用 NO 降低肺血管阻力和右心室做功。

体外膜肺氧合（ECMO）越来越多地应用于急性呼吸衰竭的治疗中。给予抗凝剂后，血液从静脉导管抽出，运送至膜式氧合器。如果心脏功能尚可，氧合的血液返回至静脉循环；若心脏功能衰竭，氧合的血液经心肺旁路，返回至动脉循环。总之，ECMO 可以为心肺衰竭提供临时支持。

外源性限制性肺病

外源性限制性肺病变是由于肺扩张过程受干扰进而影响了气体交换。外源性限制性肺病变包括胸腔积液、气胸、纵隔肿物、脊柱侧后凸畸形、漏斗胸、神经肌肉功能障碍以及由于腹水、妊娠、出血导致的腹压升高。显著的肥胖也会导致限制性通气功能障碍。麻醉管理与内源性限制性肺病变的管理类似。

肺栓塞

术前注意事项

肺栓塞是由于血栓、脂肪、肿瘤细胞、气体、羊水或外来物质进入静脉系统。下肢、盆腔静脉以及罕见的右心血栓通常会导致肺栓塞。静脉淤血或高凝状态（表 24-3）是常见的肺栓塞诱因。手术中也可能发生肺栓塞。

A. 病理生理学

肺循环血栓阻塞，增加了无效腔量，假如分钟通气量不改变，无效腔量的增加理论上增加 $PaCO_2$。但是在临床工作中，低氧血症更常见。肺栓塞通过减少肺血管系统的横截面积来急剧增加肺血管阻力，引起反射性和体液性血管收缩。局部和整体反射性支气管

表 24-3　与深静脉血栓和肺栓塞相关因素

持续卧床
产后
下肢骨折
下肢手术
肿瘤
心力衰竭
肥胖
超过 30 min 的手术
血液高凝
　　抗凝血酶 III 缺乏
　　蛋白 C 缺乏
　　蛋白 S 缺乏
　　V 因子莱顿突变

收缩会进一步增加低 $\dot{V}/\dot{Q}$ 比的区域。最终的结果是 $\dot{V}/\dot{Q}$ 失调和低氧血症。受影响区域的表面活性物质会在数小时内下降，在 24 ～ 48 h 内出现肺不张。如果大血管栓塞，侧支循环不足（发生率 < 10%），就会发生肺梗死。在发生栓塞之前如为健康人，肺循环梗阻超过 50%（大块肺栓塞）时，才会出现持续的肺动脉高压。如患者合并心肺疾病，则较小程度的阻塞就可能发生急性肺动脉高压。右心后负荷的持续增加，会诱发右心衰竭和循环衰竭。如果急性肺栓塞患者抢救成功，栓子将会在 1 ～ 2 周内开始溶解。

B. 诊断

肺栓塞的临床表现包括呼吸急促、呼吸困难、胸痛或咯血。咯血通常提示肺梗死。除非发生大的肺栓塞，否则没有症状，或出现轻微症状，或症状不典型。听诊可能会发现哮鸣音。血气分析显示轻度低氧血症和呼吸性碱中毒（由于通气的增加所致）。胸片通常正常，但是可能出现肺血量减少（放射透明）、楔形高密度梗死区、肺不张伴有膈肌上抬、肺动脉近端不对称扩张伴急性肺动脉高压。心脏症状包括心动过速、S_2 心音固定分裂；右心衰时，会出现低血压和中心静脉压升高。心电图通常会出现心动过速，也可能出现急性肺源性心脏病的表现，如新发的电轴右偏、右束支传导阻滞、T 波高尖。下肢超声检查也可能有助于发现深静脉血栓（DVT）。肺栓塞在术中难以做出诊断（见下文）。

当怀疑肺栓塞时，应行急诊肺血管 CT 造影。超声心动图可作为围术期不稳定患者紧急情况下的辅助诊断。右心室过负荷常见于显著的肺栓塞。偶尔可见右心和肺动脉的血栓，可确定诊断。多数情况下，仅可见右心室超负荷的迹象（例如，三尖瓣反流，右心室扩张）。由于栓子阻塞血液经肺循环回到左心，左心室可能相对负荷不足。

C. 治疗和预防

对于肺栓塞最好的治疗是预防。采用多种方案预防 DVT，包括肝素（普通肝素 5000 U，对于高危患者术前开始每 12 小时皮下注射，或术后立即皮下注射）、依诺肝素和磺达肝素，以及最重要的是术后早期下床活动。有血栓形成风险的患者采用华法林治疗。较新的抗凝血剂如 Xa 因子抑制剂（如利伐沙班，阿哌沙班）和直接凝血酶抑制剂达比加群可能在 DVT 预防中发挥更大的作用。使用腿部的间歇性气动压缩可以减少腿部静脉血栓的发生率，但不会降低骨盆或心脏静脉血栓的发生率。

肺栓塞后，肠外注射抗凝药物可以防止新血栓的形成以及已有血栓的增大。对于大多数患者，目前低分子肝素（LMWH）或磺达肝素优于静脉用普通肝素，首选用于肺栓塞的初始抗凝。所有的患者应该在肝素治疗的同时使用华法林治疗。两种药物重叠至少 5 天。在停用肠外预防 DVT 药物之前，国际标准化比值应该在治疗范围内（> 2.0）至少 24 小时。华法林应该继续使用 3 ～ 12 个月。大块的栓塞以及低血压患者应进行溶栓治疗。近期手术和活动性出血是抗凝及溶栓治疗的禁忌。对于这些患者，可放置下腔静脉滤器防止复发性肺栓塞。对于有溶栓禁忌证且血流动力学不稳定的大块肺栓塞患者，肺栓子清除术可能会挽救生命。

麻醉处理

A. 术前管理

急性肺栓塞的患者可能会因放置下腔静脉滤器或切开取栓出现在手术室，后者很少见。大多数情况下，是既往有肺栓塞病史的患者进行非肺栓塞相关手术；对于这些患者，围术期中断抗凝治疗的风险尚不清楚。如果急性期超过 1 年，暂停抗凝治疗的相关风险可能很小。而且除外慢性复发性肺栓塞，肺功能通常能够恢复正常。这些患者围术期管理的重点是预防再栓塞（见前述）。

B. 术中管理

局部麻醉强化下常经皮于腔静脉置入滤器。

需要急诊手术取栓的患者是非常危重的。通常患者已经气管插管，但对正压通气耐受力差。取栓需建立心肺转流，在这之前以及心肺转流脱机之后，通常需要使用正性肌力药物支持。

C. 术中肺栓塞

麻醉过程中很少发生严重的肺栓塞。诊断需要高度可疑的征象。气体栓塞常见，但常被忽视，只有大量气栓发生时才能发现。脂肪栓塞、微血栓和骨碎片栓塞常见于骨科手术。羊水栓塞是一种罕见的，不可预测的，通常是致命的妊娠晚期和产科分娩的并发症。长时间的手术过程中可能会发生血栓栓塞。血块可能在术前或术中形成，手术操作或者患者体位变化会使静脉血栓脱落。肿瘤侵入血管内的手术操作（肾癌细胞侵及腔静脉）也会引起类似的肺栓塞。

9 术中肺栓塞通常表现为突发的循环衰竭、低氧血症及支气管痉挛。呼气末二氧化碳浓度的降低也提示肺栓塞，但特异性不高。有创监测可以发现中心静脉压的升高。根据栓塞的类型和位置，经食管超声心动图可能有帮助；TEE 也许不能发现血栓，但常会发现右心增大和心功能不全。如果发现或怀疑右心房内有气体，紧急置入中心静脉导管把气体吸出可能挽救患者的生命。其他栓塞应行支持性治疗，静脉输液并给予正性肌力药。术后应该置入腔静脉滤网。

病例讨论

腹腔镜手术

女性，45 岁，拟行择期腹腔镜胆囊切除术，肥胖，有吸烟史。

腹腔镜手术与开腹胆囊切除术相比，有哪些优点？

腹腔镜比传统开腹手术损伤小而被广泛应用。优点包括：术后疼痛轻、肺损伤减少、肠梗阻减少、住院时间缩短、下床时间更早、术后瘢痕小。所以，腹腔镜手术具有显著的医疗、经济优势。

腹腔镜如何影响术中肺功能？

腹腔镜的特点是使用加压 CO_2 产生气腹。腹内压的升高使膈肌升高，肺顺应性下降，吸气峰压升高。**肺不张，FRC 下降，通气血流比例失调，肺内分流都使得动脉氧合下降。**这些变化在肥胖合并吸烟的患者表现更明显。

CO_2 的高溶解度促进腹膜血管吸收 CO_2，致体内 CO_2 浓度升高。同时，肺顺应性降低所导致的小潮气量也会导致动脉 CO_2 水平升高和 pH 值降低。

为什么患者体位会影响氧合？

头低脚高位（Trendelenburg 体位）会引起内脏向头侧移位，膈肌上升。FRC、肺总量和肺顺应性都会下降。尽管健康人能够耐受这些变化，但肥胖和假定既往存在肺部疾病的患者容易发生低氧血症。头低位也会使气管向头侧移位，可能导致气管插管滑入右侧主支气管。气腹时气管移位会加重。

气腹建立后，患者改为头高脚低位（反Trendelenburg 体位）有利于手术操作。肺功能的改变与头低位时相反。

腹腔镜手术影响心脏功能吗？

中等气腹充气压力不影响心率、中心静脉压、心输出量或者会使三者略微上升。原因是腹腔内血液受到压力排挤，回流增加，进而导致心脏充盈压升高。**对于某些患者，过高的腹腔压力（> 25 cmH₂O 或 18 mmHg），会导致大的腹腔血管塌陷（特别是下腔静脉），使得静脉回流减少、心脏前负荷降低、心输出量减少。**

如果发生高碳酸血症，将会引起交感神经系统兴奋，升高血压、心率，引起心律失常。尝试提高潮气量或者呼吸频率来代偿高碳酸血症，却会增加胸内压，进一步减少静脉回流，升高平均肺动脉压力。这些变化对于合并限制性肺疾病、心功能不全或者血容量不足的患者来说具有很大的挑战。

尽管头低脚高位会增加前负荷，但平均动脉压和心输出量通常不会变化或降低。这些看似反常的反应可能通过颈动脉和主动脉压力反射解释。而头高脚低位会减少前负荷、心输出量和平均动脉压。

简述对于该患者来说，其他麻醉方法的优缺点。

对于腹腔镜手术，麻醉方法包括静脉镇静剂配合局部浸润麻醉、硬膜外或蛛网膜下腔麻醉、全身麻醉。局部麻醉主要限制应用于行简单妇科手术（腹腔镜输卵管绝育术，输卵管内移植）的年轻、健康以及主动要求局部麻醉的患者。尽管术后恢复比较迅速，但是由于患者舒适感差以及腹腔内视野的不清晰限制了局部麻醉在腹腔镜胆囊切除术的应用。

硬膜外或蛛网膜下腔麻醉是腹腔镜手术的一种很少被选择的替代麻醉方法。为了达到很好的肌松效果以及阻止因气腹和手术操作所致的膈肌刺激征,需要很高的麻醉平面。对于合并肺疾病的肥胖患者,气腹时如果麻醉平面在 T_2 水平,20° 头低脚高位时,患者将无法通过自主呼吸维持正常 CO_2 水平。区域麻醉另一个缺点是偶发因膈肌刺激引起的肩部牵涉痛。

全身麻醉需要气管插管吗?

正压通气首选气管插管通常有很多原因:气腹所致的腹内压升高会导致反流;可以控制通气防止高碳酸血症;气腹使吸气峰压升高;手术过程中需要肌肉松弛,可以降低充气压力、提供更清晰的视野、防止患者术中体动;放置鼻胃管、进行胃肠减压,最大限度减少在气腹针穿刺时胃肠道穿孔的风险、使视野清晰。本例肥胖患者插管可以减少低氧血症、高二氧化碳血症及误吸的风险。在低风险患者中,第二代声门上气道装置越来越多地用于各种外科手术,包括腹腔镜手术。

该患者应考虑应用哪些特殊监测?

监测呼气末 CO_2 指导分钟通气量,以维持正常的血 CO_2 水平,通常是足够的。但前提是假设动脉 CO_2 和呼气末 CO_2 之间的差值恒定,该假设在接受腹腔镜手术的健康患者中成立。若在手术过程中肺泡无效腔发生变化,则该假设不适用。例如,肺血流显著减少会增加肺泡无效腔,从而增加动脉和呼气末 CO_2 之间的梯度。腹腔镜手术期间,由于高气腹压力,头高脚低位或气体栓塞导致心输出量下降,可能导致动脉和呼气末 CO_2 之间的差值增大。此外,腹压增加降低肺顺应性。大潮气量与高吸气峰压相关,并可导致手术区域的大幅运动,应避免使用。

腹腔镜手术有哪些可能的并发症?

手术并发症包括大的腹部血管破裂所致的出血,导管置入时内脏穿孔所致的腹膜炎。由于腹腔镜视野有限,可能无法识别显著的术中出血。电灼法可能会导致肠道烧伤,肠道气体爆炸。加压气体在使用时,CO_2 沿组织界面溢出会导致皮下气肿、纵隔气肿和气胸。停止使用 N_2O,充气压力应该尽可能降低。术后使用机械通气也可以使这些并发症缓解。

由于气体意外进入开放静脉所致的静脉 CO_2 栓子能够引起低氧血症、肺动脉高压、肺水肿和心力衰竭。与空气栓塞不同,CO_2 栓塞时呼气末 CO_2 会短暂升高。治疗措施包括马上解除气腹,停止使用 N_2O,中心静脉导管置入吸出气体,患者置于头低左侧卧位。

气腹针置入、腹腔充气、脏器操作时迷走神经兴奋会导致心动过缓,甚至窦性停搏。尽管迷走神经兴奋会自动缓解,也应该考虑解除刺激(例如关闭气腹)和应用迷走神经拮抗剂(如硫酸阿托品)。与开腹手术相比,腹腔镜手术术中低血压更常见,这与 CO_2 气腹增加腹内压、减少静脉回流相关。需要循环支持,维持平均动脉压(≥ 65 mmHg)。

尽管腹腔镜手术与开腹手术相比,可以减少肌肉损伤和术后疼痛,但术后肺功能不全可持续至少 24 小时。例如,腹腔镜手术后 FEV_1、FVC 和用力呼吸流速下降 25%,而开腹手术会下降 50%。这种功能异常可能与气腹所致的膈肌张力增高相关。

(段庆芳　译　阚敏慧　肖玮　校　王天龙　审)

指南

Guyatt G, Akl E, Crowther M, et al. Antithrombotic therapy and prevention of thrombosis: 9th ed: American College of Chest Physicians evidence based clinical practice guidelines. *Chest*. 2012;141(suppl):7s.

Qaseem A, Snow V, Fitterman N, et al. Risk assessment for and strategies to reduce perioperative pulmonary complication for patients undergoing noncardiothoracic surgery: a guideline from the American College of Physicians. *Ann Intern Med*. 2006;144:576.

See www.guidelines.gov for additional guidelines from multiple organizations on deep vein thrombosis prophylaxis and pulmonary embolism.

推荐阅读

Canet J, Gallart L, Gomar C, et al. Prediction of postoperative pulmonary complications in a population based surgical cohort. *Anesthesiology*. 2010;113:1338.

Cox J, Jablons D. Operative and perioperative pulmonary emboli. *Thorac Surg Clin*. 2015;15:289.

Gallart L, Canet J. Post-operative pulmonary complications: Understanding definitions and risk assessment. *Best Pract Res Clin Anaesthesiol*. 2015;29:315.

Hedenstierna G, Edmark L. Effects of anesthesia on the respiratory system. *Best Pract Res Clin Anaesthesiol*. 2015;29:273.

Henzler T, Schoenberg S, Schoepf U, Fink C. Diagnosing acute pulmonary embolism: Systematic review of evidence base and cost effectiveness of imaging tests. *J Thorac Imaging.* 2012;27:304.

Hurford WE. The bronchospastic patient. *Int Anesthesiol Clin.* 2000;38:77.

Lakshminarasimhachar A, Smetana G. Preoperative evaluation: Estimation of pulmonary risk. *Anesthesiol Clin.* 2016;34:71.

Lee H, Kim J, Tagmazyan K. Treatment of stable chronic obstructive pulmonary disease: The GOLD guidelines. *Am Fam Physician.* 2013;88:655.

Radosevich M, Brown D. Anesthetic management of the adult patient with concomitant cardiac and pulmonary disease. *Anesthesiol Clin.* 2016;34:633.

Regli A, von Ungern-Sternberg B. Anesthesia and ventilation strategies in children with asthma: Part 1—preoperative assessment. *Curr Opin Anesthesiol.* 2014;27:288.

Regli A, von Ungern-Sternberg B. Anesthesia and ventilation strategies in children with asthma: Part II—intraoperative management. *Curr Opin Anesthesiol.* 2014;27:295.

Reilly JJ Jr. Evidence-based preoperative evaluation candidates for thoracotomy. *Chest.* 1999;116:474.

Salmasi V, Maheshwari K, Yang D, et al. Relationship between intraoperative hypotension, defined by either reduction from baseline or absolute thresholds, and acute kidney and myocardial injury after non cardiac surgery. *Anesthesiology.* 2017;126:47.

Smetana G. Postoperative pulmonary complications: An update on risk assessment and reduction. *Cleveland Clin J Med.* 2009;76(suppl 4):S60.

Sweitzer B, Smetana G. Identification and evaluation of the patient with lung disease. *Anesthesiol Clin.* 2009;27:673.

第 25 章　胸科手术的麻醉

要　点

1. 单肺通气时，来自萎陷侧上肺的未氧合血与来自通气侧肺的氧合血混合，增加了肺泡–动脉（A-a）氧分压梯度，常导致低氧血症。

2. 某些情况下推荐应用右侧双腔气管导管：（1）气管内或气管外肿物引起左主支气管解剖结构扭曲；（2）胸段降主动脉瘤压迫左主支气管；（3）左侧全肺切除术；（4）左侧单肺移植术；（5）左侧肺袖状切除术。

3. 如果拟采用硬膜外或鞘内给予阿片类药物对患者进行术后镇痛，术中应减少静脉阿片类药物用量，从而避免术后呼吸抑制。

4. 开胸手术术后出血的发生率约为 3%，与之相关的死亡率可达 20%。出血的症状包括胸腔引流量的增加（> 200 ml/h）、低血压、心动过速和血细胞比容下降。

5. 支气管胸膜瘘表现为突然从胸腔引流管里漏出大量气体，常常合并愈发严重的气胸和部分肺萎陷。

6. 根治性全肺切除术后，心脏可以通过心包缺损进入手术侧胸腔，发生急性心脏嵌顿。

7. N_2O 可导致肺囊肿或肺大疱扩大和破裂，因此禁用于肺囊肿或肺大疱患者。肺囊肿或肺大疱破裂可表现为突发低血压、支气管痉挛或气道峰压急剧升高，此时需立即放置胸腔引流管。

8. 肺移植后吸气峰压应该以能够维持双肺膨胀良好的最小压力为宜，吸入氧浓度在维持 $PaO_2 > 60\,mmHg$ 情况下尽量接近空气氧浓度。

9. 食管疾病患者无论施行何种术式，麻醉的关注点均为误吸的风险。

胸科手术的适应证及操作技术在不断发展。目前，常见适应证包括：胸部恶性肿瘤（主要为肺和食管）、胸部创伤、食管疾病及纵隔肿瘤。诊断性检查如支气管镜、纵隔镜和肺活检也较常见。肺隔离技术的实施使得胸科手术操作日渐精细，胸腔镜下手术日益增加。

胸科手术麻醉的生理

胸科手术使麻醉医师面临一系列独特的病理生理问题。这些生理紊乱主要由患者处于侧卧位、胸腔开放（**开放性气胸**）及单肺通气所致。

侧卧体位

侧卧位手术入路是大多数肺、胸膜、食管、大血管、其他纵隔结构及胸椎手术的最佳入路。然而侧卧位可严重影响正常的通气/血流比。麻醉药、机械通气、神经肌肉阻滞剂的应用、开胸及手术挤压会进一步加重其生理紊乱。血流更易流向低垂部位的肺组织（麻醉状态下呈仰卧位时，肺的低垂部位为背侧，而清醒站立状态时为足侧），而处于肺通气更佳的上部肺组织，其血流灌注少。这种通气/血流比失衡增加了低氧血症的风险。

清醒状态

自主呼吸情况下，患者由仰卧位转变为侧卧位，通气/血流比仍保持平衡。由于重力对肺血流分布的影响，下肺较上肺接受更多的血流，但同时下肺的通气也增加，原因在于：（1）下侧膈肌的收缩较上侧更有效；（2）下肺的顺应性处于在压力-容量曲线的陡峭区域（图 25-1）。但是侧卧位自主呼吸是一个特例，并不适用于其他体位。

麻醉诱导

全麻诱导后，双肺功能残气量（FRC）减少，使上侧肺从压力-容量曲线的平坦低顺应性部分移向陡峭高顺应性部分，而下肺则从压力-容量曲线的陡峭高顺应性部分移向平坦低顺应性部分（图 25-2）。因

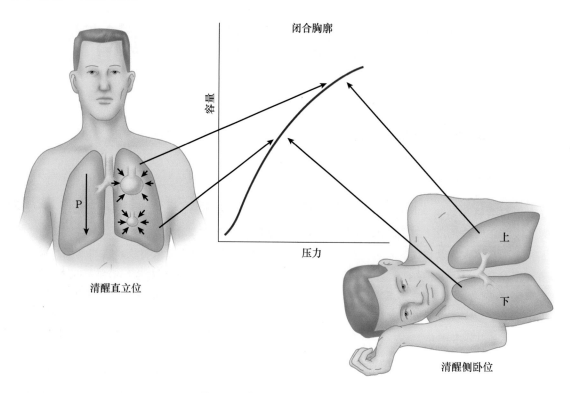

图 25-1　侧卧位对肺顺应性的影响

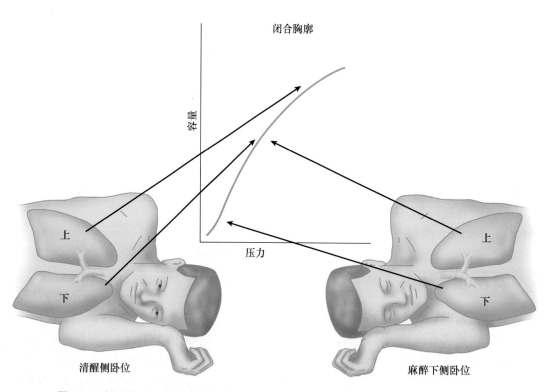

图 25-2　侧卧位时，麻醉对肺顺应性的影响。上肺的顺应性较好，而下肺的顺应性降低

此，全身麻醉后上侧肺通气较下侧肺好，但下侧肺血流仍较上侧肺多，出现通气/血流失衡。

正压通气

　　侧卧位控制性正压通气时，由于上肺顺应性比下肺顺应性好，上肺通气较好。神经肌肉阻滞使腹腔内容物将膈肌进一步上抬，阻碍了下肺通气。为保持侧卧体位而应用质地坚硬的体位固定装置也限制了下侧胸腔的活动度。胸腔开放使上肺呼吸运动的限制减小，进一步增加了双肺的顺应性差异。以上因素均会

加重患者的通气 / 血流比失衡，导致低氧血症。

开放性气胸

正常情况下，胸腔内负压使肺维持膨胀状态，这是肺的弹性回缩力和胸壁扩张力之间的结果总和。一侧胸腔打开后，胸腔内负压消失，肺的弹性回缩力使该侧肺趋于萎陷。侧卧位开胸状态下，自主呼吸患者会出现反常呼吸和纵隔摆动。这两种现象可引起进行性低氧血症和高碳酸血症。幸运的是，在全麻下行开胸手术时，上述现象所致的不利影响可以通过采用正压通气来消除。

纵隔摆动

侧卧位开胸患者自主呼吸状态下，吸气时下侧肺的胸腔负压增加，而开胸侧负压消失。这使得纵隔在吸气时向下摆动而呼气时向上摆动（图 25-3）。纵隔摆动的主要后果是降低了下肺的潮气量。

反常呼吸

开胸患者自主呼吸时，健侧肺和开胸侧肺之间会产生往返气流（反常呼吸）。吸气时，开胸侧气胸量增加，气体从上肺越过隆嵴进入下肺，而呼气时气流反向从下肺进入上肺（图 25-4）。

单肺通气

人为地萎陷手术侧肺可使多数胸科手术操作易于进行，但却使术中的麻醉管理变得复杂。由于萎陷侧肺持续有血流灌注而无通气，患者存在较大的右向左肺内分流（比例可高达 20% ～ 30%）。单肺通气时，来自萎陷侧上肺的未氧合血与来自通气侧肺的氧合血混合，增加了肺泡–动脉（A-a）氧分压梯度，常导致低氧血症。不过，缺氧性肺血管收缩（HPV）及手术对上侧肺的挤压可减少非通气侧肺的血流。这些方法均无效时，外科医生还可以阻断手术侧肺动脉。

已知的抑制 HPV（加重静脉血混杂）而加重右向

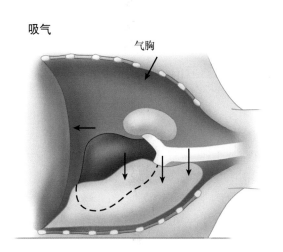
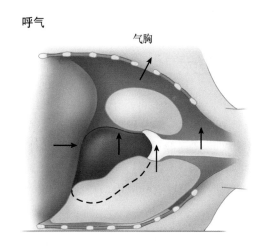

图 25-3　侧卧位患者自主呼吸时纵隔摆动［Reproduced with permission from Tarhan S，Moffitt EA. Principles of thoracic anesthesia. Surg Clin North Am. 1973 Aug；53（4）：813-826.］

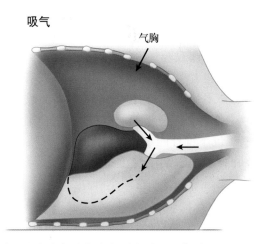
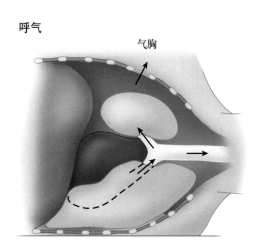

图 25-4　胸腔开放患者侧卧位自主呼吸时的反常呼吸［Reproduced with permission from Tarhan S，Moffitt EA. Principles of thoracic anesthesia. Surg Clin North Am. 1973 Aug；53（4）：813-826.］

左分流的因素有：肺动脉高压；低碳酸血症／碱中毒；心输出量增加或混合静脉血氧分压增加；低体温；血管扩张剂，如硝酸甘油、硝普钠、NO；磷酸二酯酶抑制剂（米力农、依洛昔酮及氨力农）、β 肾上腺素激动剂；钙通道阻滞剂；吸入麻醉药。

降低通气侧肺血流的因素同样可产生不良后果；这些因素可间接增加萎陷侧肺的血流从而抵消 HPV 的作用。这些因素包括：（1）高呼气末正压（PEEP）、过度通气或者吸气峰压过高引起的平均气道压升高；（2）低 FiO_2 使通气侧肺发生低氧性肺血管收缩；（3）血管收缩药对处于氧分压正常环境的血管的作用强于处于低氧环境的血管；（4）呼气时间不足引起的内源性 PEEP。

如果每分通气量不变，单肺通气通常不影响 CO_2 的排出，且动脉 CO_2 分压通常变化不明显。单肺通气对通气侧和非通气侧肺均可损伤。通气下侧肺血液过度灌注，且由于潮气量较大引起继发的呼吸机相关肺损伤。无通气的上肺则受到手术创伤及缺血再灌注损伤。我们推荐的潮气量为不超过 $4 \sim 5$ ml/kg 预计体重，而非此前推荐的使用与双肺通气时相同的潮气量。

单肺通气技术

某些情况下，单肺通气可用于隔离一侧肺或进行有效的呼吸管理（表 25-1）。目前有三种单肺通气技术：（1）放置双腔气管导管；（2）采用单腔气管导管联合支气管封堵器；（3）将传统气管导管放入一侧主支气管。其中双腔气管导管的应用最广泛。

表 25-1　单肺通气的适应证

患者因素
单侧肺部感染
单侧肺部出血
双侧肺分别通气
支气管胸膜瘘
气管支气管破裂
巨大的肺囊肿或肺大疱
单侧肺部疾病引起的严重低氧血症
手术因素
胸主动脉瘤修补术
肺切除术
全肺切除术
肺叶切除术
肺段切除术
胸腔镜手术
食管手术
单肺移植
前入路的胸椎手术
支气管肺泡灌洗术

双腔气管导管

双腔气管导管的主要优点包括：插管相对容易，可实现一侧肺或双侧肺通气，双侧肺均可吸引。

所有的双腔气管导管均具有如下特征：

- 支气管腔较长，可插入右侧或左侧主支气管，而主气管腔较短，止于气管下端
- 预制的弯曲弧度有利于插入支气管
- 一个支气管套囊
- 一个主气管套囊

两个套囊都充气时，夹闭支气管管腔或气管管腔，通气只进入一侧肺部；断开相应的连接端口可使同侧肺萎陷。由于左、右支气管解剖结构不同，设计了分别适合左、右侧支气管的双腔气管导管。右侧双腔气管导管的支气管套囊经过改良，且支气管内的导管近端有一个通气孔，为右肺上叶提供通气。常用双腔气管导管的型号有：35、37、39 及 41 FR。

解剖因素

成人气管的平均长度为 $11 \sim 13$ cm。气管始于环状软骨水平（C6）水平，在胸骨柄后气管隆嵴处分叉为左、右主支气管。左右主支气管的主要差异有：（1）右主支气管较粗，与气管纵轴偏离的角度较小，而左支气管与气管纵轴偏离的角度较大（图 25-5）；（2）右主支气管分为上、中、下叶支气管，而左支气管只分为上、下叶支气管；（3）右上叶支气管开口距隆嵴 $1 \sim 2.5$ cm，而左上叶支气管的开口距隆嵴 5 cm。气道本身也存在诸多解剖变异：例如，右上叶支气管可直接开口于主气管。

如之前所述，右侧双腔气管导管在支气管套囊前必须有一侧孔，以保证右上肺的通气（图 25-6）。隆嵴与右上叶支气管开口的距离存在较大的个体差异，故应用右侧双腔气管导管时有可能导致右肺上叶通气不良。在大多数手术中，选用左侧或者右侧双腔气管导管并不受手术侧别的影响，为了方便操作，很多操作者更倾向于选用用左侧双腔气管导管。某些情况下推荐应用右侧双腔气管导管：（1）气管内或外肿物引起解剖结构扭曲；（2）胸段降主动脉瘤压迫左主支气管；（3）左侧全肺切除；（4）左侧单肺移植术；（5）左侧肺袖状切除术。最后，虽然我们考虑到使用右侧支气管导管时可能会出现右上肺不张和定位困难，但是已有的研究并没有发现使用左侧和右侧双腔气管导管在临床实践中存在任何差异。

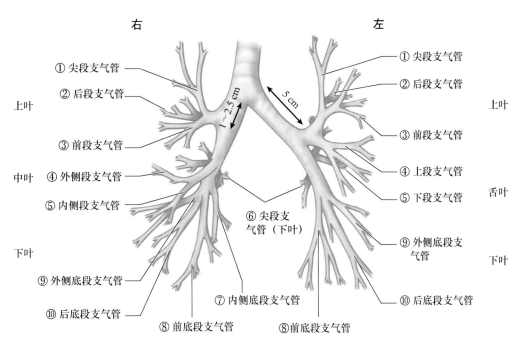

右　　　　　　　　　　　　　　　　左

① 尖段支气管　　　　　　　　　　　　　　　　① 尖段支气管

② 后段支气管　　　　　　　　　　　　　　　　② 后段支气管

上叶　　　　　　　　　　　　　　　　　　　　上叶

③ 前段支气管　　　　　　　　　　　　　　　　③ 前段支气管

　　　　　　　　　　　　　　　　　　　　　　④ 上段支气管

中叶　④ 外侧段支气管　　　　　　　　　　　　⑤ 下段支气管　　舌叶

⑤ 内侧段支气管

　　　　　　　　　　　⑥ 尖段支　　　　　　　⑨ 外侧底段支
　　　　　　　　　　　气管（下叶）　　　　　气管

下叶　　　　　　　　　　　　　　　　　　　　下叶

⑨ 外侧底段支气管

⑩ 后底段支气管　　　⑦ 内侧底段支气管　　　⑩ 后底段支气管

　　　　　　　　⑧ 前底段支气管　　⑧ 前底段支气管

1～2.5 cm　　5 cm

图 25-5　气管支气管树的解剖结构。支气管肺段以数字标记（1～10）（Adapted with permission from Gothard JWW，Branthwaite MA. Anesthesia for Thoracic Surgery. Oxford，UK：Blackwell；1982.）

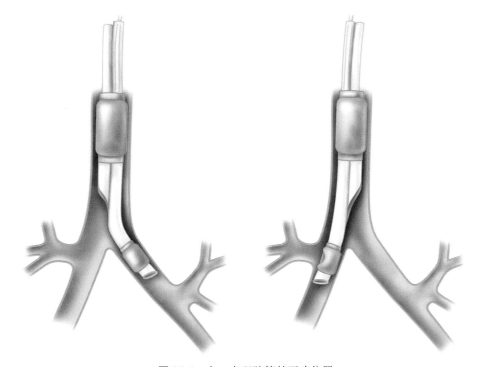

图 25-6　左、右双腔管的正确位置

双腔支气管导管插管技术

　　一般情况下，常选择弯曲的喉镜片（MacIntosh）进行双腔管插管，因为弯曲的喉镜片较直喉镜片能暴露更多的空间从而提供更好的插管条件。可视喉镜也有助于双腔管插管。当双腔导管的凹面向前通过声门后，转向欲插管的支气管侧旋转导管 90° 后进入喉部（图 25-7）。此时，操作者有两个选择：推送导管直到感到阻力为止（导管插入平均距门齿深度 29 cm），或

者将纤维支气管镜插入目标支气管导管，双腔管可以通过纤维支气管的引导进入目标支气管。应采用预先设计好的方案调整导管的位置（图 25-8 和表 25-2），并采用纤维支气管镜进行确认。如果双腔支气管导管插入困难，应尝试插入单腔气管导管；一旦确认气管导管插入成功后可借助特殊设计的导管引导装置（换管器）转换为双腔支气管导管。我们发现使用双腔气管导管进行插管经常会进入到右主支气管。

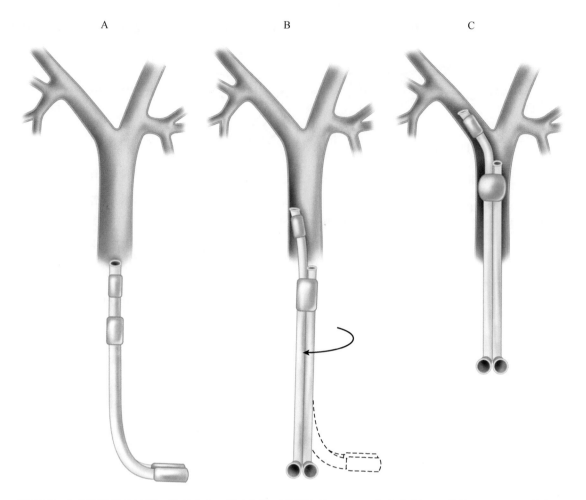

图 25-7 左侧双腔管的放置。注意当它一进入气管时就要旋转 90°。A. 初始位置；B. 旋转 90°；C. 最终位置

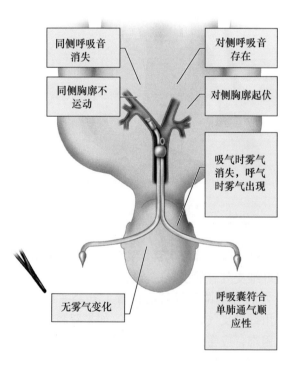

图 25-8 当双腔管处于正常位置时夹闭一侧气管导管的表现

同侧呼吸音消失

同侧胸廓不运动

无雾气变化

对侧呼吸音存在

对侧胸廓起伏

吸气时雾气消失，呼气时雾气出现

呼吸囊符合单肺通气顺应性

表 25-2 左侧双腔支气管导管位置检查程序

1. 气管套囊充气（5～10 ml 空气）
2. 听诊双侧呼吸音，如只闻及一侧呼吸音说明导管过深（气管端开口于支气管）
3. 支气管套囊充气（1～2 ml 空气）
4. 夹闭主气管侧管腔
5. 听诊单侧呼吸音
   a. 右侧呼吸音持续存在，表明支气管开口仍位于气管内（应增加插管深度）
   b. 只闻及右侧呼吸音，表明导管误插入右侧支气管
   c. 右肺和左肺上叶呼吸音均消失，表明导管插入过深
6. 开放气管侧管腔，夹闭支气管侧管腔
7. 听诊右侧呼吸音，如缺失或减弱表明导管过浅，而且支气管套囊阻塞了远端气管

　　大多数双腔气管导管内均可通过直径为 3.6～4.2 mm（外径）的支气管镜。当支气管镜经主支气管导管的管腔进入，穿过管腔下端开口处时应可见到隆嵴（图 25-9），并可见到支气管导管进入预期的主支气管，而且，亦可见支气管导管套囊（通常为蓝色）的上部，但不应位于隆嵴上。若未见到左侧双腔支气管导管的支气管套囊，则说明导管插入过深，套囊会阻塞左肺上叶或下叶支气管开口，应后退导管直至能见到套囊。理想的

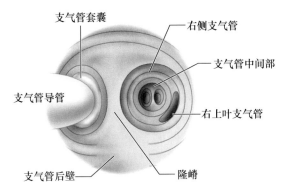

图 25-9　当左侧双腔管处于正确位置时从上向下看隆嵴的形状

右侧双腔气管导管的位置是：支气管镜经双腔气管导管的支气管腔进入，可以看见双腔管支气管侧口对准右肺上叶支气管开口。理想的支气管导管套囊充气应在仅对支气管腔通气时，从开放的气管腔听不到漏气音即止。

患者体位改变后，应重新确认双腔支气管导管的位置，因为从仰卧位转向侧卧位时，导管与隆嵴的位置关系可能发生改变。双腔支气管导管位置不佳常会导致术侧肺萎陷不满意、肺顺应性差和呼出潮气量降低。选用左侧双腔支气管导管时可能出现的问题为：（1）导管过深；（2）导管过浅；（3）导管插入右主支气管（错误侧）。如果导管插入过深，导管的支气管套囊可能阻塞左上叶或左下叶支气管开口，支气管导管可能位于左下叶或左上叶支气管内。如果导管插入过浅，则支气管套囊可能在隆嵴上方，从而阻塞主气管。在这两种情况下支气管套囊放气后，可改善肺通气，同时有助于鉴别。如夹闭支气管腔出现左肺单肺叶萎陷，提示支气管腔可能位于左上叶或左下叶支气管内，但主气管腔开口仍位于隆嵴上方。若为右侧开胸手术是出现此种情况，夹闭气管腔则仅有左上肺叶或左下肺叶通气，通常在短时间内出现低氧血症。

右侧双腔支气管导管可能会插入到左主支气管、插管深度过深或过浅，或者支气管内侧口未对准右肺上叶支气管开口。如果导管不慎插入对侧主支气管，则可采用纤维支气管镜将导管调整至正确的位置：（1）支气管镜经支气管管腔到达导管尖端；（2）在直视下，将导管连同支气管镜一并退入气管内，恰好位于隆嵴上方；（3）将支气管镜插入正确的主支气管内；（4）在支气管镜引导下，轻柔插入双腔支气管导管至正确主支气管。

双腔支气管导管的并发症

双腔支气管导管的主要并发症有：（1）导管位置不佳、导管堵塞、或单肺通气时通气血流比失调过度导致的低氧血症；（2）创伤性喉炎；（3）放置导管时气道损伤或支气管套囊的过度充气导致气管支气管破裂；（4）手术中由于不慎将导管缝合于支气管上（表现为拔管时不能撤回导管）。

带有支气管封堵器的单腔气管导管

支气管封堵器是经单腔气管导管插入，或与单腔气管导管并行插入的可充气装置，可选择性阻塞支气管开口。支气管封堵器必须在纤维支气管镜直视下插入、定位并充气。

此装置的主要优点是：与双腔支气管导管不同，如果患者术后需保留气管导管时，不需要重新插入普通气管导管（见下文）。而其主要的缺点是，由于封堵器内通道较小，被"阻塞"侧肺的萎陷缓慢（有时萎陷不完全）。

支气管封堵器有多种类型。它们有不同型号（7 Fr 和 9 Fr），有内径为 1.4 mm 的内腔。支气管封堵器的套囊是低压高容量型的，形状有椭圆形和球形。球形套囊可更好地密闭右侧主支气管。球形和椭圆型套囊均可用于阻塞左主支气管。内腔包含一根远端为引导线圈的尼龙线。支气管封堵器放置的方法是在气管导管内放入封堵器，在纤维支气管镜与引导线圈的引导下将其送达主支气管。纤维支气管镜放置的位置需要超过支气管开口，从而在引导的过程中能将支气管封堵器带入主支气管内。当萎陷的套囊通过支气管开口进入主支气管时，撤出纤维支气管镜，保证封堵器到达合适位置。在纤维支气管镜的直视下，将支气管套囊充分充气约 4 ～ 8 ml，使其能完全阻塞支气管。患者转成侧卧位后应重新确认封堵器的位置。使用支气管封堵器的肺隔离技术，适用于需要单肺通气的已行气管插管的危重患者、直接喉镜插管困难的患者、已行气管切开的患者，以及术后需要机械通气的患者。但是和双腔支气管导管相比，支气管封堵器更易移位，此外，由于导管内腔径更小，所以不能充分吸引分泌物和快速地使肺萎陷。

对于较小的患儿，一种可充气的动脉取栓 Fogarty 导管，与单腔气管导管合用（在气管导管内或外），可作为肺隔离装置；Fogarty 导管内的导丝有助于置入。此方法仅在其他技术无效时可尝试应用。由于此类导管内部没有内腔，因此无法吸引和对隔离肺实施通气，而且阻塞导管容易移位。不过，这类支气管封堵器可用于儿科患者单肺通气麻醉和成人患者支气管出血时的压迫止血（见下文）。

肺切除手术麻醉

术前准备

肺切除术常用于肺部肿瘤的诊断和治疗，也用于治疗创伤性肺损伤、肺大疱及坏死性肺部感染或支气管扩张引起的并发症，但较少。

1. 肿瘤

肺部肿瘤可以是良性或恶性的，随着纤维支气管镜的广泛使用（常由支气管内超声引导），通常在手术前就可明确诊断。90% 的肺部良性肿瘤为错构瘤，通常是外周型肺部病变，表现为正常肺组织结构紊乱。支气管腺瘤通常为中心型肺部病变，常为良性，但有时亦可局部侵袭甚至发生远处转移。这些肿瘤包括：类癌、腺样囊性癌及黏液表皮样腺瘤。肿瘤可阻塞支气管，并导致远端区域反复性肺炎。原发性肺类癌可分泌多种激素，包括：促肾上腺皮质激素（ACTH），精氨酸加压素等。类癌综合征临床表现不典型，有时更类似于转移癌。

恶性肺癌分为小细胞（"燕麦细胞"）肺癌和非小细胞肺癌。后者包括鳞状细胞（表皮样瘤）癌，腺癌和大细胞（未分化）癌。表皮样癌和小细胞癌常表现为支气管病变的中央型肿瘤；腺癌和大细胞肺癌则更多表现为周围型肿瘤，常侵犯胸膜。

临床表现

肺部肿瘤的临床症状有：咳嗽、咯血、喘鸣、体重减轻、痰液增多、呼吸困难及发热。胸膜炎性胸痛或胸腔积液表明肿瘤已侵犯胸膜；肿瘤侵犯纵隔结构，压迫喉返神经可出现声音嘶哑；侵犯交感神经链则可出现霍纳综合征；压迫膈神经可使膈肌上升；如压迫食管则出现吞咽困难；如压迫或侵犯上腔静脉则可出现上腔静脉综合征。心包积液或心脏增大应考虑肿瘤侵犯心脏。肺尖部（上沟）肿瘤可因侵犯同侧臂丛的 $C_7 \sim T_2$ 神经根分支，而导致肩痛和（或）臂痛（Pancoast 综合征）。远处转移常侵及脑、骨骼、肝和肾上腺。

肺癌尤其是小细胞肺癌，可产生与肿瘤恶性扩散无关的远达效应（副肿瘤综合征），其发生机制包括：异位激素释放及正常组织和肿瘤组织间的交叉免疫反应。如果异位分泌促肾上腺皮质激素（ACTH）、精氨酸加压素（AVP）及甲状旁腺素，则分别会出现库欣综合征、低钠血症（抗利尿激素分泌失调综合征）及低钙血症。Lambert-Eaton（肌无力）综合征是近端性肌病，其特点是肌肉在反复收缩后肌力增强（不同于重症肌无力）。其他的癌旁综合征还包括周围性神经病变和迁移性血栓性静脉炎。

治疗

手术是非转移性肺癌去除肿瘤的选择之一。也可选择围术期化疗和放疗，但是不同的组织类型对化疗和放疗的敏感性存在较大的差异。

肿瘤是否能手术切除

肿瘤是否能被切除取决于肿瘤的解剖学分期，而是否采用手术治疗则取决于手术范围和患者的生理状况。确定肿瘤的解剖学分期由胸片、CT 或 MRI、支气管镜和纵隔镜等检查结果确定。手术范围既要达到最大限度地治疗，亦要保证手术后足够的残肺功能。对于绝大多数肺部肿瘤选择的手术方式是经第 5 或 6 肋间隙后路开胸实施肺叶切除术，或通过电视辅助胸腔镜手术（VATS）。对于确诊性治疗或小的周围型肺部病变的患者可选择肺段切除和肺楔形切除手术。如肿瘤侵犯左、右主支气管或肺门则需实施患侧全肺切除术。对于中央型肺部病变及患者肺功能贮备较差者可选择**袖状肺切除术**来取代全肺切除术，即切除受累的肺叶支气管及部分左或右主支气管，并在切除后将远端支气管与近端支气管或主气管进行吻合。肿瘤累及气管时可选考虑实施袖状肺切除术。

开胸手术和肺切除术的术后并发症的发生率约为 30%，并发症的发生率不仅与肺组织切除的多少有关，还和开胸术导致的胸壁结构破坏有关。电视辅助胸腔镜手术术后并发症的发生率似乎比开放性开胸手术低。全肺切除术的死亡率是肺叶切除术的 2 倍以上。右侧全肺切除术的死亡率较左侧全肺切除术高，这可能是由于右侧全肺切除术切除了更多的肺组织。

肺叶切除术的评估

术前的全面评估非常重要，主要体现在评估改良围术期风险；降低围术期并发症、住院时间及再次入院的风险；改善预后。术前呼吸功能评估包括呼吸力学、气体交换和心肺功能的测定。肺功能及肺弥散量检查是初步的评估，可作为术后预测指标。如果是一个健康、年轻患者行胸腔镜手术，且病变位于肺部边缘、病灶范围小，这种情况下，不需要做上述所有检查。

其计算方法如下：

术后 FEV_1 ＝术前 $FEV_1 ×$ （ 1 －
　　　　　　功能性肺组织去除量的百分比）

切除病变部分肺组织（虽无通气但是有血流灌注）不一定会影响肺功能，反而还可能改善氧合。如果术后 FEV_1 预测值小于正常 FEV_1 值的 30% ～ 40%，术后死亡率和并发症会明显增加。有时测定一氧化碳的弥散肺容量（DLCO）用于反映气体交换能力。DLCO 与肺泡-毛细血管表面总的功能面积有关。术后 DLCO 预测值的计算方法与术后 FEV_1 预测值相同。如果患者 FEV_1 与 DLCO 预测值均大于 60%，则行肺切除术风险较低。当以上两个检测指标有任意一项低于 30%，需要进行心肺运动试验。通气灌注（$\dot{V}/\dot{Q}$）灌注显像可以提供各肺叶肺功能在总肺功能中所占的比例。对于准备行全肺切除，但担心单侧肺是否满足日常生活需要的患者，它可以更加精确地预测术后肺功能。

若患者通过肺功能检查以及术后肺功能计算，预测围术期并发症发生率较高（预计 FEV_1 及 DLCO 在 30% ～ 60%），应行运动试验来评估心肺交互功能。爬楼梯实验是评估运动能力和心肺储备的最简单的方法，能爬两层楼或三层楼的患者死亡率和并发症发生率低。相反的，爬楼能力少于两层的患者围术期风险较高。心肺运动功能试验（CPET）和测定最大每分钟氧耗量是评估心肺交互功能的金标准。最大氧耗量大于 20 ml/kg 的患者围术期死亡率及并发症发生率无明显增高，但每分钟氧耗量低于 10 ml/kg 的患者围术期风险增加。

对开胸手术及肺部分切除手术的患者进行评估，推荐使用美国胸科医师协会提出的综合测试方法（图 25-10 ）。

2. 感染

肺部感染常表现为肺部单个结节或空洞样病变（坏死性肺炎）。为了排除恶性病变或明确感染病因，可能需实施电视辅助胸腔镜手术。对于抗生素治疗无效，难治性脓胸以及大咯血等空洞性病变可行肺切除术。产生此类表现的肺部感染既可能是细菌感染也可能是真菌感染。

3. 支气管扩张

支气管扩张是指支气管的永久扩张，通常是支气管严重或反复感染并阻塞的终末表现。常见的病因有：

吸烟；多种病毒、细菌、非结核分枝杆菌和真菌感染；吸入有毒气体，胃酸误吸以及黏膜纤毛清除功能受损（囊性纤维化和纤毛功能障碍）。支气管平滑肌和弹性组织被血管丰富的纤维组织代替，后者易导致咯血。对于保守治疗无效的大量咯血且病变局限的患者可行肺叶切除术。如果患者的病变弥散可表现为明显的慢性阻塞性通气障碍。

麻醉管理注意事项

1. 术前管理

接受肺组织切除术的患者大部分患有肺部疾病。要强调的是吸烟对慢性阻塞性肺疾病和冠心病都是危险因素，接受开胸手术的患者常合并存在这两种疾病。对于运动耐量差的患者实施术前心脏超声检查不仅可评估患者的基线心脏功能，同时可发现是否有肺心病的证据（右心室扩大或肥厚）。负荷超声心动图（采用运动或多巴酚丁胺）有助于发现隐匿性冠心病。

对于肺部肿瘤患者应仔细评估是否有肿瘤局部侵犯及副肿瘤综合征的症状体征（见上文）。术前应仔细阅读胸片、CT 及 MRI 等检查结果。气管或支气管的偏移可使气管插管和支气管导管置入变得非常困难。气管受挤压的患者在麻醉诱导后可能出现通气困难。肺实变、肺不张及大量胸腔积液均可导致低氧血症。还应注意所有肺大疱和肺脓的位置。

接受胸科手术的患者术后肺部和心脏并发症发生率均增加。外科手术操作或肺血管床面积减少致右心房扩张均可导致围术期心律失常，尤其是室上性心动过速。这种心律失常的发生率随年龄和肺叶切除面积的增加而增加。

2. 术中管理

准备工作

与心脏手术的麻醉相同，术前准备越充分，就越能避免发生严重的临床后果。肺功能储备受限、解剖结构的异常、气道受损以及需要单肺通气均可以使患者容易迅速出现低氧血症。事先根据潜在的困难做出应对计划是必不可少。另外，除了基本气道管理所需要的物品以外，还需要准备一些专门的有特殊功能的设备，比如各种型号的单腔和双腔气管导管、纤维支气管软镜（儿科）、长度足够适用于双腔管的小管径的换管器，持续气道正压通气（CPAP）给氧装置和

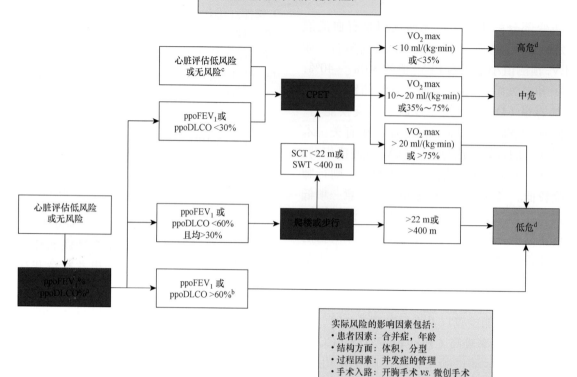

图 25-10 肺切除术评估流程。(a) 对全肺切除术患者,建议使用肺通气灌注扫描计算术后预测(PPO)FEV₁ 或 DLCO 数值(PPO = 术前值 × [1 − 功能性肺组织去除量的百分比]),此指标使用支气管扩张剂后测量最佳。对于肺叶切除术患者,可使用分段计算 PPO FEV₁ 或 DLCO 数值(PPO = 术前数值 × [1 − y/z]),此指标使用支气管扩张剂测量最佳,定义切除的有功能或未阻塞的肺段数为 y,总肺段数为 z。(b) 根据专家共识和相关证据,推荐 ppoFEV₁ 或 ppoDLCO 的临界值为 60% 预测值。(c) 对于心脏评估高风险的患者在稳定状态下进行手术,建议进行肺功能检查及心肺运动功能试验(CPET)更准确地评估风险。(d) 风险定义如下:**低风险**:预期死亡风险小于 1%。可安全进行大部分肺组织切除。**中等风险**:并发症发生率与死亡率根据肺功能、耐受运动能力、切除范围有所不同。手术的风险与获益需要与患者充分沟通。**高风险**:标准肺切除术后患者的死亡率高于 10%。严重的心肺系统并发症与剩余功能缺失的风险较大。医生需要告知患者替代手术方式(小范围切除或微创手术治疗)及非手术治疗的选择。m,米;ppoDLCO,预计术后一氧化碳弥散肺容量;ppoDLCO%,预计术后一氧化碳弥散肺容量百分比;ppoFEV₁,预计术后 FEV₁;ppoFEV₁%,预计术后 FEV₁ 百分比;VO₂ max,最大耗氧量 [Reproduced with permission from Brunelli A, Kim A, Berger K, et al. Physiologic evaluation of the patient with lung cancer being considered for resectional surgery: Diagnosis and management of lung cancer, 3rd ed: American College of Chest Physicians evidence-based clinical practice guidelines. Chest. 2013 May; 143(5 Suppl): e166S-e190S.]

一个能在麻醉系统呼吸环路中给予支气管扩张剂的装置。这些设备必须准备到位以备随时使用。

接受开胸肺切除术(肺段切除术、肺叶切除术、全肺切除术)的患者如果没有硬膜外镇痛的禁忌证往往都会接受术后胸段硬膜外镇痛。然而,现在越来越多的患者接受大量的抗血小板和抗凝药物治疗,这些药物的使用会影响硬膜外导管的留置。去阿片化、多模式镇痛方案,包括椎旁神经阻滞、布比卡因脂质体局部注射、伤口浸润置管等,可以加速胸科手术患者术后康复进程。

静脉通路

所有的胸科手术均至少需要一条大口径的静脉通道(14 或 16 号针)。如果出现大量失血,还需要准备血液加温器和快速输注装置。

监测

行较大肿瘤(特别是已经侵犯纵隔或胸壁)切除、肺功能储备不足及心血管疾病的患者需要监测有创动脉压。全肺切除或较大肿瘤切除的患者可以通过中心静脉置管(最好选择术侧的深静脉进行穿刺,避免气胸发生在术中通气侧)监测中心静脉压(CVP)。但是,创伤更小的通过胸部生物阻抗、脉搏轮廓分析心输出量的方法和经肺热稀释法可以更好地评估心功能和对扩容的反应(见第 5 章)。目前已经很少应用肺动脉导管。对于有明显冠心病或肺动脉高压患者,术中可以通过经食管超声心动图检查诊断低血容量以及右、左心室运动减弱。

麻醉诱导

麻醉诱导药物的选择应根据患者术前的状态。麻醉诱导前，所有患者均应接受充分的预给氧。足够的麻醉深度可以预防喉镜引起的支气管痉挛和心血管系统的反应。这可以通过逐步增加诱导药物剂量、给予阿片类药物以及使用挥发性吸入药物加深麻醉来实现（挥发性吸入药物对有气道高反应性的患者特别有效）。此外，吸入麻醉药有可能对单肺通气时的肺损伤起到保护作用。

外科医师在手术前需要实施诊断性支气管镜检查，那么只需要使用单腔管［或使用喉罩（LMA）］，完成支气管镜检查后，就可用双腔支气管导管替换单腔气管导管（或 LMA）（见前文）。正压控制通气可以有效防止肺膨胀不全、反常呼吸和纵隔摆动，同时还能为手术创造良好条件以利于手术完成。

体位

在诱导、插管、确定导管或封堵器的位置正确以后，可在摆放体位前开放额外的静脉通路，并建立其他监护。大多数肺切除术患者取侧卧位。正确的体位摆放可以避免损伤，同时有利于术野暴露。摆体位时，患者下侧的手臂弯曲，上侧的手臂伸到头上方，将肩胛骨从手术范围伸展开（图 25-11）。在手臂和腿之间放置体位垫，在腋窝与手术床之间放置腋（胸）辊，减少下侧肩膀受压（可能有利于保护臂丛，但未经证实），同时还需要避免眼睛及耳朵受压。

麻醉维持

目前的麻醉技术均已成功应用于胸科手术，但是理想的麻醉技术应能给予高浓度的氧气吸入并能快速调整麻醉深度。强效的含卤素吸入麻醉药在北美地区应用较广。与全凭静脉麻醉技术相比，其优点在于强效、剂量依赖性的强效支气管扩张作用及能抑制气道

反应。含卤素吸入麻醉药在浓度小于 1 MAC 时对 HPV 的影响很小。阿片类药物的优点包括：（1）对血流动力学影响最小；（2）抑制气道反应；（3）持续的 **③** 术后镇痛效应。如果拟采用硬膜外或鞘内给予阿片类药物对患者进行术后镇痛，术中应减少静脉阿片类药用量，从而避免术后呼吸抑制。在术中持续使用非去极化肌松药使肌肉松弛有利于手术牵开肋骨和麻醉管理。胸科手术的患者输入过多的液体与术后急性肺损伤密切相关。侧卧位时过度输液会产生"低位肺"综合征（指侧卧位时，液体在重力的作用下向健侧肺集中）。此现象会增加肺内分流和加重低氧血症，尤其是在单肺通气的时候。虽然我们在肺切除术中更倾向于限制性输液，但是缺乏关于此类手术理想的目标导向液体管理策略的研究。

另外，不通气侧肺由于外科操作的影响以及可能的缺血再灌注损伤可能发生急性肺损伤。在肺叶切除术中通常使用自动闭合器分离支气管（或残余的肺组织），然后将支气管残端浸没在水中，并通过短暂的持续性给予 30 cmH₂O 压力通气检查是否漏气。在完成关胸前，要手动通气并直视下确认所有的肺段都已经完全膨开，随后可以继续控制通气直到胸腔引流管连接到吸引装置。

单肺通气管理

虽然术中低氧血症仍是一个难题，但是肺隔离方法、通气技术的改进以及对缺氧性肺血管收缩反应影响更小的麻醉剂的使用，其发生率已经越来越低。如今，关注点已转移到避免急性肺损伤（acute lung injury，ALI）。幸运的是，ALI 并不常常发生，在所有肺切除术中发生率为 2.5%，在全肺切除术后发生率为 7.9%。然而，ALI 一旦发生，其死亡率或出现严重并发症率高达 40%。

根据当前的资料，保护性肺通气策略可能使肺切除术后发生 ALI 的风险降到最低。这个通气策略包括使用低潮气量（< 6 ml/kg）、低 FiO₂（50% ～ 80%）、采用压力控制模式实现低通气压力（平台压小于 25 cm

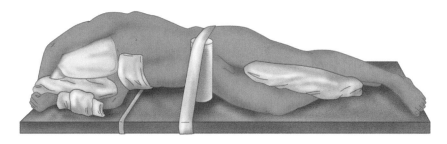

图 25-11　侧卧位开胸手术的正确体位（Reproduced with permission from Gothard JWW，Branthwaite MA. Anesthesia for Thoracic Surgery. Oxford，UK：Blackwell；1982.）

H_2O，峰压 < 35 cm H_2O）。对于少数 CO_2 张力增高的患者，在氧饱和度和每分通气量均满意的情况下，允许性高碳酸血症是可以接受的。潮气量 < 3 ml/kg 可能导致肺重新萎陷、肺不张和低氧血症。肺重新萎陷可以通过给予外源性 PEEP 和手法肺复张来避免。尽管 100% 氧气应用于单肺通气已有很久的历史，但是在实验室和临床上关于氧中毒的证据在逐渐累积。虽然没有明确的证据证明哪一种通气模式更有益，但是压力控制通气模式通过限制气道峰压和平台压，减少气压伤的风险，而且流量模式使潮气量分布更均匀并且减少了无效腔通气。

在手术结束的时候，使手术侧肺逐渐膨胀，并使其吸气压峰值维持在 30 cmH$_2$O 以下，以防止缝合口破裂。在手术侧肺膨胀过程，可以夹闭健侧肺实施单肺通气以防止其过度膨胀。

定期行动脉血气分析有助于保证充分通气。呼末 CO_2 测定作为有效的监测手段，由于无效腔的增加以及动脉和呼气末 CO_2 分压差无法预测，导致了呼气末 CO_2 测定可能不精确。

低氧的处理

在单肺通气时发生低氧血症需要下述的方法解决：

1. 确定支气管导管（或支气管封堵器）位置正确，因为由于外科操作或牵拉，会导致导管相对于隆嵴的位置发生改变；用纤维支气管镜可以很快发现这个问题。两个管腔都要经常吸引以防堵塞。

2. 增加 FiO$_2$ 到 100%。

3. 膨胀通气侧肺以消除肺不张和改善分流。

4. 给予健侧肺有效（但不过度）的 PEEP 以避免肺不张。

5. 采用 CPAP 或向手术侧肺内吹入氧气都能减轻分流并改善氧合。但是手术侧肺的膨胀会使外科医师在胸腔镜手术中难以识别肺的结构，因此这个方法要的使用要小心慎重。

6. 严重的低氧血症要求立即实施双肺通气，如果可能，还可以在手术侧肺放置动脉夹以消除分流。

7. 对于有慢性阻塞性肺疾病的患者，需警惕健侧通气侧肺发生气胸，它可能引起严重的低氧血症。这个并发症需要立即发现，并迅速暂停手术，重新膨胀手术侧肺，在气胸侧胸腔内置入引流管。

8. 如果其他方法均无法改善患者氧饱和度，停止使用所有已知的抑制 HPV 的药物（吸入麻醉药、血管扩张剂、β 受体阻滞剂等）而选择可替代的药物或方法（全凭静脉麻醉，拉贝洛尔等）。

单肺通气的替代方案

如果经通畅的气管插管持续吹入 100% 氧气，且吹入的速率大于氧气的消耗，则可以短时间停止通气。足够的氧合可以维持一段时间，但是存在进行性的呼吸性酸中毒，使得通气时间暂停不能过长，对于大多数患者来说最长不超过 10 ～ 20 min。PaCO$_2$ 在第一分钟上升 6 mmHg，随后每分钟上升 3 ～ 4 mmHg。

高频正压通气和高频喷射通气也可作为单肺通气的替代方法。这两种方法可以插普通气管导管。低潮气量（< 2 ml/kg）可以对两侧肺同时通气，同时减少肺偏移而尽量不影响手术操作，但是可能出现纵隔摆动从而干扰手术进行。

3. 手术后管理

一般管理

大多数患者术后都能很快拔管以减少气压伤的风险（特别是支气管缝合口的破裂）。所有患者（特别是肺储备欠佳的患者）需要带管观察直到达到标准的气管导管拔除指征。如果患者需要术后继续机械通气，术毕时需要将双腔气管导管更换成单腔气管导管。如果普通喉镜使用困难，我们常规使用气管导管导引器（换管器）更换单腔气管导管。

患者术后一般在 PACU 观察，更多的患者需要在 ICU 或过渡监护治疗病房观察至少一晚。肺不张和由于切口疼痛导致的浅呼吸，可导致术后低氧血症和呼吸性酸中毒。同时，术中在重力作用下液体坠积到健侧肺也是可能的原因之一。此外，术侧萎陷肺也可发生复张性水肿。

④ 开胸手术术后出血的发生率约为 3%，与之相关的死亡率高达 20%。出血的症状包括胸腔引流量的增加（> 200 ml/h）、低血压、心动过速和血细胞比容下降。术后发生室上性心律失常较为常见，需要及时处理。常规的术后管理应包括半直立体位（$> 30°$）、吸氧（40% ～ 50%）、鼓励呼吸、心电监护、血流动力学监测、术后胸片检查（以确定胸腔各种引流管及中心静脉置管的位置，并确定双侧肺的扩张状态）和充分镇痛。

术后镇痛

对胸部手术的患者而言，充分的术后镇痛管理非常重要。对于高风险患者，镇痛不足可能导致无法用力呼吸，不能咳嗽并清除分泌物，最终导致气道阻塞、肺不张、分流和低氧血症。无论使用何种镇痛，都必须要有全面的疼痛管理计划。

对于肺功能差的患者仅凭肠外给予阿片类药物很难达到既舒适又不产生呼吸抑制的效果。接受开胸手术的患者采用其他镇痛方式（见下文）可以减少肠外阿片类药物的需要量，获得更多受益。如果患者只给予肠外阿片类药物，那么最好通过患者自控镇痛装置进行给药。

在没有放置硬膜外导管的情况下，用长效局部麻醉药实施肋间神经阻滞或椎旁神经节阻滞有利于气管拔管与术后镇痛，但是其作用的时间有限，所以需要额外的镇痛方法。硬膜外、肋间神经阻滞或是椎旁神经阻滞的替代镇痛方法包括：在手术切口处留置导管输注局麻药，以及通过给予布比卡因脂质体进行伤口局部浸润麻醉，有利于减少患者阿片类药物的需求，较单纯应用阿片类药物提高镇痛治疗的质量。

硬膜外镇痛可以提供持续有效的镇痛效果，而且避免出现阿片类药物的相关副反应。但是另一方面，硬膜外镇痛需要急性疼痛管理团队持续关注输注的时间，以及患者可能发生一系列硬膜外镇痛相关的副反应和并发症。很多医生选择阿片类药物（如芬太尼、吗啡、氢吗啡酮等）联合局麻药（如布比卡因、罗哌卡因等），在患者胸段进行硬膜外置管给药。加巴喷丁、低剂量氯胺酮以及静脉注射利多卡因也可作为开胸手术的多模式镇痛手段。口服或静脉注射对乙酰氨基酚或非甾体抗炎药同样可以与其他镇痛方式联合，从而达到少阿片化乃至去阿片化的目的。

术后并发症

胸科手术的术后并发症相对常见，幸运的是大多数并发症较轻，并可以逆转。血凝块和黏稠的分泌物可能阻塞呼吸道，导致肺不张，所以需要经常吸痰。持续性肺不张时可考虑行支气管镜治疗。肺段或肺叶切除后手术侧胸廓常出现漏气，多数在几天内自动闭合。

⑤ 支气管胸膜瘘表现为突然从胸腔引流管里漏出大量气体，常常合并愈发严重的气胸和部分肺萎陷。如果在术后 24 ～ 72 h 发生，通常是由于支气管残端闭合不牢所致。迟发性支气管胸膜瘘则多由闭合线附近的组织血运不良或感染坏死所致。

有些并发症少见但可能是致命的，需给予足够重视，有时应立即开胸探查。术后出血在前面已经详细讨论。手术侧的余肺过度膨胀从而占据半侧胸廓可能发生肺叶或肺段扭转。这类并发症可导致扭转部位肺静脉堵塞，导致血液回流受阻。随即可出现咯血和肺梗

死。胸片中出现均匀的增高密度影以及在支气管镜下发现闭合的肺叶开口可协助诊断。**⑥** 根治性全肺切除术后，心脏可以通过心包缺损进入手术侧胸腔，发生急性心脏嵌顿。这可能是由于手术后两侧胸腔出现压力差造成的严重后果。心脏向右侧胸腔突出形成嵌顿会引起中心静脉的扭转从而导致严重的低血压和 CVP 升高。左侧肺切除后，心脏向左侧胸腔突出形成嵌顿，则会造成心肌压迫，从而导致低血压、心肌缺血和心肌梗死。胸片表现为心影向手术侧胸腔移位。

广泛的纵隔切除可能损伤膈神经、迷走神经和左侧喉返神经。术后膈神经麻痹导致同侧膈肌上抬、患者难以脱离呼吸机。包含部分膈肌切除的广泛胸壁切除术也会出现相同的问题，还可能出现连枷胸。曾经放置过硬膜外导管的患者如果出现运动功能损伤或不能解释的背痛，应立刻进行影像学检查以排除硬膜外血肿。

肺切除术的特殊关注点

大量肺出血

通常大咯血是指 24 h 内肺支气管树内出血量大于 500 ～ 600 ml。最常见的病因有结核、支气管扩张、气管内新生物、经气管或经胸活检的并发症、或由于肺动脉导管球囊过度充气导致肺动脉破裂（既往比较常见）的并发症。紧急行肺切除手术是治疗潜在大量肺出血的方法。大多数情况下是尽快急诊肺切除术手术，而非等到出现紧急情况时再手术。即使这样，行肺切除术的死亡率高于 20%（内科治疗死亡率大于50%）。可以尝试对出血的支气管动脉进行栓塞。这类患者最常见的死亡原因是气道内出血以及血凝块的阻塞造成的窒息。在纤维支气管镜不能确定出血位置的情况下，应将患者带入手术室内行硬性支气管镜检查。支气管封堵器或 Fogarty 管（见上）可以用于压迫止血，也可尝试利用激光凝固止血法进行止血。

这类患者需要建立具有多路大口径的静脉通道。清醒、未插管和自主呼吸的患者不应使用镇静药，因为这类患者常已经出现低氧血症，必须持续吸入100% 的氧气。如果患者已经进行了气管插管或者放置了支气管封堵器，此时进行镇静有助于预防患者发生咳嗽。支气管封堵器应该一直放置到肺切除完成。如果患者没有插管，推荐进行快速顺序诱导（氯胺酮或依托咪酯＋琥珀胆碱）。这种患者常常吞咽了大量的血，应该视为饱胃处理。大号双腔管是该类患者理想的选择，可以隔离健侧肺并分别吸引双肺。如果置入双腔管有困难或者小型号的双腔管易于被堵塞，应考虑放入大型号的单腔管（内径＞ 8 mm），采用支气

管封堵器实现肺隔离。

肺囊肿和肺大疱

　　肺囊肿和肺大疱可以是先天性的也可能是肺气肿引起的。大的肺大疱可能压迫周围正常肺组织影响呼吸功能。这些空腔通常具有一个单向活瓣通道，导致肺大疱越来越大。如果肺大疱患者有进行性的呼吸困难或反复的气胸，可考虑行肺切除术。正压通气导致肺大疱破裂、引起张力性气胸是麻醉所面临的最大危险。张力性气胸在开胸前可能发生在两侧肺，开胸后可能发生在通气侧肺。在肺大疱侧肺被双腔支气管导管隔离或放置胸腔闭式引流之前，推荐采用保留自主呼吸的麻醉诱导。大部分肺囊肿和肺大疱患者的无效腔量增加，因此辅助通气对于避免严重的高碳酸血症

7 至关重要。N_2O 可导致肺囊肿或肺大疱扩大和破裂，因此禁用于肺囊肿或肺大疱患者。肺囊肿或肺大疱破裂可表现为突发低血压、支气管痉挛或气道峰压急剧升高，此时需立即放置胸腔引流管。

肺脓肿

　　肺脓肿通常由原发性肺感染、阻塞性肺新生物引起（见上文），全身感染血源性播散引起的较为少见。应该采用肺隔离措施将健侧肺与患侧肺隔离以避免污染。通常推荐采用快速顺序诱导法插入双腔气管导管，并使患肺位于下侧。插入双腔气管导管后，立即将气管和支气管两个气囊充气。在将患者摆放为患侧肺在上的侧卧位之前，支气管套囊应充分充气封堵以隔离患侧肺，并且应该经常吸引患侧肺以最大程度的降低健侧肺污染的概率。

支气管胸膜漏

　　支气管胸膜漏常继发于肺切除术后（常常是全肺切除术后）、肺脓肿破入胸膜腔、肺气压伤、自发性的肺大疱破裂。大部分患者可通过保守治疗治愈。若胸腔闭式引流失败，可行手术治疗。**由于严重漏气、可能发展成张力性气胸、脓胸可能污染健侧肺，对这些患者可能不能实行有效正压通气，使得麻醉管理更加复杂。**瘘口关闭之前，通常需要将脓液排尽。

　　正确置入双腔管使健侧肺正常通气可以很大程度地简化麻醉管理。在修补完成后应尽早拔除气管导管。

气管切除术的麻醉

术前评估

　　气管切除最常用于气管狭窄、气管肿瘤的切除，

较少用于先天异常的修复。穿透伤或钝性损伤、气管插管和气管切开可导致气管狭窄。鳞状细胞癌和腺腺样囊性癌是最常见的肿瘤。气管腔进行性狭窄可能导致呼吸困难。用力呼吸时可能出现喘息或喘鸣，随着气管狭窄进行性加重，患者躺下后呼吸困难可加重。气管内肿瘤可伴有咯血。CT 或 MR 对确定气管内病变的位置很有价值。**流量−容量环检测可确定阻塞的位置，帮助临床医生评估狭窄的程度**（图 25-12）。

麻醉注意事项

　　绝大部分接受气管切除术的患者均存在中到重度的气管梗阻，因此很少给予术前用药。术前给予抗胆碱药物抑制痰液分泌尚有争议，因为理论上存在痰液浓缩的风险。术中应监测有创动脉压。

　　对于严重梗阻的患者应该实施吸入麻醉诱导（吸入 100% 纯氧）。七氟烷是首选的气体吸入麻醉药，因为七氟烷麻醉效力强、呼吸道刺激最小，在麻醉诱导全过程中保留自主呼吸。通常应该避免使用肌松药（NMBs），因为肌肉松弛后可能造成完全的气道梗阻。置入喉镜时，需要患者处于较深的麻醉状态。静脉注射利多卡因（1 ~ 2 mg/kg）既可以加深麻醉也不引起呼吸抑制。然后外科医生可通过硬支气管镜检查，并可能扩张病灶，随后置入能通过狭窄处的足够小的气管导管。

　　高位气管狭窄常采用颈部环形切口。外科医生在颈部行气管切开后，从气管切开处向远端插入无菌加强型管，并用无菌回路连接呼吸机，在病损切除过程中行机械通气。在完成病损切除及气管后半部分的吻合后，移出气管内导管，插入原来的气管导管，并通过气管远端吻合处（图 25-13）。在气管吻合过程中，常采用高频通气，高频通气管越过梗阻部位，置于气管远端（图 25-14）。术后尽早恢复自主呼吸并拔管。在手术结束后为了减轻吻合口的张力，应将患者置于颈屈曲位（图 25-15）。

　　气管病损位置偏低的手术需要行胸骨正中切口或从右侧开胸。而麻醉管理需要一些更为复杂的技术，如高频通气，复杂的先天畸形甚至需要心肺转流（CPB）。

胸腔镜手术的麻醉

　　目前胸腔镜手术（video-assisted thoracoscopic surgery，VATS）已广泛用于肺切除手术。大部分手术通过三个或以上小的切口进行，患者体位为侧卧位。在麻醉管理方面，除了在手术全过程需要进行单肺通

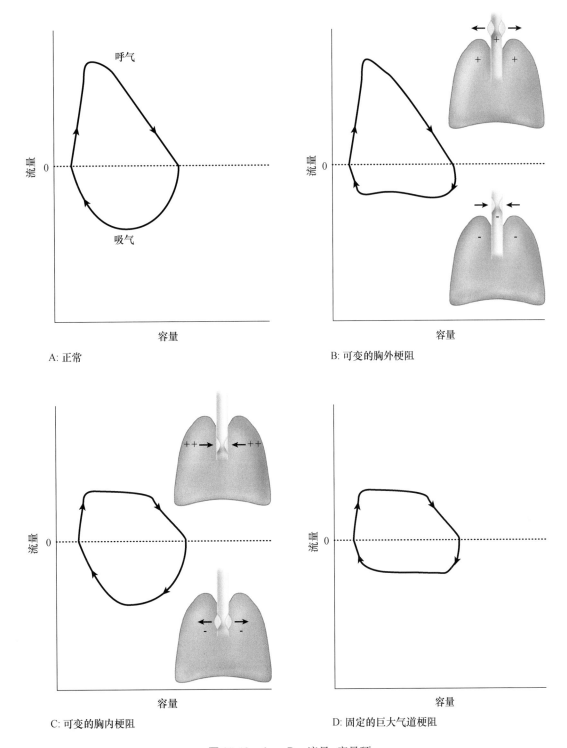

A: 正常

B: 可变的胸外梗阻

C: 可变的胸内梗阻

D: 固定的巨大气道梗阻

图 25-12　A ～ D，流量-容量环

气外，其余与开胸手术相似（开胸手术单肺通气不是必须）。

胸科诊断性操作的麻醉

支气管镜检

　　用硬质支气管镜来取出异物或扩张气管通常需要在全麻下进行。和手术医生或胸内科医生共享气道使得情况更为复杂；幸运的是操作时间很短。标准的静脉诱导后，麻醉维持通常使用全凭静脉麻醉以及短效或中效的肌松药。下列技术都适用于硬质支气管镜检查：（1）将细导管放置在支气管镜的一侧进行供氧以维持呼吸暂停时的氧合（见上文）；（2）通过通气型支气管镜的侧臂进行通气（当此通道用于吸引或活检时，必须暂停通气）；（3）通过喷射式支气管镜进行高频通气。

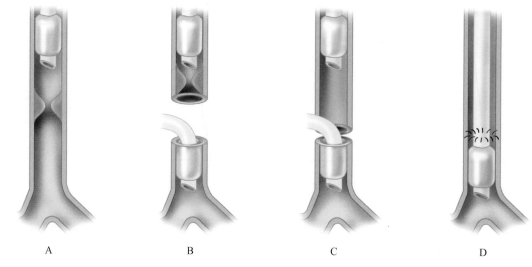

图 25-13　A～D，高位气管病损的气道管理

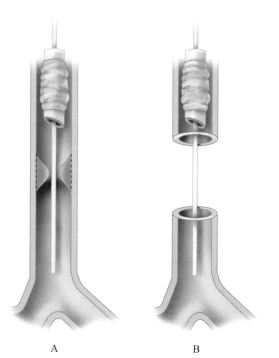

图 25-14　使用高频喷射性通气的气管切除术。A. 通气管越过梗阻部位，喷射通气开始后将套囊放气。B. 手术医生把通气管向远端放置。在气管离断和吻合过程中导管可向远端的气管内持续通气

纵隔镜检查

纵隔镜检查在过去应用比现在更为广泛，可以通过检查纵隔淋巴结进行诊断，或用于切除胸内恶性肿瘤（见上文）。术前 CT 或 MRI 可用于发现气管的扭曲和压迫。

纵隔镜检查需要在使用肌松药的全身麻醉下进行。因为有出血的危险且出血后很难控制，静脉通路必须使用大口径的套管针（14 G 或 16 G）。由于在操作中可能会压迫无名动脉，所以应测量左臂的血压。

纵隔镜检查的并发症包括：（1）由于压迫气管或大血管引起的迷走神经反射所致的心动过缓；（2）大出血；（3）压迫无名动脉所致的脑缺血（通过右手桡动脉测压管或脉搏氧饱和度监测可以观察到）；（4）气胸（常发生于术后）；（5）空气栓塞（因为头高 30°的体位，自主通气时风险更大）；（6）喉返神经损伤；（7）膈神经损伤。

支气管肺泡灌洗术

支气管肺泡灌洗术可以用来治疗肺泡蛋白沉积症。这类患者产生过多的活性物质但很难清除。临床表现为呼吸困难，胸片显示双侧肺实变。在这类患者中，支气管肺泡灌洗术用于严重的低氧血症或者是呼吸困难加重。通常先进行一侧肺的灌洗，待患者恢复几天后再进行另一侧肺的灌洗；因此病情较重的一侧肺首先进行灌洗。

单侧支气管肺泡灌洗要求使用双腔管并在全麻下进行。导管套囊的位置应当合适，确保水密性，防止液体进入另一侧。这一过程通常是在仰卧位进行。虽然在肺灌洗时侧卧位能最小限度地减少液体流入另一侧，但是这种体位可以产生严重的通气血流比例失调。要使用温盐水进行灌洗，然后通过重力作用排出灌洗液。整个过程结束后应充分吸引双肺，用单腔气管导管替代双腔管。

肺移植手术的麻醉管理

术前注意事项

肺移植是终末期的肺部疾病或肺动脉高压的治

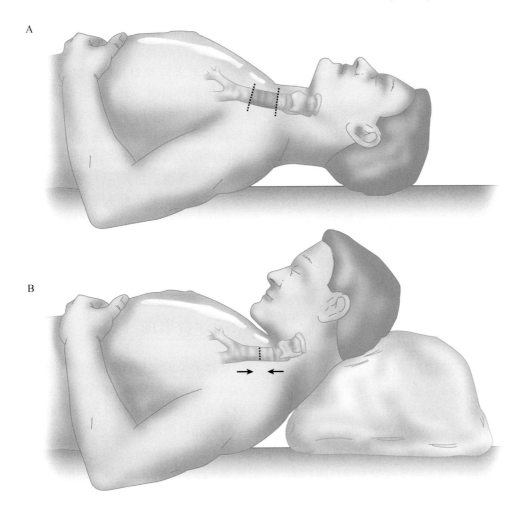

图 25-15　患者气管切除吻合术前（A）及术后（B）的体位，术后24～48小时内需颈部屈曲

疗方法。接受此手术的患者由于呼吸困难而丧失了行动能力，并且预后很差。适应证随原发病的不同而变化。主要病因见表25-3。肺移植（其他实体器官移植也如此）受供体数量限制，而不是受体数量。患者基本都是在静息时或仅有轻微活动即出现呼吸困难并有静息状态下的低氧血症（$PaO_2 < 50$ mmHg）和氧需增加。进行性 CO_2 潴留也很常见。患者可能依赖呼吸机或者需体外膜氧合（ECMO）的支持。

表 25-3　肺移植的适应证

囊性纤维化
支气管扩张
梗阻性疾病
慢性阻塞性肺疾病
α_1-抗胰蛋白酶缺失
肺淋巴管瘤
限制性疾病
特发性肺间质纤维化
原发性肺动脉高压

麻醉注意事项

1. 术前管理

有效地协调器官获取团队和移植团队可以减少移植缺血时间，避免延长移植前非必要的麻醉时间。这些流程要按照急诊原则来进行；因此患者很难做到术前禁食。术前也可能口服环孢素。同时应考虑给予抗酸剂、H_2 拮抗剂或者甲氧氯普胺。任何的术前用药均需要在患者进入手术室后并在监护下给予。免疫抑制剂和抗菌素可以在麻醉诱导后、切皮前给予。

2. 术中管理

监测

进行有创监测的操作必须严格无菌。由于患者在清醒状态通常无法平卧，因此需在麻醉诱导后进行中心静脉穿刺。卵圆孔未闭的患者由于右心房高压的存在有发生反常栓塞的危险。经食管超声心动图可用于评估右心室功能、房间隔的完整性以及吻合后的肺静脉血流情况。

诱导和麻醉维持

采用氯胺酮、依托咪酯、阿片类药物或几种药物联用进行诱导，避免血压骤降。使用肌松药进行气管插管。可实行允许性高碳酸血症及肺保护通气策略。调整合适的吸入氧浓度使患者的 SaO_2 维持在 92% 以上。采用压力控制通气模式，潮气量小于 6 ml/kg。吸入麻醉药可以用于此类患者麻醉，并且可能有肺保护效果。

高碳酸血症和酸中毒可以导致肺血管收缩和急性右心功能衰竭，对于这样的患者可能需要强心药来维持血流动力学的稳定。

单肺移植

是否进行 CPB（详见第 22 章）或 ECMO 取决于患者对患侧肺萎陷后和肺动脉夹闭的反应。如果出现持续性低氧血症（$SpO_2 < 88\%$）或右心衰，提示需要 CPB。米力农等药物可以用于强心治疗，吸入性 NO 可以扩张肺血管。患侧肺切除后，将供体肺的肺动脉、左心房袖（连同肺静脉）和支气管与受体进行吻合。之后需要用纤支镜对吻合口进行检查。

双肺移植

双肺移植可采用"蚌壳式"横向胸骨切开术。心肺联合移植一般选用正中胸骨切开，需要 CPB。

移植后管理

8 供体器官吻合后恢复双肺通气。肺移植后吸气峰压应该以能够维持双肺膨胀良好的最小压力为宜，吸入氧浓度在维持 $PaO_2 > 60$ mmHg 情况下尽量接近空气氧浓度。如果移植是在 CPB 下进行，术后要停止 CPB。可能需要肺血管舒张药，一氧化氮和正性肌力药（见上文）的支持。经食管超声心动图有助于判断左心和右心功能障碍，评估移植后肺血管的血流状态。

移植会干扰移植肺的神经反射、淋巴回流和支气管血液循环。呼吸节律不会受影响，但隆嵴以下的咳嗽反射消失。部分患者会出现支气管高反应性。缺氧性肺血管收缩功能保持正常。淋巴回流的功能缺失可导致肺水增多，使移植肺易发生肺水肿。所以，术中要避免过度补液。支气管血液循环障碍会导致吻合口缺血坏死。

3. 术后管理

术后患者应尽早拔管。凝血功能正常时可以进行胸段硬膜外镇痛。术后可能发生急性排斥反应、感染、肾和肝功能障碍。肝功能恶化可能继发于排斥反应和再灌注损伤。有时会需要暂时性 ECMO 的支持。必要时使用支气管镜检进行活检和灌洗以鉴别排斥反应和感染。院内革兰氏阴性菌、巨细胞病毒、假丝酵母菌、曲霉菌和耶氏肺孢子虫是感染的常见病原体。其他的术后外科并发症包括膈神经损伤、迷走神经损伤和左侧喉返神经损伤。

食管手术的麻醉

术前注意事项

食管手术的常见适应证包括肿瘤、胃食管反流和动力障碍（失弛缓症）。术式有内镜检查，食管扩张，颈段食管肌层切开术，开胸或胸腔镜下远端食管切除，置入和移除食管支架以及开胸或微创食管切除术等。食管肿瘤以鳞癌多见，腺癌次之，良性肿瘤（平滑肌瘤）少见。大多数肿瘤发生于食管远端。手术可以是姑息性的或根治性的。食管切除后，可做胃代食管或结肠代食管。

胃食管反流并发难治性食管炎、狭窄、反复发作的误吸或 Barrett 食管炎（柱状上皮）时可手术治疗。多种抗反流术式（Nissen、Belsey、Hill 或 Collis-Nissen）可采用经胸或经腹入路，通常行腔镜手术。

失弛缓症和系统性硬化（硬皮症）是需要手术治疗的食管动力障碍患者的主要病因。前者常单发，后者则多为血管胶原异常的部分表现。环喉肌肉功能不全通常是神经源性或肌源性疾病所致，常引起 Zenker 憩室。

麻醉注意事项

9 食管疾病患者无论行何种手术，麻醉的关注点均为误吸的风险。这可能因为梗阻、动力异常和括约肌失常引起。事实上，大多数患者主诉吞咽困难、烧心、反酸、咳嗽或平卧时喘鸣。慢性误吸导致肺间质纤维化时多出现明显的劳力性呼吸困难。恶性肿瘤患者可以表现出贫血和体重下降。食管恶性肿瘤患者通常有吸烟史和饮酒史，因此要评估是否合并有 COPD、冠状动脉疾病和肝功能异常。系统性硬化的患者要评估其他器官的受累情况，尤其是肾、心和肺；Raynaud 征也很常见。

食管反流患者术前可给予一种或多种以下药物，如甲氧氯普胺、H₂ 受体拮抗剂、枸橼酸钠或者质子泵抑制剂。此类患者应使用快速顺序诱导麻醉。胸腔镜或开胸手术都可以使用双腔管。麻醉医师通常会被要求在术中向食管中置入一个大口径探条；要尽量避免损伤食管和喉。

钝性食管分离和胸段食管肌层切开术需要特殊注意。前者采用上腹部切口和左侧颈部切口，后者采用后外侧切口开胸、腹部以及左颈切口。手术部分步骤可以使用腹腔镜或胸腔镜进行。需要行有创动脉压力监测。经裂孔入路食管切除术时，胸骨下和纵隔牵开器会影响心功能。从后纵隔钝性分离食管时手术医生的手会一过性影响心脏充盈，产生严重的低血压。手术也会导致显著的迷走神经反射。

结肠代食管手术是游离一段带蒂的结肠段，将其从后纵隔上提至颈部替代食管。这个手术过程漫长，要维持适当的血压、心输出量和血红蛋白水平，以保证结肠段存活。进行性代谢性酸中毒可能预示着结肠段缺血。输液不足或是过量均可以对预后造成不良影响。以血流动力学指标（如每搏量变异度）为指导的目标导向液体治疗有助于食管切除手术患者的围术期输液管理。

围术期需要肺通气保护策略以及多模式镇痛管理。

病例讨论

纵隔腺病

一个 9 岁的男孩胸片检查发现纵隔淋巴结病，欲行颈部淋巴结活检。

术前首要的麻醉考虑是什么？

是否存在气道危险因素？气道压迫可能产生呼吸困难（近端梗阻）或者干咳（远端梗阻）。

无症状的梗阻也很常见，在体检或行影像学检查时才发现气管偏移。胸部 CT 检查可以发现是否有梗阻、梗阻部位和气道压迫的程度。气流-容量环也能检测到轻微的气道梗阻，并可反映梗阻的部位和严重程度（见上文）。

术前没有呼吸困难是否意味着术中发现严重呼吸问题可能性减少？

不是。术前无呼吸困难的患者，诱导时也可以出现严重的气道梗阻。胸片和 CT 检查对于发现

无症状气道梗阻显得十分重要。梗阻通常位于气管导管尖端的远侧。另外，自主呼吸的消失也可以使其变成完全性的气道梗阻。

什么是上腔静脉综合征？

上腔静脉综合征是指进行性增大的纵隔肿瘤压迫纵隔内结构，特别是上腔静脉而产生的一系列症状。淋巴瘤是最常见的病因，但是原发性肺部肿瘤和纵隔肿瘤也可引起。上腔静脉综合征常与诱导时的严重气道梗阻和心血管严重抑制相关。上腔静脉受压会导致静脉充血、头颈和上肢水肿。直接的机械压迫和黏膜水肿会严重地影响通气。大多数患者愿意取直立位，平卧位会加重气道梗阻。由于上半身的静脉回流受阻、心脏的直接受压和恶性肿瘤侵犯心包使得心输出量严重下降。超声心动图可以帮助评估心功能和发现心包积液。

上腔静脉综合征的患者应采用什么麻醉方案？

患者无气道梗阻和上腔静脉综合征症状并不能排除在诱导时出现危及生命的严重并发症的可能。因此，局麻是外周肿物（通常为颈部或者斜角肌）取活检最安全的方法。尽管确定诊断十分重要，但是对于存在严重气道梗阻或上腔静脉综合征症状的患者在术前接受经验性激素治疗还是必要的（癌症是最常见的原因）；也可以考虑放疗或者化疗。气道梗阻和上腔静脉综合征症状得以缓解的患者进行全麻手术相对安全。

对于无气道梗阻或上腔静脉综合征症状的年轻患者或者不合作患者可以考虑全麻，少数情况下，对于那些对激素、放化疗不敏感者也需要行全麻手术。

气道梗阻和上腔静脉综合征存在对全麻有什么影响？

1. 术前用药：如果需要术前用药，只能给予抗胆碱药物。患者采用半卧位吸氧入手术室。

2. 监护：除常规监护外，有创动脉压是有益的，但是年轻患者应在诱导后进行动脉穿刺。下肢至少有一条大口径静脉通路。因为上肢的静脉回流是不可靠的。

3. 气道管理：应预测到可能出现插管困难和通气困难。对于合作的患者，充分预给氧后用加强型气管导管进行清醒气管插管是最安全的方法。纤维支气管镜可辅助插管，还可以观察梗阻的部位和程度。然而，咳嗽和情绪紧张有可能导致完全的气管

梗阻，因为胸膜腔压力增加会使得胸腔内的气管受压。将导管通过受压部位可以消除这个危险。不合作的患者可以通过吸入七氟烷进行诱导。

　　4. 诱导：平稳诱导的目标是维持自主呼吸和血流动力学稳定。使用肌松药之前应建立通气良好的气道。吸入纯氧，有三种诱导方法可供选择：（1）静脉注射氯胺酮（此药对心输出量下降的患者可以很好地维持血流动力学的稳定）；（2）使用吸入麻醉药进行诱导（通常用七氟烷）；（3）丙泊酚或依托咪酯小剂量滴定给药。

　　正压通气会产生严重的低血压，诱导前进行容量补充可以部分抵消腔静脉梗阻引起的血管充盈受损。

　　5. 麻醉维持：麻醉方法取决于患者的血流动力学状态。插管后，可以使用肌松药抑制患者的咳嗽和肌紧张。

　　6. 拔管：手术结束后，确定梗阻解除后方能拔管，可以用纤支镜观察或者将套囊放气后观察到气体经导管周围漏出以确认。

（冯帅　译　金笛　肖玮　校　王天龙　审）

推荐阅读

Alam N. Lung resection in patients with marginal pulmonary function. *Thorac Surg Clin.* 2014;24:361.

Brunelli A, Kim A, Berger K, Addrizzo-Harris D. Physiologic evaluation of the patient with lung cancer being considered for resection surgery. *Chest.* 2013;143(suppl):e166S.

Campos J. An update on bronchial blockers during lung separation techniques in adults. *Anesth Analg.* 2003;97:1266.

Carney A, Dickinson M. Anesthesia for esophagectomy. *Anesthesiol Clin.* 2015;33:143.

Clayton-Smith A, Alston R, Adams G, et al. A comparison of the efficacy and adverse effects of double lumen endobronchial tubes and bronchial blockers in thoracic surgery: A systematic review and meta-analysis of randomized controlled trials. *J Cardiothorac Vasc Anesth.* 2015;29:955.

Della Rocca G, Coccia C. Acute lung injury in thoracic surgery. *Curr Opin Anesthesiol.* 2013;26:40.

Doan L, Augustus J, Androphy R, et al. Mitigating the impact of acute and chronic post thoracotomy pain. *J Cardiothorac Vasc Anesth.* 2014;28:1048.

Ehrenfeld JM, Walsh JL, Sandberg WS. Right- and left-sided Mallinckrodt double-lumen tubes have identical clinical performance. *Anesth Analg.* 2008;106:1847.

Falzon D, Alston RP, Coley E, Montgomery K. Lung isolation for thoracic surgery: From inception to evidence-based. *J Cardiothorac Vasc Anesth.* 2017;31:678.

Gemmill EH, Humes DJ, Catton JA. Systematic review of enhanced recovery after gastro-oesophageal cancer surgery. *Ann R Coll Surg Engl.* 2015;97:173.

Gimenez-Mila M, Klein A, Martinez G. Design and implementation of an enhanced recovery program in thoracic surgery. *J Thorac Dis.* 2016;8(suppl 1):S37.

Gothard J. Anesthetic considerations for patients with anterior mediastinal masses. *Anesthesiol Clin.* 2008;26:305.

Guldner A, Pelosi P, Abreu M. Nonventilatory strategies to prevent post operative pulmonary complications. *Curr Opin Anesthesiol.* 2013;26:141.

Hoechter D, von Dossow V. Lung transplantation: From the procedure to managing patients with lung transplantation. *Curr Opin Anesthesiol.* 2016;29:8.

Lohser J, Slinger P. Lung injury after one-lung ventilation; a review of the pathophysiologic mechanisms affecting the ventilated and collapsed lung. *Anesth Analg.* 2015;121:302.

Marseu K, Slinger P. Perioperative pulmonary dysfunction and protection. *Anaesthesia.* 2016;71(suppl 1):46.

Módolo NS, Módolo MP, Marton MA, et al. Intravenous versus inhalation anaesthesia for one-lung ventilation. *Cochrane Database Syst Rev.* 2013;(7):CD006313.

Neto A, Schultz M, Gama de Abreu M. Intraoperative ventilation strategies to prevent postoperative pulmonary complications: Systematic review, meta-analysis, and trial sequential analysis. *Best Pract Res Clin Anesthesiol.* 2015;29:331.

Rodriguez-Aldrete D, Candiotti K, Janakiraman R, et al. Trends and new evidence in the management of acute and chronic post-thoracotomy pain—an overview of the literature from 2005–2015. *J Cardiothorac Vasc Anesth.* 2016;30:762.

Slinger P. Update on anesthetic management for pneumonectomy. *Curr Opin Anaesthesiol.* 2009; 22:31.

Slinger P, Johnston M. Preoperative assessment: an anesthesiologist's perspective. *Thorac Surg Clin.* 2005;15:11.

Sylvester JT, Shimoda LA, Aaronson PI, Ward JP. Hypoxic pulmonary vasoconstriction. *Physiol Rev.* 2012;92:367.

第 26 章　神经生理学与麻醉

要　点

❶ 脑灌注压是平均动脉压与颅内压或中心静脉压（取压力较高者）之差。

❷ 慢性高血压患者脑自身调节曲线右移。

❸ 影响脑血流最重要外源性因素为呼吸气体分压，尤其是 $PaCO_2$。$PaCO_2$ 在 $20 \sim 80$ mmHg 之间时，脑血流与 $PaCO_2$ 呈正相关。$PaCO_2$ 每改变 1 mmHg，脑血流大约改变 $1 \sim 2$ ml/（100 g·min）。

❹ 体温每改变 1℃，脑血流（CBF）改变 $5\% \sim 7\%$。低体温可降低脑代谢率和脑血流量，体温升高则相反。

❺ 物质通过血脑屏障的能力由物质的大小、电荷、脂溶性及血浆蛋白结合率共同决定。

❻ 严重的高血压、肿瘤、创伤、脑卒中、感染、严重的高碳酸血症、缺氧和持续性癫痫发作可以破坏血脑屏障。

❼ 颅骨为刚性结构，容积固定，内有脑组织（80%）、血液（12%）和脑脊液（8%）。其中任一部分体积增加，都必须通过另外一部分的减少来抵消，以避免颅内压的增加。

❽ 除氯胺酮以外，其他所有静脉麻醉药均不影响或降低脑代谢率和脑血流。

❾ 在脑自身调节功能正常和血脑屏障完整的情况下，只有当动脉压低于 $50 \sim 60$ mmHg 或高于 $150 \sim 160$ mmHg 时，血管收缩药物才能使脑血流增加。

❿ 由于脑组织耗氧量相对较高，且几乎完全依赖葡萄糖有氧代谢，因此脑组织对缺血性损伤的耐受性很低。

⓫ 低温是对局灶性和全脑缺氧最有效的保护方法。

麻醉药物对脑代谢、脑血流、脑脊液动力学、脑血容量及压力均可产生深远的影响。这些改变在有些情况下有害，有些情况下有利。本章介绍了一些生理学的重要概念，并讨论了常用麻醉药对脑生理的影响。

脑生理

脑代谢

脑正常氧耗占机体总氧耗的 20%。大部分脑氧耗（约占 60%）用于产生腺苷三磷酸（adenosine triphosphate，ATP）以维持神经电活动（图 26-1）。脑代谢率（cerebral metabolic rate，CMR）常用脑氧耗（oxygen consumption，$CMRO_2$）表示，成年人平均为 $3 \sim 3.8$ ml/（100 g·min）（50 ml/min）。大脑皮质的灰质耗氧量最大，基本上与大脑皮质电活动耗氧量成正比。由于脑耗氧迅速且氧储备低，阻断脑灌注 10 s 即可导致意识丧失。大多数情况下，如果 $3 \sim 8$ min 内脑血流没有得到恢复，ATP 储备将耗尽，细胞发生不可逆损伤。大脑"前上"区域（皮质和海马）比脑干对缺氧损伤更敏感。

神经细胞主要的能量来源为葡萄糖。脑葡萄糖消约耗大约为 5 mg/（100 g·min），其中 90% 为有氧代谢。因此，脑氧耗与脑葡萄糖代谢呈正相关。但当机体饥饿时，酮体（乙酰乙酸和 β-羟丁酸）成为主要的能量代谢底物时，这种关系则不复存在。尽管脑组织液可以摄取并代谢乳酸，但维持正常脑功能通常还是依赖于葡萄糖的持续供给。急性持续的低血糖可以对大脑产生严重的损伤。而高血糖也可以加重酸中毒

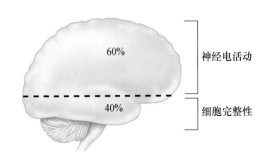

图 26-1　正常脑氧需求

和细胞损伤，从而加重局部或全脑的缺氧性损伤。围术期进行严格的血糖控制可以避免脑缺血期间高血糖对神经细胞的损伤，但是矫枉过正引起医源性低血糖也可能产生损害。

脑血流

脑血流（cerebral blood flow，CBF）根据代谢活动的变化而变化。直接测量脑血流的方法包括：正电子发射断层扫描、放射性氙清除技术和计算机断层灌注扫描。以上这些方法都无法在床旁监测CBF。研究证实，局部CBF与代谢活动成正比，变化范围为10～300 ml/（100 g·min）。例如，活动肢体可引起相应运动区皮质的脑血流迅速增加；视觉活动可以引起相应枕部视觉皮质CBF增加。

在PaCO$_2$为40 mmHg时，总脑血流平均值为50 ml/（100 g·min），灰质血流量约为80 ml/（100 g·min），而白质约20 ml/（100 g·min）。成年人总脑血流平均为750 ml/min（占心输出量的15%～20%）。脑血流低于20～25 ml/（100 g·min）常造成脑损伤，脑电图（electroencephalogram，EEG）上显示脑电活动减慢；脑血流低于20 ml/（100 g·min）时，EEG低平（等电位）；而脑血流低于10 ml/（100 g·min）时，脑组织发生不可逆的损伤。

临床上常采用间接的方法测量CBF和脑组织氧供，这些方法包括：

- 使用经颅超声多普勒（transcranial Doppler，TCD）测量CBF流速，详见第5章多普勒效应的讨论部分。在颧弓上方颞部处放置超声探头（2 mHz，脉冲波多普勒），可以探及大脑中动脉。大脑中动脉正常脑血流速率约55 cm/s，高于120 cm/s提示蛛网膜下腔出血所致的脑血管痉挛或脑充血。颅外颈动脉和大脑中动脉脑血流速率之比（Lindegaard比）可以区分以上情况。大脑中动脉脑血流速率是颅外颈动脉血流速的3倍更倾向于存在脑血管痉挛。
- 第6章讨论了近红外光谱测量技术。虽然近红外光谱技术主要反映静脉脑氧饱和度，但是脑氧饱和度下降依然提示脑氧供不足。
- 脑组织氧饱和度是通过Clark电极氧感应器测量脑组织的氧分压。脑组织CO$_2$分压也可以通过类似的红外感应器测得。正常脑组织氧分压为20～50 mmHg。脑组织氧分压低于20 mmHg需要给予处理。脑组织氧分压低于10 mmHg提示出现脑缺血。

脑血流的调节

1. 脑灌注压

1 脑灌注压（cerebral perfusion pressure，CPP）是平均动脉压（meanarterialpressure，MAP）与颅内压（intracranialpressure，ICP）或中心静脉压（centralcenouspressure，CVP）（取压力较高者）之差。CPP = MAP − ICP（或CVP）。脑灌注压正常值为80～100 mmHg。由于颅内压常低于10 mmHg，脑灌注压更多地依赖平均动脉压。

如果颅内压出现中到重度升高（>30 mmHg），即使平均动脉压正常，也可以影响脑灌注压和脑血流。当患者脑灌注压低于50 mmHg时，脑电图活动变慢，而脑灌注压在25～40 mmHg时，脑电图波形低平。当脑灌注压持续低于25 mmHg时，脑组织将出现不可逆的损伤。

2. 自身调节功能

与心脏和肾相似，脑可以耐受较大范围的血压变化，而脑血流变化很小。脑血管可以迅速调整（10～60 s）以适应脑灌注压的变化。脑灌注压降低时，脑血管扩张，而脑灌注压升高时脑血管收缩。在正常人群，当平均动脉压在60～160 mmHg范围内变化时，脑血流相对恒定（图26-2）。在某些患者中，自动调节的下限可能升高。血压高于150～160 mmHg可使血脑屏障受损（见下文），导致脑水肿和出血。

2 慢性高血压患者脑自身调节曲线右移（图26-2）。上下限也发生改变。这使得脑血流可以在血压较高时自动调节，以起到脑保护的作用。代价是在血压处于正常偏低范围时，脑血流变为压力依赖性。有研究表明，长期的抗高血压治疗可使脑自身调节功能恢

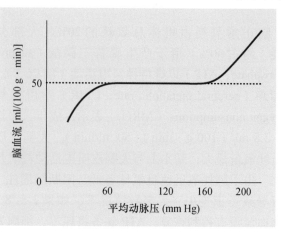

图26-2 正常脑自身调节曲线

复至接近正常。脑血流自身调节功能机制有肌源性、神经源性、代谢性因素。

3. 外源性影响因素

呼吸气体分压

3 影响脑血流最重要的外源性因素为气体分压，尤其是 $PaCO_2$。$PaCO_2$ 在 20 ～ 80 mmHg 之间时，脑血流与 $PaCO_2$ 呈正相关（图 26-3）。$PaCO_2$ 每改变 1 mmHg 脑血流大约改变 1 ～ 2 ml/（100 g·min）。此变化几乎即刻发生，被认为是继发于脑组织和脑脊液 pH 的改变。由于离子不易透过血脑屏障（见下文），而 CO_2 则可自由通过，$PaCO_2$ 的急性变化会对脑血流产生影响，但 HCO_3^- 不会。由于氢离子（H^+）不易透过血脑屏障，因此急性代谢性酸中毒对脑血流几乎无影响。24 ～ 48 h 之后，脑脊液中的 HCO_3^- 浓度发生变化以代偿 $PaCO_2$ 的变化，低碳酸血症或高碳酸血症的作用减弱。即使是在正常人中，严重的过度通气（$PaCO_2 < 20$ mmHg）可使血红蛋白氧离曲线左移，改变脑血流，脑电图出现提示脑损伤的变化。

PaO_2 只有发生显著改变时才能使脑血流发生变化。动脉氧分压升高，脑血流发生仅轻微下降（降低 10%），严重的低氧血症（$PaO_2 < 50$ mmHg）可引起脑血流的明显升高（图 26-3）。

体温

4 体温每改变 1℃，脑血流量改变 5% ～ 7%。低体温可降低脑代谢率和脑血流量，体温升高则相反。当体温在 17 ～ 37℃ 之间时，人类温度系数 Q10 接近 2，即体温每升高 10℃，脑代谢率增加 1 倍；相反体温每降低 10℃，脑代谢率下降 50%（如体温从 37℃ 降低至 27℃），体温从 27℃ 降至 17℃ 时，脑代谢

率再降低 50%。体温为 20℃ 时，脑电图显示等电位，如果温度继续降低，全脑代谢率将持续降低。体温高于 42℃ 可以导致神经细胞损伤。

血液黏滞度

决定血液黏滞度最主要的因素是血细胞比容。血细胞比容降低，可使血液黏滞度降低改善脑血流；但血细胞比容降低的同时也降低了携氧能力，因此存在氧供不足的潜在风险。血细胞比容升高如红细胞增多症，可使血液黏滞度增加，降低脑血流。一些研究表明血细胞比容为 30% 时，脑氧供最佳。

自主神经的影响

颅内血管受交感系统（血管收缩）、副交感系统（血管扩张）支配。强烈的交感神经刺激导致血管收缩，从而限制脑血流。自主神经调节对脑损伤和脑卒中后导致的血管痉挛也发挥重要的作用。

█ 血脑屏障

脑血管的特殊性在于内皮细胞之间存在特殊的紧密连接，这种紧密连接是构成血脑屏障的基础。血脑屏障为脂性屏障，可以允许脂溶性的物质通过，但离 **5** 子或大分子物质不易通过，因此物质通过血脑屏障的能力由物质大小、电荷、脂溶性以及血浆蛋白结合率共同决定。二氧化碳、氧以及脂溶性物质（如大多数麻醉药）可自由通过血脑屏障，而大部分离子、蛋白质和大分子物质（如甘露醇）则很难通过血脑屏障。

水分子可以自由通过血脑屏障，而即使很小的离子也不易透过血脑屏障（钠离子平衡半衰期为 2 ～ 4 h）。因此血浆离子浓度的迅速改变（继而是渗透压的改变）使得脑组织和血浆出现短暂的渗透压差。急性的血浆高渗透压可使水分子由脑组织进入血浆，而急性血浆低渗透压则使水分子由血浆向脑组织转运。这一作用很短暂，当二者渗透压达到平衡时即停止，但当渗透压差明显时，可造成液体的迅速转移。甘露醇可以增加血浆渗透压，且不透过血脑屏障，引起脑组织内水分子持续减少，通常用于降低脑体积。

6 严重的高血压、肿瘤、创伤、脑卒中、感染、严重的高碳酸血症、缺氧和持续性癫痫发作可以破坏血脑屏障。在此类情况下，液体透过血脑屏障主要依赖静水压而不是渗透压梯度。

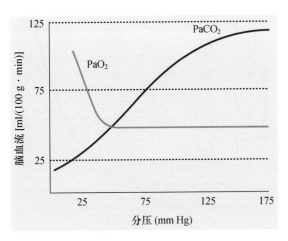

图 26-3 脑血流与动脉呼吸气体分压的关系

脑脊液

脑脊液主要存在于脑室、脑池和蛛网膜下腔，围绕脑组织和脊髓。脑脊液主要起缓冲作用，保护中枢神经系统（central nervous system，CNS）免受创伤损害，并帮助清除代谢废物。

经典理论是（目前仍存在争议）大部分脑脊液由侧脑室内的脉络丛产生，小部分由室管膜细胞产生，还有一小部分由漏入血管周围的间隙的液体（血脑屏障漏）。成人脑脊液生成量约为 21 ml/h（500 ml/d），而脑脊液总量仅约 150 ml。经典理论（目前也存在争议）认为侧脑室的脑脊液经室间孔（Monro 孔）流入第三脑室，再经导水管进入第四脑室，再经第四脑室正中孔（Magendie 孔）与外侧孔（Luschka 孔）进入小脑延髓池（图 26-4），通过小脑延髓池进入蛛网膜下腔，围绕着脑和脊髓循环，最后被大脑半球的蛛网膜粒吸收。脑脊液是否为单向循环，目前仍存在争议。

脑脊液的生成与脉络丛主动分泌钠离子有关。因此尽管脑脊液中钾、碳酸氢盐和葡萄糖的浓度较低，但脑脊液与血浆等张。脑脊液中蛋白含量很少，来自漏入血管间隙的液体。碳酸酐酶抑制剂（乙酰唑胺）、糖皮质激素、螺内酯、呋塞米、异氟烷和血管收缩药均能减少脑脊液的生成。

脑脊液的吸收主要途径为从蛛网膜粒进入脑静脉窦，一小部分脑脊液由脊神经根袖和脑膜淋巴管吸收。由于脑组织和脊髓缺乏淋巴管，脑脊液的吸收是血管周围和间质中蛋白回到血液的主要途径。

颅内压

7 颅骨为刚性结构，容积固定，内有脑组织（80%）、血液（12%）和脑脊液（8%）。其中任一部分体积增加，都必须通过另外一部分的减少来抵消，以避免颅内压的增加。颅内压通常是指从侧脑室或大脑皮质上测得的幕上脑脊液的压力，正常值 ≤ 10 mmHg。不同部位测量出来的颅内压稍有不同，但在侧卧位时，腰段脑脊液压力通常与幕上压力接近。

颅内顺应性取决于颅内容量改变时颅内压的改变。正常情况下颅内容量的某一部分少量增加可以被很好地代偿（图 26-5）。而当颅内容量增加到达某一点时，其继续增加会导致颅内压急剧升高。主要的代偿机制包括：（1）脑脊液从颅内转移至脊髓蛛网膜下腔；（2）脑脊液吸收增加；（3）脑脊液生成减少；（4）总脑血容量降低（主要为静脉）。

虽然不同部位脑组织的顺应性不同，且受动脉血压和 $PaCO_2$ 的影响，但颅内总顺应性的概念在临床上仍然很有意义。$PaCO_2$ 分压每增加 1 mmHg，脑血容

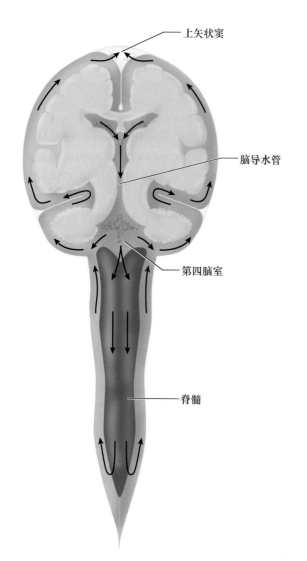

图 26-4　经典理论中脑脊液在中枢神经系统的循环，如上文所述，脑脊液是否为单向流动目前仍有争议（Reproduced with permission from Waxman SG. Correlative Neuroanatomy. 24th ed. New York, NY：McGraw-Hill Education；2000. ）

上矢状窦

脑导水管

第四脑室

脊髓

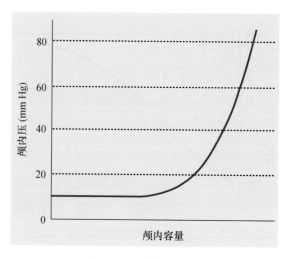

图 26-5　正常颅内顺应性

量大约增加 0.05 ml/100 g。血压对脑血容量的影响依赖于 CBF 的自身调节机制。

持续颅内压增高可以导致严重脑疝的发生。脑疝可出现在四个部位（图 26-6）：（1）扣带回（大脑镰下），（2）沟回（经小脑幕切迹），（3）小脑扁桃体（经枕骨大孔），（4）颅骨缺损部（经颅）。

麻醉药物对脑生理的影响

一般来说，大部分麻醉药都可通过降低脑电活动来降低脑能量消耗。确定某一种药对脑生理的影响十分复杂，与复合用药、手术刺激、颅内顺应性、血压、二氧化碳分压有关。如低碳酸血症可使氯胺酮和吸入麻醉药增加脑血流和颅内压的作用减轻。

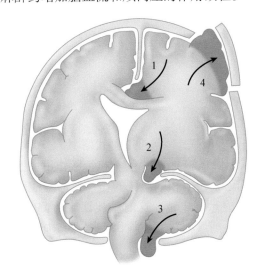

图 26-6　可能出现脑疝的部位 [Reproduced with permission from Fishman RA. Brain edema. N Engl J Med. 1975 Oct 2；293（14）：706-711.]

本章主要介绍麻醉药单独应用时对脑生理的影响。表 26-1 概括比较了不同麻醉药的作用。另外，本章也介绍了血管活性药和肌松药对脑生理的影响。

吸入麻醉药

1. 挥发性麻醉药

脑代谢率

氟烷、地氟烷、七氟烷和异氟烷剂量依赖性地降低脑代谢率。异氟烷作用最强（可降低 50%），而氟烷作用最弱（降低小于 25%）。地氟烷和七氟烷与异氟烷相似。一旦脑电图出现等电位，麻醉药或其他药物都不会引起脑代谢率的进一步降低。

脑血流及血容量

当二氧化碳水平正常时，吸入麻醉药剂量依赖性地扩张脑血管并且损害脑自身调节机制（图 26-7）。氟烷对脑血流作用最明显，浓度超过 1% 时，脑自身调节机制几乎消失，而且全脑各个部位血流均增加。在相同的 MAC 和血压条件下，异氟烷和地氟烷使脑血流增加 20%C，而氟烷可达 200%。七氟烷的脑血管扩张作用最小。挥发性吸入麻醉药对脑血流的影响似乎与时间有关，因为随着吸入时间延长（2～5 h），血流逐渐恢复正常。

所有挥发性吸入麻醉药均不影响脑血管对二氧化碳的反应性。过度通气（低碳酸血症）可能阻止或降低挥发性吸入麻醉药对脑血流的影响。吸入氟烷时，

表 26-1　麻醉药物对脑生理的影响 [1]

药物	CMR	CBF	CSF 产生	CSF 吸收	CBV	ICP
氟烷	↓↓	↑↑↑	↓	↓	↑↑	↑↑
异氟烷	↓↓↓	↑	±	↑	↑↑	↑
地氟烷	↓↓↓	↑	↑	↓	↑↑	↑
七氟烷	↓↓↓	↑	？	？	↑	↑
氧化亚氮	↓	↑	±	±	±	↑
巴比妥类	↓↓↓↓	↓↓↓	±	↑	↓↓	↓↓↓
依托咪酯	↓↓↓	↓↓	±	↑	↓↓	↓↓
丙泊酚	↓↓↓	↓↓↓↓	？	？	↓↓	↓↓
苯二氮䓬类	↓↓	↓	±	↑	↓	↓
氯胺酮	±	↑↑	±	↓	↑↑	↑↑
阿片类	±	±	±	↑	±	±
利多卡因	↓↓	↓↓	？	？	↓	↓

[1] ↑，增加；↓，下降；±，影响很小或无变化；？，未知；CMR，脑代谢率；CBF，脑血流；CSF，脑脊液；CBV，脑血容量；ICP，颅内压

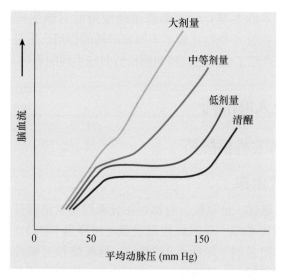

图 26-7　挥发性吸入麻醉药对脑自身调节功能的剂量依赖性抑制

过度通气的时机十分重要。只有在吸入氟烷之前实施过度通气，才能阻止氟烷导致的脑血流增加。而挥发性吸入麻醉药可在使用的同时实施过度通气，以防止脑血流和颅内压升高。

脑血容量（10% ～ 12%）增加通常引起脑血流增加，但二者无线性相关。对颅内顺应性降低的患者，增加脑血容量可显著增加颅内压。低碳酸血症可降低挥发性吸入麻醉药引起的脑血容量增加。

脑代谢率和脑血流关系的改变

根据之前的讨论我们得知，挥发性吸入麻醉药可以改变脑血流和脑代谢率的正常关系，但并不完全消除两者的关联。神经代谢需求降低但脑血流（代谢供应）增加，被称为**过度灌注**。这在全脑缺血时可能有益，然而在局部脑缺血时使用挥发性吸入麻醉药有可能产生不利的**窃血现象**。挥发性吸入麻醉药可以增加正常脑组织的血流，而缺血区域的小动脉由于已经扩张到最大限度，血流不会随之增加。最终导致血流发生再分布（窃血），即从缺血区流向正常脑组织。

脑脊液动力学

挥发性吸入麻醉药可以影响脑脊液的生成和吸收。氟烷抑制脑脊液的吸收，而对脑脊液产生只有轻微的影响。异氟烷则促进脑脊液吸收，对脑脊液动力学有利。

颅内压

吸入麻醉药对颅内压的净效应是脑血容量的即时改变、脑脊液动力学的迟发改变和动脉 CO_2 分压的共同结果。

2. 氧化亚氮

氧化亚氮的麻醉作用容易受到其他药物和二氧化碳分压的影响。与静脉麻醉药合用时，氧化亚氮对脑血流、脑代谢率和颅内压的影响很小。而与挥发性吸入麻醉药合用时，理论上可进一步增加脑血流。当氧化亚氮单独应用时，可扩张脑血管并可能使颅内压升高。

静脉麻醉药的影响

1. 诱导用药

8 除氯胺酮外，其他所有静脉麻醉药基本不影响或降低脑代谢率和脑血流。并且多数情况下，血流和代谢率的变化是一致的。所有静脉麻醉药均不影响脑自身调节功能和二氧化碳反应性。

巴比妥类药物

巴比妥类药物对中枢神经系统的作用主要有四点：（1）镇静催眠，（2）抑制脑代谢率，（3）增加脑血管阻力从而降低脑血流和（4）抗惊厥作用。巴比妥类药物降低脑代谢率和脑血流的作用呈剂量依赖性，直至脑电图显示等电位。这时脑代谢率可降低达50%，进一步加大剂量则并不使脑代谢率进一步降低。与异氟烷不同，巴比妥类药物对全脑代谢率的降低程度是一致的。巴比妥类药物对脑代谢率的抑制稍重于对脑血流的抑制，因此脑代谢供应大于代谢需要（前提是脑灌注压恒定）。巴比妥类药物仅使正常脑组织血管收缩，因此可以使脑血流由正常区域向缺血区域再分布。由于缺血区域脑血管出现缺血性血管运动型麻痹，所以缺血区域脑血管依然保持最大程度的扩张状态。

巴比妥类药物促进脑脊液的吸收。由于巴比妥类药物既减少脑脊液容量又降低脑血流和脑血容量，因此可明显降低颅内压。此外，巴比妥类药物抗惊厥作用对有癫痫发作风险的神经外科患者也十分有利。

阿片类药物

在无呼吸抑制造成的 $PaCO_2$ 升高的情况下，阿片类药物对脑血流、脑代谢率和颅内压影响较小。有报道在一些颅内肿瘤患者中，使用阿片类药物可使颅内压升高。其机制可能为阿片类药物使血压急剧下降，反射性引起脑血管扩张，致使脑血容量及颅内压升高。无论选择哪种阿片类药物，其引起的显著血压下降均可影响脑灌注压。

依托咪酯

依托咪酯与巴比妥类药物相似，可降低脑代谢率、脑血流和颅内压。依托咪酯对脑代谢影响并不一致，对脑皮质代谢率的影响强于对脑干的影响。依托咪酯抑制脑脊液的产生，促进脑脊液的吸收。使用依托咪酯诱导时肌阵挛的发生率较高，但健康人脑电图上无癫痫波。有给予依托咪酯后出现癫痫发作的报道，因此有癫痫病史的患者应尽量避免应用。

丙泊酚

与巴比妥类药物和依托咪酯相似，丙泊酚降低脑血流和脑代谢率。尽管丙泊酚与肌张力障碍和舞蹈病样动作有关，但丙泊酚似乎有显著的抗惊厥作用，其消除半衰期短，适用于神经外科麻醉。丙泊酚广泛用于存在颅内高压风险患者的全凭静脉麻醉维持。目前丙泊酚是神经外科麻醉最常用的诱导药。

苯二氮䓬类药物

苯二氮䓬类药物可以降低脑血流和脑代谢率，但作用弱于巴比妥类药物、依托咪酯和丙泊酚。同时也具有抗惊厥的作用。苯二氮䓬类药物中咪达唑仑因半衰期较短，常用于神经外科麻醉。诱导时应用咪达唑仑可降低血压和脑灌注压，可导致苏醒延迟。

氯胺酮

氯胺酮是唯一扩张脑血管、增加脑血流（50% ～ 60%）的静脉麻醉药。氯胺酮选择性激活特定区域（边缘和网状系统），抑制其他一些区域（躯体感觉和听力区），因此总的脑代谢率不变。氯胺酮可诱发丘脑和边缘系统癫痫发作。氯胺酮不影响脑脊液的生成，但可抑制脑脊液的吸收。脑血流量、脑血容量和脑脊液的增加，对于颅内顺应性降低的患者可导致颅内压升高。然而对于神经损伤患者，氯胺酮联合丙泊酚或苯二氮䓬类药物进行控制性通气，并不增加颅内压。此外，有研究显示氯胺酮可能具有神经保护效果。在谷氨酸浓度升高（可见于脑损伤）时，氯胺酮可阻断 N- 甲基 -D- 天冬氨酸（NMDA）受体，从而减少神经细胞凋亡（图 26-8）。尽管理论上氯胺酮可使颅脑创伤患者颅内压升高，但在实际应用中，氯胺酮对于脑损伤患者的颅内压无不良影响。

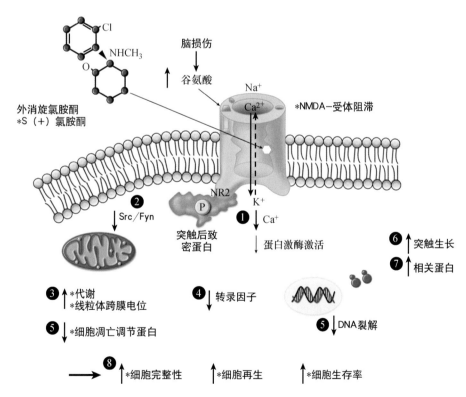

图 26-8 外消旋氯胺酮及 S（＋）- 氯胺酮的药理学作用，此作用可能与神经保护有关。大脑损伤后，氯胺酮可阻断 N- 甲基 -D- 天冬氨酸（NMDA）受体的过度激活，从而减少钙离子通过受体通道的内流（1）。这削弱 NMDA 受体亚单位、突触后致密蛋白、其他细胞内信号系统（如蛋白激酶）之间结合和相互作用的超生理性升高（2）。因此，一些激酶转导级联反应性减低，从而有助于保护细胞代谢及线粒体跨膜电位的维持（3）。随后减少了转录因子的病理性激活（4）。细胞凋亡相关蛋白激活减少，DNA 碎裂减少（5）。对突触蛋白的保护增加，与成人神经细胞再生相关的生长蛋白表达增强（6，7）。通过阻断 NMDA 受体信号的病理性扩增，提高了细胞生存率，增强细胞和突触完整性及再生能力（8）。仅 *S（＋）- 氯胺酮有优势作用［Reproduced with permission from Himmelseher S，Durieux ME. Revising a dogma：ketamine for patients with neurological injury？ Anesth Analg. 2005 Aug；101（2）：524-534.］

2. 麻醉辅助用药

静脉注射利多卡因可降低脑代谢率、脑血流和颅内压，但作用较其他麻醉药弱。其优势在于降低脑血流（通过增加脑血管阻力）的同时不引起血流动力学明显的波动。利多卡因也具有一定神经保护作用。一些医院使用静脉输注利多卡因作为全身麻醉辅助用药，减少苏醒期谵妄的发生和阿片类药物需要量。

氟哌利多对脑代谢率几乎无影响，降低脑血流的作用也很弱。氟哌利多和阿片类药物曾经是神经外科麻醉主要用药。但氟哌利多可导致 QT 间期延长和致命性心律失常，限制了其应用。

应用纳洛酮拮抗阿片类药物，或氟马西尼拮抗苯二氮䓬类药物时，可逆转其降低脑血流和脑代谢率的作用。对于长期应用阿片类或苯二氮䓬类药物的患者，拮抗后可能出现药物戒断症状。

3. 血管收缩药

⑨ 在脑自身调节功能正常和血脑屏障完整的情况下，只有当动脉压低于 50 ～ 60 mmHg 或高于 150 ～ 160 mmHg 时，血管收缩药物才能使脑血流增加。当脑自身调节功能受损时，血管收缩药通过增加脑灌注压而增加脑血流。脑代谢率的变化基本与脑血流一致。当血脑屏障受损时，β- 肾上腺能药物似乎在脑组织作用更强；中枢 β_1- 肾上腺素受体激动增加脑代谢率和脑血流。β- 肾上腺受体阻滞剂对脑代谢率和脑血流无直接影响。任何血管活性药物引起的血压过度升高都会损伤血脑屏障。

4. 血管扩张药

在不引起低血压的情况下，大部分血管扩张药都导致脑血管扩张，并呈剂量依赖性地增加脑血流。当血管扩张药降低血压时，脑血流保持不变甚至轻度增加。脑血容量的增加可使颅内顺应性降低的患者颅内压显著升高。

5. 神经肌肉阻滞剂

神经肌肉阻滞剂对脑组织无直接作用，但可间接对脑生理产生重要影响。高血压和组胺释放引起的脑血管扩张可使颅内压升高，而全身性低血压（组胺释放或神经节阻滞导致的）可降低脑灌注压。琥珀胆碱可小幅增加颅内压，但常无临床意义。并且给予少量

非去极化肌松药可以将消除琥珀胆碱增加颅内压的作用，尽管这是一种比较过时的做法。一般情况下，肌松药引起的颅内压升高源于浅麻醉下喉镜刺激和插管刺激引起的高血压。急性的颅内压升高也可见于呼吸暂停时间较长引起高碳酸血症及低氧血症。

脑保护的生理学

脑缺血病理生理学

⑩ 由于脑组织耗氧量相对较高，且几乎完全依赖葡萄糖的有氧代谢（见前文），因此脑组织对缺血性损伤很敏感。脑灌注中断、代谢底物（葡萄糖）供应中断，或严重低氧血症都可快速导致脑功能损伤；灌注的降低还可使毒性代谢产物的清除减缓。在多数情况下，如果不能快速恢复正常氧分压、脑血流和葡萄糖供应，ATP 将耗尽，产生不可逆的神经损伤。脑血流量低于 10 ml/（100 g·min）时，脑细胞功能受损，离子泵无法维持细胞活性。脑细胞无氧代谢使乳酸与丙酮酸之比升高。缺血时，细胞内钾离子浓度降低，钠离子浓度增加。更重要的是，由于 ATP 依赖型离子泵不能正常工作，使细胞内钙离子不能转运至细胞外或进入细胞内钙池，细胞内钙离子浓度增加；细胞内钠离子浓度增加；兴奋性神经递质谷氨酸的释放增多。谷氨酸作用于 NMDA 受体，使钙离子进一步流向细胞内。因此 NMDA 受体阻滞剂有一定神经保护作用。

细胞内钙离子浓度持续增加可激活脂酶和蛋白酶，继而使神经细胞结构受损。增加的游离脂肪酸浓度和环氧化酶、脂氧化酶活性促使前列腺素和白三烯的生成，生成物是造成细胞损伤的潜在介质。一些毒性代谢产物的堆积也可使细胞功能受损并且干扰细胞修复。缺氧组织的再灌注也可因氧自由基的产生而对组织产生额外的损伤。同时炎症及水肿进一步加重神经细胞损伤，导致细胞凋亡。

脑保护策略

通常脑缺血损伤可分为局灶性（不完全）脑缺血和全脑（完全）缺血。全脑缺血的病因包括全身循环停止和全身缺氧。脑灌注中断可源于心搏骤停或人为阻断循环，而全身缺氧可能源于严重的呼吸衰竭、溺水、窒息（包括麻醉意外）。局灶性缺血病因包括栓塞、出血、动脉粥样硬化性脑卒中以及钝性、贯通性或手术创伤。

某些情况下，可以通过干预恢复脑灌注和氧合。这些干预措施包括恢复有效循环，保证正常的动脉氧合和携氧能力，以及支架开放阻塞血管。局灶性缺血区周围的脑组织虽然存在严重的功能损伤但仍有存活的可能。这些区域的灌注处在危险的边缘 [< 15 ml/（100 g·min）]，但如果能防止进一步损伤并迅速恢复正常灌注，这些区域（缺血半暗带）可以完全恢复。如果以上的保护措施不能有效地实施，那么必须注重控制脑损伤范围。

从实际临床管理来看，无论局灶性或全脑缺血，防止或减少神经组织损伤的处理方法都大致相同。临床的目标是改善脑灌注压，降低脑代谢需求（基础需求和电活动需求）和阻断细胞损伤介质。当然，最有效的措施是预防脑缺血的发生，因为损伤一旦发生，任何保护脑措施的效果都有限。

低体温

⑪ 低体温是对局灶性或全脑缺血的有效保护方法。深低温常常应用于全身循环停止 1 h 以上患者。与麻醉药不同的是，低体温降低全脑基础代谢需求和电活动代谢需求；即使出现完全脑电静息，脑代谢需求仍可继续降低。低体温还可减少自由基等其他缺血损伤介质。诱导低温有益于心脏骤停患者，是昏迷患者循环停止后的常规处理。

麻醉药物

巴比妥类药物、依托咪酯、丙泊酚、异氟烷、地氟烷和七氟烷可导致爆发性抑制。除七氟烷和地氟烷外，上述其他麻醉药物可以使脑电活动完全静息，从而消除脑电活动的能量消耗。但以上药物对基础能量消耗无影响。除了巴比妥类药物，其他麻醉药影响脑代谢的部位不同，程度也不尽相同。

氯胺酮可通过阻断谷氨酸对 NMDA 受体的作用，从而发挥脑保护作用。

目前没有一种麻醉药物对全脑缺血有确切的保护作用。越来越多的研究关注到麻醉药物潜在的神经毒性（特别是对婴儿），同时挥发性吸入麻醉药的神经保护作用仍存在争议。

特殊的辅助用药

尼莫地平在治疗蛛网膜下腔出血引起的血管痉挛中起重要作用。

常用应对措施

总体的管理策略是使用有可能改善患者预后的神

经外科麻醉技术。

维持适当的脑灌注压十分重要。应尽量避免低血压、静脉压和颅内压升高。维持正常的携氧能力和动脉氧分压。高血糖可以加重局灶或全脑缺血的神经损伤，因此应维持血糖低于 180 mg/dl。保持二氧化碳分压正常，高碳酸血症和低碳酸血症均对脑缺血产生不利影响；低碳酸血症使脑血管收缩，加重脑缺血，而高碳酸血症可能诱发窃血现象（对于局灶性缺血）或加重细胞内酸中毒。

麻醉药对电生理监测的影响

电生理监测用于评价中枢神经功能的完整性。神经外科手术中最常见的监测为诱发电位。脑电图应用并不广泛。监测措施的合理应用很大程度上依赖于鉴别麻醉药物引起的改变。监测方法详见第 6 章。

麻醉药物对脑电图的影响见表 26-2。

脑电图

脑电图监测可有效监测颈动脉内膜剥脱术（carotid endarterectomy，CEA）中脑灌注，也能评价麻醉深度（经处理的 EEG）。脑电图的改变可以简单分为激活或抑制。浅麻醉和手术刺激时脑电图激活（变为以高频低电压活动为主），而深麻醉和脑损伤时脑电图显示抑制（变为以低频高电压活动为主）。**多数麻醉药对脑电图的作用为初期激活（亚麻醉剂量下），继而呈现剂量依赖性的抑制。**

吸入麻醉药

高浓度异氟烷、地氟烷和七氟烷（> 1.2 ～ 1.5 MAC）可造成脑电图爆发抑制。氧化亚氮既增加

表 26-2　麻醉期间脑电图的变化

激活	抑制
吸入麻醉药（亚麻醉剂量）	吸入麻醉药（1 ～ 2 MAC）
巴比妥类（小剂量）	巴比妥
苯二氮䓬类（小剂量）	阿片类药物
依托咪酯（小剂量）	丙泊酚
氧化亚氮	依托咪酯
氯胺酮	低碳酸血症
轻度高碳酸血症	重度高碳酸血症
感觉刺激	低体温
缺氧（早期）	缺氧（晚期），缺血

频率又增加波幅（高幅激活）。

静脉麻醉药

苯二氮䓬类药物对脑电图既有激活也有抑制作用。巴比妥类、依托咪酯和丙泊酚与前者的脑电图改变相似，常用静脉药麻醉物中只有这几种药物可以在大剂量应用时产生爆发抑制和电活动静止。阿片类药物呈现典型的剂量依赖性脑电活动抑制。氯胺酮在脑电图上呈有规律的高幅 θ 波活跃继而出现更高幅 γ 波和低幅 β 波活跃。

诱发电位

体感诱发电位监测脊髓背侧通路和感觉皮质的完整性，可用于脊髓肿瘤切除术、脊柱融合术、颈动脉和主动脉手术术中监测。主动脉手术中应用运动诱发电位（监测脊髓前路）可更好地评价脊髓灌注情况。脑干听觉诱发电位反映第 8 对脑神经和脑桥上听觉神经通路的完整性，可用于颅后窝手术术中监测。视觉诱发电位可应用于较大垂体瘤切除术中监测视神经和枕部皮质功能。

诱发电位的解读比脑电图复杂许多。诱发电位包括短潜伏期、中潜伏期和长潜伏期。短潜伏期诱发电位可发生于受到刺激的神经或脑干，中、长潜伏期诱发电位通常源于大脑皮质。一般来说，短潜伏期诱发电位受麻醉药影响最小，而长潜伏电位在麻醉药亚麻醉剂量就可受到影响。视觉诱发电位受麻醉药物影响最大，脑干听觉诱发电位受影响最小。

与吸入麻醉药比较，临床剂量的静脉麻醉药对诱发电位的影响不明显，但大剂量静脉麻醉药也可以降低波幅，延长潜伏期（详见第 6 章）。氯胺酮常增大短潜伏期信号波幅。

病例讨论

术后偏瘫

62 岁男性患者，行右侧颈动脉内膜剥脱术，术后立即在麻醉恢复室出现对侧肢体肌力减退。

如何对颈动脉内膜剥脱术患者进行术前评估？

颈动脉狭窄患者，伴有冠状动脉和外周动脉疾病风险较高。颈动脉狭窄患者多伴有其他部位的动脉硬化。因此美国心脏学会和心脏病学学会指南规定对此类患者术前应评估心脏功能。

该指南依据患者危险因素，对此类患者的评估及术中管理提供了方法。作为术前评估的一部分，应对患者进行全面的神经功能特别是运动功能的检查。本例患者术前可能已经存在左侧肢体肌力减退，而术后左侧偏瘫可能与术前情况有关。如果是新发的，则需要进一步积极治疗。

颈动脉剥脱术患者应选择全身醉麻还是区域麻醉？

在美国过去的几十年间，大多数颈动脉剥脱术患者采用全身麻醉。多数外科医师认为，在全身麻醉控制气道的情况下，在患者颈部进行手术操作更方便。由于患者处于全身麻醉状态，对缺血监测的要求较高。

近年来，人们发现区域麻醉也可提供足够的手术术野，患者也较舒适放松（麻醉监护下），术中血流动力学平稳，且由于患者清醒，可以更好地监测夹闭颈动脉时脑功能状况，进而协助判断脑灌注是否足够。术中可以观察患者是否有失语、面瘫或偏瘫。区域麻醉多选择颈浅神经丛阻滞。

该患者术中如何监测脑功能？

当颈动脉被夹闭时，判断同侧大脑半球是否缺血十分重要，如果缺血，可以马上进行干预纠正缺血。

区域麻醉轻度镇静下患者清醒时可持续监测全脑或局部神经功能状态。临床上常用的包括每 2～5 min 对侧肢体握力的检查，不断与患者进行语言交流以评价患者意识状态。

对于全身麻醉的患者，可应用间接脑监测技术评估脑循环。这些监测技术包括动脉残端血流、动脉残端压力、颈静脉血氧饱和度、脑电图、经颅多普勒。阻断和切开颈动脉后，远端如有回血提示夹闭远心端侧支循环存在，但这只是非量化的主观判断。

测量动脉残端压可以用来更准确地定性和定量监测侧支循环的灌注（图 26-9）。一些外科医师认为，凡是以前有过脑血管意外的患者，无论动脉残端压为多少，均应分流；对于动脉残端压低于 25 mmHg 的患者，也应分流。有的神经外科医师和血管外科医师认为应以 50 mmHg 作为标准，然而以动脉残端压决定是否分流的可靠性目前仍存在争议。有的外科医师选择常规分流，有的选择不分流，其他人是有选择地进行分流，结果尚

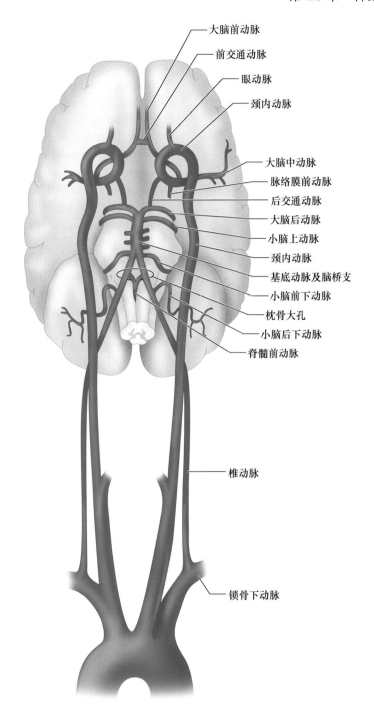

大脑前动脉
前交通动脉
眼动脉
颈内动脉
大脑中动脉
脉络膜前动脉
后交通动脉
大脑后动脉
小脑上动脉
颈内动脉
基底动脉及脑桥支
小脑前下动脉
枕骨大孔
小脑后下动脉
脊髓前动脉
椎动脉
锁骨下动脉

图 26-9　脑循环

不能确定最佳的外科手术方式。

　　脑电图有时可用于全麻下行颈动脉内膜剥脱术患者的监测。此时使用吸入麻醉药或静脉麻醉药可能对脑电图有影响，但是颈动脉夹闭对脑电图影响明显，可以检测出来。分析脑电图比较费力且需要技巧。

　　诱发电位也已经应用于 CEA 术中。一旦神经生理学测试证实脑缺血，在手术修补中外科医生将放置分流管来保证该侧脑灌注。

术中如何控制血流动力学变化？

　　在夹闭颈动脉和在恢复室时，患者血流动力学常不稳定。**颈动脉窦部位的手术操作可直接刺激迷走神经引起心动过缓。**应激、疼痛或手术刺激颈动脉窦释放儿茶酚胺入血引起心动过速。

　　麻醉药物的血管扩张和负性肌力作用可引起低血压。颈动脉夹闭松开后常出现低血压，特别是有严重颈动脉狭窄患者。这可能是由于脑的自我保护机制。脑自身调节机制通过减少肾素、血管紧张素和去甲肾上腺素的生成，使血压降低，从而保护脑不受再灌注损伤。颈动脉内膜剥脱术中也常出现高血压，颈动脉内膜剥脱术患者常合并高血压，对外科手术牵拉和挤压颈动脉体引起的儿茶酚胺入血和交感刺激的反应更为严重。

有创动脉血压监测及适合输注血管活性药物的静脉通路对颈动脉手术十分必要。

该患者症状的病因学是什么？

该患者症状可能为动脉栓塞引发的脑血管意外导致；95%以上此类患者符合此类病因。还有少量患者因严重的颈动脉狭窄，患侧大脑半球重建血供后，产生高灌注综合征，导致肌力减退。这类患者颈动脉狭窄程度多在95%以上，仅剩不到1 mm的通道允许血流过。通常患者在麻醉恢复室一般不会高灌注综合征，但在之后的几小时，可能开始诉头痛，严重者甚至出现半身轻瘫。

由于易发生脑血管意外，麻醉医师在麻醉恢复室内应对患者进行全面的神经功能检查，包括脑神经和对侧肌力。出现血流动力学变化时需立即处理，保证足够的血红蛋白水平和氧合。立即通知外科医师，进行颈动脉超声检查确定内膜缝合是否有问题，必要时将患者送返手术室进行颈动脉探查。

（刘海霞　译　金笛　肖玮　校　王天龙　审）

推荐阅读

Bucher J, Koyman A. Intubation of the neurologically injured patient. *J Emerg Med*. 2015;49:920.

Chan M, Gin T, Goh K. Interventional neurophysiologic monitoring. *Curr Opin Anaesthesiol*. 2004;17:389.

Dagal A, Lam A. Cerebral blood flow and the injured brain: How should we monitor and manipulate it? *Curr Opin Anesthesiol*. 2011;24:131.

Drummond J, Sturaitis M. Brain tissue oxygenation during dexmedetomidine administration in surgical patients with neurovascular injuries. *J Neurosurg Anesthesiol*. 2010;22:336.

Flexman A, Meng L, Gelb A. Outcomes in neuroanesthesia: What matters most? *Can J Anesth*. 2016;63:205.

Friedman D, Claassen J, Hirsch L. Continuous electroencephalogram monitoring in the intensive care unit. *Anesth Analg*. 2009;109:506.

Gupta A, Azami J. Update on neuromonitoring. *Curr Anaesth Crit Care*. 2002;13:120.

Grocott H, Davie S, Fedorow C. Monitoring of brain function in anesthesia and intensive care. *Curr Opin Anesthesiol*. 2010;23;759.

Himmelseher S, Durieux M. Revising a dogma: Ketamine for patients with neurological injury. *Anesth Analg*. 2005;101:524.

Orešković D, Radoš M, Klarica M. Role of choroid plexus in cerebrospinal fluid hydrodynamics. *Neuroscience*. 2017;354:69.

Quillinan N, Herson P, Traystam R. Neuropathophysiology of brain injury. *Anesthesiol Clin*. 2016;34:453.

Rabinstein A. Elucidating the value of continuous brain oxygenation monitoring. *Neurocrit Care*. 2010;12:144.

Saqqur M, Zygun D, Demchuk D. Role of transcranial Doppler in neurocritical care. *Crit Care Med*. 2007;35:S216.

Todd M. Outcomes after neuroanesthesia and neurosurgery: What makes a difference? *Anesthesiol Clin*. 2012;30:399.

第 27 章　神经外科手术的麻醉

要　点

1 无论病因如何，颅内占位性病变的临床表现主要与生长速度、病变的位置和颅内压有关。生长缓慢的病灶通常在较长时间内无临床症状（尽管体积可能较大），而生长迅速的病灶在体积很小的时候即可出现临床症状。

2 应评估 CT 和 MRI 结果是否有脑水肿、中线移位超过 0.5 cm、脑室移位或受压征象。

3 颅后窝手术可能损伤脑干呼吸、循环中枢，脑神经及其核团。

4 当开放静脉的压力低于大气压时可能发生静脉空气

栓塞。无论采取何种手术体位、行何种手术，只要手术切口高于心脏水平就有可能发生静脉空气栓塞。

5 静脉空气栓塞的最佳处理方法是在右心房和上腔静脉交界处放置多孔导管。可以通过血管内心电图、X 线片或经食管超声心动图准确定位。

6 颅脑创伤患者收缩压低于 80 mmHg 往往预后不佳。对于此类患者，纠正低血压并控制出血优先于影像学检查和具体的神经外科治疗。

7 在胸椎或腰椎手术过程中，可能损伤大血管导致突发、大量失血。

对于颅内高压和脑灌注处于边缘状态的患者，必须调整麻醉方法。此外，许多神经外科手术需要特殊体位（如坐位、俯卧位），加大了麻醉管理的难度。本章会将第 26 章阐述的基本原则与神经外科手术麻醉相结合。

颅内高压

颅内高压的定义是：颅内压（intracranial pressure，ICP）持续高于 15 mmHg。导致颅内高压的原因有：实性或囊性颅内占位扩大、颅骨凹陷性骨折压迫静脉窦、脑脊液（cerebrospinal fluid，CSF）吸收障碍、脑血容量（cerebral blood volume，CBV）增加和全身因素所致的脑水肿（见下文）。这些因素往往同时出现，例如：颅后窝肿瘤不仅引起脑水肿和占位效应，还会压迫第四脑室，阻碍脑脊液流出（梗阻性脑积水）。

许多颅内压增高的患者起初没有症状，随着病情进展逐渐表现出特征性临床症状和体征，包括头痛、恶心、呕吐、视乳头水肿、局灶性神经功能缺失和意识改变等。颅内压超过 30 mmHg 时，脑血流显著下降，形成缺血导致脑水肿——脑血肿增加颅内压——颅内压升高导致缺血进一步加重的恶性循环。如果没有及时发现，此循环将持续直至患者因严重的神经功

能损伤或脑疝死亡。**周期性的动脉压增高伴随反射性心率降低（Cushing 反应）与颅内压突然升高（平台波）并持续 1 ～ 15 min 有关。**这种现象是脑缺血时自身调节机制周期性地降低脑血管阻力、增加动脉血压的结果。最终严重脑缺血和酸中毒使自身调节机制完全丧失（血管运动麻痹）。

脑水肿

多种机制可导致脑组织水含量增加。血脑屏障受损（血管源性水肿）是最常见的原因，可导致血浆样液体进入脑组织。血压增高会加重这种类型的水肿。血管源性水肿常见的原因包括：机械性创伤、高海拔、炎性病变、脑肿瘤、高血压和脑梗死。低氧或缺血等代谢损害导致的脑水肿（细胞毒性水肿），是由于脑细胞不能将钠离子主动转运至细胞外，导致细胞进行性肿胀所致。脑间质水肿是由于梗阻性脑积水，脑脊液进入脑间质所致。血浆渗透压突然下降，引起水向细胞内移动，也可以导致脑水肿（水中毒）。

治疗

颅内高压和脑水肿的理想治疗方法是根据病因治疗。必要时纠正代谢紊乱和手术治疗。血管源性水

肿，尤其是与肿瘤相关的，通常对糖皮质激素（地塞米松）治疗有反应。而外伤导致的血管源性水肿通常对糖皮质激素治疗无反应。使用激素类药物时，应密切监测血糖，必要时使用胰岛素进行调节。在明确病因并采取进一步治疗前，使用渗透性利尿剂可以短暂地减轻脑水肿，降低颅内压。利尿剂主要通过去除正常脑组织的细胞内水分降低颅内压。适度的过度通气（$PaCO_2$ 30 ～ 33 mmHg）有助于降低脑血流、脑血容量和颅内压，但对于有局灶性缺血的患者可能加重其脑缺血程度。

甘露醇以 0.25 ～ 1 g/kg 静脉输注，可以快速有效降低颅内液体容量和颅内压，它主要通过影响血清渗透压发挥作用。理想的血浆渗透压为 300 ～ 315 mOsm/L。甘露醇有轻微的扩张血管作用，所以可以导致一过性血压降低。甘露醇主要的副作用是血管内容量一过性增加，可能引起心、肾功能不全患者肺水肿。对于颅内动脉瘤、动静脉畸形（arteriovenous malformations，AVMs）和颅内出血的患者在开颅前，不宜使用甘露醇。因为渗透性利尿可导致这些病变周围的正常脑组织体积减小，从而引起血肿扩大。对于老年患者，由于进入矢状窦的桥静脉脆弱，使用快速渗透性利尿剂后，可能导致桥静脉破裂形成硬膜下血肿。使用甘露醇后可能出现脑水肿的反弹。

高渗盐水（3% NaCl）可以用于减轻脑水肿和降低颅内压。低钠血症患者使用高渗盐水应谨慎，以避免出现脑桥中央髓鞘溶解症或渗透性脱髓鞘综合征（见第 49 章）。应注意监测血清钠浓度和渗透压。对于创伤性颅脑损伤患者，除甘露醇外，降低颅内压的干预措施还包括：头部抬高、脑室造瘘引流脑脊液、适度低碳酸血症和使用巴比妥类药物抑制代谢。去骨瓣减压术目前已被证实可以降低创伤性颅脑损伤后颅内压持续升高（> 25 mmHg）患者的死亡率。

颅内占位患者的麻醉管理与开颅手术

颅内占位可以是先天性的、肿瘤（良性或恶性）、感染性的（脓肿或囊肿）或者血管性的（血肿或动静脉畸形）。颅内肿瘤通常通过开颅手术切除。原发性肿瘤通常起源于胶质细胞（星形细胞瘤、少突胶质细胞瘤或胶质母细胞瘤）、室管膜细胞（室管膜瘤）或者支持组织（脑膜瘤、神经鞘瘤或脉络丛乳头状瘤）。小儿肿瘤包括髓母细胞瘤、神经母细胞瘤和星形细胞瘤。无论病因如何，颅内占位性病变的临床表现主要与病变的生长速度、位置和颅内压有关。生长缓慢的病灶通常在较长时间内没有临床症状（尽管体积可能较大），而生长迅速的病灶在体积较小的时候即可出现临床症状。常见的临床表现有头痛、抽搐、认知减退或特殊的神经功能减退和局灶性神经功能缺失。幕上肿瘤的典型症状包括抽搐、偏瘫或失语；而幕下肿瘤的典型症状包括小脑功能障碍（共济失调、眼球震颤和构音障碍）或者脑干压迫症状（脑神经麻痹、意识改变或呼吸异常）。

术前准备

开颅手术患者术前评估应注意患者是否存在颅内高压。应评估 CT 和 MRI 结果是否有脑水肿、中线移位超过 0.5 cm、脑室移位或受压征象。影像学研究通常在患者接受地塞米松治疗前进行，所以接受地塞米松治疗的患者进入手术室时占位效应可能有所减轻。神经系统检查应该记录精神状态、感觉或运动障碍。了解患者药物治疗情况，特别注意糖皮质激素、利尿剂和抗惊厥药物。实验室检查注意除外糖皮质激素导致的高血糖、利尿剂引起的电解质紊乱或者抗利尿激素分泌异常。注意测量抗惊厥药物的血药浓度，尤其对癫痫控制欠佳的患者。

术前用药

术前用药最好避免镇静类或阿片类药物，特别是对怀疑有颅内高压的患者。呼吸抑制导致的高碳酸血症会增加颅内压。糖皮质激素和抗惊厥药继续应用至手术前。

术中管理

监测

除常规监测外，大多数开颅手术患者还需要监测有创动脉血压和放置尿管。麻醉过程、体位改变或者外科操作都有可能导致血压剧烈波动，最好在连续有创血压监测指导下进行麻醉管理。另外需要进行动脉血气分析以密切监测并调节 $PaCO_2$。我们选择在患者头部（外耳道）水平进行动脉压调零，而不是右心房水平，这样有助于计算脑灌注压（cerebral perfusion pressure，CPP），我们会在麻醉记录单上记录这一情况。精确调节通气设置不能单独依赖于呼气末 CO_2 监测，还必须注意血液和呼气末 CO_2 的差值。需要使用血管活性药物的患者应该放置中心静脉导管并监测中心静脉压。选用颈内静脉可能存在一定问题，因为导管可能影响颅内静脉回流。颈外静脉、锁骨下静脉和其他外周粗大静脉是较理想的替代选择。放置尿管很有必要，因为神经外科手术可能应用利尿剂，手术时间较长，而且放置尿管有助于指导液体治疗和监测核心温度。对伴有偏瘫的患者进行神经肌肉功能监测应选择健侧，因为患侧对单刺激可能有异常抵抗。手术切除体积较大的垂体肿瘤时，监测视觉诱发电位可用于预防视神经损伤。颅后窝手术需要的额外监测详见下文。

术中监测颅内压可以指导颅内高压患者的麻醉管理。由外科医师放置脑室、脑实质内或硬膜下装置来监测颅内压。调零时，颅内压换能器应该与动脉压换能器在同一水平（如上文所述通常为外耳道水平）。脑室造瘘术置管测压还可以引流脑脊液，降低颅内压。

麻醉诱导

对于颅内压力和容量关系受损的患者，特别是颅内压升高的患者，麻醉诱导和气管插管是关键的阶段。对颅内高压的患者尤为重要。使用渗透性利尿剂或通过脑室引流出少量脑脊液，可改善颅内顺应性。无论使用何种麻醉方法，目标均为麻醉诱导和气管插管时不导致颅内压升高和脑血流降低。诱导时动脉压升高会增加脑血容量，引起脑水肿。持续高血压可能导致颅内压显著增高，降低脑灌注压，并且有脑疝风险。动脉压过低则会导致脑灌注压不足，对患者不利。

最常用的诱导方法是采用丙泊酚联合适度过度通气，以降低颅内压并消除置入喉镜和气管插管的不良刺激。所有患者在给予丙泊酚后转为控制通气。给予神经肌肉阻滞剂（neuromuscular blocker，NMB）有利于通气，避免患者因抵抗或咳嗽导致颅内压突然升高。静脉注射丙泊酚联合阿片类药物可以减弱交感神经反应，尤其是在年轻患者中。$0.5 \sim 1.0 \ \mu g/kg$ 的艾司洛尔可以有效预防浅麻醉患者插管时出现的心动过速。

实际诱导方法可以根据患者的反应和合并症有所调整。琥珀胆碱理论上可以升高颅内压，尤其在患者浅麻醉状态下插管时。但是，琥珀胆碱仍是快速顺序诱导的首选药物，对于潜在的困难气道患者也是如此，因为对于颅内高压患者，低氧血症和高碳酸血症的危害远高于琥珀胆碱的任何作用。

诱导过程中出现高血压，可以给予 β_1 受体阻滞剂或者给予丙泊酚加深麻醉。低浓度吸入性麻醉药（例如七氟烷）可以配合过度通气应用。七氟烷可以保护脑血流的自动调节，并且血管舒张作用有限，是颅内压升高患者首选的挥发性吸入麻醉药物。血管扩张药（例如尼卡地平、硝普钠、硝酸甘油和肼屈嗪）可能对颅内压和脑血容量有不良作用，因此在打开硬

脑膜前避免使用。低血压通常采用血管收缩药纠正（例如去氧肾上腺素）。

体位

额叶、颞叶和顶枕部开颅手术采取仰卧位，头部抬高 $15° \sim 30°$ 以便静脉回流和脑脊液引流。为了充分暴露术野，头部可以转向一侧。过分旋转或屈曲颈部可能阻碍颈部静脉回流从而增加颅内压。摆体位前后应该确认气管导管位置正确和呼吸回路连接无误。消毒铺单后未发现呼吸回路断开的风险增加，因为气道被手术单覆盖，难以评估，而且手术台可能旋转 $90°$ 或 $180°$，气道远离麻醉医师。

麻醉维持

麻醉维持可以选择吸入麻醉，全凭静脉麻醉或者静脉给予阿片类药物、静脉催眠药物（通常为丙泊酚）联合低剂量吸入麻醉药维持。即使手术刺激较小，也推荐使用神经肌肉阻滞剂防止患者抵抗、呛咳和体动，除非要进行神经生理监测。刺激较强时需要加深麻醉，如置入喉镜、气管插管、切皮、打开硬膜、涉及骨膜的操作如头架钉和关颅时。使用瑞芬太尼和丙泊酚的全凭静脉麻醉有助于患者快速苏醒和立即进行术后神经功能评估。同样，在清醒或镇静开颅手术中应用 α_2 受体激动剂右美托咪定也可以达到类似效果。

术中保持过度通气，使 $PaCO_2$ 维持在 $30 \sim 35 \ mmHg$。$PaCO_2$ 过低对手术几乎没有益处，而且可能导致脑缺血和阻碍血红蛋白释放氧气。避免可以升高平均气道压的通气模式（低通气频率和高潮气量），因为其可能升高中心静脉压从而升高颅内压，还有潜在肺损伤风险。低氧血症患者可能需要呼气末正压通气（positive end-expiratory pressure，PEEP）和较高气道压；在此类患者中，PEEP 对颅内压的影响是可变的。

静脉补液应限于不含葡萄糖的等张晶体液。高血糖在神经外科手术患者中很常见，可以加重缺血性脑损伤，应在术前予以纠正。神经外科手术通常存在"隐匿性"失血（血液流到手术单下或者地板上）。术中低血压和高血压都应迅速予以纠正。

麻醉苏醒

大多数行择期开颅手术的患者在术毕即可拔管。需要保留气管插管的患者应维持镇静以防躁动。如果希望在手术间内拔管，需要在苏醒期有特别的操作。气管内插管引起抵抗或呛咳可能导致颅内出血或加重脑水肿。当缝皮时，可以让患者恢复自主呼吸。如果

患者头部被头架固定，必须避免患者出现任何体动（如呛咳），以防损伤患者颈部和头颅。当头部包扎完毕，患者重归麻醉医师掌控（手术台推回到诱导时的位置），停止使用所有麻醉药物并拮抗神经肌肉阻滞剂。患者快速苏醒有助于立即进行神经系统评估。苏醒延迟可见于阿片类药物或镇静药物过量，或者吸入性麻醉药的潮气末浓度＞ 0.2 MAC，或者围术期存在代谢紊乱和神经功能损伤。如果患者未按预期苏醒，应该从手术间转至 CT 室进行进一步检查。可能需要立即行手术探查。大多数患者术后进入重症监护室，密切监测神经功能。

颅后窝手术的麻醉

颅后窝占位切除术存在一系列特殊问题，如梗阻性脑积水、脑干生命中枢可能受损、气颅，以及当患者进行坐位手术时，体位性低血压和**静脉空气栓塞**的风险明显增高。

梗阻性脑积水

幕下占位可以挤压第四脑室或者脑导水管阻碍脑脊液流动。位置特殊的肿物尽管体积很小也可以引起颅内压显著升高。对于这种情况，通常在局麻下行脑室造瘘术，以在全麻诱导前降低颅内压。

脑干损伤

3 颅后窝手术可能损伤脑干呼吸、循环中枢，脑神经及其核团。损伤的原因可能是手术操作直接损伤、手术牵拉缺血或其他原因阻断血供。呼吸中枢受损几乎都会导致循环改变，因此血压、心率或者心律的突然改变警示麻醉医师可能发生了呼吸中枢损伤。一旦发生以上变化，应立即与手术医师沟通。对于第四脑室底的手术操作很少引起单独的呼吸中枢损害而不伴有先兆性的循环改变。以往，一些医师选择术中保留患者自主呼吸来监测脑功能。手术结束后，脑干损伤可能表现为呼吸模式异常或者拔管后难以维持气道通畅。听神经瘤切除术中监测脑干听觉诱发电位可以保护第八对脑神经。监测肌电图可以避免面神经损伤，但是需要术中不完全的肌肉松弛。

体位

大多数颅后窝手术可以在侧卧位或俯卧位下完成，但是一些外科医师还是倾向于坐位手术。

患者的标准体位实际上为半卧位（图 27-1）；背部抬高至 60°，双腿抬高并屈膝。头部用三点头架固

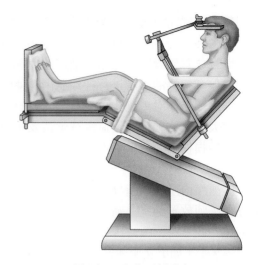

图 27-1　坐位开颅手术

定，颈部屈曲；双臂放置于身体两侧，手放在大腿上。

小心摆放体位及使用棉垫保护可以防止损伤。必须保护受压部位，如肘、坐骨棘、足跟和前额。颈部过度屈曲可能导致上呼吸道水肿（静脉回流受阻导致），及罕见的术后四肢瘫痪（颈髓受压所致）。术前合并颈椎管狭窄可能增加术后四肢瘫痪的风险。

颅内积气

坐位手术时发生颅内积气的风险增加，这是由于术中脑脊液流失，空气不断进入蛛网膜下腔。脑萎缩患者脑脊液流失更加显著；空气代替脑脊液占据脑组织表面和侧脑室。关闭硬膜后，颅内积气膨胀可压迫脑组织。术后颅内积气可以导致苏醒延迟并损伤神经功能。基于颅内积气的风险，坐位开颅手术很少使用氧化亚氮（见下文）。

静脉空气栓塞

4 当开放静脉的压力低于大气压时可能发生静脉空气栓塞。无论采取何种手术体位，行何种手术，只要手术切口高于心脏水平就有可能发生静脉空气栓塞。坐位开颅手术静脉空气栓塞的发生率（20% ～ 40%）比其他任何体位都要高。空气进入大的脑静脉窦使栓塞风险增加。

静脉空气栓塞的生理表现取决于空气体积、进入血管的速度以及患者是否存在心内右向左分流［例如卵圆孔未闭患者（发生率10% ～ 25%）］。心内右向左分流十分重要，因为空气可以通过右向左分流进入体循环（**反常空气栓塞**）。进入静脉系统的少量气泡通常停留在肺循环中，最终被吸收。大多数患者对少量空气栓塞耐受良好。当进入静脉系统的空气量超过肺清除能力，肺动脉压逐渐升高，最终由于右心室后

负荷过高，心输出量减少。术前合并心肺疾病加重空气栓塞的不良影响，较小量的空气就可能产生显著血流动力学变化。氧化亚氮可以弥散进入气泡，使气泡体积变大。即使只是少量空气栓塞，氧化亚氮也可明显加重其影响。动物实验表明，使用氧化亚氮麻醉的致死空气栓子量是对照组（不使用氧化亚氮）的 1/3 到 1/2。

在未进行超声心动图监测的情况下，只有当较大量的气体进入静脉才能出现明显的临床表现。呼气末 CO_2 或者动脉血氧饱和度下降可能先于血流动力学改变出现。由于肺无效腔增加（通气正常但灌注减少），动脉血 $PaCO_2$ 值可能仅轻度增加。显著的血流动力学改变也可以发生在低氧血症出现之前，例如突然出现的低血压。心脏内积聚大量气体会损害三尖瓣和肺动脉瓣功能，可能引起右心室流出道梗阻导致循环骤停。

反常空气栓塞可以导致脑卒中或者冠状动脉阻塞，而且可能在术后才表现出来。反常空气栓塞多见于存在心内右向左分流的患者，尤其是正常心房压差（左心房＞右心房）持续逆转的患者。

A. 中心静脉穿刺置管

位置适当的中心静脉置管可以用来抽出进入静脉的空气，但是只有非常有限的证据支持中心静脉置管回抽空气可以改变静脉空气栓塞患者的预后。一些临床医师认为坐位手术应该进行右心房置管，但这只是少数人的观点。

⑤ 静脉空气栓塞的最佳处理方法是在右心房和上腔静脉交界处放置多孔导管。可以通过血管内心电图、X 线片或经食管超声心动图（transesophageal echocardiography，TEE）准确定位，其中 TEE 是最简单且最容易的。血管内心电图以充满生理盐水的导管作为"V"导联，最大波幅双向 P 波的出现意味着导管位置正确。如果导管过深，P 波由双向变为单向。中心静脉导管连接压力换能器后，也可以观察到右心室或肺动脉波形，但不能识别上腔静脉与右心房的交点。

B. 静脉空气栓塞的监测

手术中应使用最灵敏的仪器来监测静脉空气栓塞。即便监测到少量静脉空气栓塞也是有重要意义的，因为可以及时提醒外科医师处理进气的部位，避免空气继续进入静脉。目前，最灵敏的术中监测设备是 TEE 和心前区多普勒超声，最小可以监测到 0.25 ml 的气泡。TEE 还可以测量气泡体积、监测卵圆孔未闭导致的心房右向左分流和评估空气栓子对心功能的

影响。心前区多普勒超声将探头置于右心房位置（通常为胸骨右缘第 3 至第 6 肋间）。多普勒超声规律的"飕飕样"信号音被散发的呼啸样声音打断，提示发生静脉空气栓塞。呼气末气体浓度的改变对于监测静脉空气栓塞来说敏感性欠佳，但依然是很重的监测项目，因为它也可以在出现明显的临床症状前提示静脉空气栓塞。静脉空气栓塞造成的呼气末 CO_2 突然下降的程度与肺泡无效腔的增加成正比；但是与静脉空气栓塞无关的血流动力学改变，例如心输出量减少，也可以导致潮气末 CO_2 突然下降。呼出气体中出现氮气或氮气浓度增加也可以见于静脉空气栓塞。血压改变和心脏杂音（"磨轮样"杂音）是静脉空气栓塞晚期临床表现。

C. 静脉空气栓塞的处理

1. 务必提醒外科医师及时用生理盐水冲洗或者用湿棉条填塞进气部位，用骨蜡封闭颅骨边缘，直至找到进气部位并将其封闭。

2. 如果使用氧化亚氮吸入麻醉，必须立即停止，并吸入 100% 氧气。

3. 如果放置了中心静脉导管，从导管回抽进入的空气。

4. 加快补液，提高中心静脉压。

5. 血管活性药纠正低血压。

6. 压迫双侧颈静脉，增加颅内静脉压力压，可能减缓气体入血的速度并造成血液回流，有助于外科医师确认进入空气的部位。

7. 一些麻醉医师认为 PEEP 可以增加脑静脉压力；但是对于存在卵圆孔未闭的患者，当心房压力梯度逆转为右向左时，可能造成反常栓塞。

8. 如果以上处理均无效，应该将患者调至头低位，迅速关闭切口。

9. 患者出现持续循环停止时，必须将患者置于仰卧位，并立即按高级生命支持流程启动心肺复苏。

立体定向手术的麻醉

立体定向手术主要用于治疗不自主运动、难治性疼痛和癫痫，也用于大脑深部肿瘤的诊断与治疗。

立体定向手术通常在局麻下进行，以便术中对患者情况进行评估。丙泊酚或者右美托咪定可以常规用于镇静和使患者产生遗忘。然而，如果患者已存在颅内高压，则应避免镇静。立体定向手术要求麻醉医师能在需要行急诊开颅手术的情况下，迅速诱导麻醉并控制气道，但是患者的头架使得麻醉操作变得复杂。

尽管在紧急情况下，进行面罩、喉罩（laryngeal mask airway，LMA）或者经口气管插管通气可以实现，但是在患者头部已经被立体定向头架固定的情况下，清醒状态下经纤维支气管镜或可视喉镜器官插管是最安全的方法。

功能神经外科手术越来越多地涉及语言和其他重要中枢部位附近的病变切除。有些手术需要睡眠-清醒-睡眠技术行术中唤醒，放置或者不放置气道通气装置。这类手术在大脑皮质定位过程中需要患者清醒合作，以确认关键区域（例如 Broca 区）的位置。患者在刺激较强的手术操作阶段（例如开关颅）保持睡眠状态，在此阶段通常应用喉罩管理气道。头皮局部浸润麻醉适用于清醒开颅手术。

脑深部电刺激器植入术可以治疗运动及其他功能障碍。在影像学技术指导下确定手术部位，然后在患者头顶部钻孔置入刺激电极。使用微电极记录（microelectrode recording，MER）调整刺激器在脑组织中的位置，并记录患者对刺激的反应。镇静药物对 MER 电位有不良影响，对刺激器的准确定位产生干扰。可以使用右美托咪定镇静，但是在 MER 和刺激试验过程中应该停用，以便患者能够配合，准确定位电极（表 27-1）。

颅脑损伤的麻醉

在外伤相关的死亡病例中，颅脑损伤比例可达 50%。颅脑创伤患者以年轻人居多，其中 10% ～ 40% 的患者常合并腹腔或胸腔内脏器损伤、长骨骨折和（或）脊髓损伤。颅脑损伤的预后不仅与受伤时神经受损程度有关，还与继发性损伤、其他损伤的后遗症、并发症的出现密切相关（见第 39 章）。这些继发性损伤包括：①全身因素，如低氧血症、高碳酸血症或低血压；②硬膜外、硬膜下或颅内血肿的形成和扩大；③持续性颅内高压。颅脑损伤的患者可能合并各种其他损伤，到达医院时可能呈醉酒状态，也可能合并其他危重症［例如脓毒症、急性呼吸窘迫综合征（acute respiratory distress syndrome，ARDS）等］。此类患者手术和麻醉的原则旨在立即治疗原发损伤，预防继发性损伤的发生。**格拉斯哥昏迷量表（Glasgow Coma Scale，GCS）**评分（表 27-2）通常与损伤程度和预后密切相关。入院时 GCS 评分 ≤ 8 分的患者死亡率约为 35%。若影像学资料显示颅脑中线移位 > 5 mm 及脑室受压，则患者的预后更差。

特殊的损伤包括颅骨骨折、硬膜下和硬膜外血肿、脑挫伤（包括脑出血）、头部贯通伤和外伤性血

表 27-1　清醒镇静药物的优点与缺点 [1,2]

药物名称	优点	缺点
GABA 受体激动剂		
苯二氮䓬类	抗焦虑	大剂量使 MER 消除 改变刺激阈值 引起运动障碍
丙泊酚	应用广泛 短效 可预计苏醒时间	消除震颤 MER 减弱 帕金森病患者的剂量难以预计 引起运动障碍 可能引发喷嚏
阿片类		
芬太尼 瑞芬太尼	对 MER 影响轻微? 短效	肌强直 抑制震颤
α₂ 受体激动剂		
右美托咪定	非 GABA 介导作用 对 MER 影响小 抗焦虑和镇痛作用 镇静作用：易于唤醒 不会减弱帕金森病的临床表现 维持血流动力学稳定 保留自主呼吸	大剂量可以消除 MER 低血压，心动过缓

[1] Reproduced with permission from Venkatraghavan L, Luciano M, Manninen P. Anesthetic management of patients undergoing deep brain stimulator insertion. Anesth Analg. 2010 Apr 1; 110（4）: 1138-1145.

[2] GABA，γ-氨基丁酸；MER，微电极记录

表 27-2　格拉斯哥昏迷量表

类别	评分
睁眼	
自发睁眼	4
声音刺激睁眼	3
疼痛刺激睁眼	2
无	1
体动反应	
口头命令	
服从	6
疼痛刺激	
局部反应	5
收缩	4
弯曲	3
伸展	2
无	1
言语反应	
正常对话	5
对话混乱	4
说出不适当单字	3
发出无意义的声音	2
无	1

管闭塞与撕裂。颅骨骨折显著增加颅内损伤的可能性。颅骨线性骨折常并发硬膜外或硬膜下血肿。颅底骨折可能出现脑脊液鼻瘘、颅腔积气、脑神经麻痹甚至形成颈动脉海绵窦瘘。凹陷性颅骨骨折通常存在潜在脑挫裂伤。脑挫裂伤可能仅局限于脑表面，亦可能导致大脑半球深部或脑干部位的出血。减速伤常同时引起冲击伤（额极）和对冲伤（枕极）。硬膜外和硬膜下血肿可单独发生，亦可合并脑挫伤（与硬膜下血肿并存更常见）。

凹陷性颅骨骨折，硬膜外、硬膜下以及一些脑血肿的清除，以及贯通伤的清创一般采取手术治疗。去骨瓣减压术用于治疗脑水肿，待水肿缓解后行颅骨修补。

颅内压监测常用于伴有可致颅内压增高的病变的患者，如严重脑挫裂伤、占位性病变、脑出血或影像学显示的脑水肿。行非神经外科手术的患者出现颅内高压征象时也应行颅内压监测。急性颅内高压导致脑疝时应给予过度通气、渗透性药物、巴比妥类药物等处理，并应立即进行神经外科干预。多项研究表明颅内压持续高于 60 mmHg 可致严重的功能障碍或死亡。多项随机研究并未发现早期大剂量使用糖皮质激素对头部创伤患者存在显著的疗效。同样，低温治疗也未能提高颅脑损伤后患者的存活率。

术前准备

重症颅脑创伤患者的麻醉管理始于急诊室。在进行神经外科和创伤外科评估的同时，应采取积极措施保证气道通畅、提供充足的通气和氧合、保证颈椎稳定和纠正全身性低血压。气道阻塞和通气不足十分常见。70% 的此类患者存在低氧血症，低氧血症可能并发于肺挫伤、脂肪栓塞或神经源性肺水肿。神经源性肺水肿被认为是继发于交感神经系统过度兴奋引起的体循环和肺循环压力的显著升高。当进行气道和通气评估时，所有的患者均应给予吸氧。许多患者可能存在物质中毒。在影像学检查排除颈椎损伤之前，所有患者均应视为存在颈椎损伤（发生率高达 10%），直至放射学检查得到阴性的结论。对明显通气不足、咽反射消失或 GCS 评分（表 27-2）持续低于 8 分的患者需行气管插管。其他患者应密切观察病情变化。

气管插管

所有患者一律视为饱胃，在通气及气管插管过程中需压迫环状软骨（Sellick 手法），虽然这一方法在预防误吸方面的有效性有待商榷。除非影像学检查排除颈椎损伤，处理气道过程中应采用线性稳定手法使头部处于正中位。预充氧之后，预先给予丙泊酚 1.5 ～ 3.0 mg/kg 以及快速起效的神经肌肉阻滞剂可抑制插管对颅内压的不良影响。对于闭合性颅脑损伤患者，琥珀胆碱可引起颅内压轻微短暂的升高；然而，快速有效气道管理的必要性远胜于这些担忧。罗库溴铵也常用于诱导插管。用于稳定颈椎的硬质颈托会增加插管难度。对于创伤患者，采用线性稳定手法应用可视喉镜通常可保证头部正中位置插管。可准备插管探条用以辅助气管插管。如果应用可视喉镜遇困难插管，可尝试纤维支气管镜或其他技术（如插管喉罩）。若插管仍失败，需用外科手段建立气道。脑脊液鼻漏或耳漏、鼓室积血、眶周瘀斑（"熊猫眼"征）或耳后瘀斑（Battle 征）提示患者存在颅底骨折，此时禁忌经鼻盲探气管内插管或放置鼻胃管，因为导管有可能穿过骨折部位进入颅腔。

低血压

颅脑损伤患者出现的低血压几乎总是与其它相关损伤有关（常为腹部创伤）。儿童头皮裂伤大量出血可致低血压。脊髓损伤患者由于脊髓休克导致交感神经阻断，可能出现低血压。颅脑创伤患者收缩压低于 80 mmHg 往往预后不佳。对于此类患者，纠正低血压并控制出血优先于影像学检查及具体的神经外科治疗。不应使用含糖溶液或低张溶液（见上文），必要时可给予晶体液以及血液制品。多发性损伤患者大量失血时应启用大量输血方案，以确保血小板、新鲜冰冻血浆和浓缩红细胞的稳定供应。建立有创动脉压、中心静脉压及颅内压监测非常重要，但不应因此延误诊断和治疗。颅脑损伤后常出现心律失常和心电图 T 波、U 波、ST 段和 QT 间期异常，但其并不一定与心脏损伤有关，可能是自主神经功能改变引起的。

诊断性检查

颅脑损伤选择手术或药物治疗取决于影像学和临床表现。任何 CT 或者其他影像学检查前需要保证患者状态稳定，危重患者进行检查时应严密监测，躁动或者不合作的患者可能需要全身麻醉辅助检查。对于此类患者应避免在未控制气道的情况下进行镇静，因为高碳酸血症或低氧血症会进一步导致颅内压升高，以及有误吸风险。

▌术中管理

颅脑损伤的麻醉管理与颅内占位病变等引起颅内高压的麻醉管理大体一致。应尽快建立有创监测，但是对于病情迅速恶化的患者，不应延误手术减压。

麻醉管理以保证脑血流灌注并缓解颅内压的升高为原则。麻醉诱导后，由于血管扩张和血容量不足可引起低血压，必要时给予 α 肾上腺素受体激动剂并补液。术中常见手术刺激引起血压升高，但也可能由于颅内压的快速升高所致。颅内压升高所致的高血压常伴发心动过缓，即 Cushing 反射。

高血压可以通过给予额外剂量的诱导药物、提高吸入性麻醉药的浓度（同时进行轻度过度通气）或给予抗高血压药物来纠正。β 肾上腺素阻滞剂通常可有效控制合并心动过速的高血压。脑灌注压应维持于 70 ~ 110 mmHg。在打开硬膜前应避免应用血管扩张药物。此外，避免过度通气（$PaCO_2$ < 35 mmHg）以防止颅脑损伤患者氧供骤减，除非患者出现紧急脑疝的征象。

严重颅脑外伤患者可能伴发弥散性血管内凝血。严重创伤导致大量促凝血酶原激酶释放，也可引发 ARDS。误吸和神经源性肺水肿会导致肺功能进一步恶化。当使用 PEEP 时，可以监测颅内压以确保足够的脑灌注压。颅脑创伤，特别是垂体损伤常可出现尿崩症，特征为稀释性多尿。采取限制液体输注和血管加压素治疗前需排除其他可能引起多尿的情况（见第 49 章），测定尿液和血浆渗透压有助于确立诊断。未接受预防措施的患者常发生应激性溃疡引起的消化道出血。

手术结束后是否拔除气管插管取决于颅脑损伤的严重程度、腹部或胸部复合伤情况、先前存在的疾病情况及术前意识水平。术前意识清醒的年轻患者，局部病变切除后可考虑拔管，而弥漫性脑损伤患者，术后气管导管应予以保留。此外，颅内高压持续存在患者术后应继续维持肌肉松弛、镇静、脑脊液引流和头部抬高。如果其他干预措施不能纠正颅内压，可考虑使用长时间过度通气，然而脑血流可能因此减少，从而导致脑缺血。

颅内动脉瘤、动静脉畸形手术的麻醉

囊状动脉瘤和动静脉畸形是非创伤性颅内出血的常见原因，手术或介入治疗可择期进行以预防颅内出血，或于出血后急诊进行以预防出血引起的并发症。其他非创伤性颅内出血（如高血压、镰状细胞疾病或血管炎等）通常采用药物治疗。

▌脑动脉瘤

术前注意事项

脑动脉瘤通常发生在脑底大动脉分叉处，最常位于 Willis 环的前部。大约 10% ~ 30% 的患者为多发动脉瘤。研究报道囊状动脉瘤的发病率为 5%，但其中只有少数会出现并发症。囊状动脉瘤破裂是造成蛛网膜下腔出血（subarachnoid hemorrhage，SAH）的首要病因。动脉瘤破裂急性期的死亡率约为 10%。出血后存活的患者约 25% 于 3 个月内因延迟性并发症死亡。此外，高达 50% 的幸存者遗留神经功能障碍。因此，动脉瘤治疗的重点在于防止其破裂。不幸的是，大多数患者直到动脉瘤破裂后才就诊。

未破裂的动脉瘤

患者可能出现提示病情进一步加重的先兆症状和体征。最常见的症状是头痛，最常见的体征是动眼神经麻痹。其他的临床表现有脑干功能障碍、视野缺损、三叉神经功能障碍、海绵窦综合征、癫痫及下丘脑-垂体功能紊乱。最常用的诊断方法有 MRI、血管造影、螺旋 CT 血管造影等。确诊后患者将进入手术室或"杂交"手术室，行动脉瘤夹闭术或栓塞术。大多数患者发病年龄为 40 ~ 60 岁，身体其他方面健康。

破裂的动脉瘤

动脉瘤破裂通常表现为急性蛛网膜下腔出血。通常表现为突发性剧烈头痛，常伴有恶心和呕吐，但不伴有局灶性神经功能缺失。由于颅内压的突然上升和脑灌注压的急剧下降，患者可能出现短暂的意识丧失。如果颅内压在突然升高后若未能迅速下降，通常会导致死亡。巨大血肿会导致部分患者出现局灶性神经功能缺失。少量出血可能只引起轻微的头痛、呕吐和颈项强直。SAH 的严重程度可根据 Hunt-Hess 量表（表 27-3）和世界神经外科联合会 SAH 分级量表（表 27-4）进行分级。Fisher 分级量表（表 27-5）采用 CT 检测评估出血量，能够预测脑血管痉挛发生的可能性以及患者预后。

迟发性并发症包括迟发性脑缺血（delayed cerebral

表 27-3　Hunt-Hess SAH 分级量表 [1]

分级	临床表现
I	无症状或轻微头痛和颈项强直
II	中重度头痛和颈项强直，除脑神经麻痹外无其他神经功能缺失
III	嗜睡，意识模糊，或轻微局灶性神经功能缺失
IV	昏迷，中重度偏瘫，可能早期出现去大脑强直和自主神经系统功能障碍
V	深度昏迷，去大脑强直，濒死状态

[1] Reproduced with permission from Priebe H-J. Aneurysmal subarachnoid haemorrhage and the anaesthetist. Br J Anaesth. 2007 July；99（1）：102-118

表 27-4　世界神经外科联合会关于动脉瘤 SAH 的分级量表 [1]

分级	GCS 评分 [2]	运动缺失 [3]
I	15	无
II	13 或 14	无
III	13 或 14	有
IV	7 ～ 12	无或有
V	3 ～ 6	无或有

[1] Reproduced with permission from Priebe H-J. Aneurysmal subarachnoid haemorrhage and the anaesthetist. Br J Anaesth. 2007 July；99（1）：102-118.
[2] GCS，Glasgow 昏迷量表。
[3] 除外脑神经病变，但包括言语障碍

表 27-5　头颅计算机断层扫描（cranial computerized tomography，CCT）Fisher 分级量表 [1]

分级	CCT 表现
1	无蛛网膜下腔出血
2	出血弥散或垂直厚度 ≤ 1 mm
3	局灶出血和（或）垂直厚度 > 1 mm
4	颅内或脑室内血肿，伴弥漫性出血或未发现蛛网膜下腔出血

[1] Reproduced with permission from Priebe H-J. Aneurysmal subarachnoid haemorrhage and the anaesthetist. Br J Anaesth. 2007 July；99（1）：102-118

ischemia，DCI），再次破裂以及脑积水。迟发性脑缺血的发生率为 30%（多发生在出血后 4 ～ 14 天），是致残和致死的主要原因。脑血管痉挛曾经被认为是 SAH 后发生 DCI 的主要原因，但其往往与脑梗死区域无关。因此，其他机制也被认为与 DCI 发生相关，包括皮质扩散性抑制（cortical spreading depolarizations，CSDs）和微血栓形成。CSDs 是脑损伤（如 SAH）后灰质的渐进性神经元去极化，其可增加或减少脑血流量。脑损伤合并 CSDs 后，由于脑灌注不足继发脑缺血。NMDA 受体拮抗剂如氯胺酮可调节 CSDs。SAH 还被认为会引起血小板活化和微血栓的形成，也可能导致脑缺血。

DCI 的临床表现是由脑缺血和脑梗死引起的，主要取决于受累血管的严重程度及分布。SAH 后使用钙通道阻滞剂尼莫地平可以减轻 DCI 的影响。经颅多普勒和脑组织氧监测均可用于指导血管痉挛的治疗，血流速度超过 200 cm/s 常预示着严重的血管痉挛。Lindegaard 指数为颈动脉和大脑中动脉的血流速度的比值，当比值 > 3 时常预示发生了严重的血管痉挛。脑组织氧分压低于 20 mmHg 同样令人担忧。**对于有症状的血管痉挛患者，当给予尼莫地平无效时，应当扩张血管容量并采用诱导性高血压（"3H"疗法：高血容量，血液稀释和高血压）**。最近的研究对高血容量的作用提出了质疑，目前建议维持正常血容量的同时采取允许性高血压策略对 DCI 的管理最为有益。难治性血管痉挛可以通过静脉输注血管扩张药和（或）行血管成形术给予治疗。然而，在影像学上血管直径的改善与临床状态的改善并不一定有相关性。

术前准备

术前评估除了评估和记录神经系统病变之外，还应包括对并存疾病，如高血压和肾脏病、心脏疾病或缺血性脑血管疾病的评估。SAH 的患者常伴有心电图异常，但并不一定表示有潜在的心脏疾病。但是，在 SAH 期间心肌肌钙蛋白水平增高与心肌损伤有关，并提示预后不良。应激性心肌病也可能存在。对于已经发生破裂出血，但神智清楚、颅内压正常的患者应给予镇静以防再次出血，并应持续到麻醉诱导前。颅内压持续升高的患者应小剂量应用或避免应用术前药，以防出现高碳酸血症。

术中管理

动脉瘤手术中可因动脉瘤破裂或再出血而引发大

出血，因此手术开始前应当准备充足的血制品。

无论采用何种麻醉方法，麻醉管理应着重于防止动脉瘤破裂（或再出血）以及避免加重脑缺血和血管痉挛的因素。有创动脉压监测十分必要。应避免气管插管或手术刺激所致的血压突然升高。合理的容量负荷既能保证手术所需的麻醉深度且不会引起血压的过度下降。由于钙通道阻滞剂、血管紧张素受体阻滞剂、血管紧张素转换酶抑制剂可致全身血管舒张，降低全身血管阻力，术前使用此类药物的患者术中极易发生低血压。

大多数动脉瘤是通过介入手段进行治疗的。神经介入动脉瘤栓塞术的麻醉重点与开颅手术相似。通常采用全身麻醉。患者需行肝素抗凝和放射造影剂强化。必须与外科医师或神经放射科医师沟通，明确目标活化凝血活酶时间及是否需要鱼精蛋白拮抗。此外，与开颅手术一样，神经介入手术室的麻醉医师必须做好随时调控和监测血压的准备。

在开颅手术中，硬膜切开后通常给予甘露醇，利于术野暴露及减少手术牵拉。避免在硬膜切开前快速降低颅内压，因其去除动脉瘤周围的填塞效应而导致再次出血。

控制性降压可应用于动脉瘤手术。降低平均动脉压可降低动脉瘤跨壁压，减少破裂（或再出血）的概率，且有助于动脉瘤的夹闭。控制性降压也可在出血时减少失血并改善术野条件。轻度的头高位联合吸入麻醉药可以提高常用降压药的作用效果。一旦动脉瘤突然破裂，外科医师会要求一过性降低血压，以便控制动脉瘤出血。在动脉瘤手术行夹闭时，可能需要神经电生理监测判断是否存在潜在的缺血。低温停跳用于巨大基底动脉瘤手术的情况较罕见。

依据神经功能状况，多数患者在术毕可以拔除气管导管。拔管的处理与其他开颅手术相似（见上文）。快速苏醒使得患者在被转移到 ICU 之前于手术室内即可进行神经功能的评估。

▌动静脉畸形

颅内动静脉畸形引起的脑出血比蛛网膜下腔出血更为常见。这些病变通常是因发育异常引起的动静脉瘘；其体积通常随时间而逐渐增大。动静脉畸形可以发生在任何年龄，但是出血好发年龄为 10～30 岁。其他常见的表现包括头痛和抽搐。高血流量合并低血管阻力可罕见地引起高输出量性心力衰竭。大多数病例可通过神经介入手术或"杂交"手术栓塞 AVM 的供血血管。这种手术可以彻底治疗 AVM，或使 AVM

更易被手术切除。神经介入栓塞使用各种的线圈、胶和气囊来消除动静脉畸形。栓塞的风险包括栓塞供应正常脑组织的动脉，以及造成体循环或肺循环栓塞。

大量失血使得动静脉畸形切除术的麻醉管理更加复杂。有必要建立多条粗管径的静脉通路。过度通气和甘露醇的使用有利于手术操作。动静脉畸形切除术后会出现充血和肿胀，可能是残余正常脑组织自主调节能力改变所致。出现高血压时通常使用不增加脑血流的药物，如 β 受体阻滞剂和氯维地平。

急性缺血性脑卒中

急性缺血性脑卒中的治疗方法有溶栓［使用组织纤溶酶原激活物（tissue plasminogen activator，tPA］和（或）血管内血栓清除及支架植入。2015 年报道的多项随机临床试验证实，对于近端较大的脑动脉闭塞患者，立即进行血管内干预相对于单纯的 tPA 治疗可显著改善预后。神经内科和神经外科的理念是"时间就是大脑"，治疗的目标是尽快血运重建。血管内治疗不应因放置动脉导管等而延迟。此类患者未接受治疗的情况下有立即死亡和致残的风险，符合美国麻醉医师协会分级 5E 标准！急性缺血性脑卒中行神经介入治疗的获益甚至比 ST 段抬高型心肌梗死立即血运重建的获益更大（接受治疗患者术与获益患者数比值更小）。但是，只有通过影像学检查脑血流、脑血容量以及组织通过时间，评估患者仍有大量"可恢复"缺血脑组织时，行介入治疗后才可获益。在梗死的脑组织中，上述指标均为异常。而在可恢复的脑组织中，脑血容量可以维持在最低水平，甚至增加。

数项对原始临床研究的 post-hoc 分析（事后分析）表明，在接受血管内血栓清除的患者中，使用全身麻醉（相对于镇静监测）与预后较差存在关联。尽管如此，全身麻醉仍然是许多医疗中心的首选，许多患者也会要求行全身麻醉。我们观察到对于左侧大脑中动脉急性闭塞和失语的患者，无论多大声地要求他们保持不动，他们都无法做到。

急性缺血性脑卒中血管内治疗的麻醉目标是在给予 tPA 的情况下使血压维持在 180 mmHg 以下。如未给予 tPA，在未取出血栓或行支架植入前，相对较高的血压可维持更好的脑灌注。一旦闭塞的血管再通后，我们建议严格控制血压，在大多数情况下维持在 140/90 mmHg 或更低水平。

▌脊柱手术的麻醉

脊柱手术最常用于治疗创伤或退行性病变引起

的继发性神经根或脊髓压迫症状。椎间盘突出或骨赘（椎关节强直）凸进椎管或椎间孔会产生压迫症状。椎间盘突出常发生在成人的第 4～5 腰椎或第 5～6 颈椎水平。脊柱关节强直更易于发生在低位颈椎而不是腰椎，老年人最易受累。脊柱手术有助于矫正脊柱畸形（比如脊柱侧凸）、解除脊髓压迫、融合因外伤或退行性病变破坏的椎体，也可用于切除肿瘤及血管畸形，或引流脓肿及血肿。

术前准备

术前评估应该侧重于是否存在解剖畸形及颈椎活动受限（疾病、牵引、颈托或其他设备导致），这些因素会使得气道管理变得复杂。记录神经功能受损的情况。应评估颈椎活动度。颈椎不稳定患者可行清醒纤维支气管镜插管或采用线性稳定手法行诱导插管。

术中管理

涉及多节段、融合和内固定的脊柱手术，由于术中可能大量出血，管理更加复杂，常需要使用血液回收装置。脊柱内固定（Harrington 棒或椎弓根螺钉固定）术中的过度牵引可以导致脊髓损伤。经胸入路的脊柱手术需行单肺通气。经前后联合入路进行手术时，手术过程中需要变换患者体位。

体位

大部分脊柱手术在俯卧位下实施。仰卧位可用于前入路颈椎手术，这种情况便于麻醉管理，但是会增加气管、食管、喉返神经、交感神经链、颈动脉和颈静脉损伤的风险。脊柱手术偶尔也会采用坐位（颈椎手术）或者侧卧位（腰椎手术）。

仰卧位下行麻醉诱导和气管插管后，患者转为俯卧位。在转变体位过程中注意颈部保持中立位。变为俯卧位后，头部可以偏向一侧（不能超过患者颈椎的正常活动范围）或（大多情况下）保持面部朝下，由软垫托住或使用头架固定。注意避免角膜擦伤或者眼球受压引起的视网膜缺血，或者鼻子、耳朵、前额、下颏、乳房或生殖器受压引起的损伤。将胸部平放在平行的卷垫上（可以是泡沫、硅胶或其他填充物）或者特殊的支撑物（如果使用了支架），以利于通气。双臂舒适地束缚于体侧，或使双臂伸展、肘关节弯曲（避免肩关节过度外展）。

患者转换为俯卧位是一个危险的步骤，有时会并发低血压。俯卧位后腹部受压，尤其是肥胖患者，会阻碍静脉血回流，造成硬膜外腔静脉充血，从而导致术中大量失血。俯卧位使用胸垫令腹部悬空能减轻静脉压的增高。过去主张采用控制性降压来减少脊柱手术的失血量。但是进行控制性降压时必须充分理解其可能会增加围术期视力丧失（perioperative vision loss，POVL）。

POVL 继发于：

- 缺血性视神经病变
- 围术期青光眼
- 皮质缺血 / 栓塞

长时间头低位手术、大量失血、相对低血压、糖尿病、肥胖、吸烟等使患者进行脊柱手术后发生POVL 的风险明显升高。

长时间头低位同样会造成气道和面部水肿。如需再次气管插管，难度较术前加大。

俯卧位时常使用特殊的头枕，必须定期检查面部，确保眼睛、鼻子、耳朵没有受压。即使使用泡沫软垫，下颏、眼眶和上颌部位也会随时间而逐渐受到压迫。当头部摆放在软垫上时不易转动，因此如果预计手术时间较长，可以用头架固定以免面部受压。

监测

预期术中可能大量失血或患者合并心脏疾病时，应在摆放体位或翻身之前实施有创动脉压监测。在胸椎或腰椎手术过程中，可能损伤大血管导致突发、大量失血。

脊柱内固定时需要监测是否有脊髓损伤。应用氧化亚氮麻醉或者全凭静脉麻醉行术中唤醒可以检测手术牵拉后的运动功能。一旦确定患者的运动功能未受损，即可加深麻醉。持续监测体感诱发电位和运动诱发电位可以代替术中唤醒。这些监测技术需要使用丙泊酚、阿片类药物或氯胺酮来代替大剂量吸入麻醉药，并要避免神经肌肉松弛。

病例讨论

垂体瘤切除术

一位 41 岁的女性患者进入手术室，拟行垂体瘤（10 mm）切除术。患者主诉闭经、泌乳，近期发现视力下降，伴有双眼颞侧偏盲。

正常情况下垂体分泌什么激素？

垂体从功能上和解剖上分为两部分：垂体前叶和垂体后叶。后者是神经垂体的一部分，神经垂体还包括漏斗部和正中隆起。

垂体前叶由多种不同种类细胞构成，每种细胞分泌特定的激素。垂体前叶激素包括促肾上腺皮质激素（adrenocorticotropic hormone，ACTH）、促甲状腺激素（thyroid-stimulating hormone，TSH）、生长激素（growth hormone，GH）、促性腺激素〔卵泡刺激素（follicle-stimulating hormone，FSH）、黄体生成素（luteinizing hormone，LH）和催乳激素（prolactin，PRL）〕。这些激素的分泌受下丘脑肽（释放激素）的调节，通过垂体门脉系统运输到腺垂体。FSH、LH、ACTH、TSH以及各自的释放激素的分泌都受靶器官的产物的负反馈调节。例如循环中甲状腺激素的增加抑制促甲状腺素释放因子和TSH的分泌。

垂体后叶分泌抗利尿激素（antidiuretic hormone，ADH，也称血管加压素）和缩宫素。事实上这些激素分别由视上核和室旁核神经元合成，再沿着神经细胞轴突运输到垂体后叶。下丘脑渗透压感受器和外周血管紧张素受体可调节ADH的分泌，后者调节作用较小。

这些激素的功能是什么？

ACTH促进肾上腺皮质释放糖皮质激素。与盐皮质激素不同，糖皮质激素的产生依赖ACTH的分泌。TSH促进甲状腺激素的合成和释放。正常甲状腺的功能依赖TSH的产生。促性腺激素FSH及LH对于正常的睾酮生成、精子生成以及周期性卵巢功能是必需的。GH促进组织生长，增加蛋白质合成和脂肪酸动员。对糖类代谢为减少细胞葡萄糖的摄取和利用，增加胰岛素分泌。PRL能够在妊娠期促进乳腺发育。多巴胺受体拮抗剂能够增加PRL的分泌。

ADH通过影响肾集合管对水的通透性来调节细胞外渗透压和机体的血容量。缩宫素能够作用于乳腺腺泡周围的肌上皮细胞，从而参与吮吸时的泌乳反射，并在分娩时增强子宫收缩。

哪些因素决定了此患者的手术方法？

垂体通过垂体柄紧贴大脑，向下延伸至蝶骨的蝶鞍处。它的前方、后方与下方都由骨壁环绕。外侧与海绵窦相邻，窦内有第Ⅲ、Ⅳ、V₁和Ⅵ脑神经以及颈内动脉海绵窦段通过。上方是由硬脑膜折叠形成的鞍膈，紧密围绕在垂体柄周围形成蝶鞍的顶部。垂体柄与视神经和视交叉相邻近。垂体柄的上方与下丘脑相邻近。

直径＜10 mm的肿瘤通常行蝶窦入路手术，而较大的以及明显向蝶鞍上延伸的肿瘤需经双侧额部开颅。随着预防性抗生素的使用，经蝶窦入路的并发症和死亡率明显降低。经蝶窦入路手术需要使用显微镜，由上唇内面的齿龈黏膜切口进入，经鼻腔、鼻中隔、穿过蝶窦顶进入到蝶鞍的底部。

经蝶窦入路术式存在哪些问题？

问题包括：（1）为了减少出血需要在黏膜注射肾上腺素；（2）血液与组织碎屑积存至咽部和胃部；（3）误伤海绵窦或颈内动脉导致的出血风险；（4）脑神经损伤；（5）垂体功能减退。大多数治疗中心常规预防性给予糖皮质激素。术后高达40%患者出现尿崩症，但通常为一过性的。偶尔术中也会出现尿崩症。轻度头高仰卧位可能导致静脉空气栓塞。

该患者所患的为何种类型的垂体瘤？

发生在蝶鞍内及其周围的肿瘤占颅内肿瘤的10%～15%，其中以垂体腺瘤最为常见，其次是颅咽管瘤，再次是鞍旁脑膜瘤。原发性恶性垂体瘤及转移性肿瘤较罕见。分泌激素的垂体肿瘤（功能性肿瘤）在体积较小（＜10 mm）时就可以被早期发现。其他的肿瘤发现较晚，常伴随着颅内压增高引起的临床症状（头痛、恶心和呕吐）或者压迫邻近结构（视觉障碍或者垂体功能障碍）引起的症状。压迫视交叉通常导致双颞侧偏盲，压迫正常垂体组织可引起进行性内分泌功能障碍。激素分泌障碍的出现顺序通常为促性腺激素、GH、ACTH和TSH。术前可有尿崩症。罕见由脑垂体出血导致的急性全垂体功能减退（垂体卒中），表现为占位病变迅速增大、血流动力学不稳定和低血糖。该患者是最常见的分泌性腺瘤——高泌乳素型。

还可见其他哪些类型的激素分泌？

分泌ACTH腺瘤（Cushing病）表现为典型的Cushing综合征：向心性肥胖、满月脸、腹部紫纹、近端肌无力、高血压和骨质疏松症。糖耐量通常受损，但是糖尿病不常见（＜20%）。多毛、痤疮和闭经在女性中也很常见。

分泌 GH 的腺瘤通常较大，表现为巨人症（青春期前）或者肢端肥大症（成年人）。骨骺闭合前过度生长导致全身骨骼过度增生。骨骺闭合后，异常增生局限于软组织和肢端，如手、足、鼻和下颌部位。患者发生骨关节炎，经常影响颞下关节和脊柱。糖尿病、肌病和神经病变常见。心血管系统并发症包括高血压、早发冠状动脉疾病，部分患者还表现为心肌病。这类患者麻醉管理最困难的问题是气管插管困难。

经蝶窦手术是否需要特殊的监测？

监测同其他开颅手术。在肿瘤较大侵犯视神经时要监测视觉诱发电位。心前区多普勒可以检测到静脉空气栓塞。在有大量失血的情况下应开放多条粗管径的静脉通路。

麻醉方法如何调整？

开颅手术中的原则在经蝶窦术式中也适用，但是患者很少出现颅内压。通常在诱导前静脉输注预防性抗生素和糖皮质激素（氢化可的松，100 mg）。许多临床医师避免应用氧化亚氮，以免发生术后颅内积气（见上文）。显微镜下手术操作中应维持足够的神经肌肉阻滞以避免发生体动。放置腰段蛛网膜下腔导管可以降低颅内压，利于手术视野暴露，并减少关闭硬膜后出现脑脊液漏的可能性。

（安奕　译　金笛　肖玮　校　王天龙　审）

推荐阅读

Bell R, Vo A, Vexnedaroglu E, et al. The endovascular operating room as an extension of the intensive care unit: Changing strategies in the management of neurovascular disease. *Neurosurgery*. 2006;59:S3.

Bilotta F, Guerra C, Rosa G. Update on anesthesia for craniotomy. *Curr Opin Anaesthesiol*. 2013;26:517.

De Sloovere V. Anesthesia for embolization of cerebral aneurysms. *Curr Opin Anaesthesiol*. 2014;27:431.

Dinsmore J. Anaesthesia for elective neurosurgery. *Br J Anaesth*. 2007;99:68.

Dority J, Oldham J. Subarachnoid hemorrhage: an update. *Anesthesiol Clin*. 2016;34:577.

Flexman A, Meng L, Gelb A. Outcomes in neuroanesthesia: What matters most? *Can J Anesth*. 2016;63:205.

Frost E, Booij L. Anesthesia in the patient for awake craniotomy. *Curr Opin Anaesthesiol*. 2007;20:331.

Gonzalez A, Jeyanandarajan D, Hansen C, et al. Intraoperative neurophysiologic monitoring during spine surgery: A review. *Neurosurg Focus*. 2009;27:1.

Goyal M, Yu AY, Menon BK, et al. Endovascular therapy in acute ischemic stroke: Challenges and transition from trials to bedside. *Stroke*. 2016;47:548.

Gupta AK, Azami J. Update of neuromonitoring. *Curr Anaesth Crit Care*. 2002;13:120.

Huh J, Raghupathi R. New concepts in treatment of pediatric traumatic brain injury. *Anesthesiol Clin*. 2009;27:213.

Hutchinson P, Kolias A, Timofeev I, et al. Trial of decompressive craniectomy for traumatic intracranial hypertension. *N Engl J Med*. 2016;375:1119.

Jinadasa S, Boone M. Controversies in the management of traumatic brain injury. *Anesthesiol Clin*. 2016; 34:557.

Nadjat C, Ziv K, Osborn I. Anesthesia for carotid and cerebrovascular procedures in interventional neuroradiology. *Int Anesthesiol Clin*. 2009;47:29.

Poon C, Irewin M. Anaesthesia for deep brain stimulation and in patients with implanted neurostimulator devices. *Br J Anaesth*. 2009;103:152.

Priebe H. Aneurysmal subarachnoid haemorrhage and the anaesthetist. *Br J Anaesth*. 2007;99:102.

Quillinan N, Herson P, Traystam. Neuropathophysiology of brain injury. *Anesthesiol Clin*. 2016;34:453.

Rowland M, Hadjipavlou G, Kelly M, et al. Delayed cerebral ischaemia after subarachnoid haemorrhage: Looking beyond vasospam. *Br J Anaesth*. 2012; 109:315.

Rozet I. Anesthesia for functional neurosurgery: The role of dexmedetomidine. *Curr Opin Anaesthesiol*. 2008;21:537.

Sanchez-Porras R, Santos E, Scholl E, et al. The effect of ketamine on optical and electrical characteristics of spreading depolarizations in gyrencephalic swine cortex. *Neuropharmacology*. 2014;84:52.

Sharma D, Vavilala M. Perioperative management of adult traumatic brain injury. *Anesthesiol Clin*. 2012;30:333.

Todd M. Outcomes after neuroanesthesia and neurosurgery; what makes a difference? *Anesthesiol Clin*. 2012;30:399.

Wang L, Paech M. Neuroanesthesia for the pregnant woman. *Anesth Analg*. 2008;107:193.

Venkatraghavan L, Luciano M, Manninen P. Anesthetic management of patients undergoing deep brain stimulation insertion. *Anesth Analg*. 2010;110:1138.

第 28 章　神经、精神疾病患者的麻醉

要　点

① 长期应用左旋多巴的患者麻醉诱导时可能发生明显的低血压或高血压。

② 体温升高可导致多发性硬化症患者的症状加重。

③ 对自主神经功能障碍的患者实施麻醉的主要风险是严重的低血压，从而影响大脑和冠状动脉的血流量。

④ 脊髓损伤平面在 T_6 以上的患者可出现自主反射亢进，并且可由外科手术操作诱发。

⑤ 麻醉药物与三环类抗抑郁药物之间最重要的相互作用是使患者对间接作用的血管收缩药及交感神经刺激的反应过度。

麻醉医师经常遇到合并血管性或非血管性神经、精神疾病的患者。因此，麻醉医师须对主要的神经、精神疾病及其药物治疗有基本的了解，并且了解与麻醉药物之间潜在的不良相互作用，才能避免相关的围术期并发症的发生。

脑血管疾病

术前注意事项

确诊为脑血管疾病的患者通常有短暂性脑缺血发作（transient ischemic attacks，TIAs）或脑卒中的病史。由于其他适应证而进行手术的 TIA 患者在围术期发生脑卒中的风险增高。40 岁以上的患者中，约 4% 的患者有无症状颈动脉杂音，但没有明显的颈动脉阻塞，其中不到 10% 的无症状颈动脉杂音的患者有导致明显血流动力学变化的颈动脉病变。无症状颈动脉杂音不会增加手术后脑卒中的风险，但其合并冠状动脉病变的可能性增加。此外，无杂音并不能排除合并严重颈动脉阻塞的可能。

围术期患者发生脑卒中的风险随年龄的增长而增加，并且随手术类型的不同而变化。虽然手术相关的脑卒中发生风险整体较低，但在接受心血管或脑血管手术的患者中发病率很高。全身麻醉手术后脑卒中的发生率为 0.08% ～ 0.4%。即使已确诊合并脑血管疾病的患者，风险也只有 0.4% ～ 3.3%。需行心脏直视手术的瓣膜病变、冠状动脉疾病伴有升主动脉动脉粥样硬化以及胸主动脉疾病的患者术后发生脑卒中的风险最高。接受心脏直视手术后患者发生脑卒中的主要

原因为空气栓塞、血栓或动脉粥样硬化的斑块。在一项研究中，6% 的患者在心脏手术后出现了神经系统的不良预后。胸主动脉术后发生脑卒中可能是由于栓子，也可能是继发于长时间的循环停止或靠近颈动脉起始处阻断导致的缺血。

非心血管手术术后发生脑卒中的病理生理机制仍不清楚，可能包括严重的持续性低血压或高血压。低血压伴严重低灌注可导致所谓的"分水岭"梗死或脑动脉血栓形成，而高血压可导致脑出血（出血性脑卒中）。持续性的高血压可破坏血-脑屏障并加重脑水肿。围术期心房颤动同样可导致心房血栓形成及脑栓塞。关于脑卒中后最好避免行麻醉和手术的时期尚无定论。脑卒中后局部血流及代谢率异常通常在 2 周后恢复，而二氧化碳反应性的改变及血脑屏障异常的修复则需要 4 周以上。但是，急性脑出血、有症状的颈动脉疾病和心源性栓塞可以实施紧急手术。

TIAs 患者可有短暂的（< 24 h）神经损害表现病史，但不遗留神经病理学损害。这种发作被认为是由于颅外血管斑块上的纤维蛋白-血小板聚集形成栓子造成的。通常单侧视力受损、肢体麻木或无力、失语提示颈动脉疾病，而双侧视力受损、眩晕、共济失调、构音障碍、双侧肢体无力、健忘则提示椎-基底动脉病变。TIAs 患者 5 年内出现脑卒中的概率为 30% ～ 40%；其中 50% 在第一年发生。TIAs 患者应进行充分的术前评估，否则不推荐实施任何择期手术，检查通常至少包括无创的血流（多普勒）和影像学检查。溃疡性斑块狭窄大于 60% 时提示应进行血管

内介入治疗或颈动脉内膜剥脱术。

术前管理

术前应对神经系统和心血管系统进行评估。应明确脑卒中的类型、存在的神经系统损害以及遗留损害的程度等。血栓栓塞性脑卒中常见于全身动脉粥样硬化患者。大多数为老年患者，常合并高血压、高脂血症、糖尿病等。合并冠状动脉疾病和肾功能损害也较为常见。多数发生过非出血性脑卒中或TIAs的患者都长期接受抗凝和（或）抗血小板治疗。麻醉医师及手术团队应综合评估（通常是在进行诊疗的内科医师的指导下）患者的抗血小板治疗和抗凝治疗，以确定围术期停止还是维持目前治疗的利弊。脑血管病变常合并其他全身性疾病，如糖尿病、高血压、冠心病、心力衰竭及慢性阻塞性肺疾病等。

术中管理

表现为栓塞、血栓形成、出血性脑卒中的患者通常需要进行手术治疗。

急性栓塞性脑卒中患者的处理应首先明确栓子来源。心脏手术可切除心房黏液瘤。心内膜疣状赘生物、退化的心脏瓣膜和心内栓子等均可导致全身性栓塞。

继发于颈动脉或颅内动脉闭塞性疾病的急性脑卒中患者需接受颈动脉内膜剥脱术或血管内手术。如果选择清醒手术，患者自身可作为"监测仪"来判断血管阻断或支架植入时脑血流是否充足。当选择全身麻醉时，可采用脑电图、诱发电位、颈动脉残端压、脑红外血氧分析仪和经颅多普勒超声来评估脑供氧是否充足。在开颈动脉内膜剥脱术中，外科医师可能需要放置转流管为阻断区域的大脑供血。即使脑血流充足，颈动脉手术术中也可发生继发于栓子脱落的围术期脑卒中。

血栓性或出血性脑卒中患者行非神经外科手术时，应个体化管理。发生脑卒中后，大脑可能丧失自身血流调节能力，血流量直接取决于脑灌注压（图28-1）。半暗带中那些潜在可能恢复的神经组织对于高血压或低血压的损害变得都非常敏感（图28-2）。因此对于这类患者提倡进行严格的血压控制。

溶栓治疗后，行其他手术时脑出血的风险增加，严格控制血压可降低脑出血的可能性。

创伤导致的颅内出血、硬膜外或硬膜下血肿患者需行去骨瓣减压术或血肿清除术。这类患者由于脑血管自身调节功能受损，有创动脉压力监测更加利于管理（见图28-1）。静脉使用血管扩张剂和β受体阻滞剂常用于

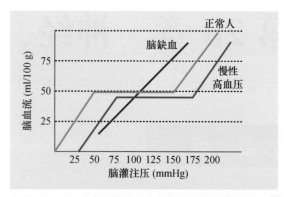

图28-1   正常人、脑缺血患者、慢性高血压患者脑自身调节 [Reproduced with permission from Shaikh S. Anesthesia considerations for the patient with acute ischemic stroke. Semin Cardiothoracic Vasc Anesth. 2010 Mar；14（1）：62-63.]

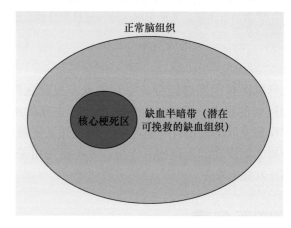

图28-2   缺血半暗带 [Reproduced with permission from Shaikh S. Anesthesia considerations for the patient with acute ischemic stroke. Semin Cardiothoracic Vasc Anesth. 2010 Mar；14（1）：62-63.]

治疗高血压。蛛网膜下腔出血的讨论见第27章。

颅内肿瘤

患有颅内肿瘤的患者通常向其初级保健医师主诉头痛、视力障碍或癫痫发作。额叶肿瘤患者的家属可能会注意到其行为的改变。影像学检查证实肿块的存在后，初始治疗会使用地塞米松以减轻脑水肿。由于低钠血症和高钠血症可继发于脑性盐消耗、抗利尿激素分泌紊乱或中枢性尿崩症，因此所有接受开颅手术的患者均应在围术期监测电解质（表28-1及第49章）。围术期患者脱水可导致精神状态改变，类固醇类药物导致的高血糖也很常见。

癫痫

术前注意事项

癫痫发作表现为大脑异常同步电活动，可能是潜

表 28-1　颅内病变相关的体液和电解质紊乱

症状	血钠浓度	血浆容量	血清渗透压	尿钠浓度	尿渗透压	治疗方法
抗利尿激素分泌异常综合征	低	正常或升高	低	高	高	限制液体入量
脑性盐耗综合征	低	降低	正常或高	高	正常或高	等渗或高渗生理盐水
尿崩症	高	降低	高	正常	低	低渗生理盐水和血管加压素

[1] Reproduced with permission from Reddy U，Amin Y. Preoperative assessment of neurosurgical patients. Anaesth Intensive Care Med. 2010 Sep；11（9）：357-362

在的中枢神经系统疾病、全身性疾病或先天特发性疾病的表现。高达 2% 的人群可能经历过癫痫发作。癫痫是一种以复发性阵发性痉挛发作为特征的疾病，健康个体发生一次孤立的非复发性的发作不能诊断为癫痫。

癫痫发作区域可为大脑的某一区域也可为广泛全脑；此外，部分性（局灶性）的癫痫发作可扩散变成全身性的发作，癫痫简单的分类方法见表 28-2。部分性发作（也称局灶性发作）在临床上可表现为运动、感觉、自主神经或精神症状，而具体形式取决于受累的大脑区域。局灶性发作并伴有意识障碍被称为"复杂部分性"（精神运动或颞叶）癫痫发作。全身性发作的特点为产生双侧对称的电活动，无局灶发作，可能导致异常活动和（或）意识丧失。失神发作（小发作）表现为单独的短暂性意识丧失。其他全身性发作通常根据运动活动的类型区分。强直–阵挛性发作（大发作）是最常见的，表现为意识丧失后出现阵挛继而出现肌肉强直。

术前管理

麻醉评估应着重于明确癫痫病因、发作的类型和药物治疗情况。成人癫痫发作最常见的病因是结构性脑部病变（头部外伤、肿瘤、退行性病变或脑卒中），也可能由代谢异常（尿毒症、肝衰竭、低血糖、低钙血症、药物毒性或药物/酒精戒断症状）引起。特发

表 28-2　癫痫发作的分类

部分性（局灶性）
　简单部分性发作
　复杂部分性发作
　继发全面性强直-阵挛发作
全身性
　失神发作（小发作）
　肌阵挛发作
　阵挛发作
　强直发作
　强直-阵挛发作（大发作）
　失张力发作

性癫痫更常见于儿童。癫痫大发作可引起手术患者严重的并发症，故应及时积极治疗，防止引起骨骼肌肉损伤、通气不足、低氧血症及反流误吸等并发症。如果发生癫痫发作，首要任务为保持气道通畅、维持充足的氧合。可静脉注射丙泊酚（50 ～ 100 mg）或苯二氮草类如地西泮（5 ～ 10 mg）或咪达唑仑（1 ～ 5 mg），以终止癫痫发作。

大多数癫痫患者术前均服用抗癫痫药物（表 28-3），围术期应持续服用以维持有效的治疗水平。

术中管理

选择全身麻醉药物时，如果有可替代的药物，应尽量避免使用致癫痫的药物（如恩氟烷）。从理论上讲，氯胺酮及美索比妥（小剂量）可诱发癫痫发作。大剂量的阿曲库铵、顺阿曲库铵或哌替啶也相对禁用，因为有报道称其代谢产物 N- 甲基四氢罂粟碱、去甲哌替啶都有可能导致癫痫发作。长期抗癫痫药物治疗时可发生肝微粒体酶诱导，酶诱导会增加麻醉药物和非去极化神经肌肉阻滞剂（neuromuscular blockers，NMBs）的需要量及使用频率，还可增加氟烷的肝毒性。

退行性疾病和脱髓鞘疾病

帕金森病

术前注意事项

帕金森病（Parkinson disease，PD）是一种常见的运动障碍性疾病，通常发生在 50 ～ 70 岁的人群中，美国和加拿大 PD 的发病率约为 3%。这种神经退行性病变的临床表现为运动迟缓、僵硬、姿势不稳以及静息（搓丸样）震颤。其他常见表现包括面具脸、发音过弱、吞咽困难以及步态异常。僵硬、强直、震颤等问题逐渐加重最终可导致患者不能自理。在疾病早期，患者的智力通常正常，但随着病情的发展，最终可发展为路易体（Lewy body）痴呆症。

表 28-3　常用的抗癫痫药物、作用机制和常见的副作用[1,2]

药物	作用机制	主要副作用	备注
苯妥英	阻断电压敏感型 Na^+ 通道	头晕、困倦、视物模糊、共济失调 疲劳 恶心呕吐、 便秘、腹痛、食欲减退	治疗指数低 零级动力学 酶诱导剂 牙龈增生 巨幼细胞性贫血
苯巴比妥	增强 GABA 抑制 阻断 AMPA 受体	镇静、头晕、意识模糊、情绪激动	
卡马西平	阻断电压敏感型 Na^+ 通道	过敏反应	吸收较慢
奥卡西平		视觉障碍 酶诱导 致畸	滴定式给药
丙戊酸	增加 GABA 的合成和释放 降低 GHB 抑制 NMDA 受体	镇静、震颤 体重增加 脊柱裂 血小板减少症	老年患者伍用拉莫三嗪时慎用
拉莫三嗪	阻断电压敏感型 Na^+ 通道	过敏反应	无镇静作用
乙琥胺	动物模型中，降低 T 型 Ca^{2+} 通道的阈值	冷漠、抑郁、困倦 恶心呕吐	
氨己烯酸	GABA 结构类似物 不可逆地抑制 GABA 转氨酶	视野缺损	
托吡酯	增强 GABA 抑制	过敏反应 抑郁	肺栓塞
加巴喷丁	通过未知途径减少 GABA	嗜睡、疲劳 共济失调	用于顽固性复杂部分性发作

[1] Reproduced with permission from Veenith T，Burnstein RM. Management of patients with neurological and psychiatric disorders. Surgery. 2010 Sep；28（9）：441-445.
[2] AMPA，α- 氨基 -3- 羟基 -5- 甲基 -4- 异恶唑丙酸；GABA，γ- 氨基丁酸；GHB，γ- 羟丁酸；NMDA，N- 甲基 -D- 天冬氨酸

PD 是由于黑质－纹状体通路中的多巴胺逐渐减少而引起的。伴随多巴胺的减少，基底核中 γ - 氨基丁酸（γ-aminobutyric acid，GABA）神经元的活性增加，导致丘脑和脑干核团受抑制。丘脑抑制进而抑制大脑皮质的运动系统，导致 PD 的特征性症状和体征。

PD 的治疗主要是控制症状。轻度帕金森病可使用多种药物，包括左旋多巴、多巴胺受体激动剂、单胺氧化酶（monoamine oxidase，MAO）B 抑制剂、抗胆碱药物、金刚烷胺以及儿茶酚 -O- 甲基转移酶（catechol-O-methyltransferase，COMT）抑制剂。

中重度 PD 通常使用多巴胺能药物，左旋多巴（多巴胺的前体）或多巴胺受体激动剂。COMT 抑制剂也可用于防止左旋多巴的脱羧。左旋多巴的副作用包括恶心、呕吐、运动障碍、突发嗜睡、心脏易激惹及体位性低血压等。多巴胺受体激动剂包括麦角衍生物（溴隐亭、卡麦角林、麦角乙尿、阿扑吗啡）和非麦角类衍生物（普拉克索和罗匹尼罗）。单独使用非麦角类衍生物治疗早期帕金森病效果良好。所有的多巴胺受体激动剂和左旋多巴联合使用均可有效治疗中度至重度帕金森病。副作用与单独应用左旋多巴时相似，此外还可能引起头痛、精神错乱和幻觉。与非麦角衍生物相比，麦角衍生物更易出现肺、心脏及腹膜后纤维化、胸膜渗出增厚、雷诺综合征和红斑性肢痛症等副作用。

以前 PD 的外科治疗包括核团毁损手术（丘脑切开术和苍白球切开术），但目前最常用的方法是深部脑电极植入行电刺激。与苍白球内侧核刺激相比，丘脑底核刺激可改善 PD 患者的所有原发症状，并且可显著减少患者缓解症状所需的药物剂量。然而，与丘脑底核刺激相比，苍白球内侧核刺激更能够改善运动障碍。

麻醉注意事项

PD 的药物治疗应维持用至术晨，因为左旋多巴的半衰期较短，突然停药可导致肌肉强直的加重，甚至影响通气。吩噻嗪类、丁酰苯类（氟哌利多）和甲

氧氯普胺有抗多巴胺作用，会加重帕金森症状，因此这些药物应避免使用。抗胆碱药物（阿托品）和抗组胺药（苯海拉明），可用于 PD 急性症状加重。苯海拉明还可用于震颤患者的术中镇静。长期应用左旋多巴的患者麻醉诱导时可能发生明显的低血压或高血压。其原因可能是由于相对低血容量、儿茶酚胺耗竭、自主神经功能紊乱以及对儿茶酚胺敏感性高。出现低血压时应使用小剂量的直接作用的缩血管药物如去氧肾上腺素，而不用麻黄碱。PD 患者对 NMBs 的反应一般正常。如前所述，药物治疗无效的患者可进行手术治疗，如丘脑底核、腹中间核、苍白球内侧核的刺激器植入术。全身麻醉可改变刺激的阈值，从而影响电极的正确植入。清醒开颅一直常规用于癫痫手术，同时也越来越多地用于深部脑刺激术。麻醉可采用两种方法：（1）深度镇静下的真正清醒开颅术（推荐使用右美托咪定）；（2）全身麻醉，通常选用丙泊酚和瑞芬太尼进行全凭静脉麻醉并用喉罩控制气道。手术暴露完成后，停止输注麻醉药物，拔除喉罩，待完成电极植入后，可重新对患者进行麻醉。

阿尔茨海默病及其他常见痴呆症

术前注意事项

神经退行性疾病往往会导致痴呆。不同人群痴呆的发病率不同，一般从 60 岁开始，发病率每十年增加一倍。阿尔茨海默病（Alzheimer disease，AD）是最常见的神经退行性疾病，占所有痴呆病因的一半以上，其次是路易体痴呆（常与 PD 相关）和血管性痴呆。AD 的特征性症状包括记忆力、判断力和决策能力的缓慢进行性下降以及患者的情绪不稳定。在疾病后期，还会经常出现重度锥体外系体征、失用症和失语症等。AD 患者通常表现为明显的皮质萎缩伴脑室扩大；对 AD 患者进行尸检，病理特征包括神经纤维缠结，其包含磷酸化微管蛋白 tau，神经炎性斑块以及脑内淀粉样蛋白 β 肽过度沉积。

麻醉注意事项

中重度痴呆患者的定向障碍和不合作增加了麻醉管理的复杂程度。老年患者术后经常出现新发的一过性认知障碍，通常持续 1～3 天。对这类患者需要进行反复的安慰和解释。无法律行为能力的患者不能签署麻醉及手术知情同意书。对于这类患者尽量避免使用术前药物。阿托品和东莨菪碱等有中枢作用的抗胆碱药物可引起术后精神障碍，如果必须使用抗胆碱药物，更推荐使用不通过血-脑屏障的格隆溴铵。路易体痴呆症的患者通常合并 PD，麻醉时应考虑 PD 相关的问题，本章前面内容已阐述。

动物研究表明传统全身麻醉药物与神经元损伤和细胞凋亡有相关性。全身麻醉对老年人和儿童的预后影响是目前许多研究和争论的焦点。细胞凋亡、神经退行性变可能与使用 GABA 受体调节剂以及 NMDA 受体拮抗剂相关，而这也是全身麻醉药物产生作用的机制。此外，β 淀粉样蛋白产生增多也被认为与麻醉暴露相关；全身麻醉可使 tau 蛋白磷酸化增加，低体温也可一过性地增加 tau 蛋白磷酸化。尽管 AD 患者或有 AD 风险的患者进行麻醉是有争议的，但目前的研究并不支持此类患者避免进行必要的手术。

多发性硬化症

术前注意事项

多发性硬化症（multiple sclerosis，MS）是以脑和脊髓多部位脱髓鞘改变为特征的疾病，慢性炎症改变最终瘢痕形成（神经胶质增生）。大多数学者认为 MS 可能与自身免疫疾病有关，但病因尚未明确。MS 主要在 20～40 岁发病，女性与男性的发病率比例约为 2：1，通常表现为不可预知的发作与缓解交替出现。随着时间的推移，病情的缓解越来越不彻底，直至最终发展为功能丧失。约 50% 的患者诊断后 15 年之内不能自主行走。MS 临床表现取决于病变部位，但通常包括感觉障碍（感觉异常）、视力障碍（视神经炎和复视）和肌无力。这些症状在数天之内能产生，数周或数月后缓解。早期通常可通过脑脊液检查以及磁共振成像来明确诊断。髓鞘再生是有限的，而且通常不能再生。也可发展出轴突缺失，神经功能的改变似乎与轴突传导改变有关。脱髓鞘的轴突可以发生传导，但是会受许多因素的影响，尤其是温度。体温升高可导致 MS 患者的症状加重。

多发性硬化症的治疗重点在于对症治疗以及控制病情的进展。可使用地西泮、丹曲林或巴氯芬控制痉挛，难治病例中可使用巴氯芬鞘内给药。氯贝胆碱和其他抗胆碱药物对防治尿潴留有效。卡马西平、苯妥英、抗抑郁药可能对疼痛性感觉障碍有效。糖皮质激素可降低急性发作的严重程度和持续时间；皮质醇类药物抵抗性复发患者隔日进行血浆置换，5～7 次后可能有效。干扰素也可用于治疗多发性硬化症。多种免疫调节的药物可阻止疾病的进展，Ocrelizumab（单抗类药物）已经通过该适应证的监管批准。使用这些药物治疗的患者，术前须检查其凝血功能、免疫功能、肝功能和心功能。

麻醉注意事项

应激、麻醉和手术对 MS 病程的影响尚存争议。总的来说麻醉对 MS 的影响不可预测。无论是否实施麻醉，择期手术应避免在疾病复发期间进行。术前知情同意时应告知手术的应激和麻醉可能使病情恶化，并予以记录。脊椎麻醉可能使病情加重，但是整个手术/分娩/麻醉过程同样可以导致病情加重。MS 属于中枢神经系统疾病，因此外周神经阻滞的顾虑不大，但是，患者也可能合并周围神经病变。硬膜外麻醉和区域麻醉似乎对病程无不利影响。目前尚未观察到全身麻醉药物与 MS 之间有特异性的相互作用。疾病晚期患者自主神经功能紊乱，可能出现心血管系统不稳定。对于轻度瘫痪或完全瘫痪的患者，琥珀胆碱可能会导致高钾血症，应避免使用，同时应避免患者体温升高。因无论采取何种麻醉方法，围术期都可能出现症状加重的情况，应告知患者。

肌萎缩侧索硬化症

运动神经元病是另一种常见的神经退行性疾病，其中以肌萎缩性侧索硬化症（amyotrophic lateral sclerosis，ALS）最常见。ALS 的病因仍不明确，但是在一小部分家族性发病的 ALS 患者身上发现了超氧化物歧化酶 -1 基因缺陷。ALS 是一种迅速进展的、累及上、下运动神经元的疾病。患者常于 40～60 岁出现肌肉无力、萎缩、肌震颤及痉挛等临床表现。发病时症状可能并不对称，但病情进展 2～3 年后症状发展为全身性，所有骨骼肌以及受延髓支配的肌肉均会受累。进行性呼吸肌无力使得患者呼吸困难，最终引起呼吸衰竭导致死亡。尽管患者的心肌并不受累，但有可能出现自主神经功能紊乱。目前对于 ALS 没有特异性治疗。

ALS 管理最重要的环节为正确的呼吸治疗。与其他下运动神经元疾病的患者一样，ALS 患者使用琥珀胆碱有可能引起高钾血症，因此禁止使用。术中及术后均需仔细评估患者通气是否充足，最好在完全清醒后拔除气管导管。疾病中晚期患者术后常出现脱机困难。

吉兰-巴雷综合征

吉兰-巴雷综合征（Guillain-Barré syndrome，GBS）是一种较常见的疾病，发病率约为每 1/100 000～4/100 000，特点为突发的、逐渐向上发展的运动麻痹、反射消失及感觉异常。GBS 的亚型包括急性炎性脱髓鞘多发性神经病（约占 75%）、急性运动轴索性

神经病（神经节苷脂抗体阳性）以及急性运动感觉轴索性神经病。延髓受累包括呼吸肌麻痹是 GBS 的常见并发症。从病理机制来看，GBS 似乎是机体对外周神经髓鞘，尤其是下运动神经元的免疫反应。大多数情况下，GBS 似乎继发于感染，霍奇金病副肿瘤综合征以及 HIV 感染也可出现 GBS。血浆置换对部分患者有效。疾病预后相对良好，大部分患者可完全康复，但近 10% 的患者死于并发症，另外近 10% 的患者会遗留长期的神经系统后遗症。

由于 GBS 患者自主神经系统不稳定、呼吸功能不全，其麻醉管理较复杂。麻醉过程中患者可能出现显著的低血压或高血压。与其他下运动神经元疾病一样，使用琥珀胆碱可引起高钾血症，因此禁止使用。对此类患者进行区域麻醉仍有争议，因为区域麻醉可能加重症状。选择区域麻醉还是全身麻醉必须考虑患者个体差异进行权衡。由于受损神经对二次伤害更敏感（"双重打击"效应），因此对于已有神经功能受损的患者进行区域麻醉操作需谨慎考虑。

自主神经功能障碍

术前注意事项

自主神经异常或功能障碍可能由广泛性或节段性的中枢或外周神经系统疾病引起。症状可能为全身性、节段性或局灶性。这种疾病可能为先天性、家族遗传性或后天获得的。常见的临床表现包括阳痿、膀胱及胃肠功能异常、体液调节异常、少汗、少泪、唾液减少及直立性低血压。直立性低血压是本病最严重的症状。

获得性自主神经功能障碍可以独立存在（例如单纯自主神经衰竭），也可作为全身退行性疾病（例如 Shy-Drager 综合征、帕金森病、橄榄体脑桥小脑萎缩）、节段性神经病变（例如 MS、脊髓空洞症、反射性交感神经萎缩、脊髓损伤）以及累及外周神经的疾病（例如 GBS、糖尿病、慢性酒精中毒、淀粉样变性、卟啉病）的部分症状存在。

至少有三种类型的遗传性感觉和自主神经病变，每种类型都有自身潜在的基因突变。自主神经功能障碍症状突出，并且与全身感觉减退和情绪不稳定有关。此外，患者易由应激引起自主神经危象，表现为明显的高血压，心动过速，腹痛，发汗，呕吐以及脱水。

麻醉注意事项

❸ 对自主神经功能障碍的患者实施麻醉的主要风险是严重的低血压，从而影响大脑和冠状动脉

血流量。显著的高血压同样很危险。大部分患者存在慢性的低血容量，如果未得到纠正，则对腰硬联合麻醉的血管扩张效应耐受性很差。许多全麻药物引起的血管扩张和心肌抑制效应以及正压通气对患者也同样危险。对患者进行连续动脉血压监测是很有用的。治疗低血压可用液体治疗和直接作用的血管收缩药（较间接作用的血管收缩药效果更好）。由于去神经支配，患者可能对血管收缩药的反应异常。此类患者对失血耐受性也很差，麻醉中必须严密监测患者体温，无汗的患者容易出现体温过高。

脊髓空洞症

脊髓空洞症导致脊髓出现进行性空洞化，很多患者可能是由于脑脊液从第四脑室流出受阻导致。许多脊髓空洞患者合并颅颈交界区畸形，特别是 Arnold-Chiari 畸形。脊髓中央管的压力增加导致中央管增大，或在空洞顶端形成憩室。脊髓空洞症通常累及颈髓，造成上肢感觉及运动受损，并常导致胸椎侧弯。脊髓空洞向上累及至延髓（即延髓空洞症）可导致脑神经异常。脊髓空洞-腹膜分流以及其他减压手术可以缓解症状。

麻醉评估的重点在于发现已有的神经损伤以及由于脊柱侧弯导致的呼吸功能受损。病变广泛的患者应警惕其出现自主神经不稳定。对于肌肉萎缩的患者应避免使用琥珀胆碱，因其有导致高钾血症的风险。拔除气管导管前应保证患者有足够的通气，并充分逆转非去极化肌松药的作用。颅内压增高的患者，腰穿是禁忌证。目前硬膜外分娩镇痛已成功应用于合并 Arnold-Chiari 畸形伴或不伴有脊髓空洞的产妇。但麻醉实施前必须权衡麻醉方式与发生脑疝、加重神经损伤以及感染的风险与获益。

脊髓损伤

围术期注意事项

大部分脊髓损伤是创伤造成的，可能导致脊髓部分或完全横断。大部分脊髓损伤是由于骨折或椎体脱位造成的。损伤机制通常为胸椎压迫、屈曲或颈椎过伸。脊髓损伤的临床表现与损伤水平有关。$C_3 \sim C_5$ 节段（膈神经）以上脊髓损伤的患者需要通气支持以维持生存。T_1 节段以上脊髓横断会导致四肢瘫痪，而 L_4 水平以上脊髓横断仅导致截瘫。最常受损的节段为 $C_5 \sim C_6$ 及 $T_{12} \sim L_1$。急性脊髓横断会导致感觉缺失、弛缓性瘫痪以及损伤节段以下脊髓反射消失。这些症状为脊髓休克的表现，通常持续 1～3 周。

几周后，脊髓反射逐渐恢复，可出现肌肉痉挛以及交感神经过度活跃的体征。下胸段及腰段的脊髓损伤可能导致马尾（脊髓圆锥）综合征，后者通常是由神经根的不完全损伤引起，而非脊髓的损伤。

交感神经系统过度活跃常见于 T_5 及以上节段脊髓横断，在 T_{10} 以下节段损伤中较少见。脊髓正常的下行抑制冲动被阻断会导致自主神经高反应性。损伤节段以下的皮肤或内脏受到刺激会引起强烈的自主神经反射：交感神经兴奋会引起高血压和脊髓横断节段以下血管收缩，压力感受器介导的反射性心动过缓，以及脊髓横断节段以上血管舒张；心律失常也较为常见。

若由于椎体脱位或骨折引起的可逆性脊髓压迫，可行急诊手术。手术治疗也可用于防止脊柱不稳定造成进一步损伤。

麻醉注意事项

A. 急性横断损伤

麻醉管理取决于脊髓损伤的时间。在急性损伤早期，重点在于防止在搬动患者、控制气道、摆放体位的过程中出现进一步的脊髓损伤。脊髓损伤 24 h 内通常使用大剂量糖皮质激素（甲泼尼龙）以改善神经系统预后。对于颈椎不稳定患者的气道管理已在第 19 章中讨论，在此不再赘述。高位脊髓横断患者的气道反射通常受到影响，并且由于功能残气量减少以及肺不张的出现，患者更易出现低氧血症。脊髓休克可引起患者未麻醉之前就出现低血压和心动过缓，直接动脉血压监测对管理很有帮助。静脉补液及使用氯胺酮麻醉可以预防血压进一步降低，可能需要使用血管收缩药。脊髓损伤后 24 h 内可应用琥珀胆碱，但损伤 24 h 后禁用因其可能导致高钾血症。高钾血症通常在损伤后一周内发生，其原因为神经肌肉突触间隙乙酰胆碱受体增多导致钾过多释放。

B. 慢性横断损伤

由于非急性脊髓横断的患者有可能出现自主神经高反应性和高钾血症，其麻醉管理相对复杂。脊髓损伤平面在 T_6 以上的患者可出现自主反射亢进，并且可由外科手术操作诱发。**区域麻醉以及深度全身麻醉可以有效地预防反射亢进**。很多麻醉医师不愿使用硬膜外麻醉或脊椎麻醉，因为可能出现无法确定麻醉平面、严重低血压以及因脊柱解剖异常导致操作困难等情况。严重的高血压可导致肺水肿、心肌缺血和脑水肿，需要正确的处理，同时准备直接作用于动脉的血管扩张药物。可使用非去极化肌松药物。麻醉中需要监测体温，尤其是对 T_1 以上节段脊髓横断的患者，因为慢性的血管扩张以及正常皮下血管收缩反射的消失会使患者容易出现低体温。许多长期脊髓损伤的患者具有反复手术而没有反射亢进的病史，这些患者通常可以通过监测下镇静进行管理。

脑炎

各种形式的脑炎可以继发于感染或自身免疫性疾病。脑炎患者的管理与其他有潜在颅内压增高导致脑灌注不足风险的患者相同。

精神疾病

抑郁症

抑郁症是一种非常常见的情绪障碍，表现为悲伤和悲观。其病因是多方面的，但药物治疗主要是基于大脑缺乏多巴胺、去甲肾上腺素、5-羟色胺或受体活性改变等病因假说。约 50% 的严重抑郁患者皮质醇分泌增多，且昼夜分泌节律异常。目前的药物治疗主要作用为增加上述神经递质在脑内的浓度，包括三环类抗抑郁药、选择性 5-羟色胺再摄取抑制剂（selective serotonin reuptake inhibitors，SSRIs）、单胺氧化酶（monoamine oxidase inhibitors，MAO）抑制剂、非典型抗抑郁药等。这些药物有可能与麻醉药物产生严重的相互作用。电休克疗法（electroconvulsive therapy，ECT）在难治性严重患者中的应用日益增加，且可能在患者情绪恢复后继续预防性使用。全身麻醉在 ECT 中使用安全可靠且患者接受度高。

选择性 5-羟色胺再摄取抑制剂

SSRIs 包括氟西汀、舍曲林和帕罗西汀，部分医师认为 SSRIs 是抗抑郁的一线用药。大部分进行择期手术的抑郁症患者会使用这类药物。这些药物抗胆碱作用轻微甚至没有，一般不会影响心电传导。SSRIs 的主要副作用有头痛、躁动和失眠。其他药物包括去甲肾上腺素-多巴胺再摄取抑制剂和 5-羟色胺-去甲肾上腺素再摄取抑制剂。

三环类抗抑郁药

三环类抗抑郁药可用于治疗抑郁症及慢性疼痛综合征。所有的三环类抗抑郁药均通过阻断神经元对儿茶酚胺和（或）5-羟色胺的再摄取作用于神经突触。地昔帕明、去甲替林目前应用较广，因其镇静作用较弱，副作用较少。其他药物包括阿米替林、丙咪嗪、普罗替林、阿莫沙平、多塞平、曲米帕明等，这些药物的镇静作用较强。氯丙咪嗪被用于治疗强迫性精神障碍。大部分三环类抗抑郁药有明显的抗胆碱（抗毒蕈碱）作用，症状包括口干、视物模糊、胃排空延迟以及尿潴留。也有奎尼丁样心脏作用，包括心动过速、T 波低平或倒置以及 PR、QRS、QT 间期延长。阿米替林抗胆碱作用最强，多塞平心脏影响作用最弱。

中草药

圣约翰草作为抑郁症的非处方药被越来越多地被使用。但它会诱导肝酶，减少其他药物的血药浓度，有时甚至引起严重的并发症。术前评估时应考虑到患者使用的所有非处方药物。

麻醉前注意事项

患者在围术期通常继续服用抗抑郁药，这些药物会导致麻醉药物用量增加，其机制可能为患者脑内儿茶酚胺活性增加。抗胆碱药物（阿托品、东莨菪碱）的中枢效应，可能会增加患者术后镇静、意识模糊、谵妄、视物模糊及尿潴留等的发生率。麻醉药物与三环类抗抑郁药物之间最重要的相互作用是使患者对间接作用的血管收缩药和交感神经刺激的反应过度。有报道长期使用三环类抗抑郁药会导致心肌儿茶酚胺耗竭，理论上会增强麻醉药物对心肌的抑制作用。如果患者出现低血压，应使用小剂量直接作用的血管收缩药，而不是非直接作用的血管收缩药。阿米替林的抗胆碱作用偶可导致术后谵妄。

单胺氧化酶抑制剂

MAO 抑制剂是第一种被证实对抑郁症有效的药物，但由于其副作用显著，目前不再是临床一、二线用药。MAO 抑制剂会阻断天然胺类的氧化脱氨基作用。目前发现的 MAO 同工酶至少有两种（A 型和 B 型），分别选择性作用于不同的底物。MAO-A 选择性作用于 5-羟色胺、多巴胺和去甲肾上腺素，MAO-B 选择性作用于多巴胺和苯乙胺。非选择性的 MAO 抑制剂包括苯乙肼、异卡波肼和反苯环丙胺。选择性 MAO-B 抑制剂用于治疗帕金森病。区别于传统不可逆的 MAO 抑制剂，可逆性 MAO-A 抑制剂已被研发出来。其副作用包括体位性低血压、躁动、震颤、癫痫发作、肌肉痉挛、尿潴留、感觉异常和黄疸。最严重的副作用为进食含酪胺的食物（奶酪和红酒）后出现高血压危象，因为酪胺参与合成去甲肾上腺素。

苯乙肼可以减少血浆胆碱酯酶活性，延长琥珀胆碱的作用时间。对使用 MAO 抑制剂的患者应用阿片类药物须谨慎，有报道二者出现罕见但十分严重的相互作用。大多数严重的相互作用常见于哌替啶，会导致体温过高、癫痫发作和昏迷。对于使用 MAO 抑制剂的患者不应使用哌替啶。与三环类抗抑郁药一样，使用 MAO 抑制剂的患者也会出现对血管收缩药及交感神经刺激的反应增强。如果需要使用血管收缩药，应使用小剂量直接作用的血管活性药。目前已不常使用 MAO 抑制剂。

与服用其他具有类似作用的药物（例如，MAO 抑制剂，哌替啶）的患者一样，服用圣约翰草的患者出现 5- 羟色胺综合征的风险增加。5- 羟色胺综合征表现为躁动、高血压、体温过高、震颤、酸中毒和自主神经紊乱。5- 羟色胺综合征的治疗主要是支持治疗，同时给予 5-HT 拮抗剂（如赛庚啶）。

双相情感障碍

躁狂症是一种情感障碍，主要表现为兴奋、过度活跃及思维奔逸。双相情感障碍（旧称躁郁症）患者通常出现躁狂与抑郁交替发作。躁狂症被认为与大脑去甲肾上腺素过度活跃有关。锂、丙戊酸、喹硫平和拉莫三嗪是躁狂维持治疗的最常见的药物。如果上述药物治疗无效，则使用阿立哌唑、奥氮平和利培酮。

锂的作用机制并不是很明确，它的治疗窗很窄，理想的血药浓度为 0.8 ～ 1.0 mEq/L。副作用包括可逆的 T 波改变、轻度白细胞增多，较罕见的并发症包括甲状腺功能减退和血管加压素抵抗性尿崩症样综合征。中毒剂量会产生意识模糊、镇静、肌肉无力、震颤和发音不清。血药浓度过高会引起 QRS 波群增宽、房室传导阻滞、低血压和癫痫发作。

尽管有报道锂会减少麻醉气体的最低肺泡有效浓度，并延长一些非去极化肌松药的作用时间，但临床观察到的这些作用都很微弱。围术期应检查患者锂的血药浓度。钠消耗（继发于袢利尿剂或噻嗪类利尿剂）会减少肾对锂的排出，可导致锂中毒，因此需避免过度限制液体摄入或过度利尿。锂治疗的患者禁用锂稀释法测量心输出量。

精神分裂症

精神分裂症患者会出现妄想、幻觉、行为减退或紊乱、言语混乱及严重的情感减退等症状。需要排除分裂情感障碍、双相情感障碍和严重抑郁症等诊断。精神分裂症被认为可能与大脑中多巴胺能过度活跃有关。

最常用的抗精神病药物包括吩噻嗪类、硫杂蒽类、苯丁基哌啶类，二氢吲哚酮类、二苯杂䓬类、苯丙异恶唑和丁酰苯类。这些药物的商品名非常多。第一代抗精神病药物有很强的多巴胺拮抗效应，会导致锥体外系的副作用（例如肌肉强直、迟发性运动障碍）。第二代抗精神病药物的多巴胺拮抗作用较弱，锥体外系反应较轻。这些药物的抗精神病作用似乎都源于多巴胺拮抗作用，大部分可引起体重增加、镇静和轻度抗焦虑作用；也有轻度的 α 肾上腺素阻滞和抗胆碱作用。副作用包括直立性低血压、急性肌张力障碍和帕金森样表现。利培酮和氯氮平可引起轻微的锥体外系反应，但氯氮平引起粒细胞减少的概率很高。这些药物还可能引起 T 波低平、ST 段压低、PR 及 QT 间期延长，增加尖端扭转型室性心动过速的风险。

精神分裂症患者围术期应该继续服用抗精神病药物。一些患者麻醉药需要量可能会减少，还可能出现围术期低血压。

神经安定药恶性综合征

神经安定药恶性综合征（neuroleptic malignant syndrome，NMS）是一种罕见且危及生命的抗精神病药物并发症，可能于用药后数小时至数周内出现，也可能于 PD 药物治疗突然停药后出现。哌替啶和甲氧氯普胺也可以引发本病。该机制与基底神经节和下丘脑中的多巴胺阻断和体温调节的损害有关。最严重的病例表现近似恶性高热。可出现肌肉强直、高热、横纹肌溶解、自主神经紊乱以及意识改变。常见肌酸激酶水平升高。本病死亡率接近 20% ～ 30%，主要的死因是肾衰竭和心律失常。立即停止相关药物并启动支持治疗。可以使用丹曲林治疗和溴隐亭，但目前并无有力证据证实其有效性。鉴别诊断应包括 5- 羟色胺综合征、恶性高热、恶性紧张症以及其他急性中毒（例如可卡因中毒）。

药物滥用

滥用抗精神病（致幻）药物导致的行为异常包括滥用社会可接受的药物（酒精）、处方药物（如阿片类药物或地西泮）和违禁药物（如可卡因、"迷幻药")。慢性滥用患者会出现药物耐受和不同程度的身心依赖。躯体依赖常见于阿片类药物、巴比妥类药物、酒精和苯二氮䓬类药物滥用。威胁生命的并发症主要由于滥用药物戒断期交感神经过度活跃所致。

术前了解患者药物滥用的情况可以避免不良的药物相互作用，预判患者对麻醉药的耐受性，同时有助于识别患者的戒断症状。患者有可能自己告知药物滥用史（通常只有直接提问时才告知），也有可能故意隐瞒。

药物滥用患者的麻醉药需要量不同，这取决于患者是急性还是慢性滥用（见表 28-4）。对于急性药物中毒以及有戒断症状的患者应该推迟择期手术。对于有躯体依赖的患者必须进行手术时，围术期应该继续给予其滥用的药物，或者给予特殊药物来预防戒断症状。阿片类药物依赖的患者可以给予任何种类的阿片类药物。由于医院药师不愿意给予酒精滥用患者含酒精的饮品，通常可给予苯二氮䓬类药物替代。应对酒精滥用患者补充维生素 B/ 叶酸，以预防 Korsakoff 综合征。药物滥用患者通常对麻醉药物出现耐受，但不一定能预测。全麻最好以吸入麻醉为主，这样能够更容易地根据个体需要调节麻醉深度，最好同时监测麻醉深度。激动-拮抗混合作用的阿片类药物可能引起阿片类药物依赖患者急性戒断症状。但是丁丙诺啡常用于治疗药物滥用。可乐定可用于辅助治疗患者术后戒断综合征。

患者通常因滥用药物相关的创伤需要急诊手术时出现急性中毒。这类患者可能使用过多种中毒性药物。急性可卡因中毒可能出现中枢神经递质（例如去甲肾上腺素和多巴胺）增加导致的高血压。围术期可能出现高血压和心律失常。慢性成瘾患者通常拟交感神经递质耗竭，容易出现低血压。安非他命成瘾者也会出现上述情况，因为安非他命同样影响交感神经系统。

长期接受阿片类药物治疗或者违法摄入阿片类药物的患者术后阿片类药物需要量明显增加。强烈推荐围术期使用多模式镇痛，并尽可能维持患者需要的美沙酮或丁丙诺啡。

这类患者请疼痛科医师以及戒毒专家进行会诊是很必要的。

病例讨论

电休克治疗的麻醉

64 岁男性，药物难治性抑郁症，拟行电休克治疗（ECT）。

ECT 是如何进行的？

电休克治疗是通过向一侧或双侧大脑放电从而引起抽搐。变量包括刺激模式、幅度和持续时间。目的是要引起 30～60 s 的治疗性的全身抽搐。通常会一直持续电刺激直至引起治疗性的抽搐。抽搐时间总计需要达到 400～700 s 才能有好的治疗效果。由于一天内只能进行一次治疗，患者通常需要 2～3 周的持续治疗。随着治疗次数的增加，患者通常会出现进行性记忆丧失，尤其是双侧放置电极治疗的患者。

为什么需要麻醉？

ECT 的效果刚被发现时，医学界并不热衷于使用这种方法，因为没有药物可以控制 ECT 引起的强烈抽搐，骨骼肌肉损伤的发生率很高。另外，当单独使用肌松药物时，患者常会回忆起自己肢体无力或在电击前醒来。使用全身麻醉可以保证患者没有电击时的记忆，同时可通过神经肌肉阻滞预防损伤，这使得 ECT 重新受到关注。目前 ECT 的死亡率大约为 1/10 000。

ECT 诱发抽搐会产生哪些生理学影响？

抽搐的特点为起初是副交感神经冲动释放，随后是更持久的交感神经冲动释放。最初的阶段表现为心动过缓和分泌物增加。偶尔会出现严重的心动过缓（＜30 次 / 分）甚至一过性心脏停搏。随后出现的高血压和心动过速会持续几分钟。一过性自主神经紊乱可能导致心律不齐和心电图 T 波异常。脑血流和颅内压、胃内压以及眼内压均会一过性增高。

表 28-4　急性及慢性药物滥用对麻醉药物用量的影响[1]

药物	急性	慢性
阿片类药物	↓	↑
巴比妥类药物	↓	↑
酒精	↓	↑
大麻	↓	0
苯二氮䓬类药物	↓	↑
安非他命	↑[2]	↓
可卡因	↑[2]	0
苯环己哌啶	↓	？

[1] ↓，减少；↑，增加；0，没有影响；？，不详。
[2] 与显著的交感刺激有关

ECT 的禁忌证有哪些？

禁忌证为近期心肌梗死（通常为 3 个月内）、近期脑卒中（通常为 1 个月内）、颅内肿瘤或动脉瘤以及任何原因导致的颅内压增高。相对禁忌证包括心绞痛、控制不佳的心力衰竭、严重的肺部疾病、骨折、严重的骨质疏松、妊娠、青光眼和视网膜脱落。

选择麻醉药物时应重点考虑什么？

麻醉仅需使患者从给予肌松药至引发治疗性抽搐这一小段时间（1 ～ 5 min）内记忆消失。抽搐本身通常也会引起一小段时间的顺行性遗忘、嗜睡或意识模糊，因此只需要使用短效诱导药物。另外，由于大部分诱导药物（巴比妥类药物、依托咪酯、苯二氮䓬类药物和丙泊酚）有抗惊厥作用，用量必须要小。这些药物都会提高抽搐的阈值并减少抽搐时间。

最常用的方法为充足的预氧后给予美索比妥 0.5 ～ 1 mg/kg。也可使用丙泊酚 1 ～ 1.5 mg/kg，高于此剂量可能缩短抽搐时间。苯二氮䓬类药物会提高抽搐的阈值并减少抽搐时间。氯胺酮可延长抽搐时间，但由于在苏醒期会增加苏醒延迟、恶心、共济失调、幻觉等风险并不常使用。应用依托咪酯也会延长恢复时间。短效阿片类药物如阿芬太尼通常不单独使用，因其不能稳定地产生遗忘效应。但是对于抽搐阈值较高的患者可以应用阿芬太尼联合极小剂量美索比妥（10 ～ 20 mg）。极小剂量的美索比妥可能会增强抽搐。每次 ECT 后，患者的抽搐阈值通常会升高。

神经肌肉阻滞应用需从电刺激开始持续至抽搐结束。通常选用短效药物如琥珀胆碱（0.25 ～ 0.5 mg/kg）。在自主呼吸恢复以前通常需要储氧面罩或麻醉呼吸环路进行控制通气。

能否不提高电刺激而延长抽搐时间？

过度通气可以延长抽搐时间，在一些治疗机构过度通气是常规操作。有报道静脉缓慢注射咖啡因 125 ～ 250 mg 也可以延长抽搐时间。

ECT 中需要什么监测？

监测项目与其他全麻手术一样。有时会有脑电图监测抽搐活动。也可以通过单个肢体来监测抽搐，方法为在注射琥珀胆碱前给一侧手臂上止血带，阻止肌松药的进入，随后观察上止血带侧手臂的抽搐运动情况。

如何控制抽搐对心血管储备不足的患者的血流动力学影响？

副交感神经作用增强可用阿托品治疗。术前给予格隆溴铵可以预防抽搐引起的分泌物增多，同时减少心动过缓的发生。硝酸甘油、硝苯地平、α 和 β 肾上腺素受体阻滞剂都可以控制交感兴奋症状。但有报道大剂量 β 肾上腺素受体阻滞剂（艾司洛尔 200 mg）会缩短抽搐时间。

如果患者装有心脏起搏器如何管理？

装有心脏起搏器的患者行 ECT 是安全的，但需要准备一块磁体，必要时将起搏器转换至固定模式。

（邹璐雯　译　金笛　肖玮　校　王天龙　审）

推荐阅读

Bao FP, Zhang HG, Zhu SM. Anesthetic considerations for patients with acute cervical spinal cord injury. *Neural Regen Res.* 2017;12:499.

Bornemann-Cimenti H, Sivro N, Toft F, et al. Neuraxial anesthesia in patients with multiple sclerosis—a systematic review. *Rev Bras Anesthesiol.* 2017;67:404.

Crespo V, James ML. Neuromuscular disease in the neurointensive care unit. *Anesthesiol Clin.* 2016;34:60.

Elahi FM, Miller BL. A clinicopathological approach to the diagnosis of dementia. *Nat Rev Neurol.* 2017;13:457.

Evered L, Scott DA, Silbert B. Cognitive decline associated with anesthesia and surgery in the elderly: Does this contribute to dementia prevalence? *Curr Opin Psychiatry.* 2017;30:220.

Fodale V, Tripodi VF, Penna O, et al. An update on anesthetics and impact on the brain. *Expert Opin Drug Saf.* 2017;18:1.

Gregory T, Appleby I. Anaesthesia for interventional neuroradiology. *Anaesth Intensive Care Med.* 2010;11:366.

Hebl J, Horlocker T, Kopp S, et al. Neuraxial blockade in patients with preexisting spinal stenosis, lumbar disk disease, or prior spine surgery: Efficacy and neurologic complications. *Anesth Analg.* 2010;111:1511.

Horlocker TT. Complications of regional anesthesia and acute pain management. *Anesthesiol Clin.* 2011;29:257.

Indja B, Seco M, Seamark R, et al. Neurocognitive and psychiatric issues post cardiac surgery. *Heart Lung Circ.* 2017;26:779.

Kumar R, Taylor C. Cervical spine disease and anaesthesia. *Neurosurg Anaesth.* 2011;12:225.

Lieb K, Selim M. Preoperative evaluation of patients with neurological disease. *Semin Neurol.* 2008;28:603.

Reide P, Yentis S. Anaesthesia for the obstetric patient with nonobstetric systemic disease. *Best Pract Res Clin Obstet Gynaecol.* 2010;24:313.

Richards KJC, Cohen AT. Guillain–Barré syndrome. *Br J Anaesth.* 2003;3:46.

Sarang A, Dinsmore J. Anaesthesia for awake craniotomy—evolution of a technique that facilitates awake neurological testing. *Br J Anaesth.* 2003;90:161.

Veenith T, Burnstein RM. Management of patients with neurological and psychiatric disorders. *Surgery.* 2010;28:441.

Weingarten TN, Sprung J, Burgher AH. Perioperative management of familial dysautonomia: A systematic review. *Eur J Anaesthesiol.* 2007;24:309.

第 29 章 神经肌肉疾病患者的麻醉

要 点

❶ 重症肌无力疾病相关的肌无力是由于神经肌肉接头突触后的乙酰胆碱受体因自身免疫破坏或失活从而导致受体数量减少、功能减退，以及补体介导的突触后膜损伤所致。

❷ 呼吸肌或延髓受累的重症肌无力患者发生误吸的风险增高。

❸ 许多重症肌无力患者对非去极化肌松药（neuromuscular blockers，NMBs）极度敏感。

❹ 重症肌无力患者存在术后呼吸衰竭的风险。病程超过 6 年、合并肺部疾病、吸气峰压小于 − 25 cm H_2O（即 − 20 cm H_2O）、潮气量小于 4 ml/kg 以及吡斯的明剂量大于 750 mg/d 的患者预示胸腺切除术后需要机械通气。

❺ Lambert-Eaton 肌无力综合征和其他副肿瘤性神经肌肉综合征的患者对去极化与非去极化 NMBs 都十分敏感。

❻ 肌营养不良患者的呼吸肌变性会影响有效的咳嗽机制，从而导致分泌物潴留和频繁肺部感染。

❼ 肌营养不良的患者发生心肌变性也很常见，但是仅 10% 的患者出现扩张型或肥厚型心肌病。

❽ Duchenne 型或 Becker 型肌营养不良的患者应避免使用琥珀胆碱，因为可能出现不可预料的反应，并存在诱发严重高钾血症或恶性高热的风险。

❾ 周期性瘫痪患者的麻醉管理重点在于预防发作。术中必须频繁监测血钾浓度，发现异常及时纠正，并密切监测心电图以发现心律失常。

❿ 周期性瘫痪的患者对 NMBs 的反应不可预测，因此用药期间应严密监测神经肌肉功能。对非去极化 NMBs 敏感性增加尤其多见于低血钾性周期性瘫痪的患者。

神经肌肉疾病是一类引起肌肉功能障碍的疾病，为原发性或者通过神经或神经肌肉接头异常对肌肉功能产生不利影响。它们包括重症肌无力；Lambert-Eaton 综合征；肌萎缩侧索硬化症（ALS，或 Lou Gehrig 病）；Becker 型，Duchenne 型，面肩肱型和肌强直性肌营养不良症；Charcot-Marie-Tooth 病；多发性肌炎和许多其他病理状况。虽然这类疾病少见，但是这类患者可能出现在手术室和非手术室操作区域，来进行诊断性检查、并发症的治疗、相关或不相关疾病的外科手术，也可能在急诊、监护室或者医院病房由麻醉科医师来进行评估和管理。这些患者全身虚弱伴呼吸肌肌力减弱，对 NMBs 敏感性增加，易发生术后呼吸衰竭和误吸；由于离床活动困难和摔倒风险的增加而延迟术后康复。心脏受累患者可能出现心肌病或心律失常。为了最大限度地降低围术期并发症的风险，必须对这类疾病以及疾病与麻醉药物之间存在的潜在相互作用有基本了解。此外，任何原因不明的急性呼吸衰竭患者的鉴别诊断必须考虑遗传或获得性神经肌肉异常（表 29-1）。

重症肌无力

重症肌无力是以骨骼肌无力和易疲劳为特征的自身免疫性疾病。根据疾病的受累部位与严重程度进行分型（表 29-2）。其发生率为每一百万人中约 50 ～ 200 人。女性在 20 ～ 30 岁发病率最高。男性发病率有两次高峰，一次在 20 ～ 30 岁，另一次在 50 ～ 60 岁。

❶ 与重症肌无力相关的肌无力是由于位于神经肌肉接头的突触后乙酰胆碱受体因自身免疫破坏或失活从而导致受体数量减少、功能减退，以及补体介导的突触后终板损伤所致。85% ～ 90% 的全身重症肌无力患者和多达 50% ～ 70% 的眼肌型肌无力患者在神经肌肉接头处可发现烟碱型乙酰胆碱受体的 IgG 抗体。10% ～ 15% 的重症肌无力患者可出现胸腺瘤，约 70% 患者在组织学上证实为胸腺淋巴滤泡增生。多达 10% 的患者存在其他自身免疫相关性疾病（甲状腺功能减退、甲状腺功能亢进、类风湿关节炎和系统性红斑狼疮）。此外，急性血清阴性重症肌无力与输注癌

表 29-1　急性神经肌肉呼吸衰竭的鉴别诊断[1]

吉兰-巴雷综合征
重症肌无力
西尼罗河脊髓病
有机磷或沙林中毒
副肿瘤性神经病
运动神经元病
内分泌肌病
低磷血症
低钾血症或高钾血症
高镁血症
线粒体肌病
酸性麦芽糖酶缺乏症
蜱瘫痪
肉毒杆菌中毒
鱼类中毒（河豚毒素和雪卡毒素）
蛇咬伤
血管炎
急性卟啉症

[1] Adapted with permission from Wijdicks EFM，Kramer AH：Handbook of Clinical Neurology，Vol 140（3rd series）Critical Care Neurology，Part I. Philadelphia，PA：Elsevier；2017

表 29-2　美国重症肌无力基金会有关重症肌无力的临床分型[1]

分型	定义
I	任意眼肌无力 可能有闭眼无力 其他肌力正常
II	眼肌以外的轻度肌无力 也可能存在不同程度的眼肌无力
IIa	主要影响四肢和（或）躯干肌肉 也可能较轻累及口咽部肌肉
IIb	主要影响口咽肌肉和（或）呼吸肌 也可能较轻或同等程度地累及四肢和（或）躯干肌肉
III	眼肌以外肌肉中度无力 也可能存在不同程度的眼肌无力
IIIa	主要影响四肢和（或）躯干肌肉 也可能较轻累及口咽部肌肉
IIIb	主要影响口咽肌肉和（或）呼吸肌 也可能较轻或同等程度地累及四肢和（或）躯干肌肉
IV	眼肌以外肌肉重度无力 也可能存在不同程度的眼肌无力
IVa	主要影响四肢和（或）躯干肌肉 也可能较轻累及口咽部肌肉
IVb	主要影响口咽肌肉和（或）呼吸肌 也可能较轻或同等程度地累及四肢和（或）躯干肌肉
V	定义为气管插管，进行或不进行机械通气，但不包括常规术后管理。无气管插管但鼻饲的患者归为IVb型

[1] Reproduced with permission from Jaretzki III A，Barohn RJ. Myasthenia gravis：Recommendations for clinical research standards. Neurology. 2000 July 12；55（1）：16-23

症化疗药物免疫检查点抑制剂有关，包括纳武单抗、派姆单抗和伊匹单抗。重症肌无力的鉴别诊断包括许多其他可能具有类似症状和体征的疾病（表 29-3）。**重症肌无力危象**是一种需要机械通气的恶化状态，应纳入任何病因不明的呼吸衰竭患者的鉴别诊断。

　　重症肌无力的病程特点表现为加重和缓解交替，可能是部分缓解或全部缓解。无力可为非对称性、局限于某一肌群或全身肌肉受累。眼肌最常受累，可导致间歇性上睑下垂和复视。累及延髓时，咽喉部肌肉无力可导致构音障碍、咀嚼与吞咽困难、难以清除分泌物或误吸。严重时出现近端肌肉无力（主要在颈部和肩部）且累及呼吸肌。与其他神经肌肉疾病一样，积极管理潜在呼吸系统并发症是治疗疾病的关键因素（表 29-4）。肌无力的特点是休息后改善，但是用力活动后肌力迅速恶化。感染、应激、手术和妊娠对疾病的影响不可预测，但是常导致病情加重。许多药物可加重重症肌无力的症状和体征（表 29-5）。

　　治疗重症肌无力的肌肉无力症状最常使用抗胆碱酯酶药。这类药物通过抑制终板乙酰胆碱酯酶来增加神经肌肉接头处乙酰胆碱的数量。吡斯的明最常用，口服有效作用时间为 2～4 h。抗胆碱酯酶药过量可突然诱发**胆碱能危象**，其特征为肌无力加重和过度毒蕈碱作用，包括流涎、腹泻、瞳孔缩小和心动过缓。**依酚氯铵（腾喜龙）试验**有助于鉴别胆碱能危象与肌无力危象。静脉注射依酚氯铵 10 mg 后肌无力加重，表示为胆碱能危象，而肌力增强为肌无力危象。如果试验结果不明确或患者明显地表现为胆碱能过度兴

表 29-3　重症肌无力的鉴别诊断[1]

其他神经肌肉疾病
　先天性肌无力综合征
　肉毒杆菌中毒
　Lambert-Eaton 综合征
脑神经麻痹
　糖尿病
　颅内动脉瘤
　创伤（如眼眶骨折）
　先天性（如 Dwayne 综合征）
　感染（如基底部脑膜炎）
　炎症（如海绵窦综合征）
　肿瘤（如基底部脑膜瘤）
　霍纳综合征
肌肉疾病
　强直性肌营养不良
　眼咽型肌营养不良
　线粒体肌病（如慢性进行性眼外肌麻痹）
中枢神经系统病变
　脑卒中
　脱髓鞘疾病
其他
　运动神经元疾病
　代谢性疾病（如甲状腺疾病）

[1] Reproduced with permission from Mahadeva B，Phillips II L，Juel VC. Autoimmune disorders of neuromuscular transmission. Semin Neurol. 2008 Apr；28（2）：212-217

表 29-4 神经肌肉疾病呼吸系统并发症管理[1]

生理变化	呼吸系统并发症	处理
上呼吸道肌张力低	上呼吸道阻塞 阻塞性睡眠呼吸暂停	考虑扁桃体切除术和（或）腺样体切除术 无创通气
胸壁顺应性异常	肺限制 肺不张 脊柱侧弯	肺复张 脊柱侧弯矫正术
吸气肌群无力	肺限制 肺不张 不能有效清理呼吸道	呼吸肌训练 肺复张 气道清除疗法
吞咽困难	误吸 反复呼吸道感染 支气管扩张和纤维化 氧合降低	喂养疗法 肠道喂养 气道清除疗法
呼吸功能不全	急慢性呼吸衰竭	无创通气 气管切开置管和有创通气

[1] Reproduced with permission from Buu MC: Respiratory complications, management and treatments for neuromuscular disease in children. Curr Opin Pediatr. 2017 Jun; 29（3）: 326-333

奋症状，则应停止所有胆碱酯酶药并将患者送入重症监护室或进行严密监护。对于轻度患者，通常仅使用抗胆碱酯酶药治疗。中到重度患者的治疗可联合应用抗胆碱酯酶药和免疫调节疗法。通常首先尝试糖皮质激素，随后使用其他药物（表 29-6）。血浆分离置换疗法只用于吞咽困难或呼吸衰竭的患者，或在术前（包括胸腺切除术）使患者肌力恢复正常。小于 55 岁的患者，即使不存在胸腺肿瘤，行胸腺切除术后有高达 85% 的患者有临床症状改善，但可能数年以后才改善。

麻醉注意事项

重症肌无力患者可能接受胸腺切除术、与肌无力无关的手术或者产科手术。在手术前应将患者病情调整到最佳状态。呼吸肌与口咽肌无力的患者术前应静脉给予免疫球蛋白或接受血浆分离置换疗法。若肌力恢复正常，则术后呼吸并发症的发生率与接受类似手术的非肌无力患者相似。行胸腺切除术的患者可能肌力恶化，而行其他择期手术的患者可能病情控制良好或得到缓解。围术期可能需要调整抗胆碱酯酶药、免疫抑制剂或激素的用法。进行性全身型肌无力的患者停用抗胆碱酯酶药时病情可能明显恶化。术后患者恢复进食后应恢复药物治疗。必要时，也可肠外给予 1/30 口服剂量的胆碱酯酶抑制剂。术后抗胆碱酯酶治疗可能存在的问题包括患者需求量改变、迷走反射增强和肠蠕动过强引起肠吻合口破裂。此外，由于这些

表 29-5 可能加重重症肌无力的药物[1]

心血管药物
 β 受体阻滞剂
 利多卡因
 普鲁卡因胺
 奎尼丁
 维拉帕米
抗生素
 氨苄西林
 阿奇霉素
 环丙沙星
 克拉霉素
 红霉素
 庆大霉素
 新霉素
 链霉素
 磺胺类药
 四环素
 妥布霉素
中枢神经系统药物
 氯丙嗪
 锂剂
 苯妥英
 苯海索
免疫调节剂
 糖皮质激素
 干扰素 α
风湿病药物
 氯喹
 D- 青霉胺
其他
 含碘造影剂
 镁剂
 非去极化神经肌肉阻滞剂

[1] Data from Mahadeva B, Phillips II L, Juel VC: Autoimmune disorders of neuromuscular transmission. Semin Neurol. 2008; 28: 212; and Matney S, Huff D. Diagnosis and treatment of myasthenia gravis. Consult Pharm. 2007; 22: 239

药物也可以抑制血浆胆碱酯酶，所以**理论上**它们可延长酯类局麻药和琥珀胆碱的作用时间。

❷ 术前评估应关注于疾病近况、受累肌群、治疗药物和并存疾病。呼吸肌或延髓受累的重症肌无力患者发生误吸的风险增高。麻醉前给予 H_2 受体阻滞剂或质子泵抑制剂可能降低误吸风险。由于肌无力患者对阿片类药物和苯二氮䓬类药物的呼吸抑制作用极为敏感，如需麻醉前给药，应谨慎使用。

除了 NMBs 外，常规的麻醉药物也可能在重症肌无力患者中使用。即使是中等剂量的丙泊酚或阿片类药物都可能引发显著的呼吸抑制。需要行全身麻醉时，通常使用挥发性麻醉药。对肌无力患者单独使用一种挥发性药物的深度麻醉即可满足气管插管和大多数手术所需的肌松，许多临床医师不常规使用 NMBs。患者对琥珀胆碱的反应无法预料，可能表现为相对抵抗，或作用时间适当延长（见第 11 章）。琥珀胆碱剂

表 29-6 治疗重症肌无力常用药物 [1]

药物	作用方式	副作用	风险与禁忌
吡斯的明	对症;抑制乙酰胆碱酯酶	胆碱能自主神经作用	胆碱能危象
泼尼松或泼尼松龙	免疫调节	广泛的剂量依赖性糖皮质激素效应	消化道出血,Cushing 样外观
硫唑嘌呤	抑制 B 细胞和 T 细胞	恶心,呕吐,疲劳,感染,盗汗	白细胞减少症,肝毒性
霉酚酸酯	抑制 B 细胞和 T 细胞	恶心,呕吐,腹泻,关节疼痛,感染,疲倦	白细胞减少症,进行性多灶性白质脑病;妊娠期禁忌
利妥昔单抗	抑制 B 细胞	恶心,感染,输注相关问题	进行性多灶性白质脑病
甲氨蝶呤	抑制叶酸代谢	恶心,感染,肺部疾病	白细胞减少症,肝毒性;妊娠期禁忌
环孢素	抑制 T 细胞和自然杀伤细胞	恶心,高血压,感染,多毛症	肾毒性
他克莫司	抑制 T 细胞和自然杀伤细胞	恶心,感染,肺部疾病,高血压,神经精神症状	肝肾毒性
环磷酰胺	抑制 B 细胞和 T 细胞	恶心,呕吐,脱发,指甲和皮肤变色,感染	白细胞减少症
静脉注射免疫球蛋白	抑制 B 细胞和 T 细胞,中和自身抗体	恶心,头痛,发烧,低血压或高血压,局部皮肤反应	IgA 缺乏,过敏反应

[1] Adapted with permission from Gillhus,NE. Myesthenia gravis. N Engl J Med. 2016 Dec 29;375(26):2570-2581

量可能需要增加到 2 mg/kg 以抵消任何抵抗,肌松持续时间可能延长 5 ~ 10 min。

③ 许多重症肌无力患者对非去极化 NMBs 极度敏感。对某些患者,给予非去极化 NMBs 仅消除肌颤的剂量就可能导致肌肉几乎完全松弛。如果必须应用 NMBs,优先选择使用小剂量相对短效的非去极化药物。我们发现吸入麻醉下胸腺切除手术期间没有必要应用非去极化 NMBs。应该使用神经刺激仪密切监测神经肌肉阻滞,且拔管前应仔细评估通气功能。

④ 重症肌无力患者存在术后呼吸衰竭的风险。病程超过 6 年、合并肺部疾病、吸气峰压小于 $-25\ cm\ H_2O$(即 $-20\ cm\ H_2O$)、潮气量小于 4 ml/kg 以及吡斯的明剂量大于 750 mg/d 的患者预示胸腺切除术后需要机械通气。

重症肌无力孕产妇在妊娠后三个月和产后早期可能发生肌无力加重。一般首选硬膜外麻醉,因为硬膜外麻醉可避免全麻相关的呼吸抑制和 NMBs 可能带来的问题。然而,阻滞平面过高也能导致通气不足。肌无力产妇娩出的婴儿可能在出生后 1 ~ 3 周内表现出短暂肌无力,这是由于母体乙酰胆碱受体抗体经胎盘转运至胎儿体内所致,可能需要对患儿进行插管和机械通气。

副肿瘤性神经肌肉综合征

副肿瘤综合征是一种与潜在癌症相关的免疫介导

的疾病,可导致远离原发灶或转移性肿瘤的器官或组织功能障碍及损伤。重症肌无力常被认为是副肿瘤综合征,因为它是一种与胸腺增生(包括胸腺瘤)相关的自身免疫性疾病。其他神经性或神经肌肉副肿瘤综合征包括 Lambert-Eaton 肌无力综合征、边缘叶脑炎、神经性肌强直、僵人综合征、强直性肌营养不良和多发性肌炎。

Lambert-Eaton 肌无力综合征

Lambert-Eaton 肌无力综合征(Lambert-Eaton myasthenic syndrome,LEMS)是一种副肿瘤综合征,其特征为近端肌肉无力,通常最先累及下肢,可能扩散至上肢、延髓和呼吸肌。也常见口干、阳痿和其他自主神经功能障碍。LEMS 通常与小细胞肺癌有关,但也可见于其他恶性肿瘤或特发性自身免疫性疾病。这种疾病是由神经肌肉传递突触前缺陷造成的,该部位神经末梢电压门控钙离子通道抗体使运动终板上乙酰胆碱的量子释放显著减少。小细胞肺癌表达同样的电压门控钙离子通道,触发了副肿瘤性 LEMS 患者的自身免疫反应。

与重症肌无力相反,反复活动可改善 LEMS 相关的肌无力,而抗胆碱酯酶药物的改善作用较小。盐酸胍类和 3,4-二氨基吡啶(3,4-diaminopyridine,3,4-DAP)增加突触前乙酰胆碱的释放,通常可显著改善 LEMS。皮质类固醇或其他免疫抑制药物或血浆置换术也可能有改善作用。

边缘叶脑炎

边缘叶脑炎是退行性中枢神经系统疾病，其特点是人格改变、幻觉、癫痫、自主神经功能障碍、不同程度痴呆以及四肢不对称性感觉丧失。它可能累及脑、脑干、小脑和脊髓。约 60% 的患者为副肿瘤性质。它与小细胞肺癌密切相关，且通常在诊断癌症之前就表现出神经功能障碍。治疗方法包括治疗原发癌症（如果存在），以及给予免疫抑制剂。

神经性肌强直

神经性肌强直是一种外周神经过度兴奋的状态，常与潜在的癌症有关，但也可能是由于糖尿病、药物、毒素或其他获得性神经疾病引发。其特征包括肌**纤维颤搐**（一种连续性肌肉波动性运动，被描述为"一包蠕虫"样）、僵硬、肌肉松弛障碍、疼痛性肌肉痉挛、多汗和肌肉肥大。治疗方法包括免疫球蛋白疗法、血浆置换和抗痉挛药。

僵人综合征

僵人综合征是一种进行性疾病，以躯干僵硬和强直为特征，可能随后累及近端肢体肌肉。一些严重病例中脊柱旁僵直可能引起显著的脊柱畸形，患者可能行走困难且可能经常摔倒。僵人综合征较罕见，但是一旦发病，通常与癌症有关。治疗方法包括治疗原发癌症（如果存在），给予免疫球蛋白和苯二氮䓬类药物。

强直性肌营养不良

详见下页"肌营养不良症"中的"强直性肌营养不良"。

多发性肌炎

多发性肌炎是一种骨骼肌组织（特别是近端肢体肌肉）的炎性肌病，特点为无力和易疲劳。由于胸部肌肉无力和口咽部肌肉受累引起吞咽困难，患者易发生误吸，并常患肺炎。由于心脏传导障碍，患者也可能出现心律失常。治疗方案包括治疗潜在肿瘤（如果存在）、血浆置换、给予免疫球蛋白、皮质类固醇和免疫调节剂如甲氨蝶呤、环孢素和肿瘤坏死因子 α 抑制剂。

神经肌肉副肿瘤综合征的麻醉注意事项

5 LEMS 患者和其他副肿瘤性神经肌肉综合征的患者对去极化与非去极化 NMBs 都十分敏感。单独使用挥发性药物常可满足气管插管和大多数手术操作所需肌松。NMBs 应在严密神经肌肉监测下小剂量给予。因为这类患者通常非常虚弱，如需使用苯二氮䓬类药物、阿片类药物和其他具有镇静作用的药物，应谨慎给予。

肌营养不良症

术前注意事项

肌营养不良症是一组多样性遗传性疾病，以肌纤维坏死和再生为特征，可导致肌肉变性和进行性无力。患者衰弱状态可能影响分泌物清除和术后下床活动，呼吸衰竭和误吸的风险增加，从而增加麻醉风险。Duchenne 肌营养不良是最常见、最严重的一种肌营养不良症。其他肌营养不良症包括 Becker 肌营养不良、肌强直性营养不良、面肩肱型肌营养不良以及肢带型肌营养不良。

Duchenne 肌营养不良

Duchenne 肌营养不良是一种 X 染色体连锁隐性遗传疾病，几乎特发于男性。其发病率约为每 10 000 位成活男婴中有 1～3 例，大部分于 3～5 岁发病。患者肌纤维的肌膜上出现异常的抗肌萎缩蛋白。患者出现对称性近端肌肉无力，表现为步态不稳。脂肪浸润通常导致肌肉增大（假性肥大），尤其是小腿。进行性无力和挛缩最终导致脊柱侧后凸。许多患者到 12 岁时只能靠轮椅活动。某些患者经糖皮质激素治疗可延缓疾病进展 2～3 年。常见智力受损，但是通常呈非进展性。即使是疾病早期血浆肌酸激酶（creatine kinase，CK）水平也可达正常的 10～100 倍，这可能反映肌细胞膜通透性异常增加。女性基因携带者也常有血浆 CK 水平升高、不同程度的肌无力，罕见心脏受累。血浆肌红蛋白水平也可能升高。肌肉组织活检可以确诊。

6 肌营养不良患者的呼吸肌变性影响有效的咳嗽机制，从而导致分泌物潴留和频繁肺部感染。显著的脊柱后侧凸合并肌萎缩可能导致重度限制性通气障碍。随着疾病进展，常出现肺动脉高压。肌营养不良 **7** 的患者发生心肌变性也很常见，但是仅 10% 的患者出现扩张型或肥厚型心肌病。25% 的患者可见乳头肌功能障碍引起的二尖瓣反流。心电图异常包括 P-R 间期延长、QRS 与 ST 段异常以及右心前区显著 R 波伴左心前区深 Q 波。常见房性心律失常。青年时死亡一般是由于反复肺部感染、呼吸衰竭或心力衰竭。

Becker 肌营养不良

　　Becker 肌营养不良也是一种 X 染色体连锁隐性遗传疾病，但更为少见（出生男婴发病率为 1：30 000）。临床表现几乎与 Duchenne 肌营养不良一样，只是通常发病较晚（青春期）且进展较缓慢。智力缺陷较少见。患者常可活到 30～50 岁，某些患者可活到 80 多岁。一般因呼吸系统并发症而死亡。某些患者可能出现心肌病，且可能先于严重骨骼肌无力出现。

强直性肌营养不良

　　强直性肌营养不良是一种多系统疾病，是**肌强直**的最常见原因，电刺激或叩击刺激肌肉收缩后肌肉松弛缓慢。该病为常染色体显性遗传，发病率为 1：8000，一般在 10～30 岁才出现临床表现，但也有报道其作为胸腺瘤相关的副肿瘤性疾病出现。肌强直是早期的主要表现；随疾病进展，肌无力和肌萎缩越来越明显。这种肌无力和肌萎缩通常影响头面部肌肉（眼轮匝肌、口轮匝肌、咀嚼肌和胸锁乳突肌）。与大部分肌病相比，远端肌群比近端肌群更易受累。血浆 CK 水平正常或轻度升高。

　　强直性肌营养不良可累及多器官系统，可见老年前期白内障、过早额部脱发、伴有睡眠性呼吸暂停的嗜睡以及内分泌功能障碍，后者可导致胰腺、肾上腺、甲状腺和性腺功能不全。呼吸系统受累可导致潮气量下降，慢性低氧血症，可能引起肺心病。胃肠道动力下降可能使患者易发生误吸。子宫弛缓可延长产程，并增加胎盘滞留的发生率。心脏表现常发生在其他临床症状之前，可能有心肌病、房性心律失常和不同程度的传导阻滞。

　　患者通常将肌强直描述为"僵硬"，症状随着不断活动可缓解，即"热身"现象。患者常主诉低温使僵硬加重。抗肌强直的治疗包括美西律、苯妥英、巴氯芬、丹曲林或卡马西平。严重心脏传导障碍的患者即使无症状也可以放置心脏起搏器。

面肩肱型肌营养不良

　　面肩肱型肌营养不良是一种常染色体显性遗传疾病，发生率约（1～3）：100 000，男女均可患病，尽管无症状者女性多于男性。患者一般在 10～30 岁开始出现以面部与肩胛部肌肉为主的肌无力。下肢肌肉常较少受累，且一般不累及呼吸肌。该病进展缓慢且病程不一。血浆 CK 水平通常正常或仅轻度升高。累及心脏较罕见，但是有报道有患者出现所有心房电活动消失，心房起搏功能缺失；对这类患者心室起搏

可能有效。此类疾病对患者寿命影响很小。

肢带型肌营养不良

　　肢带型肌营养不良是一种多基因遗传性神经肌肉疾病。肢带型综合征包括严重儿童期常染色体隐性遗传的肌营养不良、其他不完全明确的常染色体隐性遗传综合征如 Erb（肩胛肱骨型）和 Leyden-Mobius（骨盆股骨型）肌营养不良。大多数患者在儿童期至 10～30 岁间出现症状，表现为缓慢进展的肌无力，可累及肩胛带和（或）骨盆带。血浆 CK 水平通常升高。较少累及心脏，但是可能出现频发性心律失常或充血性心力衰竭。可能发生呼吸并发症如通气不足以及反复呼吸系统感染。

麻醉注意事项

A. Duchenne 肌营养不良和 Becker 肌营养不良

　　由于这些患者不仅存在肌无力，还存在心肺并发症，麻醉管理比较复杂。研究提示这些疾病与恶性高热有关，但未得到证实。由于患者呼吸肌无力和（或）胃动力低下，应避免术前给予镇静药或阿片类药物，因为这些药物可增加误吸的风险。由于脊柱后侧凸或四肢或颈部屈曲挛缩，术中体位摆放可能有困难。Duchenne 或 Becker 肌营养不良的患者应避免使用琥珀胆碱，因为可能出现不可预料的反应，并存在诱发严重高钾血症或恶性高热的风险。Duchenne 肌营养不良的患者在术中没有使用琥珀胆碱的情况下，使用吸入性麻醉药物可出现横纹肌溶解和高钾血症。尽管一些患者对非去极化 NMBs 的反应正常，但是仍有一些患者可能极为敏感。对疾病晚期患者应用挥发性吸入麻醉药可能显著抑制呼吸和循环，这些患者可能更适合于区域或局部麻醉。围术期主要并发症是呼吸系统并发症。潮气量低于预测值 30% 的患者风险较大，且术后常需要暂时机械通气。

B. 强直性肌营养不良

　　强直性肌营养不良患者围术期呼吸系统与心脏并发症的风险增加。大部分围术期并发症发生于严重肌无力患者以及手术医师和麻醉医师未诊断出来的患者。一些患者是在全身麻醉后出现长时间呼吸暂停才确诊。

　　强直性肌营养不良患者即使对小剂量阿片类药物、镇静药、吸入麻醉药和静脉麻醉药也十分敏感，这些药物均可能引起突然的长时间的呼吸暂停。因此应避免术前用药。琥珀胆碱相对禁忌，因为该药物可

能引起膈肌、胸壁肌肉或喉部肌肉强烈的肌强直性收缩，导致通气困难或无法通气。作用于运动终板的其他药物如新斯的明和毒扁豆碱可加重肌强直。区域麻醉可能是最优选择，但并不能完全避免肌肉强直性收缩。

据报道，患者对非去极化 NMBs 的反应正常，但是这类药物并不肯定地能防止或缓解肌强直性收缩。由于拮抗非去极化 NMBs 能诱发肌强直性收缩，所以推荐应用短效非去极化 NMBs。麻醉恢复室中患者常常出现术后寒颤，可能诱发肌强直性收缩。小剂量哌替啶可以预防寒颤，从而防止肌强直性收缩。

据报道，许多药物包括吸入麻醉药和丙泊酚可以用于诱导，而且无并发症。如果需要进行神经肌肉阻滞，应使用短效非去极化 NMBs。强直性肌营养不良被认为与恶性高热有关，但是尚未得到证实。氧化亚氮和吸入麻醉药可用于麻醉维持。如果可能的话，应避免使用抗乙酰胆碱酯酶药物拮抗肌松。

强直性肌营养不良术后主要并发症为长时间通气不足、肺不张、误吸和肺炎。上腹部手术患者或严重近端肌无力患者更容易发生肺部并发症。术后应密切监测心律失常，并通过物理治疗和激励性肺活量计进行积极的肺部管理，并预防误吸。

C.其他类型的肌营养不良

面肩肱型和肢带型肌营养不良患者通常对麻醉药反应正常。尽管如此，由于不同类型肌营养不良存在差异和重叠，应谨慎使用镇静催眠药、阿片类药物和非去极化 NMBs，且应避免使用琥珀胆碱。

肌强直

先天性肌强直和先天性副肌强直

先天性肌强直是在年轻时发病的一种全身性肌强直疾病。染色体显性（Thomsen）和隐性（Becker）遗传型均存在。疾病局限于骨骼肌，且肌无力轻微或肌力无影响。许多患者因为肌肉几乎持续收缩使得肌肉发达。抗肌强直治疗包括苯妥英、美西律、硫酸奎宁或普鲁卡因胺。临床应用的其他药物包括妥卡尼、丹曲林、泼尼松、乙酰唑胺和牛磺酸。先天性肌强直不累及心脏，且不影响寿命。

先天性副肌强直是一种极罕见的常染色体显性遗传疾病，以短暂性僵直（肌强直）和偶发遇冷后肌无力为特征。与真正的肌强直相反，活动后僵硬加重，因此称为**副肌强直**。发作后血清钾离子浓度可能升高，类似于高钾血症性周期性瘫痪（见下文）。美西律和妥卡尼可用于阻断遇冷反应。

先天性肌强直和副强直患者的麻醉管理复杂，因为患者对琥珀胆碱的反应异常，术中可能出现肌肉强直性收缩，且需要避免低体温。NMBs 可能反常地引起全身肌肉痉挛，包括牙关紧闭，从而导致插管与通气困难。

使用稀释局麻药浸润手术区域的肌肉可缓解顽固性肌强直性收缩。这些类型的肌强直患者中，无一例报道恶性高热体外试验阳性。使用琥珀胆碱时，这些患者的运动肌肉表现为长时间的肌强直性收缩。因此，麻醉期间过度的肌肉收缩可能意味着肌强直加重而非恶性高热。

周期性瘫痪

周期性瘫痪是一组以自发性短暂肌无力或瘫痪发作为特征的疾病。通常于儿童期开始出现症状，发作持续数小时，且较少累及呼吸肌。肌无力通常持续不到 1 h，但也可持续数日，某些患者频繁发作可能导致进行性长期肌无力。低温可加重发作的频率和严重程度。发作间隙患者肌力和血清钾离子浓度一般正常。肌无力发作是由于静息电位部分去极化引起肌纤维兴奋性丧失所致。这种部分去极化妨碍了动作电位的产生，从而导致肌无力。

周期性瘫痪可分为原发性遗传通道病和继发性获得型。遗传型是由于电压门控钠、钙或钾离子通道显性遗传突变所致。根据临床差异性可进行分类，但是这种分类与特定的离子通道无关。同一通道的不同缺陷能引起不同的临床表现，而不同通道的突变可能具有类似的临床表现。然而，临床分类仍有利于指导预后判断和治疗。

低钾性周期性瘫痪发作时通常与血清钾离子水平低有关，高钾性周期性瘫痪发作时主要与血清钾离子水平升高有关。前者由于钾传导性下降、后者由于钠传导性升高，导致肌膜对直接和间接刺激无兴奋性。这两种缺陷与液体和电解质转移有关。

甲状腺毒症性周期性瘫痪最常见于亚洲男性，其特征是与甲状腺激素增加、促甲状腺激素减少和低钾血症相关的明显肌无力发作。主要治疗是改善潜在的甲亢状态。

如果经肾或胃肠道大量丢失钾离子，也可出现继发型低钾性瘫痪。这种肌无力偶尔、不定期发生，且其血清钾水平远远低于其他类型的低钾性周期性瘫痪患者。预防发作的重要措施是治疗原发疾病、钾离子替代治疗和纠正酸中毒或碱中毒。

服用大量钡盐的患者也可发生低钾性周期性瘫痪，钡能阻滞钾离子通道。治疗包括停用钡盐，且给予口服钾。

肌无力发作间隙钾离子水平超过 7 mEq/L 提示患者为继发型高钾血症性周期性瘫痪。治疗宜针对原发疾病，并限制钾摄入。

麻醉注意事项

⑨ 周期性瘫痪患者的麻醉管理重点在于预防发作。术中必须频繁监测血钾浓度，发现异常及时纠正，并密切监测心电图以发现心律失常。由于葡萄糖和碱中毒可能降低血钾浓度，因此低钾性瘫痪的患者和甲状腺毒症性周期性瘫痪患者应避免静脉注射含葡萄糖溶液和过度通气，并且尽量减少使用降低血钾的胰岛素和肾上腺素等药物。使用非选择性 β 受体阻滞剂治疗与甲状腺毒症性周期性瘫痪相关的心动过速。

⑩ 周期性瘫痪的患者对 NMBs 的反应不可预测，因此用药期间应严密监测神经肌肉功能。对非去极化 NMBs 敏感性增加尤其多见于低血钾性周期性瘫痪的患者。琥珀胆碱有导致高钾血症的风险，禁用于高钾性瘫痪及某些其他类型患者。寒颤和低温可能触发或加重周期性瘫痪的发作，所以术中维持体温很重要。

病例讨论

肌肉活检的麻醉

16 岁男性患儿，进行性近端肌肉无力，怀疑患有原发性肌病，计划行股四头肌的活检。

麻醉医师应关注哪些可能出现的异常？

肌病的诊断很困难，鉴别诊断可能包括任何一种遗传、炎症、内分泌、代谢性或中毒性疾病。肌肉活检是临床、实验室、神经传导和肌电图检查的必要补充，有助于确定诊断。尽管该例患者肌病原因目前还不明确，但是临床医师务必考虑与原发肌病相关的问题。

肌无力患者应警惕是否累及呼吸肌。临床上可通过询问呼吸困难程度和活动度来评估肺储备能力。如果活动时严重呼吸困难，则有肺功能检查的指征。既往有吞咽困难、反流、反复肺部感染或腹胀提示误吸风险增加。心脏异常可能表现为心律失常、二尖瓣脱垂或心肌病。12 导联心电图有助于排查传导异常。胸片可评估吸气能力、肺实质和心脏大小；也可发现平滑肌或自主神经功能障碍导致的胃扩张。术前实验室评估应通过检查血清钠、钾、镁、钙和磷酸盐浓度以排除代谢疾病的原因。同样，应排除甲状腺、肾上腺和脑垂体疾病。检查血浆 CK 水平可能没有帮助，但是极高水平（正常水平的 10 倍）一般提示肌营养不良或多发性肌炎。

应采取什么麻醉方法？

麻醉方法的选择应根据患者与手术需求。大部分肌肉活检可在局麻或区域麻醉辅助静脉静滴小剂量咪达唑仑镇静下完成。也可采用脊椎麻醉或硬膜外麻醉。股神经阻滞能为四头肌活组织检查提供极佳的麻醉；可能需要单独行股外侧皮神经阻滞，以阻滞大腿前外侧区域。全身麻醉仅用于不合作的患者或多次区域麻醉不充分的患者。因此，麻醉医师必须始终有一套备用全麻方案。

什么药物可以安全地用于全身麻醉？

麻醉的主要目标包括预防误吸、避免呼吸循环过度抑制、尽可能避免使用 NMBs，以及避免使用已知可触发恶性高热的药物。患者或家庭成员既往对全身麻醉药反应正常可能提示安全，但是不能保证随后的药物反应正常。全身麻醉诱导和维持可联合应用苯二氮䓬类、丙泊酚和阿片类药物，合用或不用氧化亚氮。误吸风险高的患者应行气管插管。如必须使用 NMBs，应给予短效非去极化药物。一般避免使用琥珀胆碱，因为存在发生异常反应（肌强直性收缩、作用时间延长或 II 相阻滞）的未知风险，以及可能诱发严重的高钾血症或恶性高热。

（尹橙　译　金笛　肖玮　校　王天龙　审）

推荐阅读

Ando T, Omasa M, Kondo T, et al. Predictive factors of myasthenic crisis after extended thymectomy for patients with myasthenia gravis. *Eur J Cardio-Thorac Surg.* 2015;48:705.

Aydin Y, Ulas AB, Mutlu V. Thymectomy in myasthenia gravis. *Euras J Med.* 2017;49:48.

Bandschapp O, Iaizzo PA. Pathophysiologic and anesthetic considerations for patients with myotonia congenita or periodic paralysis. *Pediatr Anesth.* 2013;23:824.

Borden SB, Muldowney BL. Transversus abdominis plane block for analgesia in spinal muscular atrophy patient. *J Clin Anesth.* 2016;33:216.

Buu MC. Respiratory complications, management and treatments for neuromuscular disease in children. *Curr Opin Pediatr.* 2017;29:326.

Cassavaugh JM, Oravitz TM. Multiple anesthetics for a patient with stiff-person syndrome. *J Clin Anesth.* 2016;31:197.

Chaudhry MA, Wayangankar S. Thyrotoxic periodic paralysis: A concise review of the literature. *Curr Rheumatol Rev.* 2016;12:190.

Crespo V, James ML. Neuromuscular disease in the neurointensive care unit. *Anesthesiol Clin.* 2016;34:601.

Dalakas MC. Pathogenesis and therapies of immune-meditated myopathies. *Autoimmun Rev.* 2012;11:203.

Dharmadasa T, Henderson RD, Talman PS, et al. Motor neurone disease: Progress and challenges. *Med J Aust.* 2017;206:357.

Dharmadasa T, Matamala JM, Kiernan M. Treatment approaches in motor neurone disease. *Curr Opin Neurol.* 2016;29:581.

Dimachkie M. Idiopathic inflammatory myopathies. *J Neuroimunnol.* 2011;231:32.

Durieux V, Coureau M, Meert AP et al. Autoimmune paraneoplastic syndromes associated to lung cancer: A systematic review of the literature. *Lung Cancer.* 2017;106:102.

Estournet B. Respiratory care in neuromuscular disorders. In: *Handbook of Clinical Neurology* (vol 113, chap 153). Philadelphia, PA: Elsevier; 2013; 1485.

Gilhus NE. Myasthenia gravis. *N Engl J Med.* 2016;375:2570.

Gonzalez NL, Puwanant A, Lu A, et al. Myasthenia triggered by immune checkpoint inhibitors: New case and literature review. *Neuromusc Disord.* 2017;27:266.

Hull J, Aniapravan R, Chan E, et al. British Thoracic Society guideline for respiratory management of children with neuromuscular weakness. *Thorax.* 2012;67:i1.

Hülsbrink R, Hashemolhosseini S. Lambert-Eaton myasthenic syndrome—Diagnosis, pathogenesis and therapy. *Clin Neurophysiol.* 2014;125:2328.

Jones S, Iyadurai P, Kissel JT. The limb-girdle muscular dystrophies and the dystrophinopathies. *Continuum.* 2016;22:1954.

Kalita J, Kohat AK, Misra UK. Predictors of outcome of myasthenic crisis. *Neurol Sci.* 2014;35:1109.

Katz JA, Murphy GS. Anesthetic consideration for neuromuscular diseases. *Curr Opin Anesthesiol.* 2017;30:435.

Mendonça FT, de Moura IB, Pellizarro D, et al. Anesthetic management in patient with neurofibromatosis: A case report and literature review. *Acta Anaesthesiol Belg.* 2016;67:48.

Miller TM. Differential diagnosis of myotonic disorders. *Muscle Nerve.* 2008;293.

Morrison BM. Neuromuscular disease. *Semin Neurol.* 2016;36:409.

Nicolle MW. Myasthenia gravis and Lambert-Eaton myasthenic syndrome. *Continuum.* 2016;22:1978.

Ohshita N, Oka S, Tsuji K, et al. Anesthetic management of a patient with Charcot-Marie-Tooth disease. *Anesth Prog.* 2016;63:80.

Pasnoor M, Barohn RJ, Dimachkie MM. Toxic neuropathies. *Neurol Clin.* 2014;32:647.

Rezania K, Goldenberg FD, White S. Neuromuscular disorders and acute respiratory failure: Diagnosis and management. *Neurol Clin.* 2012;30:161.

Sinskey JL, Holzman RS. Perioperative considerations in infantile neuroaxonal dystrophy. *Pediatr Anesth.* 2017;27:322.

Smith SV, Lee AG. Update on ocular myasthenia gravis. *Neurol Clin.* 2017;35:115.

Statland JM, Phillips L, Trivedi JR. Muscle channelopathies. *Neurol Clin.* 2014;32:801.

Statland JM, Tawil R. Facioscapulohumeral muscular dystrophy. *Continuum.* 2016;22:1916.

Taioli E, Paschal PK, Liu B. Comparison of conservative treatment and thymectomy on myasthenia gravis outcome. *Ann Thorac Surg.* 2016;102:1805.

Wang L, Zhang Y, He M. Clinical predictors for the prognosis of myasthenia gravis. *BMC Neurol.* 2017;17:77.

Weingarten TN, Araka CN, Mogensen ME, et al. Lambert-Eaton myasthenic syndrome during anesthesia: A report of 37 patients. *J Clin Anesth.* 2014;26:648.

Wicklund MP. The muscular dystrophies. *Continuum.* 2013;19:1535.

Wijdicks EFM. Management of acute neuromuscular disorders. In: Wijdicks EFM, Kramer AH, eds. *Handbook of Clinical Neurology* (vol 140, chap 13, 3rd series). *Critical Care Neurology, Part I.* Philadelphia, PA: Elsevier; 2017, 229.

Wijdicks EFM, Klein CJ. Guillain-Barré syndrome. *Mayo Clin Proc.* 2017;92:467.

第 30 章　肾生理与麻醉

要　点

1. 流经双肾的血流量通常占全部心输出量的 20% ～ 25%。

2. 肾血流的自身调节通常在平均动脉压 80 ～ 180 mmHg 的范围内发挥作用，其机制为入球小动脉对血压变化的肌源性反应。

3. 肾可以合成具有血管扩张效应的前列腺素（PGD_2、PGE_2 及 PGI_2），在体循环低血压和肾缺血期间是对肾的一种重要的保护机制。

4. 多巴胺和非诺多泮可以通过激动 D_1 受体，扩张入球及出球小动脉。

5. 椎管内麻醉和全身麻醉期间，肾血流、肾小球滤过率、尿量和尿钠的排泄均发生可逆性降低。维持适当的血容量和正常血压在很大程度上可以避免急性肾损伤。

6. 外科手术和麻醉引起的内分泌反应是导致术后发生一过性液体潴留的原因之一。

7. 动物研究显示七氟烷的裂解产物复合物 A 可导致肾损伤。在低流量通气时该物质在呼吸环路内的蓄积更为显著。但是目前临床研究尚未发现七氟烷吸入麻醉导致人发生显著的肾损伤。即便如此，一些权威组织仍推荐使用七氟烷麻醉时新鲜气流量要至少为 2 L/min，以防止上述问题的发生。

8. 腹腔镜手术中的气腹会造成与腹腔间隔室综合征类似的状态。腹腔内压力增加常导致少尿或无尿，与气腹压力呈正比。相关机制包括肾静脉和腔静脉受压、肾实质受压、心输出量减低以及血浆肾素、醛固酮和抗利尿激素水平增加。

肾在调节体液的容量及成分、清除毒素和合成激素如肾素、促红细胞生成素、活性维生素 D 的过程中扮演着重要角色。与外科手术及麻醉相关的直接或间接因素均会对肾生理及肾功能产生显著影响，并可能导致围术期液体超负荷、低血容量、急性肾损伤，这些都是导致围术期并发症和死亡率的主要原因。

利尿剂是在围术期经常使用的一类药物。在合并心血管疾病如高血压、慢性心衰以及肝肾疾病的患者，利尿剂常常用作术前长期治疗用药。而有时利尿剂也用作术中用药，通常是在神经外科、心脏、大血管、眼科以及泌尿外科手术中。因此熟悉利尿剂的分类、作用机制、副作用以及与麻醉药物的相互作用十分重要。

肾单位

每个肾是由近 1 百万个功能单位，即**肾单位**组成的。解剖结构上，一个肾单位是由至少带有 6 个特殊区域的弯曲小管组成。**肾小体**的近端由**肾小球**和**鲍曼囊（肾小囊）**构成，在肾小体中形成血液的超滤液，随后流经肾小管。在这一过程中，超滤液经过溶质的重吸收和分泌，其容量和成分发生改变，最终生成终尿排出体外。

肾单位分为**皮质**和**髓质**两部分（见下文），所有肾单位的肾小体部分均位于肾皮质。除了肾小球，肾单位的其他主要解剖和功能部分为：**近曲小管、Henle 袢（髓袢）、远端小管、集合管、球旁器**（图 30-1 和表 30-1）。

肾小体

每个肾小体包含一个肾小球，肾小球由一丛毛细血管组成，其突入至肾小囊内，为血液过滤提供了巨大的表面积。血液由一条入球小动脉流入，并由一条出球小动脉流出。肾小球的内皮细胞和肾小囊的上皮细胞之间仅隔一层融合的基底膜。肾小球内皮细胞间有相对较大的空隙（70 ～ 100 nm），而肾小囊上皮细胞紧密交错，细胞间仅存在较小的滤过缝隙（约 25 nm）。这两

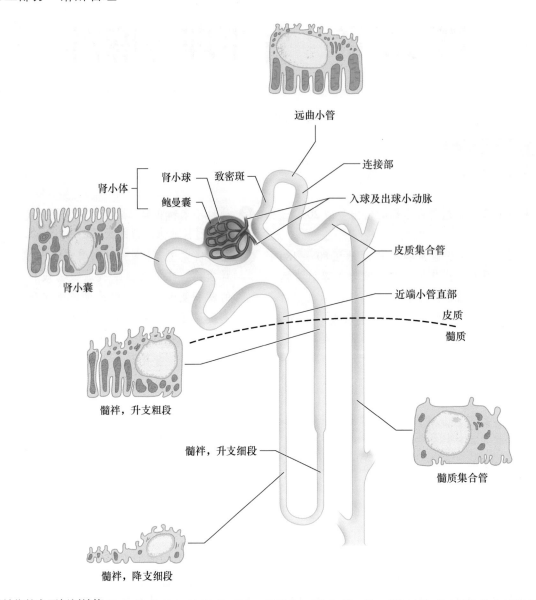

图 30-1 肾单位的主要解剖结构（Reproduced with permission from Ganong WF. Review of Medical Physiology. 24th ed. New York，NY：McGraw-Hill Education；2012.）

类细胞连同基底膜共同形成了一层有效的过滤屏障，防止细胞及大分子物质通过。该屏障有多个阴离子位点，使其为净负电荷，有助于阳离子的滤过。第三类细胞称为**肾小球内系膜细胞**，位于基底膜以及邻近毛细血管上皮细胞之间。该细胞具有收缩性，可调节肾小球血流量，且具有吞噬作用。肾小球系膜细胞对血管紧张素Ⅱ、血管加压素、去甲肾上腺素、组胺、内皮素、血栓素 A_2、白三烯（C_4 和 D_4）、前列腺素 F_2 以及血小板活化因子的反应性收缩会导致肾小球滤过率下降；而对心房钠尿肽（atrial natriuretic peptide，ANP）、前列腺素 E_2 以及多巴胺能激动剂的反应性舒张会使肾小球滤过率增加。

肾小球滤过压（约 60 mmHg）通常接近平均动脉压的 60%，且与血浆渗透压（大约 25 mmHg）和肾间质压（约 10 mmHg）所抗衡。入球和出球小动脉的压力均为决定肾小球滤过压的重要因素：滤过压与出球小动脉压力成正比，而与入球小动脉压力呈反比。当血液流过肾小球时约有将近 20% 的血浆滤入肾小囊。

近端小管

肾小囊内的超滤液通常有 65% ～ 75% 会在近端小管被等张重吸收（水和钠成比例）（图 30-2）。重吸收时，多数物质必须先穿越细胞膜的管腔侧（顶端），然后再穿过基底侧细胞膜进入肾间质，然后进入管周毛细血管。近端小管的主要功能是对 Na^+ 的重吸收。钠是通过近端小管基底侧细胞膜上的 Na^+-K^+-ATP 酶主动转运出近端小管细胞的（图 30-3）。这使得细胞内 Na^+ 浓度下降，因此小管液内 Na^+ 可随浓度梯度被动进入小管上皮细胞。血管紧张素Ⅱ和去甲肾上腺素可增强近端小管对 Na^+ 的重吸收。相反，多巴胺和非诺多泮通过激活 D_1- 受体降低近端小管对 Na^+ 的重吸收。

表 30-1　肾单位各部分的功能 [1]

节段	功能
肾小体（肾小球、肾小囊）	血液超滤
近端小管	重吸收 　钠 [2]、氯 　水 　碳酸盐 　葡萄糖、蛋白质、氨基酸 　钾、镁、钙 　磷酸盐 [3]、尿酸、尿素 分泌 　有机阳离子 　有机阴离子 合成氨
髓袢	重吸收 　钠、氯 　水 　钾、钙、镁 逆流倍增
远端小管	重吸收 　钠 [4]、氯 　水 　钾 　钙 [5] 　碳酸盐 分泌 　氢离子 [4] 　钾 [4] 　钙
集合管	重吸收 　钠 [4,6]、氯 　水 [6,7] 　钾 　碳酸盐 分泌 　钾 [4] 　氢离子 [4] 合成氨
球旁器	分泌肾素

[1] Adapted with permission from Rose BD. Clinical Physiology of Acid-Base and Electrolyte Disorders. 3rd ed. New York，NY：McGraw-Hill Education；1989.
[2] 部分经血管紧张素 II 增强。
[3] 被甲状旁腺素所抑制。
[4] 至少部分由醛固酮介导。
[5] 被甲状旁腺素增强。
[6] 被心房钠肽抑制。
[7] 抗利尿激素介导

钠的重吸收同时伴随着其他溶质的重吸收和 H^+ 的分泌（图 30-3）。特定的转运蛋白利用细胞膜内低钠浓度转运磷酸盐、葡萄糖和氨基酸。由于 Na^+-K^+-ATP 酶的作用（3 个 Na^+ 出细胞交换 2 个 K^+ 入细胞）使细胞内呈净正电荷丢失，因此其他阳离子得以重吸收（K^+、Ca^{2+}、Mg^{2+}）。因此肾小管上皮细胞基底侧细胞膜上的 Na^+-K^+-ATP 酶为多数溶质的重吸收提供了能量。管腔膜侧钠的重吸收伴随着 H^+ 的逆向转运（分泌），进而使得超滤液中 90% 的碳酸氢根离子得以重吸收（见图 50-3）。与其他溶质不同，Cl^- 可以通过相邻肾小管上皮细胞间的紧密连接，因此可以顺其浓度梯度而被被动重吸收。Cl^- 的主动重吸收是通过毛细血管侧细胞膜上的 K^+-Cl^- 协同转运蛋白同时将两种离子转运出细胞（图 30-3）。水分子主要是被动地沿着渗透压梯度转运出近端小管，同时，肾小管上皮细胞顶端有膜蛋白 aquaporin-1 构成的特殊水通道，协助水分子的转运。

近端小管能够分泌有机阳离子和有机阴离子。其他有机阳离子（如甲氧苄氨嘧啶和乙嘧啶）可以抑制肌酐分泌，导致血浆肌酐水平升高。有机阴离子如尿酸、酮酸、青霉素、头孢菌素、利尿剂、水杨酸和多数放射性显影剂的分泌机制也相同，可以互相竞争。由肾小球滤过的低分子蛋白质通常被近端小管被重吸收，进而在细胞内进行代谢。

髓袢

髓袢是由**降支**和**升支**组成，它们的作用是维持肾髓质间质高渗透压状态，也间接使集合管能够浓缩尿液。降支细段是近端小管的延续，从肾皮质下降到肾髓质；在肾髓质，降段向回折转并上升返回肾皮质形成升支。升支是由功能不同的升支细段、髓质升支粗段和皮质升支粗段组成（图 30-1）。**皮质**肾单位的髓袢部分相对较短，仅伸入浅部髓质，且常常无升支细段。**近髓**肾单位的肾小体位置靠近肾髓质，其髓袢部分深入肾髓质。皮质肾单位的数目远多于近髓肾单位，二者比值接近 7 : 1。

肾小囊内形成的超滤液仅有 25% ～ 30% 到达髓袢处，滤出的钠通常有 15% ～ 20% 在髓袢被重吸收。除了升支粗段和皮质段，溶质和水分子在髓袢其他部位的重吸收都是沿浓度和渗透压梯度被动吸收的。而在髓袢升支粗段，Na^+ 和 Cl^- 的重吸收远超过水分子，且 Na^+ 的重吸收直接与 K^+ 和 Cl^- 的重吸收偶联（图 30-4），因此小管液中的氯离子浓度就成为了限速因素。Na^+ 在此处的主动转运仍然依赖于毛细血管侧小管上皮细胞膜上的 Na^+-K^+-ATP 酶。

不同于降支和升支细段，升支粗段对水分子是不通透的；因此，髓袢外的小管液呈低渗（100 ～ 200 mOsm/L）状态而髓袢周围的肾间质则呈高渗状态，从而建立起**逆流倍增效应**，使得小管液和肾髓质间质随着深入髓质部位而渗透压越来越高（图 30-5）。尿液在肾髓质内浓缩并形成高渗状态。参与形成逆流倍增机制的结

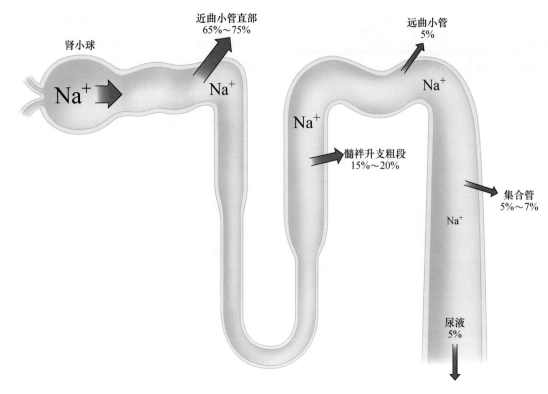

图 30-2 Na⁺在肾单位中的重吸收。数字代表在每一部位重吸收滤过钠的百分比（Reproduced with permission from Cogan MG. Fluid and Electrolytes：Physiology and Pathophysiology. New York，NY：Appleton & Lange；1991.）

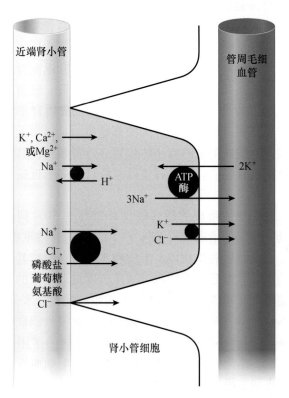

图 30-3 近端小管内溶质的重吸收。注意 Na⁺-K⁺-ATP 酶通过维持细胞内 Na⁺的低浓度来为大多数溶质的重吸收提供能量

构包括：髓袢、肾皮质及髓质集合管以及其各自周围的毛细血管（肾直小动脉）。

髓袢升支粗段也是钙和镁重吸收的重要部位，其

中甲状旁腺素可以增加此部位对钙的重吸收。

远端小管

远端小管接受来自髓袢的低渗液体，一般对小管液的成分影响轻微。不同于其他近端部分，远端肾单位的上皮细胞间连接十分紧密，对水及 Na⁺的通透性相对较差，因此可维持髓袢形成的渗透压梯度。钠在远曲小管中的重吸收仅占滤过钠总量的 5%，其转运所需的能量仍来源于小管细胞基底侧细胞膜上 Na⁺-K⁺-ATP 酶的作用，而在管腔侧的转运则依靠 Na⁺-Cl⁻转运体。远端小管中钠的重吸收与钠的转运成正比。远端小管也是甲状旁腺素和维生素 D 介导钙重吸收的主要部位。

远端小管的远端称为**连接部**，虽然此部位也参与激素介导的钙离子重吸收，但与远端小管近端不同的是，此部位还参与醛固酮介导的 Na⁺重吸收。

集合管

集合管可分为**皮质**和**髓质**两部分；它们共同完成滤过钠总量 5% ～ 7% 的重吸收任务。

A. 皮质集合管

这部分集合管由两类细胞组成：①**主细胞**，主要作用为分泌 K⁺并参与醛固酮介导的 Na⁺的重吸收；

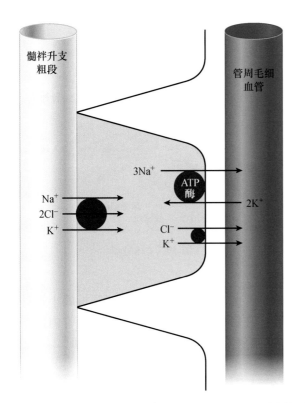

图 30-4 髓袢升支粗段中的 Na$^+$ 和 Cl$^-$ 的重吸收。管腔侧细胞膜上的载体蛋白只有当 4 个位点都被结合时才能启动转运，因此该转运过程的限速因素是小管液中的 Cl$^-$ 浓度

② **闰细胞**，负责酸碱平衡的调节。主细胞主要通过产电性泵重吸收 Na$^+$，因此为达电荷平衡该细胞须重吸收 Cl$^-$ 或分泌 K$^+$；当细胞内 K$^+$ 浓度升高时，更倾向

于分泌 K$^+$。醛固酮通过增加这部分肾小管管腔细胞膜上 K$^+$ 和 Na$^+$ 通道的开放而增强了这部分 Na$^+$-K$^+$-ATP 酶的活性；同时还增强了闰细胞管腔侧泌氢 ATP 酶的活性（图 30-6）。闰细胞在管腔侧还具有 K$^+$-H$^+$-ATP 酶，可重吸收 K$^+$ 并分泌 H$^+$；在机体碱中毒时还可以分泌碳酸盐。

B. 髓质集合管

髓质集合管经皮质向下延续，通过高渗的肾髓质，最终与其他肾单位的集合管汇合形成肾唯一的输尿管。此部位的集合管是抗利尿激素（antidiuretic hormone，ADH），也称作血管加压素或精氨酸垂体后叶加压素（arginine vasopressin，AVP）的主要作用部位。血管加压素刺激此处细胞膜水通道蛋白 aquaporin-2 的表达，管腔侧细胞膜对水分子的通透性完全依赖于血管加压素（见第 49 章）。脱水情况下血管加压素分泌增加，管腔侧细胞膜对水的通透性增强，因此水分子顺渗透压梯度出髓质集合管液，最终形成浓缩尿液（达 1400 mOsm/L）。相反的，液体充足的情况下血管加压素的分泌受抑制，集合管内小管液流经肾髓质时成分几乎不变，保持低渗状态（100 ~ 200 mOsm/L）。髓质集合管还负责酸化尿液，其分泌的 H$^+$ 是以可滴定酸（磷酸）和铵离子的形式分泌的（见第 50 章）。

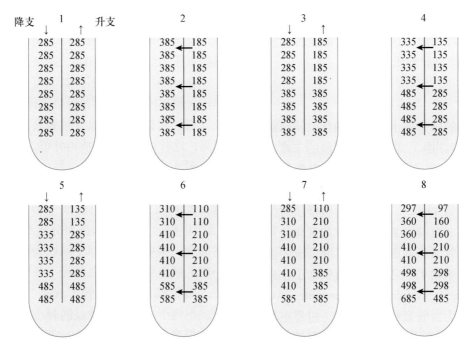

图 30-5 逆流倍增机制。此机制依赖于降支和升支之间不同的通透性和转运特性：降支和升支细段对 H$_2$O、Na$^+$、Cl$^-$ 和尿素通透，髓袢升支粗段可主动重吸收 Na$^+$ 和 Cl$^-$ 而对 H$_2$O 和尿素不通透；因而产生渗透压梯度。此图描述了从"零点时刻"起在降支和升支之间逐渐形成 200 mOsm/kg 的梯度。注意随着尿液流动时，渗透压梯度没有改变，但在髓袢底部渗透压逐渐上升（Reproduced with permission from Pitts RF. Physiology of the Kidney and Body Fluids. 3rd ed. Philadelphia，PA：Year Book；1974.）

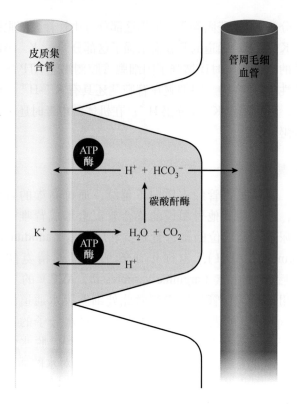

图 30-6　皮质集合管中 H^+ 的分泌，以及 K^+ 和碳酸盐的重吸收

C. 集合管在维持肾髓质高渗透压中的作用

肾髓质高渗状态的形成一半是由皮质和髓质集合管对尿素通透性的差异造成的。皮质集合管对于尿素分子完全通透，而髓质集合管正常状态下对尿素分子不通透。血管加压素使最内侧的髓质集合管对尿素分子更加通透。当机体分泌血管加压素时，由于水分子出集合管，尿素高度浓缩。尿素可以扩散至肾髓质的间质深部，因此可维持肾髓质高渗。

球旁器

每个肾单位内的球旁器由入球小动脉的特殊部分（血管壁内含有球旁细胞）、髓袢升支粗段的末端以及**致密斑**组成（图 30-7）。球旁细胞含有肾素酶并受交感神经系统支配。肾素的释放取决于 β_1 肾上腺素受体的交感激活（见第 49 章）、入球小动脉壁压力的变化以及流经致密斑的血液中氯化物浓度的变化。肾素释放入血后催化血管紧张素原（一种由肝合成的蛋白质）转化为血管紧张素 I。之后血管紧张素 I 在血管紧张素转化酶（angiotensin-converting enzyme，ACE）的作用下迅速转化为血管紧张素 II，这一过程主要发生在肺部。血管紧张素 II 在调节血压（见第 15 章）及醛固酮的分泌（见第 49 章）方面起着重要作用。近端小管细胞也含有 ACE 及血管紧张素 II 受体。此

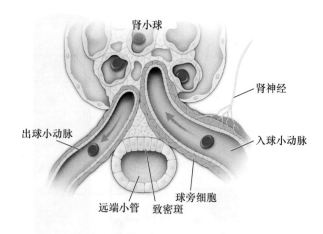

图 30-7　球旁器

外肾内形成的血管紧张素 II 可以增强近端小管对钠的重吸收。在肾外的一些组织和器官如血管内皮、肾上腺和大脑也可以产生肾素和血管紧张素 II。

肾循环

肾功能与肾血流量（renal blood flow，RBF）关系密切。事实上，肾是唯一一个氧耗取决于血流量的器官，而在其他器官则情况相反。流经双肾的血流量通常占全部心输出量的 20% ～ 25%。其中将近 80% 的 RBF 流入皮质肾单位，仅有 10% ～ 15% 流入近髓质肾单位。肾皮质血流量相对较大，但主要完成滤过功能，因此需氧量小，氧分压约 50 mmHg。相反，肾髓质由于需完成溶质重吸收而保持高代谢活性，且需要低血流量来维持其高渗透梯度。髓质局部组织氧压力约为 15 mmHg，对缺血更为敏感。

在一些特殊情况下，RBF 可由髓袢较短的皮质肾单位向髓袢较长的近髓肾单位进行重新分布：如交感神经兴奋、儿茶酚胺和血管紧张素 II 水平升高以及心力衰竭；此时肾血流向髓质再分布，可能会引起钠潴留。

对大多数个体而言，每个肾的血供均来自主动脉发出的单支肾动脉。肾动脉在肾盂处分为**叶间动脉**，然后在肾皮质和髓质交界处延续为**弓形动脉**（图 30-8）。弓形动脉进而分支形成小叶间动脉，最终形成一条单一的入球小动脉为各个肾单位供血。肾小球毛细血管丛内的血液经一条单一的出球小动脉引流，沿着临近的肾小管形成第二级**管周**毛细血管系统。不同于主要参与滤过的肾小球毛细血管系统，管周毛细血管系统主要参与"重吸收"。第二级毛细血管内的血液由各级静脉引流最终汇合入肾静脉进而流入下腔静脉。

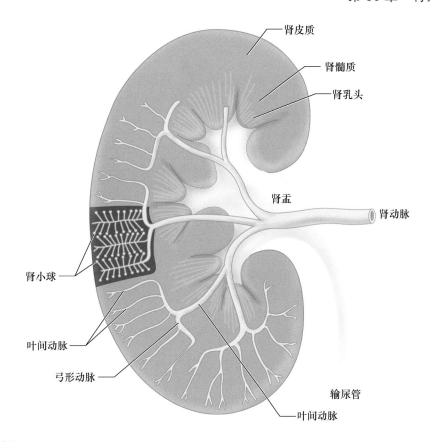

肾皮质

肾髓质

肾乳头

肾盂

肾动脉

肾小球

叶间动脉

弓形动脉

输尿管

叶间动脉

图 30-8　肾循环（Reproduced with permission from Leaf A，Cotran RS. Renal Pathophysiology. New York，NY：Oxford University Press；1976.）

肾血流和肾小球滤过率

清除率

清除率通常用于计算 RBF 以及肾小球滤过率（glomerular filtration rate，GFR）。肾对某一物质的清除率是指在单位时间内（通常为每分钟）这种物质被完全排出体外所需的血液容量。

肾血流

肾血浆流量（renal plasma flow，RPF）常通过 p-氨基马尿酸（p-aminohippurate，PAH）的清除率计算。PAH 在低血浆浓度时被认为可以通过滤过及分泌作用而在一次循环内被肾完全清除。因此

$$RPF = PAH\ 清除率 = \left(\frac{[PAH]_U}{[PAH]_P} \right) \times 尿流率$$

其中［PAH］$_U$ 为尿液中 PAH 浓度，［PAH］$_P$ 为血浆中 PAH 浓度。

如果已知血细胞比容（使用小数计算），则：

$$RBF = \frac{RPF}{(1-HCT)}$$

RPF 和 RBF 正常分别为 660 ml/min 和 1200 ml/min。

肾小球滤过率

肾小球滤过率是指单位时间内由肾小球滤过后进入肾小囊的超滤液容积，正常约为 RPF 的 20%。菊粉是一种可以完全被肾小球滤过且不被肾小管分泌和重吸收的多聚果糖，因此其清除率可准确估算 GFR。正常男性 GFR 大约为 120±25 ml/min，女性 GFR 大约为 95±20 ml/min。虽然使用肌酐计算 GFR 不如使用菊粉准确，但是肌酐清除率更实用。由于正常情况下肌酐可被肾小管少量分泌，因此用肌酐清除率估算的 GFR 会比实际值偏大（见第 30 章）。肌酐是磷酸肌酸在肌肉中的分解产物。肌酐清除率计算方法如下：

$$肌酐清除率 = \frac{([肌酐]_U \times 尿流率)}{[肌酐]_P}$$

其中，［肌酐］$_U$ 为尿液中肌酐浓度，［肌酐］$_P$ 为血浆中肌酐浓度。

GFR 与 RPF 的比值被称为滤过分数（filtration fraction，FF），正常值为 20%。GFR 依赖于入球和出球小动脉的相对张力（如前所述）。入球小动脉舒张或出球小动脉收缩即使当 RPF 下降时也可使 FF 增加

而 GFR 保持不变，而入球小动脉的舒缩在一定血压变化范围内可维持 GRF 相对恒定。

调节机制

　　肾血流量调节是由多种调节机制共同参与的复杂过程，其中包括自身调节、管球平衡、激素以及神经体液对肾和循环血压的影响（图 30-9）。

A. 自身调节

② RBF 的自身调节通常在平均动脉血压 80 ~ 180 mmHg 的范围内发挥作用，其机制为入球小动脉平滑肌对血压变化的固有反应。在该血压变化范围内，入球小动脉的舒缩反应可维持 RBF 及 GFR 在一个相对恒定的水平。当机体血压超出自身调节的范围时，RBF 依赖于血压变化，当平均动脉压小于 40 ~ 50 mmHg 时，肾小球停止滤过。

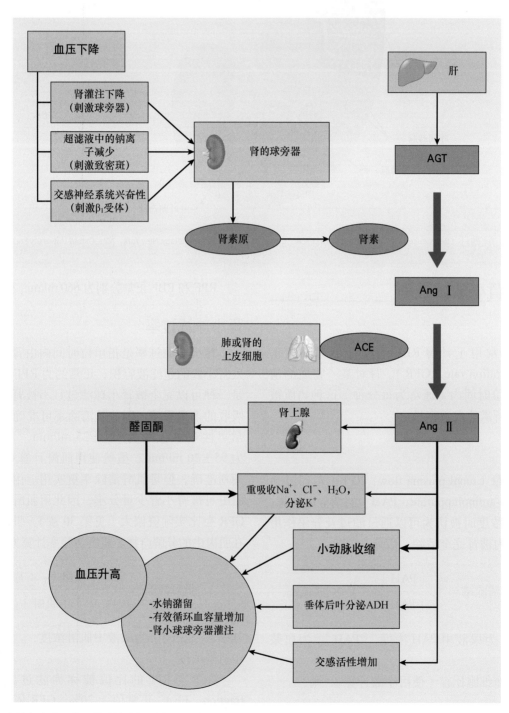

图 30-9　肾素-血管紧张素-醛固酮系统在调节血压和液体平衡中的作用。AGT，血管紧张素原；Ang Ⅰ，血管紧张素 - Ⅰ；Ang Ⅱ，血管紧张素 Ⅱ；ACE，血管紧张素转换酶［Reproduced with permission from Rastogi A，Arman F，Alipourfetrati S. New agents in treatment of hyperkalemia：An opportunity to optimize use of RAAS inhibitors for blood pressure control and organ protection in patients with chronic kidney disease. Curr Hypertens Rep. 2016 Jul；18（7）：55.］

B. 管球平衡及反馈

当灌注压在较大范围内变化时，**管球反馈**在维持正常 GFR 方面发挥着重要作用。肾小管流量增加可以引起 GFR 减低；反之肾小管流量减少引起 GFR 增加。尽管目前管球平衡的机制尚不明确，但可能与致密斑介导的入球小动脉压力和肾小球毛细血管通透性反射性变化有关；同时血管紧张素 II 也可能参与此机制。血容量增加引发的腺苷局部释放可抑制肾素的释放并使入球小动脉扩张。

C. 激素调节

入球小动脉压力的降低、神经交感系统活性增加、远端小管钠离子减少均可以刺激肾素原（肾素的前体）和肾素的释放，导致血管紧张素 II 的生成，从而引发全身性动脉收缩进而减少 RBF。入球及出球小动脉同时收缩，但由于出球小动脉直径小于入球小动脉，故阻力相对较大，因此可维持 GFR 相对恒定；极高水平的血管紧张素 II 可使入球及出球小动脉都收缩，从而使得 GFR 明显下降。肾上腺素和去甲肾上腺素对入球小动脉产生直接性、优先性的收缩作用，但通常并没有导致 GFR 明显下降，因为这些药物同时会增加肾素的释放和血管紧张素 II 的合成。当醛固酮或儿茶酚胺类激素分泌增加时，维持相对恒定 GFR 的机制似乎有一部分是血管紧张素介导的前列腺素合成作用，因为此作用可被前列腺素合成抑制剂如非甾体类抗炎药（nonsteroidal antiinflammatory drugs，NSAIDs）所阻断。肾可以合成具有血管扩张效应的前列腺素（PGD_2、PGE_2 及 PGI_2），在体循环低血压和肾缺血期间是对肾的一种重要的保护机制。

心房钠尿肽（atrial natriuetic protein，ANP）为心房扩张时心肌细胞反应性释放的激素，可直接扩张血管平滑肌并对抗去甲肾上腺素和血管紧张素 II 缩血管作用。ANP 优先扩张入球小动脉、收缩出球小动脉并松弛肾小球系膜细胞，从而有效增加 GFR（见第 49 章）。ANP 同时抑制肾素的释放及血管紧张素介导的醛固酮的分泌，进而对抗醛固酮对远端小管和集合管的作用。

D. 神经和旁分泌调节

脊髓 T4 ～ L1 节段发出的交感神经经过腹腔和肾丛到达肾，并支配球旁器（β_1）及肾血管（α_1）。此种神经支配与交感介导的 RBF 减少有关（见下文）。α_1- 肾上腺能受体增加近端小管对钠的重吸收，而 α_2 受体减少钠的重吸收从而促进水分子的排出。多巴胺和非诺多泮通过激活 D_1 受体扩张入球及出球小动脉，其中非诺多泮为选择性 D_1 受体激活剂。

尽管它们通常被认为在儿茶酚胺输注时有肾保护作用，但目前还缺乏临床证据。激活交感神经节后神经元突触前的 D_2 受体也可通过抑制去甲肾上腺素的分泌（负反馈）来舒张肾小动脉。循环中的左旋多巴在近端小管细胞内被合成为多巴胺，多巴胺释放入肾小管后与此处多巴胺受体结合从而减少近端小管对 Na^+ 的重吸收。

麻醉和手术对肾功能的影响

急性肾损伤（acute kidney injury，AKI）是围术期常见但易被忽视的问题之一，在住院患者中的发生率为 1%～ 5%，是患者住院时间、并发症、死亡率和医疗费用增加的重要原因。任何肾疾病均可继发 AKI 以及肾衰竭（表 30-2）。围术期 AKI 的主要风险因素包括术前存在的肾损害、糖尿病、心血管疾病、低血容量和老年患者使用潜在的肾毒性药物。表 30-3 中列出了行普外科手术患者 AKI 术前预测因子的风险指数。

通过临床研究证实麻醉药物对肾功能的影响复杂而且困难。但目前可得出以下结论：

1. 椎管内麻醉和全身麻醉期间，RBF、GFR、尿量和尿钠排泄均发生可逆性降低。

2. 这些变化在椎管内麻醉期间通常不甚明显。

3. 多数变化是间接反应，并且受手术和麻醉期间自主反应和激素反应调节。

4. 在血容量充足和血压正常的情况下几乎不会发生 AKI。

5. 尚无证据表明目前使用的吸入麻醉药能够在人体引起 AKI。但已有研究报道在低流量吸入七氟烷时，其降解产物化合物 A 对实验动物有肾毒性。

间接影响

心血管效应

大部分吸入和静脉麻醉药均会产生浓度依赖性的心脏抑制和血管扩张效应，导致血压降低。蛛网膜下腔阻滞和硬膜外阻滞根据交感神经阻滞的节段不同，也可能由于交感神经张力降低导致心输出量降低，继而降低血压。这会引起静脉容量血管增加、血管阻力降低、心率减慢、心肌收缩力下降和心输出量降低。当血压降至自身调节低限时，RBF、GFR、尿量和排钠降低，给予升压药和静脉输液可逆转上述情况。

神经效应

围术期焦虑、疼痛、浅麻醉和手术应激均可引起

表 30-2　继发于内源性肾疾病的 AKI 的原因[1]

血管性因素	肾实质因素
血流动力学因素	**肾小球疾病**
急性肾衰竭（如老年患者和服用 NSAIDs 药物者）	急进性肾小球肾炎（系统性血管炎、Goodpasture 病、系统
造影剂诱发（肾血管收缩和严重钠潴留）	性红斑狼疮和其他肾小球肾炎）
肝肾综合征	溶血性尿毒症综合征
肝硬化（肾血管收缩和钠潴留）	冷球蛋白血症
肾灌注和肾自身调节功能受损	**恶性高血压**
服用 ACEI、NSAIDs 合并动脉粥样硬化性肾血管疾病或低	未治疗的原发性高血压
血容量	慢性肾小球肾炎
腹腔间隔室综合征	**急性肾小管坏死**
术后腹腔探查	手术（普外、心脏、血管）
张力性腹水	产科并发症
动脉粥样硬化栓塞（"胆固醇栓塞"）	脓毒症
血管造影	急性心力衰竭
抗凝	烧伤
溶栓	**横纹肌溶解**
肾栓塞	挤压后损伤
心内膜炎	药物过量
心内血栓	癫痫状态
肾静脉血栓形成	**近端肾小管细胞渗透性破坏**
恶性肿瘤	静脉注射含蔗糖的免疫球蛋白溶液
已存的肾炎综合征	**急性肾盂肾炎**
	感染（如糖尿病患者和由肾乳头坏死所致部分梗阻）
	骨髓瘤
	管型肾病
	轻链沉积病
	淀粉样变性
	脓毒症
	间质性肾病
	药物所致（氨基糖苷类、两性霉素及其他药物）
	急性间质性肾炎
	尿酸盐肾病
	急性白血病或淋巴瘤行化疗
	高钙血症
	结节病
	乳碱综合征

[1] Data from Armitage AJ，Tomson C. Acute renal failure. Medicine. 2003 June 1；31（6）：43-48

交感神经活性增加，进而引起肾血管阻力增加，同时激活激素系统，降低 RBF、GFR 和尿量。

内分泌效应

全身麻醉或镇静期间的内分泌改变是机体对于应激的反应，诸如焦虑、疼痛、手术刺激、循环抑制、低氧血症、酸中毒和低体温等均可诱发应激反应。常可出现肾上腺素、去甲肾上腺素、肾素、血管紧张素 Ⅱ、醛固酮、ADH、促肾上腺皮质激素和皮质醇水平增加。儿茶酚胺、ADH 和血管紧张素 Ⅱ 通过收缩肾动脉降低肾血流量。醛固酮增加肾远端小管和集合管对 Na$^+$ 的重吸收，导致钠潴留和细胞外液容量增加。非渗透压性 ADH 释放亦引起水潴留，可能导致低钠血症。**❻** 外科手术和麻醉引起的内分泌反应是导致很多患者术后发生一过性液体潴留的原因之一。

麻醉药物的直接影响

与上述麻醉药物间接效应的影响相比，麻醉药物对肾功能的直接影响不甚明显。

吸入麻醉药

氟烷、七氟烷、地氟烷及异氟烷可降低肾血管阻力。**❼** 如前所述，动物研究显示七氟烷的裂解产物复合物 A 可导致肾损伤。在低流量通气时该物质在呼吸环路内的蓄积更为显著。但是目前临床研究尚未发现七氟烷吸入麻醉导致人发生显著的肾损伤。即便如此，一些权威组织仍推荐使用七氟烷麻醉时新鲜气流量要至少为 2 L/min，以防止上述问题的发生，尤其是在麻醉实验大鼠时。

表 30-3　普外科手术患者发生急性肾损伤风险指数[1-2]

危险因素
● 年龄 ≥ 56 岁
● 男性
● 急性充血性心力衰竭
● 腹水
● 高血压
● 急诊手术
● 腹腔内手术
● 轻到中度肾功能不全[3]
● 口服或注射胰岛素治疗糖尿病

[1] Reproduced with permission from Kheterpal S, Tremper KK, Heung M, et al. Development and validation of an acute kidney injury risk index for patients undergoing general surgery. Results from a national data set. Anesthesiology. 2009 Mar；110（3）：505-515.

[2] 风险指数分级根据患者合并的危险因素数量分级：Ⅰ级（0～2个危险因素）；Ⅱ级（3个危险因素）；Ⅲ级（4个危险因素）；Ⅳ级（5个危险因素）；Ⅴ级（≥6个危险因素）。

[3] 术前血清肌酐 > 1.2 mg/dl

表 30-4　急性肾损伤相关的药物和毒物[1]

损伤类型	药物或毒物
肾灌注降低	NAISDs、血管紧张素转化酶抑制剂、放射性造影剂、两性霉素 B、环孢素、他克莫司
直接损伤肾小管	氨基糖苷类、放射性造影剂、两性霉素 B、甲氨蝶呤、顺铂、膦甲酸、喷他脒、重金属、肌红蛋白、血红蛋白、静脉用免疫球蛋白、HIV 蛋白酶抑制剂
肾小管阻塞	放射性造影剂、甲氨蝶呤、阿昔洛韦、磺胺类、乙二醇、尿酸、可卡因、洛伐他汀
免疫性炎症	青霉素、头孢菌素、别嘌呤醇、NSAIDs、磺胺类、利尿剂、利福平、环丙沙星、西咪替丁、质子泵抑制剂、四环素、苯妥英

[1] Reproduced with permission from Anderson RJ, Barry DW. Clinical and laboratory diagnosis of acute renal failure. Best Pract Res Clin Anaesthesioll. 2004 Mar；18（1）：1-20

静脉麻醉药

单独使用阿片类药物或丙泊酚，对肾功能影响很小。氯胺酮对肾功能影响亦小，相比其他麻醉药物，其在失血性低血容量期间对肾功能可能有保护作用。α 肾上腺素受体阻断剂可抑制儿茶酚胺引起的 RBF 再分布。抗多巴胺能活性的药物，如甲氧氯普胺、吩噻嗪类和氟哌利多，可能抑制肾对多巴胺的反应。对于体内血管紧张素 Ⅱ 和去甲肾上腺素水平较高的患者，具有抑制前列腺素合成作用的 NSAIDs 药（如酮咯酸）可抑制肾生成扩张血管的前列腺素。在此情况下，前列腺素合成降低可能会促进 AKI 的发生。血管紧张素转换酶抑制剂可阻断血管紧张素 Ⅱ 的保护效应，在麻醉期间可能会引起 GFR 下降。静脉输液对肾功能的影响见第 31 章。

其他药物

围术期使用的诸多药物，包括造影剂，均会对肾功能产生不良影响，尤其对已存在肾功能不全的患者（表 30-4）。损伤机制包括血管收缩、直接损伤肾小管、药物引起的免疫和炎性反应以及肾微血管或肾小管阻塞。造影剂可能是急诊治疗中引起 AKI 最常见的原因。研究已经证实 N- 乙酰半胱氨酸（每 12 h 口服 600 mg，共 4 次，给予造影剂前开始服用）预处理联合静脉补液，可以降低术前伴有肾功能不全患者因使用造影剂导致 AKI 的风险。N- 乙酰半胱氨酸的肾保护作用可能是由于其可清除自由基及减少产生巯基的物质。除了对给予造影剂患者具有一定肾保护作用外，N- 乙酰半胱氨酸的肾保护作用尚未得到证实。此外，非诺多泮、甘露醇、袢利尿剂和低剂量多巴胺对

于维持肾功能或避免 AKI 发生没有帮助。

手术的直接影响

❽ 除了手术相关的神经内分泌反应引起的生理改变，手术操作也可以明显改变肾生理。腹腔镜手术中的气腹会造成与腹腔间隔室综合征类似的状态。腹腔内压力增加常导致少尿或无尿，与气腹压力呈正比。相关机制包括肾静脉和腔静脉受压、肾实质受压、心输出量减低以及血浆肾素、醛固酮和 ADH 水平增加。一些并存疾病也可导致腹腔间隔室综合征，并可通过上述相同机制对肾功能产生不利影响（表 30-5，见第 31 和 39 章）。

其他可对肾功能造成损害并增加 AKI 风险的手术操作包括心肺转流术（见第 22 章）、主动脉阻断（见第 22 章）和临近肾动脉剥离（见第 32 章）。神经外科手术对 ADH 生理的潜在影响在第 27 章和第 49 章中加以讨论。

利尿剂

利尿剂通过降低 Na$^+$ 和水的重吸收增加尿量。利尿剂依据其不同的作用机制来进行分类，但很多利尿剂通过多种机制发挥作用，因此该分类方式仍存在缺陷。下面仅叙述利尿剂的主要作用机制。

多数利尿剂作用于肾小管管腔侧细胞膜。利尿剂的蛋白结合率都很高，只有少量游离药物可以滤过进入肾小管，因此大多数利尿剂必须分泌到近端小管（通过有机阴离子泵）才能发挥作用。肾功能减退患者由于将药物转运至肾小管的功能受损，会对利尿

表 30-5　腹内高压和腹腔间隔室综合征的危险因素 [1, 2]

腹壁顺应性下降
　　急性呼吸衰竭，尤其是机械通气时平均气道压过高（如过高的呼气末正压）
　　一期腹壁筋膜闭合或缝合过紧
　　重大的创伤 / 烧伤
　　俯卧位或者头高 > 30°
　　高 BMI，向心性肥胖
　　腹壁水肿
内脏腔内容物增多
　　胃瘫
　　肠梗阻
　　假性结肠梗阻
　　肠道阻塞
腹腔内容物增多
　　腹腔出血 / 气腹
　　腹水（任何机制引起的）
　　实质性占位（比如：恶性肿瘤）
　　腹腔脓肿或其他感染
　　腹膜透析
液体复苏和毛细血管渗漏
　　酸中毒（pH < 7.2）
　　低血压
　　低体温（核心温度 < 33°）
　　大量输血（24 h 之内输血大于 10 u）
　　凝血功能障碍（INR > 1.5，PLT < 55 000，PTT > 2 倍正常值）
　　大量液体复苏（ > 5 L/24 h）
　　胰腺炎
　　少尿
　　脓毒症
　　损伤控制开腹手术

[1] Reproduced with permission from Patel DM，Connor Jr.，MJ. Intra-abdominal hypertension and abdominal compartment syndrome：An underappreciated cause of acute kidney injury. Adv Chronic Kidney Dis. 2016 May；23（3）：160-166.

[2] BMI，体重指数；INR，国际标准化比值；PTT，部分凝血酶原时间

产生抵抗。

渗透性利尿剂（甘露醇）

　　具有渗透活性的利尿剂自肾小球滤过，在近端小管不被重吸收或极少重吸收。渗透性利尿剂在近端小管内限制水的被动重吸收，通常情况下水被动重吸收伴随钠的主动重吸收。尽管渗透性利尿剂的主要作用是增加水的排出，但在大剂量时亦可增加电解质的排出，也可以通过相同机制抑制水和溶质在髓袢的重吸收。

　　甘露醇是最为常用的渗透性利尿剂，其为六碳糖结构。除了利尿作用外，甘露醇还可以增加 RBF。RBF 增加可以破坏肾髓质渗透压梯度差并妨碍肾的浓缩功能。甘露醇可促进肾合成具有血管扩张作用的前列腺素，还可能清除自由基。

临床应用

A. 预防高危患者 AKI

　　许多临床医师一直用甘露醇保护肾，有时也使用甘露醇将少尿型急性肾衰竭转变为非少尿型肾衰竭，以降低并发症和死亡率。但尚无证据表明甘露醇与单独纠正低血容量、维持充足肾灌注相比，更加具有肾保护、减轻 AKI 的严重程度以及降低 AKI 相关并发症和死亡率的作用。此外，大剂量甘露醇可有肾毒性，尤其是对于肾功能不全的患者。

B. 急性少尿的评估

　　在低血容量的情况下，甘露醇可以增加尿量，但是并存严重肾小球或肾小管损伤时其利尿效果甚微。但是急性少尿初始评估的最佳方法是纠正低血容量、改善心输出量和肾灌注。

C. 快速降低颅内压和减轻脑水肿

　　见第 27 章。

D. 快速降低围术期眼压

　　见第 36 章。

静脉用药剂量

　　静脉滴注甘露醇用量为 0.25 ～ 1 g/kg 理想体重。

副作用

　　甘露醇溶液为高渗性，可快速增加血浆和细胞外液渗透压。水从细胞内向细胞外快速转运引起血管内容量短暂增加，对于心脏功能储备有限的患者可加重心脏失代偿和肺水肿。一过性的低钠血症和血红蛋白浓度降低亦很常见，是由于水向细胞外快速转移引起急性血液稀释导致的；也可能出现血浆钾浓度一过性轻度增加。值得注意的是，静脉滴注甘露醇后最初的低钠血症并不代表血浆低渗透压，而是反映了甘露醇的存在（见第 49 章）。如果给予甘露醇利尿后未能及时补充丢失的液体和电解质，可导致低血容量、低钾血症和高钠血症。高钠血症主要是因为水丢失过多导致钠过量。如上所述，大剂量甘露醇具有肾毒性，尤其对于肾功能不全的患者。

袢利尿剂

　　袢利尿剂包括呋塞米（速尿）、布美他尼、依他尼酸和托拉塞米。所有的袢利尿剂均可抑制髓袢升支

粗段 Na^+ 和 Cl^- 重吸收。在此位置 Na^+ 重吸收需要占据管腔膜载体蛋白 Na^+-K^+-$2Cl^-$ 的全部四个位点。袢利尿剂与 Cl^- 竞争载体蛋白的结合位点（见图 30-4）。当其发挥最大效应时，可使滤过的 Na^+ 的排出增加 15% ~ 20%，肾的浓缩和稀释功能均受损。远端肾单位处聚集大量 Na^+ 和 Cl^-，超出了其有限的重吸收能力。应用袢利尿剂后产生的尿液为低渗尿，原因是尿液流速加快使低渗尿液无法与高渗髓质达到渗透压平衡，以及妨碍了 ADH 对集合管的作用。袢利尿剂与噻嗪类利尿剂（尤其是美托拉宗）联合使用时尿量显著增加。

袢利尿剂亦会增加钙和镁的排出。依他尼酸是唯一一个非磺胺衍生物的袢利尿剂，因此对于磺胺类药物过敏的患者可以考虑使用。托拉塞米除具有利尿作用外，还可能有抗高血压的作用。

临床应用

A. 水肿（钠超载）

包括心力衰竭、肝硬化、肾病综合征和肾功能不全。静脉给予袢利尿剂时可快速逆转心肺液体过负荷所产生的临床症状。

B. 高血压

袢利尿剂可用作辅助降压药物，尤其是单独使用噻嗪类利尿剂降压效果不佳时（见下文）。

C. 急性少尿评估

急性少尿最佳的初期治疗方法为纠正低血容量、改善心输出量和肾灌注。

D. 少尿型肾衰竭转变为非少尿型肾衰竭

与甘露醇相似，许多临床医师应用袢利尿剂进行肾保护，以及将少尿型肾衰竭转变为非少尿型肾衰竭。但目前尚未证实袢利尿剂与单独纠正低血容量、维持充足肾灌注相比，更加具有肾保护、减轻 AKI 的严重程度以及降低 AKI 相关并发症和死亡率的作用。

E. 治疗高钙血症

见第 49 章。

F. 快速纠正低钠血症

见第 49 章。

静脉用药剂量

静脉注射剂量：呋塞米 10 ~ 100 mg；布美他尼 0.5 ~ 1 mg；依他尼酸 50 ~ 100 mg；托拉塞米 10 ~ 100 mg。

副作用

Na^+ 向远端小管和集合管转运增加使该部位 K^+ 和 H^+ 的排泄增加，可引起低钾血症和代谢性碱中毒。Na^+ 明显丢失也可导致低血容量和肾前性氮质血症，继发性醛固酮增多常加重低钾血症和代谢性碱中毒。袢利尿剂引起的 Ca^{2+} 和 Mg^{2+} 丢失可导致低钙血症和（或）低镁血症。尿钙过多可能会引起尿路结石。高尿酸血症可能是由于尿酸盐重吸收增多以及近端小管尿酸排出受到竞争性抑制所致。有报道袢利尿剂引起可逆性和不可逆性听力丧失，尤其是呋塞米和依地尼酸。

噻嗪类和噻嗪样利尿剂

这类利尿剂包括噻嗪类利尿剂和噻嗪样利尿剂。噻嗪类利尿剂包含一个苯并噻二嗪分子结构，噻嗪样利尿剂有类似的利尿作用但无苯并噻二嗪结构，包括氯噻酮（泰利通）、喹乙宗、美托拉宗（沙洛索林）和吲达帕胺。该类利尿剂作用于肾远端小管（包括连接段），抑制该部位钠的重吸收，削弱肾的稀释功能但不影响其浓缩能力。噻嗪类利尿剂与位于管腔膜的 Na^+-Cl^- 载体蛋白竞争 Cl^-。单独应用此类药物时，Na^+ 排泄增加仅占肾小球滤过的 3% ~ 5%，因为集合管内 Na^+ 的重吸收代偿性增加。此类利尿剂在近端小管处还具有碳酸酐酶抑制活性，但通常被髓袢 Na^+ 重吸收所掩盖，当其与袢利尿剂合用时常表现为明显的利尿作用。此类利尿剂可增强肾远端小管对 Ca^{2+} 的重吸收。吲达帕胺具有血管扩张作用，是此类利尿剂中唯一一个具有明显肝排泄的药物。

临床应用

A. 高血压

噻嗪类和噻嗪样利尿剂常作为治疗高血压的一线药物（见第 21 章），而且已经证实其可以改善高血压患者的远期预后。

B. 水肿（钠超载）

可用于治疗轻、中度钠超载导致的轻、中度水肿和充血性心力衰竭。

C. 尿钙增多症

噻嗪类和噻嗪样利尿剂常用于降低含钙肾结石患者的钙排泄。

D. 肾性尿崩症

此类利尿剂治疗肾性尿崩症主要通过减弱肾稀释能力和增加尿液渗透性来发挥作用（见第 49 章）。

静脉用药剂量

此类药物只能口服给药。

副作用

尽管噻嗪类和噻嗪样利尿剂向集合管输送 Na^+ 的能力较袢利尿剂低，但 Na^+ 排出的增加足以使 K^+ 排出增加，常导致低钾血症。也可出现 H^+ 排出增加，导致代谢性碱中毒。肾稀释能力受损可引起低钠血症，亦可能出现高尿酸血症、高血糖、高钙血症和高脂血症。

保钾利尿剂

该类药物利尿效果较弱，特点是不增加 K^+ 排泄。保钾利尿剂可抑制集合管重吸收 Na^+，Na^+ 排泄最多为滤出 Na^+ 的 1% ~ 2%。由于其具有保钾效应，常与作用较强的利尿剂联合使用。

1. 醛固酮拮抗剂（螺内酯和依普利酮）

螺内酯（安体舒通）和依普利酮是集合管处醛固酮受体的直接拮抗剂，可抑制醛固酮介导的 Na^+ 重吸收和 K^+ 排出。上述两种药物均被证实可提高慢性心力衰竭患者的存活率。

临床应用

该类药物可作为辅助用药治疗继发性醛固酮增多症造成的难治性水肿（见第 49 章）。螺内酯用于治疗晚期肝病引起的腹水尤其有效。伊普利酮通常用于慢性心力衰竭的治疗，可改善预后。

静脉用药剂量

此类药物只能口服给药。

副作用

当患者 K^+ 摄入过多、肾功能不全、使用 β 受体阻滞剂或 ACEI 类药物治疗时，此类利尿剂可引起高钾血症。亦可导致代谢性酸中毒。醛固酮可引起男性乳腺发育和引起性功能障碍，依普利酮没有此副作用。

2. 非竞争性保钾利尿剂

氨苯蝶啶和阿米洛利不依赖于醛固酮活性，而是通过减少集合管管腔膜处钠通道开放数目抑制 Na^+ 重吸收和 K^+ 分泌。阿米洛利亦可能抑制集合管 Na^+-K^+-ATP 酶活性。

临床应用

对于高血压患者，该类药物常与噻嗪类或相似的利尿剂联用，以降低由于其他药物所致低钾血症。可辅助强效袢利尿剂治疗伴有明显钾消耗的充血性心力衰竭患者。此类药物只能口服给药。

副作用

与螺内酯类似，氨苯蝶啶和阿米洛利可引起高钾血症和代谢性酸中毒（见上文）。亦可引起恶心、呕吐和腹泻。阿米洛利的副作用较少，偶见感觉异常、抑郁、肌无力和肌肉痉挛。氨苯蝶啶在极少数情况下可导致肾结石，且有潜在的肾毒性，尤其与非甾体抗炎药合用时。

碳酸酐酶抑制剂

碳酸酐酶抑制剂（如乙酰唑胺）干扰近端小管 Na^+ 重吸收和 H^+ 分泌。该类药物利尿作用弱，主要原因是肾单位较远部位的重吸收能力有限。尽管如此，碳酸酐酶抑制剂仍明显妨碍近曲小管 H^+ 分泌及 HCO_3^- 重吸收。

临床应用

A. 纠正水肿患者代谢性碱中毒

碳酸酐酶抑制剂可加强其他利尿剂效果。

B. 碱化尿液

碱化尿液可提高弱酸性复合物（如尿酸）的排泄。

C. 降低眼压

抑制睫状突碳酸酐酶可减少房水的形成，进而降低眼压。碳酸酐酶抑制剂常用于治疗青光眼，包括口服或静脉注射乙酰唑胺、口服醋甲唑胺、眼部局部药布林佐胺和多佐胺（舒净露）等。

静脉用药剂量

乙酰唑胺静脉剂量为 250 ～ 500 mg。

副作用

碳酸酐酶抑制剂通常仅产生轻微的高氯性代谢性酸中毒。研究报道大剂量乙酰唑胺可引起困倦、感觉异常和意识混乱。应用碳酸酐酶抑制剂碱化尿液时可阻止胺类药物（如奎尼丁）排泄。乙酰唑胺经常被用于预防高原病。

其他有利尿作用的药物

这类药物可通过增加心输出量或升高动脉血压增加 RBF，进而增加 GFR。由于这些药物均有其他重要作用，因此未被分类为利尿剂。这些药物包括甲基黄嘌呤（茶碱）、强心苷（洋地黄）、非诺多泮、强心药（多巴胺和多巴酚丁胺）和静脉输注晶体或胶体液。甲基黄嘌呤可能降低近端小管和远端小管对 Na^+ 的重吸收。

病例讨论

术中少尿

患者为 58 岁女性，既往体健，拟于全身麻醉下行"根治性子宫切除术"。麻醉诱导后放置导尿管。手术开始 2 h 总尿量 60 ml。手术开始 3 h 后，发现尿袋里尿量仅 5 ml。

麻醉医师应考虑什么？

麻醉期间尿量减少非常常见。尽管手术和麻醉可能使尿量减少，但对于一名成年患者尿量小于 20 ml/h 通常需要进行进一步评估。

应该注意什么问题？

需要回答以下问题：

1. 患者的尿管和引流装置有问题吗？
2. 血流动力学参数与肾功能相匹配吗？
3. 尿量减少与手术操作有直接关系吗？

如何在术中评估尿管和引流装置？

尿管放置不当并不少见，插入尿管后如果无尿应该怀疑尿管放置不当。可能出现不小心将尿管放入女性阴道或男性尿道内。尿管移位、扭曲、阻塞或与尿袋衔接处脱落均可能导致尿流部分或完全中断，出现与此病例类似的情况。此类机械性问题的排除需要追溯和检查尿管至收集袋整个通路（常被手术单覆盖）。无法通过尿管用生理盐水进行膀胱冲洗时可以证实尿管阻塞。

应该评估哪些血流动力学参数？

激素和血流动力学变化是手术期间尿量减少最为常见的原因。大多数情况是由于血管内容量降低（低血容量）、心输出量或平均动脉压降低。血液从肾皮质到肾髓质的再分布也可能导致尿量减少。

当静脉输液与术中失血和不显性体液丢失不匹配时，会快速出现血管内容量不足。出现少尿时需要仔细评估血管内容量以排除低血容量的存在。静脉补液后尿量增加高度提示血容量不足。相反，对于合并充血性心力衰竭患者出现少尿时可能需要使用强心药、血管扩张药或利尿剂来处理。改善血管内容量状态通常较为困难，尤其当患者合并心脏、肾或晚期肝病（见第 5 章）时，准确评估血流动力学参数和体液状态尤为重要，应考虑使用动脉压力波形轮廓分析（如 LIDCO Rapid，Vigileo/FloTrac）、经食管多普勒或经食管超声心动图等进行目标导向的血流动力学管理和液体治疗。与中心静脉压监测相比，上述方法不但可以更精确地评估患者容量和血流动力学状态，而且能够避免中心静脉穿刺置管、肺动脉导管放置和使用带来的风险。

当平均动脉压降至肾自身调节范围低限（80 mmHg）时，尿量可能会依赖于血压水平。对于慢性高血压患者，肾自身调节范围上调，低血压时尿量对血压的依赖更为明显。这种情况下降低麻醉深度、静脉输液、给予血管活性药物或强心药通常均可升高血压而增加尿量。

血管内容量、心输出量和平均动脉压正常的相对健康患者也可能出现尿量减少。这种情况下，小剂量袢利尿剂（如呋塞米 5 ～ 10 mg）可使尿流速恢复正常，但不能预防急性肾损伤。

手术操作对尿量有何影响？

手术时除了神经内分泌反应，手术中的机械因素也会影响尿量。尤其是盆腔手术时，牵开器压迫膀胱、膀胱损伤、单侧或双侧输尿管结扎或切断都会对尿量造成严重影响。牵开器压迫膀胱合并头低位时（Trendelenburg 位）常会影响膀胱排空。膀胱过度受压可能出现血尿。如前所述，腹腔镜手术时腹腔内压力过高可能会引起腹腔间隔室综合征，引起尿量减少或无尿（如前所述）。

排除尿管及引流装置等机械因素和血流动力学因素外，应考虑是否为手术原因。应通知外科医师检查牵开器的位置、检查输尿管。常用方法为静脉注射亚甲蓝或蓝靛胭脂红（经尿排泄）辨别膀胱损伤的位置或输尿管断端。应注意即使尿液引流装置中出现染料也不能排除一侧输尿管结扎的可能。亚甲蓝和蓝靛胭脂红会引起脉搏氧饱和度短暂假性降低，蓝靛胭脂红作用较小（见第 6 章）。腹腔镜手术出现这种状况时，术者应检查并降低气腹压力。

结果如何？

检查完尿管和引流装置后，静脉输注勃脉力 1 L 和 5% 白蛋白 500 ml 以及呋塞米 10 mg，尿量仍未增加。静脉注射蓝靛胭脂红后，发现左侧输尿管近端被切断。遂请泌尿外科医师进行输尿管吻合。

（魏晶晶　译　金笛　肖玮　校　王天龙　审）

推荐阅读

Agarwal A, Dong Z, Harris R, et al. Cellular and molecular mechanisms of AKI. *J Am Soc Nephrol*. 2016;27:1288.

Bihorac A. Acute kidney injury in the surgical patient: recognition and attribution. *Nephron*. 2015;131:118.

Brienza N, Giglio M, Marucci M, et al. Does perioperative hemodynamic optimization protect renal function in surgical patients? A meta-analytic study. *Crit Care Med*. 2009;37:2079.

Campbell GA, Hu D, Okusa MD. Acute kidney injury in the cancer patient. *Adv Chron Kidney Dis*. 2014;21:64.

Chawla LS, Goldstein SL, Kellum JA, et al. Renal angina: Concept and development of pretest probability assessment in acute kidney injury. *Crit Care*. 2015;19:93.

Cho, E, Kim S-C, Kim M-G, et al. The incidence and risk factors of acute kidney injury after hepatobiliary surgery: A prospective observational study. *BMC Nephrol*. 2014;15:169.

Faubel S, Shah PB. Immediate consequences of acute kidney injury: The impact of traditional and nontraditional complications on mortality in acute kidney injury. *Adv Chron Kidney Dis*. 2016;23:179.

Golden D, Corbett J, Forni LG. Peri-operative renal dysfunction: prevention and management. *Anaesthesia*. 2016;71(suppl):51.

Goldstein S. Fluid management in acute kidney injury. *J Intens Care Med*. 2014;29:183.

Goren O, Matot I. Perioperative acute kidney injury. *Brit J Anaesth*. 2015;115:ii3.

Hobson C, Ozrazgat-Baslanti T, Kuxhausen A, et al. Cost and mortality associated with postoperative acute kidney injury. *Ann Surg*. 2015;261:1207.

Hobson C, Singhania G, Bihorac A. Acute kidney injury in surgical patients. *Crit Care Clin*. 2015;31:705.

Ichai C, Vinsonneau C, Souweine B, et al. Acute kidney injury in the perioperative period and in intensive care units (excluding renal replacement therapies). *Ann Intens Care*. 2016;6:48.

Ishikawa S, Griesdale DEG, Lohser J. Acute kidney injury after lung resection surgery: Incidence and perioperative risk factors. *Anesth Analg*. 2012;114:1256.

Joyce E, Kane-Gill S, Fuhrman D, et al. Drug-associated acute kidney injury: Who's at risk? *Pediatr Nephrol*. 2017;32:59.

Kellum J, Bellomo R, Ronco C. Does this patient have acute kidney injury? An AKI checklist. *Intens Care Med*. 2016;42:96.

Kelz RR, Reinke CE, Zubizarreta JR, et al. Acute kidney injury, renal function, and the elderly obese surgical patient. A matched case-control study. *Ann Surg*. 2013;258:359.

Kheterpal S, Tremper K, Heung M, et al. Development and validation of an acute kidney injury risk index for patients undergoing general surgery. *Anesthesiology*. 2009;110:505.

Kim CS, Oak CY, Kim HY, et al. Incidence, predictive factors, and clinical outcomes of acute kidney injury after gastric surgery for gastric cancer. *PLoS One*. 2013;8:e82289.

Kim MJ, Brady JE, Li G. Variations in the risk of acute kidney injury across intraabdominal surgery procedures. *Anesth Analg*. 2014;119:1121.

Klaus F, da Silva CK, Meinerz G, et al. Acute kidney injury after liver transplantation: Incidence and mortality. *Transplant Proc*. 2014;46:1819.

Lee E-H, Kim HR, Baek S-H, et al. Risk factors of postoperative acute kidney injury in patients undergoing esophageal cancer surgery. *J Cardiothorac Vasc Anesth*. 2014;28:936.

Legrand M, Ince C. Intravenous fluids in AKI: A mechanistically guided approach. *Semin Nephrol*. 2016;36:53.

Mårtensson J, Bellomo R. Perioperative renal failure in elderly patients. *Curr Opin Anesthesiol*. 2015;28:123.

McMahon BA, Koyner JL. Risk stratification for acute kidney injury: Are biomarkers enough? *Adv Chron Kidney Dis*. 2016;23:167.

O'Connor ME, Kirwan CJ, Pearse RM, et al. Incidence and associations of acute kidney injury after major abdominal surgery. *Intens Care Med*. 2016;42:521.

O'Neal JB, Shaw AD, Billings IV FT. Acute kidney injury following cardiac surgery: Current understanding and future directions. *Crit Care*. 2016;20:187.

Pakula AM, Skinner RA. Acute kidney injury in the critically ill patient: A current review of the literature. *J Intens Care Med*. 2016;31:319.

Parr SK, Siew ED. Delayed consequences of acute kidney injury. *Adv Chron Kidney Dis*. 2016;23:186.

Patel D, Connor M Jr. Intra-abdominal hypertension and abdominal compartment syndrome: An underappreciated cause of acute kidney injury. *Adv Chron Kidney Dis*. 2016;23:160.

Rabb H, Griffin M, McKay D, et al, and the Acute Dialysis Quality Initiative Consensus XIII Work Group. Inflammation in AKI: Current understanding, key questions, and knowledge gaps. *J Am Soc Nephrol*. 2016;27:371.

Rewa O, Bagshaw S. Acute kidney injury—epidemiology, outcomes and economics. *Nat Rev Nephrol*. 2014;10:193.

Sun LY, Wijeysundera DN, Tait GA, et al. Association of intraoperative hypotension with acute kidney injury after elective noncardiac surgery. *Anesthesiology*. 2015;123:515.

Teixeria C, Rosa R, Rodrigues N, et al. Acute kidney injury after major abdominal surgery: A retrospective cohort analysis. *Crit Care Res Pract*. 2014;2014:1.

Vaught AJ, Ozrazgat-Baslanti T, Javed A, et al. Acute kidney injury in major gynaecological surgery: An observational study. *BJOG*. 2015;122:1340.

Weisbord SD, Palevsky PM. Contrast-associated acute kidney injury. *Crit Care Clin*. 2015;31:725.

White LE, Hassoun HT, Bihorac A, et al. Acute kidney injury is surprisingly common and a powerful predictor of mortality in surgical sepsis. *J Trauma Acute Care Surg*. 2013;75:432.

Zhang J, Feng G, Yang Y, et al. Acute kidney injury after radical gastrectomy: A single center study. *Int Urol Nephrol*. 2014;46:973.

第 31 章　肾病患者的麻醉

要　点

❶ 单次测定血清肌酐作为肾小球滤过率的指标在重症患者中使用受限：重症患者体内生成肌酐的速度及其体内分布容积可能是异常的，而且血清肌酐浓度通常不能准确地反映急性肾损伤导致的生理功能失衡情况下的肾小球滤过率。

❷ 肌酐清除率测定是临床上可用的、评估总体肾功能的最准确的方法。

❸ 对于肾衰竭的患者，有报道吗啡与哌替啶代谢产物的蓄积可延长呼吸抑制效应。

❹ 琥珀胆碱可安全用于无高钾血症的肾衰竭患者的麻醉诱导。

❺ 钠潴留引起的细胞外液增多，同时贫血和高血压增加对心脏做功的需求，使终末期肾病的患者易出现充血性心力衰竭与肺水肿。

❻ 肾脏疾病相关的自主神经病变继发的胃排空延迟使患者围术期误吸风险增加。

❼ 肾衰竭患者全身麻醉中应采用控制通气。麻醉中自主呼吸或辅助通气不足以及进行性高碳酸血症可导致呼吸性酸中毒，使已存在的酸中毒加重，可造成严重的循环抑制与危险的血清钾浓度升高。

❽ 与肾衰竭患者一样，正确的麻醉管理对肾功能不全患者也很重要。尤其是术后肾衰竭发生率相对较高的手术，比如心脏与主动脉重建手术。

❾ 造成肾功能急性恶化的主要危险因素包括：血容量不足、脓毒症、梗阻性黄疸、挤压伤以及一些肾毒素（如造影剂、某些抗生素、血管紧张素转换酶抑制剂、非甾体类抗炎药等）。

❿ 急性肾损伤和肾衰竭风险高的患者行心脏、大血管重建手术及其他有重大生理影响的手术时，适当补液和保持肾血流灌注进行肾保护尤为重要。使用甘露醇、小剂量输注多巴胺、使用袢利尿剂或菲诺多泮进行肾保护是有争议的，其有效性目前尚未得到证实。

急性肾损伤（acute kidney injury，AKI）是一种常见疾病，在所有住院患者中发生率高达 5%，而重症患者中高达 8%。术后 AKI 发生率在普外科手术患者中为 1% 或更高，在心胸和大血管手术患者中高达 30%。围术期 AKI 显著的围术期并发症、死亡率和治疗费用，但未受到重视。AKI 是一种全身性的障碍，包括水电解质紊乱、呼吸衰竭、重大心血管事件、免疫功能减弱导致的感染及败血症、意识状态改变、肝功能异常和胃肠道出血。这也是引起慢性肾脏疾病的主要病因。围术期 AKI 的术前危险因素包括先前存在的肾病、高血压、糖尿病、肝病、脓毒症、创伤、低血容量、多发性骨髓瘤和年龄大于 55 岁。肾毒性药物如非甾体抗炎药（nonsteroidal antiinflammatory drugs，NSAIDs）、放射造影剂、抗生素（见表 30-4）的应用也增加围术期 AKI 的风险。临床医师必须充分理解 AKI 的风险、鉴别诊断以及评估方法（图 31-1）。

肾功能的评估

肾小球功能不全、肾小管功能不全或尿路梗阻均可能造成肾功能损害。临床上准确评估肾功能通常比较困难，非常依赖实验室检查测定肾小球滤过率（glomerular filtration rate，GFR）、肌酐清除率以及其他评估方法（表 31-1 和表 31-2）。尽管有很多因素会影响肌酐测定的准确性，但是即使术前血清肌酐水平轻微升高也与并发症和死亡率增加有关（图 31-2）。用于对肾功能不全进行诊断和分级的评价系统包括：急性透析质量倡议工作组的风险、损伤、衰竭、丧失、终末期（risk，injury，failure，loss，end-Stage，RIFLE）标准和急性肾损伤网络工作组（Acute Kidney Injury Network，AKIN）的分期系统。这些评价系统被融入进改善全球肾病预后工作组（Kidney Disease Improving Global Outcomes，KDIGO）的分类中（表

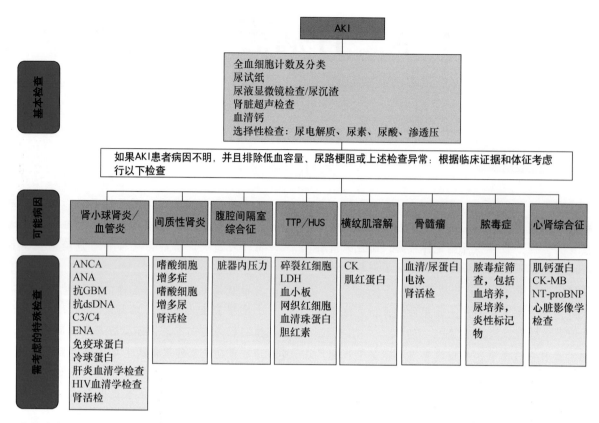

图 31-1　急性肾损伤（acute kidney injury，AKI）的鉴别诊断与评估。ANA，抗核抗体；ANCA，抗中性粒细胞胞质抗体；ds-DNA，双链 DNA；GMB，肾小球基底膜；C3，补体成分 3；C4，补体成分 4；CK，肌酸激酶；CK-MB，肌酸激酶 -MB；ENA，可提取核抗原；HIV，人免疫缺陷病毒；HUS，溶血性尿毒症综合征；LDH，乳酸脱氢酶；NT-proBNP，N- 末端脑钠肽前体；TTP，血栓性血小板减少性紫癜［Reproduced with permission from Ostermann M，Joannidis M. Acute kidney injury 2016：Diagnosis and diagnostic workup. Crit Care. 2016 Sep 27；20（1）：299.］

表 31-1　根据肾小球功能进行患者分类

	肌酐清除率（ml/min）
正常	100 ～ 120
肾功能储备降低	60 ～ 100
轻度肾功能受损	40 ～ 60
中度肾功能不全	25 ～ 40
肾衰竭	＜ 25
终末期肾病[1]	＜ 10

[1] 此术语适用于慢性肾衰竭患者

31-3）。因此，AKI 基于血清肌酐和尿量的传统诊断已被细化为在 48 h 内血清肌酐增加 0.3 mg/dl 或以上，或在 7 天内增加超过基线值 1.5 倍或以上。由于 AKI 是全身性的疾病，需要注意通过肌酐和尿量评估的肾脏排泄功能时，没有包括肾脏的内分泌、代谢和免疫功能。目前有大量的研究在评价 AKI 相关的血浆和尿液生物标记物，如半胱氨酸蛋白酶抑制剂 C、中性粒细胞明胶酶相关脂蛋白、白介素 -18 和肾损伤分子 -1，现在有几种可购买到（图 31-3）。在不久的将来，生物标记物可能在 AKI 的诊断、分期和预后评估中起重要作用。

血尿素氮

人体内尿素的主要来源是肝。在蛋白质分解代谢中，氨是由氨基酸脱氨基产生，肝脏将氨转化为尿素，避免氨累积至毒性水平：

$$2NH_3 + CO_2 \rightarrow H_2N - CO - NH_2 + H_2O$$

因此，血尿素氮（blood urea nitrogen，BUN）与蛋白质分解代谢呈正相关，与肾小球滤过呈负相关。所以只有蛋白质分解代谢正常稳定的前提下，血尿素氮才能反映肾小球滤过率。需要注意肾小球滤过的尿素 40% ～ 50% 在肾小管被动重吸收。血容量不足时重吸收增加。

血尿素氮的正常值是 10 ～ 20 mg/dl。血尿素氮降低见于饥饿或肝疾病。血尿素氮升高通常是由于肾小球滤过率的降低或蛋白质分解代谢增加。蛋白质分解代谢增加可由高分解代谢状态（创伤或感染）、消化

表 31-2　肾损伤的实验室评价 [1, 2]

诊断性检验	优点	缺点
血清肌酐	易行 费用低	非肾特异性 是肾损伤后的晚期标记物 血清水平受肌肉质量、药物、实验室技术和体液状态影响
血尿素氮	易行 费用低	非肾特异性 血清水平受肝脏疾病、胃肠道出血和低血容量影响
钠排泄分数	易行 费用低	慢性肾病患者难以检查 受利尿剂的影响
尿液显微检查	无创 费用低 如果处理得当，可以提供非常有价值的信息（如肾小球肾炎时红细胞的管型）	依赖于操作者 需要培训和经验
肾组织学检查	可以提供 AKI 病因和慢性变化程度的有价值信息	有创 需要能力 出血并发症
新型 AKI 生物标记物	在肌酐升高以前有可能诊断 AKI 可能提供额外的诊断和预测信息	昂贵 混杂因素显著
实时肾小球滤过率测量技术	实时监测 GFR，早期诊断 AKI	昂贵 尚未临床使用 需要培训和经验

[1] Reproduced with permission from Ostermann M. Diagnosis of acute kidney injury：Kidney Disease Improving Global Outcomes criteria and beyond. Curr Opin Crit. 2014 Dec；20（6）：581-587.

[2] AKI，急性肾损伤；FeNa，钠排泄分数；GFR，肾小球滤过率

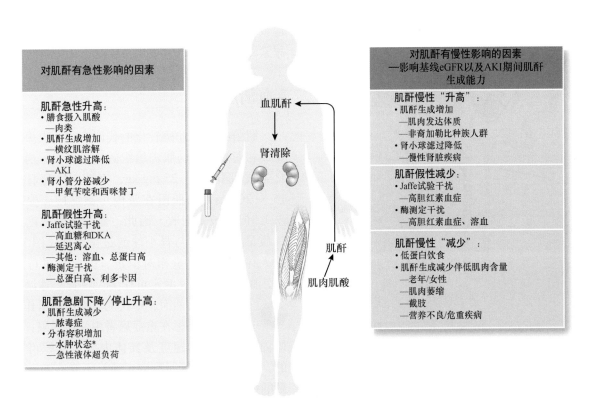

图 31-2　急性肾损伤患者血清肌酐测定的影响因素。* 水肿状态：肝硬化、肾病综合征、心力衰竭。DKA，糖尿病酮症酸中毒；eGFR，估计肾小球滤过率［Reproduced with permission from Thomas MD，Blaine C，Dawnay A，et al. The definition of acute kidney injury and its use in practice. Kidney Int. 2015 Jan；87（1）：62-73.］

表 31-3　急性肾损伤的 RIFLE、AKIN 和 KDIGO 分类 [1, 2]

	血清肌酐标准			所有分类的尿量标准
	RIFLE 分类	AKIN 分类	KDIGO 分类	
AKI 定义		血清肌酐升高 ≥ 0.3 mg/dl（26.4 μmol/L）或 48 h 内升高 ≥ 50%（1.5 倍的基线值）	血清肌酐 ≤ 48 h 内升高 ≥ 26 μmol/L，或前 7 天内确定或怀疑升高 ≥ 1.5 倍基线值	
1 期或 RIFLE 中的风险	血清肌酐升高 ≥ 1.5 ～ 2 倍基线值或 GFR 减少 > 25%	血清肌酐升高 ≥ 26 μmol/L（> 0.3 mg/dl）或 ≥ 1.5 ～ 2 倍基线值	血清肌酐 48 h 内升至 ≥ 26.5 μmol/L，或升至 1.5 ～ 1.9 倍基线值	< 0.5 ml/（kg·h）持续超过 6 h
2 期或 RIFLE 中的损伤	血清肌酐升高 > 2 ～ 3 倍基线值，或 GFR 减少 > 50%	血清肌酐升高超过 2 ～ 3 倍基线值	血清肌酐升至 2.0 ～ 2.9 倍基线值	< 0.5 ml/（kg·h）持续超过 12 h
3 期或 RIFLE 中的衰竭	血清肌酐升高 > 3 倍基线值，或 ≥ 354 μmol/L 伴急性升高至少 44 μmol/L，或 GFR 减少 > 75%	血清肌酐升高超过 3 倍基线值，或 ≥ 354 μmol/L 伴急性升高至少 44 μmol/L，或使用 RRT，无论在 RRT 时处于何种阶段	血清肌酐升至 3 倍基线值，或增加 ≥ 353.6 μmol/L，或者使用 RRT，无论血清肌酐浓度为多少	< 0.3 ml/（kg·h），持续 24 h 或更长时间，或无尿 12 h
RIFLE 中的丧失	肾功能完全丧失 > 4 周	——	——	
终末期肾病	终末期肾疾病 > 3 个月			

[1] Reproduced with permission from Ostermann M. Diagnosis of acute kidney injury：Kidney Disease Improving Global Outcomes and beyond. Curr Opin Crit Care. 2014 Dec；20（6）：581-587.

[2] AKI，急性肾损伤；AKIN，急性肾损伤网络工作组；GFR，肾小球滤过率；KDIGO，改善全球肾病预后工作组；RIFLE，风险、损伤、衰竭、丧失、终末期；RRT，肾替代疗法

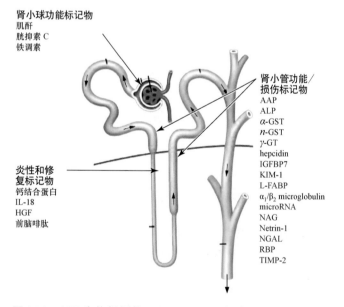

图 31-3　AKI 生物标记物。α-GST，α-谷胱甘肽 S-转移酶；AAP，丙氨酸氨基肽酶；ALP，碱性磷酸酶；γ-GT，γ-谷氨酰转肽酶；n-GST，n-谷胱甘肽 S-转移酶；HGF，肝细胞生长因子；IGFBP-7，胰岛素样生长因子结合蛋白 7；IL-18，白细胞介素 -18；KIM-1，肾损伤分子 -1；L-FABP，肝脂肪酸结合蛋白；NAG，N-乙酰-β-D-氨基葡萄糖苷酶；NGAL，中性粒细胞明胶酶相关脂质运载蛋白；RBP，视黄醇结合蛋白；TIMP-2，金属蛋白酶组织抑制剂［Reproduced with permission from Ostermann M，Joannidis M. Acute kidney injury 2016：Diagnosis and diagnostic workup. Crit Care. 2016 Sep 27；20（1）：299.］

道或大血肿内血液的破坏分解或高蛋白饮食导致。血尿素氮水平超过 50 mg/dl 通常提示肾功能损害。

血清肌酐

　　肌酐是肌肉非酶转化的代谢产物。大多数人肌酐生成相对稳定，与肌肉组织的质量有关，男性平均每日生成肌酐 20 ～ 25 mg/kg，女性平均每日生成肌酐 15 ～ 20 mg/kg。肌酐在肾内可被滤出（少部分为分泌），但不被重吸收。因此，血清肌酐浓度与人体肌肉质量呈正比，与肾小球滤过呈反比（图 31-4）。由于人体的肌肉质量相对恒定，因此在可行动的患者中，血清肌酐浓度测定可作为反映肾小球滤过率较准确的指标。然而，单次测定血清肌酐作为肾小球滤过率的指标在重症患者中使用受限：重症患者体内生成肌酐的速度及其体内分布容积可能是异常的，而且单次血清肌酐测定通常不能准确反映 AKI 导致的生理功能失衡情况下的 GFR。

　　血清肌酐浓度的正常值为男性 0.8 ～ 1.3 mg/dl，女性 0.6 ～ 1 mg/dl。由图 31-4 可见，血清肌酐浓度每升高一倍，代表肾小球滤过率降低 50%。如前所述，许多因素可能影响血清肌酐的测量。

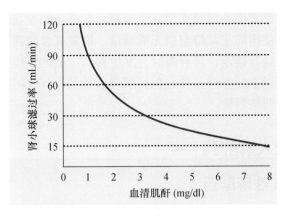

图 31-4　血清肌酐水平与肾小球滤过率的关系

大多数人肾小球滤过率随着年龄的增长而下降（20 岁后每十年下降 5%），但由于肌肉质量也随年龄增长而减少，因此血清肌酐值维持相对正常；肌酐生成量可降至 10 mg/kg。因此，老年患者血清肌酐的轻微升高可能反映了肾小球滤过率的显著变化。GFR 可以使用年龄、去脂体重（kg）通过以下公式计算（男性）：

$$肌酐清除率 = \frac{[(140 - 年龄) \times 去脂体重]}{(72 \times 血浆肌酐浓度)}$$

女性肌肉质量小，因此公式应乘以 0.85 校正。

GFR 发生急性改变后，血清肌酐浓度需要 48 ～ 72 h 达到平衡。

肌酐清除率

❷ 肌酐清除率测定是临床上可用的、评估总体肾功能（实际上是 GFR）的最准确的方法。尽管肌酐清除率测定通常需要 24 h，但 2 h 肌酐清除率测定也较为准确且易于实施。轻度肾功能损害时肌酐清除率通常为 40 ～ 60 ml/min。肌酐清除率为 25 ～ 40 ml/min 时导致中度肾功能不全，患者通常会有临床症状。肌酐清除率小于 25 ml/min 表明肾衰竭。

晚期肾病时近端小管的肌酐分泌增加，因此随着肾功能减退，使用肌酐清除率评估的肾小球滤过率会逐渐高于实际值。此外，在进展性肾病时，残余肾单位的滤过功能代偿性增强以及肾小球滤过压升高，使得 GFR 相对得以保持。因此，关注其他肾功能损害的表现是很重要的，如高血压、蛋白尿或尿沉渣异常。

血尿素氮 / 肌酐比值

肾小管尿流减慢会造成尿素重吸收增加，而不影响肌酐的排泄，因此血尿素氮 / 肌酐比值增大超过 >

10：1。肾小管尿流减慢可由肾灌注减少或尿路梗阻引起。**血尿素氮 / 肌酐比值大于 15：1 可见于血容量不足、减少肾小管流量的水肿性疾病（如充血性心力衰竭、肝硬化、肾病综合征）和尿路梗阻。**蛋白质分解代谢增加同样会导致血尿素氮 / 肌酐比值增大。

尿液分析

尿液分析是评价肾功能的常规检查项目。虽然尿液分析评价肾功能的作用和成本效益比受到质疑，但其有助于发现某些肾小管功能障碍以及肾外疾病。常规尿液分析通常包括 pH、尿比重、尿糖定性与定量测定、尿蛋白、尿胆红素量、尿沉渣镜检。只有已知动脉血 pH 时，测量尿 pH 才有意义。全身性酸中毒时尿 pH 大于 7.0 提示肾小管酸中毒（见第 50 章）。尿比重与尿渗透压有关，尿比重 1.010 通常对应的尿渗透压为 290 mOsm/kg。晨尿比重大于 1.018 反映肾浓缩功能正常。血浆渗透压高、尿比重低见于尿崩症。

糖尿是肾糖阈降低（通常为 180 mg/dl）或血糖升高的结果。常规尿液分析发现尿蛋白，应行 24 h 尿蛋白定量检查。尿蛋白大于 150 mg/d 有临床意义。尿胆红素升高见于胆道梗阻。

尿沉渣镜检可以发现红细胞、白细胞、细菌、管型与晶体。红细胞通常见于肿瘤、结石、感染、凝血功能异常或创伤（通常是导尿）造成的出血。白细胞与细菌通常与感染有关。肾单位疾病可产生管型。尿结晶可能提示草酸、尿酸和胱氨酸代谢异常。

肾功能的改变与麻醉药物的影响

目前大多数常用麻醉药（除了挥发性麻醉药外）的消除或多或少地依赖肾排泄。肾功能损伤时，需要调整麻醉药物用量以防药物或其活性代谢产物的蓄积。此外，AKI 全身效应可以使许多药物的药效增强，这可能是由于药物与蛋白结合减少、血-脑屏障受损导致药物穿透增加，或肾衰竭时体内潴留的毒素的共同作用。

静脉麻醉药

丙泊酚与依托咪酯

肾功能受损对丙泊酚与依托咪酯的药代动力学影响不大。低蛋白血症的患者由于依托咪酯的蛋白结合率降低使药效增强。

巴比妥类药物

虽然巴比妥类药物在肾功能不全时药代动力学参数变化不大，但肾病患者在麻醉诱导时对巴比妥类药敏感性增加。这可能是因为药物与蛋白结合减少后血浆游离巴比妥类药物增加。酸中毒时这类药物非离子化成分增加，使之易于穿透血-脑屏障（见第26章）。

氯胺酮

肾疾病仅轻微影响氯胺酮药代动力学。一些经肝代谢的活性产物依赖肾排泄，在肾衰竭时可蓄积。

苯二氮䓬类药物

苯二氮䓬类药物在肝代谢转化后经尿液排泄。由于苯二氮䓬类药物蛋白结合率高，低蛋白血症的患者对其敏感性增强。对肾功能受损患者使用地西泮和咪达唑仑应谨慎，因为有活性代谢产物蓄积的风险。

阿片类药物

目前麻醉使用的大多数阿片类药（吗啡、哌替啶、芬太尼、舒芬太尼和阿芬太尼）在肝中代谢失活，其中一些代谢产物经尿液排出。瑞芬太尼在血浆中通过酯酶快速水解，因此其药代动力学不受肾功能的影响。除了吗啡和哌替啶外，其他阿片类药物通常

3 不会出现活性代谢产物明显蓄积。对于肾衰竭患者，吗啡（吗啡-6-葡萄糖醛酸苷）和甲哌替啶（去甲哌替啶）代谢产物的蓄积可能延长呼吸抑制效应。去甲哌替啶水平的增加与癫痫发作有关。临床上常用的阿片受体激动-拮抗剂（布托啡诺、纳布啡、丁丙诺啡）的药代动力学不受肾衰竭的影响。

抗胆碱药

当使用术前用药剂量时，阿托品与格隆溴铵在肾功能受损患者中可安全使用。虽然50%以上的抗胆碱药及其活性代谢产物经肾排泄，但药物蓄积只在重复给药后出现。东莨菪碱的排泄对肾的依赖小，但肾功能减退可使东莨菪碱的中枢神经系统效应增强。

吩噻嗪类、H_2 受体阻滞剂与相关药物

多数吩噻嗪类药，如异丙嗪，经肝代谢失活。氟哌利多可能部分依赖肾排泄。虽然肾功能损害对这些药物的药代动力学影响不大，但肾脏疾病的全身效应可能增强吩噻嗪类药物的中枢抑制作用。

所有的 H_2 受体阻滞剂均依赖肾排泄，在肾功能受损患者中使用时必须减少剂量。在肾功能受损的患者中使用质子泵抑制剂无需减量。甲氧氯普胺部分以原型经肾排泄，肾衰竭时会发生蓄积。虽然多拉司琼50%以上经尿液排泄，但肾病患者使用 5-HT_3 阻滞剂无需调整剂量。

吸入麻醉药

挥发性麻醉药

由于挥发性吸入麻醉药不依赖肾消除、能控制血压、对肾血流影响小，因此是肾病患者麻醉的理想药物。虽然在轻到中度肾功能损害的患者中，吸入麻醉药的摄取与分布不发生改变，但慢性肾衰竭合并严重贫血（血红蛋白＜5 g/dl）的患者可出现麻醉诱导和苏醒加快的现象，这可能与血气分配系数减少或 MAC 值减少有关。有些临床医师认为肾病患者行长时间手术应避免使用七氟烷（流量小于＜2 L/min）（见第8章和第30章）。

氧化亚氮

许多麻醉医师在终末期肾病合并严重贫血患者的麻醉中，不使用或少量使用氧化亚氮（或空气），维持 $FiO_2 \geq 50\%$ 以提高动脉血氧含量。这对血红蛋白＜7 g/dl 的患者是有效的，因为对于此类患者，即使溶解的氧含量轻微增加也可引起动-静脉血氧差明显改变（见第23章）。

肌肉松弛药

琥珀胆碱

4 琥珀胆碱可安全用于无高钾血症的肾衰竭患者的麻醉诱导。血钾升高或水平不明的情况下应避免使用琥珀胆碱。虽然有报道尿毒症患者在血液透析后血浆胆碱酯酶水平下降，但很少出现神经肌肉阻滞时间明显延长。

顺阿曲库铵和阿曲库铵

顺阿曲库铵和阿曲库铵的代谢途径为血浆酯酶水解与非酶性的霍夫曼消除。对于肾衰竭患者通常选择这类药物，尤其是在无法或很难监测神经肌肉功能的临床情况下。

维库溴铵和罗库溴铵

维库溴铵的主要经肝消除，但有20%以上经尿液

排出。大剂量维库溴铵（＞ 0.1 mg/kg）用于肾病患者仅导致轻度肌松效应延长。罗库溴铵主要经肝消除，但也有在严重肾病患者中出现肌松效应延长的报道。总之，适当的神经肌肉阻滞监测下，这两种肌肉松弛药可以用于严重肾病患者，且不良反应较少。

箭毒（右旋筒箭毒碱）

右旋筒箭毒碱的消除依赖肾和胆道排泌，通常有 40% ～ 60% 的箭毒从尿液排出。对肾功能减退的患者反复追加箭毒后肌松效应延长。因此，维持最佳的肌松效果需要小剂量以及长间隔给药。

泮库溴铵

泮库溴铵主要经肾排泄（60% ～ 90%）。虽然泮库溴铵在肝代谢为活性较低的中间产物，但其消除半衰期依然主要依赖肾的排泄（60% ～ 80%）。此药用于肾功能异常的患者时需要密切监测神经肌肉功能。

肌松拮抗药

肾排泄是依酚氯铵、新斯的明与吡斯的明的主要消除途径。因此，在肾功能受损的患者中，这些拮抗药物半衰期的延长程度不会低于上述肌肉松弛药，且神经肌肉阻滞拮抗不全与其他因素有关（见第 11 章）。由于肌松拮抗药物作用时间不足导致"再箭毒化"的可能性很低。舒更葡糖是一种甾体类药物，可包裹肌松药，即使在与维库溴铵或罗库溴铵结合后，也可迅速、完全地以原型（与肌松药一起）经肾消除（见第 11 章）。早期研究表明舒更葡糖的拮抗作用可能会有延迟，并且在肾功能下降患者中，其与肌松药形成的复合物可能会在血浆中持续存在数天。由于舒更葡糖与肌松药形成的复合物持续存在可能有安全隐患，不建议在肌酸清除率低（＜ 30 ml/min）或肾替代治疗（renal replacement therapy，RRT）患者中使用舒更葡糖。

肾衰竭患者的麻醉

术前注意事项

急性肾衰竭

急性肾衰竭是肾功能迅速恶化，导致含氮代谢废物潴留（氮质血症）的一种综合征。这些含氮物质是蛋白质与氨基酸代谢的副产物，其中部分具有毒性。肾脏代谢障碍可能引起广泛的器官功能异常（见第 30 章）。

肾衰竭可根据病因分为肾前型、肾型与肾后型，初步治疗措施也因此不同（图 31-1 和表 31-4）。肾前型肾衰竭是急性肾灌注不足导致的；肾型肾衰竭通常是潜在的肾病、肾缺血或肾毒性所致；肾后型肾衰竭的原因是尿路梗阻或破裂。肾前型与肾后型肾衰竭早期易纠正，随时间推移逐渐进展成为肾型肾衰竭。多数肾衰竭成年患者最先出现少尿。非少尿型（尿量＞ 400 ml/d）肾衰竭患者仍可产生尿液，但质量非常差；这类患者残存 GFR 较高。虽然少尿型与非少尿型肾衰竭患者均出现肾小球与肾小管功能受损，但非少尿型肾衰竭的损害似乎较轻。

急性肾型肾衰竭的病程差异很大，但少尿期通常持续 2 周，随后出现尿量进行性增加的多尿期。多尿期尿量通常非常大，非少尿型肾衰竭患者常无多尿期。肾功能将在数周内改善，但可能需长达 1 年以恢复正常，且常出现慢性肾病。肾前型和肾后型肾衰竭的病程取决于病因诊断和纠正的速度。诊断性超声（包括床旁超声）可快速、无创地评估潜在的尿路梗阻，其临床应用越来越广泛。

慢性肾病

慢性肾病（chronic kidney disease，CKD）的常见病因是高血压性肾硬化、糖尿病肾病、慢性肾小球肾炎和多囊肾。这种综合征（表 31-5）通常只在 GFR 降至 25 ml/min 以下未得到纠正时出现临床表现。GFR 低于 10 ml/min 的患者生存需依靠 RRT，如血液透析、血液滤过或腹膜透析。

严重慢性肾病全身症状通常可通过 RRT 控制。大多数没有进行肾移植术的终末期肾病患者每周接受 3 次 RRT。RRT 本身可直接引起一些并发症（表 31-6）。低血压、中性粒细胞减少、低氧血症与失衡综合征通常为一过性的，一般在 RRT 后几个小时缓解。透析

表 31-4 急性肾衰竭患者管理重点 [1]

- 查找并纠正肾前和肾后病因
- 回顾患者的用药及自行使用物质的情况，停用有潜在肾毒性的物质
- 根据患者清除率调整药物用量
- 改善心输出量和肾血流
- 监测出入量；每日测体重
- 发现并治疗急性并发症（高钾血症、低钠血症、酸中毒、高磷血症、肺水肿）
- 发现并积极治疗感染和脓毒症
- 早期营养支持
- 专业的支持性护理（管路和皮肤护理；预防压疮以及深静脉血栓栓塞；心理支持）

---

[1] Reproduced with permission from Lameire N，Van Biesen W，Vanholder R. Acute renal failure. Lancet. 2005 Jan 29-Feb 4；365（9457）：417-430

表 31-5 慢性肾病的临床表现

神经系统	代谢
外周神经病变	代谢性酸中毒
自主神经病变	高钾血症
肌颤搐	低钠血症
脑病	高镁血症
扑翼样震颤	高磷血症
肌阵挛	低钙血症
嗜睡	高尿酸血症
意识模糊	低白蛋白血症
抽搐	血液系统
昏迷	贫血
心血管系统	血小板功能异常
容量超负荷	白细胞功能异常
充血性心力衰竭	内分泌系统
高血压	糖耐量异常
心包炎	继发性甲状旁腺功能亢进
心律失常	高三酰甘油血症
传导阻滞	骨骼
血管钙化	骨营养不良
动脉粥样硬化加速进展	关节周围钙化
肺	皮肤
过度通气	色素沉着
间质水肿	瘀斑
肺泡水肿	瘙痒
胸腔积液	
胃肠道	
食欲不振	
恶心呕吐	
胃排空延迟	
胃酸过多	
黏膜溃疡	
出血	
麻痹性肠梗阻	

表 31-6 肾替代治疗的并发症

神经系统
透析失衡综合征
痴呆
心血管系统
循环容量不足
低血压
心律失常
肺
低氧血症
胃肠道
腹水
血液系统
贫血
一过性中性粒细胞减少
抗凝药物残余
补体减少
代谢
低钾血症
大量蛋白丢失
骨骼
骨软化
关节病
肌病
感染
腹膜炎
输血相关肝炎

引起低血压的原因包括醋酸透析液的血管扩张效应、自主神经病变与脱水过快。白细胞与玻璃纸衍生材质透析膜的相互作用可导致中性粒细胞减少以及白细胞介导的肺功能异常，出现低氧血症。**透析失衡综合征**（dialysis disequilibrium syndrome，DDS）常见于过度透析后，其特征是一过性意识状态改变以及继发于脑水肿的局灶性神经功能受损。

肾衰竭的表现

A. 代谢表现

肾衰竭患者常可出现多种代谢异常，包括高钾血症、高磷血症、低钙血症、高镁血症、高尿酸血症与低蛋白血症。水潴留可加重低钠血症，钠潴留可导致细胞外液进一步增多。非挥发性酸无法排出体外，造成阴离子间隙增高型代谢性酸中毒（见第50章）。高钠血症与低钾血症不常见。

高钾血症是肾衰竭中可致命的代谢紊乱（见第49

章），通常见于肌酐清除率小于 5 ml/min 的患者，但肌酐清除率高的患者在钾负荷增大时（如创伤、溶血、感染、使用钾剂）也可迅速出现高钾血症。

在镁摄入（通常为含镁的抗酸药）不增加的情况下，高镁血症通常较轻微。低钙血症原因是甲状旁腺激素的抵抗、肾合成 1,25- 二羟胆钙化醇减少继发肠道对钙的吸收减少，以及高磷血症引起钙向骨骼沉积。低钙血症的症状一般仅在碱中毒时表现。

肾衰竭患者组织蛋白迅速丢失，易出现低蛋白血症。主要原因有食欲不振、限制蛋白摄入量与透析。

B. 血液系统表现

肌酐清除率小于 30 ml/min 的患者几乎均出现贫血。由于促红细胞生成素减少、红细胞生成减少以及红细胞寿命缩短，血红蛋白浓度一般在 6 ～ 8 g/dl。其他与贫血有关的因素包括消化道出血、血液稀释、反复感染导致的骨髓抑制以及实验室检查抽血。即使经过输血治疗，通常也难以维持血红蛋白浓度在 9 g/dl 以上。使用促红细胞生成素可在一定程度上纠正贫血。由于血液携氧能力降低，2,3- 二磷酸甘油酸（2, 3-diphosphoglycerate，2, 3-DPG）水平反应性升高，可以促进血红蛋白释放氧（见第 23 章）。CKD 相关的代谢性酸中毒也使血红蛋白的氧解离曲线右移。无并存心脏疾病的 CKD 患者大多对贫血耐受良好。

肾衰竭时白细胞与血小板功能均受损，临床表现分别为患者易感染与出血时间延长。多数患者出现血小板因子Ⅲ活性降低，以及血小板黏附与聚集能力下降。近期曾行透析的患者可能存在肝素的残余抗凝作用。

C. 心血管系统的表现

肾衰竭时由于血液携氧能力下降，心输出量增加以维持氧供。钠潴留与肾素-血管紧张素系统的异常导致高血压。左心室肥厚是 CKD 的常见表现。钠潴留引起的细胞外液超负荷，同时贫血和高血压增加对心脏做功的需求，使 CKD 患者容易发生充血性心力衰竭和肺水肿。肺泡-毛细血管膜通透性增加也是 CKD 相关性肺水肿的诱因（见下文）。心律失常包括心脏传导阻滞较常见，可能与代谢紊乱以及钙在传导系统内沉积有关。一些患者可能出现尿毒症性心包炎，患者可能无症状、胸痛或者出现心脏压塞。CKD 患者也常特征性地出现快速的外周血管与冠状动脉粥样硬化。

急性肾衰竭多尿期补液不足可造成循环容量不足。透析脱水过多同样可导致低血容量。

D. 呼吸系统的表现

未使用 RTT 或碳酸氢盐治疗时，CKD 患者可能依赖提高分钟通气量来代偿代谢性酸中毒（见第 50 章）。血管外肺水增加通常表现为间质性肺水肿，导致肺泡与动脉氧分压差增大，易出现低氧血症。即使肺毛细血管压正常，由于肺泡-毛细血管膜通透性增加，部分患者仍可以出现肺水肿。

E. 内分泌系统表现

CKD 患者常出现糖耐量，通常由胰岛素抵抗导致（2 型糖尿病是 CKD 最常见的病因之一）。慢性肾衰竭患者继发甲状旁腺功能亢进可造成代谢性骨病，使患者容易发生骨折。脂类代谢异常导致高三酰甘油血症，导致动脉粥样硬化加速。本应经肾分解的蛋白质与多肽的血清水平通常升高，包括甲状旁腺激素、胰岛素、胰高血糖素、生长激素、黄体生成素与催乳素。

F. 消化系统表现

食欲不振、恶心、呕吐、肠梗阻通常与尿毒症有关。胃酸分泌过多增加了消化性溃疡与胃肠道出血的发生率，可见于 10% ~ 30% 的患者。肾脏疾病相关的自主神经病变继发的胃排空延迟使患者围

术期误吸风险增加。CKD 患者乙型肝炎与丙型肝炎的发生率也增高，常合并肝功能异常。

G. 神经系统表现

扑翼样震颤、嗜睡、意识模糊、抽搐与昏迷是尿毒症脑病的表现，脑病的症状常与氮质血症的程度有关。CKD 患者常伴有周围与自主神经病变。周围神经病变通常表现为感觉异常以及累及下肢远端。

术前评估

大多数急性肾衰竭的围术期患者病情危重，这类患者肾衰竭通常与创伤、围术期用药或手术并发症有关。患者通常处于分解代谢状态。最佳的围术期管理有赖于 RRT。血液透析比腹膜透析更有效，可通过颈内静脉、锁骨下静脉或股静脉放置暂时透析管进行透析，操作方便。持续肾替代疗法（continuous renal replacement therapy，CRRT）常用于由于血流动力学不稳定而不能耐受间歇性透析的患者。RRT 的指征见表 31-7。

慢性肾衰竭患者最常行的手术为局部麻醉或区域阻滞麻醉下的透析用动静脉造瘘与修补术。通常在手术当日或术前一日行术前透析。无论拟行何种手术或采用何种麻醉方式，必须确保患者处于最佳的状态，并尽可能改善尿毒症的可逆症状（见表 31-5）。

病史采集与体格检查应着重于心脏及呼吸功能。注意查找液体超负荷或容量不足的体征。患者透析后常会出现相对的低血容量。比较患者透析前、后体重与目前体重有助于判断血容量状态。血流动力学参数与胸片有助于临床确定是否存在容量过负荷。对于伴有呼吸困难或呼吸急促的患者，动脉血气分析有助于评估氧合、通气、血红蛋白浓度以及酸碱状态。应检查心电图以观察是否有高钾血症或低钙血症（见第 49 章）以及心肌缺血、传导阻滞与心室肥厚的征象。超声心动图可评估心功能、心肌肥厚、室壁运动异常与心包积液。心包积液的患者听诊可能不能闻及摩擦音。

术前根据患者的临床状态，仅对严重贫血的患者

表 31-7　肾替代治疗的适应证

液体超负荷
高钾血症
严重酸中毒
代谢性脑病
心包炎
凝血异常
难治性胃肠道症状
药物毒性反应

输注红细胞。建议行出血时间和凝血功能检查（或血栓弹力图），尤其是拟行区域阻滞麻醉时。血清电解质、BUN 与肌酐的测定可评价透析是否充分。血糖测定可指导是否需要围术期胰岛素治疗。

应尽量避免使用明显经肾排泄的药物（表 31-8）。为了将药物毒性风险降到最低，需要调整药物剂量并监测血药浓度。

术前用药

如果需要，相对平稳的清醒患者可给予减量的苯二氮䓬类药物。有误吸风险患者的药物预防见第 17 章。术前用药，特别是抗高血压的药物，应持续使用至手术当日（见第 21 章）。糖尿病患者的管理见第 35 章。

术中注意事项

监测

肾病和肾衰竭患者围术期并发症风险增高，监测方法根据手术类型与患者的病情而定。由于有血栓形成的风险，血压计袖带不应绑在建立动静脉瘘侧的上肢。控制不佳的高血压患者需要进行持续的有创或无创血压监测。

表 31-8 对肾功能损害患者有潜在显著蓄积效应的药物

肌松药	抗心律失常药
泮库溴铵	溴苄胺
抗胆碱酯酶药	丙吡胺
阿托品	恩卡尼（由基因决定的）
格隆溴铵	普鲁卡因胺
甲氧氯普胺	妥卡尼
H₂- 受体拮抗剂	**支气管扩张剂**
西咪替丁	特布他林
雷尼替丁	**抗精神病药**
洋地黄	锂
利尿剂	**抗生素**
钙通道阻滞剂	氨基糖苷类
地尔硫䓬	头孢菌素
硝苯地平	青霉素
β 肾上腺素阻滞剂	四环素
阿替洛尔	万古霉素
纳多洛尔	**抗癫痫药**
吲哚洛尔	卡马西平
普萘洛尔	乙琥胺
降压药	扑米酮
卡托普利	**其他**
可乐定	舒更葡糖
依那普利	
肼屈嗪	
赖诺普利	
硝普钠（硫氰酸盐）	

麻醉诱导

恶心、呕吐或消化道出血的患者应采用快速顺序诱导。对于衰弱、病情危重及近期透析后血容量相对不足的患者，麻醉诱导用药需减量。麻醉诱导常用丙泊酚 1 ~ 2 mg/kg 或依托咪酯 0.2 ~ 0.4 mg/kg。常使用阿片类药、β 受体阻滞剂（艾司洛尔）与利多卡因可防止控制气道及插管时的高血压反应。无高钾血症的患者可用琥珀胆碱 1.5 mg/kg 辅助气管插管。合并高钾血症的患者插管可使用罗库溴铵（1 mg/kg）、维库溴铵（0.1 mg/kg）或顺阿曲库铵（0.15 mg/kg）或不使用肌松药的丙泊酚-利多卡因诱导。

麻醉维持

由于贫血患者组织氧供的主要代偿机制是心输出量增加，因此理想的麻醉维持技术应该既能控制高血压，又对心输出量影响轻微。挥发性吸入麻醉药、丙泊酚、芬太尼、舒芬太尼、阿芬太尼和瑞芬太尼是理想的麻醉维持药。由于哌替啶的代谢产物去甲哌替啶有蓄积作用，应避免使用。麻醉维持可使用吗啡，但可能出现作用时间延长。

7 肾衰竭患者全身麻醉中应采用控制通气。麻醉中自主呼吸通气不足以及进行性高碳酸血症可导致呼吸性酸中毒，使已存在的酸中毒加重，可造成严重的循环抑制与危险的血清钾浓度升高（见第 50 章）。另一方面，呼吸性碱中毒使氧解离曲线左移、可加重原有的低钙血症、可能使脑血流减少，因此也应避免。

液体治疗

生理影响小的浅表手术仅需补充不显性失水。需要大量补液维持或复苏时，可使用等张晶体液和（或）胶体液（见第 51 章）。目前证据表明，平衡晶体液（如勃脉力或乳酸林格液）比富氯晶体液（如 0.9% 生理盐水）更具有优势，因为高氯血症对肾功能有负面影响。然而，0.9% 生理盐水比平衡晶体液更适合于碱中毒和低氯血症患者。乳酸林格液含钾（4 mEq/L），因此高钾血症患者需大量输液时应避免使用。由于尿毒症患者糖耐量降低，输液应使用不含糖的液体。失血通常使用胶体液补充，或在有临床指征时使用浓缩红细胞补充。同种异体血输注相关的免疫抑制可减少肾移植后的排异反应。羟乙基淀粉用于危重症患者、肾功能受损患者或行容量复苏时，与 AKI 和死亡风险增加有关。羟乙基淀粉在其他情况下的使用仍有争议，目前有很多相关研究。可通过监测无创每搏量或心输出量来指导液体治疗。

轻-中度肾功能损伤患者的麻醉管理

术前注意事项

正常情况下，肾具有强大的功能储备。GFR（由肌酐清除率计算）可以从 120 ml/min 降至 60 ml/min 而不出现肾功能减退的临床症状和体征。即使患者肌酐清除率在 40 ~ 60 ml/min，也通常没有任何症状。这些患者肾功能仅轻度受损，但是应视为肾功能储备下降。保护残余肾功能是至关重要的，可通过维持正常血容量和肾灌注来实现。

肌酐清除率降至 25 ~ 40 ml/min 时肾功能中度受损，可以认为肾功能不全。所有患者均出现氮质血症，高血压与贫血也较常见。与肾衰竭患者一样，正确的麻醉管理对肾功能不全患者也很重要。尤其是术后肾衰竭发生率相对较高的手术，比如心脏与主动脉重建手术。造成肾功能急性恶化的主要因素包括：血容量不足、脓毒症、梗阻性黄疸、挤压伤以及一些肾毒素（如造影剂、某些抗生素、血管紧张素转换酶抑制剂、非甾体抗炎药等（见表 30-4）。低血容量和低肾灌注是术后急性肾衰竭的重要致病因素。由于术后肾衰竭的死亡率超过 50%，因此这类患者麻醉管理的重点是预防肾衰竭的发生。肾病合并糖尿病患者围术期发生急性肾功能减退或肾衰竭的风险显著增高。

对于急性肾损伤和肾衰竭风险高的患者，应适当补液并保持肾血流灌注进行肾保护。使用甘露醇、小剂量输注多巴胺或非诺多泮、袢利尿剂或碳酸氢盐进行肾保护是有争议的，其有效性目前尚未得到证实（见上文）。注射造影剂前给予 N- 乙酰半胱氨酸可降低造影剂诱发 AKI 的风险（见第 30 章）。

术中注意事项

监测

液体丢失量较小的手术可采用美国麻醉医师协会的标准监测。对于有明显失血、液体流失的手术，密切监测血流动力学参数与尿量是非常重要的（见第 51 章）。虽然维持尿量并不一定能确保肾功能不受损害，但应维持每小时尿量大于 0.5 ml/kg。对于可能出现血压剧烈变化的手术，如患者术前高血压控制不满意、突然引起交感神经兴奋的操作、心脏前后负荷剧烈变化等，应进行连续有创血压监测。

麻醉诱导

与诱导药物的选择相比，诱导前保证充足的血容量更为重要。肾功能不全患者血容量不足时，麻醉诱导常导致低血压。在不使用血管收缩药的情况下，低血压通常在气管插管或手术刺激后才能缓解。低血容量患者的肾灌注可能已经减低，低血压以及继发的交感或药物介导的肾血管收缩会使肾灌注进一步恶化。如果低血压持续时间长，肾灌注减少可能导致术后肾功能损害或衰竭。术前补液通常可防止上述事件发生。

麻醉维持

除低流量长时间七氟烷吸入麻醉外，所有麻醉药物均可用于麻醉维持（见第 30 章）。术中肾功能减退主要原因为手术操作的不良影响（出血、血管闭塞、腹腔间隔室综合征、动脉栓塞）、麻醉药物的副作用（心肌抑制或血管扩张导致的低血压）、间接的内分泌效应（交感肾上腺素激活或抗利尿激素分泌）以及正压通气导致的静脉回流障碍，这其中很多效应在充分补液保持正常或稍高血容量的情况下可以避免或逆转。大剂量强 α 肾上腺素血管收缩剂（去氧肾上腺素与去甲肾上腺素）输注也可造成肾功能损害。在采用其他纠正低血压的措施（如输血）前，这类药物可小剂量间断静脉注射或短时间输注以维持肾灌注。

液体治疗

如前所述，适当的液体治疗对于 AKI、肾衰竭或有 AKI 风险的患者非常重要。无创监测每搏量和心输出量很有帮助。对液体过负荷的顾虑固然重要，但尿量正常的患者在合理的输液指导与监测下很少发生急性液体过负荷（见第 51 章）。此外，处理液体过负荷的引起的不良后果比治疗 AKI 和肾衰竭要简单得多。

病例讨论

高血压控制不满意的患者

59 岁男性，最近出现高血压，拟行左肾动脉狭窄支架植入术，术前血压为 180/110 mmHg。

患者高血压的可能原因是什么？

肾血管性高血压是高血压的一种，可以通过

手术或介入治疗进行纠正。其他可能引起高血压的原因还包括主动脉缩窄、嗜铬细胞瘤、库欣病与原发性醛固酮增多。

多数研究认为肾血管病变所致高血压在各种原因高血压中占 2%～5%。特点为 35 岁以下或 55 岁以上患者突然发病。肾动脉的狭窄可使任何年龄段合并高血压的患者出现急进性或恶性高血压。

高血压的病理生理学特点是什么？

单侧或双侧肾动脉狭窄导致闭塞远端的肾灌注压降低。球旁器激活与肾素的释放导致血管紧张素 II 与醛固酮水平升高，分别造成外周血管收缩与钠潴留。此类疾病导致的血压升高通常比较严重。

肾动脉狭窄中近 2/3 的患者病因是肾动脉近端的粥样斑块形成。这类患者多为 55 岁以上男性。另 1/3 的患者是动脉壁畸形，狭窄部分更偏远端，这种畸形通常被称为纤维肌性增生（或发育不良）。这类患者多为 35 岁以下女性。肾血管性高血压患者中 30%～50% 为双侧肾动脉狭窄。肾动脉狭窄较少见的病因包括夹层动脉瘤、血栓栓塞、结节性多动脉炎、放射、创伤、腹膜后纤维瘤或肿物的直接压迫、肾动脉发育不良。

除高血压外的，还常出现哪些临床表现？

可能出现明显的继发性醛固酮增多的体征，包括钠潴留造成的水肿、代谢性碱中毒与低钾血症。低钾血症可引起肌无力、多尿，甚至手足抽搐。

如何做出诊断？

可根据上文描述的临床表现做出诊断。中腹部可能听到杂音，但诊断依赖实验室检查与影像学检查。行肾动脉造影可确定诊断，可同时行经皮球囊扩张及支架置入术。评估局部病变导致的功能改变可在双侧肾静脉置入导管，随后测量每侧肾血液中肾素活性。肾动脉血管成形术后 1 年再狭窄率小于 15%。不适宜行血管成形与支架置入术的患者可行手术治疗。

患者目前的血压水平可以行手术或介入治疗吗？

肾动脉狭窄患者的术前准备非常重要。与血压控制良好的患者相比，术前血压控制不佳的患者术中严重高血压、低血压、心肌缺血与心律失常的发生率升高。手术前动脉血压应得到良好的控制。术前需评估患者肾功能，并纠正代谢紊乱，如低钾血症。根据当前美国心脏病学会 / 美国心脏协会（American College of Cardiology/American Heart Association，ACC/AHA）指南（见第 21 章），术前应评估并存的动脉粥样硬化性疾病及严重程度。

对于这类患者，围术期控制高血压最有效的药物有哪些？

β 肾上腺素阻滞剂是围术期常用的抗高血压药。由于肾素分泌部分是由 β₁ 受体介导的，因此 β 肾上腺素阻滞剂尤其有效。尽管从理论上来说，美托洛尔与艾司洛尔等选择性 β₁ 受体阻滞剂肠外给药是最有效的，但非选择性的药物似乎效果相当。艾司洛尔由于半衰期短，可滴定给药，是术中应用 β₁ 肾上腺素阻滞剂的首选。直接扩血管药物和尼卡地平片也可以用于控制术中高血压（见第 15 章）。

血管紧张素转换酶抑制剂和血管紧张素转换酶受体阻滞剂可导致肾衰竭，因此禁用于双侧肾动脉狭窄患者，以及仅单侧肾有功能但同侧肾动脉狭窄的患者。

麻醉医师在术中应重点关注什么？

开腹肾血管重建术是大型手术，出血及液体出入量大，血流动力学波动明显。常见的手术方式包括，经主动脉肾动脉内膜剥脱术、主动脉-肾动脉旁路移植术（可使用大隐静脉、人工血管与部分髂内动脉）、脾动脉-（左）肾动脉旁路移植术、肝或胃十二指肠动脉-（右）肾动脉旁路移植术、切除狭窄部分后肾动脉主动脉吻合术。偶可选择肾切除术。单纯的肾动脉狭窄可通过局麻镇静下支架植入术治疗。

对于所有的"开放"手术，广泛的腹膜后组织分离常需要相对大量的静脉补液。由于可能出现大量失血，必须使用大口径的静脉通路。术中肝素化使失血量增加。一些术式可能需要钳夹主动脉，主动脉夹闭及其导致的血流动力学剧烈改变常使麻醉管理更加复杂（见第 22 章）。几乎所有手术均需要使用连续有创动脉血压监测，中心静脉压也有助于麻醉管理。动脉压力波形分析、食管多普勒或经食管超声心动图可用于目标导向血流动力学和液体治疗，对于心室功能差的患者应考虑使用，也推荐用于大部分患者的液体管理

（见第 51 章）。麻醉技术一般根据患者的心血管功能选择。

充分补液并维持足够的心输出量及血压对于防止健侧和患侧肾发生急性缺血性损伤是非常重要的。也可在吻合过程中对患侧肾进行表面降温。

术后应重点关注什么？

虽然大部分患者高血压最终可治愈或明显改善，但术后早期动脉血压通常不稳定。术后应继续严密监测血压。据报道，手术死亡率为 1% ～ 6%。大部分患者死亡与心肌梗死有关，这可能反映了肾血管性高血压老年患者冠状动脉疾病发生率相对较高。

（张莹　邹璐雯　译　金笛　肖玮　校
王天龙　审）

推荐阅读

Ahn HJ, Kim JA, Lee AR, et al. The risk of acute kidney injury from fluid restriction and hydroxyethyl starch in thoracic surgery. *Anesth Analg*. 2016;122:186.

Allen CJ, Ruiz XD, Meizoso JP, et al. Is hydroxyethyl starch safe in penetrating trauma patients? *Mil Med*. 2016;181:152.

Bie P, Evans RG. Normotension, hypertension and body fluid regulation: Brain and kidney. *Acta Physiol*. 2017;219:288.

Fuhrman D, Kellum J. Biomarkers for diagnostic, prognosis and intervention in acute kidney injury. *Contrib Nephrol*. 2016;187:47.

Goldstein SL. Automated/integrated real-time clinical decision support in acute kidney injury. *Curr Opin Crit Care*. 2015;21:485.

Green RS, Butler MB, Hicks SD, et al. Effect of hydroxyethyl starch on outcomes in high-risk vascular surgery patients. A retrospective analysis. *J Cardiovasc Vasc Anesth*. 2016;30:967.

Hoste EAJ, Bagshaw SM, Bellomo R, et al. Epidemiology of acute kidney injury in critically ill patients: The multinational AKI-EPI study. *Intens Care Med*. 2015;41:1411.

Ince C, Groeneveld ABJ. The case for 0.9% NaCl: Is the undefendable, defensible? *Kidney Int*. 2014;86:1087.

Kashy BK, Podolyak A, Makarova N, et al. Effect of hydroxyethyl starch on postoperative kidney function in patients having noncardiac surgery. *Anesthesiology*. 2014;121:730.

KDIGO Workgroup. AKI definition. *Kidney Int Suppl*. 2012;2:19.

Kellum JA, Kane-Gill SL, Handler SM. Can decision support systems work for acute kidney injury? *Nephrol Dial Transplant*. 2015;30:1786.

Kellum JA, Shaw AD. Assessing toxicity of intravenous crystalloids in critically ill patients. *JAMA*. 2015;314;1695.

Khan S, Floris M, Pani A, et al. Sodium and volume disorders in advanced chronic kidney disease. *Adv Chron Kidney Dis*. 2016;23:240.

Legrand M, Ince C. Intravenous fluids in AKI: A mechanistically guided approach. *Sem Nephrol*. 2016;36:53.

Li H, Sun SR, Yap JQ, et al. 0.9% saline is neither normal nor physiological. *J Zhejiang Univ Science B*. 2016;17:181.

Lobo DN, Awad S. Should chloride-rich crystalloids remain the mainstay of fluid resuscitation to prevent 'pre-renal' acute kidney injury? Con. *Kidney Int*. 2014;86:1096.

Luo X, Jiang L, Du B, et al. A comparison of different diagnostic criteria of acute kidney injury in critically ill patients. *Crit Care*. 2014;18:R144.

McMahon BA, Koyner JL. Risk stratification for acute kidney injury: Are biomarkers enough? *Adv Chron Kidney Dis*. 2016;23:167.

Myburgh JA. Fluid resuscitation in acute medicine: What is the current situation? *J Int Med*. 2015;277:58.

Okusa MD, Davenport A. Reading between the (guide) lines—The KDIGO practice guideline on acute kidney injury in the individual patient. *Kidney Int*. 2014;85:39.

Raghunathan K, Murray PT, Beattie WS, et al. Choice of fluid in acute illness: What should be given? An international consensus. *Brit J Anaesth*. 2014;113:772.

Raghunathan K, Nailer P, Konoske R. What is the ideal crystalloid? *Curr Opin Crit Care*. 2015;21:309.

Raghunathan K, Shaw A, Nathanson B, et al. Association between the choice of IV crystalloid and in-hospital mortality among critically ill adults with sepsis. *Crit Care Med*. 2014;42:1585.

Raiman M, Mitchell CG, Biccard BM, et al. Comparison of hydroxyethyl starch colloids with crystalloids for surgical patients. A systematic review and meta-analysis. *Eur J Anaesthesiol*. 2016;33:42.

Rewa O, Mottes T, Bagshaw S. Quality measures for acute kidney injury and continuous renal replacement therapy. *Curr Opin Crit Care*. 2015;21:490.

Severs D, Hoorn EJ, Rookmaaker MB. A critical appraisal of intravenous fluids: From the physiological basis to clinical evidence. *Nephrol Dial Transplant*. 2015;30:178.

Soussi S, Ferry A, Chaussard M, et al. Chloride toxicity in critically ill patients: What's the evidence? *Anaesth, Crit Care Pain Med*. 2016;36:125.

Wanner C, Amann K, Shoji T. The heart and vascular

system in dialysis. *Lancet*. 2016;388:276.

Zarychanski R, Abou-Setta AM, Turgeon AF. Association of hydroxyethyl starch administration with mortality and acute kidney injury in critically ill patients requiring volume resuscitation. A systematic review and meta-analysis. *JAMA*. 2013;309:678.

Zazzeron L, Gattinoni L, Caironi P. Role of albumin, starches and gelatins versus crystalloids in volume resuscitation of critically ill patients. *Curr Opin Crit Care*. 2016;22:428.

第 32 章　泌尿生殖系统手术的麻醉

要　点

1 除仰卧位，截石位是泌尿科与妇科手术最常用的手术体位。截石位摆放及衬垫不当会导致压疮、神经损伤或筋膜室综合征。

2 截石位有显著的生理影响。由于功能残气量减少，患者易出现肺不张与低氧血症。下肢抬高血液迅速进入中心循环，平均动脉压常升高，但是心输出量没有明显改变。相反，截石位或头低脚高位迅速放平下肢时，会迅速减少静脉回流并导致低血压。因此，在放平下肢后应立即测量血压。

3 由于大多数膀胱镜检查手术时间短（15～20 min）且为门诊手术，通常选择全身麻醉，使用喉罩通气。

4 硬膜外麻醉和蛛网膜下腔麻醉使感觉阻滞平面达 T_{10} 均可为膀胱镜手术提供满意的麻醉。

5 经尿道前列腺切除术（transurethral resection of the prostate，TURP）综合征的临床表现有：循环超负荷、水中毒，偶尔出现冲洗液溶质中毒。

6 TURP 冲洗液的吸收取决于切除时间及冲洗液压力。

7 与全身麻醉相比，TURP 行区域阻滞麻醉可能减少术后静脉血栓形成的风险，也不易掩盖 TURP 综合征或膀胱穿孔的症状和体征。

8 有心律失常病史以及安装起搏器或植入型心律转复除颤器（implantable cardioverter defibrillator，ICD）的患者在行体外冲击波碎石（extracorporeal shock wave lithotripsy，ESWL）时有引起心律失常的风险。冲击波可损坏起搏器与 ICD 的内部组件。

9 行腹膜后淋巴结清扫术和术前使用博来霉素化疗的患者，术后呼吸功能不全的风险增加。特别是氧中毒、液体超负荷以及术后发生急性呼吸窘迫综合征的风险增加。

10 对于行肾移植手术的患者，术前血清钾浓度应在 5.5 mEq/L 以下，存在的凝血功能异常应予以纠正。有报道动脉吻合结束后松开阻断钳时出现高钾血症，尤其是儿科及较小的患者，这与含钾的保养液释放有关。

泌尿外科手术包括从简单的门诊膀胱镜检查到高围术期风险（如根治性膀胱切除术及肾细胞癌合并腔静脉血栓患者根治性肾切除术）的多种外科手术。行泌尿生殖系统手术的患者年龄跨度大，但多数是有并存疾病（包括肾功能异常）的老年患者。麻醉对肾功能的影响已在第 31 章阐述。本章主要阐述常见泌尿外科手术的麻醉管理。截石位及头低脚高位（Trendelenburg 位）使这些手术更加复杂。术前优化、围术期管理及术后康复的进步使越来越多有合并疾病的患者可以耐受肾移植、广泛肿瘤减灭术及泌尿生殖系统重建术。

膀胱镜检查

术前注意事项

膀胱镜检查是一种很常见的泌尿外科手术，可以是诊断性或治疗性的，适应证包括血尿、反复的泌尿系统感染、肾结石与尿路梗阻。膀胱活检、逆行肾盂造影、经尿道膀胱肿物切除术、肾结石取石或激光碎石、输尿管（支架）置入或调整均可经膀胱镜进行。

麻醉管理根据患者的年龄、性别及手术目的调整。小儿多使用全身麻醉。由于女性尿道短，大部分女性患者在行诊断性膀胱镜检查时，使用利多卡因凝胶表面麻醉复合或不复合镇静即可达到满意的效果。男性患者通常需要在区域阻滞麻醉或全身麻醉下行诊断性膀胱镜检查。在涉及取活检、烧灼、调整输尿管等操作的治疗性膀胱镜手术中，无论患者性别均需要使用区域阻滞麻醉或全身麻醉。

术中注意事项

A. 截石位

1 除仰卧位，截石位是泌尿科与妇科手术最常用的手术体位。截石位摆放及衬垫不当会导致压疮、神经损伤或筋膜室综合征。理想的截石位应为双人同时抬起或放下患者双腿。截石位中应使用绑带捆绑双踝，或使用特殊的体位架支撑双腿（图 32-1）。腿架与腿、足接触的部位需放置棉垫，绑带不能影响血液循环。当患者上肢被固定在两侧时，升高或降低手术床下半部分时必须注意防止夹伤患者手指。许多医师会将患者双手完全包裹以减少此风险。如果膝关节侧面压在体位架上可造成胫神经（腓总神经）损伤，导致足背屈受限。如果采用腿部中段绑带支撑，可压迫隐神经损伤导致小腿内侧麻木。大腿向腹股沟过度屈曲可造成闭孔神经与股神经损伤，后者较少见。过度屈曲大腿也可拉伤坐骨神经。截石位中最常造成直接损伤的神经是腰骶神经丛。如果上肢安置极度不当也可造成臂丛损伤（例如肩关节过伸）。有报道称长时间截石位造成下肢骨筋膜室综合征伴横纹肌溶解，随后也可能出现下肢神经损伤。

2 截石位有显著的生理影响。由于功能残气量减少，患者易出现肺不张与低氧血症。截石位常合并头低脚高位（30°～45°），这会加重上述现象。下肢抬高血液迅速进入中心循环，平均动脉压常升高，但是心输出量没有明显改变。相反，截石位或头低脚高位迅速放平下肢时，会迅速减少静脉回流和心输出量，可导致低血压。区域麻醉与全身麻醉引起的血管扩张会使血压下降更明显。因此，在放平下肢后应立即测量血压。

B. 麻醉选择

3 **1. 全身麻醉**——适合门诊手术的任何麻醉方式都是可使用的。由于大多数膀胱镜检查手术时间短

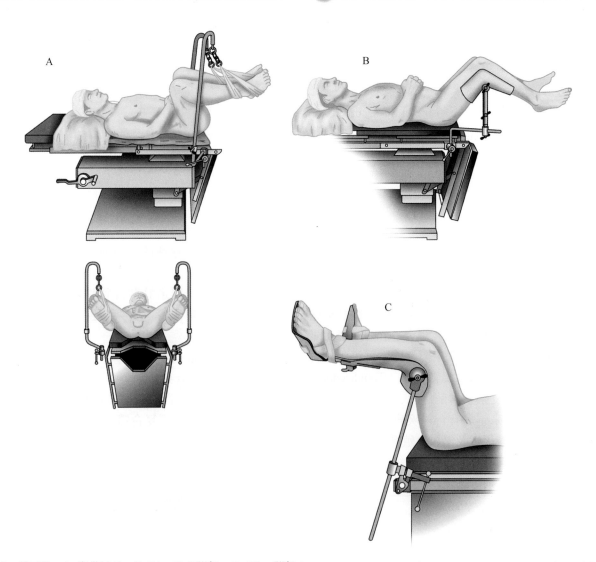

图 32-1 截石位。A. 绑带悬吊。B. Bier-Hoff 腿架。C. Allen 腿架（Reproduced with permission from Martin JT. Positioning in Anesthesia. Philadelphia, PA：WB Saunders；1988.）

（15 ～ 20 min）且为门诊手术，通常多使用全身麻醉，使用喉罩通气。对于肥胖或老年患者，或肺功能储备差的患者，在采用截石位或头低脚高位时应严密监测血氧饱和度。

④ **2. 区域麻醉——硬膜外麻醉和蛛网膜下腔麻醉**均可满足膀胱镜手术。大多数麻醉医师倾向于选择蛛网膜下腔麻醉，因为硬膜外麻醉一般需要15 ～ 20 min 才能达到满意麻醉平面，而蛛网膜下腔麻醉仅需不到 5 min。目前研究尚不支持蛛网膜下腔给予高比重局麻药后立即抬高下肢变为截石位，因为会明显增加麻醉扩散平面或增加发生严重低血压的可能性。感觉阻滞平面达 T_{10} 即可满足所有膀胱镜手术。

经尿道前列腺切除术

术前注意事项

良性前列腺增生（benign prostatic hyperplasia，BPH）常造成 60 岁以上老年男性膀胱出口梗阻。尽管大部分患者接受药物治疗，但部分患者仍需手术治疗。经尿道前列腺切除术（transurethralresection of the prostate，TURP）可用于治疗 BPH 引起的膀胱出口梗阻。其手术指征包括：尿路梗阻、膀胱结石、反复性尿潴留、尿路感染、血尿。TURP 也可缓解前列腺癌患者的尿路梗阻症状。

TURP 需要区域麻醉或全身麻醉。尽管此类手术患者通常高龄且有严重合并症，但围术期死亡率及并发症率（通常为心肌梗死、肺水肿及肾衰竭）均小于 1%。

TURP 中最常见手术并发症包括凝血块滞留、排尿困难、需要手术处理的不可控性血尿、尿路感染和慢性血尿，其他并发症包括：TURP 综合征、膀胱穿孔、脓毒血症、低体温及弥散性血管内凝血（disseminated intravascular coagulation，DIC）。大部分患者需要血型检验和血液检测（见第 51 章），对于贫血患者和拟行巨大前列腺广泛切除的患者术前应交叉配血。在膀胱镜下前列腺出血很难控制。

术中注意事项

TURP 通常使用一种特殊的膀胱镜（前列腺切除镜），在冲洗液持续灌注下，使用环形单极电刀直视切除前列腺。由于前列腺的特点和使用大量冲洗液，TURP 与一些严重的并发症相关（表 32-1）。

A. TURP 综合征

经尿道前列腺电切术目前相对较少采用，此手术

通常会使前列腺静脉窦大量开放，可能导致机体吸收大量的冲洗液。大量液体（2 L 或者更多）吸收后导致的一系列症状、体征通常被称为 TURP 综合征（表 32-2）。主要表现有循环超负荷、水中毒，偶尔 **⑤** 出现冲洗液溶质中毒。TURP 综合征的发生率小于 1%。这种综合征的表现为术中或术后的头痛、躁动、意识模糊、发绀、呼吸困难、心律失常、低血压、抽搐，可同时出现多种上述症状，且可迅速致死。TURP 综合征更常发生于体积大的前列腺切除或使用大量冲洗液的手术中，在膀胱镜、关节镜、经尿道膀胱肿瘤切除和宫腔镜子宫内膜切除术中少见。

在 TURP 使用单极电切期间不能使用电解质溶液，因为它能传导电流。水的低渗特点可溶解红细胞，因此能为手术创造满意的视野，但是大量水吸收易导致急性水中毒。因此水冲洗通常仅限于经尿道切除膀胱肿瘤。单极电切 TURP 手术使用的是轻度低渗的非电解质冲洗液，如 1.5% 甘氨酸溶液（渗透压 230 mOsm/L），或 2.7% 山梨醇与 0.54% 甘露醇混合液（渗透压 195 mOsm/L）。其他不常用的冲洗液包括 3.3% 山梨醇溶液、3% 甘露醇溶液、2.5% ～ 4% 右旋糖酐溶液与 1% 尿素溶液。由于这些冲洗液均为低渗液，所以仍有大量水吸收的风险。液体的吸收也与冲

表 32-1　TURP 相关手术并发症

最常见
凝血块滞留
排尿障碍
不能控制的急性血尿
尿路感染
慢性血尿
较少见
TURP 综合征
膀胱穿孔
低体温
脓毒症
弥散性血管内凝血

表 32-2　TURP 综合征[1]的表现

低钠血症
低渗透压
液体超负荷
充血性心力衰竭
肺水肿
低血压
溶血
电解质中毒
高甘氨酸血症（甘氨酸）
高血氨（甘氨酸）
高血糖（山梨醇）
循环容量扩张（甘露醇）

[1] TURP，经尿道前列腺切除术

洗液压力有关，冲洗压力高（液体放置高度高）会增加液体吸收速度。

6 TURP 冲洗液的吸收取决于切除时间及冲洗液压力。大量冲洗液的吸收易导致肺水肿，尤其对于心脏储备低的患者。这些液体的低渗透压也可造成急性低钠血症和低渗透压，从而导致严重的神经系统表现。通常血清钠浓度低于 120 mEq/L 时才出现低钠血症的症状。血浆渗透压显著降低（$Na^+ <$ 100 mEq/L 时）可出现急性血管内溶血。

冲洗液中溶质的吸收也可造成中毒表现。有报道甘氨酸溶液导致显著的**高甘氨酸血症**，可造成循环抑制或中枢神经系统毒性。TURP 术后少见的暂时性失明可能也与甘氨酸有关。**高氨血症**可能是由于甘氨酸分解造成的，一些患者在 TURP 术后出现严重的中枢神经系统毒性可能与之有关。

TURP 综合征的治疗有赖于早期识别，并以症状的严重程度作为基础。必须排出过多吸收的水，纠正低氧血症和低灌注。多数患者通过限制液体入量和静脉注射呋塞米可控制症状。已经造成抽搐和昏迷的有症状的低钠血症需用高张盐水进行治疗（见第 49 章）。小剂量的咪达唑仑（2～4 mg）可以终止抽搐。为防止患者在意识状态恢复前发生误吸，可考虑行气管插管。应根据患者的血清钠浓度选择高张盐水（3% 或 5%）的用量与滴速，使患者的低钠血症纠正至安全水平（见第 49 章）。

治疗 BPH 的其他方法包括双极 TURP、激光或射频消融、光动力及热疗、冷冻治疗。低电压双极 TURP 可以使用等渗盐水冲洗液，从而避免 TURP 综合征，但仍有液体过负荷的风险。由于可以在切除的同时进行烧灼，因此可以降低凝血块潴留的风险。

B. 低体温

使用大量室温冲洗液是患者热量丢失的主要原因。冲洗液在使用前应该加温至体温水平以预防低体温。低体温引起的术后寒战可引起凝血块脱落，加重术后出血。

C. 膀胱穿孔

TURP 术后**膀胱穿孔**的发生率不到 1%。穿孔可能由于膀胱镜穿透膀胱壁或者冲洗液引起膀胱过度扩张所致。多数膀胱穿孔在腹膜外，冲洗液回流少提示可能存在膀胱穿孔。清醒患者通常主诉恶心、大汗、耻骨后或下腹部疼痛。较大的腹膜外穿孔和大多数腹膜内穿孔的表现则更为明显，如突然出现无法解释的低血压或高血压，清醒患者诉全腹疼痛。不管采用哪种麻醉方式，当 TURP 术中突然出现高血压或低血压，尤其伴有急性迷走神经介导的心动过缓时，应该怀疑是否发生了膀胱穿孔。

D. 凝血障碍

TURP 术后 DIC 可能由于术中前列腺组织中的凝血酶原激酶释放有关。极少数情况下，前列腺转移癌的患者会由于分泌纤溶酶引起原发性纤维蛋白溶解症，从而导致凝血障碍。术中出现不易控制的弥散出血时应考虑有凝血障碍，但必须通过实验室检查确诊。原发性纤维蛋白溶解症应使用 ε-氨基己酸或氨甲环酸治疗。DIC 的治疗可能需要肝素以及补充凝血因子及血小板，应考虑邀请血液科医师会诊。

E. 败血症

前列腺组织容易定植细菌并迁延为慢性感染。手术操作导致静脉窦开放可使微生物进入血液循环中。经尿道手术后菌血症很常见。TURP 术前常预防性使用抗生素（最常用的包括庆大霉素、左氧氟沙星、头孢菌素）。

F. 麻醉方式的选择

感觉阻滞平面达 T_{10} 的硬膜外或蛛网膜下腔麻醉，或者全身麻醉均可为 TURP 手术提供满意的手术条件。相较于全身麻醉，区域麻醉可能会减少术后 **7** 静脉血栓形成的风险，也不易掩盖 TURP 综合征或膀胱穿孔的症状和体征。临床研究尚未证实这两种麻醉方法在失血、术后认知功能、死亡率方面有差异。TURP 综合征造成的急性低钠血症可导致全身麻醉时苏醒延迟或不苏醒。

G. 术中监测

对清醒或适当镇静患者的意识状态评估是 TURP 综合征和膀胱穿孔早期征象的最佳监测指标。由于大量使用冲洗液，TURP 术中的出血量很难估计，所以有赖于低血容量的临床表现（见第 51 章）判断失血量。手术切除时平均出血量约 3～5 ml/min（总出血量通常为 200～300 ml），很少危及生命。术后短暂的血细胞比容降低可能仅为大量冲洗液吸收造成的血液稀释。很少有患者需要术中输血。

碎石术

肾结石的治疗已经从最初的切开取石发展为微创甚至无创的碎石术。膀胱镜手术，包括输尿管软镜取石、支架置入以及体内碎石术（激光或液电水压碎石），**联合内科排石治疗**（medical expulsive therapy，MET）已经成为一线疗法。体外冲击波碎石术（extracorporeal shock wave lithotripsy，ESWL）可用于治疗 4 mm 至 2 cm 的肾内结石，经皮肾镜碎石或腹腔镜肾切开取石可用于更大的或嵌顿结石。许多医师选择 MET 治疗尿路结石急性发作：对于直径大于 10 mm 的结石，使用 α 受体阻滞剂坦索罗新、多沙唑嗪（可多华）或特拉唑嗪（高特灵），或者钙通道阻滞剂硝苯地平（心痛定，拜新同）可增加排石的概率。

ESWL 时，发生器瞄准结石产生重复的高能冲击波（声波），导致结石碎裂。水或耦合剂（更常用）使发生器和人体连在一起。组织与结石交界处声阻抗的改变对结石产生切力和应力，使结石充分碎裂为可通过尿道的小碎片。碎石前常放置输尿管支架。ESWL 禁忌证包括无法使患者的肺与肠道远离声波焦点、结石部位以下的尿路梗阻、未控制的感染、出血倾向及妊娠。结石邻近部位动脉瘤或者矫形假体为相对禁忌证。

ESWL 使用的冲击波发生器有液电式发生器、电磁式发生器与压电式发生器。老式的液电水压发生器需要将患者浸入热水浴槽中并坐在液压椅上，使声波传导至患者体内。现代的新型碎石器是利用电磁或压电晶体产生冲击波。发生器位于一个水槽内，通过塑料膜上的耦合剂与患者接触（图 32-2）。电磁冲击波发生器通过电磁场内的金属板震动产生冲击波。压电冲击波发生器通过电流引起陶瓷晶体尺寸的变化

产生冲击波。

术前注意事项

8 有心律失常病史以及安装起搏器或植入型心律转复除颤器（implantable cardioverter defibrillator，ICD）的患者在行 ESWL 时出现心律失常的风险高。冲击波与心电图的 R 波同步可减少 ESWL 时心律失常的发生。通常将冲击波设定在 R 波后 20 ms 发生，使之落在心室不应期。研究表明无心脏疾患的患者可安全地接受非同步冲击。冲击波可能损坏心脏植入装置的内部组件，手术前应咨询制造厂商以获得最佳处置方案（如：重新设置程序或使用磁铁）。

术中注意事项

输尿管镜检查、取石术、激光碎石术与膀胱镜手术的麻醉类似。ESWL 需要特殊的考虑，尤其在使用老式的碎石器时患者需要浸入水中的情况下。

A. ESWL 时患者浸入水中的影响

患者浸入 36 ～ 37℃的温水中造成血管扩张可造成一过性的低血压。随后由于下肢与腹部受水压的影响，静脉血向中心循环再分布会引起动脉血压升高。体循环阻力（systemic vascular resistance，SVR）增加，而心输出量可能减少。另外，胸内容量增加使功能残气量降低，一些患者可能易出现低氧血症。

B. 麻醉方式的选择

冲击波碎石时，冲击波通过皮肤时消耗一部分能量，导致疼痛。因此，这种疼痛局限于皮肤，并与冲击波的强度相关。老式的水浴碎石机使用的冲击波强度较高（1000 ～ 2400），大多数患者在无区域麻醉或全身麻醉的情况下不能忍受这种疼痛。相比之下，新型的冲击波碎石机直接与皮肤耦合，使用低强度（2000 ～ 3000）的冲击波，通常只需轻度镇静即可。

C. 区域麻醉

老式水浴体外碎石通常采用连续硬膜外麻醉。肾由 T_{10} ～ L_2 神经支配，所以感觉阻滞平面达到 T_6 可以保证足够的麻醉效果。使用阻力消失法置硬膜外管时，应该使用生理盐水而不是空气；因为空气在硬膜外腔能够消耗冲击波能量，有可能损伤神经组织。不要使用海绵胶带保护硬膜外管，这类胶带如果位于冲击波行进路径中会导致冲击波能量消散。蛛网膜下腔麻醉也可以提供满意的效果，但是在感觉平面和手术

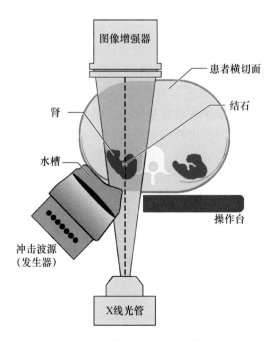

图 32-2 管状碎石装置示意图

时长的可控性上稍差。所以，通常倾向于选择硬膜外麻醉。

区域麻醉或镇静的一个缺点包括不能控制膈肌运动（膈肌过度偏移会导致结石移位脱离聚焦点，可能导致整个手术过程的延长）和心动过缓（当冲击波与心电图偶联时会导致手术过程延长）。在这种情况下可以给予格隆溴铵加快 ESWL 的过程。

D. 全身麻醉

在使用老式水浴碎石仪时，气管插管全麻可以控制膈肌的偏移。但是将一个全麻的仰卧位患者放在椅子上，抬高椅子然后再下放到水浴里至患者肩膀的深度，手术结束后再反向重复这些过程会增加手术的风险和复杂度。浅全麻结合肌松药比较合适。肌肉松弛既能确保患者没有体动也能控制膈肌运动。

E. 监护下麻醉

静脉使用咪达唑仑和芬太尼的监护下麻醉通常能够满足现代低能量碎石器。也可使用深度镇静。

F. 监护

在清醒、深度镇静或者全麻的状态下必须使用标准麻醉监护。**即使使用 R 波同步冲击波，也可能发生室上性心律失常**。进行浸入式碎石时，心电图电极片应该用防水敷料与患者紧密贴合。应该监测水浴温度和患者体温，防止体温过低或过高。

G. 液体管理

通常使用开放性静脉补液治疗。在给予初始的静脉晶体负荷量后，小剂量呋塞米联合 1000～2000 ml 液体输注可以保持较快的尿流速，也有助于冲刷结石碎片和血凝块。心功能储备差的患者则需要更保守的液体疗法。

肾及上尿路的非癌症手术

泌尿外科腹腔镜手术，包括部分及全肾切除术、供者活体肾切除、肾结石切除术以及肾盂成形术等，因具备术后疼痛轻、住院时间短、康复及功能恢复相对较快等优点，临床应用越来越多。有经腹膜和腹膜后两种手术入路。手助腹腔镜技术需要另外一个比较大的切口，以方便外科医师伸入一只手触摸和辅助分离。其麻醉管理和其他腹腔镜手术相似。

位于输尿管上段和肾盂的开腹肾结石手术和良性病变的开腹肾切除术多在"取肾位"或侧卧屈曲位下进行。患者取完全侧卧位，下腿屈曲，上腿伸直。将腋窝卷放在上段胸廓的下方以减少臂丛损伤的风险。调节手术台使手术侧的髂嵴和肋缘最大程度的分离，升高肾托（在手术台弯曲处凹槽的一个条形物）使上方髂嵴升高，有助于术野暴露。

侧卧屈曲体位不利于呼吸和循环。下肺的功能残气量减少，而上肺的功能残气量可能增加。在麻醉中控制通气的患者，由于上肺的血流量少于下肺，而通气多于下肺，出现通气血流比例失调，患者易发生下肺肺不张和分流所致的低氧血症。在这种体位下全麻过程中，动脉呼气末二氧化碳差逐渐增高提示上肺的无效腔通气量也增加。此外，一些患者由于肾托压迫下腔静脉，可导致心输出量显著降低。双下肢静脉淤血也会增强麻醉导致的血管扩张。

因为存在大失血的可能以及侧卧屈曲体位不利于操作大血管，所以推荐预先放置至少一根大口径的静脉导管。术中常使用动脉置管。气管插管的位置可能在摆放体位时改变，因此在体位摆放后、消毒和铺单前应再次确认气管插管位置。术中可因外科操作进入胸腔而发生气胸。

泌尿系统恶性肿瘤手术

泌尿系恶性肿瘤患者进行根治性手术切除后生存率的提高，使得前列腺、膀胱、睾丸以及肾癌手术量增加。对手术伤口小、痛苦少、恢复快、并发症少的需求促进了盆腹部腔镜手术的发展。其中包括根治性前列腺切除术、膀胱切除术、盆腔淋巴结清扫、肾切除术和肾上腺切除术等。过去的 10 年中，机器人辅助技术也更多地应用于上述手术中。

很多泌尿系手术要求患者保持仰卧过伸体位，以利于在进行盆腔淋巴结清扫、耻骨后前列腺切除或者膀胱切除过程中的盆腔暴露（图 32-3）。患者取仰卧位，髂嵴位于手术台腰桥部位，手术台过度伸展使髂嵴和肋缘可以最大程度地分离。必须注意避免给患者背部施加过大的压力。手术床倾斜至头低位使手术视野保持水平。蛙腿位不同于仰卧过伸位，膝关节弯曲而髋关节外展外旋。

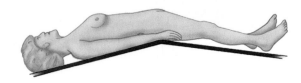

图 32-3　过伸体位（Reproduced with permission from Skinner DG, Lieskovsky G. Diagnosis and Management of Genitourinary Cancer. Philadelphia, PA: WB Saunders; 1988.）

1. 前列腺癌

术前注意事项

在男性患者中，前列腺腺癌是最常见的非皮肤癌症，是 55 岁以上男性中仅次于肺癌的最常见的癌症死因。约六分之一的男性会被诊断患有前列腺癌。治疗方式从密切随访到根治性手术处理各不相同。决定治疗方式的重要因素包括肿瘤分期和分级、患者的年龄、前列腺特异性抗原（prostate-specific antigen，PSA）浓度以及合并症的情况。经直肠超声可用于引导经直肠活检。临床分期基于活检 Gleason 评分、MRI 确定是否有淋巴结转移，以及骨扫描。

术中注意事项

前列腺癌患者可能行开放性耻骨后前列腺根治术及淋巴结清扫术、机器人辅助腹腔镜前列腺切除及盆腔淋巴结清扫术，补救性前列腺切除术（放射性治疗失败后），冷冻消融术以及激素疗法中的双侧睾丸切除术。

A. 根治性耻骨后前列腺切除术

根治性耻骨后前列腺切除术通常与盆腔淋巴结清扫术同时进行，采用下腹部正中切口。可用于局限性前列腺癌的治愈性治疗，偶尔也可以作为放射性治疗失败后的补救措施。手术范围包括全部前列腺、精囊、射精管以及部分膀胱颈。可能采用"保留神经"技术以助于保留性功能。前列腺切除术后，剩余的膀胱颈越过留置的尿管直接与尿道吻合。术者可能要求静脉内注射靛蓝胭脂红以便于显示输尿管，这种染料可能会造成高血压或低血压。

根治性耻骨后（开腹）前列腺切除术可能伴有显著失血。多数医疗中心使用直接动脉血压监测，也可使用中心静脉压力监测。其他医疗中心常规使用无创心输出量监测（如 LiDCOrapid 或 FloTrac/Vigileo）。术中失血量在不同的医疗中心大不相同，平均值通常少于 500 ml。影响失血量的因素包括前列腺的大小、手术时长以及术者的技术水平。全身麻醉和区域麻醉患者的失血量、术后并发症以及死亡率相似。椎管内麻醉需要感觉阻滞平面达到 T_6 水平，但是由于患者处于过伸仰卧位，通常需要深度镇静才能耐受区域麻醉。长时间的头低脚高位联合大量静脉输液可能罕见地导致上气道水肿。术中应使用空气温毯和温热液体降低低体温风险。

术后并发症包括出血，深静脉血栓形成（可伴有肺栓塞）、闭孔神经损伤、输尿管损伤、直肠损伤、尿失禁以及阳痿。盆腔静脉周围的广泛分离切除会增加术中静脉空气栓塞和术后血栓栓塞的风险。应常规进行围术期快速外科康复管理。虽然硬膜外麻醉可能减少开腹前列腺切除术后深静脉血栓形成的发生率，但术后常规预防性使用华法林或者低分子肝素可能无法进行硬膜外麻醉，在快速外科康复中很少应用。酮咯酸和对乙酰氨基酚可用于辅助镇痛，有报道显示可以减少阿片类镇痛药的使用剂量、改善镇痛效果、促进胃肠道功能早期恢复。

B. 机器人辅助腹腔镜根治性前列腺切除术

与其他大部分腔镜手术，机器人辅助腹腔镜根治性前列腺切除术以及盆腔淋巴结清扫常使用头低脚高位（> 30°）以暴露术野。患者体位、手术时长、需要膨胀腹部以及增加每分通气量都需要进行气管插管全麻。通常避免使用氧化亚氮以免发生肠扩张。大部分的腹腔镜前列腺切除术使用机器人辅助，而且现在美国大部分的前列腺根治术都在机器人辅助腹腔镜下完成。和开腹耻骨后前列腺切除术相比，腹腔镜机器人辅助前列腺切除术手术时间较长但操作失血量少、输血量少、术后疼痛评分较低、术后阿片类药物需求量低、术后恶心呕吐发生率低、住院时间短。而过度头底脚高位可导致头颈部组织水肿及眼内压升高。据报道与这种体位相关的并发症包括上气道水肿和拔管后呼吸窘迫，术后视力缺损包括缺血性视神经病或视网膜脱离，臂丛损伤。应该常规提醒术者保持这种体位的时间，有些医疗中心已经不再使用这种体位。

大多数临床医师使用单一的大口径的静脉通路。用空气温毯和输液加温装置来降低低体温风险。给予酮咯酸和（或）对乙酰氨基酚可提供足够的术后镇痛，可应用阿片类药物进行补充镇痛。因为患者一般术后疼痛评分较低且可能术后 24 h 出院，所以一般不使用术后硬膜外镇痛。

C. 双侧睾丸切除术

转移性前列腺腺癌的激素疗法可进行双侧睾丸切除术。手术时间通常较短（20 ～ 45 min），一般选择经阴囊正中切口。虽然双侧睾丸切除术可以在局部麻醉或区域麻醉下进行，大多数的患者和临床医师更倾向于全身麻醉（通常使用喉罩）或者椎管内麻醉。

2. 膀胱癌

术前注意事项

膀胱癌的平均发病年龄是 65 岁，男女比例 3 : 1。

在男性泌尿生殖系统常见恶性肿瘤中，膀胱移行细胞癌仅次于前列腺腺癌。吸烟和膀胱癌有关，许多这类患者同时伴有冠状动脉疾病和慢性阻塞性肺疾病。由于年龄或者继发性尿路梗阻，患者多有潜在的肾损伤。膀胱癌可以通过膀胱镜检查和 CT 或者 MRI 进行分期。膀胱内灌注化疗常用于表浅肿瘤，通过膀胱镜行经尿道膀胱肿瘤切除术（transurethral resection of bladder tumors，TURBT）多用于低级别非浸润型膀胱肿瘤。一部分患者可能在根治性膀胱切除术前行放疗以缩小肿瘤。在膀胱切除术后通常立即行尿流改道术。

术中注意事项

A. 经尿道膀胱切除术

膀胱肿瘤可能发生于膀胱内的不同位置，而侧壁肿瘤可能临近闭孔神经。这种情况下，如果施行椎管内麻醉或者全身麻醉不使用肌松药，电烧切除可能刺激闭孔神经导致大腿内收。泌尿科医师可不会觉得患者的膝盖打到自己的耳朵很有趣。所以，与 TURP 不同，TURBT 多选用全身麻醉以及肌松药，而且 TURBT 很少会发生大量灌洗液的吸收。

B. 根治性膀胱切除术

根治性膀胱切除术中，男性患者所有前骨盆的器官均被切除，包括膀胱、前列腺和精囊，女性患者切除膀胱、子宫、宫颈、卵巢和部分阴道前穹窿。还会行盆腔淋巴结清扫和尿流改道术。根治性膀胱切除术在所有泌尿外科大手术中的围术期并发症和死亡率最高，尤其是老年患者。但是，随着新辅助化疗和加速康复外科的发展，其围术期并发症和死亡率逐渐降低，且 1～5 年生存率逐渐升高。与开腹根治性膀胱切除术相比，机器人辅助根治性膀胱切除术可减少围术期并发症，减少失血量及输血量，缩短住院时间。

整个手术过程通常需要 4～6 h，术中常需要输血治疗。气管插管全身麻醉以及使用肌松药可提供最佳的手术条件。控制性降压可以减少开腹膀胱切除术术中出血及输血需求。一些外科医师认为控制性降压可以使改善术野。然而，平均动脉压低于 55～65 mmHg 可能与急性肾损伤和卒中风险升高有关。连续硬膜外麻醉可以协助降压、减少全身麻醉药用量、利于术后镇痛。优化术中液体输注（应用无创心输出量监测）可能减少输血需求、术后并发症以及住院时间。术后镇痛常采用连续硬膜外镇痛或者腹横肌阻滞（transversus abdominis plane，TAP）。

许多临床医师行动脉置管并开放两路大口径静脉通路。尿量与手术进程有关，在大多数手术中，手术开始时尿路就会被中断。与所有长时手术一样，应使用空气温毯和静脉输液加温装置降低低体温风险。

C. 尿流改道术

尿流改道术（如将输尿管吻合至一段肠道）通常在根治性膀胱切除术后立即进行。所选肠段可以留在原位，如尿道乙状结肠吻合术，或同其肠系膜血管一起分离并连接到尿道或皮肤瘘口。游离的肠段可以作为一个输出道（如**回肠膀胱**）或被重建为一个可控膀胱（**新膀胱**）。输出道可用回肠、空肠或结肠重建。

尿流改道术麻醉的主要目标包括充分补液、在尿道开放时能维持快速尿流。椎管内麻醉麻醉常因交感神经阻滞产生副交感兴奋，导致肠道收缩且活跃，使得可控性回肠膀胱重塑操作变得困难。罂粟碱（100～150 mg 于 2～3 h 内缓慢静脉输注）、格隆溴铵（1 mg）或胰高血糖素（1 mg）可以缓解这一问题。

肠道黏膜长期接触尿液（缓慢的尿流）可以导致许多代谢异常。空肠输出道可出现低钠血症、低氯血症、高钾血症和代谢性酸中毒。结肠和回肠输出道则更容易出现高氯性代谢性酸中毒。术后早期放置临时输尿管支架、保持快速尿流可以缓解这一问题。

3. 睾丸癌

术前注意事项

睾丸肿瘤分为精原细胞瘤和非精原细胞瘤。所有睾丸肿瘤的初步治疗方法都是根治性（腹股沟）睾丸切除术，后续治疗取决于肿瘤组织学检查。腹膜后淋巴结清扫（retroperitoneal lymph node dissection，RPLND）对非精原细胞肿瘤的分期和治疗有着非常重要的作用。对于分期低的肿瘤，行 RPLND 或定期复查即可。对于分期高的肿瘤通常在 RPLND 后行化疗。

与其他组织类型的肿瘤相比，精原细胞瘤对放疗非常敏感，主要治疗方法为腹膜后放疗。对于放疗后复发的患者，可行化疗。精原细胞瘤体积较大或合并甲胎蛋白升高（通常与非精原细胞瘤有关）的患者主要的治疗方法是化疗。常用的化疗药物包括顺铂、长春新碱、长春碱、环磷酰胺、放线菌素 D、博来霉素和依托泊苷。化疗后仍有肿瘤残留的患者可行 RPLND。

因睾丸癌行 RPLND 的患者通常较年轻（15～35 岁），但是术前放疗、化疗的残余作用增加了并发症的风险。除骨髓抑制外，还可能出现特定器官毒性，例如顺铂造成的肾功能损害，博来霉素引起的肺纤维化，长春新碱导致的神经病变。

术中注意事项

A. 根治性睾丸切除术

腹股沟睾丸切除术可以在区域麻醉或全身麻醉下进行。术中需要注意牵拉精索可能引起反射性心动过缓。

B. 腹膜后淋巴结清扫术

常行正中切口，但无论选择何种入路，均需要清除两输尿管间从肾血管到髂血管分叉处的所有淋巴组织。标准 RPLND 中所有交感神经纤维都被切断，导致射精异常和不育。改良根治术的切除范围限制在肠系膜下动脉以下，仅对患侧淋巴结进行清扫，可能有助于保留生育功能。

❾ 术前使用博来霉素化疗的患者氧中毒与液体超负荷的风险明显升高。应避免过量静脉液体输注，因其可能导致术后呼吸功能不全或急性呼吸窘迫综合征。麻醉管理应使用能将血氧饱和度维持在 90% 以上的最低 FiO_2。呼气末正压通气（$5 \sim 10\ cmH_2O$）可能有助于改善氧合。

由于开腹 PRLND 手术创面大、清扫范围广，术中蒸发和重新分布导致的液体丢失量较大。术中牵拉下腔静脉常导致一过性低血压。

开腹 RPLND 术后切口疼痛严重，可考虑行连续硬膜外镇痛、鞘内注射吗啡或氢吗啡酮、TAP 阻滞。术中对左侧淋巴结清扫时会结扎肋间动脉，可罕见地导致偏瘫，因此在术后使用硬膜外镇痛之前最好记录患者肢体运动是否正常。根髓动脉（Adamkiewicz 动脉）由肋间动脉供血，在大多数人起于左侧，负责下半脊髓的大部分动脉供血。改良 RPLND 术中单侧交感神经切断通常导致患侧腿比健侧腿温暖。在麻醉恢复室中，RPLND 患者常诉严重的膀胱痉挛痛。

4. 肾癌

术前注意事项

肾细胞癌约占成年人癌症的 3%，占所有肾脏肿瘤的 95%。40 ～ 60 岁发病率最高，男女比例为 2∶1。肾癌常在对无关疾病进行检查时被意外发现，如为检查腰痛而行 MRI 检查。典型的血尿、肾区疼痛、肿块三联征仅见于 10% 的患者，且通常仅在肿瘤体积相当大时才出现症状。肾细胞癌常伴有副肿瘤综合征，如红细胞增多、高钙血症、高血压和非转移性肝功能障碍。局限于肾脏的肿瘤可行开腹或腹腔镜部分或全肾

切除术，或行经皮冷冻或射频消融术。姑息性手术治疗可行范围更大的肿瘤减灭术。约 5% ～ 10% 患者肿瘤延伸至肾静脉及下腔静脉内成为癌栓（图 32-4），某些病例中癌栓可达到或进入右心房。肿瘤分期方法包括 CT、MRI 和动脉造影。术前动脉栓塞可缩小肿瘤体积并减少手术出血。

术前评估应注重肿瘤分期、肾功能、有无其他并存疾病，麻醉管理取决于预计手术切除范围。术前肾功能障碍取决于患侧肾肿瘤大小以及并存疾病，如高血压病、糖尿病和冠心病。抽烟是肾细胞癌确定的危险因素，这些患者容易合并冠心病、慢性阻塞性肺疾病。尽管一些患者表现为红细胞增多，但大多数表现为贫血。

术中注意事项

A. 经皮冷冻或射频消融

相对较小的无转移肾脏肿瘤通常可由介入放射科医师使用经皮冷冻或射频探头在超声或 CT 引导下消融。这可在门诊或者日间病房完成。常规进行美国麻醉医师协会（American Society of Anesthesiologists, ASA）监护，通常使用气管插管全身麻醉复合肌松药以降低患者术中体动的风险。如预计手术时间超过 2 ～ 3 h，通常留置尿管。装有起搏器或 ICD 的患者行射频消融术时，必须采取一定的预防措施（见第 21 章）。体位通常为侧卧位或俯卧位。患者可能出现短时间的严重术后疼痛，需要使用静脉镇痛药。

B. 根治性肾切除术

切口可选择在前肋下、侧腰部或腹部正中（少见）。肿瘤较小的患者行部分或全肾切除术时，常使用手辅助腔镜技术。对于体积大的肿瘤，很多临床中心倾向于胸腹联合入路，尤其是有瘤栓存在时。肾、肾上腺、肾周脂肪以及周围的（Gerota）筋膜全部切除。选用气管插管全身麻醉，常联合硬膜外麻醉。

因为肿瘤血运丰富且体积常较大，术中可能出现大量失血。通常需要行外周动脉置管并开放两条粗大的静脉通路。经食管超声心动图（transesophageal echocardiography, TEE）、食管多普勒或外周脉搏波形分析（Lidco 或 Vigileo）常用于监测血流动力学。所有有下腔静脉癌栓的患者均应使用 TEE。牵拉下腔静脉可能导致一过性低血压。由于控制性降压可能造成健侧肾急性肾损伤，术中仅可短时间使用以减少出血。健侧肾的反射性血管收缩也可能导致术后肾功能不全。

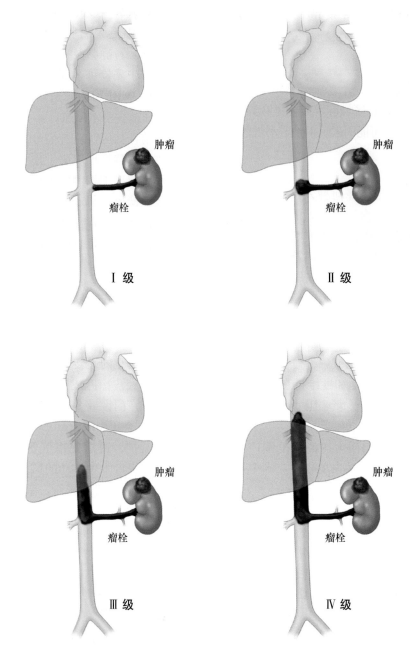

图 32-4 肾细胞癌静脉瘤栓侵犯的 Mayo 分级。Ⅰ级：瘤栓在肾静脉入口，或在下腔静脉内但距肾静脉–下腔静脉汇合处＜ 2 cm。Ⅱ级：瘤栓位于下腔静脉内，距肾静脉–腔静脉交汇处＞ 2 cm，但仍位于肝静脉下方。Ⅲ级：血栓累及肝内下腔静脉。血栓的大小可从伸入腔静脉的窄条样血栓到填满并扩张静脉管腔。Ⅳ级：血栓延伸超过膈肌或进入右心房（Reproduced with permission from Morita Y，Ayabe K，Nurok M，et al. Perioperative anesthetic management for renal cell carcinoma with venal caval thrombus extending into the right atrium：case series. J Clin Anesth. 2017 Feb；36：39-46.）

　　若使用全麻–硬膜外联合麻醉方法，要在术中可能大量失血的步骤都结束之后再进行硬膜外给药。与所有长时手术一样，应监测核心温度，并使用空气温毯和输液加温装置减少低体温的风险。开腹肾切除术后肋缘下、侧腹、正中切口疼痛非常剧烈，硬膜外镇痛有助于减少不适和加速恢复。

C. 根治性肾切除术 + 取栓术

　　由于手术的生理影响大，且有大出血风险，麻醉

管理非常具有挑战性。采用胸腹联合入路可以在必要时行体外循环。

　　手术可以显著延长寿命并改善生活质量，有些患者在原发灶切除后转移灶可能消退。术前行通气灌注扫描可发现瘤栓肺栓塞。术中 TEE 有助于观察癌栓上缘是否进入膈肌、超过膈肌、进入右心房甚至超过三尖瓣。TEE 也可以在手术结束时确定腔静脉、右心房和右心室内肿瘤是否完全切除。

　　癌栓较大者（Ⅱ、Ⅲ 或 Ⅳ 级）使麻醉管理更加复

杂。可能发生大量输血相关的并发症（见第 51 章）。在放置中心静脉导管时要非常小心，以避免右心房癌栓脱落并造成栓塞。下腔静脉较大癌栓的患者中心静脉压通常升高，可反映下腔静脉阻塞程度。肺动脉导管有使右心房癌栓脱落的风险，且与 TEE 相比并不能提供更多的有效信息。

下腔静脉完全梗阻时静脉侧支扩张，会导致手术失血显著增加。术中发生灾难性的瘤栓肺栓塞的风险也明显升高。突发的室上性心律失常、动脉血氧饱和度下降、严重的体循环低血压提示发生瘤栓栓塞。此时 TEE 监测很关键。当癌栓不能从右心房被拉回腔静脉时，可行体外循环。肝素化和低温可显著增加手术出血量。

肾移植

由于免疫抑制治疗的进步，成功的肾移植手术极大地提高了终末期肾病患者的生活质量。死亡供体器官移植联合现代免疫抑制剂的 3 年存活率几乎达到了80% ～ 90%，与活体供体移植成功率相似。

术前注意事项

目前的器官保护技术为尸源肾受体术前透析提供了充足的时间（24 ～ 48 小时）。活体肾移植供体和受体手术同时进行。受体血清钾浓度应在 5.5 mEq/L 以下，存在的凝血功能异常应予以纠正。

术中注意事项

肾移植手术将供体肾放入受体髂窝腹膜后，将肾血管与髂血管连接起来，将输尿管与膀胱连接。暂时阻断髂动脉前要给予肝素抗凝。术中受体静脉输注甘露醇有助于再灌注后渗透性利尿。手术当天开始免疫抑制剂，同时联用糖皮质激素、环孢素或他克莫司、硫唑嘌呤或吗替麦考酚酯、抗胸腺细胞球蛋白、针对 T 淋巴细胞单克隆抗体（OKT3）和白介素 -2 受体抗体（达克珠单抗或巴利昔单抗）。麻醉医师与外科团队应提前讨论围术期免疫抑制剂的用药时间和剂量。肾移植失败后受体肾切除的指征包括难治性高血压或慢性感染。

A. 麻醉选择

虽然蛛网膜下腔麻醉和硬膜外麻醉也可用于肾移植手术，但多数肾移植手术在全身麻醉下进行。所有的全身麻醉药均对移植肾功能无明显损害。顺阿曲库铵不依赖肾分泌消除，可作为肌松药的选择。在谨慎

的肌松监测下，也可以使用其他种类的肌松剂。

B. 监测

除常规监测外，术前留置尿管，动脉吻合后尿流活跃通常提示移植肾功能良好。如果移植肾时间缺血长，多尿期前可能出现少尿期，必须适当调整液体治疗方案。这时可使用呋塞米与甘露醇。有报道动脉吻合后松开钳夹时出现高钾血症，尤其是儿科或较小的患者，此现象与保养液中的钾释放有关。血管吻合前用冰乳酸林格液冲洗出供肾的保养液可能有助于避免此问题。血管吻合后应密切监测患者的血清电解质浓度（尤其是钾）。心电图 T 波高尖提示高钾血症。

病例讨论

恢复室内的低血压

79 岁男性，既往有下壁心肌梗死病史，全身麻醉下行 TURP 后进入恢复室。手术时间 90 min，过程顺利。患者进入恢复室时气管插管已拔除，但仍未清醒，生命体征平稳。20 min 后患者清醒但烦躁不安，出现剧烈寒战。血压降至80/35 mmHg，呼吸频率增至 40 次 / 分。床旁监护显示窦性心动过速，心率 140 次 / 分，脉搏氧饱和度 92%。

鉴别诊断有哪些？

TURP 术后低血压的鉴别诊断包括：（1）出血，（2）TURP 综合征，（3）膀胱穿孔，（4）心肌梗死或缺血，（5）败血症，（6）弥散性血管内凝血（disseminated intravascular coagulation，DIC）。

其他可能的鉴别诊断（见第 56 章）虽然很少发生，但仍应考虑到，尤其是当患者对适当的治疗无反应时（见下文）。

基于病史，最可能的诊断是什么？

目前尚无法做出诊断，仍需对患者进行进一步评估。但由于患者有冠心病病史，应迅速治疗低血压和寒战。低血压严重减少冠状动脉灌注，寒战使心肌氧需显著增加（见第 21 章）。

哪些辅助方法有助于诊断？

快速的体格检查对缩小诊断范围非常有益。由于术后持续灌洗，引流液中很明显能观察到前列腺出血。尿液中少量出血为粉色或红色，大量

活动出血常出现明显的血性引流液。偶有出现引流管可能被血凝块堵塞造成引流量减少，这时应间断灌洗引流管。

外周灌注的临床体征是很重要的。低血容量患者外周脉搏细弱、四肢通常冰冷、发绀。灌注不足可见于出血、膀胱穿孔、DIC、严重的心肌缺血或梗死。脉搏有力、肢体温暖提示有败血症的可能，但并不在所有败血症患者中都出现。应注意观察液体超负荷的体征，例如颈静脉怒张、肺水泡音与第三心音奔马律。液体超负荷更符合TURP综合征的诊断，但心肌缺血或梗死也会出现液体超负荷。

应行腹部检查发现膀胱穿孔的体征。腹壁僵直伴压痛或腹膨隆强烈提示膀胱穿孔，应迅速剖腹探查。腹部平软无压痛可排除膀胱穿孔。

进一步评估还需要实验室检查、心电图、胸片，有可能需要行经胸超声心动图。应立即采血行动脉血气分析、血细胞比容、血红蛋白、电解质、血糖、血小板计数、凝血酶原和部分凝血活酶检查。广泛渗血提示DIC，纤维蛋白原和纤维蛋白裂解产物检验可确定诊断。应行12导联心电图评价有无心肌缺血或梗死。胸片用于肺淤血、误吸、气胸与心脏扩大的诊断。超声心动图有助于观察舒张末容积、收缩功能（尤其是是否存在局部室壁运动异常）以及瓣膜功能异常，检查结果与既往的结果对比风险有意义。腹部超声检查可判断有无腹腔渗液。

在进行实验室检查的过程中，应采取的治疗性与诊断性治疗有哪些？

应迅速采取措施防止低氧血症与低灌注。应予以吸氧，严重通气不足或呼吸窘迫的患者应行气管插管。应频繁测量血压。如果无液体超负荷的表现，可使用300～500 ml晶体液或250 ml胶体进行诊断性液体冲击试验。如果反应良好，即输液后血压升高、心率下降（或用无创血流动力学监测显示心输出量增加），则支持低血容量的诊断，可能需要继续补液。若因明显出血引起贫血或低血压时必须进行输血。如果对静脉液体容量试验无迅速反应，应该进一步评估。超声心动图发现心室功能异常时，可使用强心药物。这种情况下，直接动脉测压很有帮助。

如果患者有液体超负荷的表现，应静脉使用呋塞米和强心药物。

患者腋温35.5℃，体温不高可以排除脓毒症吗？

答案是否定的。麻醉常引起体温调节功能的改变。而且腋温与核心体温的关联变化很大（见第52章）。因此仍应高度怀疑有败血症的可能。手术后白细胞增多很常见，不能作为脓毒症的可靠依据。

麻醉恢复期寒战的机制目前仍不明确。虽然手术中低体温的患者术后常发生寒战（可能是机体为使体温回升至正常），但寒战的发生与患者的体温并不一致。麻醉药物可能改变下丘脑体温调节中枢的正常功能。而感染源、循环毒素或免疫反应导致的细胞因子（白细胞介素-1和肿瘤坏死因子）释放刺激下丘脑合成前列腺素（prostaglandin，PG）E_2。PGE_2激活产热反应的神经元导致严重寒战。

如何停止寒战？

无论原因为何，寒战显著增加氧需（100%～200%）和二氧化碳生成。心输出量与每分通气量也必须相应增加，心肺功能储备不足的患者常难以耐受。虽然治疗的最终目的是纠正潜在的病因，但对于这位患者需采取额外措施。应吸氧以防止低氧血症。小剂量哌替啶（12.5～25 mg静脉注射）常可终止各种原因导致的寒战。脓毒血症与免疫反应引起的寒战可以使用前列腺素合成酶抑制剂（阿司匹林、对乙酰氨基酚和非甾体抗炎药）缓解或终止，其中只有乙酰氨基酚由于不影响血小板功能，适于在排除出血前使用。

预后如何？

检查发现即使患者血压低，但肢体温暖，脉搏有力。腹软，无压痛。膀胱灌洗液呈淡粉色。因此初步诊断可能是脓毒症。取血做血培养后，使用覆盖致病菌革兰氏阴性菌和肠球菌的抗生素治疗，这两种细菌是最常见的病原体。患者使用了经验性抗生素治疗，同时静脉输注了多巴胺。在血管扩张、体液再分布的休克中，可能需要使用血管收缩药（如加压素）。静脉注射哌替啶12.5 mg后寒战终止。静脉快速输注1000 ml液体及多巴胺5 μg/（kg·min）后，血压升至110/60 mmHg，心率降至90次/分。血清钠浓度为130 mEq/L。4 h后停用多巴胺，患者随后病情平稳。

（赵萌　田甜　译　金笛　肖玮　校
王天龙　审）

推荐阅读

Akhavan A, Gainsburg DM, Stock JA. Complications associated with patient positioning in urologic surgery. *Urology.* 2010;76:1309.

Alemzadeh H, Raman J, Leveson N, et al. Adverse events in robotic surgery: A retrospective study of 14 years of FDA Data. *PLoS ONE.* 2016;11:1.

American Society of Anesthesiologists. Practice advisory for the prevention of perioperative peripheral neuropathies: An updated report by the American Society of Anesthesiologists Task Force on Prevention of Perioperative Peripheral Neuropathies. *Anesthesiology.* 2011;114:741.

Bertrand J, Siegler N, Murez T, et al. Impact of preoperative immunonutrition on morbidity following cystectomy for bladder cancer: A case-control pilot study. *World J Urol.* 2014;32:233.

Chang CH, Lee HK, Nam SH, et al. The displacement of the tracheal tube during robot-assisted radical prostatectomy. *Eur J Anaesthesiol.* 2010;27:478.

Cornu J-N, Ahyai S, Bachmann A, et al. A systematic review and meta-analysis of functional outcomes and complications following transurethral procedures for lower urinary tract symptoms resulting from benign prostatic obstruction: An update. *Eur Urol.* 2015;67:1066.

Cui Y, Chen H, Qi L, et al. Effect of alvimopan on accelerates gastrointestinal recovery after radical cystectomy: A systematic review and meta-analysis. *Int J Surg.* 2016;25:1.

Danna BJ, Wood EL, Baack Kukreja JE, et al. The future of enhanced recovery for radical cystectomy: Current evidence, barriers to adoption, and the next steps. *Urology.* 2016;96:62.

Grant GP, Szirth BC, Bennett HL, et al. Effects of prone and reverse Trendelenburg positioning on ocular parameters. *Anesthesiology.* 2010;112:57.

Haberal M, Boyvat F, Akdur A, et al. Surgical complications after kidney transplantation. *Exper Clin Transpl.* 2016;6:587.

Hawary A, Mukhtar K, Sinclair A, et al. Transurethral resection of the prostate syndrome: Almost gone but not forgotten. *J Endourol.* 2009;12:2013.

Herling SF, Dreijer B, Wrist Lam G, Thomsen T, Møller AM. Total intravenous anaesthesia versus inhalational anaesthesia for adults undergoing transabdominal robotic assisted laparoscopic surgery. *Cochrane Database Syst Rev.* 2017;(4):CD011387.

Hong JY, Kim JY, Choi YD, et al. Incidence of venous gas embolism during robotic-assisted laparoscopic radical prostatectomy is lower than that during radical retropubic prostatectomy. *Br J Anaesthesia.* 2010;105:777.

Hounsome LS, Verne J, McGrath JS, et al. Trends in operative caseload and mortality rates after radical cystectomy for bladder cancer in England for 1998-2010. *Eur Urol.* 2015;67:1056.

Ilic D, Evans SM, Allan CA, Jung JH, Murphy D, Frydenberg M. Laparoscopic and robotic-assisted versus open radical prostatectomy for the treatment of localised prostate cancer. *Cochrane Database Syst Rev.* 2017;(9):CD009625.

Kakar PN, Das J, Roy PM, et al. Robotic invasion of operation theatre and associated anaesthetic issues: A review. *Indian J Anaesth.* 2011;55:18.

Kitaba A, Martin DP, Gopalakrishnan S, et al. Perioperative visual loss after nonocular surgery. *J Anesth.* 2013;27:919.

Koç G, Tazeh NN, Joudi FN, et al. Lower extremity neuropathies after robot-assisted laparoscopic prostatectomy on a split-leg table. *J Endourol.* 2012;26:1026.

Krejewski W, Zdrojowy R, Tupikowski K, et al. How to lower postoperative complications after radical cystectomy–a review. *Central Eur J Urol.* 2016;69:370.

Lestar M, Gunnarsson L, Lagerstrang L, et al. Hemodynamic perturbations during robot-assisted laparoscopic radical prostatectomy in 45° Trendelenburg position. *Anesth Analg.* 2011;113:1069.

Li K, Lin T, Fan X, et al. Systematic review and meta-analysis of comparative studies reporting early outcomes after robot-assisted radical cystectomy versus open radical cystectomy. *Cancer Treat Rev.* 2013;39:551.

Ljungqvist O, Scott M, Fearon KC. Enhanced recovery after surgery. A review. *JAMA Surg.* 2017;152:292.

Park EY, Koo BN, Min KT, et al. The effect of pneumoperitoneum in the steep Trendelenburg position on cerebral oxygenation. *Acta Anaesthesiol Scand.* 2009;53:895.

Pridgeon S, Bishop CV, Adshead J. Lower limb compartment syndrome as a complication of robot-assisted radical prostatectomy: The UK experience. *Br J Urol Int.* 2013;112:485.

Psutka SP, Leibovich BC. Management of inferior vena cava tumor thrombus in locally advanced renal cell carcinoma. *Ther Adv Urol.* 2015;7:216.

Rajan S, Babazade R, Govindarajan SR, et al. Perioperative factors associated with acute kidney injury after partial nephrectomy. *Br J Anaesthesia.* 2016;116:70.

Richards KA, Steinberg GD. Perioperative outcomes in radical cystectomy: How to reduce morbidity? *Curr Opin Urol.* 2013;23:456.

Valenza F, Chevallard G, Fossali T, et al. Management of mechanical ventilation during laparoscopic surgery. *Best Pract Res Clin Anaesthesiol.* 2010;24:227.

Van Hemelrijck M, Garmo H, Holmberg L, et al.

Thromboembolic events following surgery for prostate cancer. *Eur Urol*. 2013;63:354.

Weiman A, Braga M, Carli F, et al. ESPEN guideline: Clinical nutrition in surgery. *Clin Nutr*. 2017;36:623.

Wuethrich PY, Burkhard FC, Thalmann GN, et al. Restrictive deferred hydration combined with preemptive norepinephrine infusion during radical cystectomy reduces postoperative complications and hospitalization time. A randomized clinical trial. *Anesthesiology*. 2014,120:365.

Wuethrich PY, Struder UE, Thalmann GN, et al. Intraoperative continuous norepinephrine infusion combined with restrictive deferred hydration significantly reduces the need for blood transfusion in patients undergoing open radical cystectomy: Results of a prospective randomized trial. *Eur Urol*. 2014;66:352.

Xu W, Daneshmand S, Bazargani S, et al. Postoperative pain management after radical cystectomy: Comparing traditional versus enhanced recovery protocol pathway. *J Urol*. 2015;194:1209.

第 33 章　肝生理与麻醉

Michael Ramsay，MD，FRCA

要　点

❶ 肝动脉为肝提供 25% 的血供和 45%～50% 氧供，门静脉为肝提供 75% 的血供和其余 50%～55% 氧供。

❷ 除Ⅷ因子和 von Willebrand 因子外，所有的凝血因子均由肝合成。维生素 K 是合成凝血酶原（Ⅱ 因子）、Ⅶ因子、Ⅸ因子和 X 因子的必需辅助因子。

❸ 许多"肝功能"检查，例如血清转氨酶，更多地反映了肝细胞的完整性，而非肝的功能。反映肝合成功能的指标包括血清白蛋白、凝血酶原时间（prothrombin time，PT）或国际标准化比值（international norma-lized ratio，INR）、血清胆固醇和血浆假性胆碱酯酶。

❹ 白蛋白水平低于 2.5 g/dl 通常提示慢性肝病、急性应激或者严重营养不良。白蛋白通过尿液（肾病综合征）或胃肠道（蛋白丢失性肠病）丢失增加也可导致低白蛋白血症。

❺ PT 正常值范围是 11～14 s，其测定的是纤维蛋白原、凝血酶原和 V 因子、Ⅶ因子和 X 因子的活性。INR 延长反映患者存在肝功能异常。凝血功能取决于凝血因子和抗凝血因子的平衡。如果蛋白 C、蛋白 S 和抗凝血酶 3 的产生受到的影响大于凝血因子，可能出现正常或高凝状态。INR 用于监测华法林的作用，不受抗凝因子的影响。

❻ 肝周手术操作可使肝血流减少达 60%。虽然机制尚不清楚，但可能涉及交感神经激活、局部反射以及对门脉系统和肝血管的直接压迫。

❼ 手术和创伤引起的神经内分泌应激反应表现为循环儿茶酚胺、胰高血糖素和皮质醇水平升高，引起机体动员糖类和蛋白质储备，分别导致高血糖和负氮平衡（分解代谢）。

❽ 所有的阿片类药物均可能引起 Oddi 括约肌痉挛，增加胆囊压力。

❾ 术后肝功能检查异常的原因通常是潜在的肝病或手术操作本身。

功能解剖

肝是人体重量最大的器官，成年人的肝重约 1500 g。解剖学中肝由**镰状韧带**分为左、右叶；肝右叶较大，在其后下部位包含两个较小的叶：尾状叶和方叶。

外科医师则按肝的血供划分其结构。因此外科解剖学中从肝动脉和门静脉的分叉处（**肝门**）将肝分为左、右叶，因此镰状韧带将外科学意义上的肝左叶分为内侧段和外侧段。外科解剖学将肝分为 8 个肝段。

肝由 50 000～100 000 个独立的解剖学单位组成，称为**肝小叶**。每个肝小叶由围绕在**小叶中央静脉**周围柱状排列的肝细胞板组成（图 33-1）。每个肝小叶周围包绕着 4～5 个门管区，内含肝小动脉、门静脉小支、胆小管、淋巴管和神经。

与肝小叶不同，**肝腺泡**是肝的功能单位，其中央是门管区，周围是小叶中央静脉。接近门管区（1 区）的细胞氧合良好，接近小叶中央静脉（3 区）的细胞氧合最差，因此对缺血损伤最敏感。

肝小动脉和门静脉小支的血汇集在**肝血窦**内。肝血窦位于肝细胞板之间，作用与毛细血管相同。肝血窦内壁上分布着内皮细胞和一种被称为 **Kupffer 细胞**的巨噬细胞。Kupffer 细胞清除血液中的细菌内毒素、病毒、蛋白质和一些特殊的物质。**Disse 腔**位于肝血窦毛细血管和肝细胞之间。肝小叶中央静脉汇集成为肝静脉（肝右静脉、肝中间静脉和肝左静脉），最后汇入下腔静脉（图 33-2）。肝尾状叶通常由尾状叶静脉引流。

胆小管起自肝细胞板内的肝细胞间，汇合形成胆管。肝细胞板之间存在大量的淋巴管与 Disse 腔直接相通。

肝由交感神经（T_6～T_{11}）、副交感神经（左、右迷走神经）和右膈神经支配。一部分自主神经纤维首先在腹腔丛形成突触连接，其他自主神经纤维则直接通过内脏神经和迷走神经的分支入肝，然后形成肝

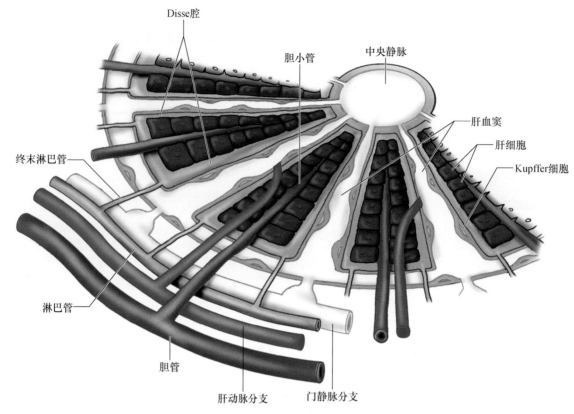

图 33-1 肝小叶

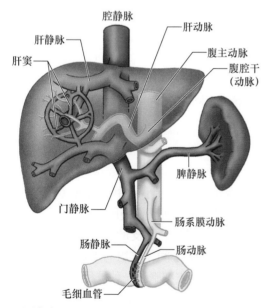

图 33-2 肝血流 (Modified with permission from Guyton AC. Textbook of Medical Physiology. 7th ed. Philadelphia，PA；WB Saunders；1986.)

<u>丛</u>。大多数感觉传入神经纤维与交感神经纤维伴行。

肝血流

正常的肝血流占心输出量的 25% ～ 30%，由肝动脉和门静脉供血。肝动脉为肝提供 25% 的血供和 45% ～ 50% 氧供，门静脉为肝提供 75% 的血供和其余 50% ～ 55% 氧供（图 33-2）。肝动脉血流取决于代谢需求（自动调节），而门静脉的血流取决于胃肠道和脾的血流。肝动脉和门静脉血流存在有限的互惠作用，如一方的血流减少导致另一方的血流代偿性增加。

肝动脉上存在 α_1 肾上腺素受体收缩血管和 β_2 肾上腺素、多巴胺（D_1）和胆碱能受体扩张血管。门静脉只有 α_1 肾上腺素受体和多巴胺受体（D_1）。交感神经兴奋导致肝动脉和肠系膜血管收缩，肝血流减少。β 肾上腺素受体激活导致肝动脉扩张；β 受体阻滞剂减少肝血流，因此可降低门静脉压力。

贮血功能

正常情况下门静脉压力仅为 7 ～ 10 mmHg，但是由于肝血窦阻力低，可以使相对大量的血流流经门静脉。肝静脉张力和肝静脉压力的微小改变可导致肝血容量出现较大变化，使得肝成为贮血器（图 33-3）。肝静脉压力下降（例如出血时）使得肝静脉和肝血窦的血液流向中心静脉系统以增加循环血容量。行肝手术时，可通过降低中心静脉压以降低肝静脉压、减少肝血容量，从而达到减少出血的目的。充血性心力衰竭的患者中心静脉压增高，可传递至肝静脉引起肝充血，从而影响肝功能。

代谢功能

肝内存在多种酶途径使得肝在糖类、脂肪、蛋白质和其他物质的代谢中发挥至关重要的作用（图 33-4 和表 33-1）。糖类代谢的最终产物是葡萄糖、果糖和

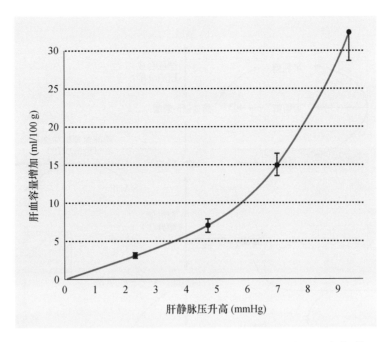

图 33-3　肝的贮血作用 ［ Modified with permission from Lautt WW，Greenway CV. Hepatic venous compliance and role of liver as a blood reservoir. Am J Physiol. 1976 Aug；231（2）：292-295.］

半乳糖。除大部分的果糖在肝内转化为乳酸外，果糖和半乳糖在肝内转化为葡萄糖，因此葡萄糖代谢是大多数糖类代谢的最终共同途径。

　　所有的细胞均利用葡萄糖通过三羧酸循环有氧代谢或糖酵解无氧代谢产生能量物质——三磷酸腺苷（adenosine triphosphate，ATP）。肝和脂肪组织还可以利用磷酸葡萄糖酸途径产生能量以及合成脂肪酸。餐后吸收的葡萄糖大部分以糖原的形式储存，只有肝和肌肉可以大量储存糖原。超出储存能力的糖原转化为脂肪。胰岛素促进糖原合成，肾上腺素和胰高血糖素促进糖原分解。葡萄糖的消耗量平均为 150 g/d，通常禁食 24 h 后肝糖原耗尽。此时**糖异生**（即葡萄糖的从头合成）成为保证其他器官的葡萄糖持续供应必要途径。

　　肝和肾具有独特的利用乳酸、丙酮酸、氨基酸（主要是丙氨酸）和甘油（来源于脂肪代谢）合成葡萄糖的能力。肝的糖异生能力对维持正常的血糖水平至关重要。糖皮质激素、儿茶酚胺、胰高血糖素和甲状腺素可显著促进糖异生，胰岛素则抑制糖异生。

　　当糖类储备达到饱和后，肝将摄入的多余的糖类和蛋白质转化为脂肪。生成的脂肪酸可被直接利用或储存在脂肪组织或肝内备用。几乎所有的细胞都可以利用脂肪酸作为能量来源，脂肪酸可衍生于摄入的脂肪，或由糖和蛋白质的中间代谢产物合成，只有红细胞和肾髓质仅能利用葡萄糖。神经元正常情况下只利用葡萄糖，但是禁食几天后可转为利用酮体。酮体是肝合成的脂肪酸的降解产物。

　　脂肪酸首先转化为乙酰辅酶 A（乙酰 -CoA），然后通过三羧酸循环被氧化产生 ATP。肝具有快速氧化脂肪酸的能力，可将多余的乙酰 -CoA 合成乙酰乙酸（酮体的一种）。肝细胞释放的乙酰乙酸是一种替代的能量物质，可重新转化为乙酰 -CoA 为其他类型的细胞提供能量。胰岛素抑制肝生产酮体。乙酰 -CoA 还可以被肝利用合成胆固醇和磷脂，胆固醇和磷脂是机体形成细胞膜的必需原料。

　　肝在蛋白质代谢中发挥至关重要的作用。蛋白质代谢的步骤包括：（1）氨基酸脱氨，（2）形成尿素（去除脱氨基作用产生的氨），（3）非必需氨基酸之间的相互转化，（4）血浆蛋白质的合成。脱氨基作用对于多余的氨基酸向糖类和脂肪的转化是必要的。氨基酸通过酶途径（氨基转换作用最常见）转化为相应的酮酸，氨是这一过程的副产物。

　　脱氨基作用产生的氨（还有结肠内细菌产生以及肠道内吸收的氨）对组织具有高度毒性。通过一系列的酶途径，肝将两个氨分子和 CO_2 分子合成尿素。尿素容易扩散出肝，可被肾排出体外。

　　除免疫球蛋白外，几乎所有的血浆蛋白质均由肝合成。包括白蛋白、α_1 抗胰蛋白酶和其他的蛋白酶 / 弹性蛋白酶以及凝血因子。白蛋白是含量最高的血浆蛋白，对维持正常的血浆渗透压很重要，还是脂肪酸以及大量激素和药物的主要结合、转运蛋白。因此白蛋白浓度的变化可影响许多药物有药理活性的非结合部分的浓度。

　　除Ⅷ因子和 von Willebrand 因子外，所有的凝血因子均由肝合成（表 33-2、图 33-5 和第 51

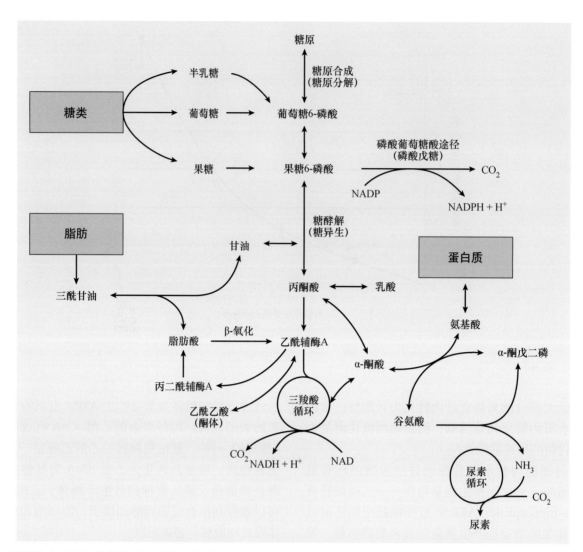

图 33-4　肝细胞内重要的代谢途径。尽管少量中间反应可直接生成三磷酸腺苷（adenosine triphosphate，ATP），绝大多数 ATP 来源于还原型烟酰胺腺嘌呤二核苷酸（nicotinamide adenine dinucleotide，NADH）和磷酸酰胺嘌呤二核苷酸（nicotinamide adenine dinucleotide phosphate，NADPH）的氧化磷酸化

表 33-1　肝的代谢功能

生成和分泌胆汁
营养物质代谢
　氨基酸
　单糖（糖类）
　脂类（脂肪酸、胆固醇、磷脂、蛋白质）
　维生素
Ⅰ相和Ⅱ相生物转化
　毒素
　药物
　激素（类固醇）
合成
　白蛋白、α_1 抗胰蛋白酶、蛋白酶
　凝血因子
　急性期蛋白
　血浆胆碱酯酶
免疫功能
　Kupffer 细胞

表 33-2　凝血因子

因子		大致半衰期（h）
Ⅰ	纤维蛋白原	100
Ⅱ	凝血酶原	80
Ⅲ	组织凝血活酶（组织因子）	—
Ⅳ	Ca^{2+}	—
Ⅴ	促凝血球蛋白原	18
Ⅶ	前转变素	6
Ⅷ	抗血友病因子 A	10
Ⅸ	Christmas 因子（抗血友病因子 B）	24
Ⅹ	Stuart 因子（凝血酶原 C）	50
Ⅺ	血浆促凝血酶原激酶前体（抗血友病因子 C）	25
Ⅻ	Hageman 因子（表面因子）	60
ⅩⅢ	纤维稳定因子	90

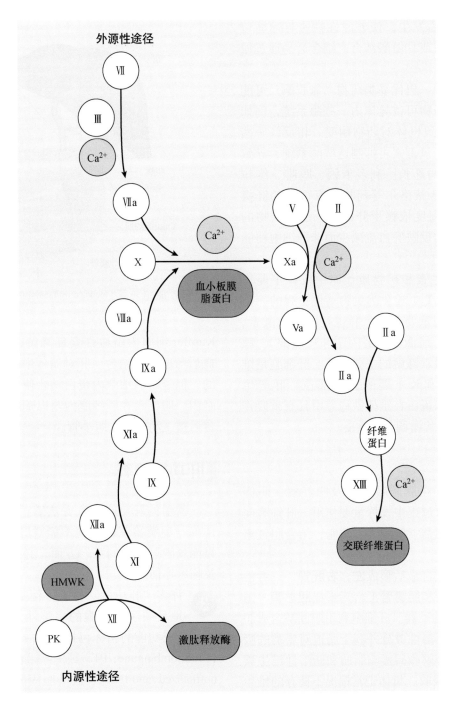

图 33-5　内源性和外源性凝血途径。HMWK，高分子量的激肽原

章）。肝也产生抗凝血因子（蛋白 C、蛋白 S 和抗凝血酶Ⅲ）。Ⅷ因子由血管内皮细胞合成，因此慢性肝病患者Ⅷ因子水平通常不降低。维生素 K 是合成凝血酶原（Ⅱ因子）和Ⅶ因子、Ⅸ因子、Ⅹ因子的必需辅助因子。肝还合成血浆胆碱酯酶（假性胆碱酯酶），可水解酯类，包括酯类局麻药和一些肌松药，如琥珀胆碱。其他由肝合成的重要蛋白质包括蛋白酶抑制因子（抗凝血酶Ⅲ、α_2 抗血纤维蛋白酶和 α_1 抗胰蛋白酶）、转运蛋白（转铁蛋白、结合珠蛋白和血浆铜蓝蛋白）、补体、α_1 酸性糖蛋白、C 反应蛋白和血清淀

粉样蛋白 A。

药物代谢

　　许多外源性物质，包括大多数的药物经肝生物转化，形成无活性的最终产物或者转化为水溶性更强的物质，通过胆汁或尿液排出体外。肝生物转化包括两种类型的反应。**Ⅰ相反应**通过混合功能氧化酶或细胞色素 P-450 系统修饰活性化学基团，造成氧化、还原、脱氨基化、硫氧化、脱烷基化或甲基化。巴比妥类和苯二氮䓬类药物通过Ⅰ相反应被灭活。**Ⅱ相反应**可单

独或在 I 相反应之后发生，使外源性物质与葡糖苷酸、硫酸盐、牛磺酸或甘氨酸结合，结合后易通过尿液或胆汁排出。

一些药物如乙醇、巴比妥类药物、氯胺酮，可能也包括苯二氮䓬类药物可诱导体内一些酶系统，例如细胞色素 P-450，导致机体对药物耐受。相反，一些药物例如西咪替丁、氯霉素可抑制这些酶系统，导致其他药物的作用时间延长。利多卡因、吗啡、维拉帕米、拉贝洛尔和普萘洛尔等药物具有很高的肝摄取率，因此其代谢高度依赖于肝血流。这类药物的代谢清除率下降通常反映肝血流减少而非肝细胞功能障碍。

肝在激素、维生素和矿物质代谢中发挥主要作用。肝是甲状腺素（T_4）转化为生物活性更强的三碘甲腺原氨酸（T_3）的重要部位。肝也是甲状腺激素、胰岛素、甾类激素（雌激素、醛固酮和皮质醇）、胰高血糖素和抗利尿激素降解的主要部位。肝细胞是维生素 A、B_{12}、E、D 和 K 主要的储存部位。肝产生的转铁蛋白和结合珠蛋白在维持铁稳态中具有重要作用，而铜蓝蛋白对铜代谢调节很重要。

胆汁形成

胆汁（表 33-3）在脂肪吸收以及胆红素、胆固醇、许多药物的排出过程中发挥重要作用。肝细胞向胆小管中持续分泌胆盐、胆固醇、磷脂、结合胆红素和其他物质。

肝小叶的胆管汇合最后形成**左、右肝管**，二者汇合成**肝总管**。肝总管和**胆囊管**汇合后形成**胆总管**（图 33-6）。胆囊是胆汁的贮器。肝细胞利用胆固醇合成胆酸，可乳化胆汁中不溶性成分并利于肠道对脂类的吸收。胆盐的形成和分泌障碍影响脂肪和脂溶性维生素（A、D、E、K）的吸收。机体正常情况下储存的维生素 K 有限，几天内即可出现维生素 K 缺乏。**维生素 K 缺乏影响凝血酶原和凝血因子Ⅶ、Ⅸ、Ⅹ合成，表现为凝血功能障碍。**

胆红素主要来自于血红蛋白代谢的终产物，在

表 33-3　胆汁的成分

水（97%）
胆盐（＜1%）
色素
无机盐
脂类
胆固醇
脂肪酸
卵磷脂
碱性磷酸酶

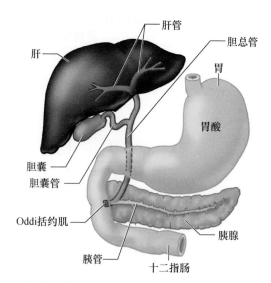

图 33-6　胆道系统（Modified with permission from Guyton AC. Textbook of Medical Physiology. 7th ed. Philadelphia，PA：WB Saunders；1986.）

Kupffer 细胞内由血红素环降解产生。胆红素释放入血后与白蛋白结合。肝对循环中胆红素的摄取是被动的，但是与肝细胞内蛋白结合使得胆红素停留于肝细胞内。胆红素在肝细胞内与以葡糖苷酸为主的物质结合后被主动分泌入胆小管。

肝功能检查

常用的肝功能检查方法敏感性和特异性都不强。任何一项实验室检查均不能对肝功能做出整体评价，只能反映肝功能的某一方面，必须和其他检查结果以及临床评估结合。

❸ 许多"肝功能"检查，例如血清转氨酶，更多地反映了肝细胞的完整性，而非肝的功能。反映肝合成功能的指标包括血清白蛋白、凝血酶原时间（prothrombin time，PT）或国际标准化比值（international normalized ratio INR）、血清胆固醇和血浆假性胆碱酯酶。此外，由于肝具有巨大的功能储备，即使严重的肝硬化也可能表现为只有几项或没有实验室检查异常。

根据实验室检查的结果，肝病变通常分为**肝实质病变**和**梗阻性**病变两种（表 33-4）。梗阻性病变主要影响体内物质通过胆汁的排出，而实质性病变通常导致广泛的肝细胞功能不全。

血清胆红素

正常的总胆红素水平小于 1.5 mg/dl（＜25 mmol/L），反映了胆红素生成和排出之间的平衡状态，包括水溶性的结合（**直接**）胆红素和脂溶性的非结合（**间接**）胆红素。**总胆红素超过 3 mg/dl 时患者通常出现显性**

表 33-4　肝检查异常[1-3]

	肝实质（肝细胞）功能异常	胆道梗阻或胆汁淤积
AST（SGOT）	↑～↑↑↑	↑
ALT（SGPT）	↑～↑↑↑	↑
白蛋白	0～↓↓↓	0
凝血酶原时间	0～↑↑↑	0～↑↑↑[4]
胆红素	0～↑↑↑	0～↑↑↑
碱性磷酸酶	↑	↑～↑↑↑
5′-核苷酸酶	0～↑	↑～↑↑↑
γ-谷氨酰转肽酶	↑～↑↑↑	↑↑↑

[1] Adapted with permission from Wilson JD, Braunwald E, Isselbacher KJ et al. Harrison's Principles of Internal Medicine. 12th ed. New York, NY; McGraw-Hill Education; 1991.
[2] AST，天门冬氨酸氨基转移酶；SGOT，血清谷草转氨酶；ALT，丙氨酸氨基转移酶；SGPT，血清谷丙转氨酶。
[3] ↑，升高；0，不变；↓，下降。
[4] 通常可使用维生素 K 纠正。

黄疸。明显的高结合胆红素血症（＞50%）伴随尿胆原增加，通常反映肝细胞功能异常、先天性（Dubin-Johnson 或 Rotor 综合征）或获得性肝内胆汁淤积，或肝外胆管梗阻。以非结合胆红素为主的高胆红素血症可见于溶血、先天性（Gilbert 或者 Crigler-Najjar 综合征）或获得性胆红素结合异常。非结合胆红素具有神经毒性，浓度过高可导致脑病。

血清氨基转移酶（转氨酶）

肝细胞损伤或死亡后氨基转移酶释放入血液中。通常测定两种氨基转移酶：天冬氨酸氨基转移酶（aspartate aminotransferase，AST），也称为血清谷草转氨酶（serum glutamic-oxaloacetic transaminase，SGOT）和丙氨酸氨基转移酶（alanine aminotransferase，ALT），也称为血清谷丙转氨酶（serum glutamic pyruvic-transferase，SGPT）。

血清碱性磷酸酶

碱性磷酸酶由肝、骨、小肠、肾和胎盘产生，分泌入胆汁。正常的血清碱性磷酸酶为 25～85 IU/L，儿童和青少年更高，反映生长活跃。循环中的碱性磷酸酶大部分来自于骨骼，但是发生胆道梗阻时，肝合成碱性磷酸酶增加，释放入血液循环。

血清白蛋白

正常血清白蛋白浓度为 3.5～5.5 g/dl。白蛋白的

半衰期为 2～3 周，因此急性肝病早期白蛋白可为正常。**④** 白蛋白水平低于 2.5 g/dl 通常提示慢性肝病、急性应激或者严重营养不良。白蛋白通过尿液（**肾病综合征**）或胃肠道（**蛋白丢失性肠病**）丢失增加也可导致低白蛋白血症。

血氨

血氨的明显升高通常反映肝尿素合成障碍。正常的全血血氨水平为 47～65 mmol/L（80～110 mg/dl）。明显升高通常反映严重的肝细胞损伤，可能导致脑病。

凝血酶原时间

⑤ PT 正常值范围是 11～14 s，其测定的是纤维蛋白原、凝血酶原和 V 因子、Ⅶ因子和 X 因子的活性。Ⅶ因子的半衰期相对较短（4～6 h），因此 PT 对于评价急、慢性肝病患者肝的合成功能有价值。PT 相对于对照值延长超过 3～4 s 认为有临床意义，通常对应 INR＞1.5。INR＞1.5 反映肝功能不全，但不反映凝血障碍的程度。如果蛋白 C、蛋白 S 和抗凝血酶 3 的抑制程度高于凝血因子，患者可能存在正常或高凝状态。INR 用于反映华法林活性而不是肝功能。这具有重要的临床意义，因为肝脏手术后至 INR 恢复正常前，INR 延长可预防静脉血栓栓塞。这可能使得患者的肺栓塞风险增加。**由于只需正常凝血因子活性的 20%～30% 即可维持正常的凝血功能，因此 PT 延长通常反映严重的肝病或维生素 K 缺乏。**表 33-5 列出了一部分凝血功能检测异常的意义。越来越多的患者使用 Xa 因子抑制剂（如阿哌沙班、利伐沙班）治疗以预防血栓形成。监测抗 Xa 因子的活性可直接评估

表 33-5　凝血检查异常[1]

	PT	PTT	TT	纤维蛋白原
晚期肝病	↑	↑	N 或↑	N 或↓
DIC	↑	↑	↑	↓
维生素 K 缺乏	↑↑	↑	N	N
华法林治疗	↑↑	↑	N	N
肝素治疗	↑	↑↑	↑	N
血友病				
Ⅷ因子缺乏	N	↑	N	N
Ⅸ因子缺乏	N	↑	N	N
Ⅷ因子缺乏	N	↑	N	N
ⅩⅢ因子缺乏	N	N	N	N

[1] PT，凝血酶原时间；PTT，部分凝血活酶时间；TT，凝血酶时间；N，正常；DIC，弥散性血管内凝血

这类药物的作用。直接凝血酶抑制剂达比加群目前也作为预防用药。

床旁黏弹性凝血功能监测

这一技术可"实时"评估凝血状态，采用血栓弹力图（thromboelastography，TEG）、旋转式血栓弹力测定法（rotation thromboelastometry，ROTEM）或者Sonoclot分析可通过分析全血的黏弹特性评价整体的凝血功能（图33-7）。这些检查可准确提供促凝和抗凝系统、促纤溶和抗纤溶系统的平衡状态以及血栓拉伸强度的总体信息，使止血治疗更精确。可以监测血栓形成的速率、血栓强度以及任何溶栓药物的影响。可评价是否发生弥散性血管内凝血、肝素和肝素活性物质的影响。此外，可评价血小板的功能以及抗血小板药物的作用。黏弹性凝血功能监测对于已行或拟行手术的肝功能不全导致INR延长的患者，在评估凝血功能和出血风险时尤为重要。凝血障碍是肝脏产生的促凝因子和抗凝因子失衡导致的，INR只反映了促凝的方面。例如INR为3的患者，可能同时合并抗凝因子减少，从而处于高凝状态，因此静脉血栓栓塞的风险增加。这种风险很容易通过黏弹性凝血功能监测来评估。

■麻醉对肝功能的影响

区域或全身麻醉时肝血流通常减少，其中多种因素发挥作用，包括麻醉药物的直接或间接作用，通气方式和手术类型。

心输出量下降减少肝血流。通气的血流动力学效应对肝血流也有显著影响。控制性正压通气时平均气道压高会减少静脉回流及降低心输出量，前者增加了肝静脉的压力，后者则降低血压并使交感神经活性增强，导致减少肝血流。呼气末正压通气（positive endexpiratorypressure，PEEP）进一步加剧了上述影响。

⑥ 肝周手术操作可使肝血流减少达60%。虽然机制尚不清楚，但有可能涉及交感神经兴奋、局部反射以及对门脉系统和肝血管的直接压迫。

β肾上腺素阻滞剂、α₁肾上腺素激动剂、H₂受体阻滞剂以及血管加压素会降低肝血流。输注多巴胺 $[0.5 \sim 2.5\ \mu g/(kg \cdot min)]$ 可增加肝血流。

代谢功能

各种麻醉药对肝代谢的影响尚不清楚。禁食和手术创伤引起的内分泌应激较常见。手术和创伤引⑦ 起的神经内分泌应激反应表现为循环儿茶酚胺、胰高血糖素和皮质醇水平升高，引起机体动员糖类和蛋白质储备，分别导致高血糖和负氮平衡（分解代谢）。区域麻醉、深度全身麻醉或抑制交感系统的药物可不同程度地阻断神经内分泌应激反应，区域麻醉⑧ 对抑制分解代谢益处最大。所有的阿片类药物均可能引起Oddi括约肌痉挛，增加胆囊压力。纳洛酮和胰高血糖素可能缓解阿片类药物引起的Oddi括约肌痉挛。

肝附近的手术操作通常导致乳酸脱氢酶和转氨酶中等程度升高，与所使用的麻醉药物和麻醉方法无关。术后肝功能检查异常的原因通常是潜在的肝⑨ 病或手术操作本身。肝功能检查持续异常提示可能发生病毒性肝炎、脓毒症、特异性药物反应或手术并发症。**术后黄疸有多种原因（表33-6），最常见的原因是巨大血肿吸收或输血后红细胞破坏导致的胆红素产生过量。**但是也应考虑其他可能原因。正确的诊

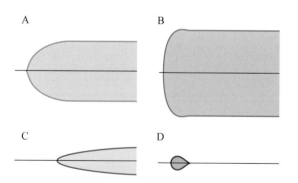

图33-7　典型的血栓弹力图。A.正常；B.高凝状态；C.低凝状态（例如血小板减少症）；D.纤维蛋白溶解（Reproduced with permission from Johansson PI, Stissing T, Bochsen L, et al. Thrombelastography and thromboelastometry in assessing coagulopathy in trauma. Scand J Trauma Resusc Emerg Med. 2009 Sep 23；17：45.）

表33-6　术后黄疸的原因

肝前性（胆红素产生增多）
血肿吸收
输血导致溶血性贫血
衰老的红细胞裂解
溶血反应
肝性（肝细胞功能异常）
合并肝病
缺血性或缺氧性损伤
药物诱导
Gilbert综合征
肝内胆汁淤积
氟烷
肝后性（胆道梗阻）
术后胆汁淤积
术后胰腺炎
残留胆总管结石
胆管损伤
其他原因

断需要仔细回顾术前肝功能以及术中、术后事件，例如输血、持续性低血压或低氧血症、用药情况。地氟烷、七氟烷和异氟烷对肝细胞的不良影响很小。

病例讨论

肝病患者凝血功能障碍（参见第 51 章）

患者 52 岁男性，长期酒精滥用史，因食管静脉曲张破裂发生 3 次上消化道大出血，拟行脾肾分流术。凝血功能检查提示 PT 为 17 s（对照值：12 s），INR 为 1.7，部分凝血酶原时间 43 s（对照值：29 s）。血小板计数 75 000/μl。

术中和术后大出血的原因有哪些？

创伤或手术后，在充分外科止血基础上，止血依靠三个主要过程：（1）血管痉挛，（2）血小板栓形成（一期止血），（3）血液凝结（二期止血）。前两个过程几乎即刻发生（数秒内），第三个过程相对较迟（数分钟内）。任意一个过程有缺陷都会导致出血倾向，增加出血量。

阐述一期止血的机制。

小血管损伤后，血小板释放体液因子和局部肌原性反射导致局部血管痉挛。中等大小的血管也发生交感介导的血管收缩。循环中的血小板暴露于损伤的血管内皮表面后产生一系列变化，形成血小板栓。如果血管的破口较小，血小板栓即可完全止血。如果破口较大，需要启动血液凝结才能止血。

血小板栓的形成可分为三个阶段：（1）黏附，（2）释放血小板颗粒，（3）聚集。损伤后，循环中的血小板通过膜上的特殊糖蛋白（glycoprotein, GP）受体黏附于血管内皮皮下胶原，这一过程可被循环中的一种称为 von Willebrand 因子（von Willebrand factor, vWF）的 GP 所稳固，vWF 可通过 GP Ⅰb 在内皮下胶原和血小板之间形成额外的桥联。胶原（以及肾上腺素和凝血酶）可以激活血小板膜结合的磷脂酶 A 和磷脂酶 C，进而生成血栓烷 A_2（thromboxane A_2, TXA_2），并导致血小板脱颗粒。TXA_2 是一种强效的血管收缩剂，也可促进血小板聚集。血小板颗粒内含有丰富的物质，包括二磷酸腺苷（adenosine diphosphate, ADP）、凝血因子 Ⅴ、vWF、纤维蛋白原和纤维连接蛋白。这些物质吸引并激活更多的血小板。ADP 可改变血小板膜上的 GP Ⅱb/Ⅲa，有利于纤维蛋白原结合以激活血小板。

描述正常的凝血机制。

凝血通常指二期止血，包括纤维蛋白凝块形成，通常结合并强化血小板栓。纤维蛋白形成有两个途径（外源性或内源性；见图 33-5），需要钙离子参与和激活血中可溶性的凝血前体蛋白（见表 33-2）。无论激活哪个途径，凝血级联的终点都是**纤维蛋白原**转化为**纤维蛋白**。外源性凝血途径始于损伤的细胞膜释放一种组织脂蛋白——**促凝血酶原激酶**，是更重要的凝血途径。内源性凝血途径的激活因素是内皮下胶原和循环的 Hageman 因子（Ⅻ因子）、高分子量激肽原、前激肽释放酶间的相互作用。后两种物质还参与缓激肽的合成。

凝血酶在凝血过程中发挥核心作用，因为它不仅激活血小板，还可以加速 Ⅴ、Ⅷ、Ⅻ 转化为活性形式。激活的血小板可显著加快凝血酶原转化为凝血酶。随后凝血酶将纤维蛋白原转化为可溶性的纤维蛋白单体，于血小板栓部位聚合。Ⅻ因子促进纤维蛋白多聚体的交联，是形成坚固、不溶性的纤维蛋白栓的必要步骤。最后，血栓回缩将其中的液体排出，将受损的血管壁拉向一起，这一过程需要血小板参与。

哪些因素可以阻止血液在正常组织中发生凝结？

通过血小板定位于损伤部位，以及维持未损伤部位的正常血流，凝血过程得以局限于损伤区域。正常的血管内皮可产生前列环素[前列腺素 I_2（prostaglandin I_2, PGI_2）]，前列环素是一种强效的血管扩张剂，也可抑制血小板的激活，有利于将一期止血过程局限于损伤部位。正常的血流对于单核-巨噬细胞系统清除激活的凝血因子是很重要的。正常情况下血浆中存在多种抗凝血因子，包括抗凝血酶Ⅲ、蛋白 C、蛋白 S 和组织因子途径抑制物。抗凝血酶Ⅲ与循环中无活性的凝血因子形成复合物（除Ⅶ因子外），蛋白 C 特异性灭活 Ⅴ 因子和Ⅷ因子。**肝素通过增强抗凝血酶Ⅲ的活性发挥抗凝作用。**蛋白 S 增强蛋白 C 的活性，蛋白 C 和蛋白 S 缺乏可导致高凝状态。组织因子途径抑制物拮抗激活的Ⅶ因子作用。

正常的止血过程中纤溶系统起何种作用？

正常情况下纤溶系统和凝血级联反应同时被

激活，在血液凝结时起到维持血液流动性的作用。纤溶系统另一个作用是在组织修复开始时溶解血凝块。血凝块形成时，大量的蛋白**纤溶酶原**聚合，之后被组织纤溶酶原激活物（tissue plasminogen activator, tPA）激活。tPA 由内皮细胞对凝血酶产生应答后释放，Hageman 因子（Ⅻ）也可释放 tPA。纤溶酶原激活后形成纤维蛋白溶解酶，降解纤维蛋白、纤维蛋白原以及其他的凝血因子。尿激酶（从尿液中发现）和链激酶（一种细菌产物）也是一种强效的纤溶酶原激活物。tPA 的作用限于局部，原因是：（1）纤维蛋白栓吸收 tPA；（2）tPA 在血栓上激活纤溶酶原的效率更高；（3）游离的纤溶酶迅速被循环中的 α_2 抗纤溶酶中和；（4）循环中的 tPA 可被肝清除。纤溶酶将纤维蛋白和纤维蛋白原降解为小碎片。这些纤维蛋白降解产物与纤维蛋白原竞争凝血酶，具有抗凝作用，正常情况下被单核-巨噬细胞系统清除。ε-氨基丁酸（ε-aminocaproic acid, EACA）和氨甲环酸抑制纤溶酶原转化为纤溶酶。血管内皮正常情况下可分泌纤溶酶原激活物抑制因子（plasminogen activator inhibitor, PAI-1），可拮抗 tPA 的作用。

该患者可能存在哪些止血功能的异常？

晚期肝病患者可能出现多种因素导致的凝血病。通常有三个主要原因：（1）饮食中缺少或吸收、储存障碍导致维生素 K 缺乏；（2）肝合成凝血因子的功能受损；（3）脾功能亢进导致脾破坏血小板增多。肝硬化患者情况更为复杂，通常存在多个潜在的出血部位（食管静脉曲张，胃炎，消化性溃疡和痔疮），经常需要多次输血。严重肝病患者凝血抑制物合成也减少，并且由于 Kupffer 细胞功能受损，激活的凝血因子以及纤维蛋白降解产物的清除能力也可能下降；其凝血病的表现类似于**弥散性血管内凝血**（disseminated intravascular coagulation, DIC），临床上难以区分。

什么是 DIC？

发生 DIC 时，凝血级联反应被内源性组织促凝血酶原激酶或促凝血酶原激酶样物质激活，或者是内毒素或外来物质表面直接激活Ⅻ因子启动凝血级联反应。微循环中广泛的纤维蛋白沉积导致凝血因子消耗、继发纤溶、急性严重的血小板减少以及微血管病性溶血性贫血。随后通常出现弥漫性出血，一些病例出现血栓栓塞。治疗主要

针对潜在病因。支持性治疗包括输凝血因子和血小板。肝素治疗存在争议，但是发生血栓栓塞的患者可能获益。

什么是原发性纤维蛋白溶解症？

这种出血性疾病的原因是无法控制的纤维蛋白溶解。患者可能存在 α_2 抗纤维蛋白酶缺乏或 tPA 清除功能受损。后者常见于严重肝病或肝移植的无肝期。该疾病偶见于前列腺癌的患者。诊断通常比较困难，纤维蛋白原减少而凝血功能检查和血小板计数相对正常（见下文）的而有出血倾向提示该病。治疗包括新鲜冰冻血浆或冷沉淀。EACA 或氨甲环酸可能有效。

凝血功能检查对诊断止血异常有何帮助？

检测激活部分凝血活酶时间（activated partial thromboplastin time, aPTT）、PT、凝血酶时间（thrombin time, TT）、纤维蛋白降解产物和纤维蛋白原水平（参见表 33-5）有助于诊断凝血功能异常。aPTT 检测内源性凝血途径（Ⅰ、Ⅱ、Ⅴ、Ⅷ、Ⅸ、Ⅹ、Ⅺ和Ⅻ因子）。全血凝血时间和活化凝血时间（activated clotting time, ACT）也反映内源性凝血途径。相反，PT 反映外源性凝血途径（Ⅰ、Ⅱ、Ⅴ和Ⅶ因子）。TT 特异性检测纤维蛋白原向纤维蛋白转化过程（Ⅰ、Ⅱ因子）。正常血浆纤维蛋白原水平为 200～400 mg/dl（5.9～11.7 μmol/L）。由于肝素治疗主要影响内源性凝血途径，小剂量肝素通常只延长 aPTT，大剂量肝素也使 PT 延长。相反，华法林主要影响维生素 K 依赖的凝血因子（Ⅱ、Ⅶ、Ⅸ和Ⅹ），常用剂量的华法林延长 PT，仅在大剂量时延长 aPTT。纤维蛋白和纤维蛋白原被纤溶酶裂解后生成肽，称为纤维蛋白降解产物（fibrin degradation products, FDPs）和 D- 二聚体，二者在循环内的浓度可反映体内纤溶酶活性。原发性纤维蛋白溶解症的患者通常 FDPs 升高，D- 二聚体正常。

对评价一期止血功能异常最有帮助的检查有哪些？

最常用的检查包括血小板计数、出血时间，以及 TEG、ROTEM 和 Sonoclot 分析（见图 33-7 和第 51 章）。血小板功能正常，计数＞100 000/μl 的患者一期止血功能正常。正常的血小板计数是 150 000～450 000/μl，计数大于 100 000/μl 出血

时间通常不受影响。血小板计数 $\geqslant 50\,000/\mu l$ 时，通常仅在严重创伤或大手术时发生大出血。而血小板计数低于 $20\,000/\mu l$ 的患者，即使小创伤也可导致明显出血。肝硬化患者虽然血小板减少，但 vWF 水平升高，导致血小板非常活跃，可以代偿其计数降低。血小板减少症的发生原因通常有三种：（1）血小板产生减少；（2）脾破坏血小板增多；（3）血小板破坏增加。血小板破坏增加的机制分为两种：免疫性或非免疫性。非免疫性破坏的原因包括血管炎或 DIC。

血小板计数正常而出血时间延长提示血小板功能异常。尽管出血时间的测量与所使用的检测技术有关，但是超过 10 min 通常认为异常。出血时间长于 15 min 可能发生严重的术中和术后出血。血小板功能缺陷的诊断需要特异性的检测方法。

血小板功能异常最常见的原因是什么？

阿司匹林或其他非甾体抗炎药（nonsteroidal antiinflammatory drugs，NSAIDs）抑制 TXA_2 的产生是血小板功能异常最常见的原因。在血小板的整个生命周期内（可达 8 天），阿司匹林使氧化酶不可逆地乙酰化并失活，而其他的 NSAIDs 对酶的抑制是可逆性的，通常仅持续 24 h。越来越多心脏支架患者使用各种抗血小板药物（例如氯吡格雷）治疗，这类药物可在整个血小板生命周期内抑制血小板功能。血小板功能分析可用于确定血小板功能抑制程度。

什么是 von Willebrand 病？

von Willebrand 病是最常见的遗传性出血疾病（$1:800 \sim 1:1000$）。这类患者 vWF 功能缺陷，或虽功能正常但体内浓度低（正常值为 $5 \sim 10$ mg/L）。大部分患者为杂合子型，凝血功能异常程度较轻，仅在大手术、创伤或者服用 NSAIDs 后出现临床症状。vWF 除了协助血小板交联的作用外，还是Ⅷ因子的载体。因此 von Willebrand 病患者通常出现出血时间延长、血浆 vWF 浓度降低、Ⅷ因子活性下降。获得性 von Willebrand 病可见于一些免疫性疾病或肿瘤表面吸附 vWF 的患者。目前至少发现三种类型的 von Willebrand 病，程度从轻微到严重。

去氨加压素（desmopressin，DDAVP）治疗可提高轻度 von Willebrand 病患者（也包括正常人）的 vWF 水平。通常在术前 30 min 静脉使用 DDAVP 0.3 μg/kg。对 DDAVP 无反应的患者应给予冷沉淀或浓缩Ⅷ因子，两者都富含 vWF，推荐术前及术后预防性使用，每天 2 次，持续 $2 \sim 4$ 天助于手术止血。

麻醉中还可能遇到其他哪些遗传性止血障碍？

最常见的二期止血功能异常的遗传性疾病是Ⅷ因子缺乏（血友病 A）。这是一种 X 染色体连锁遗传病，在男性中发病率约为 $1:10\,000$。疾病严重程度通常与Ⅷ因子活性负相关。大多数有症状的患者出现关节血肿、深部组织出血和血尿，Ⅷ因子活性通常低于正常值的 5%。患者通常出现 aPTT 延长，但 PT 和出血时间正常。确定诊断依靠血中Ⅷ因子活性测定。如患者的Ⅷ因子水平超过正常的 30% 通常不会出现术中出血量增加，但是大多数医师建议术前Ⅷ因子水平应大于正常值的 50%。按照定义，每毫升正常血浆（新鲜冰冻血浆）含Ⅷ因子 1 U。冷沉淀的Ⅷ因子浓度为 $5 \sim 10$ U/ml，浓缩Ⅷ因子约为 40 U/ml。输入 1 U/kg 的Ⅷ因子大约可将Ⅷ因子水平提高 2%。由于Ⅷ因子半衰期较短（$8 \sim 12$ h），通常建议术后每天输注 2 次。一些患者使用 DDAVP 可将Ⅷ因子水平提升 $2 \sim 3$ 倍。也可辅助使用 EACA 或氨甲环酸。重组Ⅷ因子正在进行临床试验。

血友病 B（也称为 Christmas 病）是一种 X 染色体连锁的遗传性Ⅸ因子缺乏。表现与血友病 A 非常相似，但是发生率更低（男性为 $1:100\,000$）。测定Ⅸ因子水平可确定诊断。建议围术期输注新鲜冰冻血浆以维持Ⅸ因子活性大于正常的 30%。重组或单克隆提纯Ⅸ因子已上市。

ⅩⅢ因子缺乏非常罕见，但是值得注意的是，该病患者 aPTT、PT、TT 和出血时间均正常。确诊需测定ⅩⅢ因子水平。由于通常只需要正常的ⅩⅢ因子活性的 1%，围术期治疗只需单次输注新鲜冰冻血浆。

实验室检查正常是否可排除止血障碍？

即使常规实验室检查无明显异常，患者仍可能存在出血倾向。一些止血障碍通过常规检查难以发现，需要特殊的检查。拔牙、分娩、小手术、小创伤甚至是月经期出现大量出血的病史提示患者可能存在止血障碍。相反，实验室检查异常的患者也可能不发生大出血。出血倾向的家族史可能提示遗传性凝血功能异常，但是由于出血增加的程度通常比较轻微而被忽视，导致患者难以提供相关病史。

　　止血障碍通常可通过临床表现进行鉴别诊断。一期止血功能异常导致的出血通常在小创伤后即刻发生，局限于表浅部位（皮肤或黏膜表面），通过局部压迫通常可以止血。查体时通常可发现源于真皮毛细血管的针尖样出血（瘀点）。血小板异常的患者常出现源于小动脉或小静脉的皮下组织出血（瘀斑）。相反，二期止血功能异常导致的出血常在损伤后迟发出现，通常为深部组织（皮下组织、关节、体腔或肌肉）且难以通过压迫止血。血肿可触及，也可能由于位于深部组织（后腹膜）而难以察觉。即使凝血检查结果（PT、aPTT、出血时间）正常并且无止血障碍病史，全身低温或出血部位亚低温也可影响凝血。多数实验室检查是在体温条件下进行的，可能无法反映低体温的影响。

（张莹　译　金笛　肖玮　校　王天龙　审）

推荐阅读

Barton CA. Treatment of coagulopathy related to hepatic insufficiency. *Crit Care Med.* 2016;44:1927

Bona R. Hypercoagulable states: What the oral surgeon needs to know. *Oral Maxillofac Surg Clin N Am.* 2016;28:491.

Boral BM, Williams BJ, Boral LI. Disseminated intravascular coagulation. *Am J Clin Pathol.* 2016;146:670.

Cohen MJ, Christie SA. Coagulopathy of trauma. *Crit Care Clin.* 2017;333:101.

Goobie SM, Haas T. Perioperative bleeding management in pediatric patients. *Curr Opin Anaesthesiol.* 2016;29:352.

Hackl C, Schlitt HJ, Renner P, et al. Liver surgery in cirrhosis and portal hypertension. *World J Gastroenterol.* 2016;22:2725.

Kandiah PA, Olson JC, Subramanian RM. Emerging strategies for the treatment of patients with acute hepatic failure. *Curr Opin Crit Care.* 2016;22:142.

Peyvandi F, Garagiola I, Biguzzi E. Advances in the treatment of bleeding disorders. *J Thromb Haemost.* 2016;14:2095.

Tapper EB, Jiang ZG, Patwardhan VR. Refining the ammonia hypothesis: A pathology-driven approach to the treatment of hepatic encephalopathy. *Mayo Clin Proc.* 2015;90:646.

Wijdicks EFM. Hepatic encephalopathy. *N Engl J Med.* 2016;375:1660.

Wikkelsø A, Wettersley J, Møller AM, et al. Thromboelastography (TEG) or rotational thromboelastometry (ROTEM) to monitor haemostatic treatment in bleeding patients: A systemic review with meta-analysis and trial sequential analysis. *Anaesthesia.* 2017;72:519.

Williams B, McNeil J, Crabbe A, et al. Practical use of thromboelastometry in the management of perioperative coagulopathy and bleeding. *Transfus Med Rev.* 2017;31:11.

第 34 章 肝脏疾病患者的麻醉

Michael Ramsay，MD, FRCA

要 点

1 由于急性肝炎患者围术期风险增加，此类患者的任何择期手术均应推迟，直至急性肝炎缓解，缓解标准是肝功能化验检查正常。

2 严重肝脏疾病患者使用吸入麻醉药常选用异氟烷和七氟烷，因为这两种药物具有保护肝血流和氧供的作用。应避免可减少肝血流的因素，如低血压、交感神经过度活跃，以及控制通气过程中平均气道压过高。

3 慢性肝炎患者的实验室检查结果可能仅表现为血清转氨酶活性轻度升高，且通常与疾病严重程度的相关性较差。

4 肝硬化指的是炎症对肝的破坏、肝细胞损伤，导致肝细胞再生及纤维化。

5 肝硬化导致门脉高压、静脉曲张，肝未能清除的毒素导致广泛的内皮细胞受损，并可能造成多器官功能障碍。

6 胃食管静脉曲张引起的大出血是肝病患者的主要并发症和死亡原因之一。除了急性失血引起的心血管反应，血液在肠道中分解、吸收产生的氮负荷可诱发肝性脑病。

7 肝硬化患者的循环系统改变通常表现为高动力循环状态，患者常出现显著的肝硬化性心肌病，但却常被漏诊。

8 肝硬化可引起肺小动脉的舒张，导致分流和慢性低氧血症；或相反地导致肺血管收缩和中膜增生，引起血管阻力增加和肺动脉高压。

9 肝肾综合征是肝硬化患者出现的一种肾功能不全，常继发于胃肠道出血、过度利尿、脓毒症或大手术。其特征为进行性少尿合并严重钠潴留、氮质血症、顽固性腹水、死亡率极高。

10 肝硬化患者发生肝性脑病的诱因包括胃肠道出血、蛋白质摄入增多、呕吐或利尿引起的低钾性碱中毒、感染以及肝功能恶化、抑制中枢神经系统活性的药物等。

11 在大量排放腹水后通常需要进行积极的静脉补液治疗，以防止患者发生严重低血压、急性肾损伤或肾衰竭。

　　肝病患病率处于增长状态。肝硬化是大多数肝病的最终病理表现，一些尸检结果显示其在一般人群中发病率可达 5%，是 30 ～ 50 岁左右男性的主要死因之一，并且死亡率仍在升高。10% 的肝病患者会在生命的最后两年内接受手术治疗。肝功能的储备量很大，因此通常只有发生严重肝损伤时才会出现明显的临床表现。若接受手术的患者肝功能储备很差，麻醉过程和手术操作都可能进一步引起肝功能失代偿，并可能最终造成严重的肝衰竭。

肝脏疾病患者的凝血功能

　　肝脏疾病引起的凝血功能改变可造成高凝状态和血栓形成，也会增加出血的风险。引起大量失血的主要原因包括血小板减少症、内皮细胞功能障碍、门静脉高压、肾衰竭和脓毒血症（详见第 31 章和第 51 章）。纤溶系统失衡可增强血凝块的分解。

　　凝血因子合成障碍是慢性肝病的特征之一，可导致凝血酶原时间（prothrombin time，PT）延长和国际标准化比值（international normalized ratio，INR）增高（表 34-1）。INR 的作用是监测华法林的抗凝作用，而非监测肝功能障碍时的抗凝效果。肝功能异常时，抗凝血因子（蛋白 C、抗凝血酶和组织因子途径抑制物）减少，因此可能抵消了 PT 延长的影响，通过在内皮细胞产生血栓调节蛋白时检测凝血酶的生成可证实上述改变。产生足够的凝血酶需要足够多的有功能的血小板。如血小板计数大于 60 000/μl，即使患者有严重的肝硬化，其凝血功能也可保持正常。事实上肝脏

表 34-1　凝血试验异常 [1]

	PT	PTT	TT	纤维蛋白原
晚期肝病	↑	↑	N 或↑	N 或↓
DIC	↑	↑	↑	↓
维生素 K 缺乏	↑↑	↑	N	N
华法林治疗	↑↑	↑	N	N
肝素治疗	↑	↑↑	N	N
血友病				
Ⅷ因子缺乏	N	↑	N	N
Ⅸ因子缺乏	N	↑	N	N
Ⅶ因子缺乏	↑	N	N	N
ⅩⅢ因子缺乏	N	N	N	N

[1] PT，凝血酶原时间；PTT，部分凝血活酶时间；TT，凝血酶时间；N，正常；DIC，弥散性血管内凝血

疾病中血管性血友病因子（von Willebrand factor，vWF）的增加可能导致血小板活化，尽管血小板计数低，但凝血功能也可保持正常或升高。进行即时、总体性的黏弹性凝血功能监测以全面了解凝血状态是很重要的。

肝硬化患者往往存在纤溶亢进。但是单独某项实验室检查结果并不能真实反映患者的纤溶状态。血栓弹力图（thromboelastography，TEG®）、旋转血栓弹性测定法（rotational thromboelastometry，ROTEM）和美国 Sonoclot 黏弹性凝血分析技术是检测肝病患者某一特定时刻凝血系统总体状态的最佳方法（详见第 51 章）。

肝炎

急性肝炎

急性肝炎通常由病毒感染、药物反应或接触具有肝毒性的物质而引起，表现为急性肝细胞损伤伴有不同程度细胞坏死。患者的临床表现取决于其炎性反应的严重程度和肝细胞坏死的范围。轻度炎性反应可仅表现为无临床症状的血清转氨酶升高，而大量肝细胞坏死则表现为急性暴发性肝衰竭。

病毒性肝炎

病毒性肝炎最常见的病因是甲型、乙型或丙型肝炎病毒感染。此外尚存在至少两种肝炎病毒：丁型肝炎病毒（delta 病毒）和戊型肝炎病毒（非 A 非 B 型肠道病毒）。甲型和戊型肝炎病毒经粪口途径传播，乙型和丙型肝炎病毒主要通过皮肤和体液接触传播。丁型肝炎病毒则比较特殊，可能通过上述两种途径传播，并且其引起宿主感染须同时存在乙型肝炎病毒感

染。还有一些病毒也可引起肝炎，包括 EB 病毒、单纯疱疹病毒、巨细胞病毒和柯萨奇病毒。

病毒性肝炎患者的轻微前驱症状通常持续 1 ～ 2 周（疲劳、精神萎靡、低热、恶心、呕吐等），随后可出现或不出现黄疸。黄疸通常持续 2 ～ 12 周，但血清转氨酶水平恢复正常则需要至少 4 个月时间。需要通过血清学检查确定患者所感染的病毒类型。与其他肝炎病毒相比，乙型和丙型肝炎感染的病程更复杂，持续时间也更长。胆汁淤积（见下文）是病毒性肝炎的主要临床症状之一。少数情况下，患者也可能出现暴发性肝衰竭（大面积肝坏死）。

由乙型肝炎病毒感染引起的慢性活动性肝炎的发病率为 3% ～ 10%，丙型肝炎病毒感染引起的慢性活动性肝炎的发病率至少为 50%。少数患者（主要是免疫系统受到抑制者和长期接受血液透析治疗者）在感染乙型肝炎病毒后可成为具有传染性的无症状病原携带者，其中，30% 患者血液中乙肝表面抗原（hepatitis B surface antigen，HBsAg）持续阳性。大部分丙型肝炎病毒感染患者血液中的病毒颗粒浓度很低、间歇性出现甚至缺如，因此，此类患者的传染性不高。感染丙型肝炎病毒的患者中约有 0.5% ～ 1% 发展为有传染性的无症状病原携带者，其传染性的强弱与患者外周血中是否检测到丙型肝炎病毒 RNA 有关。这些有传染性的病原携带者是手术室中医务工作者健康的一大威胁。

除了采取"综合预防措施"（戴手套、口罩、护目镜，不要给注射器回套针帽）以避免直接接触感染者的血液和分泌物，对医务人员进行免疫预防是防止感染乙型肝炎病毒的非常有效的措施。当前尚未研制出丙型肝炎病毒的疫苗，而且与感染乙型肝炎病毒不同，感染丙型肝炎病毒者并不会产生相应的保护性免疫。病毒暴露后预防使用超免疫球蛋白对乙型肝炎病毒有效，但对丙型肝炎病毒无效。尽管对丙型肝炎无有效的治疗手段，但持续进行肝细胞癌相关监测对这类患者很重要。

药物性肝炎

药物性肝炎（见表 34-2）可以由药物或其代谢产物直接的剂量依赖性毒性反应和（或）特异性药物反应引起。药物性肝炎的临床表现通常与病毒性肝炎相似，使得鉴别诊断较为困难。酒精性肝炎应该是药物性肝炎中最常见的一种，但是患者的病史中并不一定能明显体现出这一病因。长期饮酒还可因肝脂肪浸润而引起肝大，这是由于脂肪酸氧化过程受损、脂肪酸摄取和酯化增加、脂蛋白合成和分泌减少。摄入 25 g

表 34-2　与肝炎有关的药物与物质

毒物
　酒精
　对乙酰氨基酚
　水杨酸盐
　四环素
　三氯乙烯
　氯乙烯
　四氯化碳
　黄磷
　有毒蘑菇（伞形毒菌，盔孢伞属）
特异性药物
　吸入性麻醉药（氟烷）
　苯妥英
　磺胺类药物
　利福平
　吲哚美辛
毒性及特异性药物
　甲基多巴
　异烟肼
　丙戊酸钠
　胺碘酮
胆汁淤积型
　氯丙嗪
　环孢素
　口服避孕药
　合成类固醇激素
　依托红霉素
　甲巯咪唑

及以上剂量的对乙酰氨基酚可引起致命的暴发性肝细胞毒性反应。氯丙嗪和口服避孕药等药物可造成胆汁淤积样反应（见下文）。摄入四氯化碳和某些蘑菇（伞形毒菌、盔孢伞属）等强肝细胞毒性物质也可产生致命的肝毒性。

❶ 由于急性肝炎患者围术期风险增加，此类患者的任何择期手术均应推迟，直至急性肝炎缓解，缓解标准是肝功能化验检查正常。此外，急性酒精中毒患者的麻醉处理更加复杂，围术期急性酒精戒断症状的死亡率高达 50%。因此，对于出现急性酒精戒断症状的患者仅考虑行急诊手术。肝炎患者存在肝功能减退和出现肝衰竭相关并发症的风险，如肝性脑病、凝血功能障碍、肝肾综合征等。

　　肝炎患者的实验室检查应包括血尿素氮、血清电解质、肌酐、血糖、转氨酶、胆红素、碱性磷酸酶、白蛋白、血小板计数和 PT。如有条件还应检测血清 HBsAg 水平。若病史或体格检查提示患者可能存在乙醇中毒，还应检查其血液酒精浓度。低钾血症和代谢性碱中毒比较常见，通常由呕吐所致。伴发性低镁血症常见于长期酗酒者，并且容易引发心律失常。血清转氨酶的升高水平与肝细胞坏死的数量并不一定

相关。通常情况下，血清丙氨酸氨基转移酶（alanine aminotransferase，ALT）的浓度高于血清门冬氨酸氨基转移酶（aspartate aminotransferase，AST），但在酒精性肝炎患者中，其血清 AST 浓度高于 ALT。除胆汁淤积型肝炎患者外，急性肝炎患者的胆红素和碱性磷酸酶水平通常仅稍有升高。PT 值是反映患者肝合成功能的最佳指标。如患者接受维生素 K 治疗后，PT 值持续延长超过 3 秒（INR ≥ 1.5），说明患者存在严重的肝功能障碍。患者常可出现低血糖。低白蛋白血症通常仅见于病程较长合并严重营养不良的患者，或见于慢性肝病患者。

　　当急性肝炎患者必须进行急诊手术时，麻醉前评估应重点注意肝功能损伤的病因和严重程度。应询问患者近期用药情况，包括是否饮酒、是否静脉注射毒品、近期输血史和麻醉史。应注意患者是否出现恶心或呕吐症状，如果有以上症状，应考虑到患者可能存在脱水或电解质异常并加以矫正。意识状态改变可能提示患者存在严重的肝功能损伤。酗酒患者出现行为异常或行动迟缓可能是急性酒精中毒的征兆，而出现震颤、易激惹、心动过速、高血压通常反映酒精戒断。后者还常存在明显的高血压和心动过速症状。可能需要使用新鲜冰冻血浆纠正凝血功能障碍。对于晚期肝病患者一般不使用麻醉前用药。但是对于酗酒患者中已经出现或可能出现急性戒断症状者，应给予苯二氮䓬类药物和硫胺素。必须谨慎使用苯二氮䓬类药物，因为其可能使肝性脑病患者发生肝昏迷，氟马西尼或许能逆转这一现象。

术中注意事项

　　术中管理的目标在于保护患者残存的肝功能。病毒性肝炎患者的中枢神经系统对麻醉药的敏感性可能会增强，而酗酒患者则通常表现出对静脉麻醉药及吸入麻醉药的交叉耐受现象。需密切监测酗酒患者的心血管系统，因为酒精对心脏产生抑制作用可加强麻醉药的心脏抑制；此外，酗酒患者还存在酒精性心肌病。

　　对急性肝炎患者使用吸入麻醉药优于静脉麻醉药，因为静脉麻醉药依赖肝进行代谢和（或）消除。静脉诱导用药一般可使用常规剂量，因为静脉用药药效的终止受药物再分布影响，而不是由药物代谢或排泄决定。但是，静脉用药剂量过大或反复给药可引起

❷ 药效持续时间延长，尤其是阿片类药物。严重肝脏病患者使用吸入麻醉药常选用异氟烷和七氟烷，因为这两种药物具有保护肝血流和氧供的作用。应避免可减少肝血流的因素，如低血压、交感神经过度活跃，以及控制通气过程中平均气道压过高。对于

没有凝血功能障碍的患者，在避免患者出现低血压的前提下可使用区域麻醉技术。

慢性肝炎

慢性肝炎是指病程持续时间超过 6 个月的肝脏炎症，以血清转氨酶升高作为诊断依据。根据肝活检表现的三种不同综合征可将患者分为三种类型：慢性持续性肝炎，慢性小叶性肝炎，慢性活动性肝炎。慢性活动性肝炎患者肝活检表现为慢性肝脏炎症反应，伴肝细胞正常结构破坏（碎屑样坏死）。其中，20% ～ 50% 的患者会出现肝硬化，只是出现的时间或早或晚。导致慢性活动性肝炎的病因很多，其中最常见的病因是乙型或丙型肝炎病毒感染后遗症。其他病因包括药物诱导（甲基多巴、异烟肼、呋喃妥因）和自身免疫性疾病。大多数情况下，疾病的发生是免疫因素和遗传易感性共同作用的结果。患者通常有疲劳、反复发作黄疸等病史，也常见关节炎、浆膜炎等肝外症状。随着疾病的进展，患者最终主要表现为肝硬化症状。慢性肝炎患者的实验室检查结果可能仅表现为血清转氨酶活性轻度升高，且通常与疾病严重程度的相关性较差。一般而言，无慢性乙型或丙型肝炎病毒感染的患者对免疫抑制剂治疗的反应较好，可使用皮质类固醇进行长期治疗，加用或不加用咪唑硫嘌呤。

麻醉管理

慢性持续性或慢性小叶性肝炎患者的麻醉管理与急性肝炎患者相似。对于慢性活动性肝炎患者，应假设其已经发生肝硬化并进行相应处理（见下文）。自身免疫性慢性活动性肝炎患者还可能出现其他自身免疫症状（如糖尿病或甲状腺炎），或出现与长期皮质类固醇治疗有关的临床症状。

肝硬化

肝硬化指的是炎症对肝的破坏、肝细胞损伤，导致肝细胞再生及纤维化。肝硬化是一种进展性疾病，最终会引起肝衰竭。在美国，导致肝硬化的最常见病因曾经是长期滥用酒精，但随着病态肥胖患者的大量增加，已经被非酒精性脂肪性肝炎所取代。其他病因包括：慢性活动性肝炎（坏死后肝硬化），慢性胆道感染或阻塞（原发性胆汁性肝硬化、硬化性胆管炎），慢性右心充血性心力衰竭（心源性肝硬化），自身免疫性肝炎，血色素沉着症，Wilson 病，α_1- 抗胰

蛋白酶缺乏症，以及隐源性肝硬化。不论何种病因，肝细胞坏死后均出现纤维化和肝细胞结节性再生。肝正常细胞和血管结构的变形会阻塞门静脉血流、引起门静脉高压和静脉曲张。肝的正常合成功能及其他代谢功能受损，伴随肝未能清除的毒素导致的广泛内皮细胞受损导致，可能造成多系统功能障碍。

通常，肝硬化患者的临床症状、体征与疾病的严重程度并不相关。肝硬化患者在疾病早期通常没有明显的临床表现，但大多数患者在疾病晚期最终都会出现黄疸和腹水。肝硬化的其他体征包括蜘蛛痣、肝掌、男性乳腺发育和脾肿大。另外，肝硬化通常会引起三大并发症：（1）门静脉高压引起曲张静脉出血；（2）顽固性体液潴留，表现为腹水形成和肝肾综合征；（3）肝性脑病或肝昏迷。约 10% 的肝硬化患者至少出现一次特发性细菌性腹膜炎，而部分患者最终会发展肝细胞癌。

一些疾病引起的肝纤维化不伴有肝细胞坏死和结节性再生，在这种情况下，肝纤维化引起门静脉高压及其相关并发症，但肝细胞功能通常保持正常。这些疾病包括血吸虫病、特发性门脉性肝纤维化（Banti 综合征）和先天性肝纤维化。此外，肝静脉或下腔静脉阻塞（布加综合征）也可引起门静脉高压。布加综合征可由静脉血栓形成（血液高凝状态）、癌栓（如肾癌）或小叶下静脉闭塞性疾病等引起。

术前注意事项

下文会讨论麻醉和手术对肝血流量的不利影响。肝硬化患者的肝功能储备有限，因此其肝功能恶化风险增高。要想成功地对此类患者进行麻醉处理，必须认识到肝硬化会引起多系统病变（表 34-3），控制或预防肝硬化相关并发症。

A. 胃肠道表现

门静脉高压会导致门体静脉之间形成广泛的侧支循环。四个主要侧支循环形成位置为：胃食管静脉丛，肛门直肠静脉丛，脐周静脉丛，腹膜后静脉丛。门静脉高压术前表现常比较明显，会出现腹壁静脉曲张（海蛇头）。胃食管静脉曲张引起的大出血是肝病患者的主要并发症和死亡原因之一。除了急性失血的作用，血液在肠道中分解、吸收产生的氮负荷可诱发肝性脑病。

曲张静脉出血的治疗手段主要是支持治疗，也经常需要内镜定位出血位点、进行治疗性操作，如向曲张静脉注射硬化剂、单极和双极电凝止血、止血夹止

表 34-3 肝硬化的表现

胃肠道系统
门静脉高压症
  腹水
  食管静脉曲张
  痔
  消化道出血
循环系统
高动力循环状态（高心输出量）
全身性动静脉分流
低全身血管阻力
肝硬化性心肌病；肺动脉高压
肺
肺内分流增加；肝肺综合征
功能残气量降低
胸腔积液
限制性通气功能障碍
呼吸性碱中毒
肾
近端小管重吸收钠增多
远端小管重吸收钠增多
自由水清除障碍
肾灌注减少
肝肾综合征
血液系统
贫血
凝血障碍
脾功能亢进
血小板减少症
白细胞减少症
感染
自发性细菌性腹膜炎
代谢改变
低钠血症和高钠血症
低钾血症和低钙血症
低镁血症
低蛋白血症
低血糖
神经系统
脑病

血或套扎止血。行内镜操作的患者的麻醉风险除生理状态虚弱、急性低血容量和低血压外，患者可能出现肝性脑病而无法配合、胃内充满食物和血液也使麻醉难度增大。内镜下单极电灼术可能会对患者植入的心脏起搏及除颤装置造成不利影响。

应通过静脉补液和输注血液制品补充患者丢失的血液。非手术治疗方案包括血管加压素、生长抑素、普萘洛尔等药物治疗，以及三腔二囊管（Sengstaken-Blackemore）气囊填塞止血。血管加压素、生长抑素和普萘洛尔可减缓失血速度。大剂量血管加压素可引起充血性心力衰竭或心肌缺血；如同时静脉输入硝酸甘油可降低这些并发症及出血的风险。经皮置入经颈静脉肝内门体静脉分流支架（transjugular intrahepatic portosystemic shunt，TIPS）可减轻门静脉高压、减少后续的出血，但可能会增加肝性脑病发病风险。止血失败或再次复发可行急诊手术。围术期风险与肝损伤的严重程度有关，可根据临床表现和实验室检查来判断患者的肝损伤程度。用于评估患者肝功能储备的Child 分级详见表 34-4。通常对低危患者进行分流手术，对高危患者进行切除术、食管横断术、胃血管断流术等。

B. 血液系统表现

患者可出现贫血、血小板减少及白细胞减少，其中白细胞减少比较少见。贫血通常是多种因素造成的，包括失血、红细胞破坏增多、骨髓抑制和营养缺乏。继发于门静脉高压的充血性脾肿大是造成血小板减少和白细胞减少的主要原因。肝合成功能减退可造成凝血因子缺乏。此外，纤溶系统激活物清除率降低引起纤溶增强，也可引起凝血障碍。

是否对患者进行术前输血应权衡其输血需求与氮负荷增加的风险。大量输血造成的蛋白质分解会诱发肝性脑病。但是，术前应纠正患者的凝血障碍。应正确使用血液制品补充患者的凝血因子，如可使用新鲜冰冻血浆和冷沉淀。如患者的血小板计数小于 75 000/μl，应术前即刻输注血小板。使用血栓弹力图评价凝血系统全貌可以更有针对性地进行凝血管理。

表 34-4 评估肝功能储备的 Child 分级 [1]

风险分层	A	B	C
胆红素（mg/dl）	< 2.0	2.0 ～ 3.0	> 3.0
血清白蛋白（g/dl）	> 3.5	3.0 ～ 3.5	< 3.0
腹水	无	可控性腹水	难治性腹水
肝性脑病	缺乏	轻度	昏迷
营养状态	良好	一般	较差
死亡率（%）	2 ～ 5	10	50

[1] Adapted with permission from Child CG. The Liver and Portal Hypertension. Philadelphia，PA：WB Saunders；1964

C. 循环系统表现

7 终末期肝病，尤其是肝硬化，可能会引起所有重要器官系统功能障碍（表 34-3 和表 34-5）。肝硬化患者的循环系统改变通常表现为高动力循环状态，患者常出现显著的肝硬化性心肌病，但却常被漏诊（表 34-6）。肝硬化性心肌病可导致心肌对应激的收缩反应减弱、心室舒张改变、β-肾上腺素能受体下调、以及心脏电生理改变。

由于全身血管阻力降低使心室后负荷显著降低，病程早期患者的超声心动图检查可表现为正常心功能。但是，通常可发现收缩期和舒张期双期心功能障碍。对于年龄大于 50 岁和有危险因素的患者，常使用无创性心肌负荷显像评估其是否存在冠状动脉疾病。

肝肺综合征

8 肝硬化对肺血管阻力（pulmonary vascular resistance, PVR）的影响可能会引起血管舒张，导致分流和慢性低氧血症，或相反地导致肺血管收缩和中膜增生，引起血管阻力增加和肺动脉高压。肝移植受体中大约 30% 出现**肝肺综合征**（hepatopulmonary syndrome, HPS；表 34-7），表现为严重肝病、氧饱和度降低、肺内小动脉扩张三联征。肺内血管扩张导致肺内右向左分流，增加肺泡-动脉氧分压差。

脉氧饱和度可以用来筛查肝肺综合征，若吸入空气状态下 SpO_2 低于 96% 需要做进一步的检查。肝肺综合征是进展性的疾病，没有有效的治疗办法，但是进行肝移植后 6 个月到 2 年内可逆转。

门脉性肺动脉高压

慢性肝病可能导致肺血管重塑，包括血管平滑肌细胞增生、血管收缩、血管内膜增生，并最终表现为血管纤维化，这些改变均造成血管阻塞，可使肺血流阻力增大。这些病理性改变可造成肺动脉高压，如患者同时存在门静脉高压，我们称之为**门脉性肺动脉高压**（portopulmonary hypertension, POPH；表 34-8）。

POPH 的诊断标准包括：静息状态下平均肺动脉压（mean pulmonary artery pressure, mPAP）> 25 mmHg，及 PVR > 240 dyn·s·cm^{-5}。跨肺压（平均肺动脉压与肺小动脉闭塞压（pulmonary arteriolar occlusion pressure, PAOP）的差值）> 12 mmHg 表示存在血流阻塞，可鉴别血容量和血流阻力引起的 mPAP 增高。

表 34-5　慢性肝病和门静脉高压症患者心肺功能不全的鉴别诊断

原发性心肺疾病
慢性阻塞性肺疾病
充血性心力衰竭
哮喘
限制性肺病
肺炎
肝硬化并发症
腹水
胸腔积液
肌肉萎缩
心肺疾病 / 肝病
酒精性肝病伴酒精性心肌病
血色素沉着症伴铁过载性心肌病
α_1-抗胰蛋白酶缺乏伴全腺泡型肺气肿
原发性胆汁性肝硬化伴纤维化性肺泡炎
肺血管疾病
肝肺综合征
门脉性肺动脉高压

表 34-6　典型肝硬化患者的血流动力学改变和病理变化

心输出量增加
心率增快
全身血管阻力降低
循环血容量增加
冠状动脉病变
肝硬化性心肌病（常漏诊）
低全身血管阻力掩盖了患者较差的左心室功能
对 β 受体激动剂的反应性下降

表 34-7　肝肺综合征

临床特征
发绀
杵状指
皮肤毛细血管扩张
直立性低氧血症（坐位或立位氧饱和度下降）
平卧呼吸（平躺易于呼吸）
呼吸困难
诊断标准
存在肝疾病，通常具有门静脉高压和肝硬化
肺泡-动脉氧分压差 > 15 mmHg
肺内动静脉短路的依据有：
● 造影剂增强的超声心动图（盐水激发试验），右心室出现造影剂后 4～6 个心搏后左心室才出现延迟增强
● 锝-99m 标记的大颗粒白蛋白行肺灌注扫描时，脑摄取 > 6%
适应证
肝移植是唯一可治愈肝肺综合征的治疗手段

表 34-8　门脉性肺动脉高压的临床特征

肺血管阻力增加：血管收缩，血管结构重塑，最终表现为血管纤维化
肺动脉平均压 > 25 mmHg，且肺毛细血管楔压正常
右心室超负荷
右心衰竭
肝淤血
肝移植死亡风险增高，尤其是当肺动脉平均压 > 35 mmHg 时

POPH 可分为轻度（mPAP 介于 25 ～ 35 mmHg 之间）、中度（35 mmHg < mPAP < 45 mmHg）、重度（mPAP > 45 mmHg）。如果移植物再灌注后心输出量明显增加，轻度 POPH 患者即时恢复期可能具有一定的危险性，但是，轻度 POPH 与肝移植死亡率增高并不相关。中度和重度 POPH 与肝移植手术死亡率显著升高有关。然而，其死亡率增高的关键因素并不在于 mPAP，而在于右心室（right ventricular，RV）功能。

肝移植的成功依赖于在移植术中和术后患者的心输出量、血容量和 PVR 都增高的情况下，右心室仍能保持较好的功能。如右心室功能障碍或衰竭，可能发生移植肝充血、移植失败、死亡。经食管超声心动图（transesophageal echocardiography，TEE）可帮助评估患者的右心室功能。

肝移植对治疗 POPH 的意义尚未明确。部分患者的肺动脉高压会在移植术后迅速得到纠正，然而其他患者则可能需要数月到数年的持续扩血管治疗。还有部分患者的肺动脉高压会继续进展，并最终引起右心室衰竭。部分 HPS 患者会在肝移植术后出现肺动脉高压，提示这两种病理改变可能同时发生。肝移植对于扩血管治疗有效的 POPH 患者预后最佳。

D. 呼吸系统表现

患者常出现肺换气障碍和通气障碍。过度通气较常见，并可引起原发性呼吸性碱中毒。如上文所述，患者常存在低氧血症，其原因在于右向左分流占了心输出量的 40%，这种分流是由肺动静脉短路增多（绝对性的）与通气血流比值失调加重（相对性的）共同造成的。腹水的产生使膈肌上移，从而使患者肺容量降低，尤其是功能残气量降低更加明显，并且使患者容易出现肺不张。另外，大量腹水引起限制性通气障碍，增加患者呼吸做功。严重的胸腔积液也较常见。

由于临床化验通常不能发现肺不张和低氧血症，术前回顾胸片和动脉血气分析结果有助于诊断。对大量腹水、肺功能受损患者可考虑行穿刺抽液术排放腹水，但操作应谨慎，因为大量排液可导致循环衰竭。

E. 肾表现和体液平衡

体液和电解质平衡紊乱可表现为腹水、水肿、电解质紊乱及**肝肾综合征**（见下文）。产生腹水的主要机制包括：（1）门静脉高压，使静水压增高，体液易从肠道向腹膜腔转移；（2）低白蛋白血症，使血浆胶体渗透压降低利于体液转移；（3）肝内淋巴管变形和阻塞等导致富含蛋白质的淋巴液从肝浆膜面渗出；（4）严重的肾水钠潴留。

肝硬化及腹水患者的肾灌注减少，肾内血流动力学改变，近端小管和远端小管钠重吸收增强，还常存在自由水清除障碍。患者常存在稀释性低钠血症，及由于肾大量排钾（因继发性醛固酮增多或利尿剂导致）产生的低钾血症。这些病理生理异常最严重的表现可见于肝肾综合征。腹水患者循环血液中儿茶酚胺类浓度增高，可能是因为交感神经分泌增强所致。除肾素和血管紧张素 II 增多外，这些患者还对循环中的心房钠尿肽不敏感。

❾　**肝肾综合征**是肝硬化患者出现的一种肾功能不全，常继发于胃肠道出血、过度利尿、脓毒症或大手术。其特征为肾血管收缩增加（可能是因为对内脏血管舒张的反应）、肾小球滤过率降低、进行性少尿伴严重钠潴留、氮质血症、顽固性腹水、死亡率极高。常采用支持性治疗，但是除肝移植外几乎无效。

对晚期肝病患者进行合理的围术期液体管理是非常关键的。围术期对肾功能的保护也极为重要。应避免术前过度利尿，并补充胶体液以纠正患者的急性血管内液体丢失。排放腹水和水肿液应在数天内缓慢完成。袢利尿剂的使用必须以卧床休息、限盐（NaCl < 2 g/d）等条件为前提，螺内酯通常无效。每日测量患者体重有助于预防利尿期间出现血管内容量减少。对于同时存在腹水和外周性水肿的患者，利尿期间体重减轻不应超过 1 kg/d；对于仅存在腹水的患者，不应超过 0.5 kg/d。低钠血症（血清 $[Na^+]$ < 130 mEq/L）的患者还应限制水摄入（< 1.5 L/d），钾缺乏应在术前进行补充。药物治疗包括联合输注白蛋白与血管收缩剂，如血管加压素、米多君、去甲肾上腺素、血管加压素类似物——特利加压素。长期的肾损害会导致急性肾小管坏死，如果发生可能需要肝-肾移植。

F. 中枢神经系统表现

肝性脑病特征为意识状态改变伴波动性的神经系统症状（扑翼样震颤，反射亢进或伸跖反射）以及特征性脑电图改变（对称性高电压，慢波活动）。这与神经毒素的蓄积有关，包括氨和短链脂肪酸。部分患者还会出现颅内压升高。代谢性脑病似乎与受损肝细胞数量和门静脉向体循环分流的严重程度呈正相关。由胃肠道产生的物质蓄积（正常状态下经肝代谢）也与代谢性脑病的发生有关。肝硬化患者发生肝性

❿　脑病的诱因包括胃肠道出血、蛋白质摄入增多、呕吐或利尿引起的低钾性碱中毒、感染、肝功能恶化以及抑制中枢神经系统活性的药物等。

应在术前积极治疗肝性脑病，纠正肝性脑病的诱因。口服乳果糖（每 8 h 30 ～ 50 ml）或新霉素（每 6 h

500 mg）可有效减少肠道对氨的吸收。乳果糖是一种渗透性泻药，同时还可像新霉素一样抑制肠道细菌产氨。镇静药可诱发肝性脑病，应避免用于肝硬化患者，尤其是苯二氮䓬类药物。

术中注意事项

乙型或丙型肝炎病毒感染引起的坏死后肝硬化患者若为病毒携带者，可能具有传染性。应对所有患者采取综合预防措施，以避免接触患者的血液和体液。

A. 药物反应

肝硬化患者对麻醉药的反应很难预测。患者常存在中枢神经系统敏感性、药物分布容积、蛋白结合、药物代谢和消除等方面的改变。由于细胞外液间隙增大，高度离子化药物的分布容积增大，如神经肌肉阻滞药（neuromuscular blockers，NMBs）；患者可存在明显的药物抵抗，因此负荷量需大于常规剂量。但是，依赖肝代谢消除的 NMBs（泮库溴铵、罗库溴铵和维库溴铵）维持量需小于常规剂量。由于假性胆碱酯酶浓度降低，琥珀胆碱的药效持续时间可能延长，但这一现象对临床造成的影响很小。

B. 麻醉技术

由于门静脉血流量减少，硬化的肝脏很大程度上依赖肝动脉供血。因此，保护肝动脉血流、避免使用可能影响肝功能的药物是至关重要的。区域麻醉可用于无血小板减少或凝血病的患者，但必须注意避免出现低血压。全身麻醉常使用丙泊酚诱导，氧空气混合气中混合异氟烷或七氟烷维持。阿片类药物的使用会减少患者所需的吸入麻醉药剂量，但患者的阿片类药物半衰期常显著延长，可造成术后呼吸抑制。NMB 可选用顺阿曲库铵，因其不经肝代谢。

由于患者术前可能出现恶心、呕吐、上消化道出血和大量腹水引起腹部膨隆，需谨慎计划对此类患者的麻醉诱导。常采用预充氧、压迫环状软骨快速顺序诱导。对于病情不稳定患者和活动性出血患者，建议采用清醒插管，或使用氯胺酮或依托咪酯以及琥珀胆碱进行快速顺序诱导。

C. 患者监测

除监测患者脉搏氧饱和度外，还需辅助动脉血气分析以监测患者的酸碱平衡状态。严重肺内右向左分流的患者可能无法耐受氧化亚氮，且可能需要采用呼气末正压通气（positive end-expiratory pressure，PEEP）以纠正通气血流比例失调及其所致的低氧血症。对于使用血管加压素治疗的患者，应注意监测由冠状动脉收缩引起的心肌缺血。

大出血和手术操作常导致患者血流动力状态不稳，因此常需使用连续有创脉压力监测。血管内容量状态一般较难优化，应考虑利用经食管多普勒超声、动脉波形分析和灌注指数变异度（pleth variability index，PVI）、经食管超声心动图等监测手段进行目标导向的血流动力学和液体治疗。这些方法可能有助于预防急性肾损伤。必须密切监测患者的尿量，对于经充分血管内补液后仍呈持续性尿量少的患者应考虑使用甘露醇。

D. 补液治疗

大部分患者术前会被限制钠摄入，但是，术中要优先考虑维持患者血管内容量和尿量。首选胶体液（白蛋白）可避免钠过载并增加血浆胶体渗透压。静脉补液时要考虑到这类患者在接受腹部手术期间常会发生的大出血和体液转移。门静脉高压导致的静脉怒张、静脉曲张、既往手术造成的粘连以及患者的凝血功能障碍会引起手术期间大量出血，而排放腹水和手术时间延长则会造成大量体液转移。在大量排放腹水后通常需要进行积极的静脉补液治疗，以防止患者发生严重的低血压、急性肾损伤或肾衰竭。开放性使用晶体溶液可降低血清白蛋白浓度从而导致广泛水肿，此时应用胶体溶液更合适。

大部分患者术前存在贫血和凝血功能障碍，围术期输注红细胞可能会由于枸橼酸代谢障碍导致低钙血症，这是因为肝硬化患者的肝代谢枸橼酸盐的功能受损，导致患者血浆中枸橼酸浓度增高。枸橼酸是储存红细胞过程中使用的抗凝剂，能与血浆中的钙结合从而造成低钙血症。可能需要静脉补钙（详见第 51 章）。

▌肝脏手术

常见的肝脏手术包括撕裂伤修复、脓肿引流、原发性或转移性肿瘤切除，大多数患者能够承受切除高达 80% ~ 85% 的肝脏。另外，许多医院能够进行肝移植手术。接受肝脏手术患者的围术期管理难度较大，原因在于肝病患者大多数患有其他并存疾病，常常处于虚弱状态，且存在术中大出血的风险。肝炎和肝硬化使对患者的麻醉管理更加复杂，也增加了患者围术期死亡率。必须为患者置入多个大口径静脉导管并准备好液体血液加热器，快速输注装置有助于大量输血时的管理。常规对患者进行连续动脉压力监测。

血流动力学的优化通常比较复杂，因为一方面要维持足够的血管内容量以保证充足的肝灌注，另一方面要保持低中心静脉压以减少肝充血和术中出血，这两方面互相冲突。中心静脉压监测并不能准确反映容量状态，若必须明确患者的血容量状态，我们推荐使用经食管多普勒超声、动脉波形分析、PVI 或 TEE 进行目标导向液体治疗。对于存在食管静脉曲张的患者，放置经食管多普勒超声或 TEE 探头时需谨慎操作。

避免使用低血压性麻醉，因为这种方法对肝组织有潜在的不良影响。使用 ε - 氨基己酸、氨甲环酸等抗纤溶药可能会减少术中失血，尤其是在可以使用血栓弹力图监测纤溶情况时。切除大部分肝后，患者可能会出现低血糖、凝血功能障碍和脓毒症等。引流脓肿或囊肿存在污染腹腔的风险。棘球蚴囊的囊液溢出可造成棘球蚴绦虫抗原释放而引发患者过敏性反应。

术后并发症包括肝功能障碍、脓毒症以及凝血功能障碍或手术出血造成的失血。术后切口疼痛可限制患者术后活动和恢复，但围术期凝血功能障碍限制了硬膜外镇痛的使用。腹横肌平面（transversus abdominis plane，TAP）阻滞可能有效。接受肝扩大切除术或者过度虚弱的患者术后可能需要进行机械通气。

肝移植

当一家医院开展肝移植项目时，应指定一名有资质的主管医师，这名主管医师应是接受过肝移植手术麻醉培训并具备移植麻醉管理经验的麻醉医师。应挑选专门的麻醉医师团队，负责所有接受肝移植手术患者的围术期麻醉管理。这一团队应全面掌握肝移植手术的适应证、禁忌证（详见表 34-9 和表 34-10）和相关合并症如冠状动脉病、肝硬化性心肌炎、门脉性肺动脉高压、肝肺综合征、肝肾综合征、肝性脑病及脑水肿。现已明确这种专业团队管理可以改善肝移植患者的预后，即减少患者的输血、术后机械通气需求，以及缩短患者在术后重症监护室停留的时间。

术前注意事项

终末期肝病模型（model for end-stage liver disease，MELD）评分系统是器官共享联合网络（united network for organ sharing，UNOS）用于对等候肝移植的患者进行优先顺序排序的方法。患者的分数基于其血清胆红素浓度、血清肌酐浓度和 INR 数值，用以预测患者在未能接受肝移植手术的条件下可存活的时间。得分 20 的患者 3 个月死亡率为 20%，而得分 40 的患者为 71%（图 34-1）。

表 34-9　肝移植的适应证

儿童	成人
先天性肝纤维化	原发性胆汁性肝硬化
Alagille 病	原发性硬化性胆管炎
胆道闭锁	自身免疫性肝炎
α₁- 抗胰蛋白酶缺乏	隐源性肝硬化
Byler 病	病毒性肝炎伴肝硬化
代谢紊乱	酒精性肝硬化
Wilson 病	原发性肝细胞性恶性肿瘤
酪氨酸血症	非酒精性脂肪性肝炎
糖原贮积病	暴发性肝炎
Crigler-Najjar 病	肝静脉血栓形成
血友病	家族性淀粉样多发性神经病
溶酶体贮积病	慢性病毒性肝炎
原卟啉病	
家族性高胆固醇血症	
原发性高草酸尿症	

表 34-10　肝移植的禁忌证

绝对禁忌证	相对禁忌证
活动性脓毒症	重度肥胖
活跃的药物或酒精滥用	重度肺动脉高压
晚期心脏病	重度心肌病
肝外恶性肿瘤	HIV 病毒高载量
转移性恶性肿瘤	
胆管癌	

MELD 得分

$$= 0.957 \times \log_e [\text{血清肌酐（mg/dl）}]$$
$$+ 0.378 \times \log_e [\text{血清总胆红素（mg/dl）}]$$
$$+ 1.120 \times \log_e [\text{INR}]$$

将公式计算结果乘以 10，并四舍五入得到最接近的整数值。所有变量的最小取值为 1.0；肌酸酐浓度的最大取值为 4.0。

大多数肝移植受体 MELD 得分很高，并且这些患者常有黄疸、肾衰竭和凝血功能障碍，也可能存在消瘦和大量腹水，其中部分患者还可能合并肝性脑病、肝肺综合征、肝硬化性心肌病和 POPH。这些患者通常心指数升高而全身血管阻力降低。

患者术中可大量失血，因此应置入大口径静脉通路。应备好快速输液泵。常规血流动力学监测包括有创动脉压力监测。许多医院还常规进行 TEE 监测。肺动脉导管曾经一度作为常规，但现在在许多中心被中心静脉导管取代，除非考虑到患者有肺动脉高压或肝硬化心肌病。

对于残存肾功能很差甚至为零的患者，术中即刻进行连续静脉–静脉血液透析（continuous venovenous hemodialysis，CVVHD）对容量和电解质管理非常有帮助。对于存在明显的电解质紊乱的患者，可通过调

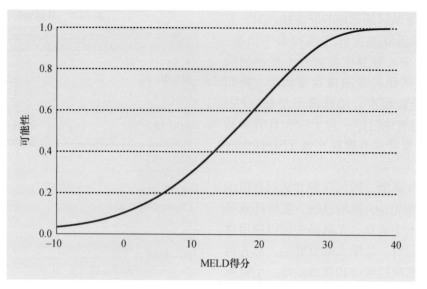

图 34-1　终末期肝病模型（MELD）得分与肝硬化患者 3 个月死亡率之间的关系［Reproduced with permission from Wiesner RH, McDiarmid SV, Kamath PS, et al. MELD and PELD: Application of survival models to liver allocation. Liver Transpl. 2001 July; 7（7）: 567-580.］

整 CVVHD 透析液对患者的血清钠和血清钾进行精确调节。

术中管理

如上文所述，肝疾病可造成内皮细胞功能障碍，影响到全身各个器官。心脏可出现肝硬化性心肌病；脑组织可发生肝性脑病并最终出现脑水肿；肾可发生肝肾综合征并最终引起急性肾小管坏死；肺出现肝肺综合征和（或）门脉性肺动脉高压。因此，手术期间以及术后阶段均应对患者的各个器官进行精心管理。

保持正常的脑灌注压（cerebral perfusion pressure, CPP）对于脑水肿患者尤其重要，一些医院会监测颅内压。其他脑保护措施包括将患者头部抬高 20°、轻度低体温、轻度低碳酸血症，同时使用升压药物维持平均动脉压。当患者头部抬高后，应根据患者外耳道水平将动脉压传感器重新调零，以准确测量患者的脑灌注压。

对于患者凝血功能障碍的管理，可使用床旁黏性凝血测定装置（TEG, ROTEM, 或 Sonoclot），或者使用常规检查凝血功能的方法进行频繁检测。患者可出现大量失血，输血的目标在于保持患者血红蛋白浓度 > 7 g/dl。

给患者输血的同时必须兼顾保持低中心静脉压（central venous pressure, CVP）状态，以便于在分离肝期间减少患者失血、降低肝充血；在再灌注期间和剩余手术阶段，低 CVP 可防止移植肝充血、避免出现肝功能障碍。若移植肝功能正常，患者的大部分凝血功能障碍可得以纠正。必须纠正患者存在的纤溶、低离子钙和低体温状态，因为这些因素可加重出血。但是，除非出血较重，一般无需在术前或术中处理患者的凝血功能障碍。术中输注血小板和新鲜冰冻血浆与患者长期生存率降低有关。

肝移植手术过程分为三个阶段：**肝分离期（无肝前期），无肝期和新肝期。**

肝分离期（无肝前期）阶段的重点在于处理由失血和外科夹闭大血管导致的血流动力学改变。手术进入大的静脉曲张时可能导致大量出血。纠正低钠血症应谨慎，避免血清钠浓度迅速升高，因其可能引起渗透性脱髓鞘综合征。高钾血症需要进行积极干预，干预措施包括给予利尿剂、输注仅含洗涤浓缩红细胞的血液制品、实施 CVVHD。输血时可能出现枸橼酸中毒（低钙血症），因此，应密切监测患者钙离子浓度，必要时给予钙盐。低 CVP 有助于在保持体循环动脉压的前提下减少失血。

无肝期始于夹闭肝供血血管，肝脏再灌注时结束。一些医院采用静脉-静脉分流术以避免内脏器官充血、改善静脉回流，这种方式可能具有保护肾功能的作用。

在新肝期，当开放门静脉及移植肝再灌注时，可能发生两种病理生理反应。第一种是再灌注综合征，是由于冰冷、酸中毒性、高钾的溶液直接由移植肝流入腔静脉所致，这种溶液可能还含有栓子和血管活性物质。再灌注综合征可引起患者出现低血压、右心功能障碍、心律失常甚至心搏骤停，预先给予氯化钙和碳酸氢钠可能在一定程度上预防这一反应的发生。第二种可能出现的综合征是缺血／再灌注损伤。这可能是由于患者内皮细胞严重功能障碍导致再灌注过程受损引起的，另外，在少数情况下，缺血／再灌注损伤可能导致原发性移植肝无功能。

术后管理

接受肝移植手术的患者往往严重衰弱和营养不良，并且常常存在多器官功能障碍，因此，需对这些患者进行谨慎的支持治疗及持续监护，直到患者康复。早期拔管适用于舒适、合作、无严重凝血功能障碍的患者。必须谨慎管理对患者的免疫抑制，将脓毒症的发病风险降到最低。必须保持对移植物功能的密切观察，降低需要对肝动脉开放情况和血流进行检查的门槛。术后出血、胆漏和血管内血栓形成可能需要外科手术再次探查。

特殊情况

对于颅内压（intracranial pressure，ICP）升高的患者及可能发展为颅内高压的患者，如条件允许，应准备好监测颅内压的设备，以妥善管理患者的脑灌注压。这类患者的管理应包括：

- ICP < 20 mmHg
- CPP > 50 mmHg
- 平均动脉压 > 60 mmHg
- 适当卧位（头部抬高 20° ~ 25°）
- 控制气道及通气
- 控制性镇静（例如丙泊酚）
- 必要时使用升压药（例如血管加压素、去甲肾上腺素）
- 控制性低体温（32 ~ 33℃）
- 控制血糖水平
- 积极治疗代谢性酸中毒和凝血功能障碍
- CVVHD

小儿肝移植

根据部分儿科中心报道，小儿肝移植术后一年存活率为 90%。供体体积减小、使用活体移植等方法增加了患儿的供体来源。

活体肝移植

活体供肝增加了移植术的器官来源。但是，这种方法确实存在着使健康供体产生并发症及死亡的风险。必须获得供体的知情同意，需要理解当供体为患者亲属时往往会存在巨大的精神压力，知情同意的决定必须是供体的自主意愿，而不能强迫干预。

在大多数供体的麻醉方案中，可维持 CVP < 5 cmH$_2$O

以减少术中失血。需提供良好的术后镇痛，使供体能舒适地在手术结束时拔管。TAP 阻滞可以达到此目的。手术可能对供体者造成的并发症包括一过性肝功能障碍、切口感染、术后出血、门静脉血栓形成、胆漏甚至死亡。有报道供体者围术期臂丛损伤的发病率增高。

病例讨论

肝移植

女性，23 岁，食用野生蘑菇后引起暴发性肝衰竭。若不进行肝移植将有生命危险。

肝移植手术的适应证是什么？

行原位肝移植的患者通常是终末期肝病患者并且出现威胁生命的并发症，尤其是当这些并发症用药物或其他非移植手术治疗无效时。对于暴发性肝衰竭（肝炎病毒或肝毒性物质引起）的患者，当单纯药物治疗生存可能不大时，也可采用肝移植术。MELD 评分用于评估患者需要进行肝移植术的缓急程度。

儿童肝移植最常见的适应证依次为：胆道闭锁、先天性代谢异常（通常为 α$_1$-抗胰蛋白酶缺乏、Wilson 病、酪氨酸血症、Crigler-Najjar Ⅰ 型综合征）以及坏死后肝硬化。

成人肝移植最常见的适应证为：坏死后性（非酒精性）肝硬化、原发性胆汁性肝硬化、硬化性胆管炎，以及相对少见的原发性肝恶性肿瘤。

近年来肝移植术取得的成功源于哪些因素？

个别医院肝移植术后一年生存率超过 80% ~ 85%。目前，肝移植术后 5 年生存率为 50% ~ 60%。这一手术的成功主要在于使用环孢素和他克莫司对患者进行免疫抑制治疗。这两种药物通过抑制白细胞介素 -2（interleukin-2，IL-2）和其他细胞因子的产生，选择性抑制辅助性 T 细胞（CD4 淋巴细胞）的活性。IL-2 是细胞毒性 T 细胞产生和增殖所必需的，细胞毒性 T 细胞参与移植物排斥反应和 T 细胞依赖性体液免疫反应中 B 细胞的激活。通常在开始阶段联合使用环孢素及皮质类固醇和其他药物（如麦考酚酯和咪唑硫嘌呤）。现已证明，他克莫司对环孢素耐药的排斥反应有效，作为主要免疫抑制剂是环孢素替代药物的首选。抗 OKT-3 是针对淋巴细胞的单克隆抗体，对治疗激素耐药的急性排斥反应非常有效。

其他改善肝移植患者预后的因素包括对移植手术更深入的了解和更丰富的经验，评估的改进，以及超声心动的监测。

肝移植手术过程分为哪些阶段？

肝移植手术可分为三个阶段：肝分离期（无肝前期）、无肝期、新肝期。

1.肝分离期（无肝前期）： 通过一曲棍球球棒样弯形切口进行肝分离，仅保留下腔静脉、门静脉。结扎肝动脉和胆总管。大的腹部静脉曲张可能延长手术时间，并会增加肝分离过程中患者的失血量。

2.无肝期： 一旦供体肝准备好之后，依次夹闭门静脉，肝上及肝下下腔静脉，随后将肝脏从腹腔中取出。这一阶段中可能会使用静脉-静脉分流术。将供体肝与肝上及肝下下腔静脉及门静脉相互吻合。

3.血运重建和胆道重建期（新肝期或无肝后期）： 完成静脉吻合后，移除腔静脉阻断夹，使静脉血返回心脏。随后缓慢开放门静脉，使血液冲洗保存液和其他在肝脏缺血时蓄积的物质。再灌注可能会导致低血压、心律失常或者心搏骤停，这些现象称为再灌注综合征。肝动脉的吻合后，新肝的血运重建便完成了。最后，供体肝的胆总管通过与受体胆总管吻合或行 Roux-en-Y 胆总管空肠吻合术与受体连接。

使肝移植手术麻醉复杂化的主要因素有哪些？

潜在的因素包括由肝硬化造成的多器官功能障碍、大量失血、钳夹及开放下腔静脉和门静脉导致血流动力学不稳定、无肝期引起的代谢紊乱以及空气栓塞和高钾血症。

术前凝血功能障碍、血小板减少症以及既往腹部手术史会严重增加患者的术中失血。门静脉和体循环静脉之间形成广泛的侧支循环也加重了腹壁出血。大量输血的潜在并发症包括低体温、凝血功能障碍、高钾血症、枸橼酸中毒（低钙血症）以及传染性病原体的播散。血液回收技术可有效减少供体红细胞输注量。

什么样的静脉通路适合肝移植手术？

肝移植手术的各个阶段都存在出血这一问题。足够的静脉通路对麻醉管理是至关重要的。应在患者膈肌以上躯体部位建立数个大口径（14号或更大）静脉通路。可在肘前静脉置入特殊的 8.5 FR 导管，并联合使用快速输液装置。大多数中心都具有大口径的中心静脉导管。将低体温风险降到最低的方法包括使用液体或空气加温装置。

术中最有帮助的监测方法有哪些？

应对所有患者进行直接动脉压力监测。应放置中心静脉导管。通常使用动脉波形分析、经食管多普勒超声、PVI 或 TEE 进行目标导向的血流动力学和体液管理。手术全程应留置导尿管，密切监测患者的尿量。

实验室检查是术中监测的重要组成部分。连续测定血细胞比容可指导红细胞输注。同样，应频繁测量动脉血气、血清电解质、血清钙离子和血糖以明确有无代谢紊乱并进行合理治疗。对凝血功能的监测可通过检测患者的 PT、APTT、纤维蛋白原浓度、血小板计数，还可使用 TEG、ROTEM 或 Sonoclot 分析进行床旁黏弹性凝血功能分析。这几种分析仪不仅可以评估患者的总体凝血功能和血小板功能，还可以监测纤溶状态。

对肝移植手术患者应采用哪些麻醉技术？

大多数患者应被视为"饱胃"患者，因为这些患者常有明显腹胀或近期上消化道出血史。全身麻醉采用快速顺序诱导。诱导时采取半卧位（上半身抬高），以防止氧饱和度快速下降，且利于开腹前进行通气。除患者存在颅内压增高的情况外，应避免过度通气。麻醉维持常使用挥发性吸入麻醉药（常用异氟烷或七氟烷）和静脉阿片类药物（常用芬太尼或舒芬太尼）。对于重度肝性脑病患者，挥发性吸入麻醉药的浓度应限制在低于 1 MAC。通常避免使用氧化亚氮。术后，许多患者常规在不拔管、保持机械通气的情况下转移到重症监护室。若患者感觉舒适、能够合作、生理状态稳定并且没有明显出血，可考虑术后立即拔管。

无肝期可能存在哪些生理异常？

移除肝后，机体将无法代谢血液制品中的大量枸橼酸盐，从而导致低钙血症和继发性心肌抑制。定期给予氯化钙（1 g）是必要的，但应监测患者的钙离子浓度以指导给药，避免出现高钙血症。由于肠道和下半身代谢产生的酸无法经肝清除，患者还可能出现进行性酸中毒。患者可能需要使用碳酸氢钠治疗，但是也应在动脉血气分析的指导下进行。给予过量碳酸氢钠可导致高钠血症、高渗透压，并且加重大量输血后常出现的代谢性碱中毒。如需要大量碱治疗，可考虑使用氨丁三醇。虽然无肝期可能出现低血糖，但再灌注后则更常出现高血糖。

当供肝的血液循环完全重建后，可出现肺循环和体循环（反常性）空气栓塞，这是因为在获取供肝后，空气常常会进入肝血窦。体循环空气栓塞的出现可能反映了许多患者存在广泛的动静脉通路。三大静脉钳夹的移除标志着无肝期的结束、供肝血液灌注开始。再灌注后还可能出现血栓栓塞现象。

血运重建期可能出现哪些问题？

受体血液灌注供肝常可引起一过性血清钾浓度增高至 $1 \sim 2$ mEq/L 以及全身酸中毒加重。供肝内残留的保存液（含钾 $115 \sim 120$ mEq/L）中的钾，以及血管钳夹闭静脉处的远端组织的钾均可随着再灌注释放。开放钳夹时也可导致下半部躯体（尤其是没有行静脉-静脉分流）缺血组织产生的酸大量释放；对此，部分医师主张预先给予碳酸氢钠。

当新肝血液循环建立后，血容量突然增加、酸中毒及高钾血症可导致快速型心律失常或缓慢型心律失常（更常见）。除给予氯化钙和碳酸氢钠外，还常需使用强心药。纤溶系统亢进比较常见，可能是由于无肝期组织型纤溶酶原激活物显著增加、纤溶酶原激活物抑制物和 α_2-抗纤溶酶减少引起的。床旁黏弹性凝血分析可检测出纤溶情况。ε-氨基己酸或氨甲环酸可抑制纤溶酶的形成，可用于上述情况，但不应作为预防用药使用。

术后可能出现哪些问题？

患者的术后阶段一般并不复杂，在重症监护室观察足够时间后即可直接转移到专为肝移植者设计的护理室。可能出现的问题包括移植物功能障碍或衰竭、持续性出血、液体超负荷、代谢异常（尤其是代谢性碱中毒和低钾血症）、呼吸衰竭、胸腔积液、急性肾损伤或衰竭、全身性感染以及手术并发症（如胆漏或胆道狭窄、肝血管或门静脉血栓形成）。后两种并发症通常在行超声检查时发现，血管造影可确诊。神经系统并发症包括癫痫发作、颅内出血、脑病、血清钠突然增加引起的渗透性脱髓鞘综合征以及免疫抑制剂相关性神经毒性。急性肾损伤或衰竭常由多因素所致，包括低血压的时长、夹闭下腔静脉时肾灌注受损（引起肾静脉高压），以及环孢素或抗生素性肾病。监测免疫抑制剂浓度可能有助于避免其毒性反应。

由于肝移植者的感染发病率很高，许多医院对肝移植患者常规预防性使用抗生素和抗真菌药。

常通过 PT、血清胆红素、转氨酶活性和血清乳酸水平监测移植物功能。确诊则需要肝组织活检。

（王蕊　译　金笛　肖玮　校　王天龙　审）

推荐阅读

Dienstag JL, Cosimi AB. Liver transplantation—a vision realized. *N Engl J Med*. 2012;367:1483.

Goldberg DS, Fallon MB. Lung and heart disease secondary to liver disease. *Clin Gastroenterol Hepatol*. 2015;13:2118.

Im GY, Lubezky N, Facciuto ME, et al. Surgery in patients with portal hypertension. A pre-operative checklist and strategies for attenuating risk. *Clin Liver Dis*. 2014;18:477.

Krowka MJ, Fallon MB, Kawut SM, et al. International Liver Transplant Society practice guidelines: Diagnosis and management of hepatopulmonary syndrome and portopulmonary hypertension. *Transplantation*. 2016;100:1440.

Mallett S. Clinical utility of viscoelastic tests of coagulation in patients with liver disease and during liver transplantation. *Semin Thromb Hemostasis*. 2015;41:527.

Muilenburg DJ, Singh A, Torzilli G, et al. Surgery in the patient with liver disease. *Anesthesiol Clin*. 2009;27:721.

Ozier Y, Klinck JR. Anesthetic management of hepatic transplantation. *Curr Opin Anaesthesiol*. 2008;21:391.

Robertson AC, Eagle SS. Transesophageal echocardiography during orthotopic liver transplantation: Maximizing information without the distraction. *J Cardiothorac Vasc Anesth*. 2014;28:141.

Schumann R, Mandell SM, Mercaldo N, et al. Anesthesia for liver transplantation in United States academic centers: Intraoperative practice. *J Clin Anesth*. 2013;25:542.

Shah N, Silva RG, Kowalski A, et al. Hepatorenal syndrome. *Disease-A-Month*. 2016;62:364.

Suraweera D, Sundaram V, Saab S. Evaluation and management of hepatic encephalopathy. Current status and future directions. *Gut Liver*. 2016;10:509.

Tripodi A. Liver disease and hemstatic (dys)function. *Semin Thromb Hemostasis*. 2015;41:462.

Zardi EM, Zardi DM, Chin D, et al. Cirrhotic cardiomyopathy in the pre- and post-liver transplantation phase. *J Cardiol*. 2016;67:125.

第 35 章　内分泌疾病患者的麻醉

要　点

1. 糖尿病自主神经病变可限制患者对于血容量变化的代偿能力（如心动过速或外周阻力增加），并可能导致患者容易发生心血管系统不稳定（如诱导后低血压）甚至心源性猝死。

2. 术前应评估糖尿病患者的颞下颌关节和颈椎活动度，以尽量避免意外的插管困难。有报道显示，1 型糖尿病患者插管困难的发生率高达 30%。

3. 由于磺脲类药物和二甲双胍的半衰期较长，很多临床医师会在术前 24 ～ 48 h 停药。患者术后恢复经口饮食后即可继续服用。

4. 甲状腺功能亢进治疗不完全的患者可能长期处于低血容量的状态，麻醉诱导容易引起严重的低血压。

5. 临床甲状腺功能减低的患者更易受麻醉药低血压效应的影响，具体原因与心输出量降低、压力感

受器反射迟钝和血容量减少有关。

6. 糖皮质激素缺乏患者须在围术期接受充分的激素替代治疗。

7. 对于嗜铬细胞瘤患者，避免使用可间接刺激或促进儿茶酚胺释放（如麻黄碱、通气不足或大剂量氯胺酮）、增强儿茶酚胺的心律失常效应（氟烷）或持续释放组胺（如大剂量阿曲库铵或吗啡硫酸盐）导致高血压的药物或操作。

8. 肥胖患者由于颞下颌关节和寰枕关节活动度受限、上呼吸道狭窄、下颌和胸骨脂肪垫距离变短，可能会出现插管困难。

9. 类癌综合征患者的围术期管理重点在于避免可以促使肿瘤释放血管活性物质的麻醉和外科操作或药物。

　　激素分泌不足或分泌过量都可能产生致命的后果。因此，内分泌疾病可以影响麻醉管理。本章简要综述了四个内分泌器官：胰腺、甲状腺、甲状旁腺和肾上腺的生理学和病理生理学，同时也涉及了肥胖和类癌综合征。

胰　腺

生理学

　　正常成人胰腺中的胰岛 β 细胞每天分泌约 50 单位的胰岛素。胰岛素分泌的速度主要取决于血浆中的葡萄糖浓度。作为最重要的合成代谢激素，胰岛素具有多种代谢效应，包括促进葡萄糖和钾离子进入脂肪和肌肉细胞，促进糖原、蛋白质和脂肪酸合成，减少肝糖原分解、糖异生、酮体生成、脂类分解和蛋白质分解。

　　总体上，胰岛素刺激合成代谢和体重增加，而胰岛素缺乏则与分解代谢、负氮平衡和体重减轻有关（表 35-1）。

糖尿病

临床表现

　　糖尿病的特点是糖类代谢障碍导致的高血糖和糖尿，是由于胰岛素绝对或相对缺乏或胰岛素抵抗所引起的。其诊断标准为空腹血浆葡萄糖浓度大于 126 mg/dl 或糖化血红蛋白（HbA_{1c}）大于 6.5%。有时化验报告的数值为全血葡萄糖，比血浆葡萄糖低约 12% ～ 15%。即便标本为全血，一些新型的血糖仪也可以计算出血浆葡萄糖数值。糖尿病的远期并发症包括视网膜病变、肾病、高血压、冠状动脉病变、外周和脑血管病变以及外周神经病变和自主神经病变。

　　糖尿病有多种分型标准（表 35-2）。最为常见和众所周知的分类是 1 型（由于内源性胰岛素缺乏导致的胰岛素依赖）和 2 型（胰岛素抵抗）糖尿病。

　　糖尿病及其治疗中可能出现 3 种威胁生命的急性并发症：糖尿病酮症酸中毒（diabetic ketoacidosis，DKA）、高渗性非酮症昏迷和低血糖，当合并其他急症（如败血症）时，糖尿病的存在使得治疗更加困

表 35-1 胰岛素的效应 [1]

对肝的作用
  合成代谢
    促进糖原生成
    增加三酰甘油、胆固醇和 VLDL [2] 的合成
    增加蛋白质合成
    促进糖酵解
  抗分解代谢
    抑制肝糖原分解
    抑制酮体生成
    抑制糖异生
对肌肉的作用
  合成代谢
    增加氨基酸转运
    增加蛋白质合成
  抗分解代谢
    增加葡萄糖转运
    增强糖原合成酶活性
    抑制糖原磷酸化酶活性
对脂肪的作用
  促进三酰甘油储存
    诱导脂蛋白脂酶，使脂肪酸被吸收入脂肪细胞
    增加葡萄糖转移到脂肪细胞内，使 α-甘油磷酸盐合成
    三酰甘油增加
    抑制细胞内脂肪分解

[1] Reproduced with permission from Gardner DG, Shoback D. Greenspan's Basic & Clinical Endocrinology. 9th ed. New York, NY: McGraw-Hill Education; 2011.
[2] VLDL，极低密度脂蛋白

表 35-2 糖尿病的诊断和分类

诊断（基于血糖水平）	
空腹	126 mg/dl（7.0 mmol/L）
糖耐量试验	200 mg/dl（11.1 mmol/L）

分类	
1 型（青少年型）	胰岛素绝对缺乏，继发于免疫介导或特发因素
2 型	儿童或成年时期发病，继发于胰岛素抵抗（胰岛素相对不敏感）
妊娠期	妊娠期发病，产后可能会也可能不会持续

难。胰岛素活性降低使得游离脂肪酸代谢为酮体（乙酰乙酸和 β 羟基丁酸），其中一些为弱酸（见第 50 章）。这些有机酸的蓄积导致了 DKA，这是一种阴离子间隙升高型代谢性酸中毒。DKA 与乳酸酸中毒很容易鉴别，乳酸酸中毒定义为血浆中乳酸升高（> 6 mmol/L）且尿与血浆中无酮体存在。但是 DKA 和饥饿性酮症可能与乳酸性酸中毒同时存在，所以仍然需要测量乳酸。DKA 与 1 型糖尿病相关，但极少数 DKA 患者可表现为 2 型糖尿病表型。对于非糖尿病患者，酒精性酮症酸中毒可继发于酗酒（一场豪饮），此时血糖可以正常或轻度升高。相比 DKA 的患者，此类患者的

β-羟基丁酸可能较乙酰乙酸有不成比例的升高。

在糖尿病控制良好的患者中，感染是 DKA 的常见诱发原因。对于未确诊的 1 型糖尿病患者，DKA 可能是其首发症状。DKA 的临床表现包括呼吸急促（代谢性酸中毒的呼吸代偿）、腹痛、恶心、呕吐和感觉中枢的改变。DKA 的治疗应当包括纠正严重容量不足、高血糖和低钾。通常采用持续输注含钾的等渗液体和胰岛素。

酮症酸中毒血糖的降低目标为 75～100 mg/（dl·h）或 10%/h。治疗通常从静脉输注胰岛素 0.1 U/（kg·h）开始。DKA 患者可能存在胰岛素抵抗，如果血糖浓度不降低则可能需要提高输注速度。钾离子随葡萄糖一同向细胞内转移，若不及时纠正，可能很快导致严重的低钾血症，但过量补钾则可发生同样致命的高血钾。在治疗 DKA 的过程中应频繁监测血钾与血糖。

可能需要输注生理盐水（第一小时 1～2 L，接下来 200～500 ml/h）以纠正成年患者的脱水。当血浆葡萄糖浓度降至 250 mg/dl 时，应在胰岛素输注中加入 D_5W，以降低低血糖的可能性，并提供持续的葡萄糖来源（与胰岛素一同输注），最终使细胞内代谢恢复到正常水平。DKA 治疗初期监测尿量是有益的。酸中毒会随扩容和血浆葡萄糖浓度恢复正常而被纠正，故很少需要用碳酸氢盐纠正严重酸中毒（pH < 7.1）。

高渗性非酮症昏迷患者有足量胰岛素可防止酮体形成，因此不出现酮症酸中毒，表现为高血糖引起利尿而导致的脱水和高渗状态。严重脱水最终可导致肾衰竭、乳酸酸中毒和血管内血栓形成的倾向。高渗透压（经常高于 360 mOsm/L）诱发神经元脱水，可导致意识状态改变和癫痫发作。严重高血糖可导致假性低钠血症：血浆葡萄糖浓度每升高 100 mg/dl 会使血浆钠离子浓度降低 1.6 mEq/L。其治疗方法包括使用生理盐水进行液体复苏，并补充相对小剂量的胰岛素和钾。

造成糖尿病患者低血糖的原因是与糖类摄入和运动量相比，胰岛素绝对或相对过量。此外，糖尿病患者不能完全通过分泌胰高血糖素或肾上腺素来对抗低血糖（**反向调节障碍**）。由于大脑依赖葡萄糖作为能量来源，因此成为最容易受低血糖发作影响的器官。低血糖症如不治疗，意识状态可由焦虑、头晕、头痛或意识混乱发展至惊厥和昏迷。低血糖的全身表现是由儿茶酚胺释放造成，包括出汗、心动过速、和焦躁。大部分低血糖症状和体征都会被全身麻醉所掩盖。尽管正常血浆葡萄糖浓度的下限不明确，但当其低于 50 mg/dl 时会出现临床表现。全麻或危重患者低血糖的治疗方法为静脉使用 50% 的葡萄糖（每毫升 50% 葡萄糖能使 70 kg 体重的患者的血糖提升大约

2 mg/dl）。清醒患者可口服含葡萄糖或蔗糖的液体。

麻醉注意事项

A. 术前

异常升高的 HbA~1c~ 浓度证明患者在过去的一段时间内血糖控制不佳。这些患者发生围术期高血糖、围术期并发症、不良预后以及住院费用增加的风险升高。糖尿病患者的围术期并发症与已存在的器官损害有关。不幸的是，很多合并 2 型糖尿病的手术患者都对自己的身体状况缺乏认识。

糖尿病患者术前胸部 X 线并非常规检查。糖尿病患者术前心电图（electrocardiograms，ECGs）出现 ST 段和 T 波异常的概率增加。尽管病史阴性，ECG 仍可提示心肌缺血或陈旧梗死。合并高血压的糖尿病患者中，50% 合并**糖尿病自主神经病变**（表 35-3）。自主神经系统的反射功能障碍的发生概率可能因老龄、糖尿病病史超过 10 年、冠心病和使用 β 受体阻滞剂等因素而增加。糖尿病自主神经病变可限制患者对于血容量变化的代偿能力（如心动过速或外周阻力增加），并可能导致患者容易发生心血管系统不稳定（如诱导后低血压）甚至心源性猝死。自主神经障碍可导致胃排空延迟（糖尿病性胃轻瘫）。对于出现心脏自主神经功能障碍征象的肥胖糖尿病患者，术前常给予非颗粒剂抑酸药和甲氧氯普胺。但是，胃肠道自主神经障碍可在未出现心脏自主神经障碍征象前发生。糖尿病神经病变也可导致无症状（无痛）心肌缺血。

糖尿病肾功能障碍通常最初表现为蛋白尿，随后表现为血肌酐升高。根据这些标准，大部分 1 型糖尿病患者在 30 岁左右出现肾病的表现。慢性高血糖可导致组织蛋白糖基化和关节活动度降低。术前应评估糖尿病患者的颞下颌关节和颈椎活动度，以尽量避免意外的插管困难。有报道显示，1 型糖尿病患者插管困难的发生率高达 30%。

表 35-3　糖尿病自主神经病变的临床表现

高血压
无痛性心肌缺血
直立性低血压
心率变异性消失[1]
心率对阿托品和普萘洛尔的反应降低[1]
静息下心动过速
早饱
神经源性膀胱
少汗
阳痿

[1] 正常心率随着主动深呼吸（6 次 / 分）的改变应大于 10 次 / 分

B. 术中

术中血糖管理的目标是维持血糖低 180 mg/dl，同时避免发生低血糖。严格控制血糖在正常范围内并不明智，而"宽松"的血糖控制（> 180 mg/dl）同样也有风险。多项引起热议的临床研究的主题均为重症患者血糖的确切控制范围。高血糖可能引起高渗状态、感染、伤口愈合不良以及死亡率升高。严重的高血糖可能会使脑缺血发作后的神经系统预后变差，并可能影响心脏手术或急性心肌梗死的预后。对于行体外循环的患者控制血糖 < 180 mg/dl 可减少感染并发症。术中或对重症患者进行"严格"血糖控制（< 150 mg/dl）是否有益目前还无确切证据，一些研究表明在危重成人患者和危重患儿中，"严格"血糖控制的预后均较"宽松"控制差。

虽然对于血糖控制合适目标仍未达成共识，但围术期血糖管理是衡量麻醉管理的"质量"的指标。因此，应当确保患者的葡萄糖管理预案符合国家和机构的规范。对妊娠期糖尿病患者进行血糖管理可改善胎儿预后。但如前所述，由于大脑依赖于葡萄糖供能，因此避免发生低血糖至关重要。由于糖尿病患者感染的风险和发生率增加，严格注意无菌技术和细致的伤口护理尤其重要。

胰岛素依赖型糖尿病患者常用的围术期管理方案有以下几种。历史最悠久的方法是（我们不推荐，因为它不是非常有效）使用日常晨用中效胰岛素剂量的半量（表 35-4）。为减少低血糖的风险，胰岛素应在建立静脉通路并检查过清晨血糖水平之后给予。例如，患者平素每晨使用 30 单位中性鱼精蛋白锌胰岛素（neutral protamine Hagedorn，NPH，中效）和 10 单位常规或赖脯人胰岛素（短效）或胰岛素类似物，术晨在血糖高于 150 mg/dl 的情况下使用 15 单位（正常早晨 30 单位剂量的半量）NPH 于术前皮下注射，同时输注 5% 葡萄糖溶液 [1.5 ml/（kg·h）]。皮下注

表 35-4　糖尿病患者围术期胰岛素应用的两种常见方法

	单次注射	持续输注
术前	D~5~W [1.5 ml/（kg·h）]	D~5~W [1 ml/（kg·h）]
	NPH[1] 胰岛素（平时晨用剂量的半量）	常规胰岛素：$U/h = \dfrac{血浆葡萄糖浓度}{150}$
术中	常规胰岛素（按比例递加）	与术前相同
术后	与术中相同	与术前相同

[1] NPH，中性鱼精蛋白锌胰岛素

射或肌内注射胰岛素的吸收取决于组织血流，因此术中可能无法预测。术中高血糖（＞180 mg/dl）可以通过静脉单次注射常规胰岛素。给予成人1个单位的常规胰岛素通常可使血浆葡萄糖浓度降低25～30 mg/dl。

另一种更好的方法是持续静脉输注常规胰岛素，适用于除短小手术外的所有手术。相对于皮下注射或肌内注射NPH胰岛素，这种方法的优点在于可以更精确地控制胰岛素的使用，特别是对于皮肤或肌肉灌注不良的患者。常规胰岛素可加入生理盐水配至1 U/ml的浓度，从0.1 U/（kg·h）或更低速率开始持续输注。随着血糖波动，胰岛素输注速率可上下调整。另外建立一路小口径静脉通路用于输注葡萄糖，可以防止其与术中其他液体或药物输注相互干扰。如患者出现低血糖（＜100 mg/dl），可补充葡萄糖。需要强调的是，这些剂量都是估算值，不适用于高分解代谢状态（如败血症、高热）的患者。

需要量可根据下列公式估算：

$$单位／小时＝\frac{血浆葡萄糖浓度（mg/dl）}{150}$$

术中血糖维持的合理目标是85～180 mg/dl。

因胰岛素可使钾离子向细胞内移动，在手术患者接受静脉胰岛素输注时，每升维持液可加入一些KCl（如20 mEq）。由于个体对胰岛素的需要量差异非常大，所以任何计算公式只能作为大致参考。需要定期监测血糖。

❸ 如果患者术前正在使用除胰岛素以外的口服降糖药，可继续服用至手术当天。由于磺脲类药物和二甲双胍的半衰期较长，很多临床医师会在术前24～48 h停药。患者术后恢复经口饮食后即可继续服用。如肾肝功能正常，可重新服用二甲双胍。肾衰竭时，短效口服降糖药的作用时间可能会延长。很多靠口服药物控制糖尿病的患者在术中及术后需要使用胰岛素治疗。手术应激可导致反向调节激素（如儿茶酚胺、糖皮质激素、生长激素）和炎性介质（如肿瘤坏死因子和白细胞介素）的升高，这些都可能导致应激性高血糖，使胰岛素的需求量增加。通常情况下2型糖尿病患者可耐受短小手术，无需任何外源性胰岛素。一些表面看来"非糖尿病"的患者，在病情危重时可能会出现血糖的显著升高，需要一段时间的胰岛素治疗。

任何糖尿病管理方法的核心均在于频繁检测血浆葡萄糖浓度水平。术中接受胰岛素输注的患者可能需要每小时测量血糖。2型糖尿病患者产生胰岛素的能力及对胰岛素的反应有个体差异。同样的，手术范围不同，对胰岛素的需求量也不尽相同。床旁血糖仪仅需一滴血就可在1 min内测出血糖浓度。这类仪器的工作原理是检测浸润了葡萄糖氧化酶的条带的颜色变化，其准确度在很大程度上依赖检测者是否遵守仪器检测流程，但绝不可能达到实验室检测的准确性，特别是在葡萄糖浓度比较极端的情况下。检测尿糖仅在判断是否有糖尿时有价值。

使用NPH或其他含鱼精蛋白的胰岛素做术前准备的患者，对硫酸鱼精蛋白发生不良反应的风险增加——包括过敏反应和死亡。不幸的是，糖尿病患者需要进行使用肝素并随后用鱼精蛋白拮抗的手术（如冠状动脉旁路移植术）的概率更高。根据免疫学原理和临床经验，我们不提倡在使用全量拮抗前给予鱼精蛋白测试剂量，虽然有一些临床医师推荐这样做。

使用皮下胰岛素泵进行1型糖尿病患者的血糖管理，通常可在禁食状态下将普通胰岛素（或甘精胰岛素）的泵量设置到"基础值"。根据定义，基础速率是禁食期间所需要的胰岛素量。这样患者可安全地进行短小门诊手术。如果需要进行更大的住院手术，这些患者通常会暂停用泵并采用静脉注射胰岛素进行血糖管理，并且定期测量血糖，具体方法如前所述。

C. 术后

术后仍应持续密切监测血糖。胰岛素的起效及持续的时间存在较大的个体差异（表35-5）。例如，皮下注射普通胰岛素的起效时间小于1 h，但在极少数患

表35-5　胰岛素生物利用度特点的总结[1]

	胰岛素类型	起效时间	达峰时间	持续时间
短效	赖脯人胰岛素	10～20 min	30～90 min	4～6 h
	普通胰岛素	15～30 min	1～3 h	5～7 h
	半慢胰岛素，速效胰岛素	30～60 min	4～6 h	12～16 h
中效	慢胰岛素，胰岛素锌混悬液（Lentard），NPH	2～4 h	8～10 h	18～24 h
长效	长效胰岛素，甘精胰岛素，低精蛋白锌胰岛素（Insulatart）	4～5 h	8～14 h	25～36 h

[1] 患者间存在个体差异。并非所有国家都有以上配方。
[2] NPH，中性鱼精蛋白锌胰岛素

者体内持续时间可能长达 6 h。NPH 胰岛素通常在 2 h 内起效，但作用时间可持续 24 h 或更长。

甲状腺

生理学

食物中的碘被胃肠道吸收并转化为碘离子，随后被主动转运至甲状腺。进入甲状腺后，碘离子被氧化变回碘，后者与酪氨酸结合。最终将形成两种激素：三碘甲状腺原氨酸（T_3）和甲状腺素（T_4），它们与蛋白质结合并在甲状腺中储存。尽管腺体释放 T_4 多于 T_3，但 T_3 具有更强效力，且与蛋白质结合更少。循环中大部分 T_3 是由 T_4 在外周循环中脱碘形成的。一套由下丘脑［促甲状腺释放激素（thyrotropin-releasing hormone，TRH）］和垂体前叶［甲状腺刺激素（thyroid-stimulating hormone，TSH）］参与的精密的反馈机制控制着甲状腺激素的合成、自主调节以及足够的碘离子摄入。

甲状腺激素（T_3）增加糖类和脂肪的代谢，是决定生长与代谢率的重要因素。代谢率增加导致氧耗和 CO_2 生成的增加。心率和心肌收缩力也升高，这可能是由于甲状腺对收缩蛋白和其他内部蛋白质改变的直接作用。

甲状腺功能亢进

临床表现

导致甲状腺激素水平过高的原因有 Graves 病、毒性结节性甲状腺肿、分泌 TSH 的垂体瘤、"毒性"或"热"甲状腺腺瘤或甲状腺激素替代治疗过量（意外的或有意的）。甲状腺激素水平过高的临床表现包括消瘦、不耐热、肌无力、腹泻、反射亢进和焦躁。体格检查可发现细震颤、眼球突出或甲状腺肿大，尤其在 Graves 病中表现更为突出。新发的心房纤颤为甲状腺功能亢进的典型表现，其他心脏征象包括窦性心动过速和充血性心力衰竭。甲状腺功能亢进的诊断依靠甲状腺功能检查，包括异常升高的血清 T_4 和 T_3 水平，以及 TSH 水平降低。

甲状腺功能亢进的治疗依靠抑制甲状腺激素合成的药物（如丙硫氧嘧啶、甲巯咪唑）、阻止甲状腺激素释放的药物（如钾、碘化钠）、或能阻止肾上腺素能过度活跃的药物（如普萘洛尔）。另外，尽管 β 肾上腺素能受体阻滞剂不影响甲状腺功能，他们却能减少 T_4 在外周转化为 T_3。放射性碘可以损伤甲状腺细胞功能，并可导致甲状腺功能减退。不推荐孕妇使用

放射性碘进行治疗。甲状腺次全切除很少用作药物治疗的替代治疗，通常用于较大的毒性结节性甲状腺肿或单发的毒性腺瘤。Graves 病通常使用抗甲状腺药物或放射性碘进行治疗。

麻醉注意事项

A. 术前

所有的择期手术，包括甲状腺次全切除都应延期，直至患者（临床表现和化验检查）通过药物治疗恢复正常的甲状腺功能后。患者体内 T_3 和 T_4 水平应在正常范围内，且无静息状态下心动过速。抗甲状腺药物和 β 肾上腺素能受体阻滞剂可服用至术晨。术日早晨给予因丙硫氧嘧啶和甲巯咪唑尤其重要，因为两者的半衰期较短。

患有巨大甲状腺肿或甲状腺肿物的患者通常会进行术前 CT 或 MRI 以排除是否延伸到纵隔。如延伸至纵隔内可能需要行胸骨切开术进行完全切除。

B. 术中

对于有甲状腺功能亢进病史的患者，应密切监测其心血管功能及体温。如甲状腺功能亢进患者需进行急诊手术，术中可输注艾司洛尔控制患者的循环高动力状态。Graves 病患者的突眼症状增加了角膜擦伤或溃疡的风险。

对于目前有症状或近期才纠正的甲状腺功能亢进患者，术中最好避免使用氯胺酮、间接肾上腺能受体激动剂（麻黄碱）和其他可刺激交感神经系统的药物，因为这些药物可能加重心率和血压的升高。

4 甲状腺功能亢进治疗不完全的患者可能长期处于低血容量的状态，麻醉诱导容易引起严重的低血压。在使用喉镜和进行手术刺激前必须达到足够的麻醉深度，以避免心动过速、高血压及室性心律失常。

甲状腺毒症可致肌病及重症肌无力的发生率增加，因此应谨慎使用神经肌肉阻滞剂（neuromuscular blocking agents，NMBs）。甲状腺功能亢进不增加麻醉药的需求量，即最低肺泡有效浓度并没有增加。

C. 术后

对于需要行手术的甲状腺功能亢进患者，最严重的威胁是**甲状腺危象**，表现为高热、心动过速、意识改变（如躁动、谵妄、昏迷）和低血压。甲状腺危象是一种急症，需要积极的管理和监控（见第 56 章"病例讨论"）。发生时间通常为术后 6 ～ 24 h，但术中也可出现，表现与恶性高热类似。与恶性高热不同

的是，甲状腺危象并无肌肉强直、肌酶升高、严重代谢性酸中毒（乳酸）及呼吸性酸中毒的表现。甲状腺危象的治疗策略包括补液及降温、输注艾司洛尔或其他 β 受体阻滞剂（目标是将心率控制在 100/min 以内）、丙硫氧嘧啶（每 6 h 250～500 mg 口服或胃管入）并随后给予碘化钠（1 g 静脉输注 12 h 以上），以及及时纠正其他病因（如感染）。推荐使用氢化可的松（每 8 h 100～200 mg）或等效量的其他糖皮质激素以预防肾上腺抑制导致的并发症。

甲状腺切除术可能出现一些手术并发症。喉返神经麻痹导致声嘶（单侧）或失声及喘鸣（双侧）。"深麻醉下拔管"后可立即进行喉镜检查评估声带功能，但通常没有必要。一侧或双侧声带固定可能需要再插管和伤口探查。血肿形成可能会造成气道塌陷，尤其是对于气管软化患者。切开血肿至颈部软组织可能使气道解剖变形，造成插管困难。紧急处理措施包括立即打开颈部伤口，清除血块，对是否需要再插管进行评估。外科医师不在场时，麻醉医师应做好打开手术伤口并解除气道压迫的准备。

4 个甲状旁腺均被意外摘除会造成甲状旁腺功能减退，导致术后 12～72 h 发生急性低钙血症（见"甲状旁腺功能减退"的临床表现一节）。气胸是罕见的颈部探查并发症。

甲状腺功能减退

临床表现

甲状腺功能减退的病因有自身免疫性疾病（如桥本甲状腺炎）、甲状腺切除术、放射性碘治疗、抗甲状腺药物、碘缺乏或下丘脑-垂体轴功能减退（继发性甲状腺功能减退）。在新生儿发育阶段，甲状腺功能减退导致呆小症，表现为生理及智力发育迟滞。成人甲状腺功能减退的症状通常不易察觉，包括不育、体重增加、怕冷、肌无力、嗜睡、便秘、反射减弱、表情呆板和抑郁。严重的病例会出现心率、心肌收缩力、每搏量和心输出量全部降低，因外周血管收缩导致肢端冰凉、出现花斑。常见胸腹腔及心包积液。甲状腺功能减退可通过 TSH 升高或游离（或总的）T_3 水平降低诊断。原发甲状腺功能减退更常见，TSH 水平升高是其与继发性甲状腺功能减退的区别。TSH 水平正常而 T_3 减少（或称为"正常甲状腺病态综合征"）多见于重大手术后或危重症患者。甲状腺功能减退的治疗手段包括甲状腺激素的口服替代治疗，数天可产生生理效应，数周即可带来明确的临床改善。

极重度的甲状腺功能减退可导致黏液性水肿昏迷，表现为昏迷、通气不足、低体温、低钠血症（由抗利尿激素不适当分泌引起）和充血性心力衰竭。黏液性水肿昏迷在老年人中更为常见，可由感染、手术或创伤诱发。黏液性水肿昏迷是致命的疾病，可静脉给予 T_3 治疗。因 T_4 还需在外周转换为 T_3，因此不应使用 T_4 进行治疗。治疗过程中应全程监测心电图，及时发现心肌缺血或心律失常。常规给予糖皮质激素替代治疗（如每 8 h 静脉予氢化可的松 100 mg）因易并发肾上腺抑制。一些患者可能需要外保温和呼吸支持治疗。

麻醉注意事项

A. 术前

严重甲状腺功能减退或黏液性水肿昏迷的患者禁止行择期手术。在急诊手术之前应静脉给予 T_3 进行治疗。尽管正常的甲状腺功能对于手术是非常理想的，但轻到中度的甲状腺功能减退并非手术（如紧急冠状动脉旁路移植术）的绝对禁忌证。

有症状的甲状腺功能减退症患者应该接受最小量的术前镇静，因为他们容易发生药物引起的呼吸抑制。另外，患者可能无法增加每分通气量以应对低氧血症。经治疗甲状腺功能恢复正常的患者可在术晨服用平时剂量的药物，常用的药物剂型都有较长的半衰期（T_4 的半衰期约为 8 天），因此忘记服用单次剂量药物的临床意义不大。

B. 术中

⑤ 临床甲状腺功能减低的患者更易受麻醉药低血压效应的影响，具体原因与心输出量降低、压力感受器反射迟钝和血容量减少有关。这种情况下推荐使用氯胺酮或依托咪酯作为麻醉诱导药物。如有难治性低血压发生，应考虑是否合并原发性肾上腺功能不全。**其他可能的并发状况包括低血糖、贫血、低钠血症、因舌体肥大导致的插管困难、由于低基础代谢率导致的低体温等。**

C. 术后

低体温、呼吸抑制和缓慢的药物生物转化可能使甲状腺功能减退的患者麻醉苏醒延迟，因此可能需要持续机械通气。由于甲状腺功能减退患者更易出现呼吸抑制，多模式的术后镇痛比仅依赖阿片类药物镇痛更为合适。

甲状旁腺-维生素 D- 骨-肾轴

生理学

甲状旁腺激素（parathyroid hormone，PTH）是体内钙稳态的主要调节激素。它通过促进骨骼与牙齿的重吸收，以及限制肾的钙排泄直接增加血清钙浓度；并且通过刺激肾合成维生素 D 以增加钙的胃肠吸收，从而间接增加血清钙浓度。PTH 通过增加肾排泄来降低血清磷水平。另外两种最近发现的激素对磷酸盐代谢有影响：成纤维细胞生长因子 23（fibroblast growth factor 23，FGF23）和 klotho 蛋白。FGF23 源于骨骼并作用于肾，引起磷酸盐尿并减少维生素 D_3 的产生。FGF23 的作用需要 klotho 蛋白激活 FGF 受体。

在低等动物体内，PTH 对血清钙的作用被降钙素（一种由甲状腺滤泡旁 C 细胞分泌的激素）抵消。尽管降钙素作为药物在人体内有效，但其在正常人体中的生理作用还未被证实（表 35-6）。人体总钙的 99% 集中在骨骼，血钙中 40% 与蛋白质结合，60% 为离子状态或与有机离子络合。未与蛋白质结合的离子钙对生理的影响最为重要。

该系统中另一个重要的角色是维生素 D，它是一种类固醇激素，可由食物经胃肠道被吸收或经胆固醇衍生物合成。暴露于紫外线可促进 7- 脱氢胆化醇转化为维生素 D_3。肝和肾中的羟基化作用产生 1,25 $(OH)_2D_3$（1,25- 二羟基维生素 D_3），是一种能结合维生素 D 受体（vitamin D receptors，VDRs）并产生生理作用的活性分子。VDRs 位于细胞核中，在与维生素 D 结合后调节特定基因的表达。1,25 $(OH)_2D_3$ 除了调节钙和磷酸盐浓度外，还可促进骨骼的正常生长和重塑。

甲状旁腺功能亢进

临床表现

原发性甲状旁腺功能亢进的原因包括甲状旁腺瘤、甲状旁腺增生和某些癌。继发性甲状旁腺功能亢进是对终末期肾病或肠吸收不良综合征等导致的低钙血症的适应性反应。异位甲状旁腺功能亢进由于甲状旁腺以外的罕见肿瘤分泌 PTH 所致。总的来说，住院患者高钙血症最常见的原因是恶性肿瘤。肿瘤（如支气管肺癌或肝癌）分泌的甲状旁腺激素相关肽可能会导致严重的高钙血症。溶骨性高钙血症导致的骨浸润可能会使多发性骨髓瘤、淋巴瘤或白血病复杂化。甲状旁腺功能亢进所有临床表现几乎都源自高钙血症（表 35-7）。高钙血症其他不太常见的病因包括实体器官肿瘤的骨转移、维生素 D 中毒、乳碱综合征、锂治疗、结节病和长期制动。甲状旁腺功能亢进的治疗措施取决于病因。甲状旁腺增生通常需要手术摘除全部 4 个腺体。许多出现单发腺瘤的散发性甲状旁腺功能亢进患者可以通过手术切除治愈。

麻醉注意事项

对由甲状旁腺功能亢进引起高钙血症的患者，使用生理盐水补液以及呋塞米利尿通常能将血钙水平降低到可接受范围内（< 14 mg/dl、7 mEq/L 或 3.5 mmol/L）。对于恶性疾病引起的高钙血症的患者，更为积极的疗法如静脉内使用帕米膦酸二钠（阿可达）或依替膦酸盐（罗纳）可能是非常必要的。对于静脉给予双磷酸盐无效或对双磷酸盐禁忌的患者，普卡霉素（光辉霉素）、糖皮质激素、降钙素或血液透析是必要的。因酸中毒可使离子钙增加，故应避免通气不足。血钙水平升高可导致心律失常。由于钙在神经肌肉接头处的作用，一些患者可能在术前存在肌肉无力，这些患者对神经肌肉阻滞剂的反应也可能改变。甲状旁腺功能亢进导致骨质疏松加重，可能使患者在麻醉操作、体位摆放或转移时出现椎体压缩及骨折的风险增加。甲状旁腺切除术主要的术后并发症与甲状腺次全切除术的类似。

表 35-6 主要钙调节激素的作用

	骨	肾	肠道
甲状旁腺激素（PTH）	增加钙、磷的重吸收	增加钙的重吸收；减少磷的重吸收；增加 25-OHD$_3$ 到 1,25 $(OH)_2D_3^1$ 的转化；减少碳酸氢盐的重吸收	没有直接作用；促进肾产生维生素 D
降钙素	抑制破骨细胞的骨质重吸收	减少钙、磷的重吸收	抑制磷的重吸收；促进肾分泌钠、钙
维生素 D	维持体内钙离子稳态	减少钙的重吸收（重要性可能较 PTH 低）	增加钙的重吸收

^{1} 25-OHD$_3$，25- 羟基维生素 D_3；1,25 $(OH)_2D_3$，1,25- 二羟基维生素 D_3

表 35-7　甲状旁腺功能亢进的影响

心血管系统
　高血压
　室性心律失常
　ECG[1] 改变（QT 间期缩短[2]，T 波增宽）
肾
　多尿
　肾浓缩功能障碍
　肾结石
　高氯性代谢性酸中毒
　脱水
　烦渴
　肾衰竭
胃肠道
　便秘
　恶心、呕吐
　厌食
　胰腺炎
　消化性溃疡
骨骼肌肉
　肌肉无力
　骨质疏松
神经系统
　意识状态改变（如谵妄、精神错乱、昏迷）

[1] ECG，心电图。
[2] 血清钙浓度 > 16 mg/dl 时 QT 间期可能出现延长

甲状旁腺功能减退

临床表现

甲状旁腺功能减退通常由甲状旁腺切除术后 PTH 缺乏所引起。其临床表现由低钙血症导致（表 35-8），低钙血症也可由肾衰竭、低镁血症、维生素 D 缺乏和急性胰腺炎引起（见第 49 章）。低蛋白血症会导致血清总钙降低（血清白蛋白每下降 1 g/dl，血清总钙降低 0.8 mg/dl），但有生理活性的离子钙并不随白蛋白浓度而改变。低钙血症典型的临床表现为手足搐搦，通常可靠出现 Chvostek 征（轻敲面神经可致面部肌肉痛性抽搐）或 Trousseau 征（袖带充气超过收缩压，压迫上臂 3 min 导致的腕痉挛）诊断。静脉给予钙盐

表 35-8　甲状旁腺功能减退的影响

心血管系统
　ECG[1] 改变（QT 间期延长）
　低血压
　充血性心力衰竭
神经系统
　神经肌肉兴奋性增高（如喉痉挛、吸气性喘鸣、手足搐搦、惊厥）
　口周麻木
　意识状态改变（如痴呆、抑郁、精神错乱）

[1] ECG，心电图

可治疗有症状的低钙血症。

体外循环或输注白蛋白溶液后常有轻微的低钙血症，但因 PTH- 维生素 D 轴的反应通常能够使钙离子恢复至正常值，而且轻微低钙血症不会引起血流动力学改变，故对大部分成年人来说不需要治疗。

麻醉注意事项

对于有严重低钙血症并出现心脏症状的患者，必须使血清钙恢复正常。过度通气或使用碳酸氢盐治疗导致的碱中毒可进一步降低离子钙浓度。尽管含枸橼酸的血液制品通常不会使血清钙明显降低，但在给低钙血症的患者输注时仍需小心。其他注意事项包括避免推注白蛋白（白蛋白与离子钙结合，使其浓度降低）、警惕低钙血症导致的凝血功能障碍。

维生素 D 缺乏症

缺乏维生素 D 的饮食加上缺乏阳光（紫外线）照射会导致儿童佝偻病和成人骨软化症。维生素 D 的浓度降低与许多疾病有关，常见于老人，住在远北纬度的人，太虚弱或疾病导致无法进行户外活动的人。但很难确定其因果联系。尽管有大量关于这一主题的文章，我们对以下问题仍缺乏确切证据：维生素 D 低于何种浓度必须使用替代治疗？维生素 D 替代治疗的最佳方案是什么？维生素 D 浓度降低与某些疾病不良预后有关，但维生素 D 替代治疗是否能够改善预后？关于手术患者进行维生素 D 替代治疗的数据甚至更为模糊。

肾上腺

生理学

肾上腺分为皮质和髓质。肾上腺皮质分泌雄激素、盐皮质激素（如醛固酮）和糖皮质激素（如皮质醇）。肾上腺髓质分泌儿茶酚胺（主要是肾上腺素，也有少量去甲肾上腺素和多巴胺）。肾上腺分泌的雄激素对麻醉管理几乎没有影响，下面不做讨论。

醛固酮主要参与维持水和电解质平衡。醛固酮可使远端肾小管重吸收钠，并交换排出钾和氢离子。净效应为液体潴留、血钾降低及代谢性碱中毒导致的细胞外液容量扩张。肾素血管紧张素系统（特别是血管紧张素 II）、垂体促肾上腺皮质激素（adrenocorticotropic hormone，ACTH）和高钾血症可刺激醛固酮的分泌。低血容量、低血压、充血性心力衰竭和手术导致醛固酮水平升高。用血管紧张素转化酶抑制剂和（或）血管紧张素受体阻滞剂阻断肾素-

血管紧张素-醛固酮系统是高血压和慢性心力衰竭治疗（和提高生存率）的基础。在标准治疗的基础上增加醛固酮受体阻滞剂（螺内酯或依普利酮）可延长慢性心力衰竭患者的生存期。

糖皮质激素对生存非常重要，它具有包括促进糖异生、抑制外周葡萄糖利用在内的多种生理效应。这些生理效应可使血糖增高，不利于糖尿病的控制。血管和支气管平滑肌需要糖皮质激素以对儿茶酚胺做出反应。因为糖皮质激素在结构上与醛固酮有相似之处，大部分糖皮质激素可促进钾的排泄和钠的潴留（盐皮质激素效应）。垂体前叶分泌的 ACTH 是糖皮质激素分泌的主要调节激素。ACTH 和糖皮质激素的基础分泌呈现昼夜节律。应激条件下 ACTH 和皮质醇的分泌会增加，循环中的糖皮质激素也会反馈抑制 ACTH 和皮质醇的分泌。作为最重要的内源性糖皮质激素，内源性皮质醇在非应激条件下的分泌量约为 20 mg/d。

关于儿茶酚胺的结构、生物合成、生理效应和代谢在第 14 章讨论。人体分泌的 80% 的儿茶酚胺都是肾上腺素。儿茶酚胺的释放主要受支配肾上腺髓质的胆碱能交感神经节前纤维调节。刺激因素包括运动、失血、手术、低血压、低体温、低血糖、高碳酸血症、低氧血症、疼痛和恐惧。

盐皮质激素过多

临床表现

肾上腺皮质分泌过量的醛固酮（原发性醛固酮增多症）可见于肾上腺单侧腺瘤（醛固酮瘤或 Conn 综合征）、双侧增生或极罕见的皮质癌。一些疾病状态通过影响肾素-血管紧张素系统从而刺激醛固酮分泌，例如充血性心力衰竭、肝硬化伴腹水、肾病综合征和某些类型的高血压（如肾动脉狭窄）可导致继发性醛固酮增多症。尽管原发性和继发性醛固酮增多症均有醛固酮水平的升高，但只有继发性醛固酮增多症才有肾素活性的增高。盐皮质激素过多的临床表现包括高血压和低血钾，实验室检查可发现醛固酮-肾素活性比例升高。

麻醉注意事项

应用螺内酯可在术前纠正患者的水和电解质失衡。螺内酯是一种醛固酮抑制剂，有保钾利尿降压作用。术前进行直立性低血压测试可评估患者的血管内容量水平。

盐皮质激素缺乏

临床表现和麻醉注意事项

双侧肾上腺萎缩或破坏会导致盐皮质激素和糖质激素的同时缺乏（见"糖皮质激素缺乏"一节）。几乎不会出现单独的盐皮质激素缺乏。

糖皮质激素过多

临床表现

服用外源性类固醇激素、肾上腺皮质功能亢进（如肾上腺皮质腺瘤）、分泌 ACTH 的非垂体肿瘤（异位 ACTH 综合征）或垂体腺瘤的过量分泌（Cushing 病）均可导致糖皮质激素过多。不管病因如何，糖皮质激素过多均会导致 Cushing 综合征，临床表现为肌肉萎缩、肌肉无力、骨质疏松、向心性肥胖、腹部紫纹、糖耐量减低、月经失调、高血压和意识状态改变。

麻醉注意事项

由于糖皮质激素的盐皮质效应，Cushing 综合征患者可能会有容量过负荷、低血钾性代谢性碱中毒。术前应纠正上述异常，方法如前所述。骨质疏松的患者在摆放体位时有骨折风险。如果 Cushing 综合征的病为服用外源性糖皮质激素，患者的肾上腺可能无法对围术期应激作出反应，需补充类固醇激素（见"糖皮质激素缺乏"一节）。同样，行肾上腺切除术的患者术中需要糖皮质激素替代治疗（成人每 8 h 静脉予琥珀酸氢化可的松 100 mg 是传统的应激剂量）。虽然很多肾上腺肿瘤可以在腹腔镜下被顺利切除，但仍可能出现大量失血和意外的气胸等并发症。

糖皮质激素缺乏

临床表现

原发性肾上腺功能不全（Addison 病）由肾上腺破坏引起，导致盐皮质激素与糖皮质激素的同时缺乏。临床表现主要由醛固酮缺乏（低钠血症、低血容量、低血压、高血钾和代谢性酸中毒）和皮质醇缺乏（乏力、疲劳、低血糖、低血压和消瘦）引起。

继发性肾上腺功能不全由垂体分泌 ACTH 不足引起，最常见的原因为外源性糖皮质激素的摄入。因为继发性肾上腺功能不全的患者可分泌足够的盐皮质激素，故通常无水和电解质紊乱的表现。急性肾上腺功能不全（肾上腺危象）可由皮质醇依赖的患者在应激状态下（如感染、创伤、手术）摄入糖皮质激素不足或输注依托咪酯引起，临床表现包括发热、腹痛、直立性低血压、低血容量，并可进展为对液体复苏无反应的循环休克。

麻醉注意事项

6 糖皮质激素缺乏患者须在围术期接受充分的激素替代治疗。所有在术前 12 个月内，通过任何途径（外用、吸入或口服）使用可能导致肾上腺功能抑制剂量（如每日 5 mg 泼尼松的等价剂量）的类固醇激素超过 2 周的患者，可能对手术应激产生足够的反应，需在围术期接受糖皮质激素补充治疗。

怎样才算类固醇激素适量目前还存在争议，一些人建议根据手术范围的不同而调整激素剂量。成年人每天通常分泌 20 mg 皮质醇，但在最大应激状态下分泌量可超过 300 mg。因此，传统方法推荐从术晨开始每 8 h 给予 100 mg 氢化可的松。另一种低剂量疗法（诱导时给予 25 mg 氢化可的松，并在接下来的 24 h 内输注 100 mg 氢化可的松）维持血浆皮质醇水平与行类似择期手术的健康患者相等或较之稍高。由于摄入糖皮质激素会干扰血糖控制，故这种低剂量疗法特别适用于糖尿病患者。

儿茶酚胺过多

临床表现

嗜铬细胞瘤由起源于胚胎神经嵴的细胞构成，可分泌儿茶酚胺，占所有高血压病因的 0.1%。嗜铬细胞瘤大部分情况下出现在一侧肾上腺，10%～15% 出现在双侧或肾上腺外，约 10% 为恶性。嗜铬细胞瘤的心血管系统症状表现为阵发性高血压、头痛、大汗和心悸。术中腹部操作时出现的意外高血压和心动过速可能为未诊断的嗜铬细胞瘤患者的首发征象。了解儿茶酚胺的代谢和肾上腺素能受体激动剂及拮抗剂的药理学，可帮助我们理解该种疾病的病理生理、诊断和治疗。第 14 章的"病例讨论"部分从以上各方面详细探讨了嗜铬细胞瘤的管理。

麻醉注意事项

术前评估的重点在于关注患者是否接受了足够的 α 肾上腺素受体拮抗剂和容量替代治疗。尤其是静息动脉压、直立压和心率，以及是否有室性异搏和心电图心肌缺血证据的评估。

血容量和红细胞数量的减少导致嗜铬细胞瘤患者长期严重的容量不足。根据患者低血容量和贫血的严重程度，血细胞比容可能正常或升高。术前给予酚苄明（一种非竞争性抑制剂）阻断 α 肾上腺素受体可纠正容量不足和高血压。不应在开始 α 受体阻断前进行 β 受体阻断，但如需控制心率并减少由儿茶酚胺浓度过高引起的心律失常时，可加用 β 受体阻滞剂。随着循环容量的增加应出现血细胞比容降低。扩容有时可掩盖潜在的贫血。

有创动脉血压监测对管理可能致命的血压波动非常重要，特别是麻醉诱导和处理瘤体时。轻微或无心脏疾病的年轻患者不需要中心静脉置管。对于合并心脏疾病（或怀疑合并心脏疾病）的患者，中心静脉置管（给予儿茶酚胺类药物的便捷通路）和术中经食管超声是有益的。

气管插管应在达到深麻醉（可能同时需要对气管进行局部麻醉）后进行。治疗术中高血压可使用酚妥拉明、硝普钠、尼卡地平或氯维地平。酚妥拉明选择性阻断 α 肾上腺素受体，同时阻断循环中儿茶酚胺过多引起的效应。硝普钠起效快、持续时间短，且作为一氧化氮供体可用于对钙通道阻滞剂治疗无效的患者。尼卡地平和氯维地平在术前和术中使用更多。对

7 于嗜铬细胞瘤患者，避免使用可间接刺激或促进儿茶酚胺释放（如麻黄碱、通气不足或大剂量氯胺酮）、增强儿茶酚胺的心律失常效应（氟烷）或持续释放组胺（如大剂量阿曲库铵或吗啡硫酸盐）导致高血压的药物和操作。

在结扎瘤体静脉血供后，麻醉管理面临的主要问题通常变为低血压，而导致低血压的原因为低血容量、持续的肾上腺素阻断，以及对高水平内源性儿茶酚胺（静脉结扎后突然消失）的耐受性。可根据手术失血量和其他体液丢失量调整液体复苏量。可使用经食管超声观察左心室充盈程度或使用其他无创手段测量心输出量和每搏量来评估循环容量。静脉给予包括去氧肾上腺素或去甲肾上腺素等肾上腺素受体激动剂是必要的。术后高血压较为罕见，如出现可能提示瘤体并未全部摘除。

肥胖

超重和肥胖使用体重指数（body mass index，BMI）进行分类。超重的定义为 BMI ≥ 24 kg/m²，肥胖为 BMI ≥ 30 kg/m²，极度肥胖（曾被称为"病态肥胖"）为 BMI > 40 kg/m²。BMI 的计算方法为体重（以千克为单位）除以身高（以米为单位）的平方。有许多网络计算器或智能手机应用程序可以进行 BMI 计算。健康风险随肥胖程度和腹部脂肪的增加而增高。

当男性腰围大于或等于 40 英寸、女性腰围大于或等于 35 英寸时健康风险增加。对于一个身高 1.8 m、体重 70 kg 的患者，BMI 的计算方法如下：

$$BMI = \frac{体重（kg）}{[身高（m）]^2} = \frac{70 \ kg}{1.8 \ m^2} = \frac{70}{3.24}$$

$$= 21.6 \ kg/m^2$$

临床表现

肥胖与多种疾病相关，包括 2 型糖尿病、高血压、冠心病、阻塞性睡眠呼吸暂停、退行性关节病（如骨关节炎）和胆石症等。即使没有明显的伴发疾病，极度肥胖对生理的改变依然十分显著。因代谢率与体重成正比，肥胖患者的氧耗需求、CO_2 生成量和肺泡通气量均会增加。胸部过多的脂肪组织会降低胸壁顺应性（即使肺顺应性仍在正常范围内）。腹内容物增加向头侧压迫膈肌，使肺容积减小，出现限制性肺疾病。仰卧位或头低脚高位加重该种效应。特别值得注意的是，功能残气量可能会下降到比闭合容量更低的水平，这种情况下肺泡可能会在正常潮气量通气时闭合，导致通气血流比例失调。

尽管肥胖患者经常表现为低氧血症，高碳酸血症的发生率不高，一旦出现则往往提示发生并发症。阻塞性睡眠呼吸暂停（obstructive sleep apnea，OSA）是极度肥胖的一种并发症，特征为高碳酸血症、缺氧诱发的红细胞增多症、右心衰竭、嗜睡。患者呼吸动力减弱、鼾声如雷且会在睡眠中出现上呼吸道阻塞。OSA 患者经常出现口干和白天嗜睡的症状，与之同寝者常会描述患者会在睡眠中出现呼吸暂停。这一类患者围术期发生高血压、低氧血症、心律失常、心肌梗死、肺水肿、卒中和死亡的风险增加。麻醉时应考虑到这类患者有面罩通气困难、插管困难、苏醒期上呼吸道梗阻的可能。

OSA 患者在手术后特别脆弱，特别在给予镇静药或阿片类药物后。OSA 患者在仰卧位容易发生上呼吸道阻塞。对于确诊 OSA 或怀疑 OSA 的患者，术后应考虑进行持续气道正压通气（continuous positive airway pressure，CPAP）直到麻醉医师确定患者没有气道梗阻、可维持自主呼吸并有能力保护自己的气道。美国麻醉医师协会和日间麻醉协会均有关于 OSA 患者的围术期管理指南（见第 44 章）。

OSA 患者由于需要为多余的脂肪组织提供血液灌注，其心输出量、血容量增加，心脏负荷也随之增加。高血压导致左心室肥厚。肺血流增加和持续低氧导致的肺血管收缩可能会导致肺动脉高压及肺心病。

肥胖也与食管裂孔疝、胃食管反流病、胃排空延迟和胃液酸性增加等有关，胃癌发生率也会增高。也可能出现肝脂肪浸润，导致肝功能检查异常，但脂肪浸润的程度与肝功能检查异常的程度并无直接关系。

麻醉注意事项

A. 术前

鉴于上述原因，肥胖患者发生吸入性肺炎的风险增加，可考虑预先给予非颗粒抗酸剂，H_2 受体拮抗剂和甲氧氯普胺。OSA 患者术前必须避免使用导致呼吸抑制的药物。

极度肥胖患者在外科大手术麻醉之前应评估心肺储备功能。术前检查应包括胸片、心电图和动脉血气分析。心力衰竭的体征可能较难判断。测量血压必须使用型号合适的袖带。应提前选择动静脉通路位置并做好穿刺困难的准备。由于解剖标志不明显、摆放体位困难和脂肪组织过多，使用标准设备及方法进行区域麻醉可能比较困难。肥胖患者由于颞下颌关节和寰枕关节活动受限、上呼吸道狭窄、下颌和胸骨脂肪垫距离变短，可能会出现插管困难。

B. 术中

由于误吸和通气不足的风险增加，病态肥胖的患者术中通常使用气管插管（除非短小的全麻手术）。如果预测可能发生插管困难，推荐使用可视喉镜或纤维支气管镜。气管插管时将患者背部垫高是非常有用的。呼吸音听诊可能较为困难。即使使用控制通气，这类患者也可能需要增加吸入氧浓度来预防低氧血症，特别是在截石位、头低脚高位或俯卧位时。膈肌下腹部探查可使肺功能进一步恶化，并增加静脉回流阻力导致动脉血压下降。挥发性麻醉药在肥胖患者中代谢更为广泛，这也许能够解释为何氯烷性肝炎在肥胖患者中的发生率升高。肥胖患者使用吸入麻醉药可能会出现诱导时间延长及苏醒缓慢。

理论上，体重相等的肥胖患者与较瘦患者相比，更多的脂肪会增加脂溶性药物（例如，苯二氮䓬类、阿片类药物）的分布容积。但芬太尼和舒芬太尼的分布容积非常大，以至于几乎不受肥胖的影响。水溶性药物（如神经肌肉阻滞剂）的分布容积较小，可随脂肪含量有轻微上升。但是，为避免药物过量，水溶性药物的使用剂量应基于患者的理想体重。

尽管肥胖患者的椎管内麻醉的需要药量很难预计，但这类患者硬膜外脂肪增多且硬膜外静脉扩张，每个局部阻滞节段通常需要减少 20% ～ 25% 的局麻药药量。连续硬膜外麻醉可以缓解疼痛，并减少术后呼吸系统并发症。区域性神经阻滞（特别是联合多模式镇痛时）不妨碍术后下肢静脉血栓预防性治疗、极少造成低血压反应并减少患者对阿片类药物的需求（见第 48 章）。

C. 术后

呼吸衰竭是病态肥胖患者的主要术后并发症。这类患者术后出现低氧血症的风险增加，尤其是术前合并低氧血症、行胸部或上腹部手术的患者。应等待至肥胖者可以维持气道安全及足够的潮气量、肌松药作用完全逆转、神志清醒后拔除气管插管。当然，这不是说所有肥胖患者都需要在重症监护室停留一晚进行机械通气。如果患者在手术间拔管，在转移患者进入恢复室的路上应持续吸氧。45°坐姿有助于改善通气和氧合。发生低氧血症的风险可持续至术后数日，应常规给予吸氧治疗和（或）CPAP。肥胖患者其他术后常见并发症包括伤口感染、深部静脉血栓形成和肺栓塞。病态肥胖和 OSA 患者在行门诊手术时应保证密切监测，并在出院前进行必要评估，同时应确保不需使用大剂量阿片类药物进行术后镇痛。这类患者非常适合使用多模式镇痛。

类癌综合征

类癌综合征是由分泌血管活性物质（如 5- 羟色胺、激肽释放酶、组胺）的肠肾上腺素肿瘤（类癌瘤）引起的。大部分该类肿瘤发生于胃肠道，因此他们的代谢产物会释放进入门脉循环，大部分在产生全身效应之前被肝代谢。但是，非肠道（如肺、卵巢）肿瘤或肝转移癌，其分泌产物不经门脉系统，因此可导致多种临床症状。大部分行类癌切除手术的患者都没有类癌综合征。

临床表现

类癌综合征最常见的临床表现为皮肤潮红、支气管痉挛、严重腹泻、动脉血压剧烈波动（通常为低血压）和室上性心律失常（表 35-9）。**类癌综合征与右心疾病有关，多数由瓣膜病和心肌斑块形成引起，有时肿瘤种植于三尖瓣和肺动脉瓣也是其原因**。类癌综合征可通过检验尿或血浆中的 5- 羟色胺的代谢产物（5- 羟吲哚乙酸）进行诊断，或血浆嗜铬粒蛋白 A 水平升高也可提示类癌综合征。治疗手段依肿瘤部位而异，可包括手术切除、缓解症状或特殊的 5- 羟色胺和组胺拮抗剂。生长抑素是一种抑制性多肽，可抑制肿瘤分泌血管活性产物。

表 35-9　类癌综合征的主要介质及引起的临床表现

介质	临床表现
5- 羟色胺	血管收缩（冠状动脉痉挛、高血压）、肠鸣音亢进、水和电解质失衡（腹泻）、色氨酸缺乏（低蛋白血症、糙皮病）
激肽释放酶	血管舒张（低血压、皮肤潮红）、支气管收缩
组胺	血管舒张（低血压、皮肤潮红）、心律失常、支气管收缩

麻醉注意事项

9 类癌综合征患者的麻醉管理重点在于避免可以导致肿瘤释放血管活性物质的麻醉和外科操作或药物。区域麻醉可限制围术期应激性激素的释放。应避免使用大剂量组胺释放药物（如吗啡和阿曲库铵）。对肿瘤的手术操作可导致激素的大量释放。术中使用有创血压监测。如果担心患者出现血流动力学不稳定或类癌综合征导致的心脏疾病，经食管超声心动图有助于判断。糖代谢改变可能会导致意外的低血糖或高血糖。可以请内分泌科医师会诊，帮助确定抗组胺药、抗 5- 羟色胺药物（如二甲麦角新碱）、奥曲肽（一种长效生长抑素类似物）和抗激肽释放酶药物（如糖皮质激素）对于特定患者的治疗作用。

病例讨论

多发性内分泌腺瘤病

36 岁女性患者，因腹泻和头痛就诊，体格检查发现甲状腺单发结节。经进一步检查发现患者血钙及降钙素水平增高，并发现其患有甲状腺髓样癌及原发性甲状旁腺功能亢进。在行甲状腺全切术进行麻醉诱导时，患者血压升高至 240/140 mmHg，心率接近 140 次 / 分，并频发室性早搏。手术即刻取消，患者行有创动脉血压监测，并予艾司洛尔和尼卡地平静脉注射治疗。

为何患者全麻诱导时会出现高血压危象？

多发性内分泌腺瘤病（multiple endocrine neoplasia，MEN）的特征为多个内分泌器官患有肿瘤。1 型 MEN 包括胰腺肿瘤（胃泌素瘤、胰岛细胞瘤）、垂体肿瘤和甲状旁腺肿瘤。2 型 MEN 包括甲状腺髓样癌、嗜铬细胞瘤和甲状旁腺功能亢进（2a 型）或多发性黏膜神经瘤（2b 型或 3 型）。本例患者的高血压可能由于先前未发现的嗜铬细胞瘤引起。MEN 患者的嗜铬细胞瘤可能由数个小肿瘤组成。此类患者通常为 MEN 家族史阳性的青年人。如需行多次手术，通常先进行嗜铬细胞瘤切除术。

降钙素是什么？为何与髓样癌相关？

降钙素是甲状腺滤泡旁细胞（C 细胞）分泌的多肽。作为高钙血症的反馈机制，降钙素通过影响肾和骨骼功能来降低钙水平。因此，降钙素可作为甲状旁腺激素拮抗剂发挥作用（见表 35-6）。

既然降钙素可降低血清钙，为何该患者还会出现血钙升高？

对于健康人来说，降钙素分泌量的多少与甲状旁腺功能障碍相比影响很小。本例患者的高钙血症更倾向于是由并发原发性甲状旁腺功能亢进引起（2a 型 MEN）。

患者的头痛和腹泻症状是否支持 MEN 的诊断？

头痛病史提示嗜铬细胞瘤的可能性，腹泻可能由于降钙素或甲状腺髓样癌产生的其他多肽（如 ACTH、生长抑素、β-内啡肽）引起。

该患者后续还需何种治疗？

嗜铬细胞瘤可造成威胁生命的血流动力学变化，因此必须在嗜铬细胞瘤得到控制后再考虑行手术治疗（见第 14 章"病例讨论"）。MEN 综合征有家族遗传倾向，该患者家属需要筛查嗜铬细胞瘤、甲状腺癌和甲状旁腺亢进的早期征象。

（杜淑卉 译 金笛 肖玮 校 王天龙 审）

指南

Practice guidelines for the perioperative management of patients with obstructive sleep apnea: An updated report by the American Society of Anesthesiologists Task Force on Perioperative Management of patients with obstructive sleep apnea. *Anesthesiology.* 2014;120:268.

Society for Ambulatory Anesthesia Consensus Statement on Selection of Patients With Obstructive Sleep Apnea Undergoing Ambulatory Surgery. http://www.sambahq.org/main/clinical-practice-guidelines/

推荐阅读

Agus MS, Wypij D, Hirshberg EL, et al; HALF-PINT Study Investigators and the PALISI Network. Tight glycemic control in critically ill children. *N Engl J Med.* 2017;376:729.

Arlt W, Allolio B. Adrenal insufficiency. *Lancet.* 2003;361:1881.

Azim S, Kashyap SR. Bariatric surgery: Pathophysiology and outcomes. *Endocrinol Metab Clin North Am.* 2016;45:905.

Blau JE, Collins MT. The PTH-vitamin D-FGF23 axis. *Rev Endocr Metab Disord.* 2015;16:165.

El-Menyar A, Mekkodathil A, Al-Thani H. Traumatic injuries in patients with diabetes mellitus. *J Emerg Trauma Shock.* 2016;9:64.

Jones GC, Macklin JP, Alexander WD. Contraindications to the use of metformin. Evidence suggests that it is time to amend the list. *BMJ.* 2003;326:4.

Khan AA, Hanley DA, Rizzoli R, et al. Primary hyperparathyroidism: Review and recommendations on evaluation, diagnosis, and management. A Canadian and international consensus. *Osteoporos Int.* 2017;28:1.

Kiernan CM, Solórzano CC. Pheochromocytoma and paraganglioma: Diagnosis, genetics, and treatment. *Surg Oncol Clin N Am.* 2016;25:119.

King DR, Velmahos GC. Difficulties in managing the surgical patient who is morbidly obese. *Crit Care Med.* 2010;38:S478.

Kohl BA, Schwartz S. How to manage perioperative endocrine insufficiency. *Anesthesiol Clin.* 2010;28:139.

Moon TS, Joshi GP. Are morbidly obese patients suitable for ambulatory surgery? *Curr Opin Anaesthesiol.* 2016;29:141.

NICE-SUGAR Study Investigators, Finfer S, Chittock DR, et al. Intensive versus conventional glucose control in critically ill patients. *N Engl J Med.* 2009;360:1283.

Petri BJ, van Eijck CH, de Herder WW, et al. Phaeochromocytomas and sympathetic paragangliomas. *Br J Surg.* 2009;96:1381.

Van den Berghe G, Schetz M, Vlasselaers D, et al. Clinical review: Intensive insulin therapy in critically ill patients: NICE-SUGAR or Leuven blood glucose target? *J Clin Endocrinol Metab.* 2009;94:3163.

Zaghiyan KN, Murrell Z, Melmed GY, Fleshner PR. High-dose perioperative corticosteroids in steroid-treated patients undergoing major colorectal surgery: Necessary or overkill? *Am J Surg.* 2012;204:481.

Zaloga GP, Butterworth JF 4th. Hypovitaminosis D in hospitalized patients: A marker of frailty or a disease requiring treatment? *Anesth Analg.* 2014;119:613.

第 36 章　眼科手术的麻醉

要　点

❶ 在眼球开放的情况下，任何增加眼内压的因素都可能导致房水从伤口流出或玻璃体自伤口脱出，这是可造成永久视力损害的严重并发症。

❷ 给予琥珀胆碱后眼内压增加 5～10 mmHg，持续 5～10 min，主要是由于眼外肌持续收缩造成。但是，在一些纳入数百例开放性眼外伤患者的研究中，琥珀胆碱给药后均未发生眼内容物脱出。因此开放性眼外伤不是琥珀胆碱的禁忌证。

❸ 牵拉眼外肌、压迫眼球、实施球后阻滞以及眼外伤可以诱发各种心律失常，如心动过缓、心室异位节律，甚至窦性停搏或心室颤动。

❹ 在眼科医师向眼内注入空气或六氟化硫前至少 15 min 停用氧化亚氮，或手术过程中始终不使用氧化亚氮，可以避免眼内气泡膨胀相关并发症。

❺ 黏膜表面给药的全身吸收速度介于静脉注射和皮下注射之间。

❻ 乙膦硫胆碱是一种不可逆性胆碱酯酶抑制剂，用于治疗青光眼。表面应用可以导致全身吸收，使血浆胆碱酯酶活性下降。由于琥珀胆碱的代谢依赖于此酶，故乙膦硫胆碱可使琥珀胆碱的作用时间延长。

❼ 对于开放性眼外伤患者，诱导平稳和控制好眼内压是麻醉诱导的关键。为避免插管时出现呛咳和呕吐，需要达到深麻醉和充分肌松。

❽ 球后阻滞呼吸暂停综合征可能是由局麻药注射入视神经鞘内而扩散到脑脊液中所引起。

❾ 无论应用何种方法进行麻醉，都必须按美国麻醉医师协会标准进行基本监测，并保证通气和复苏所需的设备及药物随时可用。

眼科手术中有一些独特的问题，包括眼内压的调节、眼内气体膨胀的控制、眼心反射的预防和处理，以及眼科药物全身作用的处理。掌握全身麻醉、镇静麻醉技术，以及全面了解潜在的合并问题（包括日益增多的老年患者及其合并症）对改善围术期的预后十分重要。大部分眼科手术在表面麻醉或局部麻醉下进行。即使不是亲自进行局部麻醉或阻滞，麻醉医师也必须熟悉潜在的并发症，包括镇静相关的并发症。

眼内压动力学

眼内压生理

眼球可被看做是一个硬壁中空的球体。如果球体的内容物增加，眼内压（正常为 12～20 mmHg）也会增加。例如，青光眼是由于房水流出受阻造成的。同样，如果眼球内血容量增加，眼内压也增加。静脉压力增加将导致房水引流减少和脉络膜血量增加，从而增加眼内压。任何影响动脉血压和通气的变化也会影响眼内压，例如置入喉镜、气管插管、气道梗阻、咳嗽、头低脚高位（表 36-1）。

另一方面，压迫眼球而眼内容物的体积没有相应变化时也会增加眼内压。面罩位置不当压迫眼睛、不

表 36-1　循环呼吸参数对眼内压（intraocular pressure，IOP）的影响[1]

变量	对 IOP 的影响
中心静脉压	
升高	↑↑↑
降低	↓↓↓
动脉血压	
升高	↑
降低	↓
$PaCO_2$	
升高（通气不足）	↑↑
降低（过度通气）	↓↓
PaO_2	
升高	0
降低	↑

[1] ↓，下降（轻度、中度、显著）；↑，升高（轻度、中度、显著）；0，无影响

恰当的俯卧位或球后出血均可导致眼内压显著升高，可能会引起眼部疼痛，暂时性或永久性视力改变。

眼内压有利于维持眼球的形状及保持光学特性。正常情况下，眼球对压力的短暂变化耐受良好。例如眨眼可以使眼内压增加 5 mmHg，挤眼（眼轮匝肌的用力收缩）可以使眼内压一过性增加 50 mmHg 以上。但是对于有潜在眼动脉低压的患者（如全身性低血压、动脉硬化累及视网膜动脉），眼内压即使短暂升高也可能造成视网膜缺血。

当手术切开或外伤性穿通造成眼球开放时，眼内压接近大气压。在眼球开放的情况下，任何增加眼内压的因素都可能导致房水从伤口流出或玻璃体自伤口脱出，这是可以造成永久视力损害的严重并发症（表 36-2）。

麻醉药物对眼内压的影响

多数麻醉药物可降低眼内压或对其无影响（表 36-3）。吸入麻醉药降低眼内压的程度与麻醉深度有关，其降低有多种原因：血压下降造成脉络膜血量减少，眼外肌松弛使眼球壁张力下降，瞳孔收缩促进房水的流出。静脉麻醉药也会降低眼内压，但氯胺酮除

表 36-2　开放眼球的手术操作

白内障摘除术
角膜裂伤修补术
角膜移植术（穿透性角膜移植术）
虹膜周边切除术
异物取出术
眼球破裂修补术
二期人工晶体植入术
小梁切除术（及其他滤过手术）
玻璃体切除术（前部和后部）
伤口渗漏修复术

表 36-3　麻醉药物对眼内压的影响[1]

药物	对 IOP 的影响
吸入麻醉药	
挥发性麻醉剂	↓↓
氧化亚氮	↓
静脉麻醉药	
丙泊酚	↓↓
苯二氮䓬类	↓↓
氯胺酮	？
阿片类	↓
肌松药	
琥珀胆碱	↑↑
非去极化肌松药	0/↓

[1] ↓，下降（轻度、中度）；↑，升高（轻度、中度）；0/↓，不影响或轻度下降；？，有争议

外，它常使动脉血压升高且不松弛眼外肌。

眼球表面应用抗胆碱药物使瞳孔扩张（散瞳），可能导致或加重闭角型青光眼。作为术前用药而全身使用的阿托品或格隆溴铵不会增加眼内压，即使在青光眼患者中也一样。

给予琥珀胆碱后眼内压增加 5～10 mmHg，持续 5～10 min，主要是由于眼外肌持续收缩造成。但是，在一些纳入数百例开放性眼外伤患者的研究中，琥珀胆碱给药后均未发生眼内容物脱出。因此开放性眼外伤不是琥珀胆碱的禁忌证。尽管有数据支持，但目前眼科医师仍会根据经验，要求不要对这种患者使用琥珀胆碱。与其他骨骼肌有所不同，眼外肌的肌细胞有很多神经肌肉接头，琥珀胆碱造成的持续去极化可导致眼外肌长时间收缩。眼内压升高可能带来一些问题，例如青光眼患者在麻醉状态下检查将会导致眼内压测量有误，从而可能造成不必要的手术；眼外肌的持续收缩可导致被动牵拉试验异常，而该试验是斜视手术中用于探寻眼外肌不平衡的原因并决定手术方式的一种方法。非去极化神经肌肉阻滞药（nondepolarizing neuromuscular blockers，NMBs）不会增加眼内压。我们仍提倡将琥珀胆碱用在快速顺序诱导中。

眼心反射

牵拉眼外肌、压迫眼球、实施球后阻滞以及眼外伤可以诱发各种心律失常，如心动过缓、心室异位节律，甚至窦性停搏或心室颤动。该反射由三叉神经（V_1）传入通路和迷走神经传出通路构成。**眼心反射**在各年龄组的多种眼科操作中均可引发，但最常见于小儿斜视手术。在清醒患者中，眼心反射可伴有恶心。

常规预防性给药应对眼心反射是有争议的，尤其是对于成人。抗胆碱药常有助于预防眼心反射，手术前即刻静脉给予阿托品或格隆溴铵比肌内注射更有效。但罹患或可能罹患冠状动脉疾病的患者要慎用抗胆碱药物，因为增加心率可能诱发心肌缺血，曾有在使用胆碱药物后出现室性心动过速和心室颤动的报道。球后阻滞或较深的吸入麻醉也可以有效防止眼心反射，但球后阻滞本身也可引起眼心反射。

发生眼心反射时，处理措施包括：（1）立即通知手术医师暂停手术刺激，直至心率回升；（2）保证足够的通气、氧合及麻醉深度；（3）如心动过缓持续存在，静脉给予阿托品（10 μg/kg）；（4）反复发生眼心反射时可以用局麻药阻滞眼直肌。

眼内气体膨胀

玻璃体手术中眼科医师可能在眼后房注射气泡。玻璃体内注射气体可以压迫脱离的视网膜，利于视网膜愈合。在这种情况下禁止使用氧化亚氮：如果给予氧化亚氮，气泡的体积会增加，因为氧化亚氮在血液中的溶解度是氮的 35 倍（见第 8 章）。因此，氧化亚氮弥散到气泡中比氮气（空气的主要成分）吸收入血要快得多。如果气泡膨胀发生在眼球闭合后，眼内压将会升高。

六氟化硫是一种惰性气体，它在血液中的溶解度比氮气小，比氧化亚氮要小得多。它比空气的作用时间更长（可达 10 天），因此在治疗中更具有优势。注射后 24 h 内气泡体积增大 1 倍，因为吸入的空气中的氮气进入气泡的速度比六氟化硫吸收入血更快。即使这样，除非注射大量纯六氟化硫，气泡缓慢膨胀通常不会增加眼内压。但如果患者吸入氧化亚氮，气泡则会迅速增大，可能造成眼内压升高。70% 吸入浓度的氧化亚氮可在 30 min 内使 1 ml 气泡体积几乎增大 3 倍，并使闭合眼球的眼内压增加 1 倍。随后停用氧化亚氮将导致含有氧化亚氮和六氟化硫混合气体的气泡的重吸收，眼内压继而下降，可导致另一种视网膜脱离。

❹ 在眼科医师向眼内注入空气或六氟化硫前至少 15 min 停用氧化亚氮，或手术过程中始终不使用氧化亚氮，可以避免眼内气泡膨胀相关并发症。气泡吸收之前（空气注射 5 天后，六氟化硫注射 10 天后）应该避免使用氧化亚氮。对于这些患者，避免使用氧化亚氮是最简单的方法。

眼科用药的全身影响

表面应用的滴眼剂会被结膜囊和鼻泪管黏膜的血管吸收而进入全身（见第 13 章"病例讨论"）。一滴（一般约为 1/20 ml）10% 去氧肾上腺素大约含 5 mg 药量，而治疗成人患者急性低血压时的静脉用药量为 **❺** 0.05 ~ 0.1 mg。黏膜表面给药的全身吸收速度介于静脉注射和皮下注射之间。儿童和老年人是最常需要接受眼科手术的人群，但这两类患者表面用药中毒的风险增加，使用去氧肾上腺素液最高浓度不超过 2.5%（表 36-4）。

❻ 乙膦硫胆碱是一种不可逆性胆碱酯酶抑制剂，用于治疗青光眼。表面应用可以导致全身吸收，使血浆胆碱酯酶活性下降。**由于琥珀胆碱的代谢依赖于此酶，故乙膦硫胆碱可使琥珀胆碱的作用时间延长**。但是肌肉麻痹的时间通常不会超过 20 ~ 30 min，发生术后窒息的可能性很小。乙膦硫胆碱滴眼液停用后胆碱酯酶活性的抑制可持续 3 ~ 7 周。乙膦硫胆碱的毒蕈碱样副作用，如诱导期心动过缓，可以通过静脉给予抗胆碱药（如阿托品、格隆溴铵）来预防。

肾上腺素滴眼液可以导致高血压、心动过速和室性心律失常，氟烷可增强其致心律失常的效应。于眼前房直接滴注肾上腺素不会引起心血管毒性反应。

噻吗洛尔是非选择性 β 肾上腺素受体阻滞药，通过减少房水生成降低眼内压。表面应用噻吗洛尔滴眼液通常用于治疗青光眼，常常会引起心率减慢。少数情况下，可能导致全麻中出现阿托品治疗无效的心动过缓、低血压、支气管痉挛。

表 36-4　眼科用药的全身作用

药物	作用机制	影响
乙酰胆碱	胆碱能激动剂（缩瞳）	支气管痉挛、心动过缓、低血压
乙酰唑胺	碳酸酐酶抑制剂（降低 IOP[1]）	利尿、低钾性代谢性酸中毒
阿托品	抗胆碱（散瞳）	中枢抗胆碱综合征[2]
环喷托酯	抗胆碱（散瞳）	定向力障碍、精神障碍、惊厥
乙膦硫胆碱	胆碱酯酶抑制剂（缩瞳、降低 IOP）	琥珀胆碱及美维库铵肌松作用时间延长、支气管痉挛
肾上腺素	交感神经激动剂（散瞳、降低 IOP）	高血压、心动过缓、心动过速、头痛
去氧肾上腺素	α 肾上腺素激动药（散瞳、缩血管）	高血压、心动过速、心律失常
东莨菪碱	抗胆碱（散瞳、缩血管）	中枢抗胆碱综合征[2]
噻吗洛尔	β 肾上腺素阻断药（降低 IOP）	心动过缓、哮喘、充血性心力衰竭

[1] IOP，眼内压。
[2] 见第 13 章"病例讨论"

眼科手术的全身麻醉

全身麻醉或局部麻醉的选择应该由患者、麻醉医师及手术医师共同来决定。患者可能因为害怕在手术期间保持清醒、对眼球阻滞的恐惧或前一次局部麻醉手术不愉快的回忆而拒绝局部麻醉。由于显微手术期间头部稍有活动即可造成严重后果，故儿童或不合作的患者应采用全身麻醉。

术前用药

接受眼科手术的患者可能存在焦虑情绪，但是，术前用药必须十分谨慎，只有充分考虑了患者健康状态后才可应用。成人患者通常是合并有各种系统性疾病（如高血压、糖尿病和冠心病）的老年人。儿科患者则可能合并有相关的先天性疾病。

诱导

通常情况下，眼科手术的诱导技术可根据患者的眼科疾病和具体手术方案选择，但更多地取决于患者其他方面的健康状况。眼球破裂是一个例外。对于开放性眼外伤患者，诱导平稳和控制好眼内压是麻醉诱导的关键。为避免插管时出现呛咳和呕吐，需要达到深麻醉和充分肌松。事先静脉给予利多卡因（1.5 mg/kg）或阿片类药物（如瑞芬太尼 0.5 ~ 1 μg/kg 或阿芬太尼 20 μg/kg）或艾司洛尔（0.5 ~ 1.5 mg/kg）可以缓和因喉镜置入和气管内插管引起的眼内压变化。可使用非去极化肌松剂或琥珀胆碱。许多开放性眼外伤患者都是饱胃状态，为防止误吸需要采用快速顺序诱导技术（见章末"病例讨论"）。尽管理论上开放性眼外伤患者使用琥珀胆碱存在风险，但琥珀胆碱并不增加玻璃体脱出的风险。

监测与维持

眼科手术迫使麻醉医师的位置远离患者气道，因而密切监测脉搏氧饱和度和二氧化碳显得尤为重要。由于术者的操作靠近气道，更可能出现气管内导管打折、呼吸回路断开及气管导管意外脱出。使用预制的经口 RAE（Ring-Adair-Elwyn）气管内导管（见图 36-1）可以减少导管打折阻塞的风险。由于存在眼心反射导致心律失常的可能性，密切心电监护十分重要。与其他儿科手术相比，接受眼科手术的婴儿由于全身被手术单覆盖，没有明显的体表暴露，体温可能

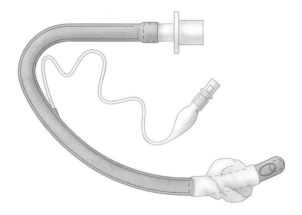

图 36-1 口腔 RAE 的气管内导管在牙齿水平有一个预制的直角弯头，这样在眼科或鼻科手术中可使导管出口腔后远离术野

会升高，呼气末二氧化碳监测有助于这一现象与恶性高热的鉴别。

眼科手术引起的疼痛和应激与大手术相比要小得多。如果患者体动不会造成灾难性后果，那么维持浅麻醉比较好。多数眼科手术没有心血管刺激，但又需要足够的麻醉深度，这可能造成老年患者低血压。通常静脉补液并给予小剂量血管收缩药可以避免这个问题。这种情况下使用非去极化肌松药可以避免患者体动，令麻醉医师可以减浅麻醉深度。

迷走神经刺激造成的呕吐是眼科手术的术后常见问题，尤其是斜视矫正术。呕吐伴随的 Valsalva 效应及中心静脉压增加对预后不利。强烈建议术中静脉用药以预防术后恶心呕吐。

拔管与苏醒

为减少术后伤口裂开的风险，全身麻醉后平稳苏醒十分重要。在深麻醉下拔管可以减少气管导管刺激引起的呛咳。可在拔管时静脉给予利多卡因（1.5 mg/kg），以暂时减弱咳嗽反射。在 100% 氧气条件下自主呼吸，并在给予利多卡因后 1 ~ 2 min 拔管。在患者咳嗽吞咽反射恢复之前保持气道通畅十分重要。

眼科手术后较少出现严重不适。巩膜扣带术、眼球摘除术和眼球破裂修补术是疼痛感最强的手术。适当增加静脉阿片类药物剂量通常可以有效镇痛。如果全麻苏醒后疼痛严重，手术医师应当警惕，这提示可能有眼压高、角膜擦伤或其他手术并发症。

眼科手术的区域麻醉

眼科手术局部麻醉的选择包括表面应用局麻药，或实施**球后阻滞、球周阻滞或 Tenon 囊下（巩膜外）**

阻滞。所有这些技术常和静脉镇静联合应用。相对于全身麻醉，眼科手术更倾向于选择局部麻醉，因为后者对生理干扰较小，不容易引起术后恶心呕吐。但是，区域阻滞也有潜在的并发症，且可能不能提供完善的镇痛或眼球制动。有些患者手术中可能无法做到躺着一动不动。因此，需要合适的设备和有资质的人员来处理局部麻醉的并发症，实施全麻。

球后阻滞

这项技术是将局麻药注射到眼球后方由眼外肌组成的锥体中（图 36-2），面神经阻滞可以防止眨眼（图 36-3）。使用 25 G 的钝头注射器在眼眶中外三分之一处（通常外眦内侧 0.5 cm）穿刺下眼睑。嘱清醒患者向鼻侧上方看，向肌锥尖方向进针。通常在阻滞时，会给患者短时间的深度镇静或全身麻醉（使用依托咪酯、丙泊酚和瑞芬太尼等）。回抽除外血管内注射，给予 2 ~ 5 ml 局麻药后拔针。可以选择不同的局麻药，但 2% 利多卡因和 0.75% 布比卡因（或罗哌卡因）最常用。添加肾上腺素可以减少出血，延长麻醉时间。成功的球后阻滞可以达到痛觉消失、眼球运动不能及**头眼反射**消失（转头时被阻滞的眼无法活动）。

球后注射局麻药的并发症包括球后血肿、眼球穿通伤、视神经损伤、血管内注射造成的惊厥、眼心反射、三叉神经阻滞、呼吸骤停以及罕见的急性神经源性肺水肿。如果局麻药用力注入眼动脉，导致其逆流至脑，可能造成瞬间导致惊厥。**球后阻滞呼吸暂停综合征**可能是由局麻药注射入视神经鞘内而扩散到脑脊液中所引起。中枢神经系统暴露在高浓度的局麻药中，导致意识状态改变，甚至意识丧失。呼吸暂停发生在注射后 20 min 内，1 h 内缓解。治疗方法为支持治疗，正压通气可防止低氧血症、心动过缓及心脏停搏。接受球后阻滞的患者必须持续监测通气是否足够。

眼部阻滞时常在局麻药中加入**透明质酸酶**以加快局麻药的扩散并加深麻醉深度。透明质酸钠过敏较罕见，鉴别诊断时必须排除球后出血，蜂窝组织炎，隐匿性损伤和对滴眼液的接触性过敏。以下情况通常不进行球后阻滞：出血性疾病或接受抗凝治疗的患者发生球后出血的风险增加；高度近视的患者因为眼球变长，穿通眼球的风险增加；开放性眼外伤患者在眼球后方注射液体产生的压力可能使眼内容物从伤口脱出。

球周阻滞

与球后阻滞相比，球周阻滞时不穿过眼外肌形成的肌锥体。球周阻滞的优点包括刺伤眼球、视神经、动脉的风险减小，注射时疼痛较轻。缺点是起效慢，

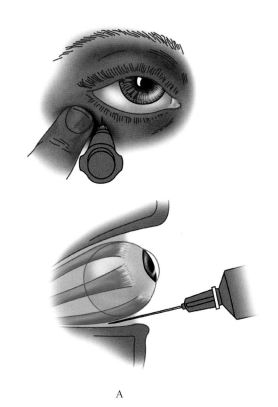
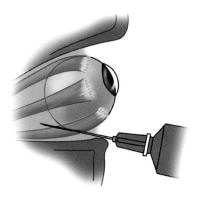

图 36-2　A. 实施球后阻滞时，患者看向鼻侧上方，沿眼眶的颞下壁进针 1.5 cm。B. 向上方及鼻侧改变进针方向，使其指向眶尖，进针直到刺入肌锥体

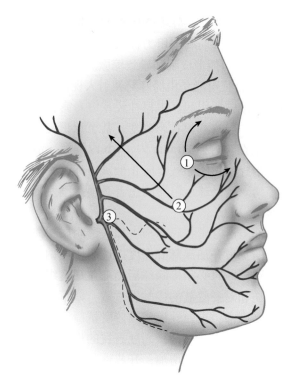

图 36-3 面神经阻滞技术：van Lint 法（1）、Atkinson 法（2）和 O'brien 法（3）

出现瘀斑的可能性增加。两种技术在防止眼球运动方面效果相当。

进行球周阻滞时，患者取仰卧位，眼睛注视前方（可给予短时间的深镇静）。结膜表面麻醉后，经结膜注射 1 ～ 2 次（图 36-4）。分开眼睑后，在外眦和角膜外侧缘中点进行颞下注射。在眼球下方进针，平行于眶底，越过眼球赤道后，稍偏向内侧（20°）和头侧（10°），注射 5 ml 局麻药。为保证眼球不动，可在鼻侧经结膜再注射 5 ml，进针方向在泪阜内侧向后与眶内壁平行并稍指向头侧（20°）。

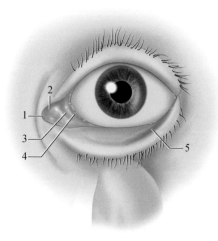

图 36-4 眼部阻滞进针或置管的常用解剖标志：1. 内眦球旁阻滞，2. 泪阜，3. 结膜半月皱襞，4. 内眦巩膜外阻滞，5. 颞下球旁阻滞

Tenon 囊下（巩膜外）阻滞

Tenon 筋膜 包绕眼球和眼外肌，注射至其下方巩膜外间隙的局麻药环绕巩膜扩散至眼外肌鞘内（图 36-4）。Tenon 囊下阻滞使用特殊钝头的弯管。表面麻醉后，在鼻下象限用镊子将 Tenon 筋膜和结膜一并提起。用钝头剪剪一小口，随后向下滑动，延眼球轮廓在 Tenon 筋膜内扩出一条越过眼球赤道的通道。用镊子固定好眼球，插入导管，注射 3 ～ 4 ml 局麻药。Tenon 囊下阻滞的并发症明显少于球后阻滞和球周阻滞。有报道发生眼球穿通伤、出血、蜂窝织炎、永久性视力丧失以及局麻药扩散至脑脊液。

▌面神经阻滞

面神经阻滞可以防止术中眯眼，并可使患者耐受开睑器置入。有如下几种面神经阻滞技术：**van Lint 法**、**Atkinson 法** 和 **O'Brien 法**（图 36-3）。这些阻滞的并发症主要是皮下出血。另一种阻滞技术 **Nadbath 法**，在外耳道下方面神经出茎乳孔处阻滞面神经，位置非常接近迷走神经和舌咽神经。由于有造成声带麻痹、喉痉挛、吞咽困难或呼吸窘迫的可能，不推荐使用该技术。

▌眼球的表面麻醉

单纯的表面麻醉技术在眼前房手术（如白内障）和青光眼手术中的应用越来越多，有彻底淘汰局麻药注射技术的趋势。表面麻醉通常使用 0.5% 丙美卡因（也叫丙氧苯卡因）滴眼液，每隔 5 min 重复一次，共 5 次，然后用棉签在上、下结膜囊表面涂抹局麻药凝胶（利多卡因加 2% 甲基-纤维素）。也可使用眼科用 0.5% 丁卡因。表面麻醉不适用于眼后房手术（如视网膜脱离外加压术）。表面麻醉在不要求眼球制动且眼科医师操作迅速手法轻柔的情况下效果最好。

▌静脉镇静

眼科手术有多种静脉镇静方法可以使用，药物剂量比选择使用何种药物更重要。深度镇静有时在眼神经阻滞时使用，但因为存在呼吸暂停、误吸及术中患者的不自主活动等风险，几乎不在术中使用。术中轻度镇静推荐使用小剂量咪达唑仑合用或不合用芬太尼或舒芬太尼。剂量在不同患者中差异很大，用药时应当逐渐加量。

实施眼球阻滞会令患者感觉不适，许多麻醉医师会小量追加丙泊酚，使患者在区域麻醉过程中暂时意识消失。有些也会选择在局部麻醉过程中给予单次阿片类药物（瑞芬太尼 0.1 ~ 0.5 μg/kg 或阿芬太尼 375 ~ 500 μg），以产生短时高强度镇痛。

⑨ 如果使用阿片类药物，应给予止吐药。无论应用何种方法进行麻醉，都必须按美国麻醉医师协会标准进行基本监测，并保证通气和复苏所需的设备及药物随时可用。

病例讨论

开放性眼外伤合并饱胃患者的处理

一名 12 岁男孩被丸弹枪射中眼睛后来急诊就诊。眼科医师简单检查后发现球内容物外露于伤口，拟急诊行眼球破裂修补术。

该患者的术前评估应着重注意哪些问题？

除了常规病史采集和体格检查外，要明确受伤前后最后一次经口进食进水的时间。如果患者在最近一次进餐后 8 h 内受伤，尽管受伤后数小时未进食也必须作为饱胃患者对待，因为外伤后的疼痛和焦虑会延迟胃排空。

开放性眼外伤合并饱胃意味着什么？

穿通性眼外伤患者的麻醉对于麻醉医师来说是一个难题，因为制订麻醉计划时需要考虑两个相互矛盾的目标：（1）避免眼内压增加而造成对眼球的进一步伤害；（2）防止饱胃患者发生误吸。但许多用来达到上述目标的常用策略是相互矛盾的（表 36-5 和表 36-6）。举例来说，虽然区域麻醉（比如球后阻滞）减小了吸入性肺炎的风险，但对于穿通性眼外伤的患者来说是相对禁忌，因为在眼球后注射局麻药物会增加眼内压，可能导致眼内容物脱出。因而，尽管全身麻醉使吸入性肺炎的风险增加，这些患者仍然需要全身麻醉。

此患者术前准备应考虑什么？

术前准备的目标是通过减少胃内容物和酸度来降低吸入性肺炎的风险（见第 17 章"病例讨论"）。选择适当的药物和麻醉技术可以防止眼外伤的患者发生误吸。用鼻胃管排空内容物可能引起咳嗽、干呕及其他可以显著增加眼内压的反应。

甲氧氯普胺可增加食管下段括约肌的张力，

表 36-5　防止眼内压增加的策略

避免直接压迫眼球
用 Fox shield（一种金属眼罩）遮盖眼睛
不进行球后或球周阻滞
面罩通气谨慎小心
避免增加中心静脉压
诱导插管时避免呛咳
放置喉镜前确保深度麻醉和肌松[1]
避免头低位
深麻醉下拔管[1]
避免使用增加眼内压的药物

[1] 这些策略不推荐用于饱胃患者

表 36-6　防止吸入性肺炎的策略

轻度镇静下区域麻醉[1]
术前用药
甲氧氯普胺
组胺 H_2 受体拮抗剂
非颗粒性抗酸药
排空胃内容物
鼻胃管[1]
快速顺序诱导
环状软骨压迫
可快速实现肌松的快速诱导
避免用面罩正压通气
尽快插管
清醒拔管

[1] 这些策略不推荐用于穿通性眼外伤患者

加速胃排空，减少胃液量，具有抗呕吐效果。应该在术前尽快静脉给药（10 mg），并每 2 ~ 4 h 重复一次直至手术。

雷尼替丁（50 mg 静脉给予）、西咪替丁（300 mg 静脉给予）和法莫替丁（20 mg 静脉给予）都是 H_2 受体拮抗剂，可抑制胃酸分泌。由于它们对于用药前已经存在的胃液 pH 值没有影响，因而对于急诊手术患者的价值有限。

与 H_2 受体拮抗剂不同，抗酸剂起效迅速，但可增加胃内容积。非颗粒性的抗酸剂（枸橼酸钠、枸橼酸钾、枸橼酸制剂）30 ~ 60 min 内失效，应该在诱导前即刻给予（15 ~ 30 ml 口服）。

穿通性眼外伤患者推荐使用何种诱导药物？

饱胃患者理想的诱导用药应快速起效以减少反流的风险。丙泊酚和依托咪酯均能快速起效并能降低眼内压。尽管关于氯胺酮对眼内压影响的研究结果是有争议的，但由于眼睑痉挛和眼球震颤发生率高，并不推荐用于穿通性眼外伤的患者。

尽管依托咪酯对于心脏疾病的患者较好，但它可能导致肌阵挛，发生率为 10%～60%。严重肌阵挛的发作可造成心血管储备能力有限的开放性眼外伤患者视网膜完全脱离、玻璃体脱出。

丙泊酚起效迅速，降低眼内压，但是并不能完全防止喉镜置入和插管时的高血压反应，也不能完全防止喉镜置入和插管时伴随的眼压升高。预先给予芬太尼（1～3 μg/kg）、瑞芬太尼（0.5～1 μg/kg）、阿芬太尼（20 μg/kg）、艾司洛尔（0.5～1.5 mg/kg）或利多卡因（1.5 mg/kg）可以不同程度地减轻这一反应。

此类患者与有误吸风险的其他患者在肌松药的选择上有何不同？

琥珀胆碱引起眼内压轻度增高。但以轻微的眼内压升高为代价可以换取琥珀胆碱带来的两大显著优势：起效快速从而降低了误吸的风险；较深的肌松从而减少了插管时 Valsalva 反应的发生。而且，琥珀胆碱的倡导者常常指出尚未见到由于使用琥珀胆碱而造成进一步眼损伤的病例报道。

非去极化肌松剂并不增加眼内压。但是达到深肌松的时间比琥珀胆碱慢的多。无论选择何种肌松剂，必须等肌松深度足以防止气管导管诱发的呛咳后再插管。

对于没有静脉通路的儿科患者，诱导方案如何改变？

情绪激动的小儿眼穿通伤合并饱胃是一个麻醉难题，尚未有完美的解决方案。再次面临既要避免眼内压升高又要减少误吸风险这样一个抉择。哭喊会导致眼内压的极度增加，但是如用直肠栓剂或肌内注射方式试图使患儿镇静，反而常使躁动加剧，可能使眼外伤恶化。同样，尽管术前镇静可能使气道反射迟钝而增加误吸风险，但对于建立快速诱导用的静脉通路来说却常常是必要的。理想的方案是给予足够的镇静以无痛地建立静脉通路，但仍然保持足够的意识水平以保护气道反射，但这很难实现。最慎重的方案是尽一切可能防止误吸，即使是以加重眼损伤为代价。

拔管及苏醒时有什么特殊考虑？

诱导时有误吸风险的患者在苏醒拔管时同样也存在风险。因此，必须等患者清醒并有完整的气道反射（例如自主吞咽及气管导管引发的呛咳）后再拔管。深麻醉拔管会增加呕吐误吸的风险。

术中应用止吐药物及经胃管吸引可能减少苏醒期呕吐的发生，但是并不能保证胃排空。

（王蕊　译　金笛　肖玮　校　王天龙　审）

推荐阅读

Adams L. Adjuvants to local anaesthesia in ophthalmic surgery. Br J Ophthalmol. 2011;95:1345.

Alhassan MB, Kyari F, Ejere HO. Peribulbar versus retrobulbar anaesthesia for cataract surgery. Cochrane Database Syst Rev. 2015;(7):CD004083.

Ascaso F, Peligero J, Longas J, et al. Regional anesthesia of the eye, orbit, and periocular skin. Clin Dermatol. 2015;33:227.

Bhananker S, Posner K, Cheney F, et al. Injury and liability associated with monitored anesthesia care. Anesthesiology. 2006;104:228.

Bryant J, Busbee B, Reichel E. Overview of ocular anesthesia: past and present. Curr Opin Ophthalmol. 2011;22:180.

Connor M, Menke A, Vrcek I, et al. Operating room fires in periocular surgery. Int Ophthalmol. 2017; May 20. doi 10.1007/s10792-017-0564-9. [Epub ahead of print]

Delaere L, Zeyen T, Foets B, et al. Allergic reaction to hyaluronidase after retrobulbar anaesthesia: A case series and review. Int Ophthalmol. 2009;29:521.

Gayer S, Palte HD. Ultrasound-guided ophthalmic regional anesthesia. Curr Opin Anaesthesiol. 2016;29:655.

Greenhalgh D, Kumar C. Sedation during ophthalmic surgery. Eur J Anaesthesiol. 2008;25:701.

Guise P. Sub-Tenon's anesthesia: An update. Local Reg Anesth. 2012;5:35.

Kong K, Khan J. Ophthalmic patients on antithrombotic drugs: A review and guide to perioperative management. Br J Ophthalmol. 2015;99:1025.

Kumar C. Needle-based blocks for the 21st century ophthalmology. Acta Ophthalmologica. 2011;89:5.

Kumar C, Dowd T. Complications of ophthalmic regional blocks: Their treatment and prevention. Ophthalmologica. 2006;220:73.

Kumar C, Dowd T. Ophthalmic regional anaesthesia. Curr Opin Anaesthesiol. 2008;21:632.

Kumar CM, Eid H, Dodds C. Sub-Tenon's anaesthesia: Complications and prevention. Eye. 2011;25:694.

Lee LA, Posner KL, Cheney FL, et al. Complications associated with eye blocks and peripheral nerve blocks: An American Society of Anesthesiologists closed claim analysis. Reg Anesth Pain Med. 2008;33:416.

Lee R, Thompson J, Eke T. Severe adverse events associated with local anesthesia in cataract surgery:

1 year national survey of practice and complications in the UK. *Br J Ophthalmol.* 2016;100:772.

Lesin M, Domazet Bugarin J, Puljak L. Factors associated with postoperative pain and analgesic consumption in ophthalmic surgery: A systematic review. *Surv Ophthalmol.* 2015;60:196.

Lesin M, Duplancic Sundov Z, Jukic M, et al. Postoperative pain in complex ophthalmic surgical procedures: Comparing practice with guidelines. *Pain Med.* 2014;15:1036.

Luyet C, Eichenberger U, Moriggl B, et al. Real-time visualization of ultrasound-guided retrobulbar blockade: An imaging study. *Br J Anaesth.* 2008;101:855.

Malafa M, Coleman J, Bowman RW, et al. Perioperative corneal abrasion: Updated guidelines for prevention and management. *Plast Reconstr Surg.* 2016;137:790e.

Morris R, Sapp M, Oltmanns M, et al. Presumed air by vitrectomy embolisation (PAVE) a potentially fatal syndrome. *Br J Ophthalmol.* 2014;98:765.

Nouvellon E, Cuvillon P, Ripart J. Regional anesthesia and eye surgery. *Anesthesiology.* 2010;113:1236.

Palte H. Ophthalmic regional blocks: Management, challenges, and solutions. *Local Reg Anesth.* 2015;8:57.

Porela-Tiihonen S, Kaarniranta K, Kokki H. Postoperative pain after cataract surgery. *J Cataract Refract Surg.* 2013;39:789.

Riad W, Akbar F. Ophthalmic regional blockade complication rate: A single center audit of 33,363 ophthalmic operations. *J Clin Anesth.* 2012;24:193.

Rogers A, Cox RG. Anesthetic management for pediatric strabismus surgery: Continuing professional development. *Can J Anesth.* 2010;57:602.

Spiteri N, Sidaras G, Czanner G, et al. Assessing the quality of ophthalmic anesthesia. *J Clin Anesth.* 2015;27:285.

Vachon C, Warner D, Bacon D. Succinylcholine and the open globe. *Anesthesiology.* 2003;99:220.

第 37 章　耳鼻咽喉–头颈外科手术的麻醉

❶ 喉内镜手术的麻醉目标包括：置入支撑喉镜时保持术野的静止和足够的咬肌松弛（通常需要深度肌松），充分的氧合及通气，在迅速变化的手术刺激下维持心血管系统稳定。

❷ 在进行喷射通气时，必须观察胸壁运动并且保证充分的呼气时间，以避免气体蓄积及气压伤。

❸ 气道激光手术最大的隐患是气管导管失火。通过降低吸入氧浓度（FiO_2）（在患者可以耐受的前提下可降至 30% 以下）可降低此风险，手术中不使用可燃材料（如可燃气管内导管或干棉条）可杜绝这一隐患。

❹ 减少术中失血的方法包括使用可卡因或含肾上腺素的局麻药使局部血管收缩、维持轻度头高位及轻度的控制性降压。

❺ 如果术前高度怀疑存在气道问题，应避免静脉诱导。可选择清醒（合作患者）或吸入诱导并保留自主呼吸（不合作患者）下直接插管或纤维喉镜插管。无论如何，应做好紧急气管切开的人员及器械准备。

❻ 在进行颈部手术、甲状腺切除术或腮腺切除术时，外科医师可能会要求不使用神经肌肉阻滞药物，以便于术中通过直接神经刺激来辨认并保护神经（如副神经、面神经）。

❼ 根治性颈清扫术中在颈动脉窦及星状神经节附近操作时，可出现血压大幅度波动、心动过缓、心律失常、窦性停搏及 QT 间期延长等情况。局麻药浸润阻滞颈动脉鞘可改善上述症状。双侧颈清扫术后可因颈动脉窦和颈动脉体失去神经支配，导致高血压及丧失缺氧反射。

❽ 颌面部重建手术及正颌手术患者的气道问题往往使麻醉医师面临巨大挑战。如果预期有任何面罩通气或气管插管困难的征象，都应该在全麻诱导前建立安全的气道。

❾ 如果术后可能出现组织水肿阻塞气道（如舌体、咽部），需严密观察患者，必要时保留气管导管。

❿ 鼓室成形术应避免使用氧化亚氮，或在置入移植物前停止使用。

在涉及气道及其临近组织结构的手术中，手术医师和麻醉医师的合作与沟通至关重要。面对异常的解剖结构及手术刺激，如何建立、维持并保护好气道是一项艰巨的任务。了解气道解剖结构（见第 19 章）及耳鼻咽喉–头颈外科手术的过程有助于麻醉医师更好地迎接挑战。

内镜手术

内镜包括喉镜（用于诊断及治疗）和显微喉镜（手术显微镜辅助喉镜）、食管镜、支气管镜（第 25 章中讨论），前两种可用于声带囊肿和息肉、上气道乳头状瘤和恶性肿瘤。内镜检查可能与激光手术同时进行。

术前注意事项

内镜手术患者需要术前评估是否存在发声障碍（通常为声嘶）、喘鸣或咯血。可能的病因包括异物吸入、上呼吸道或消化道创伤、乳头状瘤、气道狭窄、肿瘤或声带功能障碍。因此，在决定麻醉方案前必须询问病史并进行体格检查，尤其应关注潜在的气道问题。某些情况下，气流–容量环（见第 6 章）、X 线、CT、MRI 及超声等检查结果有助于术前评估。许多患者在术前进行了间接喉镜或纤维鼻咽镜的检查，检查结果可能包含重要信息。

在进行麻醉诱导前，首先必须回答两个重要的问题：该患者是否可通过面罩或喉罩给予充足的正压通气，以及是否可使用传统喉镜或可视喉镜进行气管插管。如果任一问题的答案为"否"，那么在麻醉诱导前应使用替代方法，如使用纤维支气管镜或者局麻下气管切开建立气道（见第 19 章 "病例讨论"）。但是，即使在术前进行气管切开建立气道，术中仍有可能因为手术操作、异物或出血导致气道阻塞。

对于存在上呼吸道梗阻风险的患者，术前应避免使用镇静药物。术前 1 h 肌内注射格隆溴铵 0.2 ～ 0.3 mg 较静脉注射更有效且更持久，可减少分泌物，更易看清气道。

术中管理

① 喉内镜手术的麻醉目标包括：置入支撑喉镜时保持术野的静止和足够的咬肌松弛（通常需要深度肌松），充分的氧合及通气，在迅速变化的手术刺激下维持心血管系统稳定。

A. 肌松

术中可间断推注或持续输注中效非去极化神经肌肉阻滞药（nondepolarizing neuromuscular blocking Agents，NMBs）（如罗库溴铵、维库溴铵、顺阿曲库铵），或持续输注琥珀胆碱。内镜手术通常是门诊手术，术后迅速恢复很重要。由于内镜手术至手术结束前都要求充分的肌松，因此也是琥珀胆碱所剩无几的适应证之一。也可以使用舒更葡糖（布瑞亭）逆转罗库溴铵或维库溴铵的神经肌肉阻滞作用。

B. 氧合与通气

许多能够保证足够的氧合与通气的方法都已经在内镜手术中成功应用，并能尽量减小对手术的干扰。最常用的方法是插入较细的气管导管，进行传统的正压通气。但是较细的气管导管通常是为儿科患者设计的，对于成人的气管而言过短；而且较细的气管导管常采用低容量套囊，对气管黏膜的压力较高。一种直径 4.0 mm、5.0 mm 或者 6.0 mm 的特制显微喉插管（Mallinckrodt MLT）与成人气管导管长度一致，并有不成比例的高容量低压套囊，且与同型号的传统气管导管相比更硬，不容易受压变形。内镜手术进行气管插管的优点是防止误吸，可使用吸入性麻醉药并能持续监测呼气末二氧化碳。

在某些情况下（如涉及后联合或者声带的手术），气管插管可能会影响到术者的视野或手术操作。一个简单的替代方法就是在气管内置入一根细的导管，吹入高流量氧气。短时间内可使肺功能良好的患者维持足够氧合，但长时间手术时仍可能有通气不足，除非允许患者进行自主呼吸。

另外一种方法是**间歇性停止通气技术**，面罩或气管导管正压通气与停止通气交替进行，在暂停通气期间进行手术操作。停止通气的时间通常为 2 ～ 3 min，主要通过脉搏血氧饱和度反映出的患者氧合情况来决定。这项技术的风险包括通气不足及其导致的高碳酸血症、重建气道失败以及误吸。

还有一种方法是通过喉镜侧孔进行**手动喷射通气**，在吸气相（1 ～ 2 s），高压（30 ～ 50 psi）氧气直接喷射进入声门口，并将空气与氧气的混合气体带入肺内（文丘里效应），而呼气相（持续 4 ～ 6 s）是被动的。**②** 在进行喷射通气时，必须观察胸壁运动并且保证充分的呼气时间，以避免气体蓄积及气压伤。该项技术要求全凭静脉麻醉。这种方法的另一种形式是**高频喷射通气**，通过一个小的气管内套管或导管，每分钟注入空气 80 ～ 300 次（见第 58 章）。但由于肺内气体被持续大量稀释，二氧化碳分析仪不能准确监测呼气末 CO_2 数值。

C. 心血管系统稳定

内镜手术过程中，患者血压和心率往往发生剧烈的波动。其原因主要有两点：第一，部分手术患者年龄偏大并且有长时间的嗜烟酒史，更容易罹患心血管疾病；第二，手术过程中刺激的强度不断变化，置入喉镜及某些干预措施能产生强烈的刺激，而某些时期的手术刺激又较轻微，因此试图保持恒定水平的麻醉深度必将导致血压的大幅波动。可在手术刺激增强时适当加用短效麻醉药（如丙泊酚、瑞芬太尼）和（或）交感神经拮抗剂（如艾司洛尔）以维持适宜的麻醉深度。此外，舌咽神经及喉上神经阻滞也有助于减少术中血压波动（见第 19 章 "病例讨论"）。

激光手术注意事项

激光与普通光源的不同主要体现在三个方面：单色性（只有一个波长）、相干性（同相振荡）和方向性（光束窄而平行）。这些特性提高了手术的精确性，有利于止血，并能减少术后水肿及疼痛。但是，激光也给手术室带来了一些危害。

激光的使用及副作用随波长的不同而异，而波长主要由产生激光的介质决定。例如，二氧化碳激光产生的光波（10 600 nm）较长，而钇-铝-石榴石（yttrium-aluminum-garnet，YAG）激光产生的光波较短（1064 nm 或者 1320 nm）。激光波长越长，越易被水吸收，组织穿透力越低。因此，二氧化碳激光较 YAG 激光定位更精确，作用部位偏浅表。

使用激光时注意事项包括吸引组织蒸发产生的有毒烟雾（激光羽烟），这些烟雾可能传播微生物疾病。

如果产生大量的激光羽烟，手术室内所有人员需佩戴符合美国职业安全与健康管理局标准的过滤口罩。另外，在进行激光操作时，手术室内所有人员均应戴上护目镜，且要使用胶带协助患者闭上眼睛。同时，应遮盖手术室的窗户，并适当放置警示标志，以提醒进入手术室的人本手术室正在使用激光设备。

③ 气道激光手术最大的隐患是气管导管失火。通过降低吸入氧浓度（FiO_2）（在患者可以耐受的前提下可降至 30% 以下）可降低此风险，手术中不使用可燃材料（如可燃气管内导管或干棉条）可杜绝这一隐患。气道激光手术中使用的气管导管必须相对耐激光着火（表 37-1）。这些导管不仅可以抵御激光，而且具有双套囊，套囊使用生理盐水而非空气填充，目的是更好地吸收热能并且降低起火的风险。如果近端的套囊被激光击穿，生理盐水漏出，远端的套囊能够继续密封气道。另外，可使用金属线包裹气管导管，但这不是首选方法。特制的可弯曲的不锈钢耐激光气管导管是此类手术的首选（表 37-2）。

尽管有专用的耐激光气管导管，但必须强调的是，目前还没有完全可靠的防激光的气管导管。因此，对于需置入气管导管的所有气道激光手术，均应注意以下几点：

- 吸入空气氧气混合气体，并尽可能降低吸入氧浓度（许多患者可以耐受 21% 的 FiO_2）。
- 氧化亚氮可助燃，禁止使用。
- 气管导管的套囊中应注入生理盐水。一些医师在套囊中注入亚甲蓝，以使套囊破裂时更明显。套囊

表 37-1 气道激光手术应用不同种类气管导管的优缺点

导管种类	优点	缺点
聚氯乙烯	廉价、不反射	熔点低、高度易燃[1]
红橡胶	防穿透、易保持形状、不反射	高度易燃[1]
硅胶	不反射	易燃[1]、灰烬有毒
金属	不易燃[1]、不易扭曲	厚壁套囊易燃、导热、反射激光、笨重

[1] 易燃性取决于 FiO_2 及激光能量强度

表 37-2 气管导管缠绕金属丝带的缺点

无套囊保护
增加导管厚度
未经美国 FDA 批准
金属丝材料不同使得保护作用不同
粘贴胶可能起火
可反射激光至非手术部位
粗糙的边缘可能损伤黏膜表面

密封良好的气管导管可降低咽部氧浓度。

- 激光的强度与时长应尽可能限制。
- 在气道中填塞浸透的生理盐水棉条，尽管这种棉条依然可能燃烧，但可以降低气管导管失火的风险并减少临近组织的损伤。
- 如果发生火灾，应立即提供水源（例如装有 60 ml 水的注射器和盆）。

这些措施可以减少但不能完全消除失火的隐患。在气道附近行激光或者电灼操作时，麻醉医师应保持高度警惕（表 37-3）。

如果发生了气道起火，应迅速关闭麻醉机上的氧气或空气供给，移除气道内可燃物（例如气管导管）。可以使用生理盐水灭火，并仔细检查患者气道，确保可燃物的残余部分全部清理干净。

鼻腔和鼻窦的手术

常见的鼻腔与鼻窦手术包括鼻息肉切除、内镜鼻窦手术、上颌窦手术（Caldwell-Luc 式）、鼻整形术和鼻中隔成形术。

术前注意事项

接受鼻腔或鼻窦手术的患者术前可能存在一定程度的鼻腔阻塞，阻塞原因有鼻息肉、鼻中隔偏曲或感染引起的鼻黏膜充血。这些因素给面罩通气带来一定困难，尤其是在合并其他通气困难因素时（如肥胖、面部畸形）。

鼻息肉往往合并有过敏性疾病，如哮喘。有阿司匹林过敏史的患者术后镇痛不能使用非甾体抗炎药（如酮咯酸）。鼻息肉是囊性纤维病的常见表现。

由于鼻黏膜血供丰富，术前访视时应重点关注相关药物应用史（如阿司匹林、氯吡格雷）及出血史。

术中管理

鼻腔内许多操作可在局麻和镇静下完成。鼻中隔及鼻腔侧壁感觉神经由筛前神经及蝶腭神经支配（见图 19-3），可通过鼻腔填塞局麻药浸润的棉片或纱条实

表 37-3 气道失火应急预案

1. 停止通气，拔除气管导管
2. 关闭氧气，切断麻醉机环路
3. 将导管浸入水中
4. 面罩通气，重新插管
5. 通过支气管镜、胸部 X 线和血气分析评估气道损伤
6. 考虑支气管灌洗及使用激素

施表面麻醉。在进行操作前，表面麻醉药物作用应达 10 min 以上。经常需要黏膜下注射局麻药以加强麻醉作用，使用含肾上腺素或可卡因的溶液可收缩鼻黏膜并减少术中出血。鼻内使用可卡因（最大剂量为 3 mg/kg）将会被迅速吸收，30 min 内达到峰值，并且可能引起心血管副作用（见第 16 章）。

由于表面麻醉可能导致不适及阻滞不完全，鼻腔手术往往在全身麻醉下进行。在诱导期间特别需要注意的是：面罩通气时使用口咽通气道，以减轻鼻腔阻塞的影响；使用加强型或者预制的经口直角气管插管（Mallinckrodt oral RAE）（图 36-1）；将患者的手臂与手指保护好，并束缚在体侧。由于操作部位靠近眼睛，为避免角膜擦伤，需要用胶带将患者眼睛闭合。有一个例外是进行内镜鼻窦手术时，由于鼻窦与眼眶紧邻，术者可能希望定期检查眼球运动（图 37-1）。但是在术者观察眼球前，眼球还是应该被保护起来。为避免患者体动造成的神经及眼部并发症，手术时应使用神经肌肉阻滞剂。

④ 减少术中失血的方法包括使用可卡因或含肾上腺素的局麻药使局部血管收缩、维持轻度头高位及轻度的控制性降压。咽后壁填塞可减少血液误吸风险。尽管有这些措施，麻醉医师还是应该做好应对大出血的准备，尤其是在做血管肿瘤切除时（如青少年鼻咽血管纤维瘤）。

麻醉苏醒及拔管时应尽量避免咳嗽与挣扎，因为可能增加静脉压力及术后出血的风险。常用深麻醉下拔管以避免咳嗽，但是可能增加误吸的风险。

头颈部恶性肿瘤手术

头颈部恶性肿瘤手术包括喉切除术、舌切除术、咽切除术、腮腺切除术、一侧下颌骨切除术和根治性颈清扫术。麻醉诱导后至手术开始前常进行内镜检查，如果计划做气管切开，其时机需根据患者术前气道情况决定。有些手术还包括重建手术，如游离皮瓣移植，手术时间长。

术前注意事项

典型的头颈部恶性肿瘤患者往往是老年人，并且有多年的吸烟及饮酒史。常见的并存疾病包括慢性阻塞性肺疾病、冠心病、高血压、糖尿病、酒精中毒和营养不良。此类患者通常可以从快速外科康复项目中明显获益，包括术前几天的营养补充和术前 24 h 含碳水化合物和蛋白饮料的摄入。

由于气道解剖结构异常、病灶阻塞或术前放疗使气道纤维化、固化或者扭曲，气道管理往往很复杂。

⑤ 如果术前高度怀疑存在气道问题，应避免静脉诱导。可选择清醒（合作患者）或吸入诱导并保留自主呼吸（不合作患者）下直接插管或纤维喉镜插管。在全身麻醉诱导前进行局部麻醉下的气管切开术通常是一个较为谨慎的选择。无论如何，应做好紧急气管切开的人员及器械准备。

术中管理

A. 监测

由于这类手术往往时间较长，失血量大，并且多数患者可能合并心肺疾病，需行动脉置管监测血压并频繁行实验室检查。如果需要置入中心静脉导管，需征询外科医师意见，确保颈内或锁骨下静脉置管不会干扰手术。若这两组静脉不可用，可选择肘静脉或股静脉。如果计划做桡侧前臂皮瓣，则动静脉置管不应

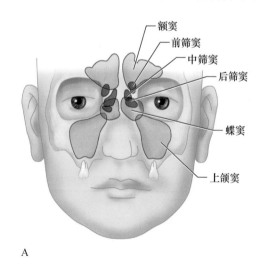
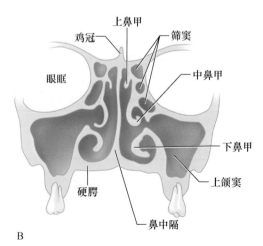

图 37-1 由于鼻窦与眼眶邻近，内镜鼻窦手术可能导致眼眶骨折（**A.** 正面观，**B.** 冠状位）（Modified with permission from Snell RS，Katz J. Clinical Anatomy for Anesthesiologists. New York，NY：Appleton & Lange；1988.）

安置在术侧手臂。至少开放两路大管径静脉通路并置入尿管（最好是测温尿管）。应铺设充气加温毯来帮助患者维持体温。术中低体温及其导致的血管收缩对游离皮瓣的灌注极为不利。

越来越多的外科医师在进行颈前部手术时进行神经监测，以保护喉上、喉返及迷走神经（图 37-2），而这一过程需要麻醉医师使用专用的神经监测气管导管（Medtronic Xomed NIM 气管导管）（图 37-3）。

B. 气管切开

头颈部恶性肿瘤手术通常需要气管切开。在切开进入气管前，应将气管导管内及喉咽部彻底吸引干净，以减少血液及分泌物误吸风险。若需使用电灼，FiO_2 最好低于 30%，以降低进入气管时引起火灾的风险。而避免失火的最佳方法是不使用电刀切开气管。切开气管时，将气管导管的气囊放气，以免被手术刀割破。横断气管壁时，回撤气管导管，使其尖端位于切口头侧。此时由于气管切口大量漏气，会导致通气困难。用无菌的带套囊气管造口管置入气管，充好气囊，并将导管连接至无菌的呼吸环路。一旦通过二氧化碳波形和双侧胸壁听诊确定导管位置正确，拔除原气管导管。气管切开后吸气压力峰值迅速升高可能提示导管位置不佳、支气管痉挛、气道中存在异物或分泌物或者比较少见的气胸。

C. 麻醉维持

⑥ 在进行颈部手术、甲状腺切除术或腮腺切除术时，外科医师可能会要求不使用神经肌肉阻滞药物，以便于术中通过直接神经刺激来辨认并保护神经（如副神经、面神经）。如果使用了神经监测气管导管，可使用琥珀胆碱（或使用丙泊酚不复合肌松剂）来完成插管。适度的控制性降压能减少术中出血，但

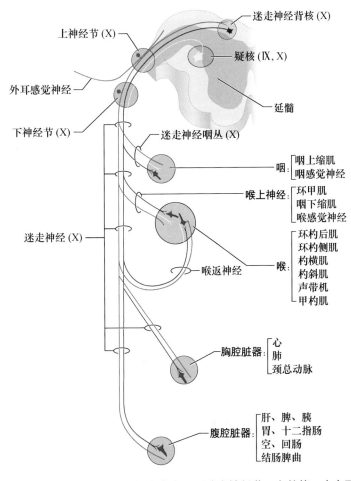

图 37-2 迷走神经（第 X 对脑神经）起源于延髓，在颈部分为上、下迷走神经节。它的第一个主要分支是迷走神经咽丛。**喉上神经**分为内、外两支。内支支配声带以上喉黏膜的感觉，外支支配喉部咽下缩肌及环甲肌。环甲肌收缩使声带延长、紧张或者内收，从而使音调升高。颈前手术，尤其是甲状腺手术有损伤喉上神经的风险，可能导致声音嘶哑和音调降低。迷走神经的另一个分支是**喉返神经**，支配除环甲肌以外的所有喉部肌肉，并负责发声及声门开放。喉返神经于甲状腺后紧贴其穿过，因此在甲状腺手术中极易受到损伤。单侧喉返神经损伤可能会导致声音变化或声音嘶哑，双侧神经损伤可导致失音、呼吸困难。除此之外，迷走神经还发出支配胸腔及腹腔脏器的自主运动和感觉神经纤维〔Reproduced with permission from Dillon FX. Electromyographic（EMG）neuromonitoring in otolaryngologyhead and neck surgery. Anesthesiol Clin. 2010 Sep；28（3）：423-442.〕

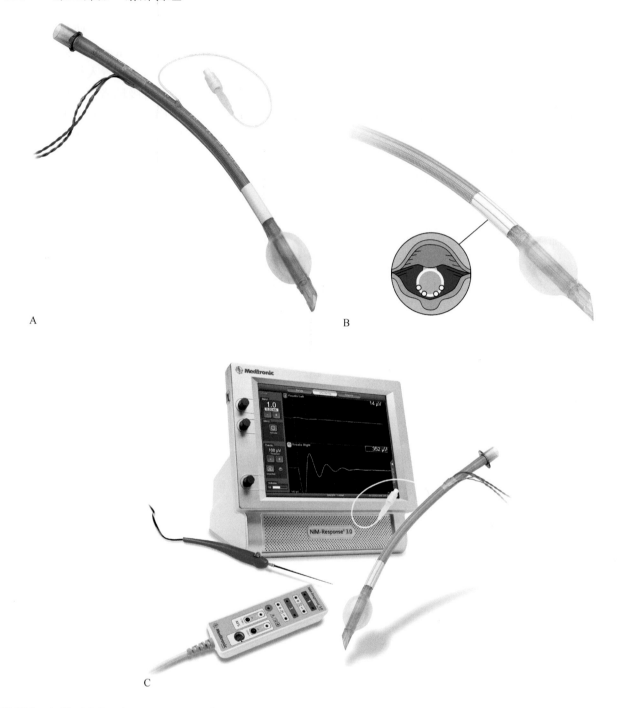

图 37-3　**A.** The Medtronic Xomed NIM 肌电图（electromyographic，EMG）神经监测气管导管。使用琥珀胆碱（或者不使用肌松剂）插管，导管应固定在中线。如果使用润滑油，应禁止使用包含局麻药的产品。**B.** 使用稍大型号的导管使导管电极与黏膜接触，导管的蓝色带需位于声带水平。**C.** 通过肌电图来监测神经完整性（Medtronic XomedNIM-Response® 3.0 神经完整性监测仪）。禁忌使用非去极化肌肉松弛剂，因其干扰肌电图监测（Used with permission from Medtronic Xomed.）

当肿瘤侵犯颈动脉或颈内静脉，将影响脑灌注（后者可增加脑静脉压）。如果采用头高位，动脉压换能器需在脑水平（外耳道）调零，以便准确监测大脑灌注压。另外，头高位增加静脉空气栓塞的风险。

在游离皮瓣吻合后，需将患者血压维持在其基础水平。尽量减少使用血管收缩药物（如去氧肾上腺素）来升压，因为局部血管床收缩将减少移植皮瓣的灌注；同样，血管扩张药物（如硝普钠、肼屈嗪）也

应该避免使用，因其也可降低移植皮瓣灌注压。

D. 输血

输血前需衡量患者术中病情需要和输血诱导的免疫抑制引起肿瘤复发率增加的问题。由于血液流变学因素，游离皮瓣所需的血细胞比容相对较低（27%～30%）。为保证移植的游离皮瓣在术后有足够的灌注压，手术期间应避免过度利尿。

E. 心血管不稳定

7 根治性颈清扫术中在颈动脉窦及星状神经节附近操作时，可出现血压大幅度波动、心动过缓、心律失常、窦性停搏及 QT 间期延长等情况。局麻药浸润阻滞颈动脉鞘可改善上述症状。双侧颈清扫术后可因颈动脉窦和颈动脉体失去神经支配，导致高血压及丧失缺氧反射。

术后管理

头颈部恶性肿瘤手术的主要术后并发症包括急性甲状旁腺功能减退引起的低钙血症，出血、血肿形成以及双侧喉返神经损伤引起的双侧声带麻痹伴喘鸣导致气道通畅性受到威胁（见第 35 章）。术后甲状旁腺功能减退较为常见，其原因是甲状腺切除术或颈部清扫术中对甲状旁腺或其血液供应造成损伤，或者是无意或有意地切除了全部 4 个甲状旁腺，其可表现出一定的临床症状，但也可能无症状。甲状腺切除术患者中有 49% 为一过性功能减退，而有 33% 的患者出现永久性的功能减退。患者的症状和体征取决于低钙血症的发病速度和严重程度。急性重度低钙血症的临床症状包括喉痉挛、支气管痉挛、QT 间期延长相关心律失常和充血性心力衰竭，神经症状和体征表现为从口周感觉异常、远端肢体麻木、手足痉挛到神志不清、谵妄和癫痫发作。有症状性低钙血症是一种急症，应静脉内给予钙剂治疗，而无症状性低钙血症可口服钙剂治疗（参见第 49 章）。

颌面重建与正颌术

颌面重建常用于治疗创伤（如上颌骨或下颌骨骨折）、纠正发育畸形及根治性恶性肿瘤手术（如上颌骨或下颌骨切除）等，与治疗咬合不正的正颌术（如 LeFort 截骨术、下颌截骨术）有许多相同的手术和麻醉技术。

术前注意事项

8 颌面部重建手术及正颌手术患者的气道问题往往使麻醉医师面临的巨大挑战。术前应重点关注张口度、面罩贴合效果、颈部活动度、小颌畸形、下颌后缩、上颌前突（覆颌）、巨舌、牙齿疾病、鼻腔通畅与否以及口腔内的任何病变或问题。如果预期有任何面罩通气或气管插管困难的征象，都应该在全麻诱导前建立安全的气道。方法包括在谨慎镇静下纤维支气管镜引导经鼻或经口插管、局麻下气管切开。牙齿和口腔手术首选经鼻插管，可使用直管与可弯接头相连（图 37-4A）或者预制的鼻腔 RAE 导管（图 37-4B），这样气管导管可弯向患者头侧并越过患者额头。对于经鼻插管，需注意防止气管导管压迫鼻腔组织，防止局部组织因术中长时间受压而坏死。LeFort Ⅱ、LeFort Ⅲ 型骨折时慎用经鼻插管，因其可能合并颅底骨折（图 37-5）。

术中管理

颌面部重建术及正颌术时间长，出血量大。可在口咽（喉咽）部填塞纱布，以减少血液及碎片进入喉部及气道，手术结束时，切记在下颌被固定前取出填塞的纱布！减少出血的措施包括轻度头高位、控制性降压及肾上腺素局部浸润。由于患者手臂被束缚在两侧，术前就应建立好两条静脉通路，也可能需要动脉置管监测有创压。如前所述，如果采用头高位，动脉压换能器需在脑水平（外耳道）调零，以便准确监测大脑灌注压。另外，麻醉医师要警惕因头高位而导致的静脉空气栓塞风险。

由于气道与术野靠近、手术医师的位置特殊、患者头部可能呈 90° 或 180° 远离麻醉医师，这些都增加了术中出现严重气道问题的可能，如气管导管打折、

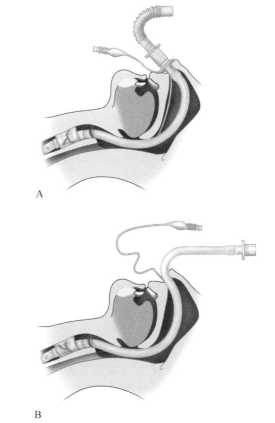

图 37-4 A. 普通直气管导管在鼻孔部位被截断，与一可弯接头连接。B. 鼻腔 RAE 导管在鼻水平有一预制的直角弯曲，因此导管可以越过前额

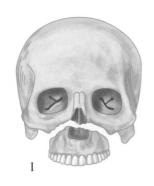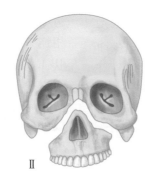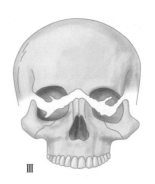

Ⅰ　　　　　　　　　Ⅱ　　　　　　　　　Ⅲ

图 37-5　LeFort Ⅰ、Ⅱ、Ⅲ型骨折示意图。LeFort Ⅱ、Ⅲ型骨折可能合并颅底骨折，是经鼻插管的禁忌证

断开，手术器械刺破导管等，因此在这类手术中，监测呼气末二氧化碳及吸气峰压、食管呼吸音听诊更为重要。如果手术操作在气道附近进行，电切或激光都将增加发生火灾的风险。手术结束时必须移除咽部填塞物并吸引咽部血液及分泌物。如果术后可能出现组织水肿阻塞气道（如舌体、咽部），需严密观察患者，必要时保留气管导管。在不确定的情况下，可以应用气道交换导管拔管（例如 Cook 医疗的带有 Rapi-Fit 接头的 Cook 气道交换气管导管），它可以在出现拔管后呼吸道梗阻时方便重新插管并供氧。另外，手术团队应该做好紧急气管切开或环甲膜切开的准备。在患者完全清醒并且无继续出血征象时可尝试拔管。颌间固定（如上下颌钢丝固定）的患者必须在床边备好吸引器及紧急切开钢丝的工具，以防出现呕吐或其他气道紧急情况。下颌固定或者口咽部填塞物没有取出可以导致患者拔管后出现危及生命的气道阻塞。应在颌间固定和拔管前反复确认填塞物是否已经取出。

耳科手术

常见的耳科手术包括镫骨切除术或镫骨足板造孔术、鼓室成形术及乳突根治术。鼓膜切开并经鼓膜造孔置管是最常见的儿科手术，将在第 42 章中讨论。

术中管理

A. 氧化亚氮

氧化亚氮不常用于耳科手术麻醉。氧化亚氮在血液中的溶解度高于氮气（空气的主要组成部分），会比氮气更快地扩散至含气空腔，并可被吸收入血（见第 8 章）。通常情况下，由于咽鼓管的被动排除作用，患者能够很好地耐受氧化亚氮造成的中耳压力改变。然而，有慢性耳部疾病（如中耳炎或鼻窦炎）的患者

常有咽鼓管堵塞，使用氧化亚氮麻醉时偶尔可出现听力丧失及鼓膜穿孔。

在鼓室成形术中，中耳与大气是相通的，没有压力的积聚，但是一旦植入鼓膜，中耳就变成了一个封闭腔，如果氧化亚氮扩散至这一腔隙，中耳压力升高，移植物可能发生移位。相反，在植入鼓膜后停止使用氧化亚氮将造成中耳内负压，同样可导致鼓膜移位。因此，鼓室成形术应避免使用氧化亚氮，或在置入移植物前停止使用。氧化亚氮的清除时间受许多因素影响，包括肺泡通气和新鲜气流量（见第 8 章），但通常建议控制在 15 ～ 30 min。

B. 止血

与其他显微手术一样，即使少量的出血也会掩盖术野。减少出血的方法包括轻度头高位（15°）、浸润或表面应用肾上腺素（1:50 000 ～ 1:200 000）及适度的控制性降压。苏醒期（尤其是头部包扎时导致颈部活动）由于气管导管导致的呛咳将增加静脉压力，可能导致出血及中耳内压力升高，因此经常采用深麻醉下拔管。

C. 识别面神经

在某些耳科手术（如血管球瘤或听神经瘤切除术）中，面神经的保护非常重要。在这种情况下，使用神经肌肉阻滞剂会使面神经无法对直接神经刺激产生反应，导致无法识别面神经。因此，除非手术医师要求，一般避免使用肌松药。

D. 术后眩晕、恶心和呕吐

由于内耳与平衡感觉有关，耳科手术可能出现术后头晕（眩晕）和术后恶心呕吐（postoperative nausea and vomiting，PONV）。中耳手术使用丙泊酚诱导和维持麻醉可减少 PONV 的发生。还可考虑在诱导前应用地塞米松及清醒前应用 5-HT₃ 受体阻滞剂。接受耳

部手术的患者应该仔细进行术后眩晕的评估，并且应密切监测患者活动，以减少跌倒的风险。

口腔外科手术

口腔科的多数小手术是局麻下在诊所中完成的，合并不同程度的镇静。如果使用了静脉镇静药物或者手术过程较复杂，那么需要有资质的麻醉医师在场。如果采用深度镇静或全身麻醉，必须有有资质的麻醉医师在场。通常使用牙垫和口咽填塞物保护气道。轻到中度镇静时，口咽填塞能阻止刺激性液体和牙齿碎片进入气道。深度镇静和全身麻醉则要求有资质的麻醉医师进行更严格的气道管理。无论深度镇静或全麻是计划中的还是临时实施的，必须保证有合适的工具、物品和麻醉药随时可用，以确保在诊所里出现预期或非预期的麻醉相关问题时能够安全地处理，而且处理的标准与医院或门诊手术中心相同。

较小的口腔科手术，如拔牙术，一般时间不超过1 h。神经阻滞或局麻药局部浸润通常能够满足手术要求。在成年人手术中，大部分口腔科医师使用加入1/100 000 肾上腺素的 2% 利多卡因或者加入 1/200 000 肾上腺素的 0.5% 布比卡因，剂量分别不超过 12 ml 及 8 ml。阿替卡因在欧洲较为常用。手术医师需告知麻醉医师使用的局麻药的浓度及剂量，以确定用药量不超过根据体重计算的极量。小儿更易出现由于局麻药物过量或者意外的血管内注射导致的局麻药中毒反应。

静脉镇静的使用改善了口腔科手术患者的舒适度并有利于手术的进行。局麻前联合使用小剂量芬太尼及咪达唑仑足够达到镇静要求。可以追加小剂量的芬太尼、咪达唑仑或丙泊酚加深镇静。如果术中需要短暂的深度镇静或全身麻醉，追加丙泊酚（成年人20 ~ 30 mg）是很好的选择。

这些技术要求手术医师及麻醉医师的通力合作。如果手术风险因合并基础疾病、气道条件不理想或者手术难度超出预期而增加，那么在医院或者门诊手术中心实施气管插管下的全身麻醉来完成手术更加安全。

病例讨论

鼻窦手术后出血

一名 50 岁男性顺利进行内镜鼻窦手术后，在麻醉恢复室苏醒过程中突发呛咳，紧接着出现呼吸困难以及响亮的吸气性喘鸣。

吸气性喘鸣的鉴别诊断是什么？

术后突发吸气性喘鸣的可能原因有喉痉挛、喉头水肿、异物吸入和声带功能障碍。喉痉挛是指喉肌的不自主痉挛，可因血液或分泌物刺激喉上神经（见第 19 章）引起。喉头水肿可能是由于药物过敏反应、遗传性或医源性血管神经性水肿或气管插管损伤引起的。声带功能障碍可能是因为残余肌松作用、低血钙碱中毒抽搐、气管插管损伤或反常的声带运动所引起。

患者再次发生呛咳并伴有咯血，应如何进行紧急处理？

鼻或喉部术后出血可能很严重。没有完全清醒的患者由于分泌物的刺激发生恶心及呛咳将增加静脉压并加重出血，更严重的是可能发生血液或其他分泌物误吸。幸运的是由于 pH 值的关系，血液误吸不如酸性胃内容物误吸严重。尽管如此，意识不清的患者必须立即保护气道，可行清醒插管或者快速顺序诱导插管达到保护作用。

如果患者足够清醒，能够咳嗽及吞咽，并且没有血液误吸的征象，那么首要处理是尽快止血。迅速采取的措施包括：升高床头，以减少出血部位的动、静脉压力；积极应用静脉降压药物控制收缩压。为避免抑制气道反射，不应使用镇静剂。

如果经过上述处理措施后，仍出血不止，需行手术干预，请叙述麻醉诱导方案。

在进行全麻诱导前，需使用等渗晶体或胶体来纠正低血容量。由于大部分血液被患者吞下去，其失血量很难估计，但可根据其生命体征、体位性低血压及血细胞比容来大致估计。诱导前需进行交叉配血并建立第二条较粗的静脉通路。此时必须认识到，从麻醉的角度来说，此患者目前的情况与术前完全不同：患者现在处于饱胃、低血容量的状态，并可能存在插管困难。

首选麻醉诱导方案是快速顺序诱导。药物（如氯胺酮、依托咪酯）的选择和剂量需考虑到长时间低血容量导致低血压的可能。还应该做好紧急气管切开的人力和设备准备，并应放置胃管行胃肠减压。

鼻部血供来源于哪些动脉？

鼻部的血供来源于颌内动脉和筛前动脉，出血难以控制时可结扎这两支动脉。

请阐述拔管要点。

由于该患者仍旧存在误吸风险，因此只有当患者完全清醒并且气道反射恢复后才能尝试拔管。虽然理想情况是在苏醒期能够抑制呛咳及患者对气管导管的不耐受，但是这对于清醒患者很难实现。在这种情况下静脉注射利多卡因或右美托咪定可能有帮助。

（安奕 译 金笛 肖玮 校 王天龙 审）

推荐阅读

Acharya K. Rigid bronchoscopy in airway foreign bodies: Value of the clinical and radiological signs. *Int Arch Otorhinolaryngol*. 2016;20:196.

Akulian JA, Yarmus L, Feller-Kopman D. The role of cricothyrotomy, tracheostomy, and percutaneous tracheostomy in airway management. *Anesthesiol Clin*. 2015;33:357.

Atkins JH, Mirza N. Anesthetic considerations and surgical caveats for awake airway surgery. *Anesthesiol Clin*. 2010;28:555.

Baker P. Assessment before airway management. *Anesthesiol Clin*. 2015;33:257.

Becke K. Anesthesia for ORL surgery in children. *GMS Curr Topics Otorhinolaryngolog Head Neck Surg*. 2014;13:Doc04.

Biro P. Jet ventilation for surgical interventions in the upper airway. *Anesthesiol Clin*. 2010;28:397.

Carlton DA, Govindaraj S. Anesthesia for functional endoscopic sinus surgery. *Curr Opin Otolaryngol Head Neck Surg*. 2017;25:24.

Charters P, Ahmad I, Patel A, et al. Anaesthesia for head and neck surgery: United Kingdom National Multidisciplinary Guidelines. *J Laryngol Otol*. 2016;130(suppl S2):S23.

Chi JJ, Mandel JE, Weinstein GS, et al. Anesthetic considerations for transoral robotic surgery. *Anesthesiol Clin*. 2010;28:411.

Chmielewska M, Winters BD, Pandian V, et al. Integration of a difficult airway response team into a hospital emergency response system. *Anesthesiol Clin*. 2015;33:369.

Ehsan Z, Mahmoud M, Shott SR, Amin RS, Ishman SL. The effects of anesthesia and opioids on the upper airway: A systematic review. *Laryngoscope*. 2016;126:270.

Fang CH, Friedman R, White PE et al. Emergent awake tracheostomy–The five-year experience at an urban tertiary care center. *Laryngoscope*. 2015;125:2476.

Giovannitti JA Jr. Anesthesia for off-floor dental and oral surgery. *Curr Opin Anesthesiol*. 2016;29:519.

Green JS, Tsui BCH. Applications of ultrasonography in ENT: Airway assessment and nerve blockage. *Anesthesiol Clin*. 2010;28:541.

Guay J. Regional anesthesia for carotid surgery. *Curr Opin Anaesthesiol*. 2008;21:638.

Hassanein AG, Abdel Mabood AMA. Can submandibular tracheal intubation be an alternative to tracheotomy during surgery for major maxiollofacial fractures? *J Oral Maxillofac Surg*. 2017;75:508e1.

Hillman DR, Platt PR, Eastwood PR. Anesthesia, sleep and upper airway collapsibility. *Anesthesiol Clin*. 2010;28:443.

Hsu J, Tan M. Anesthesia considerations in laryngeal surgery. *Int Anesthesiol Clin*. 2017;55:11.

Hsueh WD, Hwang PH, Abuzeid WM. Perioperative management of antithrombotic therapy in common otolaryngologic surgical procedures: State of the art review. *Otolaryngol Head Neck Surg*. 2015;153:493.

Huh H, Park SJ, Lim HH, et al. Optimal anesthetic regimen for ambulatory laser microlaryngeal surgery. *Laryngoscope*. 2017;127:1135.

Jourdy DN, Kacker A. Regional anesthesia for office-based procedures in otorhinolaryngology. *Anesthesiol Clin*. 2010;28:457.

Kakava K, Tournis S, Papadakis G, et al. Postsurgical hypoparathyroidism: A systemic review. *In Vivo*. 2016;30:171.

Khan MI, Waguespack SG, Hu MI. Medical management of postsurgical hypoparathyroidism. *Endocrine Pract*. 2011;17(suppl 1):18.

Lalwani K, Richins S, Aliason I, et al. The laryngeal mask airway for pediatric adenotonsillectomy: Predictors of failure and complications. *Int J Pediatr Otorhinolaryngol*. 2013;77:25.

Liang S, Irwin MG. Review of anesthesia for middle ear surgery. *Anesthesiol Clin*. 2010;28:519.

Lin S, McKenna SJ, Yao CF, Chen YR, Chen C. Effects of hypotensive anesthesia on reducing intraoperative blood loss, duration of operation, and quality of surgical field during orthognathic surgery: A systematic review and meta-analysis of randomized controlled trials. *J Oral Maxillofac Surg*. 2017;75:73.

Linkov G, Soliman AMS. Infections and edema. *Anesthesiol Clin*. 2015;33:329.

Lu I-C, Chu K-S, Tsai C-J, et al. Optimal depth of NIM EMG endotracheal tube for intraoperative neuromonitoring of the recurrent laryngeal nerve during thyroidectomy. *World J Surg*. 2008;32:1935.

Meacham RK, Schindler J. Anesthesia care for the professional singer. *Anesthesiol Clin*. 2015;33:347.

Mitchell RM, Parikh SR. Hemostasis in tonsillectomy. *Otolaryngol Clin N Am*. 2016;49:615.

Mobley SR, Miller BT, Astor FC, et al. Prone positioning for head and neck reconstructive surgery. *Head Neck*.

2007;29:1041.

O'Dell K. Predictors of difficult intubation and the otolaryngology perioperative consult. *Anesthesiol Clin.* 2015;33:279.

O'Neill JP, Fenton JE. The recurrent laryngeal nerve in thyroid surgery. *Surgeon.* 2008;6:373.

Pandit JJ, Satya-Krishna R, Gration P. Superficial or deep cervical plexus block for carotid endarterectomy: A systematic review of complications. *Br J Anaesthesiol.* 2007;99:159.

Regli A, Becke K, von Ungern-Sternberg BS. An update on the perioperative management of children with upper respiratory tract infections. *Curr Opin Anesthesiol.* 2017;30:362.

Sabour S, Manders E, Steward DL. The role of rapid PACU parathyroid hormone in reducing post-thyroidectomy hypocalcemia. *Otolaryngol Head Neck Surg.* 2009;141:727.

Sheinbein DS, Loeb RG. Laser surgery and fire hazards in ear, nose, and throat surgeries. *Anesthesiol Clin.* 2010;28:485.

Shemesh S, Tamir S, Goldfarb A, et al. To proceed or not to proceed: ENT surgery in paediatric patients with acute upper respiratory tract infection. *J Laryngol Otol.* 2016;130:800.

Sierpina DI, Chaudhary H, Walner DL, et al. Laryngeal mask airway versus endotracheal tube in pediatric adenotonsillectomy. *Laryngoscope.* 2012;122:429.

Spataro E, Durakovic N, Kallogjeri D, et al. Complications and 30-day hospital readmission rates of patients undergoing tracheostomy: A prospective analysis. *Laryngoscope.* 2017;127:2746.

Statham MM, Myer III CM. Complications of adenotonsillectomy. *Curr Opin Otolaryngol Head Neck Surg.* 2010;18:539.

Tewari A, Samy RN, Castle J, et al. Intraoperative neurophysiological monitoring of the laryngeal nerves during anterior neck surgery: A review. *Ann Otol Rhinol Laryngol.* 2017;126:672.

Theodossy T, Chapma M, Mitchell VC, et al. Anaesthetic considerations for patients receiving photodynamic therapy in head and neck surgery. *Eur J Anaesthesiol.* 2007;24:225.

Xiao P, Zhang X. Adult laryngotracheal surgery. *Anesthesiol Clin.* 2010;28:529.

Yap A. Risk of "Coroner's clot" from the use of laryngeal mask airway during oropharyngeal surgery. *ANZ J Surg.* 2016;86:734.

第 38 章　骨科手术的麻醉

Edward R. Mariano，MD，MAS

要　点

❶ 骨水泥植入综合征的临床表现包括低氧血症（肺内分流增加）、低血压、心律失常（包括传导阻滞和窦性停搏）、肺动脉高压（肺血管阻力增加）和心输出量降低。

❷ 肢端手术使用充气止血带可使术野无血，极大地方便手术操作。但使用止血带也可引起一些潜在的问题，包括血流动力学改变、疼痛、代谢改变、动脉血栓栓塞和肺栓塞。

❸ 脂肪栓塞综合征通常发生在长骨或骨盆骨折后 72 h 内，表现为呼吸困难、意识障碍和瘀斑三联症。

❹ 深静脉血栓形成和肺栓塞可导致患者在骨盆和下肢手术后发生并发症或死亡。

❺ 椎管内麻醉或椎管内麻醉复合全身麻醉可减少血栓栓塞性并发症，其机制包括：交感神经抑制引起的下肢静脉血流增加、局麻药的全身抗炎作用、降低血小板反应性、抑制手术后 Ⅷ 因子和 vW 因子水平的上升、抑制术后抗血栓素 Ⅲ 水平的下降及调节应激激素的释放。

❻ 对于每天注射预防剂量低分子肝素的患者，可在

末次给药 10～12 h 后进行椎管内麻醉操作（或拔除椎管内导管），操作完成 4 h 后可再次用药。

❼ 对于需要类固醇、免疫治疗或甲氨蝶呤治疗的严重类风湿关节炎患者，均应在术前拍摄屈、伸位颈椎侧位片。如果存在寰枢椎不稳定，应在颈部固定的情况下使用可视喉镜或纤维支气管镜进行气管插管。

❽ 在双侧髋关节置换术时，麻醉医师和手术医师之间的有效沟通是必要的。如果患者在一侧髋关节置换术的过程中出现血流动力学不稳定，另一侧的关节置换术应推迟。

❾ 局麻药中加入辅助药物，如阿片类药物、可乐定、酮咯酸和新斯的明等，可以通过多种组合方式应用于关节腔内注射，以延长膝关节镜手术的镇痛持续时间。

❿ 有效的术后多模式镇痛可使膝关节置换术患者术后最大程度地活动患肢，防止关节粘连，促进早期康复。

⓫ 单次或置管连续肌间沟入路臂丛阻滞尤其适用于肩关节手术。如果实施全身麻醉，外周神经阻滞或臂丛阻滞也能起到完善麻醉的作用，并能提供有效的术后镇痛。

骨科手术给麻醉医师带来了各种挑战。不同年龄段的患者间合并疾病差异很大。患者可能是先天性肢体畸形的新生儿，运动相关性损伤的青少年，也可能是成年患者拟行从切除软组织肿物到关节置换的各种不同手术，以及各年龄段均可能罹患的骨肿瘤等。本章重点关注常见骨科手术患者的围术期管理问题。例如，长骨骨折的患者容易出现脂肪栓塞综合征，骨盆、髋和膝关节手术的患者具有较高的静脉血栓栓塞风险。关节置换手术使用骨水泥可能会引起血流动力学不稳定，止血带虽可减少失血量但带来了其他风险。颈椎、胸椎和腰椎手术患者的围术期管理见第 27 章。

椎管内麻醉或其他区域麻醉技术在减少围术期血栓栓塞性并发症、提供术后镇痛及促进术后早期康

复和出院方面发挥着重要作用。手术技术的进步，如微创膝关节、髋关节置换术的出现需要我们调整麻醉及围术期处理方案，以使患者术后一天甚至手术当天即可出院，而以往这些患者需住院数天。在一个章节中不可能把各种不同的骨科手术的麻醉论述得面面俱到，因此，本章的重点是择期骨科手术的围术期及麻醉管理。脊柱手术的麻醉见第 27 章。

骨科手术的围术期管理

骨水泥

骨水泥——即聚甲基丙烯酸甲酯常用于关节置换术。骨水泥在松质骨间隙相互交错，将假体牢固地连

接到患者骨组织上。聚合的甲基丙烯酸甲酯粉末与液态的甲基丙烯酸甲酯单体混合后，导致高分子链聚合并交联。这一放热的过程使水泥变硬并在假体内扩张。水泥扩张造成的髓内高压（＞ 500 mmHg）可以导致脂肪、骨髓、水泥及空气进入静脉并造成栓塞。残余的甲基丙烯酸甲酯单体的全身吸收可导致血管舒张，降低全身血管阻力。组织促凝血酶原激酶的释放可引起血小板聚集、肺部微血栓形成以及血管活性物质导致的循环系统不平稳。但是大部分患者在使用骨水泥时没有不良反应。

① 骨水泥植入综合征的临床表现包括低氧血症（肺内分流增加）、低血压、心律失常（包括心脏传导阻滞和窦性停搏）、肺动脉高压（肺血管阻力增加）和心输出量降低。栓塞最常发生在髋关节置换术的股骨假体植入过程中。这种并发症的防治策略包括：使用骨水泥前提高吸入氧浓度、维持正常血容量、股骨远端钻孔减压、股骨髓腔高压灌洗以去除组织碎片（潜在的微栓子）和使用非骨水泥股骨假体。

使用骨水泥的另一个缺点是若干年之后假体会逐渐松动。新一代的非骨水泥假体为多孔材质，可使骨质长入其中。与骨水泥假体相比，非骨水泥假体使用寿命也较长，更适合用于年轻、活动量大的年轻患者，但其需要患者具有健康活跃的成骨功能且术后康复时间较长。对于高龄（80 岁以上）和活动量少的患者，因常合并骨质疏松症或骨皮质薄弱，宜首选骨水泥假体。临床实践中选择骨水泥还是非骨水泥假体取决于手术的关节、患者状况及手术技术等因素。

充气止血带

② 肢端手术使用充气止血带可使术野无血，极大地方便手术操作。但使用止血带也可引起一些潜在的问题，包括血流动力学改变、疼痛、代谢改变、动脉血栓栓塞和肺栓塞。止血带的充气压力通常比患者的基础收缩压高 100 mmHg。长时间充气（＞ 2 h）常导致肌肉缺血，甚至可引起横纹肌溶解或永久性外周神经受损。止血带的充气压力还与下肢手术患儿体温升高有关。

下肢驱血及止血带充气后，其血容量快速进入中心循环，尽管这种情况通常无临床意义，但双下肢驱血可以导致中心静脉压和动脉血压的升高，心室顺应性差及舒张功能不全的患者可能难以耐受。

在使用充气压力高于收缩压 100 mmHg 的止血带时，清醒患者通常数分钟后就会感受到止血带痛。区域阻滞麻醉时，一些患者的止血带疼痛可能会随着时间逐渐加重。即使区域阻滞的效果可以满足手术要求

时，也需要静脉追加麻醉性镇痛药（如果没有改行全身麻醉）。即使是在全麻期间，止血带的疼痛刺激也常表现出止血带充气大约 1 h 后患者的平均动脉压逐渐升高。交感神经逐渐激活的征象包括显著的高血压、心动过缓和出汗。止血带痛的出现及伴随的高血压受很多因素的影响，包括麻醉方式（区域麻醉还是全身麻醉）、区域麻醉的阻滞范围、局麻药的种类和剂量（影响阻滞的强度）以及是否应用了静脉辅助镇痛药或在局麻药中加入辅助用药等。

松止血带能立即缓解止血带疼痛及其伴随的高血压，同时伴有中心静脉压和动脉血压的显著下降、心率加快和核心体温下降。缺血肢体积累的代谢产物进入血循环增加了动脉血的二氧化碳分压（$PaCO_2$）、呼气末二氧化碳分压（$ETCO_2$）、血清乳酸和血钾水平。**对于保留自主呼吸的患者，这些代谢性改变可引起每分通气量的增加，偶尔可引起心律失常。** 下肢止血带引起的缺血可导致深静脉血栓形成。即使是诊断性膝关节镜检查之类的小手术，在松止血带后通过经食管超声心动图也可检测到亚临床肺栓塞（右心房和心室粟粒状的栓子）。据文献报道，大面积肺栓塞偶尔可发生在全膝关节置换术的下肢驱血时、止血带充气时和松止血带后。镰状细胞贫血病患者可安全使用止血带，但需特别注意保持氧合、维持血中碳酸正常或偏低、补液及保持正常体温。

脂肪栓塞综合征

所有的长骨骨折均可发生一定程度的脂肪栓塞。脂肪栓塞综合征虽不常见，但存在致命的风险（死亡率 10% ～ 20%）。**③** 脂肪栓塞综合征通常发生在长骨或骨盆骨折后 72 h 内，表现为呼吸困难、意识障碍和瘀斑三联症。该综合征还可发生在心肺复苏、肠外输注脂肪乳剂及吸脂术后。关于其发病机制，广为接受的学说认为骨折后脂肪细胞遭到破坏并释放出脂肪滴，后者经髓腔血管的破口进入血循环。另一种学说认为骨折后的脂肪酸代谢异常导致循环中游离脂肪酸聚集形成乳糜微粒。不管来源如何，游离脂肪酸对肺泡毛细血管膜具有毒性作用，促进血管活性胺和前列腺素释放，导致急性呼吸窘迫综合征（acute respiratory distress syndrome，ARDS，见第 58 章）。神经系统症状（如躁动、意识障碍、嗜睡或昏迷）可能是由脑毛细血管损伤和脑水肿导致的，这些症状在缺氧的情况下会加重。

胸部、上肢、腋下及结膜等部位出现瘀斑均支持脂肪栓塞综合征的诊断。脂肪滴偶尔可在视网膜、尿液或唾液中找到。凝血异常，如血小板减少或凝血时

间延长等则较少出现。血清脂肪酶活性可能会升高，但不能用于预测疾病的严重程度。肺部受累表现可由轻度低氧血症，胸片正常，至严重低氧血症合并胸片呈弥漫性渗出性改变。多数脂肪栓塞综合征的典型症状和体征发生于起病后 1 ～ 3 天。在全身麻醉期间的症状包括呼气末二氧化碳分压下降、血氧饱和度下降和肺动脉压上升。心电图可能出现 ST 段改变及右心室负荷过重表现。

脂肪栓塞的处理包括两个方面：预防和支持治疗。早期固定骨折端可降低脂肪栓塞综合征的发生率，尤其是可减少肺部并发症的风险。支持治疗包括持续气道正压通气以防止缺氧，以及对 ARDS 患者使用特殊的通气策略。低血压时需要使用适当的升压药物，而血管舒张药则有助于处理肺动脉高压。目前随机对照临床试验并不支持使用大剂量类固醇激素。

深静脉血栓形成和血栓栓塞

④ 深静脉血栓形成（deep vein thrombosis，DVT）和**肺栓塞**（pulmonary embolism，PE）可导致患者在骨盆或下肢手术后发生并发症或死亡。其危险因素包括：肥胖、年龄超过 60 岁、手术时间超过 30 min、使用止血带、下肢骨折及制动时间超过 4 天。高风险患者包括行髋关节手术、膝关节置换术或因下肢严重创伤而手术的患者，这些患者如果没有预防性措施，深静脉血栓的发生率可高达 40% ～ 80%。据报道，髋关节术后有临床症状的肺栓塞发生率高达 20%，而致死性肺栓塞为 1% ～ 3%。其主要病理生理机制包括静脉淤血及手术后局部和全身性炎性反应所致的高凝状态。

临床研究已经证实预防性用药及间断充气加压装置（intermittent pneumatic compression IPC）可显著减少深静脉血栓和肺栓塞的发生率。预防血栓的机械性装置可应用于每一位患者，但使用抗凝药物前需考虑出血的风险。对于 DVT 风险高而出血风险小的患者，除使用机械装置预防血栓外，还可使用低剂量肝素皮下注射（low-dose subcutaneous unfractionated heparin，LUFH）、华法林和低分子肝素（low-molecular-weight heparin，LMWH）。出血风险高的患者一般仅采用机械装置预防血栓，直到出血风险降低。患者如未放置硬膜外导管，则手术当天即开始抗凝治疗。根据某些矫形外科手术规范，华法林可在术前一天晚上给予。抑制 Ⅹa 因子或凝血酶的新型口服抗凝血剂起效快，经肾排泄，在行区域阻滞时需特别注意。

⑤ 椎管内麻醉或椎管内麻醉复合全身麻醉可减少血栓栓塞性并发症，其机制包括：交感神经抑制引起的下肢静脉血流增加、局麻药的全身抗炎作用、降低血小板反应性、抑制手术后Ⅷ因子和 vW 因子水平的上升、抑制术后抗血栓素Ⅲ水平的下降及调节应激激素的释放。

根据美国区域麻醉与疼痛医学学会循证指南（第 3 版）中关于区域阻滞与抗凝治疗的阐述，正在使用抗血小板药物（如噻氯匹定、氯吡格雷或静脉注射糖蛋白Ⅱb/Ⅲa 抑制剂）、溶栓剂、磺达肝癸钠、直接凝血酶抑制剂或治疗量低分子肝素的患者在接受椎管内麻醉后出现脊髓或硬膜外腔血肿的风险较大。每天皮下注射 10 000 U 以下的普通肝素不是椎管内麻醉（或拔除椎管内导管）的禁忌证，但使用更大剂量的肝素后行椎管内麻醉是否安全尚不清楚。对于预防性使用低分子肝素的患者，操作指南取决于使用剂量。对于 **⑥** 每天注射预防剂量低分子肝素的患者，可在末次给药 10 ～ 12 h 后进行椎管内麻醉操作（或拔除椎管内导管），操作完成 4 h 后可再次用药。如果每天使用两次低分子肝素，则不能留置椎管内导管，并且应在第一次给低分子肝素前 2 h 或以上拔除导管。除非国际标准化比值（international normalized ratio，INR）正常，否则正在使用华法林的患者不能行椎管内麻醉，如果 INR 低于 1.5，应拔除椎管内导管。指南（第 3 版）还认为这些建议同样适用于深部外周神经或神经丛阻滞及置管（见"推荐阅读"）。这些指南还在定期修订中。

髋关节手术

成人常见的髋关节手术包括髋关节骨折修复、全髋关节置换术（total hip arthroplasty，THA）及髋关节脱位闭合复位术。

髋关节骨折

术前准备

股骨颈骨折的患者大多年老体弱。偶可见年轻患者，常合并严重的股骨或骨盆创伤性骨折。有研究报道，髋部骨折患者的死亡率在最初住院时可达 10%，1 年内死亡率超过 25%。这类患者大多数患有伴随疾病，如冠心病、脑血管疾病、慢性阻塞性肺疾病或糖尿病。

髋关节骨折的患者常因摄入不足而存在不同程度的脱水。患者的失血量取决于骨折部位的不同，可能存在大量的隐性失血，甚至影响循环血量。通常囊内骨折（头下型和经颈型骨折）较囊外骨折（基底型、粗隆间和粗隆下骨折）失血少（图 38-1）。**血液浓缩**

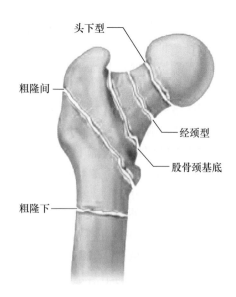

图 38-1　髋部骨折的出血量取决于骨折部位（粗隆下、粗隆间＞股骨颈基底型＞经颈型、头下型）。因为关节囊起到类似止血带的作用，限制了骨折部位的出血。

可能掩盖隐性失血的表现，患者术前的血细胞比容可能正常或处于正常低限。

髋部骨折患者的另一个特点是术前常出现低氧血症，部分原因是脂肪栓塞，其他因素包括制动引起的双肺底肺不张、充血性心力衰竭引起的肺淤血（渗出）以及感染引起的肺实变。

术中处理

髋部骨折手术可选择区域麻醉（包括蛛网膜下腔麻醉、硬膜外麻醉）或全麻，这两种麻醉方式均已得到了充分的评估。一项 meta 分析共纳入了 15 个随机对照的临床研究，结果表明区域麻醉降低了术后深静脉血栓形成的发生率以及术后 1 个月内死亡率，但术后 3 个月后不再有优势。一项包括纽约州超过 50 000 名髋部骨折患者的大型数据研究也显示，接受不同麻醉方法的患者在术后 30 天内死亡率没有差异，但接受区域麻醉患者的住院时间略短。如果区域麻醉中使用的静脉镇静药物较少，那么术后谵妄和认知功能障碍的发生率也较低。目前正在进行一项针对这一重要问题的大型临床试验。

椎管内麻醉无论是否联合全身麻醉，均有利于术后镇痛。如果选择蛛网膜下腔阻滞，使用低比重或等比重局麻药有利于摆放体位，因为麻醉操作完成后患者可以以相同体位进行手术。鞘内使用吗啡等阿片类药物可增强术后镇痛的效果，但存在迟发性呼吸抑制的风险，需加强术后监测。

麻醉管理也需要考虑到复位内固定的方式，这取决于骨折部位、骨折端的移位程度、患者的术前状况

及手术医师的偏好。无移位的股骨近端骨折常在仰卧位下采用经皮穿针或空心螺钉固定。股骨粗隆间骨折通常采用髋关节加压螺钉和侧板。有移位的囊内骨折需内固定、半髋关节置换或全髋关节置换（图 38-2）。囊外髋部骨折的外科治疗可选择髓外固定（如滑动钉板系统）或髓内固定（如 Gamma 钉）。

半髋和全髋关节置换术较其他手术时间更长，创伤也更大。通常采用侧卧位手术，术中出血较多，血流动力学波动也较大，尤其是在使用骨水泥时。因此，需开放足够的静脉通路以便于快速补液输血。

全髋关节置换术

术前准备

多数行全髋关节置换术的患者患有骨关节炎（退行性关节病）、髋部骨折、缺血性骨坏死、自身免疫病（如类风湿关节炎）。骨关节炎是一种累及关节面的退变性疾病（多见于髋关节和膝关节）。骨关节炎的病因可能与反复的关节创伤有关。由于骨关节炎可能累及脊柱，气管插管时应尽可能减少颈部过度后仰，以免造成神经根压迫或椎间盘突出。

类风湿关节炎是由免疫介导的关节损伤，其特点为关节滑囊的慢性进展性炎症，这一点与骨关节炎的

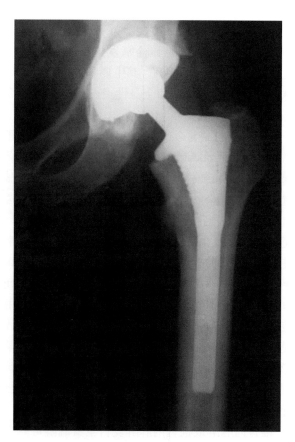

图 38-2　非骨水泥全髋关节置换术

关节磨损有区别。类风湿关节炎是一种全身性疾病，影响多个器官（表 38-1）。类风湿关节炎常累及手、腕和足部的小关节，导致严重畸形。

严重的类风湿关节炎可累及所有关节的滑膜，包括颈椎和颞下颌关节。寰枢椎半脱位在气管插管时可导致齿状突突出至枕骨大孔，影响脊椎的血供，压迫脊髓和脑干。寰枢椎半脱位可通过放射学检查进行诊⑦断（图 38-3）。对于需要类固醇、免疫治疗或甲氨蝶呤治疗的严重类风湿关节炎患者，均应在术前拍摄屈、伸位颈椎侧位片。如果存在寰枢椎不稳定，应在颈部固定的情况下使用可视喉镜或纤维支气管镜进行气管插管。颞颌关节受累将影响患者的下颌活动度和张口度，常规经口气管插管会出现困难。声音嘶哑或吸气性喘鸣提示可能存在环杓关节炎所致的声门狭窄。这种情况下即使使用较细的气管导管也可能会出现拔管后气道梗阻。

类风湿关节炎或骨关节炎患者常服用非甾体抗炎药（nonsteroidal antiinflammatory drugs，NSAIDs）缓解疼痛。这些药物可能会产生严重的副作用，如胃肠

表 38-1 类风湿关节炎的全身临床表现

器官系统	异常表现
心血管	心包增厚及积液，心肌炎，冠状动脉炎，传导阻滞，血管炎，心脏瓣膜纤维化（主动脉瓣反流）
肺	胸腔积液，肺结节，肺间质纤维化
血液	贫血，嗜酸性粒细胞增多，血小板功能障碍（因服用阿司匹林），血小板减少
内分泌	肾上腺功能不全（因使用糖皮质激素），免疫系统受损
皮肤	疾病本身及免疫抑制剂导致皮肤变薄、萎缩

道出血、肾毒性和血小板功能障碍等。

术中处理

全髋关节置换术包括几个手术步骤：摆体位（通常为侧卧位），将股骨头脱位并截除，重塑髋臼并植入髋臼假体（骨水泥或非骨水泥型），重塑股骨并在股骨髓腔内植入股骨假体（股骨头及股骨干）。全髋关节置换术有三个可危及生命的并发症：骨水泥植入

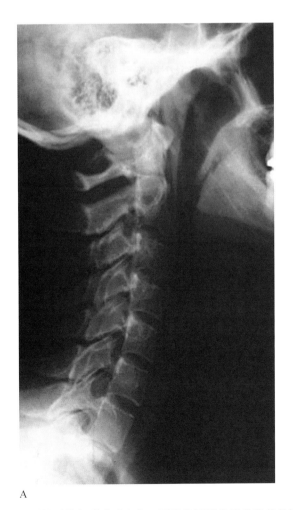
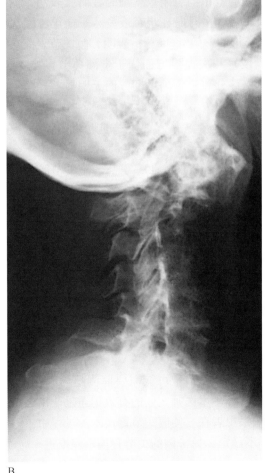

A   B

图 38-3 由于颈椎不稳定通常无症状，严重类风湿关节炎患者必须拍摄颈椎侧位片。A. 正常的颈椎侧位片。B. 类风湿关节炎患者的颈椎侧位片，可见 $C_1 \sim C_2$ 重度不稳定

综合征，术中、术后出血及静脉血栓栓塞。因此，对行此类手术的患者需要进行有创动脉血压的监测。手术可以在全身麻醉、椎管内麻醉或者复合麻醉下进行。无论是否复合全身麻醉，椎管内麻醉都可以减少术后并发症，如各种原因引起的感染、急性肾损伤和机械通气支持。椎管内使用阿片类药物，如吗啡等，可以延长术后镇痛的时间。应用氨甲环酸可以减少术中出血。

A. 髋关节表面置换术

髋关节表面置换术重新兴起的一个原因是越来越多的年轻患者需行髋关节置换术，另一个原因是部分患者需要修正植入的假体（金属对聚乙烯）。与传统全髋关节置换术相比，髋关节表面置换术保留了更多的患者自身骨质。髋关节表面置换术通常采用金属对金属混合假体。手术可采用前路法或后路法，后路法因手术视野更清楚而更为常用。由于股骨头保持完整，理论上术中脱位及再固定可能损害其自身的血液供应。在后路手术中，采用与传统髋关节置换术相似的侧卧位。

目前对髋关节表面置换术与传统全髋关节置换术两种手术方式的效果尚有争议。前瞻性研究表明，两种手术方式术后 3 个月时在步态或姿势平衡等方面无明显差异。最近的一篇 meta 分析表明，髋关节表面置换术在功能恢复和失血量方面优于全髋关节置换术，但在术后疼痛评分和患者满意度方面无明显差异。值得注意的是，行髋关节表面置换术的患者日后需要翻修手术的可能性是全髋关节置换术的近两倍。另外，患者（尤其是女性）无菌性假体松动（可能是由于金属过敏）及股骨颈骨折的发生率更高。髋关节腔内的金属碎屑（由金属对金属的摩擦产生）也限制了髋关节表面置换术的适应证。建议对这些患者进行血清钴和铬水平的监测。局部组织的不良反应包括异常积液和假瘤，这可能是由于金属碎屑引起的，最好及早发现以免对肌肉、骨骼和软组织造成永久性损伤。

B. 双侧髋关节置换术

双侧髋关节置换术可以作为一种联合手术在较健康的患者中安全实施，前提是植入第一个股骨部件后没有明显的肺栓塞。术中可能需要监测超声心动图。**❽** 麻醉医师和手术医师之间的有效沟通是非常必要的。如果患者在一侧髋关节置换术的过程中出现血流动力学不稳定，另一侧的关节置换术应推迟。

C. 髋关节翻修术

髋关节翻修术的术中出血量远远大于髋关节置换术。出血量与很多因素有关，包括手术医师的经验和技巧。一些研究认为髋关节手术期间，即使在平均动脉压相近的情况下，采用区域麻醉（蛛网膜下腔阻滞和硬膜外麻醉等）的患者术中出血量也较全麻少，但其机制尚不清楚。因为这类手术围术期输血的可能性很高，所以应考虑行术前存储式自体输血和术中自体血回输。术前使用维生素 B_{12}、维生素 K 及铁剂有助于纠正轻度的慢性贫血。另外也可以静脉输注铁剂。也可采用另一种较为昂贵的方法，即重组人促红细胞生成素（术前 21 天开始至手术当天，每周 600 IU/kg 皮下注射）。该方法可以减少围术期异体血的需要量。促红细胞生成素通过促进骨髓红系祖细胞的增殖和分化，增强造血功能。在髋关节置换术中保持患者的体温正常也可减少失血量。

D. 微创关节置换术

计算机辅助手术（computer-assisted surgery，CAS）采用植入非骨水泥假体的微创技术已经被提出可改善手术的预后，促进患者的早期康复，尽管这种方法并不主流。计算机软件在 X 线片、透视、CT 及磁共振成像的基础上准确地重建骨骼和软组织的三维图像。计算机将术前影像、手术计划与患者在手术床上的体位相匹配。术中示踪器附着在目标骨及手术器械上（图 38-4），导航系统利用光学摄像头和红外线发光二极管感知示踪器的位置。因而 CAS 使得手术医师可以经小切口将假体植入到精确的位置，减少了组织和肌肉的损伤。患者的术后疼痛较轻，恢复也较快。侧入路时，患者侧卧（图 38-4）；前入路时，患者仰卧，做两个小切口（一个用于植入髋臼假体，另一个用于植入股骨假体）。迄今为止的证据并不能证明 CAS 结果具有优势。

E. 髋关节镜

近年来，髋关节镜作为可替代多种开放性髋关节手术的微创手术，应用得越来越多。其适应证包括股骨髋臼撞击症（femoroacetabular impingement，FAI）、髋臼盂唇损伤、关节游离体和骨关节炎等。目前已发表的文献支持髋关节镜应用于 FAI，但其他适应证尚缺乏证据。

髋关节脱位闭合复位术

髋关节置换术后髋关节脱位的发生率为 3%，全髋关节翻修术后脱位的发生率为 20%。由于较小的外力即可造成人工髋关节脱位，因此髋关节植入患者在

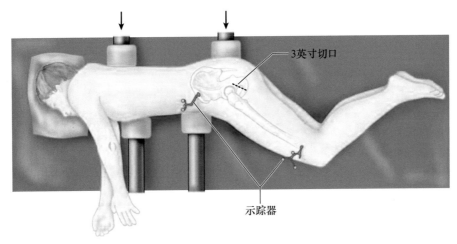

3英寸切口

示踪器

图 38-4　微创全髋关节置换术：侧入路。图中示 3 英寸切口及用于 CAS 导航系统的示踪器

行其他手术摆放体位时需要采取特殊的预防措施。髋关节过度屈曲、内旋和内收均会增加脱位的风险。髋关节脱位闭合复位术可以在手术室外进行（如急诊室），麻醉可使用短效全麻药物。如患者髋关节周围肌肉张力非常高，可采用短效肌松药（琥珀胆碱等），以便于复位。复位成功需有影像学检查确认。

膝关节手术

两种最为常见的膝关节手术为膝关节镜及全膝或部分膝关节置换术。

膝关节镜

术前准备

关节镜的出现给髋、膝、肩、踝、肘和腕等关节的手术带来了革命性的变化。关节镜手术通常是门诊手术。膝关节镜手术患者大多数是年轻的运动员，但合并多种疾病的老年患者也并不少见。

术中处理

无血手术视野给关节镜手术带来了极大的便利。膝关节手术适合应用充气止血带，尽管并不是必须使用。这种手术一般为门诊手术，可以采用全麻、椎管内麻醉或周围神经阻滞，关节周围或关节腔内注射局麻药（局麻药内可加入辅助剂）联合或不联合静脉镇静药。

硬膜外麻醉和蛛网膜下腔阻滞这两种椎管内麻醉方法在成功率与患者满意度方面是相近的。然而，与全麻相比，椎管内麻醉延长了门诊手术患者的出院时间。

术后镇痛

患者良好的术后恢复依赖于早期活动、充分的镇痛、最小程度的镇静，尽可能避免恶心呕吐。应当尽量减少静脉使用大剂量阿片类药物。关节腔内注射局麻药（布比卡因或罗哌卡因）一般能提供数小时有效的术后镇痛。局麻药中加入辅助药物，如阿片类、可乐定、酮咯酸、肾上腺素和新斯的明等，可以通过多种组合方式应用于关节腔内注射，以延长镇痛持续时间。其他的多模式镇痛方案包括使用NSAIDs、加巴喷丁以及在关节镜韧带重建术时单次或连续神经阻滞。

⑨

全膝关节置换术

术前准备

行全膝关节置换术（TKA）的患者（图 38-5）与行全髋关节置换术的患者具有相似的并存疾病。

术中处理

全膝关节置换术的患者手术体位为仰卧位，术中使用止血带减少出血。合作的患者首选椎管内麻醉，这种麻醉方法可以降低各种原因引起的感染和急性肾损伤风险，降低需要机械通气或输血的概率，以及降低术后 30 天内的死亡率。在植入股骨假体时也可能发生骨水泥植入综合征，但发生率较全髋关节置换术低。松止血带后如栓子脱落进入循环，可加重松止血带后的低血压。术中使用氨甲环酸可以减少出血。

膝关节置换术比髋关节置换术的术后疼痛要剧烈得多。有效的术后多模式镇痛可使膝关节置换术患者最大程度地活动患肢，防止关节粘连，促进早期康复。在行物理治疗时，镇痛程度与患者意识及

⑩

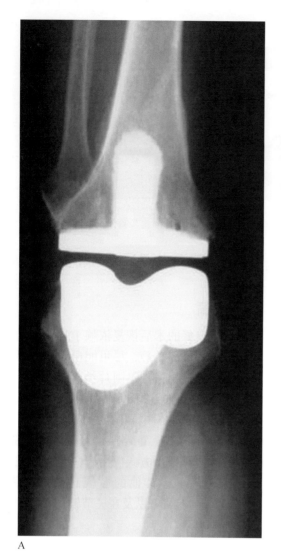
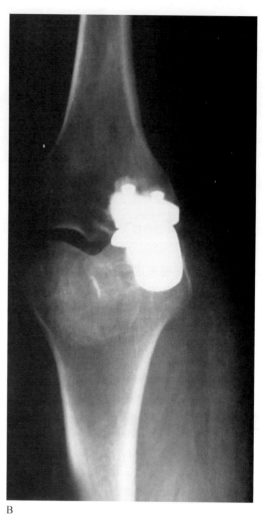

图 38-5　全膝关节置换术（A）和部分膝关节置换术（B）

配合性的权衡是十分重要的。硬膜外镇痛是否适用于双侧膝关节置换术取决于这些高危患者是否预防性抗凝治疗。**对于单侧膝关节置换术，腰段硬膜外与股神经（或收肌管）置管能提供相似的镇痛效果，但神经周围置管的副作用（皮肤瘙痒、恶心呕吐、尿潴留或直立性头晕等）较少，且可能让患者更早行走。**手术前在阻滞室或者诱导室进行硬膜外或者神经周围置管可以缩短手术室停留时间（图 38-6）。

部分膝关节置换术（单髁或髌股关节）和微创膝关节置换术是不损伤肌肉的手术方法。如果患者选择正确，这类术式可以减少四头肌的损伤，有利于患者早期活动和术后 24 h 内出院。麻醉方式和术后镇痛的选择也应当符合快速康复的目标。单次或持续外周神经阻滞的独立或联合实施可提供满意的镇痛，加快患者的康复。外周神经置管并给予局麻药持续输注已经被证实可缩短全膝关节置换术患者住院时间。外周神经置管的管理采用了一种全天候实际操作的团队方法。**跌倒是下肢持续神经阻滞镇痛并发症中最引人关注的问题，无论在哪里实行这项镇痛技术都应当制定全面的预防措施避免患者跌倒。**鞘内注射吗啡或者氢吗啡酮已在椎管内麻醉中被广泛应用，它还可以加速患者的康复。最后，椎管内麻醉术后镇痛联合膝关节及周围注射含有酮咯酸和稀释的局麻药组成的"鸡尾酒"的方法越来越受欢迎，而且效果非常显著。

上肢手术

上肢手术包括肩关节功能障碍（肩峰下撞击综合征和肩袖损伤等）、创伤骨折、神经卡压综合征（腕管综合征等）以及自身免疫性或退行性关节疾病。

肩关节手术

肩关节手术可以是开放性手术，也可以是关节镜

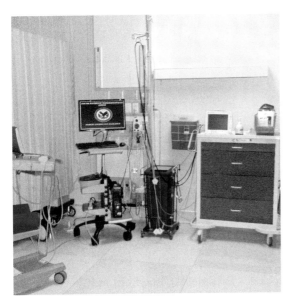

图 38-6　阻滞室可位于术前等候区、麻醉诱导室或麻醉复苏室，需提供标准监测（按照美国麻醉医师协会的标准）及用于区域麻醉的药品和设备

下手术，患者体位大多数为坐位（沙滩椅位），少数为侧卧位。沙滩椅位可能导致患者脑灌注不足，目前已有失明、脑卒中，甚至脑死亡的病例报道，因而强调要在脑水平准确监测血压。如监测无创血压，则血压计袖带应置于上臂。如果将袖带置于小腿，同一患者测得的无创血压比上臂高约 40 mmHg。如果手术医师要求控制性降压，建议监测有创动脉压，换能器应放置于脑干水平（外耳道）。单次或置管连续臂丛阻滞适用于肩关节手术。也可选择锁骨上入路臂丛阻滞或"肩关节阻滞"（如肩胛上神经或腋神经阻滞）。如果实施全身麻醉，联合外周神经或臂丛阻滞也能起到完善麻醉的作用，并能提供有效的术后镇痛。全麻下行肩关节的大手术要求肌肉充分松弛，尤其是在没有复合臂丛阻滞的情况下。

　　术前外周神经置管并使用固定容积的一次性泵持续输注低浓度局麻药可为切开肩关节手术或关节镜手术提供 48 ～ 72 h 的术后镇痛（见第 46 章）。或者由手术医师在肩峰下置入导管并持续输注局麻药用于术后镇痛。动物及人体实验的结果均表明，直接将导管置入到肩关节内输注布比卡因可能导致术后关节软骨溶解，因此不推荐这种镇痛方法。多模式镇痛可减少术后阿片类药物的用量，包括围术期使用非甾体抗炎药（如无禁忌证）或持续神经阻滞。

上肢远端手术

　　上肢远端手术通常是门诊手术。时间不长的手外科手术（如腕管松解术）可选择局部浸润麻醉或静脉局部麻醉（intravenous regional anesthesia，IVRA）。止血带不耐受限制了 IVRA 的应用。

　　对于时间超过 1 h、涉及骨或关节的侵入性手术，臂丛阻滞是首选的麻醉方法。上肢远端手术的臂丛阻滞可以用多种方法实施（见第 46 章），进行臂丛阻滞时应当考虑手术部位和止血带的位置。持续神经阻滞适宜用于住院及部分门诊患者，可延长术后镇痛时间，有利于进行术后康复锻炼。臂丛阻滞不能阻滞肋间臂神经（起源于 T_1 和 T_2 的背支）的支配区域，因此涉及上臂内侧的手术或上臂使用止血带时可能需要加局部麻醉。

　　上肢远端手术的麻醉选择应当考虑到患者的体位以及是否使用止血带。大部分手术的患者体位是仰卧位，患侧手臂外展 90°，置于手术台上，并调整手术床的位置，使手术部位位于手术室中央。部分手术并不采用这样的体位（如肘部的手术），患者可能是侧卧位或俯卧位。由于患者通常手术后当天即出院，围术期管理的关注点是快速康复及预防术后疼痛及恶心（见第 44 章）。

病例讨论

耶和华见证会信徒失血的处理

　　一名 58 岁男性耶和华见证会信徒因患恶性骨肿瘤（骨肉瘤）拟行半骨盆切除术。患者已接受多种药物化疗两个月，其中包括阿霉素。患者无其他合并症，术前血细胞比容为 47%。

为什么耶和华见证会信徒的麻醉管理是对麻醉医师的特殊挑战？

　　美国耶和华见证会信徒超过 100 万，他们反对以任何形式使用血液。这种反对来源于《圣经》中的教义（"严禁……血液"，使徒行传 15：28，29），而非医学原因（如担心传染肝炎）。医师须尊重患者的自主权，因而患者有权决定最终采取何种医疗措施。耶和华见证会信徒通常签署弃权书，免除医师的责任，自愿承担拒绝输血的所有后果。

耶和华见证会信徒能接受何种液体治疗？

　　耶和华见证会信徒拒绝输血及血制品（如浓缩红细胞、新鲜冰冻血浆及血小板），但不包括非血液成分的液体。他们接受晶体液、羟乙基淀粉及右旋糖酐类血浆代用品。耶和华见证会信徒通常将白蛋白、促红细胞生成素（由于使用白蛋白）、免疫球蛋白及凝血因子视为接受和拒绝之间的灰色地带，输注与否取决于信徒自己的意愿。

他们可以用自体血吗？

根据他们的教义，任何从体内流出的血液都应该丢弃（"你应该像倒水一样把它倒到地面上"，申命记 12：24），不能留存。因此，不可使用术前自体血采集和存储。部分信徒能够接受急性等容血液稀释和术中自体血回收，但条件是保持血液与循环系统的连续性。例如，手术开始时从患者体内抽出 4 U 的血液，并立即保存在与患者血管一直连接着的抗凝袋中。抽出的血液用可接受的晶体液或胶体液置换，在术中需要时回输。

不能输血对术中监测措施有何影响？

半骨盆切除是根治性手术，可能导致大量失血，尤其是肿瘤较大，并且采用创伤较大的内侧入路时。绝大多数患者都应进行有创动脉压及中心静脉压监测。凡是能减少失血的技术（如控制性降压、抑肽酶等）都应该考虑应用。优化心输出量、维持氧供需平衡，可使致命性贫血（Hb < 5 g/dl）的耶和华见证会信徒预后得到改善。

严重贫血的生理影响有哪些？

如果能保持正常的血容量，且术前无重要的脏器功能不全，多数患者对严重贫血的耐受力惊人。贫血时血液黏度降低、血管舒张，使得血管阻力降低，血流增加。每搏量增加使心输出量相应增加，动脉血压和心率保持相对不变。在没有冠状动脉疾病及颈动脉狭窄的情况下，冠状动脉血流量和脑血流量是增加的。静脉血氧饱和度下降反映组织摄氧增加。稀释性凝血功能障碍可能引起手术创面渗血，并可伴有严重贫血。

术前用阿霉素治疗的患者麻醉应注意哪些问题？

阿霉素属于蒽环类化疗药物，其对于心脏的副作用早已为人所知。轻者可出现一过性心律失常、心电图变化（如 ST-T 改变），重者可出现不可逆的心肌病和充血性心力衰竭。阿霉素累计剂量超过 550 mg/m^2、预先放疗及同时进行环磷酰胺治疗都会增加心肌病的患病风险。术前经心内膜活检、超声心动图或核素血管造影运动试验能发现轻度的心肌病。阿霉素另一重要毒性是骨髓抑制（如血小板减少、白细胞减少和贫血）。

耶和华见证会信徒术后镇痛有无特殊之处？

通常耶和华见证会信徒拒绝任何影响精神的药物或治疗方法，但部分患者在重度疼痛时可接受医师开出的阿片类药物。可经置入的硬膜外导管单独应用局麻药，或联合阿片类药物来缓解术后疼痛。

（赵萌　译　金笛　肖玮　校　王天龙　审）

指南

Horlocker TT, Wedel DJ, Rowlingson JC, et al. *Regional Anesthesia in the Patient Receiving Antithrombotic or Thrombolytic Therapy: American Society of Regional Anesthesia and Pain Medicine Evidence-Based Guidelines*. 3rd ed. Pittsburgh, PA: American Society of Regional Anesthesia; 2010. http://www.asra.com/publications-anticoagulation-3rd-edition-2010.php.

推荐阅读

Albrecht E, Mermoud J, Fournier N, Kern C, Kirkham KR. A systematic review of ultrasound-guided methods for brachial plexus blockade. *Anaesthesia*. 2016;71:213.

Amanatullah DF, Cheung Y, Di Cesare PE. Hip resurfacing arthroplasty: A review of the evidence for surgical technique, outcome, and complications. *Orthop Clin North Am*. 2010;41:263.

Amundson AW, Johnson RL, Abdel MP, et al. A three-arm randomized clinical trial comparing continuous femoral plus single-injection sciatic peripheral nerve blocks versus periarticular injection with ropivacaine or liposomal bupivacaine for patients undergoing total knee arthroplasty. *Anesthesiology*. 2017;126:1139.

Andersen LØ, Kehlet H. Analgesic efficacy of local infiltration analgesia in hip and knee arthroplasty: A systematic review. *Br J Anaesth*. 2014;113:360.

Bin Abd Razak HR, Yung WY. Postoperative delirium in patients undergoing total joint arthroplasty: A systematic review. *J Arthroplasty*. 2015;30:1414.

Cappelleri G, Fanelli A. Use of direct oral anticoagulants with regional anesthesia in orthopedic patients. *J Clin Anesth*. 2016;32:224.

Chen Y, Chen Z, Cui S, Li Z, Yuan Z. Topical versus systemic tranexamic acid after total knee and hip arthroplasty: A meta-analysis of randomized controlled trials. *Medicine*. 2016;95:e4656.

Guay J, Parker MJ, Gajendragadkar PR, Kopp S.

Anaesthesia for hip fracture surgery in adults. *Cochrane Database Syst Rev*. 2016;(2):CD000521.

Gulihar A, Robati S, Twaij H, Salih A, Taylor GJ. Articular cartilage and local anaesthetic: A systematic review of the current literature. *J Orthop*. 2015;12(suppl 2):S200.

Højer Karlsen AP, Geisler A, Petersen PL, Mathiesen O, Dahl JB. Postoperative pain treatment after total hip arthroplasty: A systematic review. *Pain*. 2015;156:8.

Ilfeld BM, Duke KB, Donohue MC. The association between lower extremity continuous peripheral nerve blocks and patient falls after knee and hip arthroplasty. *Anesth Analg*. 2010;111:1552.

Ilfeld BM, Le LT, Meyer RS, et al. Ambulatory continuous femoral nerve blocks decrease time to discharge readiness after tricompartment total knee arthroplasty: A randomized, triple-masked, placebo-controlled study. *Anesthesiology*. 2008;108:703.

Jones EL, Wainwright TW, Foster JD, Smith JR, Middleton RG, Francis NK. A systematic review of patient reported outcomes and patient experience in enhanced recovery after orthopaedic surgery. *Ann R Coll Surg Engl*. 2014;96:89.

Memtsoudis SG, Sun X, Chiu YL et al. Perioperative comparative effectiveness of anesthetic technique in orthopedic patients. *Anesthesiology*. 2013;118:1046.

Neuman M, Rosenbaum P, Ludwig, et al. Anesthesia technique, mortality, and length of stay after hip fracture surgery. *JAMA*. 2014;311:2508.

Samanta R, Shoukrey K, Griffiths R. Rheumatoid arthritis and anaesthesia. *Anaesthesia*. 2011;66:1146.

Sershon R, Balkissoon R, Della Valle C. Current indications for hip resurfacing arthroplasty in 2016. *Curr Rev Musculoskeletal Med*. 2016;9:84.

Tria AJ, Scuderi GR. Minimally invasive knee arthroplasty: An overview. *World J Orthop*. 2015;6:804.

Van der List J, Chawla H, Joskowicz L, et al. Current state of computer navigation and robotics in unicompartmental and total knee arthroplasty: A systematic review with meta-analysis. *Knee Surg Sports Traumatol Arthros*. 2016;24:3482.

Ward B, Lubowitz J. Basic knee arthroscopy. Part 1: Patient positioning. *Arthrosc Tech*. 2013;2:e497.

Webb C, Mariano E. Best multimodal analgesic protocol for total knee arthroplasty. *Pain Manag*. 2015;5:185.

Zaric D, Boysen K, Christiansen C, et al. A comparison of epidural analgesia with combined continuous femoral-sciatic nerve blocks after total knee replacement. *Anesth Analg*. 2006;102:1240.

第 39 章　创伤和急诊手术麻醉

Brian P. McGlinch，MD

要　点

① 所有创伤患者均应被视为处于饱胃状态，误吸的风险增加。

② 颈部疼痛、出现神经系统损伤的症状体征、意识丧失、严重头部损伤和（或）中毒患者都可能存在颈椎损伤。

③ 对于存在钝器伤或贯通伤的患者，必须高度警惕合并肺损伤的可能性，这可能在机械通气时导致张力性气胸。潜在的张力性气胸未得到缓解可能导致创伤患者死亡。

④ 高达 25% 的严重创伤患者会在受伤后短时间内、任何复苏措施开始前会发生创伤性凝血功能障碍（trauma induced coagulopathy，TIC）。

⑤ 等比例输注红细胞、新鲜冰冻血浆、血小板（1∶1∶1）被称为**损伤控制性复苏（damage control resuscitation，DCR）**。复苏早期等比例输注血制品以预防纠正创伤性凝血功能障碍已被广为应用。

⑥ **输血相关性循环超负荷（transfusion-associated circulatory overload，TACO）**是创伤患者接受 DCR 治疗主要风险。由于严格限定血浆和血小板供者为男性，或从未怀孕或抗人类白细胞抗原（anti-HLA）阴性的女性，**输血相关急性肺损伤（transfusion-related acute lung injury，TRALI）**发生率已经明显降低。

⑦ **损伤控制性手术**是一种在严重创伤及出血的患者中，以停止出血以及限制腹腔中胃肠道内容物流出为目的的手术方式。紧急剖腹探查术通常快速起止，尝试探查并控制损伤处的出血，同时给予麻醉复苏和防止外科干预期间过长时间低血压或低血容量的机会。

⑧ 创伤患者出现意识状态改变必须考虑合并了创伤性脑损伤（traumatic brain injury，TBI），除非证实为其他病因。对于确认或疑似 TBI 的患者，在所有治疗护理期间必须注意维持脑灌注压以及供氧。对于非镇静非瘫痪患者，格拉斯哥昏迷评分量表（Glasgow Coma Scale）是评估创伤性脑损伤的严重程度最可靠的临床工具。急性硬膜下血肿是最常见的需要急诊神经外科手术干预，且死亡率最高的颅脑损伤类型。

⑨ 全身性低血压（收缩压 < 90 mmHg），低氧血症（PaO_2 < 60 mmHg），高碳酸血症（$PaCO_2$ > 50 mmHg）以及高体温（体温 > 38℃）在颅脑损伤后对并发症和死亡率有不良影响，可能是由于上述因素加重了脑水肿以及升高了颅内压（intracranial pressure，ICP）。

⑩ 对严重颅脑损伤患者，目前脑创伤基金会的指南推荐维持其脑灌注压在 50 到 70 mmHg 之间且 ICP 低于 20 mmHg。

⑪ 对脊髓受压或血管痉挛导致的脊髓血流减少，维持正常水平以上的平均动脉压以保证脊髓灌注可能比使用糖皮质激素更有益。

⑫ 重度烧伤（≥ 20% 的体总表面积发生二度或三度烧伤）可引起独特的血流动力学变化。烧伤导致严重的血管收缩，引起心输出量突然下降，在 30 min 内可达 50%，出现正常容量性低灌注（烧伤休克）。

⑬ 对于钝器伤或穿通伤患者不鼓励输注晶体液，但对烧伤患者的液体复苏，相比于白蛋白、羟乙基淀粉、等渗或高渗盐水以及全血，更强调平衡晶体液的使用。

⑭ 烧伤和（或）烟雾吸入导致的意识状态改变应与一氧化碳中毒以及氰化物中毒相鉴别。

⑮ 严重烧伤 48 h 后使用琥珀胆碱可导致致死性高钾血症。

⑯ 老年创伤患者快速增多。创伤生存率在 50 岁后进行性下降。即使仅是轻度创伤，患者合并的疾病状况也会导致创伤相关的并发症和死亡率上升。

⑰ 当大规模伤亡事件发生时，使用即时超声进行胸、腹、腔静脉及肢体（chest, abdomen, vena cava, and extremities，CAVEAT）检查可以提供实时、关键的信息以判断患者是否需要手术治疗。

创伤是所有年龄患者致死和致残的重要原因之一，也是年轻人（小于 20 岁）和老年人（大于 70 岁）死亡的主要原因。从现场治疗到转运、复苏、手术、重症监护和康复，创伤救治的各个方面必须协调一致，令患者尽可能完全康复。美国创伤外科医师协会创伤委员会的高级创伤生命支持（Advanced Trauma Life Support, ATLS）项目提供了治疗推荐和培训课程，使创伤复苏的治疗手段日趋一致。一级创伤中心标准的改进使严重创伤患者能够被送至具备适当资源的医疗机构接受救治，也改善了创伤治疗。尽管创伤麻醉有时被看做是一个独立的主题，但管理创伤患者的许多原则与处理病情不稳定或出血的患者的原则有很大相关性。因此，本章也将讨论许多麻醉实践中的常见内容。

初期评估

气道

越来越多的急诊医疗技师-医护人员（Emergency Medical Technician-Paramedics, EMT-P）、危重症飞行护士以及急诊内科医师已经接受了院前和院内气道管理的培训。因此，北美的麻醉医师在创伤气道初始干预中的作用已明显减少。这也意味着，当急诊科请求协助气道管理时，常规气道管理技术很可能已经失败，麻醉医师需预计到可能面临困难的气道条件。

对创伤患者进行初步评估时有三个重要方面：（1）基础生命支持的需求；（2）潜在的颈髓损伤，除非此诊断被排除；（3）气管插管失败的可能。对无反应的创伤患者，有效的基础生命支持通过改善氧合并减少高

碳酸血症可能改善患者意识水平，减少插管的需求。

1 对于持续无反应的患者。所有创伤患者均应被视为处于饱胃状态，误吸的风险增加。

2 颈部疼痛、出现神经系统损伤的症状体征、意识丧失、严重头部损伤和（或）中毒患者都可能存在颈椎损伤。为保护颈椎，在患者转运前应用颈托限制颈椎的活动，急救人员应当使用精心设计的"硬"托（例如 Aspen，Miami-J，Philadelphia）以便稳定颈椎。**传统的"软"颈托不能对颈椎起到有效制动的作用**。但用硬颈托固定颈椎不利于直接喉镜的置入及气管插管，因此在插管时应备好替代设备（例如可视喉镜、纤维支气管镜）。如果需要行气管插管，在助手手动使患者头颈保持正中位并处于直线稳定状态下时，可以将 C 型颈托的前部卸下。助手可以站在患者体侧旁或跪在床头，从耳旁扶住患者头部，使得置入喉镜时患者的嘴能张开。

如直接喉镜气管插管失败（入院前到收住入监护室过程中任一环境），可以使用声门上气道管理工具（如 King 喉上装置）替代。这些设备可盲法置入气道，通过一个舌底部的大套囊和位于近端食管的远端小气囊隔绝声门开口（图 39-1）。长期放置声门上通气装置时，由于导管近端气囊会妨碍舌体静脉的回流，可能引起舌体肿胀。有时舌体肿胀十分严重，在取声门上装置之前需要先进行气管切开。

尽管院前创伤患者的呼吸道管理能改善患者预后的证据有限，但是，院前气管插管失败必然会使患者出现严重并发症。插管失败常造成全身低氧血症，即使是较轻的神经系统损伤，在反复低氧血症也会进一步加重原有的神经系统损伤（**二次打击**现象）。

在大多数情况下，创伤患者的气道管理过程是平

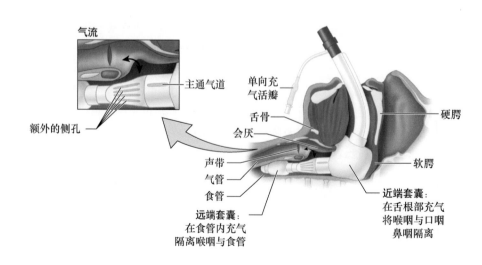

图 39-1 King LT 喉上装置。声门开口位于舌根部的大套囊和食管近端的小套囊之间。该气道并不是安全的，但能把口咽与近端食管分开（Reproduced with permission from King Systems Corporation, KLTD/KLTSD Disposable Supralaryngeal Airways Inservice Program, August 23, 2006.）

稳的，很少需要进行环甲膜或气管切开。如果创伤造成了患者面部或上呼吸道明显改变或扭曲，以致无法有效的面罩通气，或在血液流入气道致使患者不能平卧，应在给予镇静剂或肌松药辅助经口气管插管前，先考虑选择环甲膜或气管切开。

呼吸

③ 创伤患者刚入院时也许并不立即出现肺部损伤的表现。对于存在钝器伤或贯通伤的患者，必须高度警惕合并肺损伤的可能性，这可能在机械通气时导致张力性气胸。初始复苏的全过程都应当监测气道峰压和潮气量。机械通气后突发的循环崩溃可能提示气胸的发生。任何创伤相关的循环崩溃都应当立即停止机械通气并进行双侧胸腔穿刺。可以先在锁骨中线第二肋间隙置入 14 G 静脉导管，随后在腋中线插入更大、更有效的胸腔引流管。**潜在的张力性气胸未得到缓解可能导致创伤患者死亡。**

循环

对创伤患者进行初步检查时要测量脉搏和血压。复苏小组一般能从院前急救人员处获得患者的生命体征信息，除非创伤患者不是被救护车运送至医院。创伤后无脉搏意味着患者存活可能性低。任何创伤后伴有心搏骤停和曾行双侧胸腔减压的患者，入院时均需要行胸部和腹部的紧急超声评估。超声评估重点在于心脏是否空虚或胸腔、腹腔大量积血，这些都提示有致命伤。

由于缺乏改善生存率的证据，美国外科学院创伤委员会不再支持对无脉或血压测不到的钝挫伤患者施行紧急开胸手术。对于测不到血压或不能扪及脉搏但是心律规整的穿透伤患者，复苏性的开胸手术对生存率可能有提高但是死亡率仍然很高。

止血带在可压迫性出血中仍未被充分使用。任何肢体的严重血管损伤都应尽早使用止血带（"停止出血"）。对于担心止血带造成远端躯体缺血，院前急救人员不敢用止血带迅速有效地干预出血。**出血才是对生命最大的威胁，而非肢体缺血或肢体功能，应当尽早用任何可能的有效措施来控制。**

神经功能

一旦确认患者存在循环，要马上进行简要的神经系统检查。快速检查患者意识水平、瞳孔大小和反射、有无提示颅内外损伤的单侧体征以及脊髓损伤的表现。如前所述，高碳酸血症会引起创伤后神经反应降低，但可被基本生命支持气道干预有效纠正。也必须考虑到其他引起神经功能抑制的原因（例如酒精/药

物中毒、使用违禁药物或处方药、低血糖、低灌注、脑或脊髓损伤等）。评估中枢神经系统创伤的风险时，需要考虑损伤的机制并排除其他因素。患者意识水平持续较差应考虑存在中枢神经系统损伤，除非有诊断性检查（如 CT）予以排除。

损伤评估

必须充分暴露并检查患者，以充分评估受伤程度。身体暴露增加了低体温的风险，可能增加创伤患者出血风险增加。复苏室和手术室温度必须维持接近体温。所有液体和血制品（除了血小板）在输注过程中都应加温，患者身下应放置空气加温垫。在用以上措施防止低体温的同时，创伤小组迅速识别出有生命威胁的损伤对患者的生存是很关键的。在比较发达的创伤中心，患者入院的 20 min 内即可完成重要创伤的评估。

FAST 检查

创伤重点超声评估（Focused Assessment with Sonography for Trauma，FAST）是由外科医师或急诊内科医师在创伤患者床旁进行的检测肝周、脾周、心包、盆腔有无游离液体的超声检查。**在这些区域有游离液体的患者，合并下列两者之一：贯通伤、收缩压 < 90 mmHg，或心率 > 120 次 / 分时，有较高的死亡率，可能出现创伤性凝血功能障碍并需要大量输血。**这些检查结果在许多创伤研究中被证实有效，提示需要立即对出血进行外科干预。

▌复苏

出血

为了在创伤复苏或发生出血时能够有效沟通，创伤处理团队必须能正确理解和应用一些创伤相关的名词。**I 至 IV 级出血、损伤控制性复苏和损伤控制性手术**这些术语能迅速传递重要信息，当创伤或手术患者出现威胁生命的大出血时，医疗团队能够对复苏时多种干预措施有相同的理解。美国外科医师协会将出血分为 4 级：

- **I 级出血**是指不引起血流动力学变化的失血量。失血不导致心率及血压的改变。大多数情况下，出血量少于循环血量的 15%。通常成人血容量为 70 ml/kg。对于 100 kg 的患者，循环血量大约 7 L。儿童血容量为 80 ml/kg，婴儿为 90 ml/kg。如同较小的外科择期手术一样，如果出血控制妥当，通常不需要液体

复苏。

- **Ⅱ级出血**是指能引起交感兴奋以维持灌注的失血量，一般为循环血量的15%～30%。血管收缩导致舒张压升高，同时心率增快以维持心输出量。此时需要静脉输液。如果出血量继续增加则可能需要输血，并说明出血进展到了Ⅲ级。
- **Ⅲ级出血**是指导致血压下降的失血量，通常为30%～40%的循环血量。此时血管收缩和心率增快的代偿机制不足以维持组织灌注和机体代谢需要，动脉血气分析可显示代谢性酸中毒。必须输血以恢复组织灌注和供氧。当出现这种情况继续进展时，需告知其余创伤团队成员，必须对是否需要进行**损伤控制性**操作进行讨论（见下文）。
- 致命的**Ⅳ级出血**是指出血量达到全身血容量的40%或以上。患者失去反应，出现严重低血压，需要迅速控制出血，积极以血制品为基础进行复苏（**损伤控制性复苏**），以防止患者死亡。发生Ⅳ级出血的患者可能出现某种程度的**创伤性凝血功能障碍**（trauma-induced coagulopathy，TIC），需要大量输血（24 h内超过10个单位红细胞），并且死亡风险很高。**对于此种状况的出血必须进行损伤控制性复苏以及损伤控制性手术**（见后文）。

创伤性凝血功能障碍

严重创伤后发生的凝血功能障碍很常见，创伤性凝血功能障碍（trauma induced coagulopathy，TIC）是患者死亡的独立危险因素。近年来前瞻性临床研究显示，高达25%的严重创伤者会在受伤后短期内、任何复苏措施开始前发生TIC。这意味着凝血功能障碍不能归因于液体复苏的稀释效应。一项研究显示，TIC仅与严重代谢性酸中毒相关（碱剩余＞6 mEq/L），且似乎与组织低灌注程度呈剂量相关性。碱剩余＜6 mEq/L的患者仅有2%发生TIC，而在碱剩余≥6 mEq/L的患者中发生率为20%。尽管在TIC患者中创伤严重度评分可能更高，但只有代谢性酸中毒与创伤性凝血功能障碍的发生相关。

全身组织低灌注可能在TIC的发生中有关键作用。低灌注时，内皮细胞释放血栓调节蛋白和活化蛋白C，二者可以在微血管水平防止血栓形成。血栓调节蛋白与凝血酶结合，阻止凝血酶将纤维蛋白原降解为纤维蛋白。血栓调节蛋白-凝血酶复合物激活蛋白C，通过作用于辅助因子Ⅴ和Ⅷ，阻断外源性凝血途径（图39-2）。活化蛋白C也能抑制纤溶酶原激活物抑制剂-1蛋白，增加组织纤溶酶原激活物，导致纤溶亢进（图39-3）。一项前瞻性临床研究发现低灌注对凝血参数有如下影响：（1）随着碱剩余增加，TIC继续进展；（2）血浆血栓调节蛋白增加，蛋白C降低（意味着碱剩余增加时蛋白活化），这一现象证实，在低灌注时这些蛋白的抗凝作用与凝血酶原和部分凝血活酶时间延长相关；（3）早期发生TIC，增加死亡率。

TIC不仅与血凝块形成障碍相关。如前所述，作为纤溶酶作用于已存在的血凝块的结果，纤维蛋白溶解也是一个很重要的因素。氨甲环酸用于心脏和骨科手术可以减少出血，可能是因为其抗纤溶作用。一项有包括20 000例发生大出血或有大出血风险的创伤患者的随机对照研究（CRASH-Ⅱ研究）显示，在严重创伤发生3 h内开始氨甲环酸治疗能显著降低死亡风险（负荷量1 g，10 min以上输注完毕，维持量1 g，

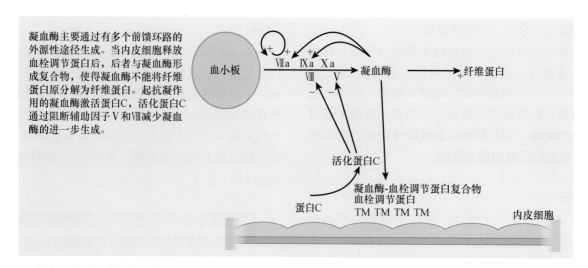

图39-2　TIC的发生机制。在组织低灌注时，内皮细胞释放血栓调节蛋白（thrombomodulin，TM），后者与凝血酶形成复合物。凝血酶-TM复合物阻止纤维蛋白原分解为纤维蛋白，并激活蛋白C（protein C，PC），通过辅助因子Ⅴ和Ⅷ减少凝血酶的进一步生成

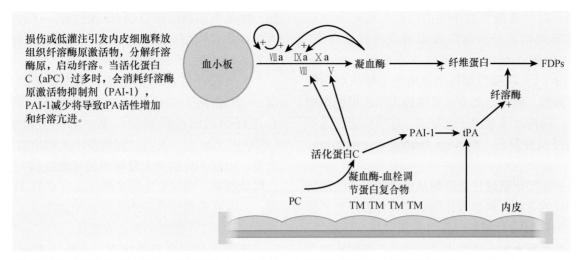

图 39-3　组织低灌注时纤溶亢进的机制。在低灌注时，从血管内皮释放的组织纤溶酶原激活物（tissue plasminogen activator，tPA）使纤溶酶原降解，启动纤溶。当活化蛋白 C（activated protein C，aPC）过多时，会消耗纤溶酶原激活物抑制剂 -1（plasminogen activator inhibitor-1，PAI-1），PAI-1 降低将导致 tPA 活性增加和纤溶亢进。FDPs，纤维蛋白降解产物；PC，蛋白 C；TM，血栓调节蛋白［Reproduced with permission from Brohi K，Cohen MJ，Davenport RA. Acute coagulopathy of trauma：Mechanism，identification and effect. Curr Opin Crit Care. 2007 Dec；13（6）：680-685.］

8 h 以上输注完毕）。图 39-4 显示了该治疗的益处与创伤时间之间的关系。尽管这项研究推动了氨甲环酸在严重创伤中的大规模使用，但近期该研究的不足（例如该研究 20 000 名患者中只有很少的患者需要或接受输血）使得大家对氨甲环酸在创伤患者中的使用开始重新评价。

止血复苏

创伤后的早期凝血功能障碍导致死亡率升高。军队对于战伤士兵及平民的医疗经验，使人们对创伤复苏和 TIC 有了深刻的了解。数十年来，战地的复苏措施是使用全血。全血复苏用于伤员数目超过可用血源的情况，经常发生在偏远地区或靠近战场的前线阵地。整个过程需要一小时去采集、处理以及进行士兵间输血。这种血液是温热的，并且凝血因子和血小板处于温度和 pH 值最佳的环境。在这些情况下输注全血是为了救命。但是在大多数情况下，美国国防部会使用更加传统的血液储存方式并且在战地医院输血，需要输注全血的情况并不常见。

21 世纪的军事冲突为输血方案的更新发展提供了

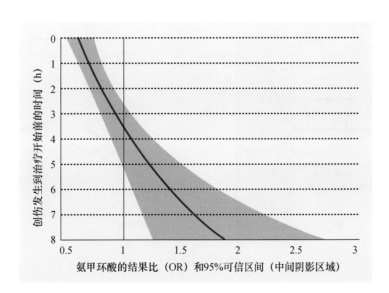

图 39-4　氨甲环酸在预防出血所致死亡中的影响。x 轴：为氨甲环酸的结果比（outcomes ratios，OR）和 95% 可信区间（中间阴影区域）；y 轴为创伤发生到治疗开始前的时间（h）。该图显示在创伤 3 h 内开始氨甲环酸治疗能改善生存。OR 1.0 向左的曲线面积代表治疗的益处，向右的曲线面积代表治疗的不利［Reproduced with permission from Roberts I，Shakur H，Afolabi A，et al. The importance of early treatment with tranexamic acid in bleeding trauma patients：An exploratory analysis of the CRASH-2 randomised controlled trial. Lancet. 2011 Mar 26；377（9771）：1096-1101.］

很多机会。对严重战伤的士兵的回顾性研究发现在创伤复苏早期输注新鲜冰冻血浆可以改善生存率。

⑤ 等比例输注红细胞、新鲜冰冻血浆、血小板（1∶1∶1）以模仿输注全血成为了军队创伤输血的标准流程。随后，此方案迅速被大型民用创伤中心所采用，同样改善患者了生存率。这种输血方式被称作**损伤控制性复苏（damage control resuscitation, DCR）**。

复苏早期等比例输注血液制品已成为公认的预防或纠正 TIC 的方法。虽然等比例输注成分血是为了模拟全血，但它们的总和是一种全血细胞减少性液体，血细胞比容和凝血因子浓度不及全血。红细胞能改善缺血和低灌注组织的氧供。新鲜冰冻血浆能补充凝血因子 V、VIII 和纤维蛋白原，改善凝血，这种作用可能是由于对抗了凝血酶-血栓调节蛋白复合物的作用。尽管 1∶1∶1 损伤控制性复苏方案中包含血小板和冷沉淀，但在复苏初期可能并不需要输注，因为凝血功能障碍早期血小板和纤维蛋白原水平正常。随着目前越来越强调在早期创伤复苏中输注血制品，使用晶体液复苏已明显减少。

大部分创伤中心有 O 型 Rh 阴性血储备，可立即输注给严重出血患者。根据输血的紧迫性，当紧急输血的需求缓解时，输注的血制品种类通常由 O 型 Rh 阴性血变为特定血型的血制品，再转变为交叉配血后的血制品。需要大量输血的高危患者才输注未交叉配血的 O 型 Rh 阴性血。当输入未交叉配血的血制品超过 8 个单位后，不应再改为输注与患者同型的血制品，而是应该继续输 O 型 Rh 阴性血。这种情况下改为输注患者同型血制品会增加发生输血反应的风险，使复苏和患者生存变得更加困难。

大多数评估 DCR 的临床研究都是回顾性的。但是一个发表于 2013 年，由 10 家美国 1 级创伤中心进行的前瞻性的随机、多中心的大量输血研究（PROMTT 研究）表明，创伤和伴发的出血性休克越严重，出现 TIC 需要大量输血的可能性越大，并且死亡风险越高。同时也阐述了活化蛋白 C 在 TIC 中的作用，以及在失血性休克中应用以输血为主（而非以输注晶体液为主）的复苏方法的优点。

床旁即时凝血功能检查对于特定血制品的使用有指导意义。根据血栓弹力图（thromboelastography, TEG）以及旋转式血栓弹力图（rotational elastometry, ROTEM）结果，可以针对缺失的特定血液成分进行补充，而不是单纯依赖 1∶1∶1 比例 DCR 输血。TEG 和 ROTEM 都可以显示血凝块形成比例及其稳定性，反映了凝血因子瀑式凝集，血小板以及纤溶系统之间的相互作用。图 39-5 为 TEG 展示的图形。在创伤复苏中使用这种检查减少了血制品应用（潜在的感染风险更低，且花费更少），并且能够了解纤溶状态。

输血时必须考虑复苏期间大量输注导致的潜在危害。尽管血液传染病如获得性免疫缺陷综合征、乙型肝炎、丙型肝炎通常被认为有很高的输血相关性风险，但现代血库对献血者的筛查使其发生率已降低 **⑥** 至原来的 1/10 000。**输血相关性急性肺损伤**（transfusion-related acute lung injury, TRALI）是

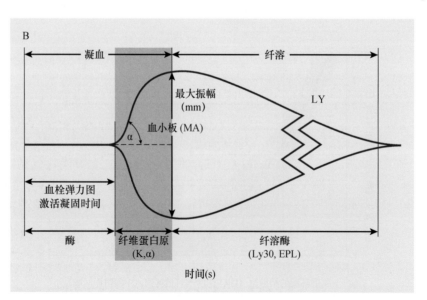

图 39-5 血栓弹力图（TEG）。该图起始为一条直线，直至血凝块形成（凝血的酶阶段）。随着血凝块形成，在应力计上的阻抗越来越大，图形向两侧伸展。曲线的形态体现了纤维蛋白原储备（α 角）和血小板功能（最大振幅，maximum amplitude, MA）。最终纤溶发生，表现为 MA 降低。不同凝血成分的缺乏会影响 TEG 的各个阶段的图形，纤溶亢进表现为 MA 的早期下降。ACT，激活凝固时间；EPL、Ly30、K、R，与血凝块溶解速度相关的数值［Reproduced with permission from Kashuk JL, Moore EE, Sawyer M, et al. Postinjury coagulopathy management: Goal directed resuscitation via POC thrombelastography. Ann Surg. 2010 Apr; 251（4）: 604-614.］

输血相关性死亡的主要原因之一，其发生率也明显下降。随着人们意识到供血者血浆中的 HLA 抗体是发生 TRIALI 的主要危险因素，大多数血库目前只接受男性、从未怀孕或抗人类白细胞抗原（anti-HLA）阴性的女性提供的血浆和血小板。目前创复苏期间最主要输血风险是**输血相关性循环超负荷**（transfusion associated circulatory overload，TACO），此并发症发生在血制品输注速度超过患者心输出量时。TACO 主要发生于进行输血治疗的医务人员没有意识到出血已经被外科医师或其他医护人员成功控制时。这种情况下，团队中在为患者用血制品进行复苏的成员，与使用控制出血的成员之间交流沟通尤为重要。

大量输血方案

创伤复苏时，红细胞以外的其他血液制品获取时间较长是民间和军队中都很常见的问题。临床证据显示有必要创建**大量输血方案**（massive transfusion protocols，MTPs）。这一流程是有益的，它使血站能够根据预设的比例配比血制品，有助于进行以输血为主的创伤复苏。MTPs 开始后，可以继续出血复苏直到不再需要血制品。**与以晶体液为主的复苏相比，遵循 MTP 的以血液为主的复苏能改善创伤患者的生存率，降低创伤后 24 h 内总血制品的使用量，减少急性感染性并发症（严重脓毒血症、脓毒性休克、呼吸机相关性肺炎），并减少复苏后器官功能障碍（可能性减少 80%）。**

MTPs 对患者有益（能提高患者的生存率，减少并发症）；对医疗机构也有益（能更有效地利用有限的血库资源）。尽管移植、癌症、心脏手术患者的输血需求和创伤患者并不相同，但是大多数能够完成复杂外科手术、移植手术或进行创伤复苏的医院都创建了 MTPs。考虑到费用以及对血库的影响，如血液库存、人员培训、人力以及血库日常工作会被打断等，确定有权限在创伤复苏时启动 MTP 的人员非常重要。为了优化血制品的使用，保证最新的知识、技术、药物被应用到 MTPs 中，对 MTPs 进行年度审查非常重要。

最佳创伤处理

最初的病史采集、体格检查、急诊处理、创伤程度评估、决定是否需要复苏以及外科干预等过程都发生在手术室外以及告知麻醉医师前。创伤患者的麻醉管理的初步问题包括气道管理和血管通路，患者对麻醉的耐受性，防止低体温，血库血源支持以及在出血

得到控制前避免晶体液和应用血管收缩药物。因此，应当鼓励麻醉医师在急诊室对潜在的严重创伤患者进行早期评估。

麻醉诱导与维持

对于拟行急诊手术的，创伤严重、意识清醒、有定向力的患者，应该进行简短的术前访视和检查，内容主要强调输血的知情同意，以及急诊手术可能发生的术中知晓。如以往一样，上述内容应由医师记录在病历中。

手术室应比较温暖。应准备好静脉输液加温装置和快速输注系统。如前所述，所有急诊创伤手术患者都应视为饱胃状态，误吸风险高，保持颈椎稳定的 C 型颈托会增加插管的难度。备用气道设备（如纤支镜，可视喉镜）以及强效吸引装置必须随时可及并处于备用状态。

在院前急救阶段或在急诊室就诊时，一般就已建立静脉通路。如果此通路口径和质量可以满足加压输血（如使用快速输液装置），不一定要进行中心静脉置管。然而患者到达手术室时可能合并严重低血压和低血容量，几乎不可能建立外周静脉通路，此时需要进行锁骨下静脉置管或使用骨髓输液装置，并开始以输血为主的复苏。由于锁骨下静脉位于锁骨和第一肋骨之间，骨性结构支撑使其在严重低血容量状态下仍可保持扩张。因此对于严重低血容量的患者，通常优先选择锁骨下静脉穿刺。骨髓输液装置可以通过小骨钻连接至胫骨或肱骨近端，通过骨髓直接到达静脉网。使用骨髓输液装置时，穿刺点两端骨组织必须都是封闭的，否则输液流向阻力最小处（骨折点）并经骨折端溢出。骨髓内输液需要靠压力去克服骨髓产生的流动阻力，而非重力。随着床旁超声在各种麻醉技术中的广泛应用，即使患者存在严重的低血容量，麻醉医师也可以在超声引导下经颈静脉置入大口径静脉导管或中心静脉导管。

大出血和血流动力学不稳定对意识清醒的创伤患者是很危险的，也使麻醉医师制订全麻诱导计划更为困难。对于伤情严重的创伤患者，即使使用小剂量（0.25 ～ 0.5 mg/kg，静脉输注）丙泊酚也可能引起严重低血压。依托咪酯可以保留交感张力，较丙泊酚更安全。可以选择氯胺酮进行诱导，每次静脉推注 10 mg 直至患者意识消失。对于血流动力学极不稳定、拟行急诊手术但麻醉诱导很可能导致循环崩溃的清醒患者，可静脉给予东莨菪碱 0.4 mg 用于术中遗忘。全麻诱导药物的选择并不是最重要的，重要的是要意识到相比于正常情况，**血流动力学极不稳定的创伤患**

者在麻醉诱导和维持阶段可耐受的麻醉药量要明显减少。

如前所述，严重创伤复苏的液体管理强调使用血制品，而不是晶体液。应当请求启动 MTP 并严格执行。当患者到达手术室术时，血制品必须随时可用。除了血小板，所有液体都应当加温。快速输注血制品时，钙离子浓度迅速下降，必须予以补充。如果可以，在出血得到控制前避免使用血管收缩药物。研究显示在出血过程中使用血管收缩药物提升血压阻碍血凝块形成，导致更多的出血。

在创伤患者初期复苏中，动脉通路对管理很有帮助，但不是必须的。即使在超声的帮助下，最严重低血压的患者进行动脉置管仍是比较困难的。在行手术准备时，可以继续尝试建立有创监测，必要时操作者可以穿手术衣戴无菌手套，在术侧进行操作。虽然动脉置管可能比较困难，但不能因此延误外科处理。外科控制出血和 DCR 是创伤复苏中最重要的，而非动脉置管。当患者出现这种程度血流动力学变化，应认为他已经发生了 TIC 并且需要大量输血。随后可重新开始尝试动脉置管，而且经过手术止血以及输血复苏，操作更容易成功。

损伤控制性手术

7 如果创伤患者因腹腔内出血需要急诊开腹手术，创伤外科医师将进行简短的手术操作，即**损伤控制性手术**（damage control surgery，DCS）。此手术的目的在于止血和限制胃肠内容物污染腹腔。外科医师正中切口开腹，迅速按象限逐一探查出血位置。DCS 不对复合伤进行完全修补，而是发现并控制损伤血管以及实质性脏器出血，以及发现正中切口手术不能处理但是可以通过介入手段干预的损伤（例如深部肝破裂伤，腹膜后出血）。空腔脏器损伤的处理方式为切除和（或）吻合。在患者病情更加稳定前，保持肠道处于断离状态可以减少腹腔污染，缩短手术时间。

在 DCS 中，整个创伤团队的沟通非常重要。如果患者情况不稳定、出现低体温或凝血功能异常，必须告知外科医师。如有需要暂停手术进行复苏，麻醉医师必须提出要求。暂停手术需要外科医师在严重低血压时按压或填塞出血部位，直到输血使收缩压达到可接受范围（80～90 mmHg）。如果上述措施不能改善血压，外科医师可以直接压迫主动脉。这种干预也可以使外科医师直接了解输血效果——主动脉柔软表示严重低血容量，主动脉硬且搏动性好表示循环血量可接受。直接压迫主动脉时可能出现短暂的心动过缓

或心搏骤停。如果输血不能有效地维持灌注，手术应该暂停，对出血部位进行填塞，手术及麻醉团队应探讨患者是否可以进行介入手术处理外科无法止血的部位，或者是否应转入监护室进行复温、纠正凝血功能及稳定血流动力学。

DCS 的一个关键部分是一旦患者情况稳定，择期再行手术。可以后期行肠吻合或肠切除术。DCS 手术通常不完全缝合腹部筋膜。伤口可以填塞可吸收海绵并覆盖封闭敷料。大量输血后闭合腹腔内肠道水肿可能导致腹腔筋膜室综合征，呼吸功能受损，以及多系统器官衰竭。

现在 DCS 中介入治疗越来越多。介入技术几乎可以达到任何出血血管并释放弹簧圈或者止血泡沫进行止血，尤其是肝、肾以及腹膜后损伤。骨盆骨折和胸、腹腔大血管损伤也可以通过血管内介入手段控制。此外，患者接受 DCS 后经常会行介入检查，评估原发伤或手术损伤脏器的血流和出血情况。

创伤性脑损伤

8 创伤患者出现意识状态改变必须考虑合并了创伤性脑损伤（traumatic brain injury，TBI），除非证实为其他病因（见第 27 章）。对于确诊或疑似 TBI 的患者，在所有治疗护理期间必须注意维持脑灌注压以及供氧。对于非镇静非瘫痪患者，格拉斯哥昏迷评分量表（Glasgow Coma Scale，GCS，表 27-2）是评估 TBI 严重程度最可靠的临床工具。运动评分下降预示着神经系统病变恶化，需要紧急行神经系统评估，且可能需要外科干预。虽然创伤患者多合并颅脑外伤，但只有少数患者需要急诊行神经外科手术。TBI 分为**原发性**和**继发性**损伤。原发性脑损伤是由创伤直接导致的，包括以下四种：（1）硬膜下血肿，（2）硬膜外血肿，（3）脑实质出血，（4）非局灶性、弥漫性中枢神经轴索损伤。这些损伤可能导致脑血流降低，及颅内压（intracranial pressure，ICP）升高。严重颅脑损伤后迅速致死的病例一般都是原发性颅脑损伤。

急性硬膜下血肿是最常见的需要急诊神经外科手术干预，且死亡率最高的颅脑损伤类型。颅脑减速性损伤或钝器伤发生时，颅骨与脑组织之间的小的桥静脉破裂，导致血液聚积并压迫脑组织。聚积的血液使颅内压升高，脑血流减少。并发症和死亡率主要与血肿的大小和脑中线移位的程度有关。当脑中线移位程度超过血肿体积时，提示存在严重脑水肿或颅内出血。

当大脑中动脉或其他颅内血管破裂时出现**硬膜外血肿**，常伴有颅骨骨折。这类损伤占急诊神经外科创

伤的比例不到 10%，预后较急性硬膜下血肿好。硬膜外血肿患者最初可能意识清醒，随后出现进行性反应减弱和昏迷。急诊手术减压的指征为幕上出血超过 30 ml 或幕下出血超过 10 ml（因为极少量的血肿即可压迫脑干）。如果患者神经系统未受损，且有条件进行严密观察和反复的神经系统检查，且神经外科条件允许随时行减压术，那么少量出血的患者不必立即行手术减压。

脑实质损伤是由于脑实质在颅骨内急剧减速造成，一般累及额叶和颞叶，占神经外科急诊创伤的比例近 20%。这类损伤常出现损伤组织周围的严重水肿、坏死以及梗死。脑实质损伤可以与硬膜下血肿并存。脑实质出血的手术方式并没有共识性的意见，但是对于 ICP 持续升高的患者，可能需要手术减压。

弥漫性神经损伤是由于脑实质急剧减速或移动，引起神经轴索断裂造成，在儿童更为多见。这种损伤在损伤即刻可能无明显表现，但在磁共振成像检查中会逐渐出现明显的影像学变化。创伤后弥漫性神经损伤程度越严重，死亡率和致残率越高。除非需行开颅减压以缓解难治性颅内压增高，此类损伤没有外科手术指征。

⑨ **继发性颅脑损伤**被认为是可以预防的损伤。头部损伤后全身性低血压（收缩压 < 90 mmHg）、低氧血症（PaO_2 < 60 mmHg）、高碳酸血症（$PaCO_2$ > 50 mmHg）和发热（体温 > 38.0℃）对颅脑损伤的并发症和死亡率有不良影响，这可能是由于上述因素加重了脑水肿、升高了颅内压（intracranial pressure，ICP）。**低血压和低氧血症是严重 TBI 神经系统预后不良的主要因素，其中低氧血症是颅脑损伤后神经系统不良预后最重要的独立危险因素，因此应尽早予以及时纠正。**低血压（平均动脉压 < 60 mmHg）也需要及时积极处理，当患者仅有颅脑损伤时，可以应用液体治疗和（或）血管收缩剂。

在合并其他严重创伤和出血的情况下，头部创伤的管理使得整个复苏过程更加困难。同时进行急诊神经外科手术以及损伤控制性剖腹探查术几乎是不可能的，而且在大多数情况下，手术控制致命的出血的优先级高于神经外干预。在存在致命的出血时试图增加脑灌注压会加重出血。非神经外科出血得到控制后，可以开始关注急诊神经外科手术问题，尤其需要恢复脑灌注压。脑低灌注时间过长与严重的不良神经外科预后相关。在这种情况下，没有任何预防措施被证实在保护神经系统功能方面有效。

急性创伤性脑损伤麻醉管理注意事项

在不需要手术清除颅内血肿的情况下，药物治疗是颅脑创伤后控制颅内压升高的主要方法。正常脑灌注压（cerebral perfusion pressure，CPP）是 80 ～ 100 mmHg，是平均动脉压（mean arterial pressure，MAP）和颅内压（ICP）的差值（MAP － ICP ＝ CPP；见第 26 章）。对于神志清醒或者有反应的患者，不需要监测颅内压。此外，对于计划进行抗凝治疗或者创伤后存在出血倾向的患者，不应进行颅内压监测。但是当神经系统相关检查和其他的临床评估提示有损伤或者颅内压升高的风险增加时，应监测 ICP（表 39-1）。颅内压高于 20 ～ 25 mmHg 是进行降颅内压干预的指征。多项研究发现改善 CPP 和降低 ICP 的措施并不能明显改善临床预后。⑩ **对严重颅脑损伤患者，目前脑创伤基金会的指南推荐维持其脑灌注压在 50 到 70 mmHg 之间且 ICP 低于 20 mmHg。**

脑血流（cerebral blood flow，CBF）与动脉二氧化碳浓度之间有直接关系。动脉二氧化碳分压降低可以引起脑血管收缩，从而降低 CBF 和 ICP。相反，动脉二氧化碳分压升高时脑血管扩张，CBF 和 ICP 升高。改变动脉二氧化碳分压可以迅速调节脑血流和颅内压，因此过度通气是治疗 TBI 相关的 ICP 升高的有效干预手段。**但是当患者合并全身性低血压，尤其是合并血流动力学不稳定及出血时，过度通气可能增加神经系统缺血的风险，因此血压恢复正常前应避免使用。**

渗透性利尿治疗是另一种被广泛接受且常用的降低 ICP 的方法。静脉应用甘露醇 0.25 ～ 1.0 g/kg 可有效地使脑组织血管外液进入血液，从而减轻脑水肿和降低 ICP。由于甘露醇导致快速利尿，使用时必须密切监测血浆渗透压和电解质浓度。

巴比妥昏迷可以降低脑代谢率、脑血流和脑耗氧量，从而降低升高的 ICP，并在脑血流灌注改善前抑制缺血细胞的代谢率。由于这种治疗常会导

表 39-1 经颅 ICP 监测的适应证[1, 2]

严重颅脑损伤（心肺复苏后 GCS 评分 ≤ 8 分）合并
（a）头部 CT 扫描异常或
（b）正常 CT 扫描合并以下 2 项以上：年龄大于 40 岁、收缩压高于 90 mmHg、去大脑或去皮质状态
镇静患者、严重 TBI 导致昏迷的患者
多系统损伤伴随意识改变
治疗有升高 ICP 的风险（如高容量静脉补液）
术后或颅内肿物
无创 ICP 监测值异常，模拟值的动态性增加，或排除低血压和低碳酸血症后，经颅超声多普勒血流速度波形异常（搏动指数增加）

[1] Reproduced with permission from Li LM, Timofeev I, Czosnyka M, et al. Review article：The surgical approach to the management of increased intracranial pressure after traumatic brain injury. Anesth Analg. 2010 Sep；111（3）：736-748.

[2] ICP，颅内压；GCS，格拉斯哥昏迷评分；CT，计算机断层扫描；TBI，创伤性脑损伤

致低血压，限制了其在血流动力学不稳定患者中的使用。出现低血压时可使用血管收缩药物维持脑灌注压在 50～70 mmHg 水平。可以根据脑电图（electroencephalographic，EEG）爆发抑制调节戊巴比妥（相比硫喷妥钠更好）的剂量，出现爆发抑制时，脑氧及葡萄糖代谢率降低最多。

患者只存在 TBI 时使用晶体液进行液体治疗更好。尽管使用胶体液似乎更有利于防范脑水肿，然而最近的一项研究显示在 TBI 后使用以白蛋白为主的复苏方案，死亡率几乎升高 1 倍。TBI 常合并血脑屏障破坏，此时输注白蛋白可能导致更严重的脑水肿以及更高的颅内压，从而发生更严重的并发症和更高的死亡率。

▌脊髓损伤

正常脊柱结构包括三个柱：前、中、后柱。前柱包括椎体前 2/3 和前纵韧带。中柱包括椎体的后 1/3、纤维环的后半部分和后纵韧带，后柱包括椎板、关节突关节、棘突和棘间韧带。两柱或三柱受损可导致脊髓不稳定。

对于存在相关损伤机制（尤其是加速-减速性顿力损伤）的创伤患者，都应高度怀疑脊髓损伤，除非由影像学诊断排除。**颈椎侧位平片可以显示全部颈椎和 T_1 椎体上部，可发现 85% 至 90% 的颈椎显著异常**。必须行颈椎 X 线以检查椎体的结构和排列，是否有棘突间隙和中央管的狭窄或增宽、前纵韧带和后纵韧带水平的是否排列整齐、棘突椎板线和 $C_2 \sim C_7$ 的棘突外观。发现一节脊椎骨折时，有 10% 至 15% 的可能合并另一节段的骨折。

由于脊柱的弯曲力，胸腰椎骨折多发于 $T_{11} \sim L_3$ 水平。一般胸腰段椎体骨折时，与其紧邻的尾侧的椎体发生骨折的概率为 40%，这可能是由于造成低段脊柱骨折的所需的力较大。双侧跟骨骨折时也需全面评估胸腰段椎体，因为跟骨骨折时合并脊柱骨折风险较高。

C_2 水平以上的颈椎损伤会导致窒息和死亡（$C_3 \sim C_5$ 神经根组成膈神经）。**高位脊椎损伤时由于失去交感神经张力，常伴有神经源性休克**。重大创伤时，神经源性休克可能被误认为失血性休克，因为出血的原因更可能被认定为失血性的而非神经源性。高位胸段脊髓损伤后 24～48 h 并发严重心动过缓可能是由于 $T_1 \sim T_4$ 的心动加速功能受损。

脊髓损伤的治疗主要目的是：防止原发伤的恶化和尽可能减小脊髓缺血区域低血压相关性低灌注加重神经系统损伤的风险。对于全脊髓离断的患者，能够

影响预后的干预措施很少。非完全离断的脊髓损伤患者需要严密的血流动力学管理（例如防止低血压）和外科固定以防已存在脊柱损伤和神经系统损伤的恶化。

当椎体压缩超过 50% 或椎管狭窄超过原直径的 30% 时，需要行手术减压和固定骨折椎体。此种情况下通常需要输注甲泼尼龙治疗脊髓损伤。损伤的椎管内空间变窄，糖皮质激素的抗炎作用可以减轻脊髓水肿。虽然动物模型实验显示早期手术干预和（或）应用激素可以改善脊髓创伤的预后，但是目前在人体研究中并未证明这两种干预手段有益。目前，不完全脊髓横断区域存在可减压的病灶并不是早期外科手术的指征，除非合并了其他可能致命的损伤。

⑪ 对脊髓受压或血管痉挛导致的脊髓血流减少，维持正常水平以上平均动脉压以保证脊髓灌注可能比使用糖皮质激素更有益。麻醉诱导期间、手术减压及稳定损伤脊柱的全过程直至术后阶段都必须避免低血压。

老年人由于运动性和灵活性下降、脊椎关节僵硬和骨赘形成发生率高、椎管变窄导致脊髓更易水肿等原因，发生脊髓损伤的风险更高。老年人因摔倒导致的脊柱损伤发生率快速升高，接近年轻人机动车事故导致脊髓损伤的发生率。老年患者脊髓损伤，尤其是 75 岁以上患者的死亡率高于同等损伤程度的年轻人。

脊髓贯通伤的特殊损伤方式需要不同的管理思路。与脊髓钝性损伤不同，由子弹或者弹片导致的脊髓贯通伤几乎不会导致脊柱不稳定。因此单纯脊髓贯通伤不需要应用 C 型颈托和制动长板。颈椎贯通伤患者应用 C 型颈圈会妨碍医师观察软组织肿胀、气管移位和其他可能威胁气道的解剖学异常征象。与钝性创伤不同，脊髓贯通伤发生即刻就会有症状，损伤后不会进一步恶化。但是和其他脊髓损伤一样，脊髓贯通伤也需要保持较高的平均动脉压来维持灌注，直到能够更加充分评估脊髓功能。

▌烧伤

烧伤是一种特殊而又常见的创伤，是导致意外死亡的第二大原因，仅次于机动车事故。烧伤的严重性取决于温度和热接触时间。儿童的体表面积与体重之比较高，老年人皮肤较薄，同等温度会造成更深度的烧伤，因此这两类人群发生严重烧伤的危险性更高。烧伤引起病理生理学和血流动力学反应较为特殊，因此烧伤患者需要进入烧伤治疗中心接受特殊治疗，特别是二至三度烧伤面积超过总体表面积（total body surface area，TBSA）20% 的患者。了解烧伤病理生理学改变和复苏需求，特别是尽早开始吸氧、积极补液等治疗，可以改善患者生存率。

烧伤分一、二、三度。**一度烧伤**不穿透表皮组织（例如晒伤和表皮热辐射伤）。一度烧伤不需要液体治疗，如果同时合并更大面积或更加严重烧伤，在计算补液量时也不需要计算一度烧伤。**二度烧伤**是部分皮层损伤（浅二度或深二度），累及表皮，可延伸至部分真皮层并可出现水泡。二度烧伤面积超过 20%TBSA 的患者需要液体治疗。根据烧伤面积和部位，二度烧伤也可能需要植皮治疗。**三度烧伤**累及皮肤全层，皮下神经、血管和淋巴管以及其他深层结构均被破坏，造成严重但是无痛感的创伤，但是三度烧伤组织周围的正常组织会有强烈疼痛。三度烧伤患者大都需要接受清创和植皮治疗。

12 重度烧伤（≥ 20% TBSA 发生二度或三度烧伤）会引起独特的血流动力学改变。烧伤导致严重的血管收缩，引起心输出量突然下降，在 30 min 内可达 50%，出现正常容量性低灌注（**烧伤休克**）。患者的存活取决于恢复循环容量和根据推荐方案输注晶体液（见下文）。合并其他疾病的患者对于这种剧烈的血流动力学变化耐受性较差。如果有足够的液体输注，心功能可在受伤后 48 h 内恢复正常水平，随后患者逐渐进入高动力状态，这是烧伤恢复时代谢方面的严重问题。重度烧伤后早期血浆容量和尿量也会减少。

13 对于钝器伤或穿通伤患者不鼓励输注晶体液，但对烧伤患者的液体复苏，相比于白蛋白、羟乙基淀粉、等渗或高渗盐水以及全血，更强调平衡晶体液的使用（见第 51 章）。烧伤患者液体复苏早期应用高渗生理盐水治疗会增加急性肾衰竭的发生率，应用血制品死亡率增高，使用白蛋白（而非晶体液）对预后没有影响。

在烧伤后的第一个 24 h 持续进行液体复苏。通常使用 **Parkland** 和**改良 Brooke** 这两个公式来指导液体复苏。这两个公式都需要结合**九分法**来计算复苏补液量（图 39-6）。成人 Parkland 公式推荐烧伤后第一个 24 h 补液量为 4 ml/（kg·%TBSA），前 8 h 输入总补液量的一半，后 16 h 输入另一半。成人改良 Brooke 公式推荐第一个 24 h 补液量为 2 ml/（kg·%TBSA），同样是前 8 h 输入总补液量的一半，后 16 h 输入另一半。两个公式都以尿量作为评估液体复苏是否充足的指标，成人尿量达到 0.5 ～ 1.0 ml/（kg·h）视为循环容量足够。如果成人患者尿量超过 1.0 ml/（kg·h），可以减缓补液速度。在两种补液方案中，烧伤后第二

个 24 h 补液量为第一个 24 h 总量的一半。复苏初始阶段全程的目标都是维持成人患者尿量在 0.5 ～ 1.0 ml/（kg·h）。

烧伤患儿的液体复苏方案和成人相同。但是体重低于 30 kg 的患儿在补液时需要输注 5% 右旋糖，并维持尿量在 1.0 ml/（kg·h）。1 岁以下婴儿的尿量要达到 1 ～ 2 ml/（kg·h）。

麻醉管理注意事项

A. 液体蠕变

Parkland 和改良 Brooke 方案均以尿量为指标评估液体复苏效果。但是有时会出现实际补液量超过目标补液量的情况。例如最初计算补液量时误将一度烧伤面积算入，或是在持续应用镇静剂导致低血压时，医师使用补液治疗而不是血管收缩药物来提高血压。当静脉补液量超过了预期补液量时，为了应对非循环容量因素导致的血流动力学变化而产生的现象称为**液体蠕变**，液体蠕变也与腹腔筋膜室综合征和肺部并发症相关，常导致复苏相关并发症。

B. 腹腔筋膜室综合征

腹腔筋膜室综合征（abdominal compartment syndrome，ACS）好发于儿童和成人腹部环形烧伤患者以及补液量大于 6 ml/（kg·%TBSA）的患者。应用连接压力传感器的 Foley 尿管监测膀胱内压力可以间接反映腹腔内压力。在 Foley 导尿管与连接处，通过三通连接转换器。在耻骨联合平面调零，向膀胱注入 20 ml 液体。60 s 后（让膀胱松弛）读取腹腔内压力数值。腹内压超过 20 mmHg 时需要腹腔减压。但是腹部手术操作可能导致烧伤患者出现腹腔假单胞菌感染，特别是在手术切口离烧伤组织较近时。尽早且频繁地检查腹腔压力，以及寻找除了低血容量以外可能导致烧伤患者低血压的病因，都是防止腹腔筋膜室综合征的重要方法。

C. 肺部并发症

液体复苏过量会导致肺炎发病率上升。严重烧伤患者大多合并与烧伤相关的肺部损伤。气管纤毛活性减弱、液体复苏引起肺水肿、免疫功能下降和气管插管都使烧伤患者容易发生肺炎。腹腔筋膜室综合征也对肺部有不利影响。必须严格监控并记录输液量，与美国烧伤协会推荐方案（如 Parkland 公式或改良 Brooke 公式）保持一致。输液量超过推荐量时需要仔细考虑其合理性。

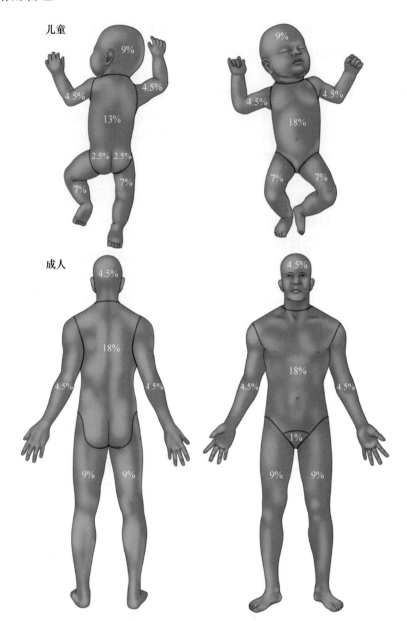

图 39-6　九分法，用于估计烧伤面积占总体表面积（TBSA）的比例［Reproduced with permission from American College of Surgeons. ATLS：Advanced Trauma Life Support for Doctors（Student Course Manual）. 9th ed. Chicago, IL：ACS；2012.］

D. 一氧化碳中毒以及氰化物中毒

14 烧伤和（或）烟雾吸入导致的意识状态改变应与一氧化碳中毒以及氰化物中毒相鉴别（见第 57 章）。患者一氧化碳中毒以及氰化物中毒时，应进行气管插管、机械通气及吸入高浓度氧气。CO 与血红蛋白的结合能力是氧气的 250 倍。其结合产物碳氧血红蛋白（HbCO）使得可以结合氧气的血红蛋白减少，导致 O_2-Hb 解离曲线左移，两种机制都妨碍氧气向组织的输送。**由于血氧饱和度监测不能区分 HbCO 和氧合血红蛋白（HbO_2），因此一氧化碳中毒患者脉搏氧饱和度升高是假象。**动脉或静脉血气分析可以直接测量 HbCO。HbCO 的浓度超过 10% 时（经常吸烟的人 HbCO 浓度最高为 10%）会出现明显临床中毒表现。如果 HbCO 浓度超过 20%，需要进行气管插管及机械通气，以改善局部组织氧供和加快 CO 清除。当 HbCO 浓度达到 60% 时会导致死亡。高压氧治疗适用于任何原因导致的一氧化碳中毒。需要行多个疗程的高压氧治疗来减轻一氧化碳中毒的长期影响。

烧伤治疗的麻醉注意事项

烧伤患者的一大特点是体温调节功能丧失，必须通过热辐射加温、空气加温装置和液体加温设备维持复苏环境温度接近体温。所有烧伤护理环境温度应当维持在约 40℃。

评估烧伤患者首先要检查气道。尽管面部可能有烧伤（颜面毛发或鼻毛烧焦），但面部烧伤本身不是气管插管指征。对于出现声嘶、呼吸困难、呼吸急促和意识状态改变的患者，需要紧急气道管理，进行机械通气和氧疗。治疗过程中应早期进行动脉血气检查，以评估患者的 HbCO 水平。应以能保证足够氧合（通过血气测定的氧分压进行指导而不是依据脉搏氧饱和度）的最低潮气量进行机械通气。

烧伤后早期（48 h 内）进行气管插管时可以应用琥珀胆碱进行肌肉松弛。严重烧伤（＞ 20%TBSA）患者神经肌肉终板受损破坏，导致乙酰胆碱受体上

⑮ 调。**严重烧伤 48 h 后使用琥珀胆碱可导致致死性高钾血症。**烧伤后使用琥珀胆碱导致高血钾的风险可以持续长达 2 年。

为烧伤患者实施镇痛具有挑战性。较常见的考虑和担心是阿片类药物耐受和烧伤治疗的心理社会并发症。多模式镇痛是较好的方法。区域阻滞也是有益的，虽然在烧伤后早期进行神经阻滞可能掩盖筋膜室综合征或其他重要的临床症状及体征。

烧伤治疗的趋势

老年患者

⑯ 在全世界的创伤中心中老龄患者都迅速增多。老龄患者即使受到轻度创伤也会出现较高并发症和死亡风险。与年龄相比，既往的合并症使患者创伤后生理储备减少、创伤的恢复能力降低，是老年患者创伤并发症及死亡率升高更重要的原因。尽管"老龄"并没有特定的年龄段划分，但是关于"老龄"患者创伤预后，一些研究观察到从 45 ～ 55 岁开始，创伤后并发症和死亡率更高，提示创伤后生理储备开始下降的时间可能比先前认识得更早。对于年龄更高的患者，一些研究发现与年龄小于 65 岁的患者相比，年龄大于 65 岁患者在受到相同程度的创伤后死亡率增加一倍。

65 岁以上患者中，跌倒占创伤原因的 90%。跌倒相关的颅内出血，骨折，以及胸腔或腹腔内大血管损伤增加了该人群的并发症和死亡率。与不口服抗凝药物的老年患者相比，口服抗凝药物的老年患者在受到相似创伤时格拉斯哥昏迷评分更低，并发症发生率更高。该人群中口服抗凝药物是跌倒后 30 天死亡率的独立预测因素。预防老年人跌倒是一个日益突出的公共卫生问题。

大规模伤亡事件

为应对**大规模伤亡事件**做准备已经成为大多数医院的年度训练常规内容之一，该应对流程中必须包括麻醉医师。大规模伤亡事件并没有特定的伤亡数目定义，但对某些情境需要一定的解释和理解，这与医疗机构的正常急诊患者容纳量有关。

群伤事件是指同一个创伤事件中的多个患者就诊于同一个医疗中心。对于小型医院，患者的数量可能超过了医院可提供的医疗资源。然而对于大多数郊区或城市的创伤医疗机构而言，发生此类事件时，可能仅是在暂时将医疗资源从非重症患者转移到创伤患者中，医疗机构的功能并不会受到严重影响。

大规模伤亡事件是指从创伤现场来就诊患者数目超过了医院可提供的医疗资源，需要将非重症患者转移到其他医疗机构，打断了医院的正常工作，包括择期手术。对伤员进行分类是很有必要的，这可以保证

⑰ 将有限的资源用于最需要的患者。使用超声进行胸、腹、腔静脉及肢体（chest, abdomen, vena cava, and extremities, CAVEAT）检查可以快速评估受伤程度。

尽管大规模伤亡事件是可怕的，但对某些情境已经有了比较完善预测模型。首先，在大多数大规模伤亡事件中，如公交车车祸，火车相撞，户外人体炸弹，或受害者未被困在建筑物内的恐怖袭击，10% 的伤员当场死亡，10% 的伤员受伤严重并急需手术，20% 的伤员需要在 8 h 内紧急手术，30% 的伤员不需紧急干预。应对重点在于鉴别事件性质以及预估可能的伤员人数。其次，大规模伤亡事件的伤员可能突然来到医院。尽管事发地附近的医院可能并不是创伤医疗机构，但路人和警察会开始向最近的医院转运伤者，并且可能并未事先声明情况。这些医院的医疗资源可能已经被用尽，且需要向其他医疗机构转运患者。最后，必须为有生存希望的患者保留医疗资源。在大规模伤亡事件中，只有还有脉搏的患者才能使用外科资源以及监护室床位，而且只有这些患者能够接受输血治疗。

病例讨论

既往健康患者的腹部创伤

一位 **22** 岁、体重 **70 kg**、既往体健的男性，今晨于家中昏厥。上午 9 点被其母亲送至急诊。患者昨天晚上在酒吧与人发生争执，并被反复踢打胃部。患者面色苍白，心动过速，精神差。脉搏 **140** 次 / 分，血压 **60/34 mmHg**。在急诊室行 **FAST**（创伤重点超声评估）提示腹腔存在游离液体。开放两路 18 G 静脉通路，同时抽取血样送至

血库行交叉配血。启动大量输血方案（MTP）。患者到达急诊 16 min 后被送入手术室。

在麻醉诱导前需要采取哪些措施？

患者损伤危及生命。外科干预很必要，麻醉诱导到手术开始的间隔必须尽量缩短。严重创伤患者的手术需要从下颌到脚趾使用温暖的备皮液进行备皮。手术室必须尽可能温暖直到铺巾完成。避免低体温是非常重要的。如果麻醉诱导时血流动力学严重不稳定，手术医师必须准备好随时开始手术。因此手术切皮前的皮肤准备必须在麻醉诱导前或诱导时完成。这种情况下不应为了置入动脉导管或中心静脉导管延迟手术。在麻醉诱导前必须准备好红细胞和其他血液制品。

一旦开始麻醉诱导要快速输注温暖的液体以预防血流动力学崩溃。输液同时进行预给氧以及 ASA 标准监测。外科护士为患者自下颌到脚趾进行皮肤消毒。外科医师穿手术衣戴手套。迅速取未交叉配型 O 型 Rh 阴性红细胞。手术室温度要使人感觉稍热。有创血流动力学监测和超声设备都在旁处于备用状态。

麻醉诱导和血流动力学监测最重要的是什么？

患者精神差，不能排除脑低灌注，创伤性脑损伤，或者中毒。创伤的机制是钝性暴力伤，在进行更彻底的神经系统检查前需要固定颈椎。麻醉诱导必须优先选择对血流动力学影响较小的药物。苯二氮䓬类、阿片类以及丙泊酚均会降低交感张力，在这种情况下使用可能是致命的。由于所有创伤患者都应当被认为是饱胃患者，所以需要进行快速顺序诱导插管。如果人手充裕，应当有人穿手术衣戴手套，在进行手术的同时于术者旁置入动脉和中心静脉导管。如有需要可以使用超声。

当消毒铺巾完成、外科医师准备好切开皮肤，且非交叉配型的血液已在手术室准备时，给予东莨菪碱 0.4 mg 静脉注射，随后立即予以琥珀胆碱 100 mg 静脉注射。保持颈椎中线固定的同时，在可视喉镜辅助下插入气管导管。气管导管位置确定并固定后，外科医师立即开始手术并进行损伤控制性外科干预。外科医师进行剖腹探查同时麻醉医师置入左锁骨下静脉导管。手术部位出血时会发生血流动力学崩溃。虽然动脉导管还没有置入，但是左侧锁骨下静脉通路已经建立完成。第

一批 MTP 血源已抵达手术室。

损伤控制性手术（DCS）和损伤控制性复苏（DCR）的意义是什么？

当发生致命出血的同时出现血流动力学不稳定时，需外科医师干预止血直到血流动力学状态稳定。如果是腹部的创伤，需要手术限制胃肠内容物进入腹腔。这就是 DCS。在这种情况下，他们会填塞腹腔，直到血液为主的复苏足够维持收缩压在 80 ~ 90 mmHg，允许外科继续手术。

损伤控制性复苏是指在发生致命性出血时，模拟全血的积极输血方案（例如，红细胞，新鲜冰冻血浆，血小板按 1 : 1 : 1 输注）。强调在出血时输入温热的血制品，在纠正 TIC 的过程中（尽量减少静脉输注的晶体液）减少低体温和酸中毒的发生。除外血小板，其他血制品必须通过可以满足长时间大量输液需求的液体加温装置输注。

外科医师填塞腹腔并压迫主动脉。心肺复苏（CPR）在失血的状态下无效。主动脉压迫在失血相关血流动力学崩溃情况下是最有效最明智的干预手段。血液通过快速输液装置以 1 : 1 : 1 的比例输注。此时可以发现呼气末二氧化碳有所升高，外科医师也发现主动脉更充盈了。无创血压袖带显示收缩压为 82 mmHg。外科医师移除腹部填塞物并开始腹腔探查。尽管损伤控制性复苏仍在继续，但由于血流动力学不稳定，外科仍需反复终止探查。最终，在超声引导下于肱动脉置入了动脉导管。

在这种情况下哪些技术可以更好地搭配血液输注成分？

损伤控制性复苏强调在出血复苏过程中使用血制品。既往经验发现如果可以使用凝血功能检测［比如血栓弹力图（TEG），或旋转式血栓弹力图（ROTEM）］，那么血制品可以用得更为精确。这些检查在取血 5 min 内即可获得凝血功能的分析结果。血凝块形成的图形可以指导血小板、纤维蛋白原以及血浆的输入。这些检查同样可以检测纤溶过程，为抗纤溶治疗的需要提供证据。

血气分析结果提示代谢性酸中毒以及血红蛋白 7.0 g/dl。TEG 或 ROTEM 提示高凝状态。根据检查结果，麻醉医师将输血比例改为 3 单位红细胞 : 1 单位新鲜冰冻血浆 : 1 单位血小板。外科医师发现出血原因为脾破裂和一侧肾撕裂，并表明

出血已经得到控制。麻醉医师告知团队已不再需要快速输注血制品，除非再次发生血流动力学不稳定。

有关于应用血管收缩药物的指南吗？

在创伤复苏中何时开始使用血管收缩药物的问题目前仍没有定论。在活动性手术出血和损伤控制性复苏中，允许性低血压有助于防止血凝块形成中断。收缩压控制在 80 ～ 90 mmHg 范围可减少出血及输血需要。但是并没有指南提到在出血部位得到控制后，什么时候应当开始使用血管收缩药物，而不是继续输注血制品。这是创伤治疗研究的热门领域。

当外科医师继续探查腹腔以寻找是否有其他损伤时，患者收缩压逐渐下降至 70 mmHg。患者核心体温是 35.5℃，血气分析提示代谢性酸中毒改善，碱剩余－ 4 mmol 以及血红蛋白 10.0 g/dl。血栓弹力图提示凝血功能正常。钙离子在正常范围。考虑到患者既往体健并且输注过多血制品会增加输血相关性循环超负荷（transfusion-associated circulatory overload，TACO）的风险，决定输注低剂量血管收缩药物以及肾上腺素，而非继续输注血制品。患者血压和心率稳定到正常范围，暂时关闭腹腔，随后患者在镇静状态下保留气管导管被转至外科重症监护室。

总结

这是一个典型创伤场景，涉及严重创伤复苏时常用的复苏和管理决策。不应将这些复苏概念应用到外科相关的出血中。创伤患者通常已经经历了较长时间的低血压（通常超过 1 h），而术中出血可以被迅速发现并立即处理。手术出血患者在开始复苏和输血前，酸中毒并不严重。创伤性凝血障碍是内皮依赖性的（血栓源的），外科出血导致的凝血障碍经常是血液稀释导致的。但是，创伤复苏的基本概念是可以应用到其中的，比如：在发现出血部位并控制出血前，允许相对较低的收缩压；在出血过程中限制静脉输注晶体液，输注血制品，并且通过 TEG 或 ROTEM 评估凝血功能以指导血制品输入。这些概念和干预手段在非创伤复苏中也可以尝试使用，但依然需要进一步研究来探索最佳的管理方法。

（刘扬　译　金笛　肖玮　校　王天龙　审）

推荐阅读

Adams SD, Holcomb JB. Geriatric trauma. *Curr Opin Crit Care*. 2015;21:520.

Allen CJ, Hannay WH, Murray CR, et al. Causes of death differ between elderly and adult falls. *J Trauma Acute Care Surg*. 2015;79:617.

Brohi K, Cohen MJ, Davenport RA. Acute coagulopathy of trauma: mechanisms, identification and effect. *Curr Opin Crit Care*. 2007;13:680.

Cannon JW, Mansoor A, Raja AS, et al. Damage control resuscitation in patients with severe traumatic hemorrhage: A practice management guideline from the Eastern Association for the Surgery of Trauma. *J Trauma Acute Care Surg*. 2017;82:605.

Clifford L, Qing J, Kor DJ, et al. Risk factors and clinical outcomes associated with perioperative transfusion-associated circulatory overload. *Anesthesiology*. 2017;126:409.

Cotton BA, Au NK, Nunez TC, et al. Predefined massive transfusion protocols are associated with a reduction in organ failure and postinjury complications. *J Trauma*. 2009;66:41.

Davenport RA, Brohi K. Cause of trauma-induced coagulopathy. *Curr Opin Anesthesiol*. 2016;29:212.

Friffee MJ, DeLoughery TG, Thorborg PA. Coagulation management in massive bleeding. *Curr Opin Anesthesiol*. 2010;35:S187.

Holcomb JB. Damage control resuscitation. *J Trauma*. 2007;62:S36.

Holcomb JB, del Junco DJ, Fox EE, et al. The prospective, observational, multicenter, major trauma transfusion (PROMMTT) study: Comparative effectiveness of a time-varying treatment with competing risks. *JAMA Surg*. 2013;148:127.

Holcomb JB, Tilley BC, Baraniuk S, et al. Transfusion of plasma, platelets and red blood cells in a 1:1:1 vs a 1:1:2 ratio and mortality in patients with severe trauma: The PROPPR randomized clinical trial. *JAMA*. 2015;313:471.

Kashuk JL, Moore EE, Sawyer M, et al. Postinjury coagulopathy management: Goal-directed resuscitation via POC thromboelastography. *Ann Surg*. 2010;251:604.

Sihler KC, Napolitano LM. Complications of massive transfusion. *Chest*. 2010;137:209.

Wijayatilake DS, Jigajinni SV, Shrren PB. Traumatic brain injury: Physiological targets for clinical practice in the prehospital setting and on the neuro-ICU. *Curr Opin Anesthesiol*. 2015;28:517-524.

第 40 章　孕妇及胎儿生理和麻醉

Michael A. Frölich，MD，MS

要　点

1. 所有吸入性麻醉药的最低肺泡有效浓度（minimal alveolar concentration，MAC）在整个妊娠期均逐步降低，至足月时降低幅度可达 40%，MAC 在分娩后第三天恢复至正常。

2. 孕妇在进行区域麻醉和镇痛时对局麻药物的敏感性增强，应用较低浓度的局麻药物即可进行神经阻滞，药物的剂量可减少 30%。

3. 增大的子宫压迫下腔静脉使硬膜外静脉丛扩张，增加了硬膜外麻醉时药物注射入血管的风险。

4. 约 5% 的孕妇在足月时出现仰卧位低血压综合征，其主要症状是低血压伴有面色苍白、出汗、恶心和呕吐等。

5. 产妇的胃动力和胃食管括约肌张力降低使发生反流和误吸的风险增加。

6. 麻黄碱有较强的 β 肾上腺素活性，因此历来被用于妊娠期低血压时收缩血管。然而，临床研究表明 α 肾上腺素受体激动药去氧肾上腺素治疗妊娠患者低血压更加有效，而且与麻黄碱相比可以减少胎儿酸中毒的发生。

7. 挥发性吸入麻醉药会降低血压，也可能会减少子宫胎盘血流。但在浓度小于 1 MAC 时其影响通常轻微，产生剂量依赖性的子宫松弛和子宫血流轻度减少。

8. 产妇的心脏负荷在分娩后即刻达到最大，此时强烈的子宫收缩和复原突然解除了下腔静脉的阻塞，使心输出量比妊娠晚期增加 80%。

9. 目前应用低浓度局麻药（如 0.125% 或更低浓度的布比卡因）和阿片类药物（如 5 μg/ml 或更低浓度的芬太尼）进行硬膜外或腰硬联合镇痛不会导致第一产程延长或剖宫产率增加。

本章将阐述妊娠期、产程中和分娩时的正常生理变化，并在最后讲述胎儿转变为新生儿时的生理改变。

妊娠期生理变化

妊娠会影响绝大多数器官（表 40-1）。这些生理变化中很多是对母体耐受妊娠、产程和分娩应激反应有益的。

中枢神经系统的影响

1. 所有吸入性麻醉药的 MAC 在整个妊娠期均逐步降低，至足月时降低幅度可达 40%，MAC 在分娩后第三天恢复至正常。药理学剂量的孕酮有镇静作用，足月时孕酮的水平增加到正常值的 20 倍，这能部分解释上述现象。β 内啡肽水平的激增在分娩过程中也可能起着重要的作用。

2. 孕妇在进行区域麻醉和镇痛时对局麻药物的敏感性增强，应用较低浓度的局麻药物即可进行神经阻滞。产科麻醉中应用**最小局麻药浓度（minimum local analgesic concentration，MLAC）**这一术语来比较局麻药物的相对效能和实际效果，MLAC 的定义为 50% 患者镇痛满意的局麻药物浓度（EC_{50}）。硬膜外麻醉中所需要的局麻药物剂量可减少 30%，这种现象可能是由激素介导的，还可能与硬膜外静脉丛充血有关。

3. 增大的子宫压迫下腔静脉，使硬膜外血管扩张和硬膜外血容量增加。后者有三种主要影响：（1）脊髓脑脊液容量下降；（2）硬膜外间隙潜在容积下降；（3）硬膜外间隙压力增加。前两者在腰硬联合麻醉时可以增加局麻药溶液向头侧的扩散（见第 45 章）。产妇在分娩时的屏气用力会进一步加重上述影响。分娩时产妇的硬膜外压力可为正压（而不是通常的负压）。

表 40-1　妊娠期平均生理变化最大程度[1]

参数	改变
神经系统	
MAC	− 40%
呼吸系统	
氧耗量	＋ 20% ～ 50%
气道阻力	− 35%
FRC	− 20%
每分通气量	＋ 50%
潮气量	＋ 40%
呼吸频率	＋ 15%
PaO₂	＋ 10%
PaCO₂	− 15%
HCO₃	− 15%
心血管系统	
血容量	＋ 35%
血浆容量	＋ 55%
心输出量	＋ 40%
每搏量	＋ 30%
心率	＋ 20%
收缩压	− 5%
舒张压	− 15%
外周阻力	− 15%
肺阻力	− 30%
血液系统	
血红蛋白	− 20%
血小板	− 10%
凝血因子[2]	＋ 30% ～ 250%
肾	
GFR	＋ 50%

[1] MAC，最低肺泡有效浓度；FRC，功能剩余容量；GFR，肾小球滤过率。
[2] 每种凝血因子不同

硬膜外静脉扩张也会增加硬膜外针或导管置入静脉血管的可能性，导致药物意外注射进血管内。

呼吸系统的影响

　　妊娠期氧耗量和每分通气量逐渐增加。潮气量、呼吸频率和补吸气量也有小幅增加。足月时氧耗量和每分通气量增加达 50%，PaCO₂ 降至 28 ～ 32 mmHg。血浆碳酸氢盐浓度代偿性下降，以避免出现严重的呼吸性碱中毒。过度通气也可以轻度增加 PaO₂。2,3- 二磷酸甘油酸盐含量增加可以补偿过度通气对血红蛋白氧亲和力的影响（见第 23 章）。血红蛋白 P50 从 27 mmHg 增加至 30 mmHg，同时心输出量增加使得输送至组织的氧气量增加（见下节"心血管系统的影响"部分）。

　　随着子宫增大，母体的呼吸模式发生改变。在妊娠期的后三个月胸廓前后径增加以代偿膈肌升高，而膈肌运动并不受限。肺活量和闭合容量受到的影响较小，但是功能残气量（functional residual capacity，FRC）

在足月时下降 20%，产后 48 h FRC 恢复至正常。功能残气量下降的原因主要是由于潮气量增加导致补呼气量减少。流量-容积环不受影响，但是气道阻力出现下降。随着妊娠期的进展，生理无效腔减少，但是肺内分流逐渐增加。胸片提示因肺血容量增多和膈肌升高，而出现肺纹理显著增强。肺血管舒张可防止肺动脉压升高。

　　FRC 减少和氧耗量增加使呼吸暂停时氧饱和度迅速下降。因此在全麻诱导前必须进行预吸氧（去氮），以免引起产妇低氧血症。一些足月妊娠期妇女仰卧位时出现闭合气量大于 FRC，这种情况下容易发生肺不张和低氧血症。FRC 减少合并每分通气量增加会加速所有吸入性麻醉药物的摄取。无效腔减少会降低动脉血和呼气末二氧化碳分压差。

　　妊娠期呼吸道黏膜肿胀，容易造成上呼吸道损伤、出血和梗阻。全麻时应轻柔地使用喉镜并应用较细的气管导管（6.0 ～ 6.5 mm）。

心血管系统的影响

　　妊娠期心输出量和血容量增加，以满足母体和胎儿的代谢需要。在妊娠前三个月，外周血管阻力开始显著下降，在孕中期达到最低点，随后缓慢回升或维持不变。外周血浆容量增加（55%）超过红细胞容量增加（45%），导致稀释性贫血和血液黏度下降，血红蛋白浓度通常维持在 11 g/dl 以上。此外，在组织氧气输送方面，血红蛋白浓度的降低可以通过心输出量增加和血红蛋白氧解离曲线右移进行补偿（见"呼吸影响"部分），维持组织氧供。

　　足月时大多数妊娠妇女血容量增加 1000 ～ 1500 ml，总血容量达到 90 ml/kg，使其容易耐受分娩时的失血。经阴道分娩的平均失血量为 400 ～ 500 ml，剖宫产手术为 800 ～ 1000 ml。分娩后 1 ～ 2 周血容量才能恢复到正常值。

　　心输出量增加（足月时达 40%）的原因是心率增快（20%）和每搏量增加（30%）。超声心动图检查常可以发现心房扩大和心肌肥厚。肺动脉压、中心静脉压和肺动脉楔压维持不变。大多数上述影响出现在妊娠早期，妊娠中期也可发生。除了产程中，心输出量在孕晚期并无明显升高。心输出量增加的最大幅度见于产程中和分娩后即刻（见"产程对母体的生理学影响"部分）。通常分娩后 2 周心输出量才能恢复正常。

　　妊娠 20 周后可出现仰卧位时心输出量下降。这种下降通常是由于增大的子宫压迫下腔静脉，阻碍静脉血回流至心脏。

　约 5% 的孕妇在足月时出现仰卧位低血压综合征（腔静脉受压），其主要症状是低血压伴有面色苍白、出汗、恶心和呕吐等。这种综合征是由于下腔静脉被妊娠子宫压迫所导致。当仰卧位低血压综合征合并区域麻醉或全身麻醉引起血压下降后，腔静脉受压容易导致胎儿窒息。这种情况下可以让患者侧卧，能够明显恢复下半身静脉回流并纠正低血压。常用且简便的方法是在孕妇右臀下放置一楔形物（＞15°）。大多数产妇仰卧位时妊娠子宫也压迫主动脉，这会减少下肢血流，更重要的是影响子宫胎盘血液循环。子宫收缩能减轻腔静脉压迫，但是会加重主动脉压迫。

在妊娠晚期，慢性部分腔静脉阻塞可诱发下肢静脉淤血、静脉炎和水肿等。还会导致膈肌下方的下腔静脉、椎旁静脉丛血流量增加（包括硬膜外静脉），腹壁静脉血流量也小幅增加。

最后，上抬的膈肌升高改变了心脏在胸腔的位置。胸部平片显示心脏扩大，心电图提示电轴左偏和 T 波改变。体格检查经常发现收缩期喷射性杂音（Ⅰ或Ⅱ级），第一心音（S_1）增强并分裂，可以听到第三心音（S_3）。一些患者出现无症状的少量心包积液。

肾和胃肠道的影响

妊娠期肾血浆流量和肾小球滤过率增加，因此血清肌酐和血尿素氮可分别降至 0.5 ~ 0.6 mg/dl 和 8 ~ 9 mg/dl。肾小管葡萄糖和氨基酸阈值下降较常见，通常导致轻度糖尿（1 ~ 10 g/d）和（或）蛋白尿（＜300 mg/d）。血浆渗透压可下降 8 ~ 10 mOsm/kg。

⑤ 妊娠期常出现胃食管反流和食管炎。胃动力减弱，同时子宫使胃向前上移位，导致胃食管括约肌关闭不全。这些因素使产妇发生反流误吸的风险增加。但是妊娠期胃液酸度和胃容积均无明显改变。阿片类和抗胆碱药物会减轻食管下段括约肌压力，可能会加剧胃食管反流，延缓胃排空。

肝脏的影响

肝功能和血流量总体无变化，妊娠晚期时血清转氨酶和乳酸脱氢酶水平可有轻度增高。血清碱性磷酸酶可由胎盘分泌，因此其水平有轻度增高。血浆容量增加使血浆白蛋白轻度减少，引起胶体渗透压下降。足月时血清假性胆碱酯酶活性降低 25% ~ 30%，但是不会使琥珀胆碱的作用时间显著延长。酯类局部麻醉药物的代谢没有明显改变。假性胆碱酯酶活性在产后 6 周才能恢复正常。高水平的孕酮会抑制胆囊收缩素的释放，导致胆囊不能完全排空，同时孕妇胆汁酸成分改变，两者可诱发妊娠期胆固醇结石。

血液系统的影响

妊娠期的高凝状态有益于减少分娩时出血。纤维蛋白原和因子Ⅶ、Ⅷ、Ⅸ、Ⅹ、Ⅻ均增加，仅Ⅺ的水平可能下降。在妊娠晚期可出现纤溶加速。除稀释性贫血以外（见心血管影响部分），妊娠晚期还可出现白细胞增多（达 21 000/μl）和血小板计数减少 10%。由于胎儿的利用，如果孕妇没有补充铁和叶酸，容易出现缺铁性和叶酸缺乏性贫血。

代谢的影响

妊娠期会发生复杂的代谢和激素改变。糖类、脂肪和蛋白质代谢的改变有利于胎儿的生长和发育。这些改变与饥饿时相似，血糖和氨基酸水平下降，而游离脂肪酸、酮类和三酰甘油水平升高。但是妊娠是一种易致糖尿病状态，妊娠期的胰岛素水平稳定地升高。胎盘所分泌的人胎盘催乳素（又称人绒毛膜生长素）可能与妊娠期相对性胰岛素抵抗有关。胰岛素分泌需要量增加可引起胰岛 β 细胞增生。

人绒毛膜促性腺激素的分泌和雌激素水平升高促进甲状腺肥大，并使甲状腺结合球蛋白增加。尽管四碘甲腺原氨酸（T_4）和三碘甲腺氨酸（T_3）水平升高，但是游离 T_4、T_3 和促甲状腺素（促甲状腺激素）维持正常。血清钙水平下降，但钙离子浓度维持正常。

肌肉骨骼的影响

妊娠期松弛素的水平始终在升高，它通过软化宫颈、抑制子宫收缩以及松弛耻骨联合和骨盆关节为分娩做准备。脊柱韧带的松弛增加了腰背损伤的风险，这可能与妊娠期腰背痛相对较高的发生率有关。

▌子宫胎盘血液循环

正常的子宫胎盘血液循环对维持胎儿的健康生长非常重要（图 40-1）。子宫胎盘功能不全是胎儿宫内发育迟缓的重要原因，严重时可导致胎儿死亡。该循环的完整性依赖于足够的子宫血流与正常的胎盘功能。

子宫血流

足月时子宫血流量占心输出量的 10%，为 600 ~ 700 ml/min（非妊娠期的子宫血流量为 50 ml/min）。正常情况下子宫血流的 80% 供应给胎盘，其余供应给子宫肌层。妊娠使子宫血管最大程度地扩张，因此丧失了自身调节作用，不过子宫血管系统仍然对 α 肾上腺素激动剂敏感。呼吸气体分压通常不会显著影响

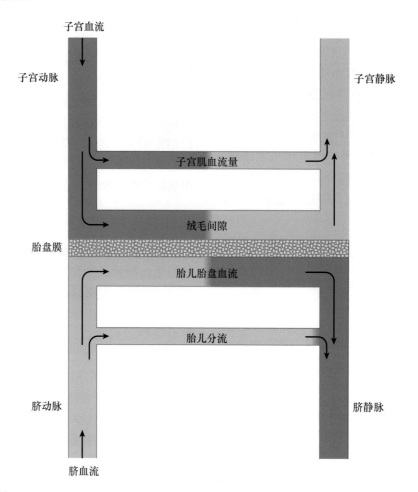

图 40-1　子宫胎盘循环（Reproduced with permission from Shnider S，Levinson G. Anesthesia for Obstetrics. 2nd ed. Philadelphia，PA：Williams & Wilkins；1987.）

子宫血流，但严重的低碳酸血症（$PaCO_2 < 20$ mmHg）可以减少子宫血流，引起胎儿缺氧和酸中毒。

　　子宫血流与子宫动静脉压力差成正比，与子宫血管阻力成反比。尽管子宫血管系统不受明确的神经控制，但其仍有 α 肾上腺素受体，还可能有一些 β 肾上腺素受体。

　　在妊娠期有三种主要因素可以减少子宫血流：（1）全身性低血压，（2）子宫血管收缩，（3）子宫收缩。 妊娠期低血压的常见原因包括腔静脉压迫、血容量不足和区域麻醉引起的交感神经阻滞。产程中应激引起的内源性儿茶酚胺类物质释放（交感肾上腺素激活）会使子宫动脉收缩。任何有 α 肾上腺素活性的药物（如去氧肾上腺素）均可以引起血管收缩，导致子宫血流减少。麻黄碱有较强的 β 肾上腺素活性，因此历来被用于妊娠期低血压时收缩血管。**然而，临床研究表明 α 肾上腺素受体激动药去氧肾上腺素治疗妊娠患者低血压更为有效，而且与麻黄碱相比可以减少胎儿酸中毒的发生。**

　　高血压经常由于全身血管收缩导致子宫血流减少。**子宫收缩时子宫静脉压力升高，同时穿过子宫肌层的动脉血管受压，导致子宫血流减少。** 产程中或注射缩

宫素期间子宫的强力收缩会导致子宫血流显著降低。

胎盘功能

　　胎儿依靠胎盘进行呼吸气体交换、营养摄取和清除废物。胎盘由母体和胎儿组织共同构成并共同供血。其形成的交换膜功能区面积大约为 $1.8\ m^2$。

A. 生理解剖学

　　胎盘（图 40-2）由位于母体血管间隙（绒毛间隙）中的胎儿组织突起（绒毛）组成。这种排列使得绒毛内的胎儿毛细血管易于与其周围的母体血液交换物质。绒毛间隙内的母体血液来自子宫动脉螺旋支，回流至子宫静脉。绒毛内的胎儿血液来自脐带内的两条脐动脉，通过一条脐静脉回流至胎儿。

B. 胎盘交换

　　胎盘通过下面六种机制进行交换：

　　1. 扩散——呼吸气体和小离子通过扩散进行运输。大多数麻醉药物分子量在 1000 以下，因此易于扩散通过胎盘。

　　2. 渗透压和静水压（整体流动）——水依靠渗透

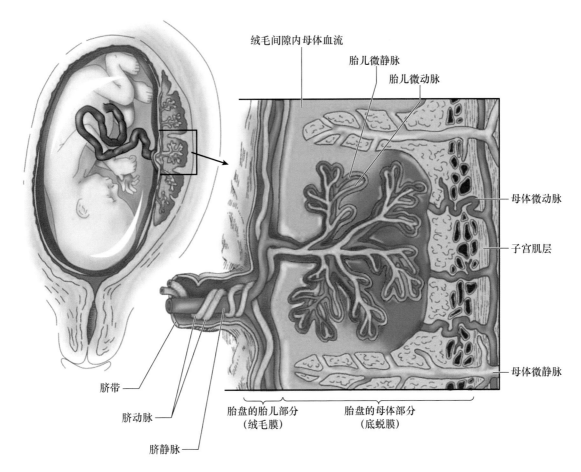

图 40-2　胎盘

压和静水压进行移动。进入胎儿循环的水量比其他任何物质的量都要大得多。

3. 易化扩散——葡萄糖沿由特殊转运分子易化的浓度梯度进入胎儿循环（无能量消耗）。

4. 主动转运——氨基酸、维生素 B_{12}、脂肪酸和一些离子（钙和磷）使用这种方式。

5. 囊泡转运——大分子通过胞饮作用进行运输，如免疫球蛋白。铁通过铁蛋白和转铁蛋白易化，也以这种方式进入胎儿循环。

6. 断裂——胎盘膜的断裂允许母体和胎儿血液进行混合。这可能是 Rh 因子致敏的机制（见第 51 章）。Rh 因子致敏最常见于分娩过程中。

呼吸气体交换

足月时胎儿的氧耗量平均为 7 ml/（min·kg）。幸运的是，由于多种适应机制，正常胎儿足月时能够耐受 10 min 或以上的完全缺氧状态，而不是一般预期的 2 min。脐带受压、脐带脱垂、胎盘早剥、母体严重缺氧或低血压可导致部分或完全缺氧状态。胎儿的代偿机制包括血流优先再分布至脑、心、胎盘和肾上腺，减少氧耗和无氧代谢。

氧通过胎盘的转运取决于母体子宫血流量和胎儿脐血流量之比。即使是正常妊娠，氧转运的储备也是很小的。正常胎儿胎盘血液的 PaO_2 仅为 30 ～ 35 mmHg。为了有助于氧运输，胎儿血红蛋白氧解离曲线左移，以使胎儿血红蛋白的氧亲和力比母体（母体曲线已经右移；见"呼吸系统的影响"部分）更大。此外，胎儿血红蛋白浓度通常为 15 g/dl（母体大约为 12 g/dl）。

二氧化碳易于扩散通过胎盘。母体过度通气（见"呼吸系统的影响"部分）可以增加二氧化碳从胎儿转移至母体循环的梯度差。胎儿血红蛋白对二氧化碳的亲和力比成人型血红蛋白弱。一氧化碳易于扩散通过胎盘，胎儿血红蛋白对一氧化碳的亲和力强于成人型血红蛋白。

麻醉药的胎盘转运

可以用药物在胎儿脐静脉和母体静脉中的浓度之比（UV/MV）来反映药物转运通过胎盘的情况，胎儿组织对药物的摄取则与其在脐动脉和脐静脉内的浓度比（UA/UV）有关。产妇应用的药物对胎儿的影响取决于多种因素，包括给药途径（口服、肌注、静脉注射、硬膜外注射、鞘内注射等）、剂量、给药时间（相对于分娩和宫缩的时间）和胎儿器官的成熟度（脑和肝）。因此，在分娩前数小时给予药物或在分娩前子宫收缩时（此时子宫血流减少的程度最大）单次注射药物不太可能导致胎儿体内出现高浓度药物。幸运的是，尽管麻醉药物及辅助药物有较强的胎盘通过性，但目前用于产程和分娩的麻醉技术对胎儿的影响很小。

所有的吸入性麻醉药和绝大多数静脉麻醉药可以自由通过胎盘。 如果吸入性麻醉药的用量较小（＜1 MAC），且在诱导后 10 min 中内胎儿娩出，其对胎儿的抑制很轻。氯胺酮、丙泊酚和苯二氮䓬类药物易于通过胎盘，且可以在胎儿循环中检测出。但如果应用常规的诱导剂量，这些药物（除了苯二氮䓬类）的分布、代谢和可能的胎盘摄取对胎儿的影响有限。尽管大多数阿片类药物易于通过胎盘，但是它们在分娩时对新生儿的影响有很大的不同。与其他阿片类药物相比，新生儿似乎对吗啡的呼吸抑制作用更敏感。尽管哌替啶有呼吸抑制作用，在给药后 1～3 h 达到峰值，但其抑制作用小于吗啡。布托啡诺和纳布啡的呼吸抑制作用更小，但是仍有显著的神经行为学抑制作用。尽管芬太尼易于通过胎盘，但其对新生儿影响很小，除非在分娩前即刻给予大剂量静脉注射（＞1 μg/kg）。硬膜外或鞘内注射芬太尼、舒芬太尼或小剂量吗啡一般对新生儿影响轻微。阿芬太尼对新生儿的抑制作用与哌替啶相似。瑞芬太尼也易于通过胎盘，有可能对新生儿产生呼吸抑制作用。在分娩前胎儿血液中瑞芬太尼的浓度一般大约为母体的一半。UA/UV 比值约为 30%，提示瑞芬太尼在新生儿体内代谢较快。肌松药的高度离子化特性使其不能通过胎盘，因此对胎儿影响很小。

局麻药是弱碱性药物，主要结合在 α_1-酸性糖蛋白上。其胎盘的通过性取决于三种因素：（1）pK_a（见第 16 章），（2）母体和胎儿的 pH 值，（3）蛋白结合度。除了氯普鲁卡因以外，胎儿酸中毒会增加胎儿母体药物比，因为氢离子与非离子化的药物结合导致局麻药存在于胎儿循环内。蛋白结合度高的药物扩散通过胎盘较慢，因此，与利多卡因相比，布比卡因和罗哌卡因在胎儿血中浓度水平较低，可能是由于两者的蛋白结合度更高。氯普鲁卡因在母体血液循环中被血浆胆碱酯酶快速降解，因此其胎盘通过性最小。

大多数常用的麻醉辅助药也易于通过胎盘。因此，母体应用的麻黄碱、β 肾上腺素受体阻断剂（如拉贝洛尔和艾司洛尔）、血管扩张剂、酚噻嗪类、抗组胺药（H_1 和 H_2）和甲氧氯普胺均可以转运至胎儿。阿托品和东莨菪碱可以通过胎盘，格隆溴铵的季铵结构（离子化）限制了转运。

麻醉药物对子宫胎盘血流的影响

静脉注射麻醉药物对子宫胎盘血流有不同的影响。丙泊酚和巴比妥类是典型的轻度减少子宫胎盘血流的药物，因其有剂量依赖性降低母体血压的作用。但诱导剂量较小时由于交感肾上腺的激活（由浅麻醉状态引起），可以产生较大的血流减少作用。氯胺酮在剂量小于 1.5 mg/kg 时不会明显改变子宫胎盘血流，其典型的升高血压的作用抵消了血管收缩的影响。氯胺酮的剂量超过 2 mg/kg 时会造成子宫张力升高。依托咪酯的影响可能很轻微，但其对子宫胎盘循环的作用目前尚不清楚。

⑦ 挥发性吸入麻醉药会降低血压，也可能会减少子宫胎盘血流。但在浓度小于 1 MAC 时其影响通常轻微，产生剂量依赖性的子宫松弛和子宫血流轻度减少。氧化亚氮与挥发性吸入麻醉药合用时，对子宫血流影响轻微。动物实验发现单独应用氧化亚氮可以使子宫动脉收缩。

血液中高浓度的局麻药物可引起子宫动脉收缩，尤其是利多卡因。这种高浓度仅见于药物误注入血管，偶尔发生于宫颈旁阻滞（注射部位接近子宫动脉，不能排除局部吸收或注射入血管）。脊髓和硬膜外麻醉通常不会减少子宫血流，除非发生低血压。此外，对于子痫前期患者，硬膜外麻醉实际上可以改善产程中的子宫血流，血液循环中的内源性儿茶酚胺类物质减少可能会减轻子宫血管收缩。局麻药中加入低浓度肾上腺素不会明显改变子宫血流，硬膜外腔的肾上腺素吸收入血仅有较小的全身性 β 肾上腺素效应。

正常产程的生理学

产程平均开始于末次月经后 40±2 周。参与产程发动的因素可能有子宫扩张、子宫肌层对缩宫素的敏感性增强，以及胎膜和蜕膜组织引起的前列腺素合成改变。尽管循环中的缩宫素水平通常在产程开始时并不增加，但是子宫肌层中的缩宫素受体数量快速增多。在分娩前 2～4 周，产程真正开始前通常会出现下面几个前驱事件：胎先露进入骨盆（胎儿下降感），孕妇出现频率、持续时间和强度不规则的子宫收缩（**Braxton Hicks 收缩**），宫颈软化和变薄（宫颈消失）。产程真正开始前 1 周至 1 h，宫颈黏液栓（通常为血性）脱落（**见红**）。

当偶发的 Braxton Hicks 收缩的强度（25～60 mmHg）、协调性、频率（间隔 15～20 min）增加时，真实的产程开始。羊膜可以在产程发动前或后自发性破裂。

随着宫颈扩张的进展，子宫收缩先推动胎儿通过骨盆和会阴部，然后是胎盘。产程常规分为三个阶段：第一产程定义为真实产程发动到宫颈完全扩张；第二产程开始于宫颈完全扩张，结束于胎儿完全娩出，其特征是胎儿下降；第三产程是从新生儿出生至胎盘娩出。

　　根据宫颈扩张的速度，第一产程被进一步分为较慢的**潜伏期**和较快的**活跃期**（图 40-3）。潜伏期的特征为宫颈进行性消失，宫口扩张程度较小（2 ～ 4 cm）。接下来的活跃期特征为宫缩频率更高（间隔 3 ～ 5 min）以及宫颈进行性扩张至 10 cm。初产妇的第一产程通常为 8 ～ 12 h，经产妇为 5 ～ 8 h。

　　第二产程子宫收缩间隔 1.5 ～ 2 min，持续 1 ～ 1.5 min。尽管收缩强度无明显变化，但产妇的屏气用力能够在很大程度上增加子宫内压，促进胎儿娩出。第二产程通常持续 15 ～ 120 min，第三产程通常持续 15 ～ 30 min。

　　通过子宫活动度、宫颈扩张和胎儿下降可以监测产程的进展。子宫活动度是指子宫收缩的频率和强度。经宫颈插入导管可以直接测量子宫收缩强度，还可以将产力计放置在腹部周围进行间接测量。骨盆检查用于评估宫颈扩张和胎儿下降程度。胎儿位置用先露部相对于坐骨棘的水平（以厘米为单位）来描述（如－ 1 或＋ 1）。

产程对母体的生理学影响

　　在伴有剧烈疼痛的子宫收缩期，母体的每分通气量可以增加至 300%。氧耗量也比妊娠晚期时增加

60%。由于严重的过度通气，$PaCO_2$ 可以降至 20 mmHg 以下。在子宫收缩间期严重的低碳酸血症可导致通气不足和一过性母体及胎儿低氧血症。母体极度的通气过度还会降低子宫血流，导致胎儿酸中毒。

　　每次子宫收缩可以从子宫转移 300 ～ 500 ml 血液至中心循环，给心脏增加了额外负担（类似于自身输血）。心输出量比妊娠晚期时增加了 45%。产妇的心脏负荷在分娩后即刻达到最大，此时强烈的子宫收缩和复原突然解除了下腔静脉的阻塞，使心输出量比妊娠晚期增加 80%。

麻醉药对子宫活动和产程的影响

A. 吸入麻醉药

　　七氟烷、地氟烷、异氟烷和氟烷在应用相同剂量时可以相同程度地抑制子宫活动。所有的这些药物都会引起剂量依赖性的子宫松弛，但小剂量应用这些药物（< 0.75 MAC）不会影响缩宫素对子宫的作用。大剂量可导致宫缩乏力，增加分娩时的出血量。氧化亚氮的影响最小。

B. 注射用麻醉药物

　　阿片类药物很少减慢产程的进展，氯胺酮在剂量小于 2 mg/kg 的情况下几乎没有影响。

C. 区域麻醉

　　硬膜外镇痛的应用通常需根据患者的选择，且常

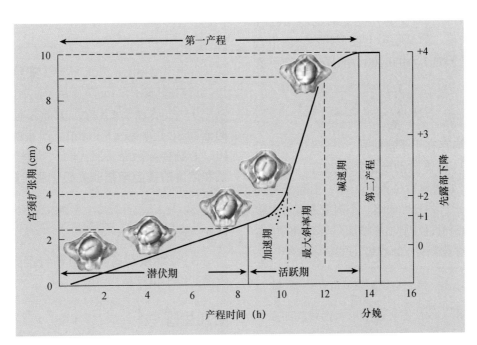

图 40-3　正常产程（Reproduced with permission from DeCherney AH，Pernoll ML. Current Obstetric & Gynecologic Diagnosis & Treatment. 9th ed. New York，NY: McGraw-Hill；2001.）

表40-2 产程延长、增加剖宫产可能性及实施硬膜外镇痛的因素

初产妇
产程延长
需要大量非口服镇痛药物
应用缩宫素
胎儿较大
小骨盆
胎儿先露异常

用于由于母体或胎儿原因可能会导致产程延长或剖宫产手术的患者（表40-2）。目前的研究证据表明低浓度局麻药（如0.125%或更低浓度的布比卡因）和阿片类药物（如5 μg/ml或更低浓度的芬太尼）联合应用于硬膜外或腰硬联合镇痛不会延长产程或增加剖宫产手术可能。

应用较高浓度的局麻药（如0.25%的布比卡因）进行持续硬膜外镇痛时，第二产程可能会延长15～30 min。强效的区域镇痛或麻醉能消除第二产程中胎儿娩出的驱动力（**Ferguson反射**），而且运动能力减弱可影响产力，经常导致第二产程延长。低浓度局麻药物和阿片类药物合用能够保持运动功能和维持有效的产力。静脉输注液体负荷（晶体液单次输注）经常用于减轻硬膜外或蛛网膜下腔注射导致的低血压，鞘内给药的同时预防性应用去氧肾上腺素对预防脊椎麻醉后低血压是有效的，阻滞前给予液体负荷并不能减少正常容量患者低血压的发生率，而且还会减少垂体分泌内源性缩宫素及一过性减少子宫活动。如果硬膜外间隙的肾上腺素吸收后引起显著的全身性β肾上腺效应，则含有肾上腺素的局麻药溶液在理论上可延长第一产程。但是临床上很少观察到应用含有低浓度肾上腺素（如1：400 000）的局麻药物引起产程延长。

D. 血管收缩剂

α和β受体均存在于子宫肌层。α₁受体激动引起子宫收缩，而β₂受体激动产生舒张效应。大剂量α肾上腺素药物（如去氧肾上腺素）除了引起子宫动脉收缩外还能导致子宫强直性收缩。小剂量去氧肾上腺素（40 μg）可以通过升高动脉血压增加正常产妇的子宫血流。相比之下，麻黄碱对子宫收缩几乎没有影响。

E. 缩宫素

静脉使用缩宫素（催产素）通常用于诱导或加强子宫收缩，或维持产后子宫张力。其半衰期为3～5 min。引产剂量为0.5～8 mU/min。**其并发症包括刺激过**强导致的胎儿窘迫、子宫强直以及少见的母体水潴留（抗利尿作用）。快速静脉输注能引起一过性的全身性低血压，其机制是血管平滑肌舒张。还可能出现反射性心动过速。

宫缩乏力是产后大出血的最常见原因。分娩后立即应用缩宫素是预防该并发症的常规措施。尽管应用了这种方法，仍有4%～6%的产妇会发生宫缩乏力。对于全身麻醉下行剖宫产手术的产科患者，挥发性麻醉药的剂量应减少至0.5 MAC，以避免这些麻醉药物的子宫松弛效应。二线缩宫药物为甲麦角新碱和卡前列素氨丁三醇注射液（欣母沛）。

F. 麦角生物碱类

甲麦角新碱能够引起强烈的长时间子宫收缩。因此仅用于产后治疗宫缩乏力。此外，因其也有收缩血管平滑肌的作用，静脉单次注射会引起严重高血压，通常给予0.2 mg单次肌内注射或稀释后进行10 min以上的静脉输注。

G. 前列腺素

卡前列素氨丁三醇注射液（欣母沛，前列腺素F₂α）是一种合成的前列腺素F₂类似物，能够刺激子宫收缩，经常用于难治性产后出血。初始剂量为0.25 mg肌内注射，间隔15～90 min可以重复注射至最大剂量2 mg。常见副作用为恶心、呕吐、支气管痉挛和腹泻。禁忌证为支气管哮喘。有时可使用前列腺素E₁（米索前列醇，直肠栓剂）或E₂（地诺前列酮，阴道栓剂），二者无支气管痉挛的副作用。

H. 镁

镁在产科用于终止早产（**安胎**）和预防子痫发作。通常静脉给予4 g负荷量（注射时间应持续20 min以上），然后以2 g/h持续静脉输注。可达治疗效果的血药浓度为6～8 mg/dl。严重的副作用包括低血压、心脏传导阻滞、肌无力和镇静作用。**应用上述剂量和浓度的镁会增强非去极化肌松药的神经肌肉阻滞作用。**

I. β₂受体激动药

β₂受体激动药利托君和特布他林可以抑制子宫收缩，用于治疗早产。

胎儿生理

胎盘接受了胎儿心输出量近50%的血流，负责呼吸气体交换。因此，胎儿肺部几乎不接受血流灌注，

其体循环和肺循环是并行的，而不像成人那样是串联的（图 40-4 和图 40-5）。心脏通过两个分流——**卵圆孔**和**动脉导管**实现这种并行循环：

1. 经胎盘充分氧合的血流（氧饱和度约 80%）混合了下半身的静脉血（氧饱和度 25%），经下腔静脉回流至右心房。

2. 右心房在解剖结构上优先将下腔静脉回流的血流（氧饱和度 67%）经卵圆孔导入左心房。

3. 左心房的血流经由左心室泵入上半身（主要至脑和心脏）。

4. 上半身的乏氧血流经上腔静脉回流至右心房。

5. 右心房在解剖结构上优先将上腔静脉的血流导入右心室。

6. 右心室的血流泵入肺动脉。

7. 由于肺血管阻力高，右心室射出的血流 95%

（氧饱和度 60%）通过动脉导管分流至降主动脉，再返回至胎盘和下半身。

这种并行的循环导致心室血流量不均等。心室输出量的 2/3 是由右心室泵出的，而左心室只占 1/3。

多达 50% 的经脐静脉充分氧合的血流可绕开肝，直接由动脉导管进入心脏。剩余的从胎盘而来的血流混合了门静脉来的血流（通过门静脉窦），在到达心脏前流经肝。后一途径对由母体循环吸收的药物（或毒素）进行相对快速的肝降解尤为重要。

相对于宫内早期即建立的胎儿循环，胎儿肺部的成熟则远远落后。妊娠 22 ~ 24 周之后，胎儿才能在宫外存活，此时肺毛细血管已经形成，并开始接近未成熟的肺泡上皮。妊娠 30 周时，立方状肺泡上皮细胞变得扁平，并开始产生肺泡表面活性物质。肺泡表面活性物质能维护肺泡的稳定性，在胎儿出生后对维持正常的肺扩张起着重要的作用（参见第 23 章）。一般在妊娠 34 周后才能有充足的肺泡表面活性物质。母体使用糖皮质激素可加速胎儿肺泡表面活性物质的形成。

胎儿出生时的生理转变

出生时最显著的适应性转变体现在循环和呼吸系统。这种转变的失败可导致新生儿死亡或永久性神经损害。

妊娠足月时，胎儿肺部已发育成熟，但仍有约 90 ml 的血浆超滤液留存。分娩过程中，骨盆肌肉和阴道对胎儿的作用力（阴道挤压）将这些液体挤压出肺部，残余的液体则通过肺毛细血管和淋巴管重吸收，小新生儿（早产儿）和剖宫产分娩的新生儿则无法通过这种阴道的挤压作用获益，维持呼吸往往更加困难（新生儿一过性的呼吸急促）。新生儿出生时，其呼吸在 30 s 内启动，90 s 内开始稳定。轻度的缺氧、酸中毒和感官刺激——钳夹脐带、疼痛、触抚及噪声等都有助于触发和维持呼吸，而分娩时胸腔向外的弹力则帮助新生儿肺部充满空气。

肺膨胀同时肺泡和动脉的氧分压也增加，肺血管阻力降低。氧分压的增加则刺激肺动脉的舒张。上述共同作用导致肺血流增加，更多的血流进入左心，左心房压力升高，并功能性关闭卵圆孔。氧分压增加同时也使动脉导管收缩并功能性关闭。其他化学介质，包括乙酰胆碱、缓激肽和前列腺素可能也在导管的闭合中起一定作用。所有这些因素的总体效应是消除右向左的分流并建立成人模式的循环（图 40-5）。动脉导管解剖学上的关闭通常出现在出生后 2 ~ 3 周，而

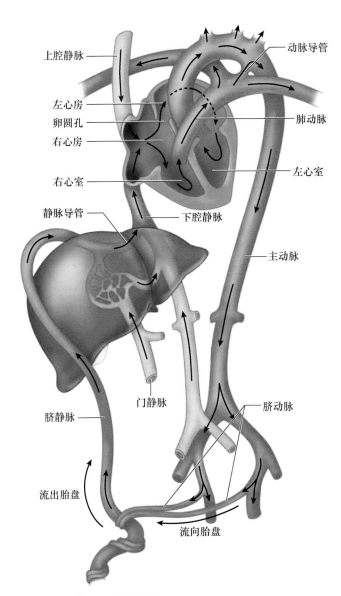

图 40-4　出生前后胎儿循环（Reproduced with permission from Ganong WF. Review of Medical Physiology. 24th ed. New York，NY：McGraw-Hill；2012.）

图中标注：
上腔静脉　动脉导管　左心房　卵圆孔　右心房　肺动脉　右心室　左心室　静脉导管　下腔静脉　主动脉　门静脉　脐动脉　脐静脉　流出胎盘　流向胎盘

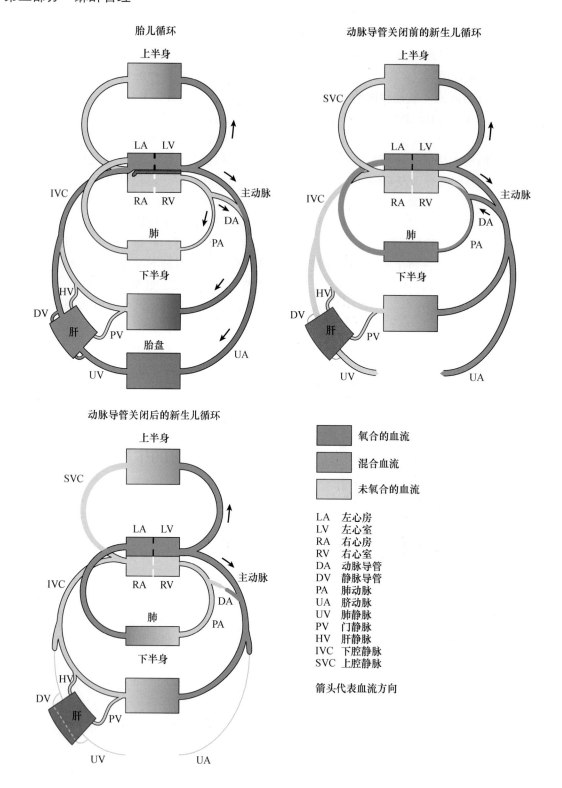

胎儿循环

动脉导管关闭前的新生儿循环

动脉导管关闭后的新生儿循环

氧合的血流
混合血流
未氧合的血流

LA　左心房
LV　左心室
RA　右心房
RV　右心室
DA　动脉导管
DV　静脉导管
PA　肺动脉
UA　脐动脉
UV　肺静脉
PV　门静脉
HV　肝静脉
IVC　下腔静脉
SVC　上腔静脉

箭头代表血流方向

彩图 40-5　胎儿和新生儿循环对比示意图（Reproduced with permission from Danforth DN，Scott JR. Obstetrics and Gynecology. 5th ed. Philadelphia，PA：Lippincott Williams & Wilkins；1986.）

卵圆孔的关闭则需要数月。

　　出生后最初几天内如存在低氧或酸中毒，则可抑制或逆转上述生理转变，导致胎儿循环持续存在（或退回至胎儿循环）或**新生儿持续性肺高压**。而右向左

的分流会加重低氧血症和酸中毒，低氧血症和酸中毒反过来又促进分流，导致恶性循环（图 40-6）。通过卵圆孔或动脉导管（或两者兼而有之）可出现右向左分流。

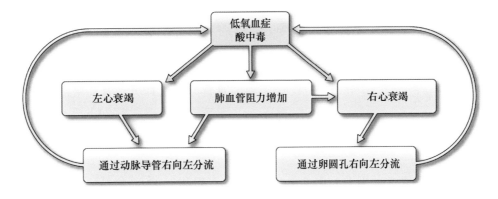

图 40-6　新生儿持续性肺动脉高压的病理生理学（持续胎儿循环）

病例讨论

产后输卵管结扎术

一名 36 岁妇女在分娩一健康婴儿后 12 h 计划行双侧输卵管结扎术

这名患者误吸发生的风险是否仍较高？

分娩后误吸风险是否降低仍存在争议。导致胃排空延迟的许多因素在分娩后确实很快缓解，如胃的压迫变形缓解、分娩疼痛消失以及循环中孕酮水平快速下降。尽管有 30% ～ 60% 的孕妇胃液量超过 25 ml 或胃酸 pH 值小于 2.5，但是妊娠期妇女与非妊娠期妇女的胃液量和酸度通常没有差异。上述产妇胃液量和胃液 pH 值（见"肾和胃肠道的影响"部分）在分娩后 24 h 内恢复正常。因此大多数医生认为产后患者仍然有较高的误吸风险，需要适当警惕（见第 17 章和第 41 章）。尚不清楚该风险何时能降低至一般择期手术患者的水平。尽管一些与妊娠有关的生理学改变可能需要长达 6 周的时间才能消失，但是在此之前增加的误吸风险可能已经恢复至正常。

除了误吸风险以外，什么因素决定产后绝育术的最佳时间？

何时能进行产后输卵管结扎（或腹腔镜电灼）是一项很复杂的决定，患者和产科医师的意见及不同医院的选择均有很大的差异。影响因素包括患者是阴道分娩还是剖官产手术，以及产程中（硬膜外麻醉）和分娩时（硬膜外或全身麻醉）是否应用了麻醉。

产后输卵管结扎或电灼可以在以下时间进行：

（1）剖官产手术胎儿娩出及子官修补后立即进行；

（2）分娩后 8 ～ 48 h，以允许禁食一段时间；

（3）延迟至产后期（一般为 6 周）。

子官和输卵管增大使产后立即进行绝育手术在技术上更容易。阴道自然分娩后的绝育手术通常在分娩后 48 h 内进行。

什么因素决定产后绝育手术的麻醉方式？

如果产程和阴道分娩时应用了连续硬膜外镇痛，硬膜外导管可以保留至 48 h，以进行输卵管结扎术。延期手术可以进行禁食水。通常麻醉平面达到 T_4 ～ T_5 水平能确保无疼痛感觉。平面也可以更低（如 T_{10} 水平），但有时无法消除手术牵拉内脏引起的疼痛。

如果患者分娩时没有进行麻醉镇痛，产后绝育手术可以在区域麻醉或全身麻醉下进行。由于发生误吸的风险增加，通常选择在区域麻醉下进行腹部小切口双侧输卵管结扎术。在这种情况下，许多医生愿意选择脊椎麻醉而不是硬膜外麻醉，因其起效迅速，可靠性更高（见第 45 章）。此外，应用 25 G 或更细的笔尖式穿刺针操作，硬膜穿刺后头痛的发生率可低至 1%。分娩后 24 ～ 36 h，区域麻醉所需剂量恢复至正常。布比卡因（8 ～ 12 mg）或利多卡因（60 ～ 75 mg）可用于脊椎麻醉。硬膜外麻醉最常使用 15 ～ 30 ml 的 1.5% ～ 2% 利多卡因或 3% 氯普鲁卡因。

与之相反，如果计划行腹腔镜输卵管电灼术，通常应用气管插管全身麻醉。腹腔镜手术使用吸入麻醉药可损害肺的气体交换，并增加患者恶心、呕吐和误吸的风险。一般说来气管插管可确保足够的通气量并保护气道。

对产后接受全身麻醉的患者需要重点关注哪些因素？

术前问题包括持续存在的较高的误吸风险。因妊娠的生理学影响，以及分娩及随后的失血，贫血几乎持续存在。血红蛋白浓度通常大于 9 g/dl，但是即使低至 7 g/dl，一般也认为是安全的。幸运的是，绝育手术很少会严重出血。

可通过下述方法减少误吸的风险：禁食 8 h 以上，麻醉前应用 H_2 阻断剂（雷尼替丁）、清液类的抗酸药物（枸橼酸钠）或甲氧氯普胺（见第 17 章和第 41 章）。此外，插管前麻醉诱导应使用快速顺序诱导技术，拔除气管插管时患者必须已经清醒。分娩后血浆胆碱酯酶水平降低持续存在（见"肝脏的影响"部分），使琥珀胆碱的作用时间轻度延长。有研究报道维库溴铵对产后患者的作用时间延长，但阿曲库铵和顺阿曲库铵则没有这一现象。应避免使用高浓度吸入麻醉药物，因其至少在理论上有增加子宫出血和诱发产后出血的风险。静脉应用阿片类药物可以作为吸入麻醉药物的补充。哺乳期妇女术中静脉应用药物（除哌替啶、小剂量吗啡和氢吗啡酮外）即使对新生儿有影响也表现得很轻微。尚无关于氯胺酮的影响的资料。除了这些例外，目前的建议是可以在麻醉之后立即开始母乳喂养。一些麻醉医师建议母亲在恢复哺乳前 24 h 吸出并丢弃母乳，但这种做法已经过时了。

（田甜 译 金笛 肖玮 校 王天龙 审）

推荐阅读

Chestnut DH, Polley LS, Tsen LC, et al. *Chestnut's Obstetric Anesthesia: Principals and Practice.* 5th ed. St Louis, MO: Mosby; 2014.

Suresh M. *Shnider and Levinson's Anesthesia for Obstetrics.* 5th ed. Philadelphia, PA: Lippincott, Williams & Wilkins; 2013.

Wanderer JP, Rathmell JP. Infographics in anesthesiology: Anesthesia & breastfeeding: More often than not, they are compatible. *Anesthesiology.* 2017;127(4). Available at http://anesthesiology.pubs.asahq.org/article.aspx?articleid=2654616

第 41 章　产科麻醉

Michael A. Frölich，MD，MS

要　点

1 产科最常见的并发症为大出血和重度子痫前期。

2 无论最后一次经口摄食摄水为何时，所有产科患者均应视为饱胃状态，都存在呼吸道误吸风险。

3 几乎所有非肠道给药的阿片类镇痛药和镇静药均能容易地通过胎盘并影响胎儿。区域麻醉技术是分娩镇痛的首选。

4 与单一用药相比，分娩时于腰段硬膜外麻醉中联合应用局麻药和阿片类药物可显著减少药物需求量。

5 第一产程的分娩镇痛需要阻滞 $T_{10} \sim L_1$ 节段感觉神经，第二产程需要阻滞 $T_{10} \sim S_4$ 节段感觉神经。

6 连续腰段硬膜外镇痛是最多功能、最常用的技术，因为它不仅可用于第一产程镇痛，还可用于随后阴道分娩镇痛或必要时剖官产的麻醉。

7 使用局麻药和阿片类药物的稀释混合液进行硬膜外麻醉不增加助产率，并对产程进展几乎没有影响。

8 即使回抽无血液或脑脊液，硬膜外穿刺针或导管也有误入血管或蛛网膜下腔的可能。

9 低血压是区域麻醉技术的一种常见副作用，可以通过静脉推注去氧肾上腺素（$40 \sim 120\ \mu g$）、吸氧、将子官推向左侧和快速静脉输液等治疗，防止影响胎儿预后。

10 腰-硬联合（combined spinal-epidural，CSE）镇痛和麻醉技术可能对产程早期即出现严重疼痛和分娩前即刻接受镇痛/麻醉的患者尤其有益。

11 对于剖官产，脊椎麻醉或硬膜外麻醉优于全身麻醉，因为区域麻醉的血流动力学波动更小，麻醉恢复期间镇痛作用消退更平缓，孕产妇死亡率更低。

12 与单次脊椎麻醉相比，连续硬膜外麻醉可以更好地调控感觉阻滞平面，但脊椎麻醉起效迅速、起效时间可预测，且阻滞更完全，所需局麻药剂量较小，发生严重全身局麻药中毒的可能性较小。

13 分娩镇痛时缓慢给予稀释的药物，剖官产每次追加 5 ml 药量，分次加至所需局麻药总量，可将硬膜外麻醉及镇痛中全身局麻药中毒的风险降到最低。

14 孕产妇出血是产科麻醉最常见且最严重的并发症之一。产前出血的原因包括前置胎盘、胎盘早剥和子宫破裂。产后出血的常见原因包括官缩乏力、胎盘滞留、分娩撕裂伤、子宫内翻，及分娩前使用官缩抑制剂。

15 分娩时官内窒息是新生儿抑制最常见的原因。分娩全程进行持续胎心监测的益处仍有争议，但它常规与其他胎儿监测方法联用，用于指导产妇的临床管理。

本章主要关注产科麻醉。介绍产程、阴道分娩和剖官产时使用的镇痛及麻醉方法，以及新生儿复苏概述。

产妇麻醉风险

尽管可认为大部分育龄期女性的手术风险最小，但妊娠、某些母体-胎儿因素和基础疾病状态都会显著增加手术和产科风险。

孕产妇死亡率

孕产妇死亡率通常用死亡数表示，即除意外事故和无关死因外，在妊娠期间或妊娠终止后 42 天内死亡的妇女数目。通常以孕产妇死亡数除以总活产数以计算死亡率。1900 年至今，孕产妇死亡率已下降 100 倍。可能是由于上报系统更完善，美国 2010 年孕产妇死亡率稍上升至 21/100 000。全球平均孕产妇死亡率为 400/100 000。孕产妇死亡 99% 发生在非洲、亚洲、拉丁美洲和加勒比海地区。

在美国，35 岁以上妇女、非洲裔美国妇女和未接受产前检查的妇女的总死亡风险更高。2010 年，与孕产妇死亡相关的病因包括心血管疾病（14%）、心肌病（13%）、出血（12%）、非心血管疾病（12%）、妊娠期高血压疾病（11%）、感染／脓毒症（11%）、血栓性肺栓塞（6%）、羊水栓塞（6%）、脑血管意外（5%）和麻醉相关并发症（＜1%）。在所有死亡产妇中，只有34%的患者在分娩后24 h内死亡，而55%在分娩后1～42天内死亡，另外11%在分娩后43天至1年内死亡。加拿大的数据对孕产妇死亡的直接原因进行了更详细的描述，除了肺栓塞和子痫前期／妊娠期高血压（pregnancy-induced hypertension，PIH），羊水栓塞和颅内出血也是造成孕产妇死亡的重要原因。

严重产科并发症发病率可能是一个比孕产妇死亡率更有用的预后评估指标。英国的数据表明，严重产科并发症的发病率为12/1000，比孕产妇死亡率高100倍。危险因素包括：年龄大于34岁、非白种人、多胎妊娠、高血压病史、产后出血史和紧急剖宫产史。表41-1列出了最常见的严重并发症的估计发病率；血栓栓塞性疾病在非死亡病例中难以确诊，故在表格中排除。**❶ 目前，产科最常见的并发症为大出血和重度子痫前期。**

麻醉死亡率

1985至1990年收集的数据表明，全麻所致的孕产妇死亡率为32/1 000 000，区域麻醉所致的孕产妇死亡率为1.9/1 000 000。2006年至2010年间的数据中麻醉所致死亡率更低（约占怀孕相关死亡的0.9%），可能是由于区域麻醉在分娩及剖宫产中的普及。大多数死亡发生于剖宫产时或之后。此外，急诊剖宫产不良预后的发生风险明显高于择期剖宫产。

产科麻醉的索赔案件

产科麻醉在美国麻醉医师协会的已结案索赔数据库中约占12%。对比1990年之前和1990—2003年的索赔事件，孕产妇死亡率和呼吸道相关事件（误吸、

表 41-1 严重产科并发症的发病率[1,2]

并发症	发病率（/1000）
大出血	6.7
重度子痫前期	3.9
HELLP 综合征[3]	0.5
严重脓毒症	0.4
子痫	0.2
子宫破裂	0.2

[1] Data from Waterstone M，Bewley S，Wolfe C. Incidence and predictors of severe obstetric morbidity：Case-control study. BMJ. 2001 May 5；322（7294）：1089-1093.

[2] 血栓栓塞性疾病已被排除。

[3] HELLP 综合征包括溶血、肝酶升高和血小板减少

困难插管、插管误入食管和氧合／通气不足）均有所下降。同一时期，新生儿死亡和脑损伤也在减少，但仍是产科麻醉索赔的主要原因。较前相比，产妇神经损伤在1990年之后的索赔中更常见。

产科患者评估

所有进入产房的患者都有需要麻醉的可能。应尽早对分娩或剖宫产且需麻醉的患者进行麻醉前评估，内容应包括产妇既往史、麻醉及麻醉相关的产科病史、生命体征、气道评估和区域麻醉相关的背部体检。

❷ 无论最后一次经口摄食摄水为何时，所有产科患者均应视为饱胃状态，都存在呼吸道误吸风险。由于产程较长，指南通常允许非复杂分娩的产妇经口进少量清饮。虽然择期剖宫产的最短禁食水时间依然存在争议，但大多推荐进清淡食物后禁食6 h，进油腻食物后禁食8 h。剖宫产前每30 min预防性使用清液型抑酸药（口服15～30 ml的0.3 M枸橼酸钠）可能有助于维持胃酸pH＞2.5，并可能降低严重吸入性肺炎发生率。对于高危和拟行全身麻醉的产妇，应考虑使用H_2受体阻滞剂（如雷尼替丁，100～150 mg口服或50 mg静脉注射）或甲氧氯普胺（10 mg口服或静脉注射）。H_2受体阻滞剂能减少胃容量，降低pH值，但对已存在的胃内容物没有作用。甲氧氯普胺可促进胃排空，减少胃容量，增加食管下段括约肌张力。除了在产妇右臀下垫物品，使子宫移向左侧（＞15°），否则应避免仰卧位。

产程和阴道分娩麻醉

产程的疼痛传导通路

产程的疼痛源自子宫肌层收缩抵抗宫颈和会阴的阻力、宫颈和子宫下段的进行性扩张，及盆腔和会阴结构的伸展和压迫。第一产程的疼痛主要是子宫收缩和宫颈扩张造成的内脏痛。潜伏期时疼痛始于T_{11}～T_{12}节段，至活跃期时疼痛已涉及T_{10}～L_1节段。产程疼痛的内脏传入神经纤维同交感神经纤维先一起进入子宫阴道丛，再加入下腹下神经丛，最后经T_{10}～L_1神经根进入脊髓。疼痛的部位最先起于下腹部，随着产程的进行，可能会逐渐出现腰骶部、臀部和大腿部牵涉痛。疼痛的强度也随着宫颈进行性扩张、宫缩强度及频率的增加而增加。初产妇往往在第一产程中会体验到更强的疼痛。

第一产程末会阴部疼痛的出现标志着胎儿下降以

及第二产程的开始。盆腔和会阴部结构的拉伸及压迫使疼痛加强。会阴部感觉由阴部神经（$S_2 \sim S_4$）支配，因而第二产程的疼痛累及 $T_{10} \sim S_4$ 区域。

心理和非药物镇痛技术

心理镇痛技术包括 Bradley、Dick-Read、Lamaze 和 LeBoyer 法。产妇教育和对分娩过程的积极调节是该技术的核心。对分娩缺乏认知及恐惧和既往不愉快的体验都有可能加重分娩疼痛。Lamaze 法是最为流行心理镇痛技术之一，方法为指导产妇在每次宫缩初深吸气，在宫缩持续时保持浅快的呼吸。产妇也可以关注屋内某件物品，以转移对分娩痛的注意。较少应用的非药物技术包括催眠、经皮神经电刺激、生物反馈和针灸。上述所有技术的效果都因人而异，很多患者仍需要镇痛药辅助。

肠外药物治疗

③ 几乎所有非肠道给药的阿片类镇痛药和镇静药均能容易地通过胎盘并影响胎儿。对胎儿的抑制限制了这些药物在产程早期，及区域麻醉不可用或不适用的情况下的使用。新生儿的中枢神经系统抑制可表现为需要辅助呼吸的时间延长、呼吸性酸中毒或神经行为检查异常。此外，胎心率变异消失（可见于大多数的中枢神经系统抑制）和胎动减少（由于胎儿镇静）也使分娩中对胎儿情况的评估更复杂。胎心率长变异比短变异更易受到影响。受影响的程度和严重性与药物的种类、剂量、用药和分娩之间的时间间隔及胎儿的成熟度有关，早产儿对此敏感度最高。阿片类药物除了导致产妇呼吸抑制，还可引起恶心、呕吐和胃排空延迟。

哌替啶是一种常用的阿片类药物，可以静脉注射 $10 \sim 25$ mg 或肌内注射 $25 \sim 50$ mg，总量通常可用至 100 mg。产妇和胎儿最大程度的呼吸抑制常见于静脉注射后 $10 \sim 20$ min 或肌内注射后 $1 \sim 3$ h。因此，哌替啶常于产程早期，预计至胎儿娩出时间 4 h 以上时使用。产程中也常用芬太尼 $25 \sim 100$ μg/h 静脉输注。$25 \sim 100$ μg 芬太尼可在 $3 \sim 10$ min 内起到镇痛作用，首量作用可持续约 60 min，多次用药可延长作用时间。需注意其对产妇的呼吸抑制要比镇痛作用持续时间长。小剂量芬太尼几乎不引起新生儿呼吸抑制，亦不影响 Apgar 评分。大量证据支持在分娩镇痛中使用超短效阿片类药物瑞芬太尼。证据表明瑞芬太尼的效果等同或大于其他肠外使用的阿片类药物或其他吸入

麻醉药，但它对疼痛缓解的程度不及椎管内镇痛。常用的患者自控镇痛设置为 40 μg 单次推注，锁定时间 2 min。使用时需要对患者进行 1 对 1 的谨慎监护。具有混合激动-拮抗作用的药物（静脉注射或肌内注射，布托啡诺 $1 \sim 2$ mg，及纳布啡 $10 \sim 20$ mg）同样可产生有效的镇痛，并且几乎无累积的呼吸抑制作用，但需注意重复用药引起的过度镇静。

异丙嗪（肌内注射 $25 \sim 50$ mg）和羟嗪（肌内注射 $50 \sim 100$ mg）可单独使用或者与阿片类药物联合使用。这两种药物均可缓解焦虑、减少阿片类药物的用量及恶心的发生率，并且不会对新生儿产生明显抑制。羟嗪的一大缺点是肌内注射时引起注射部位疼痛。不推荐在分娩过程中使用如酮咯酸等非甾体抗炎药，因为这类药物抑制子宫收缩并且促进胎儿动脉导管关闭。

小剂量（静脉注射最多 2 mg）的咪达唑仑可与小剂量（最多 100 μg）的芬太尼联合用于健康的产妇，以加强神经区域阻滞镇痛效果。此剂量不会引起产妇术中遗忘。长时间服用长效苯二氮䓬类药物地西泮（安定）可引起胎儿窘迫。

静脉注射小剂量氯胺酮有较强的镇痛效果，静脉注射 $10 \sim 15$ mg 可在 $2 \sim 5$ min 内达到很好的镇痛效果且不会引起意识丧失。大剂量氯胺酮（> 1 mg/kg）可引起高张性子宫收缩。小剂量氯胺酮最常用于分娩前即刻，或作为区域麻醉的辅助用药（见第 9 章）。

以前，有时会在吸入氧中加入低浓度挥发性麻醉药（如甲氧氟烷），以缓解较轻微的分娩疼痛。目前吸入氧化亚氮-氧气混合气体缓解轻微分娩疼痛仍较常用。如前所述，氧化亚氮对子宫血流及子宫收缩影响很小。

阴部神经阻滞

在第二产程中，当未使用其他麻醉方或麻醉效果不满意时，可联合使用阴部神经阻滞和会阴局部浸润进行会阴部的麻醉。宫颈旁神经丛阻滞极易致胎儿心动过缓，已不再使用，此外，因为注射部位靠近子宫动脉，还可能导致子宫动脉收缩、子宫胎盘血供不足以及胎血中局麻药浓度增加。

在阴部神经阻滞过程中，将一特殊穿刺针（Koback）或用导丝（Iowa trumpet）将穿刺针经阴道穿刺至两侧的坐骨棘下，穿过骶棘韧带后继续进针 1 至 1.5 cm，抽吸无回血后注入 1% 利多卡因或 2% 氯普鲁卡因 10 ml。穿刺导丝用以限制进针的深度，并避免伤及胎儿及阴道。其他可能的并发症包括血管内注射局麻药、腹膜后血肿、腰大肌或臀下脓肿。

区域麻醉技术

目前产程及分娩过程中最常用的镇痛方式是硬膜外和鞘内阻滞的单独或联合应用。既可保证良好的镇痛，也可使产妇在产程中保持清醒与配合。尽管椎管内单独应用阿片类药物或局麻药都可以提供足够的镇痛，但这两者联合应用仍然是对大多数产妇保证麻醉 **4** 效果最满意的方式。此外，阿片类药物和局麻药协同作用可以减少药物的总用量，在提供良好镇痛效果的同时，不良反应较少，且几乎不引起新生儿窘迫。

1. 椎管内单独应用阿片类药物

阿片类药物可单次鞘内注射，也可经由硬膜外或鞘内导管间断给药（见表41-2）。硬膜外或鞘内单独应用阿片类药物需要相对较大的剂量来满足麻醉需要。例如，硬膜外用芬太尼和舒芬太尼的 ED_{50} 分别是 124 μg 和 21 μg。剂量越大，发生副作用的风险也越高，尤其是呼吸抑制。因此，局麻药和阿片类药物联合应用最为常见（见下文）。单独使用阿片类药物的情况更多见于不能耐受椎管内麻醉引起的功能性交感神经阻断的高危患者（见第45章），包括合并低血容量及严重心血管疾病，如中至重度主动脉狭窄、法洛四联症、艾森门格综合征或肺动脉高压的患者。除具有局麻药作用的哌替啶以外，蛛网膜下腔单独应用阿片类药物不会产生运动阻滞和交感神经阻滞作用，因此不会影响产妇在分娩过程中用力。但是也有一些不足之处，如镇痛不完全，会阴部无法松弛，及瘙痒、恶心、呕吐、镇静、呼吸抑制等副作用。小剂量（静脉注射 0.1 ～ 0.2 mg/h）纳洛酮可减轻以上副作用。

鞘内使用阿片类药物

第一产程中鞘内使用 0.1 ～ 0.3 mg 吗啡可提供满意且较长时间（4 ～ 6 h）的镇痛效果，但起效较慢（45 ～ 60 min），且此剂量对很多产妇而言是不够的。但更大剂量的吗啡将使副作用的发生率升高，因此很

少单独应用吗啡。联合应用 0.1 ～ 0.25 mg 吗啡和 12.5 μg 芬太尼（或 5 μg 舒芬太尼）可使镇痛起效明显增快（5 min）。经鞘内导管间断给予 10 ～ 15 mg 哌替啶、12.5 ～ 25 μg 芬太尼或 3 ～ 10 μg 舒芬太尼也可保证产程中达到满意的镇痛效果。早期报道的鞘内注射阿片类药物（如舒芬太尼）引起胎儿心动过缓在随后的研究中并未得到证实。鞘内使用阿片类药物后引起低血压可能与药物的镇痛作用以及循环中儿茶酚胺减少有关。

硬膜外使用阿片类药物

为达到满意镇痛效果，硬膜外使用吗啡可能需要相对较大剂量（≥ 7.5 mg），但考虑到会增加延迟性呼吸抑制的风险以及镇痛作用仅在第一产程早期有效，因此不推荐这样使用。镇痛起效需 30 ～ 60 min，可持续 12 ～ 24 h（此期间内均有发生延迟性呼吸抑制的风险）。硬膜外使用哌替啶 50 ～ 100 mg 可提供良好但时间相对较短（1 ～ 3 h）的镇痛。硬膜外使用 50 ～ 150 μg 芬太尼或 10 ～ 20 μg 舒芬太尼可在 5 ～ 10 min 内发挥镇痛效果，且副作用少，但是持续时间较短（1 ～ 2 h）。尽管单次硬膜外使用阿片类药物不会引起严重新生儿抑制，但重复给药仍然要注意。联合使用 2.5 mg 小剂量吗啡和 25 ～ 50 μg 芬太尼（或 7.5 ～ 10 μg 舒芬太尼）可使镇痛起效更快、持续时间更长（4 ～ 5 h）且副作用更少。

2. 局麻药 / 局麻药－阿片类药物混合使用

在产程和分娩过程中硬膜外和脊髓（鞘内）麻醉更常使用局麻药，可单独使用或与阿片类药物联用使 **5** 用。第一产程镇痛要求 T10 ～ L1 节段感觉阻滞，而第二产程要求 T10 ～ S4 节段感觉阻滞。连续 **6** 腰段硬膜外镇痛是最多功能、最常用的技术，因为它不仅可用于第一产程镇痛，还可用于随后阴道分娩镇痛或必要时剖宫产的麻醉。单次硬膜外、蛛网膜下腔或者腰硬联合麻醉均可用于阴道分娩前（第二产程）。产科骶管注射虽然可以提供有效的会阴部镇痛 / 麻醉，但需要大剂量的局麻药使平面达到腰部和下胸段，泛用性低，因此已基本被摒弃。它还可能引起骨盆肌肉麻痹而影响胎头的旋转，并有较小的穿刺到胎儿的风险。

区域麻醉的绝对禁忌证包括患者拒绝麻醉、穿刺部位感染、凝血功能障碍、显著的低血容量以及局麻药过敏。患者无法配合也可导致区域麻醉的失败。使用全量抗凝药物的患者椎管内麻醉风险显著增加。皮

表 41-2　产程及分娩中椎管内阿片类药物用量

药物	蛛网膜下腔	硬膜外
吗啡	0.1 ～ 0.5 mg	5 mg
哌替啶	10 ～ 15 mg	50 ～ 100 mg
芬太尼	10 ～ 25 μg	50 ～ 150 μg
舒芬太尼	3 ～ 10 μg	10 ～ 20 μg

下注射小剂量普通肝素 4～6 h 或低分子肝素（low-molecular-weight heparin，LMWH）10～12 h 内不宜实施区域麻醉。血小板减少患者或服用抗血小板药物者发生脊髓血肿的风险均增高。剖宫产术后的经阴道分娩（vaginal birth after cesarean，VBAC）并不是产程中区域阻滞的禁忌证。担心麻醉可能掩盖 VBAC 患者分娩过程中子宫破裂的疼痛未经证实。因为即使没有实施硬膜外麻醉，子宫下段切口的裂开也并不都引起疼痛。子宫收缩强度以及收缩方式的改变是子宫破裂更为可靠的证据。

在实施任何区域阻滞前，必须保证复苏所需要的物品和抢救设备随时可用，包括氧气、吸引器、可正压通气的面罩、可用的喉镜和镜片、气管导管（6 mm 或 6.5 mm）、口咽或鼻咽通气道、静脉输液、麻黄碱、阿托品、丙泊酚和琥珀胆碱，必须监测血压和心率，脉搏氧饱和度仪和二氧化碳分析仪也应准备好。并准备好如可视喉镜或可插管喉罩等设备，以防困难气道。

腰段硬膜外镇痛

⑦　产科医师评估患者情况后，在产程的早期阶段即可实施硬膜外镇痛。使用局麻药和阿片类药物的稀释混合药液进行硬膜外麻醉时不增加助产率，且对产程进展几乎没有影响。区域阻滞也不会增大缩宫素用量，助产（如产钳）或者剖宫产术等的发生概率也并不增加。在产程早期置入硬膜外导管是有好处的，因为此时产妇不适感较轻且较易摆体位。此外，当需要紧急行剖宫产术时，一根位置恰当的硬膜外导管即可满足麻醉需要，从而避免全麻。

A. 方法

产妇取侧卧位或坐位。坐位有利于确定患者的中线和脊髓所在位置，尤其是肥胖患者。用硬膜外麻醉进行经阴道分娩（第二产程）的镇痛时，坐位更有利于局麻药向骶侧扩散。

准确地定位硬膜外腔可能会比较困难，即使是经验丰富的麻醉医师也可能意外穿破硬脊膜。产妇发生穿破（滴液）的概率为 0.25%～9%，因操作者水平不同而异。很多操作者会在生理盐水的注射器中加入可压缩气泡并推动活塞，以确保活塞不粘在管壁上且能自由移动（图 41-1A 和 C）。大多数操作者会采取正中入路，也有小部分人喜欢用旁正中入路。在放置硬膜外导管时，大多数麻醉医师会用左手持穿刺针抵在产妇的背上，边对装有生理盐水的注射器持续加压边进针（图 41-1A 和 C）。此外，有些操作者喜欢

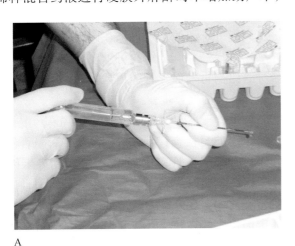

A

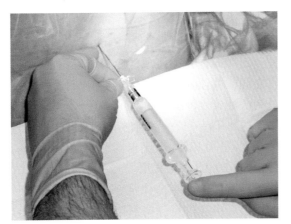

C

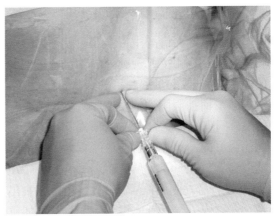

B

图 41-1　A. 单手进针，持续施压法。操作者左手靠着产妇背部，进针时右手对装有生理盐水和气泡的无阻力注射器持续施加一定压力。B. 双手进针，间断施压法。操作者双手持针，在感受穿刺针遇到的阻力的同时，每进 2～3 mm 感受无阻力注射器的阻力。C. 在双手进针时，操作者通过推动装有空气的无阻力注射器来测试针尖阻力。许多操作者会在充满生理盐水的注射器中加入可压缩的气泡并推动活塞，以确保活塞不粘管壁上且能自由移动

双手抓住 Weiss 硬膜外针的"侧翼"来进针，每次进几毫米（图 41-1B）。根据进针时操作者的手感的变化，和通过对装有空气的无阻力注射器间断施压来判断组织阻力的变化。后一种操作方法可以更精确地控制进针并且能更好地区分组织的不同密度。若用空气来实施阻力消失法，则需要限制注入的空气量，大量空气（＞2～3 ml）注入硬膜外腔可能会导致镇痛不全、单侧镇痛和头痛。产妇腰部硬膜外腔距离皮肤的平均深度为 6 cm。在 $L_3 \sim L_4$ 或 $L_4 \sim L_5$ 间隙置入硬膜外导管通常可以使麻醉阻滞平面到达 $T_{10} \sim S_5$。最近也有操作者使用 B 超引导辅助硬膜外置管，该技术可使操作者更好地判断硬膜外腔深度以及进针最佳角度，用在解剖学标志不明显的肥胖患者身上更能凸显优势。但是，此项技术高度依赖于操作者的水平，掌握技术的医师较少。

如不慎穿破硬脊膜，麻醉医师有两种应对方案：（1）将硬膜外导管置入蛛网膜下腔，进行连续脊髓（鞘内）镇痛和麻醉（见下文）；（2）拔出穿刺针，尝试在其他节段置管。硬膜外导管置入蛛网膜下腔可进行连续蛛网膜下腔麻醉。若选用这种方法，可使用 0.0625%～0.125% 布比卡因联合 2～3 μg/ml 芬太尼，以 1～3 ml/h 的起始速度连续输注。

B. 硬膜外导管的选择

许多医师提倡在产科麻醉中用多孔硬膜外导管取代单孔硬膜外导管。应用多孔硬膜外导管可减少单侧神经阻滞的发生率，并在判断导管是否进入血管或蛛网膜下腔时，减少回抽假阴性的发生率。多孔硬膜外导管置入硬膜外间隙的长度为 4～6 cm 对获得足够感觉阻滞平面的最好的。单孔硬膜外导管置入硬膜外间隙所需长度仅为 3～5 cm。肥胖患者若导管置入较短（＜5 cm），在进行脊柱的屈伸活动时，导管极易脱出硬膜外间隙。若硬膜外导管置入过长，可能会增加单侧镇痛或置入硬膜外血管的发生率。含螺旋钢丝的硬膜外导管不易弯曲打结。尤其在不使用导丝时，使用这种含螺旋钢丝的导管很少会出现明显异感。

C. 局麻药的选择

实施硬膜外麻醉时在局麻药中加入阿片类药物是产科麻醉中的一个巨大进步。阿片类药物与局部麻醉药的协同作用反映出两者作用于不同位点：分别为阿片类受体和神经轴突。当两种药物联合使用时，均只需很低的药物浓度，即可达到很好的镇痛效果。此外，低血压、药物中毒等副作用的发生率也随之降低。尽管也可以单独应用局麻药，但需要这样做的情况很少。而且，如果不使用阿片类药物，为达到足够镇痛效果所需的局麻药浓度更高（例如 0.25% 布比卡因和 0.2% 罗哌卡因），将影响产妇在产程中的产力。分娩镇痛最常用的组合是浓度 0.0625%～0.125% 布比卡因或罗哌卡因联合 2～3 μg/ml 芬太尼或 0.3～0.5 μg/ml 舒芬太尼。一般来说，局麻药浓度越低，所需阿片类药物浓度越高。浓度极低的局麻药（0.0625%）溶液通常不会产生运动神经阻滞，患者得以自行走动（"可行走的硬膜外镇痛"）。布比卡因由于作用时间较长，已被广泛应用于产科麻醉。罗哌卡因则因其较低的心脏毒性（见第 16 章）而更受欢迎。当达到同等镇痛效果时，罗哌卡因和布比卡因的运动神经阻滞效果似乎无明显差别。

含肾上腺素的混合药物对分娩过程的影响仍有争议。许多医师仅在测试导管是否误入血管时应用含肾上腺素的混合药液，因为他们担心这种混合液可能会延缓产程进展，或对胎儿有不良作用。也有人仅用极低浓度的肾上腺素溶液，如 1∶800 000 或 1∶400 000。但研究显示这几种混合溶液对新生儿 Apgar 评分、酸碱平衡状态或神经行为评估并未产生明显差异。

D. 第一产程硬膜外麻醉

硬膜外麻醉的首剂可以在硬膜外导管置入之前或之后给予。经穿刺针给药可以使导管置入更容易，而经导管给药可确保导管能正常发挥作用。下面是实施硬膜外麻醉的推荐步骤：

1. 用含 1∶200 000 肾上腺素的局麻药混合液，以 3 ml 的试验量检查穿刺针或硬膜外导管是否误入蛛网膜下腔或血管。许多医师使用 1.5% 利多卡因进行试验，误注入血管时其药物毒性也较低，而且误入蛛网膜下腔时，出现脊髓麻醉效果的速度比布比卡因和罗哌卡因快。应在两次宫缩间期注入试验量，以免被假阳性体征（如宫缩疼痛引起的心动过速）误导误认为在血管内。

2. 如果注入试验剂量 5 min 后未出现任何血管内注药或鞘内注药的迹象，应将患者调至仰卧位并使子宫左倾，共注入 10 ml 局麻药与阿片类药物混合药液，分两次注入，每次 5 ml，间隔 1～2 min，使感觉阻滞平面达到 $T_{10} \sim L_1$。首剂常用 0.1%～0.2% 罗哌卡因或 0.0625%～0.125% 布比卡因联合 50～100 μg 芬太尼或 10～20 μg 舒芬太尼。

3. 密切监测生命体征 20～30 min 或直到患者情况稳定。也应进行脉搏氧饱和度监测。如出现血压下降或血氧饱和度下降，及时予以面罩吸氧。

4.当患者出现疼痛时,重复步骤 2 和 3,直至第一产程结束。也可以采取连续硬膜外输注技术,使用 0.0625% ～ 0.125% 布比卡因或罗哌卡因,联用 1 ～ 5 μg/ml 芬太尼或 0.2 ～ 0.5 μg/ml 舒芬太尼,以 10 ml/h 的速度输注。输注速度可依患者的镇痛需求调整(范围为 5 ～ 15 ml/h)。还可采用患者自控硬膜外镇痛(patient-controll edepidural analgesia,PCEA)的方式。一些研究表明,与其他硬膜外镇痛技术相比,使用 PCEA 时的总用药量较少,患者的满意度更高。PCEA 通常设置为 5 ml 单次注药量,锁定时间为 5 ～ 10 min,基础输注速度为 0 ～ 12 ml/h,每小时最大注药量限制在 15 ～ 25 ml。最近的证据也表明,与硬膜外背景量持续输注相比,程控间歇推注技术(每 30 min 给予 0.0625% 布比卡因 6 ml,无背景输注量)可提升患者满意度。在连续硬膜外输注过程中,若镇痛效果减弱,可能提示硬膜外导管位置改变进入血管。由于可能不会出现明显的全身中毒体征,更需高度警惕。如果导管穿破硬膜,会出现进行性下肢运动阻滞和感觉阻滞平面升高。

E. 第二产程的硬膜外镇痛

第二产程的硬膜外镇痛应将感觉阻滞平面延伸至 $S_2 \sim S_4$ 节段。无论是否已置入硬膜外导管,均应采取下列步骤:

1.如果患者尚未留置硬膜外导管,让患者保持坐位进行硬膜外穿刺及置管。若患者已留置硬膜外导管,应在注药前取半坐卧位或坐位。

2.使用含 1 : 200 000 肾上腺素的局麻药混合液(如 1.5% 利多卡因),注入 3 ml 试验量。如前述,注药需在宫缩间期进行。

3.若 5 min 后未出现血管内注药或鞘内注药的征象,追加共 10 ～ 15 ml 局麻药与阿片类药物混合液,注药速度不超过每 1 ～ 2 min 给 5 ml。

4.患者取平卧位,子宫左倾,最初 15 min 之内每 1 ～ 2 min 监测生命体征,之后每 5 min 监测一次。

F. 防止血管内和鞘内意外注药

⑧ 硬膜外镇痛和麻醉的安全实施依赖于避免血管内或蛛网膜下腔意外注药。即使回抽无血液或脑脊液(CSF),硬膜外穿刺针或导管也有误入血管或蛛网膜下腔的可能。硬膜外导管置入血管的发生率为 5% ～ 15%,置入鞘内的发生率为 0.5% ～ 2.5%。即使导管原本位置正确,之后也有可能刺入硬膜外的静脉或突破硬膜进入蛛网膜下腔。因此每次经导管注入局麻药时均应警惕。

可以给予试验量的利多卡因(45 ～ 60 mg),布比卡因(7.5 ～ 10 mg),罗哌卡因(6 ～ 8 mg)或氯普鲁卡因(100 mg)来明确导管是否误入蛛网膜下腔。若药物注入蛛网膜下腔,通常在 2 ～ 3 min 内出现感觉阻滞,在 3 ～ 5 min 内出现运动阻滞。

在未服用 β 肾上腺素受体阻滞剂的患者中,若硬膜外导管或穿刺针在血管内,注入含 15 ～ 20 μg 肾上腺素的局部麻醉药混合液可在 30 ～ 60 s 内将心率提高 20 ～ 30 次 / 分。这一方法在产妇中并不完全可靠,因为产妇在有宫缩时,心率基线的变异本来就很明显。检测硬膜外导管是否误入血管的另一方法根据中枢神经系统中毒征象判断,包括耳鸣、眩晕、口周麻木或口内有金属味。使用低浓度的局麻药缓慢注入,每次不超过 5 ml,也可能有助于在出现危重并发症之前及时发现血管内注药。

G. 并发症的管理

⑨ **1. 低血压**:一般定义为收缩压下降超过患者基础血压的 20%,或收缩压低于 100 mmHg。低血压是椎管内麻醉的常见副作用,主要由交感神经张力下降引起,可在腔静脉受压,或是直立位或半坐卧位时加重。治疗方法包括静脉推注去氧肾上腺素(40 ～ 120 μg)、辅助吸氧、子宫左倾、加速补液等。尽管在硬膜外给药之前常规静脉输注晶体液并不能有效预防低血压,仍应保证怀孕患者有适当的静脉补液量。是否应取头低脚高位(Trendelenburg 体位)存在争议,因为该体位有可能对肺部气体交换产生不良影响。

2. 意外血管内注药:与一次注入大量局麻药相比,分次少量注入局麻药有助于早期发现血管内注药,从而预防抽搐或循环衰竭等严重局麻药中毒事件。静脉注射中毒剂量的利多卡因或氯普鲁卡因通常会引起抽搐。20 ～ 50 mg 丙泊酚可终止抽搐。保持患者气道通畅和充分给氧至关重要,但很少有需使用琥珀胆碱和气管插管的情况。静脉注射布比卡因可迅速引起严重的循环衰竭和抽搐。即使进行心脏复苏术也较难恢复,且病情并随酸中毒与缺氧程度加重而恶化。立即输注 20% 脂肪乳剂联合逐渐增量的肾上腺素对逆转布比卡因所致的心脏毒性有效。胺碘酮可用于治疗局麻药引起的室性心律失常。

3. 意外鞘内注药:即使在注入局麻药后立即发现已穿破硬膜,试图抽回已注入的局部麻醉药通常不能成功。患者应取平卧位,子宫左倾。应防止抬高头部,因其会加重低血压对脑血流的副作用。必须充分纠正低血压,可应用去氧肾上腺素与静脉补液治疗。

中至重度低血压可能需要应用肾上腺素（10～50 µg）或血管加压素（0.4～2.0 U，静脉给药）。蛛网膜下腔麻醉平面过高还可导致膈肌和肋间肌麻痹，此时需要行气管插管，给予 100% 纯氧通气。延迟出现的极高位不对称阻滞或单侧阻滞可能是由未发现的硬膜下注药引起的（见第 45 章），其处理方法与蛛网膜下腔意外注药相同。

4. 硬膜穿破后头痛（Postdural puncture headache，PDPH）：产科区域麻醉引起头痛的原因有很多。咖啡因戒断和偏头痛也较常见。粗大的硬膜外针意外穿破硬膜常导致 PDPH，其发生与颅内压下降及代偿性脑血管扩张有关（见第 45 章）。卧床休息、补液、口服镇痛药物、静脉输注苯甲酸钠咖啡因（500 mg 加入 1000 ml 静脉补液中，以 200 ml/h 速度输注）可作为临时治疗方案，对轻度头痛患者可能有效果。一些研究显示静脉注射加巴喷丁、氢化可的松和口服茶碱是有效的。中至重度头痛患者通常需要硬膜外注射自体血补片（10～20 ml）（见第 45 章）。25%～50% 的患者在硬膜穿破后无需血补片治疗，因此并不推荐预防性使用血补片。注入血补片的时间延迟至 24 h 之后可增强其疗效，但对于产妇，卧床 24 h 等待硬膜外血补片治疗是不方便且不现实的。颅内硬膜下血肿作为产科患者的罕见并发症曾有报道，出现在意外穿破硬膜后的 1～6 周。

5. 母体发热：母体发热通常被认为是绒毛膜羊膜炎的表现，可能引起新生儿败血症。虽然有一些文献报道，但尚无明确证据证实硬膜外麻醉可影响母体体温或硬膜外镇痛增加新生儿败血症的发生率。母体体温的上升与较高体重指数、初产妇和产程延长相关。

腰-硬联合（CSE）镇痛

⑩ 腰-硬联合镇痛和麻醉技术可能对产程早期即出现严重疼痛或分娩前即刻接受镇痛/麻醉的患者尤其有益。通过腰穿针在鞘内注入阿片类药物与局麻药后，再通过硬膜外针置入硬膜外导管。鞘内注入的药物可立即发挥镇痛作用，对产程早期的影响极轻微。而硬膜外导管则为后续产程与分娩中的镇痛或剖宫产的麻醉提供注药通路。在小剂量鞘内用阿片类药物中添加局麻药可明显增强镇痛效果，并减少了阿片类药物的需要量。因此，许多医师会在第一产程中选用 2.5 mg 无防腐剂的布比卡因或 3～4 mg 罗哌卡因配伍鞘内用阿片类药物进行镇痛。腰硬联合麻醉中鞘内阿片类药物常用剂量为芬太尼 10～12.5 µg 或舒芬太尼 5 µg。有研究提示腰硬联合麻醉技术相对于单纯硬膜外麻醉来说，患者满意度更高，PDPH 的发生率

也较低。应用 24～27 G 的笔尖性腰麻针（Whitacre、Sprotte 或 Gertie Marx）可最大程度减少 PDPH 的发生率。

腰麻针与硬膜外穿刺针可在不同的间隙穿刺进行麻醉，但多数医师会在同一间隙使用针内针技术。使用生理盐水确认是否到达硬膜外间隙可能会让人无法区分回抽的是盐水还是脑脊液。针内针技术是将硬膜外穿刺针置入硬膜外间隙后，将较长的腰麻针穿过硬膜外穿刺针，穿破蛛网膜下腔。在腰麻针穿破硬膜时会有明显的突破感。针旁针技术则是应用了特殊设计的硬膜外穿刺针，内部有专门为腰麻针设置的通道。在鞘内注射完毕、退出腰麻针后，置入硬膜外导管后再退出硬膜外穿刺针。当使用的是 25 G 或更细的腰麻针时，可以忽略硬膜外导管穿透其在硬膜上留下的穿刺孔的风险。然而，在注药前仍需回抽检查硬膜外导管的位置，并且每次均应缓慢小剂量注入局麻药，以防出现鞘内意外注药。另外，需严格控制硬膜外给药剂量，因为硬膜外药物可能经硬膜穿刺孔进入鞘内，导致药效增强。

蛛网膜下腔麻醉

在即将分娩时实施的蛛网膜下腔麻醉（又名鞍区阻滞）可有效地为经阴道助产提供良好的麻醉效果。使用 22 G 或更细的笔尖式腰麻针（Whitacre、Sprotte 或 Gertie Marx）可减少 PDPH 的发生率。通常情况下，重比重的丁卡因（3～4 mg）、布比卡因（2.5～5 mg）或利多卡因（20～40 mg）可提供良好的会阴区麻醉。联用 12.5～25 µg 芬太尼或 5～7.5 µg 舒芬太尼显著增强阻滞效果。使用稍大剂量的局麻药可使感觉阻滞平面达到 T_{10} 水平。鞘内注入重比重药液 3 min 后将患者置于截石位，子宫左倾。

全身麻醉

由于患者误吸风险增加，除非常紧急情况外，阴道分娩应尽量避免使用全身麻醉。如果硬膜外腔预留了硬膜外导管，并且时间允许的话，应用 2% 利多卡因碱化液或者 3% 氯普鲁卡因可以很快地完成区域麻醉。表 41-3 列举了阴道分娩应用全身麻醉的适应证，这些适应证较罕见，大多是由于需要紧急使子宫松弛。

剖宫产麻醉

剖宫产的常见适应证见表 41-4，剖宫产的麻醉选择取决于许多因素，包括符合手术指征、紧急程度、

表 41-3 阴道分娩采用全身麻醉的适应证

第二产程中出现胎儿窘迫
强直性子宫收缩
胎臀牵引术
转胎位术和取胎术
手取残留胎盘
子宫内翻复位术

表 41-4 剖宫产的主要适应证

自然分娩对母体和胎儿不安全
子宫破裂风险增加
曾行传统剖宫产术
曾行广泛子宫肌瘤切除术或子宫重建术
母体出血风险增加
中央或部分性前置胎盘
胎盘早剥
既往做过阴道重建术
难产
异常头盆关系
头盆不称
异常胎先露
横产式或斜产式
臀先露
子宫收缩不良
需立即或紧急分娩
胎儿窘迫
脐带脱垂伴胎儿心动过缓
母体出血
生殖器疱疹伴胎膜破裂
母体濒于死亡

患者及产科医师的选择倾向以及麻醉医师的技术水平等。在同一个国家的不同医疗机构中，剖宫产率可能相差高达两倍。在一些国家，分娩优先选择剖宫产，不同医院之间剖宫产率变动在 15% ～ 35%，远高于美国。在美国，择期剖宫产大多选择脊髓麻醉。因 **⑪** 为全身麻醉会使产妇并发症和死亡的风险增加，麻醉诱导时血流动力学波动大，麻醉恢复时需额外镇痛，区域麻醉成为首选的技术手段。全身麻醉相关死亡通常是由于气道问题，如插管困难、通气困难或吸入性肺炎。大多数研究表明全麻风险在可视喉镜和其他先进气道工具问世前更高。与区域麻醉相关的死亡一般由于神经阻滞范围过广或局麻药毒性反应。

区域麻醉的其他优点包括：（1）使新生儿更少暴露于有潜在镇静作用的药物；（2）降低产妇误吸风险；（3）产妇可以在清醒状态下分娩；（4）可以选择鞘内 **⑫** 阿片类药物缓解术后疼痛。与单次脊椎麻醉相比，连续硬膜外麻醉可以更好地调控感觉阻滞平面，但脊椎麻醉起效迅速、起效时间可预测，且阻滞更完全，所需局麻药剂量较小，发生严重全身局麻药中毒的可能性较小。无论选择何种区域麻醉技术，在

整个麻醉过程中的都必须准备好实施全身麻醉。此外，术前 30 min 内应该考虑给予非颗粒性抗酸剂。

全身麻醉具有如下优点：（1）起效快速且效果可靠；（2）可以控制气道和通气；（3）对于极度焦虑的产妇有更好的安慰作用；（4）与区域麻醉相比，低血压发生少。如果发生严重出血，如胎盘植入，全身麻醉也更便于管理。它的主要缺点是存在误吸、插管困难或无法通气以及药物引发胎儿抑制的风险。但是就目前的麻醉技术而言，控制静脉给药的剂量，全麻时麻醉诱导后 10 min 内胎儿娩出，其对胎儿的抑制作用通常不具有临床意义。无论应用何种麻醉方式，在子宫切开 3 min 后娩出的胎儿都会有较低的 Apgar 评分和 pH 值。

区域麻醉

剖宫产需要高于（含）T₄ 的感觉阻滞平面。因为存在交感神经阻滞，患者应在阻滞时输注晶体液，如乳酸林格液（一般为 1000 ～ 1500 ml）。这种方法不能完全避免低血压的发生，但可以消除已存在的低血容量。注射局麻药时，可以静脉滴注去氧肾上腺素，维持血压在基线的 20% 之内，预期血压会下降 10% 左右。有研究表明，去氧肾上腺素与麻黄碱相比，较少引起胎儿酸中毒，但静脉注射麻黄碱（5 ～ 10 mg）对于伴有心率下降的低血压患者可能是必要的。

注射蛛网膜下腔麻醉药物后，将患者置于仰卧位，子宫左倾，吸氧（40% ～ 50%），每 1 ～ 2 min 测量血压一次，直到循环稳定。硬膜外麻醉后低血压发生相对较慢。轻度的头低脚高位有利于感觉阻滞平面达到 T₄ 水平，也有利于防止严重低血压的发生。极度的头低脚高位可能会影响肺的气体交换。

蛛网膜下腔麻醉

患者通常取侧卧位或坐位，注入重比重液利多卡因（50 ～ 60 mg）或布比卡因（10 ～ 15 mg）。如果产科医师不可能 45 min 内完成手术，应选择布比卡因。用 22 G 或更小的笔尖式腰麻针（Whitacre、Sprotte 或 Gertie Marx）可降低 PDPH 的发生率。在鞘内注射的局麻药中添加芬太尼 10 ～ 25 μg 或舒芬太尼 5 ～ 10 μg 可增强蛛网膜下腔麻醉的阻滞效果、延长阻滞时间，且对新生儿预后无不利影响。加入不含防腐剂的吗啡 0.2 ～ 0.3 mg 能够延长术后镇痛效果至 24 h，但要特别监测可能发生的延迟呼吸抑制。无论用何种麻醉剂，均应考虑到麻醉最高阻滞平面有相当大的变异性（见第 45 章）。对于肥胖患者，标准的 3.5 英寸（9 cm）

腰麻针的长度可能不足以到达蛛网膜下腔。可能需要较长的4.75英寸（12 cm）到6英寸（15.2 cm）的腰麻针。为防止长针弯曲，一些麻醉医师倾向于使用大直径的针，例如22 G Sprotte针。2.5英寸（6.3 cm）的20 G Quincke型腰麻针可以作为25 G笔形腰麻针的引导鞘。

放置硬膜外导管意外穿破硬脊膜后，也可选择连续蛛网膜下腔麻醉，尤其是对于肥胖患者。将导管向前推送3～5 cm，进入腰段蛛网膜下腔并固定牢靠后，可以用来注射麻醉药。如有需要还可用于麻醉后期的追加给药。

硬膜外麻醉

剖宫产硬膜外麻醉通常通过硬膜外导管给药，如有需要可追加给药，并且可为术给予阿片类药物提供 **⑬** 理想的通路。如果回吸无血或脑脊液且给予试验量后如无异常表现，总量分次缓慢地注入局麻药15～35 ml，每次5 ml，以使发生全身局麻药中毒风险降至最低。在美国，最常使用的局麻药为2%利多卡因（通常配伍1:200 000肾上腺素）或3%氯普鲁卡因。加入芬太尼50～100 µg或舒芬太尼10～20 µg可以显著增强麻醉阻滞效果并延长作用时间，且对新生儿的预后无不良影响。有些医师将碳酸氢钠（7.5%或8.4%溶液）加入局麻药中（1 mEq碳酸氢钠/10 ml利多卡因），以增加非离子化自由碱基的浓度，使硬膜外麻醉起效和扩散更迅速。如果随着感觉阻滞平面逐渐消退，疼痛逐渐增强，可以每次5 ml，分次追加局麻药使感觉平面阻滞维持在T_4水平。如果在胎儿娩出之前麻醉不充分，可予氯胺酮10～20 mg联合咪达唑仑1～2 mg静脉注射或吸入30%氧化亚氮。胎儿娩出后也可以应用阿片类药物静脉注射，可提供较强的镇静作用，但不引起意识丧失。如果产妇的感觉阻滞平面似乎足够，但仍存在无法忍受的疼痛，且上述措施镇痛无效，需要进行气管插管全身麻醉。静脉注射5-羟色胺受体拮抗剂，如昂丹司琼4 mg，可治疗恶心。

手术结束时，硬膜外腔给予吗啡5 mg可在术后6～24 h提供极佳的镇痛效果。有文献报道，硬膜外应用吗啡后2～5天，口唇周围单纯性复发性疱疹发病率升高（3.5%～30%）。术后镇痛也可以采用持续硬膜外输注芬太尼25～75 µg/h或舒芬太尼5～10 µg/h，速率约为10 ml/h。硬膜外给予布托啡诺2 mg也能够提供有效的术后镇痛，常见副作用为明显嗜睡。

腰-硬联合麻醉

该技术在之前的产程和经阴道分娩腰麻-硬膜外联合麻醉中已阐述。对于剖宫产，该技术既有蛛网膜下腔麻醉起效迅速、可靠、阻滞完善的优点，又有硬膜外导管应用灵活的优点。通过导管可以补充麻醉的不足和进行术后镇痛。如上文所述，硬膜外给药应谨慎地滴定给药，因为硬膜外药物可以经腰麻针在硬脊膜上造成的穿刺孔渗入脑脊液，并可增强麻醉效果。

全身麻醉

胃内容物误吸入肺和气管插管失败是与全身麻醉相关的产妇并发症和死亡的主要原因。所有患者均需在诱导前30～45 min预防性使用抗酸剂0.3 M枸橼酸钠30 ml，以预防吸入性肺炎。误吸的其他危险因素包括病态肥胖、有症状的胃食管反流、潜在的困难气道或未禁食禁水的急诊剖宫产。对于合并以上误吸危险因素的患者，还应于麻醉诱导前1～2 h给予雷尼替丁50 mg和（或）甲氧氯普胺10 mg静脉注射。对于有高危因素的择期剖宫产患者，术前早晚各口服奥美拉唑40 mg也有效。虽然抗胆碱类药理论上可减少食管下段括约肌张力，但术前应用格隆溴铵0.1 mg有助于减少气道分泌物，对潜在的困难气道患者应考虑应用。

提前预测困难气道有助于降低插管失败率。检查颈、下颌、牙齿和口咽部等有助于预判哪些患者可能存在问题。Mallampati分级法、短颈、小下颌、上门齿外突和有困难插管史有助于预测困难气管插管（见第19章）。孕妇气管插管失败率较非怀孕患者高，可能原因有气道水肿，年轻患者通常无牙列缺失，或增大的乳房在短颈患者中阻碍了喉镜柄。肥胖患者气管插管的头颈较适当的位置是肩部垫起、颈椎屈曲和寰枕关节伸展（图41-2）。以下设备应随时备用：多种类型的喉镜叶片、短喉镜柄、至少一根塑形的气管导管（6 mm）、Magill钳（用于鼻插管）、喉罩（LMA）、插管型喉罩（Fastrach）、纤维支气管镜、可视喉镜（GlideScope或Stortz CMAC）、经气管的喷射性通气设备和食管-气管联合导管等（第19章）。

当怀疑患者存在困难气道时，应考虑其他方法替代标准快速顺序诱导及传统喉镜插管，如区域麻醉或用纤维支气管镜清醒插管。可视喉镜可以很大程度地减少气管插管困难和失败的发生。此外，需制订一个明确的方案以应对麻醉诱导后的插管失败（图41-3）。若不合并胎儿窘迫，应是患者保持清醒状态，在局部或区域麻醉下行清醒插管。合并胎儿窘迫的情况下，如果患者有自主呼吸，或可以在按压环状软骨同时经面罩或喉罩行正压通气，可以开始娩出胎儿。在这种

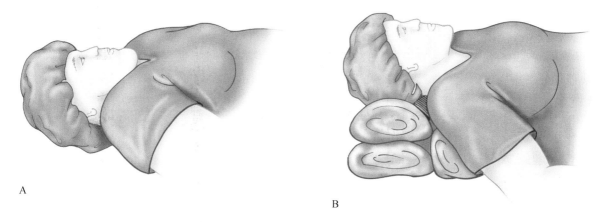

图 41-2　短颈肥胖患者的最佳体位。A. 正常的仰卧体位经常妨碍头部伸展并且造成气管插管困难；B. 肩部垫起使得颈部可以屈曲，头部寰枕关节更加伸展，利于插管

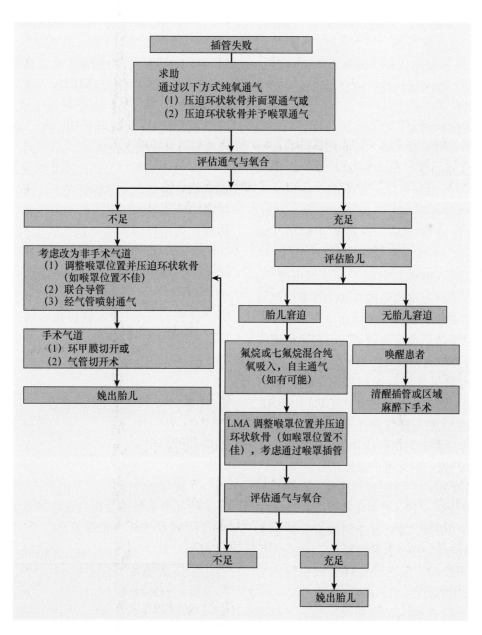

图 41-3　产科患者困难插管处理流程图

情况下，可以使用强效吸入麻醉药与氧气共同吸入进行全身麻醉。一旦胎儿娩出，可增加氧化亚氮吸入以减少吸入麻醉药物浓度。七氟烷可能是最好的吸入麻醉药，因其呼吸抑制作用最小。如无法插管，或经面罩或 LMA 患者均无法通气，需行经气管喷射性通气，或立即行环甲膜切开或气管切开术。

剖宫产手术管理建议

1. 在仰卧位患者的右髋下放置楔形物，使其子宫向左移。

2. 连接监护仪后予患者吸入纯氧 3～5 min，以达到去氮的目的。

3. 患者做好相关术前准备，消毒铺巾。

4. 手术医师准备就绪后，压迫环状软骨的同时，使用丙泊酚 2 mg/kg 或氯胺酮 1～2 mg/kg 及琥珀胆碱 1.5 mg/kg 进行快速顺序诱导。低血容量患者可用氯胺酮替代丙泊酚。而其他药物，包括美索比妥和依托咪酯，对产科患者几乎无益。

5. 除了极少数例外情况，只有当确认气管内导管处于正确位置后，方可开始手术。应避免极度的通气过度（$PaCO_2 < 25$ mmHg），因其可减少子宫血流并造成胎儿酸中毒。

6. 用 50% 空气混合氧气以及呼出浓度达 1 MAC 的吸入麻醉药进行麻醉维持，直至胎儿娩出。随后，加入 70% 氧化亚氮，吸入麻醉药浓度降至 0.75%MAC。小量吸入麻醉药有助于保证术中遗忘，但一般不足以导致子宫过度松弛或抑制缩宫素引起的子宫收缩。可应用中效肌松药（顺阿曲库铵、维库溴铵或罗库溴铵）以维持肌肉松弛效果，但在应用硫酸镁的患者可能出现神经肌肉阻滞作用延长。

7. 对于术后出血风险较低的行择期剖宫产的产妇，缩宫素的循证用法为，缓慢静脉推注 0.3～1 IU，推注时间长于 1 min，然后静脉输注 5～10 IU/h，持续 4 h。此外，可给予静脉麻醉药物如丙泊酚、阿片类药物或苯二氮䓬类药物，确保术中遗忘。

8. 如子宫收缩不良，应予阿片类药物，并停止吸入卤化类吸入麻醉药物。亦可将甲麦角新碱 0.2 mg 加入 100 ml 生理盐水中静脉注射，注射时间长于 10 min。也可肌内注射 0.25 mg 15- 甲基前列腺素 $F_{2\alpha}$（欣母沛）。

9. 全身麻醉苏醒前，应尝试经胃管吸引胃内容物，以降低误吸发生的可能。

10. 手术结束时，应完全拮抗肌肉松弛药，移除胃管（如有放置）。待患者清醒后拔管，以减少误吸风险。

急诊剖宫产麻醉

急诊剖宫产指征包括大出血（前置胎盘、胎盘植入、胎盘早剥或子宫破裂）、脐带脱垂和严重的胎儿窘迫。必须区分需立即分娩的真正急诊（以前称为"即刻剖宫产"）和可以延迟分娩的情况，此时需要与产科医师保持密切联系，以判断胎儿和（或）母体是否情况危急。

麻醉方法的选择是由母体安全（气道评估和误吸风险）、技术限制以及麻醉医师个人专长等综合考虑来决定的。由于胎儿评估的标准可能预测性较差以及胎儿情况随时可变，必须重新评估胎儿的诊断指标。麻醉医师需要这一信息来选择母胎双方均有益的麻醉方法。可以选择快速实施区域麻醉，这对于可能存在困难气道的患者和（或）误吸高风险的患者尤其适用，但不适用于严重低血容量或低血压患者。如选择全身麻醉，连接监护仪同时吸入纯氧做 4 次深呼吸可快速达到去氮效果。对于低血压或低血容量的患者，可予氯胺酮 1 mg/kg 替代丙泊酚。强烈推荐准备好可视喉镜及其他气道设备。

表 41-5 列出了公认的胎儿窘迫征兆，胎儿窘迫没有精确的定义。大多数情况下，胎儿窘迫的诊断主要依赖于胎心率的监测。由于不良胎心率图形存在相对较高的假阳性率，需要结合其他因素一并仔细考虑，如胎儿头皮血 pH 或胎儿脉搏血氧饱和度。此外，在手术室中持续胎儿监测有助于避免在有时间进行区域麻醉情况下，对胎儿窘迫患者施行不必要的全麻诱导。硬膜外麻醉（3% 氯普鲁卡因或 2% 碱化利多卡因）或蛛网膜下腔麻醉均可用于并非需要立即分娩的急诊剖宫产。

妊娠合并症的麻醉

脐带脱垂

分娩过程中脐带脱垂的发生率为 0.2%～0.6%。脐带脱垂引起脐带受压会很快导致胎儿窒息。易感因素包括脐带过长、先露异常、低出生体重、多产次

表 41-5 胎儿窘迫的征象

不良胎心率图形
重复出现晚期减速
与晚期或深减速相关的胎心变异消失
持续胎心率 < 80 次 / 分
胎儿头皮血 pH < 7.20
羊水胎粪污染
宫内生长受限

（多于 5 次）、多胎妊娠及人工破膜。突然出现胎心过缓或者深减速时应怀疑脐带脱垂，并行检查以确诊。治疗应包括迅速的极度 Trendelenburg 位（头低脚高位）或膝胸卧位，手法将胎儿先露部分推回盆腔，直到迅速在全麻下行剖宫产术。如果胎儿已经死亡，也可以继续阴道分娩。

难产、异常胎先露及胎方位

原发性异常分娩

潜伏期延长是指初产妇潜伏期超过 20 h 或者经产妇超过 14 h。宫口通常维持在 4 cm 或以下，但宫颈完全消失。其原因常为子宫肌层节律性异常引起的无效收缩。产程停滞是指在活跃期中宫口 2 h 内没有继续扩张。活跃期延长是指宫口扩张速度缓慢，在初产妇小于 1.2 cm/h，经产妇小于 1.5 cm/h。减速期延长出现在宫口扩张至 8 cm 后，扩张速度明显减慢。宫颈严重水肿，不能消失。第二产程延长（**下降异常**）是指胎先露下降速度在初产妇小于 1 cm/h，在经产妇小于 2 cm/h。在有足够产力情况下胎头未能下降 1 cm 称为**下降停滞**。

缩宫素通常用于治疗子宫收缩乏力，以 1 ~ 6 mU/min 静脉滴注，并根据治疗方案每隔 15 ~ 40 min 增加 1 ~ 6 mU。使用人工破膜是有争议的。只要产妇和胎儿都能耐受产程的延长，通常使用期待治疗。当缩宫素治疗失败或者出现胎先露异常及头盆不称，则需要阴道助产或者剖宫产。

臀先露

臀先露的发生率占分娩数的 3% ~ 4%，明显增加母婴的并发症和死亡率。臀先露增加新生儿死亡率，并使脐带脱垂的发生率增加 10 倍以上。孕 34 周至产前可尝试外倒转术，但胎儿可能在分娩开始前自行转回臀位。一些产科医师可能同时会使用抗早产药物。给予 2% 利多卡因和芬太尼行硬膜外镇痛有助于外倒转术的实施，并提高成功率。尽管外倒转术的成功率为 75%，但有可能导致胎盘早剥和脐带受压，从而需要行紧急剖宫产术。

由于臀位阴道分娩可能导致头和肩在身体娩出后分娩困难，一些产科医师对所有臀先露病例都实施剖宫产术。如果选择经阴道分娩，常需人工或者产钳臀牵引助产。如果在硬膜外操作前产程顺利，分娩时应用硬膜外麻醉并不增加臀牵引的概率。此外，硬膜外麻醉导致会阴部组织松弛，因此可以降低头部娩出困难的可能性。尽管如此，在区域阻滞麻醉下实施剖宫

产时仍可能发生胎头娩出困难。在这种情况下可以尝试实行快速诱导气管插管全身麻醉以及吸入挥发性药物以松弛子宫，也可以选择试用硝酸甘油 50 ~ 100 μg 静脉注射。

先露异常

如果胎儿没能自发转成枕前位，持续性**枕后位**会导致产程延长及疼痛加剧。经常需通过人工、胎头吸引或者产钳来转位，但也增加了母婴损伤的可能。可以应用区域阻滞麻醉提供会阴区镇痛和骨盆松弛来实施以上操作。

当胎头极度仰伸时会发生**面先露**，通常需要剖宫产。胎儿肢体与胎头或者臀同时进入骨盆称为**复合先露**，因为胎儿肢体通常会在产程中退缩回去，所以通常可以阴道分娩。

肩难产或者胎肩紧压在耻骨联合处在分娩中的发生率为 0.2% ~ 2%，是出生损伤的主要原因之一。肩难产常很难预测。最主要的高危因素是巨大儿。有些产科手法可以用来解除肩难产，但分娩时间过长会造成胎儿窒息。如果没有已放置的硬膜外导管，可能需采用全身麻醉。

多胎妊娠

多胎妊娠大约在每 150 次妊娠中会出现一次，常伴有臀先露和（或）早产。在转位、牵引或剖宫产时可能需要麻醉。第二个婴儿（及随后的任一婴儿）常比第一个婴儿更容易出现抑制和窒息。区域阻滞麻醉在分娩过程中可以有效减轻疼痛，最大程度地减少镇静药和镇痛药的应用，并可能缩短第一个婴儿和第二个婴儿娩出的时间间隔。有研究提示，应用硬膜外麻醉有益于改善第二个婴儿的酸碱状态。多胎妊娠的患者更易出现由于主动脉、下腔静脉受压导致的低血压，特别是在应用区域阻滞麻醉后。

产科出血

⑭ 孕产妇出血是产科麻醉最常见的严重并发症之一。其原因包括子宫收缩乏力、前置胎盘、胎盘早剥和子宫破裂。

前置胎盘

胎盘位于胎儿先露部之前称为**前置胎盘**，其发生率为 0.5%。前置胎盘常发生于以往接受过剖宫产或子宫肌瘤切除术的患者。其他危险因素则包括多产、

高龄及巨大胎盘。前置胎盘增加了剖宫产时大出血的危险性。

前置胎盘通常表现为无痛性阴道出血。尽管流血经常可以自发停止，但随时可能发生严重出血。当孕周小于 37 周并且出血为少量至中等量时，患者的治疗措施常为卧床休息并观察。孕 37 周后通常选择剖宫产结束分娩。低置胎盘的患者若出血较少，在极少数情况下也可以允许阴道分娩。

有活动性出血或者血流动力学不稳定时，需要立即在全麻下行剖宫产术。需要给患者建立两条粗大的静脉通路，必须纠正循环容量不足，并保证可以输血。出血可以持续到产后，因为胎盘附着的子宫下段不能如子宫其他部位一样收缩。

有前置胎盘病史或者剖宫产史会增加胎盘形成异常的风险。

胎盘早剥

正常附着的胎盘发生过早剥离——即**胎盘早剥**，其比例大约为 1%～2%。大多数早剥是轻度（Ⅰ度），但重度（Ⅲ度）可达 25%。其发生的高危因素有高血压、创伤、脐带过短、多胎、胎膜早破时间过长、酗酒、可卡因滥用以及子宫解剖学异常。患者常表现为疼痛性阴道出血和触诊压痛。腹部超声有助于诊断。选择区域阻滞还是全麻取决于分娩的紧急程度、产妇血流动力学稳定性和凝血功能。出血可能会留滞于宫腔内导致低估失血量。严重的胎盘早剥往往会导致凝血功能异常，尤其是继发于胎儿死亡时。在中度胎盘早剥时纤维蛋白原轻微下降（150～250 mg/dl），而胎儿死亡后可以降至 150 mg/dl 以下。凝血功能异常是由于循环内纤维蛋白溶酶原激活（纤维蛋白溶解），以及大量组织凝血活酶释放，导致弥散性血管内凝血（disseminated intravascular coagulation，DIC）。血小板计数和凝血因子Ⅴ、Ⅷ降低，而纤维蛋白降解产物升高。严重的胎盘早剥可以危及生命，需要急诊行剖宫产术。应考虑到需要大量输血，包括补充凝血因子和血小板。

子宫破裂

子宫破裂相对少见（1:1000～3000 产次）。其发生的重要原因有：（1）既往曾行（常为经典式）剖宫产术（**剖宫产后阴道分娩**，VBAC）、广泛子宫肌瘤切除术或者子宫重建术的瘢痕破裂；（2）子宫内操作或应用产钳（医源性）；（3）高张性子宫收缩（特别是应用缩宫素后）、头盆不称或者大而薄软的子宫的患者产程延长后自发性子宫破裂。子宫破裂常表现为明显的出血、胎儿窘迫、子宫收缩消失、隐匿性腹腔内出血而导致的低血压，以上表现可同时出现。突然发作的持续性腹痛和低血压提示出现子宫破裂，即使是在产程中已经实施了硬膜外阻滞麻醉的情况下。其治疗措施包括容量复苏和立即在全麻下开腹手术。无论是否切除子宫，都可能需要行髂内（腹下）动脉结扎术来控制术中出血。

胎膜早破和绒毛膜羊膜炎

在临产前胎膜破裂羊水流出称为**胎膜早破**（premature rupture of membranes，PROM）。确认该诊断通常使用**硝嗪试验**：弱碱性（pH 值 > 7.1）的羊水可以使硝嗪试纸的颜色由橘变蓝，与正常阴道分泌物为酸性（pH 值 < 6）的试验结果相反。胎膜早破在所有妊娠中发生率为 10%，在早产中为 35%。其发生的高危因素为宫颈过短、有胎膜早破或早产史、感染、多胎妊娠、羊水过多和吸烟。有 90% 的患者在破水 24 h 内发动分娩。胎膜早破的处理需要平衡感染和胎儿早产的风险。孕 34 周之后破水主张分娩，不足 34 周时使用期待疗法，通过预防性应用抗生素、保胎药物和双倍剂量的糖皮质激素（促进肺成熟），等待胎儿器官进一步成熟。破水和分娩的间隔越长，发生绒毛膜羊膜炎的可能性就越大。胎膜早破还容易引发胎盘早剥和产后子宫内膜炎。

绒毛膜羊膜炎是指绒毛膜和羊膜的感染，并可能导致胎盘、子宫、脐带和胎儿的感染。在孕妇中发病率为 1%～2%，通常但并不一定合并胎膜早破。羊膜腔内正常情况下是无菌的，但当宫颈扩张或胎膜破裂后，容易经阴道感染。细菌的血源性播散或输卵管逆行感染造成的羊膜腔内的感染很少见。羊膜炎最主要的孕产妇并发症是早产及异常分娩，常导致剖宫产、腹腔内感染、败血症和产后出血。胎儿的并发症包括酸中毒、缺氧和败血症。

绒毛膜羊膜炎的临床症状主要有发热（> 38℃）、母婴心动过速、子宫压痛、羊水臭味或脓性羊水。白细胞计数只有在显著升高时才有意义，因为正常情况下分娩时白细胞计数即增高（正常妊娠时平均值为 15 000/μl）。C 反应蛋白水平通常升高（> 2 mg/dl）。羊膜穿刺术获得羊水进行涂片革兰氏染色检查对有助于排除感染。

绒毛膜羊膜炎的患者选择区域阻滞麻醉是有争论的，因为在理论上有引起脑膜炎和硬膜外脓肿的风险。但实际的证据表明这种风险发生率很低，这种担心也没有得到过证实。如果没有出现明显败血症征象、血小板减少或凝血功能障碍，对于经过抗生素治疗的绒毛膜羊膜炎患者，临床医师多选择区域阻滞麻醉。

早产

早产是指孕 20 周至 37 周之间的分娩，是孕晚期最常见的并发症。在美国大约有 8% 的活产婴儿为早产。早产的主要母体原因有孕妇年龄过小或者过大、产前保健不充分、异常体质、剧烈活动、感染、早产史、多胎及其他孕期疾病或者并发症。

由于早产儿体格小而且发育不完全，与足月产儿相比会出现更多的并发症，特别是胎龄低于 30 周或者体重低于 1500 g 者。有 1/3 的早产伴发胎膜早破，胎膜早破和早产增加了脐带受压的可能性，导致胎儿低氧血症和窒息。臀位早产在分娩时极易发生脐带脱垂。由于肺表面活性物质一般只有在孕 35 周后才分泌充足，早产儿容易因为肺表面活性物质生成不足出现特发性呼吸窘迫综合征（肺透明膜病）。由于早产儿柔软的颅骨未能充分钙化，阴道分娩时可能出现颅内出血。

在孕 35 周前出现早产征象时应卧床休息并给予保胎治疗，治疗目标为延迟胎儿出生，给予产妇糖皮质激素（倍他米松）促进胎肺成熟。当羊水的**卵磷脂 / 鞘磷脂比值**大于 2 时，呼吸窘迫综合征的发生率明显降低。治疗使 75% 的患者可以延迟生育 48 h，但是几乎没有证据显示早产可以被完全抑制。最常用的保胎药物为 β_2 肾上腺素受体激动剂（利托君或特布他林）和镁剂（在 30 min 内静滴 6 g，随后 2 ～ 4 g/h 静脉输注）。利托君（100 ～ 350 μg/min 静脉滴注）和特布他林（每 4 ～ 6 h 口服 2.5 ～ 5 mg）也有部分 β_1 肾上腺素受体激动作用，会导致一些副反应的发生。母体副反应包括心动过速、心律失常、心肌缺血、轻度低血压、高血糖和低血钾，还有很罕见的肺水肿。其他的保胎药物包括钙通道阻滞药（硝苯地平）、前列腺素生成抑制剂、缩宫素拮抗剂（阿托西班），一氧化氮也可能有作用。在孕 32 周后应用非甾体抗炎药（NSAIDs），如吲哚美辛，可以使胎儿动脉导管收缩，但通常为一过性的，在停药后恢复。NSAIDs 相关的胎儿急性肾损伤可导致羊水过少。

如果保胎治疗不能抑制早产的发生，通常需要麻醉。早产儿阴道分娩的目的是产妇用最小的产力控制产程，缓慢地娩出胎儿。经常需要会阴切开术和低位产钳助产。脊髓麻醉或者硬膜外麻醉可以保证盆腔完全放松。出现胎儿窘迫、臀先露、宫内生长受限或产程进展失败时需要行剖宫产术。β 肾上腺素受体激

动剂的残留作用会对全身麻醉造成影响。利托君的半衰期为 3 h。氯胺酮、麻黄碱和氟烷由于与保胎药有相互作用，应慎用。低钾血症通常由于细胞内摄取钾过多引起，一般不需要治疗，但可增加对肌松药的敏感性。使用镁剂可加强肌肉松弛，并可能导致低血压（继发于血管扩张）。保胎药的残余作用可以影响产后子宫收缩。早产新生儿常在分娩中受到抑制，通常需要进行复苏。应在分娩前对复苏进行充分的准备。

妊娠期高血压疾病

妊娠期间高血压可以分为**妊娠高血压**（pregnancy-induced hypertension，PIH，通常又称**子痫前期**）、慢性高血压合并妊娠和慢性高血压合并子痫前期。**子痫前期**通常定义为孕前血压正常的孕妇，在孕 20 周后间隔至少 4 h，两次测量血压均收缩压大于 140 mmHg 或舒张压高于 90 mmHg，伴有蛋白尿（> 300 mg/d）或蛋白 / 肌酐比值大于 0.3，并且在产后 48 h 缓解。出现抽搐症状则称为**子痫**。**HELLP 综合征**是指在子痫前期的基础上伴有溶血、肝酶升高和血小板减少。在美国，7% ～ 10% 的妊娠会出现子痫前期，子痫则较少见，每 10 000 ～ 15 000 次妊娠中出现一次。20% ～ 40% 的孕产妇死亡和 20% 的围产儿死亡是由重度子痫前期所导致或者与之相关。孕产妇死亡通常是由于脑卒中、肺水肿、肝坏死或破裂，或前述并发症联合造成。

病理生理及临床表现

子痫前期的病理生理机制可能与胎盘血管功能障碍导致的前列腺素代谢异常有关。子痫前期的患者血栓素 A_2（TXA_2）生成增加，前列环素（PGI_2）生成减少。TXA_2 是强效的血管收缩剂，并促进血小板聚集；而 PGI_2 是强效的血管扩张剂，并抑制血小板聚集。内皮功能障碍可以减少一氧化氮的生成并增加内皮素 -1 的生成，后者也是强效的血管收缩剂和血小板激活因子。血管的强反应性和内皮细胞损伤可减少胎盘灌注并导致广泛的多系统症状。

重度子痫前期可以显著增加孕产妇和胎儿的并发症和死亡率，重度子痫前期的定义为：符合子痫前期诊断标准并合并以下任一点：血压高于 160/110 mmHg、血小板减少（< 100 000/μL）、蛋白尿超过 5 g/d、肝功能受损、进行性肾功能不全（血肌酐水平 > 1.1 mg/d）、少尿、肺水肿、中枢神经系统症状（头痛或视物模糊，表 41-6）。HELLP 综合征的患者也可能发生肝破裂。

重度子痫前期和子痫患者可以出现广泛血流动力

表 41-6   子痫前期的并发症

神经系统
　头痛
　视物模糊
　过度兴奋
　抽搐
　颅内出血
　脑水肿
肺部
　上呼吸道水肿
　肺水肿
心血管
　血容量减少
　动脉阻力增加
　高血压
　心力衰竭
肝
　肝功能不全
　肝酶升高
　血肿
　破裂
肾
　蛋白尿
　钠潴留
　肾小球滤过率降低
　肾衰竭
血液系统
　凝血功能障碍
　血小板减少
　血小板功能异常
　部分凝血活酶时间延长
　微血管病性溶血

学改变。大多数患者有心脏灌注压降低和全身血管阻力升高，但心输出量可以降低、正常或增高。

治疗

　　子痫前期的治疗包括卧床休息、镇静、重复给予抗高血压药物（通常为拉贝洛尔 5 ～ 10 mg 或肼屈嗪 5 mg 静脉注射）及硫酸镁（4 g 负荷量后以 1 ～ 3 g/h 持续静脉滴注）治疗反射亢进和控制抽搐。治疗剂量的镁离子水平在 4 ～ 6 mEq/L。如果胎儿存活且孕周小于等于 33 周，推荐给予糖皮质激素。

　　有创动脉压及中心静脉压监测应该应用于严重高血压、肺水肿或顽固性少尿或同时合并以上并发症的患者。对这类患者可能需要静脉输注血管扩张药物。对于子痫前期的最终治疗是胎儿和胎盘的娩出。

麻醉管理

　　轻度子痫前期的患者通常只需实施常规麻醉即可。在这些患者中应用蛛网膜下腔麻醉和硬膜外麻醉会导致程度相当的动脉血压下降。然而对于重症患者，因为病情严重，在使用任何麻醉药前都需要保持循环稳定，包括控制高血压及纠正低血容量。**如果无凝血功能障碍，连续硬膜外麻醉是大多数子痫前期患者在产程中及经阴道分娩时的首选。**此外，硬膜外麻醉也避免了上呼吸道严重水肿患者插管失败的风险。

　　在为重度子痫前期患者实施区域阻滞麻醉前，应该常规检查血小板计数及凝血功能。如血小板计数低于 100 000/μl，建议避免实施区域阻滞麻醉，但在一些病例中，血小板计数低至 50 000/μl 也是可以接受的，特别是当血小板计数稳定，且血栓弹力图测试示全身凝血功能正常时。连续硬膜外麻醉能够降低儿茶酚胺的分泌，并且使这些患者的子宫胎盘灌注提高 75%，避免低血压的发生。可能需通过适量补液纠正血容量不足。可以使用动脉压力波形分析或其他无创心功能监测（如超声心动图）进行目标导向性血流动力学和液体治疗指导补液。是否在硬膜外麻醉中应用含肾上腺素的试验剂量的局麻药仍有争论，因其可靠性不确定（见前述章节"预防血管和鞘内意外注射"）且有加重高血压的风险。出现低血压时应使用比常用量少的小剂量的血管加压药物，因为患者对此类药物十分敏感。近来的证据表明，蛛网膜下腔麻醉并不像以前想象的那样导致孕产妇血压严重下降。因此，子痫前期的患者接受剖宫产时也可以选择蛛网膜下腔麻醉和硬膜外麻醉。

　　对于重度高血压患者，无论在全身麻醉还是区域麻醉中都需要监测有创动脉血压。在全身麻醉中可能需要静脉应用血管扩张药物来控制血压。静脉使用拉贝洛尔（5 ～ 10 mg 递增）可以有效控制气管插管引起的血压升高，并且不影响胎盘血流。短期静脉予尼卡地平或氯维地平可以治疗术中高血压。因为镁剂可能增强肌松效果，所以接受镁剂治疗的患者使用非去极化肌松药应减量，并在肌松监测仪指导下给药。如果患者出现反射减弱、过度镇静、视物模糊、呼吸和循环抑制，应怀疑镁中毒，可以静脉注射葡萄糖酸钙治疗（1 g，推注时间应超过 10 min）。

心脏疾病

　　在妊娠、产程中和分娩时明显的心血管改变常使有心脏疾病（占 2%）的孕妇在这个阶段出现心脏功能失代偿。尽管大多数是风湿性心脏病患者，但是合并经过治疗的或者轻症的先天性心脏病的产妇也在增加。麻醉管理的主要目标是减少产程中和分娩时的各种应激最小化。不同病变的特殊处理在其他章节进行讨论。患者可以分成两类。一类患者可以受益于椎管镇痛或麻醉技术导致的全身血管阻力下降，但通常不能从容量超负荷中获益，这类患者包括二尖瓣或主动脉瓣关闭不全、慢性心力衰竭或者先天性左向右分流。蛛网膜下腔麻醉或硬膜外麻醉导致的交感神经系统阻滞可以减少前、后负荷，减轻肺淤血，在一些病例中增加心输出量。

另一类患者则不受益于全身血管阻力的下降，包括主动脉瓣狭窄、先天性右向左分流、双向分流或原发性肺动脉高压的患者。上述患者通常不能耐受静脉回流（前负荷）或者后负荷的减少。此类患者最好选择鞘内单独应用阿片药物、全身给药、阴部神经阻滞，必要时可以全身麻醉。

羊水栓塞

羊水栓塞是很罕见（1∶20 000 产次）但却致命（某些报道中死亡率达 86%）的并发症，在产程中、分娩时、剖宫产或产后均可以发生，在发生 1 h 内死亡率超过 50%。羊水可以通过任何胎膜破裂口进入母体血液循环。正常分娩、剖宫产、胎盘早剥、前置胎盘和子宫破裂都可能发生胎膜破裂。除了胎儿碎屑的作用，羊水中还有不同种类的前列腺素和白三烯，这些似乎也在发病中起着重要的作用。这一综合征的另一个名称为"**妊娠过敏反应综合征**"，强调了化学介质的全身作用。

患者的典型表现为突发的呼吸急促、发绀、休克和全身性出血。主要的病理学表现是：（1）急性肺栓塞，（2）DIC，（3）宫缩乏力。随后出现意识状态改变、抽搐以及肺水肿。后者既有心源性因素又有非心源性因素。常出现急性左心室功能障碍。尽管羊水栓塞确诊需要在母体循环中发现胎儿有形成分（通常是通过尸检或者中心静脉导管抽取出羊水成分），但在临床中一旦出现突发的呼吸窘迫或者循环衰竭均应考虑到羊水栓塞。其临床初始症状与急性肺栓塞、静脉空气栓塞、严重败血症、肝破裂或脓毒血症患者脑出血相似。

羊水栓塞的治疗包括心肺复苏和对症支持治疗。在胎儿娩出之前出现心脏骤停时，胸外按压可能达不到最好的效果。仰卧位时主动脉、下腔静脉受压，减弱了复苏效果，但侧卧位的胸外按压效果更差。由于迅速分娩可能改善母婴预后，所以需要立即进行剖宫产。一旦患者复苏成功，应在有创血流动力学监测指导下进行机械通气、充分的液体复苏和使用正性肌力药物。宫缩乏力可以使用缩宫素、甲麦角新碱和前列腺素 $F_{2\alpha}$ 来治疗，同时根据实验室检查结果应用血小板和凝血因子纠正凝血功能障碍。

产后出血

在发展中国家，产后出血是导致孕产妇死亡的首要因素。当产后出血量超过 500 ml 时即可诊断。超过 4% 的产妇可能会出现产后出血，这与第三产程延长、子痫前期、多胎和产钳助产有关。产后出血的常见原因包括宫缩乏力、胎盘滞留、分娩撕裂伤、子宫内翻和分娩前宫缩抑制剂的使用。子宫收缩乏力通常与子宫过度扩张（多次妊娠和羊水过多）有关。比较少见的原因还有凝血功能障碍。

有时需请麻醉医师会诊，以协助建立静脉通道或进行液体（或血液）复苏，也为仔细检查阴道、宫颈和子宫提供麻醉。会阴撕裂伤修补通常可以在局部浸润麻醉或者会阴神经阻滞下进行。之前实施的硬膜外或蛛网膜下腔麻醉的残余效应一般可以满足检查的需要，但有时也需要追加阿片类药物和（或）氧化亚氮。显著低血容量患者应避免实施蛛网膜下腔麻醉或硬膜外麻醉。**人工剥离胎盘、子宫内翻复位和巨大撕裂伤修补常需全身麻醉**。宫缩乏力时使用缩宫素（0.3～1 IU 超过 1 min 静脉缓慢注射，随后以 5～10 IU/h 速度输注）、甲麦角新碱（0.2 mg 溶入 100 ml 生理盐水中静脉输注，10 min 以上输注完毕）和前列腺素 $F_{2\alpha}$（0.25 mg 肌内注射）。极少数病例需要行紧急剖腹探查和子宫切除术。尽早结扎髂内（腹下）动脉可以避免切除子宫及减少失血。

胎儿及新生儿复苏

胎儿复苏

新生儿的复苏在产程中即开始。子宫胎盘血液循环的任何损害均可造成胎儿窒息。**分娩时宫内窒息是新生儿抑制最常见的原因**。分娩全程进行胎儿监测有助于确定胎儿是否处于风险中、发现胎儿窘迫及评估紧急干预措施的效果。这些干预措施包括给予液体或血管收缩药以纠正母体低血压、吸氧和降低子宫收缩力（停用缩宫素或使用宫缩抑制剂）。一些研究表明，正常胎儿可代偿最长 45 min 的相对缺氧，这一时期称为**胎儿窘迫**。此时血液会向心脏、脑部和肾上腺发生明显的再分布。若时间再延长，进行性加重的乳酸酸中毒和窒息会使胎儿窘迫恶化，需要实施紧急分娩。

1. 胎心率监测

胎心率（fetal heart rate，FHR）监测目前是评估

胎儿状况是否良好的最有用方法，尽管单独使用该方法预测胎儿抑制有 35% ～ 50% 的假阳性率。正因为如此，FHR 监测下的**胎儿窘迫**很多时候被**不良胎心率**一词所取代。正确解读胎心率图形至关重要。需评估三个参数：心率基线、基线变异及其与子宫收缩的关系（减速模式）。使用胎儿头皮电极监测胎心率是最准确的，但这种方法需要破膜，且可能有并发症（如羊膜炎或胎儿损伤）。基于对 FHR 解读和管理缺乏一致性的考虑，制定了 FHR 三级分类系统。**Ⅰ 类图形**是正常的。**Ⅱ 类图形**为不确定的且不能预测胎儿酸碱状态异常。**Ⅲ 类图形**是异常的，且包括缺乏基线变异合并反复晚期或变异减速，或心动过缓，或表现为正弦模式。它们预测了胎儿酸碱状态异常。

心率基线

足月胎儿心率基线正常值为 110 ～ 160 次 / 分。心率基线的上升可归因于早产、胎儿轻度缺氧、绒毛膜羊膜炎、母体发热、母体使用药物（抗胆碱药或 β 受体激动药）或甲状腺功能亢进（罕见）。心率基线的下降可能是由于过期妊娠、胎儿心脏传导阻滞或胎儿窒息。

基线变异

健康足月儿的基线变异根据搏动（R 波至 R 波）次数变异分为**轻度**（＜ 5 次 / 分）、**中度**（6 ～ 25 次 / 分）和**重度**（＞ 25 次 / 分）。基线变异已成为胎儿情况良好重要评估指标，它表示胎儿自主神经系统功能正常，其最佳监测方法是放置头皮电极。**基线变异持续减低是胎儿窒息的显著征象。**中枢神经系统抑制剂（阿片类、巴比妥酸盐类、挥发性麻醉剂、苯二氮䓬类或硫酸镁）和抗副交感神经药（阿托品）均可减少基线变异，早产儿、胎儿心律失常和无脑儿也可出现同样的情况。其正弦模式类似于平滑的正弦波，往往与胎儿抑制有关（缺氧、药物作用和继发于 Rh 同种免疫的贫血）。

加速

FHR 加速是指胎心率增加 15 次 / 分，或持续超过 15 s。FHR 周期性加速反映了正常的氧合，常与胎儿活动和对子宫压力的反应有关。这样的加速通常不必顾虑。至孕 32 周，胎儿活动时会伴有周期性的基线心率增加。正常胎儿每小时会有 15 ～ 40 次加速。其机制考虑为儿茶酚胺分泌增加而迷走张力降低。胎儿睡眠时、药物（阿片类、镁剂和阿托品）作用及胎儿缺氧可使加速减少。刺激胎儿头皮或振动听觉刺激

诱发的加速被认为是胎儿状况良好的征象。**基线变异及加速均消失是不良的，可能是胎儿失代偿的重要征象。**

减速模式

A. 早期（Ⅰ型）减速

早期减速（通常 10 ～ 40 次 / 分）（图 41-4A）被认为是子宫收缩胎儿头部受压或牵拉颈部引起的迷走神经反应。胎心率是子宫收缩的镜像反映。早期减速出现在胎儿头部下降时，通常与胎儿窘迫无关。

B. 晚期（Ⅱ型）减速

晚期减速（图 41-4B）与胎盘功能不全和胎儿失代偿有关，其特征为心率减慢出现在子宫收缩的顶峰时或峰值后。晚期减速可能较轻微（少至 5 次 / 分），被认为是动脉氧分压降低作用于动脉化学感受器的结果。晚期减速而变异正常可出现于急性损害（母体低血压或缺氧），经治疗通常可逆转。晚期减速伴有变异减小与长时间的窒息有关，是胎儿头皮取样的指征（见下文"其它监测方法"）。**晚期减速伴变异完全消失是严重失代偿的凶险信号，需立即分娩胎儿。**

C. 变异（Ⅲ型）减速

最常见的减速类型是变异减速（图 41-4C）。这类减速在发动时间、维持时间和幅度（常 ＞ 30 次 / 分）上是多变的。常突然发动，被认为与脐带受压及脐血流急剧间歇性减少有关。胎心率降低至 60 次 / 分以下，胎儿心动过缓超过 60 s，或复发心动过缓持续超过 30 min 的变异减速是胎儿窒息的典型征象。

2. 其他监测方法

其他不常用的监测方法包括胎儿头皮血 pH 值测定、头皮血乳酸浓度监测、胎儿脉搏血氧饱和度监测和胎儿 ST 段分析。除了胎儿头皮 pH 值测定，其他方法临床经验较少。但胎儿头皮 pH 值监测有小但显著的假阴性和假阳性率。一旦破膜，可通过微小的头皮穿刺获得胎儿血液并进行分析。胎儿头皮血 pH 值高于 7.20 代表新生儿健康强壮，而 pH 小于 7.20 常提示可能出现新生儿抑制并需要迅速分娩（通常是手术）。胎儿血液样本分析需要结合心率监测才能正确诠释。

3. 胎儿的治疗

宫内胎儿窒息的治疗目的是防止胎儿死亡或永久

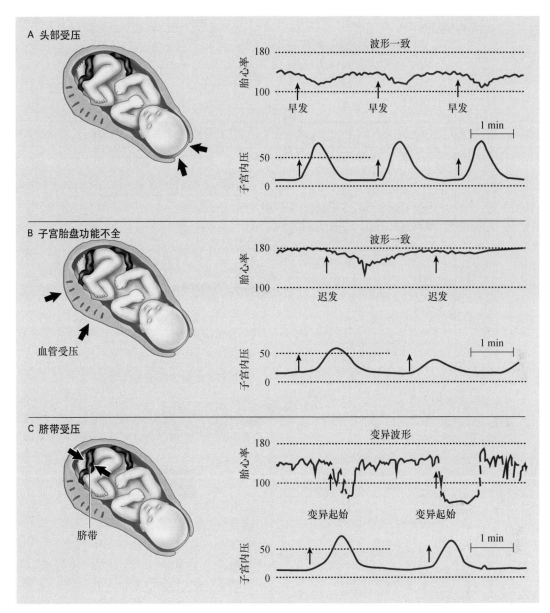

图 41-4　胎心率随子宫收缩周期性变化。A. 早期减速（Ⅰ型）；B. 晚期减速（Ⅱ型）；C. 变异减速（Ⅲ型）（Reproduced with permission from Danforth DN，Scott JR. Obstetrics and Gynecology. 5th ed. Philadelphia，PA：Lippincott Williams & Wilkins；1986.）

性的神经损害。所有的治疗都在于恢复子宫胎盘充沛的血液循环。必须纠正主动脉腔静脉受压、母体缺氧或低血压及过度的子宫活动（输注缩宫素期间）。改变母体体位、吸氧、静脉使用麻黄碱或输液、调整缩宫素的使用可使问题得以纠正。**若胎儿窘迫无法缓解，及进行性加重的酸中毒和窒息，则需即刻分娩。**

新生儿复苏

1. 新生儿的一般管理

　　在每一次分娩的过程中，必须有并能实施复苏的专门人员在场负责监护护理新生儿。婴儿头部娩出时，用冲洗球对鼻、嘴和咽部进行抽吸。身体其余部

分娩出后，用无菌毛巾擦干皮肤。一旦脐带搏动停止或新生儿呼吸启动，钳夹脐带，并将新生儿放置于辐射加温床上，床设置为轻度的头低脚高位。

　　对新生儿的评估和治疗要同时进行（图 41-5）。如果新生儿出现明显的抑制症状，就要尽早钳夹脐带并立即启动复苏。呼吸通常在娩出后 30 s 内开始并在 90 s 内趋于稳定。呼吸频率应在 30 ～ 60 次 / 分，心率应在 120 ～ 160 次 / 分。通过胸部听诊评估呼吸情况，在脐带根部触诊脉搏或听诊心前区评估心率。新生儿必须保温。

　　除了呼吸和心率，同时还应评估皮肤颜色、肌张力和对刺激的反射。Apgar 评分是对新生儿最有价值的评估，应当在出生后 1 min 和 5 min 评估记录（表 41-7）。1 min 评分与新生儿的存活有关，而 5 min 评

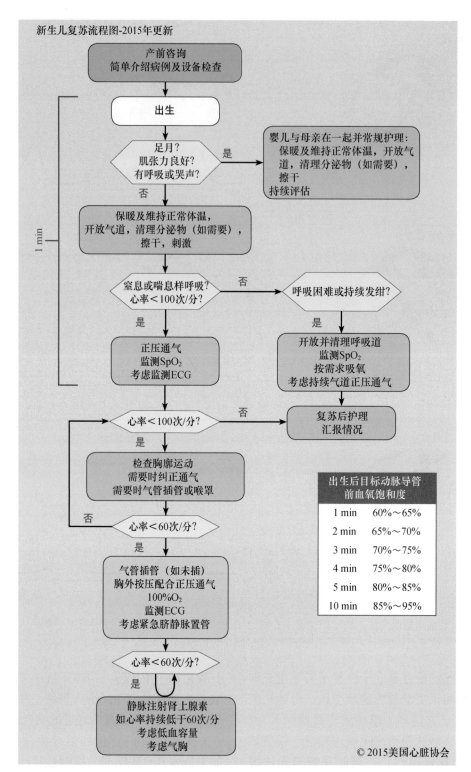

新生儿复苏流程图-2015年更新

产前咨询
简单介绍病例及设备检查

出生

足月？
肌张力良好？
有呼吸或哭声？ —是→ 婴儿与母亲在一起并常规护理：保暖及维持正常体温，开放气道，清理分泌物（如需要），擦干 持续评估

否↓

保暖及维持正常体温，开放气道，清理分泌物（如需要），擦干，刺激

窒息或喘息样呼吸？
心率＜100次/分？ —否→ 呼吸困难或持续发绀？

是↓ 是↓

正压通气
监测SpO₂
考虑监测ECG

开放并清理呼吸道
监测SpO₂
按需求吸氧
考虑持续气道正压通气

心率＜100次/分？ —否→ 复苏后护理 汇报情况

是↓

检查胸廓运动
需要时纠正通气
需要时气管插管或喉罩

心率＜60次/分？

是↓

气管插管（如未插）
胸外按压配合正压通气
100%O₂
监测ECG
考虑紧急脐静脉置管

心率＜60次/分？

是↓

静脉注射肾上腺素
如心率持续低于60次/分
考虑低血容量
考虑气胸

出生后目标动脉导管前血氧饱和度	
1 min	60%～65%
2 min	65%～70%
3 min	70%～75%
4 min	75%～80%
5 min	80%～85%
10 min	85%～95%

© 2015美国心脏协会

图 41-5　新生儿复苏流程图［Reproduced with permission from Wyckoff MH，Aziz K，Escobedo MB，et al. Part 13：Neonatal Resuscitation：2015 American Heart Association Guidelines Update for Cardiopulmonary Resuscitation and Emergency Cardiovascular Care. Circulation. 2015 Nov 3；132（18 Suppl 2）：S543-S560.］

分与神经系统预后有一定关系。

　　Apgar 评分为 8 ～ 10 分的新生儿是正常健康的，仅需轻微的刺激（弹足底、按摩背部及再次拭干身体）。轻柔地用一根导管通过两侧鼻孔排除鼻后孔闭锁，然后经口进胃吸引排除食管闭锁。

2. 新生儿胎粪污染

　　根据羊水中是否有胎粪污染（胎粪污染率为 10% ～ 12%），新生儿出生时的即刻处理也有所不同。胎儿窘迫时常会向羊水中排出黏稠的胎粪，特别是发生在孕 42 周后的胎儿窘迫。胎儿窘迫时的喘息性呼

表 41-7　Apgar 评分

体征	评分		
	0	1	2
心率（次 / 分）	无	< 100	> 100
呼吸	无	慢，不规则	良好，哭闹
肌张力	松弛	部分屈曲	活动活跃
对刺激的反射	无反射	表情痛苦	哭闹
肤色	青紫或苍白	身体粉红，四肢青紫	全身粉红

吸会导致大量被胎粪污染的羊水进入肺部。出生后当新生儿开始呼吸时，胎粪从气管和大气道向下进入外周肺组织。黏稠或颗粒状的胎粪可堵塞小气道，导致严重的呼吸窘迫，在胎粪污染的新生儿中约占 15%。此外，这类新生儿可发展为持续性胎儿循环。

新生儿的头部自会阴娩出（或剖宫产时从子宫娩出）后，如果没有出现呼吸或呼吸抑制，用冲洗球吸引口咽部稀薄水性的胎粪即可，不需要进一步的吸引。如果羊水中出现黏稠胎粪，部分临床医师会在新生儿第一口呼吸前进行气管插管并在导管内进行吸引。但是近期的证据对这一做法是否能获益（即使是对已经出现窘迫的胎儿）提出了质疑。气管内吸引是在拔管时，通过连接到气管插管的特殊抽吸装置对黏稠胎粪进行抽吸。如果气管内吸出了胎粪，需重复以上过程直至胎粪清除干净，但不要超过三次，超过三次以上的吸引并无益处。然后给予新生儿面罩吸氧并严密观测。新生儿的胃也要吸引，防止胎粪的被动反流。吸入胎粪的新生儿气胸发生率增加（对于阴道分娩的新生儿，吸入胎粪者气胸发生率是 10%，未吸入胎粪者发生率为 1%）。

3. 新生儿呼吸窘迫的管理

大约 6% 的新生儿需要进行某种形式的高级生命支持。需要 2 个或更多的医护人员对窘迫的新生儿（多数是低于 1500 g 的新生儿）进行复苏，一人进行气道处理和通气，另一人必要时施行胸外按压。第三人尽量设法建立血管通路并给予液体和（或）药物。麻醉医师应主要负责母体的安全，只有在母体安全没有威胁的情况下才可进行简单的辅助工作，因此其他的医务人员通常负责新生儿复苏。

由于新生儿窘迫的最常见原因是宫内窒息，复苏的重点在于呼吸和氧合。在不少新生儿中，血容量不足也是窘迫的一个重要因素。引起低血容量的因素包括过早钳夹脐带、在钳夹脐带前将新生儿举至阴道口上方、早产、母体出血、剖宫产时胎盘横断、脓毒血症及双胎输血综合征。

新生儿若不能很快对呼吸系统的复苏措施做出反应，就需要建立输液通路并行血气分析。应考虑并发气胸（发生率 1%）及先天性气道畸形的可能，后者包括气管食管瘘（活产儿中 1:3000 ～ 5000）及先天性膈疝（1:2000 ～ 4000）。

根据 1 min Apgar 评分对新生儿进行分级有利于实施复苏：（1）轻度窒息的新生儿（Apgar 评分 5 ～ 7 分）仅需给予刺激并对面部吹纯氧；（2）中度窒息的新生儿（Apgar 评分 3 ～ 4 分）需要暂时用面罩和气囊辅助正压通气；（3）重度窒息新生儿（Apgar 评分 0 ～ 2 分）需马上进行气管插管，可能还要胸外按压。

通气指南

正压通气的指征包括：（1）呼吸暂停；（2）喘息性呼吸；（3）给予 100% 氧气后仍持续性中心型发绀；（4）心率持续低于 100 次 / 分。 颈部过屈或过伸可导致气道阻塞。可在肩部垫 1 英寸高的毛巾以保持合适的头位。使用面罩和气囊辅助通气时，应给予 100% 氧气，频率 30 ～ 60 次 / 分。最初可能需气道峰压高达 40 cmH₂O 进行通气，但随后不应超过 30 cmH₂O。可以通过听诊及观察胸廓运动来判断通气是否有效。用 8 F 导管进行胃减压可有利于通气。如果 30 s 后心率超过了 100 次 / 分，自主呼吸充分有效，则不再需要辅助通气。**如果心率始终在 60 次 / 分以下，或经复苏后心率仍然为 60 ～ 80 次 / 分没有加快，需要行气管插管并开始胸外按压。** 如果心率在 60 ～ 80 次 / 分并经复苏后加快，继续辅助通气并观察新生儿。心率不能升至 80 次 / 分以上是胸外按压的指征。气管插管的指征还包括面罩通气无效，需要长时间面罩通气及需要使用药物治疗。

气管插管时（图 41-6）使用 Miller 00、0 或 1 号喉镜片，2.5 mm、3 mm 或 3.5 mm 气管导管（分别用于 < 1 kg、1 ～ 2 kg 和 > 2 kg 的新生儿）。合适的气管导管型号为通气压力至 20 cmH₂O 时有轻微漏气。通过胸部听诊排除导管误入右侧支气管。合适的气管导管深度（导管尖端至嘴唇）为新生儿的体重千克数加 6 cm。脉搏氧饱和度探头置于新生儿手掌可监测氧饱和度。应使用二氧化碳波形监测对确认气管插管位置。经皮氧探头对监测组织氧合状况很有效，但需要一定的时间完成初始相平衡。已有报道对于体重超过 2.5 kg 的新生儿使用喉罩（LMA#1）通气，在气管插管困难的病例中也可能有用（如 Pierre Robin 综合征）。

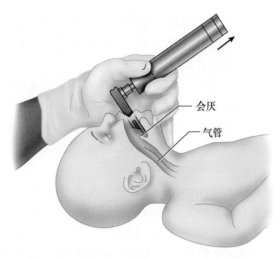

图 41-6 新生儿气管插管。头部放置于中立位，用拇指和示指持咽喉镜柄，其余几指托住下颌。可用小指压迫舌骨以暴露喉头。通常用 Miller 0 或 1 号直镜片可获得最佳视野

胸外按压指南

胸外按压的指征是心率小于 60 次 / 分或 100% 氧气充分通气 30 s 后心率仍在 60 ～ 80 次 / 且没有升高。

心脏按压的频率应为 120 次 / 分。推荐使用双手拇指环绕手法（图 41-7），该方法可提供更高的收缩峰压和冠状动脉灌注压。也可使用两指法（图 41-8）替代。下压深度约为胸廓前后径的三分之一，并可产生可扪及的脉搏。

按压通气比例为 3：1，如每分钟给予 90 次按压及 30 次通气。要定期监测心率。当自主心率超过 80 次 / 分就要停止胸外按压。

建立血管通路

用 3.5 F 或 5 F 的脐导管进行脐静脉置管是最方便和首选的方法。导管的尖端应正好位于皮肤下方，使血液能顺畅地回流。若置入过深会使高渗的液体直接进入肝。外周静脉甚至气管插管也可作为给药的替代通路。

脐动脉置管可用于测量血压和血气分析，但操作起来可能更困难。特殊设计的脐动脉导管可用于持续监测 PaO_2 或氧饱和度及血压。需特别注意无论是动脉或静脉都不能进入空气。

容量复苏

近 2/3 的早产儿出生时呈低血容量，需要进行容量复苏。可通过体格检查及对复苏反应差作出诊断。新生儿的血压通常与血管内容量有关，因此应该常规监测。血压的正常值取决于出生时的体重，1 ～ 2 kg 的新生儿正常血压为 50/25 mmHg，体重超过 3 kg 的新生儿正常血压为 70/40 mmHg。低血压和苍白提示

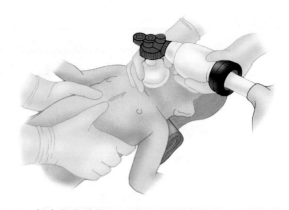

图 41-7 新生儿胸外按压。以双手环绕新生儿，两拇指位于双侧乳头连线下方，其余手指环绕胸廓。将胸骨下压 1/3 至 3/4 英寸（1 cm），频率为 120 次 / 分（Reproduced with permission from Rudolph CD, Rudolph AM, Lister GE, et al. Rudolph's Pediatrics. 22nd ed. New York, NY: McGraw-Hill; 2011.）

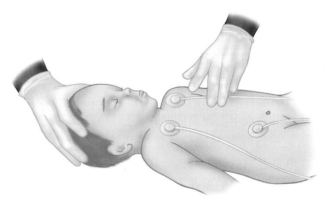

图 41-8 新生儿胸外按压的另一种手法。两手指置于胸骨下 1/3 处，与胸部呈合适的角度。以 120 次 / 分的频率将胸部下压约 1 cm

低血容量。可用 10 ml/kg 乳酸林格液、生理盐水或与母体血液交叉配型 Rh 阴型的 O 型血进行容量扩充。低血压的少见病因包括低钙血症、高镁血症和低血糖。

药物治疗

A. 肾上腺素

心脏停搏或经充分通气及胸外按压后自主心率仍小于 60 次 / 分时，应给予 0.01 ～ 0.03 mg/kg 的肾上腺素（0.1 ～ 0.3 ml/kg 的 1：10 000 的溶液）。每 3 ～ 5 min 重复一次。当无法建立静脉通路时，也可将肾上腺素加入 1 ml 生理盐水经气管导管给药。

B. 纳洛酮

如果母体在产程的最后 4 h 内曾使用阿片类药物而导致新生儿出现呼吸抑制，可静脉使用 0.1 mg/kg 的纳洛酮或肌内注射 0.2 mg/kg 进行逆转。母体长期应用阿片类药物可诱发新生儿戒断症状。

C.其他药物

在某些特殊情况下才会使用其他药物。通常只有在通气充足但血气分析证实存在严重的代谢性酸中毒而情况下才使用碳酸氢钠（2 mEq/kg 的 0.5 mEq/ml 4.2% 的溶液），也可在复苏时间延长（> 5 min）时，特别是一时无法进行血气分析的情况下使用。输注速度不超过 1 mEq/（kg·min），以避免渗透压增高和颅内出血。如前所述，为避免高渗引起的肝损害，脐静脉导管尖端应避免进入肝。检查证实低钙血症或怀疑镁中毒（因母体使用镁剂治疗）的新生儿才可使用葡萄糖酸钙，剂量为 100 mg/kg（CaCl₂ 30 mg/kg）。这些新生儿常有低血压、低血浆渗透压和血管扩张征象。检查证实低血糖时才可给予 10% 葡萄糖溶液，8 mg/（kg·min），因为高血糖会加重缺氧性神经损害。应监测血糖，因为高达 10% 的新生儿会出现低血糖（血糖 < 35 mg/dl），特别是那些通过剖宫产分娩的新生儿。也可使用 5 μg/（kg·min）的多巴胺维持动脉血压。对于存在呼吸窘迫综合征的早产儿，可经气管导管给予肺泡表面活性物质。

病例讨论

妊娠合并阑尾炎

31 岁、孕 24 周的患者行阑尾切除术。

妊娠对该患者的管理有何影响？

约 1% ~ 2% 的妊娠患者在妊娠期需接受手术。早期妊娠最常见者为腹腔镜下手术，阑尾切除术（1:1500 孕次）和胆囊切除术（1:2000 ~ 10 000 孕次）是普通外科手术中最常见的。某些宫颈功能不全的患者可能需行宫颈环扎。妊娠期生理可改变疾病过程中的临床表现，并使诊断变困难。患者病情可能进展或更复杂，妊娠相关生理变化（见第 40 章）可进一步增加并发症和死亡率。此外，麻醉与手术操作均可对胎儿产生不良影响。

麻醉与手术可能会对胎儿产生哪些不良影响？

麻醉与手术操作可对胎儿产生短暂和长期的不良影响。母体低血压、低血容量、重度贫血、低氧血症和交感神经兴奋性显著增加，都可严重影响子宫胎盘循环运输氧气和其他营养物质，造成胎儿宫内窒息。手术操作本身及其所带来的应激亦可导致早产，这种情况常常发生于在子宫周围操作的腹内手术。对孕妇可以安全地进行腹腔镜手术。母体轻至中度的过度通气、限制气腹压力及缩短手术时间均可减轻胎儿酸中毒的程度。长期的不良影响包括可能对发育中胎儿产生致畸效应。

胎儿何时对致畸效应最为敏感？

公认的敏感时期有三个。在妊娠的最初两周，致畸剂或对胚胎产生致死作用或不产生影响。**3 ~ 8 周是最危险的时期，由于该时期内器官形成，致畸剂暴露可导致严重的发育异常。**8 周以后器官已形成，随后开始生长。在妊娠晚期暴露于致畸剂常常仅致胎儿较轻微的形态学异常，但可产生显著的生理异常和生长迟缓。尽管对于麻醉药的致畸作用已有大量动物研究，然而回顾性的临床研究结果并不确定。过去认为氧化亚氮和苯二氮䓬类药物可能有致畸作用，但未得到证实。尽管如此，应最低限度地控制麻醉药物暴露。我们在实际麻醉管理中倾向于仅使用产妇所必需的药物，从来不用氧化亚氮，苯二氮䓬类药物也极少用到。

对于该患者，最理想的麻醉方法是什么？

至妊娠中期末（孕 20 ~ 24 周后），妊娠相关的大部分生理变化已形成。如果可行，区域麻醉比全身麻醉更有利，可降低误吸和插管失败的风险，并可减少药物对胎儿的影响。孕妇平卧时，需维持子宫左倾。蛛网膜下腔麻醉的总药物暴露是最少的。此外，因为蛛网膜下腔麻醉无意外的血管内注射及意外外鞘内注射大剂量局麻药的风险，可能比硬膜外麻醉好。另一方面，全身麻醉可保证患者舒适，且吸入麻醉药可抑制早产（见第 40 章）。据报道，若不与卤化类吸入麻醉药联合，单独吸入氧化亚氮可减少子宫血流。

尽管在大多数情况下优先选择区域麻醉，但选择区域麻醉还是全身麻醉必须根据患者、麻醉医师以及手术方式来决定。蛛网膜下腔麻醉一般可满足开腹阑尾切除术，而全身麻醉适合腹腔镜操作。

围术期需哪些特殊监测？

对于孕 24 周或以上的患者，除了常规监测以外，还应于术前和麻醉恢复期间通过超声多普勒仪和宫缩压力计来监测胎心率和子宫活动。当发现规律协调的子宫活动时，尽早予以 β 肾上腺素激动药（如利托君）防止早产。硫酸镁、口服或经直肠给予吲哚美辛亦可用作保胎药。

妊娠期择期手术选择在何时进行？

所有择期手术均应推迟至产后 6 周之后进行，只有危及母体或胎儿的紧急手术可常规进行。对于限期手术，如癌症、心脏瓣膜病或颅内动脉瘤手术，手术时机的选择需个性化，且需权衡对母体与胎儿的利弊。控制性降压已应用于癌症扩大切除手术，以减少术中出血。硝普钠、硝酸甘油和肼屈嗪已在孕期中应用，对胎儿无明显危害。尽管如此，应避免大剂量及长时间注射硝普钠，因胎儿未发育成熟的肝对氰化物分解产物的代谢能力有限。体外循环亦已成功应用于孕妇，并未对胎儿产生不良影响，不推荐孕期停止循环。

（杨舒怡　译　金笛　肖玮　校　王天龙　审）

指南

Neumar RW, Shuster M, Callaway CW, et al. Part 1: Executive summary 2015 American Heart Association guidelines update for cardiopulmonary resuscitation and emergency cardiovascular care. *Circulation.* 2015;132(suppl 2):S315.

推荐阅读

Arent KW. The 2015 Gerard W. Ostheimer lecture: What's new in labor analgesia and cesarean delivery. *Anesth Analg.* 2016;122:1524.

Frölich MA, Esame A, Zhang K, et al. What factors affect intrapartum maternal temperature? A prospective cohort study: Maternal intrapartum temperature. *Anesthesiology.* 2012;117:302.

Taskforce on Hypertension and Pregnancy. *Hypertension in Pregnancy.* Washington, DC: American College of Obstetricians and Gynecologists; 2013

Neggers, YH. Trends in maternal mortality in the United States. *Reprod Toxicol.* 2016;64:72.

Ngan Kee WD. Prevention of maternal hypotension after regional anaesthesia for caesarean section. *Curr Opin Anaesthesiol.* 2010;23:304.

Wong CA, Scavone BM, Peaceman AM, et al. The risk of cesarean delivery with neuraxial analgesia given early versus late in labor. *N Engl J Med.* 2005;352:655.

第 42 章　小儿麻醉

要 点

❶ 新生儿和婴幼儿肺泡小而少，降低了肺的顺应性。相反，其肋骨软骨成分使其胸壁的顺应性很高。两者的共同作用使胸壁在吸气时塌陷和较少的呼气时肺残气量。功能残气量（FRC）的降低限制了缺氧阶段（如插管时）的氧储备量，使患儿容易发生肺不张和低氧血症。

❷ 与大龄儿童和成人相比，新生儿和婴幼儿头部和舌体所占比例大，鼻腔狭窄，喉的位置偏向前侧和头侧，会厌长，气管和颈部短。这些解剖特点使新生儿和 5 个月前的小婴儿必须依赖经鼻呼吸。5 岁以下的儿童，环状软骨是气道中最狭窄的部位。

❸ 新生儿和婴幼儿由于左心室发育不成熟，顺应性差，每搏量相对固定。因此，心输出量对心率的变化十分敏感。

❹ 新生儿皮肤薄，脂肪储备少，体表面积相对体重较大，致使更多的热量易于丢失于外界环境。长时间暴露于加温不足的手术室，使用室温的液体输注，未湿化的麻醉气体及麻醉剂对体温调节中枢的作用加剧了热量的丢失。低体温可引起苏醒延迟、心律失常、呼吸抑制、肺血管阻力增高，对麻醉剂及其他药物敏感性增加。

❺ 同年长儿和成年人相比，新生儿、婴幼儿和年幼儿肺泡通气量高、功能残气量低。每分通气量与功能残气量的比值高使肺泡麻醉药浓度快速上升，加之脑部血流量相对较高，加快了吸入麻醉药诱导速度。

❻ 大多数卤化剂在婴儿体内的最低肺泡有效浓度（MAC）要高于新生儿和成人。和其他吸入麻醉剂不同，七氟烷在新生儿和婴幼儿中的最低肺泡有效浓度没有明显差异。七氟烷比氟烷的治疗指数高，已成为小儿麻醉吸入诱导剂的优先选择药物。

❼ 儿童使用琥珀胆碱后比成人更易发生心律失常、高钾血症、横纹肌溶解、肌红蛋白血症、咬肌痉挛和恶性高热。儿童使用琥珀胆碱引发心脏停搏时，应立即纠正高钾血症。

❽ 和成人不同，儿童首次使用琥珀胆碱后，如果没有使用阿托品预处理，可发生严重的心动过缓和窦性停搏。

❾ 儿童在全麻和气管插管前 2～4 周如患有病毒感染，会使围术期肺部并发症如哮喘、喉痉挛、低氧血症和肺不张等的风险增加。

❿ 由于儿童更易发生恶性高热及术中低体温或高热，所以必须严密监测体温。

⓫ 应特别关注较小患儿的液体摄入和丢失，因为他们所能接受的误差范围有限。应使用程序控制的输液泵或有微调的输液管来精确测量。降低无效腔的管道给药可减少不必要的液体输入。

⓬ 清醒拔管或者深麻醉下拔管通常可避免喉痉挛的发生。两种方法均有拥护者。通常认为，在深麻醉状态到清醒状态的过渡阶段拔管更为危险。

⓭ 因肌营养不良导致脊柱侧凸的患者容易出现恶性高热、心律失常和琥珀胆碱不良反应（高钾血症、肌红蛋白尿和持续性肌肉收缩）。

　　小儿麻醉不仅仅是为较小的患者简单调整药物剂量和设备。新生儿（0～1 月）、婴儿（1～12 月）、学步儿（12～24 月）和年幼儿童（2～12 岁）有着不同的麻醉要求。安全的麻醉管理依赖于对小儿各年龄段生理学、解剖学、药理学特点的详尽了解和掌握（表 42-1）。年龄大小和麻醉风险成反比。和年长儿相比，婴儿麻醉相关的并发症和死亡率更高。另外，小儿容易罹患一些需要行特殊手术和麻醉的疾病。

表 42-1 新生儿和婴儿与成人的不同特征

生理学
心率依赖的心输出量
心率快
血压低
呼吸频率快
代谢率高
肺顺应性低
胸壁顺应性高
功能残气量低
单位体重下的体表面积大
体内水分含量多
解剖学
左心室顺应性差
胎儿循环残存
动静脉置管困难
头部和舌头相对较大
鼻腔狭窄
喉的位置偏向前侧和头侧
会厌长
气管和颈部短
腺样体和扁桃体肥大
肋间肌和膈肌薄弱
通气阻力高
药理学
肝生物转化功能不成熟
药物与血浆蛋白的结合率低
吸入麻醉剂 **FA/FI**[1] 升高迅速，诱导和复苏迅速
最低肺有效浓度高
水溶性药物分布容积增大
神经肌肉接头发育不成熟

[1] FA/FI，肺泡内浓度 / 吸入时浓度

解剖和生理的发育

呼吸系统

胎儿到新生儿的生理变化参见第 40 章。与年长儿和成年人相比，新生儿和婴儿肋间肌和膈肌薄弱（Ⅰ型纤维量少所致），有效通气量较低，肋骨柔软，呈水平状，腹部隆起。肺泡在 8 岁左右才完全发育成熟。新生儿呼吸频率快，青春期时逐渐下降至成人水平。发育过程中，每千克体重的潮气量和无效腔无明显变化。气道相对少而细，导致气道阻力增加。呼吸做功增加，容易引发呼吸肌疲劳。

1 新生儿和婴幼儿肺泡小而少，降低了肺的顺应性。相反，其肋骨软骨成分使其胸壁的顺应性很高。两者的共同作用使胸壁在吸气时塌陷，降低了呼气时的肺残气量。功能残气量（FRC）的降低限制了缺氧阶段（如插管时）的氧储备量，使患儿容易发生肺不张和低氧血症。成人氧耗量为 $3 \sim 4$ ml/kg，而小儿氧耗率较高，为 $6 \sim 8$ ml/kg，可加重功能残气量低的不良影响。此外，和成人不同，新生儿和婴儿对低氧和高二氧化碳刺激呼吸驱动发育不完善，因此缺氧和高碳酸血症会直接抑制这类患儿的呼吸。

2 与大龄儿童和成人相比，新生儿和婴幼儿头部和舌体所占比例大，鼻腔狭窄，喉的位置偏向前侧和头侧（其会厌位于 C_4 而成年人会厌位于 C_6 椎体水平），会厌长，气管和颈部短（图 42-1）。这些解剖特

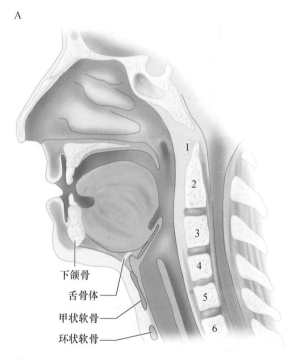

A

下颌骨
舌骨体
甲状软骨
环状软骨

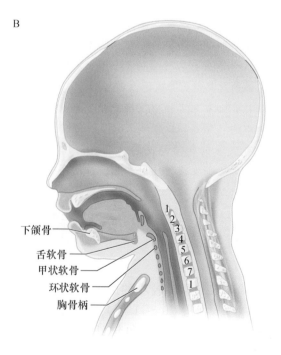

B

下颌骨
舌软骨
甲状软骨
环状软骨
胸骨柄

图 42-1 成年人（A）和婴儿（B）气道矢状面（Reproduced with permission from Snell RS，Katz J. Clinical Anatomy for Anesthesiologists. New York，NY：Appleton & Lange；1988.）

点使新生儿和 5 个月以前的小婴儿依赖经鼻呼吸。**5 岁以下的儿童，环状软骨是气道中最狭窄的部位，而声门是成年人气道中最狭窄的部位。**儿童的气管直径小，1 毫米的黏膜水肿都会引起气管横截面积明显减小，气流明显受限。

心血管系统

❸　新生儿和婴幼儿由于左心室发育不成熟，顺应性差，每搏量相对固定。因此，心输出量对心率的变化十分敏感（见第 20 章）。虽然新生儿和婴幼儿基础心率比成人快（表 42-2），但副交感神经兴奋、麻醉药过量或组织缺氧均会迅速导致心动过缓，致使心输出量严重减少。患儿在急诊手术或长时间手术时特别容易发生心动过缓，引起血压降低、心脏停搏和术中死亡。交感神经系统和压力感受器反射发育不成熟。婴儿心血管系统对外源性儿茶酚胺反应迟钝。未成熟的心脏对挥发性麻醉剂产生的抑制作用和阿片类药物所致的心动过缓更为敏感。婴儿对低血容量不能进行代偿性的血管收缩。新生儿和婴儿低血容量可能直接表现为低血压，而没有心动过速的过程。

新陈代谢和体温调节

患儿每千克体重的体表面积大于成年人（较小的体重指数）。与体重相比，体表面积与新陈代谢及其有关参数（氧耗、二氧化碳生成、心输出量和肺泡换气）的相关性更好。

❹　新生儿皮肤薄，脂肪储备少，体表面积相对体重较大，致使更多的热量易于丢失于外界环境。长时间暴露于加温不足的手术室、使用室温的液体静脉输注或者术野冲洗、未湿化的麻醉气体加剧了热量的丢失。麻醉剂也会对体温调节产生影响（见第 52 章）。即使是轻度的低体温也会导致苏醒延迟、心律失常、呼吸抑制、肺血管阻力增高及对麻醉药、神经肌肉阻滞剂和其他药物的敏感性增加。新生儿通过棕

色脂肪代谢（非肌颤性产热）和通过将肝氧化磷酸化朝着更容易产热的途径偏移产热。早产儿和患病的新生儿脂肪储备不足，因而棕色脂肪的代谢非常有限。此外，挥发性麻醉剂也抑制这一过程。

肾和胃肠功能

肾功能在 6 个月才达到正常值（根据体积矫正），有时可延迟至 2 岁。早产儿经常会有肾不成熟的以下一种或多种表现：肌酸清除率低、保钠功能不全、糖排泄障碍、碳酸氢盐重吸收功能障碍和稀释浓缩能力差等。这些异常强调了对新生儿进行精细的液体管理的重要性。

新生儿胃食管反流的发病率较高。肝发育不成熟使其结合药物或其他分子的能力较低。

糖的体内调节

新生儿糖原储备低，容易发生低糖血症。一般来说，早产儿或小于胎龄儿、接受完全静脉营养和母亲患有糖尿病的新生儿发生低血糖的风险最高。

药理学差异

为了操作方便儿科药物剂量通常根据千克体重计算（表 42-3），然而现在很多学者支持根据异速生长的方法给药，其中体重的调整不是以线性方式进行的。在儿童早期，患儿的体重可根据年龄进行估算：

$$体重的中位数（kg）=（年龄 \times 2）+ 9$$

与根据体重计算的用药剂量相比，根据异速生长计算药物剂量考虑到了患儿血管内液和细胞外液量所占比例更大，肝生物转化途径发育不成熟，器官血流量较大，蛋白结合率较低及较高的代谢率等生理异常。

新生儿和婴儿含水比例（70% ～ 75%）比成年人（50% ～ 60%）高。随着年龄的增长脂肪和肌肉增多，水含量降低。所以在新生儿、婴儿和年幼儿中，大多数静脉注射药物例如肌松药在体内的分布容积相对更大，单位体重的最佳用药量常常高于年长儿和成人。新生儿脂肪和肌肉含量少，丙泊酚和芬太尼等脂溶性药物因再分布延迟导致临床作用时间延长。新生儿肾小球滤过率低，肝血流量少，肾小管功能和肝酶系统发育不完善。腹内压升高和腹部手术可能会进一步降低肝血流量。这些因素都会损害新生儿和小婴儿对需要肾代谢、肝代谢及胆汁排泄的药物的处理能力。新生儿对药物的蛋白结合能力差，尤其是局麻药和抗生素。在使用布比卡因时，游离布比卡因的增加会增加

表 42-2　生命体征的年龄相关性改变[1]

年龄	呼吸频率 （次 / 分）	心率 （次 / 分）	动脉血压	
			收缩压 （mmHg）	舒张压 （mmHg）
新生儿	40	140	65	40
12 月	30	120	95	65
3 岁	25	100	100	70
12 岁	20	80	110	60

[1] 数值为从大量资料中得出的平均值，波动于平均值的 25% ～ 50% 之间也属于正常范围

表 42-3 儿科用药剂量

药物	用法	剂量
对乙酰氨基酚	灌肠	40 mg/kg
	口服	10 ~ 20 mg/kg
	静脉（年龄 > 2 岁）	15 mg/kg
	最大剂量（每天）	60 mg/kg
腺嘌呤核苷	静脉快速推注	0.1 mg/kg
	追加剂量	0.2 mg/kg
	最大剂量	12 mg
硫酸沙丁胺醇	雾化	1.25 ~ 2.5 mg 加入 2 ml 盐水
阿芬太尼	麻醉中追加（静脉）	20 ~ 25 μg/kg
	持续泵入	1 ~ 3 μg/（kg·min）
氨茶碱	负荷量（静脉，给予时间超过 20 min）	5 ~ 6 mg/kg
	维持剂量（治疗水平：10 ~ 20 mg/ml）	0.5 ~ 0.9 mg/（kg·h）
胺碘酮	负荷剂量（静脉）	5 mg/kg
	追加剂量（缓慢）	5 mg/kg
	输注	5 ~ 10 μg/（kg·min）
	最大剂量	20 mg/（kg·d）
阿莫西林	口服	50 mg/kg
氨苄西林	静脉	50 mg/kg
氨苄西林/舒巴坦钠	静脉	25 ~ 50 mg/kg
阿曲库铵	插管（静脉）	0.5 mg/kg
阿托品	静脉	0.01 ~ 0.02 mg/kg
	肌注	0.02 mg/kg
	最小剂量	0.1 mg
	术前用药（口服）	0.03 ~ 0.05 mg/kg
溴苄铵	负荷剂量（静脉）	5 mg/kg
咖啡因	静脉	10 mg/kg
氯化钙	静脉（缓慢）	5 ~ 20 mg/kg
葡萄糖酸钙	静脉（缓慢）	15 ~ 100 mg/kg
头孢唑林	静脉	25 mg/kg
头孢噻肟	静脉	25 ~ 50 mg/kg
头孢替坦二钠	静脉	20 ~ 40 mg/kg
头孢西丁	静脉	30 ~ 40 mg/kg
头孢他啶	静脉	30 ~ 50 mg/kg
头孢曲松	静脉	25 ~ 50 mg/kg
头孢呋辛	静脉	25 mg/kg
水合氯醛	口服	25 ~ 100 mg/kg
	灌肠	50 mg/kg
西咪替丁	静脉或口服	5 ~ 10 mg/kg
顺阿曲库铵	插管（静脉）	0.15 mg/kg
克林霉素	静脉	20 mg/kg
丹曲林	初始量（静脉）	2.5 mg/kg
	最大剂量	10 mg/kg
	再次	4 J/kg
去氨加压素	静脉	0.2 ~ 0.4 μg/kg
地塞米松	静脉	0.1 ~ 0.5 mg/kg
右旋糖苷	$D_{25}W$ 或 $D_{50}W$（静脉）	0.5 ~ 1 g/kg
地高辛	静脉	0.1 ~ 0.2 mg/kg
	超过 24 h 分三次剂量（静脉）	15 ~ 30 μg/kg
地尔硫䓬	超过 2 min 静脉	0.25 mg/kg
苯海拉明	静脉、肌注或口服	1 mg/kg
多巴酚丁胺	泵入	2 ~ 20 μg/（kg·min）
多拉司琼	静脉	0.35 mg/kg

（续表）

药物	用法	剂量
多巴胺	泵入	2～20 μg/（kg·min）
氟哌利多	静脉	50～75 μg/kg
依酚氯铵	根据麻痹程度（静脉）	0.5～1 mg/kg
麻黄碱	静脉	0.1～0.3 mg/kg
肾上腺素	静脉快速推注	10 μg/kg
	气管内剂量	100 μg/kg
	泵入	0.05～1 μg/（kg·min）
2.25% 消旋肾上腺素	雾化	0.05 ml/kg 于 3 ml 盐水
艾司洛尔	静脉快速推注	100～500 μg/kg
	静脉泵入	25～200 μg/（kg·min）
法莫替丁	静脉	0.15 mg/kg
芬太尼	镇痛（静脉）	1～2 μg/kg
	镇痛（鼻内）	2 μg/kg
	术前用药（口服透黏膜剂型）	10～15 μg/kg
	辅助麻醉剂（静脉）	1～5 μg/kg
	维持泵入	2～4 μg/（kg·h）
	主要麻醉剂（静脉）	50～100 μg/kg
氟马西尼	静脉	0.01 mg/kg
磷苯妥英	静脉	15～20 mg/kg
呋塞米	静脉	0.2～1 mg/kg
庆大霉素	静脉	2 mg/kg
胰高血糖素	静脉	0.5～1 mg
葡萄糖	静脉	0.5～1 g/kg
格隆溴铵	静脉	0.01 mg/kg
格拉司琼	静脉	0.04 mg/kg
肝素钠	静脉（非心脏手术）	100 U/kg
	心脏手术剂量	300～400 U/kg
氢化可的松	静脉	1 mg/kg
氢吗啡酮	静脉	15～20 μg/kg
布洛芬	口服	4～10 mg/kg
亚胺培南	静脉	15～25 mg/kg
氨力农	负荷剂量（静脉）	1.5 mg/kg
	维持剂量	5～10 μg/（kg·min）
胰岛素	泵入	0.02～0.1 U/（kg·h）
异丙肾上腺素	泵入	0.1～1 μg/（kg·min）
氯胺酮	诱导（静脉）	1～2 mg/kg
	诱导（肌注）	6～10 mg/kg
	诱导（每次直肠）	10 mg/kg
	维持泵入	25～75 μg/（kg·min）
	术前用药（口服）	6～10 mg/kg
	镇静（静脉）	0.5～1 mg/kg
酮咯酸	静脉	0.5～0.75 mg/kg
拉贝洛尔	静脉	0.25 mg/kg
利多卡因	负荷量	1 mg/kg
	维持量	20～50 μg/（kg·min）
硫酸镁	静脉（缓慢）	25～50 mg/kg
	最大单次剂量	2 g
甘露醇	静脉	0.25～1 g/kg
哌替啶	镇痛（静脉）	0.2～0.5 mg/kg
美索比妥	诱导（静脉）	1～2 mg/kg
	诱导（每次直肠）	25～30 mg/kg
	诱导（肌注）	10 mg/kg

（续表）

药物	用法	剂量
甲泼尼龙	静脉	2 ～ 4 mg/kg
甲氧氯普胺	静脉	0.15 mg/kg
甲硝唑	静脉	7.5 mg/kg
咪达唑仑	术前用药（口服）	0.5 mg/kg
	最大剂量（口服）	20 mg
	镇静（肌注）	0.1 ～ 0.15 mg/kg
	镇静（静脉）	0.05 mg/kg
米力农	负荷量（静脉）	50 ～ 75 μg/kg
	维持量	0.375 ～ 0.75 μg/（kg·min）
吗啡	镇痛（静脉）	0.025 ～ 0.1 mg/kg
	术前用药（肌注）	0.1 mg/kg
纳洛酮	静脉	0.01 mg/kg
新斯的明	根据麻痹程度（静脉）	0.04 ～ 0.07 mg/kg
硝酸甘油	静脉	0.5 ～ 3 μg/（kg·min）
硝普钠	泵入	0.5 ～ 4 μg/（kg·min）
去甲肾上腺素	泵入	0.05 ～ 2 μg/（kg·min）
昂丹司琼	静脉	0.1 mg/kg
苯唑西林	静脉	50 mg/kg
泮库溴铵	静脉	0.1 mg/kg
青霉素 G	静脉	50 000 U/kg
戊巴比妥	术前用药（肌注）	1 ～ 2 mg/kg
苯巴比妥	抗惊厥量（静脉）	5 ～ 20 mg/kg
酚妥拉明	静脉	30 μg/kg
去氧肾上腺素	静脉	1 ～ 10 μg/kg
苯妥英钠	缓慢静脉	5 ～ 20 mg/kg
毒扁豆碱	静脉	0.01 ～ 0.03 mg/kg
泼尼松	口服	1 mg/kg
普鲁卡因	负荷剂量（静脉）	15 mg/kg
丙泊酚	诱导（静脉）	2 ～ 3 mg/kg
	维持泵入	60 ～ 250 μg/（kg·min）
普萘洛尔	静脉	10 ～ 25 μg/kg
前列腺素 E$_1$	泵注	0.05 ～ 0.1 μg/（kg·min）
鱼精蛋白	静脉	1 mg/100 U 肝素
雷尼替丁	静脉	0.25 ～ 1.0 mg/kg
瑞芬太尼	静脉快速推注	0.25 ～ 1 μg/kg
	静脉泵注	0.05 ～ 2 μg/（kg·min）
罗库溴铵	诱导（静脉）	0.6 ～ 1.2 mg/kg
碳酸氢钠	静脉	1 mEq/kg
琥珀胆碱	插管（静脉）	1 ～ 2 mg/kg
	插管（肌注）	4 mg/kg
舒更葡糖[1]	中度阻滞	2 mg/kg
	深度阻滞	4 mg/kg
舒芬太尼	术前用药（经鼻）	2 μg/kg
	麻醉辅助剂（静脉）	0.5 ～ 1 μg/kg
	维持泵注	0.5 ～ 2 μg/（kg·h）
	主要麻醉剂（静脉）	10 ～ 15 μg/kg
硫喷妥钠	诱导（静脉）	5 ～ 6 mg/kg
甲氧苄啶 / 磺胺甲噁唑	静脉	4 ～ 5 mg/kg
万古霉素	静脉	20 mg/kg
维库溴铵	静脉	0.1 mg/kg
维拉帕米	静脉	0.1 ～ 0.3 mg/kg

[1] 该药现在还未被允许在儿童中使用

发生全身毒性的风险。

吸入麻醉

5 同年长儿和成年人相比，新生儿、婴幼儿和年幼儿肺泡通气量高，功能残气量低。每分通气量与功能残气量的比值高使肺泡麻醉药浓度快速上升，加之脑部血流量相对较高，加快了吸入麻醉药诱导速度。另外，新生儿挥发性麻醉药的血 / 气分配系数低于成年人，使诱导更快，同时也增加了药物过量的潜在风险。

6 大多数卤化剂在婴儿体内的最低肺泡有效浓度（MAC）要高于新生儿和成人（表 42-4）。和其他吸入麻醉药不同，七氟烷在新生儿和婴幼儿中的最低肺泡有效浓度没有明显差异。儿童使用氧化亚氮似乎并不能像降低其他吸入麻醉药的 MAC 一样降低地氟烷和七氟烷的 MAC。

新生儿和婴儿代偿机制（例如代偿性的血管收缩和心率增快）发育不完善以及不成熟的心肌对心肌抑制剂较高的敏感性使患儿血压对挥发性麻醉药更为敏感。 氟烷（现很少常用）使心肌对儿茶酚胺敏感性增加。因此，氟烷麻醉时，局麻药中肾上腺素的最大推荐剂量减小。七氟烷导致心血管抑制、心动过缓和心律失常的概率要低于氟烷。与其他挥发性麻醉药相比，氟烷和七氟烷诱导时刺激气道导致屏气或喉痉挛的可能性不大（见第 8 章）。挥发性麻醉药对婴儿的呼吸抑制性高于年长儿。七氟烷的呼吸抑制性最低。相比于成人，氟烷诱导的肝功能不全在青春期前儿童中更少见。目前尚无报道提示儿童七氟烷麻醉时其氟化产物的肾毒性。七氟烷是小儿麻醉吸入诱导的首选药物。

地氟烷或七氟烷的苏醒时间快，但均易导致苏醒期躁动和谵妄，尤其是年幼儿。因此，许多临床医生在七氟烷诱导后改用异氟烷维持麻醉（见下述）。

非挥发性麻醉剂

与成人相比，婴儿和年幼儿的药物分布容积较大，因此根据体重校正给药剂量后，其所需的丙泊酚

剂量更大。此外，儿童丙泊酚消除半衰期更短，血浆清除率更高。所以单次静脉给予丙泊酚后的恢复和成人差异不大；如果持续静脉泵入，小儿恢复可能更快。因此，儿童需要更高的持续泵入量来维持麻醉［不超过 250 μg/（kg·min）］。在重症监护室（ICU）中，不推荐对危重患儿使用丙泊酚长时间镇静，因为和其他药物相比，丙泊酚与更高的死亡率相关。尽管"丙泊酚输注综合征"更多被报道发生在危重患儿中，但在长时间输注丙泊酚（> 48 h）镇静的成年患者中也有报道，尤其在剂量增大时［> 5 mg/（kg·h）］。丙泊酚输注综合征基本特征包括横纹肌溶解、代谢性酸中毒、血流动力学不稳定、肝大及多器官衰竭。

由于儿童的药物清除半衰期短、血浆清除率高，因此硫喷妥钠的需要量高于成人。但相反的是，新生儿的药物蛋白结合率低、半衰期长、清除不完善，故对巴比妥类药物更敏感。新生儿硫喷妥钠的诱导剂量为 3 ～ 4 mg/kg，婴儿为 5 ～ 6 mg/kg。

相对于年长儿和成年人，阿片类药物对新生儿的药效更强。新生儿使用硫酸吗啡尤其重复使用时需谨慎，因新生儿肝结合能力和肾清除吗啡代谢产物的能力较低。新生儿末期，细胞色素 P-450 途径发育成熟。年长儿肝血流量高，故生物转换率和消除率相对较高。新生儿和婴儿与成人相比，其瑞芬太尼的清除率较高，但清除半衰期相同。新生儿和婴儿的氯胺酮需要的剂量略高于成人，但差异不大，药动学指标和成年人基本相似。依托咪酯在 10 岁以下的小儿应用的研究尚不充分，它在年长儿中的分布和成人相似。苯二氮䓬类中清除率最高的是咪达唑仑，但它在新生儿中的清除率要明显低于年长儿。

右美托咪定在小儿中被广泛用于镇静及作为全麻辅助药物。对于没有静脉通道的患儿，右美托咪定可以通过经鼻给药（1 ～ 2 μg/kg）来镇静。

肌松剂

因为多种原因（包括药效学、病例组合差异），肌肉松弛剂在儿童麻醉诱导过程中使用较成人少。在北美，许多儿童在接受七氟烷吸入诱导后静脉置管，复合给予丙泊酚、阿片类药物或利多卡因后，可放置喉罩（LMA）或行气管插管。

患儿的药物循环时间短于成人，因此，所有的肌肉松弛剂起效通常更快（起效时间缩短 50%）。在儿童和成人中，静脉注射琥珀胆碱（1 ～ 1.5 mg/kg）的起效最快（见第 11 章）。婴儿的药物分布容积相对较大（对于每千克体重而言），对琥珀胆碱的需要量明显比年长儿和成人高（2 ～ 3 mg/kg）。但如果根据体

表 42-4 一个大气压下儿童近似的最低肺泡有效浓度（MAC）（%）[1]

麻醉剂	新生儿	婴儿	年幼儿	成年人
氟烷	0.9	1.1 ～ 1.2	0.9	0.75
七氟烷	3.2	3.2	2.5	2
异氟烷	1.6	1.8 ～ 1.9	1.3 ～ 1.6	1.2
地氟烷	8 ～ 9	9 ～ 10	7 ～ 8	6

[1] 数值由多个资料计算所得

表面积计算，这种差异就消失了。表 42-5 列举了通常使用的肌松剂及其 ED_{95}（抑制 95% 诱发性抽搐的剂量）。婴儿非去极化肌松剂用量明显少于年长儿（顺阿曲库铵可能是个例外）。另外，年长儿一些神经肌肉阻滞剂每千克体重用量高于成人（例如阿曲库铵，见第 11 章）。

新生儿对非去极化肌松剂的反应差异很大。流行的解释是：新生儿（特别是早产儿）神经肌肉接头发育不成熟，对肌松剂的敏感性高（未被证实），但较大的细胞外间隙又使药物浓度降低（已证实）。新生儿肝功能相对不全延长了主要经肝代谢药物的作用时间（如泮库溴铵、维库溴铵和罗库溴铵）。阿曲库铵和顺阿曲库铵不经肝代谢，是作用稳定的中效肌肉松弛剂。

7 儿童使用琥珀胆碱后比成人更易发生心律失常、高钾血症、横纹肌溶解、肌红蛋白血症、咬肌痉挛和恶性高热（见第 52 章）。儿童使用琥珀胆碱引发心脏停搏时，应立即纠正高钾血症。可能需要延长复苏时间（可能包括心肺转流）。因此，长期以来，琥珀胆碱被避免作为儿童和青少年的常规选择性插管肌松剂。

8 患儿首次使用琥珀胆碱后，如果没有使用阿托品预处理，可发生严重的心动过缓和窦性停搏。因此，儿童在使用琥珀胆碱前必须先给予阿托品（最少 0.1 mg）。小儿静脉使用琥珀胆碱的指征通常包括：饱胃状态下行快速顺序诱导及发生喉痉挛对正压机械通气无效时。建立静脉通道前需要快速肌肉松弛时（如饱胃患者行吸入诱导时），可肌注琥珀胆碱（4 ~ 6 mg/kg）。同时可肌内注射阿托品（0.02 mg/kg），以防止心动过缓。一些临床医生推荐琥珀胆碱舌内给药（舌中线 2 mg/kg）作为紧急情况下的替代办法。

非去极化神经肌肉阻滞剂中，罗库溴铵起效最快（见第 11 章），许多临床医生将其作为有静脉通路的患儿常规插管的药物（静脉 0.6 mg/kg）。如果

表 42-5　新生儿和婴儿的近似 ED_{95}[1]

药剂	婴儿 ED_{95}（mg/kg）	儿童 ED_{95}（mg/kg）
琥珀胆碱	0.7	0.4
阿曲库铵	0.25	0.35
顺阿曲库铵	0.05	0.06
罗库溴铵	0.25	0.4
维库溴铵	0.05	0.08
泮库溴铵	0.07	0.09

[1] 氧化亚氮 / 氧气麻醉时的平均值

不担心持续时间长（长达 90 min），大剂量罗库溴铵（0.9 ~ 1.2 mg/kg）可用于快速顺序诱导。罗库溴铵是唯一已被充分研究可用于肌注（1.0 ~ 1.5 mg/kg）的非去极化神经肌肉阻滞剂，但这种给药方式起效时间需 3 ~ 4 min。由于阿曲库铵和顺阿曲库铵作用时间为短到中时效，故可作为婴幼儿的首选肌松剂，尤其适用于短小手术。

与成人一样，术中肌松剂的作用应通过外周神经刺激仪来监测。不同的患者对肌松药的敏感性差异很大。新斯的明（0.03 ~ 0.07 mg/kg）或者依酚氯铵（0.5 ~ 1 mg/kg）联合使用抗胆碱药（格隆溴铵 0.01 mg/kg 或阿托品 0.01 ~ 0.02 mg/kg）能拮抗非去极化阻滞剂。舒更葡糖是罗库溴铵和维库溴铵的特异性拮抗剂，最近已在美国上市。由于其有效性，舒更葡糖可能会改变肌松药的选择和使用剂量，甚至在乙酰胆碱酯酶抑制剂无法逆转神经肌肉阻滞剂的情况下舒更葡糖仍能发挥作用。

儿童麻醉风险

儿童围术期心脏停搏（POCA）登记处为评估儿童麻醉风险提供了有效的数据库。该登记处收集了从 1994 年起登记的约上百万例小儿麻醉的案例。任何与麻醉可能相关的，在麻醉管理或麻醉复苏期发生的心脏停搏和死亡的病例均进行了调查。该数据库中几乎所有的患儿均接受了全身麻醉或复合了区域麻醉。初步分析发现，在 289 例心脏停搏患儿中，150 例被认为与麻醉相关。因此，小儿麻醉相关性心脏停搏的风险约为 1.4‰。33% 心脏停搏患儿的美国麻醉医师协会（ASA）分级为 1 到 2 级。在所有麻醉相关心脏停搏的患儿中婴儿占了 55%，其中小于 1 个月的患儿（例如新生儿）风险更高。心脏停搏后患儿死亡率为 26%。约 6% 的患儿心脏停搏后遗留永久性损伤，大多数患儿（68%）没有或仅有一过性损伤。美国麻醉医师协会（ASA）分级为 1 ~ 2 级的患儿死亡率为 4%，而 ASA 分级为 3 ~ 5 级的患儿死亡率为 37%。对于成年人，死亡相关的两个主要预测因素是 ASA 3 ~ 5 级和急诊手术。

大多数心脏停搏发生于麻醉诱导期，心动过缓、低血压和低氧饱和度常发生于心脏停搏前。心脏停搏最常见的机制与药物有关（图 42-2）。所有药物相关性停搏中，三分之二被认为与单用氟烷或联合其他药物导致的心血管抑制有关。另有 9% 是由于静注局麻药引起，大多数发生在尝试骶管注射时回抽试验阴性的情况下。心血管方面的病因尚不明确，但上述病例

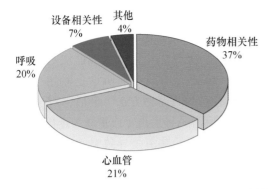

图 42-2　患儿心脏停搏的机制，基于 POCA 登记处数据

中超过 50% 的患儿患有先天性心脏病。目前能够确定的心血管方面的机制常常与出血、输血、输液不足或液体治疗不当有关。在当代，几乎不再使用氟烷，区域阻滞技术以及随之而来的风险更为普遍，这些研究有待于重新实施。

呼吸因素带来的风险包括喉痉挛、呼吸道梗阻和插管困难（降序排列）。大多数喉痉挛发生于麻醉诱导期。几乎所有心脏停搏的患儿都与呼吸道梗阻或插管困难相关并且至少合并一种重要的潜在疾病。

导致心脏停搏的设备相关性机制中，最常见的是尝试中心静脉置管相关的并发症（如气胸、血胸或心脏压塞）。

近年来，科研热点和公众关注的焦点在于某些全麻药物是否对婴儿和年幼儿的大脑有毒性。动物实验的数据始终令人担忧，但目前临床资料并未发现在动物实验中所观察到的不良后果。该领域的研究进展可参见由国际麻醉研究学会（参见第 8 章）创建的 SmartTots 网站（http://www.smarttots.org）。

儿童比成人更容易发生恶性高热。关于这个复杂且重要的主题详见第 52 章。

小儿麻醉技术

术前评估

A. 术前访视

基于年龄、既往经历和心智是否成熟，患儿面对即将进行的手术或其他可能涉及麻醉的操作时会有不同程度的害怕（甚至恐惧）。通常成人最关心的是损伤和生命安危，而对于儿童而言，当他们可以用语言表达时，主要担忧的是疼痛和与父母分离。手术前准备项目，如分年龄段的宣传册、录像或参观，可能帮助许多儿童和父母做好术前准备。若时间允许用相应年龄段儿童能理解的语言向孩子解释手术和麻醉的过程。比如，麻醉医师可以在术前访视时带个麻醉面

罩给孩子玩，并描述它是宇航员用的东西。另外在一些医疗中心，在麻醉前准备和麻醉诱导时，允许与患儿亲近的一些人（如父母、护士、其他医生）陪伴患儿。这对需要行多次手术的孩子有特别好的安抚效果（如实施鞘内化疗）。但门诊和日间手术以及繁忙的手术室日程安排导致患儿及父母无法充分准备。因此，术前给药（见下述）可能有用。某些儿童医院在手术室附近有麻醉诱导准备间，家属可以陪在患儿身边，并提供一个更安静、更祥和的麻醉诱导环境。

B. 近期上呼吸道感染

来手术时儿童常有流涕伴随发热、咳嗽或咽痛等病毒性上呼吸道感染（URI）的症状。应尽量区分流涕是由感染还是过敏或血管舒缩原因所致。儿童在全麻和气管插管前 2 ～ 4 周如患有病毒感染，会使围术期肺部并发症如哮喘（10 倍）、喉痉挛（5 倍）、低氧血症和肺不张等的风险增加。特别是当孩子咳嗽严重、高热或有反应性气道疾病家族史时，更易发生上述并发症。另一方面，儿童可能几乎每个月都有轻微上呼吸道感染，安排他们在完全没有症状或完全恢复时期进行麻醉几乎不可能。对 URI 的患儿是否可以进行麻醉仍有争议，应结合 URI 症状的严重程度和手术的紧迫性以及有无其他合并症来决定。URI 的患儿行手术时，均应考虑术前给予抗胆碱药物或 β_2 受体激动剂（如沙丁胺醇），避免气管插管（如可行）及湿化吸入气体。患儿术后可能需要在复苏室停留更长的时间。

C. 实验室检查

大部分实验室检查对手术意义不大。在一些小儿医疗中心，**健康**儿童行**小手术**前不需要进行实验室检查。显然，这就要求麻醉医师、外科医师和儿科医师有责任去正确评估行特殊手术的患儿，确定哪些需要进行术前检查。

大多数有心脏杂音但无临床症状的患儿并无明显的心脏病理性改变。超过 30% 的正常小儿都可出现功能性心脏杂音。通常这些杂音为柔和的、短暂的收缩期喷射状杂音，可在胸骨左上缘或者左下缘听到且不传导。胸骨左上缘闻及的功能性杂音是血液流经肺动脉瓣所致（肺动脉喷射音），而胸骨左下缘闻及的功能性杂音是血液经左心室到主动脉产生（Still 震颤性杂音）。儿科医师应该仔细评估新诊断杂音的患儿，尤其是婴儿期。如果患儿有临床症状（如喂养差、发育不良或易疲劳）应请小儿心脏病学专家会诊和（或）行超声心动图检查。杂音洪亮、粗糙、贯穿

全收缩期、出现于舒张期或广泛传导，脉搏洪大或明显微弱，需要更进一步评估和诊断。

D. 术前禁食禁饮

因为患儿比成年人更容易脱水，故小儿术前禁饮的时间可适当放宽。多项研究证实，择期手术患儿低胃酸 pH（＜2.5）和相对较高的胃残余量使其误吸风险比过去认为的更高。据报道，误吸的发生率将近 1：1000。**尚未证实延长禁食禁饮时间能降低误吸的风险。**事实上，多项研究证实患儿麻醉诱导前几小时饮用清亮液体，胃残余量较低而胃酸 pH 值较高（见第 53 章）。美国麻醉医师协会制定的术前禁食禁饮指南推荐婴儿诱导前 4 h 可喂母乳，诱导前 6 h 可进食配方奶或液体及清淡饮食。诱导前 2 h 可饮用清亮液体。这些建议适用于没有胃排空延迟和误吸风险的健康新生儿、婴儿和儿童。然而并无临床证据支持这些建议。

E. 术前用药

患儿术前用药存在很大差异。对新生儿和患病的婴幼儿而言，一般不用术前镇静药。当儿童表现出无法控制的分离焦虑时，可给予镇静剂，如咪达唑仑（0.3～0.5 mg/kg，最大剂量 15 mg）。口服给药更受欢迎，因为与肌内注射相比，其创伤性更小，但需要 20～45 min 后才能起效。小剂量的咪达唑仑复合口服氯胺酮（4～6 mg/kg）已被应用于住院患儿中。对于不合作的患儿，肌内注射咪达唑仑（0.1～0.15 mg/kg，最大剂量 10 mg）或氯胺酮（2～3 mg/kg）联合阿托品（0.02 mg/kg）可能有效。当患儿在父母怀抱中时，也可直肠给予咪达唑仑（0.5～1 mg/kg，最大剂量 20 mg）或美索比妥（25～30 mg/kg，浓度为 10% 的溶液）。有些麻醉医师也会经鼻给予右美托咪定（1～2 μg/kg）或咪达唑仑。芬太尼可通过棒棒糖的形式给予（口服黏膜吸收剂型，5～15 μg/kg），术中芬太尼的浓度会持续上升，并有助于术后镇痛。

以往麻醉医师术前常规给予年幼儿抗胆碱药，以降低心动过缓的发生率。阿托品可降低新生儿和 3 个月以内的婴儿诱导时低血压的发生率。同时还可以防止分泌物蓄积导致的小气道和气管导管的阻塞。对于合并 URI 或使用氯胺酮的患儿，分泌物是需要特别注意的问题。阿托品可口服（0.05 mg/kg）、肌内注射或偶尔直肠给予。目前临床应用中，大多数麻醉医师更喜欢在诱导时静脉给予阿托品。

监测

婴儿和儿童的监测设备通常与成人相似，但稍有改良。报警范围应适当进行调整。使用较小的心电图电极片是必要的，以防其侵占无菌手术区。必须正确安置血压袖带。无创血压监测已被证实对婴儿和儿童是可靠的。心前区或食管区域听诊是监测心率、心音性质和呼吸道通畅的简易方法。最后，对于不合作的患者，需要在麻醉诱导后再（或重新）连接监护仪。

通气不足造成的缺氧是导致婴幼儿围术期发病和死亡的主要原因，所以脉搏氧饱和度和二氧化碳监测对于婴幼儿更为重要。新生儿的脉搏氧饱和度探头应优先放置在右手或耳垂，以测量动脉导管前的血氧饱和度。在成年患者中，分析呼气末二氧化碳可评估通气是否充分、心输出量的变化、确认气管内插管的位置以及早期预警恶性高热。对于体重小于 10 kg 的患儿，流入式（主气流）分析仪常不准确。使用吸入性二氧化碳监测仪（侧气流）时，甚至可出现吸气（基线）CO_2 假性升高，呼气（峰值）CO_2 假性降低。将采样点尽可能地靠近气管导管的尖端、使用短的采样线及降低气体采样的流速（100～150 ml/min）可减少该误差。一些流入式传感器由于其重量可能导致加热后的气管导管发生扭曲。

⑩ 由于儿童更易发生恶性高热及术中低体温或高热，所以必须严密监测体温。保持温暖的手术室环境（室温 26℃ 或以上）、湿化及加热吸入气体、使用保温毯和保温灯及加热静脉输注液体和冲洗液体可降低低温的风险。这些注意事项在所有患儿中都很重要，新生儿中尤其如此。注意应防止保温过度导致的意外烫伤和高热。

有创监测（如动脉置管、中心静脉置管等）需要专业知识和判断。应从压力管道中排尽气泡并使用小容量冲洗，防止气栓、意外肝素化和液体超量。新生儿经常选择右桡动脉置管，因其动脉导管前的位置可反映颈动脉和视网膜动脉的氧含量。对于很小的新生儿，股动脉置管可能是合适的备选。左侧桡动脉或右/左足背动脉也可作为备用选择。危重新生儿可能需保留脐动脉导管。颈内静脉或锁骨下静脉为中心静脉置管的常用途径。应在超声引导下行颈内静脉置管，同样也可为动脉置管提供有用的信息。尿量是评估血管内容量和心输出量的重要指标（但敏感性和特异性均不高）。最近才在婴幼儿中进行了无创每搏输出量监测的测试。

早产儿或小于胎龄儿以及接受全胃肠外营养或母亲患有糖尿病的新生儿容易发生低血糖。这些婴儿应该经常监测血糖：新生儿＜30 mg/dl、婴儿＜40 mg/dl、儿童＜60 mg/dl（成人＜80 mg/dl）即表明存在需立即治疗的低血糖。对危重患儿而言，抽取血样用于监测动脉血气、血红蛋白、钾和钙离子浓度意义重大，特别是对于进行大手术或可能输血的患儿。

诱导

全身麻醉通常采用静脉诱导或吸入诱导。在一些特殊情况下，可肌注氯胺酮（5～10 mg/kg）进行诱导，比如具有攻击性，尤其是有精神失常或自闭症的患者。如果患儿进入手术室时有可用的静脉通路或能配合清醒下静脉置管，则通常首选静脉诱导。如果预先使用 EMLA 乳膏（局麻药的稳态混合物）（见第 16 章），可减轻患儿静脉置管的疼痛，减轻父母和麻醉医师的压力。EMLA 乳膏既不是完美的也不是彻底的解决方案。无论是否使用 EMLA 乳膏，有些孩子看到针就变得焦虑，尤其是过去有过多次穿刺经历的患儿。另外，很难估计在哪侧肢体行静脉置管容易成功。最后，EMLA 乳膏至少要与皮肤保持接触 30～60 min 才能有效。新生儿和小婴儿病情危重或存在潜在困难气道时，清醒或清醒镇静表面麻醉下气管插管应作为一种急救措施。

静脉诱导

小儿和成人的诱导顺序相似：丙泊酚（2～3 mg/kg）后给予非去极化肌松剂（如罗库溴铵、顺阿曲库铵、阿曲库铵）或琥珀胆碱。推荐使用琥珀胆碱前常规给予阿托品。静脉诱导的优点包括当需要使用急救药物时和具有误吸风险的患儿需要行快速诱导时有可用的静脉通路。作为备选（在小儿相关操作中非常常见），气管插管可复合丙泊酚、利多卡因、阿片类药物，用或不用吸入麻醉药，可避免使用肌松剂。最后放置喉罩（LMA）时可不用肌松剂，这在小儿麻醉中较为常见。

吸入诱导

许多儿童在进入手术室时没有静脉通路，而且几乎所有的患儿都惧怕被针刺。幸运的是，七氟烷可使幼儿在数分钟内失去意识。如小儿入室前已经镇静（常为口服咪达唑仑），则其更易在昏昏欲睡中被麻醉，并不知道发生了什么（偷偷诱导）。也可将麻醉气体从小儿脸上方吹入，在面罩里放入一滴食物香料（如橘子油），在诱导的早期阶段允许患儿处于坐位。外形特殊的面罩可减少无效腔（见图 19-11）。

成人和小儿解剖上的较大差异影响其面罩通气和插管。应选择适合年龄和尺寸的设备（表 42-6）。新生儿和大多数小婴儿经鼻呼吸，且鼻腔易被阻塞。口咽通气道可以使过大的舌体移位，有助于通气，鼻咽通气道对成人十分有用，但会损伤小儿较小的鼻孔或突出的腺样体。面罩通气时应避免压迫颌下的软组织，以防止上呼吸道梗阻。

通常可哄着小儿吸入无味的一氧化氮（70%）和氧气（30%）的混合气体。七氟烷（或氟烷）可加入到混合气体中，每呼吸几次后可增加 0.5% 的浓度。如前所述，多数情况下，七氟烷更受青睐。地氟烷和异氟烷应避免用于吸入诱导，因其有刺激性味道，易导致咳嗽、屏气和喉痉挛。我们对配合的患儿使用七氟烷（7%～8% 七氟烷加 60% 氧化亚氮）进行单次（有时两次）呼吸诱导技术，加快诱导速度。达到一定麻醉深度后，可建立静脉通路，并给予丙泊酚、阿片类药物（或肌松剂），以便气管插管。患者处于麻醉兴奋期时，往往轻微的刺激就能诱发喉痉挛。需要鉴别屏气和喉痉挛。稳定应用 10 cm 水柱大小的呼气末正压通常能缓解喉痉挛。

另外麻醉医师可以通过增加挥发性麻醉剂的浓度加深麻醉，在七氟烷深麻醉下置入喉罩或气管插管。

表 42-6　患儿的气道准备

	早产儿	新生儿	婴儿	学步儿	年幼儿	年长儿
年龄	0～1 月	0～1 月	1～12 月	1～3 岁	3～8 岁	8～12 岁
体重（kg）	0.5～3	3～5	4～10	8～16	14～30	25～50
气管（ET[1]）插管（mm 直径）	2.5～3	3～3.5	3.5～4	4～4.5	4.5～5.5	5.5～6（套囊）
ET 插管深度（cm 至口唇）	6～9	9～10	10～12	12～14	14～16	16～18
抽吸管（F）	6	6	8	8	10	12
喉镜片	00	0	1	1.5	2	3
面罩型号	00	0	0	1	2	3
口咽通气道	000～00	00	0（40 mm）	1（50 mm）	2（70 mm）	3（80 mm）
喉罩（LMA#）	—	1	1	2	2.5	3

[1] ET，气管内插管

吸入麻醉下行气管插管需要较深的麻醉深度，易出现重度心血管抑制、心动过缓或喉痉挛，因其没有静脉通路，影响了该技术的使用。在建立静脉通道前，如发生喉痉挛或心动过缓，可肌注琥珀胆碱（4 mg/kg，不超过150 mg）和阿托品（0.02 mg/kg，不超过0.4 mg）。

行面罩诱导和气管插管前的正压通气有时会引起胃扩张，导致肺膨胀受限。可经口胃管或经鼻胃管抽吸进行减压，但操作时必须防止损伤脆弱的黏膜层。

静脉通路

婴幼儿静脉穿刺置管十分棘手。尤其是在新生儿监护室度过数周的患儿，其未被穿刺过的静脉剩余很少。即使是1岁左右健康的孩子，由于皮下脂肪多，静脉置管也是一项挑战。2岁以后静脉置管才相对容易些。大隐静脉在脚踝处位置相对固定，即使看不见或摸不到，有经验的操作者也可以进行置管。手部透射照片或超声可用以显示先前隐藏的置管位置。如预计不需要输血时，新生儿和婴儿使用24号穿刺针就足够了。要排尽静脉通路中所有气泡，因隐匿的卵圆孔未闭可增加空气栓塞的风险。紧急情况无法建立静脉通路时，用18号针头扎入胫骨骨髓窦可有效地进行输液。通常静脉途径给予的所有药物都可经骨髓给药，且起效速度几乎一样快（见第55章），当静脉通路无法建立时，其可作为创伤性复苏、高级心脏生命支持（ACLS）、儿童高级生命支持（PALS）标准方案的一部分。

气管插管

插管前应使用浓度为100%的氧气，以提高插管前和插管时患者呼吸暂停阶段的安全性。肌松药的选择见本章前面所述。新生儿或小婴儿行清醒插管时充分预氧以及在使用喉镜时持续充氧可防止低氧血症。

插管前，小儿突出的枕部使头处于屈曲位，可用毛巾轻微抬高肩膀并将头放在环形的枕垫上将其纠正。对于年长儿，突出的扁桃体可阻碍喉部的暴露。新生儿、婴儿和年幼儿喉头靠前，使用直喉镜片有助于气管插管（表42-6）。气管内导管通过声门后仍有可能损伤到环状软骨，因其5岁以下幼儿气道最狭窄的地方。强行将导管通过环状软骨引起的黏膜损伤可导致术后水肿、喘鸣、哮吼和气道梗阻。

气管内插管的直径可以根据年龄公式粗略估计：

$$4 + 年龄/4 = 导管直径（mm）$$

例如，4岁儿童预计需要一根5 mm不带套囊的导管。但该公式仅提供一个粗略的计算方法，不适于早产儿（需2.5～3 mm的导管）和足月新生儿（需3～3.5 mm的导管）。另外，插管者应牢记，新生儿可采用2.5 mm或3 mm的导管，5岁儿童可使用5 mm的导管。对于使用3 mm到5 mm导管的幼儿，从三种型号中选择合适的型号对麻醉医师来说并不困难。对于年长儿，细小的带套囊的导管（5～6 mm）套囊可充气或不充气，以降低对导管型号精度的要求。比预计大或小0.5 mm的气管导管应备在麻醉车上。过去，5岁及以下的儿童经常使用不带套囊的导管，以降低插管后哮吼的风险。目前许多麻醉医师已不再使用4.0或更大的不带套囊的导管。漏气试验能降低插入型号过大的气管导管的可能。正确的导管型号和适当的充气是导管能够轻松通过喉部以及在气道压力15～20 cmH$_2$O时发生漏气。没有漏气提示导管型号过大或套囊过度充气，需要更换导管或抽出部分套囊内气体，以防止术后水肿；反之，漏气过多不但不能保证适当的通气，还会使麻醉气体污染手术室。正如前面提到的，对于存在误吸高风险的患儿，许多临床医生使用小半号带套囊的导管，气囊打少量气后便能防止漏气。估算插管深度的公式如下：

$$12 + 年龄/2 = 插管深度（cm）$$

再次强调，本公式仅供参考，必须靠听诊双肺呼吸音并结合临床判断深度。为防止支气管插管，气管导管尖端超过婴儿声门1～2 cm即可。另一种受到青睐的插管技术为有意将气管导管的尖端置入右主支气管，然后退管，直至听诊双肺呼吸音对称为止。

维持

新生儿和婴儿麻醉期间经常使用传统的半封闭呼吸环路控制通气。对患病的新生儿来说，即使呼吸环路中的阻力很低，自主呼吸时需要克服的阻力也很大。大部分阻力来自于单向阀、呼吸管道和二氧化碳吸收剂。对于体重小于10 kg的患儿，一些麻醉医师更偏爱Mapleson D形环路或Bain系统，因其阻力低，重量轻（见第3章）。但由于正压通气很容易克服呼吸环路的阻力，只要控制通气，环路系统就能安全地用于各年龄阶段患儿。监测气道压能为导管打折或意外进入主支气管造成的气道梗阻提供早期证据。

许多老式麻醉机的呼吸机是为成人设计的，不能可靠地提供新生儿和婴儿所需的小潮气量和高呼吸频率。意外给予患儿过大的潮气量会产生巨大的气道峰压，并导致气压伤。几乎所有的新一代麻醉呼吸机均有压力控制通气模式，而新生儿、婴儿和学步儿应使用该通气模式。手控通气时，与 3 L 的成人呼吸囊相比，使用 1 L 的呼吸囊更容易提供小潮气量。对于体重小于 10 kg 的小儿，合适的潮气量下的吸气峰压为 15 ~ 18 cmH$_2$O。较大的儿童可使用容量通气，潮气量设置为 6 ~ 8 ml/kg。低潮气量通气时，许多肺活量计不太准确。另外，在呼吸环路长、顺应性高的成人呼吸环路中丢失气体在小潮气量的患儿中会相对增大。由于该原因，儿童管路通常呼吸环路较短、质量轻且硬度高（低顺应性）。但应知道的是，管路和环路系统导致的额外无效腔仅由 Y 形接头远端的容积和气管导管超出（接近）气道的部分组成。换言之，将成人管路换成小儿管路并不增加无效腔。冷凝加湿器或湿热转换器（HME）会增加相当大的无效腔，应根据患儿选择合适型号的 HME 或不用。

小儿的麻醉维持所用的药物可与成人相同。有些医生在七氟烷诱导后更换为异氟烷，以减少苏醒期躁动和术后谵妄的发生（见上述）。如果手术操作会导致术后疼痛，则应在手术结束前 15 ~ 20 min 给予阿片类药（如芬太尼 1 ~ 1.5 μg/kg）或右美托咪定（0.5 μg/kg，心率监测下缓慢给予），以减少术后谵妄和躁动的发生。尽管小儿的最低肺泡浓度高于成人（见表 42-4），但新生儿可能对全麻药物的心脏抑制作用更敏感。新生儿可能无法耐受仅用挥发性麻醉药维持良好手术条件时所需要的药物浓度。

围术期补液

⑪　应特别关注较小患儿的液体摄入和丢失，因为他们所能接受的误差范围有限。应使用程序控制的输液泵或有微调的输液管来精确测量。从低无效腔的管道给药可减少不必要的液体输入。如出现静脉怒张、皮肤潮红、血压升高、血钠降低以及上眼睑皱褶消失，可诊断为液体过量。

液体治疗可分为三部分：生理维持需要量、禁食丢失量和术中丢失量。

A. 生理维持需要量

患儿生理维持需要量的补充可根据 4：2：1 原则：第 1 个 10 kg 需要 4 ml/（kg·h）液量，第 2 个 10 kg 需要 2 ml/（kg·h）液量，剩余体重按 1 ml/（kg·h）计算。维持需要量的液体选择仍存在争议。按上述原则维持输液速度，含 20 mEq/L 氯化钾的 5% 葡萄糖 D$_5$1/2 盐水溶液能提供充足的葡萄糖和电解质。因新生儿处理钠过量的能力有限，所以 5% 葡萄糖 D$_5$ 1/4 盐水是更好的选择。小于等于 8 岁的儿童需 6 mg/（kg·min）的葡萄糖，以维持正常血糖（40 ~ 125 mg/dl）；早产儿需 6 ~ 8 mg/（kg·min）；即使输入不含糖的液体，年长儿和成人可通过肝糖原分解和糖异生维持血糖水平正常。应避免出现低血糖和高血糖。但行大型手术和病情危重时，肝葡萄糖的产生量差异较大。因此，行长时间手术期间，葡萄糖输注量应根据血糖测量值进行调整，尤其是新生儿和婴儿。

B. 丢失量

术中除了维持需要量，还必须补充术前禁食丢失量。例如，如果一个 5 kg 的婴儿术前 4 h 未经口或静脉给予液体，累计丢失量为 80 ml［5 kg×4 ml/（kg·h）× 4 h］。和成人不同，婴儿脱水时表现为血压降低，而不伴有心率的增加。术前禁食丢失量和每小时液体需要量一起补充，通常在第一小时给 50%，第二小时和第三小时各给 25%。上述例子中，第一小时共需补液 60［（80/2 + 20）］ml，第二小时和第三小时各需要补液 40［（80/4 + 20）］ml。应避免推注含糖液体，以防止出现高血糖。术前的丢失的液量常用平衡盐液体（如乳酸林格液）或 1/2 生理盐水替代。避免使用葡萄糖以避免高血糖。与乳酸林格液相比，生理盐水的缺点是容易引发高氯性酸中毒。

C. 术中丢失量

术中丢失量可细化为失血量和第三间隙丢失量。

1. 失血量　早产儿血容量（100 ml/kg）、足月新生儿血容量（85 ~ 90 ml/kg）以及婴儿血容量（80 ml/kg）比成年人血容量（65 ~ 75 ml/kg）相对于体重更大。健康足月新生儿最初的血细胞比容为 55%，3 个月时降为 30%，6 个月前又升至 35%。在该时期内，血红蛋白（Hb）的类型也随之发生变化：出生时 HbF 浓度（高氧亲和力，低 PaO$_2$，低组织摄取）达 75%，而 6 个月时几乎 100% 为 HbA（低氧亲和力，高 PaO$_2$，高组织摄取）。

失血量经常使用不含糖的晶体液（如每毫升血液丢失量需输注 3 ml 乳酸林格液）或者胶体液（如每毫升血液丢失量需输注 1 ml 5% 的白蛋白）补充，直到患者的血细胞比容达到预定值的低限。近年来强调避免输入过多的液体，因此，目前失血量通常使用胶体（如白蛋白）或浓缩红细胞进行补充。在早产儿和患病的新生儿，目标血细胞比容（用于输血）可高达 40%，而健康年长儿一般能耐受 20% ~ 26% 的血细胞比容。新生儿和婴儿血管内容量小，快速输血可增加电解质紊乱的风险（如高糖血症、高钾血症和低钙血症）。浓缩红细胞悬液的输注剂量在第 51 章中讨论。

当失血量超过 1 ～ 2 倍血容量时，需输注血小板和 10 ～ 15 ml/kg 的新鲜冰冻血浆。近期临床实践证实，尽早输注血浆和血小板是大量输血方案的一部分，尤其在创伤性失血时。每 10 kg 体重输注一个单位的血小板，可使血小板计数提高 50 000/μl。小儿冷沉淀的输入剂量为 1 U/10 kg。

2. "第三间隙"丢失 这部分丢失量无法测量，必须根据手术程度估算。近年来一些研究者质疑第三间隙的存在，还有一些研究者断言认可第三间隙存在是由于液体输入过量导致的。

一个常用的液体管理方案是，相对无创的手术为 0 ～ 2 ml/（kg·h）（如无第三间隙的丢失的斜视矫正术），创伤性手术可高达 6 ～ 10 ml/（kg·h）（如腹腔脓肿）。第三间隙量通常用乳酸林格注射液进行补充（见第 49 章）。可以肯定的是，第三间隙相关的所有问题从未有过更大的争议。

区域麻醉和镇痛

小儿麻醉中的区域麻醉技术主要用于辅助全麻和减少全麻药的用量，更好地缓解术后疼痛。区域阻滞的范围很广，从简单的外周神经阻滞（如阴茎背神经阻滞、髂腹股沟神经阻滞）到臂丛神经阻滞、坐骨神经阻滞、股神经阻滞、腹横平面阻滞（TAP），到主要神经传导阻滞（如蛛网膜下腔麻醉或硬膜外技术）。超声引导有利于儿童（也包括成人）的区域麻醉，有时也可复合使用神经刺激器。

骶管阻滞已被证实适用于多种手术，包括包皮环切术、腹股沟疝修补术、尿道下裂成形术、肛门手术、马蹄足修复术和其他脐平面以下的手术操作。骶管阻滞禁忌证包括骶裂孔周围感染、凝血异常和骶尾部解剖异常。操作时，患者通常在浅麻醉或者镇静下并置于侧卧位。

小儿骶管麻醉可使用短斜面的 22 号穿刺针。如果采用阻力消失法，玻璃注射器中应充满盐水而不是空气，因气体可能与气栓有关。出现突破感后，表明已穿破骶尾筋膜，应该放低进针角度并稍向前推进几毫米，避免进针过深进入硬脊膜腔或骶骨体。回抽查看有无血液或脑脊液，然后缓慢注入局麻药。含肾上腺素（1∶200 000）的 2 ml 试验剂量的局麻药如未引发心动过速可帮助排除血管内置管。

许多麻醉剂都已被用于小儿骶管麻醉，0.125% ～ 0.25% 的布比卡因（最多 2.5 mg/kg）或 0.2% 的罗哌卡因最常使用。0.2% 罗哌卡因镇痛效果和布比卡因相似，但运动阻滞较少。同等剂量下，罗哌卡因的心脏毒性小于布比卡因。另外，骶管麻醉中加入肾上腺素可增强运动阻滞。可乐定单独或联合局麻药已被广泛使用。硫酸吗啡（25 μg/kg）或氢吗啡酮（6 μg/kg）可加入到局麻药中，以延长住院患者的术后镇痛时间，但会增加术后迟发性呼吸抑制的风险。局麻药的用量取决于手术所需的阻滞平面，从骶尾部阻滞所需的 0.5 ml/kg 到中胸部阻滞所需的 1.25 ml/kg 不等。单次注药一般能维持 4 ～ 12 h。骶管中放置 20 号导管持续输注局麻药［（如 0.125% 布比卡因或 0.1% 的罗哌卡因 0.2 ～ 0.4 mg/（kg·h）］或阿片类药物［（如芬太尼，2 μg/ml，0.6 μg/（kg·h）］可延长麻醉时间和术后镇痛时间。骶管麻醉的并发症少见，包括血药浓度增加导致的局麻药中毒（如癫痫发作、低血压和心律失常）、脊髓麻醉和呼吸抑制。单次剂量骶管麻醉很少出现术后尿潴留。

儿童全麻后可采用标准阻力消失法，通过正中入路或旁正中入路行腰段或胸段硬膜外置管。年幼儿可通过透视定位导管尖端位置，使骶尾部硬膜外导管放置到胸段位置。

单侧 TAP 常用于疝气手术的术后镇痛，双侧 TAP 阻滞能为较低正中切口的腹部手术提供有效的术后镇痛。腹直肌鞘阻滞可用于上腹部正中切口的手术。

在某些医疗中心，新生儿和婴儿脐部以下手术采用蛛网膜下腔麻醉。交感神经切除术后，新生儿和小儿通常很少发生低血压。蛛网膜下腔给予麻醉药后，可建立静脉通路（足部较为方便）。目前蛛网膜下腔麻醉技术越来越广泛地用于新生儿及婴儿，因为全麻神经毒性的潜在风险越来越受到重视。

大多数儿童清醒时不接受行神经阻滞和神经阻滞置管。但绝大多数外周神经阻滞可安全实施于麻醉后的儿童。实施上肢手术时，我们推荐采用臂丛神经阻滞，特别是腋路、锁骨上或锁骨下臂丛阻滞，其可在超声引导下很容易地完成。我们建议，仅在其他麻醉方法效果较差时（如肩部以上手术），有超声引导技术和经验的麻醉医师实施肌间沟阻滞。因为成人麻醉后行肌间沟阻滞时，有个别意外注入髓内的报道。单次或连续股神经收肌管和坐骨神经阻滞很容易在超声引导下完成。后者可采用臀部或者腘窝入路。

可以很容易地实施各种各样的末梢神经（如指神经、正中神经、枕神经）阻滞来减轻小儿的术后疼痛。

手术室内外的镇静

患儿在手术室内外进行非手术操作时经常需要镇静。影像学检查、支气管镜检查、胃肠镜检查、心脏导管介入、更换敷料和较小操作（如石膏塑型和抽骨髓）时，需要患儿合作且保持不动。根据患儿和操作的不同，相应的要求也不同，从抗焦虑（最小程度的镇静）到清醒镇静（中度镇静和镇痛），再到深度的镇静/镇痛，直至最后的全身麻醉。无论是提供中度或深度镇静还是提供全麻，麻醉医师执行的标准是一样的，包括进行术前准备（如禁食禁饮）、评估、监测和术后管理。中度或深度镇静最常见的问题是气道梗阻和通气不足。深度镇静和全麻时，心血管抑制也是一个问题。

表42-3包括了镇静/催眠的药物剂量。过去，非麻醉专业人员最常使用的镇静剂是水合氯醛，25～100 mg/kg口服或灌肠。水合氯醛起效慢，长达60 min，同时半衰期长（8～11 h），导致患儿长时间嗜睡。尽管水合氯醛对通气的影响通常很小，但对于睡眠呼吸暂停的患者会导致致命性的气道梗阻。总体来说，水合氯醛不是一个好的选择，因其中度镇静所需药物剂量大，有致心律失常的可能性。咪达唑仑0.5 mg/kg口服或者0.1～0.15 mg/kg静脉注射非常有效，且其作用易被氟马西尼拮抗。当使用不止一种药物时，应减少药物剂量，因其协同作用可能产生潜在的呼吸和心血管抑制。

丙泊酚是目前为止最有效的镇静-催眠药物。尽管该药未被批准用于ICU患儿的镇静，同时，也未批准未参加过全麻培训的人员使用，但大多数操作时输注剂量高达200 μg/（kg·min）时是安全的。除美国以外的其他国家，通常使用丙泊酚靶控输注泵——一种计算机控制的输液泵，可维持恒定的目标浓度。必须强制性供氧，并密切监测气道、通气和其他生命指征（与其他药物合用时）。大剂量时患儿可以很好地耐受喉罩。

对于影像学检查，经鼻给予右美托咪定被证明是有效的，尤其是在没有或不需要静脉通路的婴儿。

紧急事件和处理

儿童患者特别容易出现两种麻醉后并发症，即喉痉挛和插管后哮吼。和成年患者一样，应密切关注小儿的术后疼痛。小儿麻醉的实施不同地方差异较大，尤其是全身麻醉后的拔管。在一些儿童医院，全身麻醉后需要拔管的患儿在到达麻醉恢复室（PACU）时仍保留气管导管或喉罩。当患儿符合既定的拔管标准后，由恢复室的护士实施拔管。在其他中心，几乎所有的患儿在手术室拔管后再送往麻醉恢复室。据报道，上述两种方案均高质且安全。

A. 喉痉挛

喉痉挛是喉上神经受刺激后喉部肌肉组织发生的

强烈的非自主性的痉挛（见第19章）。它可发生在诱导期、苏醒期或无气管内导管的其他任何时候。推测气管插管后也可能会发生喉痉挛，但其发生不易被识别。小儿患者发生喉痉挛（几乎占麻醉患者的1/50）比成人更常见，1～3个月的婴儿更常见。清醒（睁眼）拔管或深麻醉（自主呼吸，但无吞咽和咳嗽）拔管可避免操作结束时喉痉挛的发生。两种方法均有拥护者，而目前尚无证据证实哪种方法更好。通常认为，在深麻醉状态到清醒状态的过渡阶段拔管更为危险。近期有URI或暴露于二手烟的患儿容易发生喉痉挛。喉痉挛的治疗办法包括轻柔的正压通气、提下颌，静注丙泊酚及利多卡因（1～1.5 mg/kg）加深麻醉深度，也可静注琥珀胆碱（0.5～1 mg/kg）或罗库溴铵（0.4 mg/kg），达肌松后行控制通气。对于无静脉通路且保守措施无效的患儿，肌注琥珀胆碱（4～6 mg/kg）也是一个可行的方法。喉痉挛通常发生于术后即刻，但也可能发生在复苏室，当患者苏醒时，由于咽部分泌物导致窒息。所以，复苏期的小儿患者应被置于侧卧位，以便聚集口腔中的分泌物并引流，使其远离声门。当孩子意识开始恢复时，家长陪在床边可减少其焦虑。

B. 插管后哮吼

插管后哮吼是由声门或气管水肿造成。环状软骨是小儿气道最狭窄的部位，所以最容易受累。使用足够细的气管插管，使气道压在10～25 cmH₂O时轻度漏气，则很少发生哮吼。插管后哮吼与年龄小（1～4岁）、反复插管、气管导管过粗、手术时间长、头颈部手术及过度活动气管导管有关（如插管状态下咳嗽、移动患者的头部）。静脉注射地塞米松（0.25～0.5 mg/kg）可减少水肿形成，吸入雾化的消旋肾上腺素（2.25%溶液0.25～0.5 ml加入2.5 ml盐水中）也是一种有效的治疗方法。尽管插管后哮吼的发生比喉痉挛晚，但也通常在拔管后3 h内出现。

C. 术后疼痛管理

患儿的疼痛近年来备受关注，在此期间，区域阻滞和镇痛技术（如前所述）得到了飞速的发展。通常使用注射用阿片类药物，如芬太尼（1～2 μg/kg）、吗啡（0.05～0.1 mg/kg）和氢吗啡酮（15 μg/kg）。合用酮咯酸（0.5～0.75 mg/kg）以及静脉右美托咪定的多模式方法可降低阿片类的用药量。另外，口服、灌肠或静注对乙酰氨基酚也可减少阿片类药物使用并有效替代酮咯酸。

患者自控镇痛（见第48章）也能成功用于5岁

的患儿，取决于患儿的心智成熟及术前的准备情况。常用的阿片类药物包括吗啡和氢吗啡酮。镇痛泵锁定时间为 10 min，推荐的间隔剂量为吗啡 20 μg/kg 或氢吗啡酮 5 μg/kg。和成人一样，持续输注增加了呼吸抑制的风险。标准的持续泵注量为吗啡 0 ~ 12 μg/（kg·h）或氢吗啡酮 0 ~ 3 μg/（kg·h）。皮下途径的镇痛可使用吗啡。护士控制镇痛和父母控制镇痛仍有争议，但广泛用于儿童镇痛。

　　和成人一样，术后硬膜外镇痛所用的药物通常由局麻药联合阿片类药物。0.1% ~ 0.125% 的布比卡因或 0.1% ~ 0.2% 的罗哌卡因通常联合 2 ~ 2.5 μg/ml 的芬太尼（或药物浓度相当的吗啡或氢吗啡酮）。推荐的输注速度取决于患儿的体格大小、最终的药物浓度和硬膜外置管的位置，范围为 0.1 ~ 0.4 ml/（kg·h）。局麻药输注也可用于连续神经阻滞技术，但在儿童中应用不像成人那样常见。

小儿特殊疾病的病理生理学和麻醉注意事项

早产儿

病理生理学

　　早产儿的定义是孕周小于 37 周的新生儿。早产儿和小于胎龄儿不同，后者是指根据胎龄计算的体重小于第 5 个百分位的婴儿（足月或早产）。早产儿遇到的许多临床问题归因于主要器官系统发育不成熟或宫内窒息。肺部并发症包括肺透明膜病、呼吸暂停和支气管肺发育不良。已证实外源性肺泡表面活性物质可有效治疗早产儿呼吸窘迫综合征。动脉导管未闭导致分流，可能导致肺水肿和充血性心力衰竭。持续性组织缺氧或休克可导致肠缺血和坏死性小肠结肠炎。早产儿发生感染、低体温、颅内出血和核黄疸的风险会增加，先天性畸形的发生率也较高。

麻醉注意事项

　　早产儿体重小（通常低于 1000 g）、体质虚弱，需要特别关注其气道控制、液体管理和体温的调节。早产儿视网膜病变是一种纤维血管增殖覆盖视网膜，致使视力进行性丧失的疾病，需要特别注意。近期证据发现，波动的氧分压似乎比高氧分压的危害更大。另外同时还需存在其他的主要风险因素，例如呼吸窘迫、呼吸暂停、机械通气、缺氧、高碳酸血症、酸中毒、心脏疾病、心动过缓、感染、胃肠外营养、贫血和大量输血。尽管如此，应该持续监测氧合（使用脉搏氧饱和度仪），尤其应注意矫正胎龄小于 44 周的婴儿。新生儿正常的氧分压为 60 ~ 80 mmHg。应使用混合空气的氧气避免吸入氧的浓度过高。吸入氧浓度过高也易导致慢性肺部疾病。

　　早产儿所需的麻醉药量较少。与单独使用吸入麻醉技术相比，复合阿片类药物为基础的吸入麻醉技术更受青睐，因为目前认为挥发性麻醉剂有心脏抑制倾向。

　　矫正胎龄小于 50 周（有些作者说 60 周）的早产儿术中及术后 24 h 内容易发生阻塞性和中枢性呼吸暂停。事实上，足月儿也会发生全麻后呼吸暂停。**发生麻醉后呼吸暂停的风险因素包括孕周短、贫血（< 30%）、低体温、脓毒症和神经系统异常。**可通过静脉使用咖啡因（10 mg/kg）或氨茶碱降低麻醉后呼吸暂停的风险。

　　因此，择期手术（特别是门诊手术）应推迟到早产儿矫正胎龄至少达 50 周。对有呼吸暂停史或支气管肺发育不良的婴儿，应建议在无症状 6 个月后再行手术。如需尽早手术，矫正胎龄小于 50 周的患儿术后 12 ~ 24 h 必须使用脉搏氧饱和度仪监测。矫正胎龄介于 50 ~ 60 周之间的患儿术后应在麻醉复苏室严密观察至少 2 h。

　　患病的早产儿在重症监护室时经常会接受多次输血。由于早产儿免疫力低下，输血后易感染巨细胞病毒。预防措施包括只输注去白细胞红细胞悬液。

肠旋转不良和肠扭转

病理生理学

　　肠旋转不良是中肠围绕肠系膜（肠系膜上动脉）自发的异常旋转造成的发育异常。肠旋转不良的发病率约为 1 : 500 活产。大多数肠旋转不良患者曾在婴儿期出现肠梗阻症状。十二指肠和升结肠卷绕可导致完全性或部分性十二指肠梗阻。旋转不良最严重的并发症是中肠扭转，后者可迅速损害肠道血供，导致肠梗死。中肠扭转是真正的外科急症，最常发生于婴儿期且高达三分之一发生于出生后第一周。死亡率很高（高达 25%）。其典型症状是胆汁性呕吐、进行性腹胀和肌紧张、代谢性酸中毒及血流动力学不稳定。血性腹泻可能预示肠梗死。腹部超声或者上消化道造影可确诊。

麻醉注意事项

　　手术是肠旋转不良和中肠扭转唯一明确的治疗方法。如果梗阻存在但还没发生明显的扭转，可在快速转运到手术室之前行术前准备，包括稳定并存疾病、插鼻胃管（或口胃管）行胃肠减压、使用广谱抗生素、补充液体和电解质。

此类患儿误吸的风险高。应根据患儿的大小行快速顺序诱导（或清醒插管）。肠扭转患者常伴有低血容量和酸中毒，容易发生低血压。术后机械通气通常是必须的，因此阿片类为基础的麻醉是合理的选择。液体复苏（可能包括血制品）同时纠正酸中毒通常是必不可少的。动脉和中心静脉置管对治疗非常有帮助。外科治疗包括减轻肠扭转、解除梗阻和切除明显坏死的肠管。肠管肿胀使关腹变得困难，并有导致腹腔间隔室综合征的潜在风险，后者能抑制通气、干扰静脉回流并导致急性肾损伤。必要时需延迟关闭腹膜或使用暂时性的硅胶管减张缝合。24 ～ 48 h 后，可能需要行二次探查手术，以确保残存肠管的存活并关腹。

先天性膈疝

病理生理学

胎儿发育过程中，肠道可通过膈肌的三个缺损之一疝入胸腔：Bochdalek 孔左或右后外侧或 Morgagni 孔的前侧。据报道其发生率为 1 ：（3000 ～ 5000）活产。左侧膈疝是最常见的类型（90%）。**膈疝**的特征包括缺氧、舟状腹、听诊或影像学检查证实肠道在胸腔中。先天性膈疝通常在产前常规产科超声检查时发现。肺泡和支气管减少（肺发育不良）及肠旋转不良几乎总是存在。同侧的肺易受损害，疝入的内脏可压迫肺并妨碍双侧肺的发育。膈疝常伴有明显的肺动脉高压，死亡率为 40% ～ 50%。心肺损伤的主要原因是肺发育不良和肺动脉高压，而不是疝入脏器的质量效应。

治疗原则是通过镇静、肌松及适当的过度通气立即稳定病情。应使用压力限制型通气模式。有些医疗中心采用允许性高碳酸血症（动脉导管后的 $PaCO_2$ < 65 mmHg）并接受轻度的低氧血症（动脉导管前的 SpO_2 > 85%），以减轻肺的气压伤。高频振荡通气（HFOV）能改善通气和氧合，同时气压伤更小。吸入一氧化氮或许可以降低肺动脉压力，但不能改善患者的生存预后。如果肺动脉高压稳定并只有少量的右向左分流，可施行早期手术修补；如不稳定，可使用体外膜肺（ECMO）。产前宫内手术治疗并不能改善患者的愈后。

麻醉注意事项

胃胀气时，必须放置鼻胃管进行最大程度的减压，同时避免高水平正压通气。新生儿预氧后不使用肌松药插管。麻醉维持采用低浓度的挥发性麻醉剂或阿片类药、肌松剂和高氧浓度空气。低氧和肠积气是使用氧化亚氮的禁忌。如可能，气道峰压应小于 30 cmH_2O。**肺顺应性、血压或氧合的突然下降可能是对侧（经常是右侧）气胸的信号，必须放置胸腔引流管。** 如未行脐动脉置管，最好抽取动脉导管前的动脉血样监测动脉血气。通过患侧的肋下切口进行外科修补，将肠管还纳于腹腔后关闭膈肌。手术减压后剧烈地膨胀患侧肺是有害的。手术的预后主要取决于肺发育不全的程度和其他并发的先天性缺陷。

气管食管瘘

病理生理学

气管食管瘘有几种类型（图 42-3）。最常见的类型（Ⅲ B 型）中，上段食管的末端终止为盲袋，下端食管和气管相连。呼吸会导致胃扩张，进食会导致窒息、咳嗽和发绀（3C 综合征）。放置胃管困难时应怀疑该病，看到导管弯曲于上段食管的盲端可确诊。吸入性肺炎和并存的其他先天性畸形（如心脏）较常见。这些畸形包括脊柱缺损（vertebral defects）、肛门

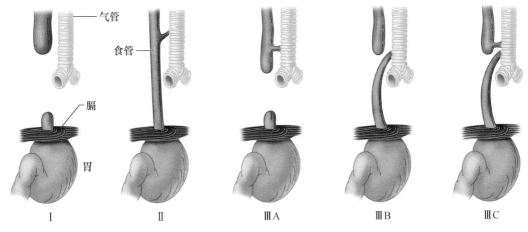

图 42-3　在 5 种气管食管瘘中，Ⅲ B 型占 90%

闭锁（anal atresia）、气管食管瘘（tracheoesophageal fistula）伴食管闭锁（esophageal atresia）及桡骨发育不良（radial dysplasia），即 VATER 综合征。VACTERL 的变异也包括心脏和肢体的畸形。术前管理应鉴别所有的先天畸形并预防吸入性肺炎。包括保持患者头高位，使用口腔-食管导管和避免喂食。一些情况下，可在局麻下实施胃造瘘术。最终的手术治疗常延迟至肺炎治愈或抗生素治疗有效时进行。

麻醉注意事项

这些新生儿易产生大量的咽部分泌物，需要术前和术中不断进行吸引。气管插管前应避免正压通气，因正压通气导致的胃扩张可能妨碍肺膨胀。通常在清醒及不使用肌松剂下行气管插管。这些新生儿经常因为进食困难导致脱水和营养不良。

麻醉管理成功的关键在于气管内导管位置正确。理想的导管尖端应位于瘘口的远端并靠近隆嵴，以便麻醉气体进入肺而不进入胃。如果瘘管和隆嵴或主支气管相连则无法完成。上述情况下，通过胃造瘘管间断排气可能允许正压通气而不造成胃扩张。抽吸胃造瘘管和上段食管盲袋管有助于预防吸入性肺炎。患者于左侧卧位经右胸膜外开胸术，分离瘘管并行食管吻合。手术牵拉过程中主支气管梗阻并不罕见，因此，应于下（左）腋部放置心前区听诊器。氧饱和度的下降提示肺不张，需要重新膨肺。手术牵拉可压迫大血管、气管、心脏和迷走神经。应通过动脉置管持续监测血压。这些婴儿常需要吸入纯氧。备好血制品以便随时输血。术后并发症包括胃食管反流、吸入性肺炎、气管压迫以及吻合口漏。大部分患者在手术刚结束后需要保留插管和正压通气。颈部过伸和食管器械操作（如抽吸）会损害外科修复，应该避免。

▌腹裂和脐膨出

病理生理学

腹裂和脐膨出是先天性疾病，是由于腹壁缺陷导致的内脏疝出至腹壁外部。脐膨出发生于脐的基底部，有一疝囊，且经常伴有其他先天性畸形，如 21 三体、膈疝、心脏和膀胱畸形。和脐膨出不同，腹裂常发生于脐的一侧，无疝囊，常常单独出现。胎儿产前超声确诊后，可在孕 38 周时择期剖宫产，并立即行手术修补。围术期管理的重点是防止低体温、感染和脱水。因为没有保护性的疝囊，腹裂患者的上述问题通常会更严重。

麻醉注意事项

诱导前应先通过鼻胃管行胃减压。可在患者清醒或麻醉后插管，肌松剂可用可不用。避免使用氧化亚氮。在肠管回纳入腹腔时需使用肌松剂。不建议一期闭合（初步修补），因其能导致腹腔间隔室综合征。阶段性关腹可使用暂时性的涤纶增强硅胶补片，几天后行二次手术关腹。建议阶段性关腹的标准为胃内或膀胱内压力 > 20 cmH$_2$O，吸气峰压 > 35 cmH$_2$O 或呼气末二氧化碳分压 > 50 cmH$_2$O。术后新生儿先保留插管，在重症监护室观察 1～2 天后逐步脱离呼吸机。

▌肥厚性幽门狭窄

病理生理学

肥厚性幽门狭窄影响胃内容物的排空。**患儿持续呕吐消耗钾离子、氯离子、氢离子和钠离子，导致低氯性代谢性碱中毒**。初期，肾试图通过排泄尿中的碳酸氢钠以代偿碱中毒。后期当低钠血症和脱水更加严重时，肾必须保钠，甚至以排泄氢离子为代价（反常性酸性尿）。纠正容量和离子的不足及代谢性碱中毒需要输入含氯化钾的氯化钠溶液（而不是乳酸林格液）。

麻醉注意事项

手术应推迟到液体和电解质紊乱纠正后进行。手术矫正幽门狭窄从来都不是急诊。通过鼻胃管或口胃管将胃排空，患者处于仰卧位、侧卧位时抽吸胃管。诊断通常需要行对比造影，在麻醉诱导前，需要将胃中的所有造影剂吸引干净。插管和麻醉诱导有多种方法选择，但要考虑到所有患者误吸的高风险。有经验的医生提倡使用清醒插管，快速顺序静脉诱导，甚至对一些患者可小心地进行吸入诱导麻醉。幽门切开术是需要肌松剂的一种短小手术。这些新生儿在恢复室中发生呼吸抑制和通气不足的风险会增高，因为持续代谢性碱中毒（通过动脉血气测量）或脑脊液呈碱中毒（即使动脉血气 pH 值呈中性）。

▌感染性哮吼、异物吸入和急性会厌炎

病理生理学

哮吼是一种呼吸道的梗阻，特征为犬吠样咳嗽。前面已经讨论过插管后哮吼。另一种类型源于病毒感染。感染性哮吼通常发生在患上呼吸道病毒感染后的

3 月～ 3 岁小儿。会厌下的呼吸道会受累（喉气管支气管炎）。感染性哮吼发展缓慢，很少需要插管。**异物吸入**常常发生于 6 个月～ 5 岁的小儿。常见误吸物包括花生、硬币、小电池、螺丝、钉子、大头针和玩具的小碎片。通常起病急，梗阻可在声门上、声门和声门下。前两种喘鸣明显而声门下则常表现为气喘。可能会缺少明确的异物误吸史。**急性会厌炎**由细菌（B 型流感嗜血杆菌最常见）感染引起，常见的受累人群为 2 ～ 6 岁的小儿，但也偶发于年长儿和成年人。它会从咽喉疼痛开始快速发展到吞咽困难和完全性气道梗阻。因为典型的炎症会累及所有的声门上组织，故有声门上炎的叫法。气管内插管和抗生素治疗可以挽救患者生命。目前会厌炎已逐渐成为一种成人疾病，因为儿童广泛使用流感嗜血杆菌（H 型的流感）疫苗。

麻醉注意事项

哮吼患者的保守处理是氧疗和雾化治疗。如雾化吸入消旋肾上腺素、经静脉给予地塞米松（0.25 ～ 0.5 mg/kg）。插管指征包括肋间过度凹陷、明显的呼吸疲劳和中心性发绀。

异物误吸的麻醉管理富有挑战性，特别是声门上和声门梗阻。呼吸道内轻微的操作不慎便会使部分阻塞转为完全性阻塞。有专家建议对会厌上异物可小心使用吸入诱导麻醉，用上呼吸道内镜轻柔地将异物取出同时保持气道通畅。当异物在声门下时，行快速顺序诱导或吸入诱导，外科医师使用硬支气管镜或气管内插管并通过纤维支气管镜取异物。操作方法取决于患儿的体格大小及异物的性质和位置。外科医师和麻醉医师间的密切配合十分重要。

小儿会厌炎引起的急性气道梗阻可在手术室内通过喉镜检查来确诊，并随后进行插管。术前颈部侧位 X 线片可能会显示为拇指样的会厌阴影，这是个典型标志，但不常见。行 X 线检查也可帮助诊断其他梗阻因素，如气道异物等。

小儿快速出现且进行性发展的喘鸣、流涎、声嘶，呼吸急促、胸壁塌陷，且强迫直立位时，往往提示气道梗阻。完全性梗阻可随时发生，在全麻诱导前必须准备气管切开。由于发生喉痉挛的风险增加，麻醉诱导前不宜行喉镜检查，大部分情况下，使用吸入挥发性麻醉剂和氧气，行坐位吸入诱导。达到足够的麻醉深度后，尽快经口插管，所用气管内导管的直径比平时正常型号小半号到一号。异物取出后可将经口气管导管换成经鼻气管导管，因为后者在术后更容易

耐受。如果插管困难，须使用硬支气管镜或行紧急气管切开术。

扁桃体切除术和腺样体切除术

病理生理学

淋巴增生能导致上呼吸道梗阻，强迫性地经口呼吸，甚至可以引发肺源性心脏病并伴随肺高压。尽管这些严重的病理改变并不常见，但所有行扁桃体切除和腺样体切除的患儿均应考虑到围术期呼吸道并发症的高风险性。

麻醉注意事项

如果患儿术前已确诊急性感染或怀疑凝血功能障碍，则应推迟手术。使用抗胆碱药可减少咽部分泌物。有气道梗阻或者有呼吸暂停病史的患儿推荐使用吸入麻醉诱导且不使用肌松药物直到能进行正压通气为止。加强型气管导管或特制的气管导管（如 RAE 管）可降低放置开口器造成的导管弯折的风险。此类手术通常不需要输血，但麻醉医师必须警惕隐性失血。拔管前应轻柔检查并吸引咽腔。尽管深麻醉下拔管能降低喉痉挛的发生率，且可能阻止血凝块通过咳嗽排出，大多数麻醉医师倾向于清醒拔管以减少误吸可能。术后呕吐比较常见，拔管前常常需要抽吸胃内容物。麻醉医师必须警惕发生在复苏室的术后出血，出血征兆为躁动、皮肤苍白、心动过速或低血压。如需再次手术止血，必须先纠正血容量不足。鼻胃管抽吸排空胃内容物后行快速顺序诱导。因有出血和气道梗阻的可能，小于 3 岁的小儿可在术后第一晚留院观察。有睡眠呼吸暂停史和近期感染史的患儿术后并发症和再入院的风险增加。

鼓膜切开术和鼓膜切开置管术

病理生理学

行鼓膜切开术和鼓膜切开置管术的患儿一般都有长时间的上呼吸道感染病史，感染病灶蔓延至咽鼓管，导致中耳炎的反复发作。多为细菌源性感染，包括肺炎球菌、流感嗜血杆菌、链球菌和肺炎支原菌。鼓膜切开术是将鼓膜呈放射性状切开，引流出聚集在中耳中的所有液体。鼓膜切开置管可进行长时间的引流。因为这种疾病具有慢性、复发性的特点，所以患者在手术当日经常会有 URI 的症状。

麻醉注意事项

鼓膜切开术和鼓膜切开置管术是典型的小型门诊手术（10～15 min）。常用吸入麻醉诱导。与中耳整复术不同，鼓膜切开术中氧化亚氮弥散进入中耳并不是个问题，因为中耳在造口前仅短暂暴露于麻醉中。因为患儿身体其他方面多是健康的，且没有失血，通常不需要建立静脉通路。面罩通气或者喉罩可减少围术期插管相关的呼吸系统并发症（如喉痉挛）。

21 三体综合征（唐氏综合征）

病理生理学

额外的一条部分或完整的21号染色体会导致人类最常见的先天性畸形：唐氏综合征。麻醉医师较为关注的畸形特征包括颈短、寰枕关节不稳定、牙齿不规则、智力低下、肌张力减退和舌体肥大。合并的畸形包括40%的患者伴发的先天性心脏病（特别是心内膜垫缺损和室间隔缺损）、声门下狭窄、气管食管瘘、慢性肺部感染和癫痫发作。这些婴儿通常早产，小于胎龄。稍大些的时候，许多唐氏综合征的患者要接受多种需要全麻的手术。

麻醉注意事项

因为解剖异常，这些患者往往存在困难气道，尤其是在婴儿期。患者需要的气管内导管的型号通常小于根据年龄预测的型号。呼吸系统并发症，如术后喘鸣和呼吸暂停比较常见。由于这些患儿先天性韧带松弛，放置喉镜和插管时颈部弯曲可导致寰枕脱位。必须始终考虑可能合并的先天性疾病。与所有患儿一样，由于存在右向左分流的和反常性的空气栓塞可能，必须仔细观察避免气泡进入静脉通路。

囊性纤维化

病理生理学

囊性纤维化是一种遗传性的外分泌腺疾病，主要影响肺和胃肠系统。异常厚而黏稠的分泌物加上纤毛的活动减弱，导致肺炎、喘息和支气管扩张。肺功能研究显示此类患者残气量和气道阻力增高，伴随肺活量和呼气流速降低。吸收不良综合征可能导致脱水和电解质紊乱。

麻醉注意事项

使用抗胆碱药物并无不良后果，而是否使用抗胆碱药物好像并不重要。严重肺部病变的患者吸入诱导

可能会延长。应在深麻醉下插管，以避免咳嗽和刺激黏液分泌。全身麻醉中和拔管前要吸引患者肺部，尽量减少肺内分泌物的积聚。术前和术后的呼吸治疗，如支气管扩张剂、诱发性肺量计、体位引流以及病原菌敏感的抗生素疗法可改善预后。

脊柱侧弯

病理生理学

脊柱侧弯包括脊柱侧位旋转和弯曲以及胸廓的畸形。其有多种病因，包括特发性、先天性、神经肌肉性和创伤性等。脊柱侧弯可影响心肺功能。慢性缺氧引起的肺血管阻力增高可导致肺动脉高压和右心室肥大。呼吸系统的异常包括肺容积减少和胸壁顺应性降低。通气/血流比失衡使PaO_2降低，而$PaCO_2$增高时提示病情严重。

麻醉注意事项

术前评估包括肺功能测试、动脉血气分析和心电图。术中俯卧位、失血多和截瘫的可能性使矫正手术变得更为复杂。脊髓功能可通过神经生理监测（体感和运动诱发电位，见第6章和26章）或者术中唤醒患者检测下肢肌力来评估。有严重呼吸系统疾病的患者术后需保留气管插管。因肌营养不良导致脊柱侧弯的患者容易出现恶性高热、心律失常和琥珀胆碱不良反应（高钾血症、肌红蛋白尿和持续性肌肉挛缩）。

（刘海贝　译　罗贞　校　杜彬　审）

指南

American Academy of Pediatrics—Section on Anesthesiology. Critical elements for the pediatric perioperative anesthesia environment. *Pediatrics*. 2015;136:1200.

American Society of Anesthesiologists Committee. Practice guidelines for preoperative fasting and the use of pharmacologic agents to reduce the risk of pulmonary aspiration: Application to healthy patients undergoing elective procedures: An updated report by the American Society of Anesthesiologists Committee on Standards and Practice Parameters. *Anesthesiology*. 2011;114:495.

Ivani G, Suresh S, Ecoffey C, et al. The European Society of Regional Anaesthesia and Pain Therapy and the American Society of Regional Anesthesia and Pain Medicine Joint Committee Practice Advisory on Controversial Topics in Pediatric Regional Anesthesia. *Reg Anesth Pain Med*. 2015;40:526.

Smith I, Kranke P, Murat I, et al. Perioperative fasting in adults and children: Guidelines from the European Society of Anaesthesiology. *Eur J Anaesthesiol.* 2011;28:556.

推荐阅读

Bhananker SM, Ramamoorthy C, Geiduschek JM, et al. Anesthesia-related cardiac arrest in children: update from the Pediatric Perioperative Cardiac Arrest Registry. *Anesth Analg.* 2007;105:344.

Boric K, Dosenovic S, Jelicic Kadic A, et al. Interventions for postoperative pain in children: An overview of systematic reviews. *Paediatr Anaesth.* 2017;27:893.

Butler MG, Hayes BG, Hathaway MM, Begleiter ML. Specific genetic diseases at risk for sedation/anesthesia complications. *Anesth Analg.* 2000;91:837.

Cravero JP, Havidich JE. Pediatric sedation—evolution and revolution. *Paediatr Anaesth.* 2011;21:800.

De Beer DAH, Thomas ML. Caudal additives in children—solutions or problems? *Br J Anaesth.* 2003;90:487.

Fidkowski CW, Zheng H, Firth PG. The anesthetic considerations of tracheobronchial foreign bodies in children: A literature review of 12,979 cases. *Anesth Analg.* 2010;111:1016.

Meretoja OA. Neuromuscular block and current treatment strategies for its reversal in children. *Paediatr Anaesth.* 2010;20:591.

Mitchell MC, Farid I. Anesthesia for common pediatric emergency surgeries. *Surg Clin North Am.* 2017;97:223.

Morray JP. Cardiac arrest in anesthetized children: Recent advances and challenges for the future. *Paediatr Anaesth.* 2011;21:722.

Shah RD, Suresh S. Applications of regional anaesthesia in paediatrics. *Br J Anaesth.* 2013;111(suppl 1):i114.

Suresh S, Ecoffey C, Bosenberg A, et al. The European Society of Regional Anaesthesia and Pain Therapy/American Society of Regional Anesthesia and Pain Medicine Recommendations on Local Anesthetics and Adjuvants Dosage in Pediatric Regional Anesthesia. *Reg Anesth Pain Med.* 2018;43:211.

Tsui B, Suresh S. Ultrasound imaging for regional anesthesia in infants, children, and adolescents: A review of current literature and its application in the practice of extremity and trunk blocks. *Anesthesiology.* 2010;112:473.

Walker SM, Yaksh TL. Neuraxial analgesia in neonates and infants: A review of clinical and preclinical strategies for the development of safety and efficacy data. *Anesth Analg.* 2012;115:638.

Zuppa AF, Curley MAQ. Sedation analgesia and neuromuscular blockade in pediatric critical care: Overview and current landscape. *Pediatr Clin North Am.* 2017;64:1103.

网址

Smart Tots. http://www.smarttots.org/.

第 43 章　老年患者的麻醉

要　点

1. 即使是无其他合并症，80 岁的患者在静息状态下的心肌收缩功能也有下降。高龄老年迷走神经张力升高及肾上腺素受体敏感性降低从而心率减慢。

2. 老年患者术前行超声心动图检查，心脏舒张功能障碍的发生率高于年轻患者。

3. 很多老年患者由于心脏储备的减少，在全麻诱导时血压急剧下降。血液循环时间延长会导致静脉注射的药物起效延迟而吸入麻醉药的诱导作用加快。

4. 衰老使肺组织的顺应性降低，导致肺泡过度扩张和小气道塌陷。残气量和功能残气量随年龄增长而增加。气道塌陷增加了残气量和闭合气量。正常人 45 岁时仰卧位以及 65 岁时坐位的闭合气量都超过功能残气量。

5. 老年患者的应激性神经内分泌反应得到很好的保留或仅有轻微的降低，然而对 β 受体激动剂敏感性降低。

6. 钠离子处理能力、浓缩功能和稀释功能的损害致使老年患者易发生脱水和液体超负荷。

7. 肝脏重量和肝血流量随衰老而减少。老年患者的肝功能减退程度与肝脏重量成正比。

8. 衰老对药代动力学和药效动力学都产生影响。疾病导致的药理学变化具有强烈的个体差异，故应避免标准化用药。

9. 老年患者主要的药效学变化是麻醉药的需求量减少，表现为 MAC 值降低。

10. 老年患者对丙泊酚、依托咪酯、阿片类镇痛药、苯二氮䓬类和巴比妥类等药物的需求剂量降低。

需要手术治疗的老年患者，除了外科急症外，术前常具有多种慢性合并症。年龄并不是手术和麻醉的禁忌证；但是，老年患者围术期的不良事件发生率和死亡率比年轻患者明显增加。

跟小儿麻醉一样，老年患者最适宜的麻醉管理需要麻醉医师对由增龄导致的生理、解剖及药理学的改变有充分了解。实际上，老年患者和儿科患者有许多相似之处（表 43-1）。个体遗传基因的多态性和不同生活方式可以调节机体炎症反应，从而会促进多种系统性疾病的发生发展。因此，年龄可能并不能完全反映患者真实的生理状态。在老年患者中，严重生理异常的发生率相对较高，所以需要特别仔细的术前评估。

老年患者常使用 β 受体阻滞剂。如果患者长期使用这类药物，围术期应继续使用，以避免出现停药导致的戒断反应。在术前核对患者常用药物时，可以按以下顺序进行检查，以防止遗漏：口服降糖类药物、血管紧张素转化酶抑制剂或血管紧张素受体阻滞剂、抗血小板药物、他汀类药物和抗凝药。因老年患者通常合并多种疾病，需要同时服用多种药物，术前评估尤其重要，即使是择期门诊手术也应如此。术前实验室检查应视患者的病情和病史而定。安置心脏支架的患者需长期抗血小板治疗，这是一个特别棘手的问题。这类患者的围术期管理应由外科医师、心内科医师和麻醉医师共同完成，并严格按照管理指南进行（见第 21 章）。在未与患者原来的医师讨论治疗方案前，麻醉医师不能停止患者的抗血小板 / 抗凝治疗。

术前评估

为了有效地提高老年患者的手术治疗质量，由美国外科医师协会国家手术质量改进计划（American College of Surgeons National Surgical Quality Improvement

表 43-1　与一般人群相比，老年人和婴儿的相似性

低血容量、低血压和组织缺氧引起反应性心率增快的能力降低
肺顺应性降低
动脉血氧分压降低
咳嗽反射减弱
肾小管功能降低
易发生低体温

Program，NSQIP）和美国老年协会（American Geriatrics Society，AGS）颁布了针对老年患者的一系列临床指南。这些临床指南对老年患者的围术期管理的各个方面提供指导。尤其是，他们要求治疗团队来确认患者的治疗需求，了解并签署具体治疗方案的知情同意书。指南推荐了老年患者术前评估的清单，以保证完善的术前评估（表 43-2）。

对于无老年痴呆或认知功能障碍的患者，术前应通过简易认知量表（Mini-Cog）进行认知功能评估（图 43-1）。除了筛查认知功能障碍外，还应进行抑郁筛查。衰弱反映了功能储备能力下降以及不能承受手术应激造成的生理改变。衰弱可以从数种评价方法中选择一种进行评估。来自 Makary 等的简易的评分见表 43-3。

充分的术前评估可为治疗团队提供有效信息，以识别可能发生围术期发生不良事件的高风险患者，并采取有效措施来降低风险。此外，这些评估能有效地帮助医护人员分析患者的手术治疗的预后情况。

与年龄相关的解剖学和生理学改变

心血管系统

相较于其他年龄段，老年人更容易罹患心血管系统疾病。但是，需要区分老年人正常的生理改变与疾病常见的病理生理学改变（表 43-4）。例如动脉粥样硬化是一种病理改变，在健康老年人中不会出现。然而，动脉中层纤维化导致动脉弹性降低是由增龄引起的正常生理变化。增龄引起的心血管系统改变包括血管和心脏顺应性及自主反应能力下降。除此之外，还会出现心肌纤维化、瓣膜钙化。老年患者出现收缩期 ❶ 杂音应警惕主动脉瓣狭窄。即使是无其他合并症，80 岁的患者在静息状态下的心肌收缩功能也有下降。功能储备小于 4 个代谢当量（METS）与潜在不良结局有关（见第 21 章）。迷走神经张力升高和肾上腺素受体敏感性降低会导致心率减慢；年龄超过 50 岁后，每增加 1 岁，最快心率会降低约 1 次 / 分。心脏传导系统的纤维化和窦房结细胞的减少会增加心律失常发生的风险，特别是心房颤动和心房扑动。术前风险评估及对合并心脏疾病患者的评估已在前面章节有详细阐述（见第 18、20 和 21 章）。虽然年龄本身不要求进行任何特定的检查或评价，但是在长期临床操作过程中，患者大于某个既定年龄时需行 12 导联心电图等检查。此外，美国外科医生协会国家外科质量改进计划和美国老年协会的指南建议老年患者术前检测血红蛋白、肾功能和白蛋白（表 43-5）。

一些老年患者可能伴有需要术前干预的合并症，如心律失常、心力衰竭或心肌缺血。心功能评估应遵循美国心脏协会指南。

❷ 老年患者术前行超声心动图检查，心脏舒张功能障碍的发生率高于年轻患者。心脏舒张功能障碍阻碍心室舒张，从而抑制舒张期心室的充盈。心室顺应性降低，充盈压升高。舒张功能不全并不等同于舒张期心力衰竭。在有些患者中，心室收缩功能可以保存完好。然而，患者会出现继发于严重舒张功能不全的充血现象。舒张期心力衰竭患者常并发收缩功能障碍。

超声心动图可用来评估舒张功能不全。二尖瓣舒张期充盈血流的 E 峰和组织多普勒波的 E′ 峰比值大于 15，提示左心室舒张末期压力增高和舒张功能不

表 43-2　老年手术患者术前评估清单[1]

为了保证充分了解老年手术患者的病史和完善体格检查，强烈建议以下评估：
- □ 评估患者的**认知功能**，以保证患者**能够**充分理解手术。
- □ **抑郁**筛查。
- □ 患者术后**谵妄**的危险因素。
- □ 酒精或其他**药物成瘾** / **滥用**情况。
- □ 根据美国心脏病学会 / 美国心脏协会颁布的用于接受非心脏手术患者心功能方法，对患者术前**心功能**进行评估。
- □ 评估患者存在引起术后**呼吸系统**并发症的风险因素，并进行合理干预。
- □ 评估机体**功能状态**及是否存在**跌倒**史。
- □ 患者的**衰弱评分**基础值。
- □ 评估患者的**营养状况**，并对存在严重营养不良风险的患者进行术前干预。
- □ 准确详细地了解患者的**用药史**，根据情况进行合理调整，并持续监测**术前药物情况**。
- □ 根据可能的预后，查明患者的**治疗目标**和**期望**。
- □ 了解患者的**家庭**和**社保**情况。
- □ 对老年患者进行有针对性的**术前检查**。

[1] Reproduced with permission from Chow W，Rosenthal R，Merkow R，et al. Optimal preoperative assessment of the geriatric surgical patient：A best practice guideline from the American College of Surgeons National Surgical Quality Improvement Program and the American Geriatrics Society. J Am Coll Surg. 2012 Oct；215（4）：453-466

表 43-3　衰弱评分（操作定义）[1,2]

标准	定义
萎缩	非刻意的体重减轻大于等于 10 年
无力	握力减小
衰竭	自述精神、耐力差
机体活动量低	每周能量消耗低
迟钝	行动缓慢

[1] Data from Makary MA，Segev DL，Pronovost PJ，et al. Frailty as a predictor of surgical outcomes in older patients. J Am Coll Surg. 2010 Jun；210（6）：901-908.
[2] 符合一项标准则记 1 分。0～1 分，正常；2～3 分，中等体弱；4～5 分，体弱

全。比值小于 8，则心脏舒张功能正常（图 43-2）。

显著的心脏舒张功能不全可见于心源性高血压、冠心病、心肌病和瓣膜性心脏病，特别是主动脉瓣狭窄。这些患者可能无症状或主诉运动受限、呼吸困难、咳嗽或易疲劳。心脏舒张功能不全时，较小的左心室容积改变即可导致心室舒张末压力的明显增加。老年人与青年人相比，心房对心室充盈的贡献变得更加重要。心房的扩大易发生心房颤动和心房扑动。这

种患者容易发展成充血性心力衰竭。舒张功能不全的老年患者对手术期补液的耐受性差，会导致左心室舒张末期压力升高和肺充血。

3 很多老年患者由于心脏储备的减少，在全麻诱导时血压急剧下降。循环时间延长导致静脉注射的药物起效延迟而吸入麻醉药的诱导作用加快。与婴儿类似，老年人在低血容量、低血压或低氧时，心率反应性增加的能力较差。最后，包括心脏病、脑卒中、

Mini-Cog©

简易认知量表操作及评分手册

编号：_____　日期：_____

第一步：复述三个单词测验

看着受试者说： "请仔细听，我将对你读三个单词，希望你复述并记住这三个单词"。读完后，对受试者说请复述刚刚说的三个单词。若受试者尝试三次都不能准确复述，则进入第二步测试。

词组1	词组2	词组3	词组4	词组5	词组6
香蕉（Banana）	领导（Leader）	村庄（Village）	河流（River）	首都（Captain）	女儿（Daughter）
日出（Sunrise）	季节（Season）	厨房（Kitchen）	国家（Nation）	花园（Garden）	天堂（Heaven）
椅子（Chair）	桌子（Table）	婴儿（Baby）	手指（Finger）	照片（Picture）	高山（Mountain）

第二步：画钟测试

看着受试者说： "接下来，我希望你画一个钟给我。首先，把钟上面所有的时间标注好。"当受试者画完后说："现在，画出11点10分。"

用下一页中预画好的圆圈做这一项测试，根据需要重复测试，但是这项并不是对记忆进行测试。若受试者三分钟内没有完成相应指令，则进入第三步测试。

第三步：回忆单词测试

叫受试者回忆第一步测试中的三个单词，询问受试者："请复述我刚刚叫你记住的三个单词。"

词组号：_____　受试者答案：_____　_____　_____

评分

回忆单词测试 得分：_____　（0~3分）	若受试者在无任何提示下复述一个单词则记1分
画钟测试测验 得分：_____　（0~2分）	若时钟的所有时刻均准确分布（12、3、6、9点呈对立分布），准确画出11点10分（指针的长度纳入评价），则记2分。不能准确或拒绝画出时刻则记0分
总分：_____　（0~5分）	总分为上面两部分的总和。该测试中，小于3分认为是认知功能障碍的筛选标准。但是值得注意的是，具有明确认知功能不全的患者在该测试中得分较高。可以将诊断标准定为4分来增加测试的敏感度，必要时可以行进一步的认知功能评价

图 43-1 通过简易认知量表进行认知能力评估：复述三个单词，画钟测验，回忆单词（Mini-Cog™ © S. Borson. All rights reserved. Reprinted with permission of the author solely for clinical and educational purposes. May not be modified or used for commercial, marketing, or research purposes without permission of the author（soob@uw.edu）. v. 01.19.16.）

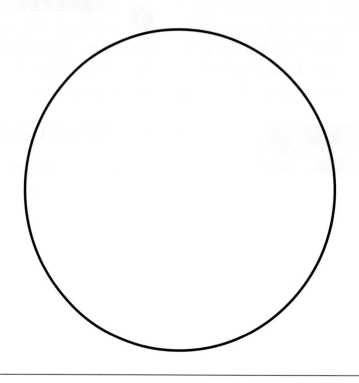

画钟测试

参考文献

1.　Borson S, Scanlan JM, Chen PJ et al. The Mini-Cog as a screen for dementia: Validation in a population based sample. J Am Geriatr Soc 2003;51:1451–1454.

2.　Borson S, Scanlan JM, Watanabe J et al. Improving identification of cognitive impairment in primary care. Int J Geriatr Psychiatry 2006;21: 349–355.

3.　Lessig M, Scanlan J et al. Time that tells: Critical clock-drawing errors for dementia screening. Int Psychogeriatr. 2008 June; 20(3): 459–470.

图 43-1（续）

心律失常和高血压等心血管疾病会增加发病率及死亡率，增加护理费用，并使老年患者更加虚弱。

呼吸系统

4　衰老使肺组织的顺应性降低，导致肺泡过度扩张和小气道塌陷。残气量和功能残气量随年龄增长而增加。气道塌陷增加了残气量和闭合气量。正常人45岁时仰卧位以及65岁时坐位的闭合气量都超过功能残气量。在这种情况下，正常呼吸时即有一些小气道闭合，导致通气/血流比失调。上述改变的累加作用最终导致动脉氧分压降低。老年患者的解剖无效腔和生理无效腔均会增加。衰老相关的其他肺功能的变化详见表43-4。

呼吸肌功能/质量的下降、胸壁顺应性降低、肺功能的内在变化均可增加老年患者呼吸做功，这使老年患者在急性疾病（如感染）时更难建立呼吸储备。许多患者还表现为阻塞性或限制性肺疾病。无内在肺部疾病的患者，气体交换可不受年龄的影响。

预防老年患者围术期缺氧的措施包括麻醉诱导前延长预充氧时间、麻醉期提高吸入氧浓度、呼吸末正压通气和保持呼吸道通畅。老年患者吸入性肺炎是常见且致命的并发症，可能与增龄导致的保护性喉反射减弱和免疫能力下降相关。与年轻患者相比，老年人患者在恢复室中更容易发生通气障碍。术后肺部并发症增加的原因包括：年龄大于64岁、慢性阻塞性肺疾病、睡眠呼吸暂停、营养不良、行胸部或腹部手术。

表 43-4　老年人生理变化和老年常见病

老年人正常生理变化	常见病理生理学
心血管	
动脉弹性降低	动脉粥样硬化
后负荷增加	冠心病
收缩压增高	原发性高血压
左心室肥厚	充血性心力衰竭
肾上腺素活性降低	心律失常
静息心率降低	主动脉瓣狭窄
最高心率降低	
压力感受器减弱	
呼吸	
肺顺应性降低	肺气肿
肺泡表面积减少	慢性支气管炎
残气量增加	肺炎
闭合气量增加	
通气与血流灌注比例失调	
动脉血氧分压降低	
胸壁僵硬程度增加	
肌张力减低	
咳嗽无力	
最大换气量降低	
对高碳酸血症和低氧血症反应迟钝	
肾	
肾血流量减少	糖尿病肾病
肾血浆流量减少	高血压性肾病
肾小球滤过率降低	前列腺梗阻
肾单位减少	充血性心力衰竭
肾小管功能减低	
排钠功能受损	
肾浓缩功能降低	
肾稀释功能降低	
体液调节功能受损	
药物排泄功能降低	
肾素-醛固酮反应降低	
排钾功能降低	

表 43-5　针对所有老年患者的推荐术前检查项目[1]

术前检查项目	适应证
血红蛋白	针对所有老年患者，尤其是： 预期术中失血量大或有输血需求的手术 疑似或确诊重度贫血的患者
肾功能（血尿素氮，肌酐）	针对所有老年患者，尤其是： 大手术[2] 糖尿病、高血压、心血管系统疾病病史，或服用影响肾功能的药物，如血管紧张素转换酶抑制剂、非甾体抗炎药
血清白蛋白	所有老年麻醉患者，尤其是： 已知有肝相关病、多种严重慢性疾病以及近期患重大疾病 大手术 可能有营养不良

[1] Reproduced with permission from Chow W, Rosenthal R, Merkow R, et al. Optimal preoperative assessment of the geriatric surgical patient: A best practice guideline from the American College of Surgeons National Surgical Quality Improvement Program and the American Geriatrics Society. J Am Coll Surg. 2012 Oct; 215（4）: 453-466.

[2] 大手术包括心脏、血管、胸、腹手术。

代谢和内分泌功能

基础氧耗和最大氧耗量随年龄的增加而减少。人体重约 60 岁达峰值，此后大多数男性和女性开始体重下降。与年轻人相比，老年男性及女性的平均体重均降低。同时，产热量下降、热量丢失增加、下丘脑体温调节中枢调定点下移。

年龄超过 70 岁的患者中，约 15% 患合并糖尿病。糖尿病对多脏器的影响将使围术期的管理变得更为复杂。糖尿病神经病变和自主神经功能障碍是老年人的特殊问题。

逐渐增加的胰岛素抵抗造成老年患者进行性糖耐量降低。医疗机构通常有各自的围术期高血糖处理策

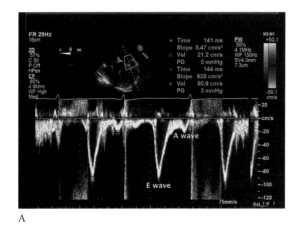

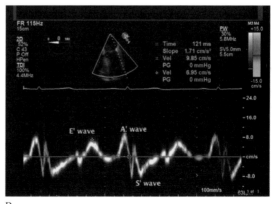

图 43-2　A. 在这个对舒张期血流的多普勒研究中，E 波峰值速度为 90.9 cm/s。研究反映了左心室舒张早期血液充盈的血液流速。B. 在组织多普勒中，测量了二尖瓣外侧瓣环的运动速度。E′ 波峰值速度为 6.95 cm/s。这与舒张期的心肌运动相对应（Reproduced with permission from Wasnick J, Hillel Z, Kramer D, et al. Cardiac Anesthesia & Transesophageal Echocardiography. New York, NY: McGraw-Hill; 2011.）

略，而血糖控制的目标也在不断变化。手术、麻醉和（或）危重疾病时，努力维持血糖在一个严格的正常范围可能导致低血糖和不良结果。在医疗机构中，建议麻醉医师明确可接受的围术期血糖水平，并留意相关标准的新进展。

5 老年患者的应激性神经内分泌反应得到很好的保留或仅有轻微的降低。衰老常合并 β 受体激动剂敏感性降低。

肾功能

肾血流量和肾单位（如肾小球数量和肾小管长度）随着年龄的增加而减少。由肾小球滤过率和肌酐清除率所代表的肾功能会降低（表 43-4）。血清肌酐水平保持不变是由于肌肉组织和肌酐的生成减少，而血中尿

6 素氮会随年龄逐渐增加。钠离子处理能力、浓缩功能和稀释功能的损害致使老年患者易发生脱水和液体超负荷。老年人对抗利尿激素和醛固酮的敏感性降低，对糖的重吸收能力降低。肾血流量减低和肾单位减少共同导致了老年患者术后发生急性肾衰竭的风险增高，尤其是接受肾毒性药物和操作的患者。

由于肾功能的减退，老年患者药物排泄能力降低。其处理水和电解质负荷的能力降低，因此恰当的液体管理愈发关键。老年患者更易发生进行性的低血钾和高血钾，而利尿剂在老年患者中的普遍应用将使情况更为复杂。围术期肾功能的保护药物以及围术期肾损伤高风险患者的特定基因库正在研究中。

消化系统

7 肝脏重量和肝血流量随衰老而减少。肝功能与肝脏质量成正比下降。因此，生物转化率和白蛋白合成降低。老年男性血浆胆碱酯酶水平降低。营养不良多由外科手术的不良反应导致。术前访视需评估患者的营养水平。根据美国外科医师协会国家手术质量改进计划和美国老年协会的指南，下列情况尤其值得关注患者的营养状况：

1. 体重指数小于 18.5 kg/m^2；
2. 血清白蛋白小于 3 g/dl；
3. 6 个月内非计划性的体重减轻超过 10%

神经系统

大脑重量随年龄增加而减低，大脑皮质神经元，

尤其是额叶的减少十分明显。大脑血流量随神经元的减少也成比例地降低 10% ～ 20%。脑血流与脑代谢率紧密相关，同时其自身调节保持完整。神经元间的树突连接的复杂性降低，神经元之间突触的数量也减少。某些神经递质（如多巴胺）的合成和神经递质的受体减少。5- 羟色胺、肾上腺素和 γ 羟基丁酸（GABA）的结合位点也减少。星状细胞和小胶质细胞的数量增加。

老年患者对局麻药和全麻药［最低肺泡有效浓度（MAC）］的需要量降低。在老年人，硬膜外麻醉易导致更广的麻醉平面。蛛网膜下腔阻滞的作用时间可能延长。

关于手术和麻醉是否会在一定程度上损伤大脑，目前很多研究正在进行中。围术期神经认知障碍（POCD）可通过神经行为学测试来诊断。与谵妄这种临床诊断不同的是，认知功能障碍必须借助评估手段。高达 30% 的老年患者在术后第一周神经行为测试结果为异常。但是，这一结果有可能是因为患者在手术或麻醉之前就已经出现了功能障碍所致。一个根本的问题是，麻醉药物是否引起老年患者大脑的神经毒性？目前有研究试图确定麻醉药物导致 POCD 是否与阿尔茨海默病的潜在发病机制相似。

除麻醉外，疾病的副作用（如炎症）和神经内分泌应激反应也可能以某种方式导致围术期脑损伤。一项研究证实，行择期关节置换术的老年患者中，20% 在术前存在认知损害。而且，术后 3 个月时，POCD 与麻醉方式或手术类型无关。老年患者术后谵妄较为常见，特别是术前神经认知测试分数降低的患者。术前体弱也与术后谵妄有关。等待手术的老年患者通常较为虚弱，这也预示术后谵妄的发生。髋关节手术术后谵妄发生率特别高。老年患者术后谵妄的相关因素及如何避免，详见表 43-6 和表 43-7。

另外，美国老年协会颁布了预防老年患者术后谵妄的指南，指南中建议老年患者使用非阿片类药物进行镇痛，这样可以减少术后谵妄的发生率。同时，他们建议避免使用哌替啶、抗胆碱作用的药物和苯二氮䓬类药物。一些研究表明，较轻的全麻深度同样可以减少术后谵妄。

老年患者需要花费更长的时间从全麻对中枢神经系统的影响下完全恢复，特别是术前有精神错乱和定向障碍的患者。这对门诊手术的老年患者十分重要，如家中缺少专业护理人员，老年人需要具备更高水平的自我护理能力。在没有疾病的情况下，老年人认知功能也通常在围术期发生轻度的降低。短期记忆受到的影响最大。持续的身体和智力锻炼可能对保护老年

表 43-6　术后谵妄的危险因子和预测因子

危险因子（术前）	预测因子	
	术中	术后
人口统计学资料	手术方式	早期手术并发症
年龄增加	髋部骨折	低血细胞比容
男性	心脏手术	心源性休克
合并症	血管手术	低血压
认知障碍	手术的复杂性	长时间带管
痴呆	手术时间	镇静
轻度认知功能障碍	休克/低血压	疼痛
术前记忆力衰退	心律失常	晚期手术并发症
动脉粥样硬化	心输出量减少	低白蛋白血症
颅内动脉狭窄	急诊手术	电解质异常
颈动脉狭窄	手术因素	医源性并发症
周围血管疾病	术中体温	疼痛
脑卒中先兆/短暂性脑缺血发作	使用苯二氮䓬类药物	感染
糖尿病	使用丙泊酚	肝衰竭
高血压	输血	肾衰竭
心房颤动	麻醉因素	睡眠障碍
低白蛋白血症	麻醉方式	酒精戒断
电解质异常	麻醉持续时间	
精神疾病	有认知功能活性的药物	
焦虑		
抑郁		
苯二氮䓬类药物的使用		
功能		
功能状态受损		
感觉障碍		
生活方式		
饮酒		
睡眠不足		
吸烟		

[1] Reproduced with permission from Rudoph J，Marcantonio E. Postoperative delirium：acute change with long term implications. Anesth Analg. 2011 May；112（5）：1202-1211

人的认知功能有积极的影响。

　　老年患者 POCD 的致病因素较多，包括药物、疼痛、潜在的器官功能障碍、低体温和代谢紊乱。老年患者对中枢性抗胆碱药物特别敏感，如东莨菪碱和阿托品。一些老年患者在手术和麻醉后会长期或永久罹患 POCD。研究显示，年龄超过 60 岁行大手术的老年患者，10%～15% 在术后 3 个月被发现患 POCD。在某些情况下（如心脏和大的骨科手术），术中动脉栓塞可能促成 POCD。动物实验证实，麻醉（未行外科手术）可损害动物几周内的学习功能，特别是老年动物。住院的老年患者患 POCD 的风险明显高于门诊的老年患者。

肌肉骨骼系统

　　老年人肌肉质量减少。随着年龄增加，皮肤萎缩，在撕扯胶布、电凝电极板、心电图电极片时更易损伤。静脉变脆，静脉输液时易破裂。关节炎患者可能会影响体位摆放或区域麻醉。退行性颈椎病可以限制颈部活动，可能导致插管困难。

与年龄相关的药理学变化

8　衰老对药代动力学（给药量和血浆浓度之间的关系）和药效动力学（血浆浓度和药效之间的关系）都产生影响。疾病导致的药理学变化具有明显的个体差异，故应防止标准化用药。

　　老年人肌肉质量的进行性减少和脂肪含量的进行性增加（特别是女性）导致体内水的总量降低。这将降低水溶性药物的分布容积而增高其血浆浓度；反之，脂溶性药物的分布容积会增加，其血浆浓度会降低。药物分布容积的任何变化足以显著改变其药物浓度，进而影响其消除时间。由于肝、肾功能随着年龄增加而降低，药物的清除率降低，从而延长了多种药物的

表 43-7 预防术后谵妄[1]

方法类别	干预方式
认知刺激	定位（时钟，日历，方向板） 避免激活认知功能的药物
增加感官输入	眼镜 助听器/放大器
活动	早期术后活动和康复
避免使用精神类药物	避免使用不必要的药物 标准化的疼痛管理
液体治疗和营养	液体治疗 电解质监测和补充 标准化的营养支持
避免医源性并发症	肠营养方案 早期拔除导尿管 保证充足的中枢神经系统氧供，包括 　吸氧和为血细胞比容非常低的患者 　输血 建立术后并发症监护制度

[1] Reproduced with permission from Rudoph J, Marcantonio E. Postoperative delirium: acute change with long term implications. Anesth Analg. 2011 May; 112（5）: 1202-1211

作用时间。

　　分布和清除同样也受血浆蛋白结合率的影响。结合酸性药物（如巴比妥类、苯二氮䓬类、阿片受体激动剂）的白蛋白通常随年龄增加而降低。结合碱性药物（如局麻药物）的 α_1-酸糖蛋白随年龄增加而增加。

9 老年患者主要的药效学变化是麻醉药的需求量减少，表现为 MAC 值降低。仔细滴注药物有助于避免药物的副作用和意外的药物作用时间延长。短效药物如丙泊酚、地氟烷、瑞芬太尼和琥珀胆碱可能特别适用于老年患者。不显著依赖肝、肾功能或血流的药物，如阿曲库铵或顺阿曲库铵，对于老年患者非常有利。

吸入麻醉药

　　40 岁以后，年龄每增加 10 岁，吸入麻醉药的 MAC 值下降 4%。如果心输出量下降，吸入麻醉药起效时间将增快。反之，如果有显著的通气/灌注异常，起效将减慢。由于老年人的分布容积增加（体脂增加）和气体交换减少，吸入麻醉的恢复时间将延长。由于吸入麻醉药在体内几乎不需要代谢，肝功能对于吸入麻醉药影响不明显。老年患者急诊麻醉首选快速

消除的吸入麻醉药（例如地氟烷）。

非挥发性麻醉药

10 一般而言，老年患者对丙泊酚、依托咪酯、阿片类镇痛药、苯二氮䓬类和巴比妥类等药物的需求剂量降低。通常 80 岁老年患者诱导所需的丙泊酚剂量比 20 岁患者的所需剂量要少。

　　尽管丙泊酚因在老年患者中消除快，接近于理想的麻醉诱导药，但与年轻患者相比，它更容易引起老年人呼吸抑制和低血压。药动学和药效学的因素导致了这种高敏感性。老年患者麻醉所需丙泊酚的血药浓度几乎比年轻患者低 50%。此外，在老年人患者中，丙泊酚在外周室迅速达到平衡的能力和总清除率都明显下降。依托咪酯的首次分布容积随年龄增加而显著减少，老年人使用较低剂量就能达到脑电图相同的抑制点（相比于年轻患者）。

　　老年患者对芬太尼、阿芬太尼、舒芬太尼的敏感性增加主要体现在药效学方面。年龄对上述阿片类药物药动学的影响并不明显。老年患者应用芬太尼和阿芬太尼达到相同脑电图抑制点的剂量比年轻患者低 50%。

　　所有苯二氮䓬类药物的分布容积随年龄的增加而增高，有效延长了其消除半衰期。同样，苯二氮䓬类药物药效的敏感性会提高。老年患者咪达唑仑的所需剂量一般比年轻患者少 50%，其清除半衰期会延长 50%。

　　抗胆碱药物和苯二氮䓬类药物增加术后谵妄发生的风险。相反，在一项临床研究中发现单次推注氯胺酮（0.5 mg/kg）可以减少谵妄的发生率。使用具有抗胆碱和抑制多巴胺效应的镇静剂和止吐剂可能对帕金森病患者产生不良反应。

肌肉松弛药

　　琥珀胆碱和非去极化肌肉松弛剂的反应不随年龄的改变而变化。但是，老年患者心输出量降低和肌肉血流变慢可导致神经肌肉阻滞剂的起效时间延长达 2 倍。由于药物清除率的降低，使用依赖肾排泄的非去极化肌肉松弛剂（如泮库溴铵）时麻醉恢复会延迟。同样，肝重量降低导致肝排泄功能降低，延长了罗库溴铵和维库溴铵的药物清除半衰期和作用时间。年龄对阿曲库铵的药理学特性无显著影响。

病例讨论

老年患者合并髋部骨折

一位 86 岁的患者，因股骨转子下骨折，计划行切开复位和内固定术。

如何评估这位患者围术期并发症的危险？

与年龄相比，合并症与麻醉风险更加密切相关。因此，麻醉前评估应集中在鉴别年龄相关性疾病（表 43-4）和评估生理储备功能。即使年龄相同，能日常步行穿过三个街区去杂货店的患者和终日卧床的患者相比，其生理状态有着巨大的差异。显而易见，需要接受术前治疗（如支气管扩张用药）的任何情况都须明确并进行处理。同时，长时间的拖延不利于手术修复，并会增加总体的发病率。

影响区域麻醉或全麻的因素有哪些？

年龄不是区域麻醉和全麻的禁忌证。对老年人群，每种麻醉方式都有其优缺点。对髋部手术而言，蛛网膜下腔或硬膜外阻滞的感觉阻滞平面达到 T_{10} 即可满足手术需要。这两种阻滞都需要患者合作且在术中能够长时间平卧。当正中入路穿刺困难时可以选择旁正中入路。区域麻醉后老年人出现的意识错乱和认知功能障碍比全麻要少，除非前者同时使用较强的镇静剂。心血管改变通常仅限于交感神经被阻滞时动脉血压的下降。虽然预防性输液可最大限度地减少血压的下降，但如果患者心脏功能处于临界状态，一旦阻滞消退，交感神经张力恢复，即可导致充血性心力衰竭。主动脉瓣狭窄是老年人常见瓣膜病变，对于主动脉狭窄的患者，降低后负荷会导致严重的低血压甚至心脏停搏。冠状动脉疾病患者可发生反射性心率增快，导致心肌需氧量的增加，或冠状动脉灌注降低，氧供减少。老年患者行手术时，有创动脉血压监测是有用的。血流动力学监测仪（采用脉搏波分析来评估每搏量变异）以及经食管超声心动图可用于指导液体治疗。对于老年患者，经食管超声心动图有引发食管破裂和纵隔炎的风险，必须权衡利弊。

行髋部手术的老年患者，区域麻醉有哪些具体的优点或缺点？

区域麻醉的主要优点——尤其对于行髋部手术的患者——是术后血栓栓塞的发生率较低。推测是由于其扩张了周围血管，维持了下肢静脉的正常血流。另外，局麻药物可抑制血小板聚集并稳定内皮细胞。很多麻醉医师认为与全麻相比，区域麻醉能更好地维持呼吸功能。只要麻醉平面不累及肋间肌，都可保留正常的通气和咳嗽反射。关于区域麻醉是否能降低髋部骨折手术的死亡率仍存在争议，目前正在进行的临床试验可以回答这一重要问题。

老年患者区域麻醉相关的技术问题包括脊柱退行性变导致的定位点改变和骨折引起疼痛而导致的穿刺体位摆放困难。为避免患者躺于骨折患侧，可鞘内注射低比重或等比重的麻药。对于老年患者，蛛网膜下腔麻醉后头痛则较少发生。

如果患者拒绝区域麻醉，全麻是否可行？

全麻是区域阻滞的有效替代方法。优点是患者可在床上行诱导，插管后搬动到手术台上，避免了体位改变引起的疼痛。

对于该患者，在全麻诱导和维持期间应考虑哪些特殊因素？

谨记股骨转子下骨折可造成 1 L 甚至更多的隐性失血，所以丙泊酚诱导时可导致动脉血压的急剧下降。最初的低血压可能被喉镜显露和插管期间的高血压和心动过速所替代。这种急剧的动脉血压波动增加了心肌缺血的危险。老年患者血管顺应性差，脉压大，麻醉期间容易导致收缩压和舒张压的剧烈波动。

手术中使用非去极化肌肉松弛药可改善手术条件并且维持较浅的麻醉深度。在脑电图监测下保持较浅的麻醉深度可能会降低术后谵妄发生率，但是仍然存在争议。

（张渝俊　译　尹芹芹　校　廖刃　审）

推荐阅读

Akhtar S, Ramachandran R. Geriatric pharmacology. *Anesthesiol Clin.* 2015;33:457.

Alvis B, Hughes C. Physiology considerations in geriatric patients. *Anesthesiol Clin.* 2015;33:447.

American Geriatrics Society Expert Panel on Postoperative Delirium in Older Adults. American Geriatrics Society abstracted clinical practice guideline for postoperative delirium in older adults. *J Am Geriatr Soc.* 2015;63:142.

Berger M, Nadler J, Browndyke J, et al. Postoperative

cognitive dysfunction: Minding the gaps in our knowledge of a common postoperative problem in the elderly. *Anesthesiol Clin.* 2015;33:517.

Bettelli G. Preoperative evaluation in geriatric surgery: Comorbidity, functional status and pharmacological history. *Minerva Anestesiol.* 2011;71:1.

Cheung C, Ponnusamy A, Anderton J. Management of acute renal failure in the elderly patient: A clinician's guide. *Drugs Aging.* 2008;25:455.

Chow W, Rosenthal R, Merkow R, et al. Optimal preoperative assessment of the geriatric surgical patient: A best practice guideline from the American College of Surgeons National Surgical Quality Improvement Program and the American Geriatrics Society. *J Am Coll Surg.* 2012;215:453.

Crosby G, Culley D, Patel P. At the sharp end of spines. *Anesthesiology.* 2010;112:521.

Evered L, Scott D, Silbert B, Maruff P. Postoperative cognitive dysfunction is independent of type of surgery and anesthetic. *Anesth Analg.* 2011;112:1179.

Evered L, Silbert B, Scott D, et al. Preexisting cognitive impairment and mild cognitive impairment in subjects presenting for total hip joint replacement. *Anesthesiology.* 2011;114:1297.

Fodale V, Santamaria L, Schifilliti D, Mandal P. Anaesthetics and postoperative cognitive dysfunction: A pathological mechanism mimicking Alzheimer's disease. *Anaesthesia.* 2010;65:388.

Jankowski C, Trenerry M, Cook D, et al. Cognitive and functional predictors and sequelae of postoperative delirium in elderly patients undergoing elective joint arthroplasty. *Anesth Analg.* 2011;112:1186.

Jin F, Chung F. Minimizing perioperative adverse events in the elderly. *Br J Anaesth.* 2001;87:608.

Leung J, Tsai T, Sands L. Preoperative frailty in older surgical patients is associated with early postoperative delirium. *Anesth Analg.* 2011;112:1199.

Levine W, Mehta V, Landesberg G. Anesthesia for the elderly: selected topics. *Curr Opin Anaesthiol.* 2006;19:320.

Lin D, Feng C, Cao M, Zuo Z. Volatile anesthetics may not induce significant toxicity to human neuron like cells. *Anesth Analg.* 2011;112:1194.

Murthy S, Hepner D, Cooper Z, et al. Controversies in anaesthesia for noncardiac surgery in older adults. *Br J Anaesth.* 2015;115(suppl 2):ii15.

Nakhaie M, Tsai M. Preoperative assessment of geriatric patients. *Anesthesiol Clin.* 2015;33:471.

Rudoph J, Marcantonio E. Postoperative delirium: Acute change with long term implications. *Anesth Analg.* 2011;112:1202.

Samani N, van der Harst P. Biological aging and cardiovascular disease. *Heart.* 2008;94:537.

Schenning K, Deiner S. Postoperative delirium in the geriatric patient. *Anesthesiol Clin.* 2015;33:505.

Silvay G, Castillo J, Chikwe J, et al. Cardiac anesthesia and surgery in geriatric patients. *Semin Cardiothorac Vasc Anesth.* 2008;12:18.

van Harten AE, Scheeren TW, Absalom AR. A review of postoperative cognitive dysfunction and neuroinflammation associated with cardiac surgery and anaesthesia. *Anaesthesia.* 2012;67:280.

White PF, White LM, Monk T. Review article: Perioperative care for the older outpatient undergoing ambulatory surgery. *Anesth Analg.* 2012;114:1190.

Zaugg M, Lucchinetti E. Respiratory function in the elderly. *Anesthesiol Clin North Am.* 2000;18:47.

Zeleznik J. Normative aging of the respiratory system. *Clin Geriatr Med.* 2003;19:1.

第 44 章　手术室外麻醉（门诊和非手术室麻醉）

要点

1 非手术室麻醉可能要求麻醉实施者在医院偏远的地方工作，获取患者信息和麻醉设备的便捷性可能会受到限制。此外，这些地方的麻醉工作人员可能不熟悉安全实施麻醉的要求。

2 在实施麻醉前，麻醉实施者应确保基本设施和操作策略与目前的麻醉操作标准一致。

3 一般来说，门诊手术应该操作简单，手术时间短，据此推测，患者术后会快速康复，而不需要术后住院。

4 筛选患者行门诊手术应考虑的因素包括系统性疾病及其治疗现状、气道管理问题、睡眠呼吸暂停、病理性肥胖、既往严重的麻醉不良后果（如恶性高热）、过敏史以及患者的社交网络（如是否有人能 24 小时照顾患者）。

门诊 / 日间麻醉是麻醉学的分支学科，涉及患者行择期或当日手术时术前、术中和术后的麻醉管理。接受门诊手术的患者很少需要住院，且手术结束后 24 小时内足已恢复出院。

非手术室麻醉（non-operating room anesthesia，NORA；也称手术室外麻醉）包括住院和门诊手术患者在传统手术室外进行的麻醉。这类患者差异性大，涉及行磁共振成像（MRI）需要麻醉的幽闭恐惧症的

1 患者到胃肠镜室行内镜逆行胆管造影的重症败血症的患者。NORA 可能会要求麻醉的实施者在医院较偏远的地方工作，获取患者信息和麻醉设备的便捷性可能会同时受限。此外，这些地方的麻醉工作人员可能不熟悉麻醉的安全实施要求。

诊室麻醉是指在执业医师所开的诊室中进行的麻醉，在诊室的设计中包含了实施麻醉所需的相关设备。诊室麻醉常见于患者行整形手术或牙科手术。

尽管住院患者、门诊手术中心的患者、手术室外患者和诊室麻醉患者的麻醉技术要求具有相似性，但其需求不同。因此，美国麻醉医师协会（ASA）根据不同的地点制定了不同的指南和规范。所有的建议都会在 ASA 网站上进行审查（www.asahq.org/For-Healthcare-Professionals/Standards-Guidelinesand-Statements.aspx），而且会及时更新和修正。认证机构，例如联合委员会（Joint Commission，TJC）、门诊医疗保健认证协会和美国门诊医疗设施认证协会致力于多种检查和评审，以确保医疗设备符合实施相关医

2 疗服务的标准。因此，在实施麻醉前，麻醉实施者应确保基本设施和操作策略与目前的麻醉操作标准一致。

门诊和诊室麻醉的适应人群

近年来，有越来越多严重合并症患者进行门诊手术。必须考虑到每位患者自身的合并症、实施手

3 术的类型以及预期的麻醉效果。通常基于门诊手术的复杂性和持续时间，我们可以推测患者术后会迅速康复，且术后不需要住院。在判断患者能否接受门诊或诊室手术时，患者的 ASA 分级及详尽的病史询问和体格检查至关重要。ASA 4 级和 5 级的患者一般不适合行门诊手术。ASA 3 级的患者合并糖尿病、高血压和稳定型冠状动脉疾病时，如合并疾病控制良好，并不会妨碍患者行门诊手术。最后，手术医师和麻醉医师必须判断门诊或诊室手术给患者的益处（例如便利性、节约成本和节省费用）是否大于其风险（例如医院缺少紧急援救的措施，如心导管室、急诊冠状动脉支架、气道救援的

协助、快速的协助诊治）。

④ 筛选患者行门诊手术应考虑的因素包括系统性疾病及其治疗现状、气道管理问题、睡眠呼吸暂停、病理性肥胖、既往严重的麻醉不良后果（如恶性高热）、过敏史以及患者的社交网络（如是否有人能 24 小时照顾患者）。合并困难气道的患者不适合行诊室手术，而是需要在设备完善和人员充足的门诊手术中心进行诊治。这类患者需重点关注以下几点：是否有应对困难气道的工具，例如气管插管型喉罩或可视喉镜；是否有经验丰富的其他麻醉医师提供帮助；是否有人能行紧急气管切开术或环甲膜切开术。如果在行门诊手术时重视气道管理的能力，那么这类患者在具有紧急会诊和救助能力的医院将会得到更好的治疗。

同样，与独立的医疗中心相比，患者的合并症病情不稳定，如失代偿性充血性心力衰竭或未控制的高血压，其入院能得到更好的治疗。以医院为基础的门诊手术中心为这类患者提供了有效的医院资源，同时也提供了门诊手术的便利性。如果患者的病情需要另外的治疗，此时可行住院治疗，虽然这种模式的灵活性会增加医院治疗费用。

麻醉医师必须清楚在有问题的患者中，哪些既往疾病可能会导致术中和（或）术后不良事件（adverse event，AE）。同样，选择的门诊手术操作也应该尽量减少围术期出血及气道损害的风险，且确保术后不需要进行特殊的护理。基于风险的识别，麻醉医师应该能够减少意外不良事件发生的可能性。尽管目前循证医学能够为某些高危的门诊疾病提供指南，但在大多数情况下，仍缺少临床证据。

特殊疾病患者与门诊手术

肥胖与阻塞性睡眠呼吸暂停

肥胖会伴有多种疾病，如高血压、糖尿病、高脂血症、此三种疾病共存（代谢综合征）以及阻塞性睡眠呼吸暂停（OSA）。这些疾病会导致患者生理功能紊乱，包括氧需求量、二氧化碳生成量、肺泡通气量和心输出量的改变。目前没有确切的体重指数（BMI）来评估患者能否进行门诊手术。然而，Joshi 和同事建议体重指数低于 40 kg/m² 的患者，如果合并症得到控制，可以耐受门诊手术。相反的，BMI 高于 50 kg/m² 的患者，行门诊手术的风险更大。肥胖与 OSA 的患者术后发生呼吸系统并发症的风险增加，如迟发呼吸道阻塞和呼吸暂停，尤其术后使用阿片类药物时。预测可能发生上述并发症的评分量表有助于对患者进行

术前评估，并转入院内治疗（表 44-1 和表 44-2）。然而，ASA 指南指出，目前文献并不能提供充足的证据证实，与门诊治疗相比，哪类 OSA 患者的住院治疗更安全。尽管睡眠研究是诊断睡眠呼吸暂停的金标准，但许多阻塞性睡眠呼吸暂停的患者从来没有被诊断患有 OSA。因此，麻醉医师可能是最先发现患者具有睡眠呼吸暂停症状的医师。根据 ASA 指南，术前开始持续气道正压（CPAP）可能会降低术后心脏并发症的发生率。合适的情况下，可使用少量阿片类药物的多模式镇痛、神经阻滞和局部麻醉技术，尽可能地避免使用呼吸抑制剂。除了常规的出院标准，ASA 推荐 OSA 风险增高的患者不能出院到无监测的环境中，除非他们不会出现围术期呼吸抑制的风险。ASA 还提出了以下建议：

- 吸室内空气下，脉搏氧饱和度恢复至出院前的基础水平；
- 观察非刺激状态下的呼吸功能，如睡觉时；
- 如果术后出现频繁的气道阻塞或进行性低氧血症，可考虑使用 CPAP 或无创正压通气（NIPPV）；
- 术后需要较长时间的观察，以确保 OSA 患者发生术后呼吸抑制的风险不高于接受此类手术的非 OSA 患者。

目前文献尚不足以为 OSA 患者行外科手术后适当的出院时间提供充分证据。

门诊麻醉医学会针对 OSA 围术期管理提供了自己的共识声明（表 44-3）。该声明建议使用 STOP-Bang 标准进行术前 OSA 筛查。此外，该共识声明还提供了一个决策树，用来帮助确定哪些已知和预测为 OSA 患者是门诊手术的适应者（图 44-1）。麻醉和睡眠医学协会也发布了指南，帮助筛查 OSA，他们的建议总结见表 44-4。与 OSA 相关的围术期并发症日益成为医疗事故诉讼的主题。困难气道管理和心搏呼吸骤停相关的死亡或脑损伤经常是医疗事故诉讼的基本点。

心脏问题

越来越多的接受药物治疗或物理治疗[例如心脏同步化治疗、植入型心脏复律除颤器（ICDS）、支架]的各种心脏疾病的患者接受门诊手术治疗。因此，在门诊的麻醉工作人员可能会遇到越来越多的有心脏实质性疾病但目前病情稳定的患者。安置心脏支架且很可能正在接受抗凝治疗的患者，只有患者、心脏病专家和外科医师充分讨论权衡手术的必要性与终止抗血

表 44-1　阻塞性呼吸睡眠暂停（OSA）的鉴定和评估：举例 [1, 2]

A. 提示 OSA 可能的临床症状和体征
　　1. 生理诱因
　　　　a. BMI 35 kg/m^2 ［年龄与性别第 95 百分位数时的 BMI 值］[3]
　　　　b. 颈围 17 英寸（男性）或 16 英寸（女性）
　　　　c. 影响气道的颅面部异常
　　　　d. 解剖引发的鼻阻塞
　　　　e. 扁桃体几乎接近或位于咽中线
　　2. 既往睡眠时有明显的气道阻塞病史（符合以下两项或两项以上；如果患者独居或其他人无法观察睡眠情况，则符合以下一项即可）
　　　　a. 打鼾（关门也能听到的鼾声）
　　　　b. 经常打鼾
　　　　c. 观察睡眠时有呼吸暂停
　　　　d. 因窒息感从睡眠中觉醒
　　　　e. 经常从睡眠中觉醒
　　　　f. ［睡眠伴随间歇性发声］[3]
　　　　g. ［父母告知患儿睡眠不安静，有呼吸困难或睡眠时出现呼吸困难］[3]
　　3. 嗜睡（符合以下一项及以上）
　　　　a. 尽管"睡眠"充足，仍频繁嗜睡或疲倦
　　　　b. 尽管"睡眠"充足，在非刺激性的环境中（例如看电视节目、读书或驾车）很容易入睡
　　　　c. ［父母或老师告知患儿白天昏昏欲睡，容易分心，过激或精力难以集中］[3]
　　　　d. ［难以在常规起床时间唤醒患儿］[3]
　　如果患者症状和体征符合上述分类中的两项或两项以上，则其诊断为阻塞性睡眠呼吸暂停的可能性极大。阻塞性呼吸睡眠暂停的严重程度可通过睡眠研究（见下文）来评估。如无法行睡眠研究，这类患者应当按照中度的睡眠呼吸暂停来治疗。如果上述的一项或一项以上的症状和体征严重异常（如 BMI 或颈围明显增加、观察者认为呼吸暂停十分严重、患者经常在安静的环境中几分钟就能入睡），应当按照严重的睡眠呼吸暂停来处理。
B. 如果患者已经进行了睡眠研究，则研究结果应当用于指导围术期患者的麻醉管理。但由于不同的睡眠实验室有不同的监测睡眠暂停和呼吸减弱的标准，阻塞性睡眠呼吸暂停研究小组认为，睡眠研究室对程度的评估（无、轻度、中度或重度）比实际的睡眠暂停指数（每小时睡眠障碍性呼吸次数）更重要。如果无法鉴别总体的严重程度，可根据下面表格进行评估。

OSA 的严重程度	成人 AHI	小儿 AHI
无	0 ～ 5	0
轻度 OSA	6 ～ 20	1 ～ 5
中度 OSA	21 ～ 40	6 ～ 10
重度 OSA	＞ 40	＞ 10

[1] Reproduced with permission from Gross JB，Bachenberg KL，Benumof JL, et al. Practice guidelines for the perioperative management of patients with obstructive sleep apnea：A report by the American Society of Anesthesiologists Task Force on Perioperative Management of patients with obstructive sleep apnea. Anesthesiology. 2006 May；104（5）：1081.
[2] AHI，呼吸暂停低通气指数；BMI，体重指数；OSA，阻塞性睡眠呼吸暂停。
[3] 方括号中项目适用于儿科患者

小板治疗的利弊后，才能停用抗凝药物。同样，围术期不能停用 β 受体阻滞药。血管紧张素转化酶抑制药和血管紧张素受体阻断药可能会导致麻醉诱导时出现一过性的低血压，由于接受治疗的患者可能会出现术中低血压或术后高血压，或两者都出现，但上述情况均会纠正。因此，围术期继续使用或停用仍然存在争议。美国麻醉医师协会指南推荐安置起搏器或 ICD 的患者，应在监测条件下对起搏器进行核查，如使用电凝止血时。如果双极电凝远离起搏装置 15 cm 以上或者如果在脐平面以下使用单极电凝和负极板粘贴在腿上时，我们认为此时 ASA 的建议过于保守。同样，如果 ICD 在工作状态，预期会有电磁干扰，则围术期 ICD 抗心动过速的功能会受到抑制（图 44-2 和 44-3）。当 ICD 的抗心动过速功能失效时，应始终准备具有体外除颤功能的设备。

血糖控制

　　门诊麻醉医学会在围术期血糖的控制上已达成共识，但强烈推荐控制门诊患者血糖水平的证据并不充分。因此，血糖的管理建议与住院患者一致。但是，专家组推荐术中血糖的目标浓度应小于 180 mg/dl。

恶性高热

　　既往有恶性高热病史的患者，可安全使用不诱发恶性高热的麻醉药，其出院同门诊患者一样。不应该预防性使用丹曲林。

术中注意事项

　　门诊患者手术的术中管理目标为：在创造可接

表 44-2　阻塞性呼吸睡眠暂停评分系统举例[1, 2]

	分值
A. 基于睡眠研究（或无法进行睡眠研究时的临床指标）的睡眠呼吸暂停的严重程度。得分＿＿＿＿（0 ～ 3）[2, 3]	
OSA 的严重程度（表 44-1）	
无	0
轻度 OSA	1
中度 OSA	2
重度 OSA	3
B. 手术和麻醉的侵袭性。得分＿＿＿＿（0 ～ 3）	
手术和麻醉的类型	
无需镇静，局部麻醉或外周神经阻滞麻醉下进行的表浅手术	0
需适度镇静或全身麻醉的表浅手术	1
蛛网膜下腔麻醉或硬膜外麻醉下的外周手术（最多辅以适度镇静）	1
全身麻醉下的外周手术	2
适度镇静的气道手术	2
全身麻醉下的大型手术	3
全身麻醉下的气道手术	3
C. 术后阿片类药物的需求。得分＿＿＿＿（0 ～ 3）	
阿片类药物的需求	
无	0
小剂量口服阿片类药物	0
大剂量口服阿片类药物，肠外或轴索给阿片类药物	1
D. 围术期风险评估	
总分＝ A 项分值＋ B 项或 C 项中评分的最高值	
得分＿＿＿＿（0 ～ 6）[4, 5]	

[1] Reproduced with permission from Gross JB, Bachenberg KL, Benumof JL, et al. Practice guidelines for the perioperative management of patients with obstructive sleep apnea: A report by the American Society of Anesthesiologists Task Force on Perioperative Management of patients with obstructive sleep apnea. Anesthesiology. 2006 May; 104（5）: 1081.

[2] 与该表格相似的评分系统可用于评估阻塞性睡眠呼吸暂停是否会增加围术期并发症的风险。本例表并未经过临床验证，仅作为指导参考，评估个体患者风险时，应以临床判断为准。

[3] 如果患者术前接受持续气道末正压通气（CPAP）或无创正压通气（NIPPV）且术后将会持续使用，则评分需要减去 1 分。

[4] 如果患者有轻度或中度的 OSA，同时静息状态下动脉血二氧化碳分压（$PaCO_2$）大于 50 mmHg，则评分需要加 1 分。

[5] 如果患者评分为 4 分，则 OSA 可能会增加患者围术期的风险；如果患者评分为 5 分或 6 分，则 OSA 可能会明显增加围术期的风险

表 44-3　STOP-Bang 问卷对阻塞性睡眠呼吸暂停患者的筛查[1, 2]

S ＝打鼾。你打鼾声音大吗（声音比说话的声音大，或者声音大到关着门都能听到）？

T ＝疲劳。你在白天经常感到疲倦、疲劳或困倦吗？

O ＝呼吸暂停。有人注意到你在睡觉时停止呼吸吗？

P ＝血压。你是否患有高血压或正在接受治疗？

B ＝ BMI > 35 kg/m²

A ＝年龄 > 50 岁

N ＝颈围 > 40 cm

G ＝男性

[1] Data from Chung F, Yegneswaran B, Liao P, et al. STOP questionnaire: A tool to screen patients for obstructive sleep apnea. Anesthesiology. 2008 May; 108（5）: 812-821.

[2] 阳性问题少于 3 个：OSA 为低风险；阳性问题 3 个或 3 个以上：OSA 为高风险；阳性问题 5 个到 8 个：中度到重度 OSA 可能性极大

受的手术条件的同时，保证患者苏醒迅速、镇痛完善、术后恶心呕吐（PONV）发生率降至最低，以及迅速康复出院。通常这些目标很难同时达到。尽管七氟烷行吸入麻醉时患者苏醒迅速，但与全凭静脉麻醉（total intravenous anesthesia, TIVA）相比，如不给予额外的预防药物，术后恶心呕吐可能性会增加。大量研究表明，与全身麻醉相比，局部麻醉可通过降低术后恶心呕吐的发生率和阿片类镇痛的需求量，缩短部分门诊患者的住院时间。氧化亚氮会增加术后恶心呕吐的可能性，预防用药能避免该副作用。同样，通过使用多种药物如局部麻醉药、对乙酰氨基酚和非甾体抗炎药（NSAIDs）行围术期多模式镇痛，可减少阿片类药物用量，降低其导致术后恶心呕吐的风险。

血栓栓塞仍然是门诊手术和诊室手术以及住院手术术后的威胁。应在高危患者中使用气动加压装置和药物预防血栓。在监护麻醉管理中，提供的氧气会产生富氧的环境，易被电凝设备引燃，导致手术室火灾。行头颈部手术时，麻醉实施者必须特别警惕避免创造易燃环境。如果患者使用鼻导管或面罩吸氧，应尽可能降低吸入氧气的浓度。如可能的话，应避免使用洞巾包裹保护患者的头部。

麻醉恢复与出院

苏醒、术后疼痛和术后恶心呕吐的管理对患者快速出院至关重要。术前应制订麻醉计划预防并发症如术后疼痛和术后恶心呕吐，尽可能地标准化和简化管理。

门诊手术患者的整个麻醉要点应专注于减少并发症，尤其是术后疼痛和术后恶心呕吐，以便加速出院。推荐多模式管理方式；详见第 17 章中关于术后恶心呕吐预防和管理的讨论。在术后恶心呕吐的高危患者中，联合用药（如昂丹司琼、地塞米松及氟哌利多）比单一药物治疗（如单用昂丹司琼）更有效。同样，减少阿片类药物用量的镇痛方案，可减少术后恶心呕吐。

疼痛的管理集中在联合使用局部麻醉、阿片类药物和非甾体抗炎药（多模式镇痛）。加巴喷丁类药物（加巴喷丁、普瑞巴林）可能是多模式镇痛的有效药物之一。门诊患者口服、直肠给予或静脉给予对乙酰氨基酚和（或）非甾体抗炎药，同样有效。

离院标准

评分系统有利于门诊术后患者及时安全地离开麻

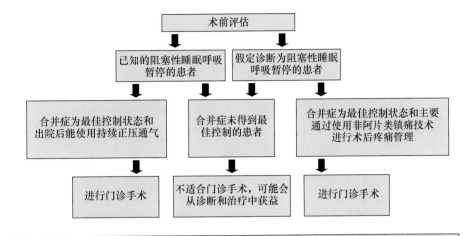

图 44-1　术前选择阻塞性睡眠呼吸暂停（OSA）患者行门诊手术的决策（Reproduced with permission from Joshi G，Ankichetty S，Gan T，Chung F. Society for Ambulatory Anesthesia consensus statement on preoperative selection of adult patients with obstructive sleep apnea scheduled for ambulatory surgery. Anesth Analg. 2012 Nov；115（5）：1060-1068.）

表 44-4　麻醉和睡眠医学协会对阻塞性睡眠呼吸暂停患者的建议 [1]

☐ 阻塞性睡眠呼吸暂停（OSA）患者进行麻醉与手术，与未确诊的患者相比，围术期并发症的风险更高。术前明确 OSA 高危患者的围术期预防和干预措施，有助于减少围术期患者并发症的发生。

☐ 筛查工具有助于对可疑 OSA 患者进行风险分层。筛查小组应考虑将 OSA 筛查纳入麻醉前评估标准。

☐ 在目前的文献中，没有足够的证据支持取消或推迟手术，对可疑 OSA 患者进行正式诊断（实验室或家庭多导睡眠监测），除非有证据表明有相关的明显或未控制的系统性疾病，或通气或气体交换方面的其他问题。

☐ 患者和医疗团队都应该意识到，无论是确诊 OSA（无论是治疗、部分治疗或未治疗）还是疑似 OSA 都可能与术后并发症的增加有关。

☐ 如果可行，应考虑获得睡眠研究的结果，如果适用，术前推荐患者进行气道正压（PAP）治疗。

☐ 在资源允许的情况下，医院应考虑提供气道正压通气设备供患者围术期使用，或让患者自备气道正压通气设备进入手术室。

☐ 以下患者应考虑进行额外评估，优化术前心肺功能：确诊、部分治疗或未治疗和疑似的阻塞性睡眠呼吸暂停（OSA）患者，合并相关的明显或无法控制的系统性疾病，或呼吸或气体交换方面的其他问题，如（ⅰ）低通气综合征，（ⅱ）严重的肺动脉高压，（ⅲ）无心肺疾病下的静息性低氧血症。

☐ 如果合并症的治疗进行了优化，而且实施了减轻术后并发症的策略，对已确诊、部分治疗／未治疗或疑似 OSA 的患者可以继续手术。

☐ 决定进行或推迟手术的风险和受益，需要与外科医生和患者进行咨询和讨论。

☐ 以前未确诊但疑似阻塞性睡眠呼吸暂停的患者使用气道正压通气治疗应视具体情况而定。由于缺乏随机对照试验的证据，我们不能推荐常规使用。

☐ 在住院的睡眠期间，无论是术前还是术后，建议在住院时的睡眠期间继续使用气道正压通气治疗。可能需要调整设置以适应围术期的变化，如出现面部肿胀、上呼吸道水肿、液体转移、药物治疗和呼吸功能的改变。

[1] Reproduced with permission from Chung F，Memtsoudis S，Ramachandran S，et al. Society of Anesthesia and Sleep Medicine guidelines on preoperative screening and assessment of adult patients with obstructive sleep apnea. Anesth Analg. 2016 Aug；123（2）：452-473

醉恢复室（PACU），并评估患者是否可以离院回家。Aldrete 评分系统包括活动、呼吸、循环、意识和血氧饱和度，可帮助指导门诊手术患者从麻醉恢复室中尽快恢复。评分系统和患者从门诊手术中心离院回家的标准化指南同样适用（表 44-5 至表 44-8）。

离院标准通常要求患者：

● 反应灵敏，具有时间和地点的定向力；

● 生命体征平稳；

● 通过口服镇痛药物、布比卡因脂质体或外周神经

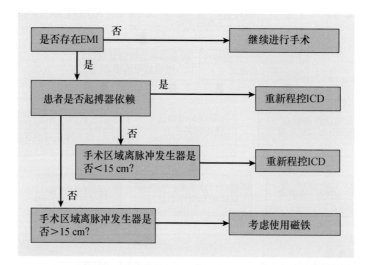

图 44-2　安置植入型心脏复律除颤器患者的术前注意事项。EMI，电磁干扰；ICD，植入型心脏复律除颤器（Reproduced with permission from Joshi GP. Perioperative management of outpatients with implantable cardioverter defibrillators. Curr Opin Anaesthesiol. 2009 Dec；22（6）：701-704.）

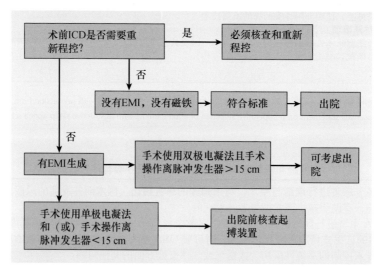

图 44-3　安置植入型心脏复律除颤器患者的术后注意事项。EMI，电磁干扰；ICD，植入型心脏复律除颤器（Reproduced with permission from Joshi GP. Perioperative management of outpatients with implantable cardioverter defibrillators. Curr Opin Anaesthesiol. 2009 Dec；22（6）：701-704.）

表 44-5　恢复分期[1]

恢复分期	临床定义
恢复早期	觉醒和重要的反射得到恢复
恢复中期	快速的临床恢复；回家前准备
恢复晚期	完全恢复；心理恢复

[1] Data from Steward DJ，Volgyesi G. Stabilometry：A new tool for measuring recovery following general anaesthesia. Can Anaesth Soc J. 1978 Jan；25（1）：4-6

阻滞使疼痛得到控制；
- 恶心或呕吐得到控制；
- 能行走且不伴眩晕；
- 手术部位无意外出血；
- 可口服液体和排尿；
- 有麻醉医师和外科医师的出院指导意见和医嘱；
- 乐意接受并准备出院；
- 有负责任的成年人陪同。

在离开门诊手术中心前，已经逐渐不要求患者能饮水及排尿。但需要为这些患者提供后续护理计划和指导，以便必要时进行补液以及安置尿管。

门诊手术术后意外入院

偶尔有门诊手术的患者可能需要紧急转移到附近的医院。某些手术并发症不能在门诊手术室中进行补救治疗。疼痛和术后恶心呕吐的控制不佳是门诊手术中心患者意外入院的两个最常见原因。认证机构要求门诊性质的手术室配备转运患者至附近医院的合适急救设备、药物和转院预案。除了高级心脏生命支持的药物外，还需配备丹曲林和静脉用脂肪乳分别治疗恶性高热和局麻药物导致的全身毒性。此外，行诊室手术的外科医师必须在就近医院中有准许特权，或在患者转运途中安排一名接诊医师。

表 44-6　决定患者能否离开麻醉恢复室的改良 Aldrete 评分系统[1, 2]

活动：自主活动或行指令性动作	
四肢体	2
两肢体	1
无肢体	0
呼吸	
能不受限地深呼吸和咳嗽	2
呼吸困难、浅呼吸或呼吸受限	1
呼吸暂停	0
循环	
麻醉前血压 ±20 mmHg	2
麻醉前血压 ±20 ～ 50 mmHg	1
麻醉前血压 ±50 mmHg	0
意识	
完全清醒	2
唤之易醒	1
无反应	0
氧饱和度	
室内空气下能维持氧饱和度 > 92%	2
需吸氧以维持氧饱和度在 > 90%	1
即使吸氧，氧饱和度仍 < 90%	0

[1] Reproduced with permission from Aldrete AL. The post anesthesia recovery score revisited（letter）. Clin Anesth. 1995 Feb；7（1）：89-91.

[2] 离开前评分需 ≥ 9 分

表 44-7　门诊手术术后患者安全出院指南[1]

生命体征稳定至少维持 1 h	
患者必须	
对人、地点和时间有定向力	
能持续口服液体	
能排尿	
能穿衣	
行走时无需辅助	
患者不能合并	
轻微的恶心和呕吐	
过度疼痛	
出血	

患者能否出院必须由他的麻醉医师和外科主刀医师决定或由他们指定的人决定。必须强调的是，需要为患者提供回家后的书面术后指导，包括联系地点和人员

必须有可负责任的成年人将患者护送回家，并陪同其在家

[1] Reproduced with permission from Korttila K. Recovery from outpatient anaesthesia，factors affecting outcome. Anaesthesia

手术室外麻醉

手术室外麻醉（NORA）包括麻醉医师在手术室外提供的所有镇静和麻醉。根据我们的经验，偏远地方对手术室麻醉的需求稳步上升。目前在一些医院里面，手术室外麻醉药的常规用量大于手术室用量。我们和其他一些医院一样安排"全程时间"来提供手术室外麻醉服务，如同给不同外科医师和外科手术提供麻醉服务一样。我们和其他医疗机构已经在一个集中

表 44-8　评定患者能否回家的麻醉后离院评分系统（PADS）[1, 2]

生命体征	
生命体征必须平稳，而且同年龄和术前状态一致	
血压和心率在术前基础值的 20% 之内	2
血压和心率在术前基础值的 20% ～ 40%	1
血压和心率大于术前基础值的 40%	0
活动水平	
患者必须能行走，且处于术前水平	
步态稳定，无眩晕或处于术前水平	2
需要辅助	1
无法活动	0
恶心和呕吐	
出院前轻微恶心呕吐	
轻微：口服药物可成功控制	2
中度：肌注药物可成功控制	1
重度：反复给药仍不能控制	0
疼痛	
出院前有轻微疼痛或没有疼痛	
疼痛必须处于患者可接受的水平	
必须用口服镇痛药镇痛	
疼痛的部位、类型和程度应该与预期的术后不适一致	
可接受性	
是	2
否	1
手术出血	
术后出血量应与预期手术失血量一致	
轻微：不需要更换敷料	2
中度：需要更换敷料在两次以内	1
重度：需要更换敷料在三次以上	0

[1] Reproduced with permission from Marshall SI，Chung F. Assessment of "home readiness"：Discharge criteria and postdischarge complications. Curr Opin Anesthiol. 1997 Dec；10（6）：445-450.

[2] 最高分 = 10 分，患者评分 ≥ 9 分适合出院

区域内建立了可行支气管镜检查、胃镜检查及其他操作的操作单元，以增加安全性及效率。无论在什么地方，麻醉的基本标准都必须相同。此外，由于面临远离手术室的陌生环境的挑战，手术室外麻醉实施者需提前制订麻醉计划。

与行诊室或门诊手术中心操作的患者相比，手术室外患者常来源于危重的住院患者。通常这些地方如内镜室、心导管室、电生理室、放射室、放射治疗室，在组建的时候并未预料到需要提供麻醉服务。因此，麻醉工作空间经常有限，接触患者会受到限制。此外，在这些地方的手术操作者和助手通常不了解安全实施麻醉的必要条件（因此，最多的请求是"给他们打一针丙泊酚"）。当困难出现的时候，也不知道如何协助麻醉实施者。美国麻醉医师协会指南中指出，手术室外麻醉的监护标准同手术室麻醉一样（表 44-9）。

手术室外麻醉的基本原则大致分为三类：患者因素、环境因素和手术因素。患者因素包括并发症、气

表 44-9　美国麻醉医师协会手术室外麻醉布局的指南[1]

可靠的氧源及氧储备	麻醉人员和设备有充足的空间
负压吸引器	急救推车、除颤仪、药物等
废气清除系统	可靠的双向沟通手段
完善的监护设备	适用的设备、达到安全规范
安全的电器插口	合适的麻醉后管理
适当的照明和储电设备	

[1] Data from American Society of Anesthesiologists guidelines for nonoperating room anesthetizing locations（2008）. Committee of Origin：Standards and Practice Parameters（approved by the ASA House of Delegates on October 15, 2003 and amended on October 22, 2008

道评估、禁食状态和监护。环境问题包括麻醉设备、急救设备、电磁和放射危害。手术因素包括持续时间、舒适度、患者体位及外科支持。

美国麻醉医师协会结案索赔数据库显示手术室外麻醉相关索赔的损伤程度重于已结案的手术麻醉相关索赔性损伤。审查半数以上的索赔中，监护麻醉是最主要的麻醉方法。许多结案事件源自内镜检查时缺氧或通气不足造成的损伤。

在内镜中心和急诊科，越来越多的没有实施麻醉资格的人员在使用多种药物进行镇静，其中包括丙泊酚和氯胺酮。事实上，一些报道指出，在美国近40%操作的镇痛和镇静由非麻醉人员实施。从最小的镇静到全身麻醉，美国麻醉医师协会的指南和联合委员会对镇静深度的连续性进行了描述（表 44-10）。医疗保险和医疗服务中心规定，医院所有的镇静必须在医师指导下进行。通常，以麻醉医师为主。因此，麻醉医师不仅需要不时地进行手术室外麻醉，还需要制定政策和质量保证审查机制，以确保非麻醉人员安全、合法地实施镇静。这些政策应该专注于保证当轻度和中度的镇静意外变为深度镇静或全身麻醉时，"镇静医师"具备抢救患者的必要技能。

镇静和镇痛的风险见表 44-11。镇静的实施者应当知道如何逆转苯二氮䓬类和阿片类药物，并能行球囊／面罩支持通气及简单使用气道辅助工具。确保具

备气道急救能力的麻醉人员及时到达的制度也需要纳入到这些政策中。

手术室外的特殊注意事项

麻醉服务贯穿于整个医院的不同部门，其中部分见表 44-12。术后的处理（是否出院或入院）需要麻醉医师对患者麻醉后的监护和（或）患者从偏远部门的安全转运适当进行配合。

就诊于胃肠内镜室的患者既包括例行诊断检查的健康患者，也包括暴发性胆管炎、脓毒血症及胃肠道大出血的患者。一如既往，患者目前的病情及合并症，如具体的诊断／治疗过程决定了其麻醉方案（镇静或全身麻醉）和监护要求。

患者行心导管检查时，通常由心脏医师实施镇静，麻醉医师并不参与。偶尔，患者合并严重的并发症（如病理性肥胖）时，需要合格的麻醉实施者在场。放置大动脉支架有时需要全身麻醉，越来越多的支架植入由心导管室的心脏医师完成。特别是杂交手术室的建立，使开放手术和介入导管下的血管修复可同时进行。越来越多的经导管主动脉瓣置换术患者采用局部麻醉和镇静，而非全身麻醉。机构的制度和患者的特点决定了其采用何种麻醉药物／镇静管理方法。脑动脉瘤及脑卒中患者在神经介入治疗室中行治疗时常需全身麻醉。

需要电生理治疗的患者，行导管心律失常消融术，通常需要全身麻醉。这类患者也许合并收缩性和舒张性心力衰竭，可能引发围术期血流动力学问题。突发的低血压可能是导管引发心脏穿孔导致心脏压塞的先兆。其他患者在安置植入型心脏复律除颤器时需要镇静。一旦装置安置完成，需要诱发心室颤动进行测试。在测试过程中需要更深的镇静水平，因为除颤的电击会引发惊恐和不适。同样，心房颤动患者行电复律时也需要麻醉人员提供麻醉。这类患者通常合并心脏疾病，需要短效的静脉麻醉药来完成电复律。在

表 44-10　镇静／镇痛／麻醉的分级[1]

分级	类型	反应	气道	自主通气	心血管功能
1	轻度	言语刺激反应正常	未受影响	未受影响	未受影响
2	中度	对言语和触摸刺激有针对性反应	不需要干预	充足	通常能维持
3	重度	对重复或疼痛刺激有针对性反应	可能需要干预	可能不足	通常能维持
4	全身麻醉	疼痛刺激不能唤醒	常需要干预	经常不足	可能受到损害

[1] Data from American Society of Anesthesiologists

表 44-11 镇静 / 镇痛相关并发症[1]

气道
　气道阻塞
　误吸
　反流
　牙齿 / 软组织损伤
呼吸
　呼吸抑制
　低氧血症
　高碳酸血症
　窒息
心血管系统
　低血压
　心律失常
神经系统
　镇静过深
　无反应性
其他
　不期望的患者的运动
　药物相互作用
　不良反应
　意料之外的入院

[1] Data from American Society of Anesthesiologists

表 44-12 需手术室外麻醉的常见医疗科室[1, 2]

放射科
　神经介入放射学
　血管造影
　MRI/CT
　PET 扫描
内镜科室
　胃肠镜
　支气管镜
重症监护室
　气管切开术、经皮胃造口术
　颅内和其他置管术
　腹腔 / 盆腔探查术
侵入性心脏科室
　心导管室
　心脏电复律
　心脏电生理学科室
放疗
急诊医疗科室
精神病学科
　电休克治疗室
泌尿科
　碎石术
牙科手术

[1] Data from American Society of Anesthesiologists.
[2] CT，计算机断层扫描；MRI，磁共振成像；PET，正电子发射断层扫描术

电复律前，常需行经食管超声心动图检查，以排除左心耳的血凝块。这种情况下，麻醉人员可能也需要为该检查提供镇静。患者需要镇静还是全身麻醉（气管插管或非气管插管）取决于对患者的例行评估。

行 MRI 或 CT 的儿童和某些成年人（例如幽闭恐惧症、发育残疾和因疾病无法静止或平躺的患者）需要麻醉或镇静。此外，疼痛性的操作，如 CT 引导下活检术的患者可能需要麻醉管理。麻醉方式取决于患者的合并症。

MRI 为麻醉人员制造了大量的难题。首先，所有的铁磁性材料必须排除于磁场的区域。许多机构有相关政策和培训协议，以避免灾难的发生（例如氧气瓶被吸入到扫描器中）。其次，所有的麻醉设备在使用时必须与磁场兼容。最后，患者必须没有与磁铁相互作用的置入物，例如起搏器、血管夹、植入型心脏复律除颤器和输注泵。就所有的手术室外麻醉而言，精确的选择麻醉技术取决于患者的合并症。深度镇静和气管插管或声门上通气装置的全身麻醉都可以选用，取决于实施者的偏好和患者的需求。

通常患者需要全身麻醉和严格控制血压，以便于封堵圈卷曲并栓塞脑动脉瘤、动静脉畸形或对急性脑卒中患者安放支架和取栓。为缓解门静脉高压（见第 33、34 章）而在介入室行经颈静脉肝内门体静脉分流术（TIPS）的患者，往往血容量不足，合并大量腹水，且存在食管静脉曲张破裂出血和误吸的风险。行 TIPS 的患者更适合行气管插管的全身麻醉。

电休克治疗的麻醉通常在精神科的独立房间或医院的监护区域（例如麻醉恢复室）实施。麻醉医师需要考虑患者的舒适度、不同精神类药物的相互作用、复杂的麻醉操作和麻醉药物对电休克疗效的影响（见第 28 章）。

麻醉实施者有时需要在重症监护治疗病房（ICU）为病情危重且无法转运至手术室、需要行床旁气管切开术或紧急开胸或开腹探查的患者实施麻醉。大多数情况下，麻醉人员会使用重症监护室的呼吸机和监护仪。静脉药物常与肌肉松弛剂联合使用。为床旁气管切开术实施麻醉时，需要注意在重新置入的气管切开导管中测得呼气末二氧化碳前，不能从气管中拔出气管导管。

病例讨论

介入手术室中经颈静脉肝内门体静脉分流术（TIPS）后的急性缺氧

58 岁白人女性患者，合并病因不明的失代偿性肝硬化、顽固性腹水，目前等待肝移植，现安排急诊行经颈静脉肝内门体静脉分流术（TIPS）。

TIPS 操作需要什么？其适应证和禁忌证有哪些？

TIPS（经颈静脉肝内门体静脉分流术）指通过颈内静脉插入导管直至肝脏，通过在肝内安置

可扩展性支架，在门静脉和肝静脉之间建立低阻力管道。在血流动力学上，可通过部分或完全分流由肝血窦至门静脉的血流，减少至下腔静脉或体循环的血流，从而立即降低门脉高压。

TIPS 的适应证包括：内镜或药物治疗无法控制的静脉曲张出血、顽固性腹水、肝源性胸腔积液、巴德-吉亚利综合征、肝肾综合征和肝肺综合征、肝移植前的过渡。TIPS 的禁忌证包括：静脉曲张破裂出血的一级预防、充血性心力衰竭、重度肺动脉高压和三尖瓣反流、严重的肝衰竭、肝细胞癌、活动性肝内或全身感染、严重凝血功能障碍或血小板减少症。

TIPS 的麻醉方案有哪些？这类患者术前和术中的注意事项有哪些？

可在中度镇静、监护麻醉或全身麻醉下行 TIPS。考虑到需要长时间制动、误吸的潜在风险和严重并发症，常推荐全身麻醉作为麻醉计划。

术前注意事项包括：误吸、胃肠道出血、腹水导致功能残气量的降低、胸腔积液、凝血障碍、血小板减少症、肝性脑病。术中注意事项应当包括：仔细监测血流动力学（通常经动脉置管测压）以及经常测量血气、电解质和凝血指标。同时应关注由于肝衰竭而导致的麻醉药物药动学的改变。

使用依托咪酯、芬太尼、琥珀胆碱行快速顺序诱导；顺利完成非损伤性插管。在进行 TIPS 前，放射科医生引流接近 8 L 的腹水。

行腹腔穿刺抽液术时需要注意些什么？如何平衡血流动力学相关的液体转移？

腹腔大量穿刺抽液被认为是相对安全和有效的操作。然而，其可导致穿刺诱发性循环功能障碍（PICD）。在肝硬化患者中，PICD 以肾素-血管紧张素系统的显著激活和小动脉扩张的增强为特征。输注白蛋白可以减轻腹腔大量穿刺抽液带来的血流动力学影响。

（徐龙明　刘波　译　郑剑桥　校　王儒蓉　审）

指南

American Society of Anesthesiologists Task Force on Perioperative Management of Patients with Obstructive Sleep Apnea. Practice guidelines for the perioperative management of patients with obstructive sleep apnea. *Anesthesiology.* 2014;120:268.

Chung F, Memtsoudis S, Ramachandran S, et al. Society of Anesthesia and Sleep Medicine guidelines on preoperative screening and assessment of adult patients with obstructive sleep apnea. *Anesth Analg.* 2016;123:452.

Joshi G, Ankichetty S, Gan T, Chung F. Society for Ambulatory Anesthesia consensus statement on preoperative selection of adult patients with obstructive sleep apnea scheduled for ambulatory surgery. *Anesth Analg.* 2012;115:1060.

Joshi G, Chung F, Vann M, et al. Society for Ambulatory Anesthesia consensus statement on perioperative blood glucose management in diabetic patients undergoing ambulatory surgery. *Anesth Analg.* 2010;111:1378.

Lipp A, Hernon J. Day surgery guidelines. *Surgery.* 2008;26:374.

推荐阅读

Chung S, Yuan H, Chung F. A systemic review of obstructive sleep apnea and its implications for anesthesiologists. *Anesth Analg.* 2008;107:1543.

Elvir-Lazo O, White P. The role of multimodal analgesia in pain management after ambulatory surgery. *Curr Opin Anesthesiol.* 2010;23:697.

Evron S, Tiberiu E. Organizational prerequisites for anesthesia outside of the operating room. *Curr Opin Anaesthesiol.* 2009;22:514.

Fouladpour N, Jesudoss R, Bolden N, et al. Perioperative complications in obstructive sleep apnea patients undergoing surgery; a review of the legal literature. *Anesth Analg.* 2016;122:145.

Joshi G. Perioperative management of outpatients with implantable cardioverter defibrillators. *Curr Opin Anaesthesiol.* 2009;22:701.

Keyes G, Singer R, Iverson R, et al. Mortality in outpatient surgery. *Plast Reconstr Surg.* 2008;122:245.

Marshall S, Chung F. Discharge criteria and complications after ambulatory surgery. *Anesth Analg.* 1999;88:508.

Metzner J, Domino K. Risks of anesthesia or sedation outside the operating room: The role of the anesthesia care provider. *Curr Opin Anaesthesiol.* 2010;23:523.

Metzner J, Posner KL, Domino KB. The risk and safety of anesthesia at remote locations: The US closed claims analysis. *Curr Opin Anesthesiol.* 2009;22:502.

Owen AR, Stanley AJ, Vijayananthan A, Moss JG. The transjugular intrahepatic portosystemic shunt (TIPS). *Clin Radiol.* 2009;64:664.

Roberts J D. Ambulatory anesthesia for the cardiac catheterization and electrophysiology laboratories. *Anesthesiol Clin.* 2014;32:381.

Rubin D. Anesthesia for ambulatory diagnostic and

therapeutic radiology procedures. *Anesthesiol Clin.* 2014;32:371.

Schug S, Chong C. Pain management after ambulatory surgery. *Curr Opin Anesthesiol.* 2009;22:738.

Shapiro F, Punwani N, Rosenberg N, et al. Office based anesthesia: Safety and outcomes. *Anesth Analg.* 2014;119:276.

Smith I, Jackson I. Beta blockers, calcium channel blockers, angiotensin converting enzyme inhibitors and angiotensin receptor blockers: Should they be stopped or not before ambulatory anaesthesia? *Curr Opin Anesthesiol.* 2010;23:687.

Souter KJ. Anesthesia provided at alternate sites. In: Barash PG, Cullen BF, Stoelting RK, Cahalan MK, Stock MC, eds. *Clinical Anesthesia.* Philadelphia, PA: Lippincott Williams & Wilkins; 2009:861.

Squizzato A, Venco A. Thromboprophylaxis in day surgery. *Int J Surg.* 2008;8:S29.

White P, Tang J, Wender R, et al. The effects of oral ibuprofen and celecoxib in preventing pain, improving recovery outcomes and patient satisfaction after ambulatory surgery. *Anesth Analg.* 2011;112:323.

第 45 章　蛛网膜下腔、硬膜外和骶管阻滞

要 点

1 椎管内麻醉极大地扩展了麻醉医师的医疗技术范围，在许多病例中提供了除全身麻醉以外的另一选择。椎管内麻醉也可以与全身麻醉联合使用，或用于全身麻醉后的术后镇痛。椎管内阻滞既可以单次注药，也可以经导管间歇注药或持续输注。

2 在成人 L_1（小儿 L_3）以下实施腰段椎管内（蛛网膜下腔）穿刺，可避免潜在的脊髓穿刺损伤。

3 椎管内阻滞的主要作用部位是神经根，至少在阻滞的初期是这样的。

4 典型的分离阻滞是交感神经阻滞（通过温度敏感性判断）比感觉阻滞（痛觉、轻触觉）高两个或更多个节段，而感觉阻滞又比运动阻滞高数个节段。

5 椎管内阻滞时在脊神经根处阻断自主神经传导，可产生交感神经阻滞。

6 椎管内阻滞通常产生不同程度的血压下降，并伴随心率减慢。

7 应该预计到心血管的负性作用，采取措施来减少低血压的程度。然而，在健康患者阻滞前静脉输注 $10 \sim 20$ ml/kg 的容量负荷已被反复证明不能避免低血压的发生（在之前不存在容量减少时）。

8 严重或有症状的心动过缓应该用阿托品治疗，低血压应该用血管加压药治疗。

9 椎管内麻醉的主要禁忌证包括患者拒绝、凝血功能障碍、严重血容量不足、颅内压升高和穿刺部位感染。

10 硬膜外麻醉时，穿刺针突破黄韧带进入硬膜外隙时，出现明显的"阻力消失感"（通过注射空气或生理盐水）。蛛网膜下腔麻醉时，穿刺针经过硬膜外隙继续进针穿过硬脊膜和蛛网膜，直到有脑脊液流出。

11 持续硬膜外麻醉是一种比单次注药的蛛网膜下腔麻醉应用更广泛的椎管内麻醉技术。硬膜外麻醉可在腰段、胸段或颈段水平实施。

12 硬膜外阻滞技术广泛应用于外科手术麻醉、产科镇痛、术后疼痛控制和慢性疼痛诊疗。

13 硬膜外麻醉起效较慢（$10 \sim 20$ min），麻醉效果也不如蛛网膜下腔麻醉。

14 硬膜外麻醉所需局部麻醉药的剂量（容量和浓度）比蛛网膜下腔麻醉要大。如果将"硬膜外全剂量"注射到鞘内或血管内，肯定会导致毒性反应。

15 骶管阻滞是小儿常用的一种局部麻醉技术。

在 20 世纪，蛛网膜下腔阻滞、骶管阻滞和硬膜外阻滞首先应用于外科手术。这些中枢神经阻滞在全世界范围内广泛使用，直到出现永久性神经损害的报告，最突出的是在英国。尽管如此，在 20 世纪 50 年代，一项大规模的流行病学调查表明，在操作熟练、严格无菌并应用更新更安全的局部麻醉药物的情况下，并发症并不多见。现今，椎管内阻滞经常被应用于分娩镇痛、剖宫产手术、骨科手术、围术期镇痛和慢性疼痛诊疗。然而，它们仍然与各种并发症相关，许多文献发现，椎管内阻滞的并发症发生率与不同的疾病状态有关。

1 椎管内麻醉极大地扩展了麻醉医师的医疗技术范围，在许多病例中提供了除全身麻醉以外的另一选择。椎管内麻醉也可与全身麻醉联合使用，或用于全身麻醉后的术后镇痛。椎管内阻滞既可以单次注药，也可以经导管间歇注药或持续输注。

与局部麻醉药相关的不良反应和并发症包括了从自限性的背部酸痛到永久性神经功能损害，甚至死亡。因此，操作者必须完全熟悉所涉及的解剖结构、所用药物的药理和中毒剂量。操作者必须严格采用无菌技术并及时处理椎管内阻滞引起的生理功能紊乱。

椎管内麻醉在麻醉实践中的地位

一些研究显示，椎管内阻滞无论是单独应用还是与全身麻醉联合应用，均能降低术后并发症的发生率。一些低级别的研究表明，椎管内阻滞可以降低围术期死亡率。椎管内阻滞可以降低静脉血栓和肺栓塞发生率，减少高危患者的心脏并发症，减少出血和输血需求，减少移植血管的堵塞，降低有慢性肺部疾病的患者上腹部手术和胸部手术后肺炎和呼吸抑制的发生率。椎管内阻滞可能还可以促进术后胃肠功能的早期恢复。可能的机制（除了避免大剂量的麻醉药物和阿片类药物）包括：改善手术相关的高凝状态，增加组织血流，改善氧合，促进胃肠蠕动，抑制了手术应激的神经内分泌反应。肠外阿片类药物的需求下降，降低了肺不张、通气不足和吸入性肺炎的发生率，减少了肠梗阻的持续时间。术后硬膜外镇痛还可以明显缩短机械通气的时间和腹部或胸部手术的拔管时间。

重症老年患者

麻醉医师经常遇到这样的情况：手术医师要求为有严重心脏疾病的老年患者在蛛网膜下腔麻醉下做手术。少量或者没有静脉镇静的蛛网膜下腔麻醉也许可减少老年患者术后谵妄或认知功能障碍发生。但遗憾的是，许多患者仍需要在手术过程中给予一定程度的镇静，以获得舒适感或配合手术。对于严重冠状动脉病变或射血分数下降的患者，蛛网膜下腔麻醉总是更安全吗？在理想情况下，为这样一位患者实施的麻醉技术应该既不导致低血压（降低心肌灌注压），也不导致高血压和心动过速（增加心肌氧耗），也不能有大量的液体输注（可能导致充血性心力衰竭）。蛛网膜下腔麻醉会导致低血压和心动过缓。在心脏舒张功能障碍的老年患者中，特别是术后交感神经阻滞恢复以后，大剂量的静脉输注液体可能会导致容量负荷过重。另一方面，对于心脏病变患者，全身麻醉也有潜在的问题。大多数全身麻醉药物对心脏有抑制作用，很多药物可引起血管舒张。深麻醉可导致低血压，而相对刺激强度而言偏浅的麻醉又会导致高血压和心动过速。已经有研究在试图证明，相对于全身麻醉来

说，椎管内麻醉是否可以为大型手术（如股骨颈骨折切开复位内固定术）带来更好的术后生存及其他益处。但目前研究结果尚有争议。

产科患者

目前，硬膜外麻醉已广泛应用于经阴道分娩的产妇镇痛。剖宫产术通常在硬膜外麻醉或蛛网膜下腔麻醉下进行。这两种方法都能使产妇在清醒中经历孩子出生的过程。英国和美国大样本的研究表明，在区域麻醉下实施剖宫产的发病率和死亡率比全身麻醉少。这主要是由于降低了肺误吸和气管插管失败的发生率。幸运的是，增加可视喉镜的使用可能也降低了在全身麻醉下剖宫产术时困难气道相关的不良结果的发生率。

解剖

脊柱

脊柱由椎骨和椎间盘组成（图 45-1），其中颈椎（C）7 节，胸椎（T）12 节，腰椎（L）5 节（图 45-2）。骶骨由 5 节骶椎（S）融合而成，还有 1 小节退化的尾椎。整个脊柱为身体提供结构支撑，保护脊髓和神经，在多个空间平面允许一定幅度的活动度。在各椎骨水平，成对的脊神经从中枢神经系统发出（图 45-2）。

不同水平的椎骨在形状和大小上是不同的。第 1 颈椎，即寰椎，缺少椎体，与颅底和第 2 颈椎之间存在特殊的关节。第 2 颈椎，亦称枢椎，具有不规则的关节面。12 节胸椎均与相应的肋骨相连。腰椎前方有一个大的圆柱形的椎体。椎管孔由前面的椎体、侧面的椎弓根和横突以及后面的椎板和棘突构成（图 45-1B 和 C）。横突和棘突之间的部分形成椎板，椎体和横突之间的部分形成椎弓根。各脊椎相互叠加，椎管孔形成椎管，容纳脊髓及其被膜通过。各椎体通过椎间盘相互连接。每节脊椎均有 4 个小的滑液关节，2 个与其上方脊椎形成关节，另外 2 个与其下方脊椎形成关节，均有关节面与横突相邻（图 45-1C）。各脊椎弓根的上缘和下缘均有切迹，这些切迹相互连接形成椎间孔，脊神经从中穿出。骶椎通常融合成一大块骶骨，但每节骶椎均保留了相互独立的骶前孔和骶后孔。S_5 的椎板和 S_4 的全部或部分通常不融合，在椎管尾部形成开口，称为骶管裂孔（图 45-3）。

脊柱通常呈颈段和腰段前凸的双"C"形（图 45-2）。韧带结构提供结构支撑，与肌肉一起使脊柱维持特定的形状。椎体和椎间盘在腹侧通过前纵韧带和后纵韧

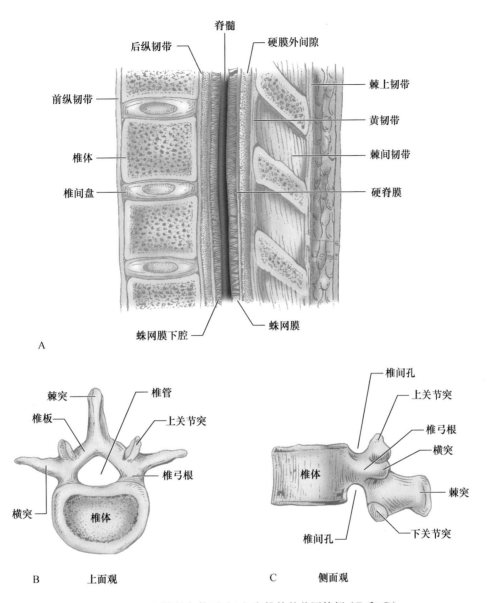

图 45-1　腰椎的矢状面（**A**）和椎体的共同特征（**B** 和 **C**）

带连接和支撑（图 45-1A）。在背侧通过黄韧带、棘间韧带和棘上韧带增加稳定性。行正中入路穿刺时，穿刺针将穿破上述背侧三根韧带和位于椎板与相邻椎骨的棘突之间的椭圆形间隙（图 45-4）。

脊髓

　　椎管内容纳脊髓及其被膜（脊膜）、脂肪组织和静脉丛（图 45-5）。脊膜由 3 层构成：软脊膜、蛛网膜和硬脊膜，均由其在颅内对应的部分延续而来（图 45-6）。软脊膜与脊髓紧密相贴，而蛛网膜通常与厚实的硬脊膜紧密相贴。脑脊液（cerebrospinal fluid，CSF）位于软脊膜与蛛网膜之间的蛛网膜下腔。硬膜下隙通常是界限不清但存在于硬脊膜与蛛网膜之间的潜在腔隙。硬膜外隙则是一个相对好界定的潜在腔隙，它位

于硬脊膜和黄韧带之间（图 45-1 和 45-5）。

　　成人的脊髓通常由枕骨大孔延伸到 L_1 水平（图 45-7），小儿的脊髓终止于 L_3 并随着年龄的增长上移。脊神经的前根、后根在脊髓水平相互汇合并穿出椎间孔，形成 C_1 到 S_5 脊神经（图 45-2）。颈段的脊神经由其相应脊椎的上方发出，但从 T_1 开始，各脊神经由相应脊椎的下方发出。因此，颈神经根有 8 个，而颈椎只有 7 节。颈段和上胸段脊神经根由脊髓发出，并几乎从相同水平的椎间孔穿出（图 45-2）。由于脊髓通常终止于 L_1，L_1 以下的脊神经根在穿出椎间孔前需要在椎管内走行一段距离。这些脊髓末端的脊神经形成"马尾"（图 45-2）。

　　❷　因此，在成人 L_1（小儿 L_3）以下实施蛛网膜下腔穿刺可以避免潜在的脊髓穿刺损伤。由于马尾神经漂浮在 L_1 以下的硬脊膜囊内，穿刺进针时可将其

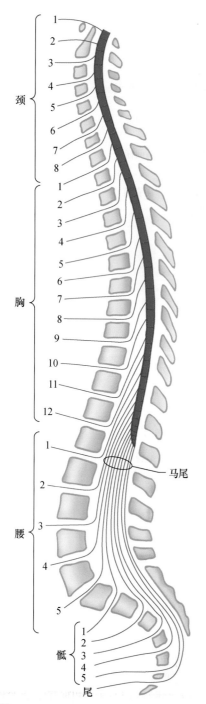

颈 { 1 2 3 4 5 6 7 8 }

胸 { 1 2 3 4 5 6 7 8 9 10 11 12 }

腰 { 1 2 3 4 5 }

骶 { 1 2 3 4 5 }

尾

马尾

图 45-2　脊柱（Adapted with permission from Waxman SG. Correlative Neuroanatomy. 24th ed. New York，NY：McGraw-Hill；2000.）

"推开"（而非"刺入"），损伤的可能性极小。

　　绝大多数脊神经根在离开椎管后一小段距离仍被硬脊膜包被（图 45-5）。因此，在靠近椎间孔处实施神经阻滞时有将药物注射到硬膜下隙或蛛网膜下腔的风险。成人硬脊膜囊、蛛网膜下腔和硬膜下隙通常延伸至 S_2，而小儿通常延伸至 S_3，这是避免在骶管麻醉期间意外硬膜穿刺的重要考虑因素。软脊膜的延伸部分——终丝穿过硬脊膜并将脊髓末端（脊髓圆锥）与尾骨膜连接（图 45-7）。

　　脊髓和脊神经根的血供来源于单根脊髓前动脉和

成对的脊髓后动脉（图 45-8）。脊髓前动脉在颅底由椎动脉形成，向下行走于脊髓的前表面，供应脊髓前 2/3 区域，两根脊髓后动脉供应脊髓后 1/3 区域。脊髓后动脉由小脑后下动脉发出，在脊神经根内侧沿脊髓后表面下行。另外，脊髓前动脉和脊髓后动脉还在胸部接受肋间动脉，在腹部接受腰动脉的血流。这些根动脉中有一支特别粗大，即 Adamkiewicz 动脉，又称根大动脉，发自主动脉（图 45-8A）。它通常为单侧且主要位于左侧，为脊髓前下 2/3 提供血供。损伤此动脉可导致脊髓前动脉综合征（见第 22 章）。

作用机制

③　　椎管内阻滞的主要作用部位是脊神经根，至少在阻滞的初期是这样的。在硬膜外和蛛网膜下腔麻醉期间，局部麻醉药也可能还作用于脊髓内的结构。局部麻醉药被注入脑脊液（蛛网膜下腔麻醉）或硬膜外隙（硬膜外麻醉或骶管麻醉）后，分别"浸浴"蛛网膜下腔或硬膜外隙的脊神经根。将局部麻醉药直接注入脑脊液的蛛网膜下腔麻醉，只需相对较小剂量和容量的局部麻醉药即可达到有效的感觉和运动阻滞。相比之下，硬膜外麻醉和骶管麻醉则需要较大的容量和剂量才能达到椎管内麻醉的效果。硬膜外麻醉的注射部位（水平）最好位于计划被麻醉的所有脊神经根的中间水平。脊神经后根纤维的神经传导阻断后，可阻断躯体和内脏的感觉。而脊神经前根纤维阻断后，则阻断传出性运动和自主神经的信号传出。

躯体神经阻滞

　　通过阻断疼痛性刺激传导和消除骨骼肌张力，椎管内阻滞可以提供良好的手术条件。感觉阻滞阻断了躯体和内脏的疼痛刺激。关于局部麻醉药的作用机制在第 16 章已经阐述。细小和有髓鞘的神经纤维通常比粗的和无髓鞘的神经纤维更容易阻滞。各种神经纤维的粗细和特质，结合局部麻醉药浓度随注射距离的增加而下降的事实，可以解释椎管内麻醉时分离阻滞的现象。典型的分

④ 离阻滞是交感神经阻滞（通过温度敏感性判断）比感觉阻滞（痛觉、轻触觉）高两个或更多的节段，而感觉阻滞通常又比运动阻滞高数个节段。

自主神经阻滞

⑤　　椎管内阻滞时在脊神经根处阻断自主神经传导，可产生交感神经阻滞。交感神经从胸腰段脊髓发

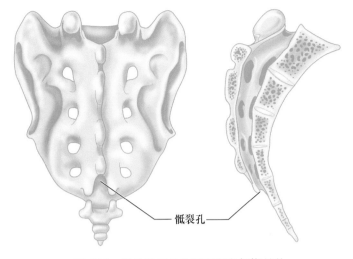

骶裂孔

图 45-3　骶骨和尾骨的后面观和矢状面观

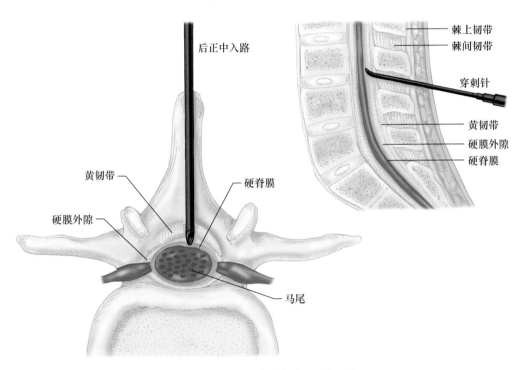

后正中入路

棘上韧带
棘间韧带
穿刺针
黄韧带
硬膜外隙
硬脊膜

黄韧带
硬膜外隙
硬脊膜
马尾

图 45-4　腰段硬膜外麻醉：正中入路

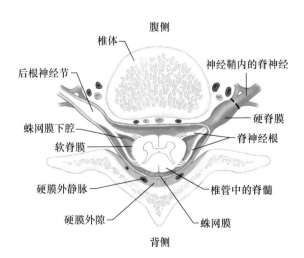

腹侧

椎体
后根神经节
神经鞘内的脊神经
蛛网膜下腔
硬脊膜
软脊膜
脊神经根
硬膜外静脉
椎管中的脊髓
硬膜外隙
蛛网膜

背侧

图 45-5　脊神经根的发出（Adapted with permission from Waxman SG. Correlative Neuroanatomy. 24th ed. New York, NY: McGraw-Hill; 2000.）

出，而副交感神经则来自颅内和骶部。交感神经节前纤维（细小的有髓 B 纤维）在 $T_1 \sim L_2$ 水平与脊神经一起从脊髓发出，沿交感神经链向上或向下走行于多个平面，然后与交感神经节中的节后细胞形成突触。而副交感神经节前纤维与脑神经和骶神经一起从脊髓发出。椎管内麻醉不能阻断迷走神经（第 10 对脑神经）。因此，椎管内阻滞的生理反应是交感神经张力减弱和（或）副交感神经张力失去对抗所致。

心血管表现

6 椎管内阻滞通常会导致不同程度的血压下降，并伴心率减慢。随着阻滞平面的上升和更广泛的交感神经被阻滞，这些作用会增加得更明显。血管张力

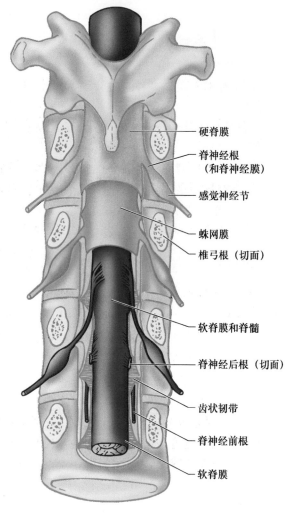

图 45-6 脊髓

硬脊膜
脊神经根（和脊神经膜）
感觉神经节
蛛网膜
椎弓根（切面）
软脊膜和脊髓
脊神经后根（切面）
齿状韧带
脊神经前根
软脊膜

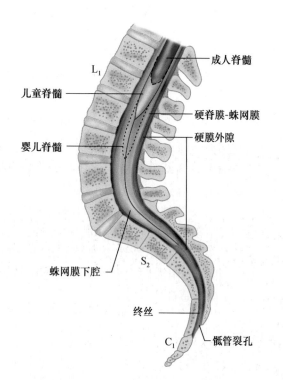

图 45-7 腰椎和骶骨的矢状面观。随着年龄的增长，脊髓的末端从大致 L_3 的位置上升到 L_1。硬脊膜囊通常终止于 S_2

成人脊髓
L_1
儿童脊髓
硬脊膜-蛛网膜
婴儿脊髓
硬膜外隙
蛛网膜下腔
S_2
终丝
C_1
骶管裂孔

A

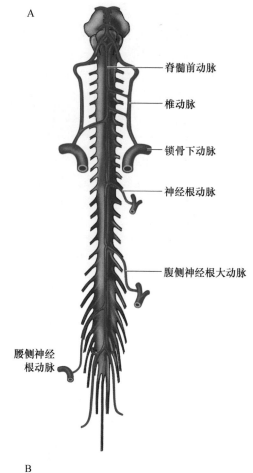

脊髓前动脉
椎动脉
锁骨下动脉
神经根动脉
腹侧神经根大动脉
腰侧神经根动脉

B

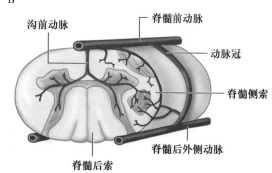

沟前动脉
脊髓前动脉
动脉冠
脊髓侧索
脊髓后外侧动脉
脊髓后索

图 45-8 脊髓的动脉血供。**A.** 脊髓前面观，显示脊髓的主要血供来源；**B.** 脊髓的横截面，显示成对的脊髓后动脉和单根的脊髓前动脉（Adapted with permission from Waxman SG. Correlative Neuroanatomy. 24th ed. New York, NY: McGraw-Hill; 2000.）

是由来自 $T_5 \sim L_1$ 的交感神经纤维决定的，其支配动脉和静脉平滑肌。阻滞这些神经后，可导致静脉容量血管舒张、内脏和下肢血液淤积，从而减少有效循环血容量和心排血量。动脉血管舒张还可能降低全身血管阻力。动脉血管舒张效应可能被阻滞水平以上的代偿性血管收缩降低，尤其是在感觉麻醉的范围局限于低位胸段时。高位交感神经阻滞不仅会丧失代偿性血管收缩，还会阻滞发自 $T_1 \sim T_4$ 的心脏交感神经。动静脉扩张合并心动过缓可能导致严重的低血压。此时头高位或妊娠子宫的重压将进一步减少静脉回心血量，加重低血压的程度。失去对抗的迷走神经张力亢进，可以解释蛛网膜下腔麻醉时偶发的心搏骤停。

❼ 应该预计到有害的心血管效应，采取措施减少低血压的程度。然而，在健康患者阻滞前静脉输注 10 ~ 20 ml/kg 的容量负荷已被反复证明不能避免低血压的发生（当阻滞前不存在容量减少时）。向左推移足月妊娠的子宫，有些患者能最大程度地减少对静脉回心血流的影响。采用这些方法后，低血压仍然可能发生，应该立即进行治疗，可采用头低位的自体输血法。可以输注 5 ~ 10 ml/kg 液体，前提是患者的心脏和肾功能可以在阻滞消退后"处理"液体负荷。应该

❽ 用阿托品治疗严重的或有症状的心动过缓，用血管加压药纠正低血压。直接用 α - 受体激动剂（如去氧肾上腺素）主要引起血管收缩，增加全身血管阻力，并可反射性加重心动过缓。麻黄碱具有直接的 β - 肾上腺素能效应，可以提高心率，增强心肌收缩力，间接作用产生一定程度的血管收缩。小剂量的肾上腺素（每次 2 ~ 5 μg）治疗蛛网膜下腔麻醉导致的低血压尤其有效。如果严重低血压和（或）心动过缓不能纠正，应该持续泵注血管加压药。

呼吸系统表现

由于膈肌受发自 C_3 ~ C_5 神经纤维的膈神经支配，椎管内阻滞对肺生理影响很小。即使在上胸部水平实施椎管内阻滞，潮气量的变化也不明显；由于腹部肌肉无法参与用力呼气，肺活量有轻度的下降。

严重慢性肺部疾病患者可能会依靠辅助呼吸肌（肋间肌和腹肌）进行主动呼吸，高位神经阻滞可能会削弱这些肌肉的肌力。同样，用力咳嗽和清除分泌物也需要这些肌肉的参与。因此，对呼吸功能储备有限的患者应慎用椎管内阻滞，但这些不利影响应该与避免使用气道设备和正压通气的益处进行权衡。对脐部以上手术，单纯的区域麻醉技术可能不是严重肺部疾病患者的最佳选择。但另一方面，这些上腹部或胸部手术后患者也可以从术后胸部硬膜外镇痛（应用稀释的局部麻醉药和阿片类药物）或者静脉使用阿片类药物中获益。有证据表明，高危患者术后实施胸部硬膜外镇痛可降低肺炎和呼吸衰竭的发生率、改善氧合、减少机械通气支持的时间，从而改善肺功能。

胃肠道表现

椎管内阻滞所致的去交感作用使迷走神经"占优势"，导致小而皱缩的消化道发生主动性蠕动。椎管内阻滞复合全身麻醉可以为肠道提供良好的手术条件。在开腹手术后，术后硬膜外镇痛使用局部麻醉药和全身使

用最小剂量的阿片类药物可加快胃肠道功能的恢复。

任何麻醉方法，包括椎管内麻醉都可能导致因平均动脉压下降引起的肝血流减少。

泌尿系统表现

肾血流量可通过自身调节保持稳定，椎管内阻滞对肾功能的影响较少。腰骶部的椎管内麻醉可阻滞控制膀胱功能的交感神经和副交感神经。膀胱自主控制的丧失可导致尿潴留，并一直持续到阻滞消退。如果患者在围术期没有安置导尿，术中应根据手术的需要选用作用时间较短的药物，实施最小安全量的液体输注。椎管内麻醉后应检查尿潴留患者膀胱扩张情况。

代谢和内分泌表现

外科创伤可通过局限性炎性反应以及激活躯体和内脏传入神经纤维产生神经内分泌应激反应。这些反应包括增加促肾上腺皮质激素、皮质醇、肾上腺素、去甲肾上腺素和血管加压素水平，并激活肾素-血管紧张素-醛固酮系统。临床表现包括：术中和术后高血压、心动过速、高血糖、蛋白质分解、抑制免疫反应和肾功能改变等。椎管内阻滞可以部分抑制（创伤较大的腹部和胸科手术）或全部阻滞（下肢手术）这种应激反应。切皮开始前到术后使用椎管内阻滞，可最大程度地抑制机体的神经内分泌应激反应。

蛛网膜下腔阻滞和硬膜外阻滞的临床应用

适应证

在颈部以下的许多手术，椎管内阻滞可以单独应用，也可以与全身麻醉联合应用。作为一种主要麻醉技术，椎管内阻滞最适用于下腹部、腹股沟、泌尿生殖系统、直肠和下肢手术。腰椎手术亦可在蛛网膜下腔麻醉下进行。上腹部手术（如胃切除术）也可在蛛网膜下腔麻醉或硬膜外麻醉下实施，但由于无法安全地获得患者感觉舒适的感觉阻滞平面，这些技术很少常规使用。

如果决定采用椎管内阻滞，须向患者说明阻滞的风险和益处，取得患者的知情同意。更重要的是，在确保没有禁忌证的情况下，患者必须认可椎管内阻滞是此类手术的合适选择，有充分的思想准备。还应该了解在阻滞作用消退前，可能出现轻微或完全的运动功能丧失。如果术中有可能发生大出血、手术操作损伤呼吸功能（例如建立人工气腹或气胸）或长时间手

术，则应在气管插管全身麻醉（联合或不联合椎管内阻滞）下实施。

禁忌证

❾ 椎管内麻醉的主要禁忌证包括患者不同意、凝血功能异常、血容量严重不足、颅内压升高（尤其是有颅内肿块）和穿刺部位感染。其他相对禁忌证包括严重主动脉瓣和二尖瓣狭窄及严重左心室流出障碍（梗阻性肥厚型心肌病）。然而，在密切的监测和控制下，椎管内麻醉可以安全地用于狭窄性心脏瓣膜疾病患者，尤其是不需要广泛麻醉平面的情况（如鞍区阻滞）。

表 45-1 列出了椎管内阻滞的相对禁忌证和有争议的禁忌证。视诊和触诊检查患者的背部可以获得许多重要信息，例如有无手术瘢痕、脊柱侧弯、皮肤损伤以及能否摸到棘突等。对接受椎管内阻滞的健康患者，尽管术前无需进行筛选，但如果既往病史提示有凝血功能异常，则应进行适合的检查。理论上讲，在患有脓毒血症或菌血症的情况下，椎管内麻醉容易使传染源通过血液扩散至硬膜外隙或蛛网膜下腔。

患有神经功能障碍或脱髓鞘疾病的患者，椎管内麻醉后可能会加重症状，且无法区分是阻滞产生的作用还是并发症，还是已存在的障碍或既往疾病的加重。因此，许多规避风险的操作者反对为此类患者实施椎管内阻滞。术前神经系统查体应该全面，并详细记录存在的异常。在一项回顾性研究中，记录了先前存在神经病变的 567 名患者，有 2 名患者在椎管内麻醉后出现了新的神经病变或原有的神经病变恶化。研究调查表明，尽管进一步损伤的风险较低，但已受损的神经很容易受到额外的损伤，增加造成神经系统不良影响的可能性。然而，既往存在神经功能缺损或脱髓鞘疾病的病史充其量是一个相对禁忌证，在这类患者中，平衡了手术风险以后，某些特定患者可能更适合椎管内麻醉。

区域麻醉需要患者一定程度的配合，因此，对于患有痴呆、精神病或情绪不稳定的患者，其临床应用非常困难或无法完成，所以决定是否采用必须因人而异。区域麻醉技术在小儿患者经常与全身麻醉联合使用。

椎管内阻滞在服用抗凝药物和抗血小板药物情况下的应用

在服用抗凝药物和抗血小板药物的情况下，能否应用椎管内阻滞技术仍有争议。美国区域麻醉和疼痛医学协会（American Society of Regional Anesthesia and Pain Medicine, ASRA）关于这个问题已经发布了指南。因为指南经常修订和更新，建议操作实施者遵循最新的版本。幸运的是，硬膜外隙血肿报道的发生率不是很高（1/150 000 例硬膜外麻醉）。抗凝和抗血小板药物的使用持续增长，将有更大数量的患者存在硬膜外隙血肿的潜在风险。但是，因为硬膜外隙血肿罕见，而临床试验是不可行的，所以大多数指南是基于专家意见和案例系列的评论。

A. 口服抗凝药物

长期服用华法林的患者如果采用椎管内麻醉，除非已经停用药物数周，否则通常在凝血酶原时间（prothrombin time, PT）和国际标准化比值（international normalized ratio, INR）恢复正常后阻滞，阻滞前进行必要的记录。麻醉医师应该经常咨询患者的内科主治医师，考虑停用抗血小板或抗凝治疗的时机。麻醉医师正在遇到越来越多的诸如直接凝血酶抑制剂达比加群和 Xa 因子抑制剂利伐沙班和阿哌沙班等新型药物（图 45-9）。

从停药到实施椎管内麻醉的时间建议为药物的两倍半衰期。然而，根据患者因素，两倍半衰期可能不足以缓解椎管内麻醉后出血风险的增加。为了避免增加出血的风险，停药的时间可能须达到 5～6 倍的药物半衰期。凝血酶凝固时间测定可用于检测达比加群的作用。同样，Xa 因子抑制剂可以通过 Xa 因子抑制的测定来评估。计划实施椎管内麻醉的麻醉医师应该与病史提供者详细商议，以确定在考虑使用椎管内麻醉时是否建议暂停抗凝治疗。如果血栓风险增加，可

表 45-1　椎管内阻滞的禁忌证

绝对禁忌证
穿刺部位感染
患者拒绝
凝血功能障碍或者其他出血倾向
血容量严重不足
颅内压升高
相对禁忌证
败血症
患者不配合
既往存在神经功能障碍
脱髓鞘改变
狭窄性心瓣膜病
左心室流出道梗阻（梗阻性肥厚型心肌病）
严重脊柱畸形
有争议的禁忌证
穿刺部位既往手术
复杂手术
长时间手术
大量失血
损伤呼吸功能的手术

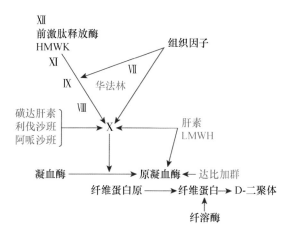

图45-9　抗凝药的作用部位。凝血因子用罗马数字表示。华法林减少Ⅶ、Ⅸ、Ⅹ因子和凝血酶原。肝素和低分子肝素抑制Ⅹa因子和凝血酶。磺达肝素、利伐沙班和阿哌沙班是Ⅹa因子直接抑制剂。达比加群是一种凝血酶直接抑制剂。HMWK，高分子量激肽原；LMWH，低分子肝素（Reproduced with permission from Benzon H，Avram M，Green D，Bonow R. New oral anticoagulants and regional anesthesia. Br J Anaesth. 2013 Dec；111（Suppl 1）：i96-i113.）

以考虑在暂停口服抗凝治疗期间使用低分子肝素进行桥接治疗。有人建议，新的口服抗凝剂应该在椎管内麻醉或移除硬膜外导管24～48 h后恢复服用。

B. 抗血小板药物

一般而言，抗血小板药物（阿司匹林和非甾体抗炎药）并不增加椎管内麻醉或拔除硬脊膜外导管导致脊髓血肿的风险，但这并不表明服用其他影响凝血机制的药物不会影响患者正常的凝血功能。其他对凝血功能有明显影响的药物必须停用，并在其作用完全消退后才能实施椎管内阻滞。停用的时间取决于特定的药物：噻氯匹定14天，氯吡格雷7天，普拉格雷7～10天，替格瑞洛5天，阿昔单抗48 h，依替巴肽8 h。在血小板功能恢复之前，接受抗血小板药物治疗的患者应避免使用椎管内麻醉技术。氯吡格雷和普拉格雷的代谢产物阻断P2Y12受体，阻碍血小板聚集。替格瑞洛可直接抑制P2Y12受体。与氯吡格雷相比，普拉格雷和替格瑞洛均具有更大的血小板抑制作用。最近放置心脏支架的患者，停用抗血小板治疗可能导致支架血栓形成和急性ST段抬高的心肌梗死。因此，椎管内麻醉的风险和益处应该与患者和患者的主治医师探讨。

C. 标准（普通）肝素

预防性皮下小剂量肝素注射并非椎管内麻醉或拔除硬脊膜外导管的禁忌证。对术中拟应用肝素治疗的患者，阻滞应至少在应用肝素前1 h实施。阻滞操作时，若硬膜外隙或蛛网膜下腔导管位置出血，不一定要取消手术，但须就所面临的风险与外科医师一起协商，并在术后对患者进行严密的监测。拔除硬膜外隙导管应该在应用肝素前1 h或停用4 h后进行。

应用治疗剂量肝素和部分凝血活酶时间（partial-thromboplastin time，PTT）延长的患者，应该避免实施椎管内麻醉。如果在硬膜外隙导管置入之后才开始静脉应用肝素，则拔除导管应在停用或中断肝素使用并且对凝血功能进行评估后进行。在心脏手术需要抗凝的情况下发生脊髓血肿的风险尚不清楚。我们只有在预期收益大于风险的极其罕见的情况下才会在非体外循环冠脉搭桥术后使用硬膜外镇痛。及时诊断和清除症状性的硬膜外隙血肿可以增加保留神经功能的可能性。

D. 低分子量肝素

1993 年，美国有许多使用低分子量肝素（low molecular weight heparin，LMWH）依诺肝素（Lovenox）后实施椎管内麻醉的患者发生了椎管内血肿。**其中许多患者术中或术后早期应用了LMWH，数例患者还辅以抗血小板治疗。**ASRA 指南为在这种情况下降低风险提供了有用的建议。指南要求，如果硬膜外穿刺或置管时有异常出血，LMWH 应该推迟至术后24 h应用，因为这些损伤可显著增加发生椎管内血肿的风险。如果拟在手术后应用 LMWH 预防血栓形成，硬脊膜外导管应在首次应用 LMWH 4 h 前拔除。

E. 纤溶或溶栓治疗

如果患者接受纤溶或溶栓治疗，则不应进行椎管内麻醉。

ASRA 开发了一个智能手机应用程序（ASRA Coags Regional app），帮助管理患者在围术期服用影响凝血的药物。

清醒还是非清醒？

与全身麻醉联合应用时，腰段椎管内麻醉是否应该在全身麻醉诱导后实施存在着较大的争议。主张在全身麻醉后实施椎管内阻滞的主要论点是：（1）如果能够自己选择，大多数患者愿意在意识消失后实施阻滞；（2）全身麻醉后实施阻滞，可显著降低患者突然活动导致损伤的可能性。另一个观点则认为，只有当患者仍醒时才能提醒临床医师注射时的感觉异常和疼痛，而这两种情况都与术后神经功能障碍有关。虽然许多麻醉医师乐于在全身麻醉或深镇静状态下进行腰部硬脊膜外或蛛网膜下腔穿刺，但是目前的共识（尽管没有达成完全统一的意见）是，除一些特殊情况外，胸颈段的穿刺都应该在患者清醒且有反应时实施。小儿椎管内阻滞，特别是骶管和硬膜外阻滞通常在全身麻醉下实施。

技术问题

椎管内阻滞时必须备有气管插管和复苏的全部设备和药物，并能够随时实施全身麻醉。适当的术前用药有利于区域麻醉的实施，且非药物的准备也同样可有较大帮助。告知可能出现的情况能最大程度地减少患者的焦虑，这在没有常规使用术前药物的患者（通常是产科麻醉患者）尤为重要。镇静时通过面罩或鼻导管辅助供氧，有助于避免在镇静情况下低氧血症的发生。产科镇痛所需的最基本的监护包括血压和脉搏氧饱和度。外科麻醉实施椎管内阻滞所需的监护与全身麻醉相同。

表面解剖

通常情况下能够触摸到棘突，这有助于确定中线。当体表标志不明显时可使用超声定位（图45-10）。颈段和腰段的棘突几乎是水平的，而胸段的棘突向尾部倾斜并相互叠加（图45-2）。因此，在实施腰段或颈段硬膜外阻滞（脊椎弯曲至最大程度）时，穿刺针向头侧轻微倾斜即可；而在胸段硬膜外阻滞时，穿刺针必须向头侧显著倾斜才能进入胸部硬膜外隙。在颈部区域，第一个能摸到的棘突是 C_2 棘突，但最突出的是 C_7 棘突（即隆椎）。双臂下垂时，T_7 棘突通常与肩胛下角在同一水平（图45-11）。髂嵴最高点的连线（Tuffier 线）大致通过 L_4 椎体或 $L_4 \sim L_5$ 椎间隙。从这些参考点向上或向下计数棘突，可以确定其他脊椎水平。髂后上棘的连线通过 S_2 骶后孔。在瘦长患者，骶骨很容易摸到，骶管裂孔为一凹陷，恰位于臀裂上

方或臀裂之间，尾骨的上方。

患者体位

A. 坐位

坐位比侧卧位更容易辨认解剖中线的位置（图45-12），在肥胖患者尤为明显。患者坐位，双肘放在腿上或床旁小桌，或紧紧抱住一个枕头。脊柱弯曲（使背部弓成"疯猫"状）以增大相邻棘突之间的"目标"区域，并使脊柱更靠近皮肤表面（图45-13）。

B. 侧卧位

许多临床医师更喜欢侧卧位实施椎管内麻醉（图45-14）。患者侧卧，双膝弯曲并上蜷靠在腹部或胸部，形成一个"胎儿位"（fetal position）。助手协助患者摆放并保持这一体位。

C. 折刀位

该体位可用于采用等比重或轻比重的麻醉药溶液的肛门直肠手术（见下文讨论），优点是阻滞操作的体位与手术体位相同，阻滞后无需更换体位。缺点是脑脊液无法通畅地经穿刺针流出，需通过抽吸脑脊液才能确定穿刺针尖位于蛛网膜下腔的正确位置。在需要 X 线透视引导时，也可采用俯卧位。

解剖入路

A. 正中入路

触摸脊柱并检查患者体位，保证穿刺针在平行于地板进针时，同时也保持在正中线（图45-4）。摸到拟阻滞水平上下脊椎棘突间的凹陷为进针点。用适当的消毒剂消毒，覆盖无菌孔巾。消毒溶液干后，在穿

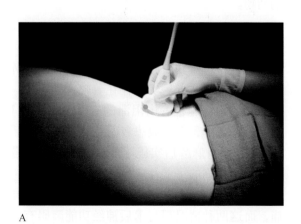

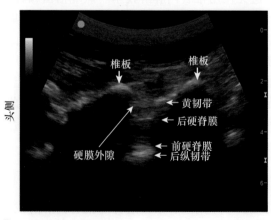

图 45-10　**A.** 探头的位置可显示靠近中线的腰椎硬膜外隙，纵向视图；**B.** 相应的超声图像（Reproduced with permission from Hadzic，A. Peripheral Nerve Blocks and Anatomy for Ultrasound-Guided Regional Anesthesia. 2nd ed. New York，NY：McGraw-Hill；2012. ）

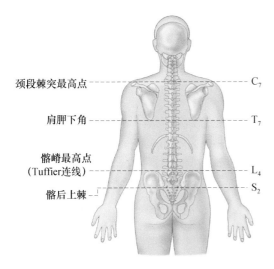

图 45-11　确定脊髓水平的表面解剖标志

刺部位用小针（25 号）注射局部麻醉药做一皮丘。更深的局部浸润麻醉用更长的针。

接下来，穿刺针沿中线刺入。由于棘突从脊柱到皮肤为向下走行，穿刺针尾应稍微向头侧倾斜。穿刺针穿过皮下组织时有轻微的阻力感，继续向前进针，穿刺针将进入棘上韧带和棘间韧带，能感到组织密度明显增加，穿刺针能够固定于背部（就像"靶上的箭"）。如果进针很浅即触及骨质，且穿刺针位于正中位置，说明穿刺针可能触及了下方的棘突。若进针较深时触及骨质，通常说明穿刺针触及了中线上方的棘

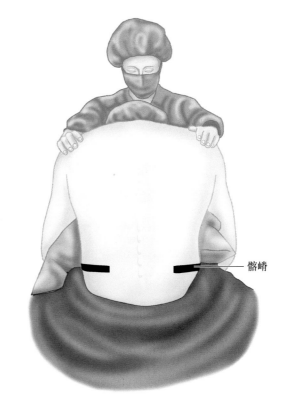

图 45-12　坐位椎管内阻滞。注意协助患者获得最大程度的脊柱弯曲

突，或者穿刺针偏离了中线触及了椎板。无论哪种情况，都要调整穿刺针的进针方向。当穿刺针刺入黄韧带时，通常会感到阻力明显加大。此时，蛛网膜下腔

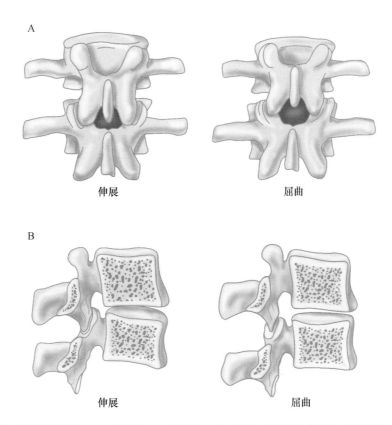

图 45-13　对相邻椎骨屈曲的影响。**A**. 后视图；**B**. 侧视图。注意屈曲时椎管内阻滞的目标区域（椎间孔）增大

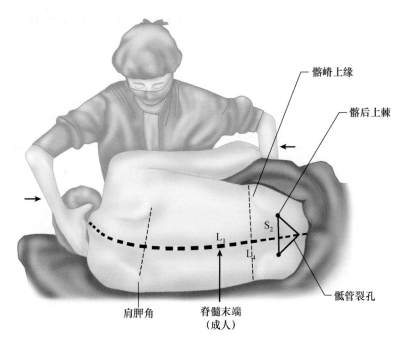

髂嵴上缘

髂后上棘

骶管裂孔

肩胛角

脊髓末端（成人）

图 45-14 侧卧位椎管内阻滞。注意协助患者维持最大程度的脊柱弯曲

麻醉和硬膜外麻醉的操作方式不同。

10 硬膜外麻醉时，出现明显的"阻力消失感"（通过注射空气或生理盐水），表明穿刺针突破黄韧带进入硬膜外隙。蛛网膜下腔麻醉时，穿刺针经过硬膜外隙继续进针穿过硬脊膜和蛛网膜，直到有脑脊液流出。

B. 旁正中入路

在硬膜外阻滞或蛛网膜下腔阻滞特别困难和不易摆体位的患者（如患有严重关节炎、脊柱后凸侧弯或既往有腰椎手术史的患者），可以选用旁正中入路（图 45-15）。许多临床医师对胸部硬膜外穿刺的患者常规使用旁正中入路。皮肤消毒铺巾准备如前述，在

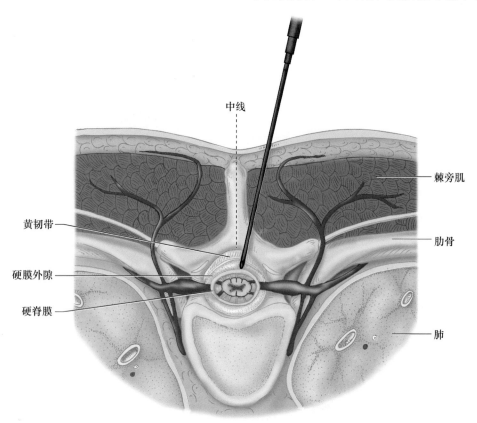

中线

棘旁肌

肋骨

黄韧带

硬膜外隙

硬脊膜

肺

图 45-15 旁正中入路

拟阻滞水平的上棘突旁侧 2 cm 处注射皮丘。由于旁正中入路位于多数棘突间韧带的外侧，且穿过的组织是棘突旁的肌肉，初期遇到的阻力较小，似乎穿刺针不在坚韧的组织中。穿刺针与中线成 10°～25°夹角进针，穿刺针进入黄韧带和硬膜外隙的"阻力消失感"不如正中入路明显。旁正中入路时，如果进针浅即遇到骨质，说明穿刺针可能触及了下方椎板的内部，多数应向上和稍微偏外侧调整方向重新进针；如果进针较深才触及骨质，穿刺针通常是触及了下方椎板的外侧部，应该稍微向上偏向中线调整方向后重新进针（图 45-16）。

C. 阻滞平面的评定

根据感觉皮肤分段的知识（见附录），可以用钝针（针刺）或者冰块测定感觉的阻滞平面。

D. 超声引导下椎管内阻滞

超声可以用于引导难以触及体表标志患者的椎管内阻滞，实施过程和其他方法一样。与其他超声使用一样，操作者要求接受专门的培训以正确地识别解剖标志和椎管内麻醉所需的间隙。

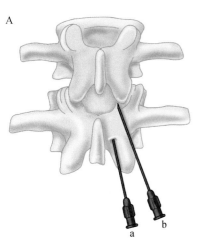

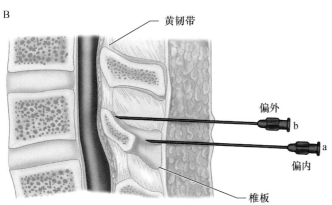

图 45-16　旁正中入路。穿刺针进针较浅即遇到骨质（a），通常是触及了内侧椎板；进针较深遇到骨质（b），说明穿刺针过于偏离中线。**A.** 后面观；**B.** 矢状面观

蛛网膜下腔麻醉穿刺针

市面上有许多不同型号、长度、斜面以及不同针尖设计的蛛网膜下腔麻醉穿刺针可供选用（图 45-17）。所有蛛网膜下腔麻醉穿刺针均有与穿刺针接触紧密并可卸除的针芯，可阻塞穿刺针腔；防止穿刺时将上皮细胞带入蛛网膜下腔。蛛网膜下腔麻醉穿刺针大体可分为锐头（切割型）穿刺针和钝头穿刺针两种。Quincke 穿刺针就是一种末端注射的切割穿刺针。钝头（笔尖样）穿刺针的应用极大地降低了硬脊膜穿破后头痛的发生率。Whitacre 穿刺针和其他笔尖样穿刺针都具有圆形针尖和旁注射口。Sprotte 穿刺针是一种注射口较长的旁开口穿刺针，比其他同型号穿刺针的脑脊液流出更为容易。但如果出现开口远端位于蛛网膜下腔（脑脊液流出通畅），而近端并未穿过硬脊膜时，可发生给药量不足而导致阻滞失败。总体而言，穿刺针的型号越小（钝头针），头痛的发生率越低。

蛛网膜下腔麻醉导管

硬膜外麻醉时意外穿透硬脊膜后，经常用较大的硬膜外导管进行连续蛛网膜下腔麻醉。导管必须仔细标记为蛛网膜下腔导管而不是硬膜外导管，以避免意外剂量的可能性。

蛛网膜下腔麻醉的特殊技术

正中入路、旁正中入路或俯卧入路均可用于蛛网膜下腔麻醉。如前所述，穿刺时穿刺针由皮肤进针，穿过深部结构，直至感觉到两次"突破感"（"pop"）。第一次"突破感"发生在穿透黄韧带时，第二次发生在刺穿硬脊膜-蛛网膜时。当成功刺穿硬脊膜时，拔除针芯可见脑脊液通畅地流出。若采用小号穿刺针（< 25 号），可能需要回抽才能看到脑脊液。若开始

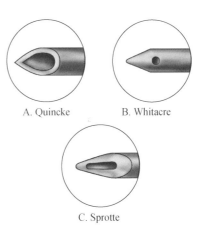

图 45-17　蛛网膜下腔麻醉穿刺针

时有通畅的脑脊液流出，但接上注射器却回抽不到脑脊液，说明穿刺针可能发生了移位。若注射时有持续的感觉异常或疼痛，则麻醉医师应退针并调整穿刺针的方向。

影响蛛网膜下腔阻滞平面的因素

表 45-2 列举了蛛网膜下腔麻醉后影响神经阻滞平面的因素。其中，最重要的影响因素是药液比重、注射时和注射后即刻的患者体位和药物剂量。总体来说，麻醉药剂量越大，注射部位越高，所获得的麻醉平面越高。此外，局部麻醉药在脑脊液中向头侧的扩散取决于其相对于脑脊液的比重。脑脊液在 37℃ 时的比重为 1.003 ～ 1.008。表 45-3 列举了常用局部麻醉药溶液的比重。重比重局部麻醉药溶液的密度比脑脊液大（较重），而轻比重局部麻醉药溶液的密度比脑脊液小（较轻）。局部麻醉药溶液加入葡萄糖可变成重比重溶液，加入无菌盐水或芬太尼可变成轻比重溶液。因此，在头低位时重比重溶液就会向头端扩散，而轻比重溶液就会向尾部扩散。头高位时，重比重溶液会沉向尾部，而轻比重溶液则向头端上升。同理，在侧卧位时，重比重蛛网膜下腔麻醉溶液对支撑侧（下侧）的作用较强，而轻比重溶液可在非支撑侧（上侧）获得更高的麻醉水平。等比重溶液可保持在注射水平。无糖的麻醉药与脑脊液相混合（至少 1：1）可使溶液变为等比重溶液。其他影响神经阻滞平面的因素包括注射部位、患者身高和脊柱解剖。穿刺针斜面或注射口的方向也具有重要作用，向头侧注射药物可以比向旁侧或尾侧注射药物获得更高的麻醉平面。

表 45-2 蛛网膜下腔麻醉阻滞平面的影响因素

主要因素
  麻醉药溶液的比重
  患者体位
    注射时
    注射后即刻
  药物剂量
  注射部位
其他因素
  年龄
  脑脊液
  脊柱弯曲度
  药物容积
  腹内压
  穿刺针方向
  患者身高
  妊娠

表 45-3 蛛网膜下腔麻醉药物的比重

药物	比重
布比卡因	
0.5% 溶液（溶于 8.25% 右旋糖酐）	1.0227 ～ 1.0278
0.5% 原液	0.9990 ～ 1.0058
利多卡因	
2% 原液	1.0004 ～ 1.0066
5% 溶液（溶于 7.5% 右旋糖酐）	1.0262 ～ 1.0333
丁卡因	
0.5% 溶液（溶于盐水）	0.9977 ～ 0.9997
0.5% 溶液（溶于 D_5W）	1.0133 ～ 1.0203

重比重溶液倾向于向位置最低的区域（平卧位时一般为 T_4 ～ T_8）扩散。

在脊柱解剖正常的情况下，脊柱胸腰曲的最高点为 T_4（图 45-18）。平卧位时重比重溶液产生的麻醉平

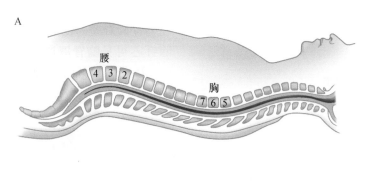

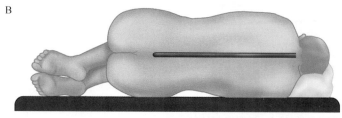

图 45-18 平卧位（A）和侧卧位（B）时椎管的位置。注意椎管的最低点一般在 T_5 ～ T_7，即平卧位时重比重溶液固定的位置

面可能会限制在 T_4 或 T_4 以下。脊柱弯曲度异常，如脊柱侧弯和脊柱后凸侧弯，对蛛网膜下腔麻醉可产生多重影响。阻滞因椎体和棘突的转动和成角而变得更加困难，同样，寻找中线和椎间隙也可能十分艰难。在严重脊柱侧弯和脊柱后凸侧弯时，采用腰段旁正中入路可能更为适合，尤其是合并有退行性关节疾病的患者。穿刺之前复习脊柱 X 线片对操作大有裨益。脊柱弯曲可以通过改变蛛网膜下腔的外形而影响最终的麻醉平面。既往脊柱手术史同样会导致穿刺困难。对于既往有椎板切除术或脊椎融合病史的患者，可能无法正确确定棘突间隙和椎板间隙。穿刺时选用旁正中入路可能较为容易，或者选择手术部位以上水平进行穿刺。由于手术后脊柱解剖的变化，可能出现阻滞不全或阻滞平面与预计不符的情况。

　　腰段脑脊液容积与麻醉平面呈负相关。腹内压升高或其他情况致硬脊膜外静脉充血时，可减少脑脊液容积，导致阻滞平面上升。这些情况包括妊娠、腹水和腹腔巨大肿瘤等。此时，特定剂量的局部麻醉药可以产生超出预料的高麻醉平面。足月产妇蛛网膜下腔所需的局部麻醉药量比非妊娠患者减少 1/3。特定剂量的局部麻醉药在老年蛛网膜下腔麻醉患者也能产生较高的麻醉平面，可能与年龄性的脑脊液容积减少相关。严重的脊柱后凸或脊柱后凸侧弯也可导致脑脊液容积减少，麻醉平面常高出预计平面，特别是在应用轻比重局部麻醉药或快速注射时更为明显。

蛛网膜下腔麻醉药物

　　许多局部麻醉药都曾应用于蛛网膜下腔麻醉，但现在仍在应用的只有少数几种（表 45-4）。局部麻醉药溶液不容许添加防腐剂，添加使用血管收缩剂［α-肾上腺素激动剂，肾上腺素（0.1 ~ 0.2 mg）］和阿片类药物可以增强蛛网膜下腔麻醉的效能或延长蛛网膜下腔麻醉的作用时间或者两者皆有。血管收缩剂可延迟机体对脑脊液中局部麻醉药的吸收，并可能具有微弱的脊髓镇痛作用。阿片类药物和可乐定也可作为蛛网膜下腔麻醉添加药物，提高蛛网膜下腔阻滞的质量和作用时间。

　　在北美，一直以来重比重蛛网膜下腔麻醉比轻比重或等比重蛛网膜下腔麻醉更为常用。阻滞平面取决于注射时和注射后即刻的体位。坐位时，注射后保持坐位 3 ~ 5 min 可使更低水平的腰部神经和骶神经得到阻滞，获得"鞍麻"。如果注射后患者马上从坐位改为平卧位，药物将更多地向头侧移向由脊柱胸腰部弯曲组成的支撑区域（dependent region）。鞘内注射重比重麻醉药可用于单侧下肢手术。患者取手术侧在下

的侧卧位，注射后保持 5 min，将会在手术侧产生更加完全和更高平面的阻滞效果。如果拟在区域麻醉下实施髋部或下肢骨折手术，则轻比重蛛网膜下腔麻醉更加实用，因为侧卧时患者无需倚靠骨折肢体。

硬膜外麻醉

⑪　持续硬膜外麻醉是一种比单次注药的蛛网膜下腔麻醉应用更为广泛的椎管内阻滞技术。硬膜外麻醉在腰段、胸段和颈段水平均可实施。骶部硬膜外阻滞也称骶管阻滞，将在本章最后进行阐述。

⑫　硬膜外阻滞技术广泛应用于手术麻醉、产科镇痛、术后疼痛控制和慢性疼痛诊疗。它既可以单次使用，也可以经导管间断注射和（或）连续输注。运动阻滞可以表现为完全或不完全阻滞，这些变量取决于所用的药物、浓度、剂量和注射节段。

　　硬膜外隙从后面、侧面和前面包绕着硬脊膜。神经根走行于硬膜外隙，从侧方经椎间孔穿出，并向外延续为周围神经。硬膜外隙中还有脂肪状结缔组织、淋巴系统和丰富的静脉丛（Batson 丛）。最近的影像学研究还表明，硬膜外隙还具有间隔或结缔组织带，

⑬　这可以解释为什么会发生偶然的单侧硬膜外阻滞。硬膜外麻醉起效较慢（10 ~ 20 min），麻醉效果也不如蛛网膜下腔麻醉，但这也是很有用的临床特征。如低浓度的局部麻醉药和阿片类药物联合实施硬膜外阻滞，可以阻滞较细的交感和感觉纤维，而不会累及较粗的运动神经，产生保留运动功能的镇痛，这特别适用于产科麻醉和术后镇痛。由于麻醉药不会轻易地随脑脊液扩散，而是局限于注射水平附近，故可产生节段性阻滞。节段性阻滞以特定脊神经根受到阻滞，形成界限清楚的"麻醉带"为特征，而其上方和下方的脊神经根则不受影响。如胸段硬膜外阻滞可以提供上腹部麻醉，但不会累及颈部和腰部的脊神经根。

　　腰段硬膜外麻醉最常用，可采用正中入路（图 45-4）或旁正中入路（图 45-15）。腰部硬膜外阻滞适用于横膈以下部位的任何手术。由于脊髓一般终止于 L_1 水平，在低位腰椎间隙进行阻滞较为安全，在意外穿破硬脊膜的情况时也能避免并发症的发生（参见下文"并发症"一节）。

　　由于胸椎的棘突与椎体有较大的成角并呈显著的叠瓦状排列，故胸段硬膜外阻滞的技术难度明显超过腰段硬膜外阻滞（图 45-19），即使是采用小号穿刺针且操作熟练，意外穿破硬脊膜导致脊髓损伤的潜在危险也比腰段硬膜外阻滞大。胸段硬膜外阻

表 45-4　常规蛛网膜下腔麻醉药物剂量、用法和作用时间 [1, 2]

药物	浓度	剂量（mg）	手术	作用时间（h）	
				原液	肾上腺素
2-氯普鲁卡因	1%、2%、3%	30 ～ 60	门诊手术，T_8	1 ～ 2	不推荐（流感样症状）
利多卡因	2%	40 ～ 50	门诊手术，T_8	1 ～ 2	效果不佳，不推荐
甲哌卡因 [3]	1.5%	30（T_9） 45（T_6）[4] 60（T_5）	门诊手术，膝关节 镜，TURP	1 ～ 2 1.5 ～ 3 2 ～ 3.5	不推荐
布比卡因	0.5%	7.5 10 15	门诊下肢手术 THA、TKA、股骨切 开复位内固定术	1 ～ 2 2 3	 4 ～ 5
布比卡因	0.75% 溶于 8.25% 的右旋糖酐	4 ～ 10 12 ～ 14 12 ～ 18	会阴部、下肢 [5] 下腹部 上腹部	1.5 ～ 2	1.5 ～ 2.5
罗哌卡因	0.5%、0.75% 1% + 10% 右旋糖酐（等体 积 D_{10} 和罗哌卡因）	15 ～ 17.5 18 ～ 22.5 18 ～ 22.5	T_{10} 水平 T_8 水平 T_4 水平	2 ～ 3 3 ～ 4 1.5 ～ 2	不能延长阻滞时间
丁卡因	1% + 10% 右旋糖酐（0.5% 重比重）	4 ～ 8 10 ～ 12 10 ～ 16	会阴 / 下肢 下腹部 上腹部	1.5 ～ 2	3.5 ～ 4

辅助用药	剂量（μg）	持续时间（h）	评价 / 不良反应
芬太尼 舒芬太尼 吗啡	10 ～ 25 1.25 ～ 5 125 ～ 250	1 ～ 2 1 4 ～ 24	瘙痒，恶心，尿潴留，镇静，肠梗阻，呼 吸抑制（吗啡会出现延迟性呼吸抑制—— 老年人或睡眠呼吸暂停患者需要减少剂量）
肾上腺素	100 ～ 200		延长神经根在局麻药的暴露时间和 α-肾 上腺素能调节
去氧肾上腺素	1000 ～ 2000		低血压；延长丁卡因时间，而不能延长布比 卡因；延长丁卡因时间比肾上腺素好；TNS
可乐定	15 ～ 150		低血压，镇静，延长运动与感觉的阻滞

[1] Reproduced with permission from Atchabahian A，Gupta R，eds. The Anesthesia Guide. New York，NY：McGraw-Hill Education，Inc；2013.

[2] TURP，经尿道前列腺电切术；THA，全髋关节置换术；TKA，全膝关节置换术；TNS，一过性神经症状。

[3] 用作利多卡因的替代品，但使用甲哌卡因也会出现 TNS。

[4] 每改变 15 mg 剂量可以延长或者缩短 20 ～ 30 min 的门诊停留时间。10 μg 芬太尼可以使手术阻滞效果更好而不延长在门诊的恢复时间，使用 30 mg 的剂量时为了确保足够的持续时间可以考虑添加。

[5] 极低剂量（4 ～ 5 mg）对单侧膝关节门诊手术效果良好。阻滞后，保持患者手术侧向下侧卧 6 min

滞也可以采用正中入路或旁正中入路。胸段硬膜外阻滞更多的是用于术后镇痛，而较少单独用于手术麻醉。单次注射或导管技术均可用于慢性疼痛的治疗。经硬脊膜外导管输注不仅提供良好的镇痛，还可以避免或缩短肺部疾病和胸部手术患者术后所需的机械通气。

颈段硬膜外阻滞通常在患者坐位，颈部屈曲，采用正中入路实施，最经常用于急慢性疼痛治疗。

硬脊膜外穿刺针

标准的硬脊膜外穿刺针一般为 17 ～ 18 号穿刺针，长 3 英寸（约 7.6 cm）或 3.5 英寸（约 8.9 cm），尖端为 15° ～ 30° 成角的钝斜面。Tuohy 穿刺针最为常用（图 45-20），圆钝且略有弯曲的尖端有助于穿刺针穿透黄韧带后推开硬脊膜，避免将其刺穿。而没有弯曲尖端的直型穿刺针（Crawford 穿刺针）刺穿硬脊膜的概率较高。穿刺针的改进包括翼状尾端和确保导管置入的引导装置等。

硬脊膜外导管

硬膜外隙中置入导管，可以持续或间断注入药物。除延长阻滞时间外，硬脊膜外置管技术还可减少麻醉药的用量。

硬脊膜外导管对术中硬膜外麻醉和术后镇痛都十

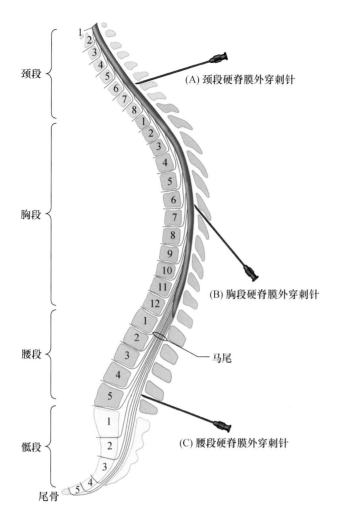

图 45-19　硬脊膜外穿刺针在颈段（**A**）、胸段（**B**）和腰段（**C**）穿刺时的角度。注意胸段硬膜外阻滞所需的角度较大（30°～50°），而颈段和腰段只需将穿刺针轻微朝向头侧

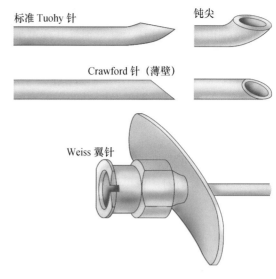

图 45-20　硬脊膜外穿刺针

硬膜外麻醉的特殊技术

采用前述正中或旁正中入路，硬脊膜外穿刺针需从皮肤开始直至穿透黄韧带。硬膜外麻醉时，穿刺针必须在硬脊膜前停止进针。判断穿刺针尖已经进入硬膜外隙有两种方法："阻力消失法"和"悬滴法"。

大多数医师更喜欢采用"阻力消失法"。操作时，穿刺针带管芯穿过皮下组织直至棘间韧带，此时会感到组织阻力增加；然后去除管芯或引导器，并在穿刺针座接带液体或空气的玻璃注射器。如果穿刺针针尖位于韧带内，则轻推注射器时会遇到阻力而无法注入。缓慢地、一毫米一毫米地推进穿刺针，同时持续或间断轻推注射器试注射。当穿刺针尖端进入硬膜外隙时，可有突然的阻力消失感，注射也变得非常容易。

"悬滴法"要在穿刺针进入棘间韧带并去除针芯以后，将穿刺针座充满液体并溢出一滴悬于外口处，然后再缓慢推进穿刺针。当穿刺针尖端位于韧带组织中，水滴会保持"悬吊"状态。一旦穿刺针尖进入硬膜外隙，就会形成负压，此时液滴会被吸入到穿刺针内。如果此时穿刺针发生了阻塞，液滴未被吸入穿刺针内，可能会发生意外的硬脊膜刺穿。一些临床医师在旁正中入路和颈段硬膜外阻滞时喜欢采用这种方法。经验丰富的硬膜外隙穿刺者依靠阻力消失或悬滴液体吸入来确认（但不是作为基本测试）穿刺针进入硬膜外隙。成功的硬膜外隙穿刺者通常在针尖穿过黄韧带时会感觉到他们手中的针有落空感。

硬膜外麻醉的起效

14 硬膜外麻醉所需局部麻醉药的剂量（容量和浓度）比蛛网膜下腔麻醉要大。如果将"硬膜外

分有用。通常情况下，19 号或 20 号导管可以通过 17 号或 18 号硬脊膜外穿刺针。当应用尖端弯曲型穿刺针时，斜面开口应朝向头侧或尾侧，导管置入硬膜外隙 2～6 cm。导管置入长度越短，脱出的可能性越大；而导管置入长度越长，发生单侧阻滞的概率也越高（因为此时导管的尖端可能经椎间孔滑出硬膜外隙，或已进入硬膜外隙的前侧方凹陷处），误入硬膜外静脉的可能性也越大。将硬脊膜外导管置入到所需位置后，拔除穿刺针，保留导管并将其沿背部妥善粘贴固定。导管可以在皮肤下保留更长的时间（例如超过 1 周）。导管远端有单个开口，或者远端封闭，而在靠近远端处有多个侧孔。有些硬膜外导管有一个导丝来更好地置入硬膜外隙，或者在透视引导下帮助操纵导管到硬膜外隙。螺旋状钢丝加强导管具有极强的抗扭折能力。螺旋形或弹簧形的尖端发生感觉异常的概率较低，程度也轻，意外进入血管的概率较低。

全剂量"注射到鞘内或血管内，会引起严重的毒性反应。可通过采用硬脊膜外注入试验剂量并逐渐加大剂量的方法预防。无论是通过穿刺针注入药物还是经硬脊膜外导管注入药物，均应采用这种方式。

试验剂量的目的就是能够及时发现局部麻醉药注入蛛网膜下腔和血管内。经典的试验剂量为局部麻醉药和肾上腺素的混合液，通常为含 1 : 200 000 肾上腺素（0.005 mg/ml）的 1.5% 利多卡因 3 ml。但 45 mg 利多卡因如果注入鞘内，可迅速发生全脊椎麻醉（全脊麻），而这种情况在某些地方（如产房）往往难以处理，因此，一些临床医师建议采用更小剂量的局部麻醉药。15 μg 肾上腺素如果注入血管，可导致心率明显加快（20% 以上），伴或不伴血压升高。但遗憾的是，将肾上腺素作为血管内注射的标志不够典型，因为可发生假阳性（子宫收缩可导致与试验剂量作用相同的疼痛或心率增快）和假阴性（服用 β 受体阻滞剂的患者对肾上腺素的反应是心动过缓和血压增高）。**注射前简单回抽，无法避免意外血管内注射。**大多数经验丰富的操作者经穿刺针和导管回抽时，都遇到过假阴性的情况。

逐渐增加剂量是避免严重并发症的行之有效的方法（每次的剂量都是试验剂量）。如果回抽试验阴性，则注入拟注射总剂量的一部分，通常为 5 ml，此剂量既足够产生血管内注射轻微症状（耳鸣或金属味）或体征（口齿不清、精神状态改变），又不会导致抽搐发作或心血管抑制，这在剖宫产的产科硬膜外麻醉尤为重要。产科硬膜外阻滞时如果先经穿刺针给予初始剂量，然后再置入导管，则容易出现导管位置良好的错判，因为初始剂量的作用仍会使患者感到十分舒适。如果导管被插入或中途移位滑入到血管内的情况下注入全量的局部麻醉药，则很可能发生全身毒性反应。导管从开始放置后的任何时间均有可能从正确位置移位到鞘内或血管内，但是这种导管移位大多是发生在搬动患者后。

如果临床医师做到初期使用试验剂量，每次注射前回抽，并逐渐增加剂量，则很少发生显著的全身毒性反应和鞘内意外注射。任何时候开始施行硬膜外麻醉时，都必须备有用于抢救局部麻醉药中毒的脂肪乳剂（20% Intralipid，1.5 ml/kg）。

影响阻滞平面的因素

影响硬膜外麻醉平面的因素不像蛛网膜下腔麻醉那样可以预测。在成人，每节段 1 ～ 2 ml 局部麻醉药是一个被广泛接受的原则。例如，在 L$_4$ ～ $_5$ 间隙注入局部麻醉药，要产生 T$_4$ 水平的感觉阻滞就需要局部麻

醉药 12 ～ 24 ml。节段性或镇痛性阻滞时，需要的容量较小。

随着年龄的增长，获得相同麻醉平面所需的局部麻醉药剂量呈下降趋势，这可能与硬膜外隙的大小和顺应性随年龄增长而不断下降有关。虽然体重和硬脊膜外所需剂量之间的关系不大，但身高可影响麻醉药向头侧扩散的范围。因此，身材矮小的患者每节段可能只需 1 ml 局部麻醉药，而身材较高的患者每节段则需要 2 ml。尽管不如重比重或轻比重蛛网膜下腔麻醉那样明显，重力似对硬脊膜外局部麻醉药的扩散也有部分影响。侧卧位、头低足高（Trendelenburg）卧位和头高足低卧位有助于在需要的皮节获得阻滞。局部麻醉药中的添加药物，特别是阿片类药物对硬膜外麻醉效果的影响要大于对阻滞时间的影响。5 μg/ml 浓度的肾上腺素对硬脊膜外利多卡因、甲哌卡因和氯普鲁卡因作用时间的延长效应要强于对布比卡因、左布比卡因和罗哌卡因的延长效应。除延长阻滞时间、改善阻滞效果以外，肾上腺素还能减少硬脊膜外血管对局部麻醉药的吸收，降低局部麻醉药的全身血药峰值。

硬膜外麻醉药物

无论是将硬膜外阻滞作为主要的麻醉方法或全身麻醉的补充，还是作为镇痛的手段，其药物的选择均取决于所需的临床效果。可以根据预计手术时间的长短，来决定是采用短效或长效药物单次注射，还是置入硬脊膜外导管（表 45-5）。外科手术一般采用短到中效的药物，包括利多卡因、氯普鲁卡因和甲哌卡因。长效药物包括布比卡因、左布比卡因和罗哌卡因。

表 45-5 硬膜外麻醉药物

药物	浓度	起效	感觉阻滞	运动阻滞
氯普鲁卡因	2%	快	镇痛	轻到中度
	3%	快	好	重度
利多卡因	≤ 1%	中等	镇痛	极少
	1.5%	中等	好	轻到中度
	2%	中等	好	重度
甲哌卡因	1%	中等	镇痛	极少
	2% ～ 3%	中等	好	重度
布比卡因	≤ 0.25%	慢	镇痛	极少
	0.5%	慢	好	轻度到中度
	0.75%	慢	好	中到重度
罗哌卡因	0.2%	慢	镇痛	极少
	0.5%	慢	好	轻到中度
	0.75% ～ 1.0%	慢	好	中到重度

在每节段应用 1 ～ 2 ml 局部麻醉药（分次应用）初始剂量后，经硬脊膜外导管重复给药时，既可以根据操作者对药物的经验按照固定的时间间隔注射（单次剂量或者持续的输注），也可以在阻滞平面出现一定程度的消退时注射药物。一旦感觉阻滞平面出现了某种程度的消退，可安全给予初始剂量的 1/3 ～ 1/2。

氯普鲁卡因是一种起效迅速、作用时间短暂、毒性较低的酯类局部麻醉药。但应该注意它会影响硬脊膜外阿片类药物的镇痛作用。先前的氯普鲁卡因含有防腐剂，特别是重亚硫酸盐和乙二胺四乙酸（EDTA），当意外地在鞘内大剂量注入时，含重亚硫酸盐的氯普鲁卡因制剂可产生神经毒性，而 EDTA 则与剧烈背痛有关（可能是局部低钙血症所致）。目前使用的大多数氯普鲁卡因制剂不含防腐剂，不会发生这些并发症。

外科手术麻醉所需的布比卡因浓度为 0.5%。因为用布比卡因行剖宫产时，已有数篇意外注入血管导致心搏骤停的报道，0.75% 布比卡因不推荐用于产科麻醉。非常低浓度的布比卡因（如 0.0625%）常与芬太尼联合应用，用于产科镇痛和手术后镇痛。与布比卡因相比，罗哌卡因在保持满意的感觉阻滞的同时对运动阻滞较轻。

局部麻醉药 pH 的调节

局部麻醉药溶液的 pH 值为酸性时，才能保持化学稳定性和抑菌作用。局部麻醉药含肾上腺素的商业制剂比不含肾上腺素的普通制剂酸性更强。由于局部麻醉药均含有弱碱基，因而在商业制剂中主要以离子形式存在。局部麻醉药的神经阻滞作用取决于非离子形式局部麻醉药透过脂质神经细胞膜的情况。提高溶液的 pH 值可以增加非离子形式局部麻醉药的浓度。因此，在注射前加入碳酸氢钠（1 mEq/10 ml 局部麻醉药）可以缩短神经阻滞作用的起效时间。布比卡因制剂的 pH 值在 6.8 以上，一般不加碳酸氢钠。

硬膜外阻滞失败

蛛网膜下腔麻醉的穿刺终点明确（脑脊液自动流出），起效快，技术上的成功率较高。而硬膜外麻醉更多依赖于主观的"阻力消失法"（或"悬滴法"）。同时，硬膜外麻醉起效比较缓慢，硬膜外隙解剖变异较大，局部麻醉药在其中的扩散难以估计，使硬膜外麻醉效果本身变得比蛛网膜下腔麻醉难以预测。

许多情况下，可以发生局部麻醉药的错误注射。一些人的脊柱韧带柔软，会出现阻力不明显或假的阻力消失感，而正中入路穿刺操作出现偏差时，穿刺针进入棘突旁肌肉也会出现假的阻力消失感。其他导致硬膜外麻醉失败的原因（如鞘内注射、硬膜下注射和血管内注射）将在本章后面的并发症部分讨论。

如果药物是经滑出硬膜外隙或走行于一侧的导管注射，则可能发生单侧阻滞，其发生率与置入到硬膜外隙的导管距离成正比。出现单侧阻滞时，可将导管后退 1 ～ 2 cm，同时采用非阻滞侧在下的侧卧位重新注射。硬膜外隙存在间隔时导致节段性阻滞不全，可用阻滞不全节段在下的体位并追加局部麻醉药来纠正。局部麻醉药难以渗透较粗大的 L_5、S_1 和 S_2 神经根，这被认为是骶部阻滞不全的原因，也是膝关节、踝部、足部手术的主要难题。此时，抬高床头经导管重新注药，可改善对这些粗大神经根的阻滞效果。有时尽管表面上硬膜外阻滞效果良好，但患者仍然主诉内脏疼痛。某些情况下（如牵拉腹股沟韧带和精索）可以通过增加上胸段感觉阻滞平面来减轻疼痛；而其他情况下（牵拉腹膜），可能需要静脉辅助阿片类药物或其他药物，与迷走神经伴行的内脏传入纤维可能与此有关。

骶管阻滞

⑮ 骶管阻滞是小儿常用的一种区域麻醉技术，也用于成人的肛门直肠手术。骶间隙是硬膜外隙的骶骨部分，骶管麻醉就是将穿刺针或导管穿过覆盖于骶管裂孔（由未融合的 S_4 和 S_5 椎板构成）的骶尾韧带。骶管裂孔为尾骨上方的一个可扪及的沟或凹陷，位于两个骨性突起（骶角）之间（图 45-3）。其解剖结构在婴儿和小儿容易摸到（图 45-21）。髂后上棘和骶管裂孔形成一个等边三角形（图 45-14）。老年患者骶尾韧带的钙化可使骶管麻醉难以或无法实施。如前所述，成人硬脊膜囊在骶管内延伸到第一骶椎，小儿则延伸至约第三骶椎，因此，小儿鞘内意外注射更为常见。

小儿骶管麻醉通常与全身麻醉联合实施，用于术中麻醉的辅助或术后镇痛。骶管阻滞常用于横膈以下手术，包括泌尿生殖系统手术、直肠手术、腹股沟手术和下肢手术。小儿骶管阻滞通常在全身麻醉诱导后实施。由于担心全身麻醉对婴幼儿可能产生的神经毒性作用，区域技术越来越多地用于婴幼儿手术麻醉。采用侧卧位或俯卧位，单髋或双髋弯曲并摸到骶管裂孔。消毒皮肤后，穿刺针或静脉导管针（18 ～ 23 号）以 45°角向头侧进针，直至穿过骶尾韧带出现突破感。然后将穿刺针放平，继续进针少许（图 45-22），回抽无血或脑脊液后注入局部麻醉药。尽管用频繁回抽和

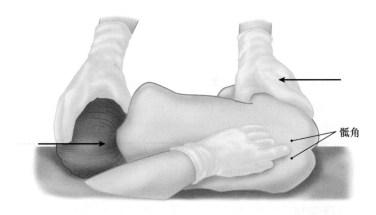

图 45-21   麻醉小儿骶管阻滞的体位。助手轻柔地帮助弯曲脊椎

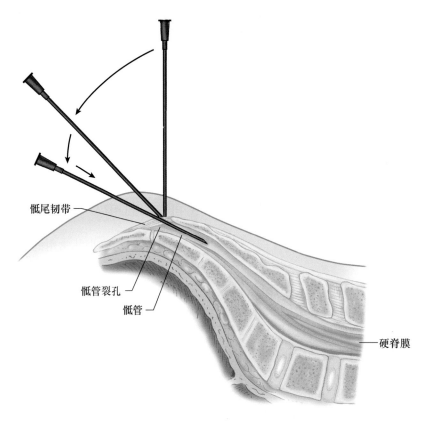

图 45-22   骶管阻滞。注意穿刺针以几乎 90° 穿透骶尾韧带，然后向下调整进针角度进入骶管裂孔

逐渐增加剂量的简单方法也可保证安全，但一些临床医师还是主张像其他硬膜外麻醉一样也采用试验剂量的方式。心动过速（如果应用了肾上腺素）或 ECG 上 T 波增高提示可能发生了血管内注射。并发症虽然不频繁，但是包括了全脊麻和血管内注射导致的抽搐或心搏骤停。超声已经应用于骶管阻滞。

骶管阻滞可以应用 0.125% ～ 0.25% 加或不加肾上腺素的布比卡因（或罗哌卡因）0.5 ～ 1.0 ml/kg。也可加入阿片类药物（如吗啡 30 ～ 40 µg/kg）。可乐定也可添加在局部麻醉药物中。骶管阻滞的镇痛作用可持续数小时，并一直延续到术后。在接受肛肠手术的成人中，骶管麻醉可以提供完善的骶部感觉阻滞，而头部扩散有限。而且穿刺注射可以在手术体位——"俯卧折刀位"下完成（图 45-23）。通常注入 1.5% ～ 2.0% 利多卡因（含或不含肾上腺素）15 ～ 20 ml 即可获得满意效果，也可以加入芬太尼 50 ～ 100 µg。但在患有藏毛囊肿的患者应该避免采用这一技术，因为穿刺针可能会穿过囊肿，有将病菌带入骶部硬膜外隙的潜在危险。

椎管内阻滞的并发症

硬膜外麻醉、蛛网膜下腔麻醉或骶管麻醉的并发症从轻度到致残，甚至危及生命（表 45-6）。总体来

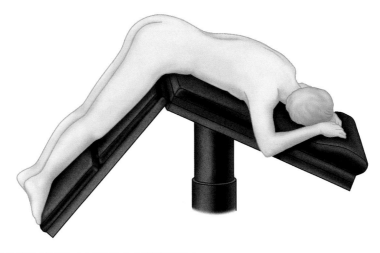

图 45-23　肛门直肠手术常用的俯卧折刀位也可用于成人骶管麻醉（Reproduced with permission from Lambert DH，Covino BG. Hyperbaric，hypobaric，and isobaric spinal anesthesia. Res Staff Phys. 1987 Sep；10（33）：79-87.）

表 45-6　椎管内麻醉并发症[1]

不良或过度的生理反应
　尿潴留
　高位阻滞
　全脊麻
　心搏骤停
　脊髓前动脉综合征
　Horner 综合征
与穿刺或置入导管相关的并发症
　背痛
　硬脊膜穿破 / 硬脊膜漏
　　硬脊膜穿破后头痛
　　复视
　　耳鸣
　神经损伤
　　神经根损伤
　　脊髓损伤
　　马尾综合征
　出血
　　椎管内 / 硬脊膜外血肿
　错位
　　麻醉无效 / 不足
　　硬脊膜下阻滞
　　意外蛛网膜下腔阻滞[1]
　　意外血管内注射
　导管折断 / 遗留
　炎症
　　蛛网膜炎
　感染
　　脑脊膜炎
　　硬脊膜外脓肿
药物毒性
　全身性局部麻醉药毒性
　一过性神经学症状
　马尾综合征

[1] 只针对硬膜外隙阻滞

说，椎管内麻醉的并发症继发于常规药物注射后的生理功能过度效应、穿刺针（或导管）置入不当和局麻药毒性等几个方面。

一项区域麻醉大规模调查显示，蛛网膜下腔麻醉和硬膜外麻醉的严重并发症发生率相对较低（表 45-7）。而美国麻醉医师协会（American Society of Anesthesiologists，ASA） 的 Closed Claims Project 证实，区域麻醉是手术室中责任投诉的最常见原因。在 20 年的时间里（1980—1999），区域麻醉占了所有责任投诉的 18%，其中多数（64%）为暂时性或非致残性损伤。其余的严重损伤投诉包括：死亡（13%）、永久性神经损伤（10%）、永久性脑损害（8%）和其他永久性损伤（4%）。区域麻醉投诉多数涉及腰段硬膜外麻醉（42%）或蛛网膜下腔麻醉（34%），大多发生于产科患者。

与不良或过度生理反应有关的并发症

A. 高位神经阻滞

蛛网膜下腔麻醉和硬膜外麻醉均可发生高平面神经阻滞。这可能与剂量过大、特定患者（如老年、妊娠、肥胖或矮小患者）未减少标准剂量、药物异常敏感或过度扩散有关。患者通常主诉呼吸困难和上肢麻木或无力。恶心常在血压下降之前发生。一旦确诊，需要安慰患者，加大氧流量并纠正心动过缓和低血压。

蛛网膜下腔麻醉累及颈段可导致严重低血压、心动过缓和呼吸功能不全。高平面蛛网膜下腔麻醉所致的意识消失、呼吸暂停和低血压也称为"高位脊麻"，当阻滞延伸到脑神经时则出现"全脊麻"。硬膜外 / 骶管麻醉意外鞘内注射时也可发生（详见下文）。低位感觉阻滞时出现严重持续性低血压，也可因 $C_3 \sim C_5$ 神经根麻醉致膈神经麻醉，延髓灌注不足，从而使呼吸暂停。有报道在椎管内麻醉后出现脊髓前动脉综合征，可能与长时间低血压并椎管内压力升高有关。

表 45-7 蛛网膜下腔麻醉和硬膜外麻醉严重并发症的发生率 [1]

方法	心搏骤停	死亡	抽搐	马尾综合征	截瘫	神经根病
蛛网膜下腔麻醉（$n = 40\,640$）	26	6	0	5	0	19
硬膜外麻醉（$n = 30\,413$）	3	0	4	0	1	5

[1] Data from Auroy Y，Narchi P，Messiah A，et al. Serious complications related to regional anesthesia：Results of a prospective survey in France. Anesthesiology. 1997 Sep；87（3）：479-486.

高位椎管内阻滞的处理包括维持动脉血氧供、保证通气和循环支持等。出现呼吸功能明显不全时，除增加供氧外，还需要辅助通气、气管插管和机械通气。通过积极应用血管升压药物、静脉快速输液纠正低血压。早期应用阿托品治疗心动过缓，麻黄碱或肾上腺素也能增加心率和动脉血压。

B. 蛛网膜下腔麻醉时心搏骤停

ASA 的 Closed Claims Project 资料确认蛛网膜下腔麻醉期间有数例心搏骤停。由于这些病例中多数发生于脉搏氧饱和度尚未作为常规监测的时期，因此过度镇静、未察觉的通气不足及低氧血症被认为是导致心搏骤停的原因。许多大型前瞻性研究不断报道蛛网膜下腔麻醉的心搏骤停发生率相对较高，约为 1 : 1500。许多心搏骤停发生之前出现心动过缓，且多发生于年轻健康的患者。为了防止这种情况的发生，应该及时纠正血容量不足。建议对低血压和心动过缓进行积极的药物治疗。

C. 尿潴留

$S_2 \sim S_4$ 神经根纤维的阻滞可以降低膀胱张力，抑制排泄反射。硬膜外隙应用阿片类药物也可干扰正常的排泄功能。

穿刺针或导管相关的并发症

A. 麻醉或镇痛不全

同其他区域麻醉技术一样，椎管内阻滞存在一定的失败率，这通常与麻醉医师的经验成反比。操作过程中即使有脑脊液流出，蛛网膜下腔麻醉也有失败可能。注射过程中穿刺针发生移动、穿刺针的开口未完全进入蛛网膜下腔、硬脊膜下注射或局部麻醉药注射在神经根鞘内等均可导致蛛网膜下腔麻醉失败。导致硬膜外阻滞失败的原因已经在上文讨论（见"硬膜外阻滞失败"）。

B. 血管内注射

硬膜外麻醉和骶管麻醉时局部麻醉药意外注入血管内可产生极高的血药水平，并影响中枢神经系统（抽搐和意识消失）和心血管系统（低血压、心律失常和心血管收缩力降低）。由于蛛网膜下腔麻醉的药物剂量相对较小，这种并发症主要发生于硬膜外阻滞和骶管阻滞。局部麻醉药可以通过穿刺针，或进一步通过进入血管（静脉）的导管直接注入血管内。每次注射前仔细回抽穿刺针（或导管）、使用试验剂量、逐渐增加局部麻醉药剂量以及密切观察血管内注射的早期征象（耳鸣、语言改变），可最大限度地降低血管内注射的发生率。如果发生心搏骤停，应启动高级心脏生命支持。使用 20% 脂肪乳 1.5 ml/kg 的负荷量后，给予 0.25 ml/kg 静脉输注。每次使用 1 μg/kg 的肾上腺素，而不是给予 10 μg/kg 的大剂量。如果心脏功能未能恢复，则可以给予额外剂量的脂肪乳 10 ml/kg。如果患者对心肺复苏没有反应，可以使用体外循环。最近对局部麻醉药全身毒性病例的回顾表明，即使有指征使用脂肪乳，该治疗手段也并未被充分应用。

不同局部麻醉药导致严重心脏毒性的倾向性有所不同。各种局部麻醉药引起癫痫和心脏毒性的强度顺序和它们的神经阻滞效能顺序一致。氯普鲁卡因效能较低，代谢迅速；利多卡因、甲哌卡因效能和毒性中等；左布比卡因、罗哌卡因、布比卡因和丁卡因效能和毒性最大。

C. 全脊麻

硬膜外或骶管麻醉中如果发生意外鞘内注射，可发生全脊麻。由于硬膜外麻醉和骶管麻醉所需的局部麻醉药的量是蛛网膜下腔麻醉所需量的 5 ~ 10 倍，通常全脊麻发生十分迅速。硬膜外麻醉和骶管麻醉中采取仔细回抽、使用试验剂量和逐渐增加剂量（注意，"每次剂量都是试探量"）等措施，有助于避免全脊麻的发生。

D. 硬膜下隙注射

由于硬膜外麻醉需要应用较大剂量局部麻醉药，意外注入硬膜下隙的严重性大大超过蛛网膜下腔麻醉。除起效时间延迟 15 ~ 30 min 以外，其他临床表现与高位蛛网膜下腔麻醉相似。脊髓硬膜下隙是位于硬脊膜和蛛网膜之间的潜在间隙。硬膜下隙一直延续到颅内，因此注入硬膜下隙的局部麻醉药可上升到比硬膜外麻醉更高的水平。与高位蛛网膜下腔麻醉一样，治疗应以支持治疗为主，并可能需要气管插管、机械通气和心血管支持等。麻醉作用一般可持续一至数小时。

E. 背部疼痛

穿刺针穿过皮肤、皮下组织、肌肉和韧带时，会造成不同程度的组织损伤。局部炎症反应合并（或不合并）肌肉痉挛，也可导致术后背部疼痛。值得注意的是，在接受单纯全身麻醉的患者中也有多达 25% ～ 30% 的患者术后诉背部疼痛，一般人群中也有相当比例的慢性背部疼痛。尽管术后背部疼痛或酸痛通常症状较轻，呈自限性，但可持续数周。服用对乙酰氨基酚、非甾体抗炎药等治疗效果良好。虽然背痛通常为良性，但也可能是严重并发症（如硬脊膜外出血或脓肿）的一个重要临床征象（见下文）。

F. 硬脊膜穿破后头痛

硬脊膜的任何破裂均可导致硬脊膜穿破后头痛（postdural puncture headache，PDPH）。诊断性腰椎穿刺、脊髓造影、蛛网膜下腔麻醉或硬脊膜外"脑脊液漏（wet tap）"，即硬脊膜外穿刺针穿过硬膜外隙进入蛛网膜下腔，均可发生 PDPH。同样，硬脊膜外导管也有可能随时穿破硬脊膜导致 PDPH。只要见到脑脊液从穿刺针中滴出或从硬脊膜外导管抽出，即可诊断硬脊膜外脑脊液漏。此外，看起来顺利的硬膜外麻醉也可能因为穿刺针尖端划破硬脊膜而导致 PDPH 的发生。典型的 PDPH 发生在双侧额部或眶后部、枕部，并可放射至颈部，表现为阵发性或持续性，并伴有畏光和恶心。PDPH 的显著特征是与体位有关。坐位或站位时头痛加剧，平卧时减轻。头痛多在手术后 12 ～ 72 h 发生，也有即刻发生的情况。

PDPH 被认为是脑脊液从硬脊膜破口处外漏和随后的颅内压下降所致。脑脊液的丢失超过生成时，会牵拉支撑脑部的结构，尤其是硬脊膜和大脑幕。对血管牵拉的增加也可能与疼痛有关。牵拉脑神经偶尔会导致复视（通常是第 6 对脑神经）和耳鸣。脑脊液丢失导致颅内低血压继发脑内静脉破裂后可发生硬膜下血肿。PDPH 的发生率与穿刺针的型号、类型和患者群有着密切的关系。穿刺针型号越大，PDPH 的发生率越高。斜面穿刺针的 PDPH 发生率较同型号的笔尖型穿刺针高。PDPH 发生率增加的因素包括：低龄、女性和妊娠。年轻女性应用较大型号的硬脊膜外穿刺针发生意外"脑脊液漏"时，PDPH 的发生率最高（可能高达 20% ～ 50%）。老年患者采用 27 号笔尖型穿刺针时，PDPH 的发生率最低。在蛛网膜下腔麻醉下实施剖宫产的研究表明，小号笔尖型穿刺针的 PDPH 发生率不超过 3% ～ 4%。

保守治疗包括卧床、镇痛药物、静脉或口服补液和咖啡因。保持平卧位，可降低使脑脊液从硬脊膜漏孔流出的静水压，减轻头痛。镇痛治疗可采用对乙酰氨基酚到非甾体抗炎药和阿片类药物。补液和咖啡因可刺激生成脑脊液。咖啡因还能进一步收缩颅内血管，因为脑血管扩张被认为是对脑脊液漏继发的颅内低血压的反应。粪便软化剂和软食可以最大限度降低排便时的用力（Valsalva）。即使实施了保守治疗，头痛仍可持续数天。

"硬脊膜外血凝块疗法"是治疗 PDPH 的一种有效方法。在硬脊膜穿破处或低一个间隙，向硬膜外隙中注入自体血 15 ～ 20 ml，通过凝块效应（mass effect）或凝血阻止脑脊液的进一步泄漏。治疗效果通常马上产生而且是完全的，也可在数小时后起效，因为恢复颅内压的脑脊液生成较慢。约 90% 的患者对于单次血凝块治疗有效。首次治疗无效的患者中又有 90% 在第二次注射后疼痛消失。我们不推荐在发生"脑脊液漏"后实施预防性的血凝块治疗。并非所有的患者都会出现 PDPH，而且预防措施并没有被证明是有效的。当考虑诊断患者 PDPH，应考虑鉴别其他来源的头痛，包括偏头痛、咖啡因戒断效应、脑膜感染和蛛网膜下腔出血。

G. 神经损伤

在排除了硬脊膜外血肿或脓肿后，最令人困惑或苦恼的并发症是常规椎管内阻滞后发生的持续性神经功能障碍。椎管内阻滞过程中，有可能损伤神经根或脊髓。在 L_1（成人）或 L_3（小儿）以下实施椎管内阻滞可以避免脊髓损伤。对神经根的直接物理损伤可导致手术后周围神经病变。尽管多数可自行缓解，但仍有部分持续存在。任何持续性感觉异常都提示临床医师应该调整进针方向。出现疼痛时必须立即停止注射并后退穿刺针。将药物直接注入脊髓可导致截瘫。脊髓圆锥损伤可导致单一骶神经功能障碍。区域麻醉术后神经功能障碍并非都是神经阻滞直接导致的。股外侧皮神经损伤和垂足等神经功能障碍在硬膜外麻醉/镇痛尚未作为常规麻醉方式的时期就已经被认为是产后并发症了。

H. 脊髓或硬脊膜外血肿

穿刺针或导管损伤硬脊膜外静脉，常会引起椎管内的轻微出血，通常为良性和自限性。据估计，硬膜外阻滞血肿的发生率为 1 : 150 000，蛛网膜下腔麻醉血肿的发生率为 1 : 220 000。其中绝大多数与疾病或药物治疗导致凝血异常有关。某些血肿发生在拔除硬脊膜外导管时。因此，硬脊膜外导管的插入和拔除均有可能发生血肿。

迅速诊断和及时处理对避免出现永久性神经后遗症极为重要。与硬脊膜外脓肿相比，血肿症状的出现更为迅速。**症状包括背部和腿部锐痛，并逐渐加深到麻木、运动无力和（或）括约肌功能障碍。**怀疑血肿发生时应立即进行影像学检查（MRI 或 CT），并请神经外科医师会诊。如果立即实施手术减压，多数患者的神经功能会得到良好的恢复。

有凝血疾病、严重血小板减少症、血小板功能障碍或接受过纤溶 / 溶栓治疗时，应避免实施椎管内麻醉。实践指南应该对行椎管内麻醉的此类患者进行评估，并权衡行这项操作的风险及益处，以及获得患者的知情同意。

I. 脑脊膜炎和蛛网膜炎

器械或注射溶液污染以及从皮肤带入微生物均会导致椎管内阻滞后的蛛网膜下腔感染。留置导管可能成为皮肤微生物的繁殖地。

应采用严格的无菌技术。特别注意在产房里，家属经常好奇想知道怎样减轻产妇的痛苦。如果医院政策允许这样的人员出现，应该要求这些家属避免污染托盘。这些家庭成员也应该戴上口罩以防止口腔菌群污染硬膜外托盘。

J. 硬脊膜外脓肿

硬脊膜外脓肿（epidural abscess，EA）是椎管内麻醉的一种极具破坏性的罕见并发症。报道的发生率在 1 : 500 000 ～ 1 : 6500。报道的麻醉相关病例大多与硬脊膜外导管有关。硬脊膜外脓肿症状可延迟数周出现，但多数从导管插入到出现症状的平均时间为 5 天。

尽管 EA 的进展和病程有差异，但有 4 个典型的临床分期。一期症状包括背部疼痛，脊柱叩诊可使疼痛加剧；二期为逐渐加重的神经根或神经（干）痛；三期出现运动或感觉障碍或括约肌功能障碍；截瘫或麻痹标志着已进入了第四期。最理想的情况是早期做出诊断，确诊时神经功能障碍程度与预后密切相关。硬膜外麻醉后出现背部疼痛和发热时，临床医师应警惕发生 EA。神经根（干）痛或神经功能缺陷的

出现增加了检查的紧迫性。一旦怀疑 EA，应拔除导管（如果有的话）进行导管尖端培养，并在注射部位寻找感染的证据；如果有脓液挤出，则应送细菌培养，同时进行血培养。如高度怀疑 EA 并完成了培养，可进行抗葡萄球菌覆盖（anti-Staphylococcus coverage）检查，因为导致 EA 的最常见病原菌是金色葡萄球菌和表皮葡萄球菌。实施 MRI 或 CT 扫描有助于诊断和鉴别诊断，建议立即请神经外科或感染科的专科医师会诊。尽管 X 线或 CT 引导下经皮引流已用于 EA 的治疗，但一般情况下除抗生素治疗外，仍需实施减压术（椎板切开术）。建议采取以下措施来预防 EA：（1）尽量减少对导管的接触，并尽可能保持一个封闭的系统；（2）应用微孔（0.22 μm）细菌滤器；（3）拔除硬脊膜外导管，或者至少在一定时间内更换一次导管、滤器和药液（例如，有些医师在 4 天内更换和移除所有的硬脊膜外导管）。

K. 硬脊膜外导管切割

如果将椎管内导管通过穿刺针退回，则可能有导管切割或是在组织中折断的风险。如果当穿刺针还在穿刺的位置而导管需要退出时，则必须小心地将它们一同退出。如果导管在硬膜外隙折断，许多专家建议就将它保留在那里，并注意观察患者情况。但如果导管折断在表浅的组织中，则应该手术将其取出。

与药物毒性相关的并发症

A. 局部麻醉药全身毒性

局部麻醉药的过量吸收可使其血中浓度达到中毒水平（参见"血管内注射"部分）。如果不超过局部麻醉药的最大安全剂量，则硬膜外阻滞或骶管阻滞较少发生因过度吸收导致的局部麻醉药中毒。

B. 一过性神经症状

1993 年，有报道首次提出"一过性神经症状"（transient neurological symptoms，TNS），也称为"一过性神经根刺激"，表现为蛛网膜下腔麻醉消退后出现特征性背部疼痛并向腿部放射，无感觉或运动缺陷，数天内可自行缓解。应用重比重利多卡因时最常见（发生率高达 12%），使用丁卡因（2%）、布比卡因（1%）、甲哌卡因、普鲁卡因以及蛛网膜下应用罗哌卡因也均有报道。此外，还有硬膜外麻醉后发生 TNS 的报道。TNS 在截石位实施手术的门诊患者（早期活动）发生率最高，在非截石位实施手术的住院患

者发生率最低。TNS 的发病机制被认为是局部麻醉药浓度相关的神经毒性。

病例讨论

膀胱镜检查及输尿管支架置入术的椎管内麻醉

男性患者，56 岁，因肾巨大结石拟行膀胱镜检查和支架置入术。患者有长期脊椎病史，曾行颈椎融合术（$C_3 \sim C_6$）及低位腰椎（$L_3 \sim L_5$）椎板切除和椎体融合术。查体颈部无法弯曲和伸展，气道 Mallampati 分级Ⅳ级。

此患者应选择哪种麻醉方法？

膀胱镜检查和支架置入术通常需要全身麻醉或椎管内麻醉。麻醉方法的选择应取决于患者知情后的意愿。此患者全身麻醉和区域麻醉均有潜在的困难，颈后仰受限和呼吸道解剖分级Ⅳ级，无疑会出现气管插管和通气困难。在清醒状态下用纤维光导支气管镜完成插管后，再实施全身麻醉诱导是最安全的做法。

由于患者椎管内麻醉的实施部位（腰部）有手术史，区域麻醉同样也存在问题。背部手术后的解剖异常可使阻滞操作更加困难，增加了阻滞失败、硬膜外麻醉时意外穿破硬脊膜、感觉异常和局部麻醉药异常扩散的可能性。

如果患者选择椎管内麻醉，是蛛网膜下腔麻醉还是硬膜外麻醉更为适合？

硬膜外麻醉去交感效应及相应的血压下降比蛛网膜下腔麻醉更为平缓。无论采用哪种麻醉方法，均应通过静脉补液和应用血管收缩药物积极治疗低血压，应用抗胆碱类药物纠正心动过缓。

如果两种麻醉方法均向患者作了解释，患者也了解两种麻醉方法的风险并选择了硬膜外麻醉，但如果在 $L_1 \sim L_2$ 间隙置入硬脊膜外导管时意外穿破了硬脊膜，该如何选择呢？

选择包括：经硬脊膜外穿刺针注射蛛网膜下腔麻醉剂量的局部麻醉药实施蛛网膜下腔麻醉，置入硬膜外导管到蛛网膜下腔实施蛛网膜下腔麻醉，用纤维支气管镜清醒插管后全身麻醉。如果要注入蛛网膜下腔麻醉剂量的局部麻醉药，注射器和穿刺针应原位保持片刻，防止麻醉药从大的硬脊膜裂孔向外泄漏。将硬脊膜外导管经穿刺针置入蛛网膜下腔，可以用于追加用药，并减少硬脊膜穿破后头痛的发病率。当导管在 L_2 以下的蛛网膜下腔进入，置入深度不应超过 $2 \sim 3\,cm$，避免损伤马尾。

硬脊膜穿破对硬膜外麻醉或蛛网膜下腔麻醉会产生什么样的影响？

在较大硬脊膜裂孔的邻近水平实施硬膜外麻醉的潜在危险是部分局部麻醉药可以经硬脊膜裂孔进入蛛网膜下腔，可导致超出正常的高平面感觉和运动阻滞。

（曾宪政　译　刘光跃　校　刘进　审）

指南

American Society of Regional Anesthesia and Pain Medicine. ASRA guideline apps. https://www.asra.com/page/150/asra-apps.

Hawkins J, Arens J, Bucklin B, et al. Practice guidelines for obstetric anesthesia. *Anesthesiology*. 2007;106:843.

Horlocker TT, Wedel DJ, Rowlingson JC, et al. Regional anesthesia in the patient receiving antithrombotic or thrombolytic therapy: American Society of Regional Anesthesia and Pain Medicine Evidence-Based Guidelines (Third Edition). *Reg Anesth Pain Med*. 2010;35:64.

推荐阅读

Apfel CC, Saxena A, Cakmakkaya O, et al. Prevention of postdural puncture headache after accidental dural puncture: A quantitative systematic review. *Br J Anaesth*. 2010;105:255.

Arzola C, Davies S, Rofaeel A, et al. Ultrasound using the transverse approach to the lumbar spine provides reliable landmarks for labor epidurals. *Anesth Analg*. 2007;104:1188.

Auroy Y, Benhamou D, Bargues L, et al. Major complications of regional anesthesia in France. *Anesthesiology*. 2002;97:1274.

Benzon H, Avram M, Green D, Bonow R. New oral anticoagulants and regional anesthesia. *Br J Anaesth*. 2013;111:i96.

Birnbach D, Ranasinghe J. Anesthesia complications in the birthplace; is the neuraxial block always to blame? *Clin Perinatol*. 2008;35:35.

Broadman LM, Hannallah RS, Norden JM, McGill WA. "Kiddie caudals": Experience with 1154 consecutive cases without complications. *Anesth Analg*. 1987;66:S18.

Brookman CA, Rutledge ML. Epidural abscess: case report and literature review. *Reg Anesth Pain Med*. 2000;25:428.

Cappelleri G, Fanelli A. Use of direct oral anticoagulants with regional anesthesia in orthopedic patients. *J Clin Anesth*. 2016;32:224.

Chin KJ, Karmakar M, Peng P. Ultrasonography of the adult thoracic and lumbar spine for central neuraxial blockade. *Anesthesiology*. 2011;114:1459.

Chin KJ, Perlas A, Chan V, et al. Ultrasound imaging facilitates spinal anesthesia in adults with difficult surface anatomic landmarks. *Anesthesiology*. 2011;115:94.

Cook TM, Counsell D, Wildsmith JA. Major complications of central neuraxial block: Report on the Third National Audit Project of the Royal College of Anaesthetists. *Br J Anaesth*. 2009;102:179.

Cousins MJ, Bridenbaugh PO, Carr DB, Horlocker TT. *Neural Blockade in Clinical Anesthesia and Pain Management*. 4th ed. Philadelphia, PA: Lippincott Williams & Wilkins; 2009.

Dahlgren N, Tornebrandt K. Neurological complications after anaesthesia. A follow-up of 18,000 spinal and epidural anaesthetics performed over three years. *Acta Anaesthesiol Scand*. 1995;39:872.

Ecoffey C, Lacroiz F, Giaufre E, et al. Epidemiology and morbidity of regional anesthesia in children: A follow-up one year prospective survey of the French-Language Society of Paediatric Anaesthesiologists (ADARPEF). *Pediatr Anesth*. 2010;20:1061.

Ellis H, Feldman S, Harrop-Griffiths W. *Anatomy for Anaesthetists*. 8th ed. Oxford, UK: Blackwell; 2004.

Forster J. Short acting spinal anesthesia in the ambulatory setting. *Curr Opin Anesthesiol*. 2014;27:597.

Goeller J, Bhalla T, Tobias J. Combined use of neuraxial and general anesthesia during major abdominal procedures in neonates and infants. *Pediatr Anesth*. 2014;24:553.

Grände P. Mechanisms behind postspinal headache and brain stem compression following lumbar dural puncture—a physiological approach. *Acta Anaesthesiol Scand*. 2005;49:619.

Guay J, Suresh S, Kopp S. The use of ultrasound guidance for perioperative neuraxial and peripheral nerve blocks in children. *Cochrane Database Syst Rev*. 2016;(2):CD011436.

Gupta R, McEvoy M. Initial experience of the American Society of Regional Anesthesia and Pain Medicine coags regional smartphone application. *Reg Anesth Pain Med*. 2016;41:334.

Hampl K, Stenfeldt T, Wulf H. Spinal anesthesia revisted: Toxicity of new and old drugs and compounds. *Curr Opin Anesthesiol*. 2014;27:549.

Hebl J, Horlocker T, Kopp S, et al. Neuraxial blockade in patients with preexisting spinal stenosis, lumbar disk disease, or prior spinae surgery: Efficacy and neurologic complications. *Anesth Analg*. 2010;111:1511.

Johnson R, Kopp S, Burkle C, et al. Neuraxial vs general anesthesia for total hip and total knee arthroplasty: A systematic review of comparative effectiveness research. *Br J Anaesth*. 2016;116:163.

Lee LA, Posner KL, Domino KB, et al. Injuries associated with regional anesthesia in the 1980s and 1990s: A closed claims analysis. *Anesthesiology*. 2004;101:143.

Lees D, Frawley G, Taghavi K, Mirjalili S. A review of the surface and internal anatomy of the caudal canal in children. *Pediatr Anesth*. 2014;24:799.

Marhofer P, Keplinger M, Klug W, Metzelder M. Awake caudals and epidurals should be used more frequently in neonates and infants. *Pediatr Anesth*. 2015;25:93.

Munnur U, Suresh S. Backache, headache, and neurological deficit after regional anesthesia. *Anesthesiol Clin North Am*. 2003;21:71.

Narouze S, Benzon H, Provenzano D, et al. Interventional spine and pain procedures in patients on antiplatelet and anticoagulant medications: Guidelines from the American Society of Regional Anesthesia and Pain Medicine, the European Society of Regional Anaesthesia and Pain Therapy, the American Academy of Pain Medicine, the International Neuromodulation Society, the North American Neuromodulation Society, and the World Institute of Pain. *Reg Anesth Pain Med*. 2015;40:182.

Neal J, Kopp S, Pasternak J, et al. Anatomy and pathophysiology of spinal cord injury associated with regional anesthesia and pain medicine. *Reg Anesth Pain Med*. 2015;40:506.

Neuman M, Rosenbaum P, Ludwig J, et al. Anesthesia technique, mortality, and length of stay after hip fracture surgery. *JAMA*. 2014;311:2508.

Neuman M, Silber J, Elkassabany N, et al. Comparative effectiveness of regional versus general anesthesia for hip fracture surgery in adults. *Anesthesiology*. 2012;117:72.

Peutrell JM, Lonnqvist P. Neuraxial blocks for anaesthesia and analgesia in children. *Curr Opin Anaesthesiol*. 2003;16:461.

Pollard JB. Cardiac arrest during spinal anesthesia: Common mechanisms and strategies for prevention. *Anesth Analg*. 2001;92:252.

Reynolds F. Neurological infections after neuraxial anesthesia. *Anesthesiol Clin*. 2008;26:23.

Rodgers A, Walker N, Schug S, et al. Reduction of postoperative mortality and morbidity with epidural or spinal anaesthesia: Results from overview of randomised trials. *BMJ*. 2000;321:1493.

Rukewe A, Alonge T, Fatiregun A. Spinal anesthesia in children: No longer an anathema. *Pediatr Anesth.* 2010;20:1036.

Sachs A, Smiley R. Post dural puncture headache: The worst common complication in obstetric anesthesia. *Sem Perinatol.* 2014;38:386.

Suresh S, Wheeler M. Practical pediatric regional anesthesia. *Anesthesiol Clin North Am.* 2002;20:83.

Vasques F, Behr A, Weinberg G, et al. A review of local anesthetic systemic toxicity cases since publication of the American Society of Regional Anesthesia recommendations: To whom it may concern. *Reg Anesth Pain Med.* 2015;40:698.

Vercauteren M, Heytens L. Anaesthetic considerations for patients with a pre-existing neurological deficit: Are neuraxial techniques safe? *Acta Anaesthesiol Scand.* 2007;51:831.

Volk T, Kubulus C. New oral anticoagulants and neuraxial regional anesthesia. *Curr Opin Anesthesiol.* 2015;28:605.

Wong CA. Nerve injuries after neuraxial anaesthesia and their medico legal implications. *Best Pract Res Clin Obstet Gynaecol.* 2010;24:367.

第 46 章　周围神经阻滞

Sarah J. Madison，MD and Brian M. Ilfeld，MD，MS（Clinical Investigation）

要　点

1 除了强大的镇痛作用外，区域麻醉可以减少应激反应、全身镇痛需求、阿片类药物相关副作用、全身麻醉需求以及降低急性术后疼痛发展为慢性术后疼痛的可能性。

2 区域麻醉操作场所要求：可进行标准麻醉监测、可吸氧及具有立即复苏的药物和设备。

3 区域麻醉可根据阻滞效果的需求，在臂丛神经走行的任一点实施：肌间沟阻滞适用于肩部及肱骨近端的手术；锁骨上、锁骨下和腋窝阻滞适用于肱骨中段以远的手术。

4 正确实施肌间沟臂丛神经阻滞可能阻滞同侧膈神经，所以对合并严重的肺部病变或合并有对侧膈神经麻痹的患者应该慎重考虑。

5 臂丛神经束水平的神经阻滞可为肘部或肘部远端的外科手术提供满意的麻醉。而这种入路不适用于上臂和肩部的麻醉。与其他入路的臂丛神经阻滞一样，肋间神经不能被阻滞（T_2 节段皮区）。

6 因腋神经、肌皮神经和臂内侧皮神经于臂丛神经的近端发出，所以在实施腋路臂丛神经阻滞时通常不能被阻滞。

7 无论是在手术范围较小的手术，还是对不完善的臂丛神经阻滞进行补充，对单一神经终末支进行阻滞通常是有必要的。在神经终末支走行的任一点均可进行麻醉，但最常进行的部位是肘部和腕部。

8 静脉区域麻醉也称为"Bier 阻滞"，能为短小（45～60 min）的外科肢端手术提供良好的麻醉效果。

9 单纯股神经阻滞不能完全满足外科麻醉所需，但它常用于臀部、大腿、膝盖和脚踝（经由隐神经）手术的术后镇痛。

10 后路腰丛神经阻滞常用于股神经、股外侧皮神经和闭孔神经所支配区域的外科手术。配合近端坐骨神经阻滞，可为膝关节手术提供完善的麻醉。

11 坐骨神经阻滞可在沿其走行的任何地方进行，可用于涉及臀部、大腿、膝盖、小腿和足部的外科手术。

12 腘窝神经阻滞适用于足部和踝部手术，同时保留大部分的腿部肌肉运动，允许抬足和屈膝，甚至步行。所有坐骨神经阻滞都不能提供完善的小腿内侧皮肤和踝关节囊的麻醉效果，但联合隐（或股）神经阻滞时，可为膝关节以下部位提供完善的麻醉效果。

13 完善的踝部阻滞需要 5 根神经被阻滞，但流程应该改善以减少针的穿刺。踝部阻滞需要 5 次注射来麻醉整个足部，但许多外科手术很少需要所有终末神经被阻滞。

14 在身体不同部位使用相同剂量的局部麻醉药实施阻滞时，肋间阻滞的血药浓度最高，如果行多节段阻滞，应注意避免达到局部麻醉药的中毒剂量。

15 胸椎旁间隙是由后面的肋横突上韧带、前外侧壁层胸膜、内侧的椎体和椎间孔、上方和下方两节段肋骨头围成。

16 腹横肌平面阻滞（TAP）可阻滞肋下（T_{12}）、髂腹股沟（L_1）、髂腹下（L_1）神经，提供同侧脐下腹部手术的麻醉。

　　一名全面的麻醉医师需要熟知区域麻醉相关的解剖和操作技术。尽管解剖关系没有随着时间的推移而改变，但我们识别它们的能力已经进步。从 20 世纪中期 Winnie 描述的寻找异感技术，到神经刺激器的推广，再到超声引导技术的引入，麻醉医师和患者均受益于技术的发展和改进。区域麻醉领域不仅涉及术中麻醉，而且扩展到围术期疼痛管理及快速康复。**除了强大的镇痛作用外，区域麻醉可以减少应激反应、全身镇痛需求、阿片类药物相关副作用、全身麻醉**

1 **需求以及降低可能的术后慢性疼痛的发生率。**

患者的选择

做好区域麻醉技术，需要从彻底的病史问诊和查体开始。虽然许多患者申请区域麻醉或镇痛，但与其他医疗过程一样，分析其风险和收益是必需的。风险-收益比支持有多重合并症的患者行区域麻醉，因其行全身麻醉的风险较高。此外，患者（如合并有阻塞性睡眠呼吸暂停或恶心的高风险）若不能忍受全身性镇痛药的副作用，可能会从区域镇痛中受益，原因是区域镇痛的使用减少了阿片类药物的使用量。慢性疼痛和阿片类药物耐受患者可通过持续外周神经阻滞达到最佳镇痛的效果，称之为外周局麻药的持续给予。

全面的局部解剖学知识和对既定的外科手术流程的了解，对选择适当的区域麻醉技术很重要。如果可能的话，最好与外科医师讨论各种相关因素，如止血带的放置位置、骨移植、预期手术时间等。此外，了解恢复的预期过程和术后疼痛预期水平往往会影响区域麻醉技术的具体实施（例如，单次与持续外周神经阻滞）。

风险及禁忌证

患者合作和参与是成功并安全实施各种区域麻醉的关键。如果患者在区域麻醉实施过程中无法保持静止，可能会增加意外发生的风险，例如年幼的儿科患者和一些发育迟缓的患者，以及痴呆或运动障碍患者。出血性疾病和药物抗凝会增加局部血肿或出血的风险，且此风险必须与区域阻滞的益处相权衡。特定的外周神经阻滞最需要关注的是后路腰丛和椎旁阻滞，因为它们的位置分别接近腹膜后间隙和脊髓。

理论上，在感染的区域用穿刺针阻滞可能把感染的组织带入体内，对目标神经组织和周围结构产生威胁。因此，局部感染是行外周神经阻滞的相对禁忌证。留置周围神经导管可能成为感染病灶，然而，患者全身性感染的风险仍是未知的。

虽然区域麻醉总是存在神经损伤的可能性，但一些患者先前存在的条件（例如，周围神经病变或既往神经损伤）可能使并发症发生率更高，包括长期或永久感觉运动阻滞。确切机制尚未明确，可能与高注射压力或使用血管收缩药导致的局部缺血、局部麻醉药的神经毒性作用，以及直接损伤神经组织等有关。

其他区域麻醉风险包括血管内注射或血管周围吸收的局部麻醉药中毒。在发生局部麻醉药中毒时，癫痫发作和心血管性虚脱也可能发生。应该立即寻求援助（可能通过"蓝色代码"），开始心肺复苏，静脉给予脂肪乳。如果这些方法无效，准备体外循环。

每个患者特定的风险都应考虑到。例如，有严重肺部合并症或单侧膈神经麻痹的患者，若给予对侧肌间沟臂丛神经阻滞或颈深丛神经阻滞，会导致严重的膈神经阻滞后果。

局部麻醉药的选择

特定的神经阻滞选用何种局部麻醉药取决于药物的起效时间、持续时间和对相关感觉运动纤维的阻滞效果，也应考虑到该药物潜在的毒性和特定的不良风险，具体细节在第 16 章已讨论。

准备

❷ 区域麻醉应该在可进行血流动力学监测、吸氧及同时具有复苏的药物和设备的地方进行。 患者应常规监测脉搏血氧饱和度、无创血压、心电图、呼吸末二氧化碳浓度和吸入氧浓度（FiO_2）。体位应该符合人体工程学，使医师操作方便且患者感到舒适。应该使用术前静脉用药来缓解患者的焦虑和不适。相对短效的苯二氮䓬类和阿片类药物是最常用的，使用滴定法确保患者感到舒适的同时也可对言语暗示做出相应反应。所有的操作应严格遵守无菌技术原则。

阻滞技术

区域阻滞技术

区域阻滞是一种通过注射局部麻醉药使目标皮肤末梢神经阻滞的技术（图 46-1）。区域阻滞是一种经常被外科医师用来减少切口疼痛的辅助技术，或者作为表浅的小手术的麻醉。麻醉医师经常使用区域阻滞来麻醉颈浅丛神经，以满足颈部或肩部外科手术的需要；麻醉肋间臂神经（结合臂丛神经阻滞）来满足上肢内侧近端到肘部手术的需要；以及麻醉隐神经（结合坐骨神经阻滞）满足涉及下肢内侧或踝关节的外科手术需要。区域阻滞在某些情况下并不可行，如解剖结构不清或局部组织感染，后者导致的局部组织酸中毒会降低局部麻醉药的作用。

异感定位技术

该技术是以往区域麻醉的主要神经定位方法，现在已很少使用。以解剖学及体表标志为指引，使穿刺针接近目标神经或神经丛，当针尖与感觉神经直接接触时，引发其感觉分布区出现异感（异常感觉）。

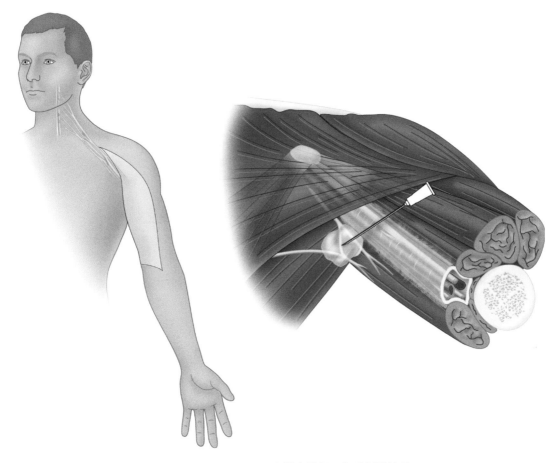

图 46-1　区域阻滞目标末梢皮神经，如肋间臂神经

神经刺激技术

　　这种技术是将一根电流集中在针尖部的绝缘针通过导线连接到一个由电池驱动的神经刺激器，刺激器通过发出低电量的持续电流（0～5 mA）（频率为 1 或 2 Hz）来定位。另外，需要一个接地电极连接到患者形成环路（图 46-2）。当穿刺针靠近运动神经时，可引发特定的肌肉收缩，在该处注射局部麻醉药。尽管通常改变阻滞针的方向，直到在电流小于 0.5 mA 时发生肌肉收缩，但很少有证据支持这个特定的电流适于所有情况。同样，尽管有人认为，电流小于 0.2 mA 时肌肉收缩意味着刺激针位于神经内，但几乎没有证据支持这个分界点。尽管如此，大多数操作者是在电流为 0.2～0.5 mA 引起肌肉反应时注射局部麻醉药。大多数使用这种技术的阻滞通常单次需注射 30～40 ml 局部麻醉药。

超声引导技术

　　超声引导进行周围神经定位日益流行，它可单独使用或与其他方法（如神经刺激）相结合。超声是从压电晶体发出的高频（1～20 MHz）声波，以不同的速率通过不同密度的组织，再把信号返回到换能器（探头）。根据收到的信号振幅，晶体变形产生电子电压并将其转换为二维灰度图像。声波通过物质的能力程度决定其回声反射性。声波容易通过的结构和物质被描述为低回声，在超声屏幕上呈现为深色或黑色。相反，反射较多声波的组织结构在超声屏幕上呈现为亮色或白色，称为高回声。

　　理想的探头选择取决于目标神经的深度和进针角度与探头的相互关系（图 46-3）。高频探头提供高分辨率的图片、相对清晰的图像，但是组织穿透能力差，因此主要用于更表浅的神经。低频探头提供的图像质量差，但有更好的组织穿透能力，因此用于更深层次

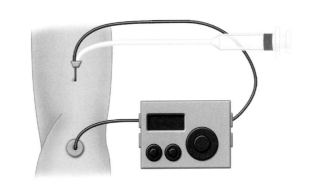

图 46-2　神经刺激器发出少量电流到神经刺激针协助神经定位

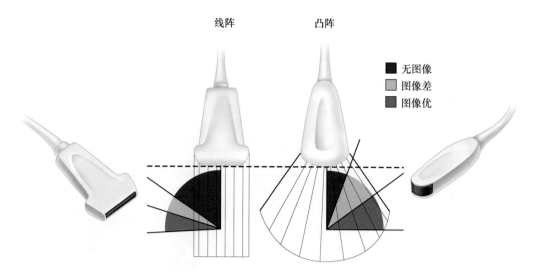

线阵　　　　　凸阵

■ 无图像
■ 图像差
■ 图像优

图 46-3　线阵探头提供高分辨率而穿透性差，凸阵探头提供更好的穿透性而分辨率较低

的结构。线阵探头提供了一个无畸变的图像，因此常常是操作者的第一选择。然而，对于更深的目标神经，穿刺针和探头长轴之间形成更大的角度，凸阵（曲线）探头将返回超声波最大化，提供最优的针的图像（图 46-3）。神经在横断面（短轴面）成像最佳，表现为特征性的"蜂巢"结构。针在插入时可以穿过平行（"平面内"）或者不平行（"平面外"）于超声波的平面（图 46-4）。与神经刺激引导技术不同，超声引导下需要的局部麻醉药剂量变异较大，以超声直视观察到的情形确定最终的注射量。这种技术通常给予的局部麻醉药注射量更少（10～30 ml）。

连续外周神经阻滞

连续外周神经阻滞亦称为外周神经局部麻醉药输注，它是在邻近周围神经处放置经皮穿刺导管，持续给予局部麻醉药（图 46-5）以延长神经阻滞时间。其潜在的优势似乎取决于成功地改善了镇痛，包括缓解静息和活动疼痛，补充镇痛要求，而没有阿片类药物相关的副作用和睡眠干扰。并且可能会改善患者满意度、活动度和功能，促进恢复被动关节的活动幅度，缩短住院时间和实际从医院或康复中心出院的时间。最近研究表明，术后立即使用持续性的坐骨神经、股神经、椎旁神经阻滞可能减少术后慢性疼痛的风险。

外周神经导管有很多类型，包括神经刺激性和非神经刺激性的、柔性的和韧性的、导管在穿刺针内和穿刺针外。目前没有证据表明哪一种设计效果更优。长效局部麻醉药（如罗哌卡因）更常用，因为能提供更满意的感觉-运动阻滞比例（即最大化的感觉阻滞

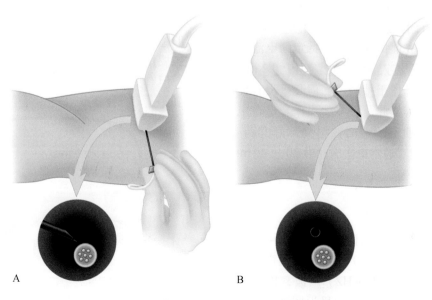

A　　　　　　　　　　　B

图 46-4　超声入路。**A**. 平面内；**B**. 平面外

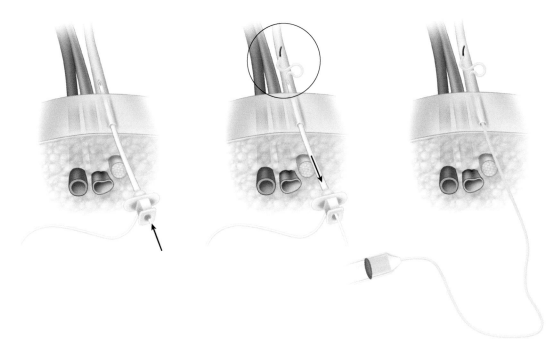

图 46-5　周围神经经皮穿刺导管的放置

和最小化的运动阻滞）。为了进一步减少运动阻滞，往往注入稀释过的局部麻醉药（$0.1\% \sim 0.2\%$）。然而，最近的证据表明，主要影响阻滞效果的是药物的总剂量而不单单是浓度。与单次外周神经阻滞不同，周围神经输注不添加辅助药的局部麻醉药已被证明是有益的。局部麻醉药可以反复注射单次剂量或基础量，或这两种方法组合进行。使用一个小型的便携式输液泵（图 46-6）可以为连续外周神经阻滞提供持续的基础量。

　　与所有医疗操作一样，连续外周神经阻滞有潜在风险。因此，它通常用于部分手术患者术后镇痛，如口服镇痛药难以控制的疼痛，或者单次外周神经阻滞的持续时间内不能解决疼痛问题。严重的并发症相对罕见，包括全身性局部麻醉药毒性反应、导管滞留、神经损伤、感染和腹膜后血肿的形成。此外，影响到股神经的外周神经阻滞可增加跌倒风险，然而影响程度以及具体影响机制（如感觉、运动或本体感觉缺失）仍然未知。

上肢周围神经阻滞

臂丛神经解剖

　　臂丛神经主要由第 5 到第 8 颈神经和第 1 胸神经前支（腹侧支）组成。C_4 和 T_2 通常很少参与或不参与构成。神经根从椎间孔穿出后融合成神经干、股、束、支以及终末神经。三个不同的神经干在前中斜角

肌之间，在垂直方向上形成上、中、下干。神经干穿过第一肋骨的外侧缘，在锁骨下，每一个神经干分为前后两股。臂丛神经纤维在锁骨下再次融合，形成三个神经束，根据它们与腋动脉的关系命名为外侧束、内侧束和后束。在胸小肌外缘，每个神经束在形成终末神经前发出大的分支：外侧束发出正中神经外侧支和肌皮神经，内侧束发出正中神经内侧支和尺神经，

③ 后束发出腋神经和桡神经。区域麻醉可根据阻滞效果的需求，在臂丛神经走行的任一点实施（图 46-7）：肌间沟阻滞适用于肩部及肱骨近端的手术，锁骨上、锁骨下和腋窝阻滞适用于肱骨中-远端的手术。

肌间沟臂丛神经阻滞

　　肌间沟臂丛神经阻滞用于涉及肩和上臂的手术（图 46-8）。此法主要阻滞 $C_5 \sim C_7$ 神经根，来自 C_8 和 T_1 的尺神经很少被阻滞。因此，此法并不适合肘部或其远端的手术。为完成肩部手术的麻醉，可能需要辅以颈浅丛阻滞或局部浸润来阻滞 C_3 和 C_4 的皮支。

　　肌间沟臂丛神经阻滞的禁忌证包括局部感染、严重凝血功能障碍、局部麻醉药过敏和患者拒绝。正

④ 确实施肌间沟臂丛神经阻滞可能阻滞同侧膈神经（使用神经刺激技术几乎全部发生，低容量超声技术膈神经阻滞发生率较低），所以对合并严重的肺部病变或合并有对侧膈神经麻痹的患者必须慎

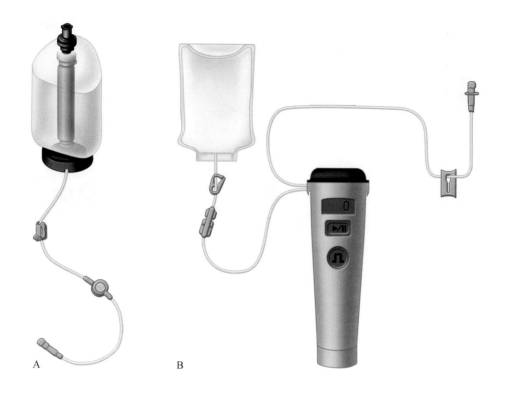

图 46-6 便携式输液泵。**A**. 机械泵；**B**. 电子泵

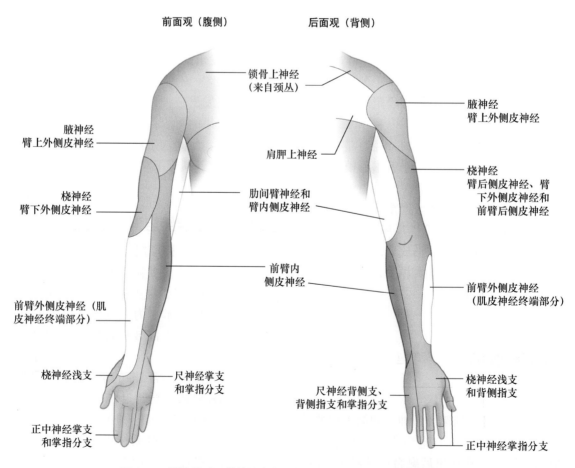

图 46-7 根据所需阻滞效果决定局部麻醉药在臂丛不同位置的注射

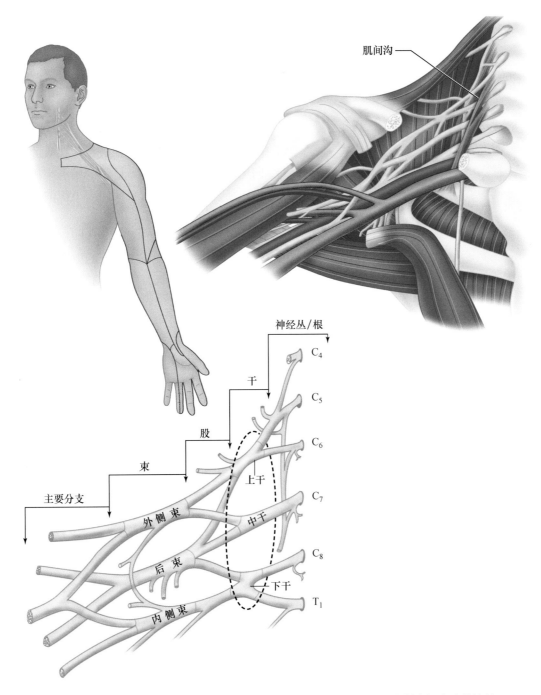

神经丛/根

C4
C5
C6
C7
C8
T1

干

股

束

主要分支

外侧束
后束
内侧束

上干
中干
下干

图 46-8　肌间沟法阻滞适合肩部和肱骨近端手术。C5 ～ C8 和 T1 腹侧支组成臂丛神经

重考虑。单侧膈神经麻痹可能会导致呼吸困难、高碳酸血症和低氧血症。Horner 综合征（缩瞳、上睑下垂和无汗）可能是因为局部麻醉药扩散至由交感神经纤维组成的颈胸神经节附近。喉返神经麻痹时常出现声音嘶哑。对侧声带麻痹的患者，可能出现呼吸窘迫。其他特定的风险包括椎动脉内注射（如果立即观察到癫痫发作应怀疑）、脊髓或硬脊膜外隙注射和气胸。仅仅 1 ml 的局部麻醉药注射到椎动脉内就可能诱发癫痫。同时，局部麻醉药可能会向鞘内、硬膜下隙、硬膜外隙扩散。最后，气胸可能是由于穿刺

针太靠近胸膜顶所致。

臂丛神经在环状软骨（C6）水平从前中斜角肌之间通过（图 46-9）。患者取仰卧位，头偏向对侧，角度不超过 30°，操作者可扪及肌间沟。颈外静脉经常在环状软骨的水平穿过肌间沟。注意不要把肌间沟与其前方的前斜角肌和胸锁乳突肌之间的沟混淆。让患者抬起和扭转头部对抗阻力通常可帮助确认解剖关系。如果需要行整个肩部的手术麻醉，肋间臂神经通常必须单独阻滞，因为它来源于 T2，肌间沟法难以阻滞。肌间沟法周围神经输注可提供强有力的肩部手术术后镇痛。

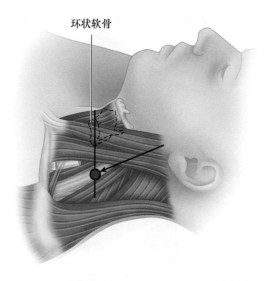

环状软骨

图 46-9 臂丛神经在环状软骨（C_6）水平从前中斜角肌之间通过

A. 神经刺激

通常使用相对较短的（5 cm）神经刺激针。肌间沟法是使用非优势手触诊，并固定皮肤和深层结构（图 46-10）。皮肤麻醉后，神经刺激针略向内侧和骶尾方向刺入，根据三角肌、肱二头肌的运动反应深入（建议刺激臂丛神经上干）。出现膈肌运动反应表明针的方向过于"靠前"，出现斜方肌或前锯肌的运动反应表明针的方向过于"靠后"。如果触及骨质（横突），针的方向应该更靠前面。回抽出动脉血应该注意是否穿刺到椎动脉或颈动脉；如抽出动脉血，应该退针，按压 3 ~ 5 min，重新评估体表标志。

B. 超声

可以使用平面内或平面外超声穿刺技术，用一根神经刺激针连接神经刺激器来确认目标结构的准确

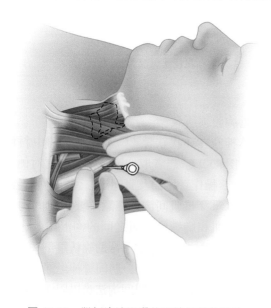

图 46-10 肌间沟法阻滞使用神经刺激锁骨

性。无论使用哪种技术，在近 C_6 水平识别胸锁乳突肌和肌间沟后，将高频线阵超声探头垂直于肌间沟肌肉走行放置（短轴，图 46-11），可以看到臂丛神经和前中斜角肌横截面（图 46-12）。在此水平上臂丛显示为 3 ~ 5 个圆形低回声区，颈动脉和颈内静脉位于前斜角肌前方，胸锁乳突肌较表浅，逐渐减小形成边缘。

平面外技术，神经刺激针从探头的头端进入，朝向尾端进针，到达清晰显示的神经束周围，回抽无血后，注入局部麻醉药（低回声）扩散到邻近（有时包绕）神经丛。

平面内技术，神经刺激针从超声探头的尾端进入，且进针方向与超声波束的方向完全平行。通常需要使用长针（8 cm），它可稍侧向患者被阻滞的一边，便于操纵针。神经刺激针沿中斜角肌进入，穿透前方的筋膜进入肌间沟。针尖和针身应该显示在整个阻滞过程中。在可视下扩散到相关的目标神经，较低的容量（10 ml）可用于术后镇痛，而更大的容量（20 ~ 30 ml）通常用于手术麻醉。

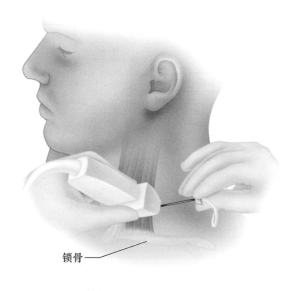

锁骨

图 46-11 超声引导下肌间沟法阻滞（平面内技术）

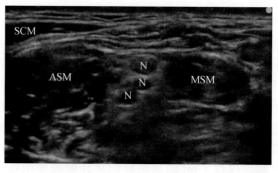

图 46-12 肌间沟法阻滞。在肌间沟处臂丛神经的超声图像。ASM，前斜角肌；MSM，中斜角肌；SCM，胸锁乳突肌；N，臂丛神经的横截面

锁骨上臂丛神经阻滞

锁骨上臂丛神经阻滞因起效快、效果确切，曾被描述为"手臂的腰麻"，可以为肘部或肘部远端的外科手术提供完善的臂丛麻醉（图 46-13）。过去，锁骨上臂丛神经阻滞较少使用，是由于并发症（即气胸）的发病率高，主要发生在异感定位和神经刺激技术时。近年重新使用这项技术是由于超声引导技术在理论上提高了阻滞的安全性。锁骨上臂丛神经阻滞不能可靠地麻醉腋神经和肩胛上神经，因此对于肩部手术并不适宜。同样，远端分支，特别是尺神经，可能发生阻滞不全。由于锁骨上外周神经阻滞导管容易出现移位，因此，相对于锁骨下连续神经阻滞而言，锁骨上连续外周神经阻滞的镇痛较差。

肌间沟臂丛神经阻滞使用的许多注意事项同样也适用于锁骨上臂丛神经阻滞。近一半的患者接受锁骨上臂丛神经阻滞可能造成同侧膈神经麻痹，尽管通过超声引导下使用最小容量的局部麻醉药可降低其发生率。Horner 综合征和喉返神经麻痹也可能发生。气胸和锁骨下动脉穿刺尽管在超声引导下理论上不大可能发生，但仍然有潜在风险。

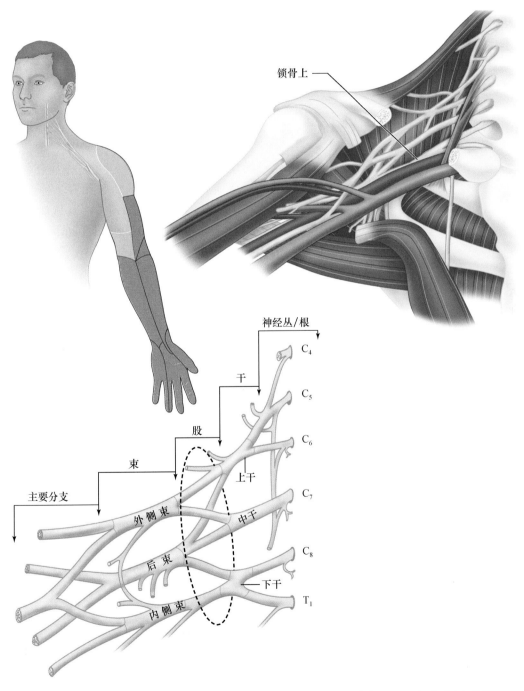

图 46-13　锁骨上臂丛神经阻滞可以为肘部或肘部远端的手术提供有力的麻醉。浅灰色阴影区表示不确切的阻滞区域，深灰色阴影区表示更确切的阻滞区域

超声

患者应仰卧，头转向对侧30°，线阵高频探头置于锁骨上窝且角度略朝向胸腔（图46-14）。锁骨下动脉应该容易辨识。臂丛神经表现为锁骨下动脉表面和侧面的多个低回声圆盘样区（图46-15）。第一肋表现为一条在动脉深面的高回声线。胸膜与肋相邻，在呼吸运动时可以与骨骼区分开来。

平面外技术，使用短的22 G钝针，皮肤麻醉后，针从探头的头端进入，朝向尾端进针到达清晰显示的神经束周围。仔细回抽无血后，注入局部麻醉药，每点注射5 ml至总量达30～40 ml，可看到局部麻醉药扩散到臂丛神经周围。

平面内技术，需使用较长的阻滞针，针从超声探头的侧方进入，且进针方向与超声波束的方向完全平行。针先向内侧深入朝向锁骨下动脉，直至看到针尖接近臂丛神经，通常在动脉的侧面或表面。仔细回抽无血后，增量注入局部麻醉药，可看到麻醉药扩散到

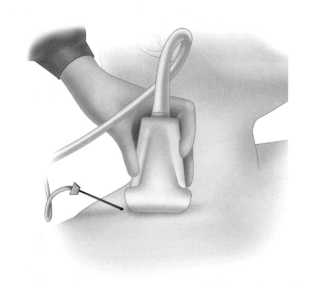

图46-14　锁骨上臂丛神经阻滞超声探头位置（平面内技术）

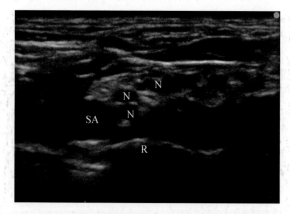

图46-15　锁骨上臂丛神经阻滞。臂丛神经阻滞锁骨上窝超声图像。SA，锁骨下动脉；R，肋骨；N，臂丛神经横截面

神经丛周围，通常需要在多个位置注射且注射的容量不同（20～30 ml）。

锁骨下臂丛神经阻滞

5 臂丛神经束水平的神经阻滞可为肘部或肘部远端的外科手术提供满意的麻醉（图46-16）。而这种入路不适用于上臂和肩部手术的麻醉。与其他入路的臂丛神经阻滞一样，肋间臂神经（T_2节段皮区）不能被阻滞。锁骨下入路的特定风险包括血管穿刺和气胸（尽管不如锁骨上臂丛神经阻滞常见）。在锁骨下同侧区域有血管导管或安置起搏器的患者也常需谨慎避免使用这种方法。

臂丛神经沿第一肋骨后到腋下，神经束围绕腋动脉排列，根据它们之间的解剖位置关系分为腋动脉内侧束、外侧束和后束。

A. 神经刺激

患者仰卧，头转向对侧固定，暴露喙突标识（在肩锁关节和胸三角可扪及的一个肩胛骨的骨性突起）。对普通患者，锁骨下动脉和臂丛神经在喙突深面走行，在其内侧大约2 cm，在其尾侧2 cm，4～5 cm深（图46-17）。相对较长（8 cm）的神经刺激针垂直于皮肤进针，直接向后方深入，直到引起运动反应。一个满意的运动反应是电流小于0.5 mA时，手指弯曲或伸展，但不屈肘或伸肘。

B. 超声

患者仰卧位，上肢外展90°（提高腋动脉成像效果），小凸阵探头放置在旁矢状面喙突内侧2 cm，喙突尾端2 cm处（图46-18A）。也可以使用高频线阵探头，但当针与探头成角过大时，穿刺针显影不完全。在横截面识别腋动脉和腋静脉（图46-18B）。内侧束、外侧束和后束表现为在动脉后方、向头尾两侧的高回声束。使用10 cm长的针由探头头端刺入2～3 cm。穿刺针理想的定位是在腋动脉和后束之间。三项随机对照试验证明了在后束附近单次注射30 ml局部麻醉药与在各束分次注射的效果是没有差异的。**周围神经导管位置固定在腋动脉后方，锁骨下导管给药可以提供优于锁骨上和腋路放置导管的镇痛效果。**

腋路臂丛神经阻滞

6 臂丛神经束在胸小肌侧面形成大的终末分支。在实施腋路臂丛神经阻滞时，因腋神经、肌皮神经和臂内侧皮神经分支从臂丛神经近端发出，所以通常不能被阻滞（图46-19）。在此水平，主要的终末神经

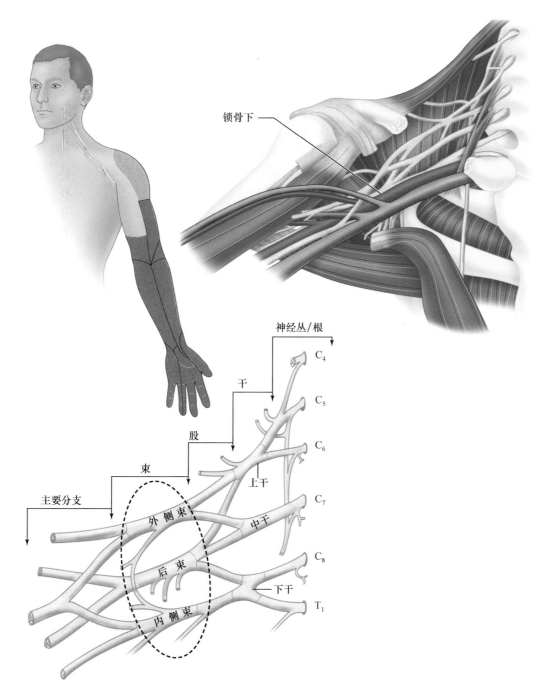

锁骨下

神经丛/根

干

股

束

主要分支

C₄

C₅

C₆

C₇

C₈

T₁

上干

中干

下干

外侧束

后束

内侧束

图 46-16　锁骨下臂丛神经阻滞的覆盖区域和解剖。浅灰色阴影表示不确切的阻滞区，深灰色阴影显示更确切的阻滞区

通常被筋膜分隔，因此可能需要多次注射（每次 10 ml）才能在肘部及其远端产生完善的麻醉效果（图 46-20）。

腋路臂丛神经阻滞很少有禁忌证。但应考虑有局部感染、神经病变和出血风险。因为腋窝有丰富的血管存在，存在局部麻醉药通过小血管的针刺损伤吸收入血的风险。腋路是放置外周神经导管的次优位置，因为镇痛效果不如锁骨下入路，而且理论上感染和导管移动的风险增加。

所有的腋路臂丛神经阻滞技术均要求患者仰卧，上肢外展 90° 和头部转向对侧（图 46-20）。腋动脉搏动应触及，并将其位置标记为参考点。

A. 经动脉技术

这种技术已经不常用，因为特意两次穿透腋动脉的创伤，在理论上增加了无意中在血管内注射局部麻醉药的风险。使用非惯用手触诊和固定腋动脉，用 22 G 穿刺针穿刺（图 46-20），直到回抽出鲜红血液；然后略进针或后退到穿刺针回抽无血。可在动脉的前方或后方注射，亦可在前、后方均注射。局部麻醉药的注射总量为 30 ～ 40 ml。

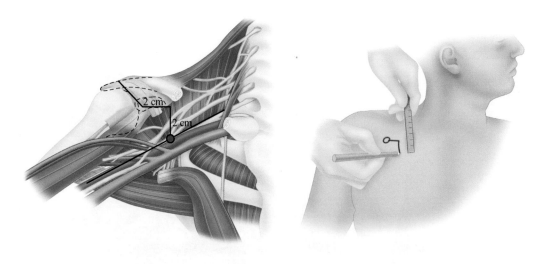

图 46-17   用神经刺激行锁骨下臂丛神经阻滞：喙突技术

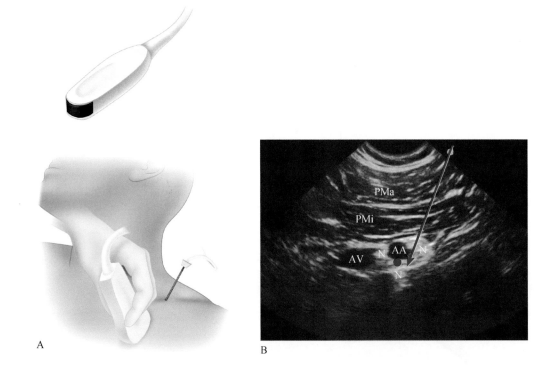

图 46-18   锁骨下臂丛神经阻滞。**A**. 使用一个小凸阵探头在旁矢状面的臂丛神经图像。**B**. 腋动脉周围的臂丛神经超声图像。AA，腋动脉；N，臂丛神经的内侧束、外侧束和后束；AV，腋静脉；PMa，胸大肌；PMi，胸小肌。蓝点表示局部麻醉药注药位置

B. 神经刺激技术

仍然使用非惯用手触诊和固定腋动脉。手臂外展外旋，外周神经通常位于相对于动脉的以下位置（图46-21，尽管变异很常见）：正中神经在动脉上方（曲腕、对指、前臂旋转），尺神经在动脉下方（屈腕、拇指内收、第四和第五指弯曲），桡神经在动脉后下方（伸指、伸腕、伸肘、前臂旋后）。肌皮神经（屈肘）独立位于位置比较表浅（外侧）的喙肱肌的深层，因此该方法不能阻滞肌皮神经，除非单独阻滞

（图 46-21）。采用神经刺激器，将 22 G 的神经刺激针于触诊手指处进针向近端穿刺，并寻找合适的手部肌肉收缩。确认后，将电流减至少于 0.5 mA，仔细回抽无血，注入局部麻醉药。虽然可以单次注入 40 ml 局部麻醉药，但多点神经刺激（即两根或三根神经）并分别注入局部麻醉药效果更佳。

C. 超声引导技术

使用高频线阵探头，可在截面上看到腋动脉和腋

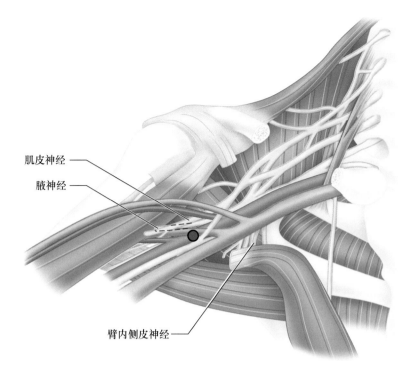

肌皮神经

腋神经

臂内侧皮神经

图 46-19　腋路臂丛神经阻滞。腋神经、肌皮神经和臂内侧皮神经通常不能在腋路被阻滞

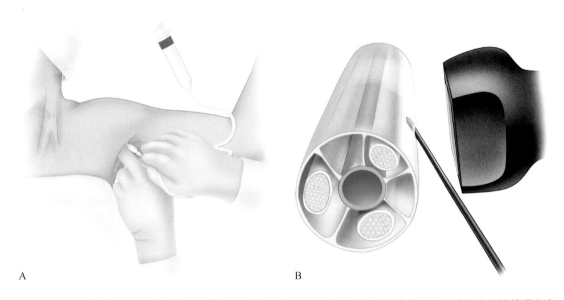

A

B

图 46-20　**A**. 患者体位和腋路臂丛神经阻滞穿刺针的角度；**B**. 多点注射技术更有效, 因为神经之间被筋膜分离

静脉, 臂丛神经在动脉周围 (图 46-22)。在直视下, 针在探头上方 (外侧) 刺入, 并向下 (内侧) 朝神经丛方向深入。然后在每根神经周围注射 10 ml 局部麻醉药 (包括肌皮神经, 如果能显示)。

神经终末支阻滞

7 无论是在手术范围较小的手术, 还是对不完善的臂丛神经阻滞进行补充, 麻醉单根神经终末支通常是有必要的。在神经终末支走行的任一点均可进行麻醉, 但最常进行的部位是肘部和腕部。

A. 正中神经阻滞

正中神经来源于臂丛神经外侧束和内侧束, 进入上臂, 走行于肱动脉内侧 (图 46-23)。当其进入肘窝时, 位于肱动脉内侧靠近肱二头肌远端肌腱。在远端, 正中神经发出许多运动分支到腕部和指屈肌, 并且沿骨间膜到达腕部。在近端腕横纹的水平, 它位于腕管内掌长肌腱的正后方。

肘部阻滞正中神经时, 在肘部肱二头肌远端肌腱的内侧确定肱动脉的位置, 用短的 22 G 穿刺针在动脉内侧穿刺并朝向内上髁进针, 直到引发屈腕或拇指对

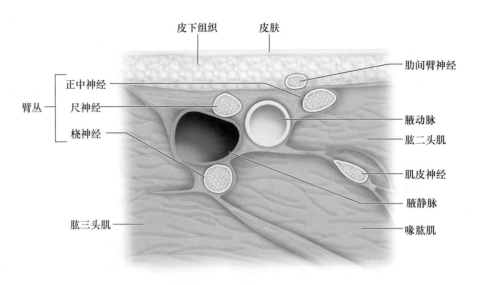

图 46-21　终末神经与腋动脉的位置关系（变异多见）

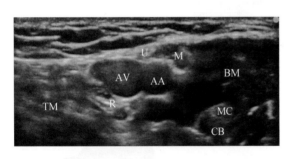

图 46-22　腋路臂丛神经阻滞的超声图像。AA，腋动脉；AV，腋静脉；U，尺神经；M，正中神经；MC，肌皮神经；R，桡神经；CB，喙肱肌；TM，肱三头肌；BM，肱二头肌

指（图 46-24）；然后注射 3 ～ 5 ml 局部麻醉药。如果使用超声，在横截面可见正中神经在肱动脉内侧，注射的局部麻醉药包绕神经（图 46-25）。

　　腕部阻滞正中神经时，嘱患者在对抗阻力的情况下屈曲腕部，以确定掌长肌腱的位置，用短的 22 G 穿刺针于掌长肌腱旁刺入并深入 0.5 cm（穿刺针通过屈肌支持带时可有突破感），注射 3 ～ 5 ml 局部麻醉药（图 46-26）。在超声引导下，可发现正中神经在前臂中段水平，位于指深屈肌、指浅屈肌、拇长屈肌肌腹之间（探头垂直于神经走行的方向）。

B. 尺神经

　　尺神经是臂丛神经内侧束的延续，在上臂始终位于腋动脉和肱动脉的内侧（图 46-27）。在肱骨远端 1/3 处，尺神经走向内侧并经过肱骨内上髁弓状韧带的下方。在内上髁近端常可扪及此神经。在前臂中部，尺神经位于指深屈肌和尺侧腕屈肌之间。在腕部，尺神经位于尺侧腕屈肌腱外侧和尺动脉内侧。

　　肘部阻滞尺神经时，用短的 22 G 穿刺针在弓状韧

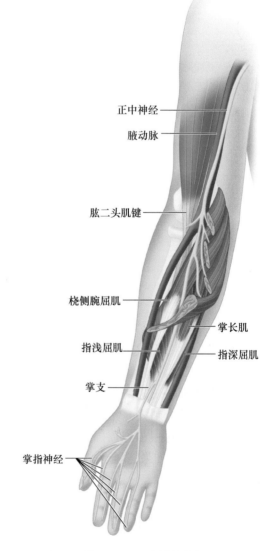

图 46-23　正中神经走行

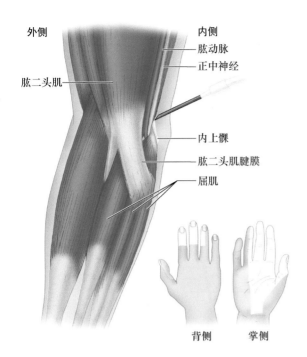

外侧　　内侧

肱二头肌

肱动脉
正中神经

内上髁
肱二头肌腱膜
屈肌

背侧　　掌侧

图 46-24　肘部正中神经阻滞

带近端一指处刺入（图 46-28），推进穿刺针，直至引出第四或五指屈曲或拇指内收；然后注射 3 ～ 5 ml 局部麻醉药。腕部阻滞尺神经时，在尺侧腕屈肌腱外侧扪及尺动脉，在尺动脉的内侧进针（图 46-29），注射 3 ～ 5 ml 局部麻醉药。在超声下可见尺神经在尺动脉内侧。

C. 桡神经阻滞

桡神经——臂丛后侧束的终末支——支配肱三头肌，在肱骨后方走行，并进入肱骨桡神经沟，之后再向外侧走行进入肘部（图 46-30）。其终末感觉支包括上臂外侧皮神经和前臂后侧皮神经。在桡神经沟出口，接近外上髁处，桡神经分成浅支和深支。深支仍旧靠近骨膜并支配前臂背侧的伸肌群。浅支逐步浅出伴桡动脉穿"鼻烟壶"，支配腕部背面的桡侧和桡侧三个半指的背面。

肘部阻滞桡神经时，在肘窝确定肱二头肌腱。用短的 22 G 穿刺针在肱二头肌腱外侧刺入，向外上髁进针（图 46-31），直至引出腕或手指的背伸，然后注射局部麻醉药 5 ml。在肘窝近端超声横截面上，可发现桡神经在肱二头肌与肱桡肌之间。

在腕部，浅表的桡神经位于桡动脉外侧，桡动脉可以很容易地在桡侧腕屈肌腱外侧被触及（图 46-32）。使用短 22 G 穿刺针，在动脉外侧注射 3 ～ 5 ml 局部麻醉药。在腕或前臂中段使用超声可看到桡神经在桡动脉外侧。另外，局部麻醉药可在拇指和示指基底部近端的背侧皮下进行浸润。

D. 肌皮神经阻滞

肌皮神经阻滞可完善前臂和腕部麻醉，在行腋路臂丛神经阻滞时通常需要阻滞肌皮神经。肌皮神经是臂丛外侧束的终末支，是最先从臂丛神经发出的主要神经（图 46-33）。它主要支配肱二头肌和肱肌，并且向远端延续为支配前臂和腕部外侧感觉的前臂外侧皮神经。

在腋路臂丛神经阻滞后行肌皮神经阻滞，操作者

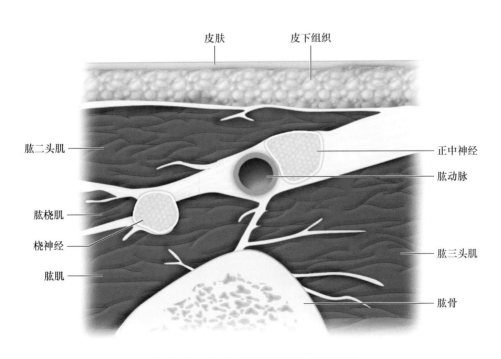

皮肤　　皮下组织

肱二头肌

正中神经
肱动脉

肱桡肌
桡神经
肱肌

肱三头肌

肱骨

图 46-25　正中神经在肘部的横断面解剖

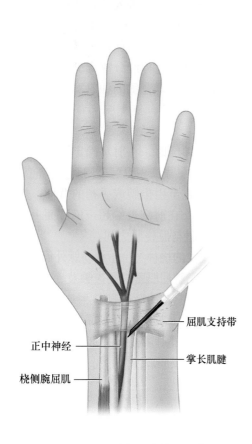

图 46-26 腕部正中神经阻滞

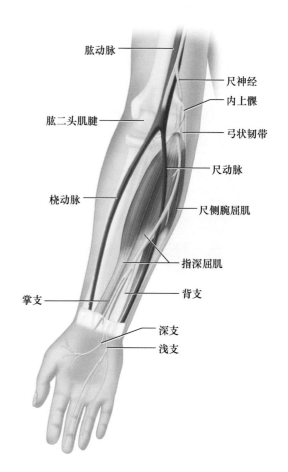

图 46-27 尺神经走行

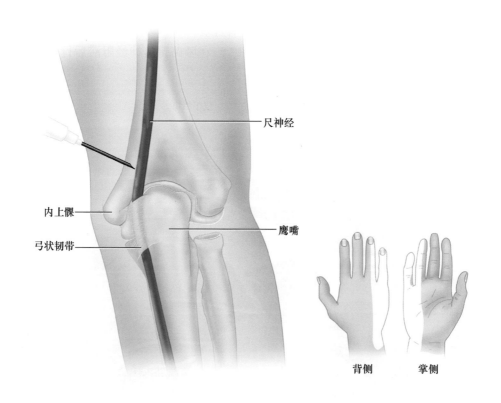

图 46-28 肘部尺神经阻滞与对应手部麻醉区域

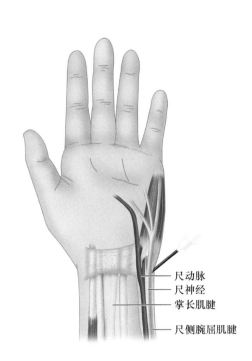

图 46-29 腕部尺神经阻滞

尺动脉
尺神经
掌长肌腱
尺侧腕屈肌腱

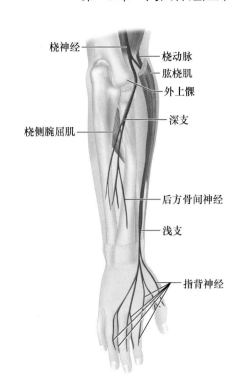

图 46-30 桡神经走行

桡神经
桡动脉
肱桡肌
外上髁
深支
桡侧腕屈肌
后方骨间神经
浅支
指背神经

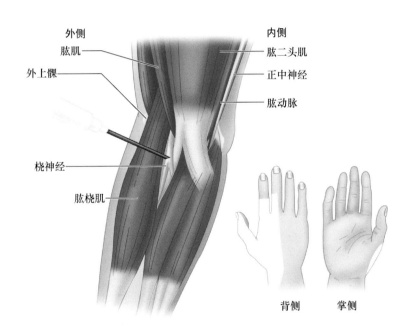

图 46-31 肘部桡神经阻滞

外侧
肱肌
外上髁
桡神经
肱桡肌

内侧
肱二头肌
正中神经
肱动脉

背侧   掌侧

向近端动脉的上方调整穿刺针（图 46-21），刺穿喙肱肌，神经刺激诱发屈肘反射后注射 5～10 ml 的局部麻醉药（或者简单浸润，尽管使用这种方法的成功率是有疑问的）。超声可确认肌皮神经在喙肱肌中或喙肱肌与肱二头肌之间（图 46-22）。或者，可在肘部实施阻滞，因为肌皮神经在穿过肘部髁间线时位置表浅。确定肱二头肌腱的止点，于其外侧以 22 G 穿刺针进针 1～2 cm，注入 5～10 ml 局部麻醉药行区域阻滞。

E. 指神经阻滞

指神经阻滞用于手指的小手术以及补充不完善的臂丛神经和神经终末支阻滞。每个手指的感觉由手指根部指蹼处进入手指的 4 根细小的指神经支配（图 46-34）。用小号针在拟阻滞的手指根部的内侧面和外侧面进针，注入 2～3 ml 局部麻醉药。加入血管收缩药

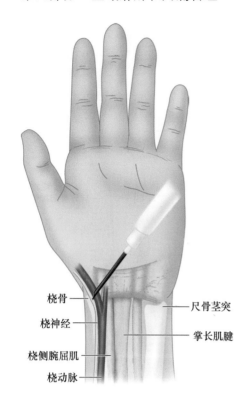

图 46-32　腕部桡神经阻滞

桡骨
桡神经
桡侧腕屈肌
桡动脉
尺骨茎突
掌长肌腱

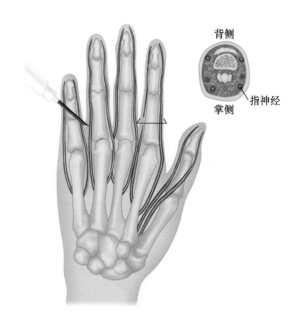

背侧
掌侧
指神经

图 46-34　指神经支配手指感觉

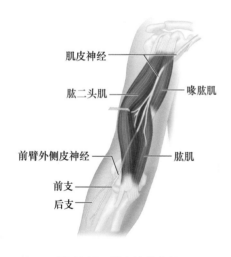

肌皮神经
肱二头肌
前臂外侧皮神经
前支
后支
喙肱肌
肱肌

图 46-33　肌皮神经走行

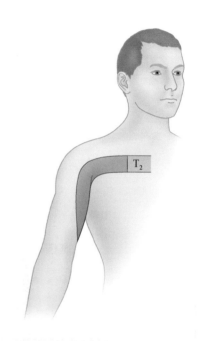

T₂

图 46-35　肋间臂神经支配皮肤感觉

（肾上腺素）会减少手指血流；然而，没有病例报道在使用加入肾上腺素的利多卡因或其他现代局部麻醉药后出现手指坏死。尽管如此，仅仅把使用肾上腺素作为避免止血带使用的一种外科决策，稍显谨慎。

F. 肋间臂神经阻滞

肋间臂神经起源于上胸段（T₂）肋间神经，在上臂内侧浅出至皮下。它支配上臂近端内侧皮肤，在臂丛神经阻滞时不能被麻醉（图 46-35）。患者应该仰卧，手臂外展外旋，从三角肌突出的地方开始，向下直到最下面的手臂内侧面实施线性注射，局部麻醉药的总量为 5 ml（图 46-36）。

静脉区域麻醉

8 静脉区域麻醉也称"Bier 阻滞"，可为短小（45 ～ 60 min）的外科肢端手术提供良好的麻醉效果，最常用于腕管松解手术。通常在手（或足）背置入静脉内导管，上臂（或大腿）放置两套充气止血带。抬高肢体，并由远端至近端绑紧 Esmarch 弹性绷带帮助驱血。上方（近端）止血带充气后，松开 Esmarch 绷

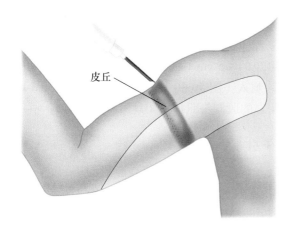

图 46-36　肋间臂神经阻滞

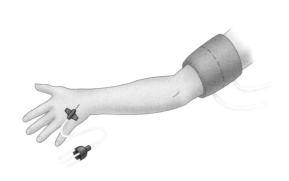

图 46-37　静脉注射局部麻醉药为短小手术提供外科麻醉

带，在 2 ～ 3 min 内通过静脉内导管注射 0.5% 利多卡因（前臂 25 ml、上臂 50 ml，大腿 100 ml），注射结束后拔除静脉内导管（图 46-37）。通常在 5 ～ 10 min 后即可产生良好的麻醉效果。在 20 ～ 30 min 后，患者常诉止血带引起疼痛，此时可给下方（远端）止血带充气，然后松开近端止血带。由于下方止血带位于麻醉区域，所以患者能再忍受 15 ～ 20 min。即使手术时间非常短，止血带充气总时间也不能少于 15 ～ 20 min，以避免大剂量局部麻醉药快速进入静脉系统而引起惊厥，缓慢放气也有助于提高安全系数。

下肢外周神经阻滞

腰丛和骶丛神经解剖

　　腰骶神经丛提供下肢神经支配（图 46-38）。腰丛来源于 L_1 ～ L_4 的腹侧支，有时还有 T_{12} 的分支参与。它与其分支在腰大肌内下行至大腿近端。支配下肢的来源于腰丛的三个主要神经是：股神经（L_2 ～ L_4）、股外侧皮神经（L_1 ～ L_3）、闭孔神经（L_2 ～ L_4）。这些神经主要支配大腿前部的运动和感觉，以及小腿内侧的皮肤感觉。骶丛来源于 L_4 ～ L_5 和 S_1 ～ S_4 的神经根。大腿后部和大部分小腿、足部主要由坐骨神经及

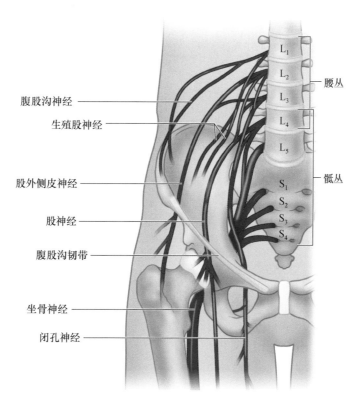

图 46-38　L_1 ～ L_5 和 S_1 ～ S_4 的腹侧支形成腰骶神经丛，支配下肢

其分支胫神经、腓总神经支配。大腿后部的感觉是由股后侧皮神经（S₁～S₃）来支配，而不是坐骨神经支配；其与从梨状肌周围穿出的坐骨神经并行。

股神经阻滞

股神经支配髋部屈肌、膝关节伸肌及大部分髋部和大腿的感觉（图 46-39）。其最内侧分支隐神经，支配大部分小腿和踝关节内侧的皮肤感觉。"三合一阻滞"是指在腹股沟韧带下方单次注射，可阻滞股神经、股外侧皮神经和闭孔神经。这种方式在很大程度上已被摒弃，因为越来越多的证据表明大多数

❾ 单次注射不能一并阻滞以上三根神经。单纯股神经阻滞很少满足外科麻醉所需，但它常用于髋部、大腿、膝和脚踝（经由隐神经）手术的术后镇痛。股神经阻滞并发症发生率低，极少有禁忌证。局部感染、血管移植术后和局部淋巴结肿大的患者应谨慎选择。

A. 神经刺激

患者仰卧位，在腹股沟韧带的水平扪及股动脉搏动，用短的（5 cm）神经刺激针与皮肤成 45°角向头端进针刺入（图 46-40），直到在电流低于 0.5 mA 时引起明显的股四头肌抽搐（观察膝盖运动）。

B. 超声引导

高频线阵超声探头放置在腹股沟褶皱处，探头平行于褶皱本身，或稍微横向（图 46-41）。横截面上可见股动脉和股静脉，上面覆盖髂筋膜；在股动脉外侧和髂筋膜深面，股神经表现为纺锤形"蜂巢"结构（图 46-42）。

平面外技术，神经刺激针在股神经外侧与皮肤成 45°角向头端进针，直到穿透髂筋膜，或引发运动反应（如果使用电刺激）。仔细回抽无血，注射 30～40 ml 的局部麻醉药。

平面内技术，可以使用较长的神经刺激针，针平

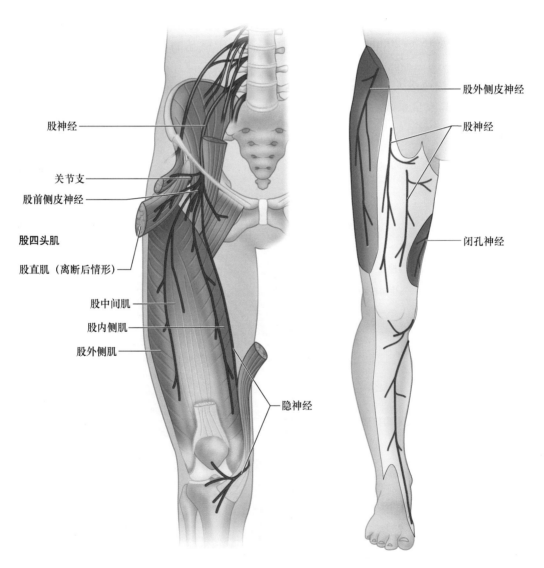

图 46-39 股神经支配髋部、大腿和小腿内侧（隐神经）的感觉

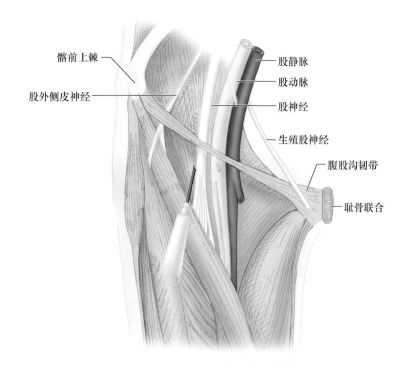

髂前上棘

股外侧皮神经

股静脉
股动脉
股神经
生殖股神经
腹股沟韧带
耻骨联合

图 46-40　使用神经刺激的股神经阻滞

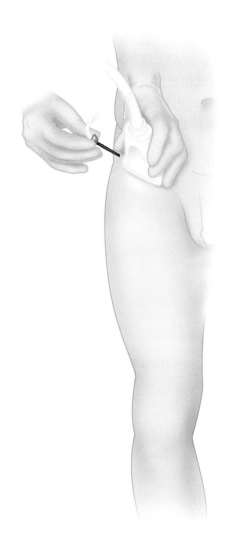

图 46-41　超声引导下股神经阻滞（平面内技术）

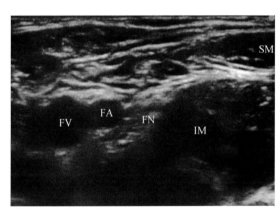

图 46-42　股神经阻滞，股神经超声影像。FA，股动脉；FV，股静脉；FN，股神经；SM，缝匠肌；IM，髂肌

行于超声探头从外缘进针，针通过缝匠肌，穿过髂筋膜，直到股神经外侧。注射局部麻醉药，可看到其呈低回声区扩散至髂筋膜深处和神经周围。

C. 髂筋膜阻滞

髂筋膜阻滞的目标类似于股神经阻滞，但方法略有不同。尽管使用超声有利于穿刺针的放置，但根据简单的解剖标志和触感也可以达到一个相对可靠的麻醉效果。一旦腹股沟韧带和股动脉搏动被确认，可将腹股沟韧带分成 3 份（图 46-43）。在中外 1/3 交界处远端旁开 2 cm 处用短的钝头穿刺针向头侧进针。随着针穿过这个区域的两层筋膜（阔筋膜和髂筋膜），感觉到两次"突破感（pop）"。一旦针通过髂筋膜，仔细回抽无血后，注入 30 ～ 40 ml 的局部麻醉药。这种

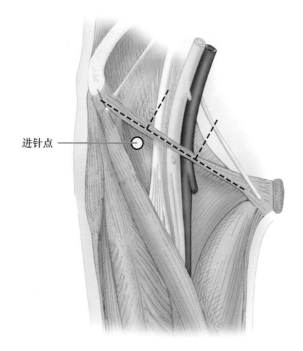

图 46-43　髂筋膜阻滞

阻滞通常能麻醉股神经和股外侧皮神经，因为局部麻醉药可以扩散到髂筋膜下同一平面（在筋膜和底层肌肉之间）的两根神经之间。

股外侧皮神经阻滞

　　股外侧皮神经支配大腿外侧的感觉（图 46-39）。它可作为股神经阻滞麻醉的一个补充，或单独作为大腿外侧局部区域的麻醉。由于很少有重要结构接近股外侧皮神经，这一阻滞的并发症极其罕见。股外侧皮

神经（$L_2 \sim L_3$）由腰丛发出，向外侧经过腰大肌，并沿髂肌向前外侧走行（图 46-38）。它从髂前上棘的下侧和内侧穿出，支配大腿外侧的皮肤感觉。

　　患者仰卧或侧卧，阻滞点在髂前上棘内侧 2 cm 和下端 2 cm 处，使用短的 22 G 穿刺针向外侧刺入，当穿刺针穿过阔筋膜时，可能出现"突破感"，然后注入局部麻醉药 10 ～ 15 ml，药液可扩散至筋膜的上方或下方（图 46-44）。超声可用于引导针的放置。

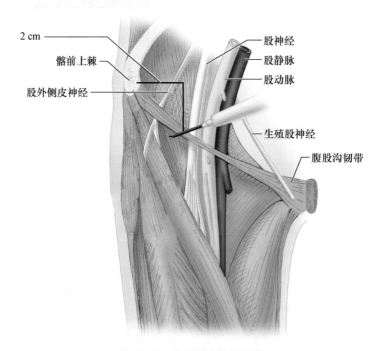

图 46-44　股外侧皮神经阻滞

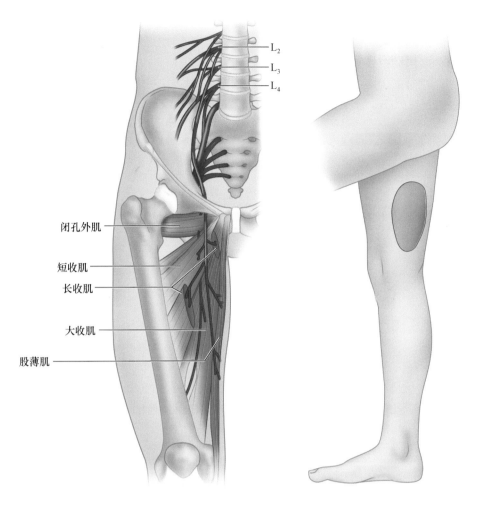

图 46-45　闭孔神经支配

闭孔神经阻滞

　　闭孔神经阻滞通常用于完善膝关节麻醉，为此常与股神经和坐骨神经联合阻滞。闭孔神经支配髋关节和膝关节感觉、部分大腿内侧感觉，并支配髋关节的内收肌群（图 46-45）。闭孔神经自骨盆穿出后，在耻骨上支的下方经闭孔进入大腿内侧。在确认耻骨结节后，使用长的（10 cm）穿刺针在其下方 1.5 cm 和外侧 1.5 cm 处进针。针向后方深入，触及骨质（图 46-46），向外侧和尾侧调整方向再进针 2～4 cm，直到在低于 0.5 mA 时引出运动反应（大腿内收）。仔细回抽无血后，注入 15～20 ml 局部麻醉药。

后路腰丛（腰大肌间隙）神经阻滞

10　后路腰丛神经阻滞通常用于股神经、股外侧皮神经和闭孔神经所支配区域的外科手术（图 46-47）。其包括髋关节、膝关节和大腿前部的手术。配合近端坐骨神经阻滞，可为膝关节手术提供完善的麻醉。腰丛与多个敏感结构相邻近（图 46-48），且需要较长的神经刺激针来进行阻滞。因此，后路腰丛神经阻滞并

发症的发生率高于其他外周神经阻滞，包括腹膜后血肿、血管内注射及其所致的局部麻醉药中毒、鞘内和硬膜外间隙注射、肾包膜穿刺损伤及血肿。

　　腰神经根进入腰大肌内穿行，移行为终末神经穿出（图 46-38）。现代的后路腰丛神经阻滞在腰大肌内注入局部麻醉药。患者侧卧，阻滞侧在上（图 46-49）。

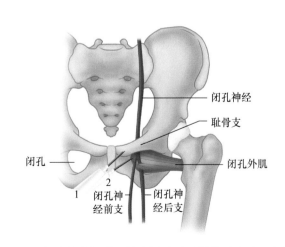

图 46-46　闭孔神经阻滞。针尖触及耻骨结节后（1），向外侧及尾端调整进针方向（2），直至引发运动反应

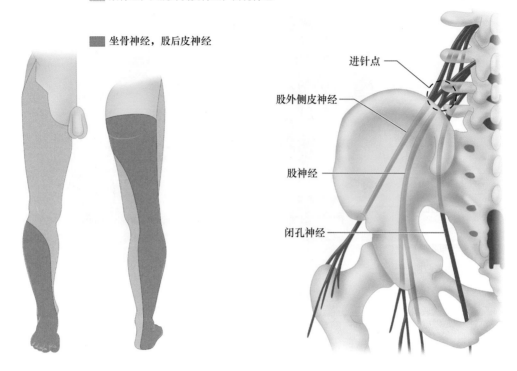

■ 股神经，大腿外侧皮神经，闭孔神经

■ 坐骨神经，股后皮神经

进针点

股外侧皮神经

股神经

闭孔神经

图 46-47 腰丛阻滞可阻滞股神经、股外侧皮神经和闭孔神经

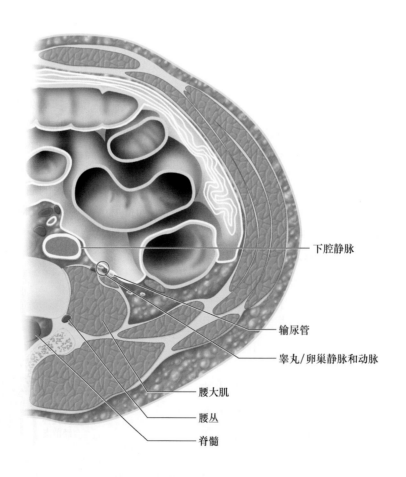

下腔静脉

输尿管

睾丸/卵巢静脉和动脉

腰大肌

腰丛

脊髓

图 46-48 腰丛阻滞毗邻多个重要结构

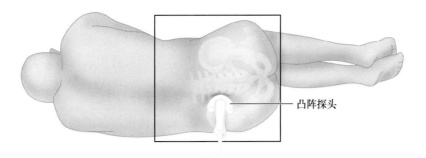

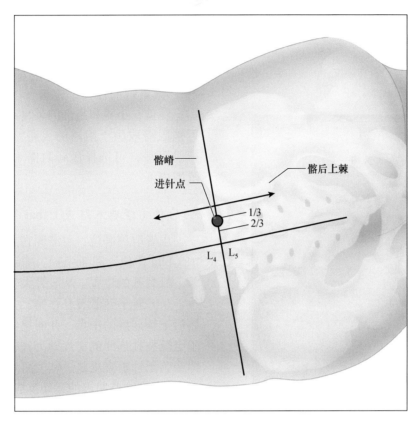

髂嵴

进针点

髂后上棘

1/3
2/3

L₄ L₅

图 46-49　后路腰丛阻滞患者体位及体表标志

触诊中线，尽可能通过触摸棘突来确认。画一条经腰椎棘突的连线（第一条线），确认双侧髂嵴并作连线，此线通常通过 L₄ 椎体。确认髂后上棘，并于头侧作一条与第一条线平行的直线。如果使用超声，超声横断面图像有助于估计腰丛神经深度。用长的（10 ～ 15 cm）穿刺针在横向（嵴间）线和两条矢状线中外 1/3 交界处的交叉点处刺入。穿刺针向前进入，直到引起股神经运动反应（股四头肌收缩）。如果触及横突，应该略退针，"绕过"横突向尾部方向进针，保持针在旁矢状面。进针深度不超过横突 3 cm。局部麻醉药容量大于 20 ml 将会增加双侧扩散并影响对侧肢体运动的风险。

收肌管阻滞

　　收肌管阻滞主要用于膝及小腿内侧的麻醉，可实施单次阻滞或连续阻滞。与股神经阻滞相比，收肌管阻滞对股四头肌肌力的影响更小，更利于膝关节术后的关节活动。收肌管以缝匠肌和大收肌腱板、股内侧肌以及内收肌群为界，其内有几条支配膝关节感觉的神经，其中最重要的是隐神经，收肌管阻滞还可能阻滞到闭孔神经后支及支配股内侧肌的神经。

A. 超声引导

　　患者仰卧位，下肢外旋，膝关节略屈曲。采用高频超声探头横向放置于大腿内侧，髂前上棘与髌骨上缘连线中间（图 46-50）。可见股动脉及股静脉位于缝匠肌的深面，隐神经位于股动脉的外侧（图 46-51）。采用平面内穿刺技术，以长针（10 cm）在超声探头外侧 2 ～ 3 cm 处进针，到达缝匠肌深面及大收肌腱板、股动脉外侧的三角形区域。仔细回抽无血后，注

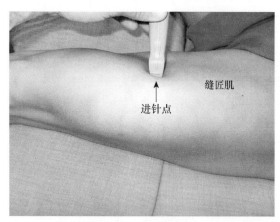

图 46-50 收肌管阻滞体位。患者仰卧位，下肢外旋。将高频线阵探头横向放置于大腿中部

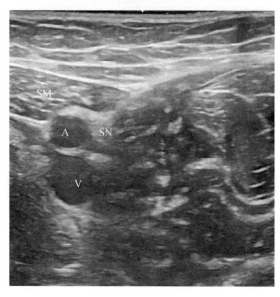

图 46-51 收肌管阻滞超声图像。股动脉（A）和股静脉（V）位于缝匠肌（SM）的深面，隐神经（SN）位于动脉外侧

入 15 ～ 20 ml 局部麻醉药。

隐神经阻滞

隐神经是股神经最内侧分支，支配小腿和踝关节内侧皮肤感觉（图 46-39）。因此，这一阻滞主要联合坐骨神经阻滞为膝以下提供完善的麻醉或镇痛。

A. 经缝匠肌技术

在膝关节近端，隐神经位于缝匠肌的深面。采用高频线阵探头，识别缝匠肌、股内侧肌和内收肌群横断面的交汇处，即为收肌管的远端。以长针从内侧向外侧进针（平面内）或向头侧进针（平面外），在此筋膜内注入 5 ～ 10 ml 局部麻醉药。

B. 近端隐神经技术

采用短阻滞针在胫骨粗隆远端 2 cm 处向内侧进

针，朝向小腿后方进针并注入 5 ～ 10 ml 局部麻醉药浸润（图 46-52）。超声可用于确认胫骨粗隆旁的大隐静脉，采用血管周围技术，于静脉周围行药物浸润。

C. 远端隐神经技术

确认内踝后，沿踝关节前方注入 5 ml 局部麻醉药（见下文"踝阻滞"）。

坐骨神经阻滞

坐骨神经起源于腰骶干，由 $L_4 \sim L_5$ 和 $S_1 \sim S_3$ 神经根组成（图 46-38）。坐骨神经阻滞可在沿其走行的任何部位进行，可用于涉及髋部、大腿、膝盖、小腿和足部的外科手术。股后侧皮神经是否被阻滞取决于阻滞的入路。如需骶丛或股后侧皮神经阻滞，可选择骶旁阻滞（该技术不在本章描述范围内）。

A. 后路（经典入路或 Labat 入路）

患者取侧卧位，阻滞侧在上，屈膝，骨盆稍倾向前（Sim 体位，图 46-53）。确认股骨大转子、髂后上棘、骶裂孔的位置。从股骨大转子到髂后上棘作一连线，从大转子到骶裂孔作第二条连线。标出大转子至髂后上棘连线的中点，并向尾侧作垂线，此线与大转子至骶裂孔连线的交点即为进针点。用长的（10 cm）神经刺激针垂直皮肤进针（图 46-53），针尖穿过臀肌（可能引发这些肌肉的运动反应）后，继续向前进针，直至引出足跖屈或背屈（跖屈或足内翻提示可以用来手术麻醉），注入局部麻醉药 25 ml。

B. 前路

坐骨神经离开坐骨切迹后，在股骨小转子后下降到股骨后方。可从大腿前部紧邻股骨小转子内侧

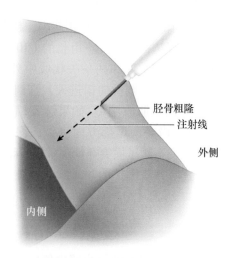

图 46-52 近端隐神经阻滞

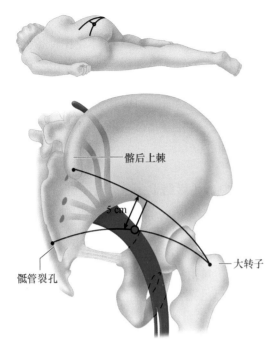

图 46-53　近端坐骨神经阻滞（经典入路）的患者体位、体表标志及穿刺针位置

入路进行阻滞。侧卧或俯卧可能对一些患者行坐骨神经阻滞提出挑战（如老年患者、全身麻醉的儿科患者）。前路在技术操作上具有挑战性，但同时也为坐骨神经阻滞提供另一种路径。这一方法有血管（股动脉和静脉）穿刺的风险，应考虑特殊患者的风险（如凝血障碍和血管移植）。此外，如果结合股神经阻滞麻醉，建议先行坐骨神经阻滞，以避免将穿刺针刺入已麻醉的股神经。手术麻醉需要局部麻醉药 25 ml。

1. 神经刺激——患者仰卧位，沿着腹股沟韧带，从髂前上棘到耻骨结节作一连线（图 46-54），第二条线平行于第一条线穿过股骨大转子（转子间线）。于第一条线内 1/3 和外 2/3 交界处作一条垂线，其与第二条线的交点即为进针点。采用长的（10～15 cm）神经刺激针在该点向后方进针，直到引出足内翻或跖屈（引出足背屈也可用于术后镇痛）。使用这种方法，在针达到坐骨神经前经常触及股骨。当这种情况发生时，应该退针 2～3 cm，要求患者内旋下肢后再进针。如果再次触及股骨，可能需要重新评估体表标志。局部麻醉药 25 ml 可满足手术麻醉。

2. 超声——患者仰卧位，下肢外旋，采用低频凸阵探头横向放置于大腿内侧，靠近股骨小转子水平。确定股骨、股血管、内收肌和臀大肌的横断面。在股骨后方，内收肌和臀肌之间的筋膜水平找到椭圆、高回声的坐骨神经。用长的（10 cm）神经刺激针，以平面内进针法（从前至后）或平面外法（从头端到尾端）入路，注意避开股血管，直到针尖到达上述肌肉平面，局部麻醉药注射后显示低回声扩散在坐骨神经周围。

C. 臀下入路

坐骨神经的臀下入路可替代传统的后路。对许多患者来说，体表标志更容易识别，穿过的组织更少。坐骨神经的位置更加表浅，超声的使用变得更为实用。如果坐骨神经与股神经需联合阻滞使用，且希望患者在局部阻滞期间移动，可考虑实施腘窝入路（见下文），不会影响到相同水平的腘绳肌群，在使用拐

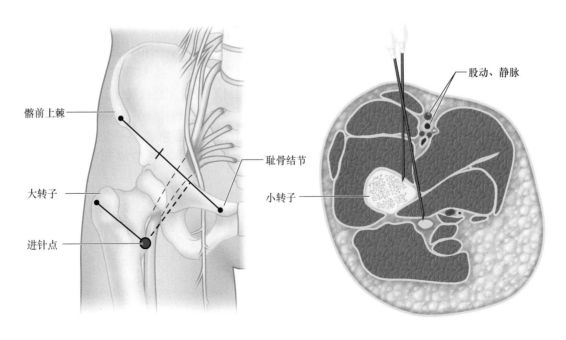

图 46-54　前路坐骨神经阻滞的解剖与体表标志

杖的情况下可屈膝抬足。

1. 神经刺激——患者摆 Sim 体位，确认股骨大转子和坐骨结节后，于它们之间画一直线（图 46-55），从此线的中点作一条垂线。于此线向尾端 4 cm 处进针。用长的（10 cm）穿刺针略向头端进针，直到引出足跖屈或内翻（引出足背屈可用于镇痛），给予 25 ml 局部麻醉药达到手术麻醉效果。

2. 超声——使用同样的体位和体表标志（图 46-55），把线阵探头或低频凸阵探头（最好）横向放置于坐骨结节和股骨大转子之间的中点。两个骨性结构应同时在超声显像。臀部肌肉位置较表浅，沿着筋膜层可确定臀肌的深部边界。在此层深处，大约坐骨结节和股骨大转子之间的中线位置处，超声显示的横断面图像上可见位于股方肌浅面的三角形坐骨神经。

平面外法超声引导坐骨神经阻滞，神经刺激针在超声探头尾端进入，向前及头端进针。一旦针穿过臀肌，针尖在坐骨神经旁，仔细回抽无血后，注射局部麻醉药，可见其扩散到神经周围。

平面内技术，神经刺激针在股骨大转子一侧的超声探头外侧刺入，穿过超声声束，直到针尖到达臀大肌深面，紧邻坐骨神经。仔细回抽无血后，注射局部麻醉药扩散至神经周围。

D. 腘窝入路

⑫ 腘窝神经阻滞适用于足部和踝部手术，同时保留大部分的腘绳肌群运动，允许抬足和屈膝，甚至步行。但是，所有坐骨神经阻滞均不能提供完善的小腿和踝关节囊内侧皮肤的麻醉，若联合隐神经（或股神经）阻滞，可提供膝关节以下部位完善的麻醉效果。腘窝神经阻滞主要的风险是血管穿刺，这是由于坐骨神经在腘窝处毗邻腘窝血管所致。

坐骨神经在腘窝内或腘窝近端分为胫神经和腓总神经（图 46-56）。腘窝上方外侧为股二头肌腱，内侧为半腱肌和半膜肌肌腱。在膝部弯曲皱褶的上缘，腘动脉位于半腱肌腱的外侧，腘动脉的外侧是腘静脉。

胫神经和腓总神经正好位于静脉的外侧、股二头肌腱的内侧，距皮肤 2 ～ 6 cm 深。胫神经在腓肠肌的后面继续向深部走行，而腓总神经在腓骨头和腓骨颈之间穿出腘窝，支配小腿。坐骨神经阻滞可以使用后路或侧路方法。后路阻滞时，患者俯卧位，通常用枕头或毛巾支撑脚踝，使膝盖稍微弯曲。侧路阻滞时，患者可以侧卧或仰卧位。

1. 神经刺激（后路）——患者俯卧位，确认腘窝顶点。触诊腘绳肌群来定位股二头肌（外侧）和半膜肌/半腱肌（内侧）的交界（图 46-57），让患者屈膝对抗阻力有助于识别这些结构。腘窝顶点向尾端 1 cm 处为进针点。采用神经刺激针（5 ～ 10 cm）进行穿刺，直到引起足跖屈或内翻（引出足背屈可用于镇痛）。单次腘窝坐骨神经阻滞需要 30 ～ 40 ml 容量的局部麻醉药。

2. 神经刺激（外侧入路）——患者仰卧位，膝盖完全伸展，在距髌骨上凹约 10 cm 处，触摸股外侧肌和股二头肌之间的肌腱沟。用长的（10 cm）神经刺激针在此处以 30° 角向后方进针，直到引起适当的运动反应。如果遇到骨质（股骨），退针并轻微调整方向，直到引起可以接受的运动反应。

3. 超声——患者俯卧，确定腘窝的顶点，如上所述。使用高频线阵超声探头横向放置，可在横截面确认股骨、股二头肌、腘血管和坐骨神经或其分支（图 46-57）。神经通常在血管的后方或侧面，紧邻股二头肌，位于其内侧缘的深方。

平面外技术，于超声探头远端进针，向前并略偏向头端进针。当针靠近坐骨神经，仔细回抽无血，注入局部麻醉药后扩散在神经周围。

平面内技术，采用神经刺激针于超声探头外侧进针，针尖穿过股二头肌或其前方（图 46-58），在超声下可见针在神经深面或浅面。

如果需要手术麻醉，局部麻醉药应该包绕神经的各个面，这通常需要针尖在多个位置注入药物。若仅为镇痛，单次注射局部麻醉药即可。神经内注

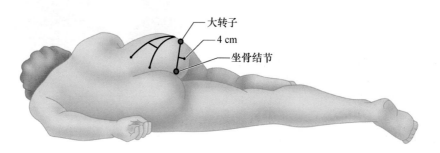

图 46-55 臀下入路坐骨神经阻滞的患者体位和体表标志

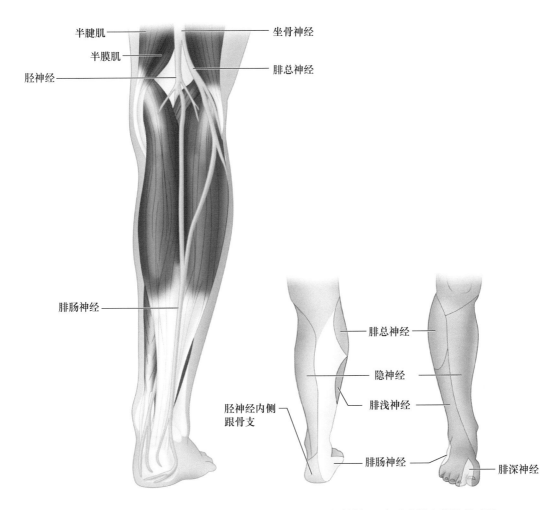

图 46-56　坐骨神经在腘窝近端分为胫神经和腓总神经，支配小腿大部分的感觉

射或神经鞘膜内注射会缩短起效时间及延长作用时间，但有神经损伤的风险。超声引导下腘窝坐骨神经阻滞可以在患者侧卧或仰卧位进行（后者需用几个枕头垫起小腿）。这些操作往往在技术上更具有挑战性。

踝阻滞

对于足部手术而言，踝阻滞是一种快速、技术含量低、低风险的麻醉方式。必须将过量注射和使用血管收缩药（如肾上腺素）引发的缺血性并发症的风险降到最低。因为踝部阻滞包含 5 个不同位置的注射，患者常常感觉不适，建议操作前给予适当镇静、镇痛用药。

有 5 支神经支配足部感觉（图 46-59）。隐神经是股神经的终末分支，并非坐骨神经系统的一部分，而是作为单独的神经支配足部前内侧的浅表感觉，通常位于内踝前方。腓深神经由腓总神经分出，走行于小腿的前面，在跗长伸肌和趾长伸肌腱之间进入踝部（图 46-60），走行于足背动脉外侧。它支配足趾的伸

展和第一趾间隙背侧感觉。腓浅神经也是腓总神经的分支，在踝外侧腔隙下行，发出肌肉外翻的运动支，在趾长伸肌外侧进入踝部，提供足背和足趾的皮肤感觉。胫后神经是胫神经的直接延续，在内踝后方进入足部，分支成为足跟、足底外侧和足底内侧神经。它在内踝的水平通常位于胫后动脉后方，支配足跟、足底内侧和部分足底外侧以及足趾尖的感觉。腓肠神经是胫神经的分支，在跟腱和外踝之间进入足部，支配足部外侧感觉。

⑬ 完善的踝阻滞需要阻滞 5 根神经，这一过程可通过减少穿刺次数而优化（图 46-61）。麻醉整个足部需要 5 次注射，但外科手术很少需要所有的终末神经被阻滞。此外，与坐骨神经阻滞不同，踝部阻滞不缓解（膝以下）止血带疼痛，也不允许留置外周神经阻滞导管。若要阻滞腓深神经，需识别跗长伸肌和趾长伸肌腱之间的沟，足背动脉在此处可扪及。用短的小号针在血管搏动外侧垂直刺入皮肤，触及骨质后稍退针，注入局部麻醉药 5 ml。由此点朝外踝方向注射局部麻醉药 5 ml 实施皮下浸润，可以阻滞腓浅神

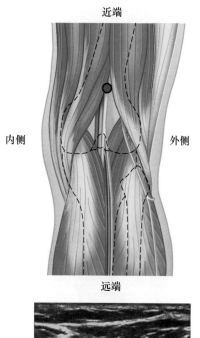

近端

内侧   外侧

远端

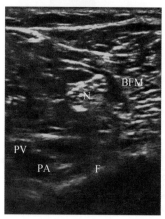

图 46-57 腘窝坐骨神经解剖及超声解剖。PA，腘动脉；PV，腘静脉；N，坐骨神经；BFM，股二头肌；F，股骨

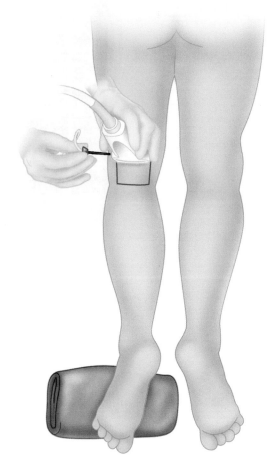

图 46-58 腘窝阻滞患者体位、超声探头及进针方向

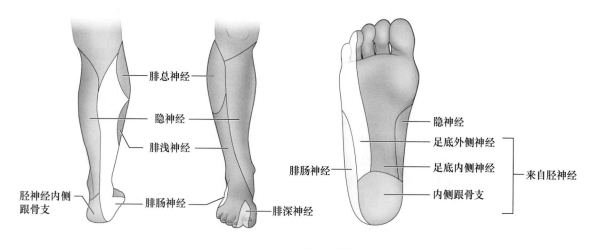

图 46-59 足部的皮神经

经；退针并向内踝方向注射局部麻醉药 5 ml 实施皮下浸润，可以阻滞隐神经。胫后神经可以通过识别在内踝后方的胫后动脉搏动来定位。使用短的小号阻滞针在动脉的后方刺入，给予 5 ml 局部麻醉药扩散至屈肌韧带深部。对于腓肠神经，在外踝后方皮下注射局部麻醉药 5 ml 可以阻滞腓肠神经。

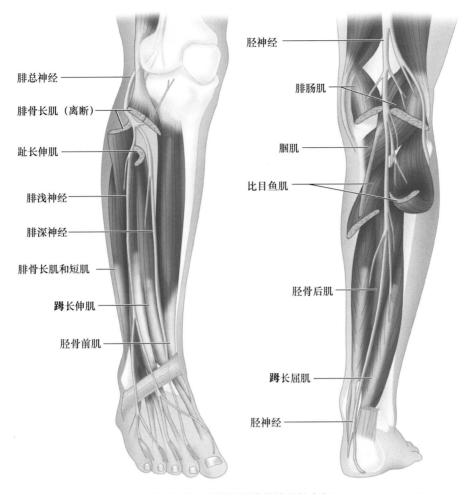

腓总神经

腓骨长肌（离断）

趾长伸肌

腓浅神经

腓深神经

腓骨长肌和短肌

蹈长伸肌

胫骨前肌

胫神经

腓肠肌

腘肌

比目鱼肌

胫骨后肌

蹈长屈肌

胫神经

图 46-60 胫神经和腓总神经的走行

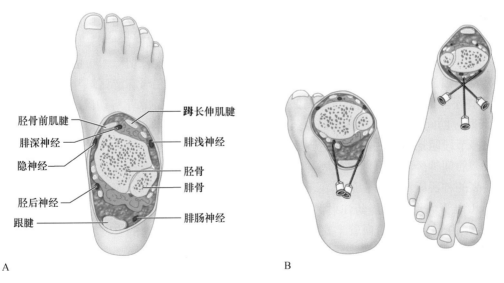

胫骨前肌腱

腓深神经

隐神经

胫后神经

跟腱

蹈长伸肌腱

腓浅神经

胫骨

腓骨

腓肠神经

A

B

图 46-61 踝阻滞进针位置

躯干部外周神经阻滞

颈浅丛阻滞

　　颈浅丛阻滞用于颈部、肩前部和锁骨的手术镇痛。颈丛由 $C_1 \sim C_4$ 的前支组成，在胸锁乳突肌的后

方出颈阔肌（图 46-62），支配颌部、颈部、枕部及肩部和胸部的感觉。

　　患者取仰卧位，头部转向阻滞对侧，注意辨认和避免穿刺颈外静脉，确认胸锁乳突肌并标出其外侧缘。通常，神经走行于胸锁乳突肌附近，与颈外静脉

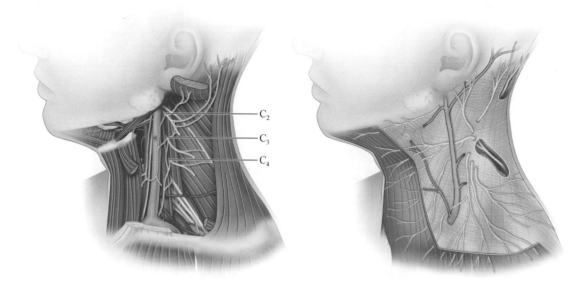

图 46-62　颈浅丛的分布

穿过该肌的位置很接近，可以作为注射局部麻醉药的起始点。或是在胸锁乳突肌中上 1/3 的位置，选用短的（5 cm）穿刺针向头端乳突方向进针，在皮下注射 10 ml 局部麻醉药。调整针的方向，向尾端沿胸锁乳突肌后缘的方向，在皮下注射 10 ml 局部麻醉药浸润。可使用较低浓度的局部麻醉药（如 0.25% 布比卡因），因为这本质上是一个区域阻滞。

肋间神经阻滞

肋间神经阻滞提供胸部和上腹部手术的术后镇痛，以及缓解肋骨骨折、带状疱疹和癌症引起的疼痛。这种阻滞需要单独注射支配相应躯体区域的肋间神经。**⑭ 在身体不同部位使用相同剂量的局部麻醉药实施阻滞时，肋间阻滞的局部麻醉药血药浓度最高，如果实施多节段阻滞，应注意避免达到局部麻醉药的中毒剂量。**肋间神经阻滞可能是外周神经阻滞并发症发生率最高的神经阻滞之一，原因在于它接近肋间动脉和静脉（血管内局部麻醉药注射），以及胸膜（气胸）。此外，由于神经周围血管丰富，肋间神经阻滞作用时间非常短，放置神经阻滞导管来维持作用时间其意义也有限。随着超声引导的出现，椎旁阻滞迅速取代肋间神经阻滞，肋间神经阻滞仅用于特殊的一些适应证，如胸部引流管置入前的麻醉。

肋间神经来源于胸段脊神经根的背侧及腹侧分支，从椎间孔离开脊髓进入相应肋骨下缘的沟内，与肋间动静脉伴行；肋间神经通常位于神经血管束的最下方（图 46-63）。肋间神经发出分支支配背侧中线至腹侧中线对应皮肤的感觉。

患者侧卧位或仰卧位，于腋中线及腋后线处触诊及标记各肋骨节段。采用小号穿刺针于拟阻滞节段的肋骨下缘进针，针尖触及骨皮质，调整方向滑向肋骨下方（图 46-62）。进针深度约 0.25 cm。回抽观察是否有血或空气，于每个阻滞节段注入 3 ～ 5 ml 局部麻醉药。

椎旁阻滞

椎旁阻滞主要用于胸腹壁手术、乳房切除术、腹股沟疝或腹壁疝修补术，以及许多单侧实施的侵入操作（例如开放肾切除术）的麻醉或术后镇痛。椎旁阻滞通常需要在与麻醉区域相对应的各脊椎水平逐点注射。例如，简单乳房切除术需要在 T_3 ～ T_6 水平实施阻滞，腋窝淋巴结清扫时还需要增加 C_7 ～ T_2 阻滞。腹股沟疝修补术应该在 T_{10} ～ L_2 水平阻滞。腹壁疝需要在对应的手术部位水平行双侧注射。胸段注射的主要并发症是气胸，而在腰椎水平注射可能增加腹膜后组织损害的风险。其次是低血压，可能是多水平的胸段椎旁阻滞引起的去交感反应所致。与肋间神经阻滞不同的是，长效局部麻醉药的作用时间接近 24 h，也可留置外周神经导管（尽管局部麻醉药从一根导管扩散至多个节段的范围不确定）。

每根脊神经从椎间孔出来，分成两支：较大的前支，支配身体前外侧体壁和四肢的肌肉和皮肤；较小的脊神经后支，支配背部和颈部的皮肤和肌肉（图 46-64）。**⑮ 胸椎旁间隙由后方的肋横突上韧带、前外侧的壁层胸膜、内侧的椎体和椎间孔、上方和下方两节段肋骨头围成。**

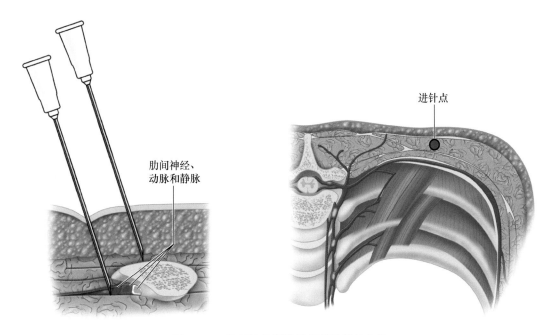

图 46-63　肋间神经阻滞的解剖及针的方位

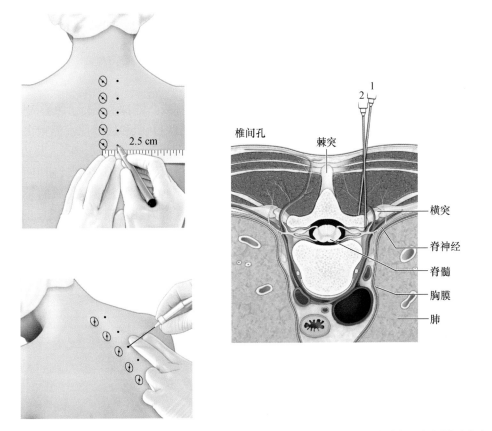

图 46-64　椎旁解剖及传统穿刺入路。体表解剖：以圆圈标示棘突，以点标示经横突入路的进针点。穿刺针垂直穿过皮肤触及横突（1），调整针的方向向尾端（2）再进针 1 cm

患者坐位，脊柱弯曲，触诊每个棘突，从突出的颈椎 C_7 计数来做胸段阻滞，以髂嵴作为腰水平的参考。在每个棘突顶点的中点旁开 2.5 cm 处做一标记。由于胸段棘突向下明显成角，靶神经根通常位于上一节段胸椎棘突的外侧，如 T_4 的神经根在 T_3 棘突外侧。

A. 传统技术

将 20 号 Tuohy 穿刺针于各进针点垂直刺入皮肤（图 46-64）。如果触及骨质（横突），则轻微后退穿刺针并向尾侧调整进针方向，继续进针 1 cm（腰椎位置进针 0.5 cm）。当穿刺针穿过肋横突韧带时，可出现

"突破感"或阻力消失感。一些操作者使用阻力消失法来指导注射器穿刺；其他人更喜欢使用神经刺激器观察胸壁运动反应作为穿刺终点。在每个水平注射局部麻醉药 5 ml。这种技术的困难在于简单评估横突深度，气胸的风险相对较高。穿刺针刺入前使用超声测量横突深度在理论上可降低气胸的风险。

B. 超声

使用凸阵超声探头，超声束朝向旁矢状面或横截面。识别横突、肋骨头、肋横突韧带和胸膜。可从尾侧到头侧方向（旁矢状面）或从外侧到内侧方向（横截面）到达椎旁间隙。应用超声有助于平面内观察穿刺针穿过肋横突韧带以及胸膜在注射局部麻醉药时向下移动。在每个水平给予 5 ml 的局部麻醉药。

胸壁神经（Pecs）阻滞

Pecs 阻滞应用于胸壁手术，是一种实用的椎旁阻滞替代技术。通过阻滞胸内侧、胸外侧神经为前侧胸壁提供镇痛，并且在远离神经轴的部位给药，是凝血障碍患者的一个重要考虑因素。Pecs 阻滞是将局部麻醉药注射在第 3 肋骨水平的胸大肌和胸小肌之间。此外，局部麻醉药可浸润胸小肌及前锯肌周围，阻滞 $T_2 \sim T_4$ 脊神经和胸长神经。

A. 超声

将高频超声探头放置于锁骨中线，向下外侧旋转探头使探头长轴与锁骨中线成角。辨认胸大肌、胸小肌及腋段血管。从肌肉起点开始追踪，可见前锯肌位于胸肌深面、第 3 和第 4 肋骨的浅面（图 46-65）。采用长（10 cm）穿刺针以平面内技术于超声探头外侧进针，进入胸大肌和胸小肌之间的筋膜层。另外还可进一步进针穿过胸小肌，接近前锯肌注射药物。

腹横肌平面阻滞

腹横肌平面（transversus abdominis plane，TAP）阻滞经常用于下腹壁表浅的小手术麻醉或脐以下手术的术后镇痛。对于疝气手术麻醉，在腹膜牵拉期间补充静脉或局部麻醉药是有必要的。潜在的并发症包括腹膜穿孔伴或不伴肠穿孔，需要使用超声尽量减少这种风险。

16 腹横肌平面阻滞可阻滞肋下（T_{12}）、髂腹股沟（L_1）、髂腹下（L_1）神经，提供脐下同侧腹部手术的麻醉（图 46-66）。此三根神经一部分走行在腹内斜肌与腹横肌之间。穿刺针应到达上述肌肉的两层筋膜之间，使局部麻醉药在腹横平面扩散。侧卧位是最理想的患者体位，如果患者活动受限，也可在仰卧位操作。

A. 超声

线阵或凸阵探头平行于腹股沟韧带放置，可见腹外斜肌、腹内斜肌和腹横肌在髂前上棘上方（图 46-67）。肌肉显示为条纹状低回声区，其边缘筋膜为高回声结构。采用长（10 cm）穿刺针使用平面内法在探头外侧（后方）进针，到达腹内斜肌的下表面及腹横肌的上表面，穿刺时注意到来自筋膜层的触觉反馈。仔细回抽无血，注射 20 ml 局部麻醉药，观察药物在筋膜之间的椭圆形扩散（图 46-67）。

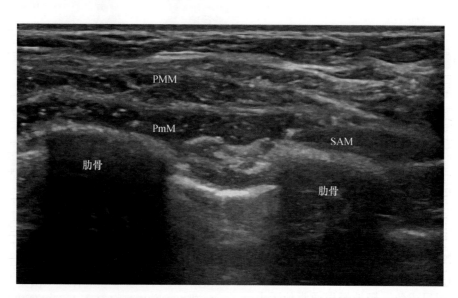

图 46-65 Pecs 阻滞的超声图像。胸大肌（PMM）和胸小肌（PmM）覆盖在前锯肌（SAM）表面。局部麻醉药应注入至胸大肌与胸小肌之间、胸小肌的深面，或前锯肌的周围

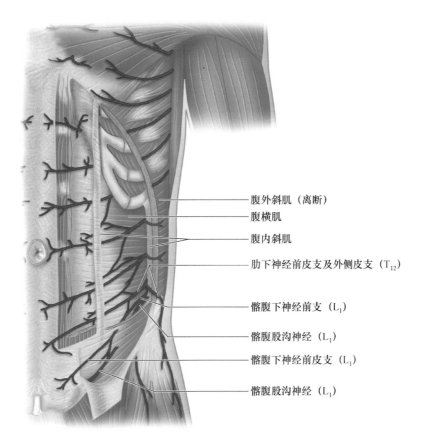

腹外斜肌（离断）
腹横肌
腹内斜肌
肋下神经前皮支及外侧皮支（T_{12}）
髂腹下神经前支（L_1）
髂腹股沟神经（L_1）
髂腹下神经前皮支（L_1）
髂腹股沟神经（L_1）

图 46-66 腹横平面（TAP）解剖

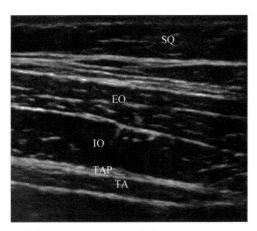

图 46-67 腹横肌平面（TAP）阻滞超声影像。SQ，皮下组织；EO，腹外斜肌；IO，腹内斜肌；TA，腹横肌；TAP，腹横平面

（吴文知 李佳 译 华玉思 校 杨静 审）

推荐阅读

Blanco R. The 'pecs block': A novel technique for providing analgesia after breast surgery. *Anaesthesia.* 2011;66:847.

Capdevila X, Coimbra C, Choquet O. Approaches to the lumbar plexus: Success, risks, and outcome. *Reg Anesth Pain Med.* 2005;30:150.

Hadzic A, ed. *Peripheral Nerve Blocks and Anatomy for Ultrasound-Guided Regional Anesthesia.* 2nd ed. New York, NY: McGraw-Hill; 2012.

Hebl JR, Lennon RL, eds. *Mayo Clinic Atlas of Regional Anesthesia and Ultrasound-Guided Nerve Blockade.* New York, NY: Oxford University Press; 2010.

Heil JW, Ilfeld BM, Loland VJ, et al. Ultrasound-guided transversus abdominis plane catheters and ambulatory perineural infusions for outpatient inguinal hernia repair. *Reg Anesth Pain Med.* 2010;35:556.

Horn JL, Pitsch T, Salinas F, Benninger B. Anatomic basis to the ultrasound-guided approach for saphenous nerve blockade. *Reg Anesth Pain Med.* 2009;34:486.

Ilfeld BM. Continuous peripheral nerve blocks: A review of the published evidence. *Anesth Analg.* 2011;113:904.

Ilfeld BM. Continuous peripheral nerve blocks: An update of the published evidence and comparison with novel alternative analgesic modalities. *Anesth Analg.* 2017;124:308.

Ilfeld BM, Fredrickson MJ, Mariano ER. Ultrasound-guided perineural catheter insertion: Three approaches, but little illuminating data. *Reg Anesth Pain Med.* 2010;35:123.

Machi AT, Sztain JF, Kormylo NJ, et al. Discharge readiness after tricompartment knee arthroplasty: Adductor canal versus femoral continuous nerve blocks—a dual-center, randomized trial. *Anesthesiology*. 2015;123:444.

Mariano ER, Loland VJ, Sandhu NS, et al. Ultrasound guidance versus electrical stimulation for femoral perineural catheter insertion. *J Ultrasound Med*. 2009;28:1453.

Perlas A, Brull R, Chan VW, et al. Ultrasound guidance improves the success of sciatic nerve block at the popliteal fossa. *Reg Anesth Pain Med*. 2008;33:259.

Perlas A, Chan VW, Simons M. Brachial plexus examination and localization using ultrasound and electrical stimulation: A volunteer study. *Anesthesiology*. 2003;99:429.

Sites BD, Brull R, Chan VW, et al. Artifacts and pitfall errors associated with ultrasound-guided regional anesthesia. Part I: Understanding the basic principles of ultrasound physics and machine operations. *Reg Anesth Pain Med*. 2007;32:412.

Sites BD, Brull R, Chan VW, et al. Artifacts and pitfall errors associated with ultrasound-guided regional anesthesia. Part II: A pictorial approach to understanding and avoidance. *Reg Anesth Pain Med*. 2007;32:419.

第 47 章 慢性疼痛管理

Bruce M. Vrooman，MD，MS，FIPP and Richard W. Rosenquist，MD

要 点

1 疼痛可根据病理生理学（如伤害感受性疼痛、神经病理性疼痛）、病因学（如关节炎或癌痛）及疼痛相关部位（如头痛或腰背痛）分类。

2 外周传导伤害性刺激的伤害感受器的激活或敏化引起伤害感受性疼痛。神经病理性疼痛由外周或中枢神经结构的损伤或获得性异常所致。

3 肌肉或内脏的损伤、疾病或功能异常引发的伤害性刺激可导致急性疼痛。急性疼痛几乎均为伤害感受性疼痛。

4 慢性疼痛是超过急性疾病常规病程以及合理恢复期（1～6个月）之后仍持续存在的疼痛。慢性疼痛可以是伤害感受性、神经病理性或混合性。

5 外周调节疼痛的部位在伤害感受器，中枢调节则位于脊髓及脊髓以上结构，这种调节可以阻滞（抑制）或易化（加重）疼痛。

6 至少有三种机制参与脊髓的中枢敏化：（1）二级广动力范围神经元的上扬效应及敏化；（2）背角神经元感受域扩大；（3）屈性病理反射的过度兴奋。

7 慢性疼痛可以由外周、中枢及心理等各方面因素共同引起。

8 无论哪个部位的中到重度急性疼痛，都可能对几乎所有器官的功能产生影响，可能会影响围术期发病率、死亡率和恢复周期。

9 所有患者的疼痛评估均需包含以下几个关键点：疼痛部位、发作情况、疼痛性质、加重与缓解因素，以及患者既往疼痛病史，包括治疗方法与症状随时间的改变情况。

10 当医学评估不能解释导致疼痛的确切病因、疼痛程度与疾病或损伤程度不符，或患者表现出明确抑郁或社会心理问题时，社会心理评估就很有用。

11 肌筋膜疼痛综合征比较常见，主要症状有肌肉酸痛、肌痉挛、僵硬、乏力，偶有自主神经功能紊乱。

12 90%的椎间盘突出发生在 L_5～S_1 或 L_4～L_5。其症状常常由屈曲损伤或举重物引发，并伴有椎间盘膨出、突出或脱出。

13 椎管狭窄引起的腰背痛常放射至臀部、大腿及小腿。出现假性跛行或神经源性跛行时，疼痛会特征性地随着活动加重，休息时减轻——特别是以脊柱屈曲位坐下时。

14 糖尿病性神经病变是最常见的神经病理性疼痛。

15 复杂性区域疼痛综合征（complex regional pain syndrome，CRPS）是一种有明显的自发性特征的神经病理性疼痛。通常分为两型：CRPS 1 曾被称作反射性交感神经营养不良（reflex sympathetic dystrophy，RSD），CRPS 2 曾被称作灼性神经痛。二者的主要区别在于有或没有明确的神经损伤。

16 三叉神经痛的典型特征是单侧发病，常累及三叉神经第二或第三支的支配区域。发作时呈电击样疼痛，每次持续数秒至数分钟，通常因触碰散在的扳机点而诱发。

17 抗抑郁药治疗神经病理性疼痛最为有效，研究表明，低于抑郁症的治疗剂量就能产生镇痛效果。

18 抗惊厥药也可用于治疗神经病理性疼痛，特别是三叉神经痛与糖尿病神经病变。

19 阿片耐受的患者需要逐渐增加阿片类药物的剂量来维持同等的镇痛效果。阿片戒断过程中突然停止或显著减少阿片类药物剂量，就会出现躯体依赖。心理依赖特征性表现是行为改变，主要是觅药行为。癌症患者很少出现心理依赖。

20 星状神经节阻滞的并发症包括药物误注入血管内或蛛网膜下腔、血肿形成、气胸、硬膜外麻醉、臂丛神经阻滞、喉返神经阻滞引起的声嘶，至于骨髓炎或纵隔炎则比较罕见。

21 奇神经节阻滞可以用于治疗由内脏神经或交感神经引起的会阴区域持续性疼痛。

22 对于严重的难治性癌痛患者，当常规治疗方法不能提供有效镇痛或常规镇痛模式伴随有不可接受的副作用时，推荐使用神经毁损疗法。

㉓ 脊髓电刺激治疗可能是治疗神经病理性疼痛最有效的方法。公认的适应证有：交感神经介导的疼痛、脊髓损伤并有相应节段疼痛、幻肢痛、外周血管疾病引起的下肢缺血性疼痛、粘连性蛛网膜炎、周围神经病变、开胸术后疼痛、肋间神经痛、疱疹后神经痛、心绞痛、腹部内脏痛，以及盆腔内脏痛。

㉔ 病理性或骨质疏松性椎体压缩骨折的患者可能会从丙烯酸甲酯骨水泥椎体加固术中获益。椎体成形需要从套管针注射骨水泥。椎体后凸成形术需要经皮放置的套管针，经套管针插入球囊，膨胀球囊，随后注入骨水泥。

㉕ 针灸治疗对慢性疼痛也是一种有效的辅助疗法，特别是伴有慢性骨骼肌肉系统病变和头痛的患者。

疼痛作为一种最常见的临床症状，是促使患者就诊的常见原因。导致疼痛的原因十分广泛，从相对良性病变到急性损伤、心肌缺血、退行性变或恶性肿瘤。大多数情况下，疾病诊断后会采取保守治疗，患者预后也较佳。而其他的患者会被转至疼痛专科医师处进行进一步的评估与治疗，以获得更好的疗效并节约卫生资源。还有一部分患者的疼痛会持续并转成慢性疼痛，这些疼痛经初始的检查，排除了危重或致命性疾病的可能后，病因仍不清楚，如果有必要，这种患者进行外科治疗要么不能减轻疼痛，要么可能产生新的疼痛症状。

从某种意义上来说，"疼痛管理"这一概念贯穿于麻醉规则的始终，但其现代应用不只涵盖了整个围术期，同样也包括住院与门诊患者的非手术疼痛管理。疼痛医疗的实施宏观上可以分为急性疼痛和慢性疼痛的管理。前者主要针对术后康复患者或其他急性疾病导致的住院患者的疼痛（见第48章），后者主要针对各种各样的门诊患者。然而这种划分是人为的，且两者概念间存在相当大的重叠。例如，癌痛的患者在住院与门诊期间都需要频繁的短期与长期镇痛。

现代疼痛管理的实施不仅限于麻醉医师，还涉及其他专业的医师（物理治疗师、外科医师、内科医师、肿瘤科医师、精神科医师和神经内科医师）以及非医师人员（心理学家、理疗师、针灸师和催眠师）。最有效的途径是多学科联合模式：由一个或多个医生共同参与查体、诊断病情、制订治疗方案的过程，并进行后续的评估，还可以及时获得其他医疗机构的服务和资源。

接受过疼痛管理培训的麻醉医师在协调多学科疼痛管理的中心中有着独一无二的地位，因为他们有着大量处理外科、产科、儿科和其他医学亚专业患者的培训经验，同时拥有临床药理学和应用神经解剖方面（包括外周及中枢神经阻滞的应用）的经验。

疼痛定义与分类

与其他清醒的感觉一样，正常疼痛的感知依赖于特定的神经元，这些神经元作为受体，感受伤害性刺激，并将其传递到中枢神经系统。感觉通常被描述为粗感觉（伤害性的）和精辨觉（非伤害性的）。精辨觉（触碰觉、压力觉、本体觉、温度觉）被兴奋阈低的受体感知并由有髓神经纤维传导。而粗感觉（疼痛）由兴奋阈高的受体感知并由更细小的有髓纤维（Aδ）和无髓（C）神经纤维传导。

疼痛是什么?

疼痛不仅是一种主观感觉，也是一种情感体验。国际疼痛研究学会将疼痛定义为**"一种与组织损伤或潜在的组织损伤或描述的类似损伤有关的不愉快的主观感觉与情感体验"**。这个定义承认了疼痛的客观、生理感觉与主观、情感和心理元素之间的相互作用。

不同个体和同一个体不同时期对疼痛的反应都存在高度变异性。不同性别、年龄的患者在疼痛感觉、体验及应对策略上均有差异。大脑的活动及脑显像图在性别间也有差异。部分差异随着年龄增长而逐渐减少，40岁之后可能消失。

伤害感受（nociception）一词源于 noci（拉丁语，意为伤害或损伤），用于描述对创伤或伤害性刺激的神经反应。所有的伤害感受都会导致疼痛，但并不是所有的疼痛都来自于伤害感受。很多患者在不存在伤害性刺激情况下仍会感到疼痛。因此，在临床上有必要将疼痛分为两大类：（1）急性疼痛，源于伤害感受；（2）慢性疼痛，可能源于伤害感受，但心理与行为因素常占主导地位。表47-1列出了描述疼痛的常用术语。

① 疼痛也可以按病理生理学（如伤害感受性疼痛或神经病理性疼痛）、病因学（如关节炎性疼痛

表 47-1　应用于疼痛管理的专有名词

名词	定义
痛觉超敏	普通的非伤害性刺激都会诱发疼痛
镇痛	使疼痛感觉消失
麻醉	使所有感觉消失
疼痛性感觉缺失	某些无感觉区域存在疼痛
感觉障碍	有或没有刺激都有不愉快或异常的感觉
痛觉减退	对伤害性刺激反应减弱（如针刺）
痛觉过敏	对伤害性刺激反应增强
感觉过敏	对温和刺激反应增强
痛觉过度	包含了感觉过敏、触诱发痛和痛觉过敏，常伴有反应过度，刺激消失后感觉仍持续存在
感觉减退	皮肤感觉减退（如轻触、压力或温度）
神经痛	位于神经或其支配区域的疼痛
感觉异常	没有明显刺激下的异常感觉
神经根病	一根或多根神经根功能异常

或癌痛）或疼痛相关部位（如头痛或腰背痛）来分类。这样分类有助于选择恰当的治疗方式与药物。伤

❷ 害感受性疼痛由外周传导伤害性刺激的特异受体——伤害感受器的激活或敏化导致。神经病理性疼痛是由外周或中枢神经结构的损伤或获得性异常造成。

A. 急性疼痛

❸ 急性疼痛是由肌肉及内脏的损伤、疾病或功能异常引发的伤害性刺激造成。急性疼痛常为伤害感受性疼痛，可用于检测、定位和限制组织损伤。其包括四个生理过程：转换、传导、调制和感知。这种疼痛常与神经内分泌应激反应相关，并且与疼痛强度成正比。最常见的类型包括创伤后、术后和产科痛，以及急性内科疾病引起的疼痛，如心肌梗死、胰腺炎和肾结石。大多数形式的急性疼痛都是自限性的，或在数天或数周内经过治疗就能缓解。当急性疼痛因为愈合不良或不当治疗而没有缓解，就会转变成慢性疼痛。两种类型的急性疼痛（伤害感受性疼痛）——躯体和内脏疼痛的区别在于其来源与特征。

1. 躯体痛——躯体痛可进一步分为浅表痛及深部痛。浅表躯体痛来源于皮肤、皮下组织和黏膜传入的伤害性刺激。其特点是定位明确，可描述为尖锐的、针刺样、搏动样或烧灼样的感受。

深部躯体痛来自于肌肉、肌腱、关节及骨骼。与

浅表躯体痛相反，通常为钝痛、酸痛，不容易定位。另一特征就是刺激的强度与持续时间会影响定位的程度。例如，肘关节的轻微创伤所致疼痛定位于肘部，但严重的肘关节创伤疼痛就会扩散至整个手臂。

2. 内脏痛——内脏急性痛是由疾病进程或内部器官及其覆盖范围（如壁层胸膜、心包和腹膜）的功能异常引起。分为四种亚型：（1）确定有定位的内脏痛；（2）局限的体腔壁痛；（3）牵涉性内脏痛；（4）牵涉性体腔壁痛。真正的内脏痛是钝性、弥散性的且常位于人体中线。它常伴有交感或副交感兴奋导致的恶心、呕吐、出汗和血压及心率改变。体腔壁痛的典型特征是性质尖锐，常被描述为器官周围区域或牵扯至远端的刀刺样疼痛（表 47-2）。之所以内脏痛及体腔壁痛会牵涉至体表皮肤，是源于胚胎结构的发育和组织的移行模式所致，同时也因为内脏及体表冲动传导通路在中枢神经系统也发生了汇聚。因此，跨越中央横膈累及腹膜与胸膜的疾病所致的疼痛常牵涉至颈部和肩部，累及周边横膈的疾病所致的疼痛则会牵涉至胸壁和上腹部。

B. 慢性疼痛

❹ 慢性疼痛是超过急性疾病的常规病程以及合理恢复期（通常为 1～6 个月）之后仍持续存在的疼痛。慢性疼痛可以是伤害感受性、神经病理性或者混合性。其显著的特点是心理机制及环境因素常在

表 47-2　牵涉痛模式

部位	皮节区
中央横膈	C_4
肺	$T_2 \sim T_6$
主动脉	$T_1 \sim L_2$
心脏	$T_1 \sim T_4$
食管	$T_3 \sim T_8$
胰腺和脾	$T_5 \sim T_{10}$
胃、肝和胆囊	$T_6 \sim T_9$
肾上腺	$T_8 \sim L_1$
小肠	$T_9 \sim T_{11}$
结肠	$T_{10} \sim L_1$
肾、卵巢和睾丸	$T_{10} \sim L_1$
输尿管	$T_{10} \sim T_{12}$
子宫	$T_{11} \sim L_2$
膀胱和前列腺	$S_2 \sim S_4$
尿道和直肠	$S_2 \sim S_4$

其中占重要地位。慢性疼痛患者常有神经内分泌应激反应的减弱或缺失，并存在明显的睡眠障碍及情感障碍。神经病理性疼痛的典型表现为阵发性、刀刺样疼痛，烧灼感，并伴有痛觉过敏。传入中枢神经系统的感觉缺失（如截肢术）导致的慢性疼痛被称为去传入性疼痛。当交感神经系统作用在慢性疼痛中占主导地位时，这种疼痛常被称为交感维持性疼痛。

慢性疼痛最常见的形式包括肌肉骨骼相关疾病、慢性内脏疾病、外周神经和神经根或背根神经节损伤（包括糖尿病性神经病变、灼性神经痛、幻肢痛和疱疹后神经痛）、中枢神经系统损伤（卒中、脊髓损伤和多发性硬化）相关疼痛以及癌痛。大多数肌肉骨骼相关疾病（如类风湿关节炎和骨关节炎）引起的疼痛最初都是伤害性的，而外周或中枢神经疾病引起的疼痛初始是神经病理性的。其他原因引起的疼痛，如癌痛与慢性腰背痛（特别是术后）常为混合性。

伤害感受的解剖与生理学

疼痛传导通路

疼痛通过三种神经通路将伤害性刺激从外周传递至大脑皮质（图47-1）。初级传入神经元胞体位于背根神经节，背根神经节位于每个脊髓节段的椎间孔。每个神经元都有单独分叉的轴突，其末梢一支终止于所支配的外周组织，其余连接至脊髓背角。在脊髓背角，初级传入神经元与轴突跨中线并上行至对侧脊髓丘脑束达丘脑的二级神经元形成突触。位于丘脑核的二级神经元与三级神经元形成突触，经内囊与放射冠投射至大脑皮质的中央后回（图47-2）。

一级神经元

大部分一级神经元的轴突近端通过每个颈段、胸段、腰段和骶部的背侧（感觉）脊神经根连接至脊髓。部分无髓鞘传入（C）纤维被证实是通过腹侧神经（运动）根传入脊髓，解释了为什么背侧脊神经根横断后（神经根切断术）一些患者仍会感觉到疼痛，并对腹侧脊神经根施加刺激时也会感到疼痛。一级神经元的轴突在脊髓背角除与二级神经元形成突触外，还会与中间神经元、交感神经元和腹角运动神经元形成突触。

痛觉纤维由大脑发出，经三叉神经（Ⅴ）、面神经（Ⅶ）、舌咽神经（Ⅸ）和迷走神经（Ⅹ）传导。半月神经节包含来自三叉神经眼支、上颌支和下颌支的感觉纤维细胞体。面神经的一级传入神经元胞体位

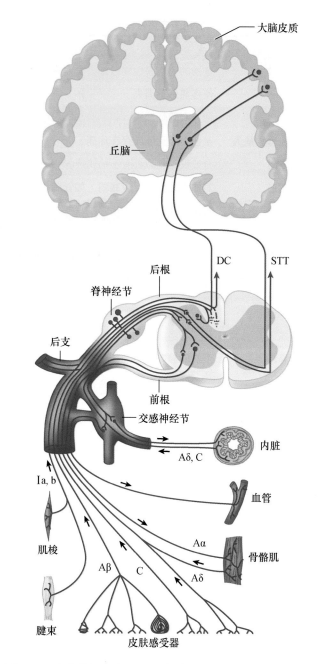

图47-1 疼痛传导通路。DC，脊髓背柱；STT，脊髓丘脑束

于膝状神经节，舌咽神经的一级传入神经元胞体位于其上神经节和岩神经节，迷走神经的一级传入神经元胞体位于颈静脉神经节（躯体）和结状神经节（内脏）。这些神经节的一级传入神经元的近端轴突通过相应的脑神经传达至脑干核团，并在此与二级神经元形成突触。

二级神经元

当传入纤维进入脊髓后，根据大小分开，粗大有髓鞘的纤维形成内侧束，细小无髓鞘的纤维形成外侧束。在与同侧背角灰质二级神经元形成突触前，痛觉纤维可以沿背外侧束上行或下行1～3个脊髓节段。

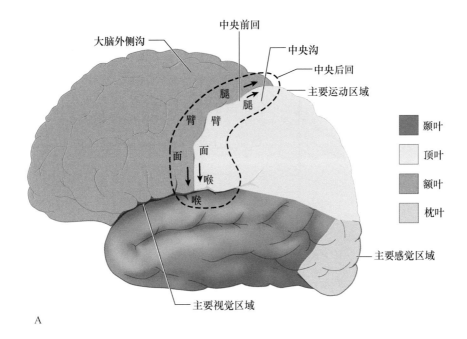

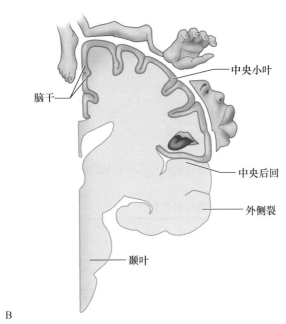

图 47-2　大脑侧面（A）与冠状面（B）显示了初级感觉皮质定位。注意躯体各部位在皮质的投射部位，感观侏儒图（B）

很多情况下痛觉纤维通过中间神经元与二级神经元形成突触。

Rexed 将脊髓灰质分为 10 个板层（图 47-3 和表 47-3）。构成脊髓背角的前 6 层接受所有传入的神经活动，也是调节疼痛的上行和下行神经通路的主要部位。

二级神经元要么是特异性伤害感受性神经元，要么是广动力范围（wide dynamic rang，WDR）神经元。特异性伤害感受性神经元只接受伤害性刺激，而 WDR 神经元还接受经 Aβ、Aδ 和 C 纤维传入的非伤害性刺激。特异性伤害感受性神经元在 I 层按躯体定位区排列，并有散在的躯体感受区域；特异性伤害感受性神经元通常处于静止状态，且只对高阈值的伤

害性刺激有反应，然而其不能很好地识别刺激的强度。WDR 神经元在脊髓背角分布最多。虽然分布于整个脊髓背角，但 WDR 神经元主要存在于 V 层。在重复刺激时，即使刺激强度相同，WDR 神经元的放电速率仍会特征性地成指数增加（"上扬效应"）。与特异性伤害感受性神经元相比，WDR 神经元拥有更广的感受阈。

大多数伤害感受性 C 纤维侧支交互或终止于 I 层和 II 层的二级神经元，少数达 V 层。与之相反，伤害感受性 Aδ 纤维主要在 I 层与 V 层形成突触，较少在 X 层。I 层主要对来自皮肤和躯体深部组织的有害（伤害性）刺激产生反应。II 层也叫胶状质，含大

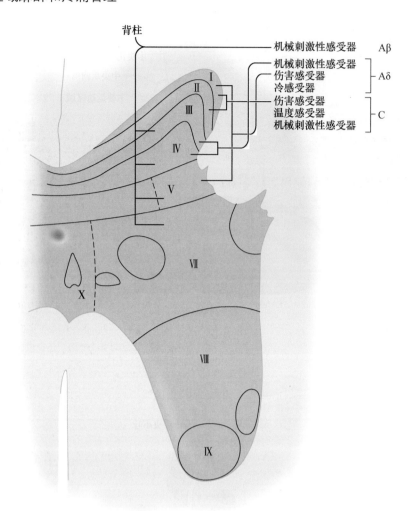

图 47-3 脊髓 Rexed 分层。注意初级传入神经元的终点

表 47-3 脊髓板层划分

分层	主要功能	传入神经	名称
I	躯体温度感受和伤害感受	Aδ，C	边缘层
II	躯体温度感受和伤害感受	C，Aδ	胶状质
III	躯体机械刺激性感受	Aβ，Aδ	背角固有核
IV	机械刺激性感受	Aβ，Aδ	背角固有核
V	内脏和躯体的伤害感受和机械刺激性感受	Aβ，Aδ，（C）	背角固有核 WDR 神经元
VI	机械刺激性感受	Aβ	背角固有核
VII	交感性		中间外侧束
VIII		Aβ	前角
IX	运动	Aβ	前角
X		Aβ，（Aδ）	中央管

量的中间神经元，被认为在加工和调节来自皮肤的伤害性刺激中发挥着重要作用。该层也因被认为是阿片类的效应位点而被重点关注。III 层和 IV 层主要接受传入的非伤害性刺激。VIII 层与 IX 层组成脊髓前角（运动）。VII 层是脊髓中间外侧柱，包含节前交感神经元的细胞体。

内脏传入纤维主要终止于 V 层，少数终止于 I 层。这两层是中枢汇聚内脏与躯体输入信息的部位。V 层对伤害性和非伤害性感觉输入都有反应，也接收来自内脏与躯体传入的痛觉。临床上内脏与躯体感觉汇聚的现象表现为牵涉痛（见表 47-2）。与躯体感觉纤维相比，内脏伤害感受性纤维数量更少，分布更广，相应地激活脊髓神经元的数量也更多，且不按躯体定位排列。

A. 脊髓丘脑束

在形成脊髓丘脑束，发出神经纤维至丘脑、网状结构、中缝大核和导水管周围灰质之前，大多数二级神经元的轴突越过其邻近起始皮节水平的中线（在前联合）到达对侧脊髓。通常被认为是主要的疼痛通路的脊髓丘脑束位于脊髓白质的前外侧区（图47-4）。上行的脊髓丘脑束分为外侧束与内侧束。外侧脊髓丘脑束（新脊髓丘脑束）主要投射至丘脑的腹后外侧核，将疼痛的辨别性信息传入，如定位、强度和持续时间。内侧脊髓丘脑束（旧脊髓丘脑束）投射至内侧丘脑，负责介导疼痛的自主和不愉快情感方面的信息。因为部分脊髓丘脑束纤维亦投射至导水管周围灰质，所以其可作为上行与下行通路的主要连接。其余的神经纤维还投射至网状激活系统与下丘脑，可能参与了对疼痛的唤起反应。

B. 替代疼痛通路

疼痛纤维如同精辨觉的传导一样是同侧性和对侧性地广泛上行传导；部分患者在切断对侧脊髓丘脑束之后仍能感到疼痛，可见其他上行疼痛通路在疼痛的传导过程中也扮演着重要角色。疼痛的唤起与自主反应被认为是由脊髓网状束调节的。因脊髓中脑束部分投射至导水管周围灰质，其在激活具镇痛反应的下行通路的过程中可能发挥着重要作用。脊髓丘脑束与脊髓端脑束激活下丘脑，唤起对疼痛的情绪化行为。脊髓颈束非交叉性上行至颈外侧核，颈外侧核再发出纤维至对侧丘脑；脊髓颈束可能是主要的疼痛替代传导通路。最后，部分脊髓背柱（主要传递轻触觉与本体觉）纤维也对疼痛有反应，这些纤维沿内侧与同侧上行。

C. 交感系统与运动系统的整合

躯体与内脏的传入冲动在脊髓、脑干和更高级中枢与骨骼肌运动系统和交感系统彻底整合。背角感觉神经元直接或间接与前角运动神经元形成突触。无论功能正常与否，这些突触均参与肌肉活动的反射，而这与疼痛相关。与此类似，伤害感受性神经元和交感神经元在脊髓中间外侧柱形成的突触支配交感反射性血管收缩、平滑肌痉挛，以及肾上腺髓质局部释放儿茶酚胺。

三级神经元

三级神经元位于丘脑，并发出纤维分别至位于顶叶皮质中央后回的躯体感觉Ⅰ区和外侧裂上壁的躯体感觉Ⅱ区。这些皮质区域参与疼痛的感知与定位。虽然大部分丘脑外侧核投射至初级躯体感觉皮质，然而髓板内核群和内侧核群都投射至前扣带回，可能参与调节疼痛的情感与情绪元素。

伤害感受的生理学

1. 伤害感受器

伤害感受器的特征是兴奋阈高，并能通过成等级地提高放电频率来识别刺激的强度。在反复刺激下，伤害感受器就会出现特征性的延迟性适应、敏化和后放电。

有害性感觉常被分为两部分：快速、尖锐和易于定位的感觉（"快痛"），其经Aδ纤维短暂延迟（0.1 s）后传导（由针刺测试）；慢触发、钝性并且常定位不准确的感觉（"慢感觉"），其由C纤维传导。精辨觉由感觉神经元的特异末梢器官转换（如环层小体转换触觉），与之相反，粗感觉主要由感受高温、机械性和化学性组织损伤的游离神经末梢伤害感受器转换。伤害感受器类型分为：（1）机械伤害感受器，感受挤压和针刺样刺激；（2）沉默型伤害感受器，只对炎症刺激有反应；（3）多模式机械热伤害感受器。

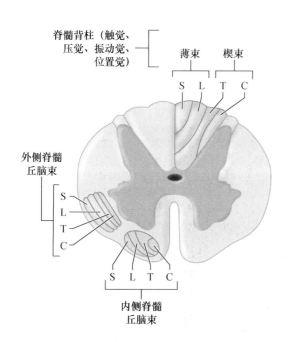

图47-4 脊髓横截面显示脊髓丘脑和其他上行感觉通路。注意来自不同脊髓水平的纤维的空间分布：颈（C）、胸（T）、腰（L）、骶（S）

第 3 种分布最多，对下列刺激有反应，如过度压力、极限温度（＞ 42℃和＜ 40℃），以及有害物质，如缓激肽、组胺、血清素（5- 羟色胺或 5-HT）、H^+、K^+、某些前列腺素、辣椒碱，可能还有腺苷三磷酸。至少有两种伤害感受器（在末梢神经含有离子通道）已经被证实存在，TRPV1 和 TRPV2，两者都对高温有反应。辣椒碱能激活 TRPV1 受体。多模式伤害感受器对强压适应缓慢，对高温敏感。

皮肤伤害感受器

躯体和内脏组织中都存在伤害感受器。初级传入神经元随着脊髓躯体神经、交感和副交感神经到达组织。躯体伤害感受器分布于皮肤和深部组织（肌肉、肌腱、筋膜和骨骼），内脏伤害感受器分布于内部器官。角膜和牙髓比较特殊，二者几乎只受伤害感受性的 Aδ 和 C 纤维支配。

深部躯体伤害感受器

深部躯体伤害感受器对有害刺激的敏感度不如皮肤伤害感受器，但易被炎症敏化。深部躯体伤害感受器引起的疼痛特征是钝痛，不易定位。特异伤害感受器存在于肌肉和关节囊，对机械性刺激、热刺激和化学性刺激都有反应。

内脏伤害感受器

内脏器官通常感觉迟钝，大多含有沉默型伤害感受器。部分器官似乎含有特异伤害感受器，如心脏、肺、睾丸和胆管。多数其他器官，如肠道，受多模式伤害感受器支配。这些感受器通常对切割、烧灼和术中压迫没有反应，而对平滑肌痉挛、缺血和炎症有反应。少数器官，如脑，缺乏伤害感受器，但脑膜却含伤害感受器。

类似于躯体伤害感受器，内脏的伤害感受器是胞体位于脊髓背角的初级传入神经元的游离神经末梢。但通常有交感传出纤维伴这些传入神经纤维一起到达内脏器官。这些神经元传入的冲动会进入 T_1 与 T_2 间的脊髓。来自食管、喉和气管的伤害感受性 C 纤维伴随迷走神经到达脑干孤束核。膀胱、前列腺、直肠、宫颈、尿道和生殖器的疼痛传入纤维在 $S_2 \sim S_4$ 脊神经根水平经副交感神经传入脊髓。虽然与躯体痛觉纤维相比较少，但初级内脏传入神经元通常在多个皮节水平并且交叉至对侧脊髓背角发出纤维进入脊髓，然后更广泛地与单一纤维形成突触。

2. 疼痛的化学介质

许多神经肽和兴奋性氨基酸都在传入神经元产生疼痛的过程中起着神经递质的作用（表 47-4）。虽然不是大多数，但是这种神经元很多含有不止一种同步释放的神经递质。肽类中最重要的是 P 物质和降钙素基因相关肽（calcitonin gene-related peptide，CGPR）。谷氨酸是最重要的兴奋性氨基酸。

P 物质是一种 11 肽的氨基酸，由外周和脊髓背角的一级神经元合成和释放。同时在神经系统的其他部位和肠道也发现了 P 物质，通过激活神经激肽 -1 受体易化疼痛在疼痛通路中的传递。在外周，P 物质神经元发出侧支与血管、汗腺、毛囊以及真皮层内肥大细胞紧密关联。P 物质敏化伤害感受器，使肥大细胞脱颗粒释放组胺，且使血小板脱颗粒释放 5-HT，是一种潜在的血管扩张剂和白细胞趋化物。P 物质释放神经元同样支配内脏，并发出侧支纤维至椎旁交感神经节增强来自内脏的刺激，因而可直接导致节后交感放电。

在外周无髓鞘神经末梢上或附近都发现过阿片类受体和 α_2 肾上腺素受体。虽然其生理学作用尚不清楚，但后者可能解释了外周使用阿片类药物产生镇痛效果的原因，特别是在有炎症存在的情况下。

表 47-4　介导或调节疼痛的主要神经递质

神经递质	受体[1]	伤害感受的效应
P 物质	神经激肽 -1	兴奋
降钙素基因相关肽		兴奋
谷氨酸	NMDA、AMPA、钾盐镁矾、使君子氨基酸	兴奋
天冬氨酸	NMDA、AMPA、钾盐镁矾、使君子氨基酸	兴奋
腺苷三磷酸（ATP）	P_1、P_2	兴奋
生长抑素		抑制
乙酰胆碱	毒蕈碱受体	抑制
脑啡肽	μ、δ、κ	抑制
β - 脑啡肽	μ、δ、κ	抑制
去甲肾上腺素	α_2	抑制
阿糖腺苷	A_1	抑制
5- 羟色胺	$5-HT_1$（$5-HT_3$）	抑制
γ - 氨基丁酸（GABA）	A、B	抑制
甘氨酸		抑制

[1] NMDA，N- 甲基 -D- 天冬氨酸；AMPA，2-（氨甲基）苯乙酸

3. 疼痛的调节

5 疼痛的调节在外周位于伤害感受器，在中枢位于脊髓和脊髓以上结构。这种调节可以抑制（压制）或易化（加重）疼痛。

外周疼痛调节

反复刺激后，伤害感受器及其神经元出现敏化现象。敏化可以表现为对伤害性刺激的反应增强或对广域刺激，包括非伤害性刺激的重新获得性反应。

A. 原发性痛觉过敏

伤害感受性受体敏化导致兴奋阈的下降，对相同强度刺激的反应频率增加，反应潜伏期缩短，甚至在刺激中断后自发放电（后放电）。这种敏化通常发生于有损伤时和与高温接触后。原发性痛觉过敏由损伤组织释放的有害物质诱发。组胺由肥大细胞、嗜碱性粒细胞和血小板释放，5-羟色胺由肥大细胞和血小板释放。缓激肽在Ⅻ因子激活后由组织释放。缓激肽通过 B1 和 B2 受体激活游离神经末梢。

组织损伤后磷脂酶 A_2 作用于细胞膜上释放的磷脂，形成花生四烯酸，然后产生前列腺素（图 47-5）。环加氧酶（cyclooxygenase，COX）通路将花生四烯酸转换成内过氧化物，再转换成前列环素、前列腺素和血小板凝集素。脂加氧酶通路将花生四烯酸转换为过氧化氢复合物，后者又转化为白三烯。乙酰水杨酸（阿司匹林）、非甾体抗炎药（NSAID）和对乙酰氨基酚也是通过抑制 COX 产生镇痛效果。皮质类固醇的镇痛效果可能是通过阻断磷脂酶 A_2 的激活，从而抑制了前列腺素的合成。

B. 继发性痛觉过敏

神经源性炎症，也被称为继发性痛觉过敏，在损伤后外周敏化的过程中发挥着重要作用。主要表现为"Lewis 三联反应"：损伤组织周围潮红、局部组织水肿和对伤害性刺激的敏化。继发性痛觉过敏主要是由 P 物质（也可能是 CGRP）逆行性释放导致。P 物质使组胺与 5-HT 脱颗粒，扩张血管，引起组织水肿，导致白三烯的形成。该反应由神经性起源的证据如下：（1）可以经由感觉神经的电刺激诱发；（2）在去神经支配的皮肤不能观察到该反应；（3）注射局麻药可消除疼痛。辣椒碱主要被制作为凝胶或膏状物，或用于局部消耗 P 物质以及消除神经源性炎症，对疱疹后神经痛患者也很有用。

疼痛的中枢调节

A. 易化

6 至少有三种机制参与脊髓的中枢敏化：

1. 二级神经元的上扬效应与敏化。同样的重复刺激下能使 WDR 神经元增加放电频率且延长放电时限，甚至在 C 传入纤维输入停止之后亦如此。

2. 感受域扩大。脊髓背角神经元感受域增加，使邻近的神经元对原本不在其接受范围内的刺激（无论是伤害性还是非伤害性）也产生反应。

3. 屈曲反射的高兴奋性。在同侧或对侧都出现增强的屈曲反射。

中枢敏化的神经化学调节因子包括 P 物质、CGRP、血管活性肠肽（vasoactive intestinal peptide，VIP）、胆囊收缩素（cholecystokinin，CCK）、血管紧张素、甘丙肽，以及兴奋性氨基酸、L-谷氨酸和 L-

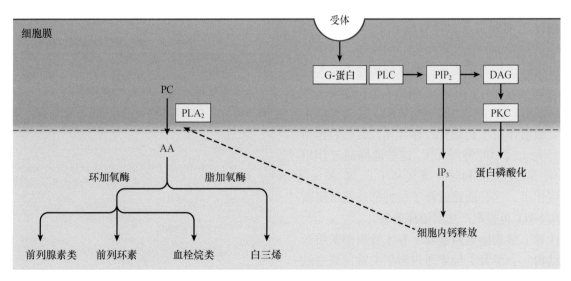

图 47-5　磷脂酶（PLC）催化磷脂酰肌醇 4，5-二磷酸（PIP_2）产生肌醇三磷酸（IP_3）和二酰甘油（DAG）。蛋白激酶 C（PKC）也很重要。磷脂酶 A_2（PLA_2）催化磷脂酰胆碱（PC）转化成花生四烯酸（AA）

天冬氨酸。这些物质通过作用于神经元细胞 G 蛋白偶联膜受体触发细胞膜兴奋性的改变（图 47-5）。

谷氨酸与天冬氨酸通过激活 N- 甲基 -D- 天冬氨酸（NMDA）受体和其他受体参与上扬效应的形成，同时在中枢敏化的诱发和维持中也有重要作用。NMDA 受体的激活也促使一氧化氮合酶增加一氧化氮的合成。前列腺素和一氧化氮可促进脊髓兴奋性氨基酸的释放。因此，COX 抑制剂，如乙酰水杨酸（ASA）和 NSAID 对脊髓有着重要的镇痛作用。

B. 抑制

脊髓伤害性传入冲动的传递可以受到其本身节段活动和来自脊髓以上中枢下行神经冲动的抑制。

1. 节段抑制——粗大感觉传入纤维的激活可抑制 WDR 神经元和脊髓丘脑束的活动。此外，身体其他非相邻部位的伤害性刺激活动也会抑制其他节段的 WDR 神经元，这也许可以解释为什么身体某部位的疼痛可以抑制其他部位的疼痛。以上两种现象支持了脊髓疼痛调节过程的"门控"学说。

甘氨酸和 γ- 氨基丁酸（GABA）是抑制性神经递质，在脊髓疼痛抑制中有着重要作用。拮抗甘氨酸和 GABA 会导致 WDR 神经元活动明显增强，从而引起触诱发痛和感觉过敏。GABA 受体有两种亚型：$GABA_A$，蝇蕈醇是其激动剂；$GABA_B$，巴氯芬是其激动剂。节段抑制可能是受 $GABA_B$ 受体活性调节。$GABA_A$ 受体为氯离子通道，可被苯二氮䓬类激活。激活甘氨酸受体可增加 Cl^- 电导性穿越神经元细胞膜。腺苷也参与脊髓背角伤害性刺激的调节。目前所知的腺苷受体至少有两种：A_1，抑制腺苷酸环化酶活性；A_2，增强腺苷酸环化酶活性。A_1 受体调节腺苷的镇痛作用。

2. 脊髓以上抑制——多种脊髓以上中枢结构发出下行纤维至脊髓抑制脊髓背角传导的疼痛。其中重要的结构包括导水管周围灰质、网状结构和中缝大核（nucleus raphe magnus，NRM）。刺激人类中脑导水管周围灰质区域可以产生广泛的镇痛效应。这些神经束的轴突在突触前作用于初级传入神经元，突触后作用于二级神经元（或中间神经元）。这些通路通过作用于 α_2 受体、5-HT 受体和阿片类受体（μ、δ 和 κ）发挥其镇痛作用。这些通路解释了抗抑郁药通过阻断儿茶酚胺和 5-HT 再摄取产生的镇痛效果。

抑制性肾上腺素能通路起源于导水管周围灰质区域和网状结构。去甲肾上腺素通过激活突触前或突触后的 α_2 受体参与调节疼痛。至少有一部分来自导水管周围灰质的下行纤维被先传递至 NRM 和延髓网状结构，发自 NRM 的 5-HT 能纤维再发出抑制冲动经背外侧索至脊髓后角。

内源性阿片系统（主要是 NRM 和网状系统）通过作用于甲硫氨酸脑啡肽、亮氨酸脑啡肽和 β- 内啡肽起效，纳洛酮可拮抗以上物质。这些阿片类物质在突触前超极化感觉神经元并抑制 P 物质的释放，还有可能引起突触后抑制。内源性阿片优先在突触后作用于胶状质的二级神经元或中间神经元。

慢性疼痛的病理生理学

7 慢性疼痛可以由外周、中枢和心理机制联合引起。伤害感受器的敏化在疼痛起始的外周机制中起着重要作用，例如慢性肌肉骨骼疼痛和内脏疾患。

神经病理性疼痛包括外周–中枢神经系统机制和中枢神经系统机制。其机制非常复杂，通常与外周神经、背根神经节、神经根和更多中枢神经结构的部分或完全损伤有关（表 47-5）。外周机制包括：自发放电，机械、高温和化学刺激后受体敏化，肾上腺素受体的上调。神经系统炎症也可能激活外周机制。已发现全身使用局部麻醉药（局麻药）和抗惊厥药可抑制敏化或创伤神经元的自发放电。利多卡因、美西律和卡马西平对很多神经病理性疼痛患者的有效镇痛也支持这项发现。中枢机制包括节段抑制的缺失、WDR 神经元的上扬、传入神经元的自发放电，以及神经连接的重组。

对部分慢性疼痛患者来说，交感神经系统的作用可能是疼痛的主要原因。对部分该类患者阻滞交感神经镇痛有效也支持交感神经维持性疼痛这一概念。阻滞交感神经常有效的疼痛疾患包括复杂性区域疼痛综

表 47-5 神经病理性疼痛的机制

初级传入神经元的自发性自我持续性神经元活动（如神经瘤）
与慢性神经压迫有关的显著的机械敏感性
脱髓鞘后痛觉纤维和其他类型的纤维之间发生短路，导致在损伤部位的伤害感受纤维被非伤害性刺激激活（假性突触传递）
背角神经元感受区的功能重组导致周围未受损神经的感觉传入增强或恶化了所有来自损伤区域的传入信息
背角细胞或丘脑核的自发性电活动
脊髓节段性抑制的解除
依赖正常感觉冲动的下行抑制影响丧失
丘脑或其他脊上结构的损伤

合征、神经撕脱术或截肢术后引起的传入神经阻滞性疼痛综合征，以及疱疹后神经痛。然而，提高交感神经兴奋性导致血管收缩、水肿和痛觉过敏的简单理论并不能解释部分患者出现的发热期与红斑期。同样，临床与实验室的观察结果也不能令人满意地支持疼痛纤维与脱髓鞘交感纤维间形成假突触传递的理论。心理学机制与环境因素很少会是慢性疼痛的唯一原因，而是常与其他机制共存（表 47-6）。

疼痛的全身性反应

急性疼痛的全身性反应

急性疼痛常与神经内分泌应激反应相关，而该反应与疼痛强度成比例。调节该反应的传入通路在前面已讨论过。传出通路受交感神经与内分泌系统调节。交感兴奋增加传至所有内脏的传出交感张力，并使肾上腺髓质释放儿茶酚胺。交感张力的增加和下丘脑化学反应导致激素水平的反应。**❽ 中到重度急性疼痛，无论部位如何，都可能对围术期的发病率、死亡率和恢复期造成不利影响。**

A. 对心血管系统的影响

急性疼痛对心血管系统的影响包括高血压、心动过速、心肌应激性增加，以及全身血管阻力增加。大多数心室功能正常的患者心输出量增加，而心室功能不全的患者则心输出量减少。因为疼痛使心肌氧需求量增加，所以可加重或诱发心肌缺血。

B. 对呼吸系统的影响

全身氧耗增加及二氧化碳产生增加，继而需要增加每分通气量。增加每分通气量使呼吸做功增加，特别对有基础肺疾病的患者。腹部和胸部切口的疼痛因为保护性行为（如使用夹板固定）会进一步降低呼吸功能。胸壁活动度减少会引起潮气量和功能残气量的

表 47-6　慢性疼痛相关的心理机制或环境因素

情绪因素为主要起因的心理生理机制（如紧张性头痛）
学习或动作行为，在这些行为里日常轻微伤害后的慢性行为模式得到了奖赏（如获得配偶的注意）
精神病理学机制，如主要的情感障碍（抑郁症）、精神分裂症和躯体化障碍（转换型歇斯底里），这些患者对躯体功能有着病态的执着
完全心因性机制（躯体形式疼痛障碍），这种患者即使没有伤害性刺激也会感觉疼痛

降低，这将增加肺不张、肺内分流、低氧血症和较少见的通气不足的发生。肺活量的减少会降低患者咳嗽和排除分泌物的能力。

C. 对消化系统和泌尿系统的影响

交感张力增加会导致括约肌张力增加，肠道和尿道动力降低，继而分别导致肠梗阻和尿潴留。胃酸分泌增加会增加应激性溃疡的发生率，恶心、呕吐和便秘也很常见。此外，系统性使用阿片类药物处理术后疼痛（也作为麻醉剂的组成部分而应用），也是术后肠梗阻和尿潴留的常见原因。

D. 对内分泌系统的影响

应激增加促代谢的物质分泌（儿茶酚胺、皮质醇和胰高血糖素），减少促合成的激素分泌（胰岛素和睾酮）。患者发展为负氮平衡，糖耐量降低，以及脂类分解增加。皮质醇、肾素、血管紧张素、醛固酮和抗利尿激素的增加会导致水钠潴留和细胞外间隙的继发性扩张。

E. 对血液系统的影响

急性疼痛引起的神经内分泌应激反应会增加血小板黏滞度、减少纤溶，导致高凝状态。

F. 对免疫系统的影响

神经内分泌应激反应会导致白细胞增多，可能使患者易于受到感染。应激相关免疫抑制也有可能促进肿瘤的生长和转移。

G. 对心理的影响

焦虑与睡眠障碍在急性疼痛患者中常见。随着疼痛持续时间延长，抑郁也不再罕见。部分患者表现出沮丧和愤怒，有可能发泄在家人、朋友和医务人员身上。

慢性疼痛的全身性反应

慢性疼痛的神经内分泌应激反应通常只发生在由外周（伤害感受）机制介导的严重、复发性疼痛患者中，和主要由中枢机制介导的疼痛（如截瘫后）患者。大多数慢性疼痛患者该反应的作用减弱或不存在该反应。慢性疼痛患者常显著表现为睡眠与情感障碍，特别是抑郁。许多患者也会存在显著的食欲改变（增加或降低），以及社交紧张。

慢性疼痛患者的评估

9 评估疼痛患者需包含以下几个关键点：疼痛部位、发作情况、疼痛性质、加重与缓解因素，以及患者既往疼痛病史，包括治疗方法与症状改变情况。除体征外，慢性疼痛患者的心理状况也需要重点评估。问卷、表格和疼痛评分有助于患者描述其疼痛特征及疼痛对生活质量的影响。体格检查的发现有助于鉴别疼痛部位、类型，以及可能存在的系统性体征。影像学工具，例如 X 线平片、CT、MRI 和骨扫描常能发现生理性的致病原因。以上所有因素对于在制订恰当的治疗方案前全面评估患者都很重要。

疼痛评估

可靠的疼痛程度定量有助于决定治疗措施和评估疗效。这是一个挑战，因为疼痛是一种主观感受，并受心理、习俗和其他变量的影响。明确的定义非常必要，因为疼痛可根据组织损伤部位或躯体或情绪反应来描述。

在众多数值评分量表中，Wong-Baker 面部表情量表、视觉模拟评分（visual analog scale，VAS）、McGill 疼痛问卷（McGill Pain Questionnaire，MPQ）最为常用。在这些量表中，0 分表示不痛，10 分表示可能感觉到的最严重的疼痛。Wong-Baker 面部表情量表主要为 3 岁或 3 岁以上儿童设计，这对有交流障碍的患者评估非常适合。患者需要在量表中从微笑面孔（无痛）到表示最严重疼痛的表情中指出自己是哪一个。VAS 是一条 10 cm 线段，两端标注从"无痛"到"能想像到的最痛"。患者从中指出自己疼痛程度标注位置。从"无痛"到患者指出点的距离就可以量化为疼痛程度。VAS 量表简单有效，和其他可靠的方法效果一致。

MPQ 列出了各种症状描述。和其他量表单方面评估疼痛强度而非质量不同，MPQ 试图从三方面描述疼痛：（1）感觉-识别（伤害感受性通路）；（2）动机-情感（网状结构与边缘系统）；（3）认知-评估（大脑皮质）。该表包含 20 组描述性词语且分为 4 类：10 组感觉类，5 组情感类，1 组评价类，4 组其他相关类。由患者选择适用于其疼痛的分组，并圈出每组最能描述其疼痛的词语。每类词语根据疼痛的严重程度分级。根据选择的词语可得出疼痛分级指数。

心理评估

10 当医学评估不能解释导致疼痛的确切病因、疼痛程度与疾病或损伤程度不符，以及患者有明确抑郁或其他心理问题时，心理评估就变得很重要。这些形式的评估有助于识别行为因素在疼痛中的作用。最常用的就是明尼苏达多相人格测验量表（Minnesota Multiphasic Personality Inventory，MMPI）和贝克抑郁量表。MMPI 最初是用来证实临床上关于心理因素影响的推测，它并不能有效地区别器质性疼痛和功能性疼痛。抑郁在慢性疼痛患者中很常见。判定抑郁在导致慢性疼痛患者的痛苦中所扮演的角色通常非常困难。贝克抑郁量表用于合并严重抑郁患者的鉴别非常有效。

有很多测试方法用于评估功能受限或损伤（障碍），包括多维疼痛调查量表（Multidimensional Pain Inventory，MPI）、简明健康调查量表（SF-36）、疼痛功能障碍指数（Pain Disability Index，PDI）和 Oswestry 障碍指数（Oswestry Disability Index，ODI）。

情感障碍通常与慢性疼痛的抱怨情绪有关，慢性疼痛也常会引起不同程度的心理困扰。区别哪个先发生常很困难，但疼痛与情感障碍都需要治疗。表 47-7 列出的情感障碍需要先直接进行针对情感障碍的治疗。

肌电图和神经传导检测

肌电图与神经传导检测相辅相成，有助于确诊周围神经卡压综合征、神经根综合征、神经损伤以及多发神经病变。这两种检查常能对神经源性与肌源性疾病进行鉴别。根据检测出的不同形式的异常

表 47-7　与慢性疼痛相关的情感及功能障碍

障碍	简要描述
躯体障碍	疾病状态下不能解释的躯体症状，导致不自主的痛苦和躯体损伤
转换障碍	由随意运动或感觉缺乏的症状提示的疾病状态；症状不能从医学上解释且与心理因素有关，但不是故意伪装
疑病症	长期（＞6 个月）执意认为自己患有严重疾病，尽管医学评估否定
诈病	故意表现出身体或心理的症状以获得额外的补偿（如逃避工作或获得财产赔偿）
物质相关性障碍	为滥用处方药或违禁药品而述说疼痛及觅药行为

可将病灶精确定位至脊髓、神经根、神经丛和外周神经。另外，当考虑有心因性疼痛或"功能性"症状时，可以用此排除有无"器质性"病变。

测量肌电图需要用电极针记录单一肌肉的电位。肌肉电位记录始自肌肉静止时，然后嘱患者活动肌肉。当出现持续插入电位、正相锋电位、纤颤电位和肌束震颤电位时，提示可能存在去神经支配。当存在肌肉病变时会引起电位振幅及时相的改变，以及引发多相动作电位。对运动神经或混合感觉的运动神经使用超强刺激来检测外周神经的传导，在其支配肌群记录肌肉电位。记录施加电刺激至产生肌肉电位的时间（潜伏期）以测量神经最快运动传导纤维。电位振幅用以表明有功能的运动单位的数量，时相则反映了神经传导速度的范围。刺激神经上的两点，比较其潜伏期就可以得到传导速度。测量单纯感觉神经时，在刺激神经的同时，需记录其近端或远端动作电位（逆向传导）。

神经传导检测可以对单发神经病变（外伤、挤压或卡压导致）和多发神经病变进行鉴别。后者包括分布广泛或对称性的［例如糖尿病、酒精滥用、营养不良、中毒或药物（如化疗药物）相关］或局部分布但随机（如多发性单神经病变）的急性或慢性神经病变。

部分疼痛综合征

神经卡压综合征

当神经信号传导通过解剖狭窄的通路，会发生神经卡压，感觉、运动和混合性神经都可能受累。遗传因素、反复的各种损伤，以及邻近的腱鞘炎都可能是诱发因素。表 47-8 列出了最为常见的神经卡压综合征。当累及感觉神经时，患者会出现自远端到卡压点的疼痛与麻木，偶尔也会出现卡压点近心端的疼痛。坐骨神经卡压可以出现类似椎间盘突出的症状。运动神经卡压会出现该神经支配肌肉的乏力。即使是"纯运动"神经受累，也可能会轻微的疼痛，这可能由肌群及关节的感觉神经纤维传入。这些可以通过肌电图及神经传导检测诊断明确。注射局麻药阻断神经传导，用或不用皮质类固醇，都有诊断意义，并且能暂时减轻疼痛。治疗方面主要是在适当时对症服用一些镇痛药物和暂时制动。交感神经阻滞可能引起复杂区域疼痛综合征的进展。

肌筋膜痛

 肌筋膜疼痛综合征比较常见，主要症状有肌肉酸痛、肌痉挛、僵硬、乏力，偶尔会有自主神经

表 47-8　卡压性神经病变

神经	卡压部位	疼痛定位
Ⅶ、Ⅸ、Ⅹ脑神经	茎突或茎突舌骨韧带	同侧扁桃体、舌根部、颞下颌关节和耳（Eagle 综合征）
臂丛	前斜角肌或颈肋	臂和前臂尺侧（前斜角肌综合征）
肩胛上神经	肩胛切迹	肩后面和侧面
正中神经	旋前圆肌	前臂近端和前三个手指的掌面（旋前圆肌综合征）
正中神经	腕管	前三个手指的掌面（腕管综合征）
尺神经	肘窝（肘）	手的第四指和第五指（肘管综合征）
尺神经	Guyon 管（腕）	手的第四指和第五指
股外侧皮神经	腹股沟韧带下方髂骨棘前	大腿前外侧（感觉异常性股痛）
闭孔神经	闭孔管	大腿内上侧
隐神经	收肌管	小腿内侧
坐骨神经	坐骨神经切迹	臀和腿（梨状肌综合征）
腓总神经	腓骨颈	小腿远端外侧和足
腓深神经	跗管前	踇趾或足
腓浅神经	踝关节上方的深筋膜	踝关节前和足背
胫后神经	跗管后	足底（跗管综合征）
趾间神经	横向跖骨韧带的深面	足趾和足之间（Morton 神经瘤）

功能紊乱。患者在一个或多个肌肉或相关结缔组织上有触痛敏感区（扳机点）。受累肌肉可触及紧张条索，并可出现自主功能紊乱表现（血管收缩或竖毛）。疼痛放射呈固有模式，与肌节无关。

严重创伤或反复微小创伤都被认为是引发肌筋膜疼痛综合征的重要因素。扳机点在急性损伤后形成；刺激扳机点会诱发疼痛，随之而来的肌痉挛使疼痛持续存在。急性发作平息后，扳机点进入潜伏期（敏感，但不会引起疼痛），仅在受压力刺激时激活。其病理生理学机制仍不清楚。

肌筋膜疼痛综合征的诊断主要依靠疼痛的特征及由扳机点触发疼痛。通常综合征的扳机点出现在肩胛提肌、咬肌、腰方肌和臀中肌。后两个部位的疼痛综合征会引起腰背痛，因此，在患者有背痛时应考虑到此两种疾病；此外，臀部扳机点可以诱发出类似 S_1 神经根病变的症状。

虽然肌筋膜疼痛综合征可以自然消退而不留后遗症，但许多患者仍有潜伏的扳机点。当扳机点激活时，治疗主要针对恢复肌肉的长度和弹性。可以通过在扳机点注射局麻药（1～3 ml）镇痛。使用氯乙烷或碳氟化合物（氟甲烷）表面冷却可以产生反射性肌肉松弛，从而有助于按摩（"舒展与喷雾"）和超声治疗。物理治疗对于建立和维持受累肌群正常活动范围非常重要，机体反馈治疗也可能有效。

▌纤维肌痛症

美国风湿病学会最近公布了三条标准用于诊断纤维肌痛：

1. 弥漫疼痛指数（Widespread Pain Index，WPI）评分大于或等于 7，症状严重程度（Symptom Severity，SS）评分大于或等于 5，或 WPI 为 3～6 分且 SS 评分大于或等于 9 分。

2. 相同症状维持至少 3 个月。

3. 患者没有其他可以解释疼痛的疾病。

纤维肌痛的治疗包括心血管调节、肌力训练、改善睡眠、认知-行为治疗、患者教育以及药物治疗。经美国食品和药品管理局（Food and Drug Administration，FDA）认证的有效药物有普瑞巴林（乐瑞卡）、度洛西汀（欣百达）和米那普仑（savella）。

▌腰背痛和相关综合征

腰背痛极其常见，是世界范围内造成劳动力表失的主要原因之一。腰骶扭伤、椎间盘退行性变和肌筋膜综合征是腰背痛的常见原因。腰背痛伴或不伴腿痛的致病原因有很多，其中包括先天性、外伤性、退行性、炎症性、感染性、代谢性、心理性和肿瘤性因素等。另外，背痛也可以由腹部及盆腔疾病引起，特别是病变累及腹膜后结构（胰腺、肾、输尿管和主动脉）、子宫及附件、前列腺以及直肠乙状结肠。髋关节病变也能引发类似背痛的症状。Patrick 征（Patrick 试验）阳性有助于鉴别来自臀部或髋关节病变引起的背痛，将患者置于仰卧位，将同侧足后跟放到对侧膝关节，然后向下压同侧膝关节，引出臀部或髋关节疼痛。该体征也被称为 FABERE 征，该词来自腿的屈曲（flexion）、外展（abduction）、外旋（external rotation）和伸展（extension）动作的首字母。

1. 脊柱应用解剖学

脊柱可以被描述为前面观和后面观两部分。前面观由圆柱形椎体构成，椎体由椎间盘连接，由前、后纵韧带加固。后面则由椎弓构成，椎弓延伸自椎体，由两个椎弓根、两个横突、两个椎弓板和一个棘突组成。横突及棘突上有肌肉活动的附着点，同时能保护脊柱。邻近椎体的后侧以关节形式由两个滑动关节面连接。

脊柱结构由来自窦椎神经分支和脊神经后支的神经支配。窦椎神经在脊神经分为前后支之前发出，重返椎间孔支配后纵韧带、后侧纤维环、骨膜、硬膜以及硬膜外血管。椎旁结构由脊神经后支的主要分支支配。各个小关节面是由关节上脊神经后支的内侧支支配。

腰部脊神经根穿出硬膜囊后，在穿出相应的椎间孔之前先向外下行 1～2 cm；因此，L_5 脊神经根在 L_4～L_5 椎间盘水平（在此处其很有可能受压）穿出硬膜囊，却在 L_5～S_1 椎间盘对面的 L_5 椎弓根下方穿出椎管。

2. 椎旁肌肉和腰骶关节扭伤 / 劳损

80%～90% 的腰背痛与提重物、摔倒或脊柱突然异常运动引起的脊柱扭伤或拉伤有关。扭伤通常为明确的急性损伤，而劳损为慢性损伤，疼痛可能由重复微小损伤引起。

椎旁肌肉和韧带的损伤会引起肌肉痉挛，可以伴有或没有扳机点。通常为钝痛与酸痛，有时会向下放射至臀部。扭伤是一种自限性的良性过程，常在

1 ～ 2 周消退。对症治疗包括休息与口服镇痛药。

　　骶髂关节疼痛多由旋转性的损伤引起。骶髂关节是人体最大的关节之一，它将上半身的重量传至下肢。急性或慢性损伤会导致关节滑脱或半脱位。其疼痛特征为起自髂骨后方，经臀部和大腿后侧放射至膝关节。髂后上棘内侧压痛以及挤压髋关节诱发疼痛对其诊断很有价值。关节注射局麻药（3 ml）疼痛减轻不仅有诊断意义，也有治疗作用。关节内注射类固醇也有治疗作用。如果患者对局麻药骶髂关节注射或对诊断性局麻药神经注射的反应良好，可以在 L_5 背支以及 S_1、S_2 和 S_3 外侧支行射频消融。

3. 臀部痛

　　造成臀部痛的原因很多，对患者的影响很大。尾骨痛（或称为尾痛症）可由尾椎或周围韧带的损伤造成。治疗方法有物理治疗、经尾椎外侧行尾神经阻滞、消融术或神经调节。梨状肌损伤综合征表现为臀部痛，可伴有坐骨神经支配区的麻木和刺痛，伴或不伴神经卡压。在梨状肌腹侧或扳机点注射局麻药有助于缓解疼痛。

4. 椎间盘退行性病变

　　椎间盘承担了脊柱至少 1/3 的重量。其中间部，即髓核，在早期由胶状物质组成，随着年龄增长与随之而来的损伤，逐渐退变并纤维化。髓核由纤维环包绕，后侧最薄，上下由软骨盘包覆。椎间盘痛（盘源性）可能有以下两个主要机制：（1）髓核向后突出或膨出；（2）椎间盘的高度缩短引起椎间盘上下椎体反应性骨刺（骨赘）形成。因腰部活动度最大以及 L_2 ～ L_5 后纵韧带最薄弱，故椎间盘退行性病变多发生于腰椎。体重增加和吸烟也是导致腰椎间盘疾病的原因。椎间盘病变产生慢性背痛的机制尚不清楚。对有持续性轴性腰背痛的患者，病史与体格检查可能有助于诊断。当患者在坐位或站位，或长时间维持某个姿势引发疼痛时，可能考虑盘源性疼痛的存在。

　　当考虑椎间盘引起的腰背痛时，可以通过椎间盘造影来明确。往椎间盘置入穿刺针，可以测内压；注射造影剂可以增加椎间盘内压力，从而引发出患者疼痛，同时显影出椎间盘的解剖学改变（如裂隙或撕裂）。如果由注射引发的疼痛与患者平时的疼痛症状相同，则称为一致性疼痛。若不一样，则称为不一致性疼痛。在某些情况下，注射后椎间盘压力不会明显高于开放压。这可能是因椎间盘有裂隙连接至硬膜外隙。盘源性疼痛的治疗目标包括保守治疗、椎间盘类固醇注射、椎间盘生物塑形、射频消融加热椎间盘后环、外科手术行椎间盘融合，每种方法都有不同程度的成功案例。目前对盘源性疼痛的评估与治疗领域仍存在许多争议，并需进一步的研究。

椎间盘突出（脱出）

　　纤维环及后纵韧带的薄弱与退变可以导致髓核向后脱出，进入椎管。90% 的椎间盘突出发生在 L_5 ～ S_1 或 L_4 ～ L_5。其症状常常由屈曲损伤或举重物引发，并伴随椎间盘膨出、突出或脱出。椎间盘突出常发生在后外侧，常压迫邻近神经根，导致沿皮节区的放射痛。坐骨神经痛主要表现就是沿坐骨神经走行区的疼痛（神经根病变，或根性疼痛），当压迫下腰段神经根时就会出现这种症状。当椎间盘物质挤出纤维环与后纵韧带后，游离的碎片可以嵌入椎管或椎间孔。有时大块的椎间盘膨出或大的碎片会向后突出，压迫马尾；在这种情况下，患者会感到双侧疼痛，出现尿潴留，少数会出现大便失禁。

　　盘源性疼痛常因弯腰、提重物、久坐或腹内压增加（如喷嚏、咳嗽或用力时）加重，平卧常可缓解。麻木与乏力提示神经根病变（表 47-9）。椎间盘通过后纵韧带向后突出可以产生腰背痛并放射至臀部。直腿抬高试验可以评估神经根受压。使患者置于仰卧位，膝盖伸直，抬高患侧大腿，记录疼痛出现时的抬高角度；背屈抬高侧肢体的踝关节可以进一步牵拉腰骶丛而加重疼痛。当抬高对侧腿也出现疼痛时，可以

表 47-9　**腰椎间盘神经根病变**

	椎间盘节段		
	L_3 ～ L_4（L_4 脊神经）	L_4 ～ L_5（L_5 脊神经）	L_5 ～ S_1（S_1 脊神经）
疼痛分布	大腿前外侧，小腿至踝的前内侧	大腿外侧，小腿前外侧，足背内侧，尤其第一、二足趾之间	臀部，大腿后面，小腿后外侧，足背和足底外侧，尤其第四、五足趾间
无力	股四头肌	足背屈	足跖屈
累及的反射	膝反射	无	踝反射

更可靠地确认神经压迫。

过去十年，由于脊柱 MRI 的应用得到了显著的增加，相应的背部手术也数倍增长，但是这并未改善患者的预后。美国疼痛学会临床操作指南不推荐对非特异性腰背痛患者进行常规影像学检查或其他诊断性测试。多达 30%～40% 的无症状人群其 CT 或 MRI 发现有异常脊柱结构。患者知晓自己影像学异常后，可能会影响其对健康的自我认知并影响功能。

只有当出现严重或进行性神经功能障碍，或考虑有严重疾病时才建议进行影像学及进一步检测。CT 脊髓造影是检测神经压迫最敏感的方法。当疼痛模式与临床发现不能匹配时，可以考虑行椎间盘造影。中央型椎间盘突出常引起下节段的腰背痛，向旁侧突出的椎间盘则引起同水平节段的疼痛。例如，$L_4 \sim L_5$ 中央型椎间盘突出可压迫 L_5 神经根，同节段的旁突型椎间盘则可能压迫 L_4 神经根。

椎间盘突出的自然进程通常是良性的，疼痛持续时间常少于两个月。超过 75% 的患者不需手术治疗，即使有神经根性症状，也可以达到完全或接近完全的疼痛缓解。因此，治疗目标主要是减轻疼痛，恢复功能，回归正常生活能力。治疗椎间盘突出造成的急性腰背痛从限制活动范围和使用镇痛药物开始，例如 NSAID 和对乙酰氨基酚。对严重疼痛的患者，可考虑使用短效的阿片类药物。急性疼痛减轻后，就可以在物理治疗师的指导下开始锻炼，促进腰背康复。抽烟的患者需戒烟，不仅是为了健康获益，还因为尼古丁可能会进一步减少椎间盘血供。经皮椎间盘减压包括取出小量的髓核，以减轻对神经根的压迫。当患者突发与突出节段相应的无力症状时，应考虑行外科手术。

当疼痛持续超过 3 个月，就被称为慢性疼痛，需要多学科治疗。物理治疗是康复的主要部分。NSAID 和抗抑郁药也有效，经皮介入治疗也可以考虑。需要强调的是：不建议使用背托，因为会减弱椎旁肌肉的力量。

椎管狭窄

椎管狭窄是随着年龄增长而出现的疾病。髓核退变缩短椎间盘高度，导致邻近椎体终板骨赘形成（椎关节强直）。椎间关节肥大和黄韧带肥大钙化，导致椎管和神经孔的逐渐狭窄。神经压迫可导致类似椎间盘突出的神经根性病变。广泛骨赘形成可以压迫多个神经根，导致双侧疼痛。椎管狭窄除了引起腰背痛，常放射至臀部、大腿及小腿。疼痛会特征性地随着活动加重，随休息减轻，特别是以脊柱屈曲位坐下时（"购物车征"）。"假跛行"或"神经源性跛行"描述的是长时间站立或行走时出现上述疼痛。临床表现结合 MRI、CT 或脊髓造影可以确诊。肌电图和神经传导检测可用于评估神经损伤。

轻到中度椎管狭窄的患者可以从硬膜外注射类固醇获益，其入路包括经椎间孔、层间或骶管。该方法可使患者能够忍受物理治疗。中至重度患者则需进一步治疗，例如微创腰椎管减压（minimally invasive lumbar decompression，MILD），该手术为经皮修整椎板与黄韧带以减轻中央椎管的压迫。多节段受累需进行外科手术减压。

5. 关节突综合征

关节突关节面（椎间关节突）退变可以导致背痛。疼痛部位可以靠近中线，可以放射至臀部、大腿和膝盖，可以伴有肌痉挛。脊柱过伸和横向旋转常会加重疼痛。通过在受累关节注射局麻药或阻滞支配该区域的脊神经后支的内侧支后使疼痛减轻能够协助诊断。长期研究表明，背内侧支阻滞优于关节突关节面注射。椎间关节病变的患者行背内侧支神经根离断术可以产生长期镇痛效果。

6. 颈痛

虽然大多数由椎间盘病变、椎管狭窄或椎间关节突退变引起的脊柱相关性疼痛常表现为腰背痛，但也可能会引起颈痛。其中一个与胸腰段不同的关键解剖区别是颈段脊神经根在同段椎体之上穿出椎间孔。这种现象持续到 C_7 水平，C_8 为额外的一条颈神经根，在 C_7 椎弓下缘穿出，之后才是胸段与腰段椎体和神经根。临床上可以通过阻滞神经根来明确受累神经。颈段经皮操作有局麻药和类固醇误入血管的风险。微粒状类固醇注射到颈部有可能带来灾难性的后果，例如脊髓损伤和死亡，故应该避免。

对于主要的轴性颈痛并延伸至头部或肩部，颈段背内侧支阻滞有助于明确诊断。对支配椎间关节突的背内侧支进行射频消融可以产生长期镇痛效果。

7. 先天畸形

脊柱先天畸形常常无症状而隐匿多年不被发现。异常的脊柱力学使患者易于发生背痛，在某些情况下，畸形会进行性加重。相对常见的畸形包括 L_5 骶化（椎体与骶骨融合）、S_1 腰化（其功能相当于第六腰椎）、椎弓根峡部裂（脊椎峡部骨质缺损）、脊椎滑脱（椎体后部骨质，特别是椎弓根的破坏引起椎体从下个椎体向前移位）、脊椎前移（椎体间半脱位导致一个椎体在另一个椎体的前方）。这些疾病可通过影像学确诊。进行性加重或脊柱不稳定的患者可能有必要行脊柱融合手术。

8. 肿瘤

各种良性和恶性肿瘤均可能导致背痛。当影像学确诊肿瘤后，就应由神经外科医生、放疗医生或肿瘤科医生处理，而不是继续在疼痛专科医生处进行治疗。

9. 感染

脊柱细菌感染在进展为骨髓炎之前常先表现为椎间盘炎，其中化脓性感染或结核感染都可引起。常出现背痛，不伴发热或白细胞增多（例如脊柱结核）。急性椎间盘炎、骨髓炎和硬膜外脓肿患者出现急性痛、发热、白细胞增多、红细胞沉降率加快、C 反应蛋白增多时，需立即开始使用抗生素。当患者突发无力时就需要外科干预。

10. 关节炎

强直性脊柱炎是一种家族性疾病，与人类组织相容性抗原 HLA-B27 相关。特征性的症状是伴有晨僵的腰背痛，常发生在青年男性。疼痛起病隐匿，常随着活动改善。数月或数年后，疼痛逐渐加重，并开始出现脊柱活动受限。疾病早期可能诊断比较困难，但通常存在骶髂关节炎的影像学证据。随着疾病进展，脊柱在影像学上表现为"竹节样"改变。部分患者除表现为髋关节炎和肩关节炎外，还表现出关节外炎症症状。治疗目的主要是保留脊柱形态和功能。NSAID 类药物镇痛效果明确，并能有效减轻晨僵。抗肿瘤坏死因子 - α 被证实，在治疗早期开始使用能有效减缓强直性脊柱炎的进展。这类药物有英利昔单抗（Remicaid）、依那西普（Enbrel）、阿达木单抗（Humira）和戈利木单抗（Simponi）。虽然该类药物治疗展现出了成功的希望，但却面临感染与淋巴瘤形成的风险。

患 Reiter 综合征、银屑病关节炎和炎性肠病也可能出现腰背痛，但脊柱外的表现更为突出。类风湿关节炎可以累及除颈椎关节突关节之外的其他脊柱节段。

神经病理性疼痛

神经病理性疼痛往往是阵发性的，有时会伴有烧灼性的撕裂感，通常伴有痛觉过敏。神经病理性疼痛包括糖尿病神经病变、灼性神经痛、幻肢痛、疱疹后神经痛、卒中、脊髓损伤和多发性硬化。癌痛和慢性腰背痛也可能有明显的神经病理性疼痛。神经病理性疼痛的机制已经在本章前面部分进行了总结回顾。

神经病理性疼痛通常很难治疗，需要多模式的治疗措施。治疗方式包括抗惊厥药物（如加巴喷丁、普瑞巴林）、抗抑郁药（三环类抗抑郁药或 5- 羟色胺去甲肾上腺素再摄取抑制剂）、抗心律失常药（美西律）、α_2 肾上腺素能激动剂（可乐定）、外用制剂（利多卡因或辣椒碱）和镇痛药（非甾体抗炎药和阿片类）。注意，三环类抗抑郁药有明显的抗胆碱能副作用，从而限制了其使用。仲胺（如去甲替林和地昔帕明）较叔胺（如阿米替林和丙米嗪）抗胆碱能作用更弱。交感阻滞对部分类型患者有效（见下文）。对其他治疗不能耐受或无效的患者可进行脊髓电刺激治疗。鞘内阿片类药物使用对部分患者非常有效。

糖尿病神经病变

⑭ 糖尿病神经病变是临床上最常见的神经病理性疼痛，有最高的发病率与致残率。其病理生理可能与微血管病和长期高血糖导致的蛋白质糖基化的异常活化有关。糖尿病神经病变可以是对称性（全身性）、局灶性或多病灶性，可累及外周神经（感觉或运动）、中枢神经或自主神经。

最常见的症状是外周多神经病变，表现为对称性麻木（"袜套样"分布）、感觉异常、感觉迟钝和疼痛。疼痛程度时轻时重，通常夜间加重。本体觉丧失可导致步态不稳，感觉缺失可导致外伤。单一神经病变可导致腕、足下垂或脑神经麻痹。单一神经病变典型症状为起病突然、可逆，持续数周。自主神经病变常累及胃肠道，导致腹泻、胃排空延迟和食管运动障碍。直立位低血压及其他形式自主神经功能紊乱的发生也很常见。

对糖尿病神经病变主要为对症治疗，并将血糖控制在理想水平，以延缓病情的进展。对乙酰氨基酚和 NSAID 对治疗中至重度疼痛几乎无效。阿片类的风险限制了其在此病的使用，主要使用其他辅助药物。联合使用抗惊厥药和三环类抗抑郁药可能对部分患者有效。

交感神经维持性疼痛和交感神经独立性疼痛

15 复杂性区域疼痛综合征（CRPS）是一种有显著自主性的神经病理性疼痛。通常分为两型：CRPS 1，曾被称为反射性交感神经营养不良（RSD）；CRPS 2，曾被称为灼性神经痛。二者的主要区别在于是否有明确的神经损伤。其症状、体征、病理生理学和治疗反应都非常相似。以前这种情况被认为是交感神经维持性疼痛，但近期有些证据表明，某些疼痛症状为交感神经独立性疼痛。

CRPS 很多时候都未被诊断明确，在美国，每年至少有 50 000 人受此病困扰。该病发病年龄可以从儿童时期到老年，男性多见。患者常有烧灼样疼痛，并伴痛觉过敏和触诱发痛。自主神经系统可能受累，主要表现为出汗（泌汗活动改变）、皮肤颜色和温度改变，以及皮肤、毛发和指甲营养状况改变。受累肢体的力量与活动范围减小。尽管 CRPS 通常在手术、骨折、挤压伤和扭伤后发生，但是微小损伤也有可能引发。

CRPS1 和 CRPS2 的病理生理改变是多因素的，包括交感神经系统与中枢神经系统。在神经损伤后皮肤的神经支配可能会改变，并伴随中枢与外周敏化。基因、炎症和心理因素可参与其中。灼性神经痛（烧灼样疼痛）首先在美国内战受伤老兵身上发现，特别对于受到枪伤和大神经外伤的老兵。疼痛起病急，伴有触诱发痛和痛觉过敏，以及血管舒缩和发汗功能异常。交感张力增加会加重疼痛，例如恐惧、焦虑、光线、噪声和触碰等。持续时间各异，可以持续数天、数月，甚至伴随终身。灼性神经痛常发生在臂丛，尤其是正中神经，以及下肢坐骨神经胫支。

CRPS 患者对交感神经阻滞常反应良好，但也应该采取多种治疗以避免造成长期的功能和心理障碍。有些患者可以自然恢复，但是有些患者如果不接受治疗，可能会发展成严重的不可逆的功能性残疾。交感阻滞和静脉区域交感阻滞疗效相当，这些阻滞治疗应当持续至治愈或反应平台出现后。交感神经阻滞有助于物理治疗，物理治疗是主要的治疗手段，包括无负重的主动锻炼和脱敏治疗。多数患者需要 3 ~ 7 次阻滞治疗。若在发病 1 个月内就开始启动这些治疗，治愈成功率非常高（大于 90%），治疗启动时间越晚，治愈率越低。

经皮神经电刺激（transcutaneous electrical nerve stimulation，TENS）治疗对某些患者有效。脊髓电刺激对急性或慢性期都非常有效。在急性期的治疗中，为帮助患者耐受物理治疗，越来越倾向于放置硬膜外麻醉导管连续注射药物和放置脊髓电刺激经皮电极。通过手术在受损的大神经处安置外周神经刺激器可以减轻很多患者的疼痛。

对于交感神经维持性疼痛，可口服 α 肾上腺素受体阻滞剂，例如非选择性酚苄明和选择性 $α_1$ 肾上腺素受体阻滞剂哌唑嗪。需警惕这些药物带来的直立性低血压，剂量需逐渐缓慢增加。抗惊厥药和抗抑郁药同样有效。

对慢性疼痛患者行手术离断交感神经效果不甚理想，只能带来短暂的缓解，甚至有可能会产生新的疼痛症状。最近有研究发现，监测下通过静脉注射氯胺酮可能对使用药物或其他治疗后疼痛复发的患者有效。

急性带状疱疹和疱疹后神经痛

在幼年时期感染水痘，水痘－带状疱疹病毒（varicella-zoster virus，VZV）侵犯背根神经节，继续潜伏，直到被再次激活。带状疱疹表现为沿神经支配区分布的红色疱疹并伴有重度疼痛。$T_3 ~ L_3$ 是最常受累的节段。疼痛常在疱疹出现前 48 ~ 72 h 发作，皮疹一般持续 1 ~ 2 周。带状疱疹最常见于老年人及免疫力低下的人群，但在任何年龄都可以出现。对于年轻体健的患者（< 50 岁）是典型的自限性疾病。治疗主要是对症支持治疗，包括口服镇痛药和阿昔洛韦、泛昔洛韦、更昔洛韦以及伐昔洛韦等抗病毒药。抗病毒治疗减少皮疹持续时间，加速恢复。免疫力低下的患者在伴有播散性感染（出现不按神经支配区分布的疱疹）时需静脉输注阿昔洛韦。

老年患者在疱疹消退后可能出现疱疹后神经痛（postherpetic neuralgia，PHN）而遭受严重的神经根痛。50 岁以上的患者出现 PHN 的概率大概为 50%。PHN 治疗非常困难。在疱疹急性期口服类固醇有可能降低 PHN 发生率，但此方法仍有争议，而且有可能造成免疫低下患者的感染扩散。在急性期行交感神经阻滞常可以产生良好镇痛效果，并降低 PHN 发生率，但是仍存在争议。部分研究显示，在皮疹出现 2 个月内进行交感神经阻滞，PHN 治愈率高达 80%。一旦神经痛已经出现，不论是交感神经阻滞还是其他治疗都不再有效。抗惊厥药、抗抑郁药以及 TENS 可能对某些患者有效。三环类抗抑郁药可能特别有效，尽管由于其抗胆碱能作用而使用受限。在皮肤最痛的区域使用 5% 利多卡因透皮贴剂（Lidoderm）可减轻疼痛，作用机制可能是其降低了神经末梢和受体的敏感性。使用辣椒碱软膏或 8% 辣椒碱贴剂（Qutenza）也有作用；

然而，辣椒碱透皮贴剂必须在监测下使用。在使用辣椒碱透皮贴剂之前使用 EMLA（混合局麻药）软膏 1 h 有助于减少辣椒碱导致的疼痛发生率和减轻疼痛严重程度。硬膜外注射类固醇被证实有助于减少 PHN 的发生。

头痛

几乎每个人一生中都经历过头痛。大多数情况下，头痛都不是严重疾病所致，其痛苦程度和频率也不足以驱使患者去医院。但是与对待其他类型疼痛一样，头痛也有可能是某些潜在疾病的表现，应该引起重视。医生应该综合其他症状与表现，警惕严重疾病的存在。表 47-10 列出了导致头痛的重要病因。下面将讨论一些以头痛为主要症状的疾病。各类头痛临床表现多样且有重叠，特别是紧张性头痛与偏头痛。

紧张性头痛

紧张性头痛常被描述为束带样疼痛或颈部肌肉紧张带来的不适感。疼痛可以发生在额部、颞部和枕部，双侧发生多于单侧。疼痛程度逐渐加重并有波动，持续数小时至数天。常与情绪紧张和压力有关。主要为对症治疗，可以使用 NSAID 或对乙酰氨基酚，或者同时服用这两种药物，咖啡因通常与这两种药物结合在一起使用。

偏头痛

偏头痛的典型表现为搏动样和冲击样疼痛，常伴有畏光、盲点、恶心和呕吐，以及局限性一过性神经功能障碍（先兆）。神经功能障碍可以是感觉性、运动性、视觉性或嗅觉性。典型的偏头痛是有先兆的，而普通的偏头痛则没有。疼痛通常为单侧，累及额颞部时可以为双侧并持续 4 ~ 72 h。偏头痛主要累及儿童（无性别差异）和青年（主要是女性）。常有家族史。常见诱发因素有气味、食物（例如红酒）、生理期以及睡眠障碍。睡眠可以缓解头痛是特征性的表现，其机制复杂，可能包括血管舒缩、自主神经（5-羟色胺脑干系统）和三叉神经核功能异常。治疗包括终止疼痛和预防再次发病。快速终止疼痛的方法有吸氧、舒马普坦（6 mg 皮下注射）、二氢麦角胺（1 mg 肌注或皮下）、静脉注射利多卡因（100 mg）、经鼻布托啡诺（1 ~ 2 mg）和蝶腭神经节阻滞。其他治疗还有佐米曲普坦喷鼻、二氢麦角胺喷鼻以及口服 5-HT$_{1B/1D}$ 受体激动剂（阿莫曲坦、夫罗曲坦、那拉曲坦、利扎曲普坦、依来曲坦或舒马普坦）。预防性治疗包括 β

表 47-10　头痛的分类

经典头痛综合征
偏头痛
紧张性头痛
丛集性头痛
血管性疾病
颞动脉炎
卒中
静脉血栓
神经痛
三叉神经痛
舌咽神经痛
枕神经痛
颅内病变
肿瘤
脑脊液漏
大脑假性运动
脑膜炎
动脉瘤
眼部病变
青光眼
视神经炎
静脉窦病变
过敏性
细菌性
颞下颌关节疾病
牙科病变
药物导致
急性摄入
停药（如咖啡因和酒精）
系统疾病
感染
病毒（如流感）
细菌
真菌
代谢性
低血糖
低氧血症
高碳酸血症
创伤
其他
寒冷刺激（吞咽冷的液体）

肾上腺素受体阻滞剂、钙通道阻滞剂、丙戊酸、阿米替林和肉毒杆菌毒素注射液。

丛集性头痛

丛集性头痛通常为单侧，多在眼眶周围，一日内成串发作 1 ~ 3 次，持续超过 4 ~ 8 周。疼痛呈爆炸样或钻顶样，常使患者夜间惊醒。每次发作持续 30 ~ 120 min。缓解期可达 1 年。常见体征可有结膜充血、流泪、鼻塞、上睑下垂和 Horner 综合征。头痛通常间断发作，也有的不能缓解而发展为慢性痛。丛集性头痛主要发生在男性（90%）。终止疼痛方法有吸氧和蝶腭神经节阻滞。预防性治疗有使用锂剂、短程使用类固醇和维拉帕米。

颞动脉炎

颞动脉炎是颅外动脉的炎症。头痛可为单侧或双侧，50% 的患者疼痛位于颞部。疼痛在数小时内加重，通常为钝痛，有时为撕裂样，并在夜晚和天气寒冷时加重。常有头皮压痛。颞动脉炎常伴随风湿性多肌痛发生，并有发热和体重下降。颞动脉炎多见于老年患者（＞ 55 岁），年发病率为 1/10 000，女性发病率稍高于男性。早期诊断与治疗非常重要，一旦累及眼动脉，可造成失明。

三叉神经痛

16 三叉神经痛典型特征是单侧发病，常累及三叉神经第二或第三支的支配区域。发作时呈电击样，每次持续数秒至数分钟，通常由触碰散在的扳机点诱发。有时会有面肌痉挛。多见于中老年人群，男女发病比率为 1∶2。常见致病原因有小脑上动脉在出脑干节段处压迫三叉神经、小脑脑桥角肿瘤及多发性硬化造成的三叉神经压迫。主要治疗药物是卡马西平，虽然可能造成粒细胞减少。若患者对治疗剂量的卡马西平不能耐受，可加用苯妥英钠或巴氯芬。对药物治疗反应不佳的患者可采用有创治疗，包括注射甘油、射频消融、半月神经节球囊压迫，以及三叉神经微血管减压。

腹痛

慢性腹痛的原因很多，有必要区分是躯体性的、内脏性的还是中枢性的疼痛。选择性硬膜外镇痛有助于明确疼痛来源，但很费时且不易解释。超声引导下腹横平面（transversus abdominis plane，TAP）阻滞有助于缓解躯体性疼痛，因此兼备诊断性与治疗性（见第 46 章）。内脏痛的患者可行内脏神经阻滞镇痛并诊断。

癌性疼痛

癌性疼痛的病因可能来自肿瘤本身病灶、转移病灶，并发症，例如神经压迫、感染，以及手术治疗、化疗或放疗等。除此之外，癌症患者可能患有与癌症完全无关的急性或慢性疼痛。因此，医师需对肿瘤有全面的认识，包括其分期、转移和治疗。

大多数癌痛患者可使用口服镇痛药。世界卫生组织推荐使用三阶梯治疗方案：（1）非阿片类镇痛药，如阿司匹林、对乙酰氨基酚和 NSAID，多用于轻度疼痛；（2）弱阿片类（可待因和羟考酮），用于中度痛；（3）强阿片类（吗啡和氢吗啡酮），用于重度疼痛（见表 47-11 和表 47-12）。对于顽固性疼痛、不能经

表 47-11 选择使用的口服非阿片类镇痛药

镇痛药	起效时间（h）	剂量（mg）	用药间隔（h）	每日最大剂量（mg）
水杨酸类				
乙酰水杨酸（阿司匹林）	0.5 ～ 1.0	500 ～ 1000	4	3600 ～ 6000
二氟尼柳	1 ～ 2	500 ～ 1000	8 ～ 12	1500
三水杨酸胆碱镁（痛炎宁）	1 ～ 2	500 ～ 1000	12	2000 ～ 3000
对氨基苯酚				
对乙酰氨基酚（泰诺林、其他）	0.5	500 ～ 1000	4	1200 ～ 4000
丙酸类				
异丁苯丙酸（布洛芬、其他）	0.5	400	4 ～ 6	3200
萘普生（Naprosyn）	1	250 ～ 500	12	1500
萘普生钠（Anaprox）	1 ～ 2	275 ～ 550	6 ～ 8	1375
吲哚类				
吲哚美辛（Indocin）	0.5	25 ～ 50	8 ～ 12	150 ～ 200
酮咯酸（Toradol）	0.5 ～ 1	10	4 ～ 6	40
COX-2 抑制剂				
塞来昔布（西乐葆）	3	100 ～ 200	12	400

表 47-12　口服阿片类药物

阿片类药物	起效时间（h）	相对效价	起始剂量（mg）	间隔时间（h）
可待因	0.25～1.0	20	30～60	4
氢吗啡酮（Dilaudid）	0.3～0.5	0.6	2～4	4
氢可酮[1]	0.5～1.0	3	5～7.5	4～6
羟考酮[2]（OxyFast，Roxicodone）	0.5	3	5～10	6
左啡诺（Levo-Dromoran）	1～2	0.4	4	6～8
美沙酮（Dolophine）	0.5～1.0	1	20	6～8
右丙氧芬（Darvon）[3]	1～2	30	100	6
曲马多（Rybix，Ryzolt，Ultram）	1～2	30	50	4～6
吗啡溶液（Roxanol）[4]	0.5～1	1	10	3～4
吗啡缓释剂（MS Contin，Oramorph SR）[4]	1	1	15	8～12
（Kadian）	1	1	10～20	12～24
（Avinza）	1	1	30	24

[1] 制剂也包含对乙酰氨基酚（Hucet，Lorcet，Lortab，Norco，Vicodin 及其他）。
[2] 制剂可能包含对乙酰氨基酚（Percocet）或阿司匹林（Percodan）。
[3] 一些制剂包含对乙酰氨基酚（Darvocet）。
[4] 主要用于癌症相关疼痛

口给药或胃肠吸收差的患者可考虑胃肠外给药。不管选择哪种药物，都应按时给药而非按需给药。辅助用药，包括抗抑郁药和抗惊厥药的使用，有助于提高镇痛质量和减少阿片类药物相关的副作用（表 47-13 和表 47-14）。鞘内给药可以改善镇痛，并减少静脉及口服用药带来的副作用。目前有许多鞘内镇痛药物已得到研究，阿片类药物可以单独使用或者与其他药物一同在鞘内镇痛中使用。齐考诺肽是直接作用于 N 型钙通道阻滞剂的药物，可作为难治性疼痛的一线用药。该药物减少 P 物质在脊髓后角神经末端突触前释放。

表 47-13　选择使用的抗抑郁药

药物	抑制去甲肾上腺素再摄取	抑制 5-羟色胺再摄取	镇静	抗毒蕈碱样活性	体位性低血压	半衰期（h）	每日剂量（mg）
阿米替林（Elavil）	++	++++	强	强	中	30～40	25～300
安非他酮（Wellbutrin）	+	+	弱	弱	弱	11～14	300～450
西酞普兰（Celexa）	0	+++	弱	弱	弱	35	20～40
氯丙帕明（Anafranil）	+++	+++	强	中	中	20～80	75～300
地昔帕明（Norpramin）	+++	0	弱	弱	弱	12～50	50～300
多塞平（Sinequan）	+	++	强	强	中	8～24	75～400
艾司西酞普兰	0	+++	弱	弱	弱	27～32	10～20
氟西汀（Prozac）	0	+++	弱	弱	弱	160～200	20～80
丙米嗪（Tofranil）	++	+++	中	中	强	6～20	75～400
奈法唑酮（Serzone）	0	+	弱	弱	弱	2～4	300～600
去甲替林（Pamelor）	++	+++	中	中	弱	15～90	40～150
帕罗西汀（Paxil）	0	+++	弱	弱	弱	31	20～40
舍曲林（Zoloft）	0	+++	弱	弱	弱	26	50～200
曲唑酮（Desyrel）	0	++	强	弱	中	3～9	150～400
文拉法辛（Effexor）	+	+++	弱	弱	弱	5～11	75～375

表 47-14   可能有镇痛效果的抗惊厥药

抗惊厥药	半衰期 （h）	每日剂量 （mg）	治疗水平[1] （μg/ml）
卡马西平（Tegretol）	10 ～ 20	200 ～ 1200	4 ～ 12
氯硝西泮（Klonopin）	18 ～ 30	1 ～ 40	0.01 ～ 0.08
加巴喷丁（Neurontin）	5 ～ 7	900 ～ 4000	> 2
拉莫三嗪（Lamictal）	24	25 ～ 400	2 ～ 20
苯妥英（Dilantin）	22	200 ～ 600	10 ～ 20
普瑞巴林（Lyrica）	6	150 ～ 600	2.8 ～ 8.2
托吡酯（Topamax）	20 ～ 30	25 ～ 200	未知
丙戊酸（Depakene）	6 ～ 16	750 ～ 1250	50 ～ 100

[1] 疼痛疗效可能与血药浓度增加无关

副作用呈剂量相关性，可出现幻听，可加重抑郁与精神错乱。突然停药不会造成明显戒断症状。

手术、放疗与化疗可能延长癌症患者的生存期。但是，延长的生存期却可能伴随治疗带来的急性或慢性疼痛，例如放射性纤维化和化疗引起的外周神经病变。

介入治疗

介入治疗方法很多，包括药物治疗、用局麻药和类固醇行神经阻滞、神经松解术、射频消融、神经调节术、多学科治疗（心理干预、物理或职业疗法及针灸）。

药物治疗

药物治疗包括对乙酰氨基酚、环加氧酶（COX）抑制剂、阿片类、抗抑郁药、抗精神病药、抗惊厥药、糖皮质激素，以及全身使用局麻药。

对乙酰氨基酚

对乙酰氨基酚（扑热息痛）是一种口服解热镇痛药，最近在美国已有静脉制剂（Ofirmev）可用于住院患者。其抑制了前列腺素的合成，但抗炎作用不明显。对乙酰氨基酚的副作用少，但大剂量时可造成肝毒性。推荐成人最大剂量由之前的 4000 mg/d 降为3000 mg/d。异烟肼、齐多夫定和巴比妥类可增加对乙酰氨基酚毒性。

非甾体抗炎药（NSAID）

非阿片类口服镇痛药包括水杨酸类、对乙酰氨基酚和 NSAID（表 47-11）。NSAID 通过抑制 COX 活性抑制前列腺素合成。前列腺素敏化和放大伤害性刺激，NSAID 阻断其合成，从而产生了镇痛、解热和抗炎作用。目前公认的 COX 至少有两种，COX-1 于体内合成并广泛分布于全身，COX-2 仅在炎症出现时表达。某些类型的疼痛，特别是在整形和妇科手术后，对 COX 抑制剂反应非常良好。COX 抑制剂可能对外周及中枢神经系统都有非常重要的作用。副作用及剂量相关性毒性限制了其使用，尤其是消化性溃疡和肾衰竭。选择性 COX-2 抑制剂，例如塞来昔布，其引起消化性溃疡的风险较低，但与血栓事件的风险增加有关，包括心肌梗死。COX-2 抑制剂罗非昔布（Vioxx）会增加心血管事件发生风险，因此在美国已退出市场。对于某些类型的疼痛，尤其是骨科和妇科手术之后的疼痛，COX 抑制剂效果很好。

所有口服非阿片类镇痛药在肠内都能很好地吸收。食物会延缓药物吸收，但不会降低其生物利用度。由于大多数这类药物的蛋白结合率很高（>80%），可以置换其他高蛋白结合率的药物，如华法林。这类药物都经肝代谢，经肾排泄。因此，在有肝功能或肾功能不全的患者，药物剂量应相应减少或选择其他药物。

阿司匹林［乙酰水杨酸（acetylsalicylic acid，ASA）］和其他 NSAID 常见的副作用有胃部不适、胃灼热、恶心和胃黏膜溃疡。双氯芬酸有口服制剂，还有表皮使用凝胶和贴剂，后者胃肠道副作用可能相对较少。

NSAID 的其他副作用有头晕、头痛和嗜睡。除选择性 COX-2 抑制剂，其他所有 COX 抑制剂都会降低血小板功能。阿司匹林不可逆地抑制血小板聚集达1 ～ 2 周，而其他 NSAID 可逆地抑制血小板功能，持续大约 5 个消除半衰期（24 ～ 96 h）。目前这种血小板抑制作用并没有增加大多数门诊患者术后出血的发生。NSAID 能加重鼻息肉、鼻炎和哮喘三联征患者的支气管痉挛。小儿水痘和流感不能使用阿司匹林，因其可能促使形成急性 Reye 综合征。NSAID 可导致急性肾损伤，特别是那些潜在肾功能不全的患者。

抗抑郁药

⑰ 抗抑郁药治疗神经病理性疼痛最为有效，并被证明低于治疗抑郁症的剂量就可以产生镇痛效果。这两种作用都是由于其阻断了 5- 羟色胺、去甲肾上腺素或两者的突触前再摄取所致。传统三环类抗抑郁药较选择性 5- 羟色胺再摄取抑制剂（selective serotonin reuptake inhibitor，SSRI）镇痛效果更好。5-羟色胺及去甲肾上腺素再摄取抑制剂（serotonin and norepinephrine reuptake inhibitor，SNRI）可以在提供镇痛作用和减少副作用中达到较好的平衡。抗抑郁药能增强阿片类药物的作用，并能恢复正常的睡眠模式。

　　所有抗抑郁药都会经历肝代谢首过效应，且为高蛋白结合性。大多数都是亲脂的，分布容积大。消除半衰期 1～4 天不等，很多药物代谢产物具有活性。副作用各异（表 47-13），包括抗毒蕈碱样效应（口干、视调节受损、尿潴留和便秘）、抗组胺效应（镇静和胃 pH 增加）、α 肾上腺素受体阻断效应（直立位低血压），以及奎尼丁样作用（房室传导阻滞、QT 间期延长、尖端扭转型室性心动过速）。

5- 羟色胺和去甲肾上腺素再摄取抑制剂（SNRI）

　　SNRI 类药物米那普仑（Ixel，Savella，Dalcipran，Toledomin）和度洛西汀（欣百达）在美国被批准用于治疗纤维肌痛。米那普仑消除半衰期为 8 h，很小部分由肝代谢，大部分以原形经尿液排出。度洛西汀（欣百达）对神经病理性疼痛、抑郁都有治疗效果。药物消除半衰期 12 h，经肝代谢，大部分代谢产物经尿液排出。

　　SNRI 使用的绝对及相对禁忌证包括已知的高敏性、正在使用作用于中枢神经系统的药物（包括单胺氧化酶抑制剂）、肝肾功能不全、控制不佳的闭角型青光眼以及自杀倾向。常见的副作用有恶心、头痛、头晕、便秘、失眠、手汗、潮热、呕吐、心悸、口干及高血压。

抗精神病药

　　抗精神病药偶尔对难治性神经病理性疼痛有效，对伴有明显狂躁或精神病症状的大多数患者有良好的效果。最常用的药物有氟奋乃静、氟哌啶醇、氯丙嗪和奋乃静。其作用机制可能是阻断中脑边缘系统的多巴胺受体。然而，作用于黑质纹状体通路可引起锥体外系症状，如出现"面具脸"、慌张步态、齿轮样强直以及动作迟缓。部分患者还发展为急性张力障碍反应，如动眼神经危象和斜颈。长期副作用有静坐不能（极度的坐立不安）和迟发型运动障碍（无意识舞蹈样动舌、动唇、躯干不稳）。与抗抑郁药类似，抗精神病药也有抗组胺、抗毒蕈碱样和 α 肾上腺素受体阻断效应。

解痉与肌肉松弛药

　　解痉药对于骨骼肌扭伤或由肌痉挛、挛缩引起的疼痛效果很好。替扎尼定（Zanaflex）是中枢性 α_2 肾上腺素受体激动剂，可用于治疗由多发性硬化、腰背痛和痉挛性瘫痪等引起的肌肉痉挛。对于上述情况也可以使用环苯扎林（Flexeril），但其确切作用机制仍未明确。

　　巴氯芬（Gablofen，Lioresal），一种 $GABA_B$ 受体激动剂，连续鞘内给药对治疗多发性硬化和脊髓损伤造成的肌肉痉挛效果特别好。突然中止给药会造成发热、精神状态改变、严重的肌痉挛或强直、横纹肌溶解以及死亡。

皮质类固醇

　　糖皮质激素由于其抗炎作用和可能的镇痛作用广泛用于疼痛治疗。可以局部、口服或肠道外（静脉、皮下、滑囊内、关节内或硬膜外）给药。表 47-15 列出了最为常用的激素，比较了其效能、糖皮质激素和盐皮质激素的相对活性，以及作用持续时间。大剂量或长期使用会带来明显的副作用。过多的糖皮质激素

表 47-15　选择使用的皮质类固醇 [1]

药物	给药途径 [2]	糖皮质激素活性	盐皮质激素活性	等效剂量（mg）	半衰期（h）
氢化可的松	O，I，T	1	1	20	8～12
泼尼松	O	4	0.8	5	12～36
泼尼松龙	O，I	4	0.8	5	12～36
甲泼尼龙（Depo-Medrol，Solu-Medrol）	O，I，T	5	0.5	4	12～36
曲安西龙（Aristocort）	O，I，T	5	0.5	4	12～36
倍他米松（Celestone）	O，I，T	25	0	0.75	36～72
地塞米松（Decadron）	O，I，T	25	0	0.75	36～72

[1] Data from Goodman LS，Gilman AG. The Pharmacologic Basis of Therapeutics. 8th ed. New York，NY：Pergamon，1990.
[2] O，口腔给药；I，注射给药；T，表面给药

可以导致高血压、高血糖、感染概率增加、消化道溃疡、骨质疏松、股骨头无菌性坏死、近端肌炎、白内障、偶尔会引起精神病。糖尿病患者使用皮质类固醇后可能会引起血糖升高，也可能出现库欣综合征的一些特征表现。过多的盐皮质激素会导致水钠潴留和低血钾，引起充血性心力衰竭。

多数皮质类固醇制剂为悬浮液而非溶液，由于其微粒结构，如果糖皮质激素混悬液误注入动脉，可引起动脉栓塞，继而可能造成神经损伤。在血管丰富区域，如头和颈部注射时更倾向于选择地塞米松，因为它的混悬微粒相对较小。

抗惊厥药

18 抗惊厥药也可以用于治疗神经病理性疼痛，特别是三叉神经痛与糖尿病神经病变。这类药物抑制神经病理性疼痛中起主要作用的自主神经冲动发放。最常用的药物有苯妥英钠（狄兰汀）、卡马西平（Tegretol）、丙戊酸（Depakene，Stavzor）、氯硝西泮（Klonopin）和加巴喷丁（诺立汀）（表47-14）。普瑞巴林（乐瑞卡）被批准用于治疗糖尿病周围神经病变和纤维肌痛，也已广泛用于治疗所有形式的神经病理性疼痛。拉莫三嗪（利必通）和托吡酯（妥泰）也有效。所有这类药物都是高蛋白结合率，半衰期相对较长。卡马西平吸收缓慢且难以预测，在达到最佳效果过程中需检测其血药浓度。苯妥英钠也有效，但有可能引起牙龈增生。左乙拉西坦（开浦兰）和奥卡西平（曲莱）可作为辅助用药。加巴喷丁和普瑞巴林也可作为术后急性疼痛的辅助镇痛药物。

局麻药

全身使用局麻药可以产生镇静和中枢性镇痛作用，有时可用于治疗神经病理性疼痛。其镇痛作用可比其药代动力学范围持续更久，同时可打破"疼痛恶性循环"。利多卡因和普鲁卡因使用最多，可以缓慢注射或连续输注。利多卡因静脉输注给药时 5 ～ 30 min，剂量 1 ～ 5 mg/kg。普鲁卡因 200 ～ 400 mg，在 1 ～ 2 h 静脉给入。给药时需监测心电图、血压、呼吸、脉搏血氧饱和度、精神状况，需配备可立即使用的全套抢救设备。当出现中毒症状，如耳鸣、胡言乱语、过度镇静、眼球震颤，需减慢或终止局麻药输注，以避免发展为惊厥。对那些抗惊厥药治疗无效而对静脉注射局麻药反应良好的患者，长期口服抗心律失常药物也许可以缓解疼痛。美西律（150 ～ 300 mg 每 6 ～ 8 h）

是 1B 类抗心律失常药，常被使用，耐受良好。

局部利多卡因制剂——浓度最高 5%——可用于某些类型的神经病理性疼痛。5% 利多卡因透皮贴剂含有 700 mg 利多卡因，已被证实治疗 PHN 有效。可同时使用 1 ～ 3 贴于干燥、完整的皮肤，间隔 12 h 贴敷 12 h。

α_2 肾上腺素受体激动剂

α_2 肾上腺素受体激动剂主要激活脊髓背角的下行抑制通路。硬膜外和鞘内使用 α_2 肾上腺素受体激动剂对于治疗神经病理性疼痛和阿片耐受的患者特别有效。可乐定（Catapres）是直接作用的 α_2 肾上腺素受体激动剂，可作为治疗重度疼痛的辅助用药。口服剂量为 0.1 ～ 0.3 mg，一日两次；透皮贴（0.1 ～ 0.3 mg/d）常需使用 7 天。当可乐定与局麻药或阿片类药联合用于硬膜外或鞘内注射时，可乐定能产生协同镇痛的作用，并延长镇痛时间，特别是神经病理性疼痛。

阿片类药物

常用的口服阿片类药物有可待因、羟考酮和氢可酮。这些药物口服易吸收，肝首过代谢效应同样会减少其全身作用。和其他阿片类药物相同，这类药物从肾排泄前在肝中进行生物转化与合成。可待因经肝转化为吗啡。口服阿片类的副作用与全身使用阿片类药物相同。当开处方时，需注意同时开软便剂与缓泻剂。曲马多（Rybix，Ryzolt，Ultram）是人工合成的口服阿片类，同样抑制神经元去甲肾上腺素和 5- 羟色胺的再摄取。其作用效果与可待因联合对乙酰氨基酚相似，但其呼吸抑制明显弱于其他阿片类，对胃肠排空影响小。

中至重度癌痛通常使用速释的吗啡制剂（如吗啡注射液 Roxanol，10 ～ 30 mg 每 1 ～ 4 h）。这些制剂的有效半衰期为 2 ～ 4 h。一旦患者每日需求量确定，可使用缓释吗啡制剂（MS Contin 或 Oramorph SR），每 8 ～ 12 h 给药。速释制剂仅在爆发痛（breakthrough pain，PRN）使用。口服芬太尼片（Actiq，200 ～ 1600 μg）可以缓解疼痛但价格昂贵。出现过度镇静时，可使用右旋安非他命（Dexedrine，ProCentra）或哌甲酯（Ritalin），早晨 5 mg，下午 5 mg。大多数患者都需要使用软便剂。可使用透皮贴剂东莨菪碱、口服美克洛嗪或甲氧氯普胺来治疗阿片类引起的恶心。氢吗啡酮（Dilaudid）是吗啡的一个很好的替代品（因其副作用更少），特别是对老年患者或肾功能不全患者。美沙酮（Dolophine）半衰期为 15 ～ 30 h，但临床持续时间更短且变异很大（常 6 ～ 8 h）。

19 阿片耐受的患者需要逐渐增加阿片类药物的剂量来维持同等的镇痛效果。在阿片戒断过程中突然停止或显著减少阿片类药物剂量，就会出现躯体依赖。心理依赖特征性表现为行为改变，主要是觅药行为，在癌症患者中很少见。阿片耐受的形式各异，但也会产生一些好的反应，例如阿片相关的镇静、恶心和呼吸抑制减轻。但便秘仍不容易减轻。长期大量使用阿片类药物可导致躯体依赖。阿片受体拮抗剂会诱发戒断症状。同时使用不能穿越血脑屏障的周围阿片类拮抗剂，如甲基纳曲酮（Relistor）和阿维莫泮（Entereg），可减少全身副作用而不影响镇痛效果。

他喷他多（Nucynta）是一种 μ 阿片受体激动剂，也具有去甲肾上腺素再摄取抑制作用，最近被应用于急性和慢性疼痛的治疗。这类药物被认为较少引起恶心、呕吐和便秘，但其不能与单胺氧化酶抑制剂合用，因其可提高去甲肾上腺素水平。

右丙氧芬，无论是否含有对乙酰氨基酚（Darvocet 和 Darvon），因其心血管毒性，2010 年已退出美国市场。

A. 肠道外阿片类给药

当患者对口服阿片类药物反应不好或不能耐受时，可采用静脉、椎管内（硬膜外或蛛网膜下腔）及经皮给药。然而，当患者疼痛明显加重，或疼痛性质变化显著时，需重新评估疼痛诊断及病情进展。癌痛患者同时使用辅助治疗也有一定疗效，例如手术、放疗、化疗、激素治疗和神经松解术。不推荐肌内注射，因为此途径给药的组织吸收有差异性，药物延迟起效，临床效果变异性大。

B. 静脉阿片类给药

阿片类药物肠外给药常为间歇性或连续给药，或二者联合，也可以经皮下给药。现代的可携带输注装置可实现患者自控镇痛（patient-controlled analgesia，PCA），使患者可以自行处理爆发痛。

C. 椎管内给药

当患者对其他镇痛方法的反应都不好时，或出现严重副作用时，就应改为椎管内使用阿片类药物。硬膜外及蛛网膜下腔注射阿片类药物剂量远小于其他途径，且副作用小。持续泵注药液比间断给药所需剂量更小，减轻副作用并降低管路阻塞的概率。鞘内注射吗啡或氢吗啡酮有可能发生肌阵挛。

硬膜外或鞘内导管可经皮放置或植入，以提供长期有效的疼痛缓解。硬膜外导管可连接轻便的体外泵，不影响患者活动。应先使用临时导管以评估其镇痛效果。永久导管的放置应在透视法下使用造影剂确定导管位置。全植入式鞘内导管可经体外编程泵控制，可用于连续输注（图 47-6）。植入泵的储药囊（图 47-7）可经皮定期补充。植入式鞘内泵适用于预期寿命数月或更长的患者，而经隧道硬膜外导管适用于仅剩数周生命的患者。在导管尖端可能出现炎性肉芽肿的形成，从而影响疗效。

椎管内使用阿片类的主要问题就是药物耐受。药

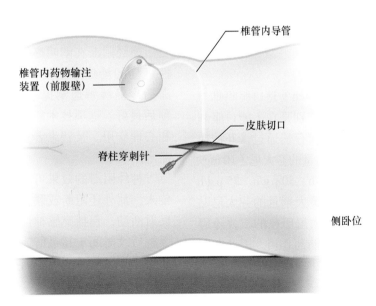

图 47-6　椎管内药物输注装置的放置。置患者于右侧卧位，选择到椎管内间隙和前腹壁的最佳路径。于后方开切口，持穿刺针进入椎管内后间隙，将导管置入该间隙。当导管近心端固定后，将远端从旁边肋缘下固定于腹壁前外侧

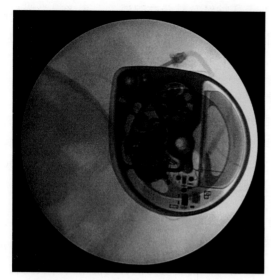

图 47-7　X 线片显示前外侧腹壁的椎管内泵药系统。连接泵至椎管内间隙的导管理在周围

物耐受通常发生缓慢，但也可能会快速出现。在这种情况下，就需要使用辅助治疗方法，包括间断使用局麻药或混合使用阿片类与局麻药（布比卡因或罗哌卡因 2 ～ 24 mg/d），可乐定［2 ～ 4 μg/（kg·h）或 48 ～ 800 μg/d］，或 GABA 受体激动剂巴氯芬。可乐定对神经病理性疼痛特别有效。大剂量可乐定有可能引起低血压与心动过缓。

椎管内使用阿片类药物的并发症有局部皮肤感染、硬膜外脓肿、脑膜炎、死亡以及植入泵程序和药物稀释错误带来的永久损伤。通过使用涂银套囊封闭导管出口可减少皮肤感染。其他并发症还有硬膜外血肿，可发生于置管时，也可数日后才发现，以及呼吸抑制。当出现因阿片类药物过量而导致的呼吸抑制时，可降低泵入剂量至最低速度，同时注射纳洛酮来处理。

D. 透皮芬太尼

透皮芬太尼贴剂（Duragesic patch）是口服吗啡与羟考酮缓释制剂良好的替代品，特别是在不能口服制剂时。目前使用的贴剂，其药物储存器通过微孔控速膜和黏性聚合物与皮肤分开。大剂量的芬太尼（10 mg）经皮扩散能力极强。剂型有 25 μg/h、50 μg/h、75 μg/h 和 100 μg/h，可使用 2 ～ 3 天。最大剂量的芬太尼贴剂效价同 60 mg/d 静脉吗啡。芬太尼吸收的主要障碍是角质层。真皮层可起到潜在的储药作用，因此在贴剂去掉后仍能持续吸收芬太尼数小时。经皮途径给药避免了肝首过代谢。

经皮给药的主要缺点是起效缓慢，不能根据个体需求快速改变剂量。芬太尼血药浓度在 12 ～ 40 h 达到稳定水平，50 μg/h、70 μg/h 和 100 μg/h 剂型的平均血药浓度为 1 ng/ml、1.5 ng/ml 和 2 ng/ml。巨大的个体差异导致实际的吸收速率在 50 ～ 200 μg/h。这种制剂常被应用于非法途径目的，导致大量的意外死亡事故。

E. 阿片类风险和阿片滥用危机

阿片类药物的风险被证实比以前所认知的更大。包括依赖、成瘾、过量、内分泌变化、免疫抑制、痛觉过敏和可能危及生命的呼吸抑制。阿片类药物治疗慢性良性疼痛的有效性和适应性也日益受到质疑。由于这些原因，风险可能超过潜在或实际获益。2016 年，美国疾病控制和预防中心发布了关于慢性疼痛使用阿片类药物的指南，以帮助减轻相关的风险（见本章末尾的指南）。

肉毒杆菌毒素

注射肉毒杆菌毒素越来越多地用于治疗疼痛。有研究结果支持使用肉毒杆菌毒素治疗非随意肌收缩引起的疼痛（例如局部张力障碍和痉挛），肉毒杆菌毒素同时被美国 FDA 认证可用于治疗慢性偏头痛。肉毒杆菌毒素阻滞运动神经末梢突触的乙酰胆碱释放而非感觉神经。目前认为其镇痛机制包括提高局部血流、减轻肌肉痉挛，以及减轻肌肉对神经纤维的压迫。

▎手术治疗

1. 诊断性与治疗性神经阻滞

神经阻滞在阐明疼痛机制方面非常有用，在急慢性疼痛的治疗中也发挥了重要作用。诊断性神经阻滞后疼痛缓解通常提示接下来的一系列治疗性阻滞预后良好。这项技术能鉴别患者是否存在安慰剂反应和心理作用。某些患者适合使用"永久"神经松解阻滞术。

神经阻滞的效果可能是由于阻断了伤害性刺激的传入，此外还阻断或联合阻断传入、传出神经的异常反射活动，包括交感神经和骨骼肌的支配神经。疼痛缓解持续时间常超过所使用药物的作用时间数小时或数周。神经阻滞的类型需要根据疼痛部位、作用机制和操作者的技术来选择。局麻药可局部浸润，或阻滞外周神经、躯体感觉神经丛、交感神经节及神经根。局麻药也可以用于中枢神经轴。

超声引导下治疗

在过去十年，超声在疼痛介入治疗中使用愈加广泛，因其能精确实现血管、神经及其他解剖结构的可视化，替代使用透视和放射造影剂，并逐步改进技术，达到更好的视觉图像和更简单的使用。通过超声引导而获益的治疗操作包括扳机点注射、神经阻滞和关节腔注射。

X 线透视

X 线透视在识别骨骼结构和观察造影剂扩散方面特别有效。有造影剂的实时透视可以减少血管内注射治疗药物的风险。因在操作间患者和医护人员有暴露于辐射的风险，需注意避免过多辐射，使用防护装置。

2. 躯体神经阻滞

三叉神经阻滞

A. 适应证

三叉神经阻滞的两个主要适应证是三叉神经痛和难治性面部癌痛。根据疼痛部位不同，阻滞的部位可分为半月神经节、主要分支（眼支、上颌支和下颌支），或其较小的分支。

B. 解剖

第 V 脑神经起自脑干，相互交叉，在 Meckel 腔形成半月状的感觉神经节（半月神经节）。神经节大部分被包埋于硬膜囊中。其三个分支在神经节发出后分别出颅（图 47-8A）。

C. 技术

1. 半月神经节阻滞——必须在 X 线引导下实施（图 47-8B）。使用 8 ～ 10 cm 22 G 穿刺针，在嘴角外侧 3 cm 第二上磨牙的位置进针。向正后方推进，同时适当地改变角度，前面观针尖对准同侧瞳孔，侧面观对准颧弓中点。穿刺针避免进入口腔，走行于下颌支和上颌骨之间，于翼突外侧经卵圆孔入颅。回抽无脑脊液和血液，注入局麻药。

2. 眼神经及其分支阻滞——为避免去神经支配后角膜炎的发生，多数只阻滞眶上神经分支而非眼神经本身（图 47-8C）。眶上神经易于定位，注射点位于瞳孔上方眶上缘的眶上切迹。在眼眶内上角处注入局麻药可阻滞滑车上神经。

3. 上颌神经及其分支阻滞——患者轻微张口，持 8 ～ 10 cm 22 G 穿刺针在颧弓与下颌骨切迹之间进针（图 47-8D）。触到外侧翼板约 4 cm 深后（图中位置 1），针尖稍后退，调整角度向上向前到达翼腭窝（位置 2），当诱发出感觉异常后即注入局麻药。该方法可同时阻滞上颌神经和蝶腭神经节。蝶腭神经节（以及筛前神经）可经鼻表面麻醉，沿鼻腔内侧壁将数个浸润局麻药（可卡因或利多卡因）的棉球放置于蝶腭窝区域。有慢性鼻痛、丛集性头痛和 Sluder 神经痛的患者可进行蝶腭神经节阻滞。

在眶下孔注射局麻药可阻滞在此穿出的第 V 脑神经的眶下支。眶下孔位于眼眶下 1 cm 处，通常从鼻翼旁 2 cm 向上向后并稍向外进针。

4. 下颌神经及其分支阻滞——嘱患者轻微张口（图 47-8E），持 8 ～ 10 cm 22 G 穿刺针在颧弓与下颌骨切迹之间走行，在触到翼突外侧板后（图中位置 1）轻微退针，调整角度稍向上向后朝向耳部进针（位置 2）。当诱发出感觉异常后即注射局麻药。

以 10 cm 22 G 穿刺针经口阻滞下颌神经的舌支和下颌下支（图 47-8F）。嘱患者最大程度张口，穿刺者用非持针手的示指触到冠状切迹，然后在同一水平进针（在最后磨牙表面上方约 1 cm），于示指内侧翼下颌襞外侧向前进针（图中位置 1）。针尖触及下颌骨后（位置 2），向后 1.5 ～ 2 cm 沿下颌支内侧前进。在此处注射局麻药可同时阻滞舌支与下颌下支。

在下颌骨正中口角下方颏孔处可以阻滞经此处穿出的下牙槽神经终末部分。当诱发出感觉异常或感觉针进入颏孔后即可注射局麻药。

D. 并发症

半月神经节阻滞的并发症包括误入血管或蛛网膜下腔、出现 Horner 综合征，以及咬肌运动功能阻滞。上颌神经阻滞最容易发生严重出血。下颌神经阻滞有可能出现面神经的意外阻滞。

面神经阻滞

A. 适应证

面神经阻滞偶尔用于缓解面肌痉挛，治疗累及面神经的带状疱疹，以及某些眼科手术操作。

B. 解剖

可在面神经出颅的茎乳孔处进行阻滞。面神经支配舌前 2/3 味觉、整个鼓膜、外耳道、软腭以及部分咽部。

C. 技术

穿刺点在乳突前缘外耳道下方，位于下颌支中点。神经的深度为 1 ～ 2 cm，在茎乳突下方进行注射。

D. 并发症

若进针过深，超过茎突水平，有可能阻滞舌咽神经与迷走神经。面神经靠近颈动脉与颈内静脉，所以谨慎地回抽非常有必要。

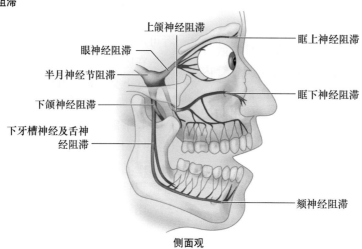

A. 三叉神经阻滞

上颌神经阻滞
眼神经阻滞
半月神经节阻滞
下颌神经阻滞
下牙槽神经及舌神经阻滞
眶上神经阻滞
眶下神经阻滞
颏神经阻滞

侧面观

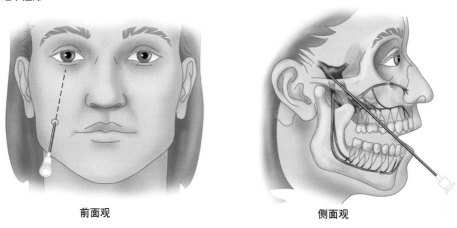

B. 半月神经节阻滞

前面观　　　　　侧面观

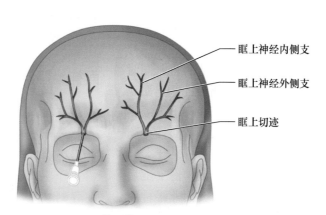

C. 眶上神经阻滞

眶上神经内侧支
眶上神经外侧支
眶上切迹

前面观

图 47-8　三叉神经阻滞

D. 上颌神经阻滞

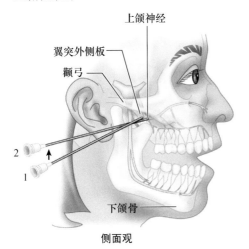

侧面观

E. 下颌神经阻滞

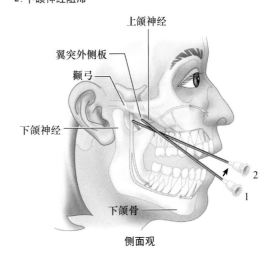

侧面观

F. 下牙槽神经和舌神经阻滞

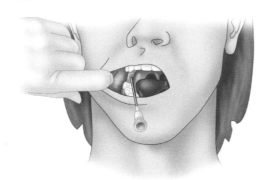

前面观

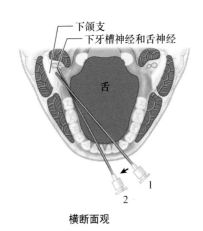

横断面观

图 47-8（续）

舌咽神经阻滞

A. 适应证

当癌痛累及舌基底部、会厌及腭扁桃体时，可采用舌咽神经阻滞。此种方法也可用于舌咽神经痛与三叉神经痛和膝状节神经痛的鉴别。

B. 解剖

舌咽神经经颈静脉孔出颅，沿茎突内侧向前内侧穿行，支配舌后 1/3 味觉、咽部肌肉以及黏膜感觉。迷走神经与脊髓副神经同样也经颈静脉孔出颅，伴随舌咽神经下行，紧邻颈内静脉。

C. 技术

5 cm 22 G 穿刺针，由下颌角后方进针（图 47-9）。神经深度为 3 ～ 4 cm，因此，使用神经刺激器有利于定位。另一种入路为经茎突进针，于乳突与下颌角之间穿行；神经位于前方。

D. 并发症

并发症包括吞咽困难以及迷走神经阻滞，从而导致同侧的声带麻痹和心动过速。副神经与舌下神经阻滞会分别导致同侧斜方肌和舌麻痹。需谨慎回抽以免误入血管。

枕神经阻滞

A. 适应证

枕神经阻滞对于枕部头痛和神经痛的诊断与治疗非常有用。

B. 解剖

枕大神经起自 C_2 和 C_3 脊神经背支，枕小神经起自相同脊神经的腹支。

C. 技术

阻滞枕大神经时，从枕骨隆突外侧约 3 cm 颈部上项线水平进行注射（图 47-10）。该神经位于易于

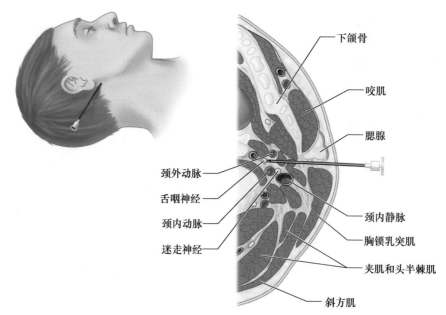

图 47-9　舌咽神经阻滞

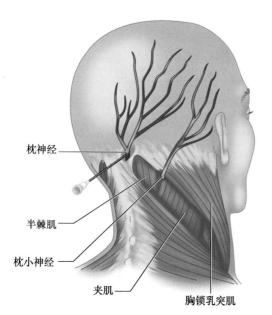

图 47-10　枕神经阻滞

扪及的枕动脉内侧。枕小神经阻滞则在该项线外侧 2～3 cm 处注射。超声可用于定位神经，避免注入血管。若患者对枕神经阻滞反应良好但效果短暂，可考虑植入枕神经刺激器以提供长期镇痛。

D. 并发症

极少见，但还是有可能发生误入血管。

肩胛上神经阻滞

A. 适应证

该阻滞适用于肩部引起的疼痛状况，包括关节炎、滑囊炎和肌筋膜疼痛。

B. 解剖

肩胛上神经是肩关节主要感觉神经。起自臂丛（$C_4 \sim C_6$），经肩胛上切迹穿过肩胛骨上缘进入肩胛上窝。

C. 技术

在肩胛骨上缘中外交界处的肩胛骨切迹进针注射（图 47-11）。可由感觉异常的出现、超声和神经刺激器来定位。

D. 并发症

进针太向前可能导致气胸。冈上肌和冈下肌麻痹可能会使肩部外展受限。

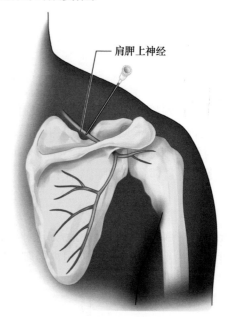

图 47-11　肩胛上神经阻滞

颈椎旁神经阻滞

A. 适应证

颈椎旁神经阻滞可用于颈椎间盘移位、颈椎椎管狭窄和颈椎或肩部癌痛的诊断与治疗。

B. 解剖

颈部脊神经位于相应脊椎节段的横突沟内。如本章前面提到过的，不同于胸部与腰部神经根，颈部神经根自相应的脊椎上方穿出椎间孔。

C. 技术

侧入路最常用于阻滞 $C_2 \sim C_7$（图 47-12）。患者取坐位或仰卧位，头偏向对侧，在乳突与 Chassaignac 结节（C_6 横突）之间作一条直线，在该线后 0.5 cm 作一条平行线，沿该线用 5 cm 22 G 穿刺针连续多点注射局麻药。当用作诊断性治疗时，需减少注射剂量，以免阻滞范围扩散至邻近结构，通过减少注射剂量可增加阻滞的特异性。由于 C_2 横突较难触及，故该水平的注射点在乳突下 1.5 cm。其他横突通常间隔 1.5 cm，深 2.5 ~ 3 cm。在行诊断阻滞时，X 线有助于确定椎体水平。同样也可使用超声定位。

D. 并发症

在颈段误入鞘内或硬膜外会迅速导致呼吸抑制及低血压。小剂量局麻药注入至椎动脉也会引起意识丧失与惊厥。其他并发症还包括 Horner 综合征、喉返神经阻滞和膈神经阻滞。

阻滞时使用的微粒状类固醇可导致脑血管栓塞和脊髓并发症。**因为颈部血管结构可能存在变异，不应在椎旁神经阻滞时使用微粒状类固醇。**

胸椎旁神经阻滞

该技术可用于上胸段的阻滞，因肩胛骨妨碍在此节段进行肋间操作。不同于肋间神经阻滞，胸椎旁神经阻滞可同时阻滞脊神经根的腹侧支与背侧支。因此，其可用于胸椎、胸廓和腹壁疼痛，包括压缩性骨折、近端肋骨骨折和带状疱疹患者。该阻滞也经常用于术中麻醉和乳腺手术的术后疼痛管理，在第 46 章中有详细说明。

腰椎旁神经阻滞

A. 适应证

腰椎旁神经阻滞可用于评估疼痛来源于腰椎还是脊神经。

B. 解剖

腰脊神经从椎弓根和横突下穿出椎间孔后进入腰大肌肌间沟。腰大肌肌间沟前面是腰大肌筋膜，后方为腰方肌筋膜，内侧为椎体。

C. 技术

腰椎旁神经阻滞操作方法同胸段（图 47-13）。穿刺针为 8 cm 22 G。X 线有助于定位。做诊断性穿刺时，仅需于同一平面注入 2 ml 局麻药，因为大剂量局麻药会阻滞超过一个平面。大剂量的局麻药用于治疗性阻滞，也用于完全性阻滞躯体和交感神经。

D. 并发症

并发症主要是误入鞘管内或硬膜外麻醉引起的并发症。进针时误伤到神经，患者可能会出现感觉异

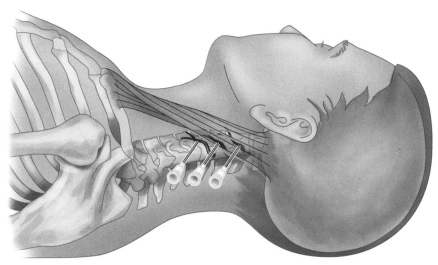

图 47-12　颈椎旁神经阻滞

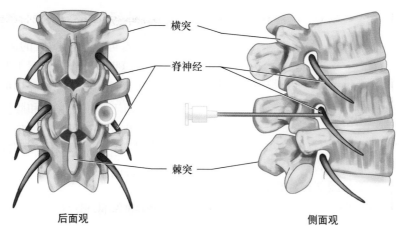

横突

脊神经

棘突

后面观　　　　　　　侧面观

图 47-13 腰椎旁神经阻滞

常。一些医师提倡使用钝头穿刺针（理论上）以减少神经内注射的危险。使用造影剂来进行数字减影血管成像有助于减少局麻药或类固醇误入血管。

颈、胸和腰内侧支阻滞

A. 适应证

这些阻滞可用于腰痛患者，以评估腰椎小关节（椎骨关节突）在腰痛中的作用。选择关节腔内注射时，可同时使用皮质类固醇与局麻药。颈、胸及腰小关节阻滞同时具有诊断性与治疗性。

B. 解剖

各小关节由关节上下脊神经后根内侧支支配（图 47-14）。因此，每个关节都由两个或更多脊神经支配。各内侧支经下一横突的上缘进入横突根和上关节突之间的沟内。

C. 技术

操作在 X 线引导下进行，除部分颈段患者需侧卧位外，通常为俯卧位。后前位透视有助于脊椎成像。选择 10 cm 22 G 穿刺针，于目标脊柱棘突外侧 3～4 cm

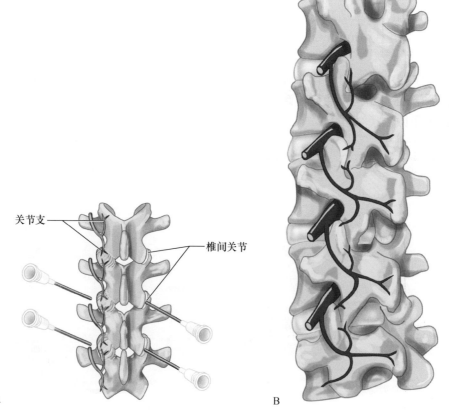

关节支

椎间关节

A

B

图 47-14 腰内侧支神经和椎间关节阻滞。A. 后面观；B. 倾斜 30° 后面观

进针，向前朝向横突关节和上关节突，阻滞脊神经背内侧支与后支（图 47-15 至图 47-17）。

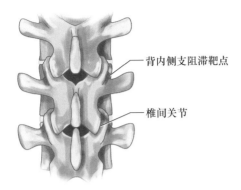

图 47-15　腰椎间关节解剖及关节上下腰脊神经背内侧支阻滞路径

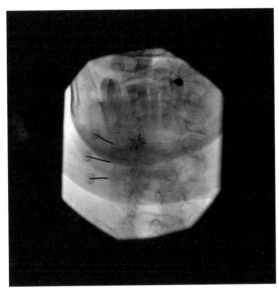

A

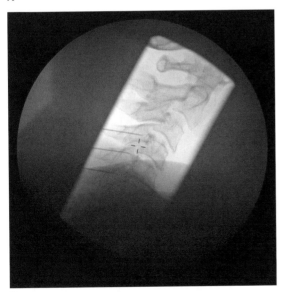

B

图 47-16　颈段内侧支阻滞的透视图。A. 前后位；B. 侧面观。侧面观可见到穿刺针于 C_4、C_5 和 C_6 节段朝向每个节段的关节柱。注意椎体的"腰部"。穿刺针需向前到达内侧支

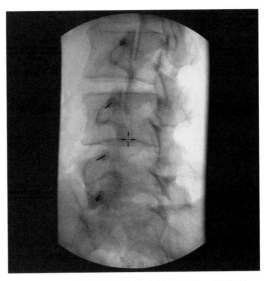

图 47-17　左侧腰脊神经内侧支阻滞，斜位观

另一种方法是置患者于俯卧位，使用倾斜照射来定位关节腔。将加或不加类固醇的局麻药直接注入小关节内。在注射局麻药之前先注射造影剂定位。理想的总剂量应少于 1 ml，以预防关节囊破裂。

D. 并发症

注入硬膜囊会导致蛛网膜下腔阻滞，而在脊神经根附近注射会导致该节段感觉与运动阻滞。因为关节腔容积小，大剂量注射可能导致关节囊破裂。

若患者在诊断性阻滞之后疼痛缓解，可考虑在 X 线辅助下行内侧支神经射频消融术。对是否在行神经射频消融术之前再次进行诊断性阻滞存有争议。可考虑在术前或术后注射类固醇，理论上可降低术后神经炎的发生率。

骶神经阻滞

A. 适应证

适用于盆腔和会阴痛的诊断和治疗。另外，S_1 脊神经阻滞有助于鉴别其在背痛中的作用。

B. 解剖

五对骶脊神经和一对尾神经下行于骶管内。然后各自穿出其椎间孔。S_5 和尾神经通过骶管裂孔穿出。

C. 技术

患者俯卧位，在髂后上棘内侧 1.5 cm 和同侧骶骨角外侧 1.5 cm 的连线处用穿刺针识别骶孔（图 47-18）。针到达骶后孔时常产生感觉异常，可以此判断是否到位。S_1 脊神经根通常在此连线髂后上棘上方

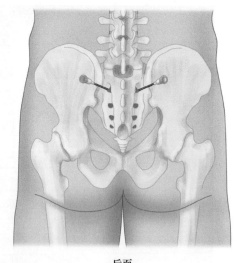

后面

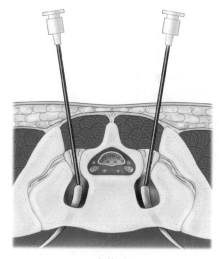

矢状面

图 47-18 骶神经阻滞

1.5 cm 处。可通过在骶管裂孔注射阻滞 S_5 与尾神经。

D. 并发症

罕见，有神经损伤和误入血管的情况。

阴部神经阻滞

A. 适应证

阴部神经阻滞可用于评估会阴的躯体感觉疼痛。

B. 解剖

阴部神经起自 $S_2 \sim S_4$，在骶棘韧带和骶结节韧带之间到达会阴。

C. 技术

通常在截石位经会阴进行阻滞（图 47-19），虽然

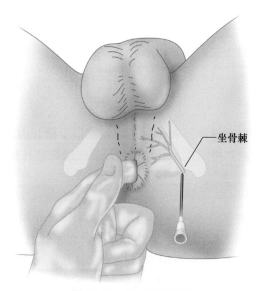

坐骨棘

图 47-19 阴部神经阻滞

也可俯卧位。经皮由坐骨棘后朝向骶棘韧带。经直肠或阴道可触及坐骨棘。此外，也可选俯卧位，以 22 G 穿刺针朝向坐骨棘基底部进针。告知患者其可能在术后出现外阴部麻木数小时的情况。

D. 并发症

可能出现坐骨神经阻滞和误入血管的情况。

3. 交感神经阻滞

交感神经阻滞可通过多种技术完成，包括鞘内、硬膜外和椎旁阻滞。然而这些方法常会同时阻滞躯体与交感神经。选择性脊椎麻醉与硬膜外阻滞的问题将在下文进行讨论。以下交感神经阻滞有助于鉴别交感神经在疼痛中发挥的作用，并能提供长期镇痛效果。最常见的适应证包括反射性交感神经营养不良、内脏痛、急性疱疹性神经痛、疱疹后神经痛和外周血管疾病。局部单纯交感阻滞特征性表现为失交感张力，可通过经皮血流量增加和皮温升高，以及躯体感觉无变化来证实。其他测试有皮肤传导性降低（交感神经电反射）和疼痛刺激下的出汗反应（茚三酮、钴蓝或淀粉试验）。

颈胸（星状）阻滞

A. 适应证

该阻滞常用于头、颈、上肢和上胸部疼痛。通常被称为星状神经节阻滞，但常常会同时阻滞上胸段和颈段神经节。大剂量注射局麻药常能阻滞到 T_5 平面。也可用于治疗上肢血管痉挛性疾病。

B. 解剖

支配头、颈和大部分手臂的交感神经来自四个颈神经节，最大的就是星状神经节。后者通常由下颈段和第一胸段神经节融合而成。支配部分手臂（T_1）的交感神经和所有胸部内脏的神经来自胸段上五个神经节。有些人支配手臂的交感神经也起自 $T_2 \sim T_3$，解剖上是单独的神经（Kuntz 神经），在腋窝上方加入臂丛。星状神经节阻滞可能阻滞不了该神经，但臂丛阻滞可以。注射点在星状神经节水平，在起自锁骨下动脉的椎动脉后方，颈长肌和第一肋骨前面，椎前筋膜前外侧，斜角肌内侧。

C. 技术

最常使用气管旁入路（图 47-20），有时也会用斜入路与后入路。患者头后仰，持 $4 \sim 5$ cm 22 G 穿刺针，在胸锁乳突肌内侧缘，环状软骨下方，即 C_6（Chassaignac 结节）或 C_7（锁骨上 $3 \sim 5$ cm）横突水平进针。进针前，操作者以非穿刺手将胸锁乳突肌和颈动脉鞘压向外侧，针尖到达横突后，退针 $2 \sim 3$ mm 然后注射。使用 1 ml 试探量，给药前先回抽，以测试是否注入血管，如椎动脉与锁骨下动脉，以及是否注入蛛网膜下腔。总剂量为 $5 \sim 10$ ml。透视或超声可用于显示解剖，减少意外血管内注射的风险。

通过同侧皮肤温度升高和 Horner 综合征可判断针尖位置是否正确。Horner 综合征表现有同侧的上睑下垂、瞳孔缩小、眼球内凹、鼻充血和颈面部无汗。

D. 并发症

20 除误注入血管与蛛网膜下腔外，星状神经节阻滞的其他并发症还有血肿、气胸、硬膜外麻醉、臂丛神经阻滞，喉返神经阻滞引起的声嘶，以及在食管穿孔后罕见的骨髓炎或纵隔炎，尤其发生于采取左侧入路时。后入路时有发生气胸的高风险。

胸交感干阻滞

胸交感神经节位于椎体外侧脊神经根前面，由于发生气胸的概率较高，很少阻滞该神经节。

内脏神经阻滞

三组内脏神经（内脏大、内脏小及内脏最小神经）起自两侧下七个胸交感神经节，沿椎体下行，并与腹腔神经节交汇。内脏神经阻滞的操作与腹腔神经丛阻滞相似，但使用更为广泛，因其更少阻滞腰交感干，所需麻醉药剂量也更小。

于 T_{11} 棘突下正中线旁 $6 \sim 7$ cm 进针，X 线引导下向前到达 T_{12} 前外侧面。每侧各注入 10 ml 局麻药。在整个过程中，始终保持针尖与椎体相接触，以避免气胸的形成。其他并发症有低血压，以及在右侧可能损伤奇静脉，或在左侧损伤半奇静脉和胸导管。

在内脏神经阻滞后，若患者疼痛减轻，则需再次重复阻滞，以测试是否为安慰剂反应。另外，若患者初次阻滞效果好，则可于 T_{11} 和 T_{12} 进行内脏神经射频消融以获得长效镇痛。由于有形成气胸的可能，建议先阻滞一侧，隔日再行另一侧操作。

腹腔神经丛阻滞

A. 适应证

腹腔神经丛阻滞适用于治疗腹腔内脏疼痛，特别是腹部癌症引起的疼痛。

B. 解剖

腹腔神经节的数量（$1 \sim 5$）、形状和位置都有巨

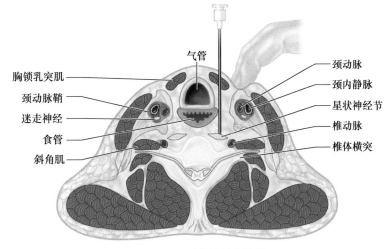

图 47-20 星状神经节阻滞

气管
胸锁乳突肌
颈动脉鞘
迷走神经
食管
斜角肌
颈动脉
颈内静脉
星状神经节
椎动脉
椎体横突

大的变异。通常成簇分布于 L_1 椎体水平，右侧在腔静脉后方，左侧在主动脉外侧、胰腺后方。

C. 技术

置患者于俯卧位，选择 15 cm 22 G 穿刺针，注射药量为 15 ～ 20 ml（图 47-21）。在 X 线引导下于 L_1 棘突下正中线旁开 7 ～ 8 cm 进针，在 X 线引导下向正中线前进。当针尖穿行经过第 12 肋骨下缘，在侧位片位于 L_1 椎体前面，前后位片位于同节段椎体正中线旁。在 CT 引导下操作时，针尖需置于腹腔神经丛和肠系膜上动脉水平之间，主动脉前外侧。

腹腔神经丛阻滞有多种入路，包括膈角后入路、后前入路、后方经主动脉入路以及前入路。使用 X 线、CT 和超声引导可优化操作。

D. 并发症

最常见的并发症是因内脏交感神经阻滞引起的血管扩张，进而导致体位性低血压。因此，在术前需扩容。将药物误入腔静脉比误入主动脉更容易引起严重系统并发症。其他较为少见的并发症还包括气胸、腹膜后血肿、误伤肾或胰腺、性功能障碍，以及更少见的瘫痪（由于损伤腰椎 Adamkiewicz 动脉）。阻滞交感干可能导致副交感兴奋，进而导致胃肠蠕动增加以及腹泻。另外，背痛也是较常见的并发症之一。

腰交感神经阻滞

A. 适应证

腰交感神经阻滞除了适用于治疗盆腔痛和下肢痛外，也适用于一些外周血管疾病。

B. 解剖

腰交感干是胸交感干的延续，具有 3 ～ 5 个神经节，同时发出交感纤维至盆腔神经丛和神经节。与胸交感神经节相比，腰交感干神经节更靠近椎体前内侧，位于腰大肌及其筋膜前方。通常腰交感干在右侧位于下腔静脉后方，左侧位于主动脉外侧。

C. 技术

最常用的穿刺方法是置患者于俯卧位或侧卧位，L_3 水平两侧单针穿刺（图 47-22）。从棘突上缘朝向椎体横突或向横突外侧进针（根据至正中线的距离）。常使用 X 线或超声引导。

D. 并发症

并发症包括将药物误入腔静脉、主动脉或腰椎血管，以及出现腰丛的躯体神经阻滞。特别是生殖股神经可能被阻断。

上腹下神经丛阻滞

A. 适应证

上腹下神经丛阻滞适用于腰骶硬膜外阻滞无效的盆腔痛。腹下神经丛含绕过下段脊髓的内脏感觉神经纤维。此操作适用于来自宫颈、子宫、膀胱、前列腺和直肠的癌痛，同时也适用于治疗部分妇女慢性非癌性盆腔痛。

B. 解剖

腹下神经丛不仅包括腰交感干节后纤维，也包含来自宫颈、子宫、膀胱、前列腺和直肠的内脏感觉纤维。上腹下神经丛通常位于 L_5 椎体水平正中线左侧，主动脉分叉下方。该神经纤维丛分成左右两束，下行

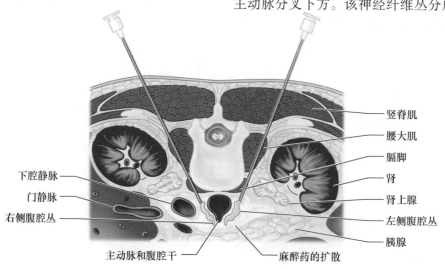

竖脊肌
腰大肌
膈脚
肾
肾上腺
左侧腹腔丛
胰腺

下腔静脉
门静脉
右侧腹腔丛

主动脉和腹腔干
麻醉药的扩散

图 47-21 腹腔神经丛阻滞

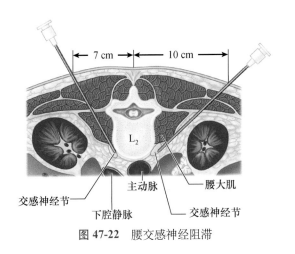

图 47-22 腰交感神经阻滞

分成左右下腹下神经丛和盆腔神经丛，并支配盆腔脏器。下腹下神经丛还接受来自 $S_2 \sim S_4$ 脊神经根的副交感节前神经纤维。

C. 技术

嘱患者取俯卧位，持 15 cm 穿刺针于 $L_4 \sim L_5$ 棘突外侧约 7 cm 进针。在 X 线或超声引导下向内向尾侧前进，穿过 L_5 横突。最终针尖需位于 $L_5 \sim S_1$ 椎间盘前方，在前后位透视时离椎体 1 cm 以内。注入造影剂证实针尖位于腹膜后间隙，再注入 $8 \sim 10$ ml 局麻药。行上腹下神经丛阻滞还可采用椎间盘入路，但操作有可能引起椎间盘炎。

D. 并发症

并发症有误入血管，以及一过性直肠和膀胱功能障碍。

奇神经节阻滞

A. 适应证

 奇神经节阻滞可以用于治疗由内脏神经或交感神经引起的会阴区域疼痛。

B. 解剖

奇神经节（Walther 神经节）是骶部交感干的主要组成部分。最低的两个盆部交感神经节通常在尾骨前方正中线融合成一个神经节。

C. 技术

可选择俯卧位、侧卧位及截石位。以 22 G 穿刺针穿过骶尾韧带和原始盘，直至尾骨前方。在 X 线或超声引导下穿刺更为容易。对某些交感神经纤维介导的疼痛进行射频消融或神经毁损术可以获得长期镇痛效果。

D. 并发症

可能出现误入血管和一过性肠道或膀胱功能障碍。经肛尾韧带穿刺入路穿破直肠的风险较高。

静脉区域阻滞

Bier 阻滞（见第 46 章）通过注射局麻药，加或不加辅助药物，可以阻滞某个肢体的交感神经。常用 50 ml 0.5% 利多卡因，可以单独使用或联合可乐定（150 μg），有时联合使用酮咯酸（$15 \sim 30$ mg）。该技术在第 46 章中进行了描述。

4. 硬膜外注射

硬膜外注射类固醇适用于神经根压迫导致的疼痛（图 47-23）。病理学研究证实，椎间盘突出会导致局部炎症的发生，临床症状的改善似乎与神经根水肿的减轻有关。硬膜外注射类固醇明显优于单独使用局麻药。在疼痛出现 2 周内使用效果显著，但在没有神经受压或激惹时则效果一般。长期研究发现，在 3 个月后则没有任何持续疗效，硬膜外注射类固醇可以改变疼痛缓解的时间，但不会影响长期预后。

最常使用的两种激素为醋酸甲泼尼龙（$40 \sim 80$ mg）和双醋酸曲安奈德（$40 \sim 80$ mg）。地塞米松的使用

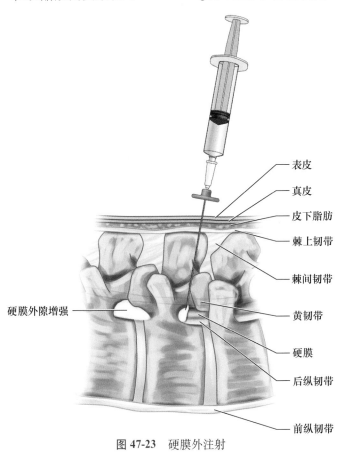

图 47-23 硬膜外注射

频率越来越高，因为它的微粒尺寸较小（小于红细胞）。大剂量大微粒类固醇血管内注射可导致栓塞等并发症。类固醇可由生理盐水稀释或与局麻药混合，于腰、骶硬膜外分别注射 6 ～ 10 ml 或 10 ～ 20 ml。加用阿片类药物不仅没有额外益处，反而会显著增大风险。在硬膜外穿刺针退出皮肤前，应清除针内的类固醇，以避免造成瘘管形成和皮肤变色。局麻药加用类固醇对肌痉挛的患者特别有效，但有发生误入鞘内、硬膜下和血管内的风险。在操作进行时疼痛可能一过性加重，但局麻药注入后会迅速缓解疼痛，直到类固醇的抗炎效果起效，一般起效时间在 12 ～ 48 h 内。

若注射部位就是损伤部位，硬膜外类固醇效果可达到最佳。若注射后疼痛完全缓解，则仅需注射一次。若效果好但是持续短暂，则可 2 ～ 4 周后再次注射。大剂量或频繁使用类固醇会导致肾上腺皮质功能抑制和全身副作用风险增加。多数临床医生都使用 X 线及造影剂辅助确认穿刺针的位置是否正确（图 47-24 至 47-26）。经椎间孔硬膜外注射类固醇比经典入路硬膜外技术效果可能更好，特别是对于神经根性疼痛。在 X 线引导下将穿刺针向受累神经根椎间孔刺入，在注药前使用造影剂，以确定药液扩散至硬膜外而不在血管内。该方法与选择性神经根阻滞（selective nerve root block，SNRB）有两方面区别。SNRB 穿刺针不会进入椎间孔，药液是随着神经扩散而非进入硬膜外。SNRB 有助于外科医生根据影像学、临床症状和 SNRB 的效果来判断是否进行椎间孔切开术。

有背部手术史的患者因瘢痕形成及解剖改变而致

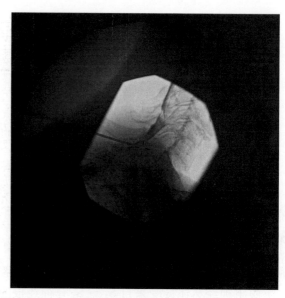

图 47-25 C_7 ～ T_1 硬膜外类固醇注射及造影侧视图。利用注射针在硬膜外隙的显影来确定位置，以在直视下将血管内注射风险降至最低

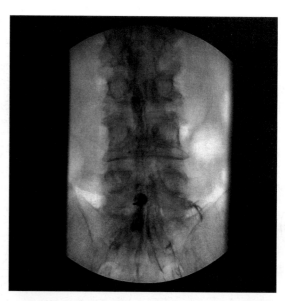

图 47-26 腰椎硬膜外类固醇注射的后前位图。硬膜外隙注射局麻药和类固醇药液，随后注入造影剂，药物扩散更加广泛，并可能到达椎间孔

腰部硬膜外穿刺非常困难时，可进行骶管注射。但是要将类固醇扩散至损伤部位却不容易。在骶管和硬膜外隙置管以引导药物注射效果更佳。在 S_2 以上使用穿刺针引导置管时，有将硬膜打穿的风险。不建议在蛛网膜下腔注射类固醇，因为制剂中的防腐剂乙二醇被认为会引起粘连性蛛网膜炎。

5. 射频消融与神经松解术

经皮射频消融（radiofrequency ablation，RFA）是通过专用针尖的电极放电电流产热来进行工作的。

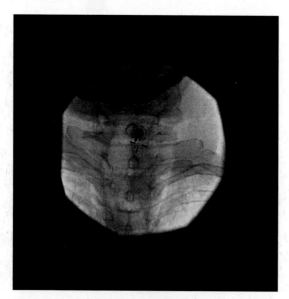

图 47-24 C_7 ～ T_1 硬膜外类固醇注射透视图像，后前位观。注意从右侧近中线处进针，目的是治疗椎间盘退行性变引起的右侧神经根性疼痛

在 X 线下穿刺定位。电刺激（2 Hz 引起运动反应，50 Hz 引起感觉反应）和阻抗测量有助于确认电极位置是否正确。根据阻滞的部位，电极产生的温度被精确控制（60～90℃，1～3 min），消融神经的同时不损伤邻近组织。RFA 常用于三叉神经和内侧支（椎间关节）神经离断。它也用于背根神经和腰交感神经切除术，对支配椎间关节的脊神经内侧支切断也有效。疼痛缓解期只有 3～12 个月，因为 RFA 后神经会再生。RFA 热损伤灶通常呈卵圆形，与针的大小、针尖温度以及加热持续时间有关。在低温时使用无菌水冷却 RFA 探针能降低热损伤灶的碳化程度，扩大热损伤灶。42℃ 的脉冲射频对各种疼痛的治疗作用也正在被评估。

冷冻止痛法通过冷却和解冻组织可产生数周至数月的镇痛效果。当气体（二氧化碳或氧化亚氮）在高压下膨胀时，可使冷疗电极尖端迅速降温。电极通过 12～16 G 穿刺针置入，尖端温度可达到 −50℃～−70℃。电刺激（2～5 Hz 引起运动反应，50～100 Hz 引起感觉反应）有助于确定电极位置。通常进行两次及更多次 2 min 冻融周期。冷冻止痛法最常用于外周神经的长期镇痛，对开胸术后疼痛尤其有效。开胸手术或相似的手术后患者常会发生神经病理性疼痛。诊断性肋间神经阻滞有助于判断导致慢性胸腹痛的责任神经，肋间神经阻滞也可用于长期镇痛。肋间神经阻滞的主要风险是气胸与局麻药中毒。肋间神经射频消融可作为治疗肋间神经痛的姑息治疗方法，但是有发生传入神经阻滞性疼痛的风险。

6. 化学神经松解术

㉒　对严重的难治性癌痛患者，当常规治疗方法不能提供有效镇痛，或常规镇痛模式引起不可接受的副作用时，推荐使用神经毁损性阻滞。癌痛患者最常使用化学性神经毁损的部位有腹腔神经丛、腰交感干、腹下神经丛和奇神经节。有时它也用于治疗良性难治性神经痛，偶尔用于治疗外周血管疾病。这种阻滞可带来严重的并发症（运动和感觉障碍），因此需要患者谨慎选择，只有当全面考虑了替代镇痛方法之后才能进行。另外，虽然最初镇痛效果显著，但是在数周到数月之后，大部分患者会再次出现原发痛，或者发展出新的疼痛（去传入神经性疼痛或中枢性疼痛）。

可通过注射乙醇或苯酚短暂破坏神经纤维或神经节。这些药物为非选择性，同时阻滞内脏、感觉和运动神经。乙醇（50%～100%）可引起轴突和 Schwann

细胞的膜磷脂浸出和脂蛋白沉淀，苯酚（6%～12%）则使蛋白质凝聚。乙醇有明显的注射痛，因此常先使用局麻药。阻滞外周神经时，乙醇可不稀释，但阻滞交感神经需使用大剂量时，则使用与布比卡因 1：1 的混合液。苯酚的水制剂（6%～8%）和甘油制剂注射时不痛，12% 苯酚溶液可配制在造影剂里。

神经毁损术

腹腔神经丛毁损和内脏神经阻滞对于腹腔癌痛，特别是胰腺癌治疗效果较好。腰交感神经、腹下神经丛和奇神经节毁损阻滞适用于治疗继发于盆腔肿瘤的疼痛。鞍区毁损阻滞适用于盆腔恶性肿瘤引起的难治性疼痛，但需考虑可能引起肠道和膀胱功能障碍的风险。肋间神经毁损可用于治疗由肋骨转移性病灶引起的疼痛。其他部位的神经毁损，例如垂体腺溶解和皮质切除术，可作为终末期的姑息关怀。

在考虑使用任何神经毁损之前，至少要使用局麻药进行一次诊断性阻滞，以确定疼痛的传导途径和神经毁损的潜在疗效和发病率。X 线引导下，在使用神经毁损药物之前需再次使用局麻药。注射完毁损药物之后，在退针之前，需以空气或生理盐水清洁针尖，以避免损伤浅表组织。

许多临床医生喜欢用乙醇阻滞腹腔神经丛，用苯酚阻滞腰交感神经。蛛网膜下腔使用神经毁损术时，只能使用极少量的药物（0.1 ml）。乙醇是低比重液，苯酚甘油制剂是重比重液。患者行蛛网膜下腔神经毁损治疗时，需谨慎摆好体位，以便药液扩散至适当水平，并局限于后角区域。

癌症患者有高血栓风险时，可多次接受抗凝治疗。当患者停止使用抗凝药物准备行诊断性局部阻滞时，需提前获得患者行神经损毁的同意，在诊断性局麻药注射有效后就立即注射化学毁损药物。

7. 选择性神经阻滞

利用药理学和解剖学差异，神经阻滞可作为一种区分躯体、交感和心因性疼痛作用机制的方法。该方法还有争议，因为数据解释和明确具体哪根神经或通路被阻滞都有难度。理论上，药理学途径依赖于神经纤维对局麻药的敏感性不同。节前纤维（B）被报道是最敏感的，紧接着是疼痛纤维（Aδ）、躯体感觉纤维（Aβ）、运动纤维（Aα），最后是 C 纤维。使用不同浓度的局麻药可以选择性地阻滞特定类型的神经纤维，同时保留其他功能。有挑战的是，不同患者阻滞交感神经的局麻药浓度差异很大，局麻药传导阻滞不仅取决于纤维大小，还取决于接触时间和脉冲频率。因此，大多数医生放弃使用药理学选择性神经阻滞，而倾向于使用解剖学选择性神经阻滞。

星状神经节阻滞可以用来选择性阻滞头、颈和上肢的交感神经。腹腔神经丛、腹下神经丛和腰椎旁交感神经阻滞可分别用于阻滞腹部、盆腔和下肢交感神经。选择性神经根阻滞、肋间神经阻滞、颈丛神经阻滞、臂丛神经阻滞和腰骶丛神经阻滞可用于躯体神经阻滞。

胸交感神经阻滞引起气胸的风险很高，因此，可对有胸部疼痛的患者使用选择性硬膜外阻滞（表47-16）。每次硬膜外注射后，都需要评估患者疼痛缓解程度、交感阻滞的体征（血压下降）、对针刺和轻触的感觉以及运动功能。若注射生理盐水后疼痛消失，则可能为心因性疼痛（通常为长期效应）或安慰剂反应（常为短期效应）。若疼痛缓解与单独交感神经阻滞吻合，则疼痛可能为交感神经纤维介导的。若疼痛只在躯体感觉神经阻滞后缓解，则可能为躯体感觉神经介导的。最后，若运动神经阻滞后疼痛仍持续存在，则疼痛可能为中枢性（脊髓以上）或心因性。

选择性硬膜外阻滞有阻滞中枢神经的风险，以及发生低血压和阻滞 $T_1 \sim T_4$ 节段心脏加速纤维的风险。因此，阻滞平面不应高于 T_5。置入导管后，后续操作必须在监护下进行。

虽然选择性硬膜外阻滞有其局限性，但当患者经超过疼痛范围的多节段阻滞后疼痛仍持续存在时，可有助于鉴别原发中枢性疼痛。再次进行神经阻滞不认为可以缓解疼痛。

当患者出现来自前腹壁的疼痛时，可进行超声引导下腹横平面（transversus abdominal plane，TAP）阻滞。该方法可提供短期或长期镇痛效果，可作为硬膜外阻滞的替代方法。若疼痛不能缓解，则考虑疼痛是来自内脏器官或中枢。内脏痛对腹腔神经丛和内脏神经阻滞反应良好，可进行内脏神经射频消融。中枢性疼痛的患者对多学科治疗可能有效，包括心理咨询和生物反馈治疗。

表 47-16　不同硬膜外阻滞的溶液浓度

溶液	硬膜外 [1]
安慰剂	生理盐水
交感神经	0.5% 利多卡因
躯体神经	1% 利多卡因
所有纤维	2% 利多卡因

[1] 氯普鲁卡因也可以替代使用

8. 神经调节治疗

神经系统电刺激对急慢性疼痛都有镇痛作用。可通过经皮、硬膜外电极或植入中枢神经系统的电极进行放电。

经皮电神经刺激

经皮电神经刺激（transcutaneous electrical nerve stimulation，TENS）被认为是通过刺激粗大传入神经纤维产生镇痛作用。对患有轻至中度急性痛和慢性腰背痛、关节炎和神经病理性疼痛的患者有一定疗效。疼痛过程的闸门学说认为，来自粗大的精辨觉纤维的传入信号与来自细小痛觉纤维的传入信号相竞争。另一种理论认为，在高频刺激时，TENS 可以引起细小的痛觉传入纤维传导阻滞。传统的 TENS 电极放置在疼痛相应皮节区域，由发生器定期发出直流电刺激（常持续 30 min，一日数次）。发放电流为 10 ~ 30 mA，波宽 50 ~ 80 μs，频率 80 ~ 100 Hz。一些对传统 TENS 反应差的难治性疼痛对低频的 TENS 反而有效（类针灸 TENS），放电波宽大于 200 μs，频率小于 10 Hz（持续 5 ~ 15 min）。不同于传统 TENS，低频电刺激的作用至少部分被纳洛酮拮抗，提示有内源性阿片类物质的作用。这种技术也称为脊髓背柱电刺激，因其被认为是通过直接刺激脊髓背柱粗大 Aβ 纤维而产生镇痛作用的。

脊髓电刺激

㉓ 脊髓电刺激（spinal cord stimulation，SCS）可治疗神经病理性疼痛。目前的适应证有：交感神经介导的疼痛、脊髓损伤并有相应节段疼痛、幻肢痛、外周血管疾病引起的下肢缺血性疼痛、粘连性蛛网膜炎、周围神经病变、开胸术后疼痛、肋间神经痛、疱疹后神经痛、心绞痛、腹部内脏痛以及盆腔内脏痛。背部手术后出现的持续痛这种典型的伤害感受性-神经病理性疼痛，也可从 SCS 中获益。

将临时电极放置于硬膜外后间隙，连接体外发生器，进行 5 ~ 7 天试验，评估其效果（图 47-27 和图 47-28）。若患者，例如 CRPS 患者，安置电极后能忍受物理治疗，则可考虑延长电刺激时间。若效果良好，则可植入全埋式电刺激设备。然而，某些患者随时间推移，效果减弱。并发症有感染、电极移位以及导线破裂。

背根神经节（Dorsal root ganglion，DRG）刺激已被证明是一种有效的治疗，并替代 SCS 帮助下肢 CRPS 患者提高物理治疗的耐受性（图 47-29）。脊髓电刺激和 DRG 刺激的并发症包括感染、电极移位和导线断裂。

患者于俯卧位

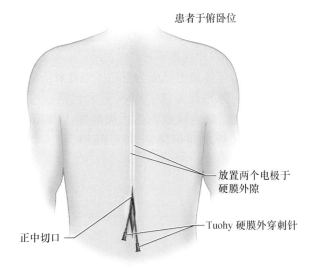

放置两个电极于硬膜外隙

Tuohy 硬膜外穿刺针

正中切口

图 47-27 安置脊髓电刺激的患者体位

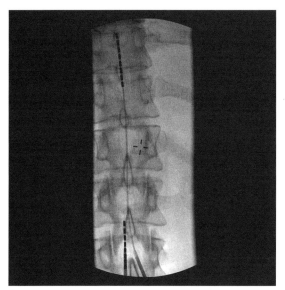

A

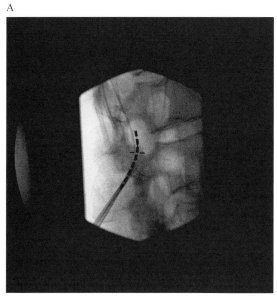

B

图 47-28 两根 SCS 电极的位置。**A**. 前后位图。右侧电极已经到达目标位置，即 T_{10} 顶端；而左侧电极超过穿刺针。**B**. 侧位图。第一根电极到达目标位置，左侧电极进入硬膜外隙

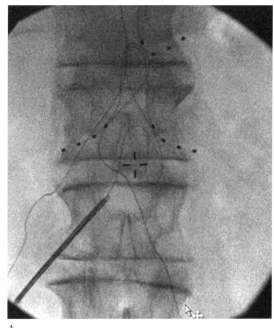

A

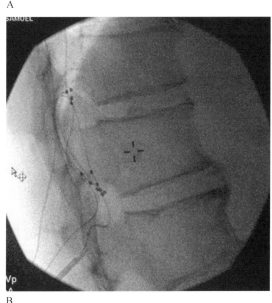

B

图 47-29 背根神经节（DRG）刺激电极位置图。**A**. 前后位图。右侧 T_{11} 和双侧 T_{12} 刺激背根神经节。注意 Tuohy 针进入硬膜外隙外侧方，在刺激器下一个节段进入对侧孔。**B**. 侧位图显示 T_{11} 和 T_{12} 分别有一个和两个 DRG 刺激器

外周神经刺激

外周神经刺激（peripheral nerve stimulation，PNS）与脊髓电刺激的区别在于其电极置于损伤外周神经的近心端。电极可经皮安置，可用或不用超声引导，或经手术直接连接至神经。枕神经电刺激就是外周神经刺激，对于治疗枕神经痛与偏头痛有效（图 47-30）。

深部脑刺激

深部脑刺激（deep brain stimulation，DBS）可用

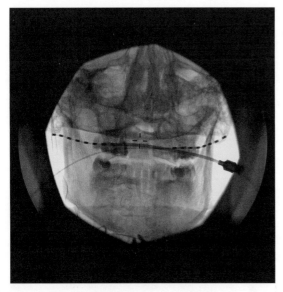

图 47-30 枕神经刺激器安放位置的前后位图。右枕神经刺激电极位于颈项下方，而左枕神经刺激电极已经穿出引导针

于治疗难治性癌痛与难治性非恶性神经病理性疼痛。经立体定向植入电极于中央导水管周围和脑室周围灰质区域治疗伤害感受性疼痛，常用于治疗癌痛及慢性腰背痛。治疗神经病理性疼痛时，电极置于丘脑腹后外侧核和腹后内侧核。DBS 同样也适用于治疗运动障碍、头痛和神经精神性障碍。最严重的并发症是颅内出血和感染。

9. 椎体加固

㉔ 对有病理性或骨质疏松性椎体压缩性骨折的患者，用聚甲基丙烯酸甲酯（PMMA）骨水泥进行椎体加固很有益处。椎体成形术时需要从套管针注射骨水泥。椎体后凸成形术需要从经皮套管针植入球囊，展开后注入骨水泥（图 47-31）。前后位透视与侧位透视有助于确定骨水泥的注射位置。当患者骶骨不

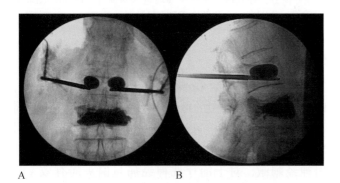

图 47-31 椎体后凸成形术。A. 前后位图显示球囊在 L_2 支撑成型，随后在该水平注射聚甲基丙烯酸甲酯（PMMA）。在 L_3 处可见之前注射的双侧球囊扩张所造成的空洞内的 PMMA。B. 侧位视图。球囊在 L_2 椎体充气扩张。L_3 椎体可见之前注入的 PMMA

全性骨折时，可使用骨水泥行骶骨成形以稳定骨折。椎体加固的风险有直接神经损伤（放置套管针导致）、出血、骨水泥外渗和栓塞事件。

Kiva VCF 椎体加固已成为近期压缩性骨折后增加椎体高度的一种替代方法。Kiva 手术包括在椎体内放置一个线圈，然后线圈内植入聚醚酮（PEEK）植入物。PMMA 骨水泥可随后注入 PEEK 植入物（图 47-32）。

多学科治疗

心理干预

心理学技术，包括认知疗法、行为疗法、生物反

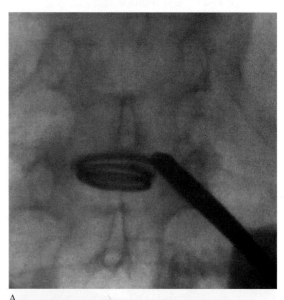

A

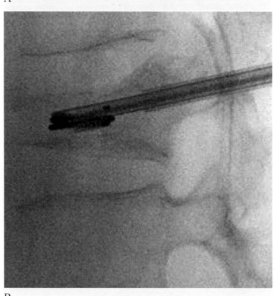

B

图 47-32 Kiva VCF 椎体加固术。A. 前后位图显示出合适的线圈宽度，以便随后进行聚醚酮（PEEK）植入。B. 侧位图显示推进线圈形成一个空腔，允许推进和植入一个 PEEK 植入物并随后注射 PMMA

馈技术、放松技术和催眠技术，被广泛用作多学科疼痛控制方法的一部分。认知疗法是基于患者对疼痛的态度会影响对疼痛的感觉这一假设。对疼痛不适应的态度会造成痛苦和劳动力丧失。单独或分组治疗是教育患者应对疼痛的技能。最常用的技能包括转移注意力和想像。行为（operant）治疗是基于慢性疼痛患者的行为是由行为结果所决定的这一前提。积极行为的强化（例如来自配偶的关心）倾向于加重疼痛，而消极行为的强化则减轻疼痛。治疗师的任务是在家庭成员和医疗人员的帮助下引导行为的修正，鼓励强化消极行为和最小化积极行为。

　　松弛治疗教育患者改变因疼痛而引起的唤醒反应和交感张力增加。最常使用的技术是渐进肌肉松弛训练。生物反馈治疗与催眠术关联紧密。所有形式的生物反馈治疗都是基于患者的不自主生理参数可被教育控制这一原理。一旦熟练掌握技术，患者也许有能力产生松弛反应，以及更加有效地应用技能以控制加重疼痛的生理性因素（例如肌张力）。生物反馈最常使用的生理参数是肌张力（肌电生物反馈法）和温度（温度生物反馈法）。催眠术的效果个体差异很大。催眠术教育患者集中于其他感觉，局限疼痛于其他部位，以及通过想像使自己从疼痛体验中分离出来，从而教育患者改变疼痛感觉。慢性头痛和肌肉骨骼障碍的患者采用松弛疗法可明显获益。

物理治疗

　　热和冷疗法通过减轻肌肉痉挛来减轻疼痛。另外，热疗可减轻关节僵硬，增加血流，冷疗可收缩血管，减轻组织水肿。热疗和冷疗的镇痛效果可部分被疼痛的闸门学说解释。

　　体表加热包括传导（热敷、石蜡浴、射流治疗）、对流（水疗）和辐射（红外线）技术。深部加热包括超声、短波和微波透热疗法。这些对于深部关节和肌肉痛的患者更为有效。冷疗对于急性损伤和水肿导致的疼痛最有效。当选择性应用时，冷疗还可缓解肌肉痉挛。方法有冷敷、冰擦和冷蒸气喷雾（氯乙烷或氟甲烷）。

　　任何慢性疼痛康复方案都包括锻炼。渐进式的运动计划可以预防关节僵硬、肌萎缩和挛缩，而所有上述病变都会导致疼痛和功能残疾。McKenzie 运动对于腰椎间盘移位的患者特别适用。患者也许会认为既往的物理治疗并没有效果。需重新评估既往物理治疗的效果，同时现阶段的物理治疗和家庭锻炼方案的合理性也需重新评估。水疗通过增加运动范围以及长期耐力，对不能耐受其他形式治疗的患者尤其有用。

针灸

㉕　针灸治疗对慢性疼痛也是一种有效的辅助治疗方法，特别是伴有慢性骨骼肌肉功能障碍和头痛的患者。针灸是将针插入解剖学上被称作经络的不同穴位上。插入后采用捻针或微电流进行刺激。插入的穴位似乎与传统神经系统解剖学无关。虽然有关针灸的作用机制和在疼痛中的作用仍有争议，但有些研究发现针灸会导致内源性阿片类物质的释放，其作用也可被纳洛酮拮抗。

（郑碧鑫　代月娥　译　聂鸿飞　校　叶菱　审）

指南

Deer TR, Pope JE, Hyek SM, et al. The Polyanalgesic Consensus Conference (PACC): Recommendations on intrathecal drug infusion systems best practices and guidelines. *Neuromodulation*. 2017;20:96.

Dowell D, Haegerich TM, Chou R. CDC guidelines for prescribing opioids for chronic pain—United States, 2016. *MMWR Recomm Rep*. 2016;65:1.

Narouze S, Benzon HT, Provenzano DA, et al. Interventional spine and pain procedures in patients on antiplatelet and anticoagulant medications: Guidelines from the American Society of Regional Anesthesia and Pain Medicine, the European Society of Regional Anaesthesia and Pain Therapy, the American Academy of Pain Medicine, the International Neuromodulation Society, the North American Neuromodulation Society, and the World Institute of Pain. *Reg Anesth Pain Med*. 2015;40:182.

Rathmell JP, Benzon HT, Dreyfuss T, et al. Safeguards to prevent neurologic complications after epidural steroid injections: Consensus opinions from a multidisciplinary working group and national organizations. *Anesthesiology*. 2015;122:974.

推荐阅读

Cheng J, Chen SL, Zimmerman N, et al. A new radiofrequency ablation procedure to treat sacroiliac joint pain. *Pain Physician*. 2016;19:603.

Deer TR, Levy RM, Kramer J, et al. Dorsal root ganglion stimulation yielded higher treatment success rate for complex regional pain syndrome and causalgia at 3 and 12 months: A randomized comparative trial. *Pain*. 2017;158:669.

Desai MJ, Kapural L, Petersohn JD, et al. A prospective, randomized, multicenter, open-label clinical trial comparing intradiscal biacuplasty to conventional medical management for discogenic lumbar back pain. *Spine*. 2016;41:1065.

Kapural L, Yu C, Doust MW, et al. Comparison of 10-kHz high-frequency and traditional low-frequency spinal cord stimulation for the treatment of chronic back and leg pain: 24-month results from a multicenter, randomized, controlled pivotal trial. *Neurosurgery*. 2016;79:667.

Otten LA, Bornemann R, Jansen TR, et al. Comparison of balloon kyphoplasty with the new Kiva VCF system for the treatment of vertebral compression fractures.

Pain Physician. 2013;16:E505.

Provenzano DA, Watson TW, Somers DL, et al. The interaction between the composition of preinjected fluids and duration of radiofrequency on lesion size. *Reg Anesth Pain Med*. 2015;40:112.

Vrooman B, Kapural L, Sarwar S, et al. Lidocaine 5% patch for treatment of acute pain after robotic cardiac surgery and prevention of persistent incisional pain: A randomized, placebo-controlled, double-blind trial. *Pain Medicine*. 2015;16:1610.

第 48 章　加速康复计划和优化围术期结局

Gabriele Baldini，MD，MSc and Timothy Miller，MB ChB FRCA

要点

1 运行良好的"加速康复计划"（enhanced recovery program，ERP）使用循证治疗方法以确保治疗连续性，减少临床管理的变化，最小化器官功能障碍的发生率，减少术后并发症，促进康复。

2 围术期患者之家（PSH）被定义为跨学科的、基于团队的且贯穿整个手术治疗过程的外科患者的全面化管理。PSH 管理从初步诊断和患者准备开始，在患者完全康复并返回其最初医疗保健供应处后结束。PSH 包括了多种与当地医疗环境适应的围术期促进康复计划元素。

3 持续术后疼痛（术后持续超过常规 1 ～ 2 个月恢复期，或显著超过术后正常恢复期限的慢性痛）被越来越多地认为是术后常见且显著的问题。

4 手术应激反应强度与手术刺激强度、低温和心理应激相关，也可由围术期干预措施调节，包括神经阻滞以及减少外科侵入性操作的程度。

5 研究表明，于硬膜外和鞘内注射局麻药阻断伤害性刺激向中枢传导，可以减轻手术患者的代谢应激、炎性应激以及神经内分泌应激反应。在大型开胸和开腹手术中使用胸段硬膜外阻滞可提供良好的镇痛效果，利于患者术后运动，并降低肠麻痹的发生率和严重程度。

6 相比全身使用阿片类药物，硬膜外注射局麻药与小剂量阿片类药物可以在静息和活动状态下提供更好的术后镇痛。通过减少阿片类药物的使用，减轻由此引起的全身性副作用，硬膜外镇痛有助于患者早期锻炼和经口进食，增加锻炼积极性并减少体重下降。

7 使用局麻药单次或连续周围神经阻滞可阻断伤害性刺激传入，从而减少全身使用阿片类药物的需求及相关副作用。

8 利多卡因［静脉推注 100 mg 或 1.5 ～ 2 mg/kg，之后持续静脉输注 1.5 ～ 3 mg/（kg·h）或 2 ～ 3 mg/min］有镇痛、抗痛觉过敏和抗炎作用。

9 多模式镇痛指联合使用不同药理学作用机制的不同种类药物，从而起到对控制术后疼痛及其后遗症的叠加或协同作用。

10 在阿片类药物基础上联用非甾体抗炎药（nonsteroidal antiinflammatory drug，NSAIDs）可减轻术后疼痛强度，减少阿片类药物需求，同时也降低了阿片类药物的副作用发生率，例如恶心、呕吐、镇静和尿潴留。然而，NSAIDs 可能增加胃肠道出血和伤口出血的风险，并损害肾功能，不利于伤口恢复。

11 与护士按需肠外给药相比，患者自控镇痛中使用阿片类药物可达到更好的镇痛效果、更高的患者满意度，并减少阿片类副作用。

12 单次或连续周围神经阻滞常用于快通道的门诊和住院矫形外科手术，可促进术后恢复，提高镇痛效果以及患者满意度。

13 术后肠麻痹延迟恢复进食时间是导致患者不适的常见原因，同时也是延长术后住院时间、增加住院花费的最常见原因之一。即使是胃肠道手术，鼻饲管也应尽量少用，或者减少使用时间。多模式镇痛中减少阿片类药物使用可缩短术后肠麻痹的时间，甚至完全避免它的发生。

14 围术期液体输注过量或过少都会增加术后肠麻痹的发生率和严重程度，因此目标导向的液体输注策略可能有益，尤其对于拟行合并大量液体转移的重大手术或术后胃肠道并发症高风险患者。

"加速康复计划" 的发展

外科与麻醉管理的巨大进步逐渐地减少了风险调整后的围术期死亡率与并发症发生率。持续改善围术期预后，包括促进术后康复和减少围术期并发症的发生，依赖于整合的、围术期多学科治疗的方法变革。围术期多学科合作需要整合多种治疗，包括外科和麻醉技术、护理、物理治疗和营养支持。团队协作治疗的目标是将循证医学证实对患者有益的单个围术期治疗因素（例如麻醉方案、营养支持和物理治疗）整合为一个对术后结果产生促进和有利影响的紧密协作的整体方案（边际收益聚合理论）。

这种整合的多学科围术期治疗方案就被称为加速康复计划（ERPs）、加速康复手术或加速术后康复（enhanced recovery after surgery，ERAS）（图 48-1）。

① 运行良好的 ERP 使用循证治疗方法，以确保治疗的连贯性，减少临床管理的变化，最小化器官功能障碍，减少术后并发症，促进康复（图 48-2）。促进康复计划的成功依赖于计划中各项干预措施的叠加或协调效应。遵守促进康复计划可获得较好的术后疗效，促进康复并降低治疗花费。

评价 ERP 的结果非常关键。住院时间是用来评估成果的常用指标，尽管在很多医疗体系中，出院时间更多地与管理及组织有关，而非某项单独的术后康复程度。目前鲜有研究来定义术后康复过程，也几乎没有什么评估指标去证实某种疾病术后康复的程度。其他评估 ERP 成功的指标包括再住院率和并发症发生率及严重程度是否下降。具有应用前景的数据表明，促进康复计划可能提高肿瘤患者术后预后。

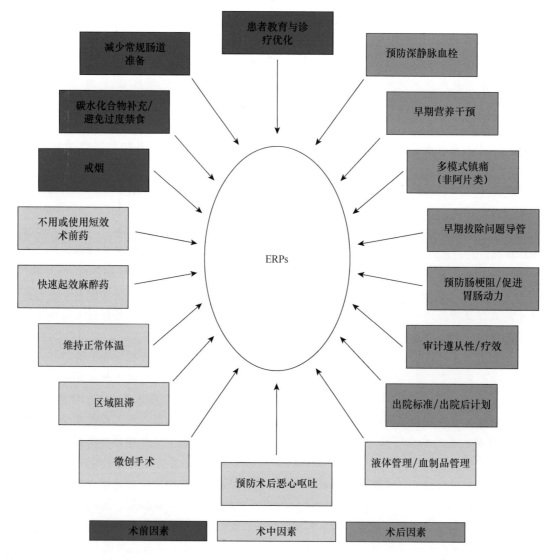

图 48-1　围术期加速术后康复的因素（Reproduced with permission from Fearon KC，Ljungqvist O，Von Meyenfeldt M，et al. Enhanced recovery after surgery: A consensus review of clinical care for patients undergoing colonic resection. Clin Nutr. 2005 June；24（3）：466-477.）

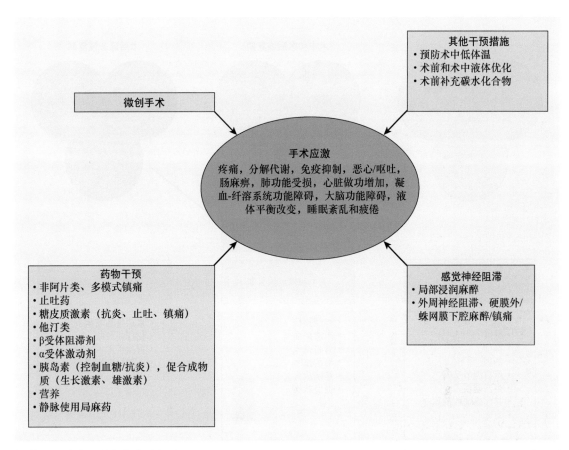

图 48-2　多模式干预以减少手术应激反应（Reproduced with permission from Kehlet H，Wilmore DW. Evidence-based surgical care and the evolution of fast-track surgery. Ann Surg. 2008 Aug；248（2）：189-198.）

麻醉干预措施通过减轻疼痛，助力术后早期活动，促进术后早期进食来加快围术期康复。在这种环境下，麻醉医师的任务不仅是在术中提供满意的麻醉，还要改善整体围术期管理。这些目标可通过以下方法达到：改善患者术前状况，避免过度禁食，降低术中神经内分泌应激反应的副作用，并提供多模式镇痛和对症治疗来促进术后康复。

最初 ERP 应用于结直肠和心脏手术患者中，如今已在食管、肥胖治疗、胰腺、肝、头颈、乳腺、整形外科及小儿腹部手术中发展应用。许多 ERP 指南及共识声明适用于不同专业人群。

❷　外科手术的围术期医疗模式 / 围术期患者之家（PSH）被定义为：以患者为中心，贯穿患者整个手术或治疗过程中的创新医疗模式，从决定实施手术开始，直到患者康复并且已经返回以其为中心的医疗之家或最初医疗护理人员的照护中。PSH 负责协调贯穿所有临床微系统的医疗照护。PSH 计划可被理解为 ERPs 的进化，因其包括了围术期 ERP 的几种元素，并且更能适应当地的临床环境。麻醉医师基于自己独特的临床技能，在 PSH 中常需要扮演关键的协调角色。为达到目标，麻醉医师必须与共同实施围术期医疗的外科及内科团队紧密结合。因此，麻醉培训计划必须扩大课程范围，将围术期医疗的连续统一性包括其中。

❸　持续术后疼痛（术后持续超过常规 1 ～ 2 个月恢复期）被越来越多地认为是术后的常见和显著问题。某些手术术后持续疼痛的发生率可能已超过 30%，特别是截肢术、开胸手术、乳房切除术和腹股沟疝修补术。虽然原因仍不清楚，但已知有数种危险因素（图 48-3）。积极的多模式围术期镇痛被认为是降低持续术后疼痛的发生率的基本要点（详见第 47 章）。

加速康复计划的麻醉管理相关因素

术前阶段

患者教育

患者及家属的配合对 ERP 的顺利执行至关重要。术前教育需使用通俗语言，避免使用医学术语。使用以患者母语设计的精良的宣传册、视频以及网络资源有利于向患者介绍 ERP。智能手机通信和患者导航应

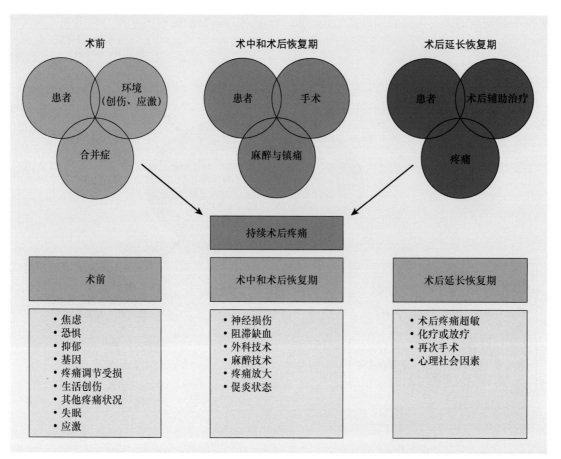

图 48-3 持续术后疼痛的危险因素（Reproduced with permission from Wu CL，Raja SN. Treatment of acute postoperative pain. Lancet. 2011；377（9784）：2215-2225.）

用程序也越来越多地应用于帮助组织和协调患者围术期医疗连续性。

术前风险评估和优化功能状态

　　减少围术期并发症的发生可以促进术后康复。术前评估要点已在第 18 章详细讨论。目前国际上已有很多关于围术期心血管、呼吸和代谢系统并发症的风险评估指南，但是关于如何优化患者术前功能与心理状态却并未引起广泛注意。尽管如此，还是可以做一些相关建议。例如，已在使用 β 受体阻滞剂的患者围术期应该继续使用。围术期使用他汀类药物目前看来可降低术后心血管并发症发生率，因此不建议突然停药。多种基于患者合并症、手术类型和生化结果的特定程序评分系统已用于预测术后死亡率与并发症发生率。另外，风险校正评分系统，例如美国外科医师协会国家手术质量改进项目（National Surgical Quality Improvement Program，NSQIP）和美国胸外科医师协会国家数据库，可用来比较不同机构之间的成果。

戒烟与戒酒

　　术前手术风险评估与改善医疗并发症措施也可以帮助改变显著影响患者短期和长期健康状况和生活质量的坏习惯。吸烟、药物滥用和酗酒是导致术后并发症的危险因素。旨在改变这些不良习惯的围术期干预措施可减少术后并发症，促进术后康复，并减少围术期医疗费用。最近一项 meta 分析发现，对于任一类手术，术前戒烟可使术后并发症发生率降低 41%，特别是与伤口恢复和肺功能相关的并发症。强化持续术前戒烟 3～4 周，包括药物干预（例如尼古丁替代治疗）和患者咨询，比简短、单一的术前戒烟干预的效果更好。目前有许多心理药理学方案也能帮助患者戒酒，并减少酒精戒断症状的发生。

食物与液体摄入指南

　　术前禁食与手术应激可诱发胰岛素抵抗。此外，整夜禁食禁饮以及进行机械肠道准备的患者会因脱水而增加不适感，并导致困倦和直立位头晕。虽然一直提倡术前禁食以降低麻醉诱导时反流误吸的风险，但基于上述不良反应，其优点应重新评估。

　　有研究发现，避免术前禁食，保证足够的水与能量摄入，可减轻术后胰岛素抵抗。初步证据表明，术前摄入碳水化合物饮料（例如麻醉诱导前 2～3 h 摄入 50 g 麦芽糖）是安全的，还可减轻胰岛素抵抗，减少饥饿、疲劳和术后恶心呕吐（postoperative nausea and vomiting，PONV）发生率；此外，碳水化合物饮料促进肠道恢复、改善免疫功能。但是，以上研究结果主要基于麦芽糖碳水化合物饮料，单糖类碳水化合物饮料的代谢及临床效果尚不清楚。宣教患者术前短时间内饮下碳水化合物很重要，因为持续数小时的啜饮并不足以诱发可降低胰岛素抵抗的胰岛素反应。

目前国际禁食指南允许低反流误吸风险的患者术前 2 h 进食清水（见第 18 章）。术前 2 h 进食清水、碳水化合物饮料或两者都用的安全性已在健康志愿者的磁共振成像研究中得到证实。磁共振成像发现，进食 400 ml 碳水化合物饮料（12.5% 麦芽糖）2 h 后的胃内残留量，和整夜禁食禁饮后的胃内残留量差不多（平均约 21 ml）。该实践在无并发症的 2 型糖尿病患者也被证实是安全的，并不增加反流误吸风险。尽管很多临床研究证实过度禁食不利于术后康复，但对循证禁食指南的遵从性仍较低，医生依旧命令患者在午夜后禁食禁饮。

手术期间

预防性抗血栓治疗

预防性抗血栓治疗可降低围术期静脉血栓形成及相关并发症发生率和死亡率。充气加压装置和抗凝药物目前使用普遍。在很多手术，如腹部、血管、胸科和整形外科手术都会采用椎管内麻醉技术，为避免形成硬膜外血肿，掌握抗血栓治疗的适当时机和方法非常重要。关于抗凝治疗中患者接受区域阻滞管理的国际指南已在第 45 章中讨论。

预防性使用抗生素

术前合理选择抗生素种类和给药时机可降低手术部位感染风险。抗生素需在切皮前 1 h 内使用，若手术时间长，则需根据抗生素的半衰期再次使用，以保证足够的血药浓度。来自大型国家数据库的最新数据表明，与未使用抗生素的、行或未行肠道准备的患者相比，在结直肠手术前 24 h 口服抗生素的机械肠道准备患者其手术部位感染风险降低。预防性使用抗生素需在术后 24 h 停用，尽管目前的指南允许心胸手术患者术后 48 h 使用抗生素。

最小化手术应激反应的策略

手术应激反应是指由手术及相关侵入性操作引起的神经内分泌、代谢、炎性和免疫学的改变。应激反应可对器官功能和围术期结果造成不良影响，包括诱发分解代谢，以及一过性但可逆的胰岛素抵抗，表现为外周糖摄入减少和内源性糖生成增加。手术应激程度与手术刺激强度、低温和心理应激相关，也可**（4）**由围术期干预措施调节，包括神经阻滞和减少侵入性操作。近来外科与麻醉技术都在努力发展以减少手术应激反应，继而降低应激相关的器官功能障碍和围术期并发症发生率。以下就概述一些能促进 ERP 效果的方法。

A. 微创手术

业已证明，微创手术与传统开放手术相比，可显著减少手术应激。已有数据证实了技能熟练且经验丰富的外科医生实施微创手术的安全性。此外，腔镜手术在 ERP 中带来了长期益处。例如，腔镜手术与传统开放手术相比，可减少手术并发症，特别是切口感染。腔镜手术减少术后疼痛，有益于术后呼吸功能恢复，老年患者行腔镜手术也能降低并发症的发生率。过去的 15 年，外科技术的进步，如机器人手术、腔镜手术中经自然腔道标本取出、内镜手术以及微创整形外科技术的发展，已经大大地弱化了手术应激反应，并且此类进步有望继续发展。

B. 区域麻醉 / 镇痛技术

区域麻醉 / 镇痛技术带来的临床益处与代谢效果使快通道手术的实施更加顺利（表 48-1）。于椎管内**（5）**注射局麻药阻断伤害性刺激向中枢传导，被证实可减轻患者对手术刺激的代谢性、炎性和神经内分泌性的应激反应。在大型开胸和开腹手术中推荐使用胸段硬膜外阻滞是术后 ERP 的重要部分，可提供良好的镇痛，有利于患者术后运动和物理治疗，并减少肠麻痹的发生率和严重程度。但在微创手术中没有证据支持使用中枢性阻滞镇痛，并且一些案例表明，硬膜外神经阻滞可能延迟术后康复，延长住院时间。不推荐在腹部手术使用腰段硬膜外麻醉 / 镇痛，因其镇痛节段不能完全覆盖手术切口。此外，还常引起尿潴留及下肢感觉运动阻滞，增加尿管的使用率（也增加尿路感染的概率），延迟术后早期活动和恢复，并增加摔倒的风险。

（6）硬膜外阻滞使用局麻药和低浓度阿片类混合液，可提供较静脉阿片类药物更好的术后镇痛效果，不管是休息还是运动时（图 48-4 和表 48-2）。通过减少阿片类药物的使用剂量，减轻阿片类药物引起的全身性副作用，硬膜外镇痛有助于患者恢复早期锻炼和经口进食，增加锻炼积极性并减少体重下降。硬膜外

表 48-1　整合区域麻醉与镇痛技术的加速康复计划[1]

手术类型	切口方式	区域麻醉 / 镇痛技术	住院时间
结直肠切除	开腹，腹腔镜	TEA，鞘内镇痛，伤口持续输注罗哌卡因，腹腔内注射局麻药，静脉使用利多卡因，TAP	2 ～ 4 天
疝修补	开放	局麻药浸润，INB，TAP	2 ～ 4 h
胃切除术	开腹，腹腔镜	TEA，伤口输注局麻药，TAP（肋下的）	3 ～ 4 天
胸科手术	开胸	TEA，ICB	1 ～ 4 天
食管手术	开腹	TEA	3 ～ 5 天
开放式主动脉手术	开腹	TEA	3 ～ 5 天
肝手术	开腹	TEA，鞘内镇痛，伤口输注局麻药	4 天
胰十二指肠切除术	开腹，腹腔镜	TEA，伤口输注局麻药，TAP	5 ～ 8 天
肾切除术	开腹，腹腔镜	TEA	2 ～ 4 天
子宫切除术	开腹，腹腔镜	TAP	1 ～ 2 天
根治性膀胱切除术	开腹	TEA，伤口输注局麻药	5 ～ 7 天
关节成形术（髋、膝关节）	开放	CPNB（股神经和坐骨神经），高容量关节周围浸润	1 ～ 3 天

[1] TEA，胸段硬膜外镇痛；ICB，肋间神经阻滞；INB，髂腹股沟神经阻滞；TAP，腹横平面阻滞；CPNB，连续周围神经阻滞

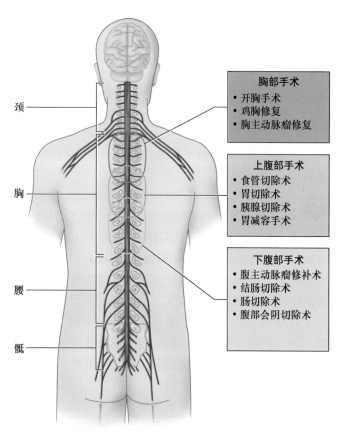

图 48-4　胸部或腹部手术患者进行硬膜外麻醉 / 镇痛放置硬膜外导管的最佳区域（Reproduced with permission from Manion SC, Brennan TJ. Thoracic epidural analgesia and acute pain management. Anesthesiology. 2011 July；115（1）：181-188.）

阻滞通过减轻术后高血糖反应，可减轻术后胰岛素抵抗，并通过促进外源性糖分利用，预防术后氨基酸丢失，保持去脂体重。

若蛛网膜下腔麻醉用于快通道手术（特别是门诊手术），需考虑到持续运动阻滞导致的康复延迟。椎管内使用小剂量局麻药（利多卡因 30 ～ 40 mg，布比卡因 3 ～ 10 mg，罗哌卡因 5 ～ 10 mg）与亲脂的阿片类药物（芬太尼 10 ～ 25 μg，或舒芬太尼 5 ～ 10 μg）可提供长时间的术后镇痛，对运动阻滞影响较小，不会影响术后麻醉恢复。超短效局麻药，例如氯普鲁卡因（目前仍有争议）可进一步加速快通道计划。椎管内使用阿片类药物也会带来恶心、皮肤瘙痒和术后尿潴留等副作用。可乐定等辅助药物可替代椎管内阿片类药物，可避免因上述副作用导致的延迟出院。例如，椎管内使用局麻药加可乐定可提供有效镇痛，相比椎管内使用吗啡发生尿潴留的概率更小。一项最新研究发现，与全身使用阿片类药物的结直肠手术患者相比，椎管内联合使用局麻药和吗啡的患者皮质醇和血糖水平更低；但是，炎症反应在两种不同镇痛方式中并未表现出差别。在快通道心脏手术中使用区域麻醉的安全性和效果还需进一步研究。尽管有些心脏手术研究表明，椎管内使用吗啡能缩短拔管时间和 ICU 住院时间，减少肺部并发症，提供镇痛的同时较少抑制呼吸，但其他些研究并未发现有此益处。

⑦ 使用局麻药（单次或连续）行周围神经阻滞（peripheral nerve block，CPNB）阻断伤害性刺激传入，可减少阿片类药物使用剂量，从而减少其相关副作用，并促进恢复（见第 46 章）。局麻药种类、剂量和浓度的选择都需避免因延长运动阻滞时间而致延迟术后运动和延迟出院。

表 48-2　胸段硬膜外镇痛溶液选择 [1]

局麻药	阿片类	优点	缺点
布比卡因，0.125%	无	↓恶心 / 呕吐 ↓瘙痒 ↓镇静 ↓呼吸抑制	↑低血压 ↑运动阻滞
布比卡因，0.1%	氢吗啡酮，5 ～ 10 μg/ml 或芬太尼，2 ～ 5 μg/ml	↓血流动力学和阿片类副作用	—
布比卡因，0.05%	氢吗啡酮，5 ～ 10 μg/ml 或芬太尼，2 ～ 5 μg/ml	↓血流动力学和阿片类副作用	—
布比卡因，0.05%	氢吗啡酮，20 μg/ml 或芬太尼，5 ～ 10 μg/ml	↓血流动力学和阿片类副作用	—
无	氢吗啡酮，20 ～ 40 μg/ml	↓低血压 ↓运动阻滞	↑恶心 / 呕吐 ↑瘙痒 ↑镇静 ↑呼吸抑制

[1] Reproduced with permission from Manion SC，Brennan TJ. Thoracic epidural analgesia and acute pain management. Anesthesiology. 2011 July；115（1）：181.

C. 静脉输注利多卡因

⑧ 利多卡因［静脉推注 100 mg 或 1.5 ～ 2 mg/kg，之后持续静脉输注 1.5 ～ 3 mg/（kg·h）或 2 ～ 3 mg/min］有镇痛、抗痛觉过敏和抗炎作用。在结直肠手术和耻骨后前列腺手术中静脉使用利多卡因已证实可以减少阿片类药物和全麻药物剂量，提供较满意的镇痛效果，促进肠道功能恢复，促进早期出院。虽然在某些情况下，输注利多卡因可能替代椎管内阻滞和区域麻醉，但仍需要更多的研究以证实其在 ERP 中的优点。虽然不同手术中需要的最有效剂量和最有效持续时间仍未明确，但即使短时间的利多卡因输注也可能有益处。

D. β 受体阻滞剂治疗

β 受体阻滞剂被用于在喉镜检查和插管时减轻交感反应，以及减少手术应激导致的儿茶酚胺释放。β 受体阻滞剂还可用于预防非心脏手术的高危患者围术期心血管事件的发生，有助于维持术中和麻醉苏醒时的血流动力学稳定。这类药物有抗分解代谢作用，通过减少肾上腺素能的刺激减少能量需求。静脉使用艾司洛尔可减少挥发性麻醉药的剂量，并降低最低肺泡有效浓度；同样可减轻术后疼痛，减少阿片类药物使用，并减少 PONV 发生。有报道危重患者行肠外营养时加用 β 受体阻滞剂能保持正氮平衡。但是，β 受体阻滞剂作为辅助镇痛药在 ERP 中的作用尚不明确。

E. 静脉使用 α₂ 受体激动剂

可乐定和右美托咪定两者都兼具麻醉与镇痛作用。可乐定减轻术后疼痛，减少阿片类药物使用，减少其相关并发症，并延长椎管内和外周神经阻滞效果。在快通道心脏手术中，椎管内使用吗啡与可乐定缩短插管时间，提供有效镇痛，提高康复质量。右美托咪定在 ERP 中的使用价值尚无广泛研究。

短效静脉麻醉药与吸入麻醉药

A. 静脉麻醉药

静脉使用丙泊酚是强效镇静剂，也是大多数手术常用的麻醉诱导药品。丙泊酚全凭静脉麻醉作为多模式方案中的一部分，常用于 PONV 高风险的患者。

B. 吸入麻醉药

与其他吸入麻醉药相比，地氟烷和七氟烷可缩短麻醉苏醒期，缩短复苏室停留时间，降低康复相关的费用。有证据表明，通过脑电双频指数（BIS）监测避免全身麻醉过深，可能改善预后，包括减少术后谵妄和认知功能障碍的发生。氧化亚氮因可减少其他镇静镇痛药物剂量，快速代谢，且价格便宜，有时会与其他吸入麻醉药合用。但氧化亚氮的使用已逐年减少，因其可能导致肠胀气，继而影响腔镜术中外科医生的手术视野，并且增加 PONV 风险（见第 8 章）。

C. 阿片类

短效阿片类，例如芬太尼、阿芬太尼和瑞芬太尼在快通道手术中常与吸入麻醉药或丙泊酚联用，在区域麻醉或局部麻醉/镇痛时也有使用。然而，术中使用瑞芬太尼的患者术后出现剧烈疼痛可能与阿片类药物引起的痛觉过敏有关，或者由于急性阿片类耐受，导致术后对镇痛药用量增加。越来越多证据支持，作为多模式镇痛方案的一部分，在围术期的各个阶段阿片类药物的使用都应减少，以减少其相关副反应、促进康复。相比基于阿片类药物的麻醉，无阿片类药物麻醉已被证实可减少 PONV 和术后阿片类药物使用，或许可作为替代技术，尤其对于存在 PONV、呼吸暂停及呼吸抑制高风险的患者。

正常体温的维持

麻醉药对体温调节中枢的抑制，暴露于冷环境中，以及术野热量丢失，都可导致患者术中发生低体温。手术时间长短及手术类型直接影响低体温的发生。围术期低体温促进交感神经兴奋，抑制免疫细胞反应，从而增加心血管并发症和切口感染风险。核心体温每降低 1.9℃，切口感染的风险就增加 3 倍。同时低体温还增加术中出血风险和输血需求。此外，通过抑制许多麻醉药的代谢，低体温还会延长麻醉恢复时间（详见第 52 章）。

维持组织足够氧合

手术应激导致肺功能受损和外周血管收缩，继而分别引起动脉和局部组织缺氧。围术期缺氧可导致心血管系统和中枢神经系统并发症增加，因此，需采取多种方法预防围术期缺氧。

通过增加氧供来维持围术期充分氧合可改善部分临床相关预后。术中和术后（2 h）吸入 80% 浓度氧气增加动脉和皮下组织氧张力，可减少伤口感染，降低 PONV 发生率，同时不增加高浓度吸氧相关的并发症，如肺不张和高碳酸血症。区域麻醉通过降低全身血管阻力，也可促进外周组织灌注与氧合。最后，早期活动、避免长期卧床，同样可以促进术后中枢与外周组织氧合。

术后恶心呕吐的预防

PONV 是常见的麻醉并发症，会延迟早期进食和术后恢复。强调在各类手术中都应积极预防 PONV，可在现有文献中查到 PONV 预防和处理的相关共识和指南（详见第 17 章与 56 章）。

目标导向的液体与血流动力学治疗

越来越多证据表明，围术期液体的管理影响接

受大手术患者的预后，液体输注量——无论是限制性或开放性——都可能增加术后并发症。观察性研究显示，不同的液体管理策略之间差别很大。多数关注重点是避免低血容量，然而液体超负荷及其伴随的不良反应尽管在手术室内更难发现，却可能更常见。液体超负荷，尤其是晶体液，可导致组织氧供减少、吻合口渗漏、肺水肿、肺炎、伤口感染及术后肠麻痹，延长住院时间。此外，过多液体常导致体重增加 3～6 kg，影响术后活动。

目标导向的液体治疗（GDFT）的概念是基于优化血流动力学监测指标，例如心率、血压、每搏输出量、脉压和每搏输出量变异系数，可通过无创心输出量测量装置，如脉冲动脉波形分析、经食管超声心动图和经食管多普勒得以实现（详见第 5 章）。GDFT 旨在避免发生低血容量和液体过负荷，已被证实在高危手术患者中是最佳液体管理方式。

液体输注种类也很重要：应用等张晶体液补充细胞外液丢失量，通常用等渗胶体液补充血管内容量（表 48-3）。

术后阶段

术后即刻治疗

A. 减轻术后寒战

术后寒战的主要原因是围术期低体温，虽然可能有其他非体温调节机制参与。术后寒战可显著增加氧耗、儿茶酚胺释放、心输出量、心率和血压、颅内压以及眼内压。它同时增加心血管并发症发生率，特别

表 48-3 目标导向的治疗中基于生理学的一线液体替代治疗[1]

生理需求	替代液体	剂量
细胞外		
汗液丢失	晶体[2]	
闭合腹腔手术		0.5 ml/（kg·h）
开腹手术		1 ml/（kg·h）
生成尿量	晶体	量出为入[4]
血管内		
失血量	胶体[3]	估计丢失量
前负荷进一步不足	胶体	根据临床评估[5]

[1] Reproduced with permission from Chappell D, Jacob M. Influence of non-ventilatory options on postoperative outcome. Best Pract Res Clin Anaesthesiol. 2010 June；24（2）：267-281.
[2] 以等张晶体液维持体液平衡。
[3] 高度水肿时以等渗胶体液维持体液平衡。
[4] 肾功能正常的首选补液方案。
[5] 条件允许下的容量监测（如 PiCCO 系统、经食管多普勒等）

是老年患者，并延长麻醉复苏室停留时间，增加相关医疗费用。寒战在老年患者和缺氧患者中不常见，因体温调节能力随年龄下降，低氧也可直接抑制寒战。许多药物，特别是哌替啶、可乐定和曲马多，可用来减少术后寒战，然而，积极预防以减少热量丢失才是最有效的策略（详见第 52 章）。

B. PONV 的治疗

一旦排除 PONV 是由药物或手术引起的，就应立即使用药物治疗 PONV（详见第 17 章和 56 章）。

C. 多模式镇痛

9 多模式镇痛通过联合使用有不同药理学作用机制的不同种类药物产生的叠加或协同效应，来减轻术后疼痛及其后遗症。这种方法可达到理想的镇痛效果，同时减少镇痛药剂量与相关副作用。多模式镇痛通常会联合使用区域镇痛技术，包括伤口局麻药输注、硬膜外 / 蛛网膜下腔镇痛，或单次 / 连续外周神经阻滞。多模式镇痛在 ERP 中常规使用以改善预后。在此重点讨论可用于围术期多模式镇痛方案中的主要镇痛干预措施。

10 **1. NSAIDs**——非甾体抗炎药（NSAIDs）的使用减轻术后疼痛程度，减少阿片类药物用量，同时也减少了阿片类药物相关副作用，例如 PONV、镇静及尿潴留。然而，NSAIDs 可能增加胃肠道和伤口出血风险，影响肾功能，且影响伤口愈合。也有人担忧 NSAIDs 不利于胃肠道吻合口愈合，可能增加吻合口漏的风险，尽管这种担忧存在争议，仍需进一步研究。

围术期使用选择性环加氧酶 -2（cyclooxygenase-2，COX-2）抑制剂同样可减轻术后疼痛，减少阿片类药物用量和相关副作用。虽然 COX-2 抑制剂可减少 NSAID 相关的血小板功能障碍和胃肠道出血风险，但其对肾功能潜在的不良影响仍有争议。也有人担心 COX-2 用于心血管手术中的安全性，特别是罗非昔布和伐地考昔。围术期使用塞来昔布或伐地考昔是否增加拟行非心脏手术的低心血管风险患者的心血管风险尚未得到证实。还需进一步研究证实 COX-2 抑制剂的镇痛效果和安全性，对预后的影响及在 ERPs 中的作用。

2. 对乙酰氨基酚（扑热息痛）——经口、直肠和肠外给予对乙酰氨基酚是多模式镇痛的重要组成部分。对乙酰氨基酚的镇痛效能比 NSAIDs 弱 20% ～ 30%，但其更安全。当它和 NSAIDs 联用时镇痛效果增强，能显著降低整形外科和腹部手术后疼痛程度，减少阿片类剂量。然而，对乙酰氨基酚不能减少阿片类药物的副作用。常规在区域麻醉及镇痛时联合使用对乙酰氨基酚，疼痛爆发时再使用 NSAIDs，这样可减少 NSAIDs 相关副作用。

3. 加巴喷丁类药物——术前单次口服加巴喷丁和普瑞巴林已被证实可在术后 24 h 内减轻疼痛，并减少阿片类药物的使用。关于围术期此类药物的使用剂量及持续时间，以及其是否可能降低术后慢性疼痛发生率，仍存在争议。常见副作用包括镇静和头晕，尤其在老年患者中更常见。

4. N- 甲基 -d- 天冬氨酸（NMDA）受体拮抗剂——氯胺酮：术前使用小剂量氯胺酮（单次给药或输注）可明显减轻疼痛，减少阿片类药物使用及 PONV 发生率。氯胺酮也被证实对长期使用阿片类药物的患者有益。

镁：镁剂也可减轻术后疼痛，减少阿片类药物使用，尽管还未确定其最佳剂量。副作用包括低血压和增强神经肌肉阻滞。

5. 静脉应用利多卡因——静脉输注利多卡因镇痛近来已越来越受欢迎，因为有充分证据支持将其用作多模式镇痛的一个组成部分。其在大腹部手术中，可促进肠道功能恢复，缩短住院时间。建议对静脉输注利多卡因的患者进行持续心血管监测，因此，其使用目前仅限于麻醉复苏室、ICU 或有监护设备的医院病房。尽管如此，一些中心已制定并实施了相关围术期方案，以便在没有持续心血管监测的情况下在外科病房安全使用静脉利多卡因。

6. 阿片类——尽管新型非阿片类镇痛药和辅助药物的使用越来越多，区域麻醉与镇痛也减少了阿片类剂量与副作用（表 48-4），全身使用阿片类仍是治疗手术疼痛的基本手段。在术后口服镇痛药过渡期，常 **11** 于肠外使用阿片类。与护士管理、按需肠外给药相比，患者自控镇痛中使用阿片类药物可提供更好的镇痛效果、更高的患者满意度和更少的阿片类副作用。常在围术期与 NSAIDs 和（或）对乙酰氨基酚联合使用口服阿片类药物，例如羟考酮和氢可酮。

7. 硬膜外镇痛——除可以提供显著的镇痛外，硬膜外阻滞减轻手术应激反应，减少术后并发症，减弱分解代谢，促进术后功能恢复。与全身使用阿片类药物相比，胸段硬膜外镇痛可提供更好的静息与运动状态下镇痛。然而，硬膜外镇痛的益处主要见于开腹及开胸手术患者，在腹部和胸部微创手术患者中的优势仍被质疑，因最新试验表明硬膜外镇痛可能实际上延迟了微创手术患者的院内康复。在硬膜外连续输

表 48-4　围术期使用的辅助镇痛药物 [1, 2]

| 辅助用药 | 手术类型或临床设置 | 辅助药物的镇痛效能 | 使用剂量（单次推注，持续输注） | 使用方法 | | | 监测 |
				给药途径	时机	术后持续时间	
利多卡因	扁桃体切除术	—	1.5 mg/kg 单次推注，随后 1.5～2 mg/(kg·h) 持续输注（术中，直至缝皮），然后 1 mg/(kg·h) 输注（术后）	IV	术前[3]、术中、围术期	30 min～48 h	局麻药中毒征象（CNS 和心血管）
	心脏手术	+					
	腹部手术（开腹或腹腔镜）	+					
	开胸手术	+					
	子宫切除术	+					
	腔镜前列腺切除术	+					
	整形外科手术	—					
氯胺酮	心脏手术	+	0.5～1 mg/kg 单次推注，之后以 2～10 μg/(kg·min) 持续输注	IV	术前、术后（PCA[4]）、围术期	4～72 h	CNS[5]（镇静深度、眼球震颤、幻觉）、心血管
	开胸手术	+					
	腹部手术	+					
	妇产科手术	—					
	整形外科手术	—					
	脊柱手术	+ / —					
	长期使用阿片类	+					
	预防慢性疼痛	+ / —					
	阿片类诱发的痛觉过敏	+ / —					
加巴喷丁类似物							
加巴喷丁	胆囊切除术	—	300～1200 mg	PO	术前[6]、术后		CNS[5]（镇静深度、嗜睡、头晕）、下肢水肿
	子宫切除术	+					
	脊柱手术	+					
	髋关节成形术	—					
	预防慢性疼痛	+ / —					
普瑞巴林	子宫切除术	+	75～300 mg	PO	术前、术后		
	腔镜胆囊切除术	—					
	预防慢性疼痛	+ / —					
硫酸镁	心脏手术	+	30～50 mg/kg 单次推注，之后 8～15 mg/(kg·h) 持续输注	IV	术前、术中		CNS（嗜睡）、神经肌肉功能、呼吸抑制、心血管（心动过缓）
	胆囊切除术	+					
	下肢骨科手术	+					
	妇科手术	+					
	日间手术	+					
类固醇	髋关节成形术	+	地塞米松：8～16 mg 甲泼尼龙：125 mg	IV	术前		高血糖、消化道出血、伤口愈合状况
	乳腺手术	+					
	腔镜胆囊切除术	+					

（续表）

辅助用药	手术类型或临床设置	辅助药物的镇痛效能	使用剂量（单次推注，持续输注）	使用方法			监测
				给药途径	时机	术后持续时间	
α_2 激动剂							
可乐定	PO		PO 3～5 μg/kg	PO、IV	术前[7]、术中、术后（PCA[8]）		CNS[5]（镇静深度）、心血管（低血压、心动过缓）
	腹部手术	−					
	全膝关节成形术	+					
	子宫切除术	+					
	前列腺切除术	−					
	IV		IV 150 μg		术前、术中、术后（PCA[9]）		
	胆囊切除术	−					
	腹部手术	+					
	脊柱手术	+					
右美托咪定	开胸手术	+	负荷量 0.5～1 μg/kg，之后 0.2～0.4 μg/(kg·h) 持续输注	IV			
	腹部手术	+					
	子宫切除术	+					
	减重手术	+					

[1] 已经证明阿片类辅用以上这些药物，镇痛效果显著：明显减轻疼痛、减少阿片类药物用量、减少阿片类副作用，或者以上两个或所有作用。
[2] CNS，中枢神经系统；PCA，患者自控镇痛。
[3] 快速推注，或在麻醉诱导前 30 min。
[4] 设定 7 min，匀速输注完 1 mg 的需求药量。
[5] 精神病性副作用呈剂量依赖性。
[6] 术前 1～2.5 h 单次给药。
[7] 术前 60～90 min 口服。
[8] 设定 5 min，匀速输注完所需的 20 μg 药量。
[9] 设定 5 min，匀速输注完所需的 5 μg 药量

注和患者自控硬膜外镇痛（patient-controlled epidural analgesia，PCEA）中，长效局麻药，例如罗哌卡因（0.2%）、布比卡因（0.0625%～0.125%）和左布比卡因（0.1%～0.125%）常和亲脂的阿片类药物联用。如前所述，在胸段而非腰段硬膜外镇痛中使用低浓度的局麻药可避免下肢运动阻滞，从而避免延迟术后活动与恢复，且不增加患者摔倒风险。在硬膜外阻滞的局麻药中加用阿片类药物可增强术后镇痛效果，且不影响肠道功能恢复。

8. 椎旁神经阻滞——椎旁神经阻滞可提供与硬膜外类似的顶叶镇痛，但无硬膜外相关副作用风险。尽管如此，关于两种镇痛方式在 ERP 中的研究还很少。

9. 周围神经阻滞——单次或连续周围神经阻滞常用于快通道门诊与住院矫形外科手术，可促进术后恢复，提高镇痛效果和患者满意度（详见第38和46章）。对一些手术类型，多个神经阻滞较单个神经阻滞可提供更好的镇痛效果。神经阻滞减少了全身使用阿片类药物的剂量相关并发症。选择适

当的患者，严格按照临床路径操作，有助于提高快通道骨外科手术中周围神经阻滞的成功率，并降低风险。

超声成像技术的发展促进了腹壁神经阻滞的发展，可更好地选择性定位特定的神经，并更准确地在特定神经周围沉积局麻药（详见第38和46章）。

近来，脂质布比卡因的单次周围神经给药可将周围神经阻滞的镇痛时间延长至术后 72 h。然而，初步研究并未如一地显示出预期效果，因此，脂质局麻药制剂在术后镇痛和 ERPs 中的作用尚需明确证实。

10. 大容量局麻药浸润镇痛和伤口输注——局麻药混合肾上腺素的大容量局麻药浸润镇痛，无论是否全身性使用 NSAIDs，近来已在全髋和全膝关节置换术患者中普遍应用，并在很多情况下已取代周围神经阻滞，特别在 ERP 中（详见第38章）。然而，目前缺乏证据表明该技术优于周围神经阻滞。此外，它对代谢和炎性反应以及非镇痛相关预后的影响仍未知。周围神经阻滞和康复治疗对功能结果的影响也尚未研

究完全。

局麻药伤口输注可用于改善术后疼痛，减少阿片类药物使用需求，特别是在行开腹手术和硬膜外镇痛存在禁忌的患者中。局麻药伤口输注的镇痛效果已在多种手术中得到证实。局麻药伤口输注效果不一致的原因可能是局麻药类型、浓度和剂量，导管放置及局麻药扩散方式不同。

11. 局麻药腹腔内滴注和雾化——腹腔内局麻药滴注和雾化可减轻开腹和腹腔镜手术术后疼痛强度，并减少术后阿片类药物使用。然而，这些技术在多模式管理中的确切作用仍有待明确。

外科病房促进康复的策略

A. 多学科手术医疗组织

多学科术后治疗需要外科医生、麻醉团队、护士、医师、营养医师、物理治疗师、药剂师以及病案管理者/社会服务工作者共同参与，多学科团队需共同努力，在标准化、特定程序基础上优化每位患者的治疗方案。每张病床都需配备舒适的座椅和步行器，以鼓励患者坐、立和行走。应避免术后常规卧床。鼓励患者术后当天下午或晚上坐在座椅上，同时或第二天开始下床活动。若患者不能下床，应指导和鼓励其在床上进行物理锻炼和深呼吸锻炼。

B. 优化镇痛以促进功能恢复

组织良好、训练有素的急性疼痛服务（acute pain service，APS）可以优化特定程序的临床方案，以更好地管理疼痛及相关不良反应，有助于推动 ERPs。疼痛缓解和症状控制的质量严重影响术后恢复，最佳运动量和食物摄取量取决于镇痛是否充分及其相关的副作用是否最小。外科医师联合 APS，需针对不同的手术制订最佳镇痛策略，并密切持续评估镇痛效果与相关副作用风险。其目标不是"零疼痛"，而是让患者可舒适地步行及物理锻炼，且使副作用，如头晕、镇静、恶心、呕吐、尿潴留、肠麻痹以及下肢乏力最小化。**值得注意的是，阿片类药物相关的 PONV 是门诊手术后非计划住院的最常见原因，阿片类药物相关性肠梗阻是延长住院时间的最常见原因之一。这两个问题都显著增加了围术期花费。**

C. 减轻术后肠麻痹的策略

13 术后肠麻痹延迟术后肠内营养进食的恢复，常给患者造成强烈不适，是延长术后住院时间和增加可避免的住院费用的最主要原因之一。早期肠内营养可减少术后并发症，**因此对 ERP 患者很有必要采取干预措施与策略以降低术后肠麻痹的风险和严重程度。**造成肠麻痹的主要机制有四种：交感抑制性反射、手术操作引起的局部炎症、术中和术后全身使用阿片类镇痛药以及过量输液导致的肠道水肿。**腹部手术后频繁使用鼻饲管并不能促进肠道功能的恢复，且因增加反流误吸发生率而增加肺部并发症。因此，即使是胃肠道手术，鼻饲管也应尽量少用，或者尽量减少使用时间。**

使用小剂量阿片类药物或非阿片类镇痛技术的多模式镇痛产生的阿片类药物节约效应，可缩短术后肠麻痹的持续时间，甚至可能完全避免术后肠麻痹。与开放手术相比，微创手术可减轻外科应激和炎症反应，使肠道功能恢复更快。在开放手术中，胸段硬膜外镇痛不但可提供更好的镇痛效果，还通过抑制脊髓交感抑制性反射来抑制术后肠麻痹的发展和严重程度，促进肠道功能恢复。硬膜外镇痛对于腹腔镜手术似乎没有相同效果。缓泻剂，如镁乳和比沙可啶，可减少术后肠麻痹持续时间。促动力药，如甲氧氯普胺则无效。新斯的明增加肠蠕动，但可引起 PONV。

术后咀嚼口香糖通过刺激胃肠道反射，可能减少肠麻痹持续时间。虽然其在 ERP 患者中的作用还未被评估，但因其安全且成本低，术后咀嚼口香糖仍可被包括在术后多模式治疗措施中，以减少术后肠麻痹。外周阿片 μ 受体拮抗剂甲基纳曲酮（Relistor）和阿维莫泮（Entereg）可减少阿片类药物的肠道副作用，同时因其跨越血脑屏障的能力有限，并不拮抗阿片类镇痛效应。对接受大剂量静脉吗啡制剂的开腹手术患者，使用阿维莫泮可将术后肠麻痹时间缩短 16～18 h，减少鼻饲管的再次置管率，缩短住院时间，降低再入院率，特别是进行肠道切除手术的患者。但是，与多模式镇痛中减少阿片类药物使用的 ERP 患者相比，接受阿维莫泮治疗、大剂量使用阿片类药物镇痛的患者术后肠道功能恢复仍然更慢。

围术期输注过多液体常引起肠黏膜水肿，延缓术后肠道功能恢复。因为过多或过度限制的围术期**14** 液体输注均会增加术后肠梗阻的发生率和严重程度，以目标为导向的液体输注策略可能是有益的，尤其对于行术中会有大量液体交换的大手术的患者以及有术后胃肠道并发症高风险的患者（详见第 51 章）。然而，一项随机双盲对照试验通过在快通道腹部手术进行开放性和限制性输液策略，发现两组肠道功能恢复并没有差异。

实现"加速康复计划"的要点

ERPs 的成功取决于围术期团队重要成员达成循证的跨学科一致意见的能力和意愿。许多传统的围术期治疗方式，例如引流、限制饮食和制动、过量或过度限制的液体管理和卧床休息，都需要在 ERPs 中做出广泛改变。患者的参与以及患者与家属的期望非常重要，但通常都被忽略。新型外科技能，像横切口与微创手术，需要外科医师掌握并完善新技术。同样，对胸段硬膜外镇痛或外周神经阻滞的强调，对手术中神经内分泌应激反应的药物调节，目标导向的液体与血流动力学治疗，以及对组织和管理完善的 APS 的需求，都需扩大麻醉医师和麻醉医疗团队的传统职业范围。积极镇痛与控制症状、早期下床活动和物理治疗、早期营养、早期拔出尿管或避免导尿，可显著改变麻醉复苏室和外科病房患者的护理方式，同时，也需要组织良好、训练有素和高效的护理团队。

虽然已有成功的 ERPs 案例被报道，但目前还没有"现成的"广泛应用的具体方案，关于目标、专业知识、经验、资源以及政策的地方差异都可显著影响每个机构或医疗保健系统 ERPs 方案的发展、实施及管理。对于同类外科手术的每个患者家庭都需要制订标准化的多学科临床路径，而这需要经验丰富的团队给出意见。这种多学科团队应该包括外科医师、麻醉医师、护士、药剂师、物理治疗师、营养师和管理层。团队不但需负责制订临床方案，还需持续监测方案的效能和花费，并根据结果数据持续改进相关协议方案和反馈（图 48-5）。

优质的围术期治疗需要麻醉医师成为围术期外科治疗团队领导和管理层的重要成员。麻醉医师和麻醉医疗团队的系列技能对 ERPs 的成功十分关键，并且对整个外科治疗过程，从最初的外科诊断、术前评估和术前准备到术后恢复，以及将患者送回至其首诊单位，都有着潜在助益。PSH 理念代表了日间、微创、快通道、加速康复以及多学科之间基于团队的外科治疗发展的积累，并允许从质量和成本方面进行分析，从患者角度进行不断优化（例如，围术期并发症的发生率和严重程度，住院时间，再住院率，重返工作岗位及恢复化疗的时间）。通过优化这些方面，PSH 有助于为患者提供更高价值的外科手术体验，而这需要崭新的临床教育和培训标准。

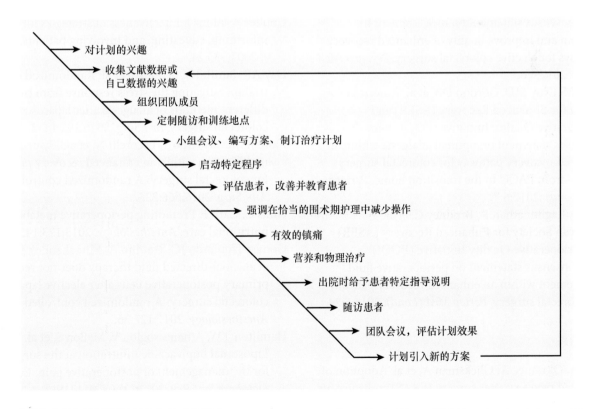

对计划的兴趣
收集文献数据或自己数据的兴趣
组织团队成员
定制随访和训练地点
小组会议、编写方案、制订治疗计划
启动特定程序
评估患者，改善并教育患者
强调在恰当的围术期护理中减少操作
有效的镇痛
营养和物理治疗
出院时给予患者特定指导说明
随访患者
团队会议，评估计划效果
计划引入新的方案

图 48-5 启动和实施加速康复计划的阶梯式步骤（Reproduced with permission from Kehlet H，Wilmore DW. Evidence-based surgical care and the evolution of fast-track surgery. Ann Surg. 2008 Aug；248（2）：189-198. ）

（谭灵灿 译 吕小兰 校 李茜 审）

指南与共识

Bratzler DW, Dellinger EP, Olsen KM, et al. Clinical practice guidelines for antimicrobial prophylaxis in surgery. *Am J Health Syst Pharm.* 2013;70:195.

Enhanced Recovery Society Guidelines: http://erassociety.org.loopiadns.com/guidelines/list-of-guidelines/. Accessed July 8, 2017.

Gan TJ, Diemunsch P, Habib AS, et al. Consensus guidelines for the management of postoperative nausea and vomiting. *Anesth Analg.* 2014;118:85.

Holubar SD, Hedrick T, Gupta R, et al. American Society for Enhanced Recovery (ASER) and Perioperative Quality Initiative (POQI) joint consensus statement on prevention of postoperative infection within an enhanced recovery pathway for elective colorectal surgery. *Perioper Med (Lond).* 2017;6:4.

McEvoy MD, Scott MJ, Gordon DB, et al. American Society for Enhanced Recovery (ASER) and Perioperative Quality Initiative (POQI) joint consensus statement on optimal analgesia within an enhanced recovery pathway for colorectal surgery: Part 1—from the preoperative period to PACU. *Perioper Med (Lond).* 2017;6:8.

Moonesinghe SR, Grocott MPW, Bennett-Guerrero E, et al. American Society for Enhanced Recovery (ASER) and Perioperative Quality Initiative (POQI) joint consensus statement on measurement to maintain and improve quality of enhanced recovery pathways for elective colorectal surgery. *Perioper Med (Lond).* 2017;6:6.

Scott MJ, McEvoy MD, Gordon DB, et al. American Society for Enhanced Recovery (ASER) and Perioperative Quality Initiative (POQI) joint consensus statement on optimal analgesia within an enhanced recovery pathway for colorectal surgery: Part 2—from PACU to the transition home. *Perioper Med (Lond).* 2017;6:7.

Thiele RH, Raghunathan K, Brudney C, et al. American Society for Enhanced Recovery (ASER) and Perioperative Quality Initiative (POQI) joint consensus statement on perioperative fluid management within an enhanced recovery pathway for colorectal surgery. *Periop Med (Lond).* 2016;5:24.

推荐阅读

Aarts M-A, Okrainec A, Glicksman A, et al. Adoption of enhanced recovery after surgery (ERAS) strategies for colorectal surgery at academic teaching hospitals and impact on total length of hospital stay. *Surg Endosc.* 2012;26:442.

Adamina M, Kehlet H, Tomlinson GA, et al. Enhanced recovery pathways optimize health outcomes and resource utilization: A meta-analysis of randomized controlled trials in colorectal surgery. *Surgery.* 2011;149:830.

Aldecoa C, Bettelli G, Bilotta F, et al. European Society of Anaesthesiology evidence-based and consensus-based guideline on postoperative delirium. *Eur J Anaesthesiol.* 2017;34:192.

Amir A, Jolin S, Amberg S, Nordstrom S. Implementation of Pecs I and Pecs II blocks as part of opioid-sparing approach to breast surgery. *Reg Anesth Pain Med.* 2016;41:544.

Andersen LØ. High-volume local infiltration analgesia in hip and knee arthroplasty. PhD thesis, February 2014. http://healthsciences.ku.dk/research/doctoral-degree-ku/degree/Lasse_Andersen_06112016_1322__1__TIL_HJEMMESIDEN.pdf.

Baldini G, Fawcett WJ. Anesthesia for colorectal surgery. *Anesthesiol Clin.* 2015;33:93.

Beverly A, Kaye AD, Ljungqvist O, et al. Essential elements of multimodal analgesia in enhanced recovery after surgery (ERAS) guidelines. *Anesthesiol Clin.* 2017;35:e115.

Carli F, Kehlet H, Baldini G, et al. Evidence basis for regional anesthesia in multidisciplinary fast-track surgical care pathways. *Reg Anesth Pain Med.* 2011;36:63.

Coulter A, Ellins J. Effectiveness of strategies for informing, educating, and involving patients. *Br Med J.* 2007;335:24.

Day AR, Smith RV, Scott MJ, et al. Randomized clinical trial investigating the stress response from two different methods of analgesia after laparoscopic colorectal surgery. *Br J Surg.* 2015;102:1473.

Fiore JF Jr, Castelino T, Pecorelli N, et al. Ensuring early mobilization within an enhanced recovery program for colorectal surgery: A randomized controlled trial. *Ann Surg.* 2016;666:223.

Gillis C, Carli F. Promoting perioperative metabolic and nutritional care. *Anesthesiology.* 2015;123:1455.

Gómez-Izquierdo JC, Trainito A, Mirzakandov D, et al. Goal-directed fluid therapy does not reduce primary postoperative ileus after elective laparoscopic colorectal surgery: A randomized controlled trial. *Anesthesiology.* 2017;127:36.

Hamilton TW, Athanassoglou V, Mellon S, et al. Liposomal bupivacaine infiltration at the surgical site for the management of postoperative pain. *Cochrane Database Syst Rev.* 2017;(2):CD011419.

Hubner M, Blanc C, Roulin D, et al. Randomized clinical trial on epidural versus patient controlled analgesia for laparoscopic colorectal surgery within an enhanced recovery pathway. *Ann Surg.* 2015;261:648.

Hurley RW, Cohen SP, Williams KA, et al. The analgesic

effects of perioperative gabapentin on postoperative pain: A meta-analysis. *Reg Anesth Pain Med.* 2006;31:237.

Kain ZN, Vakharia S, Garson L. The perioperative surgical home as a future perioperative practice model. *Anesth Analg.* 2014;118:1126.

Kehlet H. Multimodal approach to postoperative recovery. *Curr Opin Crit Care.* 2009;15:355.

Levy BF, Scott MJ, Fawcett W, et al. Randomized clinical trial of epidural, spinal or patient-controlled analgesia for patients undergoing laparoscopic colorectal surgery. *Br J Surg.* 2011;98:1068.

Liu SS, Richman JM, Thirlby RC, et al. Efficacy of continuous wound catheters delivering local anesthetic for postoperative analgesia: A quantitative and qualitative systematic review of randomized controlled trials. *J Am Coll Surg.* 2006;203:914.

Ljungqvist O, Scott M, Fearon KC. Enhanced recovery after surgery: A review. *JAMA Surg.* 2017;152:292.

Miller TE, Roche AM, Mythen M. Fluid management and goal-directed therapy as an adjunct to enhanced recovery after surgery (ERAS). *Can J Anesthesia.* 2015;62:158.

Pecorelli N, Hershorn O, Baldini G, et al. Impact of adherence to care pathway interventions on recovery following bowel resection within an established enhanced recovery program. *Surg Endosc.* 2017;31:1760.

Pearse RM, Harrison DA, MacDonald N, et al. Effect of a peri-operative, cardiac output-guided, hemodynamic therapy algorithm on outcomes following major gastrointestinal surgery: A randomized clinical trial and updated systematic review. *JAMA.* 2014;311:2181.

Pöpping DM, Elia N, Marret E, et al. Protective effects of epidural analgesia on pulmonary complications after abdominal and thoracic surgery: A meta-analysis. *Arch Surg.* 2008;143:990.

Smith MD, McCall J, Plank L, et al. Preoperative carbohydrate treatment for enhancing recovery after elective surgery. *Cochrane Database Syst Rev.* 2014;(8):CD009161.

Terkawi AS, Mavridis D, Sessler DI, et al. Pain management modalities after total knee arthroplasty: A network meta-analysis of 170 randomized controlled trials. *Anesthesiology.* 2017;126:923.

Tonnesen H, Nielsen PR, Lauritzen JB, et al. Smoking and alcohol intervention before surgery: Evidence for best practice. *Br J Anaesth.* 2009;102:297.

Ziemann-Gimmel P, Goldfarb AA, Koppman J, et al. Opioid-free total intravenous anaesthesia reduces postoperative nausea and vomiting in bariatric surgery beyond triple prophylaxis. *Br J Anaesth.* 2014;112:906.

第 49 章　水电解质失衡患者的管理

要点

① 渗透压通常仅取决于不可扩散性溶质微粒的数量，这是因为溶液中微粒的平均动能基本相似，与其体积大小无关。

② 钾离子是细胞内渗透压的主要决定因素，而钠离子则是细胞外渗透压的主要决定因素。

③ 细胞内和组织间隙的液体交换，取决于各种不可扩散溶质所产生的不同渗透压差。

④ 血钠浓度< 120 mEq/L 时，可发生严重的低钠血症相关表现。

⑤ 低钠血症纠正过快可导致脑桥脱髓鞘改变（中央脑桥髓鞘溶解症），以及更广泛的脑桥和脑桥外中枢神经系统脱髓鞘改变（渗透脱髓鞘综合征），造成暂时或永久性神经后遗症。

⑥ 细胞外容量增加的主要危害是由肺间质水肿、肺泡水肿、大量胸腔积液或腹水所导致的气体交换障碍。

⑦ 有显著心脏症状或严重肌无力或具有此类风险的患者应考虑静脉补充氯化钾。

⑧ 由于高钾血症的潜在致命性，血钾高于 6 mEq/L 就应该积极处理。

⑨ 有症状的高钙血症应迅速处理。最有效的起始治疗方法是先补液后利尿（尿量 200 ～ 300 ml/h），同时静脉输注生理盐水和袢利尿剂以促进钙离子排出。

⑩ 有症状的低钙血症是临床急症，应及时处理。静脉注射氯化钙（10% 溶液，3 ～ 5 ml）或葡萄糖酸钙（10% 溶液，10 ～ 20 ml）。

⑪ 严重低磷血症导致部分患者肌无力，术后可能需要机械通气。

⑫ 严重的高镁血症可能会导致呼吸和心搏骤停。

⑬ 单纯低镁血症有致心律失常风险，应在择期手术前予以纠正。

外科疾病及其合并症导致的水电解质紊乱在围术期极其常见。术中的体液、血液丢失常通过静脉输注大量液体或血制品进行纠正。严重的水电解质失衡可迅速影响心血管系统、神经系统和神经肌肉的功能，因此，麻醉医师必须对正常水电解质生理有清晰的认识。本章阐述机体的液体构成和常见的水电解质紊乱、治疗措施及对麻醉的影响。酸碱失衡、静脉输液和输血治疗在第 50 章和 51 章介绍。

溶液的命名

临床实践中目前仍然没有普及溶液的国际单位系统（system of international units，SI），许多早期关于浓度的单位仍被广泛应用。例如，液体中溶质的质量可以用克、摩尔或当量表示。溶液浓度可以用单位体积中的溶质数量或单位溶剂重量中的溶质数量表示。

体积摩尔浓度、重量摩尔浓度和当量

一摩尔（mol）的物质含 6.02×10^{23} 个分子。体积摩尔浓度是浓度的国际标准单位，指的是每升溶液中溶质的摩尔数（mol/L，或 M）。重量摩尔浓度指的是每千克溶液中溶质的摩尔数。当量也常常应用在离子溶液中，溶液中离子的当量数等于摩尔数乘以其电荷（效价）。因此，1 mol/L 的 $MgCl_2$ 溶液含 2 当量 / 升的镁离子和 2 当量 / 升的氯离子。

容量渗透摩尔浓度、重量渗透摩尔浓度和张力

渗透指的是半透膜两侧因为不可溶解物质浓度的差别而造成的水净移动。渗透压指的是溶质多的一侧所需的抵御水跨膜移动造成溶质稀释的压力。

① 渗透压通常仅取决于不可扩散性溶质微粒的数量，这是因为溶液中微粒的平均动能基本相似，与其体积大小无关。1 渗透摩尔（Osm）为 1 摩尔的不可溶解微粒产生的渗透压。对于离子化的物质而言，每摩尔可产生 n 摩尔的渗透摩尔量，其中 n 为电离后的电荷数量。因此，1 mol NaCl 这样高度电离的物质在溶解后产生 2Osm。但实际上，由于阳离子和阴离子间的相互作用可降低电离程度，NaCl 相当于只有 75% 解离。两种溶液间 1 mOsm/L 的差别可产生 19.3 mmHg 的渗透压。溶液的容量渗透摩尔浓度等于每升溶液的渗透摩尔数，而其重量渗透摩尔浓度等于每千克溶剂的渗透摩尔数。张力是一个常与容量渗透摩尔浓度和重量渗透摩尔浓度交替使用的词汇。更准确地说，张力指的是一种溶液对细胞体积的作用。等张溶液对细胞体积没有影响，而低张和高张溶液分别使细胞体积增加和减少。

液体腔室

体液分布在被细胞膜分隔的两个主要的腔室中：细胞内液（intracellular fluid，ICF）和细胞外液（extracellular fluid，ECF）。后者可进一步分为血管内液和组织间液。组织间液包括细胞外和血管内皮外的所有液体。每个腔室对于总体液（total body water，TBW）和体重的相对构成见表 49-1。

腔室中液体（水）的容积取决于其中溶质的成分和浓度（表 49-2）。溶质浓度的差别主要取决于分隔不同腔室的生理屏障的特性。溶质所产生的渗透压力

表 49-1　液体腔室（以 70 kg 男性为例）

腔室	液体占体重的百分比（%）	总体液（%）	溶液体积（L）
细胞内	40	67	28
细胞外			
组织间隙	15	25	10.5
血管内	5	8	3.5
总计	60	100	42

表 49-2　液体腔室的成分

	摩尔质量	细胞内（mEq/L）	细胞外 血管内（mEq/L）	细胞外 组织间隙（mEq/L）
钠	23.0	10	145	142
钾	39.1	140	4	4
钙	40.1	< 1	3	3
镁	24.3	50	2	2
氯	35.5	4	105	110
碳酸盐	61.0	10	24	28
磷	31.0[1]	75	2	2
蛋白（g/dl）		16	7	2

[1] PO_4^{3-} 是 95 g

决定了各腔室间液体的分布，并最终决定了每个腔室的容积。

细胞内液

细胞外膜在调节细胞内容量和成分方面起到关键作用。细胞膜上的腺苷三磷酸（ATP）依赖泵按照 3∶2 进行钠/钾（Na^+/K^+）交换。由于细胞膜对钠离子通透性很低，对钾离子通透性更低，所以钾离子在细胞内聚集，钠离子在细胞外聚集。因此，**钾离子**

② **是细胞内渗透压的主要决定因素，钠离子是细胞外渗透压的主要决定因素。**

细胞膜对大多数蛋白质都不通透，因此，细胞内蛋白质浓度较高。由于蛋白质不可溶解（阴离子），细胞膜泵的 3∶2 钠钾交换对于防止细胞内容量渗透摩尔浓度过高尤为关键。当发生缺血或低氧血症时，Na^+-K^+-ATP 酶活性受影响，可导致进行性细胞肿胀。

细胞外液

细胞外液的主要作用是运送细胞所需营养、电解质、清除细胞代谢产物。维持正常的细胞外液容量——特别是循环系统（血管内容量）——非常重要。如前所述，从数量而言，钠离子是最重要的细胞外阳离子，并且是细胞外渗透压和容量的最重要决定因素，因此，细胞外容量的变化与体内总钠量的改变相关。体内总钠量主要决定于钠的摄取、肾钠排出和肾外钠丢失（见下文讨论）。

组织间液

正常情况下组织间液很少为游离状态。大多数组织间液与蛋白多糖化学结合，呈凝胶状态。细胞间液渗透压通常为负压（大约 -5 mmHg）。细胞外液增加通常反映为相应比例的血管内和组织间隙容量增加。如果组织间液容量逐渐增加，其压力也随之增加，最终变为正压。这时，组织间隙凝胶中的游离液体迅速增加，结果仅引起组织间隙液体出现扩张（图 49-1）。血管内过量的液体储存在组织间隙，临床上表现为组织水肿。

正常情况下只有少量血浆蛋白可以通过毛细血管间隙，因此，组织间液的蛋白质含量是非常低的（2 g/dl）。进入组织间隙的蛋白质通过淋巴系统回到静脉系统中。

血管内液

血管内液通常指血浆，被血管内皮细胞严格限制在血管内。大多数电解质（小离子）可以自由通过血管壁，因此，血浆和组织间液电解质成分基本相同。但是，相邻内皮细胞间的紧密连接可阻止血浆蛋白从血管内移出。因此，血浆蛋白（主要是白蛋白）是血浆中唯一有渗透活性的溶质，正常情况下不在血浆和组织间液中进行交换。

液体腔室间的交换

扩散是分子因为动能而出现的随机运动，这是大部分液体和溶质在不同腔室间交换的主要因素。物质跨膜转运的速率取决于：（1）膜对物质的渗透性；（2）膜两侧物质的浓度差；（3）膜两侧的压力差，因为压力可产生更大的动能；（4）带电物质跨膜的电位。

跨细胞膜扩散

组织间液和细胞内液之间的扩散可通过以下多种机制中的一种进行：（1）直接通过细胞膜的双脂质层；

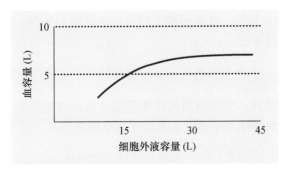

图 49-1　血容量与细胞外液容量的关系（Modified with permission from Guyton AC. Textbook of Medical Physiology. 7th ed. Philadelphia, PA: WB Saunders; 1986.）

（2）通过细胞膜的蛋白通道；（3）可逆地与能够跨膜的转运蛋白结合（易化扩散）。氧、二氧化碳、水和脂溶性分子可直接跨膜转运。如 Na^+、K^+、Ca^{2+} 等阳离子在脂质膜渗透性差，只能通过特定蛋白通道转运。这些蛋白转运通道取决于膜电位和配体（如乙酰胆碱）与膜受体的结合。葡萄糖和氨基酸通过膜结合转运蛋白扩散。

3　细胞内和组织间隙的液体交换是由不可扩散性溶质的浓度差产生的渗透压决定。细胞内和组织间隙的渗透压的相对变化产生了水从低渗透压向高渗透压腔室的净移动。

跨毛细血管内皮扩散

毛细血管壁厚度大约为 0.5 μm，由单层的内皮细胞及其基底膜构成。细胞间隙宽 6 ~ 7 nm，使相邻的细胞互相分隔。氧、二氧化碳、水和脂溶性物质可直接透过内皮细胞膜的两侧。只有类似于钠、氯、钾和葡萄糖之类的小分子水溶性物质可轻易通过细胞间隙。除了间隙较大的肝和肺，类似于血浆蛋白之类的大分子物质很难穿过内皮细胞间隙。

除了渗透压，静水压的显著差异使跨毛细血管的液体交换与跨细胞膜的液体交换有所不同（图 49-2）。这种力在动静脉毛细血管末端都起作用，液体呈现从动脉毛细血管末端移出进入静脉毛细血管末端的趋势。而且不同组织床中，这种力的大小有所不同。动脉毛细血管压取决于毛细血管前括约肌的张力。因此，需要压力较高的毛细血管，如肾小球毛细血管，前括约肌张力较低；而通常压力较低的肌肉毛细血管，前括约肌张力较高。正常情况下，约 90% 渗出的液体可重吸收入毛细血管。未被重吸收的液体（约 2 ml/min）进入组织间液，通过淋巴液回流入血管内。

水平衡紊乱

人出生时水大约占体重的 75%。出生一个月时，该数值降到 65%，成年后男性为 60%，女性为 50%。女性脂肪含量较高，从而降低了水含量。同样，肥胖和高龄使水含量进一步降低。

正常水平衡

正常成年人每天平均摄入约 2500 ml 水，包括能量最终代谢产物的内生水 300 ml。平均每日水丢失2500 ml，其中包括尿液约 1500 ml，呼吸道丢失400 ml，皮肤蒸发 400 ml，汗液 100 ml 和经大便排泄

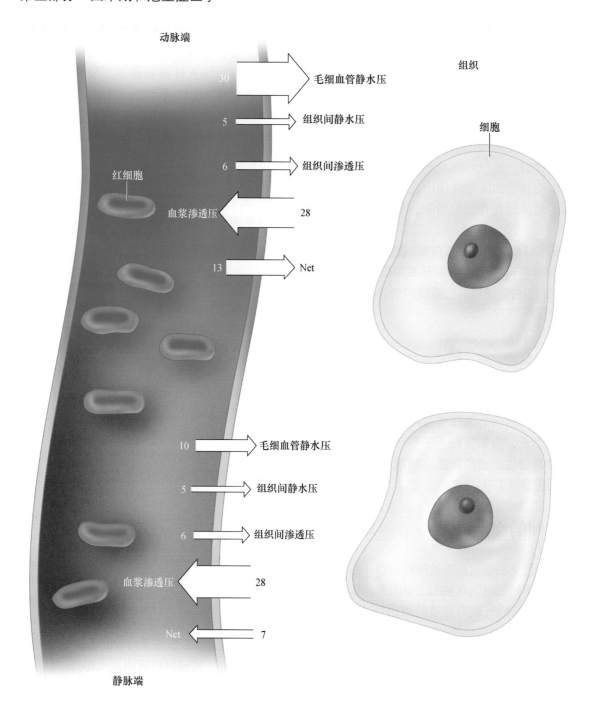

图 49-2　毛细血管液体交换。图中数字单位为 mmHg，表示各压力梯度。"Net" 指的是各毛细血管末端的净压力，例如 13 mmHg 是动脉毛细血管末端压力，7 mmHg 是静脉毛细血管末端压力

100 ml。蒸发失水可散热 20% ～ 25%，这对于调节温度非常重要。

细胞内液和细胞外液的渗透压通过精密调节维持组织的正常水含量。水含量和细胞体积的改变可导致重要的功能损害，尤其是在脑部（见下文讨论）。

血浆钠离子浓度、细胞外液渗透压与细胞内液渗透压的关系

细胞外液渗透压等于所有可溶性溶质浓度的总

和。由于 Na^+ 及其阴离子约占所有溶质的 90%，以下公式基本成立：

$$血浆渗透压 = 2 \times 血浆钠离子浓度$$

此外，因为细胞内液和细胞外液的渗透压基本相同，血浆钠离子浓度基本可反映总渗透压：

$$总渗透压 = \frac{细胞外溶质 + 细胞内溶质}{总体液量}$$

因为钠和钾分别是细胞外和细胞内的主要溶质：

$$总体渗透压 = \frac{(Na^+_{细胞外} \times 2) + (K^+_{细胞内} \times 2)}{总体液量}$$

将以上两个公式结合后：

$$[Na^+]_{血浆} \approx \frac{(Na^+_{细胞外} \times 2) + (K^+_{细胞内} \times 2)}{总体液量}$$

根据以上原理，可计算出等渗、低渗和高渗液体对各部分水含量和血浆渗透压的作用（表 49-3）。根据此公式，细胞内钾浓度具有很重要的作用，显著的钾离子流失可能会导致低钠血症。

病理状态下，葡萄糖和过低的尿素显著影响细胞外渗透压。因此，可得到以下更精确的血浆渗透压公式。

$$血浆渗透压（mOsm/kg）= [Na^+] \times 2 + \frac{BUN}{2.8} + \frac{葡萄糖}{18}$$

其中 $[Na^+]$ 的单位是 mEq/L，血尿素氮（blood urea nitrogen，BUN）和葡萄糖的单位是 mg/dl。尿素很容易透过细胞膜，是无效渗透分子，通常从公式中省略。

$$有效血浆渗透压 = [Na^+] \times 2 + \frac{葡萄糖}{18}$$

血浆渗透压的正常值波动于 280～290 mOsm/L。血浆葡萄糖浓度每增加 62 mg/dl，血钠浓度约下降 1 mEq/L。渗透差指的是计算渗透压和实际渗透压之间的差值。渗透差较大提示血浆内具有异常渗透活性的分子浓度较高，例如乙醇、甘露醇、甲醇、乙二醇或异丙基乙醇。渗透差也可见于慢性肾衰竭（小分子溶质潴留）、酮症酸中毒（酮体浓度过高）和应用大量甘氨酸（经尿道前列腺切除术中）的患者。此外，渗透差在显著高脂血症或高蛋白血症患者中也会出现，在此情况下，血浆中的蛋白质或脂类可显著改变血浆容量。即使血浆 $[Na^+]$ 降低，血浆中水相 $[Na^+]$（真正的血浆渗透压）也可保持正常。血浆的水相正常时只占血浆总体积 93%，其余 7% 由血浆脂类和蛋白质构成。

血浆渗透压的调节

血浆渗透压受到下丘脑的精细调节，其控制抗利

尿激素（antidiuretic hormone，ADH）的分泌和口渴机制。通过控制水分的摄取和排出，血浆渗透压被控制在一个相对较窄的范围内。

表 49-3　各种液体对细胞内和细胞外水含量的影响[1]

A. 正常
总体溶质 = 280 mOsm/kg×42 kg = 11 760 mOsm
细胞内溶质 = 280 mOsm/kg×25 kg = 7000 mOsm
细胞外溶质 = 280 mOsm/kg×17 kg = 4760 mOsm
细胞外钠浓度 = 280÷2 = 140 mEq/L

	细胞内	细胞外
渗透压		
容量（L）	25	17
得到的净水量	0	0

B. 等渗负荷：2 L 等渗盐水（NaCl）
总体溶质 = 280 mOsm/kg×44 kg = 12 320 mOsm
细胞内溶质 = 280 mOsm/kg×25 kg = 7000 mOsm
细胞外溶质 = 280 mOsm/kg×19 kg = 5320 mOsm

	细胞内	细胞外
渗透压	280	280
容量（L）	25	19
得到的净水量	0	2

净作用：液体停留在细胞外

C. 自由水负荷（低渗）：2 L 水
新总体水容量 = 42 + 2 = 44 kg
新总体渗透压 = 11 760 mOsm÷44 kg = 267 mOsm/kg
新细胞内容量 = 7000 mOsm÷267 mOsm/kg = 26.2 kg
新细胞外钠浓度 = 267÷2 = 133 mEq/L

	细胞内	细胞外
渗透压	267	267
容量（L）	26.2	17.8
得到的静水量	+1.2	+0.8

净作用：液体在细胞内外均有分布

D. 高渗负荷：600 mEq NaCl（不含水）
总体溶质 = 11 760 + 600 = 12 360 mOsm/kg
新总体渗透压 = 12 360 mOsm/kg÷42 kg = 294 mOsm
新细胞外溶质 = 600 + 4760 = 5360 mOsm
新细胞外容量 = 5360 mOsm÷294 mOsm/kg = 18.2 kg
新细胞内容量 = 42 − 18.2 = 23.8 kg
新细胞外钠浓度 = 294÷2 = 147 mEq/L

	细胞内	细胞外
渗透压	294	294
容量（L）	23.8	18.2
得到的净水量	−1.2	+1.2

净作用：水从细胞内向细胞外移动

[1] 基于 70 kg 的成年男性

抗利尿激素（ADH）的分泌

下丘脑视上核和室旁核特定的神经元对细胞外液渗透压的改变十分敏感。当细胞外液渗透压增加时，神经元细胞皱缩，垂体后叶释放 ADH，ADH 可显著增加肾集合管对水的重吸收（见第 30 章），从而使血浆渗透压降低至正常水平。与此相反，细胞外液渗透压降低可导致渗透压感受器水肿，从而抑制 ADH 释放，ADH 分泌减少可产生利尿作用，使渗透压升至正常。循环系统中 ADH 代谢（90～120 min）时可出现利尿高峰。如果 ADH 分泌被完全抑制，肾排水可高达 10～20 L/d。

抗利尿激素的非渗透压性释放

颈动脉压力感受器（容量感受器）以及心房、腔静脉和肺动脉中的低压容量感受器也会影响 ADH 的释放。腔室壁张力下降导致垂体后叶 ADH 分泌的反射性增加。这些受体的牵拉不仅抑制 ADH 分泌，而且增多的心房容量感受器牵拉还会增加心房钠尿肽（ANP，见下文讨论）分泌，促进水钠的肾排泄。与疼痛、情绪压力和缺氧等相关的交感神经活动增加也会促进 ADH 的释放。

口渴反应

细胞外液渗透压增加可激活下丘脑神经元视前区外侧的渗透压感受器，进而产生口渴感并刺激饮水行为。与此相反，低渗透压可抑制口渴反应。口渴是对抗高渗透压和高钠血症的主要防御机制，因为这是增加水摄入的唯一机制。

高渗透压和高钠血症

只要体内总溶质的含量相对于总体液量升高，就会出现高渗透压，经常但不一定与高钠血症（$[Na^+]$ > 145 mEq/L）有关。不伴高钠血症的高渗透压可见于高血糖症时或血浆异常渗透活性物质聚积后（见上文讨论）。在后两类情况下，水从细胞内转移到细胞外，血钠浓度可显著降低。血浆葡萄糖浓度每升高 100 mg/dl，血钠下降大约 1.6 mEq/L。

高钠血症患者的血容量可能正常、减少或增加（表 49-4），基本是失水多于失钠（低渗液体丢失）或者大量钠潴留的结果。即使肾浓缩功能受损，口渴反应通常也能非常有效地防止高钠血症。因此高钠血症主要见于不能饮水的体弱患者，如年龄过高、过低或意识模糊的患者。人体的钠大部分储存于皮肤、骨骼

表 49-4　高钠血症的鉴别诊断[1]

低血容量的高钠血症
体液丢失（如烧伤、出汗）
使用利尿剂
胃肠道丢失（如呕吐、腹泻、瘘管）
热损伤
渗透性利尿（如高渗性非酮症昏迷，肠内营养）
梗阻后利尿
血容量正常的高钠血症
中枢性尿崩
肾源性尿崩
发热
过度通气 / 机械通气
渴感减退
药物（如两性霉素 B、氨基糖苷类、锂、苯妥英钠）
镰状细胞贫血
鞍上和鞍下肿瘤
高血容量的高钠血症
库欣综合征
血液透析
醛固酮增多症
医源性（如盐片或盐水摄入、盐水输注、盐水灌肠、静脉碳酸氢盐、肠内营养）

[1] Data from Braun MM，Barstow CH，Pyzocha NJ. Diagnosis and management of sodium disorders：Hyponatremia and hypernatremia. Am Fam Phys. 2015 Mar 1；91（5）：299-307.

和软骨中，是身体其他部分的储存库，钠代谢异常的患者体内的钠含量可表现为低、高或正常（图 49-3）。

高钠血症伴总体钠含量减少

此类患者同时失水和失钠，但失水多于失钠。低渗性丢失可是肾性（渗透性利尿）或肾外原因（腹泻或出汗）。以上两种情况的患者通常表现出低血容量的体征（见第 51 章）。肾性失钠时尿钠浓度通常高于 20 mEq/L，肾外失钠时尿钠低于 10 mEq/L。

高钠血症伴总体钠含量正常

此类患者主要表现为缺水症状，除非大量失水，一般不伴有明显的低血容量。总体钠含量基本正常，仅水分经皮肤、呼吸道或肾丢失。在运动、癫痫发作或横纹肌溶解时水进入细胞内，发生一过性的高钠血症。清醒患者发生高钠血症伴总体血钠含量正常最常见于尿崩症。尿崩症（diabetes insipidus，DI）的特征是肾浓缩功能障碍，病因是 ADH 分泌减少（中枢性尿崩症）或肾小管对循环中 ADH 的反应性下降（肾源性尿崩症）。罕见的原发性高钠血症可见于中枢神经系统疾病患者。此类患者的渗透压感受器反应性上调，对高于正常基线的渗透压才起反应。

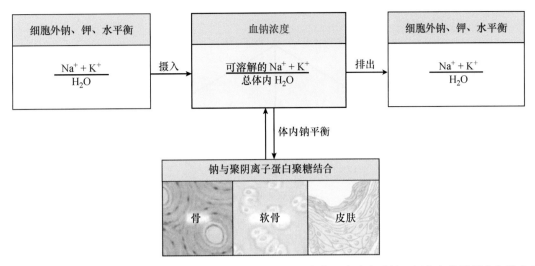

图 49-3　水钠平衡和血钠浓度。血钠浓度由钠钾离子在总体液中的比例决定，该浓度受钠、钾和水外部摄入和排出的平衡以及溶液中游离的钠与骨、软骨和皮肤中结合聚阴离子蛋白聚糖的钠之间的内部交换的影响（Reproduced with permission from Sterns RH. Disorders of plasma sodium—Causes，consequences，and correction. N Engl J Med. 2015 Jan 1；372（1）：55-65.）

A. 中枢性尿崩症

下丘脑和垂体柄内或附近损伤时，经常发生 DI。DI 常发生于脑死亡患者。一过性尿崩症也常见于脑外科术后和颅脑创伤。诊断依据是病史中具有烦渴、多尿（常 > 6 L/d），但不伴有高血糖症。在围术期，DI 诊断的根据是不伴有尿糖的显著多尿，并且尿渗透压低于血浆渗透压。无意识的患者缺少口渴反应，可发生大量失水并迅速导致低血容量。中枢性尿崩症的诊断根据是给予外源性 ADH 后尿渗透压增高。水化精氨酸加压素（每 4 ～ 6 h 皮下或肌注 5 ～ 10 U）可治疗急性中枢性尿崩症。油化精氨酸加压素（每日肌注 0.3 ml）作用更持久，但可能导致水中毒。去氨加压素（desmopressin，DDAVP）是一种合成的、作用时效 12 ～ 24 h 的 ADH 类似物，可经鼻给药（每日 10 ～ 40 μg 单次给药或分 2 次）用于围术期和不需卧床患者。

B. 肾源性尿崩症

肾源性尿崩症可为先天性，但更常见继发于其他疾病，包括慢性肾疾病、低血钾、高血钙、镰刀细胞病、高蛋白血症，或继发于其他药物的副作用（两性霉素 B、锂、地美环素、异环磷酰胺、甘露醇）。患者的 ADH 分泌正常，但肾对 ADH 无反应，因此肾的浓缩功能受到影响。如果在给予外源性 ADH 后无法生成高渗性尿液，则可支持本诊断。其治疗原则包括处理原发疾病和保证适当水摄入。噻嗪类利尿剂降低总体液量，可通过减少集合管的原尿量而减少尿液生成。限制钠和蛋白质摄入也同样能够减少尿液生成。

高钠血症伴总体钠含量增高

此种情况多是继发于给予大量高渗性盐溶液后（3% NaCl 或 7.5% NaHCO₃）。原发性醛固酮增多症和库欣综合征患者也可出现血钠轻微升高，并出现钠潴留增加。

高钠血症的临床表现

有症状的高钠血症患者临床症状主要表现在神经系统，首先为躁动、嗜睡、反射亢进，进而发展为癫痫发作、昏迷，最终死亡。临床症状与脑细胞脱水的速度关系更密切，而不是高血钠的绝对水平。大脑体积迅速缩小可能会撕裂脑静脉，并导致点灶样脑出血或蛛网膜下腔出血。癫痫样发作和严重的神经损伤很常见，尤其是在血钠浓度迅速超过 158 mEq/L 的小儿患者。慢性高钠血症一般比急性高钠血症容易耐受。血钠增高 24 ～ 48 h 后，细胞内肌醇和氨基酸的浓度升高使得细胞内渗透压增高，脑细胞内的水含量开始缓慢恢复正常。

高钠血症的治疗

高钠血症治疗的目的是恢复血浆渗透压至正常并且纠正潜在问题。纠正缺水通常在 48 h 以上，因为快速纠正（或过度纠正）可致脑水肿。在可行的情况下，最好予以肠内游离水，但也可静脉予以低渗溶液，如 5% 葡萄糖注射液（见下文讨论）。细胞外容量异常也必须得到纠正（图 49-4）。伴有总体钠含量减少的高钠血症患者，应给予等渗溶液使血浆容量恢复正常，这优于低渗性溶液的治疗效果。伴有总体钠含量增多的高钠血症患者，应该给予袢利尿剂，并同时

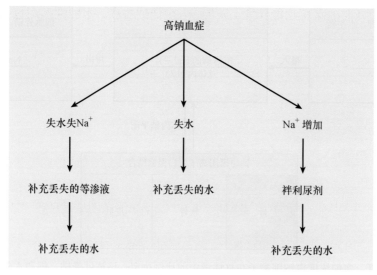

图 49-4 高钠血症的处理原则

经静脉给予 5% 葡萄糖注射液。尿崩症的治疗在前一节中已有讨论。

纠正高钠血症过快可能导致惊厥、脑水肿、永久性神经损害，甚至死亡。治疗中应对 Na^+ 的渗透压进行持续测定。总体看来，血钠浓度的降低速率不应该快于 0.5 mEq/（L·h）。

举例：体重 70 kg 的男性，血浆 $[Na^+]$ 为 160 mEq/L。缺水量是多少？

假定此高钠血症仅仅是因为失水造成的，则总体渗透摩尔数不变。因此，假定他的正常 $[Na^+]$ 为 140 mEq/L，且总体液量为总体重的 60%，则：

正常总体液量 ×140 ＝目前总体液量× $[Na^+]_{血浆}$
或（70×0.6）×140 ＝目前总体液量 ×160

解公式得到：

目前总体液量＝ 36.7 L
缺水量＝正常总体液量－目前总体液量或（70×0.6）－ 36.7 ＝ 5.3 L

为了在 48 h 内补充缺水，需在 48 h 内少量予以 5.3 L 肠内游离水，或静脉内给予 5% 葡萄糖注射液，48 h 内 5300 ml，或 110 ml/h。

需注意以上方法忽略了共存的等渗液体的缺失，若存在，则需用等渗液体进行补充。

麻醉注意事项

在动物实验中，高钠血症增加吸入麻醉药的最低肺泡有效浓度，但其临床意义与伴存的失水量关系更加密切。低血容量可加重麻醉药物的血管扩张和心脏抑制作用，并降低组织的血压和灌注。大部分静脉麻醉药物的分布容积降低后，药物需求量也降低，但心输出量虽降低，吸入麻醉药物的需要量却增加了。

即使轻微的血钠升高也与围术期的发病率、死亡率、住院时间延长有关，因此，高钠血症不容忽视。严重高钠血症（＞ 150 mEq/L）患者应推迟择期麻醉，直至病因明确、体内总钠或总体液量或二者均纠正。

低渗透压和低钠血症

低渗透压总是与低钠血症相关（$[Na^+]$ ＜ 135 mEq/L）。表 49-5 列出了低钠血症不伴低渗透压的罕见情况（假性低钠血症）。低钠血症患者进行常规血浆渗透压测定，可迅速排除假性低钠血症。

低钠血症的水潴留可以是单纯总体水量增多或失钠多于失水的结果。正常功能的肾可产生渗透压低至 40 mOsm/kg（比重 1.001）的稀释尿液，每天可排出超过 10 L 的纯水。由于肾有极大的储备功能，低钠血症基本总是发生于肾稀释功能障碍时（尿渗透压 ＞ 100 mOsm/kg 或比重＞ 1.003，即肾排出水的能力受

表 49-5 假性低钠血症的原因[1]

低钠血症伴正常血浆渗透压
无症状
显著高脂血症
显著高蛋白血症
有症状
经尿道手术中甘氨酸吸收过多
低钠血症伴血浆渗透压升高
高血糖
使用甘露醇

[1] Adapted with permission from Rose RD. Clinical Physiology of Acid-Base and Electrolyte Disorders. 3rd ed. New York，NY: McGraw-Hill Education；1989.

限）。极少情况下低钠血症不伴肾稀释功能异常（尿渗透压 < 100 mOsm/kg），其主要病因是原发性烦渴和渗透压感受器"重置"。后两种情况可用限制液体进行鉴别。

临床中的低钠血症可根据总体钠含量进行分类（表 49-6）。经尿道前列腺切除术中的低钠血症在第 32 章进行讨论。

低钠血症伴总体钠含量减少

钠和水的进行性丢失最终可导致细胞外液不足。一旦血管内容量丢失 5% ～ 10%，非渗透性 ADH 分泌激活（见上文讨论）。如果血容量继续减少，引起非渗透性 ADH 释放的刺激因素可压倒任何低钠血症介导的 ADH 抑制。通过牺牲血浆渗透压维持有效循环血容量。

液体丢失导致的低钠血症可能是肾性或肾外的。肾性失水主要与噻嗪类利尿剂有关，这可导致尿钠 > 20 mEq/L。经典的肾外失水是胃肠道丢失，此时通常尿钠 < 10 mEq/L，但也有例外，即呕吐导致的低钠血症，其尿钠 > 20 mEq/L。这种情况下，代谢性碱中毒的肾代偿导致的高碳酸血症可引发 Na^+ 随 HCO_3^- 分泌，以维持尿液的电离中性。但是尿氯浓度通常低于 10 mEq/L。

低钠血症伴总体钠含量增加

水肿性疾病的特征是总体钠含量和总体液量均升高。总体液量的增加相对高于总钠量的增加时，即发

生低钠血症。水肿性疾病包括充血性心力衰竭、肝硬化、肾衰竭和肾病综合征。以上低钠血症是由于进行性肾排水障碍，其程度与并存疾病的严重程度一致。病理生理学机制包括非渗透性 ADH 释放和肾单位远端稀释小管滤过液减少（见第 30 章）。

低钠血症伴总体钠含量正常

不伴有水肿或低血容量的低钠血症，可见于糖皮质激素缺乏、甲状腺功能减退、药物治疗及 ADH 分泌失调综合征［syndrome of inappropriate antidiuretic hormone secretion，SIADH，也称作 SIAD（syndrome of inappropriate diureses）；表 49-7］。与肾上腺功能低下相关的低钠血症可能与 ADH 及促肾上腺皮质激素释放激素（corticotropin-releasing factor，CRF）同时

表 49-6 低渗性低钠血症的分类

总体钠含量降低
  肾性
    利尿剂
    盐皮质激素缺乏
    失盐性肾病
    渗透性利尿（葡萄糖、甘露醇）
    肾小管性酸中毒
  肾外
    呕吐
    腹泻
    经皮肤丢失（出汗、烧伤）

总体钠含量正常
  原发性烦渴
  抗利尿激素分泌失调综合征
  糖皮质激素缺乏
  甲状腺功能减退
  药物因素

总体钠含量增高
  充血性心力衰竭
  肝硬化
  肾病综合征

表 49-7 SIADH 的原因 [1,2]

肺部疾病
  肺炎
  肺结核
  脓肿
  哮喘

恶性肿瘤
  肺
  胃肠道
  生殖泌尿系

中枢神经系统病变
  出血
  血肿
  感染
  肿瘤

药物
  刺激 AVP 释放
    氯磺丙脲
    氯贝丁酯
    卡马西平
    长春新碱
    选择性五羟色胺再摄取抑制剂（SSRIs）
    二亚甲基双氧安非他明（MDMA）
    异环磷酰胺
    抗精神病药
    阿片类药物
  增强 AVP 的作用
    氯磺丙脲
    非甾体抗炎药（NSAIDs）
    环磷酰胺
  AVP 类似物
    去氨加压素
    催产素
    血管加压素

[1] Adapted with permission from Buffington MA，Abreo K. Hyponatremia：A review. J Intens Care Med. 2016 May；31（4）：223-236.
[2] AVP，精氨酸加压素；SIADH，抗利尿激素分泌失调综合征

分泌相关。SIADH 的诊断需要排除其他导致低钠血症的疾病，且不伴低血容量、水肿和肾上腺、肾或甲状腺疾病。许多恶性肿瘤、肺部疾病和中枢神经系统疾病都与 SIADH 相关。在以上情况中，血浆 ADH 浓度不增高，而呈现与血浆低渗透压程度相关的抑制。尿渗透压通常 > 100 mOsm/kg 且尿钠浓度 > 40 mEq/L。

脑耗盐（cerebral salt wasting，CSW）是一种不适当的肾钠消耗和低钠血症伴有多尿和低血容量的综合征，可见于颅内疾病，包括脑肿瘤、蛛网膜下腔出血、硬膜下出血、脑膜炎和颅脑外伤。该疾病的可能机制包括钠尿肽过度分泌和对肾交感神经刺激的改变。SIADH 和 CSW 的特点都是尿钠升高，血浆渗透压下降，尿渗透压升高。但是 SIADH 患者的血容量不变或轻度升高，而 CSW 患者为血容量不足。因此，这两种疾病的治疗非常不同。SIADH 的治疗是限液，CSW 的治疗是生理盐水或高渗盐水置换血容量和血钠。

低钠血症的临床表现

低钠血症的临床症状主要是细胞内水增多所导致的神经系统症状，严重程度与细胞外低渗透压进展的速度有关。轻至中度（$[Na^+] > 125\ mEq/L$）低钠血症患者通常无症状。早期的症状常为非特异性的，可包括厌食、恶心和乏力。但是，进行性的脑水肿可诱发嗜睡、精神错乱、惊厥、昏迷，最终导致死亡。血

❹ 钠浓度 < 120 mEq/L 时，可发生严重的低钠血症表现。

进展缓慢或慢性低钠血症的患者较少出现症状。这可能是因为细胞内溶质的逐渐代偿性丢失（主要是 Na^+、K^+ 和有机渗透剂）使细胞体积恢复到接近正常。慢性低钠血症患者的神经系统症状与细胞膜电位的改变（因为细胞外钠浓度低）关系更密切，而不是细胞体积的改变。

低钠血症的治疗

与高钠血症一样，低钠血症的治疗既要纠正血钠水平，也要考虑到潜在疾病的治疗（图 49-5）。**低钠**

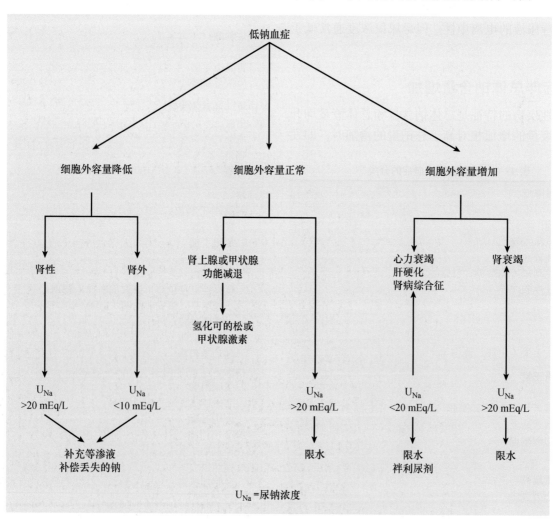

图 49-5 低钠血症的治疗原则

血症伴总体钠含量降低的患者，通常首选等渗盐溶液治疗。一旦细胞外缺水得到纠正，自发性利尿可使血钠水平恢复正常。**与此相反，低钠血症伴总体钠含量正常或升高的患者，其主要治疗措施是限制水摄入。**其他的特异性治疗方法包括肾上腺和甲状腺功能低下患者的激素替代治疗、心力衰竭患者提高心输出量等。地美环素（地美环素、去甲四环素）是一种在肾小管拮抗 ADH 活性的四环素类抗生素，通常用于限液无效的 SIADH 的辅助治疗。

有症状的急性低钠血症需要立刻治疗。此时，纠正血 $[Na^+] > 125$ mEq/L 通常可以缓解症状和体征。将血钠矫正到目标水平所需的 NaCl，即 Na^+ 缺失量可通过以下公式评估：

$$Na^+ 缺失量 = 总体液量 \times (目标 [Na^+] - 目前 [Na^+])$$

⑤ 纠正低钠血症过快可导致脑桥脱髓鞘改变（中央脑桥髓鞘溶解症），以及更广泛的脑桥和脑桥外中枢神经系统脱髓鞘改变（渗透脱髓鞘综合征），导致暂时性和永久性神经后遗症。纠正低钠血症的速度应根据症状的严重程度个体化。建议采取以下纠正速度：症状较轻者，0.5 mEq/（L·h）或更低；症状中等者，1 mEq/（L·h）或更低；症状严重者，1.5 mEq/（L·h）或更低。

举例：一名 80 kg 的昏迷女性，血 $[Na^+]$ 为 118 mEq/L。给予多少 NaCl 可使其血 $[Na^+]$ 升高到 130 mEq/L？

$$Na^+ 缺失量 = 总体液量 \times (130 - 118)$$

女性总体液量约为体重的 50%：

$$Na^+ 缺失量 = 80 \times 0.5 \times (130 - 118) = 480 \text{ mEq}$$

等渗盐溶液含钠 154 mEq/L，此患者应接受 480 mEq÷154 mEq/L 即 3.12 L 生理盐水。纠正速度为 0.5 mEq/（L·h），此剂量的生理盐水应在 24 h 以上给予（130 ml/h）。

注意该计算方法未考虑并存的等渗液体缺失，如果存在，也应该进行纠正。欲较快地纠正低钠血症，可给予袢利尿剂使水从尿中排出，同时给予等渗盐补充尿钠丢失。欲更快地纠正低钠血症，可静脉给予高渗盐（3%NaCl），指征为血钠低于 110 mEq/L 并出现明显症状。3%NaCl 需谨慎使用，因其可诱发肺水肿、低钾血症、高氯性代谢性酸中毒和一过性低血压。与凝血酶原时间、活化部分凝血活酶时间延长相关的出血也有报道。

麻醉注意事项

低钠血症是最常见的电解质紊乱，SIADH 是最常见的病因。低钠血症及其相关的潜在疾病增加了围术期病死率及死亡率。全麻手术患者的血钠浓度高于 130 mEq/L 时通常是安全的。即使没有症状，所有择期手术患者的血钠浓度也应升到高于 130 mEq/L。低于此浓度会导致明显脑水肿，术中可表现为最低肺泡有效浓度降低或术后躁动、意识模糊或嗜睡。经尿道前列腺切除的患者可从灌注液吸收大量水分（高达 20 ml/min），有迅速出现水中毒的危险（见第 32 章）。

钠平衡紊乱

细胞外液容量与总体钠含量成一定比例，总体钠含量的变化可引起细胞外液容量改变。正性钠平衡增加细胞外液容量，负性钠平衡可降低细胞外液容量。细胞外（血浆）钠浓度比总体钠含量更能反映水平衡状况。

正常钠平衡

净钠平衡等于摄入总钠（成人平均为 170 mEq/d）减去肾排钠和肾外失钠（1 g 钠产生 43 mEq Na^+，但是 1 g NaCl 仅产生 17 mEq Na^+）。肾调节尿钠排出，可从低于 1 mEq/L 到超过 100 mEq/L，对维持钠平衡起到关键性作用（见第 30 章）。

钠平衡和细胞外液容量的调节

细胞外液容量和总体钠含量的关系密切，因此，调节其中之一则可影响另一方。这种调节主要通过容量感受器检测到细胞外液重要物质（也就是有效血管内容量）的变化而实现。肾毛细血管的灌注率较实际检测的血管内（血浆）容量能更好地体现有效血容量。事实上，在一些水肿性疾病（心力衰竭、肝硬化、肾衰竭），有效循环血容量与实测的血浆容量、细胞外液容量甚至心输出量关系不大。

细胞外液容量和总体钠含量最终通过适当调节肾钠排出来进行调控。在没有肾疾病、利尿治疗、肾缺血的情况下，尿 $[Na^+]$ 可反映有效循环血容量，尿 $[Na^+]$ 低（< 10 mEq/L）常提示有效血容量不足，并进一步促进肾保钠。

调控机制

多重性机制参与调节细胞外液容量和钠平衡，各种机制通常相互作用，但也可完全独立地进行调节。

A. 容量感受器

体内主要容量感受器的本质是压力感受器。血管内容量（前负荷）的显著改变不仅影响心输出量，还影响动脉血压。位于颈动脉窦和肾入球小动脉（肾小球旁器）的压力感受器间接充当血管内容量感受器。颈动脉窦的血压改变调节交感神经系统活性和非渗透性 ADH 分泌，而入球小动脉的血压改变则调节肾素–血管紧张素–醛固酮系统（RAAS）。如前所述，心房的牵张感受器也可感知血管内容量的改变，其膨胀程度可调节心房钠尿肽和 ADH 的释放。

B. 容量改变的效应器

无论其机制如何，容量改变的效应器最终调节尿钠排出。"有效"血管内容量的减少可减少尿钠排出，反之，"有效"血管内容量的增加可增加尿钠排出。其机制主要包括：

1. 肾素–血管紧张素–醛固酮——肾素分泌可增加血管紧张素 II 的生成。后者可增加醛固酮分泌，并且直接作用于近端肾小管，促进 Na^+ 重吸收。血管紧张素 II 是强效的直接血管收缩剂，并可增强去甲肾上腺素作用。醛固酮的分泌可增加远端肾单位重吸收钠（见第 30 章），并且是尿钠排出的主要决定因素。

2. 心房钠尿肽（atrial natriuretic peptide，ANP）——正常情况下 ANP 在左、右心房细胞受到牵张时释放。心房钠尿肽主要有两个作用：扩张动脉血管并促进肾集合管排钠、排水。Na^+ 介导的肾入球小动脉扩张和出球小动脉收缩可增加肾小球滤过率（glomerular filtration rate，GFR）。ANP 的其他作用包括抑制肾素和醛固酮分泌，拮抗 ADH。

3. 脑钠肽（brain natriuretic peptide，BNP）——ANP、BNP 和 C 型钠尿肽是结构相关肽。当心室容量和压力增高，包括心室过度扩张时，心室会释放 BNP；当血压升高时，大脑也会释放 BNP。体内 BNP 浓度通常约为 ANP 的 20%，但充血性心力衰竭时可高于 ANP。

4. 交感神经系统活性——交感神经活性增高时，肾近曲小管重吸收钠增加，导致钠潴留，并使肾血管收缩，肾血流减少（见第 30 章）。反之，左心房牵张感受器受刺激时，肾交感活性降低，肾血流增加（心

肾反射），并显著增加肾小球滤过。

5. 肾小球滤过率和血钠浓度——肾滤过 Na^+ 的数量与肾小球滤过率和血钠浓度成正比。由于肾小球滤过率和血管内容量成正比，血管内容量增加可促进 Na^+ 排出。反之，血管内容量减少可减少 Na^+ 排出。因为肾血流和肾小球滤过率增加的共同作用，即使血压增加很小，尿 Na^+ 排泄也会有相对大的增加。血压介导的利尿（压力性利尿）与已知的体液或神经介导的机制不同。

6. 球管平衡——尽管肾单位滤过 Na^+ 的数值可有较大差异，但近端小管对 Na^+ 的重吸收在正常情况下控制在很窄的范围内。影响球管平衡的因素包括肾小管血流速度、肾小管周围毛细血管静水压和渗透压的改变。

7. 抗利尿激素——虽然 ADH 的分泌一般对于排出的 Na^+ 作用很小，但其非渗透性分泌（见上文）在中到重度"有效"血管内容量降低的情况下，对维持细胞外容量起到重要作用。

细胞外渗透性调节与容量调节

渗透性调节可维持正常的溶质与水的比例，但是细胞外容量调节可保持绝对的溶质和水含量（表 49-8）。如前所述，容量性调节通常优先于渗透性调节。

麻醉注意事项

应重点关注钠平衡改变（血钠异常）后所引起的直接临床表现和潜在性疾病。尽管钠平衡紊乱的患

表 49-8 渗透性调节和容量性调节[1]

	容量性调节	渗透性调节
目的	控制细胞外容量	控制细胞外渗透压
机制	改变肾钠排出	改变水摄入
		改变肾水排出
感受器	肾入球小动脉	下丘脑渗透压感受器
	颈动脉压力感受器	
	心房牵张感受器	
效应器	肾素–血管紧张素–醛固酮	口渴
	交感神经系统	抗利尿激素
	管球平衡	
	肾压力性尿钠排出	
	心房钠尿肽	
	抗利尿激素	
	脑钠肽	

[1] Adapted with permission from Rose RD. Clinical Physiology of Acid-Base and Electrolyte Disorders. 3rd ed. New York, NY: McGraw-Hill; 1989.

者可能血容量正常，但通常表现为血容量不足（钠缺失）和血容量过多（钠过剩），见表 49-4 和 49-6。这两种异常在择期手术前均需纠正。当钠过剩（通常表现为组织水肿）时，需仔细评估心、肝和肾功能。

低血容量患者对吸入性麻醉药、丙泊酚和药物诱导的组胺释放的血管扩张和负性肌力作用较敏感。其他药物的分布容积减少，使用剂量也可能降低。低血容量患者对于脊椎麻醉和硬膜外麻醉的交感阻滞作用异常敏感。若必须在低血容量彻底纠正前进行全身麻醉，可选择依托咪酯或氯胺酮诱导。

6 血容量过多可在术前用利尿剂进行纠正。细胞外容量增加的主要危害是肺间质水肿、肺泡水肿、大量胸腔积液或腹水所导致的气体交换障碍。

钾平衡紊乱

钾在调节细胞膜电位、碳水化合物和蛋白质合成方面起主要作用（见下文讨论）。细胞内 $[K^+]$ 约为 140 mEq/L，细胞外 $[K^+]$ 约为 4 mEq/L。

正常钾平衡

成年人膳食中钾的平均摄入量为 80 mEq/d（40 ～ 140 mEq/d），其中 70 mEq 从尿液排出，其余 10 mEq 从消化道丢失。

肾泌钾的范围为 5 ～ 100 mEq/L。正常情况下几乎所有经肾小管分泌的钾都被近端小管和髓袢重吸收。作为 RAAS 的组成部分，盐皮质激素醛固酮由肾上腺皮质在血管紧张素 II 的刺激下分泌。醛固酮作用于肾远端小管和肾集合管中的盐皮质激素受体，促进钠重吸收和钾排泄。因此，醛固酮对肾钠重吸收 / 排泄的影响，以及由此产生的对肾水重吸收 / 排泄、血容量、血压的调节影响，也直接影响钾的平衡（见上文讨论，见第 30 章）。盐皮质激素拮抗剂（MRAs）阻断醛固酮的保钠排钾作用。保钾利尿剂螺内酯和依普利酮属于 MRAs，其促进钠和水分的流失以及钾的保留。阿米洛利和氨苯蝶啶通过阻断肾小管上皮细胞的钠通道来拮抗醛固酮的保钠排钾作用。

细胞外钾浓度的调节

细胞外钾浓度受细胞膜 Na^+-K^+-ATP 酶活性和血 $[K^+]$ 的精密调节，受全身总血钾摄入和排出平衡的影响。前者调节细胞内和细胞外液钾的分布，而血 $[K^+]$、肾单位 Na^+ 负荷和醛固酮是尿钾排泄的主要决定因素。

各腔室间钾的转移

目前已知，腔室间钾离子的转移与细胞外液 pH（见第 50 章）、体循环胰岛素水平、儿茶酚胺活性和血浆渗透压等改变有关。胰岛素和儿茶酚胺可直接影响 Na^+-K^+-ATP 酶活性，降低血钾。运动后肌细胞释放钾，血钾可一过性升高；血钾的升高（0.3 ～ 2 mEq/L）与肌肉活动的强度和持续时间成正比。周期性瘫痪综合征中血钾浓度的改变也由腔室间钾交换引起（见第 29 章）。

由于细胞内液可缓冲多达 60% 的酸负荷（见第 50 章），细胞外氢离子浓度的改变可直接影响细胞外 $[K^+]$。酸中毒时，细胞外氢离子进入细胞内，交换细胞内钾离子；钾离子外移可维持电荷平衡，但增加细胞外血钾。反之，碱中毒时，细胞外钾离子进入细胞，置换细胞内氢离子，使血钾降低。虽然其相对关系不是非常确定，但通常动脉 pH 每改变 0.1 单位，血钾浓度大约改变 0.6 mEq/L（范围是 0.2 ～ 1.2 mEq/L）。

体循环胰岛素水平改变不依靠葡萄糖转运即可直接影响血钾。胰岛素增强细胞膜 Na^+-K^+-ATP 酶活性，增加肝和骨骼肌细胞对钾的摄取。

交感神经兴奋激活 β_2 肾上腺素受体，增强 Na^+-K^+-ATP 酶活性，从而增加细胞内钾摄取。反之，α 肾上腺素受体活化抑制钾离子进入细胞内。给予 β_2 肾上腺素能激动剂后，肝和肌肉细胞摄取钾增加，血钾降低。

急性血浆渗透压增加时（高钠血症、高血糖或输注甘露醇）可使血钾升高（大约每 10 mOsm/L 为 0.6 mEq/L）。此时水移至细胞外（降低其渗透梯度），同时伴钾移至细胞外。

低温时由于细胞摄取钾，可使血钾降低。复温可逆转此过程，但如果低温时给予钾，复温时可能导致一过性高钾血症。

尿钾排泄

尿钾排泄通常与其细胞外钾浓度一致（见上文讨论）。细胞外 $[K^+]$ 是肾上腺醛固酮分泌的一个主要决定因素。高钾血症刺激醛固酮分泌，反之，低钾血症抑制醛固酮分泌。远端肾单位的肾小管灌注流量也是影响钾分泌的重要决定因素，肾小管流速增高可增加钾分泌（渗透性利尿时），以保持毛细血管与肾小管的钾梯度。反之，肾小管流速缓慢使小管液的钾浓度增高，从而抑制钾的梯度性分泌。

低钾血症

低血钾的定义是血钾低于 3.5 mEq/L，可发生于：（1）腔室间的钾转移；（2）钾丢失增加；（3）钾摄入不足（表 49-9）。血钾浓度与总体钾缺失量相关性较差。血钾从 4 mEq/L 降到 3 mEq/L，通常有 100 ～ 200 mEq 的总体内钾缺失，但是血钾低于 3 mEq/L，可代表缺失量介于 200 ～ 400 mEq。

转移性低钾血症

细胞内钾转移引起的低钾血症见于碱中毒、胰岛素治疗、使用 β_2 肾上腺素能激动剂、低温和低钾性周期性麻痹发作时。在巨幼细胞贫血患者接受叶酸或维生素 B_{12} 时，红细胞（和血小板）摄钾增多，也可导致低钾血症。

失钾过多导致的低钾血症

钾丢失过多几乎都经由肾和胃肠道。肾失钾最常见于利尿治疗或盐皮质激素活性上调，其他因素包括低镁血症、肾小管酸中毒（见第 30 章）、酮症酸中毒、盐消耗性肾病和药物治疗（两性霉素 B）。经胃肠道失钾过多常见于鼻胃吸引或持续性呕吐及腹泻，其他因素包括经瘘管丢失、泻剂过量、黏膜腺瘤和分泌血管活性肠肽的胰腺肿瘤等。

在钾摄入受限时，慢性出汗过多偶可导致低钾血症。应用低钾透析液进行透析时也可导致低钾血症。尿毒症患者虽然血钾浓度正常或增高，但实际上可能伴有总体缺钾（主要是细胞内），由于酸中毒导致细胞内外钾交换而不表现出低钾血症，但这些患者在透析时可发现其总体缺钾，并经常引起低钾血症。

尿钾低于 20 mEq/L 提示肾外失钾增多，浓度大于 20 mEq/L 则提示肾失钾。

钾摄入不足导致的低钾血症

肾可使尿钾排泄降低至 5 ～ 20 mEq/L，因此，只有摄钾严重不足时才表现出低钾血症。但是钾摄入不足可加重钾流失的影响。

低钾血症的临床表现

低钾血症可导致多脏器功能不全（表 49-10）。大多数患者在血钾低于 3 mEq/L 前无症状。临床表现以心血管系统最为明显，包括心电图异常（图 49-6）、心律失常、心肌收缩性下降和自主神经系统失常导致的动脉血压不稳。心电图主要表现为心室复极延迟，

表 49-9　低钾血症的主要原因

肾丢失过多
盐皮质激素过多
原发性醛固酮增多症（Conn 综合征）
糖皮质激素治疗有效的醛固酮增多症
肾排出过多
肾血管性高血压
Bartter 综合征
Liddle 综合征
利尿
慢性代谢性碱中毒
抗生素
羧苄西林
庆大霉素
两性霉素 B
肾小管性酸中毒
远端，梯度限制性
近端
输尿管乙状结肠吻合术
胃肠道丢失
呕吐
腹泻，尤其是分泌性腹泻
由细胞外液向细胞内液转移
急性碱中毒
低钾性周期性麻痹
钡餐
胰岛素治疗
维生素 B_{12} 治疗
甲状腺功能亢进（罕见）
摄入不足

表 49-10　低钾血症的表现[1]

心血管系统
心电图改变 / 心律失常
心肌功能障碍
神经肌肉系统
骨骼肌无力
手足抽搐
横纹肌溶解
肠梗阻
肾
多尿（肾源性尿崩症）
血氨升高
碳酸氢盐重吸收增多
激素
胰岛素分泌降低
醛固酮分泌降低
能量代谢
负氮平衡
肝病患者出现肝性脑病

[1] Adapted with permission from Schrier RW. Renal and Electrolyte Disorders. 3rd ed. Philadelphia，PA：Little，Brown and Company；1986.

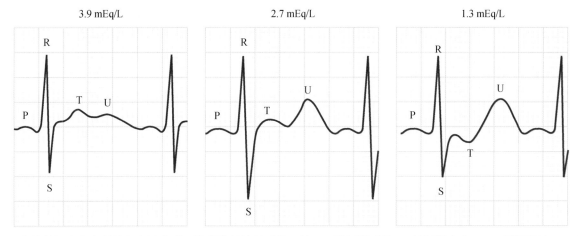

图 49-6　急性低钾血症患者的心电图表现。注意进行性低平的 T 波，U 波逐渐明显，P 波逐渐变宽，P-R 间期延长，ST 段压低

包括 T 波低平和倒置、U 波突出、ST 段压低、P 波高大和 P-R 间期延长。心肌细胞自主性增加和复极延迟均可促发房性及室性心律失常。

低钾血症的神经肌肉作用包括骨骼肌无力、反射减弱、肌肉抽搐、肠梗阻和罕见的迟缓性麻痹或横纹肌溶解。利尿引起的低钾血症常与代谢性碱中毒相关，此时肾重吸收钠以代偿血管内容量不足，同时利尿导致低氯血症，使碳酸氢盐重吸收，钾离子排出，最终导致低钾低氯性代谢性碱中毒。肾功能障碍可表现为肾浓缩功能障碍（对 ADH 反应差，多尿）和肾泌酸障碍，血氨增高。血氨增高提示细胞内酸中毒，氢离子进入细胞内以代偿细胞内钾丢失。代谢性碱中毒和血氨升高常加剧肝病患者发展为肝性脑病。

低钾血症的治疗

低钾血症的治疗取决于相关器官功能受损情况及其严重程度。对出现 ST 段改变或心律失常之类显著心电图改变的患者需进行持续心电图监测，尤其在进行静脉补钾治疗过程中。地高辛和低钾血症均可增强心脏对钾离子浓度改变的敏感性。

大多数情况下，口服补钾数日是纠正低钾最安全的方法（60 ～ 80 mEq/d）。有明显心脏表现或严重肌无力，或有上述风险的患者，应该静脉补充氯化钾。静脉补钾的目的是患者脱离危险情况，而并非完全补充所缺的钾。钾对外周静脉有刺激作用，因此，外周静脉补钾速度不应超过 8 mEq/h。快速静脉补钾（10 ～ 20 mEq/h）需从中心静脉输注，并密切监测心电图，静脉补钾不应超过 240 mEq/d。应避免含葡萄糖溶液，因为由此引起的高血糖和继发性胰岛素分泌可能使低钾进一步恶化。

低钾血症伴有代谢性碱中毒时，氯化钾溶液是比较合适的钾盐溶液，它可同时补氯，纠正氯缺失；而同时伴代谢性酸中毒的患者可使用碳酸氢钾或类似物（醋酸钾或枸橼酸钾）治疗；并发低磷血症时（如糖尿病酮症酸中毒）使用磷酸钾较好。

麻醉注意事项

围术期低钾血症较常见。血钾在 3 mEq/L 左右时，可进行择期手术。但应考虑到低钾血症发展的速度和是否存在其他脏器功能不全。一般来说，无心电图改变的慢性轻度低钾（3 ～ 3.5 mEq/L）不会增加麻醉风险，但此情况不适用于接受地高辛治疗的患者，因低钾血症可使地高辛中毒的风险增大，此类患者的血钾维持应高于 4 mEq/L。

低钾血症患者术中管理需严密监测心电图。如果发生房性或室性心律失常，应该静脉补钾。使用无糖静脉溶液，并且避免过度通气，从而防止血钾进一步降低。某些低钾血症患者对神经肌肉阻滞剂（neuromuscular blocker，NMB）的敏感性增强。

高钾血症

高钾血症指血钾超过 5.5 mEq/L。肾具有强大的排钾能力，正常人极少发生高钾血症，当钾摄入缓慢增加时，肾排钾可高达 500 mEq/d。钾摄入过多后，交感神经系统和胰岛素分泌在防止血钾急性增高方面发挥重要作用。

高钾血症可起因于：（1）钾离子在各腔室间交换；（2）肾排钾降低或很少；（3）钾摄入增多或原先缺血的器官释放钾增多（表 49-11）。血样中的红细胞溶解可使血钾假性升高。当白细胞计数超过 70 000×10⁹/L 时，血样中白细胞释放钾也可导致血钾假性升高。血小板计数超过 1 000 000×10⁹/L 时，血小板也可释放钾。

表 49-11 高钾血症的原因

假性高钾血症
红细胞溶解
显著的白细胞增多 / 血小板增多
各腔室间转移
酸中毒
高渗透性
横纹肌溶解
运动过量
周期性麻痹
琥珀胆碱
肾排钾减少
肾衰竭
盐皮质激素活性降低和 Na^+ 重吸收障碍
获得性免疫缺陷综合征
保钾性利尿剂
螺内酯
依普利酮
阿米洛利
氨苯蝶啶
ACE^1 抑制剂
非甾体抗炎药
喷他脒
甲氧苄啶
Cl^- 重吸收增多
Gordon 综合征
环孢素
钾摄入增多
钾盐替代治疗

^{1} ACE，血管紧张素转换酶

转移性高钾血症

钾向细胞外转移见于酸中毒、化疗后细胞溶解、溶血、横纹肌溶解、大块组织创伤、高渗透压、地高辛过量、周期性麻痹高钾期，以及使用琥珀胆碱、β_2 肾上腺素能拮抗剂和盐酸精氨酸。在大面积烧伤、严重组织创伤和肌肉去神经化的患者中，应用琥珀胆碱后血钾平均升高大大高于 0.5 mEq/L。因此，在这些患者中应避免使用。

肾排钾减少导致的高钾血症

肾排钾减少的原因如下：（1）肾小球滤过显著降低；（2）醛固酮活性降低；（3）远端肾小管分泌钾减少。

当肾小球滤过率小于 5 ml/min 时可引起高钾血症。肾损害较轻的患者在钾负荷增加时（如饮食、代谢以及医源性）也常发生高钾血症。尿毒症对 Na^+-K^+-ATP 酶活性也有一定的损害作用。

原发性肾上腺皮质激素分泌不足或 RAAS 功能障碍导致的醛固酮活性降低亦可引起高钾血症。原发

性肾上腺皮质功能不全（Addison 病）及 21- 肾上腺羟化酶缺失的患者醛固酮合成明显受损。孤立性醛固酮减少综合征（也称伴肾素减少的醛固酮减少症，或 Ⅳ 型肾小管酸中毒）患者常伴发糖尿病并有肾功能损害，表现为对高钾血症反应性醛固酮分泌增加的功能下降。这些患者钾摄入增加或应用保钾利尿剂时则表现为高钾血症。而这类患者钠丢失量也较大，常伴高氯性酸中毒。

影响 RAAS 的药物也可导致高钾血症，尤其有一定程度肾功能损害时。非甾体抗炎药（nonsteroidal antiinflammatory drug，NSAID）抑制前列腺素介导的肾素释放，血管紧张素转换酶（angiotensin-converting enzyme，ACE）抑制剂和血管紧张素 Ⅱ 受体阻滞剂（ARBs）影响血管紧张素 Ⅱ 介导的醛固酮释放，用于血栓预防的肝素通过影响醛固酮的分泌和拮抗血管紧张素 Ⅱ 受体活性，可导致高钾血症［肝素诱发的高钾血症（heparin-induced hyperkalemia，HIH）］。保钾利尿药拮抗肾的醛固酮活性，影响钾排泄（见上文讨论）。

肾排钾减少可能是由原发性或获得性远端肾单位泌钾功能下降引起的。肾功能正常的患者也可能有此表现，特征是对盐皮质激素治疗不敏感。假性醛固酮减少患者，肾对醛固酮有直接的抵抗作用。获得性功能缺失与系统性红斑狼疮、镰状细胞贫血、梗阻性尿路疾病、移植肾环孢素肾病有关。

摄钾过多导致的高钾血症

正常人增加钾摄入很少引起高钾血症，除非静脉快速补钾。但是对于服用 β_2 受体阻滞剂或肾功能受损的患者，增加钾负荷会导致高钾血症。其他潜在的因素包括应用青霉素钾、钠替代品（主要为钾盐）及库存全血。一个单位全血储存 21 天后血［K^+］高达 30 mEq/L。现今临床上通过输注浓缩红细胞或洗涤红细胞，从而降低（但并未消除）多次输血导致的高钾血症风险（输血相关的高钾血症）（见第 51 章）。

高钾血症的临床表现

高血钾的临床症状主要表现在骨骼肌及心肌。血［K^+］高于 8 mEq/L 时有骨骼肌无力的表现。心脏表现（图 49-7）主要是血［K^+］高于 7 mEq/L 时去极化延迟并持续去极化，心电图特征性的演变过程为：对称性 T 波高尖（常伴 QT 间期缩短）→ QRS 波增宽 → P-R 间期延长 → P 波消失 → R 波波幅降低 → ST 段压低（偶尔增高）→ 心电图类似正弦波，最后进展至心室颤动及心搏骤停。直到进行性高钾血症的晚

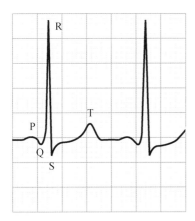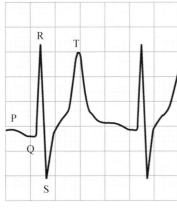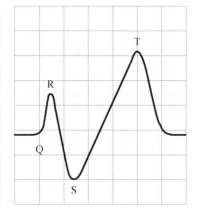

图 49-7　高钾血症的心电图表现。心电图变化以对称性高尖 T 波为特征，常伴 QT 间期缩短，QRS 波增宽，P-R 间期延长，P 波消失，R 波波幅降低，ST 段压低（偶可增高）→发展为正弦波→最终为心室颤动或心脏停搏

期，心脏收缩性相对不受高血钾影响。低钙血症、低钠血症及酸中毒加重高钾血症的心脏反应。

高钾血症的治疗

8 由于高钾血症潜在的致命性，血钾高于 6 mEq/L 就应该积极处理。治疗目的是逆转心脏症状及肌无力，使血钾水平恢复正常。治疗方式取决于临床症状的严重程度及高钾血症的原因。醛固酮减少症引起的高钾血症可通过盐皮质激素替代治疗，而药物引起的高钾血症应停药，增加钾摄入的因素应减少或阻断。

钙剂（10% 葡萄糖酸钙 5 ～ 10 ml 或 10% 氯化钙 3 ～ 5 ml）起效快，但作用时间短，可拮抗高钾血症的部分心脏毒性，对有明显症状的高钾血症患者有益。但钙可增强地高辛毒性，对此类患者必须慎重应用。

静脉输注葡萄糖及胰岛素（30 ～ 50 g 葡萄糖加 10 单位胰岛素）有助于钾向细胞内转移，从而降低血 $[K^+]$，但通常需要 1 h 才达到峰效应。当高钾血症伴发代谢性酸中毒时，静脉输注碳酸氢钠可促进细胞摄钾，在 15 min 内降低血 $[K^+]$。β 受体激动剂促进钾向细胞内转移，用于大量输血引起的急性高钾血症患者。小剂量肾上腺素可快速降低血 $[K^+]$，并产生正性肌力作用。

急症高钾血症治疗的最终目标是降低体内总钾水平。袢利尿剂强制利尿是肾功能正常的急性高钾血症患者的有效治疗措施，而对肾功能不全的患者，公认的有效治疗措施是透析。也可应用非吸收性阳离子交换树脂排出多余的钾，如口服或直肠使用聚磺苯乙烯钠（SPS，Kayexalate）。然而 SPS 的安全性和有效性一再受到质疑，美国食品药物监督管理局（FDA）黑

匣子警告，该药在肠道功能异常的患者中可能有肠坏死的风险，应引起重视。SPS 不可作为急症高钾血症治疗，因其起效需数小时。

Patiromer 是一种非吸收性阳离子交换聚合物，在胃肠道内与钾结合以交换钙，最近获 FDA 批准为治疗慢性高钾血症的有效药物。与 SPS 相同，因其起效较慢，不可用于急症高钾血症的治疗。

麻醉注意事项

对于高钾血症患者应暂停择期手术，围术期麻醉管理既要降低血钾浓度，又要防止血钾进一步上升，根据患者敏感度选择治疗方式。必须严密监测心电图。禁用琥珀胆碱及含钾的静脉溶液，避免代谢性或呼吸性酸中毒，以免血钾进一步升高。实施全麻控制呼吸，可适当过度通气，同时监测神经肌肉功能，因高钾可加强 NMB 的效能。

钙平衡紊乱

体内 98% 的钙存在于骨骼中，但维持正常细胞外钙浓度对保持内环境稳定至关重要。钙离子几乎参与所有的重要生物学功能，包括肌肉收缩、神经递质及激素的释放、凝血、骨代谢。因此，体内钙平衡失调将导致严重的生理功能紊乱。

正常钙平衡

成人钙摄入量为 600 ～ 800 mg/d，消化道吸收钙主要在近端小肠。同时消化道也分泌钙，分泌量恒定，不受吸收钙的影响。每天摄入的钙 80% 经粪便

排出。

肾负责大部分钙的排泄，肾钙的排出大约为 100 mg/d，但波动较大，从 50 mg/d 到 300 mg/d 不等。通常 98% 的滤过钙可被重吸收，主要在肾近曲小管与髓袢升段，与钠重吸收同步。在远曲小管，钙重吸收受甲状旁腺激素（parathyroid hormone，PTH）分泌的影响，分泌增加则钙重吸收增加，进而减少了尿钙排出；而钠重吸收受醛固酮分泌的影响。

血钙浓度

正常血钙浓度为 8.5～10.5 mg/dl（2.1～2.6 mmol/L），约 50% 为离子型，40% 与蛋白质结合（主要为白蛋白），10% 与阴离子，如枸橼酸盐和氨基酸形成复合物。游离钙离子浓度（$[Ca^{2+}]$）的生理意义最为重要，血 $[Ca^{2+}]$ 正常范围为 4.75～5.3 mg/dl（1.19～1.33 mmol/L）。血浆白蛋白浓度的改变影响总钙含量，但不影响 $[Ca^{2+}]$，白蛋白每增加或减少 1 g/dl，血浆总钙浓度相应增加或减少 0.8～1.0 mg/dl。

血浆 pH 值的改变直接影响钙的蛋白质结合程度，从而影响离子钙浓度。血浆 pH 值每下降或增加 0.1 单位，$[Ca^{2+}]$ 则增加或减少 0.16 mg/dl。

细胞外钙离子浓度的调节

钙通常通过消化道吸收或骨骼的重吸收进入细胞外液，骨骼内仅有 0.5%～1% 的钙与细胞外钙交换。相比之下，钙主要通过以下几方面从细胞外转移：（1）沉积于骨骼；（2）经尿排出；（3）分泌入消化道；（4）汗液丢失。细胞外钙浓度主要受三种激素调节：甲状旁腺激素（parathyroid hormone，PTH）、维生素 D、降钙素。这些激素主要作用于骨骼、肾远曲小管及小肠。钙的激素调节见第 35 章。

▌高钙血症

多种原因可导致高钙血症（表 49-12）。原发性甲状旁腺功能亢进的患者，PTH 分泌相对于血 $[Ca^{2+}]$ 不恰当地增加。相反，继发性甲状旁腺功能亢进（慢性肾衰竭或吸收不良综合征）患者，PTH 因慢性低钙血症而升高。长期继发性甲状旁腺功能亢进，偶尔会导致 PTH 自发性分泌，使患者血 $[Ca^{2+}]$ 正常或升高（三发性甲状旁腺功能亢进）。

不论是否伴发骨转移，癌症患者常伴有高钙血症。大多数可能与直接的骨破坏及促进高钙血症的介质释放有关（如 PTH 样物质、细胞因子类、前列腺素）。骨骼转运钙增多导致的高钙血症常见于良性疾

表 49-12 高钙血症的原因

甲状旁腺功能亢进
恶性肿瘤
维生素 D 摄入过多
骨骼 Paget 病
肉芽肿性疾病（结节病、肺结核）
长期制动
乳碱综合征
肾上腺功能不全
药物诱发 　噻嗪类利尿剂 　锂

病，如 Paget 病及长期制动患者。此外，消化道钙吸收增加也可导致高血钙，如乳碱综合征患者（钙摄入显著增加）、维生素 D 摄入过多、肉芽肿性疾病（对维生素 D 敏感性增加）等。

高钙血症的临床表现

高钙血症常引起食欲减退、恶心、呕吐、疲乏、多尿。出现共济失调、烦躁、嗜睡、精神错乱，并很快进展为昏迷。在低血容量前常表现为高血压。心电图主要表现为 ST 段和 QT 间期缩短。高钙血症增加心脏对洋地黄的敏感性，并可引起胰腺炎、消化道溃疡、肾衰竭。

高钙血症的治疗

⑨ 有症状的高钙血症应迅速处理。最有效的治疗方法是补液，然后快速利尿（尿量 200～300 ml/h），靠静脉补充生理盐水和袢利尿剂促进钙离子排出。如果先进行利尿治疗，可能会因为额外的容量丢失而加重高钙血症。在利尿治疗的同时，肾排钾及镁增多，因此，治疗过程中应严密监测电解质改变，必要时静脉补充相应的电解质。上述治疗虽能减少高钙血症潜在的心脏、神经并发症，但却不能使血 $[Ca^{2+}]$ 恢复正常。为了进一步降低血清钙浓度，可应用二磷酸盐化合物、降钙素等。严重高钙血症（> 15 mg/dl）在应用生理盐水及利尿剂治疗后常需辅助其他的治疗方法，二磷酸盐化合物和降钙素是首选的治疗方案。此时可静脉给予帕米膦酸二钠（Aredia）或吲哚乙酸二钠（Didronel）。血液透析是非常有效的治疗高钙血症的方法，尤其是对于伴有肾衰竭或心力衰竭的患者。其他治疗方法主要是对因治疗，肉芽肿性疾病中维生素 D 导致的高钙血症可用糖皮质激素治疗。

一旦高钙血症威胁解除，应积极寻找病因，并应用合适的治疗方法。**大约 90% 的高钙血症是由恶性肿瘤或甲状旁腺功能亢进引起。鉴别这两种病因最好的实验室方法为测定血清 PTH 浓度。**血清 PTH 浓度在恶性肿瘤患者中是降低的，而在甲状旁腺功能亢进患者是升高的。

麻醉注意事项

高钙血症是一种临床急症，在任何择期麻醉前均需纠正，并严密监测血钙水平。若要进行外科手术，围术期必须持续使用生理盐水、利尿剂，同时警惕低血容量。对心脏或肾储备功能降低的患者监测有创动脉血压并行液体治疗（见第 51 章）。持续监测钾、镁离子浓度，预测利尿相关的低钾及低镁血症。对麻醉药和 NMBs 的反应性是不可预测的。全麻过程中必须应用机械通气，避免酸中毒使血钙水平进一步上升。

低钙血症

低钙血症的诊断以血浆离子钙水平为依据。当直接监测血 $[Ca^{2+}]$ 有难度时，评价总钙浓度必须考虑血浆白蛋白水平（见上文讨论）。低钙血症的原因见表 49-13。

有症状的低钙血症常见原因为甲状旁腺功能减退（见第 37 章）。甲状旁腺功能减退的原因可能为外科因素、先天性、多发性内分泌功能不全的部分表现（常伴有肾上腺功能不全），或与低镁血症有关。镁缺乏可能损害了 PTH 的分泌，并拮抗 PTH 对骨骼的作用。脓毒血症抑制 PTH，导致低钙血症。高磷血症

表 49-13　低钙血症的原因

甲状旁腺功能减退症
假性甲状旁腺功能减退症
维生素 D 缺乏
营养因素
吸收障碍
外科手术后（胃切除、短肠综合征）
肠炎
维生素 D 代谢改变
高磷酸盐血症
钙沉积
胰腺炎
横纹肌溶解
脂肪栓塞
钙的螯合作用
快速大量输注红细胞或白蛋白

（见下文讨论）也是低钙血症常见的病因，尤其对于慢性肾衰竭患者。维生素 D 摄入过少、吸收不良、异常代谢使维生素 D 缺失也可导致低钙血症。

围术期低钙血症的常见原因为库血枸橼酸离子与钙离子结合，快速输注白蛋白理论上也可以一过性降低血钙。急性胰腺炎导致的低钙血症与脂肪分解释放、脂肪坏死并与钙结合沉淀有关（钙皂）。同样，脂肪栓塞所致低钙血症的原理同上。横纹肌溶解引起的低钙血症可由于受损肌肉的钙沉积，或由于急性肾损伤时强行利尿，或两者兼有。

另一种低钙血症的原因——肿瘤溶解综合征——是化疗或放疗后癌细胞急性破坏的结果，在某些癌症中发生率高达 25%。这是最常见的肿瘤急症，钾、磷和尿酸迅速转移至细胞外，正常的稳态失衡，难以代偿。继发于急性尿酸性肾病的急性肾损伤或肾衰竭，由于尿酸代谢，肾排出钾和磷的能力下降或消失。高磷血症促进磷和钙的螯合，导致急性低钙血症和肾钙磷盐的沉积，进一步造成急性肾损伤或肾衰竭。肿瘤溶解综合征的低钙血症和高钾血症可导致肌无力、抽搐、心律失常、癫痫发作，甚至死亡。

低钙血症少见的原因有甲状腺降钙素分泌型髓质瘤、成骨细胞转移性疾病（乳腺癌及前列腺癌）、假性甲状旁腺功能减退（家族性对甲状旁腺反应迟钝）。应用肝素、鱼精蛋白、高血糖素均可导致一过性低钙血症。

低钙血症的临床表现

低钙血症的临床表现包括感觉异常、精神错乱、喉喘鸣（喉痉挛）、腕足痉挛（Trousseau 征）、咬肌痉挛（Chvostek 征）、癫痫，甚至出现胆绞痛和支气管痉挛。心电图可反映心脏的敏感性增加，表现为 QT 间期延长，但其严重程度与低钙血症没有必然联系。心脏收缩功能下降引起低血压和（或）心力衰竭。低钙血症时心脏对洋地黄和 β 肾上腺素受体激动剂反应性降低。

低钙血症的治疗

⑩ 有症状的低钙血症是临床急症，应及时处理。方法是静脉给予氯化钙（10%，3 ～ 5 ml）或葡萄糖酸钙（10%，10 ～ 20 ml）。10 ml 的 10% 氯化钙含 Ca^{2+} 272 mg，而 10 ml 的 10% 葡萄糖酸钙含 Ca^{2+} 93 mg。为避免钙沉积，静脉应用钙剂时应避免同时应用含碳酸盐及磷酸盐成分的溶液。必须持续监测 $[Ca^{2+}]$，必要时多次静注或持续补钙 $[Ca^{2+} 1 ～ 2 mg/(kg \cdot h)]$，同时监测血镁浓度，以排除低镁血症。对于慢性低钙

血症患者，需口服碳酸钙（CaCO$_3$）及维生素 D。

麻醉注意事项

术前应纠正低钙血症，对于有低钙血症病史的患者，围术期必须持续监测血［Ca^{2+}］，避免碱中毒，以免加剧血［Ca^{2+}］降低。快速输注含枸橼酸的血制品或大量白蛋白时需静脉补钙（见第 51 章）。同时警惕低钙血症可能加强麻醉药的负性肌力作用。低钙对 NMB 的影响不一，需用神经刺激器监测。

磷平衡紊乱

磷是细胞内的重要元素:（1）参与合成细胞膜磷脂和磷蛋白及细胞内器官;（2）参与合成蛋白质合成与复制所需的磷酸核苷;（3）参与合成 ATP，用以储存能量。体内磷仅 0.1% 存在于细胞外，85% 在骨骼，15% 在细胞内。

正常磷平衡

成人平均摄入磷 800 ～ 1500 mg/d，其中 80% 在近端小肠吸收。维生素 D 增加小肠吸收磷。肾是磷排出的主要器官，并负责调控全身磷水平。尿排磷程度与磷的摄入及血磷浓度有关。PTH 分泌通过抑制近端肾小管重吸收磷而增加磷排出，但可被 PTH 引起的骨骼磷释放增加所抵消。

血磷浓度

血磷以有机和无机形式并存，有机磷主要为磷脂，而无机磷 80% 可经肾滤过，20% 与蛋白质结合。体内无机磷主要以 H$_2$PO$_4^-$ 和 HPO$_4^{2-}$ 形式存在，两者的比例为 1∶4。通常血磷是通过磷元素的毫克数计算的，成人血磷浓度为 2.5 ～ 4.5 mg/dl（0.8 ～ 1.45 mmol/L），而儿童达 6 mg/dl。因碳水化合物的摄入可一过性降低血磷浓度，故常在禁食状态下检测血磷浓度。低磷血症增加维生素 D 生成，而高磷血症减少维生素 D 生成，且后者对肾衰竭患者继发甲状旁腺功能亢进起到一定的作用（见第 31 章）。

高磷血症

高磷血症常见于磷摄入增加（滥用磷酸盐泻药或过多输注磷酸钾）、排出减少（慢性肾疾病）或肿瘤溶解综合征（见上文讨论）。

高磷血症的临床表现

虽然高磷血症本身并不直接引起机体功能障碍，但显著高磷血症可通过磷酸盐与血［Ca^{2+}］螯合而导致低钙血症，也可通过实质和管状钙磷酸盐沉积导致急性肾损伤。高磷酸血症与慢性肾疾病和肾衰竭患者死亡率增加相关，通过饮食限制、磷酸盐结合剂、透析或这些方法联合，对患者进行治疗。

高磷血症的治疗

应用可与磷酸盐结合的抗酸剂，如氢氧化铝或碳酸铝可治疗高磷血症。

麻醉注意事项

高磷血症对麻醉的影响尚不确定，但对这类患者需认真评估肾功能，排除继发性低钙血症。

低磷血症

低磷血症常由磷负平衡或磷腔室间转移所致，后者常在碱中毒、碳水化合物摄取、输注胰岛素时出现。大剂量含铝或镁的抗酸剂应用、严重烧伤、肠外营养时不适当的补磷、糖尿病酮症酸中毒、酒精戒断、长期呼吸性碱中毒都可引起磷负平衡，从而导致严重的低磷血症（< 0.3 mmol/dl 或 < 1.0 mg/dl）。与呼吸性碱中毒相反，代谢性碱中毒很少导致严重的低磷血症。

低磷血症的临床表现

轻中度低磷血症（1.5 ～ 2.5 mg/dl）通常是无症状的。相反，严重的低磷血症（< 1.0 mg/dl）常常与危重患者的发病率和死亡率有关。心肌病、氧输送受损（2,3- 二磷酸甘油酸水平下降）、溶血、白细胞功能受损、血小板功能失调、脑病、心律失常、骨骼肌病、呼吸衰竭、横纹肌溶解、骨骼去矿化、代谢性酸中毒和肝功能失调都与严重的低磷血症相关。然而，目前还不确定低磷血症是这些主要发病率或死亡率的直接和独立因素，还是仅仅是疾病严重程度的标志。

低磷血症的治疗

考虑到高磷酸盐血症、低镁血症以及低血压增加的风险，以及磷酸盐与钙沉淀导致低血钙的风险，口服补磷较之胃肠外替代治疗通常是治疗低磷血症更可取的方法。相应地，对于有症状的低磷血症或严重低磷血症（< 0.32 mmol/L）患者，应进行静脉补磷。口服补磷时，必须同时补充维生素 D，以促进肠道对磷

的吸收。

麻醉注意事项

应掌握低磷血症及其潜在并发症（见上述讨论）。麻醉处理过程中应避免高血糖及呼吸性碱中毒，以免血磷浓度进一步下降。使用 NMB 时必须严密监测神经肌肉功能。有些严重低磷血症患者会有肌无力，术后可能需要机械通气。

镁平衡紊乱

镁作为多种酶途径的辅因子发挥作用。体内仅 1% ～ 2% 的镁存储于细胞外液，67% 分布于骨骼，31% 分布于细胞内。镁能够减少麻醉药物使用，减轻伤害性感受，钝化喉镜检查和插管时的心血管反应，增强 NMB 效应。其机制主要是改变中枢神经系统的神经递质释放、减慢肾上腺髓质儿茶酚胺的释放及对抗钙在血管平滑肌上的作用。镁能够减少钙介导的突触前乙酰胆碱的释放，降低终板膜对乙酰胆碱的敏感性，改变肌细胞膜电位。

除了补充缺失的镁，镁还可用于治疗先兆子痫、子痫、尖端扭转型室性心动过速、地高辛诱发的快速型心律失常。

正常镁平衡

成人平均每天摄入镁 20 ～ 30 mEq/d（240 ～ 370 mg/d），仅 30% ～ 40% 被吸收，主要在远端小肠。肾是主要的排出途径，平均 6 ～ 12 mEq/d。肾重吸收镁非常有效，25% 滤过的镁在肾近曲小管重吸收，50% ～ 60% 在髓袢升支侧吸收。增加肾重吸收镁的因素主要有低镁血症、甲状旁腺激素、低钙血症、细胞外液丢失、代谢性碱中毒。增加肾排出镁的因素为高镁血症、急性扩容、醛固酮、高钙血症、酮症酸中毒、利尿剂、磷丢失及饮酒。

血镁浓度

血镁浓度精确波动于 1.7 ～ 2.1 mEq/L（0.7 ～ 1 mmol/L 或 1.7 ～ 2.4 mg/dl），其确切的机制尚不清楚，主要与胃肠道（重吸收）、骨骼（储存）、肾（排出）有关。50% ～ 60% 的血镁是非结合镁及可扩散镁。

高镁血症

血镁增高的原因不外乎摄入过多（含镁抗酸剂或

泻药：氢氧化镁、氧化镁乳剂）和（或）肾功能损害（GFR < 30 ml/mim）。其他比较少见的原因有肾上腺皮质功能不全、甲状旁腺功能减退、横纹肌溶解及服用锂剂。应用硫酸镁治疗先兆子痫和子痫时，能够引起妊娠期母体与胎儿的高镁血症。

高镁血症的临床表现

高镁血症典型的临床表现主要体现在神经系统、神经肌肉及心脏方面，具体表现为反射减退、镇静、骨骼肌无力和呼吸抑制。血管扩张、心动过缓及心肌抑制均可引起低血压。心电图常见表现为 P-R 间期延长和 QRS 波增宽。严重的高镁血症可能会导致呼吸和心搏骤停。

高镁血症的治疗

相对较轻的高镁血症必须停止任何形式的镁摄入（主要为含镁抗酸剂或泻药）。而对于血镁较高，尤其是有临床症状的镁中毒，需立即静脉注射钙剂，此举可暂时拮抗高镁血症的大多数临床症状。在肾功能正常的患者，可应用袢利尿剂和静脉补液的利尿作用，增加尿镁的排泄。镁中毒急症患者静脉注射利尿剂能够增加镁的排泄，但同时应持续监测血钙和血镁，必要时留置导尿管，监测有创动脉血压和行液体治疗。高镁血症伴有肾功能严重受损或肾衰竭的患者，应行透析治疗。必要时行呼吸和（或）循环支持。

麻醉注意事项

对于高镁血症患者，必须严密监测心电图、血压及神经肌肉功能。高镁血症能够增强血管扩张剂和负性肌力药物的作用。同时，此类患者应减少 NMB 的使用剂量。

低镁血症

低镁血症是临床常见的问题，尤其在危重患者中，并同时可伴有细胞内其他物质如钾、磷等的缺乏。通常出现在行大型心胸手术和腹部手术的患者中，在重症监护病房中，其发生率超过 50%。低镁常见原因为摄入不足、胃肠道重吸收减少、肾排镁增加，以及多种因素相结合（表 49-14）。增强肾排镁的药物有酒精、茶碱、利尿剂、顺铂、氨基糖苷类、环孢素、两性霉素 B、喷他脒和粒细胞集落刺激因子。低镁血症也与长期质子泵抑制剂（PPI）致肠道镁吸收障碍有关。然而，长期使用 PPIs 的患者低镁血症的发生率很低，可能小于 1%。除非患者术中补镁，否则低镁血症在体外循

表 49-14　低镁血症的原因

摄入不当
　营养

消化道吸收减少
　吸收不良综合征
　小肠瘘或胆瘘
　持续胃肠吸引
　严重呕吐或腹泻
　慢性泻药滥用
　长期使用质子泵抑制剂

肾丢失增加
　利尿剂
　糖尿病酮症酸中毒
　甲状旁腺功能亢进
　醛固酮增多症
　低磷血症
　肾毒性药物
　梗阻后利尿

多因素
　慢性酒精中毒
　蛋白质-热量营养不良
　甲状腺功能亢进
　胰腺炎
　烧伤

环术后很常见，这是由于血液稀释和经常使用白蛋白、输血以及预充液中的其他降镁成分造成的。

低镁血症的临床表现

大多数低镁血症患者没有临床症状，偶可有疲劳、肌颤、麻痹、精神错乱、共济失调、惊厥。低镁血症常伴发低钙血症（甲状旁腺激素分泌障碍）和低钾血症（肾排钾过多）。心脏表现主要有心律失常及地高辛心脏毒性增大，低钾血症可加重这些反应。低镁血症患者发生心房颤动的概率增加，心电图表现为P-R 间期和 QT 间期的延长。

低镁血症的治疗

无症状的低镁血症可通过口服或肌注镁剂治疗。症状严重的患者如发生惊厥，可静脉注射硫酸镁 1～2 g（8～16 mEq 或 4～8 mmol），在 10～60 min 内缓慢给予。

麻醉注意事项

虽然低镁血症对麻醉没有特别的影响，但伴存的电解质紊乱，如低钾血症、低磷血症、低钙血症必须 **13** 在术前进行纠正。低镁血症可导致心律失常，因此，单纯低镁血症必须在择期手术前纠正。镁有潜在的抗心律失常作用及可能的脑保护作用（见第 26

章），因此，常预先使用于接受心脏手术的患者，以降低术后心房颤动的风险。

病例讨论

尿流改道术后电解质异常

一位 70 岁膀胱癌患者行根治性膀胱切除及回肠代膀胱术。患者 70 kg，既往 20 年高血压病史。术前实验室检查显示电解质正常，血尿素氮（blood urea nitrogen，BUN）20 mg/dl，血肌酐 1.5 mg/dl。手术历时 4 h，在全麻下进行，估计术中出血 900 ml。输注乳酸林格液 3500 ml，5% 白蛋白 750 ml。

入麻醉恢复室后 1 h，患者清醒，血压为 130/70 mmHg，呼吸良好（18 次／分，$FiO_2 = 0.4$）。最后一小时尿量为 20 ml。实验室检查结果为：Hb 10.4 g/dl，血钠 133 mEq/L，血钾 3.8 mEq/L，血氯 104 mEq/L，总 CO_2 20 mmol/L，PaO_2 156 mmHg，动脉 pH 7.29，$PaCO_2$ 38 mmHg，校准 HCO_3^- 18 mEq/L（见表 49-15 参考值和常用电解质）。

低钠血症最可能的解释是什么？

术后多种因素可导致低钠血症，包括由手术应激、低血容量、疼痛导致的非渗透性 ADH 分泌，大量蒸发及功能性液体丢失（组织隔离），静脉输注低张液体。大量输注乳酸林格液（$[Na^+]$ 130 mEq/L）的患者尤其容易发生低钠血症，在这类患者中，术后血 $[Na^+]$ 常为 130 mEq/L（行此类手术的患者液体补充需考虑生理需要量、失血量及额外的液体丢失）。

为什么患者会有高氯血症和酸中毒（正常动脉 pH 为 7.35～7.45）？

膀胱的尿流改道术常用肠道（回肠、回盲部、空肠及乙状结肠）作为导尿管道或储尿容器。最简单常用的是利用一段游离的回肠袢作为引导管，近端与输尿管吻合，远端拉出皮肤表面作为造口。

当尿形成并与肠黏膜接触后，就产生了水电解质的改变。肠吸收氯交换碳酸盐，吸收钠交换钾及氢离子。当吸收氯超过吸收的钠时，血氯浓度增加，而碳酸盐浓度下降，这样就形成了高氯性代谢性酸中毒。此外，直肠直接从尿中吸收 NH_4^+，尿中细菌分裂也可产生 NH_4^+。低钾血症导致钠钾交换增加，较高的尿钠浓度使经引导管流出的尿排

表 49-15　常见电解质的正常生理范围以及过量或缺少的影响[1]

电解质	正常范围（mmol/L）	过量的影响	缺少的影响
阳离子			
Na^+	136～145	脑出血、静脉血栓，精神状态改变，癫痫、昏迷 若纠正过快，可致脑水肿	神经肌肉兴奋（如反射亢进），精神状态改变，嗜睡、易怒，癫痫，昏迷 若纠正过快，可致脱髓鞘综合征
K^+	3.5～5.0	T 波高尖，宽 QRS，室性心律失常，心搏骤停。弛缓性麻痹（如高钾血症家族性周期性麻痹）	ST 段改变，双相 T 波，显著的 U 波，心动过速。肌无力，四肢抽搐，横纹肌溶解，肠梗阻，呼吸衰竭，继发于多饮的多尿
Ca^{2+}	总血钙：2.10～2.60 游离钙：1.10～1.35	神经系统（头痛、疲劳、淡漠、困惑），胃肠道（疼痛、便秘、呕吐），泌尿系统（多尿、肾结石、肾衰竭），心血管系统（心动过速、短 QT 间期、房室或束支传导阻滞），骨骼（疼痛、关节痛）	手足抽搐，弥漫性脑病，癫痫，反射亢进，喉痉挛，继发于肾源性尿崩的脱水
Mg^{2+}	0.6～1.2	P-R 间期延长，宽 QRS，反射减弱，呼吸衰竭，心搏骤停	肌无力，手足抽搐，反射亢进，癫痫，心律失常。常伴有低钙血症和低钾血症
阴离子			
Cl^-	95～105	可能的急性肾损伤	未知 / 相关异常
磷酸盐	0.8～1.5	急性低钙血症，急性肾小管坏死，异位钙化	< 0.32 mmol/L：呼吸肌功能障碍，氧解离曲线左移，心肌功能障碍，心律失常，肌病，脑病，易怒，癫痫，昏迷，横纹肌溶解，溶血性贫血

[1] Reproduced with permission from Tan SC，Freebairn R. Electrolyte disorders in the critically ill. Anaesth Intens Care Med. 2017 Mar；18（3）：133-137.

钾增加。而且即使没有低钾血症，也可出现钾丢失，因为钾从细胞内转移至细胞外（继发于酸中毒）可抵消细胞外钾浓度的降低。

尿流改道术后是否还有其他引起高氯性代谢性酸中毒的原因？

尿与肠道接触越久，则高血氯及酸中毒发生的概率就越大。机械性因素，如排空障碍或导尿管道冗长，同时伴低血容量，都易引起高氯性代谢性酸中毒。先前存在的肾功能不全也是危险因素之一，可能主要表现为不能代偿过度的碳酸盐丢失。

对此患者的处理方法是什么？

必须经常用生理盐水对回肠环进行冲洗，以排除部分梗阻，保证尿液引流通畅。根据有创动脉血压和液体治疗，必要时行补液试验来诊断和治疗低血容量（见第 51 章）。大多数患者都可耐受轻中度酸中毒（动脉 pH > 7.25）。与回肠环路相关的高氯性代谢性酸中毒常为一过性，与尿液潴留相关。持续或严重的酸中毒必须用碳酸氢钠治疗，若存在低钾血症，应积极用钾替代治疗。

其他尿流改道术是否存在此类电解质异常？

尿流改道手术中，用肠道作为储尿容器较用肠道作为导尿管发生高氯性代谢性酸中毒的概率更大。输尿管乙状结肠吻合术发生高氯性代谢性酸中毒的概率为 80%。

（周红玉　译　蔡晶晶　校　梁鹏　审）

推荐阅读

Al Dhaybi O, Bakris G. Mineralocorticoid antagonists in chronic kidney disease. *Curr Opin Nephrol Hypertens.* 2017;26:50.

Arampatzis S, Frauchiger B, Fiedler G-M, et al. Characteristics, symptoms, and outcome of severe dysnatremias present on hospital admission. *Am J Med.* 2012;125:1125.e1.

Awad S, Allison SP, Lobo DN. The history of 0.9% saline. *Clin Nutr.* 2008;27:179.

Aylwin S, Burst V, Peri A, et al. "Dos and don'ts" in the management of hyponatremia. *Curr Med Res Opin.* 2015;31:1755.

Ball SG, Iqbal Z. Diagnosis and treatment of hyponatraemia. *Best Pract Res Clin Endocrinol Metabol.* 2016;30:161.

Bhaskar B, Fraser JF, Mullaney D. Lest we forget: Heparin-induced hyperkalemia. *J Cardiothorac Vasc*

Anesth. 2012;26:106.

Braun MM, Barstow CH, Pyzocha NJ. Diagnosis and management of sodium disorders: Hyponatremia and hypernatremia. *Am Fam Phys.* 2015;91:299.

Buffington MA, Abreo K. Hyponatremia: A review. *J Intensive Care Med.* 2016;31:223.

Campese VM, Adenuga G. Electrophysiological and clinical consequences of hyperkalemia. *Kidney Int Suppl.* 2016;6:16.

Chatzizisis YS, Misirli G, Hatzitolios AI, et al. The syndrome of rhabdomyolysis: Complications and treatment. *Eur J Intern Med.* 2008;19:568.

Cooper MS, Gittoes NJL. Diagnosis and management of hypocalcaemia. *Brit Med J.* 2008;336:1298.

Cuesta M, Thompson CJ. The syndrome of inappropriate antidiuresis (SIAD). *Best Pract Res Clin Endocrinol Metabol.* 2016;30:175.

Dineen R, Hannon MJ, Thompson CJ. Hyponatremia and hypernatremia. In: Jameson JL, DeGroot LJ, eds. *Endocrinology: Adult and Pediatric.* 7th ed. Philadelphia, PA: Elsevier; 2016.

Elisaf M, Merkouropoulos M, Tsianos EV, et al. Pathogenetic mechanisms of hypomagnesemia in alcoholic patients. *J Trace Elements Med Biol.* 1995;9:210.

El-Sharkawy AM, Sahota O, Lobo DN. Acute and chronic effects of hydration status on health. *Nutr Rev.* 2015;73:97.

El-Sharkawy AM, Sahota O, Maughan RJ, et al. The pathophysiology of fluid and electrolyte balance in the older adult surgical patient. *Clin Nutr.* 2014;33:6.

El-Sharkawy AM, Watson P, Neal KR, et al. Hydration and outcome in older patients admitted to hospital (The HOOP prospective cohort study). *Age Ageing.* 2015;44:943.

Endres D. Investigation of hypercalcemia. *Clin Biochem.* 2012;45:954.

Epstein M. Hyperkalemia: Current concepts and emerging therapeutic options. *Kidney Int Suppl.* 2016;6:1.

Epstein M, Lifschitz MD. Potassium homeostasis and dyskalemias: The respective roles of renal, extrarenal, and gut sensors in potassium handling. *Kidney Int Suppl.* 2016;6:7.

Fairley JL, Zhang L, Glassford NJ, et al. Magnesium status and magnesium therapy in cardiac surgery: A systematic review and meta-analysis focusing on arrhythmia prevention. *J Crit Care.* 2017;42:69.

Filippatos TD, Liamis G, Christopoulou F, et al. Ten common pitfalls in the evaluation of patients with hyponatremia. *Eur J Internal Med.* 2016;29:22.

Geerse DA, Bindels AJ, Kuiper MA. Treatment of hypophosphatemia in the intensive care unit. *Crit Care.* 2010;14:R147.

Giordano M, Ciarambino T, Lo Priore E, et al. Serum sodium correction rate and the outcome in severe hyponatremia. *Am J Emerg Med.* 2017;35:1691.

Hammond K, You D, Collins EG, et al. Life-threatening hypokalemia following rapid correction of respiratory acidosis. *Heart Lung.* 2013;42:287.

Handy JM, Soni N. Physiologic effects of hyperchloraemia and acidosis. *Br J Anaesth.* 2008;101:141.

Harring TR, Deal NS, Kuo DC. Disorders of sodium and water balance. *Emerg Med Clin N Am.* 2014;32:379.

Henneman A, Guirguis E, Grace Y, et al. Emerging therapies for the management of chronic hyperkalemia in the ambulatory care setting. *Am J Health Syst Pharm.* 2016;73:33.

Herroeder S, Schönherr ME, De Hert SG, et al. Magnesium—Essentials for anesthesiologists. *Anesthesiology.* 2010;114:971.

Jacob M, Chappell D, Rehm M. The "third space"—fact or fiction? *Best Pract Res Clin Anesthesiol.* 2009;23:145.

Kamel KS, Halperin ML. Hypernatremia. In: Kamel KS, Halperin ML, eds. *Fluid, Electrolyte, and Acid–Base Physiology.* 5th ed. Philadelphia, PA: Elsevier; 2016:309.

King JD, Rosner MH. Osmotic demyelination syndrome. *Am J Med Sci.* 2010;339:561.

Kovesdy CP. Epidemiology of hyperkalemia: an update. *Kidney Int Suppl.* 2016;6:3.

Kovesdy CP. Management of hyperkalemia: An update for the internist. *Am J Med.* 2015;128:1281.

Kovesdy CP. Updates in hyperkalemia: Outcomes and therapeutic strategies. *Rev Endocr Metab Disord.* 2017;18:41.

Krummel T, Prinz E, Metten M-A, et al. Prognosis of patients with severe hyponatraemia is related to not only to hyponatraemia but also to comorbidities and to medical management: Results of an observational retrospective study. *BMC Nephrol.* 2016;17:159.

Lee R, Weber TJ. Disorders of phosphorus homeostasis. *Curr Opin Endocrinol Diabetes Obes.* 2010;17:561.

Lepage L, Desforges K, Lafrance J-P. New drugs to prevent and treat hyperkalemia. *Curr Opin Nephrol Hypertens.* 2016;25:524.

Leung AA, McAlister FA, Finlayson SRG, et al. Preoperative hypernatremia predicts increased perioperative morbidity and mortality. *Am J Med.* 2013;126:877.

Liamis G, Filippatos TD, Elisaf MS. Electrolyte disorders associated with the use of anticancer drugs. *Eur J Pharmacol.* 2016;777:78.

Liamis G, Liberopoulos E, Barkas F, et al. Spurious electrolyte disorders: A diagnostic challenge for clinicians. *Am J Nephrol.* 2013;38:50.

Linder G, Felber R, Schwarz C, et al. Hypercalcemia

in the ED: Prevalence, etiology, and outcome. *Am J Emerg Med.* 2013;31:657.

Lindner G, Funk G-C. Hypernatremia in critically ill patients. *J Crit Care.* 2013;28:216.e11-216.

Lobo D, Awad S. Should chloride-rich crystalloids remain the mainstay of fluid resuscitation to prevent "pre-renal" acute kidney injury?: Con. *Kidney Int.* 2014;86:1096.

McCullough PA, Beaver TM, Bennet-Guerro E, et al. Acute and chronic cardiovascular effects of hyperkalemia: New insights into prevention and clinical management. *Rev Cardiovasc Med.* 2014;15:11.

Moloney DA, Stephens BW. Derangements in phosphate metabolism in chronic kidney diseases/endstage renal disease: Therapeutic considerations. *Adv Chron Kidney Dis.* 2011;18:120.

Moreira Faulhaber GA, Ascoli BM, Lubini A, et al. Serum magnesium and proton-pump inhibitors use: A cross-sectional study. *Rev Assoc Med Bras.* 2013;59:276.

Muhsin SA, Mount DB. Diagnosis and treatment of hypernatremia. *Best Pract Res Clin. Endocrinol Metab.* 2016;30:189.

Paptistella M, Chappell D, Hofmann-Kiefer K, et al. The role of the glycocalyx in transvascular fluid shifts. *Transfus Altern Transfus Med.* 2010;11:92.

Patel S, Rauf A, Khan H, et al. Renin–angiotensin-aldosterone (RAAS): The ubiquitous system for homeostasis and pathologies. *Biomed Pharmacother.* 2017;94:317.

Prough DS, Bidani A. Hyperchloremic metabolic acidosis is a predictable consequence of intraoperative infusion of 0.9% saline. *Anesthesiology.* 1999;90:1247.

Reagan P, Pani A, Rosner MH. Approach to diagnosis and treatment of hypercalcemia in a patient with malignancy. *Am J Kidney Dis.* 2013;63:141.

Robertson GL. Diabetes insipidus: Differential diagnosis and management. *Best Pract Res Clin Endocrinol Metabol.* 2016;30:205.

Rossignole P, Legrand M, Kosiborod M, et al. Emergency management of severe hyperkalemia: Guideline for best practice and opportunities for the future. *Pharmacol Res.* 2016;113:585.

Rueth NM, Murray SE, Huddleston SJ, et al. Severe electrolyte disturbances after hyperthermic intraperitoneal chemotherapy: Oxaliplatin versus mitomycin C. *Ann Surg Oncol.* 2011;18:174.

Samuels MA, Seifter JL. Encephalopathies caused by electrolyte disorders. *Semin Neurol.* 2011;31:135.

Sarafidis PA, Georgianos PI, Bakris GL. Advances in treatment of hyperkalemia in chronic kidney disease. *Expert Opin Pharmacother.* 2015;16:2205.

Sarwar CMS, Papadimitriou L, Pitt B, et al. Hyperkalemia in heart failure. *J Am Coll Cardiol.* 2016;68:1575.

Schaefer JA, Gales MA. Potassium-binding agents to facilitate renin–angiotensin–aldosterone system inhibitor therapy. *Ann Pharmacother.* 2016;50:502.

Sterns RH. Disorders of plasma sodium—Causes, consequences, and correction. *N Engl J Med.* 2015;372:55.

Suzuki S, Egi M, Schneider AG, et al. Hypophosphatemia in critically ill patients. *J Crit Care.* 2013;28:536.

Svensén C. Electrolytes and diuretics. In: Hemmings Jr HC, Egan TD, eds. *Pharmacology and Physiology for Anesthesia. Foundations and Clinical Application.* Philadelphia, PA: Elsevier; 2013.

Tan SC, Freebairn R. Electrolyte disorders in the critically ill. *Anaesth Intens Care Med.* 2017;18:133.

Vitamin D. NIH Office of Dietary Supplements. February 11, 2016. https://ods.od.nih.gov/factsheets/VitaminD-HealthProfessional/. Retrieved 15 September 2017.

Vraets A, Lin Y, Callum JL. Transfusion-associated hyperkalemia. *Transfus Med Rev.* 2011;25:184.

Vu BN, De Castro AM, Shottland D, et al. Patiromer. The first potassium binder approved in over 50 years. *Cardiol In Rev.* 2016;24:316.

Waikar SS, Mount DB, Curhan GC. Mortality after hospitalization with mild, moderate, and severe hyponatremia. *Am J Med.* 2009;122:857.

Waite MD, Fuhrman SA, Badawi O, et al. Intensive care unit-acquired hypernatremia is an independent predictor of increased mortality and length of stay. *J Crit Care.* 2013;28:405.

Weir MR. Current and future treatment options for managing hyperkalemia. *Kidney Int Suppl.* 2016;6:29.

Weir MR, Bakris GL, Bushinksky DA, et al. Patiromer in patients with kidney disease and hyperkalemia receiving RAAS inhibitors. *N Engl J Med.* 2015;372:211.

Wilson FP, Berns J. Tumor lysis syndrome: New challenges and recent advances. *Adv Chron Kidney Dis.* 2014;21:18.

Yee AH, Burns JD, Wijdicks EF. Cerebral salt wasting: Pathophysiology, diagnosis, and treatment. *Neurosurg Clin N Am.* 2010;21:339.

Yessayan L, Yee J, Frinak S, et al. Continuous renal replacement therapy for the management of acid–base and electrolyte imbalances in acute kidney injury. *Adv Chron Kidney Dis.* 2016;23:203.

第 50 章 酸碱平衡

几乎体内所有的生化反应均依赖于氢离子浓度的稳定，氢离子浓度的改变超过正常范围可引起广泛的器官功能障碍，这种调节称为酸碱平衡。酸碱平衡在危重疾病中至关重要。麻醉期间通气和灌注的改变、含电解质溶液的输注均可迅速改变酸碱平衡。

我们对酸碱平衡的认识在不断进步。过去，我们关注的是 $[H^+]$、CO₂ 平衡以及碱剩余和碱缺失。现 ① 在我们认为强离子差（strong ion difference，SID）、二氧化碳分压和总弱酸浓度（total weak acid concentration，A_{TOT}）对于生理状态下酸碱平衡的理解非常重要。

本章对酸碱平衡的生理和围术期常见的酸碱平衡紊乱的治疗加以阐述，并对血气的测定和分析进行讨论。

定义

酸-碱化学理论

氢离子浓度和 pH

在任何水溶液中，水分子均可可逆地解离为氢离子和氢氧根离子：

$$H_2O \leftrightarrow H^+ + OH^-$$

这一过程可以用解离常数 K_w 来解释：

$$K_w = [H^+] + [OH^-] = 10^{-14}$$

因为水浓度是恒定的，所以在上述表达式中作为分母的水浓度是忽略不计的，其可包含在常数中。因此，如果知道 $[H^+]$ 或 $[OH^-]$，另外一个离子的浓度便可计算出来。

例如：如果 $[H^+] = 10^{-8}$ nEq/L，那么 $[OH^-]$ = $10^{-14} \div 10^{-8} = 10^{-6}$ nEq/L

动脉血 $[H^+]$ 正常值是 40 nEq/L 或 40×10^{-9} mol/L。氢离子浓度通常用 pH 表示。溶液的 pH 是指其 $[H^+]$ 的负对数（碱为 10）（图 50-1）。故正常动脉血 pH 为 $-\log(40 \times 10^{-9}) = 7.40$。氢离子浓度在 $16 \sim 160$ nEq/L（pH6.8 $\sim$ 7.8）时是符合正常生理状态的。

与大多数解离常数一样，K_w 可受温度变化的影响。水的电中性点在 25℃时出现在 pH = 7 时，而在 37℃时则出现在 pH = 6.8 时。因此，在低温状态下，温度引起的相关变化非常重要（见第 22 章）。

体液是含多种物质的水溶液，SID、PCO_2、A_{TOT} 是影响水分子解离为 $[H^+]$ 和 $[OH^-]$ 的其他因素。

酸和碱

酸通常是指能作为质子（H^+）供体的化学物质，碱通常是指能接受质子的化学物质（Brönsted-Lowry 定义）。在生理溶液中，酸、碱用 Arrhenius 定义描述更为恰当：酸是指包含 H^+ 和能与水反应产生 H^+ 的化合物，碱是指在水中能产生 OH^- 的化合物。根据上述定义，SID 同溶液中其他离子（阳离子和阴离子）一样重要，可影响水的解离常数，故可影响氢离子浓度。强酸是一种可快速不可逆地释放 H^+，使 $[H^+]$ 增加的化学物质，而强碱则易于结合 $[H^+]$，降低 $[H^+]$。相反，弱酸是可逆地提供 H^+ 的化学物质，弱碱是可逆地与 H^+ 结合的化学物质，二者对 $[H^+]$ 影响较小（对于给定浓度的母体化合物中）。生物体内的酸和碱均为弱酸和弱碱。

对于一种弱酸 HA 来说，

$$HA \leftrightarrow H^+ + A^-$$

解离常数 K 可用以下公式表示：

$$K = \frac{[H^+][A^-]}{[HA]} \text{ 或 } [H^+] = \frac{K[HA]}{[A^-]}$$

后一公式的负对数称为 Henderson-Hasselbalch 公式：

$$pH = pK + \log\left(\frac{[A^-]}{[HA]}\right)$$

上述公式表明，溶液的 pH 与弱酸的阴离子离解率明显相关。

这种表示方法只有在纯水，即 $[H^+]$ 和 $[OH^-]$ 浓度相等时，才最适用。对于体液来说，尽管其成分非常复杂，但利用 SID、PCO_2 和 A_{TOT} 这三个变量便可推算出 $[H^+]$。

强离子差

强离子差（SID）是指所有的完全或近完全解离的强阳离子（Na^+、K^+、Ca^{2+}、Mg^{2+}）与强阴离子（Cl^-、乳酸根等）之差（图 50-2）。尽管我们可计算出 SID，但根据电中性理论，如果存在 SID，那么必然存在其他未测出的离子。在持续通气状态下，PCO_2 是一个独立变量。HA 的共轭碱是 A^-，由大多数磷酸盐和蛋白质组成，不随其他两个变量的变化而改变。A^- 与 AH 是独立变量，因为它的值不被任何其他变量决定。值得注意的是，H^+ 不是一个强离子（水不能完全解离），但根据电中性理论和质量守恒定律，其必随 SID、PCO_2 或 A_{TOT} 的改变而变化。H^+ 浓度随水的解离而产生或消耗。

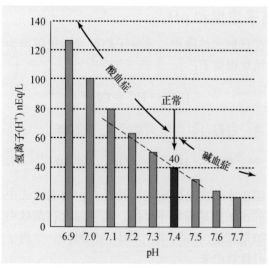

图 50-1　pH 和 $[H^+]$ 的关系。在 pH 7.10 $\sim$ 7.50，pH 和 $[H^+]$ 之间几乎呈直线关系（Reproduced with permission from Narins RG, Emmett M. Simple and mixed acid-base disorders: A practical approach. Medicine. 1980 May; 59（3）: 161-187.）

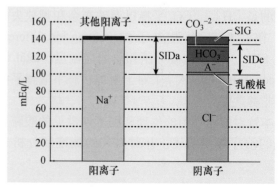

图 50-2　强离子差（SID）。SIDa 为表观强离子差，SIDe 为有效强离子差。强离子间隙是指 SIDa 与 SIDe 之间的差值，代表阴离子间隙（Reproduced with permission from Greenbaum J, Nirmalan M. Acid-base balance: Stewart's physiochemical approach. Curr Anaesth Crit Care. 2005 June; 16（3）: 133-135.）

共轭偶合缓冲对

如前所述，溶液中的弱酸 HA 作为一种酸可提供 H^+，而 A^- 作为碱可捕获 H^+。因此，A^- 通常作为 HA 的共轭碱。对于弱碱同样存在上述情况。如弱碱 B：

$$B + H^+ \leftrightarrow BH^+$$

BH^+ 即是 B 的共轭酸。

缓冲液是指包含一种弱酸及其共轭碱或一种弱碱及其共轭酸的溶液（共轭对）。由于可迅速地接收或释放 H^+，缓冲对可最大可能地缓冲 $[H^+]$ 的变化。很明显，当 pH = pK 时，缓冲对对于稳定的 $[H^+]$ 是非常有效的（$[A^-] = [HA]$）。共轭对必须大量存在于溶液中才具有缓冲作用。

酸碱平衡紊乱

要对酸碱平衡紊乱和代偿反应有一个清晰的理解，必须熟悉相关术语（表 50-1）。在此用后缀 "-osis" 来表示动脉血 pH 发生改变的任何病理过程。因此，任何倾向于将 pH 降低至低于正常值的紊乱是 acidosis（酸中毒），而倾向于增加 pH 值的紊乱则称为 alkalosis（碱中毒）。如果这种紊乱主要影响 $[HCO_3^-]$，就称为代谢性；主要影响 $PaCO_2$ 则称为呼吸性。代偿反应（见下文）可以是 "-osis"，也可不是 "-osis"，如代谢性酸中毒合并呼吸代偿。

由一个病理过程引起的酸碱平衡紊乱属单纯型（图 50-3）。而两个或两个以上病理过程引起的酸碱平衡紊乱往往是混合型。

后缀 "-emia（血症）" 表示所有原发疾病和生理代偿反应（见下文）引起的动脉血 pH 变化的净效应。成人动脉血正常 pH 为 7.35 ~ 7.45，因此，acidemia（酸血症）的 pH < 7.35，而 alkalemia（碱血症）的 pH > 7.45。

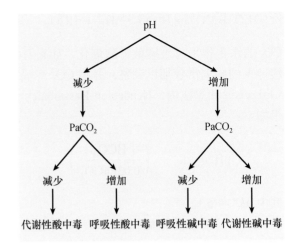

图 50-3　单纯酸碱平衡紊乱的诊断

代偿机制

机体对 $[H^+]$ 变化的生理性代偿反应的特点是具有三个阶段：（1）即刻产生的化学性缓冲；（2）呼吸性代偿反应（随时可能发生）；（3）虽然发生缓慢但更为有效的肾代偿反应，即使致病因素持续存在，也可使动脉血 pH 代偿至近乎正常。

缓冲体系

人体重要的生理缓冲对包括：碳酸氢盐（H_2CO_3/HCO_3^-）、血红蛋白（HbH/Hb$^-$）、细胞内蛋白（PrH/Pr$^-$）、磷酸盐（$H_2PO_4^-$/HPO_4^{2-}）和氨（NH_3/NH_4^+）。不同体液腔隙内所存在的这些缓冲对的效应与其浓度密切相关。碳酸氢盐是细胞外液中最重要的缓冲对。血红蛋白也是血液中的重要缓冲对，尽管其仅存在于红细胞。其他蛋白质也可能在细胞内液中发挥重要缓冲作用。磷酸盐和铵离子则是重要的泌尿系缓冲对。

细胞外液的缓冲作用可通过胞外 H^+ 与来自骨骼的 Na^+ 和 Ca^{2+} 交换，以及细胞外 H^+ 与细胞内 K^+ 的交换完成。酸负荷可使骨骼脱钙，释放碱性化合物（$CaCO_3$ 和 $CaHPO_4$）。碱负荷（$NaHCO_3$）促进碳酸盐在骨骼内的沉积。

血浆碳酸氢盐的缓冲作用几乎是即刻发生的，而细胞间隙碳酸氢盐起作用需要 15 ~ 20 min。相反，细胞内蛋白质和骨骼的缓冲作用出现较慢（2 ~ 4 h）。骨骼和细胞内的缓冲对可缓冲 50% ~ 60% 的酸负荷。

碳酸氢盐缓冲系

尽管严格意义上，碳酸氢盐缓冲系包含 H_2CO_3 和 HCO_3^-，但 CO_2 张力（PCO_2）有可能取代 H_2CO_3，因为：

表 50-1　酸碱平衡紊乱的定义

紊乱	主要改变	代偿反应
呼吸性		
酸中毒	↑ $PaCO_2$	↑ HCO_3^-
碱中毒	↓ $PaCO_2$	↓ HCO_3^-
代谢性		
酸中毒	↓ HCO_3^-	↓ $PaCO_2$
碱中毒	↑ HCO_3^-	↑ $PaCO_2$

$$H_2O + CO_2 \leftrightarrow H_2CO_3 \leftrightarrow H^+ + HCO_3^-$$

CO_2 的水合作用可被碳酸酐酶催化，如果对碳酸氢盐缓冲系的解离常数加以调整，并将 CO_2 溶解系数（0.03 mEq/L）考虑在内，Henderson-Hasselbalch 公式可表示如下：

$$pH = pK' + \left(\frac{[HCO_3^-]}{0.03PaCO_2} \right)$$

其中 $pK' = 6.1$。

显然 pK' 与正常动脉血 pH 7.40 不同，这就意味着碳酸氢盐不是一个全能的细胞外缓冲系（见前述）。但碳酸氢盐缓冲系仍然具有重要的作用，有两方面原因：（1）HCO_3^- 在细胞外液中有相当高的浓度；（2）更重要的是，$PaCO_2$ 和血浆 $[HCO_3^-]$ 分别受肺和肾的调控，肺和肾两个器官均对 $[HCO_3^-]/PaCO_2$ 比值具有很强的调节能力，进而对动脉血 pH 产生重要的影响。

从 Henderson-Hasselbalch 公式衍生出来的更简单实用的碳酸氢盐缓冲系公式为：

$$[H^+] = 24 \times \frac{PaCO_2}{[HCO_3^-]}$$

这个公式在临床上非常实用，因为通过已知的 $[H^+]$，pH 可很容易计算出来（表 50-2）。显然，pH 低于 7.40 时，$[H^+]$ 每增加 1.25 nEq/L，pH 就降低 0.01；pH 高于 7.40 时，$[H^+]$ 每降低 0.8 nEq/L，pH 就增加 0.01。

例如：pH 为 7.28，$PaCO_2 = 24$ mmHg，那么血浆 $[HCO_3^-]$ 可通过以下公式计算：

$$[H^+] = 40 + [(40 - 28) \times 1.25] = 55 \text{ nEq/L}$$

表 50-2 pH 与 $[H^+]$ 的关系

pH	$[H^+]$ nEq/L
6.80	158
6.90	126
7.00	100
7.10	79
7.20	63
7.30	50
7.40	40
7.50	32
7.60	25
7.70	20

因此：

$$55 = 24 \times \frac{24}{[HCO_3^-]}$$

然后：

$$[HCO_3^-] = \frac{24 \times 24}{55} = 10.5 \text{ mEq/L}$$

❷ 应该强调碳酸氢盐是对抗代谢性酸碱平衡紊乱的有效缓冲系，而对呼吸性酸碱平衡紊乱的作用有限。若在细胞外液中加入 3 mEq/L 的非挥发性强酸，例如盐酸，可引起以下反应：

$$3 \text{ mEq/L } H^+ + 24 \text{ mEq/L } HCO_3^- \rightarrow H_2CO_3 + H_2O + 3 \text{ mEq/L } CO_2 + 21 \text{ mEq/L } HCO_3^-$$

显然 HCO_3^- 与 H^+ 反应产生 CO_2。而所产生的 CO_2 可通过肺的呼吸消除掉，因此 $PaCO_2$ 可保持不变。因此，$[H^+] = 24 \times 40 \div 21 = 45.7$ nEq/L，pH = 7.34。此外，$[HCO_3^-]$ 的降低可反映非挥发性酸的增加。

相反，CO_2 张力的增加对 $[HCO_3^-]$ 影响非常小。例如，$PaCO_2$ 40 mmHg 上升至 80 mmHg，溶解的 CO_2 从 1.2 mEq/L 只增加到 2.2 mEq/L。根据 CO_2 水合平衡常数，这种微小的增加促使下述反应向左进行：

$$H_2O + CO_2 \leftrightarrow H_2CO_3 \leftrightarrow H^+ + HCO_3^-$$

如果 $[HCO_3^-]$ 不变，那么

$$[H^+] = \frac{24 \times 80}{24} = 80 \text{ nEq/L}, \quad pH = 7.10$$

因此，$[H^+]$ 增加了 40 nEq/L，由于 HCO_3^- 与 H^+ 是按照 1:1 生成的，细胞外 $[HCO_3^-]$ 也增加 40 nEq/L，即细胞外 $[HCO_3^-]$ 从 24 mEq/L 增加到 24.000 040 mEq/L，几乎可以忽略。因此，**碳酸氢盐缓冲系对 $PaCO_2$ 的增加不具有缓冲作用，$[HCO_3^-]$ 的变化不能反映呼吸性酸中毒的严重程度。**

血红蛋白缓冲系

血红蛋白富含组氨酸，在 pH 5.7 ～ 7.7（pK_a 6.8）范围内是一个有效的缓冲系。在细胞内液中，血红蛋白是最重要的非碳酸氢盐缓冲系。简单地说，存在于红细胞中的血红蛋白处于一种弱酸（HHb）和钾盐（KHb）的平衡状态。❸ **与碳酸氢盐缓冲液不同，血红蛋白对含碳（CO_2）和不含碳（非挥发性）的酸均具有缓冲作用：**

$$H^+ + KHb \leftrightarrow HHb + K^+$$
$$H_2CO_3 + KHb \leftrightarrow HHb + HCO_3^-$$

呼吸代偿

$PaCO_2$ 的呼吸代偿所引起的肺泡通气改变受位于脑干、颈动脉和主动脉体的化学感受器调节（见第 23 章）。这些受体对脑脊液 pH 变化产生反应。$PaCO_2$ 每增加 1 mmHg，每分通气量就增加 1 ～ 4 L/min。事实上，肺每天可消除约 15 mEq 由碳水化合物及脂肪代谢产生的 CO_2。呼吸代偿反应在对抗由代谢紊乱所引起的 pH 显著变化时也起着重要作用。

代谢性酸中毒时的呼吸代偿

动脉血 pH 降低刺激延髓的呼吸中枢，引起肺泡通气增加，$PaCO_2$ 降低，使动脉血 pH 趋于正常。这种代偿反应出现迅速，但需要 12 ～ 24 h 才能达到预期的稳态，同时 pH 不可能完全恢复正常。$PaCO_2$ 低于 40 mmHg 时，通常血浆 $[HCO_3^-]$ 每减少 1 mEq/L，$PaCO_2$ 降低 1 ～ 1.5 mmHg。

代谢性碱中毒时的呼吸代偿

动脉血 pH 增加可抑制呼吸中枢，引起肺泡通气不足，$PaCO_2$ 升高，进而使动脉血 pH 趋于正常。与代谢性酸中毒相比，对代谢性碱中毒的呼吸代偿反应不易预测。渐进的肺泡通气不足引起的低氧血症最终刺激氧敏感性化学感受器，后者通过刺激通气又限制了呼吸代偿反应。因此，代谢性碱中毒代偿反应引起的 $PaCO_2$ 的升高通常不超过 55 mmHg。通常 **④** $[HCO_3^-]$ 每增加 1 mEq/L，$PaCO_2$ 增加 0.25 ～ 1 mmHg。

肾代偿

肾不仅可调节 HCO_3^- 从肾小管的重吸收，产生新的 HCO_3^-，还能以可滴定酸和铵离子的形式消除 H^+（见第 30 章），从而对代谢性和呼吸性酸碱平衡紊乱均有调节作用。肾每天可消除 1 mEq/kg 由日常饮食和内生蛋白、核蛋白以及有机磷酸盐（磷蛋白、磷脂）代谢产生的硫酸、碳酸和不完全氧化的有机酸。脂肪酸和葡萄糖的不完全氧化可产生酮酸和乳酸。内生碱由阴离子氨基酸（谷氨酸和天冬氨酸）和其他有机化合物（柠檬酸盐、醋酸盐和乳酸盐）代谢生成。但这些内生碱不足以抵消内生酸的作用。

酸中毒时的肾代偿

⑤ 肾对酸血症的代偿反应包括以下 3 方面：（1）促进滤过的 HCO_3^- 重吸收；（2）加快可滴定酸的排泄；（3）促进氨的生成。尽管这些机制可即刻被激活，但其效应通常需 12 ～ 24 h 才开始显现，5 天才达到最强。

A. 增加 HCO_3^- 的重吸收

碳酸氢盐的重吸收机制如图 50-4 所示。在肾小管上皮细胞内，CO_2 在碳酸酐酶作用下与水结合生成碳酸（H_2CO_3），H_2CO_3 可迅速被分解为 H^+ 和 HCO_3^-，HCO_3^- 进入血液，而 H^+ 被分泌到肾小管内，与其中滤过的 HCO_3^- 反应生成 H_2CO_3。H_2CO_3 在管腔刷状缘的碳酸酐酶作用下分解成 CO_2 和 H_2O。这样生成的 CO_2 弥散入肾小管上皮细胞以补充原来所消耗的 CO_2。正常状态下，近端小管可重吸收 80% ～ 90% 滤过的 HCO_3^-，其必须通过 Na^+-H^+ 交换才能完成，远端小管可重吸收 10% ～ 20% 的 HCO_3^-。与近端小管 H^+ 泵不同，远端小管不需 Na^+-H^+ 交换就能完成 HCO_3^- 的重吸收，因此，在肾小管液和肾小管上皮细胞形成 H^+ 浓度梯度，尿液 pH 降低至 4.4（血浆 pH 为 7.40）。

B. 增加可滴定酸的分泌

小管液中的 HCO_3^- 被重吸收后，分泌到管腔内的 H^+ 可与 HPO_4^{2-} 结合生成 $H_2PO_4^-$（图 50-5），由于所带

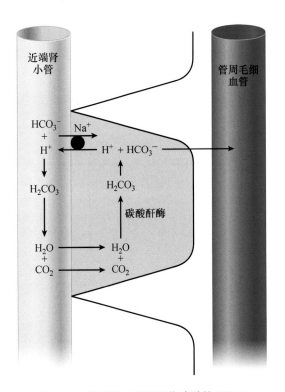

图 50-4　近端肾小管重吸收滤过的 HCO_3^-

电荷的原因，后者不被重吸收而经尿液排泄。结果是 H^+ 以 $H_2PO_4^-$ 形式被排出体外，所产生的 HCO_3^- 可进入血流。$H_2PO_4^-/HPO_4^{2-}$ 是理想的尿液缓冲对，pK 值为 6.8。当尿液 pH 达到 4.4 时，所有到达远端小管的磷酸盐均以 $H_2PO_4^-$ 形式存在，不再有 HPO_4^{2-} 离子来消除 H^+。

C. 增加氨的形成

当 HCO_3^- 被完全重吸收以及磷酸盐缓冲对被全部消耗以后，NH_3/NH_4^+ 成为最重要的尿液缓冲对（图 50-6）。近端小管细胞线粒体内谷氨酰胺的脱氨作用是肾产生 NH_3 的主要来源。酸血症可明显增加肾生成 NH_3。之后，所生成的氨被动通过管腔细胞膜进入小管液，与 H^+ 结合生成 NH_4^+。与 NH_3 不同，NH_4^+ 不易穿透管腔膜，进而滞留在肾小管中。最终，通过尿液中 NH_4^+ 的排泄有效消除了 H^+。

碱中毒时的肾代偿

正常情况下，大量 HCO_3^- 被滤过和重吸收，这使得肾也可以根据机体需要而排泄大量碳酸氢盐（见第 49 章）。因此，肾可非常有效地对抗代谢性碱中毒，通常为低钠血症或盐皮质激素分泌过剩相关的代谢性碱中毒。钠缺乏会引起细胞外容量减少，增强近端小管对 Na^+ 的重吸收。为保持电中性，重吸收一个 Na^+ 需要同时带进一个 Cl^-，当 Cl^- 降低到一定程度时（尿

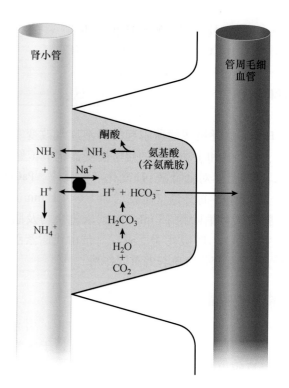

图 50-6 尿液中氨的生成

液中 < 10 mEq/L），HCO_3^- 被重吸收。Na^+ 重吸收增加使 H^+ 分泌也随之增加（Na^+-H^+ 交换增多），进而促进 HCO_3^- 形成与代谢性碱中毒。同样，盐皮质激素活性增强可促进醛固酮介导的远端小管 Na^+-H^+ 交换。所导致的 HCO_3^- 形成增加会引起或加重代谢性碱中毒。代谢性碱中毒通常与盐皮质激素活性增强有关，即使在不存在低钠与低氯的情况下也可出现。

碱剩余

碱剩余是指在 37℃、氧合充分的情况下，使 pH 达到 7.40、$PaCO_2$ 达到 40 mmHg 所需补充的酸或碱的量，可根据血液中非碳酸氢盐缓冲系进行调整。简单地说，碱剩余代表酸碱平衡紊乱中代谢的成分。正值表明存在代谢性碱中毒，负值意味着存在代谢性酸中毒。碱剩余通常通过查阅列线图解派生出来，并要求对血红蛋白浓度进行测定。

酸中毒

酸血症的生理改变

生化反应对 [H^+] 的变化非常敏感。由于 H^+ 电荷密度高、电场大，可对主要生理生化反应过程中氢键的强度产生影响，因而被机体严格控制着（36 ～ 43 nmol/L）。酸血症的总体影响等于 H^+ 的直接生化作

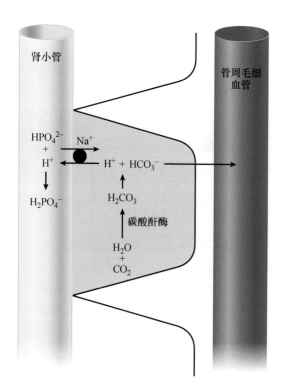

图 50-5 尿液中可滴定酸的形成

用与酸血症对交感肾上腺髓质影响两者间的平衡。严重的酸血症（pH < 7.20）主要表现为直接抑制心肌和平滑肌，导致心肌收缩力和外周血管阻力的降低，从而引起渐进性低血压。严重的酸血症时，尽管血红蛋白氧离曲线已右移，仍可导致组织缺氧。心脏和血管平滑肌对内源性和外源性儿茶酚胺反应的敏感性降低，心室颤动阈值降低。细胞内 K^+ 和细胞外 H^+ 交换引起的高钾血症也是潜在的致命因素。pH 每降低 0.10，血浆 $[K^+]$ 升高约 0.6 mEq/L。

与代谢性酸中毒相比，呼吸性酸中毒主要表现为中枢神经系统抑制。这种效应通常被称作 CO_2 麻醉。与 CO_2 不同，H^+ 不易穿透血-脑脊液屏障。

呼吸性酸中毒

原发 $PaCO_2$ 升高被称为呼吸性酸中毒，其可导致以下反应向右进行，引起 $[H^+]$ 增加，动脉血 pH 降低：

$$H_2O + CO_2 \leftrightarrow H_2CO_3 \leftrightarrow H^+ + HCO_3^-$$

在上述反应中，$[HCO_3^-]$ 变化很小。

$PaCO_2$ 代表 CO_2 生成和消除的平衡：

$$PaCO_2 = \frac{CO_2\ 产量}{肺泡通气量}$$

CO_2 是脂肪和碳水化合物代谢的副产物，肌肉活动、体温和甲状腺激素水平是影响 CO_2 生成的主要因素。多数情况下机体 CO_2 产生量变化不大，因此，呼吸性酸中毒通常是由肺泡通气不足所致（表 50-3）。

而对肺功能差，肺泡通气量增加受限的患者，CO_2 产生过多也可导致呼吸性酸中毒。

急性呼吸性酸中毒

人体对急性（6 ～ 12 h）$PaCO_2$ 升高的代偿反应有限。首先产生缓冲作用的是血红蛋白，以及细胞外 H^+ 与骨和细胞内液 Na^+ 及 K^+ 的交换（见前述）。急性期通过肾代偿保留更多 HCO_3^- 的作用有限。因此，当 $PaCO_2$ 大于 40 mmHg 时，每增加 10 mmHg，血浆 $[HCO_3^-]$ 仅升高约 1 mEq/L。

慢性呼吸性酸中毒

肾的代偿反应于呼吸性酸中毒发生后的 12 ～ 24 h 开始显效，3 ～ 5 天达到高峰。慢性呼吸性酸中毒时，当 $PaCO_2 > 40$ mmHg，其每增加 10 mmHg，血液 $[HCO_3^-]$ 即增加约 4 mEq/L。

呼吸性酸中毒的治疗

呼吸性酸中毒是通过逆转 CO_2 生成与肺泡通气之间的失衡来治疗的。多数情况下，是通过增加肺泡通气量来实现。而降低 CO_2 生成的措施仅在某些特殊情况下有用（例如，丹曲林治疗恶性高热，肌肉松弛剂治疗癫痫持续状态，抗甲状腺药物治疗甲状腺危象，接受过度肠内外营养的患者减少热量摄入）。提高肺泡通气量（除控制通气之外）的临时措施包括扩张支

表 50-3　呼吸性酸中毒的鉴别诊断

肺泡通气不足
中枢神经系统抑制
药源性
睡眠障碍
肥胖通气低下综合征（Pickwickian 综合征）
脑缺血
脑外伤
神经肌肉障碍
肌病
神经病变
胸壁异常
连枷胸
脊柱后凸侧弯
胸膜异常
气胸
胸腔积液
气道梗阻
上呼吸道
异物
肿瘤
喉痉挛
睡眠障碍
下呼吸道
严重哮喘
慢性阻塞性肺疾病
肿瘤
肺实质病变
肺水肿
心源性
非心源性
肺栓塞
肺炎
误吸
间质性肺病
通气障碍
CO_2 生成增加
热量摄入过多
恶性高热
强烈寒战
持续性癫痫
甲状腺危象
大面积烫伤（烧伤）

气管、催醒或使用利尿剂改善肺顺应性。严重的酸中毒（pH < 7.20）、CO_2 昏迷和呼吸肌疲劳是机械通气的适应证。由于并存低氧血症很常见，通常需要增加吸入氧浓度。除非 pH < 7.10 或 $HCO_3^- <$ 15 mEq/L，一般不静脉给予 $NaHCO_3$，因为 $NaHCO_3$ 可使 $PaCO_2$ 瞬间升高：

$$H^+ + HCO_3^- \leftrightarrow CO_2 + H_2O$$

不产生 CO_2 的缓冲剂，如 Carbicarb 或氨丁三醇（THAM），理论上是很好的替代选择，但几乎没有证据支持它们比碳酸氢盐更有效。Carbicarb™ 是 0.3 mol/L 碳酸氢钠和 0.3 mol/L 碳酸钠的混合物，这种混合物缓冲后主要产生碳酸氢钠而非 CO_2。氨丁三醇的优点是不含钠，并且是有效的细胞内缓冲剂。

需要特别注意的是，慢性呼吸性酸中毒患者，发展成急性呼吸衰竭时，治疗的目标是使患者的 $PaCO_2$ 水平恢复到其平素"正常基线"。如果将其 $PaCO_2$ 水平调整到 40 mmHg，可导致呼吸性碱中毒（见下文）。此类患者在氧疗时也应仔细调控，因为此类患者主要靠低氧刺激呼吸，而非 $PaCO_2$，使 $PaCO_2$ 水平恢复"正常"或相对高氧均可导致严重的通气不足。

代谢性酸中毒

代谢性酸中毒的定义是原发的 $[HCO_3^-]$ 降低。病理过程可通过如下任一机制导致代谢性酸中毒：（1）非挥发强酸引起的 HCO_3^- 消耗；（2）肾或胃肠道的碳酸氢盐丢失；（3）输注不含碳酸氢盐的液体引起细胞外液腔隙快速稀释。

血浆 $[HCO_3^-]$ 降低不伴 $PaCO_2$ 成比例减少，可使动脉血 pH 降低。单纯代谢性酸中毒肺代偿反应（见前述）的特点是其不能使 $PaCO_2$ 降低到足以使 pH 达到正常的水平，但可引起明显的过度通气（Kussmaul 呼吸）。

表 50-4 列举了引起代谢性酸中毒的各种因素。请注意，计算阴离子间隙有助于代谢性酸中毒的鉴别诊断。

阴离子间隙

血浆阴离子间隙常常是指所测定的主要阳离子和主要阴离子之差：

阴离子间隙＝血浆主要阳离子－血浆主要阴离子
或阴离子间隙＝$[Na^+] - ([Cl^-] + [HCO_3^-])$

一些医务人员将血浆 K^+ 也计算在内，公式为：

表 50-4　代谢性酸中毒的鉴别诊断

阴离子间隙增加
内源性非挥发性酸生成增加
肾衰竭
酮症酸中毒
糖尿病
饥饿
乳酸酸中毒
混合性
非酮症高渗性昏迷
饮酒过度
先天性代谢缺陷
摄入有毒物质
水杨酸盐
甲醇
乙二醇
副醛
甲苯
硫磺
横纹肌溶解症
阴离子间隙正常（高氯血症）
胃肠道 HCO_3^- 丢失增加
腹泻
使用阴离子交换树脂（考来烯胺）
摄入 $CaCl_2$、$MgCl_2$
瘘管（胰、胆或小肠）
输尿管乙状结肠吻合术或回肠梗阻
肾 HCO_3^- 丢失增加
肾小管性酸中毒
碳酸酐酶抑制剂
醛固酮减少症
稀释性
大量输入不含碳酸氢盐的液体（如 0.9% NaCl）
全胃肠外营养（含氯氨基酸盐）
含氯的酸性物质摄入增加
氯化铵
盐酸赖氨酸
盐酸精氨酸

$$阴离子间隙 = 140 - (104 + 24) = 12 \text{ mEq/L}$$
$$（正常范围 = 7 \sim 14 \text{ mEq/L}）$$

事实上，为了保持体内电中性，阳离子数必须与阴离子数相等，阴离子间隙不可能存在。因此：

阴离子间隙＝未测阴离子－未测阳离子

"未测阳离子"包括 K^+、Ca^{2+} 和 Mg^{2+}，而"未测阴离子"包括所有有机阴离子（包括血浆蛋白）、磷酸盐和硫酸盐。血浆白蛋白占阴离子间隙的一大部分（约 11 mEq/L）。血浆白蛋白浓度每减少 1 g/dl，阴离子间隙降低 2.5 mEq/L。任何增加"未测阴离子数"或降低"未测阳离子数"的因素都可使阴离子间隙扩大。相反，任何降低"未测阴离子数"或增加"未测阳离子数"的因素都可使阴离子间隙缩小。

阴离子间隙升高到 20 mEq/L（轻度）对酸中毒的诊断意义不大，但大于 30 mEq/L 通常表明存在高阴离子间隙酸中毒。代谢性碱中毒时，由于细胞外液容积减少、白蛋白增加以及乳酸生成代偿性增多，也会导致高阴离子间隙。低白蛋白血症、溴化物或锂中毒以及多发性骨髓瘤可导致低血浆阴离子间隙。

高阴离子间隙代谢性酸中毒

高阴离子间隙代谢性酸中毒的特点是非挥发性强酸相对增加。这些酸解离成 H^+ 与其各自的阴离子；所产生的 H^+ 与 HCO_3^- 反应产生 CO_2，而其阴离子（共轭碱）则在细胞外液中蓄积，并取替 HCO_3^-（因此阴离子间隙扩大）。非挥发性酸可内源性产生或体外摄入。

A. 内源性非挥发性酸排泄障碍

内源性有机酸正常情况下可通过肾从尿液中排出（见前述），当肾小球滤过率低于 20 ml/min（肾衰竭）时，内源性有机酸蓄积并导致渐进性的代谢性酸中毒。

B. 内源性非挥发性酸生成增多

低氧血症、低灌注（缺血）或氧利用障碍（氰化物中毒）会引起严重组织缺氧，进而导致乳酸酸中毒。乳酸是葡萄糖无氧代谢（糖酵解）的终产物，可在上述情况时快速蓄积。肝乳酸利用减少以及肾排泄减少均不是乳酸酸中毒的主要原因，乳酸酸中毒的主要原因包括血流灌注不足、酒精中毒和肝病。乳酸水平容易测得，其正常范围为 0.3～1.3 mEq/L。由右旋乳酸导致的酸中毒不能被 α-乳酸脱氢酶识别（不能通过常规方法测定），可能发生于短肠综合征患者；右旋乳酸由大肠杆菌分解食物中的葡萄糖和淀粉而成，并被吸收入体内。

完全或相对的胰岛素缺乏可引发高糖血症和由 β-羟丁酸和乙酰乙酸蓄积所导致的酮症酸中毒（糖尿病酮症酸中毒）。饥饿和酗酒也可引起酮症酸中毒。此类酸中毒往往与严重的酒精中毒和非酮症高渗性昏迷有关，其病理生理过程复杂，可表现为乳酸、酮酸以及其他未知酸的累积。

一些先天性代谢异常，如枫糖尿症、甲基丙二酸尿症、丙酸血症和异戊酸血症，由于异常氨基酸的蓄积，可出现高阴离子间隙代谢性酸中毒。

C. 外源性非挥发酸摄入

长期大量摄入水杨酸盐可能引起代谢性酸中毒。

水杨酸与其他酸性中间产物可在体内快速蓄积，导致高阴离子间隙酸中毒。水杨酸还可直接刺激呼吸，因此，多数成年患者可发展成代谢性酸中毒合并呼吸性碱中毒。摄入甲醇常可引起酸中毒和视网膜炎，其典型症状往往延迟至甲醇被乙醇脱氢酶缓慢氧化生成高视网膜毒性的甲酸后才出现。高阴离子间隙意味着较多有机酸的蓄积，包括乙酸。乙二醇的毒性也是来自于乙醇脱氢酶作用后产生羟基乙酸的作用。引起酸中毒的羟基乙酸进一步被代谢生成草酸，草酸可沉积在肾小管，引起肾衰竭。

阴离子间隙正常型代谢性酸中毒

阴离子间隙正常型代谢性酸中毒的典型特点是高氯血症，血浆 Cl^- 增加以替代丢失的 HCO_3^-。高血氯性代谢性酸中毒最常见的原因是胃肠道或肾异常丢失 HCO_3^- 或静脉输入大量生理盐水。

计算尿中阴离子间隙有助于阴离子间隙正常型代谢性酸中毒的诊断。

$$尿阴离子间隙 = ([Na^+] + [K^+]) - [Cl^-]$$

正常状态下尿阴离子间隙为正值或接近零。未测定的阳离子主要是 NH_4^+，代谢性酸中毒时其可随 Cl^- 的增加而增加，后者可使尿阴离子间隙为负值。当肾衰竭或肾小管性酸中毒（见下文）时，H^+ 或 NH_4^+ 分泌障碍除了引起全身性酸中毒以外，还可使尿阴离子间隙成为正值。

A. 胃肠道丢失 HCO_3^- 增加

7 腹泻是引起高血氯性代谢性酸中毒的主要原因。由于小肠、胆汁和胰液中富含 HCO_3^-，腹泻液中 HCO_3^- 的含量达 20～50 mEq/L，这些液体的大量丢失可导致高血氯性代谢性酸中毒。行输尿管乙状结肠吻合术、回肠膀胱术伴回肠过长或部分梗阻的患者常发生高血氯性代谢性酸中毒。摄入含氯阴离子交换树脂（考来烯胺）或大量氯化钙或氯化镁可使氯吸收增加，HCO_3^- 丢失增加，这些不可吸收的树脂与 HCO_3^- 结合后，肠道内的钙和镁与 HCO_3^- 结合生成不溶性盐。

B. 肾丢失 HCO_3^- 增加

肾丢失 HCO_3^- 可源自其重吸收 HCO_3^- 障碍或以可滴定酸、铵离子的形式分泌 H^+ 的功能障碍。此类障碍可见于服用碳酸酐酶抑制剂（如乙酰唑胺）或患肾小管性酸中毒的患者。

肾小管性酸中毒（renal tubular acidosis，RTA）是一种由于肾对全身性产酸的代偿不足引起的全身性酸中毒。肾不能充分酸化尿液，同时尿液 pH 值不适当地高，肾功能则正常。RTA 包括远端肾小管 H^+ 分泌缺陷（1 型 RTA），近端小管对滤过的 HCO_3^- 重吸收缺陷（2 型 RTA）或两者皆有（3 型 RTA）。4 型 RTA 则是醛固酮减少症或肾对醛固酮不敏感的结果。

C. 高血氯性酸中毒的其他原因

快速给予不含碳酸氢盐的液体（如生理盐水）可使细胞外容积急剧增加，血浆 $[HCO_3^-]$ 随着细胞外的 HCO_3^- 被稀释而成比例地降低，且 $[HCO_3^-]$ 的下降以 $[Cl^-]$ 的升高来代偿，这是优先选用平衡盐溶液而非 0.9% 生理盐水进行液体复苏的原因。静脉输注的氨基酸（肠道外高营养）中有机阳离子数超过有机阴离子，可导致高血氯性代谢性酸中毒，因氯离子通常是阳离子氨基酸所携带的阴离子。最后，使用过量的含氯离子的酸，如氯化铵或盐酸精氨酸（通常用于治疗代谢性碱中毒），可引起高血氯性代谢性酸中毒。

代谢性酸中毒的治疗

在致病原因被纠治之前，可采取几种综合性措施来控制严重酸血症。纠正参与酸血症的呼吸系统因素，必要时给予控制通气；使 $PaCO_2$ 低于 30 mmHg 有助于 pH 恢复正常。如动脉血 pH 持续低于 7.20，可能需要给予碱剂治疗，通常为 7.5% 的 $NaHCO_3$。但由于 HCO_3^- 与酸反应生成 CO_2，可能会导致 $PaCO_2$ 短暂升高，更突出了酸血症时控制通气的必要性。$NaHCO_3$ 的量可按经验（1 mEq/kg）给予，或根据碱剩余及计算出的碳酸氢盐间隙（见下文）数值给予。定时进行血气分析很有必要，以避免并发症（如，用碱过量引起的碱中毒和高钠负荷）的发生，并指导进一步的治疗。通常将动脉血 pH 提升至大于 7.25 便足以对抗酸血症引起的不良反应。复杂或顽固性酸血症可采用碳酸氢钠透析液进行紧急血液透析。

现在已不再推荐在心肺复苏以及低血流状态时常规使用大剂量 $NaHCO_3$ 进行治疗。由于所形成的 CO_2 易穿透细胞，而碳酸氢盐不易进入细胞，因此当 CO_2 清除受损时，可发生复杂的细胞内酸中毒。理论上，可以应用不生成 CO_2 的替代缓冲剂 Carbicarb 或氨丁三醇（THAM），但临床上还未得到证实。

糖尿病酮症酸中毒的特殊治疗包括纠正由高血糖渗透性利尿引起的血容量不足，给予胰岛素、钾、磷酸盐和镁剂。以纠治乳酸酸中毒为导向，来恢复氧供与器官和组织的灌注。水杨酸中毒时，用 $NaHCO_3$ 碱化尿液，使尿液 pH 大于 7.0 可促进水杨酸盐的排出。

治疗乙醇或乙二醇中毒的方法包括静脉注射乙醇或甲吡唑，二者可以竞争性抑制乙醇脱氢酶活性，此外，也可考虑使用血液透析或血液过滤。

碳酸氢盐间隙

碳酸氢盐间隙是指静脉输注 HCO_3^- 后其所分布的容积。尽管理论上相当于细胞外液腔隙（约占体重的 25%），但事实上，依酸中毒的严重程度和持续时间不同，碳酸氢盐间隙在体重的 25% ~ 60% 之间变化。这种变化至少部分与细胞内和骨质的缓冲作用有关。

例如：一位 70 kg 的患者，其碳酸氢盐间隙为 30%，碱缺失（base deficit，BD）为 -10 mEq/L，计算纠正其碱缺失所需的 $NaHCO_3$ 量：

$$NaHCO_3 = BD \times 30\% \times 体重（L）$$
$$NaHCO_3 = -10 \text{ mEq/L} \times 30\% \times 70 \text{ L} = 210 \text{ mEq}$$

临床上，通常只给予计算量的 50%（如，105 mEq），之后再行血气分析。

酸中毒患者的麻醉考虑

酸血症可增强多数镇静与麻醉药物对中枢神经和循环系统的抑制作用。由于多数阿片类药是弱碱性的，酸中毒可使非离子化形式的药物成分增加，更易进入脑组织而产生镇静作用。吸入和静脉麻醉药的循环抑制作用也可被增强。此外，在酸中毒时，使用快速降低交感张力的药物可导致难以对抗的循环抑制。酸中毒时使用氟烷更易引起心律失常。并存高钾血症的酸中毒患者应避免给予琥珀胆碱，以防止血 $[K^+]$ 进一步增高。

碱中毒

碱中毒的生理改变

碱中毒可增强血红蛋白对氧的亲和力，氧离曲线左移，使氧合血红蛋白不易向组织释放氧。H^+ 与 K^+ 交换，移出细胞外，K^+ 进入细胞内，造成低钾血症。碱中毒增加血浆蛋白质上可与 Ca^{2+} 结合的阴离子结合位点数量，使血浆离子化形式的 $[Ca^{2+}]$ 减少，导致循环抑制和神经肌肉兴奋性增高。呼吸性碱中毒可减少中枢血流；增加支气管平滑肌的阻力（支气管收缩），但降低肺循环血管阻力。

呼吸性碱中毒

呼吸性碱中毒是指原发性 $PaCO_2$ 降低。其机制通常是，肺泡通气量相对于 CO_2 生成量不对称增加。表 50-5 列举了呼吸性碱中毒的常见因素。急、**⑧** 慢性呼吸性碱中毒并非总是存在显著差异，因为机体对慢性呼吸性碱中毒的代偿反应不断变化：$PaCO_2 < 40$ mmHg 时，$PaCO_2$ 每降低 10 mmHg，血浆 $[HCO_3^-]$ 减少 $2 \sim 5$ mEq/L。

呼吸性碱中毒的治疗

呼吸性碱中毒的治疗主要是纠正潜在的病理过程。对于严重的碱血症（动脉血 pH > 7.60），可考虑静脉给予盐酸、盐酸精氨酸或氯化铵（见下文）。

代谢性碱中毒

代谢性碱中毒是指原发性血浆 $[HCO_3^-]$ 增高。大多数代谢性碱中毒可分为以下两种：（1）与 NaCl 缺失和细胞外液消耗有关，通常被称为氯敏感性代谢性碱中毒；（2）与盐皮质激素活性增强有关，通常指氯抵抗性代谢性碱中毒（表 50-6）。

表 50-5　呼吸性碱中毒的鉴别诊断

中枢性刺激
疼痛
焦虑
缺血
卒中
肿瘤
感染
发热
药物因素
水杨酸
黄体酮（妊娠）
苏醒药（多沙普仑）
外周刺激
低氧血症
高原病
肺部疾病
充血性心力衰竭
非心源性肺水肿
哮喘
肺栓塞
重症贫血
未知的机制
脓毒血症
代谢性脑病
医源性
呼吸机相关

表 50-6　代谢性碱中毒的鉴别诊断

氯敏感性
胃肠因素
呕吐
胃引流
氯性腹泻
绒毛状腺瘤
肾性原因
利尿剂
高碳酸血症
氯摄入过低
大汗
囊性纤维化病
氯抵抗性
盐皮质激素活性增强
原发性醛固酮增多症
水肿（继发性醛固酮增多症）
库欣综合征
摄食甘草类药物
Bartter 综合征
严重的低钾血症
混合因素
大量输血
含醋酸盐的胶体溶液
肾功能不全给予碱处理
碱治疗
复合抗酸药和阳离子交换树脂治疗
高钙血症
乳碱综合征
骨转移
青霉素钠
饥饿后给予葡萄糖

氯敏感性代谢性碱中毒

细胞外液减少会导致肾小管重吸收 Na^+ 增加，但由于没有足够的 Cl^- 与其相匹配，为了维持体内电中性，必须增强 H^+ 的分泌。本来可被排出的 HCO_3^- 被重新吸收，而导致代谢性碱中毒。从生理学角度来看，维持细胞外液容量比维持酸碱平衡重要。由于 K^+ 分泌可维持电中性，泌钾增强。另外，低血钾可促进 H^+ 分泌（和 HCO_3^- 重吸收），从而加重代谢性碱中毒。事实上，仅严重的低钾血症即可引起碱中毒。氯敏感性代谢性碱中毒，尿氯浓度通常低于 10 mEq/L。

利尿治疗是导致氯敏感性代谢性碱中毒的主要原因。利尿药，如呋塞米、依他尼酸、噻嗪类利尿药可使 Na^+、Cl^- 和 K^+ 分泌增加，引起 NaCl 消耗、低钾血症和轻度代谢性碱中毒。胃液丢失也是导致氯 **⑨** 敏感性代谢性碱中毒的主要原因。**呕吐或胃引流（抽吸胃液）引起的持续性胃液丢失可导致明显的代谢性碱中毒、细胞外液容量不足和低钾血症。**胃液包含 $25 \sim 100$ mEq/L 的 H^+，$40 \sim 160$ mEq/L 的

Na^+、约 15 mEq/L 的 K^+ 和约 200 mEq/L 的 Cl^-。慢性呼吸性酸中毒的患者，血浆 $[HCO_3^-]$ 升高后若快速纠正 $PaCO_2$，可引起代谢性碱中毒（高碳酸血症后碱中毒，见前述）。给婴儿喂食含 Na^+ 而不含 Cl^- 的配方奶，亦容易引起代谢性碱中毒，因为 H^+（或 K^+）的分泌增加必然伴随钠重吸收增加。

氯抵抗性代谢性碱中毒

即使不伴有细胞外容积减少，盐皮质激素活性增强亦常引起代谢性碱中毒。滥用盐皮质激素可引起钠潴留和细胞外液容量增加，通过增加 H^+ 和 K^+ 的分泌来平衡盐皮质激素介导的钠重吸收增强，导致代谢性碱中毒和低血钾。在这种情况下，尿氯通常高于 20 mEq/L。

代谢性碱中毒的其他原因

大剂量使用 $NaHCO_3$ 很少发生代谢性碱中毒，除非肾排泄 HCO_3^- 功能受损。给予大剂量血液制品，如含血浆蛋白的胶体溶液，常常引起代谢性碱中毒，因这些液体中所含有的柠檬酸盐、乳酸盐和醋酸盐会在肝内被转化为 HCO_3^-。接受大剂量青霉素钠类药物（特别是羧苄西林）治疗的患者可发生代谢性碱中毒，因为青霉素作为肾小管不可吸收的阴离子会促进 H^+（或 K^+）的分泌，必然伴随钠的重吸收。由非甲状旁腺因素（乳碱综合征和骨转移）引起的高钙血症也常常伴有代谢性碱中毒，其原因不明。

代谢性碱中毒的治疗

与其他类型的酸碱平衡紊乱一样，只有原发性疾病得到治疗，代谢性碱中毒才可被完全纠正。控制呼吸时，必须调整所有与碱血症相关的呼吸成分，降低每分通气量，使 $PaCO_2$ 达到正常。氯敏感性代谢性碱中毒可静脉给予盐水（NaCl）和钾（KCl）进行治疗，胃液丢失过多时可给予 H_2 受体阻滞剂，伴有水肿的患者可给予乙酰唑胺。碱中毒伴有原发性盐皮质激素活性增高的患者易对醛固酮拮抗剂（螺内酯）敏感。当动脉血 pH 大于 7.60 时，应静脉考虑给予盐酸（0.1 mol/L）、氯化铵（0.1 mol/L）、盐酸精氨酸或血液透析。

碱血症患者的麻醉考虑

10 脑缺血可发生于呼吸性碱中毒脑血流量显著降低时，在低血压时更易发生。**碱血症合并低钾血症可引起严重的房性和室性心律失常**。报道中关于碱血症对肌松药的影响尚无定论。

酸碱平衡紊乱的诊断

通过血气分析评价酸碱平衡状态需要一个系统的方法。推荐按如下方法进行（见图 50-3）：

1. 检查动脉血 pH：酸血症或碱血症？
2. 检查 $PaCO_2$：$PaCO_2$ 的改变是否与呼吸因素一致？
3. 如果 $PaCO_2$ 的改变不能解释动脉血 pH 的变化，$[HCO_3^-]$ 的变化是否提示是代谢性紊乱？
4. 作出试验性诊断（见表 50-1）。
5. 将 $[HCO_3^-]$ 变化与 $PaCO_2$ 变化进行比较，是否存在代偿反应（表 50-7）？由于动脉血 pH 与 $PaCO_2/[HCO_3^-]$ 比值相关，肺和肾的代偿机制总是使 $[HCO_3^-]$ 的变化与 $PaCO_2$ 的变化趋向一致。如果二者的变化出现矛盾，表明可能存在混合型酸碱平衡紊乱。
6. 如果代偿反应或多或少地超出预想，可诊断存在混合型酸碱平衡紊乱。
7. 如有代谢性酸中毒，计算血浆阴离子间隙。
8. 如有代谢性碱中毒，检测尿氯浓度。

另一种替代的方法是，通过调整 CO_2 或 HCO_3^- 来校正 pH 的变化，较快速但不太精确。对于呼吸性酸碱紊乱，CO_2 每改变 10 mmHg，动脉血 pH 便向相反方向变化约 0.08 U。对于代谢性紊乱，HCO_3^- 每改变 6 mEq，可使动脉血 pH 向相同方向变化 0.1。如果 pH 变化超出或未达到预计值，则提示可能存在混合型酸碱平衡紊乱。

血气分压和 pH 的检测

常规血气检测包括氧气和二氧化碳分压（PO_2 和

表 50-7 酸碱平衡紊乱的代偿反应

紊乱	反应	预期变化
呼吸性酸中毒		
急性	↑$[HCO_3^-]$	1 mEq/L（$PaCO_2$ 每增加 10 mmHg）
慢性	↑$[HCO_3^-]$	4 mEq/L（$PaCO_2$ 每增加 10 mmHg）
呼吸性碱中毒		
急性	↓$[HCO_3^-]$	2 mEq/L（$PaCO_2$ 每减少 10 mmHg）
慢性	↓$[HCO_3^-]$	4 mEq/L（$PaCO_2$ 每减少 10 mmHg）
代谢性酸中毒	↓$PaCO_2$	1.2 × $[HCO_3^-]$ 降低值
代谢性碱中毒	↑$PaCO_2$	0.7 × $[HCO_3^-]$ 增高值

PCO_2）、pH、[HCO_3^-]、碱剩余、血红蛋白和血氧饱和度。通常只检测 PO_2、PCO_2 和 pH。血红蛋白和血氧饱和度通过血氧饱和度测定仪测定。[HCO_3^-] 通过 Henderson-Hasselbalch 公式，碱剩余通过 Siggaard-Andersen 列线图获得。

标本来源和收集

临床上通常采取动脉血进行血气分析。静脉血氧分压（正常值 40 mmHg）反映组织摄取氧的情况，不能反映肺功能。静脉 PCO_2 通常比 $PaCO_2$ 高 $4 \sim 6$ mmHg，使得静脉血 pH 比动脉血 pH 低 0.05 U。尽管存在这些局限性，静脉血在评估酸碱平衡状态方面仍有一定的价值。毛细血管中的血液是动-静脉混合血，其值反映的也是动静脉混合血的酸碱平衡状态。血样通常用带肝素帽的注射器采集，并应尽早检测。样本须去除气泡，加盖放置于冰中，以防止其中气体发生增减。肝素呈弱酸性，对 pH 影响很小，但可以直接降低 PCO_2，对 PO_2 的影响尚不确定。

温度校正

11 温度的变化可直接或间接影响 PCO_2、PO_2 和 pH 的测定。尽管总的气体含量不变，但温度降低可使溶液中的气体分压减少，因为气体溶解度与温度成反比。PCO_2 和 PO_2 在低温时降低，但 pH 增高，因为温度对 [HCO_3^-] 的影响很小；水解离度降低（H^+ 降低和 pH 值升高）。血气分压和 pH 是在 37℃测定的，对于是否对患者的测量值进行修正以接近实际体温下的真实值仍存在争议。患者实际体温下的血气分压和 pH 是未知的。许多医生使用 37℃下的测量值，而忽视了患者实际温度（见第 22 章）。

病例讨论

一例复杂的酸碱平衡紊乱

一例 1 个月大的男婴，患有肛门直肠畸形，进行肛门成形术，术后发现主动脉缩窄导致的充血性心力衰竭，有明显的呼吸急促、尿量减少、外周灌注不足、肝大和心脏肥大。气管插管后，给予呼吸机通气治疗［压力控制通气，吸入氧浓度（FiO_2）= 1.0］。第一次测定的动脉血气、血红蛋白和电解质如下：

$PaCO_2$ = 11 mmHg
pH = 7.47

PaO_2 = 209 mmHg
计算出的 [HCO_3^-] = 7.7 mEq/L
碱缺失 = − 14.6 mEq/L
Hb = 9.5 g/dl
[Na^+] = 135 mEq/L
[Cl^-] = 95 mEq/L
[K^+] = 5.5 mEq/L
[总 CO_2] = 8 mEq/L

[总 CO_2] 包括血浆 [HCO_3^-] 和溶解在血浆中的 CO_2。

这是一种什么类型的酸碱平衡紊乱？

采用前面描述的方法，患者明显存在碱中毒（pH > 7.45），至少部分原发于呼吸方面的原因（$PaCO_2$ < 40 mmHg）。因为 $PaCO_2$ 下降了近 30 mmHg，那么推算 [HCO_3^-] 将为 18 mEq/L：

$$(40 - 10) \times \frac{2 \text{ mEq/L}}{10} = 6 \text{ mEq/L}，低于 24 \text{ mEq/L}$$

事实上，患者的 [HCO_3^-] 比 18 mEq/L 低了将近 10 mEq/L，因此，患者存在混合型酸碱平衡紊乱：原发性呼吸性碱中毒和原发性代谢性酸中毒。很明显，患者的 [HCO_3^-] 和单纯呼吸性碱中毒推算值的差异大致和碱剩余相符。

引起酸碱平衡紊乱的原因是什么？

呼吸性碱中毒可能与充血性心力衰竭有关，而代谢性酸中毒则继发于灌注不足引起的乳酸酸中毒，后者通过计算得出血浆阴离子间隙：

$$阴离子间隙 = 135 - (95 + 8) = 32 \text{ mEq/L}$$

通过检测发现，乳酸水平升高至 14.4 mEq/L，可能是过量的液体负荷加重充血性心力衰竭所致。

治疗的指征是什么？

治疗应主要针对原发性疾病，即充血性心力衰竭。可给予呋塞米和正性肌力药进行治疗。给予利尿剂后呼吸急促有所改善，但灌注仍然不足。

重复实验室检查如下（FiO_2 = 0.5）：

$PaCO_2$ = 23 mmHg
pH = 7.52
PaO_2 = 136 mmHg
计算出的 [HCO_3^-] = 18 mEq/L

碱缺失 $= -3.0$ mEq/L

Hb $= 10.3$ g/dl

$[Na^+] = 137$ mEq/L

$[Cl^-] = 92$ mEq/L

$[K^+] = 3.9$ mEq/L

$[总CO_2] = 18.5$ mEq/L

对酸碱平衡紊乱进行再一次分析：

呼吸性碱中毒仍然存在，而碱缺失有所改善，血红蛋白浓度轻度升高，$[K^+]$ 降低是利尿的结果，对于新测定的 $PaCO_2$，推算出 $[HCO_3^-]$ 为 20.6 mEq/L：

$$(40-23) \times \frac{2\,mEq/L}{10} = 3.4\,mEq/L，低于\,24\,mEq/L$$

因为 $[HCO_3^-]$ 仍少了 2 mEq/L，故仍存在代谢性酸中毒。很明显虽然碱缺失有所缓解，但阴离子间隙仍然很高：

阴离子间隙 $= 137 - (92 + 18) = 27$，重复测定乳酸值为 13.2 mEq/L。

因此，高阴离子间隙和高乳酸水平是患者没有明显好转的原因，表明出现一个新病情掩盖了代谢性酸中毒（未有实质改变）的严重性。

整个临床过程表明，患者目前存在三重酸碱平衡紊乱：呼吸性碱中毒、代谢性酸中毒和现在的代谢性碱中毒。后者可能继发于过度利尿导致的低钾血症（氯敏感性代谢性碱中毒）。代谢性碱中毒与代谢性酸中毒大致相抵。

给予红细胞悬液治疗，24 h 内三种酸碱平衡紊乱均开始改善：

$PaCO_2 = 35$ mmHg

pH $= 7.51$

$PaO_2 = 124$ mmHg

计算出的 $[HCO_3^-] = 26.8$ mEq/L

碱剩余 $= +5.0$ mEq/L

Hb $= 15$ g/dl

$[Na^+] = 136$ mEq/L

$[Cl^-] = 91$ mEq/L

$[K^+] = 3.2$ mEq/L

$[总CO_2] = 27$ mEq/L

乳酸 $= 22.7$ mEq/L

转归

呼吸性碱中毒和代谢性酸中毒已纠正，但代谢性碱中毒成为主要问题。

静脉给予 KCl 和小剂量生理盐水，代谢性碱中毒得以完全纠正。患者继续接受主动脉缩窄的手术治疗。

（徐艳　译　李方舟　校　姜春玲　审）

推荐阅读

Ayers P, Dixon C, Mays A. Acid-base disorders: Learning the basics. *Nutr Clin Pract*. 2015;30:14.

Corey HE. Bench-to-bedside review: Fundamental principles of acid-base physiology. *Crit Care*. 2005;9:184.

Dhondup T, Qian Q. Electrolyte and acid-base disorders in chronic kidney disease and end-stage kidney failure. *Blood Purif*. 2017;43:179.

Dzierba AL, Abraham P. A practical approach to understanding acid-base abnormalities in critical illness. *J Pharm Pract*. 2011;24:17.

Gunnerson KJ. Clinical review: The meaning of acid-base abnormalities in the intensive care unit—epidemiology. *Crit Care*. 2005;9:508.

Handy JM, Soni N. Physiological effects of hyperchloraemia and acidosis. *Br J Anaesth*. 2008;101:141.

Kaplan LJ, Frangos S. Clinical review: Acid-base abnormalities in the intensive care unit. *Crit Care*. 2005;9:198.

Kellum JA. Acid-base disorders and strong ion gap. *Contrib Nephrol Basel*. 2007;156:158.

Kraut JA, Madias NE. Metabolic acidosis: Pathophysiology, diagnosis and management. *Nature Rev Nephrol*. 2010;6:274.

Morgan TJ. Clinical review: The meaning of acid-base abnormalities in the intensive care unit—effects of fluid administration. *Crit Care*. 2005;9:204.

Morris CG, Low J. Metabolic acidosis in the critically ill: Part 1. Classification and pathophysiology. *Anaesthesia*. 2008;63:294.

Morris CG, Low J. Metabolic acidosis in the critically ill: Part 2. Causes and treatment. *Anaesthesia*. 2008;63:396.

Seifter JL, Chang H-Y. Disorders of acid-base balance: New perspectives. *Kidney Dis*. 2016;2:170.

Yessayan L, Yee J, Finak S, et al. Continuous renal replacement therapy for the management of acid-base and electrolyte imbalances in acute kidney injury. *Adv Chron Kidney Dis*. 2016;23:203.

第51章 液体管理和输血

要点

① 晶体液的血管内半衰期是 20 ~ 30 min，而绝大多数胶体液的血管内半衰期是 3 ~ 6 h。

② 一般而言，对于血细胞比容正常的患者，只有当失血量超过本身血容量的 10% ~ 20% 时才考虑输血。根据手术情况、患者合并症以及失血速度判断是否需要启动输血。

③ 最严重的输血反应是由 ABO 血型不相容引起的。输入患者自身的抗体和输入的（异体）抗原发生反应，激活补体，导致血管内溶血。

④ 患者在麻醉状态下发生急性溶血反应，其临床表现为：体温升高、不明原因的心动过速、低血压、血红蛋白尿、手术创面的弥漫性渗血或同时存在以上表现。

⑤ 输注同种异体血液制品可抑制免疫应答，促进炎症反应。

⑥ 免疫低下和免疫抑制的患者（如早产儿、接受器官移植的患者以及癌症患者）在进行输血治疗时，极易发生严重的巨细胞病毒（cytomegalovirus, CMV）感染。因此，这类患者只能输注 CMV 阴性的血液制品。

⑦ 大量输血后，发生非外科性出血的最常见原因是稀释性血小板减少症。

⑧ 除非输血速度超过每 5 min 1 U，大多数正常患者不会发生具有临床意义（引起心肌抑制）的低钙血症。未检测到低血钙时很少需要静脉注射钙盐。

⑨ 正常组织灌注一旦恢复，代谢性酸中毒通常可被纠正。血液制品和复苏液体中所含的枸橼酸、乳酸经肝代谢转化为碳酸氢盐而造成的代谢性碱中毒便成为主要问题。

绝大部分接受外科手术的患者都需要开放静脉通路以便输液和给药，部分患者可能需要输血。麻醉医师应准确评估血管内容量，以此补充已经丢失和正在丢失的液体或电解质。补充液体、电解质、血液制品若出现错误，可能导致并发症的产生，甚至死亡。

血容量的评估

血容量可通过询问病史、体格检查或实验室检查估算，也需要精确的血流动力学监测技术协助完成。不管采用何种方法，均需动态监测以证实初步判断，并指导液体、电解质和血液制品的输注。所有反映血容量的参数都是间接和非特异性的，仅凭某一参数可能导致错误的结论，因此需多种方法互为补充。

病史

患者的病史可提供近期的口服摄入量、持续呕吐或腹泻情况、胃肠减压引流量、大量失血或伤口引流量、静脉补液和输血治疗情况，肾衰竭患者还需了解最近的血液透析情况。

体格检查

血容量减少的征象包括皮肤充盈度改变、黏膜脱水、外周脉搏细弱、静息心率增加、血压降低、直立性心率和血压变化（仰卧位变为坐位或站立位时）、尿流率减少（表 51-1）。然而，麻醉药物的使用和手术所致的神经内分泌应激反应通常会掩盖这些表现，以致术后短期内这些体征不可靠。除了心率和血压，术中反映血容量减少的常用指标有外周脉搏强弱、尿流率以及间接参数（如正压通气、麻醉药物扩血管和负性肌力作用对血压的影响）。

对于心、肝、肾功能正常的患者，凹陷性水肿（长期卧床的患者可见于骶骨前，活动患者可见于胫骨前）、尿流率增加是细胞外液和血容量过多的表现。充血性心力衰竭时，血容量过多的晚期表现包括心动过速、颈静脉压升高、呼吸急促、肺部湿啰音、哮鸣

表 51-1 低血容量的表现

体征	体液丢失程度（占体重百分比）		
	5%	10%	15%
黏膜	干燥	非常干燥	干透的
神经系统	正常	嗜睡	迟钝
体位变化的影响 　对心率 　对血压	无	存在	明显 >15 次 / 分↑ >10 mmHg↓
尿流率	轻度降低	降低	明显降低
脉搏	正常或增加	增加，>100 次 / 分	明显增加，> 120 次 / 分
血压	正常	随呼吸运动轻度降低	降低

音、发绀和粉红色泡沫痰。

实验室检查

有多种实验室检查可用于评估血管内容量和组织灌注是否充足，包括动态监测血细胞比容、动脉血 pH 值、尿比重或渗透压、尿钠或尿氯浓度、血清钠浓度以及血尿素氮（blood urea nitrogen，BUN）/ 肌酐比值。然而，以上仅是判断血容量的间接指标，围术期受许多因素影响，加之实验室检查具有滞后性，导致这些指标不适用于术中血容量评估。脱水时，实验室指标可见：血细胞比容和血红蛋白升高、进行性的代谢性酸中毒（包括乳酸酸中毒）、尿比重大于 1.010、尿钠低于 10 mEq/L、尿渗透压大于 450 mOsm/L、高钠血症、BUN/ 肌酐比值大于 10∶1。急性失血伴低血容量时，血管外液来不及向血管内转移，血红蛋白和血细胞比容通常不会发生改变，此时通过超声可发现下腔静脉塌陷或心腔充盈不足。容量过多的影像学指标包括肺血管和间质纹理增多（Kerley B 线）、弥漫性肺泡浸润，或者两者兼有。

血流动力学监测

血流动力学监测已在第 5 章讨论。当容量状态难以用其他方法评估或预计血容量会有迅速或明显变化时，可监测中心静脉压（central venous pressure，CVP）。然而，静态 CVP 不能准确、可靠地反映容量状态。

若中心静脉压与临床评估不符，或患者有原发性或继发性右心室功能障碍（后者是因肺或左心室疾病导致），有必要进行肺动脉压测定。肺动脉闭塞压（pulmonary artery occlusion pressure，PAOP）低于 8 mmHg，左心室顺应性正常的患者提示低血容量；而对于心室顺应性降低的患者，PAOP 低于 15 mmHg 才能反映低血容量。PAOP 大于 18 mmHg，提示左心室容量负荷过重。二尖瓣疾病、严重主动脉瓣狭窄、左心房黏液瘤或血栓、胸膜腔内压和气道压升高均会改变 PAOP 和左心室舒张末期容量之间的关系（见第 5、20、21 和 22 章）。PAOP 需在呼气末测量，并与临床相结合。许多研究数据提示，肺动脉压监测不能改善危重患者的预后，主张使用超声心动图对心脏充盈和功能进行更为精确的无创评估。

血管内容量状态往往难以评估。当需要准确监测血流动力学和容量状态时，可采用无创液体治疗指导，例如动脉脉搏波形和每搏输出量变异度分析（如 LIDCOunity，Vigileo FloTrak）、食管多普勒、经食管超声心动图或经胸超声心动图。每搏输出量变异度（stroke volume variation，SVV）的计算公式如下：

$$SVV = (SV_{最大值} - SV_{最小值})/SV_{平均值}$$

通过各种测量设备计算出一段时间内每搏输出量（SV）的最大值、最小值和平均值，进而获得 SVV。血压在自主呼吸的吸气相降低，正压通气时，情况则相反。控制通气时，SVV 的正常值小于 10% ～ 15%。对于 SVV 高于此范围的患者，液体治疗可能有效。和 CVP 监测相比，这些无创监测方法不仅能更好地评估患者的容量和血流动力学状态，而且能避免中心静脉导管和肺动脉导管相关的诸多风险。因此，几乎不再使用肺动脉导管指导血流动力学管理。

静脉补液

补液治疗包括输注晶体液、胶体液或者两者联合使用。晶体液是含有或者不含葡萄糖的电解质（盐）溶液，而胶体液还含有大分子物质，例如蛋白质或多聚糖。胶体液用于维持血浆胶体渗透压（见第 49 章），且大部分留在血管内，而晶体液则迅速平衡分布于整个细胞外液中。

对于外科手术患者，使用晶体液还是胶体液尚存在争论。胶体液的支持者认为，胶体液可维持血浆胶体渗透压，在恢复血管内容量和心输出量方面更为有效（同样的效果需要输注的胶体液比晶体液少）。而晶体液的支持者则认为，如补充晶体液适当，也可产生和胶体液同样的效果。有观点认为，对于肺毛细血管通透性增加的患者来说，胶体液的补充可能使肺水肿加重，但尚无证据支持（见第 23 章）。以上内容可概括为：

1. 在恢复血管内容量方面，补充足够多的晶体液可产生和胶体液同样的效果。
2. 晶体液用于补充血管内容量不足时，所需量通常是胶体液的 3～4 倍。
3. 外科手术患者细胞外液的丢失大于血管内液体的丢失。
4. 胶体液的补充可更为迅速、有效地纠正严重的血管内液体丢失。
5. 快速、大量（大于 4～5 L）补充晶体液更易引起组织水肿。

液体补充过多引起的水肿会降低组织氧供，削弱组织的修复能力，影响术后肠道功能的恢复，可能增加切口感染发生的风险。

晶体液

对于失血性或脓毒性休克、烧伤、颅脑损伤（需维持颅内灌注压）、血浆置换、肝切除手术的患者，晶体液应该视为补液治疗的首选。早期使用晶体液复苏后，由麻醉医师和医疗机构自行选择是否补充胶体液。

可供选择的晶体液的类型有很多种，选择何种晶体液取决于液体丢失的情况。如果丢失的主要是水分，可以补充低渗晶体液；如果丢失的既有水分又有电解质，可以补充等渗电解质溶液。为了维持渗透压，或预防禁食引起的酮症酸中毒和低血糖，或基于传统疗法，某些晶体液中会添加葡萄糖。儿童在禁食 4～8 h 后可能发生低血糖（< 50 mg/dl）。

由于大多数外科手术丢失的体液是等渗的，所以通常补充等渗性溶液，如生理盐水，或电解质平衡液（即低氯晶体液，溶液中含有的乳酸、葡萄糖酸盐、醋酸盐可替代氯离子以保持离子平衡），如常用的乳酸林格液和勃脉力（PlasmaLyte）（表 51-2）。**大量输注生理盐水时，因氯浓度过高、碳酸氢盐缺乏而引起高氯性代谢性酸中毒**（见第 50 章）。**另外，富含氯离子的晶体液（如生理盐水）可能会引起围术期肾损伤，因此，电解质平衡液是术中最常使用的晶体液。**生理盐水是低氯性代谢性碱中毒时和输血前稀释浓缩红细胞的首选液体。5% 葡萄糖溶液（D_5W）通常用于水分不足或限制钠盐摄入患者的替代性液体。3% 高渗性盐水常用于治疗严重的有临床症状的低钠血症（见第 49 章）。低渗溶液必须缓慢输注，避免引起血管内溶血。

胶体液

 胶体液中的高分子物质所产生的渗透压有助于使胶体液保留在血管内。晶体液的血管内半衰期是

表 51-2　血浆、生理盐水及常用平衡晶体液的组分[1]

液体	人体血浆	生理盐水	哈特曼液	乳酸林格液	醋酸钠林格液	Plasma-Lyte 148	Plasma-Lyte A pH 7.4	Sterofundin/Ringerfundin
渗透压（mOsm/L）	275～295	308	278	273	276	295	295	309
pH	7.35～7.45	4.5～7.0	5.0～7.0	6.0～7.5	6.0～8.0	4.0～8.0	7.4	5.1～5.9
Na^+（mmol/L）	135～145	154	131	130	130	140	140	145
Cl^-（mmol/L）	94～111	154	111	109	112	98	98	127
K^+（mmol/L）	3.5～5.3	0	5	4	5	5	5	4
Ca^{2+}（mmol/L）	2.2～2.6	0	2	1.4	1	0	0	2.5
Mg^{2+}（mmol/L）	0.8～1.0	0	0	0	1	1.5	1.5	1
HCO_3^-（mmol/L）	24～32							
醋酸盐（mmol/L）	1	0	0	0	27	27	27	24
乳酸（mmol/L）	1～2	0	29	28	0	0	0	0
葡萄糖酸盐（mmol/L）	0	0	0	0	0	23	23	0
马来酸盐（mmol/L）	0	0	0	0	0	0	0	5
Na：Cl	1.21：1～1.54：1	1：1	1.18：1	1.19：1	1.16：1	1.43：1	1.43：1	1.14：1

[1] Reproduced with permission from Lobo DN，Awad S. Should chloride-rich crystalloids remain the mainstay of fluid resuscitation to prevent "prerenal" acute kidney injury?: Con. Kidney Int. 2014 Dec；86（6）：1096-1105.

$20 \sim 30\,min$，大多数胶体液的血管内半衰期是 $3 \sim 6\,h$。由于成本较高且可能出现并发症，胶体液的应用受到限制。胶体液的适应证有：（1）严重的血管内容量丢失（如失血性休克），输血前可以输注胶体液。（2）严重的低白蛋白血症，或大量蛋白质丢失（如烧伤），可输注胶体液。针对烧伤患者的大部分早期复苏方案中并未提及胶体液的使用，但在大面积烧伤患者早期复苏后的手术中可考虑使用。

输血前如需补液超 $3 \sim 4\,L$，可采取胶体液和晶体液联合使用。应注意，胶体液是用生理盐水制备的（$Cl^- 145 \sim 154\,mEq/L$），可能导致高氯性代谢性酸中毒（见上文）。有临床医师建议，麻醉期间的维持性（和其他类型）液体补充采用晶体液，失血量的补充可采用晶体液联合胶体液（包括血液制品）1：1 输注。

可供使用的胶体液种类繁多。它们均由血浆蛋白或合成的多聚糖提取，并溶于等渗的电解质溶液。

血液提取的胶体包括白蛋白（5% 和 25% 两种）和血浆蛋白组分（5%）。二者均加热至 $60\,℃$、$10\,h$ 以上，以使肝炎和其他病毒的传播风险降到最低。血浆蛋白组分除白蛋白外，还包含 α 型和 β 型球蛋白，有时可致过敏性低血压反应。人工合成的胶体液含有明胶和葡萄糖淀粉。明胶［如琥珀酰明胶注射液（佳乐施）］与组胺介导的过敏反应有关，因而在美国禁止使用。右旋糖酐是一种复合多糖，可使用的包括右旋糖酐 -70（Macrodex）和右旋糖酐 -40（Rheomacrodex）两种制剂，它们的平均分子量分别为 70 000 和 40 000。右旋糖酐主要用于扩容，同时可降低血液黏滞度和血管性假血友病因子抗原水平，减弱血小板黏附和红细胞聚集。因为这些特性，显微外科医师使用右旋糖酐以改善微循环血流，减少微血栓的形成。每天输注右旋糖酐超过 $20\,ml/kg$ 时，可影响血液配型，可能延长出血时间，引起出血相关并发症。右旋糖酐可引起急性肾损伤，甚至肾衰竭，因此，既往有肾疾病以及有急性肾损伤风险的患者（老年和危重患者）应慎用。右旋糖酐的免疫原性和非免疫原性反应均有报道，因此，提倡在应用右旋糖酐 -70 和右旋糖酐 -40 前，使用右旋糖酐 -1(Promit) 作为半抗原，与循环中的右旋糖酐抗体结合，以防止严重过敏反应的发生。

羟乙基淀粉（hydroxyethyl starch）根据浓度、分子量、羟乙基取代度（根据摩尔原理）和葡萄糖 C2 位与 C6 位上羟乙基基团个数比，可划分为多种类型。在某些国家，临床上常使用浓度 6% $\sim$ 10%、分子量 200 $\sim$ 670、羟乙基取代度 0.4 $\sim$ 0.7 的羟乙基淀粉。

小分子的羟乙基淀粉通过肾代谢，而大分子量的物质必须经淀粉酶分解。羟乙基淀粉是非常有效的血浆扩容物质，比白蛋白便宜。羟乙基淀粉很少发生过敏反应，但免疫原性和非免疫原性反应均有报道。羟乙基淀粉可降低血管性假血友病因子抗原水平，可能延长凝血酶原时间，引发出血相关并发症。其具有潜在的肾毒性，不建议使用于存在急性肾损伤风险的患者，包括老年、危重和既往有肾疾病的患者。然而，对于非危重以及无急性肾损伤高风险的患者，围术期是否使用羟乙基淀粉仍存在争议，是目前临床上热议的话题。

围术期液体治疗

围术期液体治疗包括补充正常丢失（生理维持量）、术前液体丢失量和术中丢失的液体量（包括出血）。

生理维持量的补充

水和电解质可以持续地以尿液、胃肠道分泌物、汗液、皮肤和肺的不显性失水等形式丢失。如果没有正常的口服摄入，将会产生水、电解质紊乱。生理需要量的计算方法见表 51-3。

术前液体丢失

拟行手术的患者术前常规禁食禁饮后，若无液体补充，则存在术前液体的丢失，丢失量与禁食时间成正比。丢失量可通过生理需要量 × 禁食时间计算。以体重 70 kg 的患者为例，若禁食 8 h，术前丢失量为 $(40 + 20 + 50)\,ml/h \times 8\,h$，即 880 ml。实际上，由于肾的重吸收作用，丢失量比计算的要少（毕竟，我们有多少人会在 8 h 睡眠醒来后需要饮用近 1 L 的液体呢？）。最新的麻醉前准备允许择期手术患者在术前 2 h 口服适量液体，术前管理方案中也包括了补充碳水化合物液体（见第 18 章和 48 章）。和进行术前静脉补液的住院患者一样，采用上述补液方案拟行手术或

表 51-3　生理需要量计算[1]

体重	速度
第 1 个 10 kg	4 ml/（kg·h）
第 2 个 10 kg	加 2 ml/（kg·h）
20 kg 以上的每千克	加 1 ml/（kg·h）

[1] 举例：一名 25 kg 的儿童，其生理维持量是多少？
答案：40 + 20 + 5 = 65 ml/h

操作的患者实际上可能不存在术前液体丢失。

非生理性失水可能是术前液体丢失的主要部分，如术前的出血、呕吐、利尿和腹泻所引起的失水。水分在创伤或感染组织中潴留、凝血障碍相关的隐匿性血肿形成以及腹水也可引起显著的液体丢失（再分布，见下述）。因过度通气、发热、出汗引起的不显性失水增加常被忽略。

原则上，术前丢失的所有液体都必须予以补充，补充的液体成分应和丢失相一致（表 51-4）。

术中液体丢失

失血

麻醉期间一项很重要也很困难的工作就是监测和评估失血量。尽管创面的隐性失血或手术单下的失血难以评估，但准确评估失血量对于指导补液和输血治疗非常重要。

评估术中失血量最常用的方法是测量吸引瓶内的失血量以及术中纱布和纱垫的吸血量。一块完全浸湿的纱布（4 cm×4 cm）含血量是 10 ml，而一块完全浸湿的纱垫含血量是 100～150 ml。更为精确的方法是测量纱布和纱垫使用前后的重量，其差值即是含有的血量，此方法尤其适用于小儿外科手术。术中使用的冲洗液应记录清楚，并且排除在外，以免影响失血量的评估。血细胞比容或者血红蛋白浓度代表的是血细胞和血浆的比值，不一定能反映血容量丢失，快速的液体再分布和静脉液体治疗对其测量有影响。

其他液体丢失

手术中除了失血外，还有体液的被动丢失。这些丢失主要包括蒸发和体液的再分布。蒸发引起的液体丢失主要和创面大小有关（特别是烧伤），与暴露面

积和手术持续时间成正比。

对于腹膜炎、烧伤和其他存在组织炎性反应或感染的患者，体液的再分布（又称作"第三间隙"）可以导致血管内液体的大量渗出和严重的血管内容量丢失。创伤、炎症或感染组织可使大量体液蓄积在组织间隙中，并可使体液渗出浆膜（形成腹水），或进入肠腔。血管内液体转移到组织间隙（形成水肿）尤为重要。血容量过多（过量的水和钠）会使更多不含蛋白的体液通过完整的血管屏障进入组织间隙，血管屏障的病理性改变会使富含蛋白的体液进入组织间隙。

手术中的液体治疗

手术中的液体治疗应该包括补充基本的生理需要量、术前丢失量以及术中液体丢失量（失血、体液的再分布和蒸发）。静脉补充的液体类型取决于手术和预计的失血量。对于微创手术，术中出血非常少，除了给药和维持静脉通路外，通常只补充少量液体或不需要额外补液。对于其他手术，通常输注平衡晶体液，如乳酸林格液或勃脉力（Plasmalyte），以维持生理需要量。

目标导向液体治疗

目标导向液体治疗（goal-directed fluid therapy，GDFT）的概念是由 Shoemaker 等人在 1983 年发表的研究中提出。此方法用心输出量和补液相关的"生理目标"优化组织氧供，从而降低危重患者的死亡率。目前 GDFT 涉及的指标很多，但绝大多数都不涉及生理需要量的维持，而是采用血流动力学指标，如每搏输出量、心输出量、心脏指数、平均动脉压来判断容量反应性，滴定式补液。部分麻醉医师所实施的 GDFT 方案中还包括了正性肌力药和升压药的使用。GDFT 在快速康复策略中被大力提及，但目前关于 GDFT 的研究结果差异较大，部分研究者发现，GDFT 可减少术后并发症发生率，缩短住院时间。GDFT 研究结果的不一致，一方面与各研究 GDFT 方案的差异有关，另一方面，并不是所有的手术（例如，生理干扰较小的手术，如腔镜手术、机器人手术）都需要采取 GDFT。不同手术的 GDFT 在围术期的作用目前正受到密切关注。

失血的替代治疗

理想情况下，失血时先使用晶体液或胶体液来维持正常的血管内容量，当贫血带来的危险大于输血的风险时才考虑输血。此时，进一步失血应输注红细

表 51-4　体液的电解质成分

体液	Na$^+$（mEq/L）	K$^+$（mEq/L）	Cl$^-$（mEq/L）	HCO$_3^-$（mEq/L）
汗液	30～50	5	45～55	
唾液	2～40	10～30	6～30	30
胃液				
高酸度	10～30	5～40	80～150	
低酸度	70～140	5～40	55～95	5～25
胰液	115～180	5	55～95	60～110
胆汁	130～160	5	90～120	30～40
小肠液	40～135	5～30	20～90	20～30
腹泻的粪便	20～160	10～40	30～120	30～50

胞，以维持血红蛋白浓度（或血细胞比容）在可接受范围。目前没有强制性的输血指征。输血的益处超过其风险的节点必须基于个体化的考虑。

当血红蛋白低于 7 g/dl 时，静息心输出量会增加，以维持正常的氧供。对于老年或者有严重心、肺功能疾病的患者，尤其临床证据证明输血有益的情况下（如混合静脉氧饱和度降低、持续性心动过速），血红蛋白应适当提高。

除重大创伤外，多数临床医生通常会按照失血量的 3～4 倍补充乳酸林格液或勃脉力，或者给予等容的胶体液，直至达到输血指征时，才考虑按照失血量输注同等单位的浓缩红细胞（见第 39 章）。

❷ 输血时机可在术前通过测定血细胞比容以及估算血容量来决定（表 51-5）。血细胞比容正常的患者，失血量超过自身血容量的 10%～20% 以上才考虑输血。结合患者的手术情况、合并症和失血速度决定输血时机。血细胞比容降低至 30% 的失血量可如下计算：

1. 按照表 51-5 估算血容量。
2. 通过术前血细胞比容（$RBCV_{preop}$）估算红细胞容量（red blood cell volume，RBCV）。
3. 假设血容量正常，估算血细胞比容为 30%（$RBCV_{30\%}$）时的 RBCV。
4. 血细胞比容为 30% 时，计算 RBCV 丢失量（$RBCV_{lost}$）：$RBCV_{lost} = RBCV_{preop} - RBCV_{30\%}$。
5. 允许失血量 = $RBCV_{lost} \times 3$。

举例：一名 85 kg 的女性患者，术前血细胞比容是 35%，问：当血细胞比容降低至 30% 时，其失血量是多少？

估计血容量 = 65 ml/kg × 85 kg = 5525 ml
$RBCV_{35\%}$ = 5525 × 35% = 1934 ml
$RBCV_{30\%}$ = 5525 × 30% = 1658 ml
血细胞比容为 30% 时的红细胞丢失量 = 1934 − 1658 = 276 ml
允许失血量 = 3 × 276 = 828 ml

表 51-5 平均血容量

年龄	血容量
新生儿	
早产儿	95 ml/kg
足月儿	85 ml/kg
婴儿	80 ml/kg
成人	
男性	75 ml/kg
女性	65 ml/kg

因此，只有当该患者的失血量超过 800 ml 时才考虑输血。**现在越来越多地采用血细胞比容低于 24%（血红蛋白 < 8.0 g/dl）时才考虑输血的方案，但是实施此方案时，还需考虑未来潜在的失血可能、失血的速度和患者的合并症（如心脏疾病）。**

临床常用的输血指南如下：（1）对于成年人，一个单位的红细胞可使血红蛋白浓度增加 1 g/dl，血细胞比容增加 2%～3%；（2）按照 10 ml/kg 输注红细胞，可使血红蛋白浓度增加 3 g/dl，使血细胞比容增加 10%。

体液再分布和蒸发的替代治疗

体液再分布和蒸发引起的液体丢失主要和创面大小、手术的解剖范围以及手术操作有关，因此，可以根据组织创伤的程度来划分该部分液体的丢失量，此部分丢失量可以按照表 51-6 来进行补充。该表中将创伤程度分为轻、中、重度。表中的数值仅作为参考，临床上，不同患者的实际需要量相差甚远。也可采用 GDFT 进行补液。

输血

血型

人类红细胞膜上含有至少 300 种不同的抗原决定簇，目前已经认识到的血型抗原系统至少有 20 种。幸运的是，只有 ABO 和 Rh 两种血型系统与临床输血的关系最为密切。人体通常可对自身血型系统缺乏的等位基因产生抗体（同种异体抗体）。大多数严重的输血反应都和此类抗体有关。抗体可自主产生，或由既往输血或妊娠引起的致敏反应产生。

ABO 血型系统

ABO 血型取决于 A 或 B 红细胞（RBC）表面抗原是否存在：A 型血有红细胞 A 抗原，B 型血有红细胞 B 抗原，AB 型血有红细胞 A 和 B 抗原，O 型血既没有红细胞 A 抗原也没有红细胞 B 抗原。几乎所有无 A 或 B 抗原的个体在出生后第一年都会"自然"产生针对缺失抗原的抗体，主要是免疫球蛋白 IgM。

表 51-6 手术中再分布和蒸发的液体量

组织创伤的程度	额外液体需要量
轻度（如疝修补术）	0～2 ml/kg
中度（如胆囊切除术）	2～4 ml/kg
重度（如肠切除术）	4～8 ml/kg

Rh 血型系统

已发现的 Rh 相关红细胞表面抗原有 46 种之多，具有 D 型 Rh 抗原的患者被认为是 Rh 阳性。大约 85% 的白人以及 92% 的黑人有 D 抗原，缺少此抗原的个体称为 Rh 阴性。与 ABO 血型相反，Rh 阴性患者通常只有通过输入 Rh 阳性的血液或者妊娠（Rh 阴性的孕妇怀有 Rh 阳性的胎儿）才能产生 D 抗体。

其他血型系统

其他血型系统包括 Lewis、P、Ii、MNS、Kidd、Kell、Duffy、Lutheran、Xg、Sid、Cartright、YK、Ss 和 Chido Rodgers 等红细胞抗原系统。幸运的是，除了一些特殊的类型（Kell、Kidd、Duffy 和 Ss），这些抗原系统相对应的同种异体抗体很少引起严重的溶血反应。

▌相容性试验

相容性试验的目的是预测和避免输入红细胞导致的抗原-抗体反应。

ABO-Rh 血型的测定

❸ 最严重的输血反应是由 ABO 血型不相容引起的，受血者自身的抗体可以和输注的（异体）抗原发生反应，进而激活补体，导致血管内溶血。可以用已知的抗 A、抗 B 的血清和患者的红细胞反应来确定血型。由于天然的 ABO 抗体在人群中广泛存在，也可用含有已知抗原类型的红细胞与患者血清反应来确定血型。

用抗 D 抗体来检验患者的红细胞，同样可以确定其 Rh 血型。如果患者是 Rh 阴性，可将患者的血清与 Rh 阳性的红细胞混合，以确定有无抗 D 抗体。首次接触 Rh 抗原之后产生抗 D 抗体的可能性是 50% ~ 70%。

抗体筛查试验

此试验的目的是检测血清中与非 ABO 血型溶血反应有密切联系的抗体。该试验（也称间接 Coombs 试验）需要 45 min，将患者的血清与已知抗原的红细胞混合，如果存在特异性抗体，它们会包绕红细胞膜，加入抗球蛋白抗体后会使红细胞凝集。所有献血者的血液都要常规进行抗体筛查试验，并且该试验有可能取代交叉配血（见下述）。

交叉配血

交叉配血是对输血过程的模拟：献血者的红细胞和受血者的血清混合在一起。**交叉配血有 3 个功能：（1）可以鉴定 ABO 和 Rh 血型；（2）可以检测其他血型系统的抗体；（3）可以检测到滴度较低或不易凝集的抗体。**

血型测定和交叉配血与血型测定和筛查试验的比较

抗体筛查试验阴性、没有进行交叉配血时，输入 ABO 和 Rh 血型相合的血液发生严重溶血反应的可能性低于 1 : 10 000。然而，交叉配血能确保最佳的安全性，并可检测出筛查试验未检测到的稀有抗体。由于费用和时间（45 min）因素，目前只有当抗体筛查试验阳性、输血可能性较大或认为患者存在同种异体免疫风险时，才进行交叉配血。

▌紧急输血

如果患者出血非常严重，输血是第一位，不必考虑交叉配血、筛查试验甚至血型测定。**如果患者血型已知，通过一个简易的交叉配血试验，用时不到 5 min 即可确定 ABO 血型相容性。如果受血者的血型未知而必须紧急输血时，首选 O 型 Rh 阴性（"万能献血者"）血液。** 大量输血和创伤患者的损伤控制性复苏，红细胞、新鲜冰冻血浆以及血小板通常按照 1 : 1 : 1 进行输注（见下文和第 39 章）。

▌血库工作

献血者需要经过筛选，以排除可能对献血者和受血者产生不利影响的状况。血液被采集后会进行血型鉴定、抗体筛查试验，以及测定是否含有乙型和丙型肝炎病毒、梅毒螺旋体和人类免疫缺陷病毒。血样采集后，需加入抗凝防腐剂。最常用的是 CPDA-1，其中，枸橼酸为抗凝剂（可耦合钙离子），磷酸为缓冲液，葡萄糖为红细胞能量来源，腺苷为腺苷三磷酸（adenosine triphosphate，ATP）合成的前体。CPDA-1 保存的血液可储存达 35 天，之后红细胞活力迅速降低。用 AS-1（Adsol）或 AS-3（Nutrice）可使储存时间延长至 6 周。

绝大多数采集的血液被分离为各种组分（如红细胞、血小板和血浆）。也就是说，临床上很少输注全血。1 个单位全血离心后，可提取约 250 ml 浓缩红细胞（packed red blood cell，PRBC），其血细胞比容为 70%；加入生理盐水保养液后，1 个单位 PRBC 容积可达 350 ml。红细胞一般贮存于 1 ~ 6℃，也可冰冻于高渗的甘油溶液，保存长达 10 年。后者可用于储存稀有表型的血液。

上清液经离心后得到血小板和血浆。1 个单位血小板含 50～70 ml 血浆，20～24℃条件下可储存 5 天。剩余的血浆上清液进一步加工、冰冻，得到新鲜冰冻血浆，快速冰冻可避免不稳定凝血因子 V 和Ⅷ的失活。新鲜冰冻血浆缓慢解冻后产生凝胶状的沉淀物（冷沉淀），内含大量凝血因子Ⅷ和纤维蛋白原。分离后的冷沉淀可重新冰冻储存。1 个单位全血可产生 200 ml 冰冻血浆，一旦解冻，必须在 24 h 内输注。目前大多数血小板使用单采法获得，1 个单位单采血小板相当于 6～8 个单位全血中的血小板数量。

在美国等国家，也使用去白细胞（leukoreduction）血液制品，以降低输血相关发热反应、感染和免疫抑制的风险。

术中输血

浓缩红细胞

输血应使用浓缩红细胞，这样可以最大化地利用血库资源。手术患者补充血容量和红细胞时，可在另一条静脉通道同时输注晶体液或胶体液补充容量。

输血前，应仔细将每个单位红细胞与输血单和受血者的身份识别腕带进行核对。输血管路需含有 170 μm 的过滤器，以防止血凝块和碎片进入。术中的输血应将血液加温到 37℃，特别是输血量超过 2～3 个单位时，如果没有采取加温措施，会导致患者出现低体温。低体温和库存血中 2,3- 二磷酸甘油酸（2, 3-diphosphoglycerate，2,3-DPG）水平降低所产生的叠加效应可导致血红蛋白-氧离曲线显著左移（见第 23 章），至少从理论上可导致组织缺氧。

新鲜冰冻血浆

新鲜冰冻血浆（fresh frozen plasma，FFP）含有血浆中所有蛋白质和大多数凝血因子，**可用于治疗单因子缺乏症、逆转华法林作用以及纠正肝疾病引起的凝血障碍**。1 个单位 FFP 大约可将成人每种凝血因子水平提高 2%～3%。首次治疗剂量通常是 10～15 ml/kg，其目标是达到正常凝血因子浓度的 30%。通过 FFP 和血小板输注纠正凝血功能障碍时，应实时监测凝血功能，如血栓弹力图（thromboelastography，TEG）或旋转血栓弹力仪（rotational thromboelastometry，ROTEG），以优化治疗方案。

FFP 也可用于大量输血（见下述及第 39 章）和输

入血小板后仍出血的患者。抗凝血酶Ⅲ缺乏症或血栓性血小板减少性紫癜患者输注 FFP 也可获益。

输注 1 个单位 FFP 的感染风险和输注 1 个单位全血相同。此外，个别患者对血浆蛋白致敏。一般应使用 ABO 血型相容的血浆，但并不是强制。与红细胞一样，输注 FFP 前也应加温到 37℃。

血小板

血小板减少症或血小板功能障碍患者失血时，应输注血小板。对于血小板计数低于（10～20）×10^9/L 的患者，自发性出血风险增加，可预防性输入血小板。

血小板计数低于 50×10^9/L 和术中失血增加有关。血小板减少的患者在接受外科手术或侵入性操作前，应预防性输入血小板。对于血小板功能正常且血小板计数大于 50×10^9/L 的患者，可接受经阴道分娩和微创手术。1 个单位血小板可以增加血小板计数（5～10）×10^9/L，1 个单位单采血小板可增加血小板计数（30～60）×10^9/L。

最好输注 ABO 血型相合的血小板，但不是必须。输注的血小板通常在体内存活 1～7 天。ABO 血型相合可能会增加血小板的存活时间。Rh 阴性的受血者有可能会致敏，因为 Rh 阳性血小板中存在少许红细胞。另外，当输入大量 ABO 不相容性血小板时，由于每个血小板单位中有 70 ml 血浆，其所含抗 A 和抗 B 抗体可导致针对受血者红细胞的溶血反应。Rh 阴性的患者输注 Rh 阳性的血小板后，输注 Rh 免疫球蛋白以避免 Rh 致敏。

粒细胞输注

中性粒细胞减少症患者发生细菌感染应用抗生素无效时，可输注白细胞去除法制备的粒细胞。输注的粒细胞在体内循环寿命非常短，因此，每天通常需要输注 10^{10} 个粒细胞。将粒细胞制品辐照后，可降低移植物抗宿主反应发生率、肺血管内皮损伤以及其他和白细胞输注有关的问题（见下述），但可能会损伤粒细胞功能。粒细胞集落刺激因子（granulocyte colony-stimulating factor，G-CSF）和粒细胞巨噬细胞集落刺激因子（granulocyte-macrophage colony-stimulating factor，GM-CSF）的应用大大减少了粒细胞输注的需求。

促凝血制品输注指征

血液制品在手术中可能被滥用。实验室检查结果指导的输血流程的应用，特别是针对血浆、血小板和冷沉淀等成分的输注流程，将减少这些宝贵（但危险）资源的不必要使用（见第 22 章）。来自军队的经验是，在重大创伤复苏早期，等比例输入血液制品可预防或纠正创伤性凝血功能障碍。按 1∶1∶1（1 个单位 FFP、1 个单位血小板与 1 个单位 PRBCs）的平衡输血方法，称为损伤控制性复苏（damage control resuscitation）（见第 39 章）。

输血相关并发症

免疫性并发症

输血后的免疫性并发症主要是受血者对献血者的红细胞、白细胞、血小板或血浆蛋白致敏。少见的还有输注的细胞成分和血浆对受血者产生免疫反应。

1. 溶血反应

溶血反应通常是受血者抗体引起所输注的红细胞发生特异性破坏。少见的还有输注的红细胞抗体导致受血者的红细胞发生溶血。不相容的浓缩血小板、FFP、浓缩凝血因子或冷沉淀可能含有少量的血浆，其中含有抗 A 或抗 B 抗体（或两者兼有），大量输注以上血液制品可导致血管内溶血。溶血反应通常可分为急性（血管内）反应和延迟性（血管外）反应。

急性溶血反应

急性血管内溶血通常由 ABO 血型不相容导致，发生率约为 1∶38 000。**最常见的原因是核对患者、血液标本或者血液制品时出现错误，此种风险在自体输血中也没能消除。**急性溶血反应一旦发生，情况很严重，输注 10 ～ 15 ml ABO 不相容的血液制品即可发生。致命性的溶血反应发生率约为 1/100 000。清醒患者可表现出寒战、高热、恶心、胸痛和腰痛。**处于麻醉状态的患者可表现为体温升高、不明原因的心动过速、低血压、血红蛋白尿、手术视野的弥漫性渗血或同时出现这些现象，**进而迅速发展为弥散性血管内凝血、休克和肾衰竭。溶血反应的严重程度通常取决于不相容血液制品的输注量。

溶血反应的处理总结如下：

1. 一旦怀疑溶血反应，应立即停止输血并告知血库。
2. 再次将血液制品与输血单和患者身份识别腕带进行核对。

3. 抽血进行血浆血红蛋白鉴定、相容性试验、凝血功能检测和血小板计数检测。
4. 留置尿管，检测尿液中的血红蛋白。
5. 使用甘露醇和静脉补液加强利尿，必要时使用袢利尿剂。

延迟性溶血反应

延迟性溶血反应也叫血管外溶血，症状通常较轻，是由 Rh 血型系统的非 D 抗原的抗体或其他血型系统，例如 Kell、Duffy、Kidd 等外源性等位基因的抗体引起。ABO 和 RhD 抗原相合的输血，患者对于其他血型系统的外源性抗原直接产生抗体的概率为 1% ～ 1.6%。当大量此类抗体产生时（数周甚至数月），输注的红细胞已从循环系统清除。而且，这些抗体的滴度随后也会降低，可能降至检测不出的水平。若后续输注红细胞，再次接触相同的外源性抗原时，会触发产生针对此抗原的记忆性抗体。因此，溶血反应常发生在输血后的 2 ～ 21 天，并且症状较轻，例如全身不适、黄疸和发热。尽管输注了血液制品，且无出血征象，患者的血细胞比容也通常不会升高或只是瞬时性上升。血红蛋白分解导致血清中的非结合胆红素升高。

延迟性抗体介导的溶血反应可通过抗球蛋白试验（Coombs 试验）诊断。直接 Coombs 试验可检测出红细胞膜上的抗体。但此试验无法区分是受血者的抗体包被献血者的红细胞，还是献血者的抗体包被受血者的红细胞。为解决此问题，需要对受血者和献血者输血前的血液标本进行更仔细的检验。

延迟性溶血反应的治疗主要是对症支持治疗。据调查，延迟性溶血反应的发生率是 1/12 000。妊娠（接触胎儿的红细胞）也是红细胞同种抗体形成的原因。

2. 非溶血性免疫反应

非溶血性免疫反应是受血者对献血者的白细胞、血小板或血浆蛋白致敏引起。使用去白细胞血液制品可最大限度降低此类反应发生的风险。

发热

白细胞或血小板致敏常表现为发热。此类反应相对常见（占输血不良事件的 1% ～ 3%），以体温升高但不发生溶血为特征。有反复发热病史的患者输血应选择去白细胞的血液制品。

荨麻疹反应

荨麻疹反应通常以红斑、风疹和瘙痒为特征，无发热，相对常见（占输血不良事件的1%），可能是患者对输注的血浆蛋白致敏。荨麻疹反应可使用抗组胺药物（H_1和H_2受体阻滞剂）和类固醇来治疗。

过敏反应

过敏反应比较罕见（发生率为1/150 000）。仅输注几毫升血液即可发生严重反应，通常见于含有抗IgA抗体的IgA缺乏者接受含IgA血液时。IgA缺乏症的人群患病率为1/800～1/600。此反应需用肾上腺素、补液、皮质醇激素、H_1和H_2受体阻断剂来进行治疗。IgA缺乏症患者应输注洗涤浓缩红细胞、冰冻去甘油红细胞，或者不含IgA的血液制品。

输血相关性急性肺损伤

输血相关性急性肺损伤（transfusion-related acute lung injury，TRALI）表现为输注血液制品6 h内发生的急性缺氧和非心源性肺水肿，其发生率为1/5000，可发生于任何血液成分输注后，尤其是血小板和FFP。TRALI的治疗和急性呼吸窘迫综合征（见第58章）类似，但不同的是，TRALI在支持治疗数天内可缓解。TRALI很长一段时间内是输血相关死亡的首要原因。当人们认识到供体血浆中HLA抗体的存在是引起TRALI的主要危险因素后，其发生率已显著下降。

输血相关性循环超负荷

输血相关性循环超负荷（transfusion-associated circulatory overload，TACO）是由于输血速度远远大于心输出量引起，尤其是大量失血的复苏过程。绝大多数是发生于麻醉医师未意识到出血来源已被有效控制时。因而，手术台下进行液体复苏的麻醉医师与台上的外科医师应进行有效的沟通（见第39章）。**TACO已取代TRALI，成为创伤患者输血相关风险的首位。**

移植物抗宿主病

这类反应常见于免疫受损的患者。含有淋巴细胞的细胞类血液制品对免疫受损的患者（受血者）产生免疫反应。单纯应用特殊的白细胞过滤器并不能确切预防移植物抗宿主病。输注辐照红细胞、粒细胞和血小板可有效地消除淋巴细胞，同时不影响血液制品的疗效。

输血后紫癜

输血后紫癜是一种潜在致命性的血小板减少性疾病，极少发生，其原因可能是血小板同种抗体的产生破坏患者自身的血小板。血小板数量通常在输血后5～10天急剧下降。治疗包括静脉注射IgG和血浆置换。

输血相关免疫调节

⑤ 输注同种异体血液制品可以抑制免疫应答，并促进炎症反应。输血后免疫抑制最明确的证据是接受肾移植的患者术前输血可提高移植肾的成活率。**最近的研究表明，围术期输血可能会增加术后细菌感染、癌症复发和死亡的风险，所有这些研究都强调避免不必要的血液制品输注。**

感染性疾病

病毒感染

A. 肝炎

输血后病毒性肝炎的发病率差别很大，乙型肝炎约为1/200 000，丙型肝炎约为1/1 900 000。大多数急性患者无黄疸表现。丙型肝炎感染更严重，大多数患者进展为慢性肝炎，其中20%的慢性携带者发展成肝硬化，多达5%的慢性携带者发展为肝细胞癌。

B. 获得性免疫缺陷综合征（AIDS）

所有的血液都要检查是否存在抗HIV-1和抗HIV-2抗体。美国食品和药品管理局（Food and Drug Administration，FDA）所规定的核酸检测已使输血传播HIV发生率降低到1/1 900 000。

C. 其他的病毒性传染病

感染巨细胞病毒（cytomegalovirus，CMV）和EB病毒通常无症状或有轻微的全身症状。部分感染了这些病毒的患者成为无症状的病毒携带者。这些患者所献血液中的白细胞可传播这些病毒。免疫低下和⑥ 免疫抑制患者（如早产儿、接受器官移植的患者、癌症患者）输血时，极易发生严重的巨细胞病毒感染。理论上，这类患者应输注CMV阴性的血液制品。然而最近有研究表明，去白细胞血液制品和CMV阴性的血液制品传播CMV的风险相当。人类嗜T淋巴细胞病毒1和2（human T-cell lymphotropic viruses 1 and 2，HTLV-1和HTLV-2）分别是导致白血病和淋巴瘤的病毒，曾报道过这类病毒通过输血传播；前者还与脊髓病有关。已有报道细小病毒可经输注的凝血因子浓缩物传播，导致免疫受损的受血者发生一过性再生障碍性危象。西尼罗病毒感染可能导致脑炎，其死亡率高达 10%，已有报道此病毒可通过输血传播。

寄生虫感染

经输血传播的寄生虫疾病包括疟疾、弓形虫病和 Chagas 病。现在，此类疾病在发达国家很少见。

细菌性传染病

在输血引起死亡的原因中，细菌污染血液制品位居第二。流行病学研究表明，对血液制品进行细菌培养，血小板制品的阳性率是 1/2000，浓缩红细胞的阳性率是 1/7000，原因可能是献血者的一过性菌血症或静脉采血时消毒不严格。输血导致败血症的发病率：血小板是 1/25 000，浓缩红细胞是 1/250 000。革兰氏阳性菌（葡萄球菌）和革兰氏阴性菌（耶尔森菌属和柠檬酸杆菌属）都可污染血液制品并传播疾病。为了避免严重细菌感染的发生，血液制品应在 4 h 内输注。极少通过献血者输血传播的特异性细菌性疾病包括梅毒、布氏杆菌病、沙门菌病、耶尔森菌病以及各种立克次体病。

▌大量输血

大量输血通常定义为 24 h 内输注与患者全血容量相当的血液，或 1 h 内输注与患者一半血容量相当的血液。对大多数成年患者而言，相当于 10 ～ 20 个单位。创伤后大量输血的方法（和较小量的输血）受到近期军事医学的极大影响，即同时输注浓缩红细胞、血浆和血小板以避免稀释性凝血功能障碍，进而可改善预后（见第 39 章）。

凝血障碍

⑦ 大量输血后发生非外科性出血最常见的原因为稀释性血小板减少症，也可能发生有临床意义的凝血因子稀释。实时监测凝血功能可应用于指导血小板和 FFP 的输注。尽管大多数临床医生熟悉"常规"的凝血测试［例如，凝血酶原时间（prothrombin time，PT）、活化部分凝血活酶时间（activated partial thromboplastin time，APTT）、国际标准化比值（international normalized ratio，INR）、血小板计数、纤维蛋白原］，但多项研究表明，血凝块黏弹性分析（血栓弹力图、旋转血栓弹力图、Sonoclot 凝血分析）在复

苏、肝移植、心脏手术时更有临床价值。

枸橼酸盐毒性

输注大量血液制品后，与枸橼酸保存液结合的钙可显著增加。对于大多数正常患者，很少发生有临床 **⑧** 意义的、能导致心肌抑制的低钙血症，除非输血速度超过每 5 min 1 U。在没有检测到低血钙时很少需要静脉补充钙盐。枸橼酸主要经肝代谢，有肝疾病或肝功能损坏（和低体温）的患者大量输血时，可能发生低钙血症而需要补钙，儿童和其他甲状旁腺-维生素 D 功能相对受损的患者也可能需要补钙。

低体温

大量输血时应将所有的血液制品和静脉输注的液体加热至正常体温。当体温接近 30℃ 时，室性心律失常会进展为心室颤动，而且，低体温不利于心脏复苏。含有加热装置的快速输液设备可降低输血相关性低体温的发生。

酸碱平衡

尽管枸橼酸抗凝剂和红细胞代谢产物的聚集（二氧化碳和乳酸）导致库存血呈酸性，但输血引起的代谢性酸中毒并不多见，因为枸橼酸和乳酸可被正常肝快速代谢为碳酸氢盐。大量输血时，酸碱平衡状态主要取决于组织灌注、输血速度和枸橼酸的代谢。一旦 **⑨** 恢复了正常的组织灌注，代谢性酸中毒通常都可以解决，随着输注的血液制品及复苏液体中的枸橼酸和乳酸被肝转化为碳酸氢盐，反而常发生代谢性碱中毒。

血钾浓度

库存血液制品的细胞外钾浓度会随时间延长而逐渐升高。输注血液制品的细胞外钾含量一般低于每单位 4 mEq。当输血速度大于 100 ml/min 时，此时无论库存血储存时间长短，都可发生高血钾。有关高血钾的治疗在第 49 章进行讨论。低血钾通常在手术后发生，尤其是合并有代谢性碱中毒时（见第 49 章和 50 章）。

▌术中失血的其他管理策略

▌自体输血

极有可能需要输血的择期手术患者，可采集自身的血液以便术中使用，通常在手术前 4 ～ 5 周开始实

施。只有血细胞比容大于 34% 或血红蛋白浓度大于 11 g/dl 时，才可自体献血 1 U。两次采血至少需间隔 72 h，以确保血浆容量恢复正常。通过补充铁剂和应用重组促红细胞生成素，术前至少可以采集 3 ~ 4 U 血液。有研究表明，自体输血不会降低肿瘤手术患者的生存率。自体输血可以降低感染或者输血反应的风险，但并不是完全没有风险。风险包括采集、标记和输注血液过程中人为原因导致的免疫性反应、细菌污染以及血液保存不当。采集和储血设备中溶解入血的过敏原（如环氧乙烷）可导致过敏反应的发生。

自体血回输

此技术广泛应用于心脏、大血管和骨科手术（见第 22 章）。丢失的血液在术中被吸入储血罐，与肝素混合。采集到一定量时，可对红细胞进行浓缩洗涤以去除细胞碎片和抗凝剂，然后再回输给患者。浓缩后血液的血细胞比容为 50% ~ 60%。这种技术在失血量大于 1000 ~ 1500 ml 时更有效。血液回输的禁忌证包括感染性伤口和恶性肿瘤。最新的简易设备收集的血液可不用离心，直接回输。

等容性血液稀释

急性等容性血液稀释的理论依据是，若红细胞浓度降低，大量出血时的红细胞总丢失量可减少。而且，由于血管内容量正常，心输出量可维持正常。一般在手术开始前将 1 ~ 2 U 的血液通过大口径的静脉留置针抽出，同时输入晶体液或胶体液，这样患者血容量可维持正常，但血细胞比容降低至 21% ~ 25%。抽出的血液在常温下保存于 CPD 袋中（可长达 6 h）以保留血小板功能；失血后回输给患者，必要时可提前回输。由于输血安全措施逐渐改进，等容性血液稀释目前已很少使用。

指定献血者的输血

患者可要求手术时输入 ABO 血型相合的亲人或朋友的血液。但大多数血库不鼓励这样做，且一般要求至少在术前 7 天献血，以对血液进行处理和确定是否相容。有研究对指定献血者和随机献血者的血液安全性进行比较，有的研究发现二者没有区别，有的研究发现血库随机发放的血液比指定的血液更安全。

病例讨论

镰状细胞贫血患者

24 岁黑人女性患者，有镰状细胞贫血病史，因腹部疼痛，拟行胆囊切除术。

什么是镰状细胞贫血？

镰状细胞贫血是一种遗传性溶血性贫血，由异常血红蛋白（HbS）所致。HbS 和正常成人血红蛋白（HbA）在结构上有所差异，表现在 β 链第六位的谷氨酸被缬氨酸所替代。功能上，镰状细胞贫血患者的血红蛋白氧亲和力显著降低（$P_{50} = 31$ mmHg），溶解性也降低。脱氧的状况下，HbS 在细胞内聚合沉淀，使红细胞扭曲成镰状。患者可产生不同程度的（2% ~ 20%）胎儿血红蛋白（HbF）。HbF 含量多的细胞可以在一定程度上避免镰状化。不可逆的镰状细胞持续破坏最终导致贫血。由于血管外溶血，血细胞比容仅为 18% ~ 30%。红细胞的存活时间也减少到 10 ~ 15 天，而正常的存活时间是 120 天。

镰状细胞贫血和镰状细胞性状之间有什么不同？

若成人血红蛋白的基因缺陷同时出现在母亲和父亲双方的染色体上（第 11 号染色体），患者 HbS 的基因型就是纯合子，就会患镰状细胞贫血（HbSS）；若父母只有一方有基因缺陷，患者基因型是杂合子，即为镰状细胞性状（HbAS）。拥有这种性状的患者可产生不同程度的 HbA（55% ~ 60%）和 HbS（35% ~ 40%）。与 HbSS 患者不同，HbAS 患者通常没有贫血及其他症状，而且寿命也和正常人一样。红细胞镰状化只有在严重低氧血症或者低灌注的情况下发生，特别容易发生在肾髓质；实际上，很多 HbAS 患者的肾浓缩功能是受损的。据报道，一些 HbAS 患者还患有肾髓质、脾及肺梗死。

镰状细胞贫血多见于中非血统人群。非裔美国人中 0.2% ~ 0.5% 是纯合子基因型，8% ~ 10% 是杂合子基因型。镰状细胞贫血较少见于地中海血统人群。

镰状细胞贫血的病理生理学

促进脱氧血红蛋白形成的因素（如低氧血症、酸中毒、细胞内高渗或脱水、2,3-DPG 水平增高、体温升高）都可以加速 HbSS 患者的镰状化。由于血管收缩（见下述），低体温也可能有害。细胞内 HbS 聚合可导致红细胞扭曲，柔韧性降低，变得"僵硬"，从而使血液黏滞度增加。最初镰状化可能是可逆的，但最终在一些细胞中变为不可逆。毛细血管中形成的红细胞聚合物可阻断组织的微循环。由此建立了一个恶性循环，即微循环淤积导致局限性的缺氧，反过来，缺氧又导致更多红细胞镰状化。

镰状细胞贫血患者的常见症状有哪些？

随着其体内 HbF 水平的降低，HbSS 患者在婴儿期就可首次出现症状。该病以急性间歇性发作和慢性持续性进展为特征（表 51-7）。儿童表现为生长迟缓和反复感染。反复的脾梗死导致脾萎缩，到青春期成为功能性脾缺失。患者通常死于反复感染或肾衰竭。典型表现为慢性腹痛、骨痛、关节痛，常伴有反复急性发作伴随疼痛的镰状细胞危象，患者常需要阿片类药物的长期治疗。因为存在镇痛耐受和成瘾的问题，这类患者需要疼痛科医生协助治疗。感染、天气变冷、脱水或者其他应激因素可以诱发镰状细胞危象。危象可划分为 3 种类型：

1. 血管闭塞性危象：根据累及血管的不同，急性发作可以导致微小或巨大的栓塞。绝大多数伴随疼痛的危象是由各种组织中的微小栓塞引起的。临床表现为急性腹痛、胸痛、背痛或关节疼痛。区分腹痛是外科性还是非外科性很困难。绝大多数成年患者会形成色素性胆结石，其中许多患者会表现为急性胆囊炎。较大血管闭塞产生的血栓可导致脾、脑、肺、肝、肾梗死，心肌梗死则较少见。

2. 再生障碍危象：当骨髓内造红能力耗竭或被抑制时，可迅速发生为严重贫血（血红蛋白 2～3 g/dl）。感染和叶酸缺乏是主要原因。一些患者也会发生白细胞减少。

3. 脾隔离危象：婴儿或儿童可出现血液在脾的突发聚集，引起致命性低血压。其机制可能是脾的静脉回流出现部分或全部栓塞。

如何诊断镰状细胞贫血？

镰状细胞贫血患者的红细胞易在耗氧剂（偏亚硫酸氢盐）或高渗离子溶液（溶解度试验）中镰状化。但是确诊需要依靠血红蛋白电泳

表 51-7　镰状细胞贫血的表现

神经系统
　脑卒中
　蛛网膜下腔出血
　昏迷
　癫痫发作

眼部
　玻璃体积血
　视网膜梗死
　增生性视网膜病变
　视网膜脱离

肺部
　肺内分流增加
　胸膜炎
　反复肺部感染
　肺梗死

心血管系统
　充血性心力衰竭
　肺源性心脏病
　心包炎
　心肌梗死

胃肠道系统
　胆石症（色素结石）
　胆囊炎
　肝梗死
　肝脓肿
　肝纤维化

血液系统
　贫血
　再生障碍性贫血
　反复感染
　脾梗死
　脾隔离症
　功能性无脾

泌尿生殖系统
　血尿
　肾乳头坏死
　肾浓缩功能损坏
　肾病综合征
　肾功能不全
　肾衰竭
　阴茎异常勃起

骨骼系统
　滑膜炎
　关节炎
　股骨头无菌性坏死
　手足小骨头梗死（指炎或趾炎）
　双凹面椎骨（"鱼唇症"）
　骨髓炎

皮肤
　慢性溃疡

试验。

镰状细胞贫血患者术前应进行哪些准备?

拟行手术患者的术前准备包括:补充足够的水分、控制感染,血红蛋白浓度应保持在一个较适合的水平。术前输血治疗方案应针对患者和手术进行个体化设计。提倡在大手术前进行部分交换性输血,以降低血液黏滞度,提高血液的携氧能力,减少红细胞的镰状化。这种输血的目的通常是为了使血细胞比容达到 35% ~ 40%,正常血红蛋白(HbA)达到 40% ~ 50%。羟基脲的出现使镰状细胞贫血的长期治疗发生了巨大改变。

术中有无特殊注意事项?

应避免可能引起血红蛋白脱氧或低灌注的情况的发生。避免体温过低或过高、酸中毒,甚至轻度的低氧血症、低血压或低血容量。可给予充分补液和较高的吸入氧浓度(> 50%)。这类患者组织氧供受损的主要代偿机制是增加心输出量,因此术中应维持心输出量稳定。GDFT 可能有用。轻度碱中毒可避免红细胞镰状化,但是中度的呼吸性碱中毒可降低脑血流。除非短时间使用,一般应避免使用止血带。

术后有无特殊注意事项?

绝大多数围术期死亡都发生在术后。术中的治疗原则也当应用于术后。低氧血症和肺部并发症(尤其是急性胸部综合征)是主要的危险因素。吸氧、优化的血流动力学、液体治疗和疼痛管理以及其他症状的对症处理、肺部理疗和早期运动都可降低这些并发症的发生风险。

地中海贫血的病理生理学

地中海贫血是因遗传缺陷导致血红蛋白的一个或多个亚基合成障碍的疾病。地中海贫血患者可产生正常的 HbA,但血红蛋白的 α 链、β 链合成减少。这种缺陷的严重程度取决于受累的血红蛋白亚基和血红蛋白合成受累的程度。可无症状或有严重症状。α 地中海贫血患者 α 亚基合成障碍,而 β 地中海贫血是 β 亚基合成障碍。异常亚基构成的血红蛋白可改变红细胞膜结构,导致不同程度的溶血以及无效造血。后者可导致骨髓增生和骨骼异常。上颌骨增生可使插管困难。

地中海贫血主要见于东南亚、非洲、地中海和印度血统来源。

同时患镰状细胞贫血和地中海贫血的意义是什么?

合并 HbS 和地中海贫血(绝大多数是镰状 β 地中海贫血),疾病的严重程度不一,也不可预测。

什么是血红蛋白 C 病?

血红蛋白 β 链第六位的谷氨酸被赖氨酸所替代生成血红蛋白 C(HbC)。约 0.05% 的非裔美国人携带血红蛋白 C 的致病基因。HbC 基因纯合子患者一般只有较轻微的溶血性贫血和脾大症状,很少引起严重并发症。HbC 在高渗环境下结晶可能是引起溶血的原因,在外周血涂片上可见特征性的靶细胞。

HbSC 基因型的意义是什么?

接近 0.1% 的非裔美国人是携带 HbS 和 HbC 基因的杂合子(HbSC)。这些患者一般有轻至中度溶血性贫血。部分患者有时出现疼痛危象、脾梗死和肝功能障碍。眼部的临床症状尤为突出,与 HbSS 患者相近。女性 HbSC 基因携带者在妊娠晚期和分娩时并发症的发生率较高。

什么是血红蛋白 E 病?

血红蛋白 E 是正常血红蛋白 β 链上发生单独氨基酸替代所形成,是世界上第二常见的血红蛋白变异体。在东南亚患者中常见。尽管氧合能力正常,这种替代仍然会使 β 链合成障碍(与 β 地中海贫血相似)。纯合子患者有明显小红细胞症,靶细胞明显增多,但通常没有贫血和其他临床表现。

葡萄糖 -6- 磷酸脱氢酶(glucose-6-phosphate dehydrogenase,G6PD)缺乏患者的血液学表现是什么?

红细胞通常可避免被氧化剂氧化。血红蛋白的巯基可被还原型谷胱甘肽保护,后者可由还原型烟酰胺腺嘌呤二核苷酸磷酸(reduced nicotinamide adenine dinucleotide phosphate,NADPH)再生,而 NADPH 的再生来自葡萄糖代谢的己糖单磷酸旁路,G6PD 是这个旁路的关键酶。己糖单磷酸旁路缺陷导致还原型谷胱甘肽产生减少,进而引发红细胞中血红蛋白的氧化、沉淀（Heinz 小体）及溶血。

G6PD 异常相对常见，已发现超过 400 个变异体。患者的临床表现差异较大，取决于酶异常引起的功能改变的程度。15% 的非裔美国男性有常见的、有临床意义的 A⁻基因型。第二种变异体在地中海东部血统的人群中常见，第三种变异体在中国人中常见。由于编码酶的基因在 X 染色体上，发病与 X 染色体相关，男性常见。随着红细胞老化，G6PD 活性降低。因此，老化红细胞最容易被氧化。这种衰退在地中海血统的患者中明显加速，而在 A⁻基因型患者中加速相对缓和。

绝大多数 G6PD 缺乏患者没有贫血，但在病毒或细菌感染的应激下，或接受某些药物后（表 51-8），可发生溶血。溶血可由代谢性酸中毒（如糖尿病酮症酸中毒）引起，症状可表现为血红蛋白尿和低血压。由于只是老化的红细胞被破坏，溶血的发生一般具有自限性。地中海变异体一般有严重程度不一的慢性溶血性贫血，可能存在对蚕豆过敏这一典型特征。

对于 G6PD 缺乏患者，一般采取预防性措施，避免导致或加重溶血的因素。有血红蛋白尿的患者应采取保护肾功能的措施（见上述）。

表 51-8　G6PD[1] 缺乏患者应避免使用的药物

可能引起溶血的药物
磺胺类
抗疟疾药
呋喃妥因
萘啶酸
丙磺舒
氨基水杨酸
非那西丁
乙酰苯胺
维生素 C（大剂量）
维生素 K
亚甲蓝
奎宁[2]
奎尼丁[3]
氯霉素
青霉胺
二巯丙醇
其他药物
丙胺卡因
硝普钠

[1] G6PD，葡萄糖 -6- 磷酸脱氢酶。
[2] 对于 A⁻基因型患者可能是安全的。
[3] 因为存在致高铁血红蛋白血症的可能，应避免使用

（张璐　译　江盈盈　校　杜桂芝　审）

推荐阅读

Ahn HJ, Kim JA, Lee AR, et al. The risk of acute kidney injury from fluid restriction and hydroxyethyl starch in thoracic surgery. *Anesth Analg.* 2016;122:186.

Albrecht FW, Glas M, Rensing H, et al. A change of colloid from hydroxyethyl starch to gelatin does not reduce rate of renal failure or mortality in surgical critical care patients: Results of a retrospective cohort study. *J Crit Care.* 2016;9:160.

Allen CJ, Ruiz XD, Meizoso JP, et al. Is hydroxyethyl starch safe in penetrating trauma patients? *Military Med.* 2016;181:152.

Antonelli M, Sandroni C. Hydroxyethyl starch for intravenous volume replacement: More harm than benefit. *J Am Med Assoc.* 2013;309:723.

Bragg D, El-Sharkawy AM, Psaltis E, et al. Postoperative ileus: Recent developments in pathophysiology and management. *Clin Nutr.* 2015;34:367.

Brandstrup B, Svendsen P, Rasmussen M, et al. Which goal for fluid therapy during colorectal surgery is followed by the best outcome: Near-maximal stroke volume or zero fluid balance? *Br J Anaesth.* 2012;109:191.

Brown J, McCullough P, Matheny M. Novel developments in acute kidney injury. *Biomed Res Int.* 2016;2756204:1-2.

Chowdhury AH, Fox E, Francis S, et al. A randomized, controlled, double-blind crossover study on the effects of 2-L infusions of 0.9% saline and Plasma-Lyte® 148 on renal blood flow velocity and renal cortical tissue perfusion in healthy volunteers. *Ann Surg.* 2012;256:18.

Chowdhury AH, Lobo DN. Fluids and gastrointestinal function. *Curr Opin Clin Nutr Metabol Care.* 2011;14:469.

El-Sharkawy AM, Sahota O, Lobo DN. Acute and chronic effects of hydration status on health. *Nutr Rev.* 2015;73:97.

El-Sharkawy AM, Sahota O, Maughan RJ, et al. The pathophysiology of fluid and electrolyte balance in the older adult surgical patient. *Clin Nutr.* 2014;33:6.

El-Sharkawy AM, Watson P, Neal KR, et al. Hydration and outcome in older patients admitted to hospital (The HOOP prospective cohort study). *Age Ageing.* 2015;44:943.

Endo A, Uchino S, Iwai K, et al. Intraoperative hydroxyethyl starch 70/0.5 is not related to acute kidney injury in surgical patients: Retrospective cohort study. *Anesth Analg.* 2012;115:1309.

Eriksson M, Brattstrom O, Martensson J, et al. Acute kidney injury following severe trauma: Risk factors and long-term outcome. *J Trauma Acute Care Surg.* 2015;79:407.

Feldheiser A, Hunsicker O, Krebbel H, et al. Oeosophageal Doppler and calibrated pulse contour analysis are not interchangeable within a goal-directed haemodynamic algorithm in major gynaecological surgery. *Br J Anaesth*. 2014;113;822.

Frazee E, Kashani K. Fluid management for critically ill patients: A review for the current state of fluid therapy in the intensive care unit. *Kidney Dis*. 2016;2:64.

Futier E, Biais M, Godet T, et al. Fluid loading in abdominal surgery—saline versus hydroxyethyl starch (FLASH trial): Study protocol for a randomized controlled trial. *Trials*. 2015;16:582.

Garnacho-Montero J, Fernanedez-Mondejar E, Ferrer-Roca R, et al. Crystalloids and colloids in critical patient resuscitation. *Med Intensiva*. 2015;39:303.

Gillies MA, Habicher M, Jhanji S, et al. Incidence of postoperative death and acute kidney injury associated with i.v. 6% hydroxyethyl starch use: Systematic review and meta-analysis. *Br J Anaesth*. 2014;112:25.

Gomez-Izquierdo J, Trainito A, Mirzakandov D, et al. Goal-directed fluid therapy does not reduce primary postoperative ileus after elective laparoscopic colorectal surgery. *Anesthesiology*. 2017;127:36.

Goren O, Matot I. Perioperative acute kidney injury. *Br J Anaesth*. 2015;115:ii3.

Gosling P, Lobo DN, Manji M. Safety of colloids: A knowledge issue? *Ann Surg*. 2012;256:e20.

Greenberg S, Tung A. But is it safe? Hydroxyethyl starch in perioperative care. *Anesth Analg*. 2015;120:519.

Groeneveld AB, Navickis RJ, Wilkes MM. Hydroxyethyl starch 130/0.4 and postoperative acute kidney injury. *Anesthesiology*. 2013;119:733.

Haase N, Perner A. Hydroxyethyl starch for resuscitation. *Curr Opin Crit Care*. 2013;19:321.

Harada M, Ko A, Barmparas G, et al. 10-Year trend in crystalloid resuscitation: Reduced volume and lower mortality. *Int J Surg*. 2017;38:78.

He B, Xu B, Xu X, et al. Hydroxyethyl starch versus other fluids for non-septic patients in the intensive care unit: A meta-analysis of randomized controlled trials. *Crit Care*. 2015;19:92.

Hebler M, Arnemann PH, Ertmer C. To use or not to use hydroxyethyl starch in intraoperative care: Are we ready to answer the "Gretchen question"? *Curr Opin Anaesthesiol*. 2015;28:370.

Helmy A, Mukhtar A, Ahmed A, et al. The intraoperative therapeutic equivalence of balanced vs saline-based 6% hydroxyethyl starch 130/0.4 and their influence on perioperative acid-base status and renal functions. *J Clin Anesthesiol*. 2016;32:267.

Hoorn E. Intravenous fluids: Balancing solutions. *J Nephrol*. 2017;30:385.

Ioannidis JP. Meta-analyses of hydroxyethyl starch for volume resuscitation. *JAMA*. 2013;309:2209.

Irwin MG, Gan TJ. Volume therapy with hydroxyethyl starches: Are we throwing the anesthesia baby out with the intensive care unit bathwater? *Anesth Analg*. 2014;119:737.

Ishihara H. Kidney function after the intraoperative use of 6% tetrastarches (HES 130/0.4 and 0.42). *J Anesth*. 2014;28:249.

Joshi G, Kehlet H. Con: Perioperative goal-directed fluid therapy is an essential element of an enhanced recovery protocol? *Anesth Analg*. 2016;122:1261.

Kancir AS, Pleckaitiene L, Hansen TB, et al. Lack of nephrotoxicity by 6% hydroxyethyl starch 130/0.4 during hip arthroplasty: A randomized controlled trial. *Anesthesiology*. 2014;121:948.

Kashy BK, Podolyak A, Makarova N, et al. Effect of hydroxyethyl starch on postoperative kidney function in patients having noncardiac surgery. *Anesthesiology*. 2014;121:730.

Kehlet H, Joshi G. Systematic reviews and meta-analyses of randomized controlled trials on perioperative outcomes: An urgent need for critical reappraisal. *Anesth Analg*. 2015;121:1104.

Lai C, Starkie T, Creanor S, et al. Randomized controlled trial of stroke volume optimization during elective major abdominal surgery in patients stratified by aerobic fitness. *Br J Anaesth*. 2015;115:578.

Landoni G, Bove T, Szekely A, et al. Reducing mortality in acute kidney injury patients: Systematic review and international web-based survey. *J Cardiothorac Vasc Anesth*. 2013;27:1384.

Langer T, Santini A, Scotti E, et al. Intravenous balanced solutions: from physiology to clinical evidence. *Anaesthesiol Intens Ther*. 2015;47:s78.

Leberle R, Ernstberger A, Loibl M, et al. Association of high volumes of hydroxyethyl starch with acute kidney injury in elderly trauma patients. *Injury*. 2015;46:105.

Lira A, Pinsky MR. Choices in fluid type and volume during resuscitation: Impact on patient outcomes. *Ann Intensive Care*. 2014;4:38.

Lobo DN. Intravenous 0.9% saline and general surgical patients: A problem, not a solution. *Ann Surg*. 2012;255:830.

Lobo DN, Awad S. Should chloride-rich crystalloids remain the mainstay of fluid resuscitation to prevent "pre-renal" acute kidney injury?: Con. *Kidney Int*. 2014;86:1096.

Mårtensson J, Bellomo R. Are all fluids bad for the kidney? *Crit Care*. 2015;21:292.

Martin C, Jacob M, Vicaut E, et al. Effect of waxy maize-derived hydroxyethyl starch 130/0.4 on renal function in surgical patients. *Anesthesiology*. 2013;118:387.

McDermid RC, Raghunathan K, Romanovsky A, et al. Controversies in fluid therapy: Type, dose and toxicity. *World J Crit Care Med*. 2014;3:24.

Michard F, Biais M. Rational fluid management: Dissecting facts from fiction. *Br J Anaesth*. 2012;108:369.

Muller L, Lefrant J-Y. Metabolic effects of plasma expanders. *Transfus Alternatives Transfus Med*. 2010;11:10.

Myburgh JA, Finfer S, Bellomo R, et al. Hydroxyethyl starch or saline for fluid resuscitation in intensive care. *N Engl J Med*. 2012;367:1901.

Opperer M, Poeran J, Rasul R, et al. Use of perioperative hydroxyethyl starch 6% and albumin 5% in elective joint arthroplasty and association with adverse outcomes: A retrospective population based analysis. *Br Med J*. 2015;350:h1567.

Pearse R, Harrison D, MacDonald N, et al. Effect of a perioperative, cardiac output-guided hemodynamic therapy algorithm on outcomes following major gastrointestinal surgery. A randomized clinical trial and systematic review. *JAMA*. 2014;311:2181.

Peng ZY, Kellum JA. Perioperative fluids: A clear road ahead? *Curr Opin Crit Care*. 2013;19:353.

Pestana D, Espinosa E, Eden A, et al. Perioperative goal-directed hemodynamic optimization using noninvasive cardiac output monitoring in major abdominal surgery: A prospective, randomized, multicenter, pragmatic Trial: POEMAS study (PeriOperative goal-directed thErapy in Major Abdominal Surgery). *Anesth Analg*. 2014;119:579.

Phillips DP, Kaynar AM, Kellum JA, et al. Crystalloids vs. colloids: KO at the twelfth round? *Crit Care*. 2013;17:319.

Priebe HJ. Nephrotoxicity by administration of hyperchloremic solutions. *Anesthesiology*. 2015;123:481.

Prowle JR, Bellomo R. Fluid administration and the kidney. *Curr Opin Crit Care*. 2013;19:308.

Puckett J, Pickering J, Palmer S, et al. Low versus standard urine output targets in patients undergoing major abdominal surgery. A randomized noninferiority trial. *Ann Surg*. 2017;265:874.

Raghunathan K, Murray PT, Beattie WS, et al. Choice of fluid in acute illness: What should be given? An international consensus. *Br J Anaesthesiol*. 2014;113:772.

Raghunathan K, Nailer P, Konoske R. What is the ideal crystalloid? *Curr Opin Crit Care*. 2015;21:309.

Raghunathan K, Singh M, Lobo DN. Fluid management in abdominal surgery: What, when, and when not to administer. *Anesthesiol Clin*. 2015;33:51.

Raiman M, Mitchell CG, Biccard BM, et al. Comparison of hydroxyethyl starch colloids with crystalloids for surgical patients: A systematic review and meta-analysis. *Eur J Anaesthesiol*. 2016;33:42.

Rasmussen KC, Secher NH, Pedersen T. Effect of perioperative crystalloid or colloid fluid therapy on hemorrhage, coagulation competence, and outcome. A systematic review and stratified meta-analysis. *Medicine*. 2016;95:311(e4498).

Rollins KE, Lobo DN. Intraoperative goal-directed fluid therapy in elective major abdominal surgery: A meta-analysis of randomized controlled trials. *Ann Surg*. 2016;263:465.

Santi M, Lava S, Camozzi P, et al. The great fluid debate: Saline or so-called "balanced" salt solutions? *Ital J Pediatr*. 2015;41:47.

Seifter J, Change HY. Extracellular acid-base balance and ion transport between body fluid compartments. *Physiology*. 2017;32:367.

Severs D, Hoor E, Rookmaaker M. A critical appraisal of intravenous fluids: from the physiological basis to clinical evidence. *Nephrol Dialysis Transplant*. 2015;30:178.

Shaw AD, Kellum JA. The risk of AKI in patients treated with intravenous solutions containing hydroxyethyl starch. *Clin J Am Soc Nephrol*. 2013;8:497.

Shaw AD, Schermer CR, Lobo DN, et al. Impact of intravenous fluid composition on outcomes in patients with systemic inflammatory response syndrome. *Crit Care*. 2015;19:334.

Sherwood M, McCullough P. Chronic kidney disease from screening, detection, and awareness, to prevention. *Lancet Global Health*. 2016;4:e288.

Shoemaker WC, Appel P, Bland R. Use of physiologic monitoring to predict outcome and to assist in clinical decisions in critically ill postoperative patients. *Am J Surg*. 1983;146:43.

Tavernier B, Faivre S, Bourdon C. Hyperchloremic acidosis during plasma expansion. *Transfus Alternatives Transfus Med*. 2010;11:3.

Toyoda D, Shinoda S, Kotake Y. Pros and cons of tetrastarch solution for critically ill patients. *J Intens Care*. 2014;2:23.

Van Haren F, Zacharowski K. What's new in volume therapy in the intensive care unit? *Best Pract Res Clin Anaesthesiol*. 2014;28:207.

Varrier M, Ostermann M. Fluid composition and clinical effects. *Crit Care Clin*. 2015;31:823.

Wiedermann CJ. Hydroxyethyl starch 130/0.4: Safe for the kidney in surgical patients? *Anesthesiology*. 2013;119:735.

Wilms H, Mittal A, Haydock M, et al. A systematic review of goal directed fluid therapy: Rating of evidence for goals and monitoring methods. *J Crit Care*. 2014;29:204.

Wise R, Faurie M, Mailbrain M, et al. Strategies for intravenous fluid resuscitation in trauma patients. *World J Surg*. 2017;41:1170.

Xue FS, Liu GP, Li RP, et al. Is fluid resuscitation with high-volume hydroxyethyl starch safe for the kidney in trauma patients? *Injury*. 2015;46:1698.

Zarychanski R, Abou-Setta AM, Turgeon AF, et al. Association of hydroxyethyl starch administration with mortality and acute kidney injury in critically ill patients requiring volume resuscitation: A systematic review and meta-analysis. *JAMA*. 2013;309:678.

Zazzeron L, Gattinoni L, Caironi P. Role of albumin, starches and gelatins versus crystalloids in volume resuscitation of critically ill patients. *Curr Opin Crit Care*. 2016;22:428.

第 52 章　体温调节、低体温和恶性高热

要点

❶ 在无保温措施的麻醉患者，在全身麻醉的第一个小时（第一相）核心体温通常可降低 1～2℃，随后的 3～4 h（第二相）进一步下降，最终达到一个稳定状态。

❷ 通常，非麻醉患者通过下丘脑调节将核心体温维持在一个非常窄的耐受范围内，称为阈值范围，阈值的一端通过发汗和血管扩张调节，另一端通过血管收缩和寒战调节。

❸ 麻醉药物通过干扰下丘脑应答反应抑制核心体温调节。

❹ 术后低体温患者应该首选加压暖风装置来治疗，也可应用暖灯或加温毯（但效果不佳）来使患者体温恢复正常。

❺ 约有 50% 发生恶性高热（malignant hyperthermia，MH）的患者过去曾经接触过至少一种公认能够引发恶性高热的麻醉药物，目前尚不清楚为何这些药物并不是每次接触都会引发恶性高热。

❻ 麻醉中恶性高热早期临床表现为肌肉强直、心动

过速、无法解释的高碳酸血症以及体温升高。

❼ 一些肌肉骨骼疾病可能增加恶性高热的易感性，包括中央轴空病、多小核肌病和 King-Denborough 综合征。

❽ 恶性高热的治疗主要是终止这一过程的发展，以及治疗并发症，如高热和酸中毒。即使予以及时治疗，恶性高热的死亡率仍可达到 5%～30%。首先，最重要的治疗是立刻停止使用诱发恶性高热的药物；其次是立即使用丹曲林。

❾ 丹曲林是一种乙内酰脲类衍生物，通过抑制肌质网内钙离子释放，直接抑制肌肉收缩。丹曲林的剂量为每 5 min 静脉注射 2.5 mg/kg，直到症状得到终止（极量为 10 mg/kg）。丹曲林在开始治疗的 24 h 内应持续给予。

❿ 丙泊酚、硫喷妥钠、依托咪酯、苯二氮䓬类、氯胺酮、美索比妥、阿片类、氟哌利多、氧化亚氮、非去极化肌松药和所有的局麻药都是非诱发药物，可以安全地用于恶性高热易感患者。

体温调节和低体温

低体温通常指体温低于 36℃，绝大多数发生在麻醉和手术过程中。术中低体温常发生于老年、行腹部手术和接受长时间手术的患者，尤其是手术室温度过低时更易发生。如不采取预防措施，几乎所有这些患者均可发生低体温。

低体温（在没有寒战时）可降低氧耗，在脑或心脏缺血时具有保护作用。但除此之外，**低体温可引起多种不良反应**（表 52-1）。事实上，围术期低体温与死亡率增加相关。

核心体温通常与中心静脉血液温度相同（体外循环过程中急速的体温改变除外）。对于未实施保温的麻醉患者，在全身麻醉后的第 1 h（第一相）核心体温一般会下降 1～2℃，在随后的 3～4 h（第

表 52-1　低体温的不良反应
心律失常和心肌缺血
外周血管阻力增加
氧离曲线左移
可逆的凝血功能紊乱（血小板功能障碍）
增加术后的蛋白质消耗和应激反应
精神状态改变
肾功能受损
药物代谢延迟
伤口愈合延迟
增加感染风险

二相）会进一步下降，直到达到一个稳定状态（第三相）。在接受全身麻醉、硬膜外阻滞和脊椎麻醉的患者，第一相的体温下降可以用热量的再分布解释，即麻醉引起的血管扩张导致热量由温暖的中心区域（如腹腔、胸腔）向较冷的外周区域（如上肢、下肢）转

移。这一相中患者向周围环境中的热量丢失只起次要作用。而在第二相中，起主要作用的是患者持续向外周环境丢失热量。在稳定状态，热量的丢失与代谢所产生的热量是相等（图 52-1）。

2 通常，非麻醉患者通过下丘脑调节将核心体温维持在一个非常窄的耐受范围内，称为阈值范围，阈值的一端通过出汗和血管扩张调节，另一端通过血管收缩和寒战调节。核心体温升高导致出汗和血管扩张，而核心体温降低导致血管收缩和寒战。

3 麻醉药物通过干扰下丘脑应答反应抑制核心体温调节。例如，异氟烷可引起剂量依赖性的体温阈值降低，从而刺激血管收缩（每吸入 1% 的异氟烷会将诱发血管收缩的体温阈值降低 3℃）。虽然全身麻醉和区域麻醉都能扩大体温阈值范围，但其机制不同。与全身麻醉类似，硬膜外阻滞和脊椎麻醉也通过血管扩张和体内的热量再分布导致低体温。区域阻滞伴随的体温调节障碍导致持续性的热量丢失可能是由于下丘脑对麻醉区域皮肤温度感知的改变引起。

术中注意事项

手术中的低体温与以下因素有关：手术室内温度较低，较大伤口长时间暴露于环境中，静脉大量输注室温液体，以及高流量的非加温加湿气体。**提前半小时给患者应用对流的加压暖风毯，通过减少中心-外周温差，可以预防第一相的低体温。**减少麻醉过程中第二相的热量丢失可采取的措施包括：应用加压暖风毯或加温水毯，对吸入的气体进行加温加湿，对静脉输液进行加温，以及提高手术室内的环境温度。而热的棉毯和太空毯之类被动的保暖用具作用有限，除非是完全包裹患者身体。

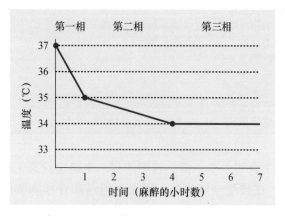

图 52-1　全麻中低体温的典型表现：第 1 h 核心体温急剧下降（第一相，再分布），接下来的 3～4 h 表现为逐渐下降（第二相，热量丢失），最终达到平衡状态（第三相）

术后注意事项

寒战一般发生在麻醉恢复室（postanesthesia care units，PACU）或重症监护病房，由低体温或全身麻醉药物的神经学后遗作用引起。寒战也可出现在产后即刻。寒战在这些情况下出现是为了增加机体产热，提高体温，是机体的一种保护性反射，可能与强烈的血管收缩有关。即使是短时间的全身麻醉苏醒期有时也会出现寒战。苏醒期的寒战虽然可以看作一种非特异性的神经学体征（强迫体位、阵挛或巴宾斯基征），但主要与低体温和挥发性麻醉药物有关。寒战经常出现在长时间手术或应用较高浓度的挥发性麻醉药物之后。偶尔持续剧烈的寒战可引发高热（38～39℃）和代谢性酸中毒，但当寒战停止时即会得到迅速缓解。硬膜外阻滞和脊椎麻醉会降低寒战的阈值，降低低体温时的血管收缩反应。区域阻滞后也可在 PACU 观察到寒战的出现。但应排除其他原因引起的寒战，如脓毒血症、药物过敏及输血反应等。强烈的寒战可能会增加氧气消耗、CO_2 产生和心排血量，心功能和肺功能受损的患者将难以耐受这些生理改变。

术后寒战发生时氧耗是平常的 5 倍，可降低动脉氧饱和度，增加心肌缺血的风险。成人的术后寒战可通过给予小剂量哌替啶（12.5～25 mg）有效地治疗，但更好的方法是通过维持正常体温减少寒战的发生。在已插管实施机械通气的患者中可以通过镇静和肌松药控制寒战，直到体温恢复到正常和麻醉药物的后遗效应消失。

4 术后低体温患者应该首选加压暖风装置治疗，或者应用暖灯或加温毯（但效果不佳）来使患者体温恢复正常。低体温可能增加心肌缺血和心律失常的发生，增加输血需求，延长肌松药的时效，而后者对刚拔除气管导管的患者危害极大。

恶性高热

恶性高热（malignant hyperthermia，MH）是一种罕见的（在儿童中发生率为 1∶15 000，成人为 1∶40 000）、具有遗传性的高代谢性肌肉疾病，其特征性症状和体征通常在应用挥发性麻醉药物或琥珀胆碱（诱发药物）时发生。恶性高热偶尔可发生于麻醉苏醒 1 h 之后，极少发生于未接触任何已知的诱发药物时。目前报道的恶性高热患者绝大多数为年轻男性，几乎没有婴儿，但有极少数为老年人。虽然如此，任何年龄和性别的患者都需要恶性高热的防护措施。不同国家和同一国家的不同地区恶性高热的发生率变化很大，反映了基因库的多样化。在美国，中西部恶性高热的发生率最高。

病理生理学

卤族类麻醉药物单独使用可能会诱发恶性高热（表 52-2）。许多早期报道的案例都是应用了琥珀胆碱和一种卤族类麻醉药物之后观察到了咬肌强直。因为琥珀胆碱现在临床中已经很少使用，过去十年内约有一半的病例是由卤族类麻醉药物单独诱发的。因此，在缺乏挥发性麻醉剂的情况下，琥珀胆碱是否是诱因，现在仍有争议。

❺ 约有 50% 发生恶性高热的患者之前曾接触过至少一种公认的能够引起恶性高热的麻醉药物。为什么接触这些药物不会每次都引发恶性高热目前仍不清楚。恶性高热的生化机制可能与骨骼肌细胞内无法控制的钙离子增高有关。钙离子突然从肌质网释放，抑制肌钙蛋白，致使肌肉强直性收缩。腺苷三磷酸酶活性的显著增加致使无法控制的需氧和厌氧代谢增加。代谢亢进显著地增加了氧耗和 CO_2 的生成，产生严重的乳酸酸中毒和高热。

大多数发生恶性高热的患者，其亲属都有类似症状，或者有异常的氟烷–咖啡因挛缩试验结果（详见后文讨论）。家族遗传模式的复杂性反映出恶性高热可能与多种不同的突变有关。关于恶性高热机制研究的一个主要关注点是雷诺丁受体（Ryr_1）基因，其位于第 19 号染色体上。Ryr_1 是位于肌质网上的钙离子释放通道，在肌肉去极化过程中起重要作用。大多数研究者认为恶性高热是由这个通道的异常引起的。绝大多数对恶性高热易感的家族的基因中都至少含有一种 Ryr_1 的已知突变。

临床表现

❻ 在麻醉过程中，恶性高热早期临床表现为咬肌强直或其他肌肉的强直、心动过速和不能解释的高碳酸血症（表 52-3）。出现这些体征中的两个以上，

表 52-2　已知的能够诱发恶性高热的药物

吸入全身麻醉药物
乙醚
氟烷
甲氧氟烷
恩氟烷
异氟烷
七氟烷
地氟烷
去极化肌松药
琥珀胆碱

表 52-3　恶性高热的体征

代谢显著增加
CO_2 产生增加
氧气消耗增加
混合静脉血氧饱和度降低
代谢性酸中毒
发绀
花斑
交感神经兴奋性增加
心动过速
高血压
心律失常
肌肉损害
咬肌痉挛
全身强直
血清肌酸激酶增加
高钾血症
高钠血症
高磷血症
肌红蛋白血症
肌红蛋白尿
体温过高
发热
出汗

确诊恶性高热的概率增加。当未使用肌松药时，高碳酸血症引起呼吸加快（表明 CO_2 产生增多）。交感神经系统过度兴奋导致快速性心律失常、高血压和花斑样发绀。高热可能是最早的临床表现，一旦出现，核心体温将每 5 min 升高 1℃。全身性的肌肉痉挛并不会总是出现。如果发生心肌抑制，在最初的高血压之后迅速继发低血压。尿液颜色加深表明出现肌红蛋白血症和肌红蛋白尿。

实验室检查的典型表现为混合型代谢性合并呼吸性酸中毒伴随着严重碱缺失、高钾血症、高镁血症以及混合静脉血氧饱和度降低。有一些病例显示，在恶性高热早期可仅表现为单纯的呼吸性酸中毒。血清离子钙浓度早期增加，然后下降。患者的另一个典型表现为血清肌红蛋白、肌酸激酶（creatine kinase，CK）、乳酸脱氢酶和醛缩酶水平增加。当麻醉后 12～18 h，血清 CK 水平超过 20 000 IU/L，达到高峰，此时可高度怀疑发生恶性高热。需要注意的是，有些正常患者应用琥珀胆碱后血清肌红蛋白和 CK 水平也会显著增加，但无恶性高热发生。

恶性高热临床表现多样化，诊断常较困难。突然出现高于正常 2～3 倍的呼气末 CO_2（未改变通气方式）是最早和最敏感的恶性高热指标之一。若患者能够存活下来，接踵而来的就是急性肾衰竭和弥散性血管内凝血（disseminated intravascular coagulation，DIC）。

恶性高热的其他并发症包括伴随抽搐的脑水肿和肝衰竭。绝大多数死于恶性高热的患者多因未及时或未用丹曲林治疗而导致 DIC 和多器官衰竭。

7 中央轴空病、多小核肌病和 King-Denborough 综合征等骨骼肌疾病患者恶性高热的易感性增加。进行性假肥大性肌营养不良和其他肌肉营养不良、非特异性肌病、中暑及成骨不全症等疾病会出现类似于恶性高热的临床症状，但这些疾病与恶性高热的关系仍有争议。其他增加恶性高热易感性的因素可能还包括：有麻醉并发症家族史、无法解释的发热或肌肉痛性痉挛。一些病例报道中指出，发生恶性高热的部分患者既往有运动诱发的横纹肌溶解病史。既往麻醉过程平稳、无阳性家族史的患者并不能排除其发生恶性高热的可能。任何患者在麻醉诱导过程中发生咬肌强直，都应该考虑其发生恶性高热的潜在风险。

术中注意事项

8 恶性高热的治疗主要是及时终止这一过程的发展，以及治疗并发症，如高热和酸中毒。即使经过及时治疗，恶性高热的死亡率也可达到 5% ～ 30%。表 52-4 给出了恶性高热的标准治疗方案。

A. 急性治疗措施

首先而且最重要的措施是必须立刻终止使用吸入麻醉药和琥珀胆碱。即使存在于钠石灰、呼吸回路和呼吸囊中的微量麻醉药也都是有害的。患者应该使用 100% 氧进行过度通气，最大程度减少 CO_2 产生和氧气消耗增加的危害。

B. 丹曲林治疗

恶性高热最重要的治疗措施是立刻静脉输注丹曲

表 52-4 恶性高热的即刻治疗方案[1]

1. 停止使用吸入麻醉药和琥珀胆碱。通知手术医师。寻求帮助
2. 将丹曲林钠和无菌蒸馏水混合，静脉注射 2.5 mg/kg，越快越好
3. 给予碳酸氢盐治疗代谢性酸中毒
4. 实施降温措施（灌洗、冰毯、静脉给予冷液体）
5. 治疗严重的高钾血症：静脉给予葡萄糖 25 ～ 50 g 和胰岛素 10 ～ 20 U（成年人剂量）
6. 如果需要，在纠正高钾血症和酸中毒的同时给予抗心律失常药物
7. 监测呼气末 CO_2、电解质、血气、肌酸激酶、血清肌红蛋白、核心体温、尿量、颜色及凝血功能
8. 如果需要，咨询 MHAUS 24 h 热线的在线医师，电话：1-800-644-9737

[1] Data from the MHAUS protocol available at https://www.mhaus.org/ealthcare-professionals/mhaus-recommendations/.

林。它的安全性和有效性决定了它可以在出现危及生命的情况时立即应用。

9 丹曲林是一种乙内酰脲类衍生物，通过结合 Ryr_1 通道抑制肌质网内钙离子释放，直接抑制肌肉收缩。丹曲林用量为每 5 min 静脉给予 2.5 mg/kg，直到恶性高热终止（极量为 10 mg/kg）。常见的丹曲林为 20 mg 冻干粉，需用 60 ml 蒸馏水稀释，因此，给予初始剂量时不可避免地需要耗费大量时间。新型且昂贵的剂型已经上市，该剂型每 250 mg 可溶解在仅 5 ml 溶剂内，对于在紧急治疗中给予"初始"剂量的丹曲林时，这是一个较好的选择（表 52-5）。丹曲林的有效半衰期为 6 h。

首次发病症状控制后，为防止恶性高热再发，在随后的 24 ～ 48 h 内每 6 h 静脉给予丹曲林 1 mg/kg（恶性高热在首次发病 24 h 内可能再发）。在甲状腺功能亢进危象和神经阻滞剂恶性综合征患者中，丹曲林也可作为一种相对安全的降低体温药物使用。丹曲林应用于痉挛性障碍患者的长期治疗时可导致肝功能障碍，但在急救时给药最严重的并发症是全身肌肉无力，这可能会导致呼吸无力和吸入性肺炎。丹曲林可能在小的外周静脉中导致静脉炎，因此在可行的情况下丹曲林应该从中心静脉给药。应用丹曲林后大部分患者会迅速恢复到正常的酸碱平衡状态，因此并不需要长期的药物治疗。

C. 酸中毒和电解质紊乱的纠正

代谢性酸中毒应该静脉给予碳酸氢钠来纠正，但可能加重高碳酸血症。高钾血症应使用葡萄糖、胰岛素和利尿来治疗。恶性高热治疗过程中静脉给予钙剂无效。可及时采用抗心律失常药、血管升压药以及正性肌力药进行对症治疗。接受丹曲林治疗的患者不能应用钙通道阻滞剂，否则会加重高钾血症。呋塞米用于维持利尿和防止急性肾衰竭，肌红蛋白尿可能引起急性肾衰竭。丹曲林本身已经含有一定量的甘露醇

表 52-5 丹曲林的剂型

Revonto	Ryanodex
每支 20 mg	每支 250 mg
60 ml 无菌蒸馏水溶解	5 ml 无菌蒸馏水溶解
含 3000 mg 甘露醇	含 125 mg 甘露醇
水溶液 pH 约为 9.5	水溶液 pH 约为 10.3
保质期 3 年	保质期 2 年
每支价格 62 美元[1]	每支价格 2581 美元[1]
可按规定剂量进行后续治疗	仅限于应用初始剂量

[1] Personal Communication from Rodney Stiltner，VCU Health System，Richmond，VA；23 Apr 2018.

（每 20 mg 含甘露醇 3 g），但在利尿方面，呋塞米或布美他尼的效果更好。

D. 降温

一旦出现发热，应该迅速采取降温措施。可以采取体表大动脉处放置冰袋、冷空气对流和冰毯等方法。也可采取冰盐水灌洗胃或任一开放的体腔（如正在进行腹部手术的患者）。若这些措施都无效，甚至可以采取低温下的心肺转流术。

E. 仅有咬肌强直患者的管理

咬肌强直（或牙关紧闭）是咀嚼肌的强直性收缩，妨碍口腔完全打开，这必须与由于剂量不足或给予肌松药后起效时间不足而导致的下颌放松不完全相区别。肌强直和恶性高热都可以引起咬肌强直。这两种疾病可以通过用药史、神经学检查和肌电图等方法来鉴别。联合应用琥珀胆碱和氟烷的儿科患者咬肌强直的发病率为 1%，甚至更高。幸运的是，只有极少数患者真正发生了恶性高热。鉴于氟烷和琥珀胆碱在当前儿科麻醉临床实践中已极少联合使用，由氟烷和琥珀胆碱联合应用导致的单纯性咬肌强直现在通常仅具有历史意义。如果此时患者无恶性高热的其他表现，绝大多数麻醉医师都会使用不诱发恶性高热的麻醉药物来继续进行手术。发生咬肌强直的患者如果血清 CK 水平升高，提示该患者可能有肌病。

术后注意事项

A. 确诊

明确发生恶性高热并存活的患者，表明恶性高热易感性高。如果术后诊断仍不明确，应行进一步检查。在恶性高热的高危患者中，有 50% ～ 70% CK 基线水平呈慢性增高，但这不足以作为诊断依据。进一步诊断需要进行氟烷 - 咖啡因痉挛试验，即将新鲜的骨骼肌活组织暴露在咖啡因、氟烷中或咖啡因与氟烷的混合液中。氟烷 - 咖啡因痉挛试验大概有 10% ～ 20% 的假阳性率，但假阴性率接近于 0。全世界仅有少数几个医学中心可进行此试验，美国境内仅有两家机构。更常用（且方便）的方法是对患者及一级亲属进行基因检测。

欧洲和北美恶性高热组织已经成立，以期能够帮助医师确诊和治疗可疑的恶性高热患者，同时提供标准化的诊断和试验。美国恶性高热协会（Malignant Hyperthermia Association of the United States，MHAUS）（电话：1-800-986-4287）已开通 24 h 热线（1-800-644-9737）和网站（http://www.mhaus.org）。该网站中有一个很有价值并且经常更新的部分是对疑似恶性高热患者的基因检测和诊断。

1. 鉴别诊断——许多疾病可能类似于恶性高热（表 52-6）。但与其他疾病相比，恶性高热的代谢性酸中毒和静脉血氧低饱和程度更大。在临床中，最常见的与恶性高热混淆的疾病是行腹腔镜时 CO_2 气腹造成的高碳酸血症。其可出现无法预料的呼气末 CO_2 增高并可伴有心动过速。未诊断或控制差的甲状腺功能亢进患者，可能因手术和麻醉刺激出现甲状腺功能亢进危象。甲状腺功能亢进危象的表现包括心动过速、快速型心律失常（尤其是心房颤动）、高热（通常 ≥ 40℃）、低血压，一些患者甚至会出现充血性心力衰竭。与恶性高热相比，甲状腺功能亢进危象中低钾血症更为常见。与通常在术中发生的恶性高热不同，甲状腺功能亢进危象一般在术后发生（见第 35 章）。嗜铬细胞瘤虽然会导致急剧的心动过速和血压增高，但不伴有 CO_2 产生、呼气末 CO_2 和体温的增高（见第 35 章）。心律失常和心肌缺血可能也会很明显。极少数患者可因儿茶酚胺导致的代谢增加而出现产热增加，同时因血管强烈收缩而散热减少，导致高热（> 38℃）。脓毒症与恶性高热有一些相同点，包括发热、呼吸急促、心动过速和代谢性酸中毒（见第 57 章）。但如果没有明显的感染病灶，脓毒症是很难诊断的。

药物导致的体温过高可在围术期出现，但比较少见。在一些报道中，药物可增加大脑内 5- 羟色胺活性，引起高热、意识错乱、寒战、出汗、反射亢进和肌阵挛。与 "5- 羟色胺综合征" 有关的药物包括：单胺氧化酶抑制剂（monoamine oxidase inhibitor，MAOI）、哌替啶以及选择性 5- 羟色胺再摄取抑制剂（selective serotonin reuptake inhibitor，SSRI）。体温过高也可由一些违禁药物引起，包括 3,4 亚甲二氧甲基苯丙胺（3,4-methylenedioxymethamphetamine，MDMA）、"精制" 可卡因、苯丙胺类、苯环利定（phencyclidine，PCP）、麦角酸二乙胺（lysergic acid diethylamine，

表 52-6　术中和术后体温过高的鉴别诊断

恶性高热
神经阻滞剂恶性综合征
甲状腺功能亢进危象
嗜铬细胞瘤
药物诱发的体温过高
5- 羟色胺综合征
医源性体温过高
脑干 / 下丘脑损害
脓毒症
输血反应

LSD）。医源性高热也是一种可能性，尤其是在儿科患者中。手术室中导致热量增加的常见因素包括：通气设备上的加湿器、加温毯、暖灯，以及周围环境温度过高。脑干、下丘脑或其邻近区域受伤都可能与显著的体温过高相关。

2. 神经阻滞剂恶性综合征（neuroleptic malignant syndrome，NMS）——这类综合征的特点是体温过高、伴有锥体外束体征的肌肉强直（运动障碍）、意识改变，服用抗多巴胺药物的患者还会出现自发不稳定性。该综合征是由中枢神经系统的神经递质失衡引起的，它通常出现在服用抗多巴胺药物（如酚噻嗪类、苯丁酮类、硫杂蒽类、甲氧氯普胺）治疗的患者中，偶尔也可出现在帕金森病患者停止使用多巴胺能激动剂（左旋多巴或金刚烷胺）后。因此，与恶性高热不同，这类综合征与异常的中枢多巴胺能活动相关，而不是异常的外周钙离子释放。这也解释了为什么去极化肌松药能够逆转 NMS 的肌肉强直，却不能逆转恶性高热相关的肌肉强直。

NMS 不具有遗传性，一般在服药后数小时至数周内出现，大多数在调整剂量后 2 周内出现。高热一般是轻度的，并且与强直程度成正比。自主神经功能障碍导致心动过速、血压波动、出汗、分泌物增多及尿失禁。肌肉强直会导致呼吸困难和呼吸窘迫，并且由于分泌物增多，还会导致吸入性肺炎。患者的 CK 水平会显著增高，部分患者还会出现横纹肌溶解，进一步导致肌红蛋白尿和急性肾衰竭。

轻度 NMS 在撤除诱发药物（或者重新建立抗震颤麻痹药物治疗）后可迅速恢复。较为严重的 NMS 的初始治疗是氧疗，对于出现呼吸窘迫或意识改变的患者应行气管内插管。根据疾病的严重程度和药物敏感性，显著的肌肉强直可以应用肌松药、丹曲林或者多巴胺能激动剂（金刚烷胺、溴隐亭、左旋多巴）来治疗。肌肉强直缓解后体温通常可以得到控制。

这类综合征在本质上不同于恶性高热，但是一些临床医师认为 NMS 易发展为恶性高热，并且建议 NMS 患者禁止用琥珀胆碱和吸入麻醉药物。与 NMS 患者不同，恶性高热易感患者可以安全地使用酚噻嗪类药物。

B. 预防、麻醉后护理和出院

⑩ 丙泊酚、依托咪酯、苯二氮䓬类、氯胺酮、硫喷妥钠、美索比妥、阿片类、氟哌利多、氧化亚氮、非去极化肌松药及所有的局麻药都是非诱发药物，可以安全用于恶性高热易感患者。无论在何处实施全身麻醉，都应备有足够的丹曲林。如果没有使用诱发药物，对于恶性高热易感患者无需预防性地静脉注射丹曲林。

对恶性高热易感患者，研究一致认为，应将蒸发器从麻醉工作站中移除（或固定在"off"位置），并用 10 L/min 的新鲜气流（空气或氧气）冲洗机器至少 5 min。这样做，能够使吸入麻醉药物的浓度低于 1/1 000 000。除此之外，CO_2 吸收罐和循环管路（或其他的麻醉环路）软管都应该更换。**现代麻醉机的制造商已对于如何准备他们的机器来管理恶性高热易感患者提出了针对性的建议（基于其机器的设计）。强烈建议读者阅读所在医院麻醉机的具体建议。**

对未使用诱发药物、麻醉过程平稳的恶性高热易感患者，满足出 PACU 或者出院标准时，即可出 PACU 或出院。尚未有关于恶性高热易感患者在未使用诱发药物、手术过程平稳的术后出现恶性高热的报道。

（吴佳慧 译 滕翼 校 刘斌 审）

推荐阅读

Arrich J, Holzer M, Havel C, Müllner M, Herkner H. Hypothermia for neuroprotection in adults after cardiopulmonary resuscitation. *Cochrane Database Syst Rev*. 2016;(2):CD004128.

Campbell G, Alderson P, Smith AF, Warttig S. Warming of intravenous and irrigation fluids for preventing inadvertent perioperative hypothermia. *Cochrane Database Syst Rev*. 2015;(4):CD009891.

Dietrich WD, Bramlett HM. Therapeutic hypothermia and targeted temperature management in traumatic brain injury: Clinical challenges for successful translation. *Brain Res*. 2016;1640(Pt A):94.

Galvin IM, Levy R, Boyd JG, Day AG, Wallace MC. Cooling for cerebral protection during brain surgery. *Cochrane Database Syst Rev*. 2015;(1):CD006638.

Kim TW, Nemergut ME. Preparation of modern anesthesia workstations for malignant hyperthermia-susceptible patients: A review of past and present practice. *Anesthesiology*. 2011;114:205.

Rosenberg H, Pollock N, Schiemann A, Bulger T, Stowell K. Malignant hyperthermia: A review. *Orphanet J Rare Dis*. 2015;10:93.

Sessler DI. Temperature monitoring and perioperative thermoregulation. *Anesthesiology*. 2008;109:318.

网址

Association of Anaesthetists of Great Britain & Ireland. http://www.aagbi.org/

Malignant Hyperthermia Association of the United States. http://www.mhaus.org/

第 53 章 围术期及重症治疗的营养

要 点

❶ 对于既往健康、营养良好的患者，择期手术后，若液体和电解质需求得到满足，可禁食长达 1 周而不会对预后产生明显的不良作用。另一方面，多项研究证实，营养不良的患者可以从术前经肠内或肠外途径营养支持中获益。

❷ 全胃肠外营养（total parenteral nutrition，TPN）的适应证很少，包括无法吸收肠内溶液（如小肠梗阻、短肠综合征等）的患者。当肠内营养无法充分满足营养需要时，部分肠外营养可作为肠内营养（enteral nutrition，EN）的补充。

❸ 通常 TPN 需要一条导管尖端置入上腔静脉的静脉通道。此通道应尽可能专门用于输注胃肠外营养液，而且应采取严格的无菌技术置入和护理导管。

❹ 对于重症疾病患者，停止 EN 输注可能需要对胰岛素输注和静脉液体维持的速度做出多方面有潜在风险的调整。同时，通过位置合适的胃肠道喂养导管输注 EN 会增加吸入性肺炎风险的证据较少。

❺ 无论 TPN 输注是否继续、减少、被 10% 葡萄糖替代或者停止，除短小的手术外，在所有外科操作过程中都需要监测血糖。

从外科麻醉医师的角度来说，除了每个医疗机构或者个人坚持的择期手术患者相关的禁食时间，营养问题通常是不被关注的问题（这个高度争议性问题也在第 19 章中讨论过），但是，恰当的营养支持对重症疾病患者的良好预后起着至关重要的作用，而这类患者大部分需要手术处理。严重的营养不良可导致广泛脏器功能障碍，增加围术期的致残率和死亡率。充足的营养可促进重症患者伤口愈合，修复免疫力，并减少致残率及死亡率。营养支持是快速康复项目中的关键因素之一（这些问题在第 48 章讨论）。

本章不是就手术患者或重症患者营养提供全面的评述，而是提供这类患者基本营养支持的框架。例如，我们考虑是肠内营养（EN）还是肠外营养（parenteral nutrition，PN）可以最好地满足个体患者的营养需求。本章也简要总结了营养需要与麻醉的选择和原则有冲突的一些情况，例如在全麻前多长时间患者不能接受 EN。

基本的营养需求

为维持正常机体的组成、结构和功能，需要摄入水、能量物质和特殊的营养物质。不能由其他营养物质合成的离子和化合物称为必需营养物质。极少的必需物质就可合成体内数以千计的化合物。已知的必需营养物质包括 8 ～ 10 种氨基酸、2 种脂肪酸、13 种维生素和大约 16 种矿物质。

机体所需的能量通常来源于饮食或内源性碳水化合物、脂肪和蛋白质。这些物质代谢释放的腺苷三磷酸是细胞发挥正常功能所必需的。机体的大部分能量来源于饮食中的脂肪和碳水化合物。饮食中的蛋白质提供机体蛋白质合成所需的氨基酸，但是，当供大于需时，氨基酸也可作为供能的物质。碳水化合物、脂肪和氨基酸的代谢途径相互重叠，因此可以出现相互转换（见图 33-4）。过量的氨基酸可以转换成碳水化合物或脂肪酸前体。过量的碳水化合物以糖原的形式贮存在肝和骨骼肌内。当糖原贮存饱和时（成人 200 ～ 400 g），多余的碳水化合物会转化成脂肪酸，并以三酰甘油（甘油三酯）形式主要贮存在脂肪细胞内。

在饥饿的时候，重要组织的蛋白质是备用的。禁食期间，当血糖浓度开始降低时，胰岛素分泌减少，而拮抗激素（例如胰高血糖素）分泌增加。肝（其次是肾）的糖原分解和糖异生增强。当糖原储量耗竭时（24 h 内），糖异生（来自于氨基酸）变得更加重要。只有神经组织、肾髓质细胞和红细胞才能有效利用葡萄糖，而组织蛋白质则不受影响。脂肪分解增强，脂肪成为主要的能量来源。甘油三酯分解形成甘油进入糖酵解途径，脂肪酸被分解成乙酰辅酶 A（乙酰 CoA）。过量的乙酰 CoA 会导致酮体（酮血症）的形成。一些脂肪酸可以促进糖异生。如果饥饿时间延长，脑、肾和肌肉也开始有效利用酮体供能。

❶ 既往营养良好的患者在择期手术后，若液体和电解质需求得到满足，可禁食长达 1 周而不会对预后有明显的不良影响。术后早期营养支持是否影响预后可能与术前营养不良的程度、营养物质缺乏的量以及疾病、损伤或外科手术的严重程度有关。急性疾病后营养支持的最佳时机和量仍不清楚。另一方面，营养不良的患者可能从术前和术后营养支持中获益。

现代外科实践已经发展到期望的快速（增强）恢复阶段。快速恢复计划一般包括早期肠内喂养，即便是胃肠道手术患者。因此，术后长时间禁食不再是常规处理。这些方案通常规定在手术前一晚和手术前短时间饮用碳水化合物饮料。所有营养良好的患者在术后禁食不超过 5 天后应该获得营养支持，而那些患有严重疾病或严重营养不良的患者应该立即给予营养支持。伤口的愈合需要能量、蛋白质、脂肪、电解质、微量元素和维生素。任何一种物质不足都可能会延迟伤口愈合，并易产生并发症，如感染。营养的缺乏也同样可能会耽误最佳的肌肉功能，而这对支持患者呼吸需求的增加和早期活动很关键。

静息能量代谢率测得，以可以通过间接的热量测量计（即代谢车）或通过标准计算图表（如 Harris-Benedict 方程）估算的能量消耗测得，以大致得出每日的能量需求。或者，一个简单实用的方法是假定患者每日需要 25 ～ 30 kcal/kg 能量。体重通常采用理想体重或矫正后的体重。但是在某些情况下（如烧伤），营养需求会远远高于基础水平，所以每日需要量是为了保证患者没有被不必要地过度喂养。因此，肥胖患者需要评估理想的体重，以避免过度喂养。

如何喂养患者

在全胃肠外营养（TPN）成为肠道功能缺乏的患者喂养的一个可行方法后，医生将 TPN 应用范围扩大到那些"逻辑"上或"临床经验"上提示其可能优于 EN 的病例。在过去，急性胰腺炎就是适应证之一：在 20 世纪 70 年代，许多临床医生认为 TPN 可以让肠

道和胰腺得到"休息"，从而缓解疼痛，减轻体重。但不幸的是，"逻辑"和"临床经验"是错误的。现在，世界范围内公认的临床指南指出，给予急性胰腺炎患者（以及所有其他肠道有功能的患者）TPN，其预后较实施 EN 差。

❷ 目前 TPN 的适应证很少，包括不能吸收肠内溶液（小肠梗阻、短肠综合征等）的患者。当 EN 不能充分提供营养需要时，部分 PN 可以作为 EN 的补充。对于后面这种情况，最近的证据支持既往营养良好的患者应延迟补充 PN。一项大规模随机临床试验证明，既往营养良好的患者早期启动辅助性 PN 会导致预后不良，2009 年的欧洲指南也支持这一观点。但是，这些结果并没有被明确证实，因为小样本随机临床试验的结果与之相反。这些临床试验结果的不同，可能和肠外营养物质的配方、所研究患者的类型、给予肠外营养的时间及对照组的治疗方式有关。因此，需要进一步研究来更好地明确可能从 PN 获益的患者，以及肠外营养支持的最佳时间和肠外营养的配方。总之，EN 应该是营养支持的主要方式，PN 只有在 EN 不适宜、不能耐受或不足时采用。

曾经几乎每一名治疗重症患者的医生都会频繁采用 TPN。现在不再这样了，EN 已经被广泛采用。因此，许多医院和卫生健康系统坚持认为营养支持团队应负责越来越少的需要 TPN 支持的患者。

总体来说，重症患者应先考虑血流动力学复苏，然后才是营养支持（EN 或者 PN）。营养物质的吸收、分布和代谢需要组织血流、氧气和二氧化碳排出。充分的组织血流要求患者已经充分复苏。需要 EN 支持的重症患者通常都需要安置饲养管。有充分的胃排空和误吸风险低的患者可将饲养管放于胃内。胃排空延迟和误吸风险高的患者，饲养管最好安置到小肠。理想的情况下，管道的尖端需放置在小肠内，经幽门安置鼻肠管或通过腹部手术（经皮途径）直接安置到空肠，减少胃胀气和反流的可能性。对于不能进食但需要长时间 EN 的患者，可以经皮内镜下放置胃造瘘管（这种导管的尖端可放置在幽门远端）。在开始喂养前，我们应该确认所有饲养管的尖端在适当的位置，以减少 EN 溶液意外地被注入气管支气管树或者腹腔内的可能性。

❸ 通常 TPN 需要一条导管尖端位于上腔静脉的静脉通道。PN 可以通过外周静脉导管输入，但是需要输入更多的液体（以达到低渗状态），因而增加了静脉炎的风险。该通道应尽可能专用于 PN 溶液输注，而且应该采取严格的无菌技术置入和护理导管。

营养支持的并发症

腹泻是肠内营养的常见问题，这可能和营养物质的高渗透压或者乳糖不耐受有关。胃扩张是另一种并发症，增加了反流和误吸的风险；使用十二指肠或空肠造瘘管可减少胃扩张的可能性。TPN 的并发症与代谢或者中心静脉通道相关（表 53-1）。与中心和周围静脉通道相关的血源性感染仍是关注的主要方面，尤其是重症患者和免疫功能低下的患者。

过度喂养时过量的葡萄糖可引起能量需求增加和 CO_2 生成增多，脂肪生成会引起呼吸商 > 1。过度喂养会引起可逆性胆汁淤积性黄疸。血清转氨酶和碱性磷酸酶轻度增高可能是过度喂养而引起的肝脂肪浸润所致。

表 53-1　全胃肠外营养的并发症

导管相关性并发症

气胸
血胸
乳糜胸
胸腔积液
空气栓塞
心脏压塞
中心静脉血栓形成
血源性感染

代谢性并发症

氮质血症
肝功能障碍
胆汁淤积
高血糖症
　高渗性昏迷
　糖尿病酮症酸中毒
CO_2 生成过多
低血糖（因为输注受阻）
代谢性酸中毒或碱中毒
高钠血症
高钾血症
低钾血症
低钙血症
低磷血症
高脂血症
胰腺炎
脂肪栓塞综合征
贫血
　缺铁性
维生素 D、K 或 B_{12} 缺乏
必需脂肪酸缺乏
维生素 A 过多
维生素 D 过多

特殊的营养

某些营养物质与改善预后有关。外科和麻醉是公认的炎症诱发因素，引起局部（伤口附近）和血浆中神经激素、细胞因子和其他介质浓度的改变。许多研究者认为，手术和麻醉引起的有害的神经激素和免疫反应可以通过特定的饮食而改善。许多临床试验（以及近期的 meta 分析）发现，将"免疫调节"营养物质（尤其是精氨酸和鱼油）加入到 EN 可能会减少手术高风险患者发生感染的风险，并缩短住院时间。同时，目前针对围术期 PN 的指南也提倡增加 n-3 脂肪酸。有证据显示，长链 n-3 多不饱和脂肪酸（n-3 polyunsaturated fatty acids，n-3 PUFA）、长链单不饱和脂肪酸（存在于橄榄油）或者中链脂肪酸比富含长链 n-6 PUFA 的溶液（例如大豆来源脂质）更好。但是，这样的溶液（尽管在美国之外被广泛应用）在美国没有被批准使用。

过去通常为每名患者配置个体化的 TPN 溶液。当前，很少有证据显示这样做的必要性，除了不能处理钠负荷的患者（例如严重心力衰竭患者）。需要肾替代治疗的患者也需要调整，但是，绝大多数患者无需调整。同理，除外肝性脑病患者，大多数肝病患者可以安全使用标准的氨基酸溶液。因此，大多数接受 EN 和 PN 的患者可以使用标准的、"现成的"营养配方。EN 和 PN 标准化的配方均为即用型，这减少了制备时间，并降低了制备过程中的污染风险，以更低的成本达到与复合溶液相似的效果。

择期手术前的肠道营养和禁食禁饮的原则

早在 Mendelsohn 认识到吸入性肺炎的问题之前，麻醉医师就不愿给术前一晚未禁食的择期手术患者实施麻醉。随着时间的推移，强制性禁食固体食物的时间逐渐缩短，尤其是婴儿和年幼儿童。对于重症疾病患者，停止 EN 输注可能需要对胰岛素输注和静脉液体维持的速度做出多方面有潜在风险的调整。同时，通过位置合适的胃肠道喂养导管输注 EN 会增加吸入性肺炎风险的证据较少。在麻醉和术前，用 5 ~ 10 min 时间通过鼻胃管间断抽吸使胃排空是相对容易的。因此，现在的指南和出版的证据支持围术期和手术期间持续性 EN 输注（尤其是当通过幽门远端给予时）。同理，允许手术患者进食清饮料直到手术时，如所期望的，并不会增加吸入性肺炎的风险。而且，有大量证据发现，术前短时间给予非糖尿病患者碳水化合物"负荷"，能产生有益的代谢效应，即增加血浆

胰岛素浓度，并减少术后胰岛素抵抗的发生，以及降低血流动力学不稳定和术后恶心呕吐的发生。但术前碳水化合物负荷并不如我们认为它该有的那么普遍。

TPN 和手术

采用 TPN 的患者常常需要外科手术。代谢异常相对常见，理想情况下应术前予以纠正。例如，低磷血症是一个严重而且常常被忽略的并发症，会引起术后肌肉无力和呼吸衰竭。

当围术期突然停止或减少 TPN 输注时，可能发生低血糖。对这类患者全麻过程中需要频繁监测血糖。相反，如果 TPN 溶液持续不变，也可能出现高血糖症，导致高渗性非酮症性昏迷或酮症酸中毒（糖尿病患者）。外科手术引起的神经内分泌应激反应常常加

5 重血糖不耐受。无论 TPN 输注是否继续、减少、被 10% 葡萄糖替代或者停止，除短小的手术外，在所有外科操作过程中都需要监测血糖。

（陈泓羊 译 周莉 校 金晓东 审）

指南

American Dietetic Association. Critical illness evidence-based nutrition practice guideline. http://www.guidelines.gov/content.aspx?id=12818&search=ada+critical+illness+nutrition

American Society for Parenteral and Enteral Nutrition. http://www.nutritioncare.org/Guidelines_and_Clinical_Resources/Clinical_Guidelines/

Braga M, Ljungqvist O, Soeters P, et al. ESPEN guidelines on parenteral nutrition: Surgery. *Clin Nutr.* 2009;28:378.

European Society for Clinical Nutrition and Metabolism. http://www.espen.org/education/espen-guidelines

Mechanick Ji, Youdim A, Jones DB, et al. Clinical practice guidelines for the perioperative nutritional, metabolic, and nonsurgical support of the bariatric surgery patient—2013 update: Cosponsored by American Association of Clinical Endocrinologists, The Obesity Society, and American Society for Metabolic & Bariatric Surgery. *Endocr Pract.* 2013;19:337.

推荐阅读

Awad S, Lobo DN. Metabolic conditioning to attenuate the adverse effects of perioperative fasting and improve patient outcomes. *Curr Opin Clin Nutr Metab Care.* 2012;15:194.

Escuro AA, Hummell AC. Enteral formulas in nutrition support practice: Is there a better choice for your patient? *Nutr Clin Pract.* 2016;31:709.

Magee G, Zaloga GP, Turpin RS, Sanon M. A retrospective, observational study of patient outcomes for critically ill patients receiving parenteral nutrition. *Value Health.* 2014;17:328.

Marcotte E, Chand B. Management and prevention of surgical and nutritional complications after bariatric surgery. *Surg Clin North Am.* 2016;96:843.

Marik PE, Zaloga GP. Immunonutrition in high-risk surgical patients: A systematic review and analysis of the literature. *J Parenter Enteral Nutr.* 2010;34:378.

Patkova A, Joskova V, Havel E, et al. Energy, protein, carbohydrate, and lipid intakes and their effects on morbidity and mortality in critically ill adult patients: A systematic review. *Adv Nutr.* 2017;8:624.

Reintam Blaser A, Starkopf J, Alhazzani W, et al; ESICM Working Group on Gastrointestinal Function. Early enteral nutrition in critically ill patients: ESICM clinical practice guidelines. *Intensive Care Med.* 2017;43:380.

Tilg H. Diet and intestinal immunity. *N Engl J Med.* 2012;366:181.

Yao H, He C, Deng L, Liao G. Enteral versus parenteral nutrition in critically ill patients with severe pancreatitis: A meta-analysis. *Eur J Clin Nutr.* 2018;72:66.

Yeung SE, Hilkewich L, Gillis C, Heine JA, Fenton TR. Protein intakes are associated with reduced length of stay: A comparison between Enhanced Recovery After Surgery (ERAS) and conventional care after elective colorectal surgery. *Am J Clin Nutr.* 2017;106:44.

Zaloga GP. Parenteral nutrition in adult inpatients with functioning gastrointestinal tracts: Assessment of outcomes. *Lancet.* 2006;367:1101.

第54章　麻醉并发症

要点

① 麻醉并发症的发生率可能永远不会为零。麻醉并发症的发生与麻醉医师的临床经验、操作技能、责任心、麻醉实施方案和麻醉药物的使用有关。

② 医疗事故的发生必须满足以下四个条件:(1)医师对患者负有责任;(2)出现了失职(不符合治疗标准);(3)患者受到了伤害;(4)导致伤害的原因是由于医师的操作不符合治疗标准。

③ 麻醉事故分为可预防和不可预防两类。可预防的麻醉事故大多与人为失误有关,而不是由设备故障造成。

④ 脉搏血氧测定仪与二氧化碳检测仪的使用使得因呼吸系统而非心血管系统原因导致的死亡相对减少。

⑤ 许多麻醉死亡事故都是在一系列的特定条件、判断失误和技术差错结合在一起(事故链)之后才会发生。

⑥ 虽然过敏反应与类过敏反应的发生机制不同,但它们的临床表现几乎完全相同,且二者都会对患者造成致命威胁。

⑦ 真正由麻醉药物引起的过敏反应是较为罕见的,但类过敏反应在临床工作中较常见。

⑧ 患有脊柱裂、泌尿生殖系统先天畸形等疾病或有脊髓损伤病史的患者乳胶过敏的发生率显著增高。在儿童中,乳胶过敏的发生率大约为1/10 000。

⑨ 没有确切的证据表明长期接触微量的麻醉药会对手术室的医务工作人员造成健康损害,然而美国职业健康和安全管理组织还是规定:(1)如果单独使用卤族类吸入麻醉药,室内测出残气浓度不能超过2 ppm。(2)如果采用氧化亚氮(笑气)+卤族类吸入麻醉药复合麻醉,氧化亚氮残气浓度不能超过25 ppm,卤族类吸入麻醉药不能超过0.5 ppm。

⑩ 空心的注射针头可以携带更多的病原体,被针头刺伤时,注射针头比实心的手术缝合针更易导致感染。虽不能完全防止刺伤的发生,但使用手套、应用无针系统和针头保护装置有助于减少刺伤。

⑪ 麻醉专业是易发生药物滥用问题的高风险医疗行业。

⑫ 减少辐射剂量的三个最重要方法是在手术过程中限制总曝光时间、应用恰当的防辐射护具和尽量远离放射源。

① 麻醉并发症发生率可能永远不会为零。麻醉并发症的发生与麻醉医师的临床经验、操作技能、责任心、麻醉实施方案和麻醉药物的使用有关。此外,意外出现的围术期并发症可能会导致诉讼,即使这些不良转归与麻醉管理不善不直接相关。这一章回顾了麻醉并发症的管理,探讨医疗事故的发生及美国法律相关问题。其他国家的读者可能不会认为这部分与其医疗实践相关。

诉讼和麻醉并发症

　　所有的麻醉医师都难以避免患者出现各种不良症状。在美国,大多数麻醉医师会在他们职业生涯的某个时刻,不同程度地牵涉进医疗事故诉讼。因此,麻醉从业者们不仅应当预料到医疗诉讼是他们职业生涯的一部分,还应保有足够的医疗事故责任保险,并且有效范围足以覆盖他们工作的社区。

　　当突发事件出现时,麻醉医师必须提出合理的诊断及鉴别诊断,寻求必要的会诊建议,并且执行相应的治疗方案,以最大程度减轻对患者的伤害。正确的医疗病历文书的记录是必需的,因为患者的不良症状记录将会被负责医疗质量保证及操作规范的相关机构审查。不符合规范的医疗操作很可能会记录在麻醉医师的个人执业经历中。如果由不符合规范的医疗操作导致的不良后果引起诉讼,病历记录可反映事件发生时医师的各种行为。当麻醉医师被询问有关案件的细节时，可能事件已经过了许多年。尽管记忆会消退，但清晰而完整的麻醉记录能提供证据，表明医师发现了并发症并进行了恰当的处理。

麻醉医师经常在无法预测的情况下，被原告追究，而且无法预测原告们会起诉哪些事件。例如，当麻醉监护明显符合标准时（至少对辩护团队而言），诉讼也可能发生；反之，当存在明显麻醉过失时，也可能不被起诉。这就意味着，那些麻醉后出现意外死亡、瘫痪或脑损伤的年轻患者，由于其诉讼后可能得到较大的经济赔付，所以对原告律师有特别的吸引力。一旦患者出现意料之外的糟糕情况，无论与患者及其家属、监护人保持多么"积极"的关系，医师都应当预料到诉讼的出现。

❷ 医疗事故的发生需要满足以下四个条件：（1）医师对患者负有责任；（2）出现了失职（不符合治疗标准）；（3）患者（原告）受到了伤害；（4）导致伤害的原因是由于医师的操作不符合标准的治疗。当医师行使治疗义务时，与患者间的责任（医患关系）就建立了。医师未能执行该义务构成违约责任。"伤害"可定义为身体上的、情感上的或是经济上的。一旦出现"由于失职使患者受到伤害"这种情况，法律上的因果关系就成立。当索赔是有根据时，侵权制度会试图通过给予金钱赔偿以弥补受到伤害的患者和（或）家属。

无论在索赔案件中多么值得同情，受到起诉仍是压力极大的事。在伤害发生之前，就要开始为可能发生的诉讼做准备。在讨论合理可行的麻醉选择的风险和利益之后，患者签署知情同意书。知情同意书包括让患者签名，并且知情同意要求患者理解被告知的各种选择。如前所述，记录了患者治疗行为、鉴别诊断和干预治疗的恰当的文书，为实际提供的治疗作证明，而且不会受到时间推移或是诉讼压力的影响。

当不良结果出现时，应当立即通知医院和（或）实践风险管理部门。同样，患者责任保险的承保人也要被告知要求赔偿损失的可能性。某些政策还有一项条款，即不允许向患者及其家属承认过失。因此，了解并遵守机构与保险公司应对不良结果的做法，这点至关重要。然而，多数风险管理者倡导以坦率与诚实的态度，向患者或其委托的家属披露不良事件。可以对不良事件的发生表示悲痛，但避免"认罪"。当风险管理人员和（或）部门领导者在场时，进行这样的沟通可能更有利。

牢记一点，侵权制度的设计是对抗性的。不幸的是，这把每一位患者视作法庭上的潜在对手。医疗事故保险公司会聘请辩护公司代表所涉及的麻醉人员。

通常情况下，保险公司将医院及所有在该医院工作的医护人员计算在内，以应对原告胜诉时需要支付的最大额度保单，并确保被告人无法把"责任"归咎于任何未在诉讼中提及的个人或者实体。在有些系统中（通常是大家在卫生系统中由相同的承保人承保），所有实体都由一个辩护团队代表。更常见的是，不同的保险公司和律师代表不同的医师和机构。在这种情况下，相关人士可能会转移和推卸责任，指责那些囊括在相同保险框架下的其他人。证据开示是原告律师访问医疗记录和宣誓证词证人并建立案件要素（责任、违约、伤害和因果）的过程。假证可导致伪证罪的刑事指控。除了风险经理、保险公司或者律师，不要对任何人谈论事件的任何细节，因为这不受证据开示的保护。

通常情况下，考虑到财务风险或其他因素，案件一般主张和解。医师可能参与或不参与这一决定，这取决于保单政策。结案记录将送呈国家执业医师数据库，成为医师执业记录的一部分。此外，医疗事故诉讼、和解和判决必须报医院主管部门，作为资格认证的一部分。在申请执照或医院行医时，所有情况都必须报告。如果不这样做，将导致不良后果。

对于医疗被告而言，诉讼开始时，传票会发出，表示诉讼程序启动。传票发出后，被告麻醉医师必须与其医疗事故保险/风险管理部门联系，后者将安排法律顾问。原告和被告的顾问将确定"独立专家"来审查案件。这些"专家"的时间和花销都已经被支付，并对案件材料做出差异性评估。在专家顾问审查以后，原告律师可以去除涉案的主要人员，因为提供证词会使人过度紧张。一般来说，应当遵守辩护律师的意见。但原告律师经常尝试激怒或者扰乱宣誓人，期望挑起有利于索赔的回应。多数辩护律师会建议他们的客户回答问题时，尽量使用书面语和简单语句，不提供多余的解释。如果原告律师有辱骂行为，辩护律师会反对备案。然而，宣誓的证词（也被称为"审判前检查"）往往不会在法官面前举行（只有律师、宣誓人、法庭记者和摄影师）。

证据开示后，保险公司、原告和辩护律师将评估案件，并尝试量化损失。各种项目，例如疼痛和痛苦、失去配偶的财产、工资损失等诸多因素被包括在内，以确定伤害有多大。另外，在此期间，辩护律师可以请求法院给予被告一项"综合判决"，在寻证过程中无证据表明行为不当时，驳回被告的起诉。有时候，当原告律师发现证词暗示其他被告时，会撤销针对某些指定个人的诉讼。

和解可能发生在诉讼中的任意环节。陪审团的反应很难预知，而且双方往往不愿采取案件开庭审理。诉讼会产生费用支出，原告和辩护律师都会尽量避免不确定的因素。许多麻醉从业者不愿案件和解，因为这意味着上报。然而，超过保险政策的最大保付范围（根据管辖权）会把被告的个人资产置于危险境地。每个人都应该记住，一个不利判决甚至可能出现在大多数麻醉医师认为符合医疗标准的案件中。

当案件进入审讯阶段时，第一步是陪审员筛选程序，这来源于法国，"看到什么就说什么"。在此过程中，原告和辩护律师会用各种分析方法，找出（和剔除）那些不太可能同情自己情况的陪审员，同时保留最有可能偏向自己的陪审员。每名律师都能从大量初选人员中选得一定数量的陪审员，因为这些人存在内在的偏倚。陪审员会被问到一些问题，例如他们的受教育水平、是否受到诉讼、职业等。

接下来是等候抽选，案件将呈现给陪审团。每个律师将告知陪审员——通常他们的医疗知识有限（医师和护士通常会由陪审员进行评估）——足够的知识以判断如何达到治疗标准，以及被告人有没有违反其对患者坚持这些标准的责任。专家证人将为在场人士界定出治疗的标准，原告与被告将提出对各自有利的专家意见。律师的作用是抹黑对手的专家和挑战他们的观点。展示手段经常被用来为陪审团解释什么应该或不应该发生，为什么伤害是由医师的疏忽造成的，而这些伤害造成了损失。

在律师作呈词总结发言后，法官将赋予陪审员责任，划定他们可以判断考虑和做出决定的界线。一旦案子到了陪审团的手中，任何事情都可能发生。由于任何一方都不希望受到无法预知的陪审团的影响，而他们的决定是随机的，许多案例都会在审判的过程中解决。如果案件得不到解决，陪审团将进行判决。当陪审团判定被告过失和过失导致了原告伤害时，陪审团将决定一个恰当的补偿。如果补偿过大，与任何类似的伤害受到的补偿不一样，法官会降低补偿数额。当然，在任何判决作出之后，仍可以多次提起上诉。值得注意的是，上诉通常不涉及本案的医学方面，而是由于审理过程本身存在缺陷，才会被受理。

不幸的是，医疗诉讼事故可能需要数年才能有结果。当被告在诉讼过程中出现无法处理的压力、抑郁时，咨询心理健康人士可能是一个不错的选择。

确定什么是"治疗的标准"变得日益复杂。在美国，"治疗的标准"定义由各州分别制订。治疗的标准未必是"最好的措施"，更不是某些医师偏好的治疗方法。一般来说，当患者接受的治疗在其他类似的情况下，其他医师也认为是合理的，就达到了治疗的标准。美国麻醉医师协会（American Society of Anesthesiologists，ASA）已公布了标准，这为常规麻醉的操作（如监控）提供了基本的框架。越来越多的指南由不同的专业群体发布，以此找到最佳的实践方法，可以满足文献中的证据评估。这是一个特殊的问题，尤其是当两个群体使用相同数据在相同主题上，做出了相互冲突的指导方案。同样，建立指导方案的资料信息来源可从随机临床试验到该领域的"专家"意见。由有名的群体制作的指南一般包括基于证据的适当的免责声明。然而，原告律师将尝试用指南来建立"治疗的标准"，尤其是当临床指南用来准备协助指导治疗的时候。但是，如果因为患者着想而进行偏离指南的操作是必要的，那么进行操作的理由应当作麻醉记录，因为原告律师会试图用指南作为事实上的治疗标准。

麻醉不良结果

发生率

麻醉不良结果的确切发生率很难准确统计，主要是由于以下原因所致：首先，不良结果出现时，很难明确认定其产生原因。患者本身的潜在疾病、具体手术操作和麻醉本身都可能成为诱发因素。在某些情况下，这三个因素都会促成麻醉不良结果的产生。临床上择期手术麻醉术后重要的检测指标相对少见。例如，死亡率是一个明确的终点指标，并且围术期死亡的发生是有规律可循的。但是，由麻醉导致死亡的发生率很低，为了确保研究的统计学意义，必须进行极大样本量的研究。尽管如此，还是有许多研究试图去确定麻醉并发症的发生率。不幸的是，不同研究定义麻醉不良结果的标准是不同的，因此，回顾性分析十分有限。

围术期死亡通常被定义为术后 48 h 内的死亡事件。大多数死亡是由患者术前的并发疾病或手术本身所引起的。一项研究表明，在 1948—1952 年，美国麻醉死亡率为每年 5100 人或 3.3/100 000。对美国死亡原因文件的回顾分析表明，1999—2005 年（图 54-1），麻醉相关的死亡发生率为 1.1/1 000 000 或每 10 万麻醉病例中死亡 1 例。这些结果表明，自 20 世纪 40 年代以来，麻醉死亡率减少了 97%。然而，2002 年的一项研究表明，麻醉相关死亡率为 1/13 000（每 13 000 例麻醉病例死亡 1 例）。由于方法学的不同，关于如何安全实施麻醉的文献也具有差异。在 2008 年的一项研究中，815 077 名患者（ASA 分级 1、2 或 3 级）在美国退伍军人事务部医院进行了择期手

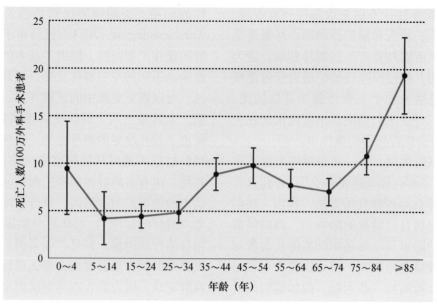

图 54-1　1999—2005 年美国医院内各年龄段麻醉相关死亡率（Reproduced with permission from Li G，Warner M，Lang B，et al. Epidemiology of anesthesia-related mortality in the United States 1999-2005. Anesthesiology. 2009 Apr；110（4）：759-765.）

术，死亡率为 0.08%。最严重的围术期死亡类型是手术相关死亡（图 54-2）。其他因素，如呼吸困难、白蛋白浓度降低、胆红素增加及肌酐浓度增高均可增加死亡风险。对手术当天发生的 88 人死亡进行后续回顾分析的报告指出，13 名患者本可以受益于更好的麻醉管理，并提示更好的预防性麻醉管理可将死亡率降至 1/13 900。此外，该研究还表明术后即刻是发生意外死亡的高峰时期。事实上，当急救失败导致患者死亡时，也就错失了通过麻醉管理改善麻醉并发症的机会。

ASA 麻醉相关索赔案件（已结案）汇编

　　ASA 麻醉相关索赔案件（已结案）汇编是确定麻醉失误的易发领域、损害的类型和麻醉失误预防对策的指南。它总结了已经结案的有关麻醉失误的索赔案例，是麻醉实践中所存在缺陷的"写照"，但并不反映麻醉并发症的发生率，只有当一件事情被认为会归档于不良事件时才会被考虑纳入。索赔结案项目组由训练有素的医师组成，他们会审查那些与美国医疗事故保险公司承保的麻醉医师相关的索赔案。每年收入数据库内的诉讼案数目在逐步增加，并且新增的案例都是已结案或是已报道的。索赔案件根据特定的损害事件和并发症的类型进行分类。索赔汇编对已报道的气道损伤、神经损伤及意识等进行分析。这些分析只是从已结案的案件中总结出麻醉并发症的发生率。但是，麻醉并发症发生率的判定不能仅来源于已结案案

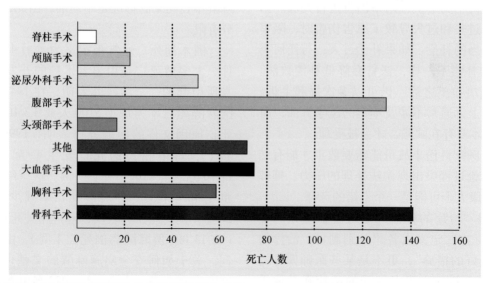

图 54-2　美国退伍军人事务部医院不同手术类型的死亡总数（Reproduced with permission from Bishop M，Souders J，Peterson C，et al. Factors associated with unanticipated day of surgery deaths in Department of Veterans Affairs hospitals. Anesth Analg. 2008 Dec；107（6）：1924-1935.）

件的数据，因为我们既不能知道麻醉并发症的真实发生率（有一些麻醉并发症并未提起诉讼），也不知道多少次麻醉会促使其特定的并发症发生。在英国，国家健康服务（National Health Service，NHS）的诉讼管理局也已经对类似的索赔审查完成分析。

发生原因

③ 麻醉事故分为可预防与不可预防两类，不可预防的麻醉事故包括药物特异反应和其他发生于正常麻醉过程中的不良结果。相关研究表明，由麻醉药所致的死亡或相关损伤大多是可以预防的。而在这些可预防的麻醉事故中，大多数是由人为失误造成的（表 54-1），而由设备故障造成的占少数（表54-2）。不幸的是，人为失误是不能完全杜绝的。在 20 世纪 90 年代，ASA 麻醉相关索赔案件中引起索赔

表 54-1　导致可预防性麻醉事故的常见人为原因

未发现呼吸回路脱落
错误用药
气道管理失误
麻醉机使用错误
输液管理不当
输液管道脱落

表 54-2　导致可预防性麻醉事故的常见设备故障

呼吸回路
监护仪
麻醉机
呼吸机
喉镜

的前 3 位原因为死亡（22%）、神经损伤（18%）和脑损伤（9%）。在 2009 年，一项基于 NHS 诉讼记录的报告分析指出，麻醉并发症相关的投诉占到投诉总量的 2.5%，并且占国民健康服务相关投诉的 2.4%。而且，局部麻醉和产科麻醉相关并发症的投诉率分别为 44% 和 29%。该作者的后续研究指出，有两种方法可检查患者伤害相关数据，分别是对关键事件和已结案数据的分析。临床（或关键）事件数据收集了导致直接伤害或相关损伤的事件。对临床不良事件和索赔案件进行分析比较，不是所有的临床不良事件都会发展为索赔案件，也不是所有的索赔案件都存在麻醉管理不当。因此，在这种情况下，是需要参考索赔案件汇编的。

死亡率和脑损伤

许多年来，麻醉相关死亡率和脑损伤发生率一直被统计。1975—2000 年,ASA 麻醉相关索赔案件（已结案）汇编共收录了 6750 个案例（图 54-3A 和 B），其中 2613 个案例是关于麻醉相关死亡和脑损伤的。在 1975 年，死亡或脑损伤案例占总案例的 56%，而在 2000 年已下降到 27%。这种结果的改变与引起心血管或呼吸系统疾病发生的主要病理机制有关。早期的研究表明，由呼吸系统并发症引起的死亡或脑损伤占总量的 50%，而由心血管系统并发症引起的死亡或脑损伤占总量的 27% 而到 20 世纪 80 年代末，呼吸系统相关并发症的比例已逐渐下降，由呼吸系统并发症和循环系统并发症引起的死亡或脑损伤的比例基

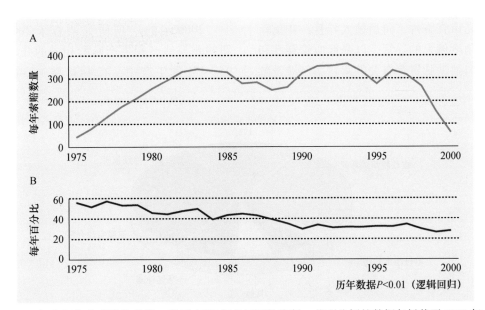

图 54-3　A. 1975—2000 年全年伤害索赔的总数。始于 1985 年的回顾性资料。此项分析的数据包括截至 2003 年 12 月搜集的数据。B. 死亡或永久性脑损伤索赔占全年所有伤害索赔的百分比（Reproduced with permission from Cheney FW, Domino KB, Caplan RA, Posner KL. Nerve injury associated with anesthesia：A closed claims analysis. Anesthesiology. 1999 Apr；90（4）：1062-1069.）

本相同。呼吸系统不良事件包括困难气道、食管插管和意外拔管。心血管系统不良事件通常是多因素的。索赔汇编的评审人发现，在呼吸系统并发症导致的脑损伤或死亡中，64% 的案例是由麻醉监护不合格所致，而在心血管系统并发症中仅占 28%。如果食管插管、拔管过早、通气不足，则无法达到最佳的麻醉监护，这是导致呼吸系统相关并发症患者受到伤害的主要原因。

④ 在回顾期内，因呼吸系统而非心血管系统原因导致的死亡相对减少，这要归功于脉搏血氧测定仪和二氧化碳检测仪的使用增多。

一项 2010 年的研究统计了 NHS 诉讼管理局的数据，发现与非气道相关索赔案相比，与气道相关的索赔涉案金额较高，但诉讼结果却不佳。事实上，该数据库中记录的气道操作和中央静脉导管索赔案都涉及患者的死亡。如果食管或者气管发生破裂，呼吸道创伤事件会导致数额巨大的索赔。每当反复气道操作失败时，都应考虑插管后纵隔炎的发生，因为早期干预的时机最佳，能减轻可能发生的伤害。

血管置管

ASA 数据库与中心静脉有关的索赔中，47% 的患者死亡，占所有 6449 例索赔的 1.7%。继发于导丝或导管栓塞、心脏压塞、血液感染、颈动脉穿刺、血胸、气胸的并发症，都能导致患者受到伤害。尽管导丝和导管栓塞可能仅导致患者轻伤，但这些并发症通常归结为不到位的管理。因导管植入而引发心脏压塞，往往导致患者死亡而出现索赔。2004 年索赔案分析的作者建议，先审查胸片，而后植入导管，并重新定位进入心脏和角度偏大的导管，以降低血管穿孔和填塞的可能性。与颈动脉置管有关的索赔案例涉及脑

损伤和卒中。应该使用多种验证方法，确保置管进入颈内静脉，而不是颈内动脉。

ASA 数据库中与外周血管置管有关的索赔占所有 6849 件索赔案中的 2%。而这 2% 索赔案中的 91% 涉及外周静脉导管的体液或药物外渗导致的肢体伤害（图 54-4）。动脉痉挛或血栓形成的继发性空气栓塞、感染及血管功能不全也会导致出现索赔。接受心脏手术患者的静脉留置针索赔占了大多数与外周静脉导管有关的索赔。这很可能是由于惯常做法中，会把患者的手臂弯折在身旁，操作没有位于麻醉医师的视野之内所致。有关桡动脉置管的索赔案几乎没有，但是，股动脉置管可能会导致更严重的并发症和更高的责任风险。

产科麻醉

与产科麻醉并发症和死亡有关的关键事件和索赔结案分析也均有报道。

美国一项使用妊娠死亡监测系统来回顾麻醉相关产妇死亡的研究搜集了所有报告的与妊娠有关的死亡数据，在上报疾病控制和预防中心的 5946 例与妊娠有关的死亡案例中，有 86 例被认为是与麻醉相关，占 1991—2002 年总妊娠相关死亡人数的 1.6%。在此期间的麻醉死亡率是每 100 万活产儿中有 1.2 例，相比之下，1979—1990 年是每 100 万活产儿中 2.9 例。麻醉相关产妇死亡率的下降可能是由于对产妇采用全身麻醉、降低布比卡因在硬膜外的麻醉浓度、改善气道管理的方法和仪器设备，以及较多地使用硬膜外导管递增给药（而不是大剂量推注）。

2009 年的一项研究调查了 2002—2005 年美国纽约州与待产和生产麻醉相关的并发症的流行病学，957 471 例生产中，有 4438 例（0.46%）出现了麻醉

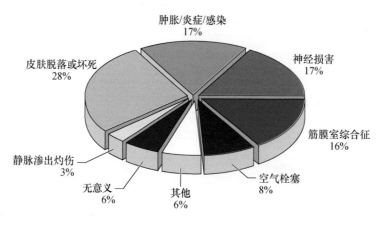

图 54-4　静脉置管的并发症（Reproduced with permission from Bhananker S，Liau D，Kooner P，et al. Liability related to peripheral venous and arterial catheterization：A closed claims analysis. Anesth Analg. 2009 July；109（1）：124-129. ）

相关并发症。行剖宫产的孕妇、生活于农村地区的孕妇和患有其他医学疾病的孕妇，并发症的发生率都会增加。椎管内麻醉的并发症（如硬脊膜穿刺后头痛）最为常见，其次为全身性并发症，包括反流误吸或心脏事件。其他报告的问题与麻醉剂量和药物意外过量有关。

ASA 在 2009 年发布了 1990—2003 年的"麻醉相关索赔案件（已结案）汇编"。报告对此期间内的 426 例索赔与 1990 年前的 190 例索赔进行了对比。1990 年之后，产科或胎儿死亡索赔的比例低于 1990 年前的记录。1990 年之后，产科神经损伤索赔的数量有所增加。对那些声称麻醉导致了不良结果的索赔进行回顾分析发现，麻醉延迟、沟通不良和护理不达标被认为是导致新生儿体弱的原因。紧急剖宫产时长时间尝试椎管内阻滞会导致胎儿的不良后果。此外，已结案的索赔案回顾表明，产科医师和麻醉医师间关于新生儿分娩紧迫性的沟通障碍会导致新生儿死亡和新生儿脑损伤。

气道困难、产妇出血和高位椎管内阻滞都会导致产妇死亡索赔。与产科麻醉相关的、最常见的索赔都与区域麻醉后的神经损伤有关。神经损伤可继发于椎管内麻醉和镇痛，但也可能是产科原因。早期确定神经损伤来源的神经科会诊是判断损伤是否继发于产科因素而非麻醉干预因素的主要方法。

区域麻醉

在一项索赔结案分析中，总共 6894 例中有 159 例涉及外周神经阻滞。外周神经阻滞索赔是由于死亡（8%）、永久性伤害（36%）和临时性伤害（56%）。臂丛神经是最常见的发生神经损伤的部位。除了眼外伤，眼球后神经阻滞导致心脏停搏也是麻醉索赔的原因之一。心脏停搏和硬膜外血肿是两个比较常见的损害事件，可以导致与区域麻醉相关的严重伤害。产科和非产科患者的硬膜外血肿都与凝血异常有关（要么是原有的，要么是出现于医疗干预后）。一项研究发现，在产科和非产科患者死亡或者脑部受损的索赔中，与椎管内麻醉有关的心脏停搏大约占了 1/3。意外静脉注射和局部麻醉毒性也会导致脑损伤或死亡索赔。

神经损伤构成了麻醉诉讼的第三大常见原因。对病历和索赔数据库的回顾性调查显示，380 680 例患者中的 112 名（0.03%）受到过围术期神经损伤。高血压、糖尿病患者和吸烟者在围术期发生神经损伤的风险增加。神经的压缩、拉伸、缺血、其他的创伤性事件和不明原因都可能导致围术期神经损伤。定位不当可导致神经的压迫、缺血和损伤，但并不是所有神经损伤都是定位不当造成的。在 ASA 索赔案结案数据库中，尺神经损伤的患者麻醉管理很少判定为不当。甚至也有报道，处于清醒状态的脊椎麻醉患者受到了上肢损害。此外，许多周围神经损伤在麻醉和手术的 48 h 之后才会变得明显，这表明手术患者的某些神经损害会在患者离开手术间以后才会出现。

小儿麻醉

2007 年的研究回顾了 ASA 1973—2000 年索赔案件（已结案）汇编数据库中的 532 例，涉及的小儿患者年龄都小于 16 岁，但死亡和脑损伤索赔的比例有所下降（图 54-5）。同时，与呼吸事件有关的索赔案例百分比也降低。与 1990 之前相比，1990—2000 年呼吸相关索赔案所占百分比降低，仅为 23%，而在 20 世纪 70 年代却占到索赔案的 51%。此外，分析表明，小儿麻醉索赔案例的百分比从 20 世纪 70 年代的 63%，降低到 20 世纪 90 年代的 16%。受理索赔中，死亡和脑损伤是主要的并发症。在 20 世纪 90 年代，心血管事件与呼吸道并发症一起构成了小儿麻醉诉讼的主要原因。在上述研究中，回顾更晚年代的案例可以发现，更好的监测方法和更新的气道管理技术可以减少引起诉讼的呼吸事件中产生的并发症。此外，ASA 分级 3 级、4 级或者 5 级的儿童发生死亡或者脑损伤导致的索赔可能性更高。

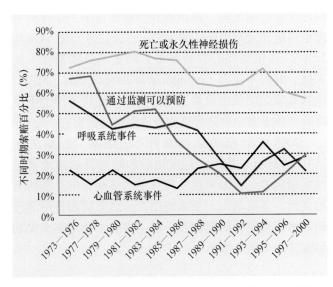

图 54-5　随时间发展各种不良事件的发生趋势。通过分组来比较多年来各种不良事件的发生类型、结果以及监控和预防（Reproduced with permission from Jimenez N，Posner K，Cheney F，et al. An update on pediatric anesthesia liability：A closed claims analysis. Anesth Analg. 2007 Jan；104（1）：147-129.）

小儿围术期心脏停搏注册处搜集了北美80家提供小儿麻醉的机构信息，对其进行回顾调查发现，生于1998—2004年的儿童心脏停搏报道了193例。在这段时期内，18%的心脏停搏是"与药物相关的"，相比之下，1994—1997年间心脏停搏的总百分比是37%。心血管因素诱发的心脏停搏发生次数最多（41%），低血容量和高钾血症是最常见的原因。呼吸系统诱发的心脏停搏（27%）常与喉痉挛有关。中心静脉导管置入产生的血管损伤也会导致部分围术期心脏停搏。心血管导致的心脏停搏最常发生在手术过程中，而呼吸原因导致的心脏停搏往往发生于手术后。

小儿围术期心脏停搏注册处数据库中，对患有先天性心脏病的儿童病例进行调查发现，这种类型的儿童更有可能受心血管因素影响，在围术期出现心脏停搏。尤其是单个心室的儿童在围术期发生心脏停搏的风险会增加。主动脉瓣狭窄和患有心肌病的儿童在围术期发生心脏停搏的风险同样会增加。

现在越来越多的肥胖儿童出现麻醉和外科手术中。这些儿童特别容易患阻塞性睡眠呼吸暂停，对阿片类的敏感性增加，甚至呼吸停止。尤其是曾有睡眠呼吸暂停患儿在扁桃体切除术后死亡和神经损伤的报道。高危儿童需要长时间的术后监测，以防止围术期呼吸暂停导致死亡。

手术室外麻醉和麻醉下监测

ASA麻醉相关索赔案件（已结案）汇编分析显示，远程麻醉（非手术室内）会增加患者肺换气不足和过度镇静的危险。远距离麻醉管理比手术室麻醉管理更可能涉及有关死亡的索赔（百分比分别是54%和29%）。内镜室和心导管室是索赔案例最频繁发生的区域。麻醉下监测（monitored anesthesia care，MAC）是这些索赔案例中最常采用的技术。无可争辩的不良呼吸事件是索赔中最常见的造成伤害的因素。

ASA麻醉相关索赔案件（已结案）汇编关于MAC的分析也揭示，过度镇静和呼吸抑制是最常见的索赔因素。汇编中也发现在手术室火灾中受伤的索赔案例。备用氧气、手术铺巾、易燃防腐剂备用溶液和手术烧灼这些因素加在一起，构成了手术室火灾的可能性（见第2章）。

设备问题

在这里使用"设备问题"可能用词不当。ASA索赔结案项目调查了72例涉及气体输送系统的索赔案例，

发现错误使用设备的情况是设备故障的3倍。麻醉气体输送相关的索赔近年来有所下降，仅占新千年索赔额的1%。错误使用供应商设备与严重的患者损伤相关。

药品使用错误也通常涉及人为因素。据报道，多达20%的住院患者药物剂量使用不当。药物错误使用占ASA索赔结案案件总数的4%，该项目发现，导致索赔的过错最常见的原因是剂量不正确或使用错误的药物（例如，注射器的调换）。如果是后面这种情况，意外使用肾上腺素经证明是异常危险的。

另一类典型的人为错误是，实施麻醉者忽略最关键的问题而不恰当地集中于一个无关痛痒的问题或不正确的解决方案（注意力错误）。严重的麻醉事故往往与干扰等因素的影响紧密相连（表54-3）。在术前强制进行麻醉工作站检查，并在查验过程中发现问题，可以减少或避免设备故障导致的有害影响。

⑤ 许多麻醉死亡事故只有在一系列的特定条件、判断失误和技术差错结合在一起（事故链）之后才会发生。

麻醉事故的预防

为减少用药过程中产生的医疗失误，必须对工作场所中的注射器和药物安瓿进行严格处理，药物稀释时要采用相同的浓度并详细标注，不可在不同患者间混用药物。已开发出计算机辅助条形码药物识别系统，也有助于减少药物的误用。所有麻醉应该有一个可监测的模式，由麻醉医师在手术现场对患者进行积极监测和调整。特别是，患者体位应经常重新评估，以避免压迫或伸展损伤。在越来越多的麻醉实施地点，都有其相应协议或（和）制度，以确保遵守流程前的核对表，对不良反应的标准化处理并且尽量减少不良反应。如此一来，可将因不同医生对患者诊治的差异造成的失误降至最低。

气道损伤

插入气管内导管（尤其是使用各种设备）、喉罩、口咽与鼻咽通气道、胃管、经食管超声探头、食管扩

表54-3   人为失误和设备误用的常见因素

因素	示例
准备不充分	术前未检查机器或未进行术前诊视，匆忙或粗心，工作压力
经验不足，缺乏训练	不熟悉麻醉技术和设备
环境限制	看不到术野，与外科医生沟通不佳
体力和情绪因素	疲劳，个人问题

张器都有损伤气道的可能，而紧急情况下建立气道特别容易发生气道损伤。喉部溃疡和吞咽困难是最常发生的并发症，通常是自限性的，但某些严重并发症也有喉部溃疡和吞咽困难等非特异性临床表现，需要及时鉴别。

最常发生的永久性气道损伤是牙齿损伤，一项有 600 000 例的大样本回顾性研究发现，严重牙齿损伤（术后需要进行牙齿修补）的发生率大约为 1/4500，其中上切牙最容易受损，损害主要发生在窥喉和气管内插管过程中。导致牙齿损伤的危险因素包括气管内插管和困难气道（包括颈部活动受限、头部或颈部手术史、头面部畸形和曾经发生过气管插管困难的患者），而患者本身牙齿的健康情况也是需要考虑的重要因素之一。

喉部损伤主要包括声带麻痹、肉芽肿和杓状软骨脱位。大多数气管损伤发生于急诊气管切开手术时，但有时也发生在气管插管过程中，一些似乎很顺利的常规气管插管也可能发生气管损伤。气管损伤的可能机制包括气管导管在气管内的过度活动，导致压力性气管黏膜坏死。在随访的 13 例食管穿孔患者中，就有 5 人发生死亡。食管穿孔的临床表现为迟发性皮下气肿或气胸，以及不明原因的发热状态和败血症。发生咽食管瘘的主要危险因素为困难插管、老年患者（> 60 岁）和女性。发生气管穿孔时，初期临床症状并不明显，开始仅表现为咽喉部疼痛或颈部疼痛，随着肺炎和纵隔炎

症、脓肿的发展，会出现发热、咳嗽、呼吸困难与吞咽困难等症状。食管穿孔的死亡率可达 50%，早期发现和治疗可降低死亡率。

详细准确的术前评估有助于判断发生困难气道的风险。术前要对患者的牙科情况进行详细记录。ASA 的困难气道处理指南非常有用，应放置于每个麻醉实施点。

外周神经损伤

外周神经损伤中最常见的是尺神经损伤（图 54-6）。一项调查病例超过 100 万例的回顾性研究发现，尺神经损伤（持续超过 3 个月）的发生率大约为 1/2700。虽然尺神经损伤发生于术中，但一般要在术后 24 h 才出现症状。易患因素包括男性、住院时间超过 14 天、过瘦或过胖的患者。超过 50% 的患者会在一年内完全恢复感觉和运动功能。麻醉方法与尺神经损伤无关，有 25% 的尺神经损伤患者采用的是麻醉下监测或下肢局部麻醉。麻醉医师已经对肘部进行了特别防护，但是术后还是可出现尺神经损伤。

体位摆放不当导致的神经损伤

神经受到压迫时会出现血液循环障碍，导致神经细胞水肿、缺血、坏死。位置表浅的神经（如胫骨附近的腓总神经）和通过封闭的骨筋膜室的神经在受到外力压迫时特别容易受损。截石位摆放不当或持续时

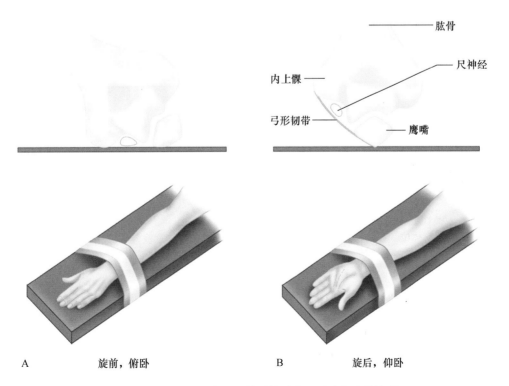

图 54-6 A. 前臂旋前俯卧能引起尺神经管中尺神经的压迫；B. 旋后仰卧位可以避免这种情况（Modified with permission from Wadsworth TG. The cubital tunnel and the external compression syndrome. Anesth Analg. 1974 Mar-April；53（2）：303-308.）

间过长（超过 2 h）会导致术后下肢神经，特别是腓总神经损伤。其余的易发因素包括低血压、老年患者、过瘦、血管疾病或糖尿病史、吸烟史。患者侧卧位时，常使用腋垫以减轻患者下压肩膀的压力。侧卧位时腋垫放置不当会损伤臂丛神经，正确的放置方法是腋垫要放置在腋窝底部，避免任何对臂丛神经的直接压迫；而且垫子要够宽够长，才能防止下肩部受到压迫。

统计数据表明，术后某些外周神经的损伤是不可避免的。外周神经损伤的风险应包括在麻醉知情同意书中。如果情况允许，可以在麻醉诱导以前摆放体位，这样可以询问患者是否有不适感觉。在最终固定体位之前要仔细检查，观察体位摆放是否合乎要求。大多数情况下，头部要保持中立位以防神经和血管受压。头低位时尽量不用肩托，减少肩关节的外展和外旋。上肢的关节伸展不要超过 90°（应避免对膝、踝、足跟等处进行连续的外部压迫）。虽然仍可能发生损伤，但额外的填充可能减轻脆弱部位的损伤。在易受损伤的部位放置保护垫，并详细记录体位摆放的方法和放置保护垫的位置。感觉或运动功能应被记录存档。术后患者如果发生感觉或运动功能异常持续超过 24 h，应转诊到熟悉围术期神经损伤的神经科医师或理疗医师或手外科医师处进行评估。必要的生理测试，如神经传导和肌电图研究，可以有效判定神经损伤是新产生的还是已存的慢性疾病。在后一种情况下，在长期失去神经支配的肌肉会观察到纤颤的发生。急性神经损伤后的前几天不应出现纤颤。

与体位摆放有关的并发症

疾病状态下，体位改变引起的生理功能变化会被放大，以至于对患者造成伤害。全身麻醉或局部麻醉可抑制人体心血管系统对体位改变的反应，使患者的保护性反射和对损伤的预适应能力降低。

许多并发症的发生与体位摆放有关，例如空气栓塞、持续压迫眼球所致的失明、缺血引起的神经损伤、挤压伤导致的手指切除等（表 54-4）。以下措施可以减少这些并发症的发生：在术前访视时评估患者对体位改变的承受能力，在受压的关节、神经和所有与手术床及其附件接触的身体部位放置保护垫，防止过度屈曲或伸展关节，在患者清醒时确认体位是否舒适，对每个体位可能导致的并发症有清楚的认识。患者转运期间中断监护是非常危险的，在这一时期发生血流动力学紊乱和肺通气不足的风险极大。

骨筋膜室综合征的病因是封闭的腔室内出血或静脉回流不畅，导致动脉血流下降以致发生恶性循环，特别是患者血压较低时更易出现。严重的病例会出现肌肉坏死、血红蛋白尿和肾损害。治疗方法是采用筋膜切开术进行减压。

全身麻醉下术中知晓

媒体对术中知晓做了一系列持续的报道，许多患者术后回忆起在肌松状态下的无助感，这使得患者对术中知晓怀有极大的心理恐惧。当意外的术中知晓情况发生时，会对患者造成较大伤害，从轻度焦虑到重

表 54-4 与体位摆放有关的并发症

并发症	体位	预防
空气栓塞	坐位，俯卧位，头高位	保持足够的静脉压力，结扎开放的静脉
脱发	仰卧位，侧卧位，垂头仰卧位	预防长时间低血压，适当放置衬垫，适时调整头部方向
腰背痛	所有体位	腰部支持，放置衬垫，轻度臀部屈曲
筋膜室综合征	主要见于截石位	保持灌注压，避免肢体受压
角膜擦伤	主要见于俯卧位	用油膏和（或）胶布保护眼睛
手指（脚趾）受伤	所有体位	调整手术床时注意检查是否有手指（脚趾）受到挤压
神经麻痹		
臂丛神经	所有体位	避免颈部、肩部和腋窝直接受压或伸展过度
腓总神经	截石位，侧卧位	避免靠上的腓骨侧方长时间受压
桡神经	所有体位	避免压迫肱骨侧面
尺神经	所有体位	避免尺神经沟长时间受压
视网膜缺血	俯卧位，坐位	避免眼部受压
皮肤坏死	所有体位	避免骨性突起长时间受压

度的创伤后应激综合征（如睡眠障碍、噩梦、社交困难等）均可能出现。

虽然术中知晓的发生率很难测定，但 ASA 麻醉相关索赔案件（已结案）汇编数据库中大约有 2% 的已结案案例与麻醉下的术中知晓有关。NHS 诉讼管理局数据库的分析显示，1995—2007 年，93 例中有 19 例索赔是因为"清醒麻痹"。很明显，意识是患者十分关注的问题，也常会导致诉讼。在特定情况下术中知晓的发生率较高，包括严重创伤手术、产科手术和大的心脏手术。某些情况下患者耐受麻醉的能力下降，导致术中用药量不足，因此易出现术中知晓。在较早期的研究中，研究者发现严重创伤手术的术中知晓率高达 43%，而心脏手术和产科手术的术中知晓率也分别达到 1.5% 和 0.4%。1999 年，ASA 麻醉相关索赔案件（已结案）汇编记载了 79 例有关术中知晓的索赔案例，其中 20% 为清醒麻痹，其余为术中记忆残留。事后分析，大多数术中知晓是因错误用药或药品剂量过小引起，例如在患者意识消失前给肌松药。1999 年以后，又新增了 71 例有关术中知晓的索赔案例。女性患者进行全身麻醉而未应用吸入麻醉药也容易出现术中知晓。长期药物滥用的患者需增加麻醉药的使用剂量，否则可能会导致术中知晓的发生。

导致术中知晓的其他原因包括吸入麻醉不足（如挥发器故障）、用药错误等。接受适度镇静复合局部麻醉或麻醉下监测的部分患者抱怨他们出现了术中知晓，因此，麻醉医师在实施区域麻醉或局部麻醉时，应确保满足患者对意识程度的合理期望。同样，患者要求区域或局部麻醉，是因为他们希望"看到这一切"和（或）"保持控制"，而他们常感到愤怒是因为镇静使围术期经历的相关记忆变得迟钝。在所有情况下，麻醉人员和患者之间坦率的讨论都是必要的，以避免不切实际的期望。

有些麻醉医师在签署麻醉知情同意书时常规向患者交待麻醉中可能发生术中知晓，并解释为减少术中知晓情况的发生麻醉医师所采取的一些措施。这对于有可能出现术中知晓的操作而言意义重大。在麻醉监护前也应该告知患者术中知晓是极有可能发生的。为防止出现术中知晓，应单独应用吸入性麻醉药物。如果患者不能耐受加深麻醉，可以合用苯二氮䓬类药物和（或）东莨菪碱以减少术中知晓发生。患者术中出现任何动作都是麻醉过浅的表现。麻醉记录中要包括呼气末麻醉气体浓度和所应用催眠镇静药物的确切剂量。虽然随机临床试验未能证明使用双光谱指标量表（bispectral index scale，BIS）时术中知晓的发生率低于使用适当浓度的吸入麻醉药时的发生率，但使用

BIS 监测可能对降低术中知晓的发生有所帮助。最后，如果有证据表明患者确实出现了术中知晓，麻醉医师要详细询问并记录患者的感受，耐心回答询问，同时要对患者的痛苦抱有同情心，必要时提供心理咨询，帮助患者解决心理问题。

眼损伤

从角膜擦伤到失明，麻醉中可能发生各种各样的眼损伤，角膜擦伤是其中最常见的一种。根据 ASA 麻醉相关索赔案件（已结案）汇编记载，角膜擦伤一般是一过性的，只有 16% 继发永久性损伤。发生原因不确切，只有 20% 的案例可以明确发病原因。汇编中也报道了由于全身麻醉或麻醉监护中患者自发移动所导致的失明案例。

虽然发生角膜擦伤的原因并不明确，但是麻醉医师还是应该在麻醉诱导后、插管之前用贴膜对患者眼睛进行恰当的保护，避免氧气面罩、盖单、导线、枕头等与角膜发生接触（在麻醉监护、非仰卧体位和转运患者过程中要特别注意），减少角膜擦伤的发生。为防止患者体动造成的眼损伤，眼科手术中实施全身麻醉时要保持足够的麻醉深度（在大多数病例，使用肌松药的情况下）。麻醉监护前要明确告知患者术中任何体动都是非常危险的，为使患者能够配合，可使用小剂量的镇静药物。对于患者在麻醉后想要擦拭眼睛的倾向，尤其是对残留眼部润滑眼膏引起的视力模糊的反应，必须保持警惕。

缺血性视神经病变（ischemic optic neuropathy，ION）是围术期最常见的严重并发症之一。ION 是目前术后视力丧失的最常见原因。术后视力丧失最常发生于心肺转流术、根治性颈清扫手术和俯卧位的脊柱手术中。患者术前的伴发疾病与术中的一些生理状态改变都对 ION 的发生有诱发作用。大量病例报道表明，在有高血压、糖尿病、冠心病和吸烟等危险因素的患者中发生率较高，这些危险因素可以导致患者血管病变，可能是 ION 的诱发因素之一。术中控制性降压和贫血（在脊柱手术中）也可能诱发 ION，这可能是由组织氧供减少所致。在某些影响静脉回流的体位（俯卧位、头低位、腹部受压）下，行脊柱手术时间过长也可能诱发 ION 的发生。ION 症状表现为不同程度的视力下降或完全失明，一般在术后立刻出现，但也有病例报道症状出现在手术 12 天以后。ASA 术后视力丧失注册处研究显示，在 93 例中，有 83 例从 ION 进展到视力丧失。对脊柱手术进行监测表明，当手术时间持续 6 h 以上，失血超过 1 L 以上则可能发

生 ION。ION 也可能继发于螺钉内固定的患者，而不是因为眼部受压，因此眼球直接受压并不一定是 ION 产生的必要条件。皮质性失明同样会在围术期发生，同时伴有严重的低灌注或栓塞负担。从皮质性失明中恢复比其他原因导致围术期视力丧失恢复的可能性更高。当患者保持 Trendelenburg 卧位（头低脚高向右倾斜的体位）时，静脉压的增高可降低视神经的血流。

导致 ION 发生的很多危险因素是不可避免的，因此难以采取有效的预防措施，可能有效的方法包括：（1）进行控制性降压时注意不要长时间大幅度地降低患者血压；（2）对有 ION 易患因素的贫血患者适当放宽输血指征；（3）如患者有 ION 高发因素，在术前与术者进行沟通，尽量在可能的范围内缩短手术时间。

值得注意的是，术后视力减退也可能通过其他机制引起，如闭角青光眼、皮质或视网膜栓塞等。建议立即进行评估。

脊椎麻醉中的心搏呼吸骤停

脊椎麻醉中发生的心搏呼吸骤停是一种少见的严重麻醉并发症，ASA 麻醉相关索赔案件（已结案）汇编记载了 14 例发生于脊椎麻醉过程中的心搏骤停事件，心搏骤停患者年龄一般较轻（平均 36 岁），平素健康情况良好（ASA 分级 1～2 级），发生过程一般是在给予正常剂量局麻药后出现高平面（胸 4）阻滞，然后出现心搏骤停。镇静药物引起呼吸抑制，继而出现的高碳酸血症可能是心搏骤停的潜在诱发因素。从麻醉给药到出现心搏呼吸骤停的平均时间为 36 min，心搏骤停前，所有患者都出现血压和心率下降。心搏呼吸骤停前最常出现的临床症状是心动过缓、低血压和发绀。治疗措施包括呼吸支持、静注麻黄碱和阿托品、心肺复苏（平均持续时间 10.9 min）和静注肾上腺素。虽然经过积极抢救，14 例患者中还是有 10 例患者没能脱离昏迷状态，4 例恢复清醒的患者有明显的神经后遗症。后续研究认为心搏骤停的发生与镇静药关系不大，主要原因为高平面脊椎麻醉阻滞了交感神经，使迷走神经活性上升，出现严重的心率下降。积极、及时地处理术中出现的低血压和心率下降对于减少出现严重心动过缓、完全性心脏传导阻滞或心脏停搏的风险至关重要。早期应用阿托品或格隆溴铵治疗心动过缓可防止心率的进一步下降。逐步给予麻黄碱、肾上腺素和其他血管活性药物治疗低血压。如果发生心搏呼吸骤停，立即给予呼吸支持、心肺复苏，并给予足够复苏剂量的阿托品和肾上腺素。

听力丧失

围术期听力丧失通常是一过性的，症状一般也不明显。硬脊膜穿破后低频听力丧失的发生率高达 50%，可能是脑脊液漏出引起的，如果症状长期没有改善，可考虑采用硬膜外血液填充疗法进行治疗。全身麻醉后的听力丧失可能由各种难以预测的原因导致，主要原因包括中耳气压性创伤、血管损伤和耳毒性药物的使用（氨基糖苷类、袢利尿剂、非甾体抗炎药和抗肿瘤药）。

超敏反应

超敏反应（变态反应）是致敏机体对再次进入身体的抗原产生的异常免疫反应。抗原或变应原可能是蛋白质、多肽，或者是一些与载体蛋白结合的分子。此外，变应原可以是物质本身、代谢物或分解产物。患者可以通过呼吸道、消化道、眼和皮肤接触抗原，静脉、肌内注射和经腹膜途径也是机体接触抗原的重要渠道。

过敏反应是抗原与免疫球蛋白（Ig）E 相结合，引起嗜碱性粒细胞和肥大细胞释放炎性介质所致。类过敏反应的表现虽与过敏反应相似，但类过敏反应是直接激活补体系统或由 IgG 介导激活补体系统释放炎症介质所致。

根据抗原和免疫反应过程的不同，变态反应可以分为 4 型（表 54-5）。很多情况下抗原可以同时引发不止一种变态反应（例如乳胶过敏）。Ⅰ型变态反应是抗原与 IgE 抗体结合，引起肥大细胞释放出炎性介质。Ⅱ型变态反应发生机制是补体结合 IgG，在细胞膜表面与抗原结合，通过传统途径激活补体系统，导致细胞溶解。Ⅱ型变态反应包括溶血性输血反应和肝素引起的血小板减少症。Ⅲ型变态反应的发生机制是抗原

表 54-5　变态反应

Ⅰ型（速发型）
　特应性
　荨麻疹-血管性血肿
　过敏反应

Ⅱ型（细胞毒型）
　溶血性输血反应
　自身免疫性溶血性贫血
　肝素性血小板减少症

Ⅲ型（免疫复合物型）
　实验性局部过敏反应（阿蒂斯反应）
　血清病
　急性过敏性肺炎

Ⅳ型（迟发型，细胞反应型）
　接触性皮炎
　结核菌素型过敏反应
　慢性过敏性肺炎

抗体免疫复合物（IgG 或 IgM）在组织中沉积并激活补体系统，产生趋化效应，吸引中性粒细胞到局部，激活的中性粒细胞通过释放溶酶体酶和其他炎性产物导致组织损伤。Ⅲ型变态反应包括血清病和急性过敏性肺炎。Ⅳ型变态反应通常又称为迟发型变态反应，是由被特殊抗原所致敏的 CD4$^+$淋巴细胞所介导的一种免疫反应。Ⅳ型变态反应包括结核、组织胞浆菌病、血吸虫病、过敏性肺炎和一些自身免疫性疾病。

1. 速发型变态反应

敏感人群初次接触抗原后，CD4$^+$T 淋巴细胞产生淋巴因子，刺激某些亚群的 B 细胞转化成浆细胞，后者产生与所接触抗原相对应的 IgE 抗体（图 54-7）。这些抗体的 Fc 片段与组织中的肥大细胞和循环中的嗜碱性粒细胞表面紧密结合，在敏感人群与抗原再次接触后，

这些抗体与肥大细胞表面相邻的 IgE 抗体的 Fab 段相结合，导致肥大细胞脱颗粒释放出细胞因子和脂类炎症介质。最终结果是释放出组胺、类胰蛋白酶、蛋白多糖（肝素和硫酸软骨素）和羧肽酶。类胰蛋白酶浓度升高是超敏反应中肥大细胞活化的临床标志，是诊断过敏反应的标准。所有这些炎症介质的综合作用是促使小动脉舒张，血管通透性增加，黏液分泌增加，刺激平滑肌收缩和产生其他Ⅰ型变态反应的典型临床症状。

Ⅰ型变态反应可分为特异性与非特异性两种，特异性Ⅰ型变态反应主要影响皮肤和呼吸道黏膜，包括过敏性鼻炎、过敏性皮炎和过敏性哮喘。非特异性Ⅰ型变态反应包括荨麻疹、血管性水肿和过敏反应，当这些变态反应比较轻微时，症状局限在皮肤表面（荨麻疹）或皮下（血管性水肿），当反应强烈时，症状为全身性的严重（威胁生命的）反应（过敏反应）。荨麻疹表现为边界清楚的皮肤风团，风团中央白色，周边

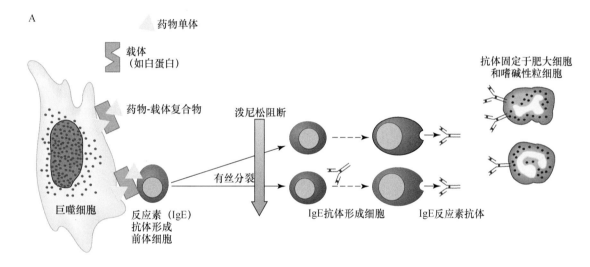

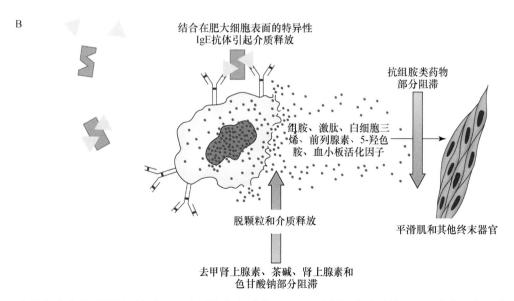

图 54-7　A. 由药物和其他致敏原引起的 IgE 介导的变态反应；B. IgE 致敏细胞对后续暴露于变应原的反应，例如，免疫球蛋白
（Reproduced with permission from Katzung BG, ed. Basic & Clinical Pharmacology. 8th ed. New York, NY: McGraw-Hill; 2001.）

红色，隆起于皮肤表面；发生范围局限或者广泛，患者感到瘙痒难忍。血管性水肿表现为非凹陷性皮肤水肿，是皮下血管明显舒张和通透性增加的结果。严重的血管性水肿可以引发大量血管内液体丢失，如果血管性水肿发生在咽喉部黏膜，可能会迅速导致呼吸困难。

血管神经性水肿会导致气道丢失，因此也是急诊室最常见的麻醉气道管理会诊原因。血管神经性水肿由肥大细胞激活或激肽介导的毛细血管通透性增加引起。正在使用血管紧张素转换酶抑制剂（ACEI）的患者可能会发生激肽介导的血管神经性水肿。血管紧张素转换酶能使缓激肽失活，因此，当血管紧张素转换酶被抑制时，缓激肽会在体内累积。使用较小的无生物学效应剂量的补体抑制剂（C1-INH）的患者可能会发生遗传性的血管神经性水肿。对于血管神经性水肿的治疗，首先在需要时都应关注气道管理。如果考虑血管紧张素转换酶的抑制导致的血管神经性水肿，可以补充新鲜冰冻血浆来增加血管紧张素转换酶浓度。同样也可以考虑使用缓激肽受体拮抗剂艾替班特。C1-INH 替代蛋白也能用来抑制激肽合成。激肽释放酶抑制剂艾卡仑肽也能用来减缓缓激肽合成（图 54-8）。

2. 过敏反应

过敏反应是一种发作极其迅速的 I 型变态反应。表现为致敏人群再次接触特异抗原后几分钟内出现呼吸困难和休克，过敏引发的窒息和严重休克甚至可以导致患者死亡。麻醉中过敏反应的发生率为 1/20 000 ～ 1/3500。一项研究评估了 789 例过敏反应和类过敏反应，报道围术期过敏反应最常见的来源是神经肌肉阻滞剂（58%）、乳胶（17%）和抗生素（15%）。

过敏反应的主要介质是组胺、白三烯、嗜碱性粒细胞激肽释放酶（basophil kallikrein, BK-A）和血小板活化因子，这些炎症介质增加血管通透性，收缩平滑肌，激活 H_1 受体促使支气管平滑肌收缩，激活 H_2 受体导致血管扩张、黏液分泌、心动过速、心肌收缩力增强。BK-A 促使激肽原分裂为缓激肽，缓激肽有增加血管通透性、扩张血管和收缩平滑肌的作用。在某些病例中，凝血因子的激活可启动血管内凝血。过敏性嗜酸性粒细胞趋化因子（eosinophil chemotactic factor of anaphylaxis, ECF-A）和白三烯可吸引炎性细胞到局部组织，引起继发组织损伤。发生在咽部、喉部和气管的血管性水肿可引起上气道阻塞，而支气管痉挛和黏膜水肿导致小气道阻塞。水肿发生时，血管内液体向皮肤和内脏转移，微动脉扩张导致周围血管阻力下降，进一步加重低容量状态；冠状动脉供血、供氧不足引发心律失常和心肌缺血；白三烯和前列腺素也可诱发冠状动脉痉挛。休克持续时间过长使乳酸性酸中毒进一步加重，其他重要器官缺血受损。表 54-6 总结了过敏反应的主要临床表现。

类过敏反应与过敏反应有类似之处，但是类过敏

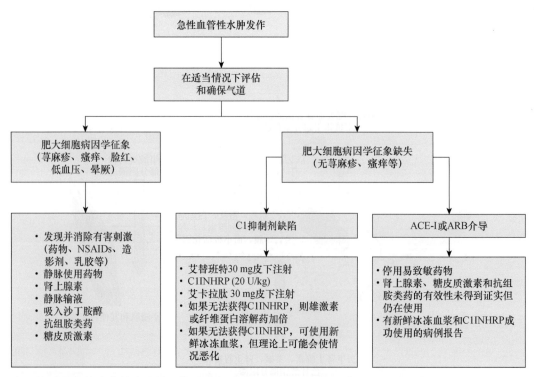

图 54-8　基于病因基础的急性发作性血管神经性水肿的治疗。ACE-I，血管紧张素转换酶抑制剂；ARB，血管紧张素受体阻断剂；C1INHRP，C1 抑制剂替代蛋白；NSAID，非甾体抗炎药（Reproduced with permission from Barbara D, Ronan K, Maddox D, et al. Perioperative angioedema: background, diagnosis and management. J Clin Anesth. 2013 Jun; 25（4）: 335-343.）

表 54-6　过敏反应的临床表现

系统	临床表现
心血管	低血压[1]，心动过速，心律失常
呼吸系统	支气管痉挛[1]，咳嗽，呼吸困难，肺水肿，喉水肿，低氧
皮肤	荨麻疹，面部水肿，瘙痒

[1] 全身麻醉下的主要症状

⑥ 反应的发生不依赖于 IgE 抗体与抗原的相互作用。例如，药物可以直接诱导肥大细胞释放组胺（如大剂量硫酸吗啡引起的荨麻疹）或激活补体系统。虽然发生机制不同，但过敏反应和类过敏反应的临床表现相似，都足以威胁患者生命安全。表 54-7 归纳了过敏反应和类过敏反应的常见诱发原因。

　　血清类胰蛋白酶检验有助于明确过敏反应诊断。过敏反应发生后必须迅速开始治疗，根据病情的严重性采取不同的具体治疗措施（表 54-8）。

3. 麻醉药物过敏

⑦ 真正由麻醉药物引起的过敏反应很罕见，类过敏反应在临床工作中更为常见。麻醉药过敏的易感因素包括女性患者、家族史、过敏史、麻醉药物接触

表 54-7　过敏反应与类过敏反应的诱因[1]

多肽引起的过敏反应	毒液（膜翅目昆虫、火蚁、蛇、水母） 空气中漂浮致敏原（花粉、霉菌、皮屑） 食物（花生、牛奶、鸡蛋、海鲜、谷物） 酶类（胰蛋白酶、链激酶、木瓜酶、天冬酰胺酶） 异种血清（破伤风抗毒素、抗淋巴细胞球蛋白、抗蛇毒血清） 人体蛋白（胰岛素、促肾上腺皮质激素、抗利尿激素、血清和精蛋白） 乳胶
半抗原载体介导的过敏反应	抗生素（青霉素、头孢菌素、磺胺类药） 消毒剂（环氧乙烷、氯己定） 局部麻醉药（普鲁卡因）
类过敏反应	高价离子溶液（造影剂、多黏菌素 B） 阿片类药物（吗啡、哌替啶） 催眠药（丙泊酚、硫喷妥钠） 肌松药（罗库溴铵、琥珀胆碱、顺阿曲库铵） 人工膜（透析） 非甾体抗炎药 防腐剂（亚硫酸盐、苯甲酸盐） 鱼精蛋白 右旋糖酐 类固醇 运动 特发性

[1] Adapted with permission from Bochner BS, Lichtenstein LM. Anaphylaxis. N Engl J Med. 1991 June 20；324（25）：1786-1790.

表 54-8　过敏反应与类过敏反应的治疗

停止用药
给予 100% 氧气
肾上腺素（0.01 ～ 0.5 mg 静脉给药或肌内注射）[1]
考虑气管插管
静脉补液
苯海拉明（50 ～ 75 mg 静脉给药）
雷尼替丁（150 mg 静脉给药）
氢化可的松（200 mg 静脉给药）或甲泼尼龙（1 ～ 2 mg/kg）

[1] 根据病情决定给药频率，成人最大剂量可达 1 ～ 5 μg/min

史。估计 6500 例患者当中就有 1 例对肌松药有过敏反应。许多过敏患者术前并没有接触过肌松药。研究表明，某些非处方药、化妆品和食物中含有 3 价或 4 价胺离子，可能是患者致敏的原因。

　　硫喷妥钠和丙泊酚引起的过敏反应发生率分别为 1/30 000 和 1/60 000。依托咪酯、氯胺酮和苯二氮䓬类药物诱发的过敏反应更是非常罕见。阿片类药物引起的"过敏反应"其实大多数是其诱发的组胺释放所致。同样，局部麻醉药引起的"过敏反应"其实更多的是其所引发的血管迷走神经反应和意外静脉内注射所致的毒性作用，另外还包括吸收或静脉注射肾上腺素时的副作用。某些酯类局麻药（例如，普鲁卡因、苯佐卡因）过敏是由 IgE 抗体介导的，而酯类局麻药的共同抗原性物质是对氨基苯甲酸。相反，酰胺类局麻药很少引起过敏，应用酰胺类局麻药所发生的过敏通常是由药物中的防腐剂（对羟基苯甲酸甲酯）所引起的，酰胺类局麻药之间也很少发生交叉过敏。吸入麻醉药一般不诱发过敏反应。

4. 乳胶过敏

　　从接触性皮炎到致命的过敏反应，乳胶引起的变态反应严重程度各不相同。因为医疗中极少使用乳胶制品，所以现在麻醉中与乳胶相关的过敏反应罕见。大多数严重的乳胶过敏是由天然乳胶中所含多肽引发的，经 IgE 介导的免疫途径引起免疫反应；少数过敏病例发生的接触性皮炎是由乳胶化学合成过程中加入的化学物质引起的。曾经发生过乳胶性接触性皮炎的患者也更容易出现严重的乳胶过敏反应。家族乳胶过敏史和长期乳胶接触史是乳胶过敏的高发因素，经常接触乳胶的医务工作者和患者（如反复插入尿管或钡剂灌肠）发生乳胶过敏的可能性大大增加。

⑧ 患有泌尿生殖系统先天畸形、脊柱裂等疾病或有脊髓损伤病史的患者容易发生乳胶过敏，儿童中的乳胶过敏发生率大约为 1/10 000，麻醉前会诊时要询问患儿是否有乳胶过敏病史。芒果、猕猴桃、栗

子、香蕉、鳄梨、百香果等水果与乳胶有交叉免疫原性，对上述水果过敏的患者高度怀疑乳胶过敏。IL-18 和 IL-13 的单核苷酸多态性可能影响个人对乳胶的敏感性，促进过敏反应的发生。

因为患者接触乳胶后过敏症状可能在 1 h 以后才出现，所以乳胶过敏容易与其他过敏相混淆，例如药物和血液制品的过敏。乳胶过敏的治疗与其他过敏反应的治疗基本相同。预防乳胶过敏的方法包括药物预防和避免患者与乳胶制品接触。术前应用 H_1 和 H_2 受体拮抗剂和类固醇可能有助于预防乳胶过敏，但它们的作用并不确切。因此，如果产品中含有乳胶，必须在说明书中注明。**为避免发生过敏反应，乳胶过敏患者麻醉中只能使用特别注明不含乳胶的器械（如聚乙烯或氯丁橡胶手套、硅树脂气管内导管或喉罩、塑料面罩）。**

5. 抗生素过敏

许多围术期药物过敏是由抗生素引起的，特别是 β 内酰胺类抗生素，如青霉素和头孢菌素。虽然使用 β 内酰胺类抗生素会引发高达 1% ～ 4% 的变态反应，但只有 0.004% ～ 0.015% 的这类反应发展为过敏反应，换句话说，普通人群中有约 2% 的人对青霉素过敏，但是实际上青霉素过敏反应的发生率只是 0.01%。青霉素过敏患者中对头孢菌素也过敏的比例为 2% ～ 7%，但是如果患者确实发生过青霉素过敏反应，那么发生头孢菌素过敏的可能性就升高到 50%，头孢菌素不应该应用于此类患者。亚胺培南与上述两种药物有相似的交叉敏感性，但氨曲南与其他 β 内酰胺类抗生素较少发生交叉致敏，可以在必要时使用。氯苯磺胺过敏也是一种围术期高发的过敏反应。磺胺药物包括氯苯磺胺、呋塞米、氢氯噻嗪和卡托普利，幸运的是，这些药物之间很少发生交叉反应。

万古霉素也是一种经常用于预防围术期感染的抗生素，这种药物引发的一种过敏反应叫"红人"或"红颈"综合征，症状包括瘙痒、皮肤充血、头部和躯干部红斑，伴有血压降低。给药时单独发生低血压可能是组胺释放所引起的，应用 H_1 和 H_2 受体拮抗剂后即使快速使用万古霉素也不会发生低血压。万古霉素也可引起一般的过敏反应或类过敏反应。鱼精蛋白常引起扩血管性低血压，较少引起类过敏反应，表现为肺血管扩张和全身性低血压。

围术期的其他病症也有相关的免疫学机制。输血相关急性肺损伤可能是由于供体血浆中的相关抗体被激活，产生了超敏反应而导致肺部浸润和低氧血症（见第 51 章）。形成的 IgG 抗体直接作用于肝素 -PF4

复合物，导致血小板激活、血栓形成、肝素诱导的血小板减少症。

质量管理

通过明确监测标准和设备、实践指南、后续教育、优化护理、人员配备以及其他系统问题，在部门层面上的危机管理和后续质量提升项目可以减少麻醉发病率和死亡率，降低围术期费用。同行审查委员会的具体责任包括识别（和理想地预防）潜在问题，制订及定期修订部门政策，保证麻醉设备的正常运转，强制执行临床权益所需的标准和评价对患者护理的质量以及适用性。质量提升系统应当公正、持续地监测并发症，遵守标准和质量指标（见第 59 章）。

医疗保健追求保健价值的最大化。

$$价值 = 质量 / 费用$$

因此，麻醉提供者必须始终如一地提供高质量的价值，同时使费用最小化。为了达到目的，医院和提供者都希望借鉴工业界的经验，采用不断改进的原则。医疗机构经常采用 PDSA 循环法（计划-实施-研究评估-运用），以促进持续的改进，使结果标准化，减少浪费（图 54-9）。所谓的精益管理策略被用于实现最大的医疗保健价值，通过持续不断地改进进程来最小化可变性，从而以最小的浪费来保证最佳的效果。

与麻醉有关的职业风险

麻醉提供者在日常工作中长时间接触麻醉气体、低剂量电离辐射、电磁场、血液制品，并存在持续的工作压力，这些都对健康产生负面影响。2000 年的一篇文章对麻醉医师和内科医师的死亡风险进行了比较。结果表明，两组的心脏疾病或癌症死亡率没有显著差异，但自杀和违法药品相关死亡的发生率，麻醉

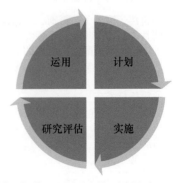

图 54-9 计划-实施-研究评估-运用（PDSA）改进循环
(Reproduced with permission from Moriates C, Arora V, Shah N, eds. Understanding Value-Based Healthcare. New York, NY: McGraw-Hill Education; 2015.)

医师较高（表 54-9）。来自外部的原因，如划船、骑自行车和航空事故等造成的死亡，麻醉医师高于内科医师。然而，无论是麻醉医师还是内科医师的死亡率都比一般人群低，可能是由于其较高的社会经济地位。与内科医师相比，麻醉医师因使用静脉阿片类药物导致药物相关死亡的相对危险度为 2.21。

1. 长期接触麻醉药物

9 没有任何确切的证据能够证明长期接触微量的麻醉药物会对手术室的医务工作人员造成健康损害，以往有关微量麻醉药物的研究设计上有缺陷，得出的结果也互相矛盾。美国职业健康和安全管理组织（OSHA）规定：（1）如果单独使用卤族类吸入麻醉药，室内测出残气浓度不能超过 2 ppm。（2）如果采用氧化亚氮+卤族类吸入麻醉药复合麻醉，氧化亚氮残气浓度不能超过 25 ppm，卤族类吸入麻醉药不能超过 0.5 ppm。为达到这一标准，需要应用有效的废气排放系统，具有充分的手术室通风条件，以及麻醉医师认真负责地按操作程序工作。大多数人不能闻到小于 30 ppm 的挥发性麻醉药，如果不使用适当的废气排放系统，手术间内氧化亚氮浓度可能会超过 3000 ppm，而挥发性麻醉药物浓度会超过 50 ppm。

2. 感染性疾病

医务工作者经常接触各种在人群中流行的感染性疾病（如呼吸道病毒感染、风疹、结核）。

疱疹性手指炎是 1 型或 2 型单纯疱疹病毒引起的手指感染，主要传播途径是受损皮肤直接接触带菌者的口腔分泌物。在接触患者口腔分泌物时戴手套可以起到预防作用。

激光烧灼治疗湿疣时产生的烟雾含有 DNA 病毒，理论上，烟雾中的病毒也可以传染疾病，应用烟雾排除装置、手套和适当的面罩（经 OSHA 批准）可减少传染可能。

经血液传播疾病，如乙型肝炎、丙型肝炎和艾滋病对医务工作者所造成的威胁更严重，虽然接触到感染者皮肤、黏膜、体液时可导致胃肠道外传染，但是最大风险是被曾经接触过带菌体液的针头所刺伤。如果以下 3 个影响因素已知，就可以估计传染风险：患者中病菌携带者的可能比例、接触病原体的频率（如被针误刺的频率）和每次接触后被传染的可能比例（血清转化率）。血清转化率是由以下几个因素决定的：病原体本身的侵袭性，患者疾病所处阶段（病毒血症的进展程度），进入被传染者体内病原体的数量和被传染者的免疫系统状态。被针头误刺一次的传染可能

10 性从 0.3% 到 30% 不等。空心的注射针头比实心的缝合针携带更多的病原体，如果被刺伤，注射针头比缝合针更易使人发生感染。虽然不能完全防止刺伤的发生，但使用手套、应用无针系统和针头保护装置有助于减少刺伤。

针刺伤发生后，先要对伤口进行清洗和消毒，然后咨询医院中的感染专家，针对具体情况进行合理处理。暴露后，麻醉工作人员应该报告紧急情况处理机构或相应卫生部门，对暴露后预防进行适当的咨询。应当通过有效途径，使全体手术室人员能收到本机构中员工受到针刺或其他伤害的健康安全提醒。

1% 的急性乙型肝炎会转归为急性重型肝炎（暴发性肝炎），而暴发性肝炎的死亡率高达 60%；慢性活动性肝炎（发生率小于肝炎患者总数的 5%）也会导致肝硬化和肝癌的发病率升高。麻醉医师传染肝炎的主要途径是接触被肝炎病毒污染的血液制品或体液，通过化验乙型肝炎表面抗原可以确诊乙肝，血液

表 54-9　1987 年 1 月 1 日前后麻醉医师和内科医师吸毒和自杀死亡发生率的比较[1]

		麻醉医师	内科医师（n）	RR[2]	95% CI[3]
药物相关的死亡	＜1987	36	14	2.65	1.42～4.91
	≥1987	55	19	2.87	1.71～4.84
药物相关的自杀	＜1987	16	11	1.48	0.69～3.20
	≥1987	32	11	2.88	1.45～5.71
自杀事件	＜1987	41	33	1.25	0.79～1.97
	≥1987	62	38	1.60	1.07～2.39

[1] Reproduced with permission from Alexander B, Checkoway H, Nagahama S, Domino K. Cause-specific mortality risks of anesthesiologists. Anesthesiology. 2000 Oct；93（4）：922-930.
[2] RR 是对同一时期内麻醉医师与内科医师的发生率进行比较，RR 对年龄、性别和种族之间的差异进行了调整。
[3] CI，置信区间

中出现乙型肝炎表面抗体，同时乙型肝炎表面抗原消失是疾病痊愈的标志。麻醉医师应接受乙型肝炎疫苗接种，三次加强注射后如果血清中出现乙型肝炎表面抗体，表明免疫接种成功。

丙型肝炎是麻醉医师所面对的另一威胁。大多数携带者将发展为慢性肝炎，而慢性丙型肝炎虽然通常临床症状并不明显，却有可能转归为肝衰竭，甚至死亡。现在可以用抗丙型肝炎药物治疗丙型肝炎。

麻醉医师在工作中很少接触到 HIV 患者，但仍应采取普遍的接触预防措施，以减少传染病传染给麻醉人员的风险。

3. 药物滥用

⑪ 麻醉专业是易发生药物滥用问题的高风险医疗行业。可能的原因包括麻醉实践的压力和容易获得成瘾药物（潜在的吸引人们成瘾的风险领域）。如果遇到个人问题，就容易出现药物滥用现象。

随意使用药物来控制情绪应该被视为一种病态行为，如果不加以治疗，药物使用过量常会导致死亡。当事人通常不会主动承认滥用药物，所以治疗的最重要步骤是确定药物滥用行为的存在。不幸的是，这些表现一般是不确切的，通过观察可能会发现一些蛛丝马迹，如社交活动减少、外表的轻微变化、情绪波动不定和工作习惯的改变。为此例行工作场所药物测试的选择，可与注册医疗审查主任（MRO）探讨。治疗开始时的干预需要细心谨慎和周密计划。在此领域内经验不足的人最好向成瘾性研究者、其员工健康部门、当地的医学会或执照许可机构请教如何执行。个人的目标是参加一个正式的康复计划。保留行医执照，重新正常工作将成为他们戒断药物依赖的巨大动力，有研究报道治疗成功率高达 70%，然而，大多数的康复项目报道至少存在 25% 的复发率。为保证戒断的长期成功，可以对药物滥用进行随机尿检以督促其行为，还可以口服纳曲酮替代治疗，或鼓励其坚持参加一些对药物滥用者进行帮助的社团。很难制订具体措施防止麻醉医师滥用药物。对药物供应"更好"的管控不大可能阻止那些一心想获取药物的人。对潜在的、滥用药物的医师而言，即使强调药物滥用的严重后果也很难奏效。对麻醉工作人员药物滥用复发率的争议，目前尚无定论。许多专家认为，对滥用注射药物的麻醉住院医师，应当实行零容忍制度。有些医师受到过全面的培训和认证，却被发现滥用注射药物，而后完成了康复计划，对于是否应当允许他们重新执业，这取决于康复小组、医学中心、相关的医疗规则，以及对其复发可能性的评估。由于复发现象可能在滥用人员明显康复数年后出现，滥用药物的医师即使返回工作岗位，也必须受到长期而仔细的监测。医师和护士滥用酒精的情况非常普遍，麻醉人员也不例外。对滥用酒精和注射药物的预防需要全力应对。强烈推荐员工健康计划、当地医学会和执照许可机构使用的指南。

4. 电离辐射的危害

术中使用影像设备（如 X 线透视）和介入放射治疗使麻醉医师受到电离辐射危害的可能性增加。减少
⑫ 辐射剂量的三个最重要的方法是在手术过程中限制总曝光时间、使用适当的防辐射护具和尽量远离放射源。通常麻醉医师在行透视图像引导的侵入性操作时，应考虑戴防护眼罩屏蔽辐射。在存在放射危害的环境下工作，必须穿铅衣，戴甲状腺护带，手术室中要配有铅屏风。反平方定律指出，辐射强度与放射源距离的平方成反比，就是说离放射源 4 m 远的地方辐射强度是 1 m 远地方的 1/16。每年接受辐射的累积剂量不应该超过 5 rem，可以通过配带辐射测量表进行监测。暴露于电磁辐射是否对健康产生影响，目前仍不清楚。

病例讨论

无法解释的术中高血压和心动过速

一名 73 岁的男性患者因乙状结肠扭转导致肠梗阻，拟行急诊手术，患者 1 个月前曾患心肌梗死，当时出现充血性心力衰竭。入室血压 160/90 mmHg，心率 110 次 / 分，呼吸频率 22 次 / 分，体温 38.8℃。

为何行急诊手术？

绞窄性肠梗阻初期症状是静脉回流障碍，如治疗不力，很快发展为动脉供血中断，肠壁缺血坏死导致肠穿孔。急性消化道穿孔会导致严重脱水、败血症、休克，最后发展成多器官衰竭。

此患者应行何种特殊监护？

因为患者近期有心肌梗死和充血性心力衰竭病史，所以应行动脉穿刺测压。可使用经食管超声心动图和脉搏轮廓分析来监测心输出量。肺动

脉漂浮导管过去经常使用，但会导致严重的并发症，其使用并不会改善患者的预后。术中可能发生大量体液丢失。此外，动脉穿刺测压和经食管超声心动图或脉搏轮廓分析可连续提供有关心肌氧供（舒张压）和氧耗（收缩压、左室壁张力、心率）的重要信息。

全身麻醉期间需要应用哪些心血管药物？

应避免引起严重的心动过速或血压的过大波动。开腹后，患者心率和血压逐渐上升，心电图示 ST 段抬高。开始使用硝酸甘油，此时心率增快到 130 次 / 分，血压升高到 220/140 mmHg。增加吸入麻醉药物浓度，间断静注美托洛尔后心率下降到 115 次 / 分，血压无改变。突然出现室性心动过速（室速），伴血压急剧下降，静注胺碘酮并准备除颤设备时室速转为心室颤动。

如何解释这一系列症状？

可能导致术中高血压和心动过速的基础疾病有嗜铬细胞瘤、恶性高热和甲状腺危象，在此病例中经过检查，发现导致高血压的真正原因是硝酸甘油注射器标注错误，实际使用的药物不是硝酸甘油而是肾上腺素。

如何解释应用美托洛尔后出现的反常症状？

美托洛尔是 β_1 肾上腺素受体拮抗剂。应用后因为 β_1 受体阻断作用产生心率下降；而肾上腺素 α 受体激动作用还存在，最后综合效应是心率下降，血压上升。

为何发生室性心动过速？

过量应用肾上腺素可以导致致命的室性心律失常。另外，如果中心静脉导管位置错误，导管位于右心室，其尖端可能刺激心室，出现室性心律失常。

其他导致事故发生的可能原因是什么？

麻醉意外事故的发生往往是由多个因素共同导致的。不正确的药物标签，只此一个错误就可能导致患者受伤。其他如术前准备不足、操作失误、相关知识不足、医师处于疲惫状态或注意力分散，均可导致事故的发生。严格遵守医院规章制度，进行相关核查，识别手术患者身份，明确手术部位和相关区域的阻断时间都可预防医源性并发症的发生。

（黄佳　译　罗金凤　校　陈果　审）

指南

Institute for Healthcare Improvement. PDSA cycles. http://www.ihi.org/resources/pages/tools/plandostudyactworksheet.aspx. Accessed October 18, 2017.

Practice advisory for the prevention of perioperative peripheral neuropathies: A report by the American Society of Anesthesiologists Task Force on prevention of peripheral neuropathies. *Anesthesiology*. 2011;114:1.

推荐阅读

Alexander B, Checkoway H, Nagahama S, Domino K. Cause-specific mortality risks of anesthesiologists. *Anesthesiology*. 2000;93:922.

Barbara D, Ronan K, Maddox D, et al. Perioperative angioedema; background, diagnosis and management. *J Clin Anesth*. 2013;25:335.

Berge E, Seppala M, Lanier W. The anesthesiology community's approach to opioid and anesthetic abusing personnel: Time to change course. *Anesthesiology*. 2008;109:762.

Bhananker S, Liau D, Kooner P, et al. Liability related to peripheral venous and arterial catheterization; a closed claims analysis. *Anesth Analg*. 2009;109:124.

Bhananker S, Posner K, Cheney F, et al. Injury and liability associated with monitored anesthesia care. *Anesthesiology*. 2006;104:228.

Bishop M, Souders J, Peterson C, et al. Factors associated with unanticipated day of surgery deaths in Department of Veterans Affairs hospitals. *Anesth Analg*. 2008;107:1924.

Bowdle TA. Drug administration errors from the ASA closed claims project. *ASA Newslett*. 2003;67:11.

Bryson E, Silverstein J. Addiction and substance abuse in anesthesiology. *Anesthesiology*. 2008;109:905.

Caplan RA, Vistica MF, Posner KL, Cheney FW. Adverse anesthetic outcomes arising from gas delivery equipment: A closed claims analysis. *Anesthesiology*. 1997;87:741.

Caplan RA, Ward RJ, Posner K, Cheney FW. Unexpected cardiac arrest during spinal anesthesia: A closed claims analysis of predisposing factors. *Anesthesiology*. 1988;68:5.

Chadwick HS. An analysis of obstetric anesthesia cases from the American Society of Anesthesiologists closed claims project database. *Int J Obstet Anesth*. 1996;5:258.

Cheesman K, Brady J, Flood P, Li G. Epidemiology of anesthesia-related complications in labor and delivery, New York state, 2002–2005. *Anesth Analg*.

2009;109:1174.

Cheney FW. The American Society of Anesthesiologists closed claims project: What have we learned, how has it affected practice, and how will it affect practice in the future? *Anesthesiology*. 1999;91:552.

Cheney FW, Domino KB, Caplan RA, Posner KL. Nerve injury associated with anesthesia: A closed claims analysis. *Anesthesiology*. 1999;90:1062.

Cheney FW, Posner KL, Caplan RA, Gild WM. Burns from warming devices in anesthesia. *Anesthesiology*. 1994;80:806.

Cheney F, Posner K, Lee L, et al. Trends in anesthesia-related death and brain damage. *Anesthesiology*. 2006;105:1071.

Cima R, Brown M, Hebl J, et al. Use of Lean and Six Sigma methodology to improve operating room efficiency in a high volume tertiary care academic medical center. *J Am Coll Surg*. 2011;213:83.

Cook T, Bland L, Mihai R, Scott S. Litigation related to anaesthesia: An analysis of claims against the NHS in England 1995-2007. *Anaesthesia*. 2009;64:706.

Cook T, Scott S, Mihai R. Litigation related to airway and respiratory complications of anaesthesia: An analysis of claims against the NHS in England 1995–2007. *Anaesthesia*. 2010;65:556.

Cranshaw J, Gupta K, Cook T. Litigation related to drug errors in anaesthesia: An analysis of claims against the NHS in England 1995–2009. *Anaesthesia*. 2009;64:1317.

Crosby E. Medical malpractice and anesthesiology: Literature review and role of the expert witness. *Can J Anesth*. 2007;54:227.

Davies J, Posner K, Lee L, et al. Liability associated with obstetric anesthesia. *Anesthesiology*. 2009;110:131.

Domino K, Bowdle T, Posner K, et al. Injuries and liability related to central vascular catheters. *Anesthesiology*. 2004;100:1411.

Domino KB, Posner KL, Caplan RA, Cheney FW. Airway injury during anesthesia: A closed claims analysis. *Anesthesiology*. 1999;91:1703.

Domino KB, Posner Kl, Caplan RA, Cheney FW. Awareness during anesthesia: A closed claims analysis. *Anesthesiology*. 1999;90:1053.

Edbril SD, Lagasse RS. Relationship between malpractice litigation and human errors. *Anesthesiology*. 1999;91:848.

Fitzgibbon DR, Posner KL, Domino KB, et al. Chronic pain management: American Society of Anesthesiologists Closed Claims Project. *Anesthesiology*. 2004;100:98.

Gayer S. Prone to blindness: Answers to postoperative visual loss. *Anesth Analg*. 2011;112:11.

Ghoneim MM. Awareness during anesthesia.

Anesthesiology. 2000;92:597.

Gild WM, Posner KL, Caplan RA, Cheney FW. Eye injuries associated with anesthesia. *Anesthesiology*. 1992;76:204.

Grocott M, Mythen M. Perioperative medicine: The value proposition for anesthesia? *Anesthesiol Clin*. 2015;33:617.

Hawkins J, Chang J, Palmer S, et al. Anesthesia-related maternal mortality in the United States: 1979–2002. *Obstet Gynecol*. 2011;117:69.

Hepner DL, Castells MC. Anaphylaxis during the perioperative period. *Anesth Analg*. 2003;97:1381.

Jimenez N, Posner K, Cheney F, et al. An update on pediatric anesthesia liability: A closed claims analysis. *Anesth Analg*. 2007;104:147.

Kannan J, Bernstein J. Perioperative anaphylaxis: Diagnosis, evaluation and management. *Immunol Allergy Clin N Am*. 2015;35:321.

Kla K, Lee L. Perioperative visual loss. *Best Pract Res Clin Anesthesiol*. 2016;30:69.

Lee L, Posner K, Cheney F, et al. Complications associated with eye blocks and peripheral nerve blocks: An American Society of Anesthesiologists Closed Claims analysis. *Reg Anesth Pain Med*. 2008;33:416.

Lee L, Posner K, Domino K, et al. Injuries associated with regional anesthesia in the 1980s and 1990s. *Anesthesiology*. 2004;101:143.

Lee LA, Rothe S, Posner KL, et al. The American Society of Anesthesiologists Postoperative Visual Loss Registry: Analysis of 93 spine surgery cases with postoperative visual loss. *Anesthesiology*. 2006;105:652.

Lesser JB, Sanborn KV, Valskys R, Kuroda M. Severe bradycardia during spinal and epidural anesthesia recorded by an anesthesia information management system. *Anesthesiology*. 2003;99:859.

Li G, Warner M, Lang B, et al. Epidemiology of anesthesia related mortality in the United States 1999–2005. *Anesthesiology*. 2009;110:759.

Liang B. "Standards" of anesthesia: Law and ASA guidelines. *J Clin Anesth*. 2008;20:393.

Lineberger C. Impairment in anesthesiology: Awareness and education. *Int Anesth Clin*. 2008;46:151.

Martin L, Mhyre J, Shanks A, et al. 3,423 emergency tracheal intubations at a university hospital: Airway outcomes and complications. *Anesthesiology*. 2011;114:42.

Mertes P, Demoly P, Malinovsky J. Hypersensitivity reactions in the anesthesia setting/ allergic reactions to anesthetics. *Curr Open Allergy Clin Immunol*. 2012;12:361.

Mertes PM, Volcheck GW, Garvey LH, et al. Epidemiology of perioperative anaphylaxis. *Presse Med*. 2016;45:758.

Metzner J, Posner K, Domino K. The risk and safety of

anesthesia at remote locations: The US closed claims analysis. *Curr Opin Anaesthesiol.* 2009;22:502.

Moellman J, Bernstein J, Lindsell C, et al. A consensus parameter for the evaluation and management of angioedema in the emergency department. *Acad Emerg Med.* 2014;21:469.

Monitto C, Hamilton R, Levey E, et al. Genetic predisposition to natural rubber latex allergy differs between health care workers and high risk patients. *Anesth Analg.* 2010;110:1310.

Morray JP, Geiduschek JM, Caplan RA. A comparison of pediatric and adult anesthesia closed malpractice claims. *Anesthesiology.* 1993;78:461.

Newland MC, Ellis SJ, Lydiatt CA, et al. Anesthetic-related cardiac arrest and its mortality. *Anesthesiology.* 2002;97:108.

Pollard JB. Cardiac arrest during spinal anesthesia: Common mechanisms and strategies for prevention. *Anesth Analg.* 2001;92:252.

Ramamoorthy C, Haberkern C, Bhananker S, et al. Anesthesia-related cardiac arrest in children with heart disease: Data from the pediatric perioperative cardiac arrest (POCA) registry. *Anesth Analg.* 2010;110:1376.

Ranta SOV, Lauila R, Saario J, et al. Awareness with recall during general anesthesia: Incidence and risk factors. *Anesth Analg.* 1998;86:1084.

Robinson S, Kirsch J. Lean strategies in the operating room. *Anesthesiol Clin.* 2015;33:713.

Roh J, Kim D, Lee S, et al. Intensity of extremely low frequency electromagnetic fields produced in operating rooms during surgery at the standing position of anesthesiologists. *Anesthesiology.* 2009;111:275.

Rose G, Brown R. The impaired anesthesiologist: Not just about drugs and alcohol anymore. *J Clin Anesthesiol.*
2010;22:379.

Sharma AD, Parmley CL, Sreeram G, Grocott HP. Peripheral nerve injuries during cardiac surgery: Risk factors, diagnosis, prognosis, and prevention. *Anesth Analg.* 2000;91:1358.

Sprung J, Bourke DL, Contreras MG, et al. Perioperative hearing impairment. *Anesthesiology.* 2003;98:241.

Stojiljkovic L. Renin-angiotensin system inhibitors and angioedema: Anesthetic implications. *Curr Opin Anaesthesiol.* 2012;25:356.

Warner MA, Warner DO, Harper CM. Lower extremity neuropathies associated with lithotomy positions. *Anesthesiology.* 2000;93:938.

Warner MA, Warner ME, Martin JT. Ulnar neuropathy. Incidence, outcome, and risk factors in sedated or anesthetized patients. *Anesthesiology.* 1994;81:1332.

Warner ME, Benenfeld SM, Warner MA, et al. Perianesthetic dental injuries. *Anesthesiology.* 1999;90:1302.

Welch M, Brummett C, Welch T, et al. Perioperative nerve injuries: A retrospective study of 380,680 cases during a 10-year period at a single institution. *Anesthesiology.* 2009;111:490.

Williams EL, Hart WM Jr, Tempelhoff R. Postoperative ischemic optic neuropathy. *Anesth Analg.* 1995;80:1018.

Winters M, Rosenbaum S, Vilke G, et al. Emergency department management of patients with ace inhibitor angioedema. *J Emergency Med.* 2013;45:775.

Yuill G, Saroya D, Yuill S. A national survey of the provision for patients with latex allergy. *Anaesthesiology.* 2003;58:775.

第55章　心肺复苏

N. Martin Giesecke，MD and George W. Williams，MD，FASA，FCCP

要　点

1. 心肺复苏和心脏急救（CPR-ECC）不只是在心搏或呼吸骤停后才进行，当患者出现氧合不足或重要器官灌注不足时就应当考虑进行心肺复苏和心脏急救。

2. 选择经气管喷射通气系统时，易于得到、管道顺应性低和连接可靠是必须要考虑的。

3. 胸外按压不应延迟，气管插管可以在 CPR 期间或检查脉搏时进行。

4. 在气管插管时，通气中断不得超过 10 s。

5. 患者无脉搏时，胸外按压应先于人工呼吸。

6. 成人复苏无论是单人还是双人复苏，每 30 次按压后给予 2 次呼吸（30 : 2），两次呼吸时间为 3 ~ 4 s。无论是单人还是双人复苏，心脏按压频率均为 100 次/分。

7. 医务人员必须尽早对心室颤动患者进行除颤。电除颤一般在心搏骤停后 3 ~ 4 min 内进行。

8. 如果静脉置管困难，骨内输液可以为儿童和成年患者提供紧急血管通路。

9. 利多卡因、肾上腺素、阿托品、纳洛酮和血管加压素可以通过一根尖端越过气管导管的小导管给药（但碳酸氢钠除外）。对于成年患者，推荐使用静脉剂量的 2 ~ 2.5 倍，并溶于 10 ml 生理盐水或蒸馏水中。

10. CO_2 很容易通过细胞膜和血脑屏障，碳酸氢根则不能，因此，动脉性高碳酸血症会导致细胞组织酸中毒。

11. 起搏信号之后出现宽 QRS 波群提示电俘获成功，但机械（心室）俘获应通过脉搏或血压的改善来确认。

---

1 心肺复苏和心脏急救不只是在心搏或呼吸骤停后才进行，当患者出现氧合不足或重要器官灌注不足时就应当考虑进行心肺复苏和心脏急救（cardiopulmonary resuscitation and emergency cardiac care，CPR-ECC）。

本章主要介绍 2015 年美国心脏协会（American Heart Association，AHA）更新的心肺复苏和心脏急救指南。修订后的指南推荐实施 CABD 心肺复苏法：循环（Circulation）、气道（Airway）、呼吸（Breathing）和除颤（Defibrillation）（表 55-1、图 55-1 和图 55-2）。2015 CPR-ECC 指南更新了基于证据的新推荐。对非专业人员来说，尤其重要的一点是可以不用检查脉搏，并且，在最初的几分钟内，仅仅实施胸外按压与实施胸外按压复合通气相比同样有效。如果第二个未受过专业训练的救援者无法进行口对口呼吸，主要救援者首选只进行胸外心脏按压，而不是试图同时做两件事。对于医疗工作者来说，新指南的主要变化在于：使用双相电流除颤效果更好，使用定量的二氧化碳波形分析

来确定气管导管（endotracheal tube，ETT）的位置。更重要的是，新指南重点强调了胸外按压的质量和充分性，最大限度地减少按压中断的时间和除颤前的暂停（即从最后一次心脏按压到开始实施除颤的时间）。

2010 年 AHA 发表的 CPR-ECC 指南中最新的进展是基础生命支持步骤顺序的改变，从 A-B-C（首先是气道和呼吸，然后是胸外按压）到 C-A-B（首先为胸外按压，然后是气道和呼吸）。基于 2015 年的指南，对生理指标进行微调式的复苏并没有改善最终结局。但是，生理监测可以改善 CPR 质量和自主循环恢复（return of spontaneous circulation，ROSC），仍然是

表 55-1　紧急心脏治疗（ECC）

1. 对即将发生的事件进行预测
2. 激活紧急反应系统
3. 基础生命支持
4. 除颤
5. 通气
6. 药物治疗

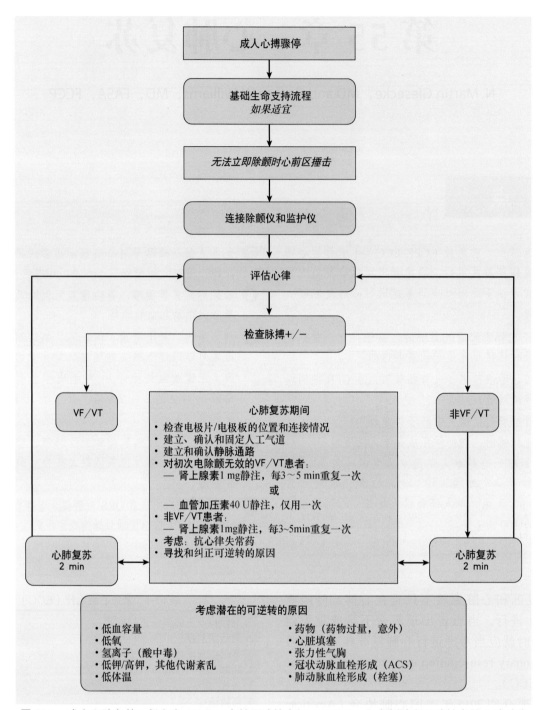

图 55-1　成人心脏急救一般方案。ACS，急性冠脉综合征；VF/VT，心室颤动和无脉性室性心动过速

有用的。十和十的倍数法则可广泛用于以下情况：脉搏检查小于 10 s；建立和固定人工气道小于 10 s；胸外按压充分，以保持呼气末二氧化碳分压（end-tidal pressure of carbon dioxide，$P_{ET}CO_2$）大于 10 mmHg；胸外按压深度足够，以维持动脉舒张压大于 20 mmHg和中心静脉血氧饱和度（central venous oxygen saturation，$Scvo_2$）大于 30%。2015 年指南表明，可将气管插管患者复苏 20 min 后 $P_{ET}CO_2$ 未能大于 10 mmHg 作为停止心肺复苏的标志。而非气管插管患者则例外，在这种情况下，不能将一个特定的 $P_{ET}CO_2$ 中断作为停止复

苏的依据。

药物建议最显著的变化是，心搏骤停时不再常规给予大剂量肾上腺素（0.1 ~ 0.2 mg/kg）。此外，新指南表明，在成人心搏骤停后的复苏中，与常规剂量的肾上腺素相比（每 3 ~ 5 min 1 mg），血管加压素单独使用或与肾上腺素联合使用均未显示出优势。胺碘酮可考虑用于对复苏措施无反应的心室颤动（室颤）。利多卡因不再推荐在心搏骤停后常规使用，但是，如果心搏骤停是因为室颤或无脉性室性心动过速（室速），那么在 ROSC 后可输注利多卡因。此外，β 受体阻滞

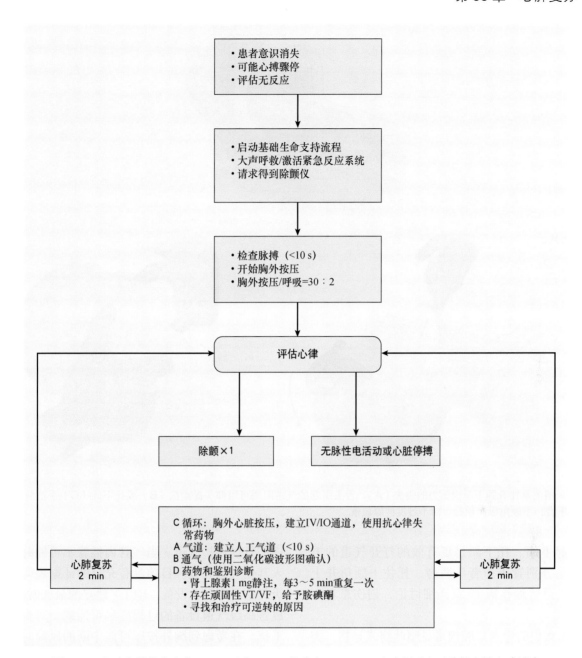

图 55-2　心脏急救综合方案。IO，骨内；IV，静脉内；VF/VT，心室颤动和无脉性室性心动过速

剂不应常规应用于心搏骤停（直到心肺复苏期结束）。

尽管体外膜肺氧合［ECMO，也称为体外心肺复苏（ECPR）］的应用一直是人们非常感兴趣的话题，并且用得越来越多，但是目前还没有推荐 ECPR 在心搏骤停中常规应用。然而，指南表明，如果心搏骤停的原因是可逆的，那么可考虑应用 ECPR。新的指南允许即时超声的使用，但是没有做出要求。超声检查应该由专业人员实施，并且超声干预不应干扰正常的复苏实践和方案。

本章并不能替代正式的基础生命支持（不使用特殊设备）和高级心脏生命支持（使用特殊设备和药物）课程。新生儿的复苏在第 41 章描述。

气道

在开始 CPR 之前，要确认患者意识消失并激活紧急反应系统。**在低血流状态下，如心搏骤停时，输送到心脏和大脑的氧气是受到血流量的限制，而不是受动脉血氧含量限制。因此，最新指南强调，立即开始胸外按压比提供呼吸更为有效。**

患者仰卧于坚实的平面上。开始胸外按压后，对气道进行评估。**气道的阻塞通常是由舌或会厌向后移位引起的。**如果没有颈椎不稳定的证据，先尝试使患者头后仰并提起下颌（图 55-3）。一只手的手掌放在患者的前额上，施力使头后仰，同时用另一只手

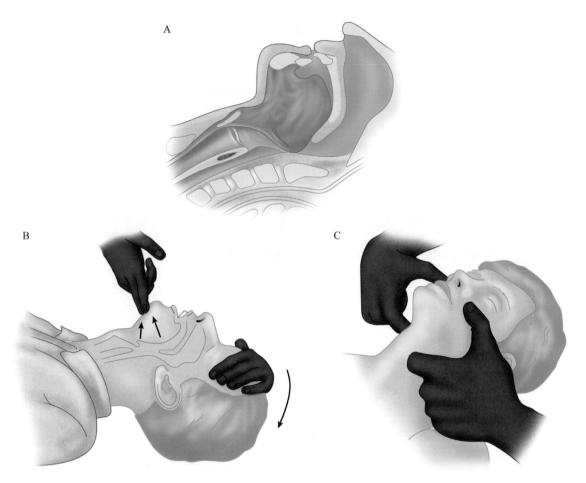

图 55-3 意识消失常伴有颌下肌肉张力的丧失（A）。舌头引起的气道阻塞可用仰头提颏法（B）或托下颌（C）手法解除。在颈椎可能损伤的患者，下颌角应向前提，而不过度伸展颈椎

的示指提起下颌。托下颌是更有效的打开气道的方法，把两手分别置于患者头两旁，托住下颌角并上举。基础气道管理在第 19 章详细讨论，创伤患者在第 39 章讨论。

如果无意识的患者口腔内可见呕吐物或异物，需将之清除。如果患者是有意识的或者异物不能用手指清除，推荐使用 Heimlich 手法，即在膈下挤压腹部以抬高膈肌，迫使一股气体从肺内喷出，使异物移位（图 55-4）。Heimlich 手法的并发症包括肋骨骨折、内脏损伤和反流误吸。在婴儿，推荐使用拍背-挤胸方法消除异物引起的堵塞（表 55-2）。

如果打开气道后仍没有足够的呼吸，施救者应开始辅助呼吸，运用气囊-面罩装置在每次呼吸时使患者的肺部充气（见第 19 章）。呼吸应缓慢进行（吸气时间 0.5 ~ 1 s），呼吸频率约 10 次 / 分钟，采用小潮气量（tidal volume，V_T），降低对心脏前负荷的不良影响。**双人 CPR 时，通气时无需暂停心脏按压（100 ~ 120 次 / 分），除非在按压期间不能通气。**

即使是小潮气量的正压通气也有导致胃胀气、反流和误吸的可能。因此，如果有可能，要尽早行气管

内插管以保护气道。当气管内插管不可能时，可以插入其他气道装置。目前没有充分的证据表明何时是高级气道（声门上设备，ETT）建立的最佳时机，但是，放置高级气道设备的过程应尽可能减少对胸外按压的干扰。在考虑到胸外按压可能中断的风险时，也必须要考虑高级气道的益处。其他高级气道包括食管-气管联合导管（esophageal-tracheal Combitube，ETC）、喉罩（laryngeal mask airway，LMA）、咽气管腔通气道、King 氏喉通气道、带套囊的口咽通气道。ETC、LMA、口咽或鼻咽通气道、面罩、喉镜和气管内导管在第 19 章讨论。在所有这些气道中，LMA 在院内心搏骤停复苏中越来越受到青睐。选择气囊-面罩通气还是高级气道取决于施救者掌握的技能。与气囊-面罩通气相比，关于高级气道管理技术的优化使用的研究是存在争议的。指南还指出，无论使用何种气道辅助装置，在放置气道装置后，抢救者还需使用呼气末 CO_2 检测仪（CO_2 分析仪或 CO_2 测量装置）确认气道的正确位置。持续的 CO_2 波形分析是确定气管导管位置的最佳方式。所有确认设备都应作为临床确认技术（比如听诊）的辅助。**在成功放入人工气道后，应仔**

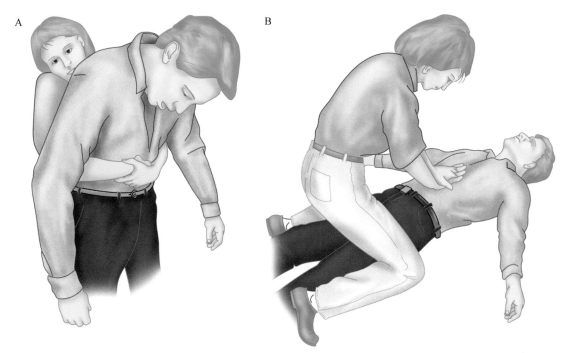

图 55-4　实施 Heimlich 手法时，患者站立（A）或躺下（B）。双手的位置略高于肚脐、远低于剑突，快速向上挤压腹部。该手法可重复进行

表 55-2　推荐的基础生命支持技术总结

	婴儿（1～12个月）	儿童（大于12个月）	成人
呼吸频率	20 次 / 分	20 次 / 分	10～12 次 / 分 [1]
检查脉搏	肱动脉	颈动脉	颈动脉
心脏按压频率	大于 100 次 / 分	100 次 / 分	100 次 / 分
按压方法	2～3 个指头	掌根	双手交锁
按压 / 通气比例	30：2	30：2	30：2
异物阻塞	拍背、挤压胸部	Heimlich 手法	Heimlich 手法

[1] 如果已行气管插管，则呼吸频率 8～10 次 / 分

细用绳或胶带固定（25% 的气道装置会在转运过程中移位）。

　　然而，一些气道阻塞不能被传统方法所解除。此外，气管内插管在技术上可能无法实施（如严重面部创伤），或者反复插管是不明智的（如颈椎创伤）。在这种情况下，进行环甲膜切开或气管切开是必要的。环甲膜切开时需要经环甲膜中线插入大的静脉导管或市售可用的导管（图 55-5）。定位标志是穿刺后回抽到气体。12 G 或 14 G 的导管需要 50 psi 的驱动压力才能产生足够的气体流量用于经气管喷射通气。导管需要牢固地固定在皮肤上，否则喷射通气压力容易将导管从气管推出。并且，如果导管尖端位于皮下，将导致巨大的皮下气肿。

　　有许多系统可以将高压氧源（如中心墙壁氧气、氧气罐或麻醉机新鲜气流出口）与急救通气导管相连接（图 55-6）。通过手动气体喷射器或麻醉机的氧气冲洗阀控制通气。在管道中加一个压力调节器可以减少气压伤风险。

　　❷　无论选择何种经气管喷射通气系统，都必须具有易于得到、管道顺应性低、连接可靠等特点。直接将 12 G 或 14 G 静脉导管连接到麻醉呼吸回路会导致通气不足，这是因为螺纹管和气囊的高顺应性。同样，将 12 G 或 14 G 静脉导管连接至自充复苏气囊也不可能输送满意的通气量。

　　通气量是否充足（特别是呼气）可以通过观察胸廓起伏和听诊呼吸音来判断。急性并发症包括气胸、皮下气肿、纵隔气肿、出血、食管穿孔、误吸和呼吸性酸中毒。长期并发症包括气管软化、声门下狭窄和声带变化。环甲膜切开通常不推荐用于小于 10 岁的小儿。

　　通过环甲膜切开保证氧供后，气管切开术可以更可控的方式进行（见第 19 章）。

呼吸

　　在打开或建立气道后应立即对自主呼吸进行评估。如果通过托下颌手法能很好地维持气道通畅，那

　　❸　么不必因进行气管插管而延迟进行胸外按压和通气。气管插管可以在 CPR 期间或检查脉搏时进

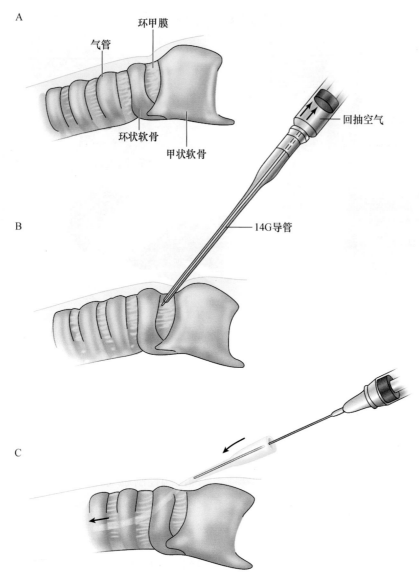

图 55-5 以 14 G 静脉套管针行经皮环甲膜穿刺。**A.** 环甲膜定位。**B.** 以一只手稳定气管，另一只手在中线穿刺环甲膜。穿刺针回抽出气体时提示位置正确。**C.** 推进导管，退出针。在推进导管后，将注射器连接到导管上再次回抽，以确认导管保留在气管腔中

行。呼吸停止可通过胸廓起伏消失、呼吸音消失、气流消失来判断。不管采用何种气道及呼吸方式，对呼吸暂停的患者都应采用一种特定的通气方式，本章前文已有描述。应先缓慢进行两次呼吸（成人每次呼吸 2 s，婴儿和儿童每次 1～1.5 s）。如果这两次呼吸不能使气体进入肺，说明气道仍然有堵塞、头颈的位置需要调整或者存在需要移除的气道异物。

患者没有呼吸后，如果气囊-面罩立即可用，应使用其进行人工呼吸。如果可以，应始终补充氧气，最好是 100% 的纯氧。成功的人工通气（**高级气道建立后，成人潮气量 400～700 ml，呼吸频率 8～10 次/分；未建立高级气道时，实施 30：2 的胸外按压/通气比**）可通过观察胸廓起伏、听呼吸音和感受呼气相呼出气流来判断。

在医院内，应该随时随地能取得一些设备，以避免施救者和患者的口-口接触。在大多数患者，通过调整气道开放和密闭面罩可以使面罩通气更为有效（见第 19 章）。可以考虑在心搏骤停复苏中压迫环状软骨，以防止反流。然而，没有数据支持在这种（或其他）情况下这一措施是有效的，因此不推荐常规使用。

④ 有能力的施救者应尽快尝试气管插管。在尝试气管插管期间，通气中断不得超过 10 s。完成插管后，应用高浓度氧进行通气。维持 8～10 次/分的呼吸频率，因为在心搏骤停行 CPR 时，高频率的呼吸会妨碍心脏输出。

生理无效腔与潮气量的比例（V_D/V_T）反映 CO_2 的排出效率。CPR 期间肺血流减少和肺泡压的增加可导致 V_D/V_T 增加。因此，一旦自主循环恢复，CO_2 从外周回到肺，每分通气量需要增加 50%～100%。

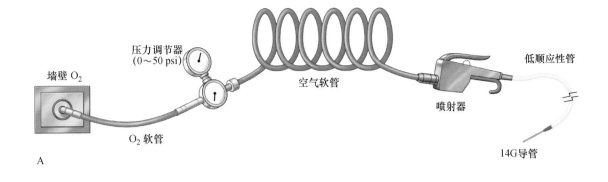

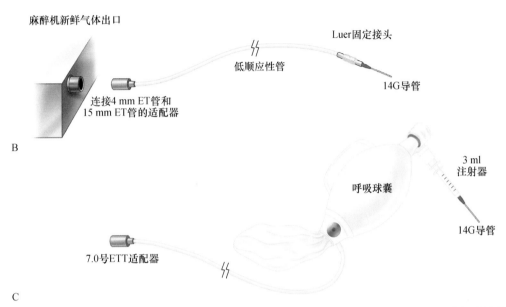

图 55-6　A、B. 环甲膜穿刺后经气管喷射通气的两套系统。喷射通气机与压力调节器结合（A）可较好地控制通气循环。两套系统均使用低顺应性管道和高压氧源。C. 7.0 号 ETT 的集线器适用于连接 14 G 导管和 3 ml 注射器，以便在手术室外或无法提供喷射通气时提供喷射氧气通气

循环

患者心搏骤停时，循环优先于气道和呼吸。因此，如前所述，胸外按压应先于人工呼吸开始。 随后对循环的评估措施可能会有所不同，取决于施救者是未接受过培训的普通人还是医护人员。**未接受培训的普通人发现一位无反应的患者时，可以不需要检查脉搏，假设患者发生心搏骤停；而受过训练的专业人员则需判断患者的脉搏是否存在。**

如果患者脉搏（成人或小儿触摸颈动脉，婴儿触摸肱或股动脉）或血压尚可，继续每分钟给予 10 ～ 12 次呼吸（成人或大于 8 岁的小儿）或者 20 次呼吸（婴儿或小于 8 岁的小儿）（表 55-2）。如果患者无脉搏或严重低血压，必须适时进行胸外心脏按压、静脉给药和除颤以支持循环功能。外周灌注不足时必须开始胸外心脏按压，药物的选择和除颤的能量水平则取决于心电图（ECG）所提示的心律失常类型。

胸外按压

心脏按压可通过增加胸膜腔内压力（胸泵）或直接挤压心脏（心泵）迫使血液流动。CPR 的早期，血流更多是通过心泵机制产生的。当 CPR 持续进行时，心脏的顺应性逐渐变小，胸泵机制显得更为重要。心脏按压的频率和力度对于维持血流量同样重要。心脏按压消耗 50% 的工作周期，剩下的 50% 用于放松期，心脏和大脑可获得有效的灌注（允许血流回到胸腔和心脏）。

在对无意识或无脉搏的患者实施心脏按压时，找到剑突的位置，施救者的一个手掌跟位于胸骨的下半部，另一只手置于其上，手指交锁或伸展，远离胸壁。施救者的双肩位于双手的正上方，肘部和双臂伸直，用上半身的重量进行心脏按压。用垂直向下的推力下压胸骨，使胸骨向下移动 5 cm（成人）或 2 ～ 4 cm（儿童），然后停止用力，使胸骨回到正常位置。对于婴儿，应将中指和环指放于乳头连线下一指宽处的胸

骨上进行按压，按压深度为 1.5～2.5 cm，按下和松开的时间相同。

⑥ 成人复苏不管是单人还是双人复苏，**每 30 次心脏按压后应给予 2 次呼吸（30：2），两次呼吸时间为 3～4 s。无论是单人还是双人复苏，心脏按压的频率均为 100 次 / 分**。对于婴儿，推荐每分钟心脏按压次数大于 100 次，每 30 次心脏按压给予 2 次呼吸。

评估胸外按压的充分性

心输出量是否充足可以通过监测 $P_{ET}CO_2$（＞10 mmHg）、$Scvo_2$（＞30%）或触摸动脉搏动（舒张压＞20 mmHg）来评价。动脉搏动不是反映胸外按压充分性的标志，但自发性动脉搏动是 ROSC 的一项指标。使用生理性指标，如 $P_{ET}CO_2$、$Scvo_2$ 和动脉舒张压可有助于评价胸外按压的充分性，但不能仅以此来决定是否应该停止 CPR。

1. $P_{ET}CO_2$——CPR 时，气管插管患者的 $P_{ET}CO_2$ 大于 10 mmHg 表明胸外按压的质量较高，CPR 超过 20 min 而 $P_{ET}CO_2$ 小于 10 mmHg 是 CPR 效果不佳的一个指标（患者 ROSC 的概率降低）。使用碳酸氢钠可使 $P_{ET}CO_2$ 短暂上升，而突然或持续上升的 $P_{ET}CO_2$ 是 ROSC 的一个指标。

2. 冠状动脉灌注压（coronary perfusion pressure, CPP）——冠状动脉灌注压是主动脉舒张压与右心房舒张压之差。桡动脉、肱动脉或股动脉的动脉舒张压是 CPP 的良好指标。动脉舒张压大于 20 mmHg 是反映胸外按压有效的一个指标。

3. $Scvo_2$——颈静脉血中的氧饱和度（$Scvo_2$）低于 30% 与不良预后有关。如 $Scvo_2$ < 30%，应该提高 CPR 质量，要么改善胸外按压质量或使用药物治疗。

除颤

心室颤动最常见于非创伤性心脏骤停的成年人。**决定生存率的最重要的因素是从循环衰竭至心室除颤的时间**。如果不给予除颤，生存概率每分钟下降 7%～10%（图 55-7）。因此，心搏骤停患者应尽早除颤。医务人员必须能够尽早对循环衰竭并存心室颤动的患者进行早期除颤。一般应在心搏骤停 3～4 min 内给予除颤。

成功除颤所需的能量和体格大小之间没有确切的关系。电击所使用的能量过低会导致除颤失败；反之，使用的能量过高会引起心肌损伤。除颤器可通过单相或双相电波传递能量。双相电波以较低的能量和理论

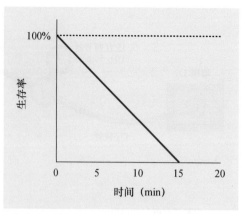

图 55-7 成功除颤与时间的关系。室颤患者成功除颤的机会每分钟减少 7%～10%

上较小的心肌损伤就可获得与单相电波同等的成功率，因此，推荐使用双相电波除颤。新制造的除颤器使用的都是双相波形。

许多场所都备有自动体外除颤器（automated external defibrillator, AED）。警察、消防人员、安全人员、体育裁判和滑雪巡逻队人员以及空乘人员等越来越多地使用这些设备。每日人流量超过 20 000 的公共场所应配备这些设备。自动体外除颤器在技术上是很先进的，其内有微处理器，能够对 ECG 进行分析，区分需要和不需要进行除颤的节律，具有很高的特异度和灵敏度。当前生产的所有自动体外除颤器都使用双相电波。与单相电波相比，双相电波可在两个方向上释放能量，在同等效能下，双相电波的能量较低且对心肌的损伤小。这些设备采用双相切角指数波形（BTE）或双相方波形（RBW），可以提供阻抗补偿除颤。120～200 J 的双相电波除颤与 200～360 J 单相阻尼正弦波除颤相比效果相似或者更好。使用自动体外除颤器时，一个电极板置于右锁骨下、胸骨右上边缘，另一个电极板置于左乳头外侧，电极板顶端距腋窝下几英寸。

新指南中特别强调了尽量减少除颤前暂停，即最后一次胸部按压与电除颤放电之间的时间间隔。叠加电击（连续给予两次或两次以上电击，期间没有进行心脏按压）会延后下一次胸外按压的时间。值得注意的是，首次除颤成功率高达 90%。因此，**推荐单次电击除颤取代叠加电击除颤，并且在除颤后立即行胸外按压**。

心房颤动的电复律先使用 120～200 J 的能量，需要时可递增（表 55-3）。对于心房扑动或阵发性室上性心动过速（paroxysmal supraventricular tachycardia, PSVT），50～100 J 的初始能量是足够的。所有单相电波电击都应从 200 J 开始。设备说明书通常提供特

表 55-3　使用双相切角指数波形或双向方波形除颤器进行电复律的能量要求 [1]

指征	电击能量（J）
不稳定的心房颤动	120～200
不稳定的心房扑动 / 心动过速	50～100
单形性室性心动过速	100
多形性室性心动过速或室颤	120～200

[1] Data from Advanced Cardiovascular Life Support（ACLS）Provider Manual 2015 Guidelines. American Heart Association；2016.

定设备的推荐起始能量。

室性心动过速（ventricular tachycardia, VT），尤其是单形性室性心动过速对 100 J 的初始电击能量反应很好。对于多形性室性心动过速或心室颤动，根据所使用的双相电波类型的不同，初始能量应设为 120～200 J。如果第一次电击失败，后面电击的能量水平应逐步提高。虽然有些自动体外除颤器采用 150 J 的固定能量方案，但对中止心室颤动仍有很高的成功率（表 55-3）。

电复律应与 QRS 波群同步，推荐用于血流动力学稳定的宽波群心动过速、PSVT、心房颤动和心房扑动。多形性室性心动过速和心室颤动则需要给予非同步电击。

有创心肺复苏

由于并发症的发生率高，开胸心脏按压并不是常规 CPR 的一部分。然而，在一些特定的危及生命的情况下，不能使用胸外按压方法时，这些有创技术是有益的。适应证包括与穿透性或钝性胸部创伤、穿透性腹部创伤、严重胸廓畸形、心脏压塞或肺动脉栓塞相关的心搏骤停。当心搏骤停的原因可逆时（如局部麻醉药的全身毒性），体外膜肺氧合的应用逐渐增多。

静脉通路

尽管建立可靠的静脉通路非常重要，但其优先权也不能超过初始的心脏按压、气道管理或除颤。复苏期间，患者预先存在的颈内静脉或锁骨下静脉通路是理想的静脉通路。如果患者没有中心静脉通路，复苏时应尝试建立外周静脉通路，如肘前或颈外静脉通路。由于复苏期间外周血流量急剧减少，经外周静脉给予的药物往往要延迟 1～2 min 才能到达心脏。经外周静脉给药后，还要接着给予冲洗量（如给成人推注 20 ml 的液体）和（或）抬高肢体 10～20 s。建立中心静脉通路有可能导致 CPR 中断，但是，如果

患者对外周静脉给药反应差，也应考虑建立中心静脉通路。

8 在儿童和成人，如果静脉置管困难，骨内输液可提供紧急的血管通路。实施时可将一硬的带内芯的 18 G 脊椎麻醉针或小的钻骨髓针插入远端股骨或近端胫骨，针在胫骨结节下 2～3 cm 处以 45° 角远离骨骺方向刺入骨内（图 55-8）。一旦针通过骨皮质，没有支撑也可以直立。如果从针内可吸出骨髓并且输入液体通畅，证明针放置的位置准确。长骨髓腔内的静脉窦网络可通过营养静脉或导静脉引流入体循环。经该路径可以有效给予药物、晶体液、胶体液和血液。在重力作用下，该通路的流速可超过 100 ml/h。如果使用压力袋加压（如 300 mmHg），流速可更高。与静脉和气管内给药相比，该通路给药起效稍晚。一些药物（如肾上腺素）骨内给药的剂量要高于静脉途径给药。已有报道骨内给药可用于全麻的诱导和维持、抗生素治疗、惊厥发作的控制和心脏正性肌力药物支持等（绝大多数研究评估的是正常血流动力学状态或低血容量状态下骨内通道的建立，而非心搏骤停的情况下）。然而，由于存在骨髓炎和骨筋膜室综合征的风险，应尽早用常规的静脉通路代替骨内输液。另外，由于理论上还有骨髓或脂肪栓塞的危险，存在右向左分流、肺动脉高压或严重肺功能不全的患者应避免使用骨内通路给药。通过 ETT 内给药，一些复苏

9 药物能够被很好地吸收。利多卡因、肾上腺素、阿托品、纳洛酮和血管加压素（碳酸氢钠除外）可通过一根尖端超过 ETT 的小导管给药。值得注意的是，AHA 建议，只有无法采用静脉注射和骨内给药时，才需要气管内给药。对于成年患者，经气管给药时通常推荐将药物溶于 10 ml 生理盐水或蒸馏水中，并给予静脉剂量的 2～2.5 倍。

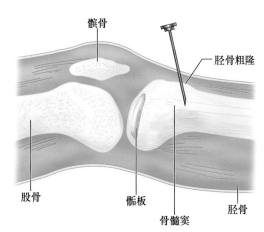

图 55-8　在小儿，可通过大的髓内静脉通道进行骨内输液，是通向静脉循环的紧急通路。针的方向远离骺板，以减小损伤的风险

心律失常的识别

　　心搏骤停后成功的药物和电击治疗取决于对心律失常的明确识别（图 55-9）。在复苏期间，对心律的识别通常会由于人为干扰和监测技术的变化（如导联系统和设备）而变得复杂。

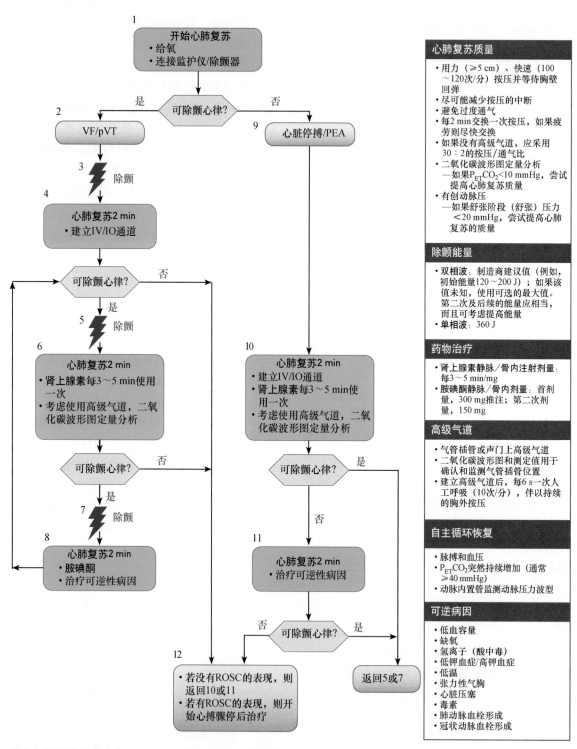

图 55-9　成人心搏骤停治疗方案——2015 更新。治疗心室颤动和无脉性室性心动过速（VF/VT）的方案。无脉性室性心动过速应和心室颤动一样治疗。注意：这个图和图 55-1、图 55-2 均强调一个概念，即施救者和医务人员必须假设所有未监测的心搏骤停原因都是 VF/VT。在图中，方案流程均假设心律失常一直在持续。PEA，无脉性电活动（Reprinted with permission from Advanced Cardiovascular Life Support Provider Manual ©2016 American Heart Association, Inc.）

药物的使用

许多在 CPR 期间使用的药物在本书其他地方也有描述。表 55-4 概括了复苏期间常用药物的心血管效应、适应证和剂量。

在新的 CPR-ECC 指南中，阿托品不再作为无脉性电活动（PEA）或心搏停止时的常规用药，而在有症状的心动过缓仍可使用。 有症状的心动过缓如果阿托品无效，则可静脉输注心脏变时性药物（如多巴胺、肾上腺素、异丙肾上腺素）。**值得注意的是，这张表中没有氯化钙、碳酸氢钠和溴苄铵。** 在治疗低钙血症、高钾血症、高镁血症或钙通道阻滞剂过量时，2 ～ 4 mg/kg 的氯化钙是有用的。使用时，10% 的氯化钙 2 ～ 4 mg/kg 可每 10 min 给一次。**在指南中，碳酸氢钠（0.5 ～ 1 mEq/kg）不推荐使用，仅仅在特殊情况下，如既存代谢性酸中毒、高钾血症、三环类抗抑郁药或巴比妥过量才考虑使用。** 碳酸氢钠与氢离子结合形成碳酸，碳酸很容易分解为 CO_2 和水，因此提高了血浆 pH 值。由于 CO_2 很容易通过细胞膜和血脑屏障，而碳酸氢根则不能，动脉血高碳酸血症会导致组织细胞内酸中毒。虽然除颤的成功与动脉血 pH 无关，但心肌细胞内 CO_2 的增加会降低心脏成功复苏的可能性。此外，碳酸氢钠的使用还可导致渗透压和氧-血红蛋白解离曲线的有害变化。因此，**复苏所伴随的呼吸性和代谢性酸中毒的治疗应选择有效的肺泡通气和足够的组织灌注。**

血管内容量耗竭（如急性失血、糖尿病酮症酸中毒、热灼伤）的患者需要采用胶体或平衡液进行液体治疗。右旋糖酐类液体可导致高渗性利尿，加重神经损害。如果排除了低血糖症，应避免使用右旋糖酐类液体。同样，使用自由水（如 D_5W）可导致脑水肿。

紧急起搏治疗

经皮心脏起搏（transcutaneous cardiac pacing, TCP）是一种无创治疗由传导紊乱或异常冲动引起的心律失常的方法。心搏骤停时不推荐常规使用 TCP。TCP 治疗范围包括心搏停止、心脏阻滞引起的心动过缓或折返引起的心动过速。在考虑使用阿托品治疗高度阻滞的情况下，使用 TCP 也是合适的。如果患者病情不稳定，出现明显的心动过缓，在等待药物治疗反应的同时，应立即实施 TCP。在一些除颤器模型，起搏已成为其一项内置功能。一次性起搏电极通常以前后位方式贴在患者胸部。阴性电极放于心电图 V_2 电极的位置，阳性电极放于左后胸部肩胛骨下、脊柱旁的位置。注意该位置不影响除颤电极板的放置。起搏器俘获失败的原因有电极放置位置不当、电极与皮肤接触不良或跨胸阻抗增加（如桶状胸、心包积液）等。电流的输出要缓慢增加，直到起搏刺激获得电捕获和机械捕获。在起搏信号后出现的宽 QRS 波表明电捕获成功，而机械（心室）捕获成功需要通过脉搏增强或血压增高来确认。对于有意识的患者，需要给予镇静剂以使其耐受骨骼肌收缩引起的不适。在经静脉起搏或其他明确的治疗措施之前，TCP 可以提供有效的临时治疗。它相对于静脉起搏有很多优点，因为几乎所有的急诊医务人员都可以使用，并且可以在床旁快速启动。

心前区捶击

对于有目击者的或监护下发生的无脉性室性心动过速，如果没有除颤器可立即使用，可考虑心前区捶击复律。它仅为心脏提供 5 ～ 10 J 的机械能量。最近的研究表明，心前区捶击很少取得 ROSC，而常常导致心脏节律的无反应或恶化为室颤或心电停止。后一种情况可能代表一种称为心震荡的现象，即在没有结构性创伤的情况下，钝性撞击胸部可导致室性心律失常或心电停止。

推荐使用的复苏方案

复苏小组的领导者应将患者的评估（包括 ECG 诊断）与电除颤和药物治疗相结合（表 55-5）。领导者必须牢牢掌握指南中关于心搏骤停患者 CPR-ECC 的治疗方案（图 55-9 ～图 55-13）。

表 55-4　复苏药物的心血管效应、适应证和剂量 [1,2]

药物	心血管效应	适应证	初始剂量（成人）	初始剂量（小儿）	注解
腺苷	减慢房室结传导	窄 QRS 波心动过速，稳定的室上性心动过速，起源于室上性的宽 QRS 波心动过速	1 ～ 3 s 内 6 mg，重复剂量 12 mg	初始 0.1 ～ 0.2 mg/kg，随后可加倍，直到单次最大剂量 12 mg	推荐用于室上性心动过速的诊断和治疗，快速静脉推注给予。可导致血管扩张、血压下降。理论上有心绞痛、支气管痉挛和窦心律失常作用。与茶碱、双嘧达莫等药物有相互作用
阿托品	抗胆碱作用（副交感神经阻断）。增加窦房结自律性和房室结的传导	症状性心动过缓，房室传导阻滞	0.5 ～ 1 mg，每 3 ～ 5 min 重复一次	0.02 mg/kg	每 5 min 可重复使用，直到总剂量达 3 mg（成人）、0.5 mg（小儿）或 1.0 mg（青少年）。最小的儿童剂量是 0.1 mg。不用于莫氏 II 型传导阻滞的治疗
肾上腺素	α 肾上腺素能效应增加心肌和脑血流。β 肾上腺素能效应增加心肌做功、减少心内膜下灌注和有效脑血流	VF/VT、电机械分离、心室停搏，对阿托品或起搏心动过缓无反应的严重低血压	1 mg 静脉注射以 0.03 μg/（kg·min）逐步增加直至显效	初始剂量 0.01 mg/kg 静脉注射，可重复上述剂量 1 μg/kg	必要时每 3 ～ 5 min 重复一次。输注时（例如，1 mg 的肾上腺素稀释到 250 ml 的 5% 葡萄糖溶液或生理盐水中，浓度 4 μg/ml），成人可达 1 ～ 4 μg/min，小儿可达 0.1 ～ 1 μg/（kg·min）。经气管插管给药时剂量较大。经气管插管给药时剂量较大，成人为 2 ～ 2.5 mg，小儿为 0.1 mg/kg。成人大剂量（0.1 mg/kg）治疗仅在正规治疗失败后进行
利多卡因	降低 4 期除极速率（降低自律性），抑制折返传导，提高 VF 阈值。减少正常组织和缺血组织之间动作电位时程和有效不应期时程	对除颤无反应的 VT，室性期前收缩，仅在 ROSC 后使用，对在 OHCA 后出现的 VF 或无脉搏 VT 较胺碘酮的效果差	1 ～ 1.5 mg/kg	1 mg/kg	每 5 ～ 10 min 可重复使用一次 0.5 ～ 1.5 mg/kg 的剂量，直到总量达 3 mg/kg。在梗死或成功复苏后，以 20 ～ 50 μg/（kg·min）的速率持续输注（例如，1 g 的利多卡因稀释到 500 ml 的 5% 葡萄糖溶液中，浓度为 2 mg/ml）（大多数成人是 2 ～ 4 mg/min），血液通常为 1.5 ～ 6 μg/ml
血管加压素	非肾上腺素能外周血管收缩剂，直接激动 V₁ 受体	食管静脉曲张出血，对除颤反应不佳的成人 VF、血管舒张性休克（感染性休克）的血流动力学支持	40 U 静脉注射，单次剂量，只用一次	不推荐使用	最近推荐在 VF 和 PEA 的治疗中代替肾上腺素；用于心电停止的治疗更有效，只使用一次；半衰期 10 ～ 20 min
普鲁卡因胺	抑制心房和心室的心律失常	心房扑动/心房颤动、房性心律失常伴快室率，不能区分为 SVT 或 VT 的宽 QRS 波心动过速	20 mg/min，直到心律失常被抑制，出现低血压，QRS 波增加大于 50%，或输注总量达到 17 mg/kg。在紧急情况下，可以 50 mg/min 输注，直到最大剂量 17 mg/kg。维持剂量为 1 ～ 4 mg/min	负荷剂量：15 mg/kg，输注 30 ～ 60 min；不推荐单次大剂量	禁忌证：过量使用三环类抗抑郁药或特别的抗心律失常药。单次大剂量会导致中毒。不应用于合并有 QT 间期延长或尖端扭转型室心动过速的患者。对肾功能减弱患者或输注大于 3 mg/min 持续超过 24 h 的患者应监测血浆药物浓度

（续表）

药物	心血管效应	适应证	初始剂量 成人	初始剂量 小儿	注解
胺碘酮	对钠、钾、钙通道有效应，阻滞 α 和 β 肾上腺素受体	有旁路传导的 SVT，不稳定的 VT 和室 VF，稳定的 VT、多形性 VT，不明来源的宽 QRS 波心动过速、心力衰竭伴充血性心力衰竭、预激性心房扑动／颤动，辅助顽固性 PSVT，房性心动过速和心房颤动的电复律	150 mg 缓推 10 min，然后以 1 mg/min 输注 6 h，然后再以 0.5 mg/min 输注，如有必要，可补充缓推 150 mg，总剂量不超过 2 g。对无脉的 VT 或室 VF，首次 300 mg 用 20 ～ 30 ml 生理盐水或糖水稀释后快速推注	对无脉的 VT 或室 VF，5 mg/kg；用于心动过速的治疗 5 mg/kg 静脉／骨内注射，最大剂量每天 15 mg/kg	心功能受损，射血分数小于 40% 或充血性心力衰竭时的抗心律失常是选择。不推荐与延长 QT 间期的药物合并使用。最常见的副作用是低血压和心动过缓
维拉帕米	钙通道阻滞剂，减慢传导，增加房室结的不应期，终止经房室结传导折返性心律失常	控制心房扑动／颤动和 MAT 的心室率，终止窄 QRS 波 PSVT	2.5 ～ 5 mg 静脉注射超过 2 min；无反应时，每 15 ～ 30 min 重复使用 5 ～ 10 mg，直到达最大剂量 20 mg		仅用于窄 QRS 波 PSVT 或室上性心律失常的治疗。心室功能减弱或有充血性心力衰竭时不要使用
地尔硫䓬	钙通道阻滞剂，减慢传导，增加房室结的不应期，终止经房室结传导折返性心律失常	减慢传导，增加房室结的不应期，终止折返性心律失常；控制心房扑动／颤动和 MAT 的心室率	0.25 mg/kg，必要时给予第二次剂量 0.35 mg/kg；治疗心房颤动／扑动时，以 5 ～ 15 mg/h 维持输注		严重左心室功能不全时使充血性心力衰竭恶化；减弱心肌收缩，但比维拉帕米弱
多巴酚丁胺	合成的儿茶酚胺，强效正性肌力药物，主要作用于 β 肾上腺素能受体，剂量依赖性增加心肌收缩力，同时降低左心室充盈压	严重收缩期心力衰竭	5 ～ 20 μg/（kg·min）		以血流动力学而不是剂量以剂量为治疗目标。老年人反应明显降低。心率增加可诱发或加重心肌缺血
氟卡尼	强效钠通道阻滞剂，明显减慢传导	无结构性心脏病的心房扑动／颤动、室性和室上性心律失常，房位性心脏病，有旁室结折返性心动过速，有旁路的 SVT，包括预激性心房颤动	2 mg/kg 以 10 mg/min 的速度给予（美国尚未批准静脉使用该药）		不用于左心室功能受损或怀疑有冠状动脉病变的患者
伊布利特	短效抗心律失常作用，延长心动作电位时程，增加不应期	短暂心房颤动／扑动的转复或电复律的辅助用药	大于 60 kg 的患者，给予 1 mg（10 ml），给药持续时间超过 10 min；10 min 内可重复第二次剂量。小于 60 kg 的患者，初始剂量是 0.01 mg/kg		应监测有无心律失常，持续 4 ～ 6 h，在肝功能障碍的患者，监测时间延长
镁剂	低镁血症可引起心律失常，心功能不全和猝死，诱发顽固性 VF，阻止钾离子于的移位	QT 延长的尖端扭转型室性心动过速，即使血清镁浓度正常	1 ～ 2 g 镁溶于 50 ～ 100 ml D₅W，给药持续时间不短于 15 min	500 mg/ml 静脉／骨内注射：25 ～ 50 mg/kg；最大剂量：单次剂量 2 g	尖端扭转型室性心动过速或疑似低血症时快速静脉滴注镁剂。除非怀疑有心律失常，否则不建议在心搏骤停时使用镁剂

（续表）

药物	心血管效应	适应证	初始剂量		注解
			成人	小儿	
普罗帕酮	明显减慢传导，负性肌力效应，非选择性 β 肾上腺素受体阻断效应	无结构性心脏病的心房扑动/颤动，室性和室上性心律失常，异位性心房心动过速，房结折返性心动过速，有旁路的 SVT	2 mg/kg 以 10 mg/min 的速度给予（美国尚未批准静脉使用该药）		左心功能不全或怀疑有冠心病时应避免使用
索他洛尔	延长动作电位时程，增加心肌组织的不应期，非选择性 β 肾上腺素受体阻断效应	预激性心房颤动/扑动，室性心房颤动/扑动和室上性心律失常	1.0～1.5 mg/kg，以 10 mg/min 的速度给药		由于使用时需要缓慢输注，应用受到限制。QT 同期延长患者应避免使用

¹ Data from Neumar RW, Shuster M, Callaway CW, et al. Part 1: Executive Summary: 2015 American Heart Association guidelines update for cardiopulmonary resuscitation and emergency cardiovascular care. Circulation. 2015 Nov 3; 132（18 Suppl 2）: S315-S367.

² MAT，多源性房性心动过速；OHCA，院外心搏骤停；PEA，无脉性电活动；PSVT，阵发性室上性心动过速；ROSC，自主循环恢复；SVT，室上性心动过速；VF，心室颤动；VT，室性心动过速

表 55-5　同步电复律的步骤[1]

步骤	措施
1	所有有意识的患者都需要镇静，除非病情不稳定或迅速恶化
2	打开除颤器开关（单相或双相）
3	将监测导联连接到患者身上（白的在右边，红的在肋骨上，剩下一个放在左肩），保证患者心律能清楚地显示。将黏附电极（导体）垫放在患者身上
4	按压同步控制按钮进入同步模式
5	找到 R 波上提示同步的标记
6	如有必要，调节监测增益，直到每个 R 波上均有同步标记
7	选择合适的能量水平

按下列顺序提供单相同步电复律

如果	初始能量 *
不稳定的心房颤动	200 J
不稳定的单形性室性心动过速	100 J
其他不稳定的室上性心动过速 / 心房扑动	50 ～ 100 J
多形性室性心动过速（不规则的形态和节律）并且不稳定	与室颤一样使用高能量（除颤能量）

* 如果有记录显示双相电波的电击成功率具有临床等效性或优于单相电波，则使用较低能量的双相电波是可以接受的。来自心房颤动择期复律的推断支持初始双相电波能量 120 ～ 200 J，并根据需要逐渐增加

具体建议请咨询设备制造商

8	大声对现场人员说："除颤器充电，各位站开！"
9	按压充电按钮
10	当除颤器充电时，不能接触患者（参见心室颤动 / 无脉性室性心动过速病例中的"基础事实：不接触除颤"）
11	按压放电按钮
12	检查监护仪。如果心动过速仍然持续，根据电复律流程增加能量

（请浏览 ACLS 学生网页上的有关补充材料：www.heart.org/eccstudent）

13	每次同步电复律后激活同步模式。大多数除颤器在同步电复律后默认回到非同步模式。这种默认可在电复律导致心室颤动时立即行除颤治疗

[1] Reprinted with permission from Advanced Cardiovascular Life Support Provider Manual ©2016 American Heart Association，Inc.

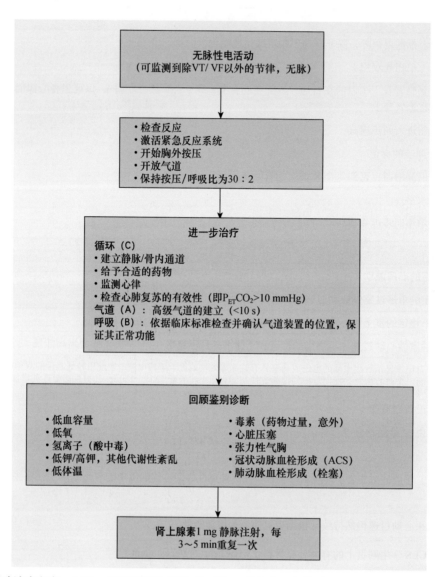

图 55-10　无脉性电活动治疗方案。ACS，急性冠脉综合征；$P_{ET}CO_2$，呼气末二氧化碳分压；VF/VT，心室颤动和无脉性室性心动过速

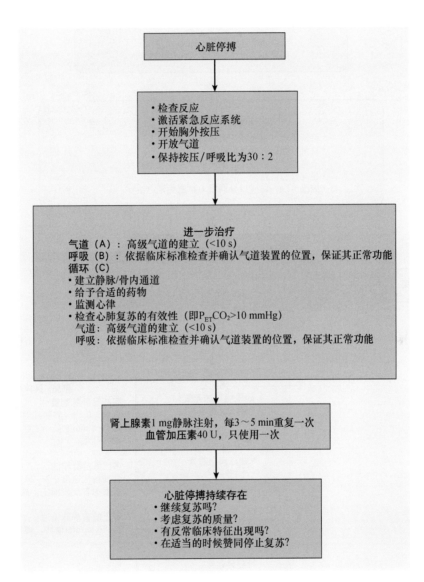

图 55-11　心脏停搏：心电停止的治疗方案。$P_{ET}CO_2$，呼气末二氧化碳分压

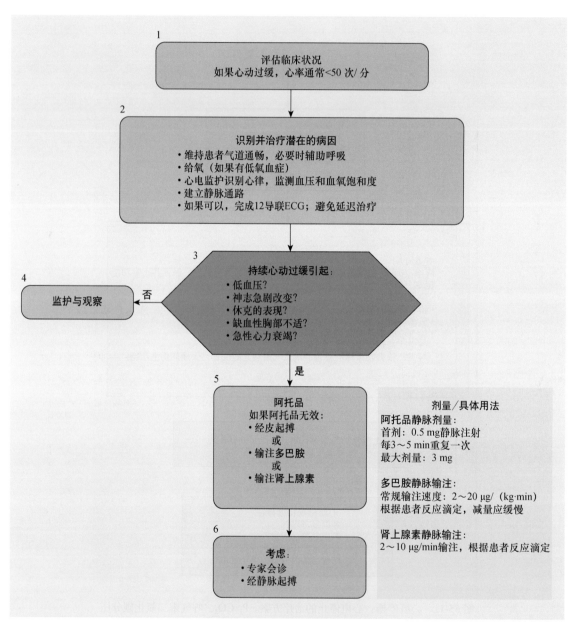

图 55-12　成人心动过缓的治疗方案。ECG，心电图（Reprinted with permission from Advanced Cardiovascular Life Support Provider Manual ©2016 American Heart Association, Inc.）

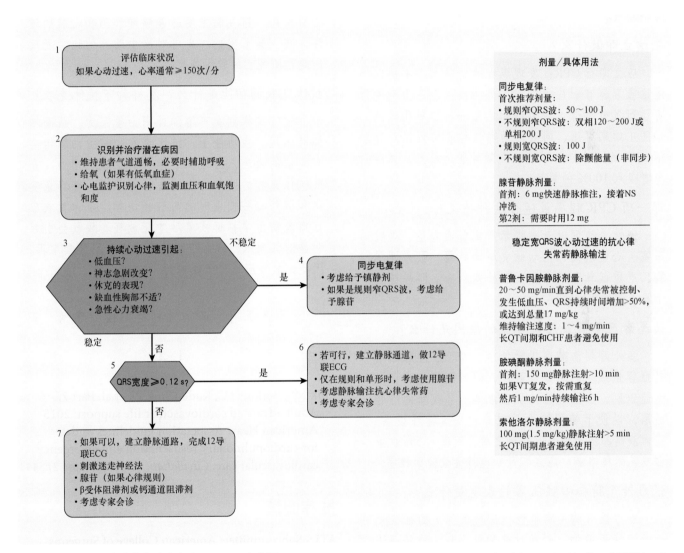

图 55-13　成人心动过速的治疗方案。ECG，心电图（Reprinted with permission from Advanced Cardiovascular Life Support Provider Manual ©2016 American Heart Association，Inc.）

病例讨论

术中低血压和心搏骤停

一名胸腹多处刀刺伤的 16 岁男孩被迅速送到手术室紧急行开胸和开腹手术。在现场时，辅助医务人员对患者进行了气管插管，开放了两条大口径的静脉通路，开始液体复苏并给患者穿上了抗休克衣。当到达手术室时，患者的血压测不出，心率 128 次 / 分（窦性心动过速），通过简易气囊控制通气。

应该立即做什么？

应立即行 CPR：发现患者的动脉血压不足以灌注重要器官时应立即行胸外心脏按压。由于患者已行气管插管，应听诊和定量分析二氧化碳波形图（如果可用，同时协助确认导管位置以及评估 CPR 的充分性）以确认气管导管的位置，并给患者吸入 100% 的氧气。

哪一项 CPR 程序最适合这种情况？

窦性心律同时无脉提示严重低血容量、心脏压塞、心室破裂、主动脉夹层动脉瘤、张力性气胸、严重低氧和酸中毒或肺栓塞。应立即静脉给予肾上腺素 1 mg。

该患者严重低血压最可能的原因是什么？

多处刀刺伤高度提示低血容量。腔静脉塌陷是血容量减少的特异性表现，即时经腹超声可以迅速识别。应快速输注加温液体。寻找新的静脉通路，以便于使用输血泵或其他快速输注设备。在血液制品还未能及时得到之前，可输入 5% 白蛋白或乳酸林格液。应立即开始执行大量输血程序。

张力性气胸和心脏压塞的表现是什么？

张力性气胸（胸膜腔内出现气体）的征象包括吸气峰压增加、心动过速和低血压（静脉回流量减少）、低氧血症（肺不张）、颈静脉怒张、呼吸音不对称、气管偏移、纵隔移向健侧。即时超声检查也可用于识别张力性气胸（以及心脏压塞的诊断），但不应打断胸外心脏按压。

心脏压塞是指心包内出现内容物压迫心脏。有以下任何表现的患者都应考虑是否有心脏压塞：脉压小、奇脉（吸气时收缩压下降大于 10 mmHg）、中心静脉压高同时伴颈静脉怒张、心音遥远、心动过速、低血压，以及中心静脉、心房、心室舒张末期压力趋一致。患者合并有低血容量休克时，这些征象很容易被掩盖。

积极的液体治疗和合适的胸外心脏按压不能产生满意的颈动脉或股动脉搏动时，还有什么可以做？

胸外心脏按压在创伤患者经常是无效的，这时应尽快紧急开胸，钳夹胸主动脉，解除张力性气胸或心脏压塞，检查胸腔内有无出血，行胸内心脏按压。钳夹胸主动脉能够增加脑和心脏的灌注，减少膈下出血。患者对胸主动脉的钳夹无反应是预测死亡的较好指标。

抗休克衣的功能是什么？怎样卸下抗休克衣？

充气抗休克衣可增加外周血管阻力，从而增加动脉压。在功能上，抗休克衣和胸主动脉钳夹有类似的效应，可减少下半身的血流和出血。充气抗休克衣的腹部并发症包括肾损害、肺容量变化和胸外心脏按压时的内脏损伤等。抗休克衣应在血流动力学指标恢复后才能放气。放气会引起明显的低血压，缺血组织再灌注也可引起酸中毒，因此，放气应逐步缓慢进行。

（王琦　译　方利群　校　李崎　审）

指南

Link MS, Berkow LC, Kudenchuk PJ, et al. Part 7: Adult advanced cardiovascular life support: 2015 American Heart Association guidelines update for cardiopulmonary resuscitation and emergency cardiovascular care. *Circulation*. 2015;132(suppl 2):S444

推荐阅读

ATLS Subcommittee; American College of Surgeons Committee on Trauma; International ATLS Working Group. Advanced trauma life support (ATLS): The ninth edition. *J Trauma Acute Care Surg*. 2013;74:1363.

Brooks SC, Anderson ML, Bruder E, et al. Part 6: Alternative techniques and ancillary devices for cardiopulmonary resuscitation. 2015 American Heart Association guidelines update for cardiopulmonary resuscitation and emergency cardiovascular care. *Circulation*. 2015;132(suppl 2):S436.

de Caen AR, Berg MD, Chameides L, et al. Part 12:

Pediatric advanced life support. 2015 American Heart Association guidelines update for cardiopulmonary resuscitation and emergency cardiovascular care. *Circulation.* 2015;132(suppl 2):S526.

Hazinski MF, Shuster M, Donnino MW, et al. *Highlights of the 2015 American Heart Association Guidelines Update for CPR and ECC.* Dallas, TX: American Heart Association; 2015:1-33.

Kleinman ME, Brennan EE, Goldberger ZD, et al. Part 5: Adult basic life support and cardiopulmonary resuscitation quality. 2015 American Heart Association guidelines update for cardiopulmonary resuscitation and emergency cardiovascular care. *Circulation.* 2015;132(suppl 2):S414.

Lavonas EJ, Drenan IR, Gabrielli A, et al. Part 10: Special circumstances of resuscitation. 2015 American Heart Association guidelines update for cardiopulmonary resuscitation and emergency cardiovascular care. *Circulation.* 2015(suppl 2);132:S501.

Link MS, Berkow LC, Kudenchuk PJ, et al. Part 7: Adult advanced cardiovascular life support: 2015 American Heart Association guidelines update for cardiopulmonary resuscitation and emergency cardiovascular care. *Circulation.* 2015(suppl 2); 132:S444.

Maron BJ, Poliac LC, Kaplan JA, et al. Blunt impact to the chest leading to sudden death from cardiac arrest during sports activities. *N Engl J Med.* 1995;333:337.

Nehme Z, Andrew E, Bernard SA, et al. Treatment of monitored out-of-hospital ventricular fibrillation and pulseless ventricular tachycardia utilising the precordial thump. *Resuscitation.* 2013;84:1691.

Neumar RW, Shuster M, Callaway CW, et al. Part 1: Executive summary. 2015 American Heart Association guidelines update for cardiopulmonary resuscitation and emergency cardiovascular care. *Circulation.* 2015(suppl 2);132:S315.

第 56 章　麻醉后管理

要　点

1. 从麻醉中苏醒的患者在未满足以下条件时不得离开手术室：气道通畅，能够进行充分的通气和氧合，血流动力学稳定，以及合格的麻醉医师参与转运至麻醉后监护病房（postanesthesia care unit，PACU）。

2. 患者完全清醒前，疼痛常导致患者术后烦躁不安。另外，严重的系统功能障碍（如低氧血症、呼吸或代谢性酸中毒、低血压）、尿潴留或手术并发症（如腹腔内隐性出血）都可能造成术后烦躁，应在鉴别诊断中予以考虑。

3. 术后恶心呕吐（postoperative nausea and vomiting，PONV；见第 17 章）是全身麻醉最常见的重要并发症，其发生于 30% 甚至更多的患者。

4. 剧烈的寒战导致氧耗量、CO_2 产量、心输出量剧烈增加，合并心肺功能障碍的患者可能不能耐受这些生理变化。

5. 呼吸系统问题是在 PACU 内最常见到的严重并发症，绝大多数与气道梗阻、通气不足、低氧血症有关，或者同时存在。

6. PACU 中的通气不足常是由残留麻醉药物的呼吸抑制作用所致，合并阻塞性睡眠呼吸暂停通常会加重这种状况。

7. 通气不足合并感觉迟钝、循环抑制和严重的酸中毒（动脉血 pH < 7.15）是需要立即果断进行机械通气和血流动力学干预的指征，包括必要时建立气道及使用强心药。

8. 使用纳洛酮改善呼吸时，因为纳洛酮的作用时间短于很多阿片类药物，应注意对患者进行严密监护，防止阿片类药物呼吸抑制作用的复发（再麻醉化）。

9. 全身麻醉后，功能残气量相对于闭合容量减少而导致肺内分流增加，是导致低氧血症最常见的原因。

10. 在中心静脉穿刺置管、锁骨上或肋间神经阻滞、腹部或胸部创伤（包括肋骨骨折）、颈部淋巴结清扫、甲状腺切除术（特别是切除范围扩大到胸腔）、气管切开术、肾切除术或其他腹膜后或腹内手术（包括腹腔镜手术）之后，应考虑到术后气胸的可能性，特别是膈肌可能被穿透时。

11. 血容量不足是 PACU 发生低血压最常见的原因，与补液不足、伤口引流及出血有关。

12. 伤口疼痛、气管内插管、尿潴留引起的伤害性刺激或术前停用抗高血压药物是导致术后高血压最常见的原因。

从历史上看，对术后专业护理的重视是由于人们意识到，许多术后早期可以预防的死亡发生于麻醉后和术后即刻。在第二次世界大战期间为大量战伤人员提供外科护理的经验，促成了战后术后即时护理的集中化趋势，促使这种加强护理以恢复室的形式出现。在恢复室中，经验丰富的护士可以同时密切关注多名术后患者。近年来，外科手术日趋复杂，患者的病情也更加严重，一些重症患者在麻醉后监护病房（PACU）内会停留至次日，而 PACU 也常作为外科加强护理病房床位不够用时的备用病床。

近来，麻醉后管理的另一个改变与门诊手术日益取代住院手术有关。现在，美国 70% 以上的外科手术是在门诊完成的。门诊手术患者的恢复包括两个阶段。第一个恢复阶段是即刻的监护恢复阶段，患者从麻醉中初醒到完全清醒达到离开 PACU 的标准（见下文"离室/院标准"）；第二个恢复阶段是在患者可以回家前的一个低水平监护。管理得当的门诊手术患者的"快通道"可以允许他们安全地越过第一个恢复阶段，直接进入第二个恢复阶段。

在一些医疗中心，PACU 不仅为围术期和慢性疼痛患者接受单根神经阻滞和放置硬膜外和周围神经导管等治疗时提供严密的监测，也可对患者接受诸如中心静脉置管、电休克治疗、胸腔穿刺、心脏电复律等其他有创操作时进行监测。因此，PACU 必须配备适当的人员和设备，以便管理这些患者和处理其潜在的并发症。例如，在实施区域麻醉和硬膜外麻醉的区域，应常规准备脂肪乳（Intralipid），以备在发生局麻药毒性反应时进行及时治疗。

本章回顾了现代 PACU 的基本要素、麻醉后和术后患者恢复的常规监测和护理，以及最常见的呼吸系统和循环系统并发症。

麻醉后监护病房（PACU）

在任何需要麻醉的手术结束，停止使用麻醉药物后，撤除监护仪，麻醉状态中的患者由一名或更多合格的麻醉实施者送至 PACU，并通常需要他人协助。在转运过程中，患者必须接受脉搏氧饱和度监测，并通过鼻导管或面罩吸氧。全身麻醉后，如果患者气管内插管或者喉罩（laryngeal mask airway，LMA）通气充分，气管内导管或喉罩通常在转送患者之前拔除。行区域麻醉或监护麻醉（局部麻醉＋镇静）的患者也常规送入 PACU 进行监护。绝大多数指南要求患者无论接受何种麻醉，除非麻醉主治医生特殊要求，都应于术后送入 PACU 进行观察。向 PACU 内的护士简要交代情况后，患者被留在 PACU 内，直至麻醉作用完全消失，且麻醉或手术相关的严重并发症已经得到充分处理。在此期间，呼吸系统和循环系统潜在致命的并发症的发生率相对较高。

越来越多的麻醉服务区域远离主手术室，如消化及呼吸内镜、介入放射治疗和磁共振成像等。在这些区域接受麻醉的患者复苏时其护理标准与手术患者的复苏护理相同。一些机构已经建立了所谓"卫星"PACU，为远距离的医疗区域提供单独的服务；另外，一些医疗机构则把不同区域的患者送入一个中心 PACU。然而，**在特定的医疗机构，所有 PACU 的麻醉后护理标准必须一致**。

设计

PACU 的位置应邻近手术室，而远离容易被干扰的地方。最理想的位置是处于整个手术室的中心区域，如有需要，可以保证患者能马上返回手术室，或手术室内的人员也可以迅速地赶到 PACU 对患者进行应急处理。放射成像、实验室检查和其他加强监护所需的设施也应处于同一层。对危重患者进行过长的转运，路上可能会出现意外，增加他们出现紧急情况的危险。

开放式病房的设计便于同时观察所有的患者。但是，单独的封闭空间也是有必要的，以便隔离患者来控制感染。为控制感染和保护患者隐私，许多医疗机构新建 PACU 时选择完全封闭床位。习惯上，PACU 床位与手术间的比例为 1.5：1，但是这个比例会随着手术间类型和数量的改变、平均停留时间和患者病情的变化而改变。每个病床所在的空间应该宽敞明亮，能够放置静脉输液泵、呼吸机和影像设备，以便对患者进行各种处理。建筑指南指出，两张床之间的距离至少应为 7 英尺（约 2.1 m），每个患者的空间至少为 120 平方英尺（约 11.1 m^2）。每张床位空间应配置多头电源插座，至少一个备用应急电源，以及至少一个氧气和吸引插头。

设备

PACU 内不够充分的监测可导致严重的致病或致死意外。每名患者都应该配备脉搏氧饱和度（SpO_2）、心电图（ECG）和无创血压（noninvasive blood pressure，NIBP）监测。在麻醉恢复期的第一个阶段，每名患者均需监测 SpO_2、ECG 和 NIBP，而在第二阶段，监测力度则会相应减弱。监护仪还应能为患者提供直接动脉压、中心静脉压、肺动脉压或颅内压监测。呼气末二氧化碳监测通常对气管内插管的患者及拔除导管的患者均广泛适用。如果怀疑体温异常，应使用水银或者电子体温计来监测。同时，应配备强制空气加温装置、辐射加热灯或变温毯。

PACU 必须配备自己的常规和抢救设备，并与手术室内的设备相对独立。这包括氧气管，不同型号面罩、口咽和鼻咽通气道，喉镜，气管内导管，喉罩，环甲膜切开包和用于通气的简易呼吸器在内的气道设备。呼吸治疗设备应能够进行气管扩张药的雾化吸入、持续气道内正压（continuous positive airway pressure，CPAP）通气，并且呼吸机应最大限度地靠近恢复室。配备纤维支气管镜和视频喉镜的困难气道车必须能迅速获得。

需配备充足的导管以进行静脉、动脉、中心静脉穿刺置管。可经皮起搏的除颤器和备有抢救药物和高级生命支持设备的抢救推车（见第 55 章），以及输液泵都应根据认证标准定期检查，确保到位并可使用。根据外科手术患者的种类，配备经静脉起搏导管、脉冲发生器、气管切开包、胸腔引流管和血管切开包。即时超声设备在中心静脉和外周神经置管，血流动力学状态、气管插管、胃和膀胱容量的评估，以及胸腔积液、气胸和其他肺部病理状态检查中的应用正在迅速增加。

人员

人员配备不足常被认为是 PACU 中事故发生的

主要原因。PACU 的护理人员应该接受针对麻醉苏醒患者护理的特殊训练。他们应具有相当的专业知识，能够进行气道管理、高级心血管生命支持，以及处理手术患者经常遇到的创伤护理、引流管和术后出血等问题。

　　PACU 中患者的管理应该在医师，通常是专业麻醉医师的指导下进行，当患者出现紧急或危重情况时可进行及时而有效的处理。在手术量较大的医疗中心，往往有一名麻醉医师专职负责 PACU。在 PACU 中，患者的管理是在麻醉医师、外科医师、护士、呼吸治疗师及其他专科医师全力合作下共同完成的。麻醉医师仍主要处理镇痛、气道、心肺功能以及代谢等相关问题，而外科医师处理一切与手术本身直接相关的问题。通常，复苏护士和患者的理想比例为 1 : 2。然而，护理人员的配备应能保证在任何情况下都能完成相应的护理工作。如果儿科手术或短小手术较多，则需要每名患者配备一名护士。应任命一名护士长以随时确保最佳的人力资源管理，并适当应对紧急或危重患者的护理问题。

对患者的护理

全麻苏醒

　　理想的全麻苏醒应该在可控条件下，缓慢而平稳地进行。不幸的是，全麻苏醒期间经常遭遇气道梗阻、寒战、躁动、谵妄、疼痛、恶心、呕吐、低体温和心律失常等问题。接受脊椎麻醉（腰麻）或硬膜外麻醉的患者在转送或恢复期也会发生严重的低血压，这是由于椎管内麻醉的交感阻滞作用在患者活动或坐起时使代偿性血管收缩失去作用所致。

　　使用吸入麻醉后，麻醉后恢复时间与肺泡通气量成正比而与麻醉药的血液溶解度成反比（见第 8 章）。肺通气不足也会延长吸入麻醉后的苏醒时间。麻醉时间越长，苏醒时间也相应延长，这与总的组织摄取有关，而药物的溶解度、术中吸入麻醉药的吸入浓度和吸入时间的长短都会影响组织摄取。静脉麻醉药物的苏醒与其药代动力学有关。静脉麻醉的恢复主要取决于药物的再分布而不是代谢或消除。然而，当药物使用量增加时，药物作用的蓄积就表现为苏醒延迟，这时药物作用的消除主要取决于其代谢和消除半衰期。这种改变是时量相关半衰期（context-sensitive half-time）的基础（见第 7 章）。高龄或肝肾疾病则会导致苏醒延迟（见第 9 章）。用短效或超短效药物，如丙泊酚和瑞芬太尼能够明显缩短苏醒和 PACU 停留时间。部分研究表明，应用脑电双频指数（bispectral index，BIS）监测（见第 6 章），可减少药物的总量，并缩短苏醒和 PACU 停留时间。术前用药也可影响苏醒速度。长效术前药（如劳拉西泮）的使用会出现预期内的苏醒延迟。短小手术使用作用时间较短的咪达唑仑作为术前用药更合适。

苏醒延迟

　　苏醒延迟（全身麻醉后患者不能在预期的时间内恢复意识）最常见的原因是药物的残留作用。绝对或相对的麻醉药物过量都会导致苏醒延迟，术前睡眠不足或药物应用（如酒精、镇静药）可以增强麻醉药物的作用，导致苏醒延迟。静脉应用纳洛酮（80 μg，成人剂量）和氟马西尼（0.2 mg，成人剂量）能非常容易地分别逆转阿片类和苯二氮䓬类药物的作用。静脉用毒扁豆碱 1 ~ 2 mg 可以部分拮抗其他麻醉药物的作用。自主呼吸潮气量不足而行机械通气的患者，可以用神经刺激器来排除是否还存在明显的肌松作用。

　　还有一些不常见的原因可以导致苏醒延迟，如低体温、明显的代谢紊乱、围术期脑卒中。当机体的中心体温低于 33 ℃时，不仅具有麻醉作用，还会严重抑制中枢神经系统的活动。强制空气加温装置可有效提升体温。脉搏氧饱和度监测、呼气末二氧化碳监测及血气分析均可以较容易地排除低氧血症和高碳酸血症。而高钙血症、高镁血症、低钠血症以及低血糖和高血糖等导致的苏醒延迟都较为少见，需要进行实验室检查来确诊。围术期脑卒中少见，除非是在神经外科、心血管外科和脑血管外科手术后（见第 28 章），这需要影像学和神经科医生的会诊来确诊。

患者从手术室到 PACU 的转送

　　在这个看似短暂的时间内，却可能由于缺乏足够的监护、充足的药物或气道和复苏设备而出现问题。❶全麻苏醒的患者未满足以下条件时不得离开手术室：具有通畅的气道，能够进行充分的通气和氧合，具有稳定的血流动力学以及合格的麻醉医师参加转运。即使是"正常"的患者，在转送过程中呼吸空气时也会有 30% ~ 50% 的患者发生短暂的低氧（SpO$_2$ < 90%）。建议转运时给所有的患者吸氧，特别是 PACU 没有紧邻手术室时。情况不稳定的患者，应带气管导管转运，并且途中要用便携式监护仪（ECG、SpO$_2$、NIBP）监护，并备好抢救药物。参与转运带气管导管患者的医师应时刻注意意外脱管，因此，在转运过程中应准备适当的气道设备，特别是长距离或电梯转运时。

所有患者应于床/车上送至 PACU，转送患者的推车或病床应该能够进行头低位（Trendelenburg 体位）或头高位的调节。头低位适用于血容量不足的患者，而头高位适用于肺功能不全的患者（见第 20 章和第 23 章）。有呕吐或上呼吸道出血高风险的患者（如扁桃体切除术后），转送时应取侧卧位，有助于排除分泌物和防止气道梗阻。

常规恢复

全身麻醉

患者到达 PACU 时应迅速判断气道情况、生命体征、氧合情况和意识水平。应常规至少每 5 min 测量一次血压、心率和呼吸频率，持续 15 min 或至患者情况稳定，此后每隔 15 min 测量一次。所有患者都应持续监测脉搏氧饱和度和心电图。对 PACU 的清醒患者，需使用抬头、握力等方法进行神经肌肉功能的临床评估。至少应测一次体温。其他的监测包括疼痛评估，是否存在恶心、呕吐以及液体的出入量，包括尿量、引流量和出血量等。在记录完入室的生命体征之后，麻醉医师应该向 PACU 的护士进行简单交代，包括以下情况：（1）术前的相关病史（包括精神状态和任何存在的交流问题，如语言障碍、耳聋、失明或智力迟钝等）；（2）术中的有关情况（采取的麻醉方式、手术方式、失血量、补液量、抗生素的使用和其他相关治疗及所有并发症）；（3）术后可能出现的问题；（4）PACU 中预期的处理，如抗生素的使用；（5）术后医嘱，包括疼痛、恶心/呕吐的治疗，硬膜外和周围神经导管的护理（包括急性镇痛），液体及血制品的使用，术后通气，胸部 X 线检查及后期的中心静脉导管置入等问题）。

即使健康的患者也可能出现瞬间的低氧血症，因此，所有全身麻醉患者在恢复期必须接受吸氧和脉搏氧饱和度的监测。患者在 PACU 中接受持续氧气吸入时间的长短取决于患者吸空气时的氧饱和度。动脉血气分析可证实异常血氧数值，但通常没有必要。当患者可能存在或既往有过 CO_2 潴留等疾病时，对其氧疗时应格外小心。只要有可能，尽量使患者保持半卧位，以达到最佳的氧合。但是，在患者可以对答前，升高或降低床头的位置反而会导致气道梗阻。在这种情况下，已有的口咽或鼻咽通气道应该保留在原处，直到患者清醒并能够保持气道通畅。鼓励患者定期深呼吸和咳嗽。

区域麻醉

区域麻醉后，深度镇静或严重血流动力学不稳定的患者应该送 PACU，接受吸氧。应定时评估感觉和运动平面，书面记录区域麻醉阻滞的消退情况。臂丛神经阻滞之后，可能需要采取垫塞或反复警告的预防措施，防止手臂运动不协调造成的损伤。椎管内麻醉之后应严密监测血压。椎管内麻醉的患者可能需要导尿。

镇痛

中到重度的术后疼痛最常采用口服或肠外阿片类药物治疗。然而，围术期阿片类药物的使用会出现以下不良反应：恶心、呕吐、呼吸抑制、瘙痒、肠梗阻和尿潴留等，可能会严重影响患者的术后恢复。为了解决这个问题，在过去二十年里，各种阿片类药物的使用策略不断出现，以确保在减少阿片类药物的用量、降低药物相关副作用的同时保持满意的镇痛（见第 47 章）。术前口服非甾体抗炎药（nonsteroidal antiinflammatory drug，NSAID），如对乙酰氨基酚、加巴喷丁或普瑞巴林可显著降低术后阿片类药物的使用量，这些药物可在术后患者恢复进食以后口服。此外，使用局部麻醉药进行多模式镇痛，如利用局麻药行术中伤口浸润、局部阻滞、术后经引流管注入局麻药、单次和持续外周神经阻滞及连续硬膜外输入，不仅能减少术后阿片类镇痛药的需求，也可以减少阿片类药物相关的副作用。

轻至中度术后疼痛可以口服对乙酰氨基酚、布洛芬、氢可酮和羟考酮。此外，也可静脉注射酮咯酸（15～30 mg，成人）或等效剂量的双氯芬酸钠或布洛芬，或对乙酰氨基酚（15 mg/kg，或当患者体重大于 50 kg 时，给予 1 g）治疗疼痛。

中至重度的术后疼痛，或不能口服镇痛时，常采取肠外或椎管内注射阿片类药物、单次或持续神经阻滞、伤口浸润、局部阻滞、静脉输注利多卡因和持续硬膜外镇痛等联合进行镇痛（见第 4 部分）。应通过滴定小剂量安全地给予肠外阿片类药物。考虑到阿片类药物需求的个体化，充分镇痛必须与过度镇静和呼吸抑制的风险相平衡。静脉用中长效阿片类药物常常用于镇痛，如氢吗啡酮 0.25～0.5 mg（儿童 0.015～0.02 mg/kg），或吗啡 2～4 mg（儿童 0.025～0.05 mg/kg）。小剂量的哌替啶最常用于治疗术后寒战。阿片类药物耐受，特别是心理依赖的患者，其用量显著增加。因此，此类患者的镇痛应在疼痛专家的指导下进行。如果使用脂化布比卡因进行伤口浸润，必须进行适当的书面和口头沟通，以取代其他可能导致全身毒性反应的局麻药。

静脉注射阿片类药物时，通常在数分钟之内镇痛效果可达高峰。对呼吸功能的最大抑制可能会在 20 ～ 30 min 之后显现，尤其是应用吗啡或氢吗啡酮时。患者完全清醒时，可以给住院患者使用自控镇痛。肌注阿片类药物的缺点是起效慢（10 ～ 20 min，甚至更久），个体差异大，呼吸抑制时间延长（长达 1 h）。

当保留硬膜外导管时，可硬膜外使用芬太尼（50 ～ 100 μg）或舒芬太尼（20 ～ 30 μg）及 0.1% 的布比卡因 5 ～ 10 ml，在成人可以产生非常好的镇痛效果。单纯硬膜外使用吗啡 3 ～ 5 mg，也可取得良好的镇痛效果，然而，吗啡产生呼吸抑制的时间较长，患者应进行 24 h 密切监护（见第 48 章）。

烦躁

2 患者完全清醒前，疼痛经常导致患者术后烦躁不安。另外，严重的系统功能障碍（如低氧血症、呼吸性或代谢性酸中毒、低血压）、尿潴留或者手术并发症（如腹腔内隐性出血）都可能造成术后烦躁，应在鉴别诊断中予以考虑。如有明显的躁动，应对患者，尤其是儿童的手臂和腿脚充分固定，以防患者自伤。儿童排除严重的生理紊乱后，护理人员，尤其是父母的抚抱及和蔼的言语抚慰通常能使儿科患者安静下来。其他的影响因素包括显著的术前焦虑和紧张，以及药物的副作用（大剂量的中枢抗胆碱药物、酚噻嗪类药物或氯胺酮）。毒扁豆碱 1 ～ 2 mg 静脉注射（儿童 0.05 mg/kg），对治疗由阿托品和东莨菪碱引起的谵妄最有效。如果严重的系统紊乱和疼痛可以排除，持续的烦躁可能需要间断静脉推注咪达唑仑 0.5 ～ 1 mg（儿童 0.05 mg/kg）来镇静。

恶心呕吐

3 术后恶心呕吐（postoperative nausea and vomiting，PONV）是全身麻醉后常见的问题，发生率约为 30% 或以上。而且，还有相当数量的患者平安出院之后 24 h 内，在家中发生恶心呕吐（出院后恶心呕吐）。引起术后恶心呕吐的病因是多方面的，包括麻醉和镇痛药物、手术种类以及患者既往有晕动病等原因。恶心是低血压初期反应的常见症状，特别是在脊椎麻醉和硬膜外麻醉之后，认识这点也很重要。

表 56-1 列出了术后恶心呕吐已知的常见原因。据报道，使用阿片类药物，以及腹内手术（尤其是腹腔镜手术时）、胸部手术或斜视矫正手术会增加术后恶心呕吐的发生率。年轻女性的发生率较高。通常呕吐发生前或发生时迷走张力增高，会导致突发的心动过缓。丙泊酚麻醉可以降低术后恶心呕吐的发生率，即使术前有吸烟史的患者亦然。选择性 5- 羟色胺受体 3

表 56-1　术后恶心呕吐的危险因素

患者因素
　年轻患者
　女性，特别是在月经期手术或妊娠头三个月
　肥胖体型
　既往术后呕吐史
　晕动病史

麻醉因素
　全身麻醉
　药物
　　阿片类药物
　　吸入麻醉药
　　氧化亚氮

外科手术
　斜视手术
　耳部手术
　腹腔镜检查
　睾丸固定术
　采卵术
　扁桃体切除术
　乳腺手术

术后因素
　术后疼痛
　低血压

（5-HT₃）阻断剂，如昂丹司琼 4 mg（儿童 0.1 mg/kg）、格拉司琼 0.01 ～ 0.04 mg/kg、多拉司琼 12.5 mg（儿童 0.035 mg/kg），对防治术后恶心呕吐也非常有效。注意多拉司琼不像昂丹司琼那样起效迅速，需要 15 min 才能起效。昂丹司琼 8 mg 制剂的口服药片，对预防和治疗出院后恶心呕吐可能会有用。甲氧氯普胺 0.15 mg/kg 静注可能效果不大，但可以作为 5-HT₃ 阻断剂的替代选择。5-HT₃ 阻断剂不会产生急性锥体外系反应（张力障碍）和烦躁，而甲氧氯普胺和酚噻嗪类抗抑郁药可能会产生这些反应。东莨菪碱经皮吸收制剂很有效，但是在某些患者身上会产生副作用，如镇静、烦躁不安、口干、青光眼加剧、尿潴留和视物模糊等，尤其在老年患者。地塞米松 4 ～ 10 mg（儿童 0.10 mg/kg）用作止吐药时，具有不同程度的镇痛和提供患者健康感的额外优点，并且，效果可以维持到术后 24 h，因此对出院后恶心呕吐可能也会有一定的作用。可在麻醉诱导前 3 h 内口服阿瑞匹坦（Emend）40 mg。术中静注氟哌利多 0.625 ～ 1.25 mg（儿童 0.05 ～ 0.075 mg/kg），可明显降低术后恶心呕吐的发生率。不幸的是，氟哌利多被 FDA 冠以"黑匣子"警告，指出大剂量（5 ～ 15 mg）可延长 QT 间期，导致致命性心律失常。术后恶心呕吐的非药物预防方法包括禁食后的充分输液（20 ml/kg）和对 P6 穴位（腕部）刺激。后者可应用按压、电刺激或穴位注射。

关于是否对所有患者常规进行术后恶心呕吐的预防尚存在争议。由于治疗术后恶心呕吐需要一定的成本，因此，只能对某些患者（如门诊患者）进行预防性治疗。明确存在多个恶心呕吐危险因素的患者应进行预防。联合应用两种或三种作用于不同受体的药物，比单用一种药物的预防效果好。

寒战和低体温

PACU 中的寒战可能由术中的低体温或麻醉药的作用所致。在产后即刻寒战也很常见。低体温最重要的原因是热量从机体核心到外周的再分布（见第 52 章）。手术间内的低室温、巨大伤口的长时间暴露、静脉内输入大量未经温热的液体或大流量未经湿化的气体也是造成低体温的原因。几乎所有的麻醉药，特别是吸入麻醉以及脊椎麻醉和硬膜外麻醉，都会通过降低交感神经紧张性而减弱低体温时的正常缩血管反应。尽管麻醉药也会降低寒战的阈值，但全身麻醉苏醒时或苏醒后常常会发生的寒战表明机体需以此来增加产热，提高体温，并且可能会伴有剧烈的血管收缩。即使是从简短的全身麻醉中苏醒，有时也会发生寒战。虽然寒战有时是在麻醉苏醒期出现的部分非特异性神经体征（例如，强直、阵挛或巴宾斯基征），但最常见的原因是低体温。无论机制如何，它们的发生与手术时间的长短和应用高浓度的吸入麻醉药有关。偶尔，剧烈的寒战可能足以导致高热（38～39℃）和明显的代谢性酸中毒，这两种情况在寒战停止后会立即消失。另外，还应考虑到其他原因引起的寒战，如败血症、药物过敏或输血反应。

④ 低体温时应该用热风机，或加热灯（效果较差）及加温毯来处理，将患者体温升至正常。剧烈的寒战导致氧耗量、CO_2 产量和心输出量急剧增加。对于已存在心肺功能障碍的患者，这样的生理效应通常难以耐受。低体温会导致发生心肌缺血、心律失常的概率增加，增加凝血功能障碍患者的输血量，延长肌松药的作用时间。静脉使用小剂量的哌替啶10～25 mg，会明显地降低或中止寒战。插管行机械通气并镇静的患者，也可以给予肌松药，直至积极复温，体温恢复正常。

离室/院标准

A. PACU

患者可以离开 PACU 的标准要由麻醉科和医院的其他医务部门共同制订。如果患者所有指标已达到离

开 PACU 的标准，可允许 PACU 的护士在没有医生在场的时候决定患者是否可以转运。根据患者可能会转入 ICU、普通病房、二期复苏或直接回家的不同情况，离开 PACU 的标准也会不同。

在离开 PACU 以前，患者应该在最后一次胃肠外应用阿片类药物之后，观察呼吸系统的抑制情况至少20～30 min。全身麻醉苏醒可以离开 PACU 的最低标准通常包括：

1. 易唤醒
2. 定向力完全恢复
3. 有能力保持和保护气道
4. 生命体征稳定至少 15～30 min
5. 如有必要，有能力呼救
6. 无明显的外科并发症（如活动性出血）

在离开 PACU 之前，控制术后疼痛、恶心呕吐及使体温恢复正常也非常有必要。恢复室患者评分系统常被广泛使用。大多数要评价 SpO_2（或肤色）、意识、循环、呼吸和活动情况（表 56-2）。大多数患者都能在进入 PACU 1 h 内达到离开的标准。如果患者要转往其他的加强监护病房，则不需要达到所有的标准。

除了以上标准外，区域麻醉的患者还应该表现出感觉和运动阻滞消退的征象。最理想的是阻滞完全消退，以避免因运动无力和感觉减退引起的不慎损伤。许多机构都有方案，允许患者早期转移到适当的监护区域，并且可能带有以区域镇痛为目的的单次或周围神经置管的连续阻滞出院。因此，记录阻滞的消退情况也至关重要。椎管内麻醉失败后 6 h 才进行处理，会增加脊髓硬膜下或硬膜外血肿的可能性，需要放射科和神经科医师会诊来排除。

使用大多数麻醉药物的主要目的都是使患者能快速而舒适地苏醒，同时减少术后恶心呕吐和疼痛的风险，以缩短恢复时间，并简化转运到下一个恢复阶段的过程。快通道的门诊手术患者离开手术室前达到上述标准，直接在恢复区进行二期复苏，而不需要进入 PACU。同样，住院患者达到离开的标准后，如果具备适当的人员和监护仪器，可以直接送到相应的病房。

B. 门诊患者

除了恢复和苏醒之外，门诊手术患者麻醉苏醒的程序还包括两步：回家恢复准备期（二期复苏）和完全的精神运动恢复。有一套完整的评分系统来帮助评估是否可以离院回家恢复（表 56-3）。区域麻醉之后，

表 56-2　Aldrete 麻醉后恢复评分 [1, 2]

原始标准	改良标准	分值
颜色	**氧合**	
粉红色	吸空气 $SpO_2 > 92\%$	2
苍白或灰暗	吸氧气 $SpO_2 > 90\%$	1
发绀	吸氧气 $SpO_2 < 90\%$	0
呼吸		
能深呼吸和咳嗽	能自由地深呼吸和咳嗽	2
浅但充足的通气	呼吸困难、浅或通气受限	1
呼吸暂停或气道梗阻	呼吸暂停	0
循环		
血压变化在正常值的 20% 以内	血压变化正常值 ±20 mmHg	2
血压变化在正常值的 20% ～ 50% 以内	血压变化正常值 ±（20 ～ 50）mmHg	1
血压变化大于正常值的 50%	血压变化大于正常值 ±50 mmHg	0
意识		
清醒、感觉和定向力完全	完全清醒	2
能唤醒但易入睡	呼喊能唤醒	1
无反应	不易反应	0
活动		
四肢活动	四肢活动	2
双肢活动	双肢活动	1
无活动	无活动	0

[1] Data from Aldrete JA, Kronlik D. A postanesthetic recovery score. Anesth Analg. 1970；49：924；and Aldrete JA. The post-anesthesia recovery score revisited. J Clin Anesth. 1995 Feb；7（1）：89.

[2] 理想的离院时评分为 10 分，但至少应达到 9 分

还要求恢复本体感受、交感活性、膀胱功能和运动能力。例如，蹈趾完整的本体感受、最小的体位性血压变化或心率改变、正常的足跖屈曲反射是脊椎麻醉恢复的重要征象。离院前，饮食和排尿通常都不再要求，有尿潴留史和糖尿病史的患者除外。

所有门诊手术患者必须在可负责任的成人陪同下过夜。对患者及其陪护人员必须提供书面的术后指导，包括常规随访护理和紧急／意外援助。对准备回家恢复的患者的评估由专业麻醉医师来实施，因为他们对患者更熟悉。如果能够严格执行离院标准，可以由护士来决定患者是否可以离院。

能够回家并非意味着患者能够做重要的决定、开车或重返工作岗位。这些活动要求精神运动完全恢复，通常在术后 24 ～ 72 h 才能完成。所有的门诊手术中心必须有相应的术后随访系统，离院一天之后，应使用智能手机／网页程序，最好是应用电话对患者进行随访。

并发症的处理

呼吸系统并发症

❺ 呼吸系统相关问题是在 PACU 中最常见到的严重并发症。这些问题绝大多数与气道梗阻、通气不足或低氧血症有关，或同时存在。由于低氧血症是导致严重并发症和死亡的最终常见途径，PACU 中脉搏氧饱和度的常规监测可以更早识别这些并发症，减少不良后果。

气道梗阻

未清醒的患者常可发生气道梗阻，最常见的原因是舌后坠阻塞后咽部，合并阻塞性睡眠呼吸暂停的患者更加常见（见第 19 章）。其他原因包括：喉痉挛，喉头水肿，误吸，分泌物、呕吐物或血液等阻塞气道，或气管受压（例如颈部血肿）。气道部分梗阻

表 56-3 麻醉后离院评分系统[1, 2]

标准	评分
生命体征	
变化在术前基础值的 20% 以内	2
变化在术前基础值的 20% ～ 40%	1
变化大于术前基础值的 40%	0
活动水平	
步态稳定，无眩晕或处于术前水平	2
活动时需辅助	1
不能活动	0
恶心呕吐	
轻微，口服药可控制	2
中度，胃肠外用药可以治疗	1
反复用药后还持续不止	0
疼痛：轻微或没有，患者可以忍受，口服药可以控制	
是	2
否	1
手术出血	
轻微：不需更换敷料	2
中度：换敷料两次或以内	1
重度：换敷料三次或以上	0

[1] Modified with permission from Marshall SI, Chung F. Discharge criteria and complications after ambulatory surgery. Anesth Analg. 1999 Mar; 88（3）: 508-517.
[2] ≥9 分才可以出 PACU

常表现为呼吸时喘鸣。大部分梗阻或完全梗阻可导致气流停止、呼吸音消失和显著的胸廓反常运动。正常情况下，吸气时胸廓和腹部应同时抬起，而在气道梗阻时，吸气时胸廓下降而腹部抬起（胸廓反常运动）。气道梗阻的患者应辅助吸氧，同时采取纠正措施。联合应用双手托下颌和头部倾斜的方法，可将舌头向前拉而解除气道梗阻。置入口咽或鼻咽通气道通常也可以减轻舌后坠。患者在苏醒期对鼻咽通气道较易耐受，尤其是使用利多卡因润滑以后，并且在患者用力咬合的时候可以减少牙齿损伤的概率。鼻咽通气道比较容易置入，如果预先喷入了血管收缩剂，如去氧肾上腺素，鼻腔大出血风险也相对较低。对有凝血功能障碍的患者，置入时应特别小心。

如果上述重新开放气道的处理无效，应考虑喉痉挛的发生。喉痉挛通常表现为通气时特征性的高调哨鸣音，但声门完全闭塞时也可能无声。气管损伤、反复仪器操作或气管中分泌物和血液或其他外源性异物

的刺激易导致声带痉挛。双手托下颌，特别是与紧扣面罩合用，对患者实施轻度的正压通气，通常可解除喉痉挛。在确定声门以下的气道通畅时，置入口咽或鼻咽通气道通常也会有所帮助。咽喉部所有分泌物、血液或其他外源性异物都应吸净，以免误吸。治疗难治性喉痉挛时，应该给予小剂量的琥珀胆碱（成人 10 ～ 20 mg），暂时用 100% 的纯氧行正压通气。必要时使用气管插管重建气道，如果插管失败，可以紧急环甲膜切开和经气管喷射通气。

气管插管后发生喉头水肿是导致婴幼儿气道梗阻的最重要原因，这主要是因为婴幼儿的气道腔较为狭窄。头颈部接受放疗的患者常可发生严重的咽部和声门水肿，易激惹，伴有黏膜渗出。静脉应用皮质激素（地塞米松 0.5 mg/kg，极量 10 mg）或雾化吸入消旋肾上腺素（2.25% 的溶液 0.5 ml 加生理盐水 3 ml）可能会对此有效。甲状腺手术、颈动脉手术及其他颈部手术后的伤口血肿，可迅速压迫气道，大多数情况下应立即开放伤口以减轻气道压迫。口腔外科手术后，极少情况下可能会无意将填塞的纱布留在咽喉部，会导致即刻或延迟的完全性气道梗阻。

拔除新的气管切开导管十分危险，因为伤口尚未愈合成一个完全成形的通气道，往往使再次气管切开非常困难或不可能。在气管切开术后的 3 ～ 4 周内更换气管切开导管，应该在床边备好外科气管切开器械包以及其他适当的困难气道设备后，由一名合格的外科医生进行更换操作。

通气不足

通气不足通常是指 $PaCO_2$ 高于 45 mmHg，常出现于全身麻醉之后。多数情况下，通气不足较轻，并且被忽略。$PaCO_2$ 高于 60 mmHg，或者动脉血 pH < 7.25 时可出现严重通气不足的临床表现，包括过度嗜睡、气道梗阻、呼吸缓慢、呼吸浅快或用力呼吸。轻中度的呼吸性酸中毒导致心动过速、高血压或心脏兴奋性增高（通过交感神经刺激），更严重的酸中毒会产生循环抑制（见第 50 章）。如果怀疑有明显的通气不足，应通过呼气末二氧化碳或（和）动脉血气分析来帮助评估和管理。

❻ PACU 中的通气不足通常是因为残留麻醉药物的呼吸抑制作用所致，而合并阻塞性睡眠呼吸暂停会加重这种状况。 阿片类药物的呼吸抑制作用特点是呼吸频率慢，但通常潮气量较大。患者通常嗜睡，但对言语和身体刺激有所反应，能按指令呼吸。迟发性呼吸抑制在所有的阿片类药物都有报道。可能的机制

包括恢复期刺激强度的变化和患者在复温或开始活动时阿片类药物从周边组织隔室的延迟释放。

拮抗不充分、药理学相互作用、药代动力学改变（由于低温、分布容积变化、肝肾功能障碍）或代谢因素（如低血钾、低血镁、高血镁或呼吸性酸中毒）都会影响在 PACU 中的残留肌松作用。不管什么原因，残留肌松导致的通气不足临床上通常都会表现为乏力、不协调的呼吸运动（"离水之鱼"）、潮气量减小和呼吸急促。在不清醒的患者，可以用神经刺激器来诊断神经肌肉阻滞的逆转，而在清醒且能够配合的患者，可以通过患者抬头和握力来评估其力度。伤口疼痛或上腹部或胸科手术之后膈肌功能障碍导致的肌僵直、腹部膨隆、腹带过紧或其他一些因素也会引起通气不足。寒战、高热或败血症导致 CO_2 产量增加，即使在全身麻醉正常恢复的患者也会使 $PaCO_2$ 增高。当患者本身就有肺部疾患、神经肌肉疾患或神经疾患时，患者的通气不足或呼吸性酸中毒会加剧本已受损的通气储备。

通气不足的治疗

治疗时应首先针对原因处理，但是显著的通气不足必须进行辅助或控制通气，直至通气不足的原因确定并纠正。**（7）通气不足合并感觉迟钝、循环抑制和严重酸中毒（动脉血 pH < 7.15）是患者需立刻进行通气并干预血流动力学参数的指征，包括必要时建立气道或使用强心药。**如果使用纳洛酮拮抗阿片类药物所致的呼吸抑制，小量滴注（成人 80 μg）可避免相关并发症，减少阿片类作用逆转出现的急性疼痛。大剂量使用纳洛酮拮抗阿片类药物的呼吸抑制作用，可导致突然的剧痛和交感神经紧张性增强。后者可能会造成高血压危象、肺水肿和心肌缺血或梗死。

（8）纳洛酮的作用时间短于很多阿片类药物，因此使用纳洛酮拮抗以后，应注意严密监护，防止阿片类药物呼吸抑制作用的复发（再麻醉化）。如果尚存残留肌松作用，可能还要应用舒更葡糖钠（若使用了罗库溴铵或维库溴铵）或胆碱酯酶抑制剂。应用全量舒更葡糖钠的胆碱酯酶抑制剂后，如果还有残留肌松作用，就要严密观察并行控制通气，直至肌松恢复。静脉或椎管内应用阿片类药物、静脉注射对乙酰氨基酚或非甾体抗炎药、局部麻醉等多模式镇痛，通常可有助于减轻上腹部或胸科手术之后由疼痛或绷带固定过紧引起的通气不足。

低氧血症

麻醉恢复的患者在恢复期间如果不进行辅助吸氧，

轻度的低氧血症很常见。年轻的健康患者开始可以较好地耐受轻中度的低氧血症（PaO_2 50～60 mmHg），但是随着病情的进展或加重，最初常见的交感神经刺激可能会代之以进展性的酸中毒和循环抑制。血红蛋白浓度降低时可能看不见发绀。患者烦躁不安、心动过速、房性或室性心律失常也可考虑低氧血症。感觉迟钝、心动过缓、低血压和心搏骤停都是其晚期征象。在 PACU 中常规监测脉搏氧饱和度有助于早期发现低氧血症。动脉血气分析可用来确诊和指导治疗。

PACU 内的低氧血症通常是由于通气不足（伴或不伴有气道梗阻）、肺内右向左分流增加或二者兼有。心输出量减少或氧耗量增加（如寒战时）会加重低氧血症。麻醉恢复的患者给予辅助吸氧时，由弥散性缺氧（见第 8 章）导致的低氧血症并不常见。吸氧的患者单纯由通气不足导致的低氧血症也不常见，除非有（9）明显的高碳酸血症或伴随肺内分流增加。**功能残气量（functional residual capacity，FRC）相对于闭合容量减少导致的肺内分流增加，是全身麻醉后低氧血症的最常见原因。**上腹部手术和胸科手术后会导致功能残气量的严重减少。肺容量减少通常是由于微小肺不张，但是在胸片上常常看不见明显的肺膨胀不全。半直立位有助于保持功能残气量。

显著的肺内右向左分流（$\dot{Q}_S/\dot{Q}_T > 15\%$）通常与长时间的术中低潮气量通气引起的肺不张、气管导管误入一侧、分泌物或血液导致支气管梗阻引起的肺叶塌陷、肺抽吸术、肺水肿、大量胸腔积液或气胸等有关。肺水肿通常表现为喘鸣、气道内的粉红色泡沫痰，可能是由左心衰竭（心源性）、急性呼吸窘迫综合征或者突然解除长时间的气道梗阻（负压性肺水肿）所导致。与肺水肿造成的喘鸣不同，原发性阻塞性肺疾病造成的喘鸣也常常导致肺内分流的增加，但气道内没有水肿液，胸片上也看不到肺部浸润。

（10）在中心静脉穿刺置管、锁骨上或肋间神经阻滞、腹部或胸部创伤（包括肋骨骨折）、颈淋巴结清扫术、甲状腺切除术（特别是切除范围扩大到胸腔）、气管切开术、肾切除术或其他腹膜后或腹内手术（包括腹腔镜手术）之后，应考虑到术后气胸的可能性，特别是膈肌可能会被穿透时。胸膜下肺小泡和肺大泡的患者在正压通气时可能会发生气胸。

低氧血症的治疗

用或不用正压通气的氧疗，托下颌或使用口咽或鼻咽通气道解除气道梗阻和口腔吸引是治疗低氧血症的基本措施。通常应用 30%～60% 的氧浓度已足够预防低氧血症，甚至在中度通气不足和高碳酸血症的患者也是如此。重要的是，常规氧疗可能掩饰了通气不足和高碳酸血症的临床症状。有潜在心肺疾患的患者可能会需要较高的氧浓度，氧疗应根据 SpO_2 和动脉血气分析的结果来实施。对有 CO_2 潴留的患者，必须严格控制吸氧浓度，以避免急性呼吸衰竭。严重或持续低氧血症的患者应该通过无重复吸入面罩、喉罩或气管内导管吸入 100% 的纯氧，直至确定病因和启动其他恰当的治疗措施，可能需要机械控制或辅助通气。胸片（特别是患者直立坐位）对评估肺容量和心脏大小以及提示气胸、肺不张和肺部浸润很有价值。肺抽吸术后可能短时间看不到肺部浸润。如果怀疑发生了气胸，可以通过拍呼气末的胸片来确认，通过对肺组织和邻近胸膜腔内空气进行对比来判断。气管插管的患者发生低氧血症时，胸片常用于确认气管导管的位置是否恰当。经胸超声也是一个有价值的工具，能快速、准确地评估气管导管的位置，并诊断肺炎、胸腔积液和气胸。

此外，还应治疗可能存在的病因。任何有症状的或体积大于 15% ～ 20% 的气胸，都应该插入胸腔引流管。无症状性气胸可吸出气体或继续观察。支气管痉挛应使用雾化吸入支气管扩张剂治疗，继发于咽部或声门水肿的潜在或部分性气道梗阻可使用消旋肾上腺素或（和）糖皮质激素治疗。循环液体过剩时应给予利尿剂。如果吸入氧浓度达到 50%，但低氧血症仍然存在，这时应考虑应用呼气末正压通气和持续气道内正压通气。通过支气管镜抽吸支气管内的栓子或微粒，通常有助于使膨胀不全的肺复张。在气管插管的患者，分泌物或碎片必须通过抽吸以及灌洗除去，如果有必要，将错位的气管内导管重新定位并固定。

循环系统并发症

PACU 中最常见的循环障碍是低血压、高血压和心律失常。在进行干预之前，应该考虑到循环异常会继发于潜在的呼吸功能紊乱的可能性，尤其是儿童。

低血压

低血压通常是由于相对血容量不足、左心室功能不全或过度的动脉血管扩张所致。血容量不足是在 PACU 中发生低血压的最常见原因，多是由术中补液不足、伤口引流或术后出血引起。低体温时

血管的收缩可以掩盖低血容量，直至患者的体温开始上升；在后续复温时，周围血管舒张，血容量不足，导致迟发的低血压。由于动脉扩张和静脉淤血的共同作用，椎管内麻醉会导致低血压。血管扩张［例如应用硝酸甘油（或脊椎麻醉）］引起静脉淤血，并导致有效循环血容量减少，尽管血容量正常（见第 45 章）。败血症和过敏反应导致的低血压，通常是由于低血容量和血管扩张的共同作用。张力性气胸或心脏压塞后的低血压是由于右心房充盈受损。在手术或穿刺时，引流超过 500 ～ 1000 ml 腹水，则会使液体从血管内向腹腔转移，从而继发低血压。

左心室功能障碍在既往体健的患者不多见，除非合并严重的代谢紊乱（低氧血症、酸中毒或败血症）。左心室功能障碍引起的低血压主要见于有潜在冠状动脉或瓣膜心脏病或充血性心力衰竭的患者，通常可被液体超负荷、心肌缺血、急性后负荷增加或心律失常所促发。

低血压的治疗

麻醉恢复中轻度的低血压比较常见，通常不需要强化治疗。显著的低血压通常是指患者血压较基础值降低 20% ～ 30%，这时情况较严重，需要治疗。根据评估的有效循环血容量来确定治疗方案。液体推注（250 ～ 500 ml 晶体液或 100 ～ 250 ml 胶体液）后血压升高通常证实血容量不足。严重低血压时，可能必须用缩血管药或增强心肌收缩力的药物（多巴胺或肾上腺素）来提升血压，直至血容量至少得到部分纠正。有心脏病史或心脏危险因素的患者应寻找心功能不全的迹象。严重低血压患者，对初始治疗没有迅速反应时，需要进行超声心动图检查或有创血流动力学监测（见第 5 章）。有时，需要同时调整心脏前负荷、收缩力和后负荷，使患者的血压恢复至可接受的水平。张力性气胸可表现为低血压、单侧呼吸音减弱、反响过强和气管偏移，是立即行胸腔闭式引流的指征，甚至在 X 线或超声确诊以前就需进行。同样，由心脏压塞引起的低血压通常发生在胸部创伤和胸外科手术后，这时通常需立即行心包穿刺或手术开胸探查。

高血压

PACU 中的术后高血压很常见，一般出现于入室后 30 min 内，通常与切口疼痛、气管内插管、尿潴留或术前停用抗高血压药物有关。术后高血压可能反映出手术的神经内分泌应激反应，或是继发

于低氧血症、高碳酸血症和代谢性酸中毒的交感神经张力增强。有高血压病史的患者在 PACU 更容易发生高血压。容量超负荷或颅内压增高偶尔也会表现为术后高血压。

高血压的治疗

轻度高血压通常不需处理，但应该探寻导致高血压的可逆原因。显著的高血压可能导致术后出血、心肌缺血、心力衰竭或颅内出血。至于何种水平的高血压需要处理，要根据患者的具体情况决定。通常，患者的血压增高超过基础值的 20% ~ 30% 或者血压增高引起了并发症（如心肌缺血、心力衰竭或出血）应进行治疗。在术后疼痛及可能的尿潴留得到处理后，轻中度的血压升高可静脉内应用以下药物治疗：拉贝洛尔；血管紧张素转换酶抑制剂，如依那普利；或钙通道阻滞剂，如尼卡地平。肼屈嗪和舌下含化硝苯地平（用于 β 受体阻滞剂禁忌的患者）通常也有效，但是经常导致反射性心动过速、心肌缺血和心肌梗死。心力储备有限但显著高血压的患者要求进行直接动脉内测压，并且静脉内应用硝普钠、硝酸甘油、尼卡地平、氯维地平和非诺多泮进行治疗。血压控制的水平应以患者本身的正常血压水平为准。

心律失常

呼吸功能障碍，尤其是低氧血症、高碳酸血症和酸中毒通常能促发心律失常。麻醉药物的残留作用、交感神经系统的兴奋性增加、其他代谢异常或有心肺疾患病史的患者，在 PACU 中也易发生心律失常。

心动过缓经常是因为胆碱酯酶抑制剂、阿片类药物或 β 肾上腺素受体阻断剂（普萘洛尔）的残留作用。心动过速通常与疼痛、低血容量或发热有关，也可能是由抗胆碱药物、β 受体激动剂（沙丁胺醇）或肼屈嗪的反射性心动过速所致。并且，麻醉药物引起的压力感受器功能抑制掩盖了 PACU 中血管内容量不足与心率不符的真相。

房性和室性期前收缩通常出现在低血钾、低血镁、交感张力增加时，心肌缺血时也可出现，但较少见，后者可用 12 导联心电图来鉴别。PACU 中没有确切原因的房性和室性期前收缩也可能出现在患者的术前心电图检查。室上性快速心律失常，包括阵发性室上性心动过速、心房扑动和心房颤动，通常见于有此类心律失常病史或胸外科手术之后的患者。对于心律失常的处理见第 21 章和第 55 章。

病例讨论

心动过速和发热的青年男性

一位 19 岁的男性遭遇车祸，造成闭合性股骨骨折。他在手术之前牵引了 3 天。在此期间，患者持续低热（口腔温度：37.5 ~ 38.7℃），轻度高血压（150 ~ 170/70 ~ 90 mmHg），心动过速（100 ~ 126 次 / 分）。血细胞比容保持在 30%。广谱抗生素已经使用。

计划对他行切开复位骨折内固定术。当患者被推进手术室时，生命体征如下：血压 160/95 mmHg，脉搏 150 次 / 分，呼吸 20 次 / 分，口腔温度 38.1℃。患者焦虑出汗。通过更详细的检查，发现他的甲状腺轻度增大。

应该继续手术吗？

该手术为择期手术，因此，术前应该能发现显著的异常，并在术前予以适当处理，如果可能，可以让患者以最好的状态接受手术。如果患者有开放性骨折，可能有感染的危险，必须要求立即手术。甚至是闭合性的股骨骨折，都应该避免不必要地取消或者推迟手术，因为非手术治疗会延长卧床时间，使肺不张、肺炎、深静脉血栓、潜在致命的肺动脉血栓栓塞等的危险性增加。在决定是否进行手术之前，麻醉医师应该询问以下问题：

1. 根据临床表现，引起异常体征最可能的原因是什么？

2. 还需要做什么检查或哪科会诊？

3. 这些或其他的相关异常体征会怎样影响麻醉管理？

4. 严重到足以推迟手术的影响麻醉的潜在因素最终被排除了吗？ 150 次 / 分的心动过速和低热也要求在术前进一步评估。

引起该患者心动过速和发热的最可能的原因是什么？

表 56-4 和表 56-5 中的两种异常体征可能反映的是一种病变过程，也可以是两种独立的病变。此外，尽管能同时发现多种因素，但是它们各自的影响通常并不明显。发热一般发生在大创伤之后，相关因素可能包括组织创伤的炎症反应、叠加感染（常见于伤口、肺部或泌尿系统）、抗生素治疗（药物反应）或者是血栓性静脉炎。因为在手术中金属固定器有细菌播散和感染的危险，所

表 56-4 围术期心动过速的原因

焦虑
疼痛
发热（见表 56-5）
呼吸
　低氧血症
　高碳酸血症
循环
　低血压
　贫血
　低血容量
　充血性心力衰竭
　心脏压塞
　张力性气胸
　血栓栓塞
药物
　抗毒蕈碱药
　β 肾上腺素受体激动剂
　血管扩张剂
　过敏
　停药
代谢紊乱
　低血糖
　甲状腺毒症
　嗜铬细胞瘤
　肾上腺（艾迪生）危象
　类癌综合征
　急性卟啉症

表 56-5 围术期发热的原因

感染
　免疫介导的过程
　药物反应
　血液反应
　组织破坏（排斥）
　结缔组织疾病
　肉芽肿性疾病
组织损伤
　创伤
　梗死
　血栓形成
肿瘤性疾病
代谢紊乱
　甲状腺危象（甲状腺功能亢进危象）
　肾上腺（艾迪生）危象
　嗜铬细胞瘤
　恶性高热
　神经阻滞剂恶性综合征
　急性痛风
　急性卟啉症

以对该患者的感染情况必须慎重考虑。尽管心动过速通常与低热相关，但是对一名 19 岁的患者来说，通常没有如此明显。中至重度的疼痛、焦虑、血容量不足、贫血可能是其他的促进因素。在一些长骨骨折的患者身上，特别是出现血容量不足、

呼吸急促、精神状态改变时，也应考虑到肺动脉栓塞的可能性。最后，可能增大的甲状腺、出汗和焦虑，同时伴有发热和心动过速，都提示甲状腺危象。

在评估发热和心动过速中还有哪些措施可能会提供帮助？

动脉血气分析、超声心动图和胸片在排除肺动脉栓塞方面有帮助。反复的血细胞比容和血红蛋白浓度检测可以排除持续恶化的贫血，对于绝大多数患者，当血细胞比容低于 25% ～ 27% 时（血红蛋白 < 8 g/dl），可以出现明显的心动过速。静脉输入 250 ～ 500 ml 的胶体液或晶体液可能对缓解症状有所帮助。输入大量的液体后心率下降，强烈提示血容量不足。同样，心率对于镇静和阿片类药物的反应也可以分别排除焦虑、疼痛等原因，尽管基于临床检查可以暂时诊断为甲状腺功能亢进，但是最后的确诊还要做血清的甲状腺激素测定。感染的征象，例如伤口发炎或化脓、脓痰、胸片浸润、脓尿、血涂片未成熟白细胞增多（核左移）应提示做细菌培养，并延迟手术，直到结果出来，确定合适的抗菌谱。

患者转入 PACU 做进一步评估。12 导联心电图证实窦性心动过速，150 次 / 分。胸片正常。室内空气下做动脉血气分析，结果正常（pH 7.44，$PaCO_2$ 41 mmHg，PaO_2 87 mmHg，HCO_3^- 27 mEq/L）。血红蛋白浓度是 11 g/dl。检测甲状腺功能的血样已送至实验室。患者已通过静脉给予咪达唑仑 2 mg，芬太尼 50 μg 以镇静，同时输注了 5% 的白蛋白 500 ml。患者感觉明显放松和疼痛缓解，但是心率仅仅降至 144 次 / 分。决定在持续硬膜外麻醉下以 2% 的利多卡因麻醉进行手术。与此同时，持续缓慢地以 300 μg/（kg·min）的速度静脉输注艾司洛尔，直至脉搏降至 120 次 / 分。

手术持续时间 3 h。尽管患者在手术期间未诉任何疼痛，并且仅仅追加了一次小量的镇静药（咪达唑仑，2 mg），但是在送入 PACU 后出现谵妄。继续以 500 μg/（kg·min）的速度静脉输入艾司洛尔。估计手术失血 500 ml，术中补充 2 个单位的浓缩红细胞、500 ml 5% 的白蛋白和 2000 ml 的乳酸林格液。生命体征如下：血压 105/40 mmHg，脉搏 124 次 / 分，呼吸 30 次 / 分，直肠温度 38.8℃。动脉血气分析报告如下：pH 7.37，$PaCO_2$ 37 mmHg，PaO_2 91 mmHg，HCO_3^- 22 mEq/L。

最可能的诊断是什么？

肾上腺活动亢进、发热以及不断恶化的精神状态，都显示现在患者明显处于一种高代谢状态。由于没有出现主要的代谢性酸中毒且缺乏明显的诱因，所以可以排除恶性高热（见第52章）。其他的可能性包括输血反应、败血症或尚未诊断的嗜铬细胞瘤。病情的发展和前两种不太相符，而高血压急剧降低（现在变为相对的低血压）和逐渐增高的高热与后一种也不相符。他也在数小时内接受了大剂量的艾司洛尔治疗，尽管采用了积极的液体治疗，但也可能导致相对低的血压。现在的临床表现强烈提示存在甲状腺危象。

内分泌专家会诊同意甲状腺危象的诊断。怎样处理甲状腺危象？

甲状腺危象是一种急症，死亡率达到10%～50%。这种急症通常在未能诊断或病情控制差的毒性弥漫性甲状腺肿患者身上出现。诱发因素包括：（1）手术和麻醉应激；（2）生产和分娩；（3）严重的感染，罕见；（4）放射性碘治疗1～2周后的甲状腺炎。临床表现通常包括精神状况的改变（激动、谵妄、昏迷）、发热、心动过速和低血压。房性和室性心律失常很常见，心房颤动更为常见。25%的患者可发生充血性心力衰竭。在低血压之前常出现高血压，大量出汗伴怕热、恶心呕吐、腹泻等症状在开始就可能很明显。多达50%的患者出现低血钾。尽管血浆的甲状腺激素水平高，但是与危象程度的相关性很差。甲状腺毒症的突然恶化可能表明甲状腺激素从蛋白结合状态迅速转为游离状态，或者是在细胞水平上出现机体对甲状腺激素的反应性增加。

甲状腺危象的治疗就是逆转这种危象，同时治疗其并发症。给予大剂量的糖皮质激素抑制激素的合成、释放和四碘甲状腺原氨酸（甲状腺素，T_4）向三碘甲状腺原氨酸（T_3）的外周转化。糖皮质激素也可以预防继发于代谢功能亢进的相对肾上腺功能不全。丙硫氧嘧啶抑制甲状腺激素的合成，碘化物可以抑制甲状腺激素自腺体的释放。普萘洛尔不仅可以拮抗甲状腺毒症的外周作用，而且也可以抑制T_4的外周转化。联合使用β_1和β_2受体阻滞剂优于选择性β_1拮抗剂（艾司洛尔或美托洛尔），因为过度的β_2受体活性会对代谢有影响。β_2受体阻滞剂也减少肌肉血流量，同

时可以减少热量的产生。支持措施包括体表降温（降温毯）、使用对乙酰氨基酚（不推荐阿司匹林，因为它可以促进甲状腺激素从血浆转运蛋白上释放），以及大量的静脉输液。血管升压类药物对维持动脉血压是必需的。

心房颤动的患者要控制心室率。使用经胸超声心动图、经食管超声心动图和血流动力学监测有利于管理充血性心力衰竭或持续低血压的患者。β肾上腺素阻滞剂对充血性心力衰竭患者是禁忌的。

给予普萘洛尔、地塞米松、丙硫氧嘧啶和碘化钠后，患者进入ICU继续治疗。在后来的3天里，患者的精神状态明显改善。手术当天的T_3和总T_4水平分别升高至250 ng/dl和18.5 ng/dl。6天后患者血压124/80 mmHg，脉搏92次/分，口腔体温37.3℃。准予出院，回家继续服用普萘洛尔和丙硫氧嘧啶。

（岳建明 译 张亚军 校 刘飞 审）

推荐阅读

Apfel C, Turan A, Souza K, Pergolizzi J, et al. Intravenous acetaminophen reduces postoperative nausea and vomiting: A systematic review and meta-analysis. *Pain*. 2013;154:677.

Apfelbaum J, Silverstein J, Chung F, et al. Practice guidelines for postanesthetic care: An updated report by the American Society of Anesthesiologists Task Force on Postanesthetic Care. *Anesthesiology*. 2013;118:291.

Barletta J, Senagore A. Reducing the burden of postoperative ileus: Evaluating and implementing an evidence-based strategy. *World J Surg*. 2014;38:1966.

Bjerregaard L, Bogo S, Raaschou S, et al. Incidence of and risk factors for postoperative urinary retention in fast-track hip and knee arthroplasty: A postoperative, observational study. *Acta Orthopaedica*. 2015;86:183.

Chou R, Gordon DB, de Leon-Casasola OA, et al. Guidelines on the management of postoperative pain. *J Pain*. 2016;17:131.

Daurat A, Choquet O, Bringuier S, et al. Diagnosis of postoperative urinary retention using a simplified ultrasound bladder measurement. *Anesth Analg*. 2015;120:1033.

Dunn L, Durieux M, Nemergut E. Non-opioid analgesics: Novel approaches to perioperative analgesia for major spine surgery. *Best Pract Clin Res Anaesthesiol*. 2016;30:79.

Fawcett W, Baldini G. Optimal analgesia during major

open and laparoscopic abdominal surgery. *Anesthesiol Clin.* 2015;33:65.

Guo Q, Li R, Wang L, et al. Transversus abdominis plane block versus local anaesthetic wound infiltration for postoperative analgesia: A systematic review and meta-analysis. *Int J Clin Exper Med.* 2015;8:71343.

Humble S, Dalton A. A systematic review of therapeutic interventions to reduce acute and chronic post-surgical pain after amputation, thoracotomy or mastectomy. *Eur J Pain.* 2015;19:451.

Joshi G, Schug S, Kehlet H. Procedure-specific pain management and outcome strategies. *Best Pract Res Clin Anaesthesiol.* 2014;28:191.

Kaafarani HMA, Itani KMF, Rosen AK, et al. How does patient safety culture in the operating room and post-anesthesia care unite compare to the rest of the hospital? *Am J Surg.* 2009;198:70.

Kovac A. Update on the management of postoperative nausea and vomiting. *Drugs.* 2013;73:1525.

Laskowski K, Stirling A, McKay W, et al. A systematic review of intravenous ketamine for postoperative analgesia. *Can J Anesth.* 2011;58:911.

Lui F, Ng K. Adjuvant analgesics in acute pain. *Expert Opin Parmacother.* 2011;12:363.

Maund E, McDaid C, Rice S, Wright K, Jenkins B, Woolacott N. Paracetamol and selective and non-selective non-steroidal anti-inflammatory drugs for the reduction in morphine-related side-effects after major surgery: A systematic review. *Br J Anaesth.* 2011;106:292.

Mishriky B, Waldron N, Habib A. Impact of pregabalin on acute and persistent postoperative pain: A

systematic review and meta-analysis. *Br J Anaesth.* 2014;114:10.

Ozcan M, Weinberg G. Intravenous lipid emulsion for the treatment of drug toxicity. *J Intensive Care Med.* 2014;29:59.

Ramsingh D, Christian Fox J, Wilson WC. Perioperative point-of-care ultrasonography: An emerging technology to be embraced by anesthesiologists. *Anesth Analg.* 2015;120:990.

Rawlinson A, Kitchingham N, Hart C, et al. Mechanisms of reducing postoperative pain, nausea and vomiting: A systemic review of current techniques. *Evid Based Med.* 2012;17:75.

Roberts M, Brodribb W, Mitchell G. Reducing the pain: A systematic review of postdischarge analgesia following elective orthopedic surgery. *Pain Med.* 2012;13:711-727.

Tan M, Law L, Gan T. Optimizing pain management to facilitate Enhanced Recovery After Surgery pathways. *Can J Anesthesiol.* 2015;62:203.

Vigneault L, Turgeon A, Cote D, et al. Perioperative intravenous lidocaine infusion for postoperative pain control: A meta-analysis of randomized controlled trials. *Can J Anesth.* 2011;58:22.

Waldron N, Jones C, Gan T, Allen T, Habib A. Impact of perioperative dexamethasone on postoperative analgesia and side-effects: Systematic review and meta-analysis. *Br J Anaesth.* 2013;110:191.

Zhang J, Ho K-Y, Wang Y. Efficacy of pregabalin in acute postoperative pain: A meta-analysis. *Br J Anaesth.* 2011;106:454.

第 57 章　危重症医学常见临床问题

简述

危重症医学医师需要关注的临床情况是非常广泛的。部分常见问题在其他章节已讨论，此章节不再赘述。因此，读者如果需要全面了解重症医学，还需参阅以下相关章节内容：气道管理（第 19 章），吸入治疗和呼吸机管理（第 58 章），肾上腺素受体激动剂（第 14 章），血管扩张剂（第 15 章），液体和电解质（第 49～51 章），烧伤（第 39 章），心律失常（第 21 章），高血压急症（第 21 章），哮喘和慢性阻塞性肺疾病（第 24 章），肝衰竭（第 34 章），肾疾病（第 31 章），复苏（第 55 章），创伤性脑损伤（第 39 章），脊髓损伤（第 39 章），糖尿病（第 35 章），营养（第 53 章）和谵妄（第 28 和 54 章）。

中毒和药物过量也是患者入重症监护室的常见原因。本章有一个这样的病例描述。此类患者通常在急诊室就已经开始接受治疗。可能用过的药物（和药物组合）非常多，建议读者参考其他相关资料。有关麻醉药物过量的内容已在第 7 章和第 10 章进行讨论。低体温及恶性高热在第 52 章讨论。预防危重病后的创伤后应激障碍（post-traumatic stress disorder，PTSD）越来越受到关注。有研究显示，多达 25% 的患者在重症监护室（ICU）住院后出现 PTSD。除了对 PTSD 的预防，对重症监护室的医师、护士和治疗师的"职业倦怠"的关注也日渐增加。危重症医学的内容多而广，本章节无法覆盖所有的重要问题。

呼吸衰竭

呼吸衰竭可以定义为需要紧急干预的严重气体交换功能障碍。基于动脉血气测量的定义不太适用于慢性肺疾病患者。比如，有慢性 CO_2 潴留的患者可表现为呼吸困难和进行性呼吸性酸中毒。呼吸衰竭患者的动脉血气通常表现为几种类型中的某一型（图 57-1）。一种极端的类型主要影响氧气从肺泡交换到血液，从而导致低氧血症（低氧性呼吸衰竭）。对于这类患者，如果没有严重的通气血流比失调，CO_2 清除一般是正常甚至增加的。另一种极端的类型是单纯的通气障碍影响 CO_2 的排出，表现为高碳酸血症，通常没有或仅有轻微的通气血流比失调。然而，即使是单纯通气障

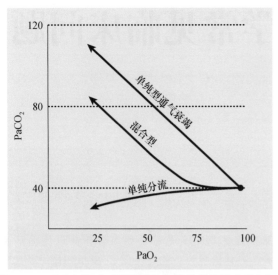

图 57-1 呼吸衰竭时不同的动脉气体张力类型（吸空气）

碍的患者，当动脉 CO_2 分压达到 $75 \sim 80$ mmHg 时，吸室内空气也会出现低氧血症（参见第 23 章中的肺泡气体方程）。呼吸衰竭的患者几乎不会表现为上述极端的"单纯"类型。

治疗

对于任何一种呼吸衰竭，治疗的措施主要是呼吸支持，同时纠正原发病可逆转的因素。低氧血症的治疗措施是氧疗和气道正压（如果功能残气量减少），而高碳酸血症（通气功能障碍）在没有特效的拮抗药物时（比如，纳洛酮可治疗轻度的阿片类药物过量），通常需要机械通气治疗。其他非特异性措施包括雾化吸入支气管扩张剂，静脉输注抗生素，利尿剂减轻容量过负荷，改善心脏功能以及营养支持。

肺水肿

病理生理

肺水肿是由液体渗漏所致，液体首先从肺毛细血管进入间质，再从间质进入肺泡。肺间质和肺泡内总的液体称为血管外肺水。水跨肺毛细血管的转移与其在其他毛细血管床的运动相似，可以用 Starling 方程表示：

$$Q = K \times [(Pc' - Pi) - \sigma(\pi c' - \pi i)]$$

Q 是穿过毛细血管的净流量；Pc' 和 Pi 分别是毛细血管和间质的静水压；$\pi c'$ 和 πi 分别是毛细血管和间质的渗透压；K 是滤过系数，与每单位质量组织的有效毛细血管面积有关；σ 是反映毛细血管内皮对白蛋白渗透的系数。白蛋白在这种情况下特别重要，

因为当白蛋白丢失到间质时，会引起更多的水漏到间质中。σ 等于 1 意味着白蛋白完全不能通过血管内皮，σ 等于 0 则表示白蛋白和其他颗粒 / 分子可以自由通过血管内皮。正常情况下，肺泡血管内皮对白蛋白是部分渗透，间质中白蛋白浓度约为血浆的一半。因此，在正常条件下，πi 应约等于 14 mmHg（血浆值的一半）。肺毛细血管静水压依赖于重力，因此静水压高低取决于肺的垂直高度。通常在 $0 \sim 15$ mmHg（平均 7 mmHg）之间变化。Pi 通常为 $-8 \sim -4$ mmHg，所以驱动液体漏出的压力（Pc'、Pi 和 πi）通常情况下被有利于液体重吸收的压力（$\pi c'$）所平衡。一般情况下，从肺毛细血管中漏出的净液体流量很小（成人为 $10 \sim 20$ ml/h），能被肺淋巴管迅速清除，再通过肺淋巴管再循环到中心静脉系统。

通常肺泡上皮细胞膜允许水和气体通过，而对白蛋白（和其他蛋白质）不具通透性。只有当正常时应为负值的 Pi 变为正值时（相对于大气压），水才会从间质向肺泡移动。幸运的是，由于肺部独特的超微结构和其淋巴液流量可增加，肺间质通常可以在 Pi 变为正值之前适应毛细血管渗出的大量增加。当超过此储备适应力时，肺水肿就发生了。

肺水肿原因

① 肺水肿既可因毛细血管的净静水压增加（血液动力学性，即心源性肺水肿）所致，也可因肺泡-毛细血管膜通透性增加（通透性增加，即非心源性肺水肿）引起。根据肺动脉导管测量的肺动脉楔压，可以对两者进行鉴别：如果大于 18 mmHg，则提示液体静水压增高可导致液体跨过毛细血管，进入间质和肺泡。然而，肺动脉导管也可能导致错误的病因学判断：一过性肺水肿时，肺动脉压可能的确有升高，但在测量肺动脉楔压时可能已经正常了。水肿液中的蛋白质含量也有助于区分这两种肺水肿。心源性水肿液蛋白质含量低，而渗透性水肿液蛋白质含量高。

相对少见的肺水肿原因包括：长时间的严重气道阻塞（负压性肺水肿），塌陷的肺复张速度过快（复张性肺水肿），高原环境，肺淋巴阻塞和严重的颅脑损伤（神经源性肺水肿），然而相同的致病机制（即血液动力学参数或毛细血管通透性改变）均可以解释其发生肺水肿的病因。与气道阻塞相关的肺水肿可能是由于间质静水压负值的显著增加，从而导致肺毛细血管的跨壁压增加。神经源性肺水肿似乎与交感神经张力的显著增加有关，后者导致了严重的肺动脉高压和肺泡-毛细血管膜的破坏。

1. 跨壁压增加的肺水肿（心源性肺水肿）

显著增加的 Pc' 会通过增加血管外肺水而导致肺水肿。从 Starling 方程可以看出，π c' 的减少增加了 Pc' 的效应。两个机制共同增加了 Pc'，也就是肺静脉压的升高和肺血流量的明显增加。肺静脉压的升高向后传递到肺毛细血管，从而使 Pc' 继发性增加。肺静脉压升高原因包括：左心室衰竭，二尖瓣狭窄或左心房阻塞。肺血流量增加超过肺血管系统容量也会提高 Pc'。而肺血流量明显增加的原因有：严重的左向右的心内或心外分流，血容量增加（液体超负荷），重度贫血或运动。

治疗

心源性肺水肿的主要治疗原则是降低肺毛细血管压。总体来说，治疗措施包括：改善左心室功能，使用利尿剂减轻液体过负荷，减少肺血流量。治疗急性心源性肺水肿的药物包括氧气、吗啡、利尿剂（主要是袢利尿剂）、血管扩张剂（如硝酸盐）和正性肌力药（如多巴酚丁胺或米力农）。通过降低左心房压，缓解肺淤血；降低全身血管阻力，以改善心输出量。气道正压治疗也是改善氧合的有效措施。如果肺水肿是因急性冠状动脉缺血导致的左心衰竭，可能需要主动脉球囊反搏，紧急血管重建或其他辅助装置。

2. 通透性增加导致的肺水肿（非心源性肺水肿）：急性肺损伤或急性呼吸窘迫综合征

通透性增加或毛细血管-肺泡膜破裂导致的肺水肿，这类患者的血管外肺水增加。随着白蛋白"渗漏"到肺间质中的量的增加，血浆胶体渗透压的平衡保护作用就会丧失。继而使得机体对正常甚至较低的毛细血管静水压都无法平衡，水分最终漏入肺部。急性肺损伤可见渗漏性水肿（PaO$_2$：FiO$_2$ ≤ 300），常因脓毒症、创伤或者肺吸入性损伤所致；当其很严重时（PaO$_2$：FiO$_2$ < 200），则称为急性呼吸窘迫综合征（acute respiratory distress syndrome，ARDS）。

病理生理

急性肺损伤和 ARDS 是全身炎症反应综合征（systemic inflammatory response syndrome，SIRS）的肺部表现，是毛细血管-肺泡膜严重损伤的结果。无论全身的原发病因是何种，肺的反应都类似。释放的炎症介质增加肺毛细血管通透性，诱导肺血管收缩，也抑制缺氧性肺血管收缩。肺泡上皮细胞的破坏非常明显。肺泡积水，表面活性物质减少（由于 II 型肺泡上皮细胞损失），导致肺泡萎陷。ARDS 的渗出期持续时间长短不一，最终可进入纤维化期（纤维化肺泡炎），后者可导致肺部永久性瘢痕形成。

临床表现

急性肺损伤或 ARDS 的诊断要求 PaO$_2$：FiO$_2$ ≤ 300（急性肺损伤）或 < 200（ARDS），胸部 X 线片上显示弥漫性渗出，同时需排除明显的左心功能障碍。尽管肺部重力依赖区域受影响最大，但肺部受累区域分布并不均匀。

ARDS 常见于脓毒症和创伤。患者表现为严重呼吸困难，呼吸窘迫。低氧血症的主要原因是肺内分流。虽然无效腔通气量增加，但由于每分通气量显著增加，动脉 CO$_2$ 分压常常降低。病情严重时，呼吸肌疲劳或毛细血管-肺泡膜的明显破坏，可以导致通气功能障碍。血液动力学典型的改变为肺动脉压升高，左心室充盈压正常或降低。

治疗

治疗除了强有力的呼吸支持之外，还应针对可逆性的因素，比如脓毒症或低血压。低氧血症采用氧疗。轻中度低氧血症可以给予无创呼吸支持治疗，但大部分患者需要气管插管和机械通气。**避免过高的 P$_{plt}$（> 30 cmH$_2$O）和高 V$_T$（> 6 ml/kg），因为肺泡过度扩张会诱发医源性肺损伤，高浓度吸氧也可能导致同样的后果（FiO$_2$ > 0.5）。**有临床随机对照试验表明，12 ml/kg 的 V$_T$ 与 6 ml/kg 的 V$_T$ 相比，会增加 ARDS 患者的病死率（即使 P$_{plt}$ 低于 30 cm H$_2$O）。目前的临床随机对照试验表明，在 ARDS 的治疗措施中，低潮气量通气最能改善 ARDS 患者的预后。

如果条件允许，可以通过增加呼气末正压（PEEP）以使 FiO$_2$ 维持在 0.5 或以下。其他改善氧合作用的方法包括：吸入一氧化氮，吸入前列环素或前列腺素 E$_1$（PGE$_1$），以及俯卧位通气。这三种方法改善了许多这类患者的氧合功能，但也有风险而且不提高生存率。一项 meta 分析显示，中等剂量的皮质类固醇可能会降低 ARDS 的发病率和病死率，但其结果仍存在争议。

ARDS 的发病率和病死率通常与促发的因素或并发症相关，而不是呼吸衰竭本身。最常见的严重并发症包括脓毒症、肾衰竭和消化道出血。医院获得性肺炎较难判断，当高度怀疑是感染时（发热、脓痰、白细胞增多和胸片改变），通常需要使用抗生素。纤维支气管镜进行气管刷片和肺泡灌洗取样有助于明确诊断。导管对黏膜皮肤屏障的破坏、营养不良和宿主免疫力改变都使感染概率增加。肾衰竭可能是以下因素综合作用的结果：肾血流量减少导致肾灌注不足，脓毒症，肾毒性物质。肾衰竭很大程度上又使ARDS的病死率增加（＞60%）。建议预防性治疗消化道出血。

3. 负压性肺水肿

声门闭合或气道阻塞引起的用力吸气可导致负压性肺水肿。成人常因全身麻醉期间或之后出现的喉痉挛，儿童则容易见于感染（例如，会厌炎）或肿瘤导致的气道阻塞。除此之外，可能的原因包括气管导管阻塞或闭塞，以及其他任何原因所致的气道梗阻。就成人而言，健康人的发病率（ASA1级或2级）似乎高于患病者，男性高于女性。可能的原因是健康男性的肌肉更有力去努力吸气。负压性肺水肿起病迅速，如果给予恰当的治疗，恢复也较其他类型的肺水肿更快。

4. 神经源性肺水肿

颅脑创伤，脑出血，使用纳洛酮骤然逆转阿片类药物过量，以上均可导致神经源性肺水肿。尽管其准确的病理生理学机制尚不清楚，但长期以来人们一直认为其诱因是交感神经张力的骤然增加。神经源性肺水肿通常在激发事件后快速出现，也可在24 h左右迅速消失。某些情况下，这一表现也可能延迟12～18 h。严重的神经损伤还可影响心脏功能，所以鉴别神经源性和心源性肺水肿并不容易，这两种情况可能重叠。

溺水或几近溺水

溺水是淹没在水中发生窒息并已导致死亡。几近溺水是淹没虽有窒息，但是未致死（至少是暂时的）。存活与否取决于缺氧的强度和持续时间，以及水温。

病理生理

无论是否有水吸入气道，都可能发生溺水和几近溺水。如果没有水被吸入气道，那么主要问题是窒息；如果有水的吸入，则是明显的肺内分流。实际上，90%的溺水患者都有水的吸入——淡水、海水、微咸水或其他液体。吸入的液体量通常很少，但是最终因液体进入肺、反射性支气管痉挛和肺表面活性物质减少而导致严重的通气血流比失调。意识丧失前后或复苏期间发生的胃内容物误吸，也会使病情变得更复杂。

如果吸入的是淡水，这样的低渗水会迅速被吸收入肺循环，极少能通过气道排出。吸入大量水（70 kg成人＞800 ml）会发生暂时性血液稀释，出现低钠血症，甚至溶血。相反，吸入盐水（高渗）可将水从肺循环中转移到肺泡，使肺泡充血，有时还可出现血液浓缩和高钠血症。有报道在盐水中几近溺水后，患者出现高镁血症和高钙血症。

在冷水中几近溺水时，机体核心体温降至32℃以下会使患者失去意识。在28～30℃时，可发生心室颤动。但相对于常温几近溺水，低温有脑保护作用，如果复苏成功，可能会有更好的预后。

临床表现

几乎所有溺水的患者都会出现低氧血症、高碳酸血症和代谢性酸中毒。也可能还有其他伤害，例如潜水事故中的脊柱骨折。脑损伤与溺水时间长短及窒息严重程度有关。脑水肿常常使时间长的窒息复杂化。复苏成功后，许多患者有急性肺损伤和ARDS表现。

治疗

几近溺水的初始治疗旨在尽快恢复通气、灌注、氧合和酸碱平衡。需立即采取措施是：建立安全通畅的气道，给氧，心肺复苏。当给跳水引起的几近溺水的患者气管插管时，需要轴线稳定颈椎。心肺复苏不能因试图从肺部排出盐水而延误，也不能因对冷水溺水的患者进行复温而暂停。上述情况的患者是有可能完全恢复的，即使是经历了长时间的缺氧。初步复苏后的进一步的治疗包括正压通气和PEEP。支气管痉挛可使用支气管扩张剂，纠正电解质紊乱，急性肺损伤和ARDS的治疗如前所述。

烟雾吸入

烟雾吸入是火灾导致死亡的主要原因。患者可能有或没有其他部位的烧伤。烟雾吸入使烧伤患者病死率明显高于无烟雾吸入的同程度烧伤患者。任何暴露于火、烟及雾的人都应假定有烟雾吸入，直至有明确证据排除。提示烟雾吸入的病史包括患者在火灾中有意识丧失或定向障碍，或在封闭空间中被烧伤。

病理生理

烟雾吸入的损伤比较复杂，主要是三种类型：气道热损伤，有毒气体损害，沉积在下呼吸道中的碳质颗粒的化学性灼伤。肺对损伤的反应也同样复杂，取决于烟雾吸入的持续时间、燃烧材料的成分以及已有的肺疾病。合成材料的燃烧可产生有毒气体，比如一氧化碳、氰化氢、硫化氢、氯化氢、氨、氯、苯和醛。这些气体与气道中的水产生化学反应后，可产生盐酸、醋酸、甲酸和硫酸。一氧化碳和氰化物很常见。

烟雾吸入直接损伤黏膜，导致水肿、炎症和脱落。黏膜上皮细胞的纤毛活性丧失导致其不能对黏液和细菌进行清除。急性肺损伤和 ARDS 的表现常在损伤后 2 ～ 3 天出现，可能与迟发的 SIRS 相关，而不是急性烟雾吸入本身。

临床表现

吸入烟雾后的初始症状可较轻微。如果体检发现面部、口腔烧伤，鼻毛有烧灼痕迹，咳嗽、痰中有碳末，以及喘息，则提示有烟雾吸入。气管镜检查显示上呼吸道和支气管有红斑、水肿、黏膜溃疡和碳沉积时，即可确诊。动脉血气最初可能正常，或仅因一氧化碳吸入而显示轻度低氧血症和代谢性酸中毒。胸部 X 线片通常也无特殊异常。

气道的热损伤一般局限于声门以上，除非长时间暴露于蒸汽中。进行性嘶哑和喘鸣提示即将出现气道梗阻，常出现在伤后 12 ～ 18 h。因烧伤而进行的液体复苏常会加重气道水肿。

一氧化碳中毒是指血液中碳氧血红蛋白大于15%，通过动脉血的碳氧血红蛋白测定进行诊断。一氧化碳对血红蛋白的结合力是氧的 210 倍。一氧化碳分子与血红蛋白结合形成碳氧血红蛋白，后者降低血红蛋白其他位点对氧的结合力，使血红蛋白氧解离曲线向右移动，最终结果是血液的携氧能力显著下降。同时，一氧化碳对肌红蛋白的结合力是氧的 60 倍，这可能导致心肌抑制。

一氧化碳从血红蛋白中解离缓慢：当呼吸室内空气时，半衰期约为 5 h；而呼吸纯氧时，则降为 72 min。一氧化碳中毒的临床表现为氧气输送受损导致的组织缺氧。碳氧血红蛋白水平大于 20% ～ 40% 时，可出现神经功能异常、恶心、疲劳、定向障碍和休克。碳氧血红蛋白水平较低时也会出现症状，可能是因为一氧化碳与细胞色素 c 和肌红蛋白相结合。机体通过心输出量增加以及外周血管舒张进行代偿。

合成材料，尤其是含有聚氨酯的物质，燃烧后会释放氰化物，导致中毒。氰化物可以通过黏膜或者皮肤被吸收，在体内结合细胞色素酶，从而抑制腺苷三磷酸（ATP）产生。患者不仅表现为神经功能障碍和乳酸性酸中毒，还可伴随心律失常、心输出量增加和明显的血管舒张。

吸入大量燃烧后或正在燃烧的粉末，特别是混有有毒烟雾时，气道黏膜会出现化学性灼伤。气道炎症导致支气管炎和喘息。由于支气管的水肿和黏膜的脱落，可出现下呼吸道阻塞和肺不张。在伤后 24 ～ 48 h 内进行性通气血流比失调可导致明显的低氧血症，甚至可达到急性肺损伤或 ARDS 的标准。

治疗

支气管镜检查可以确诊气道吸入性损伤。如果气道有明显的热损伤表现，建议早期气管插管。出现声音嘶哑和喘鸣的患者需要立即气管插管或气管切开。

伴有意识改变或昏迷的一氧化碳和氰化物中毒需要立即气管插管和机械通气以保证氧供。一氧化碳中毒根据碳氧血红蛋白测定来诊断，脉搏氧饱和度不能有效鉴别碳氧血红蛋白和氧合血红蛋白。吸入纯氧能明显降低碳氧血红蛋白的半衰期。如果患者对纯氧治疗无反应，可实施高压氧疗法。氰化物中毒的诊断较困难，因为氰化物难以准确测量（正常值：< 0.1 mg/L）。体内硫氰酸酶将氰化物转化为硫氰酸盐，后者再经肾排出。严重氰化物中毒治疗措施为亚硝酸钠 300 mg 配制为 3% 溶液，静脉注射 3 ～ 5 min，然后硫代硫酸钠 12.5 g 配置成 25% 溶液静脉注射 1 ～ 2 min。亚硝酸钠可将血红蛋白转化为高铁血红蛋白，后者对氰化物的结合力高于细胞色素氧化酶；然后氰基从形成的氰化高铁血红蛋白中缓慢释放，再被硫氰酸酶转化为毒性较小的硫氰酸盐。

肺内分流导致的严重低氧血症应给予气管插管、氧疗、支气管扩张剂、正压通气和 PEEP。皮质类固醇药物不仅无治疗作用，还增加感染概率，不应使用。

急性心肌梗死

急性心肌梗死（acute myocardial infarction，AMI）是一种病情极为凶险的缺血性心脏病，病死率为 25%。一半以上的患者在心肌梗死后短时间内死亡，通常死于心律失常（心室颤动）。随着近年介入心脏病学的发展，心肌梗死的院内病死率已降至 10% 以下。

AMI 的诊断需要根据血液中肌钙蛋白浓度增加、ECG 异常和临床病史进行综合判断。围术期诊断困难，主要依靠肌钙蛋白的测量。AMI 分为 ST 段抬高型（STEMI）和非 ST 段抬高型（NSTEMI）。两种心肌梗死都可通过生物标志物的升高来诊断，最常用的是肌钙蛋白。另一种分类将 AMI 分为五种类型（1型，自发性事件导致，如斑块破裂；2型，氧需求增加或氧供应减少；3型，与症状相关的心源性猝死或尸检发现心肌缺血的证据；4型，与经皮冠状动脉介入治疗相关的 AMI；5型，与冠状动脉旁路移植术相关的 AMI）。

病理生理

大多数发生心肌梗死的患者至少有一支冠状动脉严重狭窄（横截面积缩窄 > 75%）。STEMI（最常见的是 1 型 AMI）发生在冠状动脉完全闭塞远端的区域。24 h 内死亡的 AMI 患者尸检发现的唯一心脏异常可能是冠状动脉粥样硬化。闭塞几乎都是由狭窄的动脉粥样硬化斑块形成的血栓导致。冠状动脉栓塞或严重痉挛少见。NSTEMIs（2 型 AMI）由低血压或心内膜出血所致心肌灌注不足引起，通常发生在心肌氧需增加时，而冠状动脉斑块破裂和血栓形成少见。梗死的心肌面积大小和位置取决于阻塞血管的分布以及是否形成了侧支循环。左心室的前、尖端和室间隔前部梗死一般是因左前降支血栓形成，左心室侧壁及后壁梗死是因左回旋支闭塞，右心室及室间隔后部梗死是因右侧冠状动脉血栓形成。

在严重缺血短暂发作后，可以出现持续的心肌功能障碍，收缩功能恢复缓慢且不完全。这种"顿抑"现象导致 AMI 后的心室功能障碍。减轻这些区域的局部缺血有助恢复收缩功能，虽然不是即刻效果。在体外循环期间主动脉钳钳夹后可观察到"顿抑"现象：在试图从旁路分离时，心输出量减少（见第 22 章）。严重慢性缺血导致心肌严重的收缩功能障碍或收缩减弱，这些非梗死但收缩减弱的区域的心肌可以说是"冬眠"状态。该诊断可通过正电子发射断层扫描对活体组织的观察，或心肌对多巴酚丁胺的收缩反应减弱来确定。

治疗

如无禁忌证（比如，与治疗原则相反的个人预立医嘱），应立即对 STEMI 进行溶栓和经皮冠状动脉介入治疗。既往常规对所有 AMI 患者进行氧疗，目前仅适用于动脉血氧饱和度降低的患者。AMI 的预后与坏死程度呈负相关，所以 STEMI 的治疗重点是尽早恢复再灌注。根据当地资源、时机和血管造影期间的解剖学发现，判断是否行支架植入术或冠状动脉旁路移植术。NSTEMI 的治疗根据诊断的时机和预期进展风险的不同而有差异。AMI 治疗指南经常更新，美国心脏病学会/美国心脏协会和欧洲心脏病学会定期发布相关内容，强烈建议参照最新指南。

如无禁忌证，所有 AMI 患者均应接受阿司匹林和 β 受体阻滞剂治疗。其他药物，比如血管紧张素转换酶（angiotensin-converting enzyme，ACE）抑制剂和他汀类药物，以及戒烟，属于二级预防的重要措施。周期发作的心绞痛患者应给予硝酸盐类药物。如果持续心绞痛或有 β 受体阻滞剂禁忌证，可给予钙通道阻滞剂。持续性或复发性心绞痛提示需要进行血管造影。

过去，主动脉内球囊反搏常用于血流动力学异常并伴有严重缺血的患者，然而，表明该治疗能改善患者预后的证据有限。AMI 后安置临时起搏器的指征是 Mobitz Ⅱ 型和完全性房室传导阻滞，新发双束支传导阻滞，伴低血压的心动过缓。心律失常的紧急治疗方案不断在更新，建议参照高级心脏生命支持指南。一般来说，如果用药物治疗，室性心动过速最好用胺碘酮治疗（150 mg 静脉注射 10 min）。非无脉性室性心动过速可行同步电复律。如患者是血流动力学稳定的窄 QRS 波室上性心动过速，可使用胺碘酮治疗。射血分数正常的阵发性室上性心动过速，应使用钙通道阻滞剂、β 受体阻滞剂或直流电复律治疗。如出现低血压，应该进行心脏电复律。异位或多灶性房性心动过速不可行电复律，而应使用钙通道阻滞剂、β 受体阻滞剂或胺碘酮治疗。

急性肾损伤/肾衰竭

急性肾损伤（acute kidney injury，AKI）是肾功能的快速恶化，无法通过调节血压、血容量、心输出量或解除尿路梗阻等措施使其快速逆转。AKI 的特征是氮质血症，常伴有少尿。氮质血症可分为肾前性、肾性和肾后性。肾性氮质血症是排除性诊断，必须先排除肾前性和肾后性因素。但是，并非所有急性氮质血症都是肾衰竭。同样，尿量大于 500 ml/d 也并不表示肾功能一定正常。根据血肌酐或尿素氮（BUN）水平诊断的 AKI 并不确切，因为肌酐清除率并不是衡量肾小球滤过率的良好指标。目前最常用的是急性肾损伤协作用（the Acute Kidney Injury Network）制订的标准（见第 30 章）。AKI 的诊断标准包括：在 48 h 内，血清肌酐增加超过 50%，或绝对值增加 0.3 mg/dl，尿量少于 0.5 ml/（kg·h）持续 6 h 及以上。

肾前性氮质血症

　　肾前性氮质血症通常是由肾灌注不足引起，如果不给予相应处理，就会进展为 AKI。肾灌注不足的原因包括动脉灌注压下降、静脉压显著升高或肾血管收缩（表 57-1）。动脉灌注压降低通常与去甲肾上腺素、血管紧张素 II 和血管加压素的释放相关。这些激素收缩皮肤肌肉和内脏血管系统，促进水钠潴留。肾中具有血管舒张作用的前列腺素（前列环素和 PGE$_2$）、一氧化氮的合成以及血管紧张素 II 的作用有利于维持肾小球滤过率。存在明显的肾前性氮质血症时，环加氧酶抑制剂（例如，酮咯酸术后镇痛）或 ACE 抑制剂的使用可以进一步诱发 AKI。临床表现怀疑为肾前性氮质血症时，应进行尿液检查证实（表 57-2）。肾前性氮质血症的治疗主要是纠正血管内血容量不足，改善心脏功能，恢复正常血压和降低升高的肾血管阻力。肝肾综合征相关内容在第 33 章中讨论。

肾后性氮质血症

　　尿路梗阻所致的氮质血症称为肾后性氮质血症。两侧肾都发生梗阻时才表现出氮质血症和少尿 / 无尿。

表 57-1　氮质血症的可逆性病因

肾前性
肾灌注压降低
低血容量
心输出量减少
低血压
腹腔间隔室综合征
肾血管阻力增加
神经源性
激素 / 药物
血栓
肾后性
尿路梗阻
膀胱出口梗阻
神经源性膀胱
双侧输尿管梗阻
内源性
结石
肿瘤
血凝块
肾乳头坏死
外源性
腹部或盆腔肿瘤
腹膜后纤维瘤
术后（结扎）

表 57-2　氮质血症尿液检验

指标	肾前性	肾性	肾后性
尿比重	> 1.018	< 0.012	可变
尿渗透压（mmol/kg）	> 500	< 350	可变
尿 / 血浆尿素氮比值	> 8	< 3	可变
尿 / 血浆肌酐比值	> 40	< 20	可变
尿钠（mEq/L）	< 10	> 40	可变
钠排泄分数（%）	< 1	> 3	可变
肾衰竭指数	< 1	> 1	可变

完全阻塞可最终发展为 AKI 和肾衰竭，而长期部分阻塞则导致慢性肾功能损害。急性梗阻的快速诊断和解除可使肾功能恢复正常，可伴有去阻塞后利尿。梗阻的判断可以通过体格检查（叩诊膀胱上缘）或超声（显示膀胱扩张）或腹部 X 线片（提示双侧肾结石），影像学显示阻塞部位近端的泌尿道扩张梗阻。输尿管梗阻治疗需要肾造瘘术或安置输尿管支架。

可逆性氮质血症与 AKI

　　除查体和影像学检查之外，尿液分析也有助于诊断和治疗（见表 57-2）；肾后性氮质血症的尿液化验结果不固定，取决于梗阻的持续时间和严重程度。在肾前性氮质血症时，尿钠浓度降低和尿 / 血清肌酐比升高提示肾小管的浓缩能力正常。即使在少尿时，钠滤过分数（fractional excretion of filtered sodium，F$_{ENa^+}$）也非常有用：

$$钠滤过分数 = \frac{尿钠 / 血清钠}{尿肌酐 / 血清肌酐} \times 100\%$$

　　少数肾前性氮质血症患者的 F$_{ENa^+}$ 小于 1%，少尿型 AKI 通常大于 3%，非少尿型 AKI 为 1% ～ 3%。肾衰竭指数为尿钠浓度除以尿 / 血浆肌酐比，是诊断肾衰竭的敏感指标。利尿剂的使用促进了尿钠排出，使反映肾小管功能的尿钠浓度及相关的指标无诊断价值。此外，本身存在的肾疾病主要影响肾血管或肾小球，通常不影响肾小管功能，因此相关的诊断指标与肾前性氮质血症类似。肌酐清除率的测定可用以估计残存肾小球滤过率，但是当血清肌酐浓度持续升高时，可能会低估肾损害的程度。

AKI 的病因学

　　AKI 的原因见表 57-3。严重创伤或手术后 AKI

表 57-3　急性肾损伤的病因

肾缺血
低血压
低血容量
心输出量下降
腹腔间隔室综合征
肾毒性物质
内源性
血红蛋白（溶血）
肌红蛋白（挤压伤或者烧伤导致的横纹肌溶解）
放射造影剂
药物
抗生素（氨基糖苷类、两性霉素 B）
非甾体抗炎药
化疗药物（顺铂、甲氨蝶呤）
肾小管结晶
尿酸
草酸盐
磺胺类
重金属中毒
有机溶剂
骨髓瘤蛋白
肾本身疾病
肾小球疾病
间质性肾炎

的发病率高达 50%，很大程度是缺血和肾毒性物质所致。缺血相关的 AKI 称为急性肾小管坏死。某些外科手术较其他更容易导致缺血性 AKI，如开腹的腹主动脉瘤切除术、体外循环下的心脏手术和缓解梗阻性黄疸的手术。氨基糖苷类、两性霉素 B、造影剂、环孢素和顺铂是最常见的外源性肾毒性药物。两性霉素 B、造影剂和环孢素可能有直接收缩肾小血管的作用。血管内溶血和横纹肌溶解产生的血红蛋白和肌红蛋白也具有肾毒性。非甾体抗炎药可能在某些患者发生 AKI 中起重要作用，这类药物抑制前列腺素合成，从而降低了前列腺素介导的肾血管舒张，导致肾血管收缩无法被拮抗。AKI 的其他危险因素还包括已有的肾功能损害、高龄、动脉粥样硬化性血管疾病、糖尿病和脱水。

AKI 的发病机制

肾对损伤的敏感性或许是因为它们具有极高的代谢率和对潜在有毒物质的浓缩作用。AKI 的发病机制因其血管内皮和肾小管上皮这样的结构基础而复杂。氧供不足是诱发因素，导致入球小动脉收缩，肾小球通透性下降，血管通透性增加，凝血改变，炎症，白细胞活化，上皮细胞直接受损，肾小管阻塞。以上改变都可以使肾小球滤过减少。溶质经肾小管的受损部分发生渗漏，从而使肌酐、尿素及其他含氮废物被重吸收。

少尿型和非少尿型 AKI

AKI 分非少尿型（尿量 > 400 ml/d）、少尿型（尿量 < 400 ml/d）和无尿型（尿量 < 100 ml/d）三型。非少尿型 AKI 患者约占 50%，其尿钠浓度通常低于少尿型患者。既往多年，临床力图通过给予甘露醇、呋塞米、"肾"剂量的多巴胺 [1 ～ 2 μg/（kg·min）] 或非诺多泮将少尿型 AKI 转为非少尿型 AKI。从理论上讲，增加尿量有防止肾小管堵塞的作用。然而，最近的研究表明，使用利尿剂会增加 AKI 患者的病死率。meta 分析提示，利尿剂既不能降低患者病死率，也不能减少透析的需求。因此，利尿剂不是 AKI 的常规用药。

AKI 的治疗

ICU 内 AKI 的发病率约为 15%，病死率居高不下，治疗措施也主要是支持性的。利尿剂对于常规适应证仍然有用（例如，容量超负荷或横纹肌溶解症）。肾小球肾炎或血管炎引起的 AKI 需要糖皮质激素治疗。少尿和无尿型 AKI 的一般措施主要是限制液体、钠、钾和磷的入量。每日体重测量有助于指导液体治疗。低钠血症应限水。高钾血症的治疗包括阳离子交换树脂（聚苯乙烯钠）口服或灌肠、葡萄糖配比胰岛素、葡萄糖酸钙或碳酸氢钠。血清碳酸氢盐水平低于 15 mEq/L 时，需要给予碳酸氢钠纠正代谢性酸中毒。高磷血症应限制饮食磷酸盐的摄入，并给予磷酸盐结合剂，如氢氧化铝、碳酸钙或醋酸钙。应根据肾小球滤过率或肌酐清除率调节经肾代谢的药物剂量。

肾替代治疗用于治疗尿毒症等并发症（见表 31-7）。一般经颈内静脉、锁骨下或股静脉置入双腔导管。对于 AKI 相关的高发危险因素或高死亡风险相关的临床适应证，主张早期开始透析，但透析不能促进肾功能恢复；如果发生低血压或液体超滤过多，可能会加重肾损伤。

由于间断血液透析可能导致低血压，从而发生永久性肾损伤，连续肾替代治疗（CRRT；连续静脉-静脉血液滤过或连续静脉-静脉血液透析，速度缓慢、可控地清除液体和溶质）已用于不能耐受间断"标准"透析对血流动力学的影响的重症 AKI 患者。CRRT 的主要问题是费用，因为滤过膜易于形成凝块而必须定期更换。即使如此，许多专家仍认为 CRRT 是 ICU 内 AKI 的最佳治疗方法。CRRT 的适应证正在从少尿、无尿和氮质血症扩大到代谢性酸中毒、体液超负荷和高钾血症。尽管如此，最近的几项临床试验未能证明持续血液净化治疗比间断透析更有优势。

随着 AKI 的营养管理发展，目前肾病学医师、重症监护医师和营养师的共识是，对 AKI 患者应该给予 1.0 ～ 1.5 g/（kg·d）的蛋白质进行营养支持，尤其是

CRRT 患者。

感染与脓毒症

机体发生感染后出现全身性炎症反应，称为脓毒症（图 57-2），不一定存在菌血症。并且，炎症反应并非严重感染所特有，非感染性疾病也可出现类似的表现。因此，美国危重症医学会（Society of Critical Care Medicine，SCCM）、欧洲重症医学会（European Society of Intensive Care Medicine，ESICM）、美国胸科医师学会（American College of Chest Physicians，ACCP）、美国胸科协会（American Thoracic Society，ATS）和外科感染协会（Surgical Infection Society，SIS）早期提出的全身炎症反应综合征（systemic inflammatory response syndrome，SIRS）这一概念已不再使用。这些专业学会已逐渐从对 SIRS 的关注转变为对脓毒症的识别和治疗［参见 ESICM 和 SCCM 的第三届脓毒症和脓毒症休克国际共识定义（Sepsis-3）］（表 57-4）。

脓毒症可根据易感性、损伤、感染、机体反应和器官功能障碍进行分类。严重的脓毒症是指脓毒症合并器官功能障碍。如果脓毒症出现两个或两个以上的器官功能障碍，即为多器官功能障碍综合征（multiple organ dysfunction syndrome，MODS）。脓毒症休克定义为脓毒症患者伴急性循环衰竭：对液体复苏无反应，收缩压低于 90 mmHg，需要血管活性药物维持。

SIRS 的病理生理

机体对创伤、感染或者其他损伤产生的轻度的全身炎症反应具有保护性作用。然而过度的或长时间的炎症反应，例如严重感染，可导致全身多个器官功能障碍。虽然革兰氏阴性菌是感染相关 SIRS 的主要病

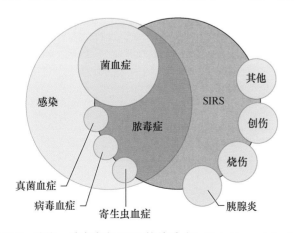

图 57-2　感染、脓毒症和 SIRS 的关系（Modified with permission from American College of Chest Physicians/Society of Critical Care Medicine Consensus Conference：Definitions for sepsis and organ failure and guidelines for the use of innovative therapies in sepsis. Crit Care Med. 1992 Jun；20（6）：864-874.）

表 57-4　脓毒症诊断标准 [1-3]

疑似或者确定感染 [4]，伴以下：
一般性改变
发热（中心体温＞ 38.3℃）
低体温（中心体温＜ 36℃）
心率＞ 90 次 / 分或者＞年龄正常值＋ 2 SD
呼吸急促
精神状态改变
明显水肿或者液体正平衡（＞ 20 ml/kg，24 h 内）
非糖尿病性高血糖（血糖＞ 120 mg/dl 或 7.7 mmol/L）
炎性改变
白细胞增多（WBC 计数＞ 12 000/μl）
白细胞减少（WBC 计数＜ 4000/μl）
白细胞计数正常而未成熟白细胞＞ 10%
血浆 C 反应蛋白＞正常值＋ 2 SD
血浆降钙素原＞正常值＋ 2 SD
血流动力学改变
低血压 [5]（SBP ＜ 90 mmHg，MAP ＜ 70 mmHg，或成人 SBP 下降＞ 40 mmHg，或＜年龄正常值－ 2 SD）
混合静脉氧饱和度＞ 70% [5]
心脏指数 [5] ＞ 3.5 L/（min·m²）
器官功能改变
低氧血症（PaO_2/FiO_2 ＜ 300）
急性少尿［尿量＜ 0.5 ml/（kg·h）或＜ 45 mmol/L 至少 2 h］，肌酐升高＞ 0.5 mg/dl
凝血异常（INR ＞ 1.5 或 aPTT ＞ 60 s）
肠梗阻（肠鸣音消失）
血小板减少症（血小板计数＜ 100 000/μl）
高胆红素血症（血总胆红素＞ 4 mg/dl 或 70 mmol/L）
组织灌注改变
高乳酸血症（＞ 1 mmol/L）
毛细血管再灌注降低或形成花斑

[1] Reproduced with permission from Levy MM，Fink MP，Marshall JC，et al. 2001 SCCM/ESICM/ACCP/ATS/SIS International Sepsis Definitions Conference. Crit Care Med. 2003 Apr；31（4）：1250-1256.

[2] SD，标准差；WBC，白细胞；SBP，收缩压；MAP，平均动脉压；INR，国际标准化比值；aPTT，活化部分凝血活酶时间。

[3] 儿童脓毒症的诊断标准包括炎症的症状和体征、发热或低体温（直肠温＞ 38.4℃或＜ 35℃）、心动过速（低温患者缺乏），以及至少一项下述器官功能改变：精神状态改变、低氧血症、血乳酸水平增高或洪脉。

[4] 感染是指由微生物引起的一种病理过程。

[5] 混合静脉氧饱和度＞ 70%（正常 75% ～ 80%）和心脏指数 3.5 ～ 5.5 对于儿童来说是正常的，因此，二者均不能作为诊断新生儿或儿童脓毒症的指征

因，但其他许多病原体也能引起类似的表现。这些生物体直接产生毒素，或者刺激机体释放炎性因子。最常见的始动因子是革兰氏阴性细菌相关的脂多糖。脂多糖由 O- 抗原、核心多糖和脂质 A 组成。脂质 A（一种内毒素）的有害作用几乎可以影响每个器官。

启动 SIRS 的核心机制可能是细胞因子的异常产生。这些低分子短肽和糖蛋白起到细胞间介质的作用，调节局部和全身免疫反应、炎症、伤口愈合和血细胞生成等过程。由此产生的炎症反应包括有害磷脂的释放，中性粒细胞趋化运动，补体、激肽和凝血级联反应被激活。

ICU 内的感染

感染是 ICU 患者死亡的主要病因。全身性感染既可是"社区获得",也可是入院后获得。院内感染是指入院后至少 48 h 以后出现的感染。大多数院内感染是由患者自带的细菌菌种引起。许多重症患者最终会出现耐药性细菌菌株的定植。泌尿系感染病原体常是革兰氏阴性菌,与留置导尿管或尿路梗阻有关,是院内感染的常见类型。严格的手卫生,中心静脉导管穿刺时的无菌操作,导尿管的尽早拔除,可使导管相关

的血流感染和尿路感染率明显下降。常规抬高床头也可明显降低呼吸机相关性肺炎。手术部位和其他伤口的感染,社区获得性肺炎,依然是目前关注的临床重点。肠内营养能降低肠道内细菌移位的风险,从而减少空腹或肠外营养相关的脓毒症(见第 53 章)。

危重病患者易出现耐药性细菌感染。宿主免疫不仅在感染过程中有重要作用,与感染的病原体物种类也密切相关。免疫功能正常的患者不易出现严重感染,而免疫功能低下的患者则易发生致死性的感染(表 57-5)。

表 57-5　ICU 患者伴严重感染的常见病原学[1]

感染或部位	病原体
肺炎	
社区获得性(非免疫受损宿主)	肺炎链球菌
	流感嗜血杆菌
	卡他莫拉菌
	肺炎支原体
	嗜肺军团菌
	肺炎衣原体
	耐甲氧西林金黄色葡萄球菌(MRSA)
	流感病毒
医源性	MRSA
	铜绿假单胞菌
	肺炎克雷伯菌
	不动杆菌属
	窄食单胞菌属
	军团菌
免疫低下宿主	
中性粒细胞减少症	可为以上列出的任何病原体
	曲霉菌
	念珠菌属
人类免疫缺陷病毒	以上任何一种病原体
	卡氏肺孢子菌
	结核分枝杆菌
	荚膜组织胞浆菌
	其他真菌
	巨细胞病毒
实体器官移植或者骨髓移植	以上任何一种病原体
	(根据移植手术的时间而定)
囊性纤维化	流感嗜血杆菌(早期)
	金黄色葡萄球菌
	铜绿假单胞菌
	洋葱伯克霍尔德杆菌
肺脓肿	拟杆菌属
	链球菌属
	梭状杆菌属
	奴卡菌属(免疫抑制患者)
	阿米巴(提示有暴露时)
积脓	
一般为急性	金黄色葡萄球菌
	肺炎链球菌
	A 型链球菌
	流感嗜血杆菌

（续表）

感染或部位	病原体
一般为亚急性或者慢性	厌氧细菌 肠杆菌科 结核分枝杆菌
脑膜炎	
	肺炎链球菌 脑膜炎奈瑟球菌 单核细胞性李斯特菌 流感嗜血杆菌
新生儿	大肠埃希菌 B 型链球菌
术后或创伤	金黄色葡萄球菌 肠杆菌属 铜绿假单胞菌
脑脓肿	
	链球菌属 类杆菌属
术后或创伤	肠杆菌属 金黄色葡萄球菌
免疫抑制或 HIV 感染	奴卡菌属 弓形虫
脑炎	
	西尼罗病毒 单纯疱疹病毒 虫媒病毒 狂犬病病毒 巴尔通体
心内膜炎	
	草绿色链球菌 肠杆菌属 金黄色葡萄球菌 牛型链球菌
静脉吸毒，人工瓣膜	MRSA
人工瓣膜	念珠菌
导管相关血流感染	
	念珠菌 金黄色葡萄球菌 肠球菌 肠杆菌属 铜绿假单胞菌
肾盂肾炎	
	肠杆菌属 大肠埃希菌 肠球菌属
（此类与导管相关的，术后）	铜绿假单胞菌 不动杆菌属
腹膜炎	
原发或者自发	肠杆菌科 肺炎链球菌 肠球菌属 厌氧菌（少见）

（续表）

感染或部位	病原体
继发（肠穿孔）	肠杆菌科 拟杆菌属 肠球菌属 铜绿假单胞菌（不常见）
其他（肠道手术、住院用抗生素）	铜绿假单胞菌 MRSA 不动杆菌属 念珠菌属
皮肤感染	
蜂窝织炎	A 型链球菌 金黄色葡萄球菌 肠杆菌科（糖尿病）
压疮	多种微生物 化脓性链球菌 肠球菌属 肠杆菌 厌氧链球菌 铜绿假单胞菌 金黄色葡萄球菌 拟杆菌属
坏死性筋膜炎	链球菌属 梭状芽孢杆菌 混合需氧 / 厌氧菌
肌肉感染	
坏死性肌炎（气性坏疽）	产气荚膜梭状芽孢杆菌 梭状菌属
化脓性肌炎	金黄色葡萄球菌 A 型链球菌 厌氧菌 革兰氏阴性菌（少见）
脓毒症休克	
社区获得性感染	肺炎链球菌 脑膜炎双球菌 流感嗜血杆菌 大肠埃希菌 碳酸噬胞菌属（脾切除术）
医院获得性感染	MRSA 铜绿假单胞菌 不动杆菌 念珠菌属
中毒性休克综合征	金黄色葡萄球菌 链球菌属
局部疾病或者特殊环境	立克次体属 埃利希体属 巴贝虫属 巴尔通体（免疫减弱宿主） 鼠疫耶尔森杆菌 土拉热弗朗西斯菌 钩端螺旋体 肠炎沙门菌 伤寒杆菌

6 由于重症患者常存在高龄、营养不良、药物治疗、黏膜和皮肤屏障完整性破坏以及其他疾病，其机体防御能力是下降的。院内感染的危险因素包括：> 70 岁，皮质类固醇药物治疗，恶性肿瘤化疗，长期带有侵入性装置，呼吸衰竭，肾衰竭，颅脑创伤，烧伤。烧伤体表面积超过 40% 使死于感染的概率明显增加。烧伤后早期切除坏死性焦痂、皮肤移植和伤口闭合，可能可以逆转皮肤破坏导致的免疫缺陷，从而降低感染风险。

院内获得性肺炎的病原体通常是革兰氏阴性菌。维持胃内酸度可抑制胃内革兰氏阴性菌的过度生长，防止其迁移至口咽。气管插管无防护作用，因为即使气管套囊正常，含有细菌的胃液还是可能漏入下气道；雾化器和加湿器也可能成为感染源。用不被胃肠吸收的抗生素对肠道进行选择性去污虽然可以降低感染的发生率，但不改善患者最终预后。床头抬高大于 30° 可降低呼吸机相关肺炎的发病率。

伤口是术后和创伤患者发生脓毒症的常见感染源；临到手术开始时才使用围术期抗生素，可以降低术后感染的发生率。重症患者发生腹腔感染的原因有溃疡穿孔、十二指肠憩室炎、阑尾炎和非结石性胆囊炎，可发生在术前，也可发生在相关手术术后的恢复过程中。血管内导管相关感染最常见的病原体是表皮葡萄球菌、金黄色葡萄球菌、链球菌、念珠菌属和革兰氏阴性杆菌。经鼻气管插管的患者，细菌性鼻窦炎可能成为预料之外的脓毒症来源。抗生素的广泛使用导致细菌对多种常见抗生素产生耐药性。以前少见的病原体，比如艰难梭菌和多重耐药性菌如今在三级医院已成为普遍现象及治疗难点。

脓毒症休克

SCCM/ESICM/ACCP/ATS/SIS 共识会议对脓毒症休克的定义是，脓毒症经充分液体复苏仍存在不能纠正的低血压（收缩压 < 90 mmHg，平均动脉压 < 60 mmHg，或收缩压较基础值下降 > 40 mmHg）。

脓毒症休克特征性表现为组织灌注不足和广泛的细胞功能障碍。与其他类型休克（低血容量、心源性、神经源性或过敏性）相反，脓毒症休克中的细胞功能障碍不一定是低灌注所致。细胞和微循环水平的代谢障碍使细胞氧化功能受损。2016 年第三次脓毒症和脓毒症休克国际共识对其定义进行修订，强调了全身性炎症表现在脓毒症诊断中的重要性，还强调了器官功能障碍本身的作用。目前尚无得到公认的全身性炎症反应定义。qSOFA（quick Sepsis-related Organ Failure Assessment，快速序贯器官衰竭评分）包括：意识改变（格拉斯哥昏迷量表评分 < 15），呼吸急促（呼吸频率 ≥ 20 次 / 分）［译者注：2016 年 Sepsis-3 原文：呼吸频率 ≥ 22 次 / 分］和低血压（收缩压 ≤ 100 mmHg）。最高 3 分，最低 0 分。这个评分越来越多地用于识别感染且预后差的患者。

病理生理

感染所致的严重或长时间的全身炎症反应可进展为脓毒症休克。住院患者中，脓毒症休克最常见于革兰氏阴性菌所致的泌尿生殖道或肺部感染。50% 以上的严重脓毒症的血培养结果是阴性。弥漫性毛细血管渗漏使有效循环血容量减少而表现为低血压。脓毒症还可导致心肌抑制。血小板的活化和聚集促进纤维蛋白 - 血小板复合物形成，进一步减少组织血流。ARDS 的低氧血症加剧了组织缺氧。血管活性介质的释放和肺循环中微血栓的形成使肺血管阻力增加。

血流动力学改变

脓毒症休克患者的循环状态常可分为高动力型和低动力型。具体表现为何种类型取决于患者基础的心脏功能、血管内容量以及患者的反应。血液淤滞和液体渗漏使脓毒症患者的相对血容量不足。高动力型脓毒症休克的特征是心输出量正常或升高，外周血管阻力显著下降。即使有心输出量增加，实际上超声心动图也常提示患者存在心肌收缩力下降。如果没有低氧血症，混合静脉血氧饱和度的升高具有特异性，反映了心输出量增加和组织的氧利用障碍。脓毒症休克实用性的定义是患者无循环血量不足却需要血管活性药以维持平均动脉压 ≥ 65 mmHg，并且血清乳酸水平大于 2 mmol/L。

过去认为心输出量降低伴全身血管阻力降低或正常出现在脓毒症休克晚期。事实上这种认识不正确。严重低血容量和有基础心脏病的患者很容易出现这种情况，表现为明显的心肌抑制，混合静脉血氧饱和度降低，可能导致右心室功能障碍的明显肺动脉高压。

临床表现

脓毒症休克的临床表现主要与机体反应有关，而非病原体。脓毒症休克常起病急，伴畏寒、发热、恶心（常呕吐）、精神萎靡、呼吸急促、低血压和心动过速。患者可能会出现面部红晕，肢端温暖（高动力型休克），或脸色苍白，伴有畏寒和发绀（低动力型）。年老体衰的患者和婴儿临床表现通常不太典型，可能出现低体温。

白细胞增加伴核左移早熟细胞增多较常见，而白细胞减少常见于暴发性脓毒症，预后不良。进行性代谢性酸中毒（通常是乳酸性酸中毒）可部分被呼吸性碱中毒代偿。乳酸水平升高反映了组织灌注不良以及肝和肾的摄取减少。低氧血症是 ARDS 的预警。低血容量和低血压导致少尿，往往会进展为 AKI。肝功能障碍表现为血清转氨酶和胆红素升高。胰岛素抵抗的存在表现为高血糖。血小板减少常见，是脓毒症的早期征兆。弥散性血管内凝血（disseminated intravascular coagulation，DIC）的表现常见，但极少与出血相关。该表现可能是机体对脓毒症的反应。胃黏膜应激性溃疡常见。呼吸衰竭和肾衰竭是脓毒症患者的主要死因。

中性粒细胞减少患者（绝对中性粒细胞计数低于 $500/\mu l$）可有皮肤病变，出现溃疡并进展为坏疽（脓性坏疽）。这样的改变常与假单胞菌败血症相关，也可见于其他病原体感染。肛周脓肿伴中性粒细胞减少的患者病情进展迅速，但临床体征很少；意识清楚的患者可能仅诉肛周疼痛。

治疗

脓毒症休克是需要立即干预的急症。治疗包括三个方面：（1）及时控制和清除感染灶，包括合理的静脉抗生素，脓肿引流，坏死组织清创和清除感染性异物；（2）静脉输液，正性肌力药和血管活性药物维持足够的灌注压；（3）对症支持治疗：ARDS、肾衰竭、胃肠道出血和 DIC 等并发症。

通常在病原体确定之前使用抗生素，在此之前应采集培养标本（血液、尿液、伤口分泌物和痰）。在获得培养结果前，联合使用两种或两种以上的抗生素。抗生素的选择取决于当地医疗机构的常见病原体。根据病史和体格检查，进行其他检查（例如，胸腔穿刺术、腹腔穿刺术、腰椎穿刺术或影像学检查）。

免疫功能低下患者的经验性抗感染治疗应考虑与免疫缺陷相关的病原体（见表 57-5）。如果怀疑导管相关血流感染，需加用万古霉素。如果怀疑直肠脓肿，给予中性粒细胞减少症患者克林霉素或甲硝唑。如果已使用抗生素治疗，免疫功能低下患者仍持续发热，许多临床医生会考虑开始抗真菌感染治疗。粒细胞集落刺激因子或粒细胞-巨噬细胞集落刺激因子可用于缩短中性粒细胞减少症的病程，粒细胞输注偶尔可用于难治性革兰氏阴性菌血症。胸部 X 线片上弥漫性间质浸润提示病原体可能是少见细菌种类、寄生虫或病毒；基于此考虑，许多临床医生会用甲氧苄啶-磺胺甲噁唑和红霉素进行经验性治疗。X 线片上的结节浸润提示真菌性肺炎可能，需要抗真菌治疗。在骨髓或实体器官移植后超过 1 个月发生的脓毒症需考虑抗病毒。

一般而言，治疗应参考最新的指南。血乳酸检查用以判断灌注不足。过去，许多研究结果推荐"目标导向"的液体治疗，但多项随机临床试验未能显示该方案治疗脓毒症休克的优势。目前，大多数专家建议采用限制性液体复苏和有创性监测。可输注红细胞使血红蛋白达到至少 8 g/dl，特别是心输出量和中心静脉血氧饱和度低于目标时。明显增加的"第三间隙"长期以来被认为是脓毒症休克的特征，但是目前关于第三间隙的存在和大量液体治疗依然存在争议，何者是因，哪种治疗有效，并不确切。与晶体溶液相比，胶体溶液可更快恢复血容量，除此之外并无更多优势。**如果在静脉补液后依然低血压（平均动脉压 < 65 mmHg）或血乳酸水平升高，则应加用血管活性药物。**首选去甲肾上腺素；当进行足够的液体复苏，去甲肾上腺素也无效时，可选用正性肌力药物（例如，肾上腺素）。控制血糖低于 180 mg/dl。对于去甲肾上腺素联合肾上腺素难以纠正的低血压患者，可给予血管加压素。严重的酸中毒可能会减弱血管加压素的作用，因此，对难治性低血压患者给予碳酸氢盐或 THAM（译者注：氨丁三醇）输注，纠正酸中毒（使 pH > 7.20）。"肾"剂量多巴胺或非诺多泮可能会增加尿量，但不能改善或保护患者的肾功能及预后。有关纳洛酮、纤维连接蛋白、凝血级联反应抑制剂（drotrecogin alfa）以及针对脂多糖的单克隆抗体等药物治疗脓毒症休克的临床试验均是阴性结果。

消化道出血

急性胃肠道出血是患者入 ICU 的常见病因。年龄较大（> 60 岁）、合并其他疾病、低血压、大失血（> 5 个单位）和反复出血都可增加患者病死率。应快速确定出血部位以稳定病情。临床医生需鉴别是上消化道出血还是下消化道出血。呕血提示 Treitz 韧带以上出血。黑便常提示盲肠附近出血。便血（从直肠流出鲜红色血液）如果是来自上消化道，则提示出血非常迅猛（可能导致低血压），更常见的是因下消化道出血。褐色粪便通常考虑出血部位在远端小肠和右半结肠之间。

建立至少一个直径较粗的静脉通道，送血标本进行实验室检查和交叉配血。液体复苏在第 51 章讨论。间断血红蛋白或血细胞比容检测无法准确反映正在出血的急性失血量。安置鼻胃管如果引出鲜红色血液或咖啡色样物质，有助判断出血来自上消化道，但是不能引出血液并不能排除上消化道出血。

上消化道出血

通过鼻胃管冲洗有助于估计出血速度，利于判断是否需食管胃十二指肠内镜检查（esophagogastroduodenoscopy，EGD）。应尽可能进行 EGD 以明确出血原因。如果内镜检查无法确定出血部位，可以进行动脉造影。在所有患者中，上消化道出血的常见原因依次为十二指肠溃疡、胃溃疡、糜烂性胃炎、食管静脉曲张。糜烂性胃炎通常因精神压力、酒精、阿司匹林、非甾体抗炎药以及皮质类固醇药物导致。上消化道出血的不常见原因包括血管发育不良、糜烂性食管炎、Mallory-Weiss 撕裂、胃肿瘤和主动脉瘘。

内镜检查和介入动脉造影均可能终止消化性溃疡（胃或十二指肠）的出血。外科手术的指征是严重出血（> 5 个单位）和反复出血。H_2 受体阻滞剂和质子泵抑制剂无法有效止血，但可能降低再出血的风险。糜烂性胃炎重在预防而非治疗，质子泵抑制剂、H_2 受体阻滞剂、抗酸剂和硫糖铝均有预防作用。但是，质子泵抑制剂的过度使用与医院获得性肺炎发病率的增加相关。数据显示，能从以上预防性治疗中获益最明显的是机械通气超过 48 h 或凝血功能障碍的患者；其次是 AKI、脓毒症、肝衰竭、低血压、创伤性脑损伤、既往胃肠道出血史、近期大手术或接受大剂量皮质类固醇治疗的患者。

一旦出血，除了栓塞或止血外，通常没有特效的治疗。内镜检查或介入性血管造影可减少输血量、降低再出血风险、缩短住院时间和减少急诊手术的需要。球囊压迫止血（双囊三腔管、Minnesota 或 Linton管）可用作静脉曲张出血的辅助治疗措施，需要气管插管以保护气道，防止窒息。

下消化道出血

下消化道出血的常见原因包括憩室病、血管发育不良、肿瘤、炎性肠病、缺血性结肠炎、感染性结肠炎和肛门直肠疾病（痔疮、肛裂或肛瘘）。直肠指检和乙状结肠镜检查通常可以诊断远端的病变。结肠镜检查可在明确诊断（特别是对于更近端的出血部位）的同时进行治疗。持续出血的首选检查是内镜或介入性血管造影。而严重或反复出血则需外科手术干预。

谵妄

过去，患有严重疾病和谵妄的患者通常被强行约束、使用镇静剂或麻醉药，或两者兼施。这些都与患者预后不良相关。强行约束违背了人道主义原则，除非是对患者进行保护的最后手段。长期使用丙泊酚可能会导致"丙泊酚输注综合征"，尤其是儿童。神经肌肉阻滞剂的长期使用可导致严重的肌无力。新型镇静药（例如右美托咪定）具有更好的镇静效果而不良反应少。

创伤后应激障碍

存活的重症患者和医护人员都感到在重症监护室里的压抑。这越来受到临床和研究的重视。

临终关怀

在美国，死亡是很多人忌讳的话题。有些人会自定遗嘱、遗产规划和税务，但只有不到 15% 的成年人会预先做出限制生命支持措施的决定。多个调查表明，人们更愿意在家中有尊严、舒适、平静地死去，而非在医院，尤其是 ICU 内死亡。

如果患者选择手术是为了缓解症状、改善功能和获得更好的生活质量，而结果不仅未达到手术目的，还因并发症而需要持续的生命支持措施，对此我们会为该做什么而备感苦恼和困惑。一些医生感到很难以人道的、非对抗的方式讨论这种结局，也很难处理来自患者家人和朋友的指责、愤怒和绝望，因为后者的期望无法实现。良好的沟通技巧必不可少。与患者的家人、朋友及所有的护理人员的沟通必须及时、一致（仅一名医生作为沟通代表更好）、准确、清晰（因为患者亲友都是非医疗专业人员），给予咨询而不做决定，着重于什么最适合患者并符合患者的意愿。随着时间的推移，逐步地让家人和朋友接受，度过对坏消息的最初反应，最后做出撤离支持治疗的艰难决定。

最后，重要的是需要遵循两个道德原则。第一个是双重效应原则。所有医疗干预都是获益与风险并存。如果为减轻最后的疼痛和躁动而使所需的吗啡或镇静药物剂量导致治疗目的外的副作用，即使结果是死亡，我们也可以接受。这不是安乐死。第二个原则是治疗的撤离与不实施没有区别两者都是尊重患者的意愿。有一个广泛的宗教共识：当生命已经结束时，维持心跳的积极措施是不需要的。

病例讨论

一名药物过量的年轻女子

一名 23 岁的女性因呼吸缓慢（7 次 / 分）入院，血压 90/60 mmHg，脉搏 90 次 / 分。被人发现躺在家里床上，边上有地西泮、对乙酰氨基酚和氢可酮药物的空瓶。

如何诊断药物过量？

药物过量的推断必须来自病史、间接证据和目击者。查体和症状可能没有阳性发现。确认疑似药物过量或毒物的摄入需要实验室检测体液中的可疑药物，往往需要较长时间。刻意过量服用（自杀）是最常见的原因，常见于有抑郁的年轻人。摄入多种药物较常见，最常见的是苯二氮䓬类药物、抗抑郁药、阿司匹林、对乙酰氨基酚及酒精。

意外过量通常发生于静脉注射吸毒者和儿童。常见的滥用药物包括阿片类药物、兴奋剂（可卡因和甲基苯丙胺）和致幻剂［氯胺酮和苯环利定（PCP）］。除了药物之外，年幼的儿童还可能会偶然接触到腐蚀性家用碱性物质（例如排水清洁剂）、酸性物质和碳氢化合物（例如石油产品）。有机磷中毒（对硫磷和马拉硫磷）常发生于农事后的成人，过量和中毒不太常见于他杀性投毒。

治疗该患者的恰当步骤是什么？

无论摄入何种药物或毒物，初始支持治疗的原则都是相同的。必须保证呼吸道通畅，以进行有效的通气和供氧。除非有禁忌，否则均应给予氧疗（100%）。通气不足和失去气道保护能力的患者需行气管插管和机械通气。可常规给所有反应迟钝或昏迷的患者静脉注射纳洛酮（极量 2 mg）、50% 葡萄糖液（50 ml）和硫胺素（100 ml），直到明确诊断。该方法可能有助于分别排除或治疗阿片类药物过量、低血糖和 Wernicke-Korsakoff 综合征。当血糖检测表明不需要葡萄糖液时，可以不用。对这类患者，在纳洛酮使用之前应先气管插管，因为呼吸抑制可能是由氢可酮和地西泮导致。采取血液、尿液和胃液标本进行药物筛查，同时检测血常规及血生化（包括肝功能）。尿液通常是经尿管获取，从鼻胃管吸出胃液。胃管应在气管插管后放置，以免误入气道。对有意识的患者可以检测呕吐物的药物成分。

低血压一般采用静脉补液纠正，除非患者有明显肺水肿表现。在某些情况下可能需要使用正性肌力药物或血管活性药物。癫痫可能是因缺氧、药物（三环类抗抑郁药）或毒药导致。该患者不太可能癫痫发作，因为她摄入了地西泮，此药物具有抗惊厥作用。

应该使用氟马西尼吗？

对于服用过量苯二氮䓬类、抗抑郁药和有癫痫病史的患者，一般不应常规给予氟马西尼。因为在这种情况下，逆转苯二氮䓬的抗惊厥作用可能诱发癫痫。此外，与纳洛酮和阿片类药物一样，氟马西尼的半衰期比苯二氮䓬类短。因此，通常首选机械通气，直到患者体内的苯二氮䓬效应消除，表现为意识恢复，呼吸抑制解除。

是否应该给予其他解毒药？

因为患者还摄入了未知量的对乙酰氨基酚（扑热息痛），应考虑给予 N- 乙酰半胱氨酸（N-acetylcysteine，NAC）。对乙酰氨基酚的毒性是由于肝谷胱甘肽的消耗，导致具有毒性的代谢中间产物在体内积累。肝毒性作用通常是因乙酰氨基酚摄入量超过 140 mg/kg。NAC 通过充当巯基供体并恢复肝谷胱甘肽水平来防止肝损伤。如果怀疑患者摄入了中毒剂量的对乙酰氨基酚，即使还未获得血浆对乙酰氨基酚水平，也应该在此之前给予初始治疗剂量的 NAC（140 mg/kg 口服或管喂），再根据测量的血浆水平补给余下的剂量。如果患者不能耐受口服或管喂、怀孕或者是肝毒性风险高，可以静脉注射 NAC。

哪些措施可能减轻药物毒性？

通过减少药物吸收或加快排出可以降低毒性。洗胃和活性炭可以减少药物经胃肠道摄入吸收。以上两种方法在服用药物后 12 h 内有效。如果患者有气管插管，洗胃应注意防止误吸。对清醒患者可以给予吐根糖浆 30 ml（儿童 15 ml）进行催吐。如果患者摄入的是腐蚀性物质或碳氢化合物，禁止洗胃和催吐，因其误吸和加重黏膜损伤的风险高。

活性炭（1～2 g/kg）稀释后口服或经鼻胃管管喂。在胃肠道里，活性炭能不可逆地结合大多数药物和毒物，使后者经粪便排出。总而言之，活性炭的吸附作用使肠道与循环的毒物呈逆浓度梯度转移，从而使药物或毒物能够有效地从体内排出。

碳酸氢钠通过碱化血液治疗三环类抗抑郁药过量，因为 pH 增加可以使药物与蛋白质结合增强；如果癫痫发作，血液呈碱性可预防酸中毒导致的心脏毒性。

还有哪些方法可以加快药物排出？

增加药物排出的最简单方法是强力利尿。可以使用甘露醇或呋塞米，但是利尿对蛋白质结合率高或分布容积大的药物效果有限。碱性药物（碳酸氢钠）可以促进弱酸性药物（比如水杨酸及巴比妥类）排出；碱性尿液将这些药物的离子形式保留在肾小管中，以随尿液排出。血液透析用于严重中毒，即使给予积极支持治疗，病情仍可能进一步恶化的患者。

（韩莉　译　廖雪莲　校　邓一芸　审）

推荐阅读

Aslakson RA, Curtis JR, Nelson JE. The changing role of palliative care in the ICU. *Crit Care Med*. 2014;42:2418.

Bein T, Grasso S, Moerer O, et al. The standard of care of patients with ARDS: Ventilatory settings and rescue therapies for refractory hypoxemia. *Intensive Care Med*. 2016;42:699.

Bhattacharya M, Kallet RH, Ware LB, Matthay MA. Negative pressure pulmonary edema. *Chest*. 2016;150:927.

Busl KM, Bleck TP. Neurogenic pulmonary edema. *Crit Care Med*. 2015;43:1710.

Dellinger RP, Levy MM, Rhodes A, et al; Surviving Sepsis Campaign Guidelines Committee including the Pediatric Subgroup. Surviving sepsis campaign: International guidelines for management of severe sepsis and septic shock: 2012. *Crit Care Med*. 2013;41:580.

Hobson C, Singhania G, Bihorac A. Acute kidney injury in the surgical patient. *Crit Care Clin*. 2015;31:705.

Oropello JM, Pastores SM, Kvetan V. *Critical Care*. New York, NY: McGraw-Hill/Lange; 2017.

Seymour CW, Liu VX, Iwashyna TJ, et al. Assessment of clinical criteria for sepsis: For the Third International Consensus Definitions for Sepsis and Septic Shock (Sepsis-3). *JAMA*. 2016;315:762. Erratum in: *JAMA*. 2016;315:2237.

Sharif S, Owen JJ, Upadhye S. The end of early-goal directed therapy? *Am J Emerg Med*. 2016;34:292.

Singer M, Deutschman CS, Seymour CW, et al. The Third International Consensus Definitions for Sepsis and Septic Shock (Sepsis-3). *JAMA*. 2016;315:801.

Van Norman GA, Jackson S, Rosenbaum SH, Palmer SK. *Clinical Ethics in Anesthesiology: A Case-Based Textbook*. New York, NY: Cambridge Medicine; 2011.

Vincent J-L, Abraham E, Kochanek P, et al, eds. *Textbook of Critical Care*. 7th ed. Philadelphia, PA: Elsevier Saunders; 2017.

网址

Acute Kidney Injury Network. http://www.akinet.org/

American Association of Poison Control Centers. http://www.aapcc.org/

American Heart Association. http://cpr.heart.org/AHAECC/CPRAndECC/ResuscitationScience/Guidelines/UCM_473201_Guidelines.jsp

Quick Sepsis-Related Organ Function Assessment. http://www.qsofa.org/

SOFA calculator. http://clincalc.com/IcuMortality/SOFA.aspx

Surviving Sepsis campaign. http://www.survivingsepsis.org/

第58章 呼吸治疗及机械通气在麻醉后恢复室和重症监护病房中的应用

要 点

1. 高氧及低氧是早产儿视网膜病（retinopathy of prematurity, ROP）的危险因素，但不是主要病因。低体重及复杂合并症（例如，脓毒症）可增加新生儿 ROP 的发病危险。

2. 传统压力控制通气（PCV）模式无法保证潮气量（tidal volume, V_T）（尽管有一些呼吸机模式可以整合 PCV 的压力和预设潮气量）。

3. 压力控制通气（pressure control ventilation, PCV）与压力支持通气（pressure support ventilation, PSV）的相似之处在于气道峰压得以控制，不同之处在于 PCV 通气频率和吸气时间是预设的。就 PSV 而言，当支持压力到达预设值，气流就会停止，然而此时呼吸机并不会切换至呼气，直到预设吸气时间结束。

4. 经鼻和经口气管插管至少在 2～3 周是相对安全的。

5. 当气管导管留置超过 2～3 周时，经鼻和经口气管导管都可导致患者声门下狭窄。如果患者需要

更长时间的机械通气，气管导管应更换为带套囊的气管切开导管。

6. 在急性呼吸窘迫综合征患者中，12 ml/kg 潮气量与平台压小于 30 cmH$_2$O 的 6 ml/kg 潮气量相比，前者的死亡率更高。

7. 呼气末正压（positive end-expiratory pressure, PEEP）的主要作用是增加功能残气量（FRC）。对于肺容积降低的患者，适当水平的 PEEP 或者持续气道正压（continuous positive airway pressure, CPAP）都能增加闭合容积之上的 FRC 和潮气量，从而改善肺顺应性，纠正通气/血流比例失调。

8. 压力水平高于 20 cmH$_2$O 的 PEEP 或者 CPAP 导致肺气压伤的发生率增加。

9. 可产生最大程度的持续性肺膨胀的操作，例如采用诱发性肺量计，有助于诱发咳嗽，防止肺不张和保持正常肺容量。

呼吸治疗包括肺部疾病的治疗和诊断。呼吸治疗师的临床工作范围包括医用气体治疗、给予雾化药物、气道管理、机械通气、正压通气治疗、重症监护监测、心肺康复以及各种胸部物理治疗技术的应用。而胸部物理治疗又包括气溶胶、痰液引流、肺复张，以及疾病中或手术后维护正常肺功能。呼吸诊断方法包括肺功能检测、动脉血气分析和睡眠呼吸障碍的评估。上述措施和方法在美国呼吸治疗协会制定的临床实践指南中有详细介绍。

医用气体治疗

治疗性的医用气体包括大气压氧或者高压氧气，氦-氧混合气体（heliox），以及一氧化氮。氧气可以通过高压气罐、中心供氧系统、氧浓缩装置和液态氧

形式输送。氦-氧混合气体偶尔用于缓解上呼吸道部分梗阻导致的呼吸做功增加。一氧化氮是作为直接的选择性肺血管扩张剂而应用。

氧疗的主要目的是防止或者纠正低氧或者组织缺氧。表 58-1 列举了缺氧的常规分类。单纯增加吸氧浓疗并不一定能纠正低氧血症或者缺氧。持续气道正压（CPAP）或者呼气末正压（PEEP）通气可使塌陷肺泡重新扩张。伴有严重高碳酸血症的患者也可能需要机械辅助通气。高浓度的氧气（通常加压状态）可用于从体腔或者血管内去除滞留气体（如氮气）。短时间吸入高浓度氧气并不增加相关并发症。

当成人、儿童或者婴儿（> 1 月龄）在室内环境下 PaO$_2$ 小于 60 mmHg（8 kPa）或者 SaO$_2$ 或 SpO$_2$ 小于 90% 时，需要进行补充氧疗。对于新生儿，当 PaO$_2$ 小于 50 mmHg（6.7 kPa）或者 SaO$_2$ < 88%〔或者

表58-1 缺氧的分类

缺氧	病理生理分类	临床举例
低氧性缺氧	大气压（P_{Barom}）降低或者吸入氧浓度降低（＜0.21）	高海拔、供氧设备障碍
	肺换气不足	药物过量、慢性阻塞性肺疾病（COPD）急性加重
	肺弥散障碍	肺气肿、肺纤维化
	肺通气/血流比例失调	哮喘、肺栓塞
	右向左分流	肺不张、发绀型先天性心脏病
循环性缺氧	心输出量减少	严重心力衰竭、脱水
	微循环障碍	脓毒症、全身炎症反应综合征
贫血性缺氧	血红蛋白浓度下降	贫血
	血红蛋白功能降低	碳氧血红蛋白血症、高铁血红蛋白血症
需求性缺氧	氧耗增加	发热、癫痫
组织中毒性缺氧	细胞利用氧气障碍	氰化物中毒、肿瘤坏死因子增加、迟发型脓毒症

毛细血管 PO_2 小于 40 mmHg（5.3 kPa）〕时，推荐使用氧疗。根据病史或者体格检查怀疑低氧血症或者缺氧的患者推荐使用氧疗。围术期通常需要补充氧疗，因为全身麻醉会使肺通气/血流比例（V/Q）失调，功能残气量（FRC）减少，从而导致 PaO_2 降低。另外，在实施气管内吸引、纤维支气管镜检查等通常导致血氧饱和度降低的操作前也应充分吸氧。已经有证据显示，补充氧疗可以延长海平面静息 PaO_2 低于 60 mmHg 的慢性阻塞性肺疾病（chronic obstructive pulmonary disease, COPD）患者的生存期，对于降低平均肺动脉压以及改善主观呼吸困难方面也有一定的作用。

大气压氧疗设备

氧疗设备的分类

纯氧或者混合氧可作为患者部分或者全部吸入气体的来源。供氧设备或系统根据其最大流速和吸入氧浓度（FiO_2）的不同而进行分类。选择氧疗设备的其他注意事项包括患者的耐受性、是否有人工气道及其类型、加湿或者雾化传输系统的需要。

A. 低流量或者氧浓度可变系统

氧气（通常100%）通常作为吸入气体的一部分以固定的流量供给。通常这些装置（例如，鼻导管）用于呼吸状态稳定的患者。根据通气需求的改变，氧流量可被不同数量的空气所稀释。低流量系统可以充分应用于以下患者：

- 每分通气量小于 8～10 L/min
- 呼吸频率小于 20 次/分
- 潮气量小于 0.8 L

- 吸气流量正常（10～30 L/min）

B. 高流量或者氧浓度固定系统

这类系统可以通过高流量或足够大的混合气体储气囊持续性地按照预先设定的吸入氧浓度提供吸入气体。理想状态下，该吸入氧浓度不受通气水平或者呼吸模式的影响。高流量系统可用于以下患者：

- 稳定的氧浓度
- 较大的吸气流量（＞40 L/min）

1. 氧浓度可变设备

鼻导管

鼻导管有两种：一种为单腔塑料软管，通过弹性固定装置固定在头和耳朵上；另一种为双腔（双侧鼻孔）且颏下有固定调节装置。成人、儿童和婴儿适用不同的型号。导管通过小孔管道与流量计连接。导管需要调整，以避免对耳朵、脸颊和鼻子造成压伤。长期氧疗的患者大多数采用鼻导管吸氧。使用此装置的患者耐受性好，不影响说话、进食和饮水。为了方便美观，导管还可以和眼镜框相连。由于氧流量是持续性的，所以约80%的气体在呼气时被浪费了。

通过鼻导管实际吸入的氧浓度取决于氧流量、鼻咽容积和患者的吸气流量（吸气流量取决于潮气量和吸气时间）（见表58-2）。呼气后，氧气可以充满整个鼻咽，当吸气时，氧气和额外吸入的空气就进入气管。成人平静呼吸时，每升氧流量吸入氧气百分比增加约2%（＞21%）。因此，正常呼吸氧流量为 4 L/min 时，鼻导管可以提供吸入氧浓度高达30%；氧流量为 10 L/min 及以上时，氧浓度可 40%。然而当氧流量＞5 L/min

表 58-2　氧气传输装置和系统

装置 / 系统	氧气流速（L/min）	吸入氧浓度范围
鼻导管	1	0.21～0.24
	2	0.23～0.28
	3	0.27～0.34
	4	0.31～0.38
	5～6	0.32～0.44
简易面罩	5～6	0.30～0.45
	7～8	0.40～0.60
带储气囊的面罩	5	0.35～0.50
部分重复呼吸的通气袋-面罩	7	0.35～0.75
	15	0.65～1.00
非重复呼吸的通气袋-面罩	7～15	0.40～1.00
文丘里面罩和喷气式雾化器	4～6（总流量＝15）	0.24
	4～6（总流量＝45）	0.28
	8～10（总流量＝45）	0.35
	8～10（总流量＝33）	0.40
	8～12（总流量＝33）	0.50

时，由于气流呈喷射样进入鼻腔，同时导致鼻腔黏膜干燥结痂而使患者不耐受。

从"正常呼吸模式"得来的数据可能并不能正确反映急性呼吸过速的患者。潮气量的增加、吸气时间的减少都将使小流量的氧气稀释。经口呼吸和经鼻呼吸的模式不同以及吸气流速的不同可以导致吸氧浓度改变高达 40%。在临床实践中，氧气流量的设定需要根据生命体征、脉搏氧饱和度（或动脉血气指标）来滴定。某些慢性阻塞性肺疾病（COPD）患者即使在适度氧流量的情况下也可能出现低通气，所以他们可能适合鼻导管流量＜2 L/min。

与氧气面罩相比，特殊的鼻导管可以更好地护理并减少婴儿面部和鼻子的压伤。由于婴儿的每分通气量较低，通过导管的流量必须按比例减少。因此，通常需要一个压力补偿流量计，精确地在小于 3 L/min 的范围内输送氧气。用这种导管的婴儿下咽部氧气采样显示，氧流量在 0.25 L/min、0.5 L/min、0.75 L/min 及 1.0 L/min 时，分别对应的氧浓度为 0.35、0.45、0.6 及 0.68。

鼻罩

鼻罩是鼻导管和面罩的混合体。鼻罩的下部边缘位于上唇，包绕鼻子外部。对于成人患者，在低流量的情况下，鼻罩可以提供和鼻导管等效的额外氧气。鼻罩较鼻导管最大的优点是患者可以获得更优的舒适度。鼻罩不会导致鼻外部的溃疡，干燥的氧气也

不会喷射样进入鼻腔。当需要改善患者的舒适度和耐受性时，可以考虑使用鼻罩。

"简易"氧气面罩

"简易"氧气面罩是不带储气袋的一次性轻质塑料制品，可同时覆盖口鼻。可以通过调整弹性头带使面罩固定于患者面部。该面罩很难达到完全密封，通常存在"向内"的漏气。因此，患者接受到的是氧气夹杂着室内空气的混合气体。混合气体的比例取决于漏气的程度、氧流量和呼吸模式。

面罩的功能在于其可储存吸入的氧气和呼出的二氧化碳。为了避免重复吸收和增加呼吸做功，氧流量最少要 5 L/min。长期带着任何面罩装置都是不舒服的，而且也限制了说话、饮水和进食。

在氧气流速特定时预测输出的吸氧浓度很困难。在正常的呼吸下，可以合理地认为流量在 5～10 L/min 时，吸入氧浓度为 0.3～0.6。当潮气量变小或者呼吸频率减慢时，氧气浓度增加。当流量更高，并且在理想的呼吸状态下，氧浓度可以达到 0.7 或者 0.8。

对氧浓度需求高而鼻导管不能达到且所需吸氧时间很短的患者，很适合使用无储气袋的面罩。例如医疗转运、麻醉恢复室、急诊科等。对于伴严重低氧、呼吸急促或者不能防止反流误吸的患者，面罩是不合适的。

有储气囊的面罩

储气囊的配置扩展了简易面罩的应用范围。最常使用两类储气面罩：部分重复呼吸面罩和非重复呼吸面罩。两类面罩都是一次性、轻质、透明的塑料，并且颏下有储气囊。区别主要在于二者的活瓣以及面罩与储气囊之间。面罩储气可储存约不超过 600 ml 气体。"部分重复呼吸"主要是因为患者的部分呼出潮气量可以填充储气囊。由于呼出气体大部分源于"无效腔通气"，不会导致明显的二氧化碳重复呼吸。

非重复呼吸面罩与部分重复呼吸面罩采用同样的基本结构，但非重复呼吸面罩与储气囊之间的一个呼气端连接了襟翼式活瓣。这种面罩向内漏气很常见，即使储气囊含有气体，吸气时空气也可能被夹带进入。该面罩发挥最佳功能的关键因素是采用足够高流量的氧气，在吸气时储气囊至少被部分充满。通常最小的氧气流量是 10～15 L/min。合适的部分重复呼吸面罩在氧流量高达 10 L/min 时可以提供的吸氧浓度范围为 0.35～0.6。当入口流量达到或者超过 15 L/min 时，并且在理想的呼吸情况下，吸入氧浓度可能达到

1.0。无论哪种面罩都适合严重缺氧但自主每分通气量相对正常的患者。

2. 氧浓度恒定（高流量）系统

严重的喘息性缺氧患者可以使用氧浓度恒定且高流量的系统。

麻醉呼吸囊或者呼吸囊–面罩–活瓣系统

自动充气的储气囊大约可存 1.5 L 气体，且常常含氧气输入口。麻醉呼吸囊由 1 L、2 L 或 3 L 的非自主充气性储气囊和一个附属的进气口构成。这种面罩可以为手控通气提供很好的舒适性和密闭性。吸气/呼气瓣膜系统可能会有不同。储气囊内的流量需要保持较高水平，这样呼吸囊不会大幅度地塌陷。使用麻醉呼吸囊时，在很难维持面罩与面部之间绝对密封的情况下，操作者需要经常调整氧流量和排气活瓣，以适应患者呼吸模式或需求改变。

最常见的一次性和永久性自动充气的气囊采用的是单向供气流。尽管这些装置可能提供稳定的超过 0.9 的吸氧浓度，但是自主呼吸患者使用时进气活瓣不能自动开放。吸气活瓣的打开需要挤压储气囊后弹性回缩形成的负压。临床医生如果没有意识到这一点，可能会错误地认为患者接受了高浓度的氧气，但实际情况并非如此。

每个系统维持恒定性能的特性均有限度。采用麻醉呼吸囊或者自动充气气囊可以提供 1.0 的吸入氧浓度。当面罩充分密闭且储气囊充气足够时，自主呼吸的患者可以使用这种面罩。

不能在储气囊和入口流量中维持足够的氧供应是一个问题。麻醉呼吸囊的弹簧安全阀需要调整，以防止气囊的过度膨胀。自动充气气囊同样取决于氧流量是否充足，当氧流量不足时，同时夹带空气进入气囊，就会降低输出的氧浓度。

空气引入文丘里面罩

空气引入面罩的气体传送方法与氧气储气囊是不同的。其目的是在口鼻部产生高流量的开放性系统，并给予固定氧气浓度。氧气通过一个小孔管道到达喷嘴，最终的氧浓度取决于通过引入口卷入的空气比例。厂家根据氧浓度的范围提供了固定的和引入效果可调的面罩。大多数面罩都附有其最小氧流量的说明。表 58-3 为文丘里面罩的氧流量和吸氧浓度。

尽管该面罩为高流量系统，但每设定一次流量的

表 58-3 空气引入面罩输入流量和不同吸入氧浓度总流量的比较

吸入氧浓度	入口氧气流量（最小）	总流量（L/min）
0.24	4	97
0.28	6	68
0.3	6	54
0.35	8	45
0.4	12	50
0.5	12	33
0.7	12	19
0.8	12	16
1.0	12	12

增加，吸入氧浓度仅增加 6%。对氧浓度需求高的患者，相对于鼻导管吸氧而言，这种面罩是个很好的选择。文丘里面罩适用于通气不足的 COPD 患者需要中等浓度氧气支持时。临床医生通过文丘里面罩提供氧气治疗同样需要意识到之前所提到的面罩本身相关的问题。如果空气吸入口被患者的手、床单或者冷凝水阻塞时，吸入氧浓度就会增加。临床医生需要鼓励患者和照料者持续性地带该面罩吸氧，因为对于不稳定的低氧血症患者而言，氧气的中断是非常严重的问题。当采用空气引入面罩呼吸时，直接、准确地评估吸入氧浓度较为困难。通过氧饱和度（或动脉血气分析）和患者的呼吸频率可以指导临床医生评估面罩的流量是否满足患者的需求。

空气引入雾化器

大容积、高输出量或者"多用途"的雾化器用于呼吸治疗已经很多年，以在一定氧浓度范围内提供雾化治疗。因为这些装置可产生喷雾的特质，通常在患者拔管后使用。如同空气引入面罩，雾化器通过采用一个气动喷雾和一个可调式孔，根据氧浓度水平不同改变带入的空气。当气源压力为 50 psi 时，许多装置进气口最高仅允许 15 L/min。这意味着当设置为纯氧（无空气吸入）时，输出流量仅为 15 L/min。而仅患者呼吸较慢或者潮气量较小时才能吸入 100% 氧气。高流量高氧浓度雾化器已解决这个问题。大多数普通的装置采用 0.3 ~ 0.5 的氧浓度，当空气被带入后，氧浓度减少，总的流量增加到 40 ~ 50 L/min。

根据空气/氧气比例和氧气输入的流速可以计算总的流量。喷雾设备可以联合其他不同的装置用于患者，包括气切罩、面罩吸入器和 T 形管等。这些装置均可以通过大孔径的管道连接于雾化器。该开放系统可以自由地放出患者面部或者 T 形管远端的吸入或呼

出气体。遗憾的是，由于缺乏瓣膜，患者会吸入混合的室内空气。常采用 T 形管近端使用储气囊或者 T 形管的远端使用储气管道，以提供超过雾化器的大容量气体。值得关注的是，这些氧浓度可控的空气吸入喷雾治疗装置是否可以提供充足的流量。临床医生可以通过观察管路上的雾化来判断流量是否足够。当使用 T 形管并在吸气时见喷雾（来自远端开口）消失，说明流量是不够的。

临床实践中另一个关注的问题是，管道聚集过多的水可能会完全堵塞气流或者导致气流阻力增加。其他并发症包括因无菌水滴（气雾剂的冷凝物）对气道的激惹而出现支气管痉挛或者喉痉挛。在这些环境下，需要采用一个加热湿化系统（无喷雾剂）。

高流量的空-氧系统

空-氧双流量计和空-氧混合气体常应用于独立 CPAP 以及含有 CPAP 通气系统的供氧。这些系统与空气引入雾化器不同，当氧浓度大于 0.4 时，它们的总流量不减少。我们可以利用高流量系统，分别设定不同患者不同需求下的总流量和氧浓度。这一设定的实现需要使用一个大容量的储气囊或者 50 ~ 100 L/min 的恒定流量。临床医生可以联合采用其他装置，包括雾化面罩、面罩吸入器或者合适的带空-氧混合器的非重复呼吸面罩。面部密封面罩由一个储气囊和一个安全阀构成，当混合器障碍时，该安全阀可以允许继续呼吸。高流量气体需要采用机械呼吸机上常用的加热湿化器。对于气道反应性较高的患者，湿化器有一定的优点。由于流量较高，这类系统常可为自主呼吸的患者提供 CPAP 或者双相气道正压（biphasic positive airway pressure，BIPAP）。

氧罩

许多婴儿和新生儿并不能耐受面部的吸氧装置。氧罩可只覆盖头部，因此在使用标准的暖箱或者辐射台时，仍可以触摸到小儿的下肢。氧罩是新生儿和不活动婴儿的短时期氧气治疗的理想选择。而需要长期氧疗的婴儿，可采用鼻导管、面罩或箱内吸氧，以方便进行更多的活动。

正常情况下，氧气和空气在空-氧混合仪中混合并通过加热的湿化器。大多数喷气式雾化器会产生噪声（> 65 dB）而造成新生儿听力损害，同时冷气可以引起氧耗的增加，因此，新生儿应避免使用雾化器。氧罩有不同的型号，一些是简单的有机玻璃盒，一些是精心设计的颈部密封装置。由于需要排出二氧化碳（最小流量 > 7 L/min），对于大多数患者而言，

氧罩入口流量 10 ~ 15 L/min 是足够的。

氦-氧治疗

氦-氧（heliox）混合气在临床应用中非常重要。氦气在若干标准的混合器里提前与氧气混合。最常用的混合比例是氦气 / 氧气为 79%/21%，这与 40% 的纯氧是等密度。氦-氧混合气可以通过大号的压缩气罐获得。

在麻醉实践中，对于小管径气管插管的患者采用 79%/21% 的氦-氧混合气时，其通气压力明显降低。上呼吸道梗阻损伤（如声门下水肿、异物和气管肿瘤）的患者在给予明确治疗之前，氦-氧混合气可缓解急性呼吸窘迫。治疗慢性阻塞性肺疾病或急性哮喘引起的下呼吸道梗阻的证据还不足。氦-氧混合气可以作为哮喘支气管扩张雾化治疗的小容量雾化器的驱动气。但是，采用氦-氧混合气后，雾化器的流量需要从平时的 6 ~ 8 L/min 氧气增加到 11 L/min。患者的呼吸做功在吸入氦-氧混合气时可较常规的氧气 / 氮气混合气减少。

高压氧

高压氧治疗通过使用加压舱将患者暴露于高于周围大气压（海平面大气压是 760 mmHg）的氧张力下。单人高压氧舱采用 100% 氧气加压。大的氧舱可以同时接受多名患者的治疗，但是需要有医务人员陪同。多点氧舱采用空气加压，患者通过面罩、头罩或者气管插管接受 100% 氧。高压氧治疗的适应证包括减压病（"潜水病"）、特定类型的气体栓塞、气性坏疽、厌氧菌感染、一氧化碳中毒和特定伤口的治疗。

3. 氧疗的危害

氧疗可以导致呼吸性和非呼吸性中毒。中毒的重要因素包括患者的易感性、氧浓度和治疗的持续时间。

通气不足

通气不足主要见于伴二氧化碳潴留的慢性阻塞性肺疾病患者，或者使用阿片类药物的患者。这类长期二氧化碳潴留的患者呼吸驱动已经发生改变，其部分依赖于相对低氧的维持。若将他们的动脉氧分压提高到"正常"，将引起严重的通气不足。对于采用阿片类药物镇痛，在脉搏氧饱和度监测下的患者，氧疗会间接对其造成伤害。尽管呼吸频率有明显降低，但阿片类药物所致的低通气可能不会引起氧饱和度的改变。因此，对于这类接受氧疗的患者，氧饱和度并不

是一个很好的监测手段。

吸收性肺不张

通气 / 血流比值降低的区域，高浓度氧气会导致肺不张。当氮气从肺洗出时，肺泡毛细血管的气压较低，从而导致肺泡吸收气体增加和吸收性肺不张。如果该区域仍然有灌注而无通气，则导致肺内分流，即增加了"静脉血掺杂"，进一步扩大肺泡-动脉（A-a）氧分压差。

肺毒性

长期高浓度的氧气会导致肺损伤。毒性主要取决于吸入氧气的压力和持续时间。肺泡（而非动脉）氧分压是形成氧中毒的最重要因素。尽管吸入纯氧长达 $10 \sim 20\ h$ 被认为是安全的，但是当长期吸入氧浓度超过 $50\% \sim 60\%$，仍然可导致肺毒性。

氧中毒主要是由于细胞内产生的高活性 O_2 代谢产物（自由基），如超氧化物和活性羟基离子、单氧和过氧化氢。高浓度的氧气增加产生毒性产物的可能性。这些产物都具有细胞毒性，它们可以很快与细胞内 DNA、蛋白质和脂质反应。细胞内的两种酶类——超氧化物歧化酶和过氧化氢酶通过将过氧化物转变成过氧化氢，然后再生成水而发挥保护作用。抗氧化剂和自由基清除剂也能提供保护作用，但是这些物质的使用是否能避免肺毒性在临床上还缺乏证据。氧中毒在部分患者中最先表现为气管支气管炎。新生儿患者中，氧气肺毒性主要表现为支气管肺泡发育不良。在动物实验中，氧气介导的肺泡-毛细血管膜损伤所产生的一系列综合征在病理上和临床上都难以与急性呼吸窘迫综合征（ARDS）相鉴别。

早产儿视网膜病

早产儿视网膜病（ROP）之前也称作"晶状体后纤维增生症"，是视网膜的新生血管性疾病，在少于 28 周孕期的新生儿存活者中发病率最高。视网膜病包括增生血管的紊乱以及纤维化，导致视网膜脱离和失明。视网膜病中近 80% 的患者并没有因为视网膜脱离或者瘢痕而失明。在 20 世纪 40、50 年代，视网膜病在给予未监测的高浓度氧（氧浓度＞ 0.5）的早产儿中非常常见。虽然目前已经明确吸入高浓度氧和缺氧是 ROP 的危险因素，但不是其主要原因。新生儿发生 ROP 的危险因素是低体重和有复杂并发症（如脓毒症）。与肺毒性相比，ROP 与动脉氧分压而不是肺泡氧分压相关。早产儿接受氧疗时推荐动脉氧分压在 $50 \sim 80\ mmHg$（$6.6 \sim 10.6\ kPa$）。

如果婴儿由于心肺原因要求动脉氧饱和度在 96% ～ 99%，此时因担心引起或者加重视网膜病而中断氧气是不合理的。

高压氧毒性

高压氧疗时吸入的氧气压力高会极大地增加氧毒性。毒性的风险和程度都直接与压力以及暴露的持续时间有关。当长时间暴露于超过 0.5 个大气压的氧气压力时，将产生氧毒性。最初表现为胸骨后烧灼感、咳嗽和胸部紧缩感。如果继续暴露，将导致肺功能进一步损伤。当患者暴露于 2 个大气压或者更高时，也会增加中枢神经系统的毒性，表现为行为改变、恶心、眩晕、肌抽搐或者惊厥。

火灾风险

氧气助燃。富含氧气的开放性混合气体可能引起着火和爆炸，该内容在第 2 章已经讨论过。

机械通气

危重病患者常常需要呼吸机辅助通气。机械通气可以代替或者支持自主呼吸。在一些病例中，最主要的问题是二氧化碳排出受阻（通气障碍）。在其他病例中，机械通气可作为治疗低氧血症的辅助方法（如下所述，通常是正压治疗）。启动机械通气的时机以临床为基础，某些参数可以作为参考指标（表 58-4）。

正压通气和负压通气（铁肺）是两个常用方法。

表 58-4 机械通气的适应证

指标	测量值
直接测量指标	
动脉氧分压	吸入室内空气时＜ 50 mmHg
动脉二氧化碳分压	无代谢性碱中毒时＞ 50 mmHg
派生指标	
PaO_2/FiO_2	＜ 300 mmHg
$P(A\text{-}a)O_2$	＞ 350 mmHg
V_D/V_T	＞ 0.6
临床指征	
呼吸频率	＞ 35 次 / 分
力学指标	
潮气量	＜ 5 ml/kg
肺活量	＜ 15 ml/kg
最大吸气压	＞－ 25 cmH_2O（如－ 15 cmH_2O）

前者具有更广的应用范围。尽管负压通气不需要气管插管，但是该方法不能克服大幅度增加的气道阻力或者降低的肺顺应性，同时它也限制了医生接近患者身体。

在正压通气时，经密闭合适的面罩（无创机械通气时）、气管导管或者气管切开导管，通过周期性为上呼吸道提供正压而使肺膨胀。通过调节吸气流量和压力可以克服增加的气道阻力和降低的肺顺应性。正压通气的主要缺点是改变了通气 / 血流比例，以及对循环的潜在副作用和造成肺气压伤、容积伤的风险。正压通气会增加生理无效腔量，因为气体优先进入顺应性好、非低垂的部位，而血流（受重力影响）则进入低垂部位。心输血量减少主要是由胸膜腔内压增加而影响静脉回流造成。气压伤主要与反复气道内峰压高和潜在的肺部疾病密切相关，而容积伤则与肺泡的反复塌陷和复张有关。

1. 正压呼吸机

正压呼吸机通过在机械环路和肺泡间周期性产生压力梯度而产生吸入气流。呼气是被动产生。呼吸机及其工作机制可以是气动的（通过增压的气源）、电动的，或者两者都有。气流的驱动要么直接来源于增压的气源，要么由旋转的或者线性的活塞作用产生。之后气流直接到达患者（单环路系统），或者像手术室呼吸机，通过压缩一个折叠储气囊或风箱使气体到达患者（双环路系统）。

所有的呼吸机有四个时相：吸气、吸气到呼气的转换（周期）、呼气、呼气到吸气的转换（触发）（见第 4 章）。这些时相由潮气量、通气频率、吸气时间、吸气流量和呼气时间等来共同定义。

呼吸机的分类

现代呼吸机的复杂性使其难以简单分类。最新一代的呼吸机集成了微处理器技术，使得这个分类更为复杂。将功能相近的呼吸机进行命名十分繁杂，这要求呼吸机有根据模式统一的分类法。分类命名提供了一类命名法，用于构建下面关于呼吸机模式的讨论。

时相变量

呼吸可分为四个时相：（1）呼气转为吸气（触发）；（2）吸气（目标）；（3）吸气转为呼气（周期）；（4）呼气。当压力、容积、流量或者时间达到预设值时，就会触发吸气。当时间作为触发因素时，呼吸的开启取决于既定的频率，与患者的自主呼吸做功无关（图 58-1）。在使用压力、流量或容积触发模式时，当呼吸机探测到由患者呼吸做功引起的压力、流量或容积改变时，呼吸周期将被启动。

吸气结束之前目标变量（压力、容积或流量）必须达到特定的水平。以前曾被称作目标"限值"，现

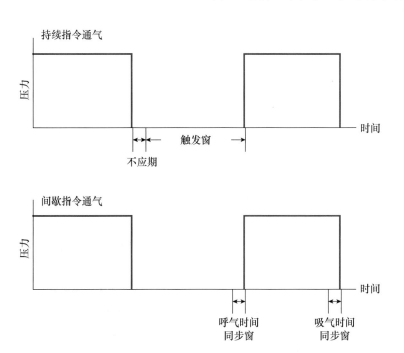

图 58-1　触发和同步窗。如果患者在触发窗给予呼吸机信号，则由患者触发吸气；若发生在同步窗，则由呼吸机触发（或在呼气末时自动进入下一个周期）且患者同步进行吸气。因此，通常情况下，触发窗用于持续指令通气，而同步窗用于间歇指令通气
（Reproduced with permission from Chatburn RL，Khatib M，Mireles-Cabodevila E. A taxonomy for mechanical ventilation：10 fundamental maxims. Resp Care. 2014 Nov；59（11）：1747-1763.）

在这一说法已经更改。虽然目标变量并不决定吸气的终止，但决定了呼吸的上限。可以选择的目标变量包括压力、容积、流量或时间。

压力转换型呼吸机是指当气道压力达到预设值时，呼吸机进入呼气模式。潮气量和吸气时间根据气道阻力和肺顺应性的不同而不同。患者呼吸的漏气可以预防呼吸机循环压力的增高。相反，突然的气道阻力升高、肺或者呼吸环路（例如，管路打折）的顺应性降低，都会导致循环触发提前以及潮气量降低。压力控制模式最常用于短期通气（例如，转运）。

容量转换型呼吸机是指当吸入气体达到预设的容量时则停止吸气。许多成人呼吸机虽为容量控制模式，但也设置了吸气压力限制，以防气压伤。如果吸气压力超过了压力限制，即使没有到达设定的容量，呼吸机也会停止送气。

正常工作的容量转换型呼吸机输送给患者的气流并不能达到设定的潮气量。这可能是由于部分潮气量丢失于吸气时相呼吸回路的扩张。呼吸回路顺应性为 3 ~ 5 mL/cmH$_2$O，因此，如果吸气时产生了 30 cmH$_2$O，则有 90 ~ 150 ml 潮气量丢失于回路。这种丢失与肺顺应性成负相关。为了准确测量呼出潮气量，测量仪必须安置在气管导管而不是呼吸机的呼气阀。

流量转换型呼吸机通过压力和流量感应器，根据预先选择的固定的吸气压力监测吸气气流。当流量达到预设值（通常为最大初始机控吸气流速的 25%），呼吸机从吸气相转为呼气相（见下文压力支持和压力控制通气部分）。

时间转换型呼吸机是指当吸气达到设置的时间区间时便转为呼气相。潮气量的产生源于设定的吸气时间和吸气流速。时间转换型呼吸机经常用于新生儿和手术室。

通气模式

通气模式包括控制变量、通气模式和目标方案。除此以外，为了理解机械通气，我们必须将时相变量考虑在内（前文已介绍）。

控制变量

控制变量属于呼吸机模式中的自变量（图 58-2）。可选择的变量有压力、容量以及流量。在压力控制通气（pressure-controlled ventilation，PCV）下，压力是自变量，并且压力波形是固定的（例如，矩形波）。类似地，容量控制通气（volume-controlled ventilation，VCV）有固定的容量波形。在普遍的术语中，流量控制通气并不常用，因为流量是由容量派生出来的。一旦控制容量，也就控制了流量。

目标方案

目标方案是对特定实施方案的反馈。其中一种最基本的目标方案称为"设定点目标"。当设定了目标，呼吸机则力图达到这个目标。对于 VCV 模式，设定点目标为潮气量和流量。对于 PCV 模式，则常为吸气压力和吸气时间。

通气模式

通气模式（breath sequences）可以是指令或者自主或者二者共同存在的呼吸机模式（图 58-3）。自主呼吸是指患者自发的时间和动度上的自主。它由患者自行触发和循环。指令呼吸则是所有的非自主呼吸模式。辅助呼吸是指在患者自主呼吸之上，呼吸机再加以部分通气。

通气模式有三种类型。持续自主通气（continuous spontaneous ventilation，CSV）是指患者持续的自主呼吸状态。间歇指令通气（intermittently mandatory ventilation，IMV）是指自主呼吸期间，间断发挥指令通气作用。如果呼吸指令是被患者所触发的，则被称为"同步"间歇指令通气。在持续指令通气（continuous mandatory ventilation，CMV）中，所有的呼吸（包括患者自主成分）都由呼吸机指令控制。

联合任意两种控制变量［压力控制（PC）和容量控制（VC）］和三种通气模式，可以组成五种呼吸机模式：VC-CMV、VC-IMV、PC-CMV、PC-IMV，以及 PC-CSV。第六种模式，VC-CSV，患者可以自主决定呼吸的时间和潮气量；而在单纯的 VC 模式中，患者是无法自主决定潮气量的。

A. 间歇指令通气

间歇指令通气（intermittent mandatory ventilation，IMV）在患者使用呼吸机时允许自主呼吸。通过设定机器呼吸（固定的潮气量）补充自主呼吸。在高设定频率（10 ~ 12 次 / 分），IMV 基本可以提供患者所有的通气；在低频率时（1 ~ 2 次 / 分），机器提供最小的机械通气而使患者能够相对独立地自主呼吸。潮气量和自主呼吸的频率由患者的通气驱动和肌力决定。可以通过设定 IMV 的频率来满足理想的每分通气量。IMV 常作为撤机的一项技术。

同步间歇指令通气（synchronized intermittent mandatory ventilation，SIMV）是指由自主呼吸来触发机械通气，从而与患者的自主呼吸同步。恰当的同步化可以避免在自主呼吸的中间叠加机械通气，导

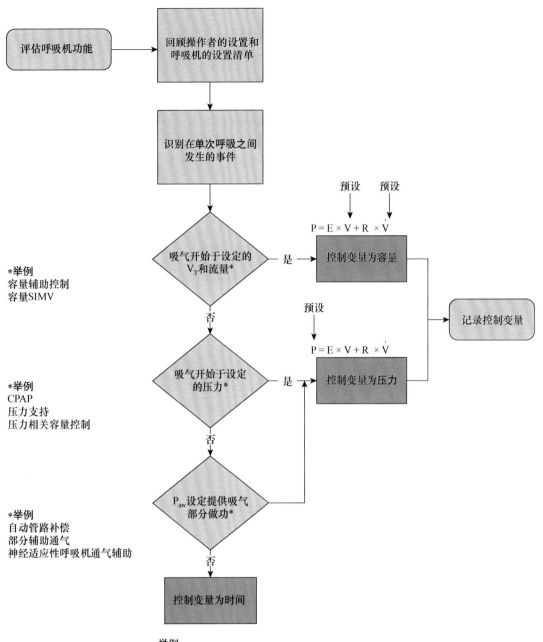

图 58-2　控制变量的决策。E，导电容；P，压力；P_{aw}，气道压力；R，阻力；SIMV，同步间歇指令通气；V，容量；$\dot{V}$，吸气流量；V_T，潮气量（Reproduced with permission from Mandu Press. Cleveland，Ohio.）

致潮气量过大。与 CMV 和辅助控制（assist-control，AC）（后文会讨论）相同，设置限定的吸气压力来避免肺气压伤。SIMV 的优点是其可为患者提供舒适性。IMV 和 SIMV 都可用于撤机，当患者疲劳时可以提供支持。但是，如果呼吸频率太低（4 次 / 分），支持力度会极低，特别是对于一些在自主呼吸过程中不能够克服增加的呼吸做功的虚弱患者。

　　IMV 环路可以在自主通气和机械通气之间提供持续性气流。现代呼吸机在它们的设计中合并了 SIMV，但是老款机器需要通过一个并行环路矫正，如持续性气流系统或者气流活瓣。不管系统如何，正确发挥功

能都需要单向阀和足够的气流防止患者的呼吸做功增加，尤其是当使用 PEEP 时。

　　目前为止，我们对 IMV 的探讨都是假定为容量限制模式，但如果需要，也能提供压力限制模式（详见下文）。

B. 压力控制通气（PC-CMV、PC-IMV 及 PC-CSV）

　　压力控制可用于 AC 及 IMV 模式。在 AC 模式中，所有的呼吸（无论是呼吸机还是患者触发）都是时间转换型，并且为压力限制。在 IMV 中，呼吸机触发的呼吸也是时间转换型，并且为压力限制。患者可

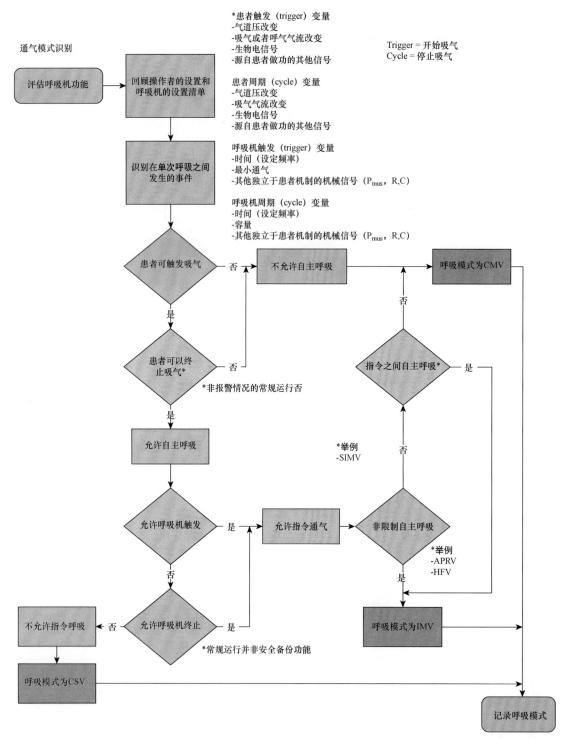

图 58-3 通气模式的决策。APRV，气道压力释放通气；C，顺应性；CMV，持续指令通气；CSV，持续自主通气；HFV，高频率通气；IMV，间歇指令通气；P_{mus}，呼吸肌压力；R，阻力（Reproduced with permission from Mandu Press. Cleveland, Ohio.）

能在设定频率范围内保持自主呼吸，并且潮气量的大小也由患者决定。压力控制通气（PCV）的优点在于其可限制吸气压力，因此气压伤和容积伤的风险降低。而且，在延长吸气时间同时充分运用 PEEP 时，❷ 塌陷和水肿的肺泡得以恢复。传统的 PCV 模式的缺点在于它不能保证潮气量（尽管 PCV 可以联合设定目标潮气量）。顺应性和阻力的变化将导致潮气量的改变。因此，这也是急性肺损伤患者中主要

的问题——顺应性或者阻力的任何改变将影响传输的潮气量。对于急性肺损伤的患者而言，这是最主要的问题，因为如果顺应性降低，压力限制没有增加，将不能获得足够的潮气量，为了恢复塌陷和水肿的肺泡，常采用吸气延长及吸呼反比通气（inverse inspiratory/expiratory ratio ventilation，IRV）（详见下文）。在 PCV 时采用 IRV 最大的缺点在于患者需要深镇静，甚至肌松才能耐受这种通气模式。

PCV 模式下，虽然压力和吸气时间是预设的，但是流量和容量大小根据患者的气道阻力和顺应性不同而不同。

❸　PCV 通气与 PSV 对气道峰压的控制效果是相似的，但两种模式在指令频率和吸气时间的选择上有所不同。就压力支持模式而言，当达到预设的压力水平时气流就会停止，然而呼吸机并不会直接切换至呼气，而是要等到预设的吸气时间结束才会切换到呼气。

模式应用列举

A. 持续指令通气（VC-CMV 呼吸模式的应用）

这种模式下，呼吸机在固定的时间间隔内从呼气转为吸气。该时间间隔决定了通气频率。这种模式的典型设置下，患者不能有自主呼吸，所以不论患者做功与否，都提供固定的潮气量和固定的频率（和由此得到的固定的每分通气量）。可以通过设置限定吸气压力防止肺气压伤，因此，CMV 可以提供压力限制（而不是容量限制）。控制通气最适合没有或者有极微弱呼吸的患者。自主吸气较强的清醒患者需要镇静或者可能还需要给予肌松药。

B. 辅助控制通气（VC-CMV 或者 PC-CMV 应用）

辅助控制呼吸机的呼吸环路中合并了压力传感器，从而使患者的呼吸做功可以触发吸气。通过灵敏度的控制允许选择所需的吸气做功。呼吸机可以设定固定的通气频率，但是患者每次自主呼吸将触发设定的潮气量。如果传感器没有检测到自主呼吸做功，机器以控制模式产生作用。通常，AC 呼吸机主要以容量限制模式，但是也可以是压力限制模式（详见下文）。

C. 压力支持通气（PC-CSV 应用）

压力支持通气（pressure support ventilation，PSV）用于增加自主呼吸患者的潮气量，克服来自气管导管、呼吸环路（管道、接头、湿化器）和呼吸机（气动电路和活瓣）增加的吸气阻力。微处理器控制机器可以在每次吸气做功时输送足够的流量，以维持预先设定的正压。当吸气流量降低到预先设定的水平，呼吸机的反馈回路将进入呼气阶段，之后气道压力下降到基线（图 58-4）。此模式下唯一的设定是吸气压力。患者决定了呼吸频率，并且潮气量的大小取决于吸气流量、呼吸力学和患者自己的吸气做功。低水平的 PSV（5～10 cmH₂O）对于克服呼吸装置引起的阻

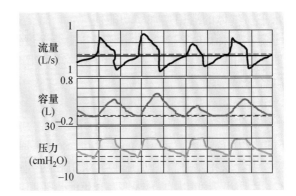

图 58-4　压力支持通气。当患者触发一次呼吸，呼吸机给予 15 cmH₂O 的支持压力［大于 5 cmH₂O 的持续正压（CPAP）］。当气流停止，呼吸机进入呼气模式

力增加通常已经足够。高水平（10～14 cmH₂O）模式在患者有足够自主通气驱动力和稳定的呼吸力学时可以作为一个单独的通气模式发挥作用。PSV 的主要优点是可以增加自主潮气量，降低呼吸做功，增加患者舒适度。但是，当患者疲劳或者呼吸力学改变时，潮气量可能不足，如果患者的自身呼吸频率降低（例如，使用阿片类药物），则没有背景支持频率。压力支持可与 IMV 联合使用（图 58-5）。IMV 机械通气提供背景支持，可以提供低水平的压力支持去补偿呼吸环路和机器导致的呼吸做功增加。

D. 吸呼反比通气，包括气道压力释放通气（APRV）（PC-IMV）

吸呼反比通气（IRV）将正常的 1:3 或者更大的吸/呼比时间调节成 1:1 或者更大（例如 1.5:1）。这将通过增加吸气末的停止时间来实现，也可以通过降低容量控制通气时的吸气气流峰流速，或者通过设定在 PCV 的吸气时间使吸气比呼气更长来实现（PC-IRV）。IRV 可能产生内源性 PEEP，可能是由于在下一次呼吸前肺内气体的滞留或者肺不能完全排空至基线

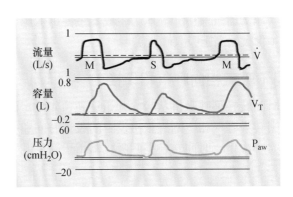

图 58-5　压力支持下的间歇机械通气。M = 机械通气→按照设定的潮气量（V_T）送气。S = 自主呼吸，15 cmH₂O 的支持压力，大于 5 cmH₂O 的呼气末正压。V_T 取决于患者做功和肺机制。V，流量；P_aw，部分气道压力

压力水平。气体的滞留增加了功能残气量，直至达到新的平衡。这种模式不兼容自主呼吸，需要深度镇静或者肌松。IRV 联合 PEEP 尤其适合改善功能残气量降低患者的氧合。

E. 气道压力释放通气

气道压力释放通气（airway pressure release ventilation，APRV）或者双相水平气道正压通气采用相对较高的 PEEP，尽管患者可以自主呼吸。PEEP 水平间断降低可以帮助增加二氧化碳的排出（图 58-6）。吸气和呼气时间、PEEP 水平的高低以及自主呼吸活动共同决定每分通气量。此类模式的初步设定包括最小的 PEEP 10 ～ 12 cmH$_2$O 和 5 ～ 10 cmH$_2$O 的释放水平。通常选择 10 ～ 12 作为起始释放压力，同时伴随低水平 PEEP，从而呼吸时只能通过 50% ～ 70% 的气流（以提供"自动 PEEP"）。APRV 的优点是循环抑制和肺气压伤的风险更小，同时需要的镇静更少。在为克服肺顺应性降低而导致吸气峰压高的患者中，该技术作为 PC-IRV 的替代是非常有吸引力的。

呼吸机的基本机制

现代大多数呼吸机都是流量发生器。无论气道环路压力如何，稳定的流量发生器都产生一个恒定的吸气气流。稳定的气流由带电磁阀的高压气源（5 ～ 50 psi）产生或者通过带气体喷射装置（Venturi）的低压气源产生。带高压气源的呼吸机可以提供稳定的吸气流量而不受气道阻力或者肺顺应性大幅度变化的影响。而带气体喷射器的呼吸机性能随气道压力的变化而变化。非恒流生成器使吸入气流的改变与每次吸气过程的变化相一致（如应用一个旋转活塞），其典型模式是正弦波形式。

恒流生成器可以在整个吸气过程中维持恒定的气道压力，而不管吸入气流大小。当气道压力达到设定的吸入压力时气流中止。压力生成器主要由低压气源操控（仅仅略高于吸入峰压）。

环路（吸气相向呼气相切换）

时间转换型呼吸机从吸气开始达到预先设定的时间，则转为呼气相。潮气量由设定的吸气时间和吸入气流大小决定。时间转换型呼吸机常用于新生儿和手术室。

容量转换型呼吸机当预先设定的容量传输完后即停止吸气。许多成人呼吸机都是容量切换型，同时具有防止肺气压伤的吸气压力限制。如果吸气压力超过压力限制，即使设定的容量还未完全被传输也转为呼气。

压力转换型呼吸机当气道压力达到预先设定的水平则转为呼气。潮气量和吸气时间随气道阻力、肺和环路顺应性而变化。患者环路的明显漏气可以避免患者环路和机械环路压力的必然增加。相反，气道阻力的急剧增加、肺或者环路顺应性（管路扭结）的降低将提前切换至呼气，降低传输的潮气量。压力转换型呼吸机多用于短期使用（如运送患者的过程中）。

流量转换型呼吸机有压力和流量感受器，可以根据预先选择的固定的吸气压力监测吸气气流；当气流达到预先设定的水平（通常是预设吸气流速峰值的 25%）时，呼吸机由吸气转为呼气（详见压力支持和压力控制通气部分）。

微处理器控制的呼吸机

这些多功能的机器可以设定任何一种吸气流量和切换模式。微处理器通过闭合环路调控呼吸机的性能。微处理器控制的呼吸机在现代 ICU 和较新的麻醉机上应用较广。

高频通气

高频通气（high-frequency ventilation，HFV）同传统的机械通气截然不同，有必要单独提出。HFV 有 3 种通气模式可用。高频正压通气传输较小的常规潮气量和 60 ～ 120 次 / 分的频率。高频喷射通气（high-frequency jet ventilation，HFJV）采用在气道或者气道内安置一个小的导管提供高压的搏动喷射样气流，以设定的 120 ～ 600 次 / 分（2 ～ 10 Hz）的频率输送。喷射的气流可能夹带空气（伯努利效应）而增加潮气量。高频振荡通过一个驱动器（通常是活塞）在气道内产生频率为 180 ～ 3000 次 / 分（3 ～ 50 Hz）来回的气体运动。

这些通气模式都会产生低于或者等于解剖无效腔量的潮气量。气体交换的确切机制不清楚，可能是由于多种效应的联合。喷射通气在手术室使用广泛，通常用于咽喉部、气管或者支气管手术，还是在急诊气道管理时，当气管插管或者常规通气失败时的救命措施（见第 19 章）。在 ICU，HFJV 对支气管胸膜瘘和气管食管瘘患者有帮助，并在插管和传统正压通气失

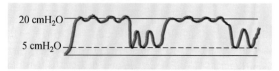

图 58-6 气道压力释放通气

（图中标注：20 cmH$_2$O，5 cmH$_2$O）

败时作为紧急处理的手段。偶尔也将 HFJV 或者高频振荡通气用于改善 ARDS 患者的氧合。长期使用 HFV 时，存在吸入气体的加热和湿化不足的缺点。HFJV 的初始设定通常是 120 ～ 240 次 / 分的频率，吸气时间 33%，驱动压力 15 ～ 30 psi。应该保持平均压力低于喷射器压力至少 5 cm，以避免吸入气体造成的人为错误。驱动压力的增加会导致二氧化碳排出增加，而充分的氧合与平均气道压相关。在高驱动压和吸气时间 > 40% 时，HFJV 通气中会产生内源性 PEEP。

分侧肺通气

这种技术也被称为单侧肺通气（independent lung ventilation，ILV），一般用于伴严重单肺疾病或者支气管胸膜瘘的患者。在这些患者中，采用传统的正压通气和 PEEP 将加剧通气 / 血流比例失调，或者在伴瘘的患者中会导致健侧肺通气不足。单肺限制性疾病患者，健侧肺的过度膨胀可加重低氧血症或者气压伤。当采用双腔管隔离肺后，可以分别使用两台呼吸机对每侧肺进行正压通气。当采用两个呼吸机时，机械通气的时间通常是同步的，根据主机的频率设定另外一个呼吸机。

2. 机械通气患者的护理

气管插管

气管插管机械通气常用于 ICU 呼吸衰竭的患者。

④ 无论经鼻或经口气管插管，持续 2 ～ 3 周是相对安全的。与经口气管插管相比，经鼻更舒适且更安全（很少出现意外脱管）。但是，经鼻气管插管不良事件较多，包括鼻腔出血、短暂的菌血症、鼻咽或口咽黏膜下破损、鼻窦炎或者中耳炎（由于窦口或者听力传导通路阻塞）。经鼻气管插管的导管型号通常较经口小，这导致清理分泌物较困难，同时限制了纤维支气管镜检查，只能选择较小的装置。

无意识或者濒死的患者通常不需要使用镇静或肌松药进行插管。但是插管时予以气道局部麻醉和镇静，对气道高反应患者是有利的。对于警觉的不合作的患者，通常需要不同程度的镇静。通常会使用小剂量、相对短效的药物。常用药物包括咪达唑仑、依托咪酯、右美托咪定和丙泊酚。必要时可在镇静后给予肌松药。

插管和机械通气的启动会导致一段时间内血流动力学的剧烈波动。常表现为高血压、低血压、心动过缓或者心动过速。原因包括气道受刺激后自主反射的激活、心脏抑制和镇静 - 催眠药物引起的血管扩张、患者的应激、交感紧张的消除和正压通气时静脉回流的减少。重症患者插管时以及插管后需要严密监测。

⑤ 当保留气管导管超过 2 ～ 3 周时，经口或者经鼻插管都可能导致患者出现声门下狭窄。如果需要更长时间的机械通气，通常需要更换为带套囊的气管切开导管。如果预料到气管导管需要超过 2 周，可以在插管后就实施气管切开。对于创伤性患者，尤其是严重大脑创伤患者，早期气管切开是一个趋势。尽管早期气管切开不会降低死亡率，但是可减少肺炎的发生率、机械通气时间和住院时间。

呼吸机的初步设定

根据呼吸衰竭的类型，可以采用部分或者完全机械通气支持。对于完全机械通气支持，CMV、AC 或者 PCV 通常设定 10 ～ 14 次 / 分的呼吸频率、6 ml/kg 的潮气量，以及 5 ～ 10 cmH$_2$O 的 PEEP，以上措施是为了避免吸入峰压过高（> 35 ～ 40 cmH$_2$O）、肺气压伤和容量伤。气道压过高导致肺泡过度膨胀（跨肺泡压 > 35 cmH$_2$O），已经在实验中被证实可促

⑥ 进肺损伤。而且，与潮气量 12 ml/kg 相比，潮气量 6 ml/kg 以及气道平台压小于 30 cmH$_2$O 可以减少 ARDS 患者的死亡率。部分机械通气推荐采用低 SIMV 设置（< 8 次 / 分），合用或者不用压力支持，因为低平台压（< 20 ～ 30 cmH$_2$O）可以保持心输出量，从而对正常通气 / 血流比例影响较小。

伴自主呼吸的患者使用 SIMV 需要克服气管导管、活瓣以及呼吸环路的额外压力。这些增加的阻力导致呼吸做功增加。小管径（对于成人，气管内径 < 7.0 mm）会增加阻力，如果可能，需要避免使用。在 SIMV 时同步提供 5 ～ 15 cmH$_2$O 的压力支持可以抵消导管和环路阻力。

呼气末通气给予 5 ～ 8 cmH$_2$O 可以保证功能残气量和气体交换。提供这种"生理"PEEP 可以代偿插管后消失的类似大小的内源性 PEEP（和功能残气量的降低）。当恰当的潮气量容积联合使用 5 ～ 8 cmH$_2$O PEEP 时，就不需设定周期性的叹息样呼吸（大潮气量）。

镇静和肌松

对于易激惹的、有呼吸机对抗的患者，需要提供镇静和肌松。反复的咳嗽（呛咳）和扭动会导致血流动力学的剧烈变化，从而妨碍气体交换，使患者易于出现气压伤和自发性肺损伤。当患者在机械通气频率较高（> 16 ～ 18 次 / 分）的情况下仍持续呼吸过速

时，可以采用镇静联合或者不联合肌松。

常用的镇静药物包括阿片类（吗啡或者芬太尼）、苯二氮䓬类（通常是咪达唑仑）、丙泊酚和右美托咪定。这些药物可以单独或联合持续静脉输注。考虑到丙泊酚的输注综合征，此药并不常用于长期镇静的患者（见第 9 章）。当使用镇静药物仍通气失败时，可采用镇静联合非去极化肌松药。

监测

行机械通气的重症患者常需采取头高位，以减少呼吸机相关性肺炎的风险。这类患者需要持续监测血流动力学的不良反应和气道正压通气对肺的影响。持续的心电监护、脉搏氧饱和度和二氧化碳检测是有帮助的。有创动脉压可以提供血气分析。精确的液体出入量记录对于评估液体平衡也是必要的。插入尿管会增加泌尿道感染的风险，如果可能，尽量避免，但是对监测尿量有帮助。胸部平片可以帮助确定气管导管和中心静脉置管的位置，同时评估肺部疾病或者肺气压伤，并且判断是否有肺水肿的征象。

气道压（基线值、峰值、平台压和平均压）、吸入和呼出的潮气量（机控或自主），以及吸氧浓度都应该严密监测。这些参数的监测不仅可以将呼吸机参数调整到最佳，同时可以发现气管导管、呼吸环路和呼吸机的问题。例如，在设定的潮气量范围，气道平台压增加提示顺应性降低。肺泡过度充气导致气道平台压增加和血压下降（自发 PEEP），可通过断开患者与呼吸机的环路得到快速诊断（和治疗）。气道分泌物不充分的吸引和大黏液栓的出现都显示为气道峰压增加（表现为气流的阻力增加）和呼出潮气量的降低。气道峰压的突然增加伴低血压提示气胸。

3. 机械通气的撤离

撤离机械通气包括两个阶段。第一阶段，"预测试"，即所谓的撤机参数和其他主观、客观的评估，用于判断患者是否能够承受机械通气支持的进一步撤离。第二阶段，"撤机"或者"释放"，即呼吸机支持被撤离的方式。

预测试包括判断必需的呼吸机通气过程是否已经撤消或者控制。并发症，如支气管痉挛、心力衰竭、感染、营养不良、代谢性酸中毒或碱中毒、贫血、碳水化合物负荷增加所致的 CO_2 生成增加、精神状态的改变和睡眠剥夺，都应充分治疗。慢性肺部疾病、呼吸肌的长期废用以及心力衰竭都使撤机复杂化（或

失败）。

当患者不再适合机械通气的普遍标准时（见表 58-4），应该考虑撤离机械通气。一般而言，当患者 pH > 7.25、吸入氧浓度 < 0.5 时动脉氧饱和度充足、能够自主呼吸、血流动力学平稳、当前没有任何心肌梗死的表现时，可以考虑撤机。其他的机械指征如表 58-5 所示。有用的撤机参数包括动脉血氧分压、呼吸频率和浅快呼吸指数（rapid shallow breathing index，RSBI）。完好的气道反射、患者能够很好合作是完全撤机和拔管的先决条件，否则患者仍然需要保留带套囊的气管切开导管。同时，拔管前充分的氧合（在氧浓度 40% ~ 50%，PEEP < 5 cmH_2O 时，动脉氧饱和度 > 90%）是必需的。当患者准备撤离呼吸机和拔管时，常使用 RSBI 协助预测是否可以成功撤离呼吸机和拔管。当患者用 T 形管自主呼吸时，可以通过潮气量（L）和呼吸频率（f）测量：

$$RSBI = \frac{f（次/分）}{V_T（L）}$$

大多数患者 RSBI < 105 时可以成功拔管。当 RSBI > 120 时，需要保留一定程度的呼吸支持。

患者撤机常用的技术包括 SIMV、压力支持或者通过一个 T 形管或低水平的 CPAP 恢复周期性的独立自主呼吸。很多中心采用"自动化管道补偿系统"提供足够的压力支持以代偿气管导管的呼吸阻力。较新的呼吸机通过设定气流自动调整以适应这种变化。实践中，成人呼吸采用常规大小的气管导管（7.5 ~ 8.5），这种变化需要 5 cmH_2O 压力支持和 5 cmH_2O 的 PEEP。

SIMV 撤机

使用 SIMV 时，只要动脉 CO_2 分压和呼吸次数仍然可接受（通常分别 < 45 ~ 50 mmHg 和 < 30 次/分），机械通气的次数即可逐步降低（1 ~ 2 次/分）。如果同时给予压力支持，通常需要降低到 5 ~ 8 cmH_2O。当患者存在酸碱紊乱或者慢性 CO_2 潴留，动脉血 pH

表 58-5 机械通气撤机 / 拔管指针

标准	指标
吸气压力	< − 25 cmH_2O
潮气量	> 5 ml/kg
肺活量	> 10 ml/kg
每分通气量	< 10 ml（译者注：原著有误，应为 "< 10 L/min"）
浅快呼吸指数	< 100

（> 7.35）较 CO_2 分压更有意义。在每次呼吸机参数设置后至少 15 ～ 30 min 进行血气分析。当调整 IMV 支持参数达到 2 ～ 4 次 / 分时，如果动脉氧合仍可以接受，可以撤机。

PSV 撤机

PSV 单独撤机是指压力支持逐渐降低（每次 2 ～ 3 cmH_2O），而潮气量、血气分析和呼吸频率维持满意（与 IMV 的标准相同）。总的目标是维持潮气量 4 ～ 6 ml/kg，频率 < 30 次 / 分，PaO_2 和 $PaCO_2$ 维持满意水平。当压力支持水平降低到 5 ～ 8 cmH_2O 时，可以考虑脱机。

T 形管或 CPAP 撤机

T 形管可以观察患者无机械通气时的自主呼吸。T 形管直接与气管导管或者气管切开导管连接，其两个分支成波纹状。湿化的氧气-空气混合气流从近端分支进入，从远端分支排出。为了防止在吸气时雾化气体从远端完全被吸回，近端需要提供足够的气流，从而保证患者吸入预期的氧浓度。患者在此期间需要密切观察，明显的新发疲劳、胸廓塌陷、呼吸急促、心动过速、心律失常以及高血压或低血压征象时都应该终止试验。如果患者能够耐受试验过程且浅快呼吸指数小于 100，患者可以长期地中断机械通气。如果患者能够自主保护和清理气道，可以拔除气管导管。

如果患者插管时间较长或者伴严重的肺部疾病，有必要行连续的 T 形管通气。可以 10 ～ 30 min 的周期性试验开始，只要患者感觉舒适，动脉血氧可接受，并且没有高碳酸血症，就可以每个周期进一步增加 5 ～ 10 min 或者更长。

当 T 形管延长时，多数患者会发展成为进行性肺不张。其可能是因喉部插入气管导管时正常的生理性 PEEP 缺失所致。如果这样，可以尝试在给予低水平（5 cmH_2O）持续气道正压（CPAP）基础上进行 T 形管自主呼吸锻炼。CPAP 有助于维持功能残气量，防止肺不张。

▌气道正压治疗

气道正压治疗既可以用于自主呼吸的患者，也可以用于机械通气患者。气道正压治疗的指征是功能残气量的减少导致绝对或者相对的缺氧。通过增加跨肺膨胀压力，气道正压治疗可以增加功能残气量，改善（增加）肺顺应性，逆转通气 / 血流比例失调。后者参数的改善表现为混合静脉氧分压下降，动脉氧分压增加。

呼气末正压

在机械通气的呼气相时提供正压，称作呼气末正压（PEEP）。呼吸机的 PEEP 阀提供压力阀门，当气道压力超过预设的 PEEP 水平时提供呼气气流。

持续气道正压

在自主呼吸吸气和呼气时提供正压通气称为持续气道正压（CPAP）。只有提供高流量（吸气）气源时，才能获得稳定的压力水平。如果患者没有使用人工气道，可使用合适的密闭面罩、鼻罩、鼻"垫"或者鼻导管等进行 CPAP 通气。当存在胃潴留和反流风险时，CPAP 仅能在有完整气道反射，同时压力水平小于 15 cmH_2O（小于正常人食管括约肌压力）的患者中使用。呼气压力高于 15 cmH_2O 仅能使用气管插管或气管切开导管。

CPAP 与 PEEP 对比

由于临床中患者可能既有机械通气也有自主呼吸，所以 PEEP 和 CPAP 的区别常常模糊。因此，这两个术语常常互换使用。严格意义上来讲，"纯粹的" PEEP 是提供呼吸机循环的呼吸。相反，"纯粹的" CPAP 系统仅提供足够的、持续性的或者"所需的"气流（60 ～ 90 L/min），防止自主呼吸过程中吸气气道压力明显低于呼气水平（图 58-7）。一些带有以按需活瓣为基础的 CPAP 系统的呼吸机可能不能充分地应答而导致呼吸时吸气做功增加。可以通过增加低水平的 PSV（吸气）以容量模式或者变为压控模式来改变这种状态。在临床实践中，控制通气、PSV

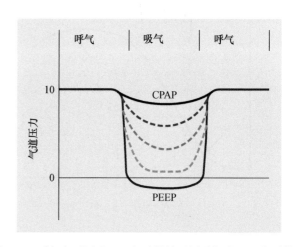

图 58-7　呼气末正压（PEEP）及持续正压通气（CPAP）时的气道压力。如图所示，通过增加吸气流量，PEEP 逐渐变成 CPAP

和 CPAP/PEEP 在大多数现代 ICU 呼吸机都可以提供。厂家也提供特定的装置以自主呼吸或者时间转环模式在呼气气道正压（expiratory positive airway pressure，EPAP）时提供双水平吸气气道正压（inspiratory positive airway pressure，IPAP）。双水平气道正压（bilevel positive airway pressure，BiPAP）已成为常用的术语，丰富了气道压力术语的范畴。

PEEP 和 CPAP 对肺的影响

7 PEEP 和 CPAP 对肺的主要影响是增加功能残气量（FRC）。对于肺容量降低的患者，适当水平的 PEEP 或者 CPAP 都能增加闭合容积之上的功能残气量和潮气量，改善肺顺应性，纠正通气/血流比例失调。肺内分流的减少将改善动脉氧合。PEEP 和 CPAP 作用的基本机制是使部分塌陷的肺泡重新扩张。塌陷的肺泡重新扩张出现在拐点（inflection point）之上的 PEEP 或 CPAP 水平，拐点定义为在压力–容量曲线上使塌陷肺泡重新扩张的压力水平；压力的改变很小，而容量的变化很大（图 58-8）。尽管无论是 PEEP 还是 CPAP 都不降低总的血管外肺水，但是研究发现，它们确实使血管外肺水重新分布，从肺泡和内皮细胞的间隙朝支气管周围和肺门区域分布。这些都可能潜在地改善动脉氧合。

但是过度的 PEEP 或者 CPAP 导致肺泡（和支气管）过度膨胀，增加了无效腔通气，降低了肺的顺应性，进而显著地增加呼吸做功。肺泡毛细血管受到过度膨胀的肺泡的压迫，将增加肺血管阻力和右心室的后负荷。

8 压力水平高于 20 cmH$_2$O 的 PEEP 或者 CPAP 将增加肺气压伤的发生率。肺泡的破坏使气体通过组织间隙沿着支气管到纵隔（纵隔气肿）。从纵隔，气体可能破入胸膜腔（气胸）或者心包（心包积气），或者导致皮下组织的分离（皮下气肿）或进入腹腔（气腹或者腹膜后气肿）。支气管胸膜瘘主要是由密封失败漏气所导致。虽然在 CPAP 和 PEEP 时必须考虑到气压伤，但实际上气压伤主要是由于 PEEP 或者 CPAP 水平过高引起吸气峰压过高导致的。其他增加气压伤危险的因素包括潜在的肺部疾病（哮喘、肺间质疾病、COPD）、叠加呼吸（呼吸频率太快或者呼气时间太短）导致内源性 PEEP 发生（动态的过度膨胀或者自主 PEEP）、大潮气量（> 10 ～ 15 ml/kg）。

PEEP 和 CPAP 的非肺部不良作用

非肺部不良作用主要是循环方面的，与气道压力的增加传递到胸腔内容物有关。压力的传递与肺的顺应性直接相关，因此，肺顺应性降低的患者（大多数患者需要 PEEP）很少受影响。

心输出量的进行性减少继发于平均气道压、平均胸膜腔内压的增加。其主要的机制是由于胸内压力限制了静脉回心血流。其他机制可能包括室间隔向左侧移动（干扰了左心室的充盈），这是因为肺泡的过度膨胀导致肺血管阻力增加（右心室后负荷增加），致使右心室容量增加。左心室的顺应性可能因此降低，当出现这种情况时，需要更高的充盈压达到同样的心输出量。血管内容量的增加通常可以部分补偿 CPAP 和 PEEP 对心输出量的影响。循环的抑制最常出现在呼气末压力大于 15 cmH$_2$O 时。

PEEP 诱导的中心静脉压增加和心输出量减少都将导致肝肾血流的减少。尿量、肾小球滤过和自由水的清除都降低。

呼气末压力的增加会阻碍脑血流的回流和回心血流量，脑室顺应性降低患者的颅内压则会增加。因此，急性肺损伤的患者进行机械通气时，若患者有颅内压增加的证据，必须仔细设定 PEEP 的水平，以满足氧合需要的同时，避免对颅内压的潜在不良作用。

最佳 PEEP 和 CPAP

正压治疗的目的是增加组织的氧供，同时避免过度增加氧饱和度（> 0.5）的不良作用。后者与充足的心输出量和血红蛋白浓度相关。理想情况下，需要监测混合静脉氧分压或者动静脉氧分压差。PEEP（或者 CPAP）对动脉氧分压的有利作用需要与其对心输出量的不利作用相平衡。可能需要在血流动力学监测下给予容量输注或者正性肌力药物支持。

最佳的 PEEP 是指其有利的方面超过其任何有害

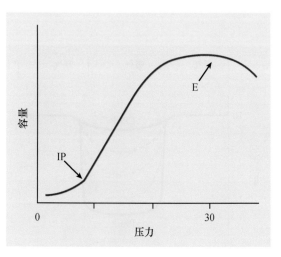

图 58-8 呼吸系统压力–容量曲线（例如肺、胸廓）。在拐点（IP）之上，肺泡被最大化地使用。E 代表肺泡过度充气以及肺顺应性下降时所产生的压力效果

的风险。临床实践中，PEEP 通常以 $2 \sim 5$ cmH$_2$O 增加，直至达到期望的治疗目标。最常推荐的终极目标是在非毒性吸氧浓度（$\leq 50\%$）下动脉血氧饱和度大于 $88\% \sim 90\%$。大部分临床医生希望将吸入氧浓度降低至 50% 或者更少，因为氧浓度的增加将对肺产生潜在的不良作用。或者通过微调 PEEP 以达到混合动静脉氧饱和度（S$_{\bar{v}}$O$_2 > 50\% \sim 60\%$）。

其他呼吸治疗技术

其他呼吸治疗技术包括给予雾化吸入或者支气管扩张药、清除肺部分泌物，以保留或者改善肺功能。

雾化剂通常是气体或者气体和液体悬浮颗粒的混合物。给予水雾化可以使干结的分泌物松软，从而更易于从支气管树中清除。雾化剂也可以是予以支气管扩张药物、化痰药或者血管收缩药（优选定量雾化吸入器给予支气管扩张药）。正常的咳嗽需要充分的吸气容积、声门完整和足够的肌力（腹肌和膈肌）。有或者没有支气管扩张药的雾化剂诱发咳嗽的同时可以排出分泌物。滴定给予高渗盐水可以用作黏液溶解剂并诱发咳嗽。其他有效措施包括胸部叩击或者振动治疗以及各种肺叶的体位引流。

9 使用诱发性肺量计等措施可产生持久的最大程度肺膨胀，有利于诱发咳嗽，防止肺不张和保持正常肺容量。应指导患者在吸气后屏住呼吸 $2 \sim 3$ s 再呼气。

当分泌物很多并且黏稠，同时伴明显的肺不张和低氧血症时，需要采取更激进的措施。包括对自主呼吸患者通过鼻咽管或者纤维支气管镜进行吸引，或者通过气管导管进行以上两个操作。当仅有肺不张而不伴有分泌物的潴留，通过面罩行短暂的 CPAP 或者通过气管导管进行正压通气通常非常有效。

（杨希　译　基鹏　校　尹万红　审）

推荐阅读

Bein T, Grasso S, Moerer O, et al. The standard of care of patients with ARDS: Ventilatory settings and rescue therapies for refractory hypoxemia. *Intensive Care Med.* 2016;42:699.

Bhattacharya M, Kallet RH, Ware LB, Matthay MA. Negative-pressure pulmonary edema. *Chest.* 2016;150:927.

Busl KM, Bleck TP. Neurogenic pulmonary edema. *Crit Care Med.* 2015;43:1710.

Chatburn RL, Khatib M Mireles-Cabodevila E. A taxonomy for mechanical ventilation: 10 fundamental maxims. *Resp Care.* 2014;59:1747.

Gabrielli A, Layon AJ, Yu M, eds. *Civetta, Taylor & Kirby's Critical Care.* 4th ed. Philadelphia, PA: Lippincott Williams & Wilkins; 2009.

Patroniti N, Isgrò S, Zanella A. Clinical management of severely hypoxemic patients. *Curr Opin Crit Care.* 2011;17:50.

Peñuelas O, Frutos-Vivar F, Fernández C, et al. Characteristics and outcomes of ventilated patients according to time to liberation from mechanical ventilation. *Am J Respir Crit Care Med.* 2011;184:430.

Vincent J-L, Abraham E, Kochanek P, et al, eds. *Textbook of Critical Care.* 7th ed. Philadelphia, PA: Elsevier Saunders; 2017.

第 59 章　临床麻醉安全、质量和实施的改进

要　点

❶ 20 世纪 80 年代，麻醉学被公认是率先采取强制性临床安全相关操作指南的医学专业。这些指南描述了全麻期间的基本监测标准，它们的采用与全麻期间通气不良事件造成的脑损伤或死亡患者的数量减少相关。

❷ 1999 年，美国国家科学院医学研究所在一项报告中总结了有效的安全信息，该报告的题目是《是人就会犯错：建立更为安全的医疗体系》（To Err is Human：Building a Safer Healthcare System）。

该报告强调了许多改善质量和安全的机遇。

❸ 长期以来一直认为，质量和安全与实践差异的一致性和减少密切相关。

❹ 在制造业和医学领域，人们倾向于认为人的过错可以通过更好的教育和管理而予以避免（例如，把过错看成是工作者的个人不足而不是系统或流程的不足）。为了减少过错的发生，应通过改变系统或流程来减少不必要的偏差，从而减少随机误差的可能性。

患者的安全问题

作为一个专业，麻醉学科在提高患者安全上起了先锋带头作用。早期的一些评估医疗安全的研究主要集中在麻醉的实施和并发症方面。脊椎麻醉在英国几乎被弃用（由于两名患者在脊椎麻醉后出现截瘫），而 Robert Dripps 医生和 Leroy Vandam 医生通过仔细分析 10 098 例接受脊椎麻醉患者的预后，避免了该项技术在北美的弃用。该研究发现仅有 1 例患者发生了长期的严重神经并发症（该患者被证实患有先前未被诊断的脊膜瘤）。

自从 1954 年氟烷应用于临床以后，有关氟烷是否增加肝损伤风险的争议也越来越多。一项极早期开展的临床结局研究（远在"结局研究"这个术语被广泛使用之前）——美国国家氟烷研究，结果显示相对于替代药物，该药的安全性是非常显著的。然而，该项研究并未解决是否存在"氟烷相关性肝炎"的问题。

❶ 20 世纪 80 年代，麻醉学被公认是率先采取强制性安全相关操作指南的医学专业。鉴于美国麻醉医师协会（American Society of Anesthesiologists，ASA）首次"指示"医师应如何操作，这些指南的采纳仍存在争议。全麻期间基本监测标准的实施（包括呼出气体中 CO_2 的检测）与全麻期间通气不良事件造成的脑损伤和死亡患者的数量减少相关。另一个令人兴奋的相关结果是，美国麻醉医师医疗责任保险覆盖的费用也得以下降。

1984 年，ASA 主席 Ellison Pierce 建立了患者安全与风险管理委员会。同时，他也成立了麻醉患者安全基金（Anesthesia Patient Safety Foundation，APSF），并在 2016 年举行了 30 周年庆典。为了患者及临床医师在麻醉和围术期的安全，APSF 一直起到了先锋带头作用。同样，ASA 通过其指南、声明、建议和实施参数继续促进安全并为临床医生提供指南。正如 Pierce 医生所说，"患者安全不是时尚，也不是过去的事。它既不是一个已经达成的目标，也不是一个已经被解决的问题。它必须持续改进。它必须通过研究、培训和日常应用而变得持久。"

与此同时，其他医学专业也开始更加强调医疗的质量和安全。

❷ 1999 年，美国国家科学院医学研究所（Institute of Medicine，IOM）在一项报告中总结了有效的安全信息，该报告的题目是《是人就会犯错：建立更为安全的医疗体系》。该报告强调了在美国医疗体系中改善质量与安全的很多机遇。随后的一项名

为《跨越质量鸿沟：21 世纪的新医疗体系》（Crossing the Quality Chasm：A New Health System for the 21st Century）的 IOM 报告，探究了医疗实践中的差异降低医疗卫生体系的质量与安全的方式。最近，正如医疗协会的网站上所说，他们一直致力于"激励和树立变化的动机，识别和检验患者与医务人员之间合作关系的新模型，确保尽可能地采纳最好的策略和最有效的变革"。同时，ASA 通过基金和赞助等方式支持麻醉质量协会（Anesthesia Quality Institute）持续参与质量改进，该协会允许单个部门甚至单个医生将其个人行为的结局和指标与全国数千万麻醉药数据库中的结局和指标进行比较。

医疗质量和实施的改进问题

③ 长期以来一直认为，质量和安全与流程差异的一致性和减少密切相关。医疗中的质量和安全运动起源于 Walter Shewhart 和其同事 W. Edwards Deming 的工作，他们普及了统计学和对照图表来改进流程的可靠性。在制造业中（这些观点被首次应用），减少错误率可以减少次品的频率和产品检测的需求，增加顾客对产品和制造商的满意度。在医疗中，减少错误率（确保每件事情都处于正确的时机，预防性使用抗生素，确保手术或区域阻滞"部位正确"）可减少对患者的可预防性伤害，同时也减少了这些过错所造成的额外费用，并有助于提高质量。

减少实施错误的策略

④ 无论在制造业还是在医疗体系中，人们倾向于认为错误可以通过对工作者更好的教育和管理而得到预防。换言之，人们习惯认为错误是工作者的个人不足而不是系统或流程的不足。这可以用所谓的"根因分析"来解释。但是系统失误往往由多种因素所致，并非一个简单的"根因"。正如 Arthur Jones 率先提出并由 Paul Batalden 推广的观点："所有的组织结构的设计都是为了得到完美的预期结果。""事故"也包含在他所说的结果里面。因此，从组织结构和系统的观点（正如 Deming 所倡导的）来看，为了减少错误，改变系统或者流程可降低随机误差的可能性。一个典型的案例就是在有创操作前采用上述"通用方案"。遵循该方案可保证在正确患者的正确部位由正确的医师进行正确的操作，可以确保患者已经知情同意，以及所需的设备和影像学资料可用，并在正确时间预防性使用正确的抗生素（如果需要使用）。

提高操作的安全性和质量最为简单的方法就是采用 Atul Gawande 医生在主流杂志中描述的认知辅助的方法，如标准化清单。使用清单的重要性在本书其他部分也得以强调，如第 2 章手术室安全文化建立。这些清单提供了操作前通用方案的"范本"（图 59-1）。研究发现，中心静脉穿刺部位充分的清洁以及操作者充分洗手并消毒、戴手术帽、口罩和手套及穿手术衣，用氯己定而不是聚维酮碘消毒穿刺部位，铺足够大小的无菌单保持无菌范围等，可以减少中心静脉导管置入后引起的导管相关性血液感染的发生率。当每次中心静脉穿刺前都需要清单时，这个组件中的单个项目就不太容易被忽略。图 59-2 展示了一个清单样本。

标准化清单的优点

清单强调了在外科环境中提高质量和安全性的两个重要原则。首先，清单的正确使用需要医生与团队中的其他成员交流。团队成员之间良好的沟通可以提高质量，避免错误，以及增加工作中的满意度。找到良好沟通策略的例子很容易。麻醉医师清楚有力地宣布开始输注鱼精蛋白（在心脏手术体外循环停止以后），可以避免外科医生和灌注师犯致命的错误，如非抗凝状态下再次开始体外循环。当患者被安排手术后，外科医生通过精确地描述拟行的外科操作，可以防止手术室护士犯严重的错误，如未准备该操作必需的设备，确保麻醉医师给予正确的区域阻滞操作。我们之所以选择这些良好沟通的例子是因为我们意识到这些特定信息点的传递失败将会导致患者的不良结果。

其次，团队协作参与检查清单的执行可提醒团队中的成员，他们每一个人对患者的安全和良好的外科预后都起着重要的作用。团队中的清单记录者通常不是医生，但却有潜在的权利强制大家按照清单来实施。运作较差的团队对权威存在过度顺从。成员可能感觉他们的观点不被采纳或重视，或由于害怕报复而隐瞒安全问题。而在运作良好的团队中，成员之间是平级的，每个成员都有权利和义务停止操作来预防患者受到潜在的伤害。丰田公司就是其中一个著名的例子，它允许团队中任何成员在怀疑系统存在问题时关闭自动生产线。

质量改进和质量保障措施

外科已经有公认的反映其高质量的指标，如极低的手术伤口感染率或围术期死亡率等，但能用于评价麻醉医疗质量的重要措施目前尚未达成一致。然而，

姓名 病案号 患者核对	操作前和时间到 记录

操作1: _____

操作前核查	在选项上画圈		
➢ 两方核查患者身份	是	否	
➢ 确认手术方式与病历记录一致：如H&P、病程记录	是	否	
➢ 核查手术部位和方位	是	否	未知
➢ 相关影像学资料回顾/可用	是	否	未知
➢ 手术部位的标识（包括术侧、病变、平面、数目）	是	否	未知
➢ 讨论风险/获益和（或）完成知情同意	是	否	未知

时间到核查 （操作前即刻实施）	在选项上画圈		
➢ 两方核查患者身份	是	否	
➢ 核查手术部位和方位	是	否	未知
➢ 确认手术方式正确	是	否	
➢ 确认患者体位正确	是	否	未知
➢ 确认置入物/特殊设备可用	是	否	未知

操作者的签名和盖章或身份证号码	日期	时间
表格记录者的签名、职称及盖章	日期	时间

操作2: _____

用于再次阻滞或患者体位改变时（如：仰卧位变为俯卧位）

操作前核查	在选项上画圈		
➢ 两方核查患者身份	是	否	
➢ 确认手术方式与病历记录一致：如H&P、病程记录	是	否	
➢ 核查手术部位和方位	是	否	未知
➢ 相关影像学资料回顾/可用	是	否	未知
➢ 手术部位的标识（包括术侧、病变、平面、数目）	是	否	未知
➢ 讨论风险/获益和（或）完成知情同意	是	否	未知

时间到核查 （操作前即刻实施）	在选项上画圈		
➢ 两方核查患者身份	是	否	
➢ 核查手术部位和方位	是	否	未知
➢ 确认手术方式正确	是	否	
➢ 确认患者体位正确	是	否	未知
➢ 确认置入物/特殊设备可用	是	否	未知

操作者的签名和盖章或身份证号码	日期	时间
表格记录者的签名、职称及盖章	日期	时间

评价: _____

图 59-1　美国弗吉尼亚联邦大学健康系统（Virginia Commonwealth University Health System）在所有区域麻醉操作之前使用核查清单。在两个分开的时间点有间隙。当患者由于再次区域阻滞发生体位改变时（常见于下肢手术），则再次执行该程序。为了方便，区域麻醉的核查清单印在麻醉知情同意书的背面（Reproduced with permission from Virginia Commonwealth University Health System.）

一系列有意义的麻醉替代指标已经得以采用，如术前抗生素的选择和时机、结直肠手术后患者在麻醉后恢复室的体温。

医生质量报告系统（PQRS）是一种质量报告程序，它鼓励有资质的专业个人和小组向美国医疗保险系统报告他们的医疗质量。PQRS 由美国医疗保险和医疗救助中心在 2006 年建立，旨在提高医疗质量。该项目始于"绩效薪酬"，即对报告质量措施的个人或小组给予额外的奖励。2015 年以后，PQRS 不再对质量报告者给予奖励，相反，对不报告者给予 0.5% 的处罚。从 2013 年开始，麻醉医师、疼痛医生、注册麻醉护士必须报告 PQRS 中的质量指标。

牢记拥有准确和相关结局指标的重要性，ASA 在 2009 年建立了麻醉质量协会，负责发展和收集可用于质量提高项目的麻醉诊治过程中有效的质量指标。大量数据的采集需要统计的有效性，这依赖于电子医疗

患者姓名

病案号（或患者标识）

质量文档。非永久医疗记录部分。

返回您所在单元的指定位置

血管内导管置入清单

> **目的：** 通过团队工作降低导管相关性血源感染对患者的伤害
> **时间：** 任何中心静脉管道置入或重新更换时
> **人员：** 在置入导管时协助完成该表格

1. 日期：＿＿＿＿＿＿＿　时间：＿＿＿＿＿＿　　a.m.　　p.m.

2. 操作部位：＿＿＿＿＿＿＿＿＿＿＿　　□ 全新　　　□ 更换

3. 操作是：　　　　□ 择期　　　□ 急诊

4. 操作前，操作者是否完成以下程序：
   - 操作前即刻洗手？　　　　　　　　　□ 是　　□ 否
   - 消毒操作部位（氯己定）？　　　　　□ 是　　□ 否
   - 无菌单覆盖患者全身？　　　　　　　□ 是　　□ 否

5. 操作过程中，操作者是否完成以下程序：
   - 戴无菌手套？　　　　　　　　　　　□ 是　　□ 否
   - 戴手术帽和口罩？　　　　　　　　　□ 是　　□ 否
   - 穿无菌衣？　　　　　　　　　　　　□ 是　　□ 否
   - 保持无菌？　　　　　　　　　　　　□ 是　　□ 否

6. 是否所有的操作相关人员都执行了这些政策？　　□ 是　　□ 否

7. 任何时候，当无菌环境破坏后是否立刻停止操作？　□ 是　　□ 否

如果是，采取正确的行为：

□ 操作者在操作过程中能进行正确消毒、重新准备和铺巾
□ 启动新的清单

□ 重新建立完成：人员的消毒、准备、新部位的铺巾
□ 启动新的清单

　　　　　　□ 主治医师/指定人员标记，问题已纠正
　　　　　　□ 主治医师/指定人员标记，问题未纠正

8. 操作后：
   - 操作部位使用无菌敷料　　　　　　　□ 是　　□ 否
   - 新的静脉包和导管准备就绪　　　　　□ 是　　□ 否
   - 使用新的三通装置　　　　　　　　　□ 是　　□ 否
   - 使用无菌三通帽封闭管路　　　　　　□ 是　　□ 否

9. 评价——请记录其他的正确措施：＿＿＿＿＿＿＿＿＿＿＿＿＿＿＿＿＿＿＿＿＿＿＿＿＿＿＿＿＿＿＿＿

STOP 助理应停止任何没有达到此标准的操作。确认每个成员就位方可继续操作。若有人拒绝遵守该原则，助理可立即联系其单位或部门领导。

操作者姓名（及身份证号）　　　　　　　　　　　完成清单的助理

盖章　　　　　　　　　　　　　　　　　　　　　盖章

图 59-2　美国弗吉尼亚联邦大学健康系统（Virginia Commonwealth University Health System）对于目前没有进行麻醉和手术的患者行中心静脉置管的强制性清单。类似的电子文档保存在麻醉信息管理电子记录中（Reproduced with permission from Virginia Commonwealth University Health System. ）

记录（EMRs）和麻醉信息管理系统（AIMS）的广泛使用（第18章已讨论）。希望随着这些电子记录和系统的普及，所收集到的数据和指标可以使我们更加深刻地了解麻醉医疗质量如何对患者重要的临床结局产生影响。

在任何一个部门或医疗中心，都应该有许多机会来改进医疗质量，麻醉科的成员便是他们当中的组成部分。本科医学教育资格认定委员会目前明确指出，实习医师也应参与医疗质量改进的活动。这种做法是令人鼓舞，但只有很有限的麻醉医师熟悉这些方法学。医疗健康改进研究院（IHI）提供了各种教学工具，以便于改善医疗质量。

　　我们强烈建议每个医疗中心在计划和实施这些项目的时候采用标准模式。一些医疗中心喜欢采用所谓的"6 sigma"项目，这是一种比较合理的方法，但对专门培训的要求更高。我们更倾向于 Shewhart 医生（同样被 Deming 医生和 IHI 采纳）的"计划-执行-研究-实施"（PDSA）循环，它简单、直接，不需要专门培训就能轻松完成。即便如此，成功仍需正确的计划。具体来说，如果不能定义一个目标以及针对该目标所采取的措施，那么就不可能改善医疗质量。另一方面，一个团队不可能允许自己始终不变地处于计划阶段。经过"实施"变革，研究变革产生的结果，团队能够决定如何最好地改进现有的计划。对于一个真正的"持续改进"项目，除非 PDSA 能够无限循环，否则会无可避免地向越来越差的方向发展。

（李军祥　译　赵雨意　校　朱涛　审）

推荐阅读

Berwick DM. Controlling variation in health care: A consultation from Walter Shewhart. *Medical Care.* 1991;29:1212.

Dekker S. *Drift into Failure: From Hunting Broken Components to Understanding Complex Systems.* Boca Raton, FL: CRC Press; 2011.

Deming WE. *Out of the Crisis.* Cambridge, MA: MIT Press; 1986.

Dripps RD, Vandam LD. Long-term follow-up of patients who received 10,098 spinal anesthetics: Failure to discover major neurological sequelae. *JAMA.* 1954;156:1486.

Gawande A. *The Checklist Manifesto: How to Get Things Right.* New York, NY: Metropolitan Books/Henry Holt; 2009.

Institute of Medicine. *Crossing the Quality Chasm: A New Health System for the 21st Century.* Washington, DC: National Academy Press; 2001. Available at http://www.nap.edu/

Institute of Medicine. *To Err Is Human: Building a Safer Healthcare System.* Washington, DC: National Academy Press; 2000. Available at http://www.nap.edu/

Maltby JR, Hutter CDD, Clayton KC. The Woolley and Roe case. *Br J Anaesth.* 2000;84:121.

Perrow C. *Normal Accidents: Living With High-risk Technologies.* Princeton, NJ: Princeton University Press; 1999.

Pierce EC Jr. The 34th Rovenstine Lecture. 40 years behind the mask: Safety revisited. *Anesthesiology.* 1996;84:965.

Summary of the National Halothane Study. Possible association between halothane anesthesia and postoperative hepatic necrosis. *JAMA.* 1966;197:775.

推荐网址

American Society of Anesthesiologists standards, guidelines, statements, and other documents. https://www.asahq.org/quality-and-practice-management/standards-and-guidelines

Anesthesia Business Consultants, "PQRS Refresher for Anesthesiologist, CRNAs and Pain Physicians." http://www.anesthesia.llc

Center for Medicare and Medicaid Services, "About PQRS." http://www.cms.gov

Institute for Healthcare Improvement. http://www.ihi.org.

The W. Edwards Deming Institute. https://www.deming.org/

索　引

α_1 肾上腺素受体　259
α_2 肾上腺素受体激动剂　127
β_1 受体　254
γ- 氨基丁酸 A 型（GABAA）受体　119
Ⅰ相反应　507
Ⅱ相反应　507
"3H" 疗法　429
5-HT$_3$受体拮抗剂　200，913
5- 羟色胺综合征　443

A

ADH 分泌失调综合征　805
Apgar 评分　624
ASA 分级　212
ASA 麻醉相关索赔案件　872
阿尔茨海默病　109，439
阿片类药物　131，760
阿司匹林　131
阿托品　164
阿托品热　164
癌性疼痛　756
安全连锁技术　19
安全文化　7
胺碘酮　888

B

Braxton Hicks 收缩　598
巴比妥类　119
鲍曼囊（肾小囊）　457
苯二氮䓬类　119
苯海拉明　195
鼻导管　942
鼻咽通气道　223
鼻罩　943
必需营养物质　861
闭合气量　654
闭合容量　355，917
臂丛神经解剖　705
标准化清单　960
丙泊酚　119，126
丙泊酚输注综合征　635

勃脉力　839
不停跳冠状动脉旁路移植手术　335
不稳定型心绞痛　280

C

Child 分级　519
CPB 后持续出血不止　313
Cushing 病　537
Cushing 反射　428
Cushing 反应　421
插管后哮吼　643
插管误入食管　238
插管误入支气管　238
产程　598
产后出血　621
肠肝循环　100
肠内营养　861
超敏反应　876
超声心动图　75
超声引导　703
超重　538
迟发性脑缺血（delayed cerebral ischemia，DCI）　429
持续气道正压　955
持续肾替代疗法（continuous renal replacement therapy，CRRT）　483
持续自主通气　948
充氧阀　40
抽吸型系统（draw-over）　23
除颤　887
床旁黏弹性凝血功能监测　510
创伤后应激障碍　923
创伤性凝血功能障碍（trauma induced coagulopathy，TIC）　577

D

大动脉转位　305
大量输血　847
大量输血方案（massive transfusion protocols，MTPs）　583
代谢性碱中毒　833
代谢性酸中毒　830
丹曲林　858
单侧肺通气　953

单肺通气　391
单向活瓣　29
胆碱能　155
胆碱能危象　448
胆碱酯酶抑制剂　142，155
等容性血液稀释　848
低钙血症　815
低钾血症　810
低钠血症　804
低体温　855，914
低温　313
低血糖　529
低血压　611
低氧血症　917
骶丛　719
骶管麻醉　642
骶管阻滞　673，691
地布卡因数　144
地塞米松　202
地西泮　122
递减时间　99
第三间隙　642
癫痫　436
电复律　894
电离辐射　12，882
电生理治疗　668
电休克治疗　669
电压门控钠离子通道　186
丁酰苯类　201
东莨菪碱　165
动脉导管未闭　304
动脉血压　57
动脉血氧分压　366
动作电位　246
窦房结　247
毒扁豆碱　159
毒蕈碱　155
短暂性脑缺血发作（transient ischemic attacks，TIAs）　435
多发性硬化症　439
多模式镇痛　131，781，912
多普勒效应　58
多沙普仑　195

E

恶性高热　856
二尖瓣脱垂　297
二尖瓣狭窄　294
二氧化碳波形图　85

F

FAST 检查　579
法洛四联症　304
反常呼吸　391
反常空气栓塞　424
防火　16
房间隔缺损　304
房室结　247
非去极化肌松剂　147

非手术室麻醉　661
非心脏手术　272
非甾体抗炎药　758，781
肥厚型心肌病　293
肥胖　538
肺动脉置管　67
肺动脉阻闭压　70
肺毒性　946
肺泡气体浓度　103
肺切除术　401
肺容积　354
肺栓塞　384，567
肺水肿　924
肺血管阻力（PVR）　254
肺移植手术　404
肺组织的顺应性降低　654
废气排出系统　52
分布容积　99
分离阻滞　673，676
分流　363
氟马西尼　121，195
氟哌利多　913
复杂性区域疼痛综合征　737
副肿瘤综合征　450
腹横肌平面阻滞　734
腹裂　646
腹腔筋膜室综合征（abdominal compartment syndrome，ACS）　587

G

Glasgow Coma Scale　577
钙通道阻滞药　183
肝肺综合征　520
肝分离期（无肝前期）　524
肝功能　656
肝门　503
肝清除率　99
肝肾综合征　521
肝血流　504
肝移植　523
肝硬化　518
高钙血症　814
高钾血症　811
高钠血症　802
高频喷射通气　554
高频通气　952
高渗性非酮症昏迷　529，530
高碳酸血症　857
高位神经阻滞　693
高血压　273
高血压用药　277
高压氧　945
格拉斯哥昏迷量表（Glasgow Coma Scale，GCS）　426
格隆溴铵　165
个体差异　657
梗阻性病变　303
梗阻性脑积水　424
功能残气量　355，917

宫内窒息 625
共轭偶合缓冲对 825
骨内输液 887
骨水泥 565
冠状动脉灌注压 262
冠状动脉疾病 273
国际标准化比值（international normalized ratio，INR） 515
过敏反应 878

H

HELLP 综合征 619
H₂ 受体拮抗剂 197
氦-氧治疗 945
寒战 914
盒式蒸发器 41
颌面重建 559
喉痉挛 239，643，916
喉上神经阻滞 240
喉通气管 227
喉罩 225
后负荷 254
呼气末正压 955
呼吸代偿 827
呼吸回路 41
呼吸气体交换监测 83
呼吸生理学 349
呼吸衰竭 923
呼吸系统解剖 350
呼吸性碱中毒 833
呼吸性酸中毒 829
琥珀胆碱 139
踝阻滞 729
环磷酸腺苷 249
环氧合酶 -1 131
环氧合酶抑制剂 136
环状软骨 631
缓冲体系 825
缓慢平衡室 99
换能器 63
恢复室患者评分系统 914
混合静脉血氧分压 367
活塞呼吸机 50
活跃期 599
霍夫曼降解 139

J

肌酐清除率 479
肌间沟臂丛神经阻滞 705
肌筋膜疼痛综合征 737
肌松剂 139
肌萎缩侧索硬化症 440
基本监测标准 959
激光安全 18
激光手术 554
吉兰-巴雷综合征 440
极度肥胖 538
急救通气系统 30
急性肾上腺功能不全（肾上腺危象） 537

急性肾衰竭 481
急性肾损伤 475，928
急性疼痛服务 792
急性心肌梗死 927
脊髓 675
脊髓电刺激 776
脊髓空洞症 441
脊髓前动脉综合征 693
脊髓损伤 441
脊髓以上抑制 746
脊柱 674
脊柱侧弯 648
剂量-效应关系 101
加巴喷丁 137
加速康复计划 781
加速术后康复 782
甲氧氯普胺 195
甲状旁腺功能亢进 535
甲状腺功能减退 534
甲状腺危象 533
假性胆碱酯酶 189
间歇性停止通气技术 554
间歇指令通气 948
碱剩余 828
碱中毒 832
交叉配血 843
交感神经阻滞 770
胶体液 838
节段抑制 746
截石位 490
禁食禁饮 638
禁饮食 213
经鼻气管插管 233
经颈静脉肝内门体静脉分流支架（transjugular intrahepatic portosystemic shunt，TIPS） 519
经口气管插管 232
经食管超声心动图（TEE） 313
经胸心脏焦点评估（FATE） 76
晶体液 838
颈动脉手术 344
颈浅丛阻滞 731
颈椎旁神经阻滞 767
静脉麻醉 3
静脉血掺杂 363
静息能量代谢率 862
九分法 587
局部麻醉 2
局部麻醉药 185
局麻药物超敏反应 185
局麻药中毒 185

K

KDIGO 分类 478
抗胆碱药物 163
抗惊厥药 760
抗利尿激素分泌异常综合征 437
抗凝药物 680
抗体筛查试验 843

抗纤溶治疗　313
抗心绞痛药物　281
抗血小板药物　680
抗抑郁药　758
可调节限压阀　27, 46
可乐定　195
可视喉镜　229
可弯曲纤维支气管镜　230
口咽通气道　223
快速平衡室　99
快速顺序诱导　614
快通道　909
快通道手术　786
困难气道处理指南　233

L

Lambert-Eaton 肌无力综合征　450
老年患者　651
肋间神经阻滞　732
类癌综合征　540
类过敏反应　878
离院标准　665
连续外周神经阻滞　704
磷平衡　816
流量阀与流量计　37
颅内高压　421
颅内积气　424
颅内压　412
颅内肿瘤　436
氯胺酮　123
罗库溴铵　152

M

Mallampati 气道分级　221
麻醉　651
麻醉并发症　865
麻醉不良结果　867
麻醉穿刺针　685
麻醉后护理标准　910
麻醉计划　215
麻醉信息管理系统　215
麻醉学　1
麻醉学范畴　1
麻醉学起源　4
麻醉药的需求量　658
麻醉药物过敏　879
马尾综合征　191
麦氏（Mapleson）回路　25
脉搏波形设备　74
脉搏氧饱和度　84
慢性疼痛　739
慢性稳定型心绞痛　281
慢性阻塞性肺疾病　381
每搏量　252
镁平衡　817
门静脉高压　518
门脉性肺动脉高压（portopulmonary hypertension，POPH）　520
咪达唑仑　122

弥散性缺氧　106
弥散性血管内凝血（disseminated intravascular coagulation，DIC）　512
面神经阻滞　763
目标导向的液体治疗（GDFT）　788, 841

N

N- 甲基 -d- 天冬氨酸（NMDA）通道　123
NSAID 药物　204
纳洛酮　195
钠平衡紊乱　807
囊性纤维化　648
脑保护　416
脑代谢　409
脑电双频指数　88
脑电图　87
脑干损伤　424
脑功能监测　345
脑灌注压　410
脑耗盐　806
脑脊液动力学　409
脑脊液漏　695
脑水肿　421
脑性盐耗综合征　437
脑血流　409
脑血容量　409
脑氧监测　92
脑卒中　435
尿潴留　693, 694
凝血酶原时间　509, 515
浓缩红细胞　844
脓毒症　931
脓毒症休克　935

P

膀胱穿孔　492
膀胱镜行经尿道膀胱肿瘤切除术（transurethral resection of bladder tumors，TURBT）　496
帕金森病　437
泮库溴铵　151
疱疹后神经痛　754
平均动脉压　260
剖宫产后阴道分娩　618
浦肯野纤维网　248
普瑞巴林　137

Q

脐膨出　646
气道　887
气道梗阻　915
气道管理　219, 911
气道评估　221
气道失火　555
气道损伤　238
气道压力释放通气　952
气管插管　887
气管内插管　227

气管切除术 402
气管切开 557
气管食管瘘 645
起搏治疗 897
髂筋膜阻滞 721
前负荷 252
前置胎盘 617
潜伏期 599
潜伏期延长 617
强离子差 824
强直刺激 95
羟乙基淀粉 840
清除率 463
球后阻滞 547
球后阻滞呼吸暂停综合征 547
球周阻滞 547
区域麻醉 2，701
躯体神经阻滞 676
去极化肌松剂 143
去甲肾上腺素 167
全脊麻 694
全凭静脉麻醉（TIVA） 125
全胃肠外营养 861
缺血性视神经病变 875
缺血性心脏病 280
缺氧性肺血管收缩（HPV） 391

R

桡动脉穿刺置管 61
人工呼吸 887
妊娠期高血压疾病 619
容量控制通气 948
溶血反应 845
乳酸林格液 839

S

三叉神经痛 737
三叉神经阻滞 763
三尖瓣闭锁 305
三尖瓣关闭不全／反流 300
沙滩椅位 573
伤害感受器 743
上呼吸道感染 637
舌咽神经阻滞 765
射频消融 774
射血分数 256
摄取率 99
深静脉血栓形成 567
神经安定药恶性综合征（neuroleptic malignant syndrome，NMS）
　　443
神经病理性疼痛 753
神经刺激 703
神经毁损性阻滞 775
神经松解术 774
神经损伤 695
神经阻滞 762，781
肾代偿 827
肾单位 457

肾上腺素 167，887
肾上腺素激动药 170
肾上腺素拮抗药 174
肾小球 457
肾小球滤过率 463，475
肾小体 457
肾移植 499
渗透压 798
生命支持 887
生物利用度 97
生物转化 99
声门上气道设备 225
湿度 11
湿热交换器（heat and moisture exchanger，HME） 46
时量相关半衰期 99，134
食管-气管联合导管 227
食管手术 406
试验剂量 690
室间隔缺损 304
室上性心动过速 289
嗜铬细胞瘤 538
收肌管阻滞 725
收缩力 254
手术室环境 7
手术室外麻醉 667
手术应激反应 785
首过消除 97
舒更葡糖 142，160
舒张功能障碍 263
输血相关性急性肺损伤 577，846
输血相关性循环超负荷 577，846
术后恶心呕吐 199，664，785，913
术后寒战 856
术后疼痛 664
术前心脏评估 212
术前用药 214
术中高血压 279
术中知晓 874
水电解质紊乱 797
水平衡 799
顺阿曲库铵 150
顺行性遗忘 123
苏醒延迟 911
酸和碱 824
酸碱平衡 823
酸碱平衡紊乱 825
酸中毒 828
损伤控制性复苏（damage control resuscitation，DCR） 577
损伤控制性手术 577
锁骨上臂丛神经阻滞 709
锁骨下臂丛神经阻滞 710

T

TURP 综合征 491
胎儿复苏 621
胎盘早剥 618
胎心率（fetal heart rate，FHR） 621
唐氏综合征 648

糖化血红蛋白 529
糖尿病 529
糖尿病神经病变 753
糖尿病酮症酸中毒（diabetic ketoacidosis，DKA） 529
糖尿病性神经病变 737
糖尿病自主神经病变 531
疼痛 738
疼痛传导通路 740
疼痛评估 748
体外冲击波碎石术（extracorporeal shock wave lithotripsy，ESWL） 493
体温调节 855
体循环血管阻力（SVR） 254
通风 11
通气/血流比值 363
通气不足 916
通气回路（breathing circuits） 23
通气系统（breathing systems） 23
同步间歇指令通气 948
酮咯酸 195
痛觉过敏 745
头低脚高位（Trendelenburg 位） 489

V

VATER 综合征 646
V_D/V_T 361

W

Wolff-Parkinson-White（WPW）综合征 265
外科电切设备 15
外周神经刺激 93
外周神经损伤 873
外周室 99
围术期患者之家（PSH） 781
围术期视力丧失（perioperative vision loss，POVL） 431
围术期死亡 867
围术期心血管评估 272
维库溴铵 151
维生素 K 缺乏 508
胃肠内镜室 668
温度 11
无肝期 524
无脉性电活动 896
无脉性室性心动过速 888
无线射频识别 20
无效腔 361
误吸 195

X

吸呼反比通气 951
吸入麻醉 2
吸入气体浓度 104
吸收性肺不张 946
希氏束 248
细胞内液 798
细胞外液 798
先天性膈疝 645

先天性心脏病 302
酰胺类药 189
限制性肺部疾病 383
消除半衰期 100
消化道出血 936
硝普钠 179
硝酸甘油 181
小于胎龄儿 638，644
哮喘 378
心包疾病 339
心搏呼吸骤停 876
心搏骤停 888
心导管检查 668
心房颤动 289
心肺复苏 887
心肺转流术（CPB） 313
心肌氧 263
心力衰竭 292
心律失常 896
心内膜炎预防 301
心室顺应性 253
心输出量 252
心输出量的测定 71
心脏毒蕈碱样受体 250
心脏急救（CPR-ECC） 887
心脏舒张功能 652
心脏停跳 329
心脏压塞 313
心脏移植 305
心脏周期 251
心指数 252
新肝期 524
新生儿窘迫 625
新斯的明 158
新鲜冰冻血浆 844
胸壁神经（Pecs）阻滞 734
胸腔镜手术（video-assisted thoracoscopic surgery，VATS） 402
胸外按压 887
袖状肺切除术 396
溴吡斯的明 159
旋转血栓弹性测定法（rotational thromboelastometry，ROTEM） 516
血氨 509
血管加压素 888
血红蛋白解离曲线 369
血浆渗透压 801
血脑屏障 411
血气分析 835
血清氨基转移酶（转氨酶） 509
血清白蛋白 509
血容量 837
血栓弹力图（thromboelastography，TEG®） 516
血细胞比容 838
循环 887
循环回路系统 28

Y

"有创"气道 236

压力-容量曲线图　255
压力控制通气　948
烟碱　155
眼内压　543
眼损伤　875
眼心反射　544
羊水栓塞　621
氧储备　371
氧分析仪　41
氧浓度测定　86
氧运输　370
腰背痛　750
腰丛　719
药物代谢动力学　97
药物滥用　882
药物治疗窗　102
腋路臂丛神经阻滞　710
一氧化氮　180
医疗事故诉讼　865
医疗责任　959
医用气体输送　10
医用气源　8
依酚氯铵　159
依酚氯铵（腾喜龙）试验　448
依托咪酯　119
乙酰胆碱酯酶　139
异丙托溴铵　165
异速生长　631
抑郁症　442
易化　745
意外鞘内注药　611
意外血管内注药　611
溢气阀　50
阴部神经阻滞　607
阴离子间隙　830
硬脊膜外导管　688
硬脊膜外血肿　696
硬膜穿破后头痛（Postdural puncture headache，PDPH）　612
硬膜外注射　773
硬膜外阻滞　679
硬膜下隙注射　694
用电安全　13
有创动脉血压监测　60
右美托咪定　127，195
右向左分流　313
右旋糖酐　840
诱发电位　90
鱼精蛋白　313
预充氧　224
原发性肾上腺功能不全（Addison 病）　537

Z

早产儿　638，644

早产儿视网膜病　644，946
噪音　12
谵妄　913，937
振荡法监测　59
支气管肺泡灌洗术　404
支气管痉挛　239
支气管镜检　403
知情同意　960
脂肪乳剂　193
脂肪栓塞综合征　566
直径指数安全系统（diameter-index safety system，DISS）　35
职业风险　880
植入型心脏复律除颤器　662
指神经阻滞　717
指针指示安全系统（pin index safety system）　36
酯类药　189
质量作用定律　98
质子泵抑制剂　199
治疗指数　102
中枢敏化　745
中心静脉置管　65
中心真空系统　10
中央室　99
终末期肝病模型（model for end-stage liver disease，MELD）　523
重症肌无力　447
周期性瘫痪　453
蛛网膜下腔出血（subarachnoid hemorrhage，SAH）　428
蛛网膜下腔阻滞　679
主动脉瓣关闭不全 / 反流　299
主动脉瓣狭窄　298
椎管内麻醉　674
椎旁阻滞　732
子宫破裂　618
子宫胎盘血液循环　595
自体输血　847
自体血回输　848
自主神经功能障碍　440
自主神经阻滞　676
自主循环恢复（ROSC）　887
纵隔摆动　391
纵隔镜检查　404
阻塞性肺部疾病　378
阻塞性睡眠呼吸暂停　539，662，916
阻滞平面　690
最低肺泡有效浓度　109，656
最小局麻药浓度（minimum local analgesic concentration，MLAC）　593
左心发育不全综合征　305
左心室舒张末压力　253
坐骨神经阻滞　726

外周神经支配，前面观

外周神经

神经根

三叉神经
- 眼支
- 上颌支
- 下颌支

颈前皮神经

锁骨上神经

腋神经

臂内侧皮神经

臂外侧皮神经

前臂内侧皮神经

前臂外侧皮神经

桡神经

正中神经

尺神经

股外侧皮神经

闭孔神经

股内侧皮神经

股前皮神经

腓肠外侧皮神经

隐神经

腓浅神经

腓神经

足底外侧和内侧神经

腓深神经

后 中 前

胸外侧支

胸前支

C3
C4
C5
T2
T3
T4
T5
T6
T7
T8
T9
T10
T11
T12
T2
T1
C6
C6
C8
C7
L1
L1
L2
L3
L4 L5
S1

X = 髂腹下神经
† = 髂腹股沟神经
* = 股生殖神经
■ 阴茎背神经
■ 会阴神经

外周神经支配，后面观

神经根   外周神经

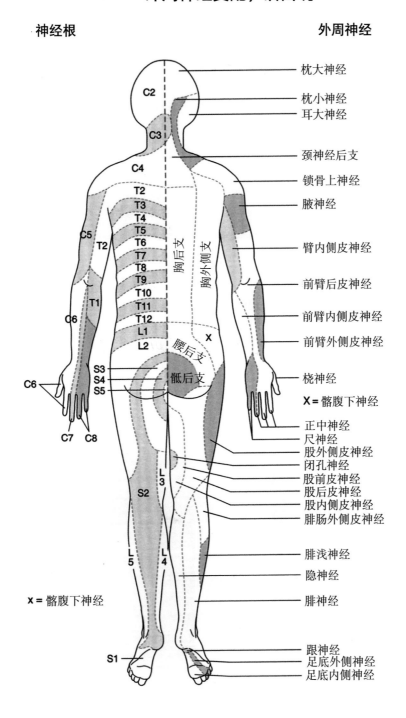

C2	枕大神经
	枕小神经
C3	耳大神经
C4	颈神经后支
T2	锁骨上神经
T3	腋神经
T4	
T5	
C5 T6	臂内侧皮神经
T2 T7	
T8	前臂后皮神经
T9	
T10	前臂内侧皮神经
T1 T11	
T12	前臂外侧皮神经
C6 L1 X	
L2	
S3	桡神经
S4	
S5	X = 髂腹下神经

胸后支　胸外侧支

腰后支　骶后支

C6

C7　C8

L3

S2

L5　L4

S1

正中神经
尺神经
股外侧皮神经
闭孔神经
股前皮神经
股后皮神经
股内侧皮神经
腓肠外侧皮神经

腓浅神经
隐神经
腓神经

跟神经
足底外侧神经
足底内侧神经

x = 髂腹下神经

（王佳艳　译）

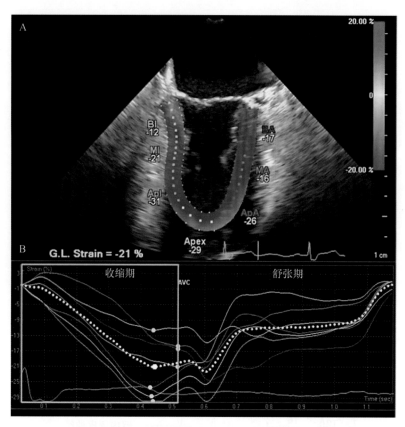

彩图 20-11 用心脏运动量化（CMQ）评估纵向应变分析（Philips Medical Systems，Andover，MA）。A. 食管中段双腔超声心动图切面显示左心室，其中心肌壁被分成六段，用彩色标记和点来区分。节段应变测量显示邻近每个节段。心肌呈红色，与右上侧红蓝比例尺测量的纵向缩短百分比（应变）相对应。B. 纵向应变曲线显示收缩期缩短，舒张末期回到基线。其颜色编码与 A 中的心肌节段相对应，X 轴上的时间与心动周期相对，Y 轴为缩短百分比（应变）。例如，粉红色曲线代表心尖前壁，在收缩缩短峰值为－26%（黄点表示收缩应变峰值）。相反，主动脉瓣关闭时测得的收缩末期应变为－23%，表明峰值应变可能与收缩末期应变不同。白色虚线代表整体纵向应变。BA，基底前；MA，中前；ApA，心尖前，Bl，基底下；Ml，中下；Apl，心尖下壁；G.L.Strain，整体纵向应变；AVC，主动脉瓣关闭（Reproduced with permission from Cleveland Clinic Center for Medical Art & Photography © 2013. All Rights Reserved.）

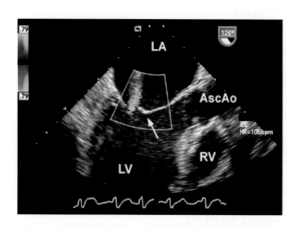

彩图 21-9 经食管超声心动图检测到彩色血流提示存在二尖瓣反流。LA，左心房；LV，左心室；RV，右心室；AsoAo，升主动脉。箭头标示二尖瓣反流。（Reproduced with permission from Mathew JP，Swaminathan M，Ayoub CM. Clinical Manual and Review of Transesophageal Echocardiography. 2nd ed. New York，NY：McGraw-Hill Education；2010.）

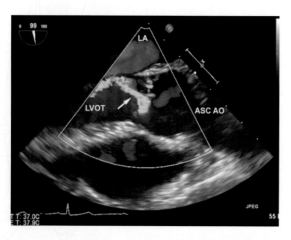

彩图 21-11 经食管超声心动图使用彩色多普勒显示主动脉瓣反流。可见左心室流出道（LVOT）、左心房（LA）和升主动脉（ASCAO）。箭头指示偏心方向的主动脉反流（Reproduced with permission from Mathew JP，Swaminathan M，Ayoub CM. Clinical Manual and Review of Transesophageal Echocardiography. 2nd ed. New York，NY：McGraw-Hill Education；2010.）

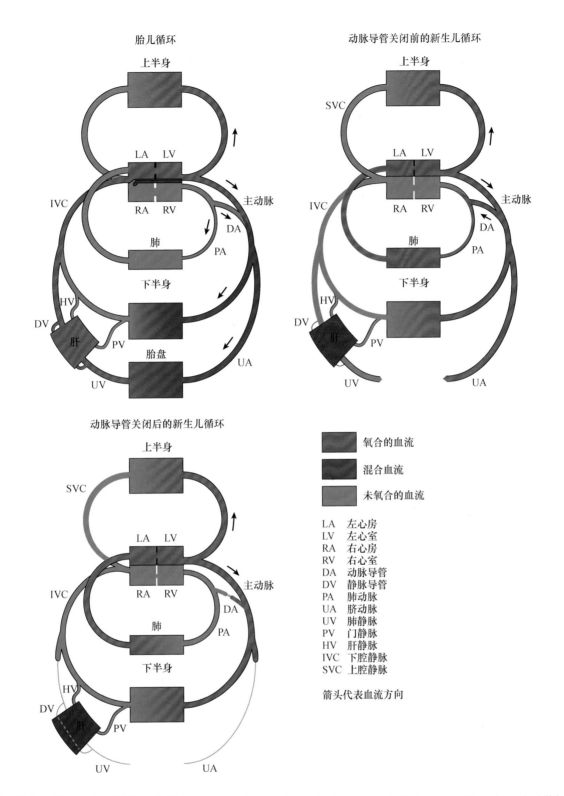

胎儿循环　　　　　　　　　　　　　　动脉导管关闭前的新生儿循环

动脉导管关闭后的新生儿循环

■	氧合的血流
■	混合血流
■	未氧合的血流

LA　左心房
LV　左心室
RA　右心房
RV　右心室
DA　动脉导管
DV　静脉导管
PA　肺动脉
UA　脐动脉
UV　肺静脉
PV　门静脉
HV　肝静脉
IVC　下腔静脉
SVC　上腔静脉

箭头代表血流方向

彩图 40-5　胎儿和新生儿循环对比示意图（Reproduced with permission from Danforth DN，Scott JR. Obstetrics and Gynecology. 5th ed. Philadelphia，PA：Lippincott Williams & Wilkins；1986.）